W0262917

Die Praxis der Chirurgie

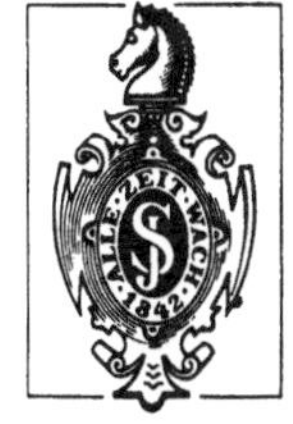

Chirurgische Onkologie

Histologie- und stadiengerechte Therapie maligner Tumoren

Herausgegeben von
F.P. Gall, P. Hermanek und J. Tonak

Mit 274 Abbildungen

Springer-Verlag
Berlin Heidelberg New York
London Paris Tokyo

CIP-Kurztitelaufnahme der Deutschen Bibliothek

Chirurgische Onkologie: histologie- u. stadiengerechte Therapie maligner Tumoren / hrsg. von F.P. Gall ... — Berlin; Heidelberg; New York; Tokyo: Springer, 1986.
  (Die Praxis der Chirurgie)

ISBN-13: 978-3-642-69601-5   e-ISBN-13: 978-3-642-69600-8
DOI: 10.1007/978-3-642-69600-8

NE: Gall, Franz P. [Hrsg.]

Adressenverzeichnis

Herausgeber

GALL, FRANZ, PAUL, Prof. Dr. med.
Chirurgische Klinik der Universität Erlangen-Nürnberg,
Maximiliansplatz, 8520 Erlangen

HERMANEK, PAUL, Prof. Dr. med.
Abteilung für Klinische Pathologie, Chirurgische Universitätsklinik,
Maximiliansplatz, 8520 Erlangen

TONAK, JÜRGEN, Priv.-Doz. Dr. med.
Städtisches Krankenhaus, Chirurgische Abteilung,
Spitalstraße 4, 8550 Forchheim

Mitarbeiter

ALTENDORF, ANNELORE, Dr. med., Chirurgische Universitätsklinik, Maximiliansplatz, 8520 Erlangen

ANGERMANN, BERND-UWE, Dr. med., Chirurgische Universitätsklinik, Maximiliansplatz, 8520 Erlangen

BECK, HEINRICH, Prof. Dr. med., Chirurgische Universitätsklinik, Maximiliansplatz, 8520 Erlangen

DOBROSCHKE, JOHANNES, Prof. Dr. med., Chirurgische Universitätsklinik, 6300 Gießen

FLESCH, RAINER, Prof. Dr. med., Chirurgische Universitätsklinik, Maximiliansplatz, 8520 Erlangen

GALLMEIER, WALTER, Prof. Dr. med., Institut für medizinische Onkologie und Hämatologie der 5. Medizinischen Klinik, Klinikum der Stadt Nürnberg, Flurstraße 17, 8500 Nürnberg

GEBHARDT, CHRISTOPH, Prof. Dr. med., Zentrum für Chirurgie, Abteilung für Allgemeinchirurgie, Klinikum der Stadt Nürnberg, Flurstr. 17, 8500 Nürnberg

GENTSCH, HANS-HEINRICH, Dr. med., Zentrum für Chirurgie, Abteilung für Allgemeinchirurgie, Klinikum der Stadt Nürnberg, Flurstr. 17, 8500 Nürnberg

GIEDL, JOSEF, Dr. med., Abteilung für Klinische Pathologie, Chirurgische Universitätsklinik, Maximiliansplatz, 8520 Erlangen

GRAMATZKI, MARTIN, Dr. med., Institut für Immunologie der Universität, 8520 Erlangen

HAGER, THOROLF, Priv.-Doz. Dr. med., Kreiskrankenhaus, 8640 Kronach

Hennig, Friedrich, Dr. med., Chirurgische Universitätsklinik, Maximiliansplatz, 8520 Erlangen

Hoferichter, Suse, Dr. med., Chirurgische Universitätsklinik, Maximiliansplatz, 8520 Erlangen

Hohenberger, Werner, Priv.-Doz. Dr. med., Institut für Immunologie der Universität, 8520 Erlangen

Hümmer, Peter, Priv.-Doz. Dr. med., Chirurgische Universitätsklinik, Kinderchirurgische Abteilung, Maximiliansplatz, 8520 Erlangen

Husemann, Bernhard, Prof. Dr. med., Chirurgische Universitätsklinik, Maximiliansplatz, 8520 Erlangen

Kalden, Joachim Robert, Prof. Dr. med., Institut für Immunologie der Universität, 8520 Erlangen

König, Henning, Priv.-Doz. Dr. med., Medizinische Universitätsklinik, Krankenhausstraße 12, 8520 Erlangen

Meister, Richard, Prof. Dr. med., Chirurgische Universitätsklinik, Maximiliansplatz, 8520 Erlangen

Mühe, Erich, Prof. Dr. med., Kreiskrankenhaus, 7030 Böblingen

Riemann, Jürgen, Prof. Dr. med., I. Medizinische Klinik, Städtische Krankenanstalten, 6700 Ludwigshafen

Sauer, Rolf, Prof. Dr. med., Strahlentherapeutische Universitätsklinik, 8520 Erlangen

Scheele, Johannes, Priv.-Doz. Dr. med., Chirurgische Universitätsklinik, Maximiliansplatz, 8520 Erlangen

Schepke, Peter, Priv.-Doz. Dr. med.†, Chirurgische Universitätsklinik, Maximiliansplatz, 8520 Erlangen

Schmid, Hansjörg, Priv.-Doz. Dr. med., Chirurgische Universitätsklinik, Maximiliansplatz, 8520 Erlangen

Schricker, Karl Theodor, Prof. Dr. med., Chirurgische Universitätsklinik, Maximiliansplatz, 8520 Erlangen

Schweiger, Matthias, Priv.-Doz. Dr. med., Chirurgische Abteilung, Stadtkrankenhaus, Regelsbacher Str. 7, 8540 Schwabach

Schwemmle, Konrad, Prof. Dr. med., Chirurgische Universitätsklinik, 6300 Gießen

Willital, Günter Heinrich, Prof. Dr. med., Kinderchirurgische Universitätsklinik, 4400 Münster

Wopfner, Franz, Dr. med., Chirurgische Abteilung, Kreiskrankenhaus, Virchowstr. 5, 3260 Rinteln

Zirngibl, Hubert, Dr. med., Chirurgische Universitätsklinik, Maximiliansplatz, 8520 Erlangen

Inhaltsverzeichnis

Einleitung

F.P. GALL, P. HERMANEK und J. TONAK

Bis zum Anfang des 20. Jahrhunderts war eine erfolgreiche Behandlung der Geschwülste ausschließlich durch chirurgische Eingriffe möglich. Die Chirurgen sind deshalb zusammen mit den Pathologen die Begründer der Onkologie. Mit Einführung der Radiotherapie und später der Hormon- und Chemo-(Zytostatika-)Therapie wurden die Möglichkeiten der Therapie der Geschwülste wesentlich bereichert. Mit dem Ausbau nichtchirurgischer Behandlungsverfahren ist in den letzten Jahrzehnten die Bezeichnung Onkologie entstanden. Man will damit die Lehre von den Geschwülsten, speziell den malignen Geschwülsten, zusammenfassend, in ihren fachübergreifenden Aspekten besonders hervorheben. Entsprechend den Disziplinen, die sich vornehmlich mit Geschwülsten beschäftigen, wird zwischen chirurgischer, radiologischer und internistischer Onkologie unterschieden, dazu kommen die onkologische Pathologie und die onkologische Grundlagenforschung (experimentelle Krebsforschung, Molekularbiologie, Virologie, Immunologie, Genetik).

Bei 80% aller Patienten mit malignen Tumoren ist die Chirurgie in der Behandlung zumindest mitbeteiligt (GHOSH 1982), die weitaus überwiegende Mehrzahl der Geschwulstheilungen wird derzeit durch die operative Medizin erreicht. Daraus ergibt sich zwanglos die dominierende Bedeutung der Chirurgie in der Onkologie.

Das onkologische Wissen hat sich in allen Sparten in den letzten Jahrzehnten enorm erweitert. Die einzelnen Organtumoren ließen sich detaillierter klassifizieren und die Unterschiedlichkeiten der Tumoren immer klarer erkennen. Die Endoskopie hat die Diagnostik entscheidend bereichert. Neue Formen von Biopsieverfahren und zytologische Diagnostik erlauben heute ungleich häufiger als früher bereits eine definitive präoperative morphologische Diagnostik. Die modernen bildgebenden Verfahren, wie Sonographie, Computertomographie und Kernspintomographie (NMR), eröffnen neue Möglichkeiten der Tumordiagnose und der präoperativen Bestimmung der Malignomausbreitung.

Die chirurgischen und konservativen Behandlungsverfahren haben sich immer mehr differenziert, und kombinierte Behandlungskonzepte haben bei manchen Organtumoren entscheidende Fortschritte gebracht. Wir nähern uns dem Ziel einer „histologie- und stadiengerechten Behandlung des Krebses" (HERMANEK u. GALL 1979).

Krebsbehandlung schließt heute selbstverständlich dauernde Nachsorge nach der Primärbehandlung mit ein. Die neuen Therapiekonzepte verlangen eine sorgfältige Dokumentation aller klinischen und pathologischen Befunde bei der Diagnose, der Erstbehandlung und dem weiteren Verlauf. Dies ist nur durch die moderne Datenerfassung in großem Rahmen möglich geworden und erlaubt heute die regelmäßige Überprüfung der Behandlungsergebnisse.

An all diesen Fortschritten war und ist die Chirurgie in einem entscheidenden Maße beteiligt. Voraussetzung ist hierbei, daß der Chirurg nicht nur den Krebs operiert, sondern sich maßgeblich an Diagnose, Therapieplanung und Nachsorge beteiligt. Spezielle Kenntnisse über die Pathologie, die Klassifikation der Tumoren, ihr Wachstumsverhalten und ihre Ausbreitungstendenz sind zunächst für die Wahl des entsprechenden Biopsieverfahrens zur Diagnose und für die präoperative Abklärung der individuellen Tumorsituation (präoperatives Staging) erforderlich. Biologisches Verhalten der verschiedenen Tumortypen und exakte Klassifikation der Histomorphologie und der Tumorausbreitung bestimmen die einzelnen Therapieverfahren und ihre Resultate. Der Chirurg muß die Möglichkeiten nicht nur der chirurgischen, sondern auch der internistischen und Strahlentherapie bei jedem einzelnen Tumortyp und jeder einzelnen Tumorsituation, ferner die Komplikationen und Morbidität der einzelnen Therapieverfahren kennen, um entscheidend bei der Erstellung des Gesamtbehandlungsplanes mitzusprechen, um an der „Schaltstelle der Therapiestrategie" (HERFARTH 1983) stehen zu können.

All diesen Anforderungen wird der Chirurg nur nachkommen können, wenn er über spezielle Interessen, Kenntnisse und Erfahrungen in der Onkologie verfügt. Nur dann wird der Chirurg die sich aus dem Fach ergebende „dominierende Rolle im multidisziplinären Team" (ROMSDAHL 1976) erfüllen können. Der Chirurg stellt als der in der Regel zuerst und eingreifend behandelnde Arzt für den Patienten die wesentliche Bezugsperson dar, eine Aufgabe, der sich der Chirurg stellen muß.

Manche Tumorzentren („comprehensive und clinical cancer centers"), onkologische Arbeitskreise, klinisch-onkologische Forschungsgruppen und onkologische Forschungsinstitute werden heute hierzulande wie andernorts von internistischen oder radiologischen Onkologen dominiert. Manche internistische Onkologen meinen, allein die Behandlungskonzepte bestimmen zu können, sie „lassen operieren" und degradieren damit den Chirurgen zum „Erfüllungsgehilfen", zum „technischen Vollzugsorgan". Chirurgen sind in überregionalen klinisch-onkologischen Forschungsprogrammen nur sehr selten in leitender Stellung tätig und an kontrollierten klinischen Studien und Programmen der Krebszentren nur selten beteiligt (GHOSH 1982; HERFARTH 1983). Auch bei klinisch-onkologischen Kongressen, wie sie etwa von der UICC veranstaltet werden, ist die Mitwirkung der Chirurgen oft erschreckend niedrig, die medikamentöse und radiologische Therapie und die zugehörige Industrie dominieren in einem Maße, welches mit der realen Bedeutung und den Erfolgen dieser Therapiemodalitäten oft in krassem Widerspruch steht.

Aus dieser wenig befriedigenden Situation heraus wurde 1981 die Europäische Gesellschaft für Chirurgische Onkologie (European Society of Surgical Oncology) gegründet; deren Ziele sind:

- die Förderung der Kunst, Wissenschaft und Praxis der Chirurgie bei der Behandlung des Krebses
- die Förderung der klinischen Forschung mit besonderer Berücksichtigung klinischer Studien über allein chirurgische Therapieverfahren oder integrierte Therapiemethoden mit Chirurgie
- die Kenntnisse in Hinblick auf den Standard der chirurgischen Praxis bei Krebspatienten zu fördern.

Chirurgische Onkologie erfordert vom Chirurgen eine Spezialisierung und intensive Beschäftigung mit allen Problemen der malignen Geschwülste. Chirurgische Onkologie ist aber keineswegs ein Teilgebiet im Sinne der Weiterbildungsordnung.

Individuelle Konzentration auf besondere Probleme und nicht Reglementierung sind entscheidend.

Gute Kenntnisse in der chirurgischen Onkologie sind nicht nur von wesentlicher Bedeutung für die Diagnose und Therapie beim einzelnen Kranken, darüber hinaus ergibt sich eine Fülle wissenschaftlicher Fragestellungen. Die Verbesserung einer individualisierten Krebsbehandlung, die Prüfung neuer Therapiekonzepte, neuer Operationsmethoden, neuer Zusatztherapien, die Verbesserung der Tumorklassifikation und der Nachsorge seien als besonders wichtige Aufgaben der chirurgischen Onkologie angeführt.

Die Chirurgische Universitätsklinik Erlangen hat sich seit vielen Jahren mit malignen Geschwülsten besonders intensiv beschäftigt. Selbstverständlich steht im Mittelpunkt der chirurgischen Onkologie die kompetente Karzinomoperation mit entsprechender Operationstechnik und möglichst niedriger Letalität und Morbidität. Für eine chirurgische Onkologie sind aber darüber hinaus drei Grundlagen erforderlich: Tumorpathologie, Dokumentation und Nachsorge.

Prof. Dr. Gerd Hegemann, Direktor der Klinik 1955–1977, hat für die Realisierung der chirurgischen Onkologie entscheidende organisatorische Voraussetzungen geschaffen: bereits 1967 wurde an der Klinik eine eigene Tumorsprechstunde zur *Nachsorge* der Krebspatienten unter Leitung einer hauptamtlich tätigen Ärztin eingerichtet. Zu gleicher Zeit begann eine *Dokumentation* aller Tumorkranken. Diese Dokumentation wurde ab 1978 in ein EDV-gestütztes klinisches Krebsregister umgewandelt, das von einer Ärztin, die zugleich Diplommathematikerin ist, geleitet wird und in dem heute vier Dokumentationsassistentinnen beschäftigt sind. Dieses *klinische Krebsregister* enthält nicht nur Daten der Basisdokumentation, sondern für die häufigsten Tumoren wie Lungen-, Magen-, Pankreasmalignome, kolorektale Tumoren, Melanome und Schilddrüsentumoren auch sehr detaillierte spezielle klinisch-pathologische Daten. Das Krebsregister umfaßt zum 31.12.1983 mehr als 15000 Patienten mit malignen Tumoren. Durch eigens entwickelte Auswertungssysteme (EKIP, Miracle) ist eine ständige Überprüfung und Übersicht der Klinik, Pathologie und Therapieergebnisse der einzelnen Organtumoren möglich. Wir sehen darin eine wesentliche Voraussetzung für jede chirurgische Onkologie. Nur wenn dem Chirurgen jährlich harte Daten über seine Tätigkeit zur Verfügung stehen, wird man aus der Entwicklung lernen und entsprechende Korrekturen vornehmen können.

Hegemann hat 1969 einen zweiten entscheidenden Impuls zur Realisierung einer modernen chirurgischen Onkologie gegeben. Es wurde in der Chirurgischen Universitätsklinik Erlangen eine selbständige *Abteilung für Klinische Pathologie* unter Leitung eines speziell an Tumorpathologie interessierten und in ihr besonders erfahrenen Fachpathologen eingerichtet. An dieser Abteilung werden die präoperativen bioptischen und zytologischen Untersuchungen durchgeführt, während der Operation steht die Abteilung für intraoperative histologische Untersuchungen in unbeschränktem Maße zur Verfügung (HERMANEK u. BÜNTE 1972), sämtliche Tumorresektate werden mit großer Sorgfalt und beträchtlichem Aufwand in einer inzwischen standardisierten Technik bearbeitet (HERMANEK 1983). Die pathologischen Befunde werden im klinischen Krebsregister gespeichert. Damit ist eine sehr detaillierte Klassifikation der Tumoren nach Histologie und Tumorausbreitung möglich.

Bereits 1886 hat Theodor Billroth die Bedeutung der Klassifikation, Dokumentation und statistischen Bearbeitung für den „Fortschritt in der praktischen Medizin und Chirurgie" klar erkannt:

„Das systematische Zusammenarbeiten vieler Männer, von denen jeder für seine Aufgabe geeignet sein, und dieselbe mit Freuden erfüllen muß, ist nötig, wenn etwas Rechtes geschaffen werden soll ...

Von jedem Kranken muß mit pedantischer Strenge eine Krankengeschichte geführt werden ... Sollen nach Abfluß eines oder mehrerer Jahre die erworbenen Erfahrungen zusammengestellt werden, so müssen über alle Kranke, welche nicht völlig geheilt das Spital verließen (und die Zahl dieser Individuen ist in jedem Spitale sehr groß), Nachrichten eingezogen werden; es muß festgestellt werden, wie der schließliche Verlauf der Krankheit war, ob die betreffenden Individuen geheilt sind, vollkommen, oder mit Zurückbleiben von Funktionsstörungen, ob und woran sie gestorben sind, wielange der Verlauf der ganzen Krankheit dauerte etc ...

Wenn wir bei einer Krankheit eine Zeitlang dieses Mittel, eine Zeitlang jenes anwenden, wenn wir die Wirkung dieser oder jener Operation, bald unter diesen, bald unter jenen Verhältnissen prüfen und untereinander vergleichen, so ist das eben schon Statistik. Leider nehmen sich nur zu wenige Ärzte die Mühe, diese Statistik in Zahlen zu fixieren, sondern begnügen sich so mit ungefähren Eindrücken ..."

An der Chirurgischen Universitätsklinik Erlangen haben wir versucht, diese fast 100 Jahre zurückliegenden Postulate für die chirurgische Onkologie zu realisieren. Die daraus gewonnenen Ergebnisse legen wir in dieser Monographie vor. Die an unserer Klinik angewandten Therapieverfahren fügen sich in die Therapiekonzepte des Erlanger Krebszentrums und sind in ständiger Zusammenarbeit mit den anderen Kliniken oder Instituten der Universität Erlangen entstanden. Selbstverständlich sind sie nicht definitive „Richtlinien", sondern stellen den derzeitigen Stand unter den speziellen Bedingungen dieses Universitätskrankenhauses dar, der, so hoffen wir, durch kommende Fortschritte möglichst rasch verbessert werden kann.

Literatur

Billroth T (1869) Chirurgische Erfahrungen, Zürich 1860–67. Langenbecks Arch Chir 10:1–13
Ghosh BC (1982) Clinical research in surgical oncology. Surg Gynecol Obstet 155:552–552
Herfarth C (1983) Chirurgische Onkologie. Langenbecks Arch Chir 361:43–47
Hermanek P (1983) Pathohistologische Begutachtung von Tumoren. Perimed, Erlangen
Hermanek P, Bünte H (1972) Die intraoperative Schnellschnittuntersuchung. Methoden und Konsequenzen. Urban & Schwarzenberg, München Berlin Wien
Hermanek P, Gall FP (1979) Grundlagen der klinischen Onkologie. Witzstrock, Baden-Baden Köln New York
Romsdahl MM (1976) Modalities of cancer treatment. In: Clark RL, Howe CD (eds) Cancer patient care at MD Anderson Hospital and Tumor Institute The University of Texas. Year Book Medical Publishers Chicago

ALLGEMEINER TEIL

1 Epidemiologische Gesichtspunkte

W. Hohenberger

1.1 Inzidenz und Mortalität

1.1.1 Definition

Die *Inzidenz* gibt die Zahl der innerhalb eines Berichtszeitraums erstmals von einer Erkrankung betroffenen Personen an (Neuerkrankungen). Meistens wird die Inzidenz auf 100000 der Bevölkerung pro Jahr bezogen.

Hiervon ist die *Prävalenz* zu unterscheiden. Dieser Begriff erfaßt alle von einer bestimmten Erkrankung betroffenen Personen zu einem definierten Zeitpunkt (Bestandsübersicht).

Die *Mortalität* beziffert die innerhalb 1 Jahres in einer Bevölkerung von im allgemeinen 100000 Personen an einer bestimmten Erkrankungen Verstorbenen.

Alle folgenden Inzidenz- und Mortalitätsraten beziehen sich auf 100000 der jeweiligen Bevölkerung.

1.1.2 Krebsdokumentation

Die ersten altersgegliederten Mortalitätsraten für eine Krebserkrankung wurden Ende des vorigen Jahrhunderts von Rigoni Stern für die Stadt Verona aus den Jahren 1760–1839 vorgelegt (Wagner 1966).

Die ersten Mortalitätserhebungen in Deutschland dürften ab 1873 in Hamburg erfolgt sein (Lock 1981).

In der Bundesrepublik Deutschland werden die Ergebnisse der Mortalitätskrebsstatistik seit 1946 im jeweiligen statistischen Jahrbuch, in „Statistik der Bundesrepublik Deutschland, Gesundheitswesen — statistische Ergebnisse" und ausführlich in der Fachserie 12, Reihe 4 veröffentlicht. Diese Mitteilungen beruhen auf Erhebungen der Statistischen Landesämter.

Während *Mortalitätsangaben* von Krebserkrankungen auch international in hinreichendem Umfang verfügbar sind, werden die *Inzidenzen* nur lückenhaft erfaßt.

Eine gesetzliche Meldepflicht, aufgrund der eine vollständige Erfassung der Inzidenz maligner Tumoren möglich ist, besteht nur in allen Ostblockländern, in Finnland, Norwegen, Schweden, Österreich und im Staate New York.

In Deutschland wird derzeit die Inzidenz erst in Ansätzen erfaßt. Eine umfangreiche Dokumentation liegt aus Hamburg seit 1956 und aus dem Saarland seit 1966 vor. Ein weiteres Krebsregister besteht in Württemberg, wo jedoch nur bösartige Neubildungen einzelner Organe erfaßt werden (Deutscher Bundestag 1980).

Die Ergebnisse werden z.B. vom Hamburger und vom Saarländischen Statistischen Landesamt in Form von Krebsdokumentationen veröffentlicht. Allerdings werden ab 1980 aufgrund des in Vorbereitung befindlichen Hamburger Krebsregistergesetzes und durch Umstellung des Erhebungsverfahrens dort keine Daten mehr über Neuanmeldungen an Krebserkrankungen vorliegen (Köster, persönliche Mitteilung).

1.1.3 Unsicherheiten der epidemiologischen Statistik

Die Wertung und Beurteilung epidemiologischer Daten ist nur dann uneingeschränkt möglich, wenn deren Erhebung und Dokumentation aufgrund eines allgemein definierten Standards erfolgte. In dieser Hinsicht gibt es jedoch eine Reihe von Fehlermöglichkeiten.

1.1.3.1 Demographische Erfassung

Die Meldequote und die Genauigkeit der demographischen Erfassung eines Landes bestimmen die Qualität epidemiologischer Daten. So betrug beispielsweise 1968 der Prozentsatz mangelhaft bezeichneter Todesursachen in Nordirland nur 0,1, in Frankreich jedoch 10,9 (Wagner 1978).

1.1.3.2 Krankheitsbezeichnung

Grundlage der Erhebung der Mortalitätsstatistik sind die von Ärzten ausgestellten Leichenschauscheine sowie die Sterbefallzählkarten der Standesämter (Statistisches Bundesamt Wiesbaden 1983).

Für die Zuordnung in ein Verzeichnis wird das dort angegebene Grundleiden herangezogen. Dies bedeutet, daß die Todesursachenstatistik angibt, wie viele Menschen *an* Krebs verstorben sind, nicht jedoch wie viele *mit* Krebs.

Todeszertifikate beruhen darüber hinaus meist auf klinischen Diagnosen, die auch durch ein anders lautendes Autopsieergebnis nicht korrigiert werden (NEWELL et al. 1982).

Ein beträchtlicher Anteil von Todesfällen an Krebs wurde in früheren Zeiten in Deutschland unter der Todesursache „Altersschwäche" registriert. Etwa 20% der als Altersschwäche gemeldeten Todesfälle dürften aufgrund späterer Berechnungen im Jahre 1912 in Deutschland in Wirklichkeit durch Krebs verursacht gewesen sein. Diese Maßzahl wurde bei vergleichenden Statisti-

Tabelle 1. Inzidenz bösartiger Neubildungen in Deutschland

		1979 rohe/stand. Rate	1981 rohe Rate
Hamburg	Männer	426,0/415,6	–
	Frauen	435,2/391,5	–
Saarland	Männer	440,7/–	440,1
	Frauen	387,3/–	414,6

ken auch in späteren Jahren als Korrekturfaktor noch häufig benutzt. Allerdings ergab eine gleichartige Berechnung für den Zeitraum 1949–1951, daß nur etwa 6% der an Altersschwäche gemeldeten Todesfälle in der relevanten Altersklasse von 70 Jahren aufwärts auf Krebs zu beziehen gewesen sein dürften (FREUDENBERG 1966).

Auch die Revision der histologischen Nomenklatur ist zu berücksichtigen. In früheren Jahren wurden kleinzellige Bronchialkarzinome oder schlecht differenzierte Schilddrüsenkarzinome häufig als Sarkome klassifiziert. Auch die Klassifi-

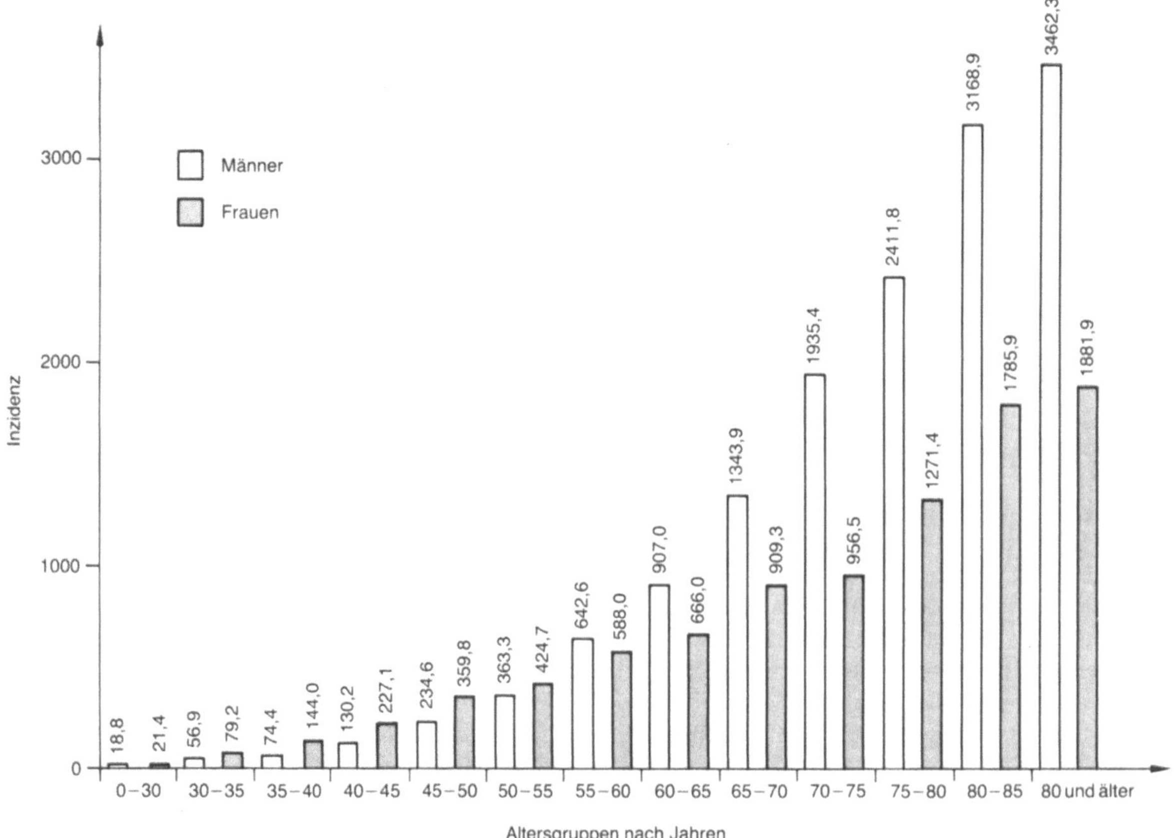

Abb. 1. Inzidenz bösartiger Neubildungen in Hamburg 1979 in verschiedenen Altersgruppen nach Geschlechtern getrennt. (Statistik des Hamburgischen Staates. Hamburger Krebsdokumentation 1978 und 1979)

kation der Lymphome wird zum einen international unterschiedlich gehandhabt, andererseits werden diese Erkrankungen auch jetzt noch z.T. unter den Leukämien erfaßt.

Neubildungen der lymphatischen und blutbildenden Organe wurden zudem z.B. in der Bundesrepublik Deutschland erst seit 1952 in die Krebsstatistik aufgenommen (BAUER 1963).

1.1.3.3 Altersverteilung

Krebs ist überwiegend eine Erkrankung der über 55jährigen. Beim zeitlichen und internationalen Vergleich ist daher die Alterszusammensetzung der verschiedenen Populationen zu berücksichtigen.

In Deutschland hat sich im Laufe des letzten Jahrhunderts die durchschnittliche Lebenserwartung Neugeborener beträchtlich verlängert. Männliche Neugeborene der Jahre 1881–1890 hatten eine durchschnittliche Lebenserwartung von 31,17 Jahren gegenüber von 68,99 Jahren der zwischen 1976 und 1978 Geborenen.

Für das weibliche Geschlecht betragen diese Zahlen 40,25 bzw. 75,64 Jahre (Statistisches Bundesamt Wiesbaden).

Kalifornien weist durch Zuwanderung von Pensionisten eine hohe Krebssterblichkeit auf — sog. Pfannenstielphänomen (FRENTZEL-BEYME et al. 1979).

Eine ähnliche Situation besteht in Deutschland in Regionen, in denen die jüngere Bevölkerung abgewandert ist (Zonengrenzgebiete). Umgekehrte Verhältnisse schafft die Zuwanderung relativ junger Populationen (Gastarbeiterzuwanderung nach

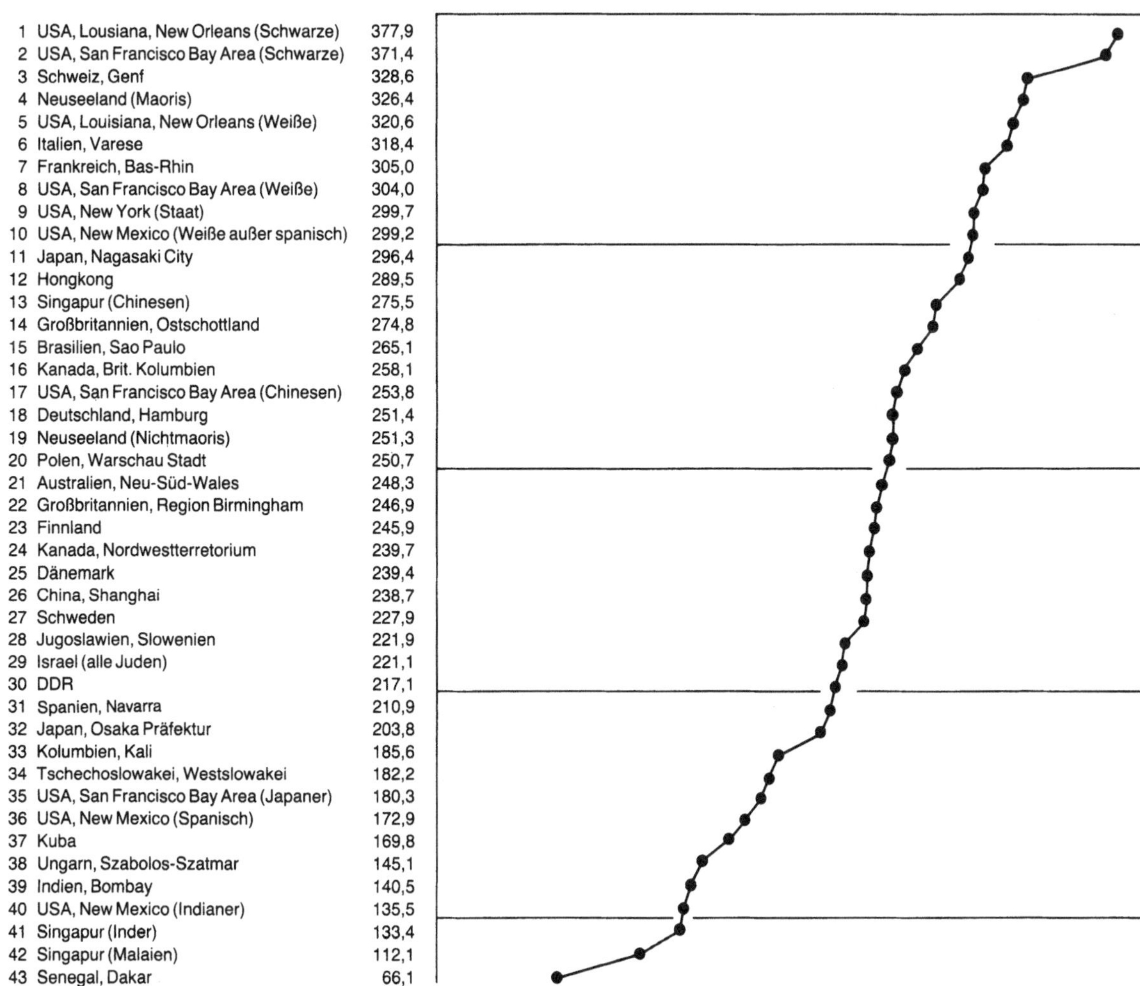

Abb. 2. Inzidenz maligner Tumoren in verschiedenen Ländern — Männer (standardisierte Raten) — (Hauttumoren außer Melanom ausgenommen). [Nach WATERHOUSE J, MUIR C, SHANMUGARATNAM K, POWELL J (1982) Cancer incidence in five continents]

Deutschland in den 60er Jahren). Aufgrund des niedrigen Alters von meist unter 35 Jahren weisen die in Israel geborenen Juden eine niedrige Krebsinzidenz auf. Auch in Ländern, in denen auch heute noch die Lebenserwartung niedrig ist, bestehen ähnliche Verhältnisse.

Aus diesen Gründen sollten für statistische Vergleiche nicht die *rohen (tatsächlichen)* Inzidenz- und Mortalitätsziffern herangezogen werden. Nur die *standardisierten* Ziffern erlauben derartige Vergleiche. In diesen Fällen legt man für die zu vergleichenden Jahre bzw. Populationen einen einheitlichen Altersaufbau zugrunde. In Ländern mit einem großen Anteil alter Bevölkerung liegt die standardisierte Ziffer erheblich unter derjenigen der rohen. Weist die Alterspyramide dagegen eine besonders breite Basis auf, bestehen umgekehrte Verhältnisse.

1.2 Inzidenz maligner Tumoren insgesamt

1.2.1 Deutschland

Da die Inzidenzen bösartiger Tumoren innerhalb Deutschlands nur aus Hamburg und Saarland bekannt sind, werden im folgenden die Zahlen aus diesen beiden Bundesländern wiedergegeben. Aus Hamburg sind nach 1980 keine Angaben mehr verfügbar (Tabelle 1). Für die standardisierte Rate in Hamburg wurde die durchschnittliche Hamburger Bevölkerung aus den Jahren 1959–1977 zugrunde gelegt.

Mit zunehmendem Alter steigt die Inzidenz bösartiger Tumoren an (Abb. 1). Etwa bis zum 55. Lebensjahr sind bösartige Neubildungen bei Frauen

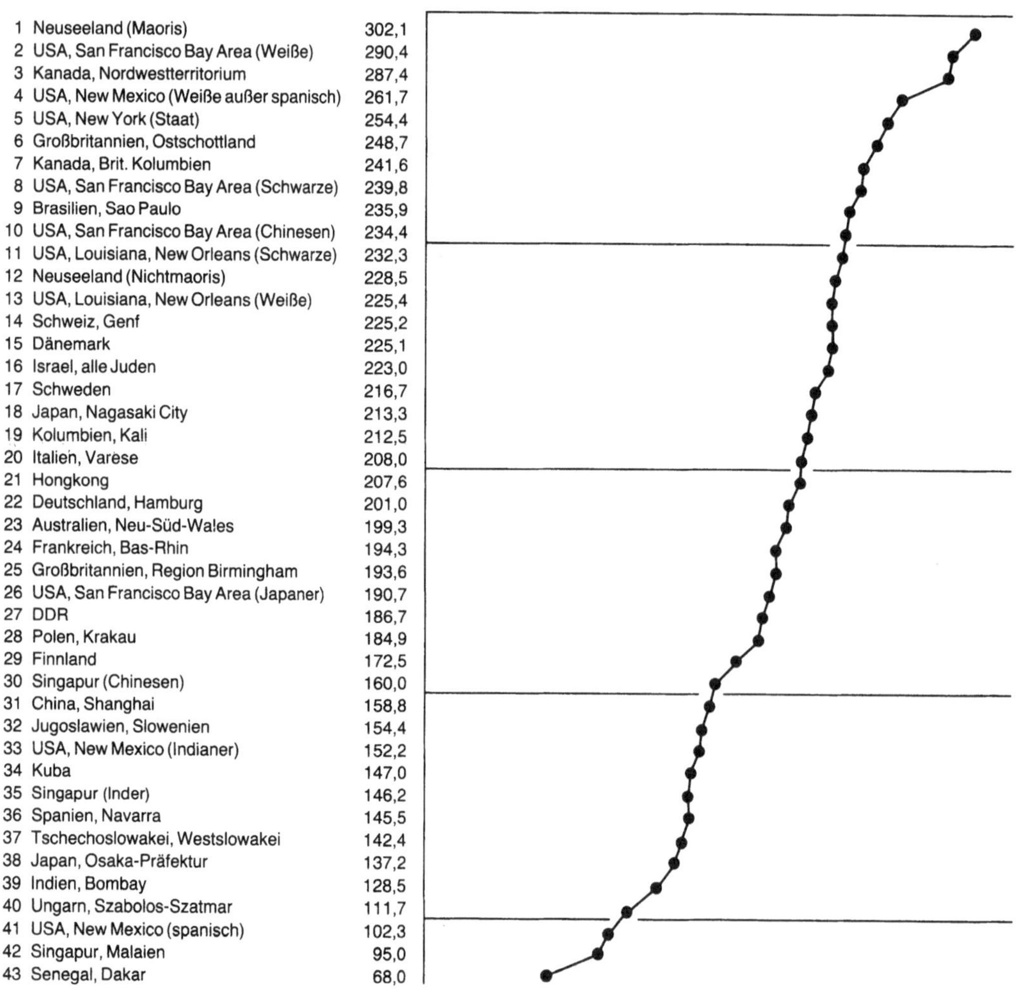

1	Neuseeland (Maoris)	302,1
2	USA, San Francisco Bay Area (Weiße)	290,4
3	Kanada, Nordwestterritorium	287,4
4	USA, New Mexico (Weiße außer spanisch)	261,7
5	USA, New York (Staat)	254,4
6	Großbritannien, Ostschottland	248,7
7	Kanada, Brit. Kolumbien	241,6
8	USA, San Francisco Bay Area (Schwarze)	239,8
9	Brasilien, Sao Paulo	235,9
10	USA, San Francisco Bay Area (Chinesen)	234,4
11	USA, Louisiana, New Orleans (Schwarze)	232,3
12	Neuseeland (Nichtmaoris)	228,5
13	USA, Louisiana, New Orleans (Weiße)	225,4
14	Schweiz, Genf	225,2
15	Dänemark	225,1
16	Israel, alle Juden	223,0
17	Schweden	216,7
18	Japan, Nagasaki City	213,3
19	Kolumbien, Kali	212,5
20	Italien, Varese	208,0
21	Hongkong	207,6
22	Deutschland, Hamburg	201,0
23	Australien, Neu-Süd-Wales	199,3
24	Frankreich, Bas-Rhin	194,3
25	Großbritannien, Region Birmingham	193,6
26	USA, San Francisco Bay Area (Japaner)	190,7
27	DDR	186,7
28	Polen, Krakau	184,9
29	Finnland	172,5
30	Singapur (Chinesen)	160,0
31	China, Shanghai	158,8
32	Jugoslawien, Slowenien	154,4
33	USA, New Mexico (Indianer)	152,2
34	Kuba	147,0
35	Singapur (Inder)	146,2
36	Spanien, Navarra	145,5
37	Tschechoslowakei, Westslowakei	142,4
38	Japan, Osaka-Präfektur	137,2
39	Indien, Bombay	128,5
40	Ungarn, Szabolos-Szatmar	111,7
41	USA, New Mexico (spanisch)	102,3
42	Singapur, Malaien	95,0
43	Senegal, Dakar	68,0

Abb. 3. Inzidenz maligner Tumoren in verschiedenen Ländern — Frauen (standardisierte Raten) — (Hauttumoren außer Melanom ausgenommen). [Nach Waterhouse J, Muir C, Shanmugaratnam K, Powell J (1982) Cancer incidence in five continents]

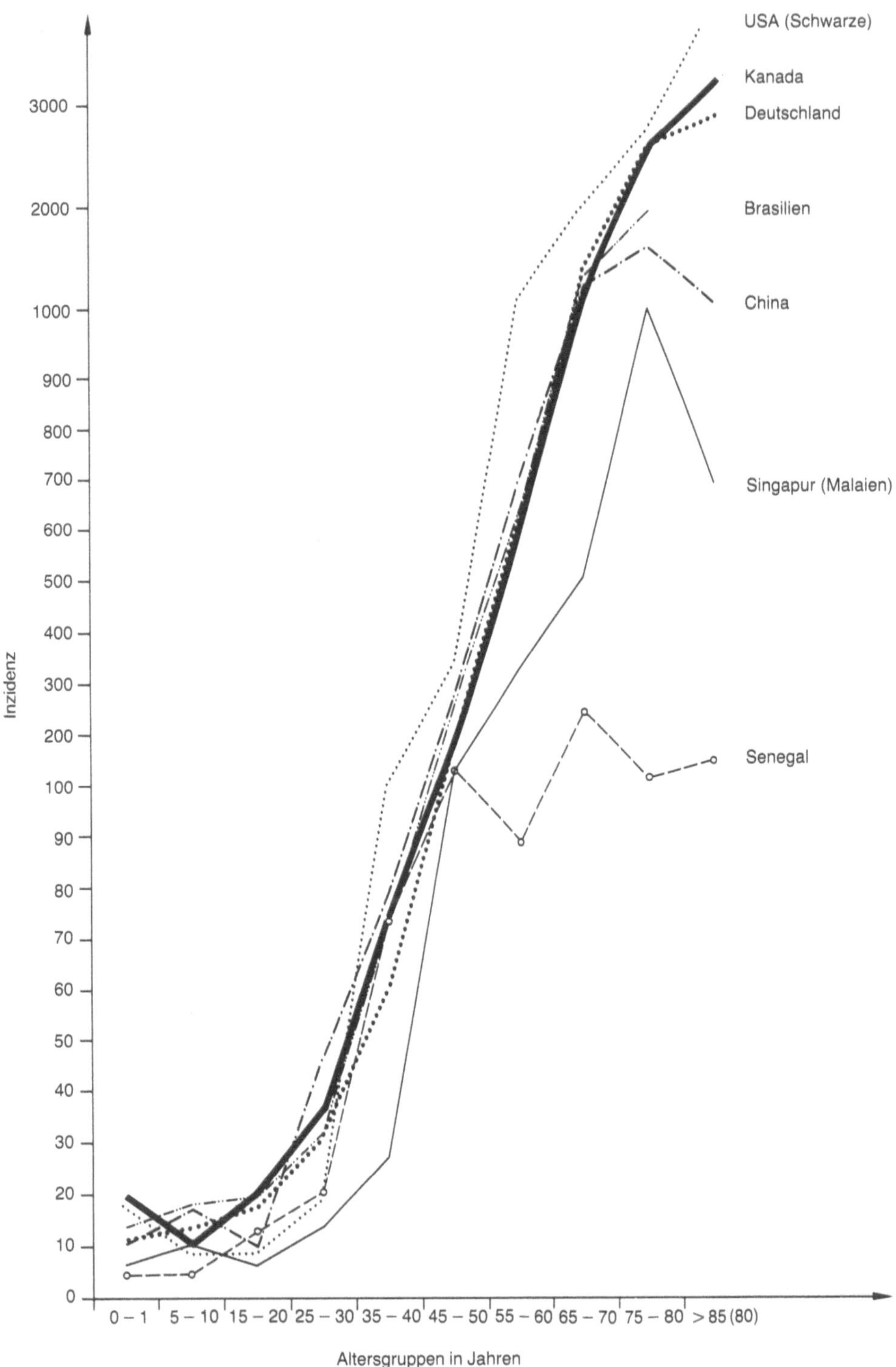

Abb. 4. Altersabhängige Zunahme der Inzidenz bösartiger Neubildungen in verschiedenen Ländern. [Nach WATERHOUSE J, MUIR C, SHANMUGARATNAM K, POWELL J (1982) Cancer incidence in five continents]

häufiger, später werden Männer in höherem Maße von Krebserkrankungen befallen (Tabelle A 1 und A 2[1]).

1.2.2 Andere Länder

Die Inzidenz maligner Tumoren in verschiedenen Ländern ist in Abb. 2 und 3 wiedergegeben. Außer dem malignen Melanom wurden sonstige bösartige Tumoren der Haut nicht berücksichtigt, da in verschiedenen Ländern diesbezügliche Daten fehlen (Waterhouse et al. 1982) (Tabelle A 3).

Unter Berücksichtigung der standardisierten Raten nimmt die Krebshäufigkeit in Deutschland eine Mittelstellung ein. Ein wesentlicher Ge-

schlechtsunterschied besteht hierbei nicht. Bemerkenswert ist die unterschiedliche Inzidenz bei verschiedenen ethnischen Bevölkerungsgruppen innerhalb einer Region, wie z.B. in Louisiana, New Mexico oder Singapur. Auch erhebliche regionale Unterschiede innerhalb eines Landes sind offensichtlich (Japan). Unter allen von Waterhouse et al. (1982) aufgeführten Inzidenzziffern, die nur zu einem Teil hier wiedergeben sind, nehmen bei Männern Schwarze aus dem Erfassungsgebiet New Orleans und bei Frauen die Eingeborenen in Neuseeland die erste Stelle ein. Am seltensten werden bösartige Neubildungen im Senegal beobachtet.

Unabhängig von der jeweiligen Krebshäufigkeit erfolgt in allen Ländern ein steiler Anstieg ab dem 20. Lebensjahr, der bis in die hohen Altersgruppen anhält (Abb. 4).

---

[1] Alle mit A. bezeichneten Tabellen beziehen sich auf den tabellarischen Anhang.

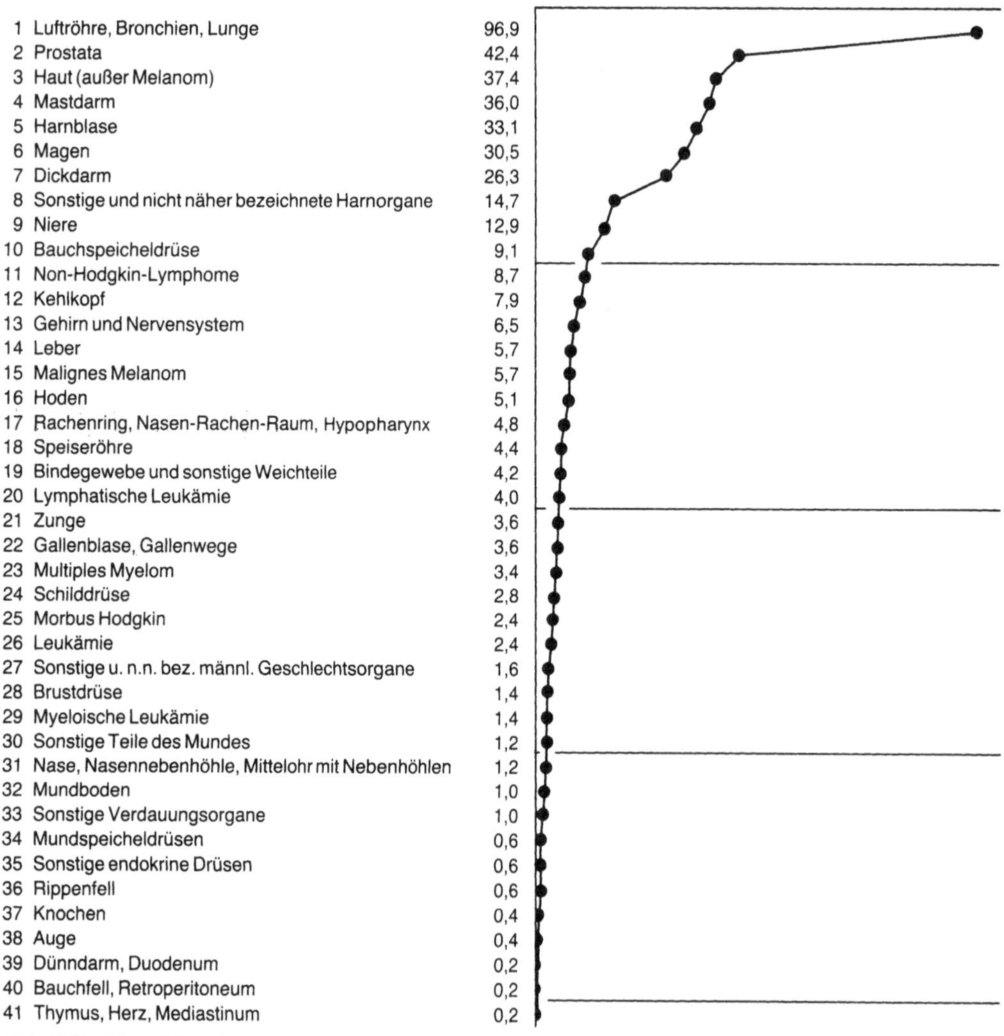

Abb. 5. Inzidenz bösartiger Neubildungen im Saarland 1981 — Organverteilung bei Männern

1.3 Inzidenz der verschiedenen Organtumoren

1.3.1 Deutschland

1.3.1.1 Geschlechtsabhängigkeit

Bei Männern werden in Deutschland mit Abstand am häufigsten Luftröhre, Bronchien und Lunge von bösartigen Tumoren befallen. Innerhalb dieser Gruppe sind Tumoren der Trachea zahlenmäßig unbedeutend. Prostatakarzinome sind am zweithäufigsten. Zahlenmäßig werden diese Tumoren nur noch von den kolorektalen Karzinomen übertroffen. Insgesamt ergeben sich für Hamburg und für das Saarland mit Ausnahme bösartiger Neubildungen der Haut keine wesentlichen Unterschiede. Diese Tumoren sind im Saarland besonders häufig (Abb. 5, Tabelle A 4).

Bei Frauen wird weitaus am häufigsten die Brustdrüse von bösartigen Geschwülsten befallen. An zweiter Stelle stehen kolorektale Tumoren. Die Gebärmutter mit Gebärmutterhals ist das nächsthäufig befallene Organ. Auch bei Frauen sind bösartige Neubildungen der Haut im Saarland besonders häufig (Abb. 6, Tabelle A 5).

Neubildungen der Bronchien und der Lunge, die oralen Tumoren sowie der Krebs des Nasen-Rachen-Raums und des Kehlkopfs treten bei Männern etwa 3mal so häufig auf wie bei Frauen. Magen- und Rektumkarzinom sind bei beiden Geschlechtern annähernd gleich häufig. Anal-, Papillen-, Schilddrüsen- und Gallenblasenkarzinom finden sich jedoch 3- bis 5mal häufiger bei Frauen (Abb. 7).

1.3.1.2 Altersabhängigkeit

Die Inzidenzziffern bösartiger Neubildungen sind in Abhängigkeit von den verschiedenen Organen für das Saarland 1981 in den Tabellen A 6 und A 7 wiedergegeben.

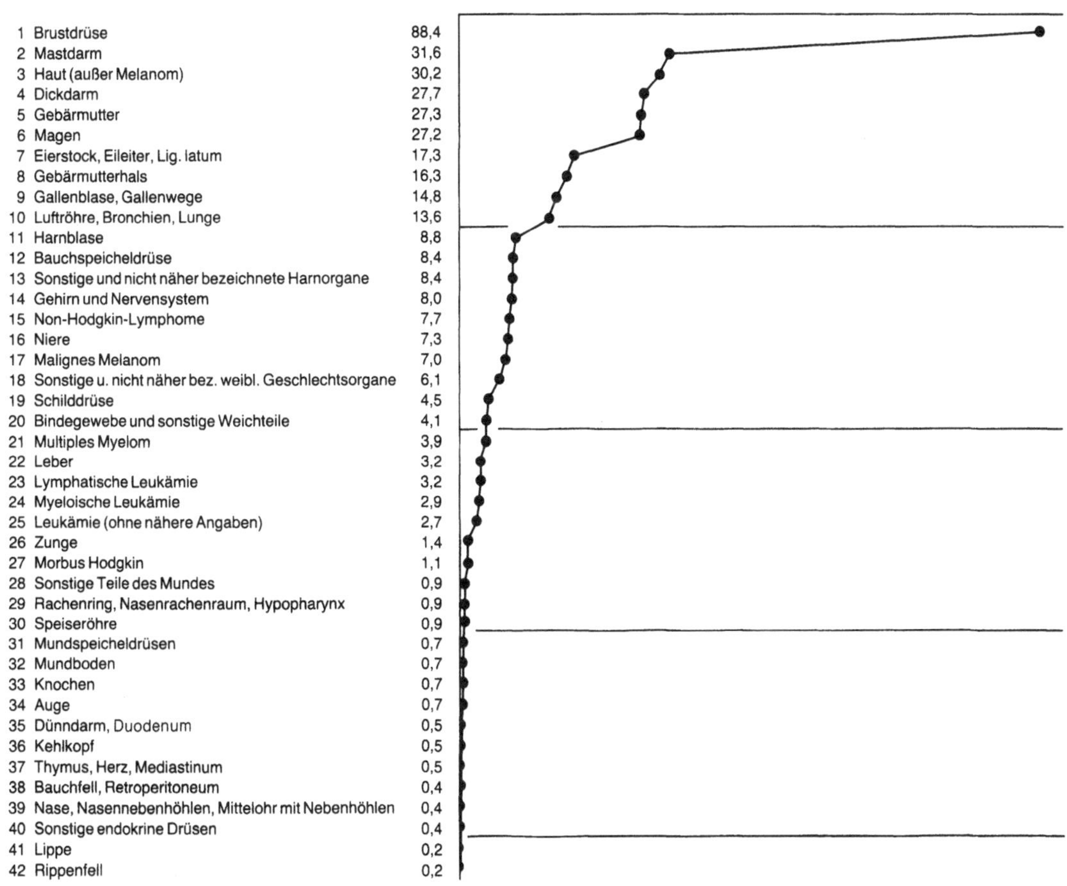

Abb. 6. Inzidenz bösartiger Neubildungen im Saarland 1981 — Organverteilung bei Frauen. (Mitteilungen des Statistischen Amtes des Saarlandes, Saarbrücken)

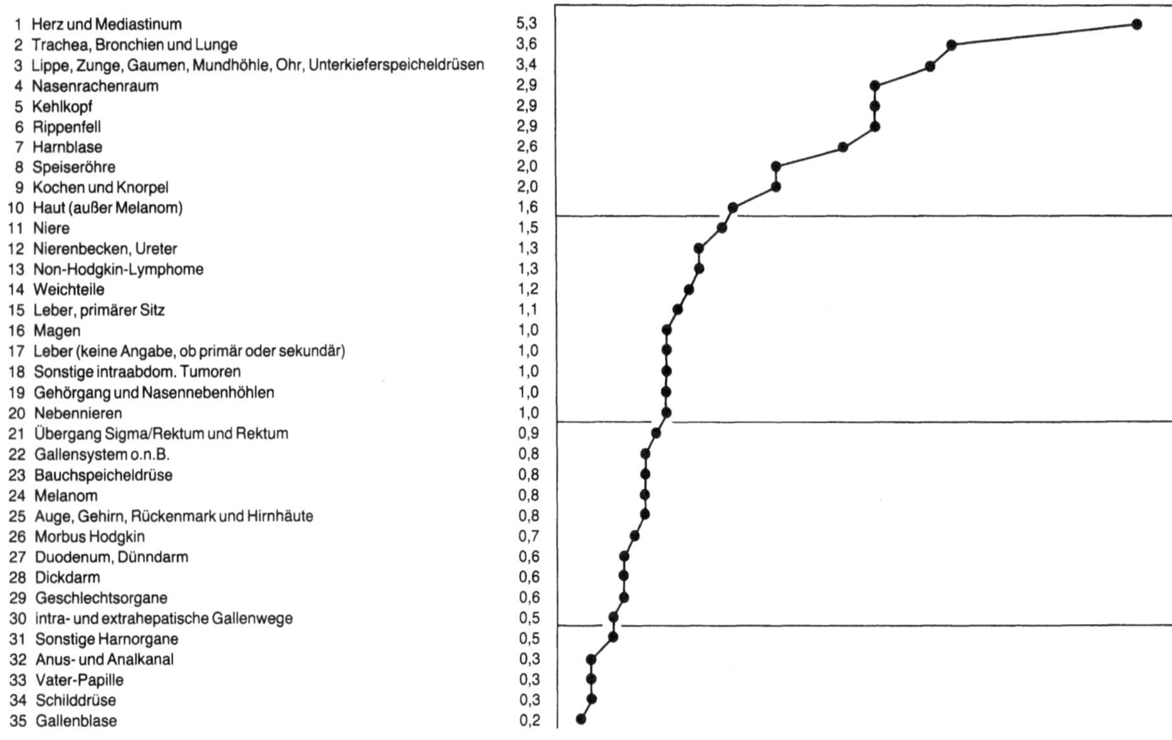

Abb. 7. Geschlechtsverhältnis (Männer : Frauen) der Neuanmeldungen maligner Tumoren in Hamburg 1979. (Nach: Statistik des Hamburgischen Staates. Hamburger Krebsdokumentation 1978 und 1979)

Tabelle 2. Länder mit hoher Krebsinzidenz verglichen mit Deutschland (Hamburg). [Nach Waterhouse et al. (1982)]

	Länder mit hoher Krebsinzidenz				Hamburg Inzidenz	
	Männer		Frauen		Männer	Frauen
Ösophagus	China (Shanghai)	24,7	Indien (Bombay)	10,7	3,7	0,8
Magen	Japan (Miyagi)	88,0	Japan (Miyagi)	42,0	26,7	12,6
Kolon	USA (Connecticut)	32,3	Neuseeland (Nichtmaoris)	26,9	16,5	14,9
Rektum	Kanada (Nordwestterr. u. Yukon)	22,6	Schweiz (Neuchatel)	13,4	12,9	9,2
Leber	Hongkong	34,4	China (Shanghai)	9,1	3,6	1,6
Pankreas	USA (Bay Area — Schwarze)	18,3	Kanada (Nordwestterr. u. Yukon)	11,5	7,8	4,5
Trachea, Bronchus, Lunge	USA (New Orleans — Schwarze)	107,2	Neuseeland (Maoris)	48,8	64,4	10,0
Melanom	Australien (Neu-Süd-Wales)	16,6	Neuseeland (Nichtmaoris)	18,8	2,4	1,5
Brust	—		USA (Hawaii, Hawaiianerinnen)	87,5	—	55,7
Zervix		—	Kolumbien (Cali)	52,9	—	18,4
Corpus uteri		—	USA (Alameda — Weiße)	38,5	—	10,3
Ovar		—	Israel (in Europa u. Amerika geborene Juden)	17,2	—	13,3
Prostata	USA (Alameda — Schwarze)	100,2		—	28,5	—
Penis	USA (New Orleans — Schwarze)	2,8		—	0,9	—
Blase	USA (New Orleans — Weiße)	24,5	Kanada (Nordwestterr. u. Yukon)	7,6	13,7	3,1
Schilddrüse	USA (Hawaii, Chinesen)	7,8	USA (Hawaii, Hawaiianerinnen)	17,2	0,8	1,7

1.3.2 Andere Länder

Im internationalen Vergleich der Inzidenz verschiedener Organtumoren tritt in Deutschland das Rektumkarzinom bei der Frau besonders häufig auf (Tabelle 2). So liegt das Saarland mit einer Inzidenz von 11,8 weltweit an 2. Stelle hinter der Schweiz. Alle übrigen Tumoren ragen international gesehen nicht durch besondere Häufigkeit heraus.

Hauttumoren (außer dem Melanom) werden besonders häufig in Brasilien und in Kanada beobachtet. Das Melanom selbst spielt besonders in Neuseeland und in Australien eine wichtige Rolle.

Die Inzidenz des Magenkarzinoms ist wiederum in Japan, in China und auch in Brasilien hoch. Der Speiseröhrenkrebs tritt ebenfalls am häufigsten in asiatischen Ländern auf, hierbei besonders in China. Bei Frauen nimmt jedoch Indien (Bombay) die erste Stelle ein.

Primäre Lebertumoren haben eine hohe Inzidenz vor allem bei Asiaten und im Senegal.

Kolorektale Karzinome sind hingegen in Asien mit Ausnahme der Chinesen Singapurs und zudem auch in Finnland und in Polen selten.

Die niedrigste Inzidenz für das Zervixkarzinom findet sich bei den Juden Israels. Das Mammakarzinom wird in Asien deutlich seltener als in den westlichen Ländern beobachtet (Tabelle A8 und A9).

1.3.2.1 Altersabhängigkeit

In den verschiedenen Altersgruppen werden weltweit bestimmte Organe bevorzugt von bösartigen Neubildungen befallen. In einigen Regionen ergeben sich jedoch bemerkenswerte Abweichungen (Tabelle A10).

Die folgenden Angaben wurden aus den Mitteilungen von 13 Regionen aller Erdteile mit einer Gesamtbevölkerung von 97 Millionen erstellt (Daten von WATERHOUSE et al. 1982) (Tabelle 3).

Im ersten Lebensjahrzehnt sind sowohl in der männlichen wie auch der weiblichen Bevölkerung weltweit Leukämien und bösartige Neubildungen des Gehirns und des Nervensystems mit Abstand am häufigsten. Sie machen überall etwa die Hälfte aller malignen Tumoren in dieser Altersgruppe aus.

Auch in der nächsten Dekade stehen diese beiden Neubildungen weiterhin im Vordergrund. Lediglich bösartige Knochentumoren erreichen beim

Tabelle 3. Die häufigsten bösartigen Neubildungen in den verschiedenen Altersgruppen [zusammengestellt anhand der Daten aus: WATERHOUSE et al. (1982)]
Leukämien = lymphatische, myeloische, monozytäre und andere Leukämien; Non-Hodgkin-Lymphome = Lymphosarkom etc., andere Retikulosen; Niere: einschließlich Tumoren des Nierenbeckens und des Harnleiters (im ersten Lebensjahrzehnt überwiegend dem Wilm's Tumor entsprechend)

	Männer	Frauen
0–10 Jahre	Leukämien	Leukämien
	Hirn, Nervensystem	Hirn, Nervensystem
	Niere	Niere
	Non-Hodgkin-Lymphome	Auge
	Auge	Non-Hodgkin-Lymphome
	Weichteilsarkome	Weichteilsarkome
10–20 Jahre	Leukämien	Leukämien
	Hirn, Nervensystem	Hirn, Nervensystem
	M. Hodgkin	Knochen
	Knochen	M. Hodgkin
	Non-Hodgkin-Lymphome	Ovar
	Hoden	
20–35 Jahre	Hoden	Zervix
	M. Hodgkin	Brust
	Leukämien	Ovar
	Hirn, Nervensystem	Melanom
	Haut (außer Melanom)	Haut (außer Melanom)
	Magen	M. Hodgkin
	Kolon/Rektum	Schilddrüse
	Melanom	
35–55 Jahre	Bronchus/Trachea	Brust
	Kolon/Rektum	Zervix
	Haut (außer Melanom)	Kolon/Rektum
	Magen	Ovar
	Larynx	Magen
	Ösophagus	Corpus uteri
	Blase	
	Leber	
55–70 Jahre	Bronchus/Trachea	Brust
	Magen	Kolon/Rektum
	Kolon/Rektum	Zervix
	Haut (außer Melanom)	Magen
	Prostata	Bronchus/Trachea
	Ösophagus	Haut (außer Melanom)
		Corpus uteri
über 70 Jahre	Bronchus/Trachea	Kolon/Rektum
	Prostata	Brust
	Magen	Magen
	Kolon/Rektum	Haut (außer Melanom)
	Haut (außer Melanom)	Bronchus/Trachea
	Ösophagus	

weiblichen Geschlecht eine annähernd gleichartige Bedeutung.

In der Altersgruppe der 20- bis 35jährigen Männer sind bösartige Tumoren des Hodens am häufigsten, knapp gefolgt vom Morbus Hodgkin. Die Inzidenz der Leukämien ist in den meisten Ländern im Vergleich zum ersten Lebensjahrzehnt deutlich niedriger. Der häufigste Tumor bei Frauen dieses Alters ist das Zervixkarzinom. An zweiter Stelle steht fast durchwegs das Mammakarzinom.

In der Altersgruppe der 35- bis 55jährigen wird die rasche Zunahme des Bronchialkarzinoms bei Männern offensichtlich. Bei den Frauen dieser Altersgruppe hat nun das Mammakarzinom die Rangfolge vor dem Zervixkarzinom eingenommen. Mit gewissem Abstand folgt das kolorektale Karzinom.

Bei den Männern im Alter von 55–70 Jahren nimmt die Häufigkeit des Bronchialkarzinoms und auch der Abstand zu den übrigen Tumoren weiter zu. An zweiter Stelle stehen annähernd gleichbedeutend das Magenkarzinom und die kolorektalen Karzinome. Das Prostatakarzinom nimmt erstmals in dieser Altersgruppe stark zu. Der häufigste bösartige Tumor der Frauen zwischen 55 und 70 Jahren ist mit weitem Abstand das Mammakarzinom. Die zweite Stelle nimmt insgesamt das kolorektale Karzinom ein.

Männer über 70 Jahre erkranken am häufigsten an Bronchialkarzinom. Mit geringem Abstand folgt jedoch das Prostatakarzinom, welches bei Männern über 80 Jahren fast durchweg an erster Stelle steht. Mit einigem Abstand stehen das Magen- und das kolorektale Karzinom in der weiteren Rangfolge. Der häufigste Tumor bei Frauen ist nun das kolorektale Karzinom, welches knapp vom Mammakarzinom gefolgt wird. Auch das Magenkarzinom ist in dieser Altersgruppe relativ häufig.

1.4 Mortalität maligner Tumoren insgesamt

1.4.1 Sterblichkeit an bösartigen Neubildungen

Der Anteil der Krebstodesfälle an allen Todesursachen hat in Deutschland im Laufe der letzten 100 Jahre nahezu um das 10fache zugenommen. 1890 verstarben 2,6% an einer bösartigen Neubildung, im Jahre 1982 22,3% (BAUER 1963; Statistisches Bundesamt Wiesbaden 1983) (Abb. 8).

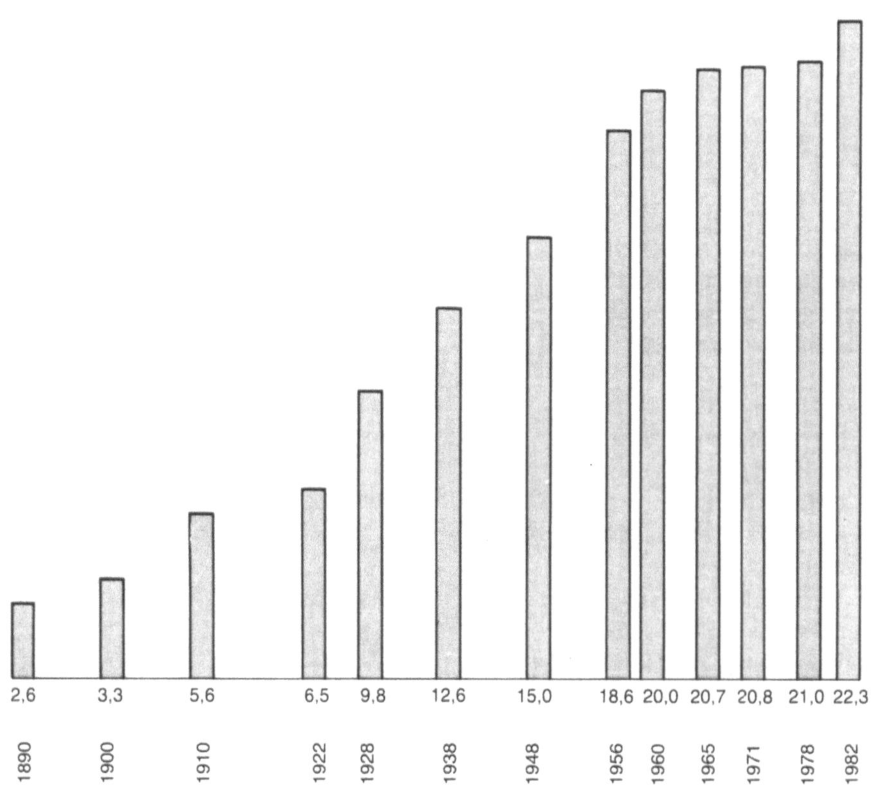

Abb. 8. Zunahme der Krebsmortalität in Deutschland von 1890–1982 (Anteil an allen Todesfällen in %)

Tabelle 4. Die 10 häufigsten Todesursachen in den USA in den Jahren 1900 und 1976 (die Zahlen geben die relative Häufigkeit bezogen auf alle Verstorbenen an) [Nach EPSTEIN 1979, S. 12, 13]

1900		1976	
Influenza und Pneumonie	11,8	Herzerkrankungen	37,9
Tuberkulose	11,3	Krebserkrankungen	19,8
Gastroenteritis	8,3	Schlaganfall	9,9
Herzerkrankungen	8,0	Unfälle	5,3
Zerebrale Blutungen	6,2	Influenza und Pneumonie	3,2
Chronische Nephritis	4,7	Diabetes mellitus	1,8
Unfälle	4,2	Leberzirrhose	1,6
Krebserkrankungen	3,7	Arteriosklerose	1,5
Bestimmte Kinderkrankheiten	3,6	Suizid	1,4
Diphtherie	2,3	Kinderkrankheiten	1,3

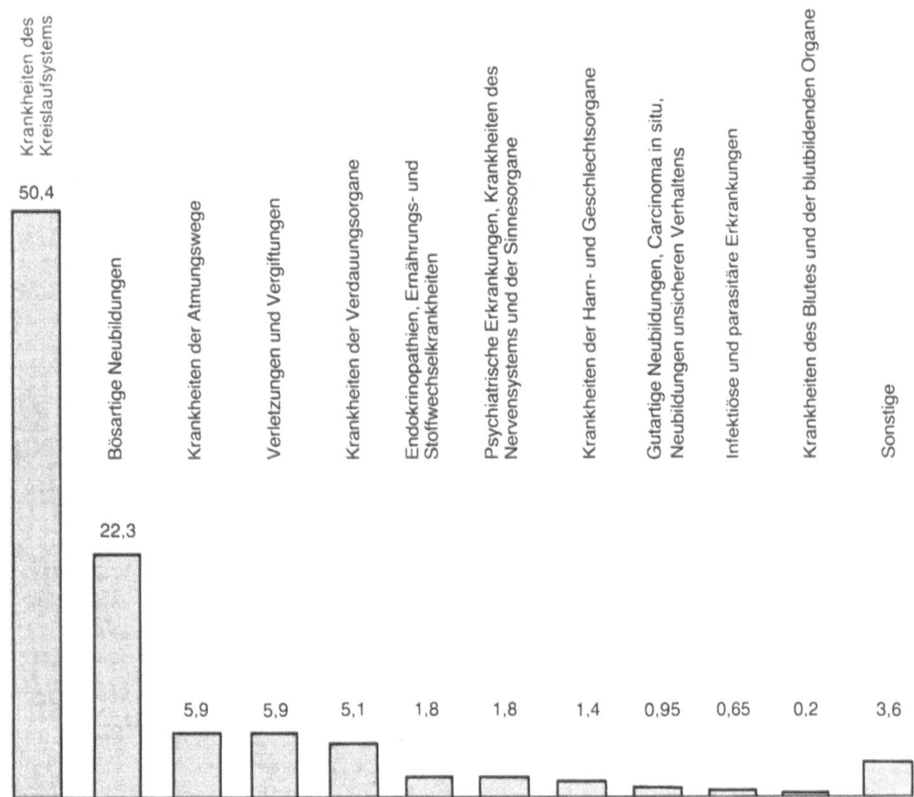

Abb. 9. Todesursachen in der Bundesrepublik Deutschland 1981 (relative Häufigkeit in %). (Statistisches Bundesamt Wiesbaden)

In den Vereinigten Staaten standen im Jahre 1900 in der Todesursachenstatistik Krebserkrankungen mit 3,7% an 8. Stelle. Sie waren 1976 mit 19,8% an die 2. Stelle vorgerückt (Tabelle 4), entsprechend auch der Todesursachenstatistik der Bundesrepublik Deutschland (Abb. 9, Tabelle A 11).

Die Krebssterblichkeit hat im Laufe der letzten Jahrzehnte im wesentlichen bei Männern in den höheren Altersklassen zugenommen, wobei bei Frauen in den letzten 50 Jahren diese Entwicklung weniger ausgeprägt oder sogar rückläufig ist (Tabelle 5, Abb. 10 und 11).

Tabelle 5. Sterbeziffern an Krebs bezogen auf 100000 Lebenden gleichen Alters und Geschlechts in Preußen (1897–99), im Deutschen Reich (1933) und in der Bundesrepublik Deutschland (1960 und 1981). [Nach Freudenberg (1966), Statistisches Bundesamt (1983)]

	Preußen	Deutsches Reich	BR Deutschland	
	1897–99	1933	1960	1981
Männer				
0–30 Jahre	3	4	5	7
30–40	18	21	20	25
40–50	78	74	77	91
50–60	211	260	290	304
60–70	398	681	768	820
70–80	362	1190	1418	1770
80 u. mehr	249	1112	2121	2888
Frauen				
0–30 Jahre	3	4	4	5
30–40	30	38	36	29
40–50	106	133	121	87
50–60	213	312	240	240
60–70	348	601	491	481
70–80	357	1010	985	918
80 u. mehr	273	1079	1590	1678

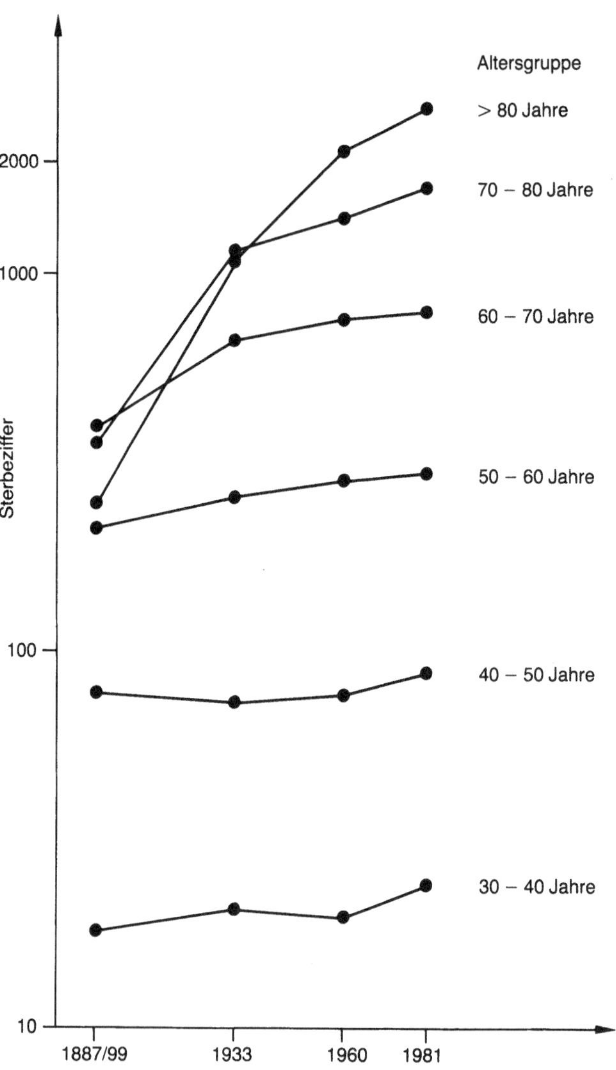

Abb. 10. Sterbeziffern an Krebs von 1897/99–1981 in Deutschland. Männer in verschiedenen Altersgruppen

1.4.2 Andere Länder

Entsprechend den Mitteilungen der American Cancer Society (1981) nimmt die Bundesrepublik Deutschland im internationalen Vergleich in der Krebsmortalitätsstatistik sowohl für Männer (244,8) als auch für Frauen (154,8) einen der vorderen Plätze ein. Unter den dort aufgeführten Ländern steht für beide Geschlechter Uruguay mit einer Mortalitätsziffer von 294,6 für Männer und 180,3 für Frauen jeweils an erster Stelle. Die niedrigsten Ziffern werden aus Honduras für Männer (24,5) und aus Thailand für Frauen (24,8) mitgeteilt (Tabelle A 12).

1.4.3 Altersabhängigkeit

Unter Berücksichtigung der Mortalitätsraten für das Jahr 1981 ist in Deutschland die Krebssterblichkeit bis zum 15. Lebensjahr mit etwa 3 pro 100000 annähernd gleich. Erst dann nimmt die Krebssterblichkeit allmählich zu. Ab dem 30. Lebensjahr verdoppelt sich die Krebsmortalität von einer Altersgruppe zur anderen, wenn man jeweils 5 Jahrgänge zusammenfaßt. Von 55 Jahren aufwärts erfolgt diese weitere Zunahme langsamer (Abb. 12, Tabelle A 13).

1.5 Verteilung der Mortalität bezogen auf Organtumoren

1.5.1 Deutschland

In Deutschland war 1981 bei Männern die am häufigsten zum Tode führende bösartige Neubildung das Bronchialkarzinom mit einer Mortalität von 71,4. An 2. Stelle stand das Magenkarzinom (34,3). Zusammen mit den kolorektalen Karzinomen (30,0) und dem Prostatakarzinom (26,4) verstarben 60% aller Männer an einem dieser 4 Tumoren (Abb. 13, Tabelle A 14).

Frauen versterben am häufigsten an einem Mammakarzinom (Mortalität 39,8). An 2. Stelle

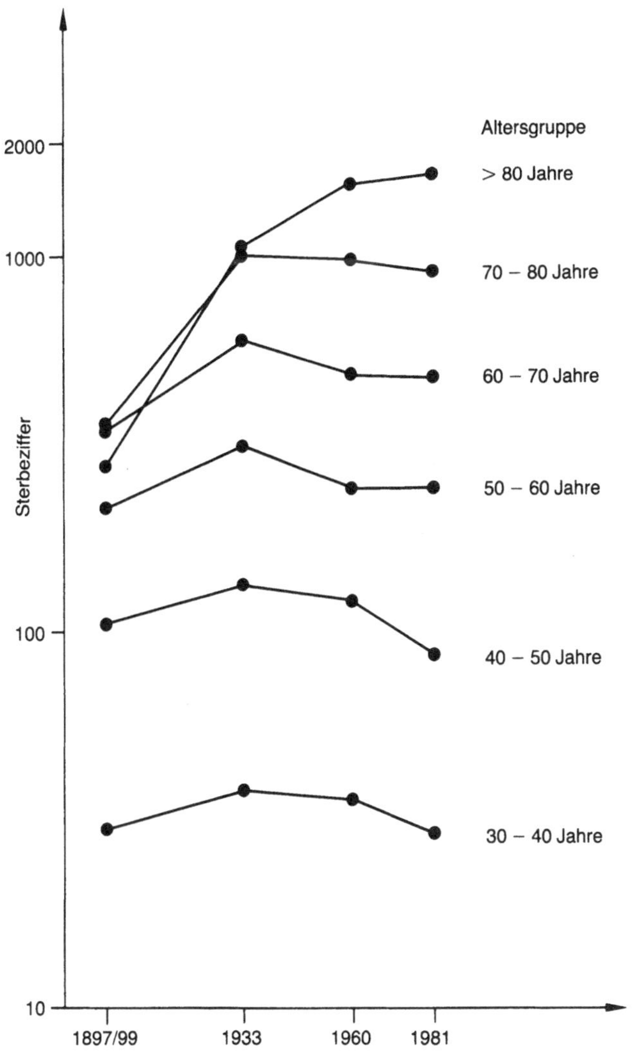

Abb. 11. Sterbeziffern an Krebs von 1897/99–1980 in Deutschland. Frauen in verschiedenen Altersgruppen

folgen kolorektale Karzinome (39,3) vor dem Magenkarzinom (26,3) (Abb. 14, Tabelle A 14).

1.5.2 Andere Länder

Im internationalen Vergleich liegt in Deutschland die Mortalität kolorektaler Karzinome hoch. Nur aus Österreich, Neuseeland und Schottland werden noch höhere Mortalitätsziffern mitgeteilt. Die Mortalität des Lungenkarzinoms bei Frauen ist in Deutschland insgesamt noch gering. Sie beträgt für dieses Organ in Hongkong fast das 5- und in Schottland annähernd das 4fache. Die Mortalität des Mammakarzinoms ist in Asien und in Mittelamerika besonders niedrig.

Die Sterblichkeit an Hauttumoren liegt besonders in Australien und Neuseeland sehr hoch.

An einem Magenkarzinom versterben in Chile und in Japan die meisten Tumorpatienten (Tabelle A 15).

1.5.3 Altersabhängigkeit

Mit zunehmendem Alter nimmt die Mortalität bei allen Organtumoren zu. Hierbei gibt es nur wenige Ausnahmen.

Die Mortalität an Tumoren der Leber und der intrahepatischen Gallenwege sowie der Niere ist im 1. Lebensjahr deutlich höher als in den folgenden Lebensabschnitten. Erst ab dem 30. bis 35. Lebensjahr übertrifft die Mortalität für diese Organe diejenige des 1. Lebensjahres.

Auch Tumoren des Knochens und des Gelenkknorpels weisen bei beiden Geschlechtern zwischen dem 15. und 25. Lebensjahr einen Gipfel auf. Ähnliches trifft für die Hodentumoren zu, deren Mortalität zwischen dem 20. und 35. Lebensjahr am höchsten ist. Sie wird erst später ab dem 75. Lebensjahr wieder erreicht bzw. übertroffen.

Tumoren des Gehirns und des Nervensystems zeigen zwischen dem 5. und 10. Lebensjahr einen ersten Gipfel. Diese Tumoren nehmen später bei Männern ab dem 70. Lebensjahr und bei Frauen ab dem 80. Lebensjahr wieder deutlich ab.

Eine Reihe von Tumoren (z.B. kolorektale Karzinome, Bauchspeicheldrüsenkarzinome, Lungenkarzinom, Schilddrüsenkarzinom) zeigen bei sehr alten Menschen eine absteigende Tendenz (Tabellen A 16 und A 17).

1.6 Epidemiologische Entwicklungstendenzen

1.6.1 Tendenz der Inzidenz für alle malignen Tumoren

In Hamburg hat seit 1959 die standardisierte Inzidenz maligner Tumoren sowohl bei Männern wie auch bei Frauen kontinuierlich zugenommen. Die Inzidenz aller bösartigen Neubildungen betrug dort 1959 bei Männern 338,9 und bei Frauen 336,9. 1979 hatte die Inzidenz bei Männern 415,6 und bei Frauen 391,5 erreicht (Abb. 15). Seit etwa 1966 ist jedoch bei beiden Geschlechtern eine nur

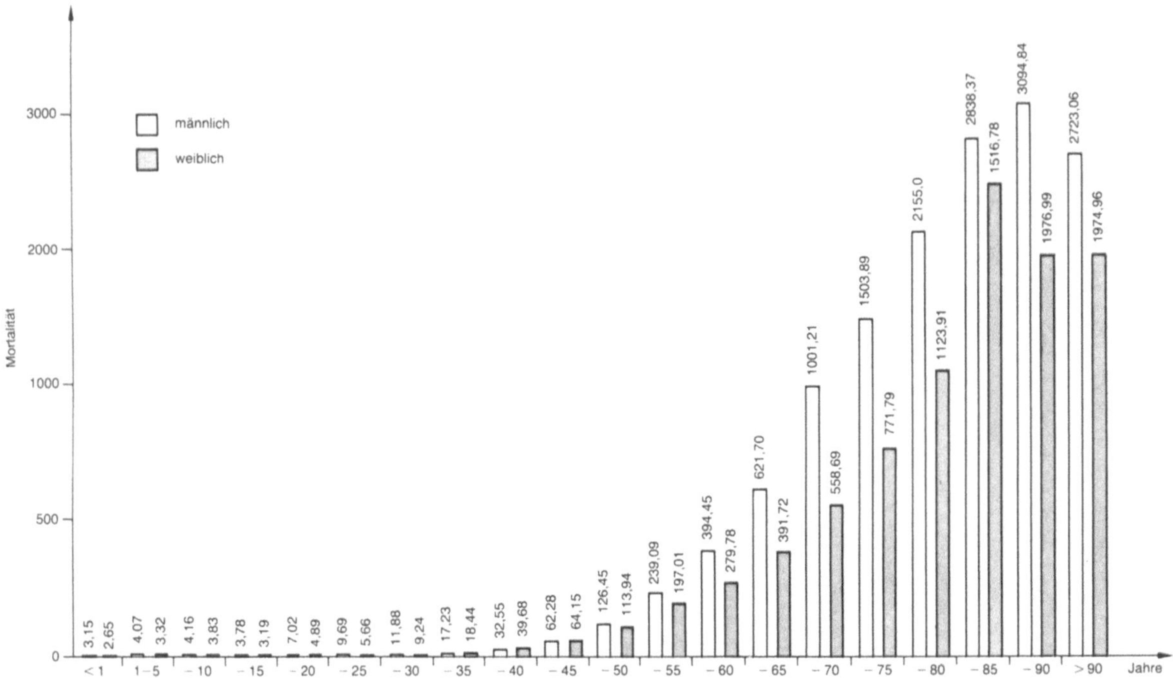

Abb. 12. Mortalität bösartiger Neubildungen in der Bundesrepublik Deutschland 1981 in verschiedenen Altersgruppen. (Statistisches Bundesamt Wiesbaden, Gesundheitswesen, Fachserie 12)

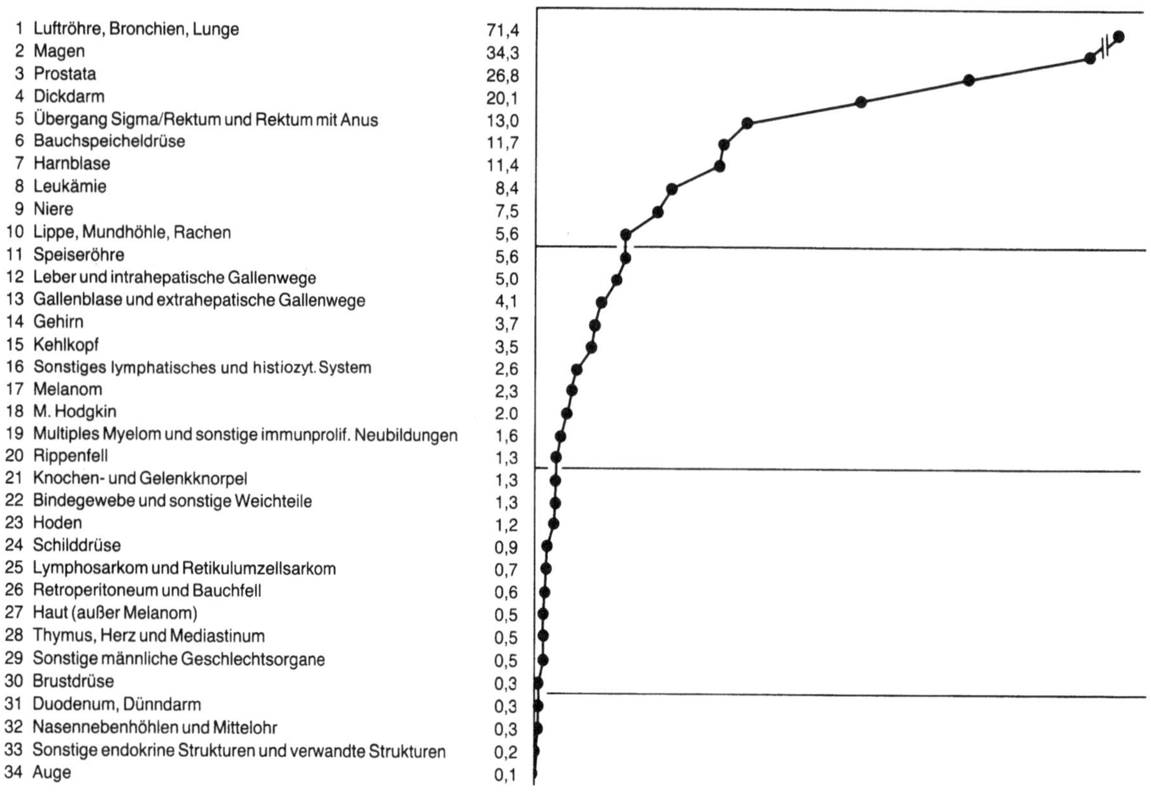

1	Luftröhre, Bronchien, Lunge	71,4
2	Magen	34,3
3	Prostata	26,8
4	Dickdarm	20,1
5	Übergang Sigma/Rektum und Rektum mit Anus	13,0
6	Bauchspeicheldrüse	11,7
7	Harnblase	11,4
8	Leukämie	8,4
9	Niere	7,5
10	Lippe, Mundhöhle, Rachen	5,6
11	Speiseröhre	5,6
12	Leber und intrahepatische Gallenwege	5,0
13	Gallenblase und extrahepatische Gallenwege	4,1
14	Gehirn	3,7
15	Kehlkopf	3,5
16	Sonstiges lymphatisches und histiozyt. System	2,6
17	Melanom	2,3
18	M. Hodgkin	2.0
19	Multiples Myelom und sonstige immunprolif. Neubildungen	1,6
20	Rippenfell	1,3
21	Knochen- und Gelenkknorpel	1,3
22	Bindegewebe und sonstige Weichteile	1,3
23	Hoden	1,2
24	Schilddrüse	0,9
25	Lymphosarkom und Retikulumzellsarkom	0,7
26	Retroperitoneum und Bauchfell	0,6
27	Haut (außer Melanom)	0,5
28	Thymus, Herz und Mediastinum	0,5
29	Sonstige männliche Geschlechtsorgane	0,5
30	Brustdrüse	0,3
31	Duodenum, Dünndarm	0,3
32	Nasennebenhöhlen und Mittelohr	0,3
33	Sonstige endokrine Strukturen und verwandte Strukturen	0,2
34	Auge	0,1

Abb. 13. Mortalität bösartiger Neubildungen in der Bundesrepublik Deutschland 1981. Organverteilung bei Männern (Statistisches Bundesamt Wiesbaden; Gesundheitswesen, Fachserie 12)

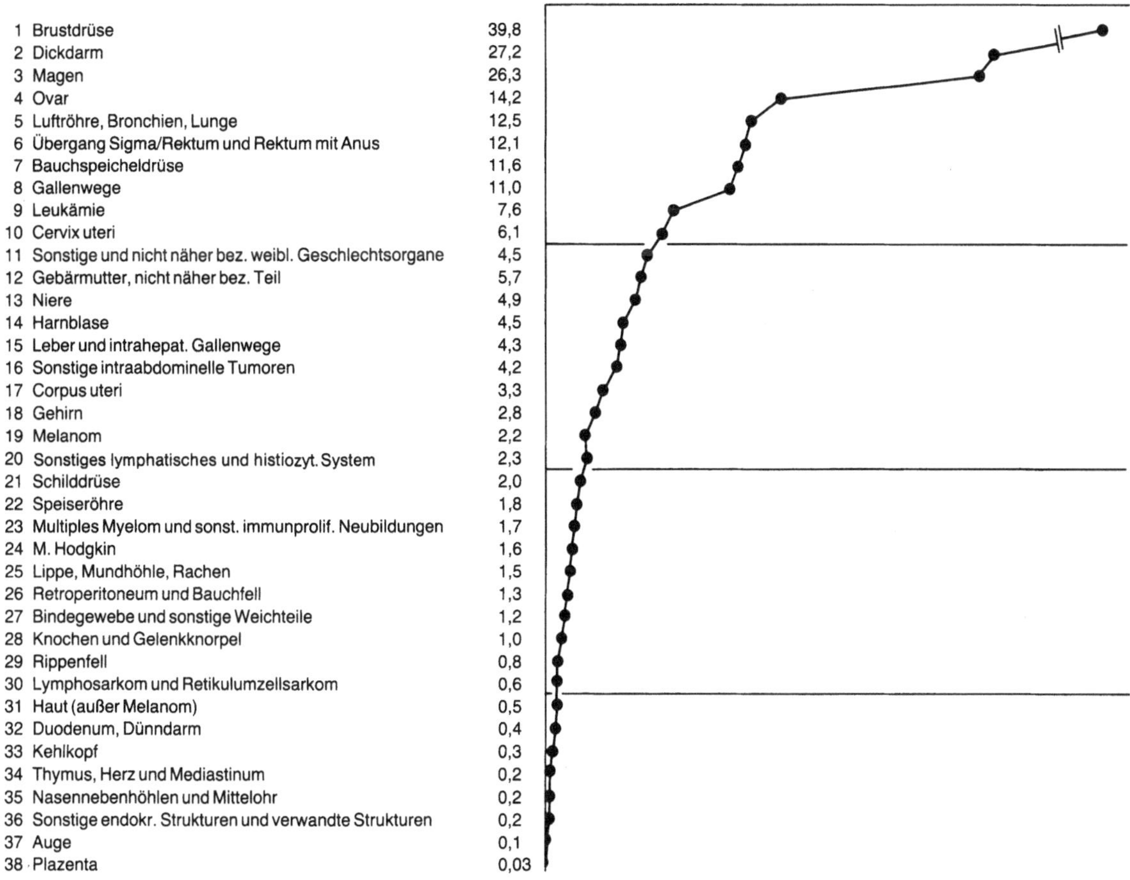

Abb. 14. Mortalität bösartiger Neubildungen in der Bundesrepublik Deutschland 1981. Organverteilung bei Frauen. (Statistisches Bundesamt Wiesbaden; Gesundheitswesen, Fachserie 12)

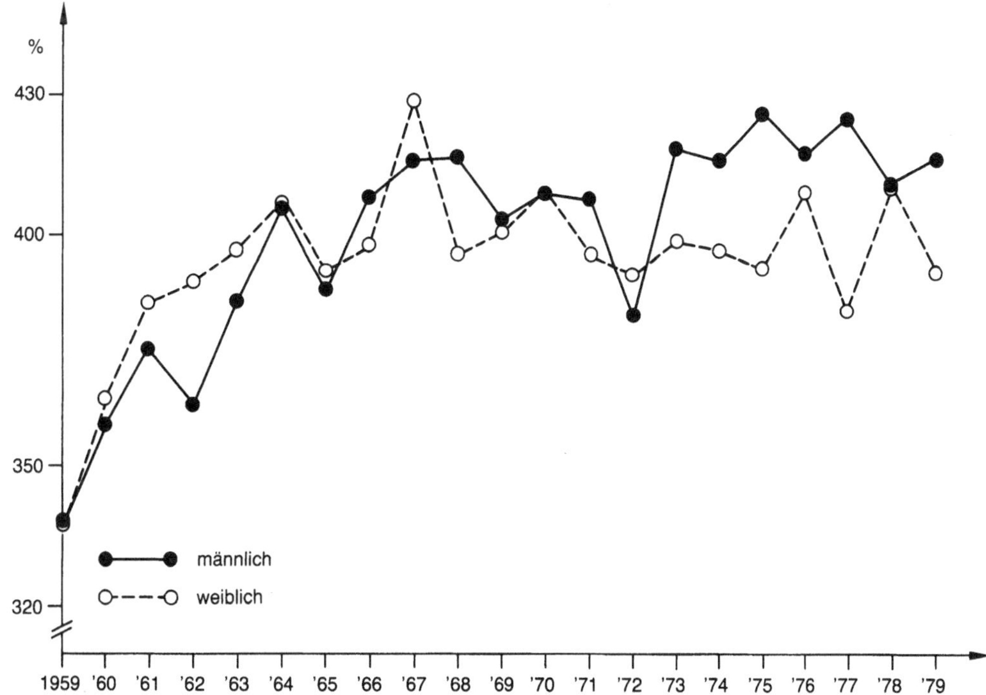

Abb. 15. Standardisierte Inzidenz aller bösartigen Neubildungen in Hamburg von 1959–1979. (Statistisches Landesamt Hamburg)

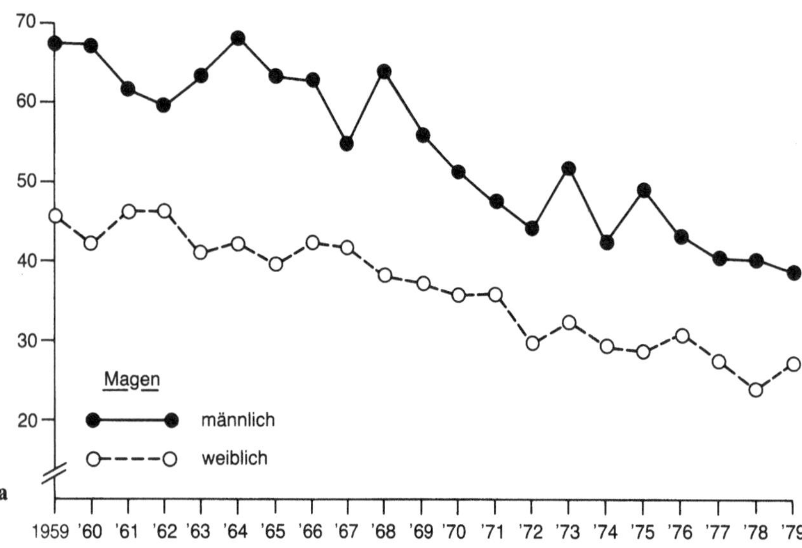

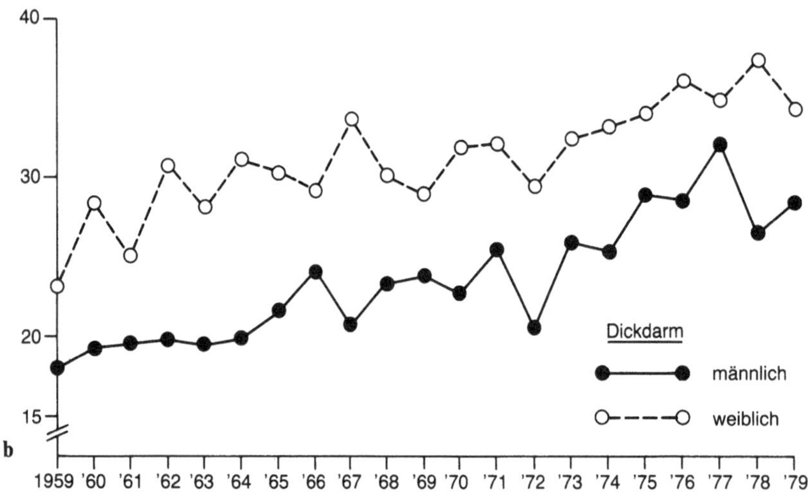

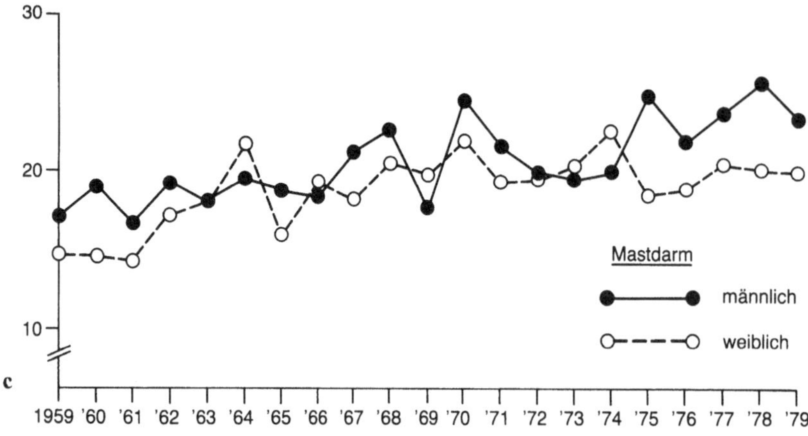

Abb. 16a–f. Standardisierte Inzidenz bösartiger Neubildungen in Hamburg von 1959–1979. (Statistisches Landesamt Hamburg)

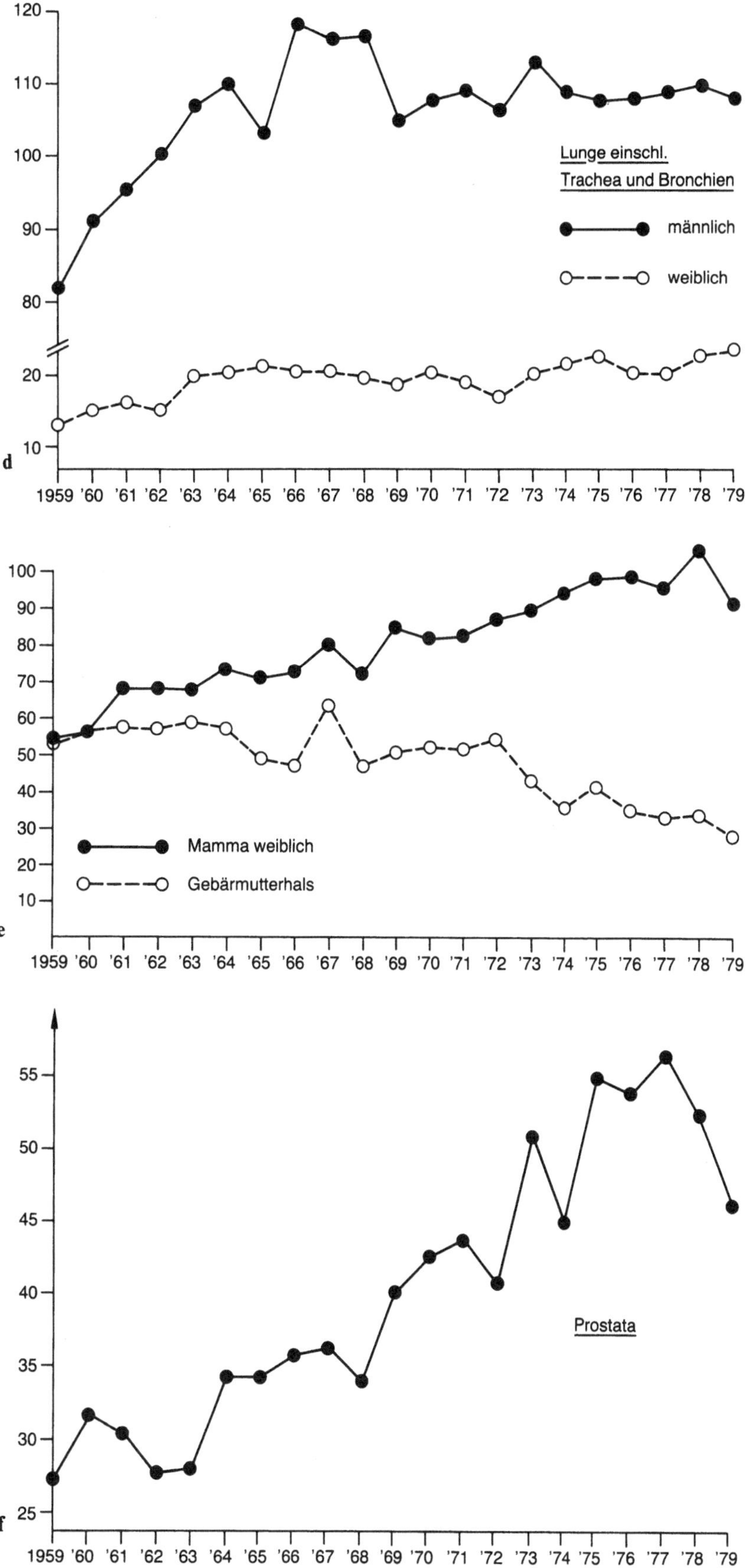
Lunge einschl.
Trachea und Bronchien
männlich
weiblich
Mamma weiblich
Gebärmutterhals
Prostata

mehr geringe Zunahme bzw. zeitweise sogar eine Abnahme zu erkennen.

Die nichtstandardisierten Inzidenzziffern haben dagegen bei beiden Geschlechtern als Folge zunehmender Überalterung sehr viel stärker zugenommen als die standardisierten. Sie stiegen bei Männern von 324,5 im Jahr 1959 auf 426,0 im Jahre 1979 und bei Frauen für die gleichen Berichtsjahre von 301,6 auf 435,2 an (Tabelle A 18, Seite 38).

1.6.2 Tendenz der Inzidenz für einzelne Organtumoren

Die Daten der Abb. 16 beziehen sich auf die Erhebungen in Hamburg aus dem Berichtszeitraum von 1959–1979.

In dieser Zeit haben 2 Tumoren eindrucksvoll abgenommen, nämlich das Zervixkarzinom (Abb. 16e) und das Magenkarzinom bei beiden Geschlechtern (Abb. 16a).

Alle anderen Tumoren zeigen eine ansteigende Tendenz. Fast doppelt so häufig sind das Mammakarzinom und der Lungenkrebs bei Frauen geworden. Beim Lungenkarzinom des Mannes ist seit etwa 1964 keine wesentliche Zunahme mehr zu erkennen.

1.6.3 Tendenz der Inzidenz verschiedener Organtumoren im internationalen Vergleich

Unter Berücksichtigung der verfügbaren Daten aus Mittel- und Nordeuropa sowie aus den USA (Teppo 1982; Wagner u. Becker 1982; Green u. Greenwald 1983) sind die folgenden Entwicklungstendenzen der Inzidenz der verschiedenen Organtumoren erkennbar.

Insgesamt nehmen die standardisierten Inzidenzziffern für alle bösartigen Neubildungen bei Männern zu, bei Frauen ist diese Entwicklung weniger stark ausgeprägt, z.T. ist die Inzidenz sogar rückläufig.

Wenn man die wichtigsten Organtumoren herausnimmt, so fällt in allen Ländern eine deutliche Abnahme des Magenkarzinoms bei beiden Geschlechtern auf. Auch das Uteruskarzinom hat in den letzten Jahren wesentlich abgenommen. Da in verschiedenen Ländern nicht zwischen Korpus- und Zervixkarzinom unterschieden wird, dürfte diese Abnahme im wesentlichen durch die Entwicklungstendenz des Zervixkarzinoms bedingt sein. Das Lungenkarzinom nimmt fast durchwegs kontinuierlich zu, wobei auch bei Frauen etwa seit

Tabelle 6. Tendenz der Inzidenz verschiedener Organtumoren im internationalen Vergleich

Lokalisation	Tendenz	
	Männliches Geschlecht	Weibliches Geschlecht
Alle Organe	Stetige Zunahme	Leichte Abnahme
Ösophagus	Wechselnd, insgesamt ganz leichte Zunahme	Gleichbleibend bis ganz leichte Abnahme
Magen	Stetige Abnahme	Stetige Abnahme
Kolon/ Rektum	Gleichbleibend bis starke Zunahme, vereinzelt deutliche Abnahme durch Rückgang des Rektumkarzinoms	Wechselnd; deutliche Abnahme (v.a. des Rektumkarzinoms) bis starke Zunahme
Leber	Rückläufig	Rückläufig
Pankreas	Deutliche, teilweise starke Zunahme	Deutliche, teilweise starke Zunahme
Lunge	Stetige starke bis sehr starke Zunahme	Stetige starke bis sehr starke Zunahme; ausnahmsweise gleichbleibend oder leichte Zunahme (Frankreich, CSSR, Belgien)
Haut	Keine wesentliche Änderung, Melanom zunehmend	Keine wesentliche Änderung, Melanon zunehmend
Brust		Wechselnd; gleich bleibend bis teilweise deutliche Zunahme
Uterus		Einheitlich stetige Abnahme, v.a. durch deutlichen Rückgang des Zervixkarzinoms; ausnahmsweise Zunahme durch deutlichen Anstieg des Zervixkarzinoms (Polen)
Ovar		Gleichbleibend bis stetige, meist mäßige Zunahme
Prostata	Gleichbleibend bis deutliche Zunahme	

Anfang der 60er Jahre mit ganz wenigen Ausnahmen, z.B. in der Tschechoslowakei, eine deutliche Zunahme zu finden ist. In verschiedenen Ländern (Kuba, Neuseeland-Maoris) ist das Bronchialkarzinom bei der Frau bereits der zweithäufigste Tumor.

Bei den übrigen Organen zeichnet sich im allgemeinen ein leichter Anstieg ab, verschiedentlich ist jedoch auch eine Abnahme zu finden (Tabelle 6).

Literatur

American Cancer Society (1981) Cancer — facts and figures 1982. American Cancer Society, New York

Bauer KH (1963) Das Krebsproblem. Springer, Berlin Göttingen Heidelberg

Deutscher Bundestag (1980) Drucksache 8/3556. Unterzeichnet: Dhom, Grundmann, Keding, Koller, Neumann, Thome, Wagner.

Epstein SS (1979) The politics of cancer. Anchor, New York, p 12

Frentzel-Beyme R, Leutner R, Wagner G, Wiebelt H (1979) Krebsatlas der Bundesrepublik Deutschland. Springer, Berlin Heidelberg New York

Freudenberg K (1966) Kritische Bemerkungen zur Krebsstatistik. In: Wagner G (Hrsg) Krebs — Dokumentation und Statistik maligner Tumoren. Schattauer, Stuttgart, S. 193–205

Greenwald ED, Greenwald ES (1983) Cancer epidemiology. Medical Examination Publishing, New York

Lock W (1981) Epidemiologie der Krebserkrankung — 105 Jahre Mortalitätsstatistik. MMW 123:1491–1497

Newell GR, Boutwell WB, Morris DL, Tilley BC, Branyon ES (1982) Epidemiology of cancer. In: DeVita VT jr, Hellman S, Rosenberg SA (eds) Cancer. Principles and practice of oncology. Lippincott, Philadelphia Toronto, pp 3–32

Ott G, Kuttig H, Drings P (1982) Standardisierte Krebsbehandlung. Springer, Berlin Heidelberg New York, Kap 1.2., Abb. 2

Statistisches Bundesamt Wiesbaden (1983) Todesursachen 1981. Kohlhammer, Stuttgart Mainz (Gesundheitswesen, Fachserie 12, Reihe 4)

Statistisches Bundesamt Wiesbaden. (1981) Lebenserwartung nach verschiedenen Sterbetafeln (Pers. überlassenes Aufbereitungsmaterial)

Statistisches Amt des Saarlandes (1981) Inzidenz bösartiger Neubildungen (Pers. überlassenes Aufbereitungsmaterial)

Statistisches Landesamt der Freien und Hansestadt Hamburg (Hrsg) (1979) Hamburger Krebsdokumentation 1975 bis 1977. Statistisches Landesamt, Hamburg (Statistik des Hamburgischen Staates, Heft 126)

Statistisches Landesamt der Freien und Hansestadt Hamburg (Hrsg) (im Druck) Hamburger Krebsdokumentation 1978 und 1979. Statistisches Landesamt, Hamburg (Statistik des Hamburgischen Staates)

Teppo L (1982) Cancer epidemiology in Northern Europe. In: Grundmann E (ed) Cancer Campaign. Geographical pathology in cancer epidemiology. Fischer, Stuttgart New York, pp 5–13

Wagner G (1966) Podiumgespräch über Krebsmortalität. In: Wagner G (Hrsg) Krebs-Dokumentation und Statistik maligner Tumoren. Schattauer, Stuttgart, S. 421

Wagner G (1978) Zur Epidemiologie bösartiger Tumoren in der Bundesrepublik Deutschland. MD-GBK: Nr. 23, 6–11

Wagner G, Becker N (1982) Cancer epidemiology in Middle Europe. In: Grundmann E (ed) Cancer campaign. Geographical pathology in cancer epidemiology. Fischer, Stuttgart New York, pp 15–32

Waterhouse J, Muir C, Shanmugaratnam K, Powell J (eds) (1982) Cancer incidence in five continents. IARC Sci Publ 42

Tabellarischer Anhang zu Kapitel 1

(alle Inzidenz- und Mortalitätsraten beziehen sich auf 100000 der jeweiligen Bevölkerung)

Tabelle A1. Altersabhängige Inzidenz bösartiger Neubildungen im Saarland 1981 nach Geschlechtern getrennt. (Mitteilungen des Statistischen Amtes des Saarlandes, Saarbrücken)

Alter in Jahren	Inzidenz	
	Männer	Frauen
0– 5	20,0	8,3
5–10	11,7	8,1
10–15	12,8	8,0
15–20	12,2	8,5
20–25	21,5	9,2
25–30	38,0	55,5
30–35	42,8	84,1
35–40	84,9	125,7
40–45	143,1	230,3
45–50	234,8	321,0
50–55	471,3	443,7
55–60	893,0	601,9
60–65	1171,5	890,4
65–70	1674,2	934,5
70–75	2436,7	1303,3
75–80	3000,3	1486,9
80–85	3871,9	1791,5
85 und älter	3362,2	2462,8

Tabelle A2. Altersabhängige Inzidenz bösartiger Neubildungen in Hamburg 1979 nach Geschlechtern getrennt. (Statistik des Hamburgischen Staates. Hamburger Krebsdokumentation 1978 und 1979)

Alter in Jahren	Inzidenz	
	Männer	Frauen
0–30	18,8	21,4
30–35	56,9	79,2
35–40	74,4	144,0
40–45	130,2	227,1
45–50	234,6	359,8
50–55	363,3	424,7
55–60	642,6	588,0
60–65	907,0	666,0
65–70	1343,9	909,3
70–75	1935,4	956,5
75–80	2411,8	1271,4
80–85	3168,9	1785,9
85 und älter	3462,3	1881,9

Tabelle A3. Inzidenz maligner Tumoren im internationalen Vergleich (Hauttumoren außer malignem Melanom ausgenommen); standardisierte Raten, in Klammern rohe nationale Rate [Aus Waterhouse J, Muir C, Shanmugaratnam K, Powell J (1982) Cancer incidence in five continents. Volume IV, Lyon, International Agency for Research on Cancer]

Land	Erfassungszeitraum	Männer	Frauen
Senegal, Dakar	1969–1974	66,1 (43,0)	68,0 (37,0)
Brasilien, Sao Paulo	1973	265,1 (166,1)	235,9 (180,9)
Kanada, Britisch-Kolumbien	1973–1977	258,1 (306,6)	241,6 (301,4)
Kanada, Nordwestterr.	1973–1977	239,7 (134,7)	287,4 (143,5)
Kolumbien, Kali	1972–1976	185,6 (94,6)	212,5 (129,1)
Kuba	1972–1976	169,8 (152,0)	147,0 (122,2)
USA			
– San Francisco Bay Area	1973–1977		
Weiße		304,0 (377,5)	290,4 (422,0)
Schwarze		371,4 (294,2)	239,8 (232,1)
Chinesen		253,8 (310,2)	234,4 (258,8)
Japaner		180,3 (177,6)	190,7 (216,1)
– Louisiana, New Orleans	1974–1977		
Weiße		320,6 (352,1)	225,4 (305,8)
Schwarze		377,9 (322,8)	232,3 (222,4)
– New Mexico,	1973–1977		
Spanisch		172,9 (139,0)	192,3 (152,0)
andere Weiße		299,2 (321,8)	261,7 (317,5)
Indianer		135,5 (98,3)	152,2 (97,6)
– New York (Staat)	1973–1977	299,7 (354,5)	254,4 (345,6)
China, Shanghai	1975	238,7 (227,2)	158,8 (173,7)
Hongkong	1974–1977	289,5 (224,1)	207,6 (199,9)
Indien, Bombay	1973–1975	140,5 (68,0)	128,5 (69,9)
Israel, alle Juden	1972–1976	221,1 (235,0)	223,0 (243,4)
–, Juden in Israel geboren		183,7 (38,1)	187,0 (42,6)
–, in Europa o. Amerika geboren		211,4 (527,1)	226,6 (525,2)
–, in Afrika o. Asien geboren		167,1 (208,9)	137,3 (186,9)
Japan, Nagasaki City	1973–1977	296,4 (283,6)	213,3 (237,8)
– Osaka Präfektur		203,8 (162,9)	137,2 (137,6)
Singapur, Chinesen	1973–1977	275,5 (171,8)	160,0 (126,2)
– Malaien		112,1 (60,3)	95,0 (51,0)
– Inder		133,4 (106,4)	146,2 (69,6)
Tschechoslowakei, Westslowakien	1973–1977	182,2 (215,9)	142,4 (185,1)
Bundesrepublik, Hamburg	1973–1977	251,4 (420,7)	201,0 (411,7)
Finnland	1971–1976	245,9 (273,7)	172,5 (244,7)
Frankreich, Bas-Rhin	1975–1977	305,0 (369,6)	194,3 (284,3)
DDR	1973–1977	217,1 (307,7)	186,7 (319,3)
Ungarn, Szaboles-Szatmar	1973–1977	145,1 (176,3)	111,7 (145,2)
Italien, Varese	1976–1977	318,4 (386,7)	208,0 (313,3)
Polen	1973–1977	246,7 (232,2)	184,9 (244,7)
Spanien, Navarra	1973–1977	210,9 (250,0)	145,5 (202,8)
Schweden	1971–1975	227,9 (371,8)	216,7 (366,8)
Schweiz, Genf	1973–1977	328,6 (428,2)	225,2 (356,3)
Großbritannien, Region Birmingham	1973–1976	246,9 (321,0)	193,6 (296,3)
– Ostschottland		274,8 (395,0)	248,7 (398,1)
Jugoslawien, Slowenien	1973–1976	221,9 (242,3)	154,5 (212,6)
Australien, Neu-Süd-Wales	1973–1977	248,3 (264,2)	199,3 (247,7)
Neuseeland, Maoris	1972–1976	326,4 (138,3)	302,1 (143,2)
– Nichtmaoris		251,3 (273,2)	228,5 (278,2)

Tabelle A4. Neuanmeldungen maligner Tumoren in Hamburg 1979 (absolute Zahlen) bei Männern. (Statistik des Hamburgischen Staates. Hamburger Krebsdokumentation 1978 und 1979)

Trachea, Bronchien und Lunge	842
Prostata	376
Magen	304
Dickdarm	226
Harnblase	202
Übergang Sigma/Rektum u. Rektum	173
Bauchspeicheldrüse	100
Niere	77
Haut, außer Melanom	63
Speiseröhre	62
Hoden	56
Melanom	50
Augapfel, Gehirn, Rückenmark u. Hirnhäute	44
Mund (Lippen, Zunge, Gaumen, Mundhöhle) u. Ohr- mit Unterkieferspeicheldrüse	41
Weichteile	38
Leber, primärer Sitz	35
Kehlkopf	35
Rippenfell	32
Nasenrachenraum	23
M. Hodgkin	21
Sonstige Lymphome	18
Leber (keine Angabe, ob primärer oder sekundärer Sitz)	17
Herz und Mediastinum	16
Sonstige männl. Geschlechtsorgane	16
intra- u. extrahepatische Gallengänge	14
Gallenblase	13
Sonstige intraabdominelle Tumoren	11
Knochen u. Knorpel	10
Nierenbecken, Ureter	10
Schilddrüse	9
Retroperitoneum u. Bauchfell	6
Duodenum, Dünndarm	5
Brust	5
Gallensystem ohne nähere Bezeichnung	4
Anus u. Analkanal	3
Gehörgang u. Nasennebenhöhlen	3
Vater-Papille	2
Sonstige Harnorgane	2
Nebennieren	1

Tabelle A5. Neuanmeldungen maligner Tumoren in Hamburg 1979 (absolute Zahlen) bei Frauen. (Statistik des Hamburgischen Staates. Hamburger Krebsdokumentation 1978 und 1979)

Brustdrüse	832
Gebärmutter	451
Dickdarm	361
Magen	294
Trachea, Bronchien u. Lunge	237
Eierstock	204
Übergang Sigma/Rektum u. Rektum	196
Bauchspeicheldrüse	125
Sonstige weibl. Geschlechtsorgane	80
Gallenblase	79
Harnblase	79
Melanom	59
Augapfel, Gehirn, Rückenmark u. Hirnhäute	53
Niere	52
Haut, außer Melanom	40
Weichteile	32
Speiseröhre	31
Leber, primärer Sitz	31
M. Hodgkin	30
Intra- u. extrahepatische Gallenwege	27
Schilddrüse	27
Sonstige Lymphome	14
Leber (keine Angabe, ob primärer oder sekundärer Sitz)	16
Retroperitoneum	13
Mund (Lippen, Zunge, Gaumen, Mundhöhle) u. Ohr- mit Unterkieferspeicheldrüse	12
Kehlkopf	12
Sonstige intraabdominelle Tumoren	11
Rippenfell	11
Duodenum, Dünndarm	9
Anus u. Analkanal	9
Nasenrachenraum	8
Nierenbecken, Ureter	8
Vater – Papille	6
Gallensystem ohne nähere Bezeichnung	5
Knochen u. Knorpel	5
Sonstige Harnorgane	4
Gehörgang u. Nasennebenhöhlen	3
Herz u. Mediastinum	3
Nebennieren	1

Tabelle A6. Inzidenz maligner Tumoren bei verschiedenen Organen in Abhängigkeit vom Alter bei Männern (Mitteilungen des Statistischen Amtes des Saarlandes, Saarbrücken für 1981)

Jahre	0–	5–	10–	15–	20–	25–	30–	35–	40–	45–	50–	55–	60–	65–	70–	75–	80–	85 u. älter
Speiseröhre										8,3	8,6	10,4	5,3	5,2	35,5	8,5	59,0	48,0
Magen								6,8	11,9	22,1	25,9	38,2	68,6	57,7	177,4	289,8	393,1	528,3
Dickdarm					2,0	2,2			9,5	5,5	25,9	38,2	79,2	68,2	189,3	187,5	353,8	240,2
Mastdarm								10,2	11,9	24,9	43,1	76,4	63,3	136,5	165,6	315,4	432,4	144,1
Bauchspeicheldrüse											14,4	13,9	15,8	52,5	41,4	93,8	59,0	144,1
Luftröhre, Bronchien, Lunge						2,5		13,6	19,1	19,3	120,7	225,9	332,5	388,4	692,0	588,1	609,3	38,2
Melanom		3,9		4,1					4,8	11,0	11,5	20,8	5,3	26,2	17,7		19,7	
Prostata										2,4	5,7	38,2	100,3	209,9	224,7	537,0	609,3	432,3
Hoden	4,0				10,6	10,1	20,0	13,9		8,3			3,5				19,7	
Niere								3,4	9,5	8,3	17,2	38,2	63,3	36,7	65,1	42,6	59,0	96,1
Schilddrüse								6,8	2,4	2,8	5,7	10,4	5,3	5,2		17,0		48,0
Maligne Lymphome (außer M. Hodgkin)	4,0		2,6	2,0		5,1	2,9		9,5	19,3	8,6	6,9	31,7	31,5	17,7	42,6	39,3	
M. Hodgkin		3,9	2,6	2,0	4,3	5,1	2,9		4,8				5,2	5,9				

Tabelle A7. Inzidenz maligner Tumoren bei verschiedenen Organen in Abhängigkeit vom Alter bei Frauen (Mitteilungen des Statistischen Amtes des Saarlandes, Saarbrücken für 1981)

Jahre	0–	5–	10–	15–	20–	25–	30–	35–	40–	45–	50–	55–	60–	65–	70–	75–	80–	85 u. älter
Magen								3,4	7,0	14,0	16,7	17,6	57,7	32,1	88,0	173,3	187,7	312,4
Dickdarm							3,0		4,7	8,4	14,0	37,8	64,9	61,0	104,3	127,7	196,2	165,4
Mastdarm							3,0	3,4	14,1	11,2	44,6	37,8	64,9	77,1	127,1	118,6	128,0	220,5
Gallenblase u. Gallenwege						2,6					11,2	12,6	21,6	35,3	61,9	73,0	110,9	147,0
Bauchspeicheldrüse										2,8	8,4	12,6	10,8	16,1	26,1	54,8	59,7	55,1
Luftröhre, Bronchien Lunge							3,0	6,8	4,7	5,6	16,7	12,6	36,0	28,9	61,9	41,0	76,8	36,8
Melanom				2,1		7,9	6,0	13,6	7,0	5,6	19,5	7,6	25,2		9,8	4,6	17,1	18,4
Brustdrüse						15,8	36,0	30,6	101,0	150,7	128,4	108,3	201,9	170,2	218,3	228,1	255,9	477,9
Gebärmutterhals						7,9	18,0	23,8	30,5	16,7	5,6	35,2	50,5	32,1	29,3	18,2	25,6	
Gebärmutter									2,3	2,8	33,5	70,5	68,5	96,3	114,0	91,2	51,2	18,4
Eierstock, Eileiter, Lig. latum				2,1		2,6	6,0	6,8	9,4	22,3	22,3	52,9	39,7	28,9	55,4	36,5	34,1	18,1
Niere									7,0	2,8	8,4	17,6	18,0	35,3	13,1	22,8	17,1	
Schilddrüse						2,6			4,7	8,4	2,8	15,1	7,2	19,3	3,3	9,1	8,5	
Maligne Lymphome (außer M. Hodgkin)									4,7	11,2	2,8	5,0	7,2	32,1	32,6	27,4	34,1	18,4
M. Hodgkin		2,7			2,3	2,6		6,8		2,8								

Tabelle A8. Inzidenz bösartiger Neubildungen nach Organen in verschiedenen Ländern bei Männern (standardisierte Raten). [Nach Waterhouse J, Muir C, Shanmugaratnam K, Powell J (1982) Cancer incidence in five continents]

	M. Hodgkin	Maligne Lymphome (außer M. Hodgkin)	Schilddrüse	Blase	Hoden	Prostata	Übrige Haut	Melanom	Luftröhre Bronchien, Lunge	Bauchspeicheldrüse	Gallenblase u. Gallenwege	Leber	Mastdarm	Dickdarm	Magen	Speiseröhre
Senegal, Dakar	1,4	3,5	0,6	3,0	0,2	4,3	0,3	1,2	1,1	1,0	0,0	25,6	1,5	0,6	3,7	0,2
Brasilien, Sao Paulo	3,5	5,9	1,6	15,4	1,4	22,2	53,6	2,1	31,3	5,4	2,1	1,2	7,9	11,4	45,7	14,1
Kanada, Br. Kolumbien	3,0	5,6	1,4	19,2	3,3	39,8	97,4	5,0	49,0	8,2	1,8	2,0	14,9	21,5	13,5	3,5
USA — San Franc. Bay Area																
Weiße	3,6	6,0	2,9	20,0	4,0	47,4		8,4	64,3	9,3	1,7	2,9	15,6	29,0	10,8	4,0
Schwarze	3,5	4,7	1,7	10,7	1,0	92,2		0,7	85,5	18,3	1,8	3,9	8,4	27,5	19,1	11,7
Chinesen	1,6	4,3	3,7	10,6	2,2	18,6		0,4	57,0	6,4	2,4	18,1	17,9	25,8	14,7	6,9
Japaner	0,0	7,8	1,7	6,5	3,0	12,7		0,0	28,7	3,9	2,1	3,0	15,3	26,7	28,1	8,4
China, Shanghai	1,1	3,1	2,9	7,5	0,9	0,8	3,2	0,5	51,2	3,9	1,1	31,7	9,0	6,7	55,7	24,7
Indien, Bombay	1,7	2,0	1,0	3,5	0,9	6,8	2,8	0,2	14,2	2,0	0,5	2,7	4,5	3,5	9,7	15,7
Israel, alle Juden	2,6	6,8	2,5	20,9	1,9	15,5		4,7	29,3	9,5	2,6	13,1	13,9	13,9	19,0	2,2
Japan, Nagasaki	1,5	6,8	2,2	7,9	1,1	10,2	5,6	0,4	38,1	8,7	6,4	11,9	13,9	12,9	100,2	8,4
Singapur, Chinesen	0,8	3,3	1,2	7,0	0,8	4,8	8,9	0,7	68,0	3,9	1,5	32,2	14,2	14,9	43,7	18,9
–, Malaien	0,5	1,7	1,5	3,3	1,2	7,2	2,8	0,7	25,9	1,4	0,7	17,1	6,6	4,7	10,3	1,2
–, Inder	1,6	2,1	1,9	2,7	0,7	6,7	3,9	0,0	16,4	1,6	1,3	14,0	6,6	8,6	18,6	6,1
Bundesrepublik, Hamburg	3,0	2,4	0,8	13,7	5,4	28,5	4,3	2,4	64,4	7,8	2,7	3,6	12,9	16,5	26,7	3,7
Finnland	2,7	3,1	1,6	9,9	1,7	27,2	4,5	3,9	74,4	9,7	1,7	3,2	8,7	8,3	29,3	4,0
Italien, Varese	4,0	2,2	2,3	24,6	2,3	22,8	25,8	2,0	70,4	6,7	1,8	6,9	15,7	19,9	38,5	7,8
Schweiz, Genf	3,5	8,5	2,1	30,2	5,1	36,3	39,4	7,5	69,4	8,8	2,2	9,7	16,2	22,9	20,9	7,2
GB, Birmingham	2,7	3,5	0,6	17,1	2,9	18,6	29,2	1,3	79,9	8,1	1,3	1,4	16,7	16,3	22,1	5,5
Polen, Cieszyn	3,3	0,8	1,0	6,8	2,0	13,2	13,6	2,1	45,7	2,5	1,7	7,5	8,5	7,3	37,8	4,3
Australien, Neusüdwales	2,6	5,6	0,9	14,7	3,0	28,4		16,6	51,4	8,1	1,6	1,1	12,8	21,5	13,7	4,4
Neuseeland, Maoris	1,7	3,2	1,9	5,0	4,3	39,8		3,0	105,7	14,8	1,2	8,7	9,8	9,0	41,7	6,4
–, Nichtmaoris	3,2	3,4	1,2	12,8	4,5	30,7		12,3	53,2	8,6	1,9	1,9	16,1	25,5	16,3	5,3

Tabelle A 9. Inzidenz bösartiger Neubildungen nach Organen in verschiedenen Ländern bei Frauen (standardisierte Raten). [Nach WATERHOUSE J, MUIR C, SHANMUGARATNAM K, POWELL J (1982) Cancer incidence in five continents)

	M. Hodgkin	maligne Lymphome (außer M. Hodgkin)	Schilddrüse	Blase	Brust	Ovar etc.	Gebärmutter	Gebärmutterhals	Übrige Haut	Melanom	Luftröhre, Bronchien, Lunge	Bauchspeicheldrüse	Gallenblase u. Gallenwege	Leber	Mastdarm	Dickdarm	Magen	Speiseröhre
Senegal, Dakar	0,7	1,2	1,1	1,7	11,8	4,3	1,5	17,2	7,9	1,3	0,1	1,0	0,2	9,0	1,0	0,7	2,0	0,2
Brasilien, Sao Paulo	2,2	4,2	3,9	3,4	56,2	8,0	12,5	37,5	47,5	2,1	6,4	4,0	4,1	0,3	6,9	9,7	19,0	2,8
Kanada, Br. Kolumbien	1,7	3,9	3,3	5,6	72,8	12,2	20,5	12,2	66,7	5,2	14,1	5,6	2,1	1,1	10,3	21,1	6,3	1,8
USA — San Franc. Bay Area																		
Weiße	2,8	4,1	6,5	5,5	83,7	14,4	36,7	10,7		8,4	24,7	6,4	1,8	1,1	9,5	24,1	4,9	1,9
Schwarze	1,5	2,1	3,8	4,1	64,1	8,5	11,5	19,5		0,9	22,4	9,9	1,2	1,8	9,4	21,7	7,4	3,6
Chinesen	1,2	3,4	9,6	2,0	56,8	11,0	19,0	12,6		0,4	25,1	5,7	1,5	3,6	10,2	20,5	7,1	2,1
Japaner	0,0	1,6	8,2	3,2	55,1	12,7	14,7	4,7		1,2	7,6	4,8	0,8	0,4	4,5	27,4	24,3	0,7
China, Shanghai	1,0	1,7	7,4	1,4	19,6	4,4	3,8	22,1	1,6	0,4	18,1	2,4	1,5	9,1	5,7	6,0	21,0	8,0
Indien, Bombay	0,8	1,0	1,8	0,9	21,2	7,2	1,4	23,3	1,7	0,2	4,0	0,9	0,7	1,0	3,1	3,5	5,9	10,7
Israel, alle Juden	2,3	5,0	6,3	4,5	59,9	12,6	9,9	4,9		6,1	9,0	6,5	5,5	1,3	11,9	12,8	11,4	1,5
Japan, Nagasaki	0,8	5,0	7,3	2,1	22,7	7,2	3,1	27,0	2,9	0,3	13,1	6,4	9,4	2,9	7,3	10,3	51,0	1,9
Singapur, Chinesen	0,4	1,6	3,7	2,0	21,9	5,7	4,1	18,0	5,7	0,5	19,8	2,0	1,8	7,1	8,2	12,7	17,6	4,1
–, Malaien	0,4	1,9	3,4	0,4	14,7	10,3	4,3	8,9	1,4	0,0	5,9	1,1	0,2	3,1	5,8	3,3	7,2	3,0
–, Inder	0,0	0,5	3,5	1,1	28,2	8,0	8,1	25,1	3,7	0,6	6,2	3,3	3,6	4,8	4,0	4,4	8,8	7,7
Bundesrepublik, Hamburg	1,7	1,5	1,7	3,1	55,7	13,3	10,3	18,4	1,9	1,5	10,0	4,5	4,7	1,6	9,2	14,9	12,6	0,8
Finnland	1,7	1,8	3,9	2,3	40,1	10,9	10,9	8,5	2,8	3,8	5,8	6,3	3,5	1,7	6,6	9,4	15,3	3,1
Italien, Varese	2,1	1,8	5,1	3,1	57,6	11,3	14,2	11,7	13,3	3,9	5,8	3,9	3,3	2,7	9,1	16,9	19,1	1,4
Schweiz, Genf	1,3	4,5	3,5	5,2	76,1	12,2	16,2	11,8	21,1	6,3	8,5	5,0	3,5	1,3	9,0	16,4	9,4	0,9
GB, Birmingham	1,9	2,4	1,2	4,5	56,4	11,0	9,4	12,0	19,3	2,5	13,7	4,8	1,7	0,4	9,1	15,8	10,1	2,9
Polen, Cieszyn	1,2	0,7	1,9	1,3	18,9	8,5	4,7	17,6	12,3	2,1	3,7	0,9	4,6	4,4	4,2	6,5	14,4	0,0
Australien, Neusüdwales	1,7	4,2	2,3	4,1	53,2	9,0	7,9	12,5		18,1	4,7	8,7	2,0	0,4	8,4	18,0	6,7	2,0
Neuseeland, Maoris	1,7	2,5	7,5	3,8	64,1	12,7	18,4	32,6		1,6	48,8	10,2	3,3	2,5	5,0	12,1	20,3	1,2
–, Nichtmaoris	2,1	2,7	3,1	3,4	62,6	11,3	11,2	10,8		18,8	11,5	5,0	2,0	1,0	11,2	26,9	7,0	2,3

Tabelle A 10. Die jeweils vier häufigsten bösartigen Neubildungen nach Altersgruppen in verschiedenen Ländern [zusammengestellt anhand der Daten aus: WATERHOUSE J, MUIR C, SHANMUGARATNAM K, POWELL J (1982)] Leukämien = lymphatische, myeloische, monozytäre und andere Leukämien. Non-Hodgkin-Lymphome: Die den Non-Hodgkin-Lymphomen entsprechenden Neoplasien wurden bisher unter den ICD-Nummern 200 und 202 erfaßt (Lymphosarkom, Retikulumsarkom, andere Retikulosen bzw. andere Neoplasien des lymphatischen Gewebes). Die Nomenklatur wird derzeit revidiert und den neueren Erkenntnissen angepaßt (MUIR, persönliche Mitteilung). Haut = Hauttumoren außer malignem Melanom. Niere: einschließlich Nierenbecken und Harnleiter

Altersgruppe	Männer	Inzidenz	Frauen	Inzidenz
Brasilien, Sao Paulo (6672000 erfaßte Personen)				
0–10 Jahre	Hirn, Nervensystem	3,6	Leukämien	4,6
	Leukämien	3,1	Hirn, Nervensystem	2,1
	Niere	2,0	Niere	2,0
	Non-Hodgkin	1,5	Non-Hodgkin	1,0
10–20 Jahre	M. Hodgkin	3,0	Knochen	2,7
	Hirn, Nervensystem	2,8	Hirn, Nervensystem	2,3
	Leukämien	2,3	Leukämien	1,8
	Knochen	1,9	Bindegewebe	1,2
20–35 Jahre	Haut	7,4	Zervix	12,3
	M. Hodgkin	4,0	Brust	10,8
	Magen	1,9	Haut	4,8
	Hoden	1,8	Schilddrüse	3,5
	Hirn, Nervensystem	1,8		

Tabelle A 10 (Fortsetzung)

Altersgruppe	Männer	Inzidenz	Frauen	Inzidenz
35–55 Jahre	Haut	47,3	Brust	102,4
	Magen	32,0	Zervix	74,5
	Bronchus, Trachea	25,1	Kolon/Rektum	25,1
	Larynx	20,0	Ovar	15,9
55–70 Jahre	Magen	200,,0	Brust	181,4
	Haut	194,8	Haut	154,0
	Bronchus, Trachea	153,8	Zervix	110,2
	Prostata	72,0	Magen	76,3
	Kolon/Rektum	70,9		
>70 Jahre	Magen	371,6	Haut	361,5
	Haut	333,1	Brust	199,4
	Prostata	304,6	Magen	161,5
	Bronchus, Trachea	208,7	Kolon/Rektum	114,3

Kanada, Ontario (7 551 000 erfaßte Personen)

Altersgruppe	Männer	Inzidenz	Frauen	Inzidenz
0–10 Jahre	Leukämien	5,7	Leukämien	5,2
	Hirn, Nervensystem	4,1	Hirn, Nervensystem	3,4
	Niere	1,5	Niere	1,0
	Non-Hodgkin	1,3	Bindegewebe	0,5
10–20 Jahre	Leukämien	3,7	Leukämien	2,6
	Hirn, Nervensystem	2,8	M. Hodgkin	2,2
	M. Hodgkin	1,6	Hirn, Nervensystem	1,9
	Knochen	1,2	Knochen	1,0
	Non-Hodgkin	1,2		
20–35 Jahre	Haut	5,4	Zervix	15,7
	Hoden	5,3	Brust	11,3
	M. Hodgkin	5,2	Haut	5,7
	Leukämien	3,6	Melanom	3,9
35–55 Jahre	Haut	57,1	Brust	122,8
	Bronchus, Trachea	39,4	Zervix	42,2
	Kolon/Rektum	29,5	Haut	42,0
	Blase	11,7	Kolon/Rektum	30,9
	Magen	10,2	Corpus uteri	19,8
55–70 Jahre	Bronchus, Trachea	262,0	Brust	208,4
	Haut	222,4	Kolon/Rektum	140,7
	Kolon/Rektum	167,1	Haut	130,5
	Prostata	113,0	Corpus uteri	65,8
>70 Jahre	Prostata	682,0	Kolon/Rektum	392,8
	Haut	654,2	Haut	375,1
	Konon/Rektum	463,7	Brust	331,8
	Bronchus, Trachea	388,2	Magen	110,7

Kuba (9 331 977 erfaßte Personen)

Altersgruppe	Männer	Inzidenz	Frauen	Inzidenz
0–10 Jahre	Leukämien	3,4	Leukämien	2,8
	Non-Hodgkin	3,0	Hirn, Nervensystem	1,5
	Hirn, Nervensystem	1,7	Non-Hodgkin	1,4
	Niere	0,9	Niere	0,6
10–20 Jahre	Leukämien	2,8	Leukämien	1,8
	Non-Hodgkin-Lymphome	1,6	Hirn, Nervensystem	1,2
	Knochen	1,1	Knochen	1,1
	Hirn, Nervensystem	1,1	M. Hodgkin	0,8
	M. Hodgkin	1,1		

Tabelle A 10 (Fortsetzung)

Altersgruppe	Männer	Inzidenz	Frauen	Inzidenz
20–35 Jahre	Leukämien	2,3	Zervix	5,6
	M. Hodgkin	2,1	Brust	4,6
	Haut	1,8	Schilddrüse	3,1
	Non-Hodgkin	1,7	Leukämien	1,7
			Ovar	1,6
35–55 Jahre	Bronchus, Trachea	24,9	Brust	64,0
	Haut	16,3	Zervix	40,4
	Kolon/Rektum	7,5	Kolon/Rektum	18,0
	Larynx	7,5	Bronchus, Trachea	18,0
	Magen	7,2	Haut	17,8
55–70 Jahre	Bronchus, Trachea	170,2	Brust	94,2
	Haut	63,2	Bronchus, Trachea	64,8
	Prostata	47,6	Zervix	49,3
	Magen	39,2	Kolon/Rektum	43,3
	Larynx	37,4	Haut	40,3
	Kolon/Rektum	35,6		
> 70 Jahre	Bronchus, Trachea	464,7	Bronchus, Trachea	179,3
	Prostata	421,6	Brust	133,7
	Magen	164,2	Haut	124,0
	Haut	160,8	Kolon/Rektum	122,0
	Kolon/Rektum	145,1	Magen	88,5

USA, New York (10 550 480 erfaßte Personen) (Haut außer Melanom nicht erfaßt)

Altersgruppe	Männer	Inzidenz	Frauen	Inzidenz
0–10 Jahre	Leukämien	4,6	Leukämien	4,0
	Hirn, Nervensystem	2,4	Hirn, Nervensystem	1,9
	endokr. außer Schilddrüse	1,6	Niere	1,1
	Non-Hodgkin	1,1	Bindgewebe	0,8
	Auge	1,0	endokr. außer Schilddrüse	0,8
10–20 Jahre	Hirn, Nervensystem	2,2	Leukämie	3,9
	M. Hodgkin	1,9	M. Hodgkin	2,4
	Knochen	1,6	Hirn, Nervensystem	2,0
	Leukämien	1,5	Knochen	1,1
	Hoden	1,5	Ovar	1,0
	Non-Hodgkin	1,4	Schilddrüse	0,9
20–35 Jahre	Hoden	7,6	Brust	13,1
	M. Hodgkin	6,5	Zervix	7,2
	Leukämien	4,1	M. Hodgkin	5,3
	Melanom	3,5	Schilddrüse	5,0
			Melanom	3,8
35–55 Jahre	Bronchus, Trachea	50,3	Brust	138,8
	Kolon/Rektum	28,0	Kolon/Rektum	28,2
	Blase	15,5	Corpus uteri	27,4
	Non-Hodgkin-Lymphom	11,0	Bronchus, Trachea	26,1
	Melanom	9,6		
55–70 Jahre	Bronchus, Trachea	366,4	Brust	269,1
	Kolon/Rektum	259,7	Kolon/Rektum	182,6
	Prostata	212,6	Bronchus, Trachea	89,7
	Blase	116,3	Corpus uteri	85,0
> 70 Jahre	Prostata	748,3	Kolon/Rektum	418,4
	Kolon/Rektum	572,9	Brust	378,9
	Bronchus, Trachea	527,9	Bronchus, Trachea	89,9
	Blase	282,6	Blase	73,9
			Corpus uteri	72,1

Tabelle A 10 (Fortsetzung)

Altersgruppe	Männer	Inzidenz	Frauen	Inzidenz
China, Shanghai (5 595 024 erfaßte Personen)				
0–10 Jahre	Leukämien	3,7	Leukämien	4,3
	Hirn, Nervensystem	2,5	Hirn, Nervensystem	3,7
	Bindegewebe	1,7	Auge	2,3
	Non-Hodgkin	1,1	Bindegewebe	2,3
	Auge	1,1	Non-Hodgkin	1,0
10–20 Jahre	Leukämien	2,4	Hirn, Nervensystem	1,2
	Non-Hodgkin	1,2	Leukämien	1,2
	Schilddrüse	0,9	Knochen	0,9
	Hirn, Nervensystem	0,9	endokr. außer Schilddrüse	0,5
	andere endokr.	0,6		
20–35 Jahre	Kolon/Rektum	8,4	Schilddrüse	13,4
	Leber	4,9	Brust	7,7
	Hirn, Nervensystem	4,1	Kolon/Rektum	5,2
	Magen	3,7	Ovar	5,0
	Non-Hodgkin	3,3	Magen	4,2
	Schilddrüse	2,9		
35–55 Jahre	Leber	53,9	Brust	38,3
	Magen	52,3	Zervix	34,3
	Bronchus, Trachea	29,2	Magen	23,8
	Ösophagus	21,1	Kolon/Rektum	16,5
			Lunge	13,2
55–70 Jahre	Bronchus, Trachea	261,8	Zervix	99,0
	Magen	260,7	Magen	91,3
	Leber	122,2	Bronchus, Trachea	91,0
	Ösophagus	107,8	Brust	63,7
>70 Jahre	Bronchus, Trachea	290,4	Bronchus, Trachea	119,2
	Magen	340,0	Magen	114,9
	Ösophagus	217,5	Ösophagus	81,1
	Leber	114,7	Zervix	54,0

Altersgruppe	Männer	Inzidenz	Frauen	Inzidenz
Indien, Bombay (6 417 723 erfaßte Personen)				
0–10 Jahre	Leukämien	2,8	Leukämien	1,5
	Hirn, Nervensystem	1,3	Auge	0,7
	Non-Hodgkin	1,0	Hirn, Nervensystem	0,7
	Auge	0,8	Niere	0,5
	Leber	0,6		
10–20 Jahre	Non-Hodgkin	1,9	Leukämien	1,9
	Leukämien	1,9	Hirn, Nervensystem	1,1
	Knochen	1,8	Ovar	1,0
	M. Hodgkin	1,0	Knochen	0,8
20–35 Jahre	Leukämien	2,0	Zervix	6,0
	Mund	1,2	Brust	4,3
	Hoden	1,2	Ovar	1,7
	Non-Hodgkin	1,2	Kolon/Rektum	1,1
	Hodgkin	1,2		
35–55 Jahre	Bronchus, Trachea	13,2	Zervix	52,0
	Larynx	13,1	Brust	41,5
	Ösophagus	13,0	Ösophagus	14,3
	Zunge	12,6	Ovar	12,5
	Magen	8,0	Mund	9,9

Tabelle A 10 (Fortsetzung)

Altersgruppe	Männer	Inzidenz	Frauen	Inzidenz
55–70 Jahre	Ösophagus	62,4	Zervix	69,1
	Bronchus, Trachea	61,2	Brust	67,2
	Larynx	50,4	Ösophagus	43,5
	Zunge	42,9	Ovar	24,8
> 70 Jahre	Ösophagus	178,1	Brust	100,0
	Prostata	140,2	Kolon/Rektum	87,3
	Bronchus, Trachea	130,6	Zervix	70,4
	Larynx	124,3	Ösophagus	69,0
			Magen	67,8

Japan, Osaka (8 278 295 erfaßte Personen)

Altersgruppe	Männer	Inzidenz	Frauen	Inzidenz
0–10 Jahre	Hirn, Nervensystem	4,1	Leukämien	4,1
	Leukämie	4,1	Hirn, Nervensystem	3,4
	Niere	1,5	Auge	1,1
	Auge	1,4	Leber	0,9
			Bindegewebe	0,8
10–20 Jahre	Leukämie	2,2	Hirn, Nervensystem	1,6
	Hirn, Nervensystem	1,6	Leukämie	1,6
	Knochen	0,8	Knochen	0,7
	Non-Hodgkin	0,8	Non-Hodgkin	0,7
			Ovar	0,6
20–35 Jahre	Magen	5,3	Magen	7,0
	Leukämien	2,7	Brust	2,9
	Kolon/Rektum	1,8	Zervix	2,4
	Hoden	1,2	Kolon/Rektum	2,0
	Hirn, Nervensystem	1,1		
35–55 Jahre	Magen	63,7	Magen	40,3
	Bronchus, Trachea	15,5	Zervix	37,2
	Kolon/Rektum	14,0	Brust	30,0
	Leber	7,2	Kolon/Rektum	11,1
55–70 Jahre	Magen	332,9	Magen	77,5
	Bronchus, Trachea	134,2	Kolon/Rektum	67,1
	Kolon/Rektum	56,9	Zervix	59,8
	Ösophagus	42,0	Bronchus, Trachea	37,0
			Mamma	36,2
> 70 Jahre	Magen	694,6	Magen	340,7
	Bronchus, Trachea	286,0	Kolon/Rektum	104,7
	Kolon/Rektum	152,7	Bronchus, Trachea	77,5
	Ösophagus	82,1	Mamma	34,6
			Zervix	34,6

Deutschland, Saarland und Hamburg (2 826 324 erfaßte Personen)

Altersgruppe	Männer	Inzidenz	Frauen	Inzidenz
0–10 Jahre	Leukämien	4,9	Leukämien	5,5
	Hirn, Nervensystem	4,3	Hirn, Nervensystem	1,9
	Bindegewebe	1,6	Non-Hodgkin	1,2
	Non-Hodgkin	1,0	Bindegewebe	0,9
10–20 Jahre	Leukämien	2,6	M. Hodgkin	2,1
	Hirn, Nervensystem	2,2	Leukämien	2,0
	Hoden	1,9	Ovar	1,6
	Non-Hodgkin	1,4	Hirn, Nervensystem	1,3

Tabelle A 10 (Fortsetzung)

Altersgruppe	Männer	Inzidenz	Frauen	Inzidenz
20–35 Jahre	Hoden	9,9	Zervix	9,7
	M. Hodgkin	3,7	Mamma	9,3
	Leukämien	2,8	Ovar	2,3
	Hirn, Nervensystem	2,5	M. Hodgkin	2,2
			Leukämien	2,1
35–55 Jahre	Bronchus, Trachea	42,9	Mamma	52,7
	Kolon/Rektum	24,2	Zervix	41,2
	Magen	19,8	Kolon/Rektum	21,4
	Harnwege außer Blase	9,2	Ovar	18,8
	Haut	8,8		
55–70 Jahre	Bronchus, Trachea	345,7	Mamma	192,9
	Kolon/Rektum	132,8	Kolon/Rektum	102,5
	Prostata	115,6	Magen	71,8
	Magen	108,8	Corpus uteri	67,8
			Zervix	64,1
> 70 Jahre	Bronchus, Trachea	546,0	Kolon/Rektum	297,0
	Prostata	529,4	Mamma	224,8
	Kolon/Rektum	389,8	Magen	199,5
	Magen	352,6	Haut	72,4
			Gallenblase	69,2

DDR (16 861 143 erfaßte Personen)

Altersgruppe	Männer	Inzidenz	Frauen	Inzidenz
0–10 Jahre	Leukämien	4,1	Leukämien	4,2
	Hirn, Nervensystem	2,9	Hirn, Nervensystem	2,4
	Niere	1,5	Niere	1,3
	Non-Hodgkin	1,3	Auge	1,2
10–20 Jahre	Hirn, Nervensystem	1,9	Hirn, Nervensystem	2,1
	Leukämien	1,7	Leukämien	1,7
	Hoden	1,6	M. Hodgkin	1,6
	Knochen	1,4	Knochen	1,2
20–35 Jahre	Hoden	10,2	Zervix	21,8
	M. Hodgkin	3,2	Mamma	7,5
	Hirn, Nervensystem	2,6	Ovar	2,7
	Haut	2,2	Haut	2,6
	Leukämien	2,2		
35–55 Jahre	Bronchus, Trachea	49,0	Mamma	71,3
	Haut	29,2	Zervix	70,4
	Magen	21,3	Corpus uteri	24,2
	Kolon/Rektum	19,5	Ovar	21,4
55–70 Jahre	Bronchus, Trachea	294,7	Mamma	126,1
	Haut	134,7	Kolon/Rektum	86,5
	Magen	131,7	Haut	78,9
	Kolon	101,5	Zervix	70,6
> 70 Jahre	Bronchus, Trachea	359,5	Haut	223,5
	Haut	347,2	Kolon	184,5
	Magen	294,1	Magen	159,4
	Prostata	246,9	Mamma	152,6
	Kolon	229,1	Gallenblase	89,6

Tabelle A 10 (Fortsetzung)

Altersgruppe	Männer	Inzidenz	Frauen	Inzidenz

Polen, Kattowitz (3 729 049 erfaßte Personen

Altersgruppe	Männer	Inzidenz	Frauen	Inzidenz
0–10 Jahre	Leukämien	4,3	Leukämien	3,5
	Hirn, Nervensystem	1,5	Hirn, Nervensystem	1,4
	M. Hodgkin	1,0	Melanom	0,6
	Niere	0,8	Niere	0,6
10–20 Jahre	Leukämien	2,0	Hirn, Nervensystem	1,5
	Hirn, Nervensystem	1,3	Knochen	1,2
	M. Hodgkin	1,0	Ovar	1,2
	Knochen	0,8	Leukämie	1,0
	Bindegewebe	0,8		
20–35 Jahre	M. Hodgkin	2,1	Zervix	8,0
	Hoden	1,8	Mamma	4,9
	Hirn, Nervensystem	1,6	M. Hodgkin	2,5
	Kolon/Rektum	1,6	Ovar	2,0
35–55 Jahre	Bronchus, Trachea	42,9	Mamma	52,3
	Magen	30,0	Zervix	46,1
	Larynx	18,4	Ovar	14,1
	Kolon/Rektum	15,0	Kolon/Rektum	13,9
55–70 Jahre	Bronchus, Trachea	230,1	Mamma	71,5
	Magen	161,3	Zervix	66,3
	Kolon/Rektum	66,5	Magen	54,8
	Larynx	47,2	Kolon/Rektum	47,2
> 70 Jahre	Bronchus, Trachea	383,7	Magen	131,2
	Magen	334,5	Mamma	76,1
	Kolon/Rektum	134,9	Kolon/Rektum	76,0
	Haut	98,9	Haut	62,9
			Leber	51,1

Australien, Neu-Süd-Wales (4 884 467 erfaßte Personen) (Haut außer Melanom nicht erfaßt)

Altersgruppe	Männer	Inzidenz	Frauen	Inzidenz
0–10 Jahre	Leukämien	5,1	Leukämien	5,4
	Hirn, Nervensystem	3,2	Hirn, Nervensystem	3,0
	Niere	0,9	Niere	1,2
	Auge	0,7	Auge	1,0
	Non-Hodgkin	0,7		
10–20 Jahre	Leukämien	2,8	Melanom	3,8
	Melanom	2,1	Leukämien	2,1
	Hirn, Nervensystem	2,0	Hirn, Nervensystem	1,5
	Knochen	1,5	Knochen	1,4
20–35 Jahre	Melanom	12,7	Melanom	20,3
	Hoden	6,8	Zervix	10,2
	Hirn, Nervensystem	3,6	Mamma	10,0
	Hodgkin	3,2	Schilddrüse	3,0
			Kolon/Rektum	2,8
35–55 Jahre	Bronchus, Trachea	34,5	Mamma	104,0
	Kolon/Rektum	28,5	Melanom	34,2
	Melanom	27,1	Kolon/Rektum	25,7
	Blase	9,4	Zervix	25,2
	Magen	8,0		

Tabelle A 10 (Fortsetzung)

Altersgruppe	Männer	Inzidenz	Frauen	Inzidenz
55–70 Jahre	Bronchus, Trachea	250,3	Mamma	155,3
	Kolon/Rektum	138,5	Kolon/Rektum	67,6
	Prostata	91,2	Melanom	36,5
	Blase	62,3	Corpus uteri	32,4
	Melanom	45,6	Bronchus	31,5
> 70 Jahre	Prostata	566,3	Kolon/Rektum	275,8
	Bronchus, Trachea	404,4	Mamma	240,9
	Kolon/Rektum	361,5	Magen	94,6
	Magen	185,4	Pankreas	46,1
			Bronchus, Trachea	54,5

Schweden (8 142 087 erfaßte Personen)

Altersgruppe	Männer	Inzidenz	Frauen	Inzidenz
0–10 Jahre	Leukämien	5,5	Leukämien	4,9
	Hirn, Nervensystem	5,2	Hirn, Nervensystem	4,1
	Niere	1,3	Niere	1,5
	Non-Hodgkin	1,0	Auge	1,0
10–20 Jahre	Hirn, Nervensystem	3,4	Hirn, Nervensystem	2,7
	Leukämien	3,1	Leukämien	1,6
	Knochen	1,8	Knochen	1,3
	Hodgkin	1,8	Ovar	1,0
20–35 Jahre	Hoden	6,0	Zervix	9,3
	Hirn, Nervensystem	4,2	Mamma	7,4
	M. Hodgkin	3,7	Ovar	4,5
	Melanom	3,0	Melanom	4,4
35–55 Jahre	Kolon/Rektum	17,7	Mamma	100,5
	Bronchus, Trachea	16,1	Zervix	27,3
	Harnwege	11,4	Ovar	26,9
	Hirn, Nervensystem	11,4	Corpus uteri	22,8
	Melanom	9,5		
55–70 Jahre	Prostata	149,9	Mamma	183,9
	Bronchus, Trachea	110,9	Kolon/Rektum	81,4
	Kolon/Rektum	101,0	Ovar	55,9
	Magen	65,7	Corpus uteri	50,8
> 70 Jahre	Prostata	838,5	Mamma	302,7
	Kolon/Rektum	352,2	Kolon/Rektum	256,2
	Magen	270,5	Magen	145,8
	Bronchus, Trachea	199,9	Pankreas	80,0
			Gallenblase	71,5

Großbritannien, England, Südl. Themse-Region (6 461 500 erfaßte Personen)

Altersgruppe	Männer	Inzidenz	Frauen	Inzidenz
0–10 Jahre	Leukämien	5,3	Leukämien	3,2
	Hirn, Nervensystem	2,6	Hirn, Nervensystem	2,7
	Auge	1,0	Niere	2,7
	Bindegewebe	0,7	Auge	1,0
			Bindegewebe	0,6
10–20 Jahre	Leukämien	2,4	Leukämien	1,8
	Hirn, Nervensystem	2,3	Hirn, Nervensystem	1,6
	M. Hodgkin	2,1	M. Hodgkin	1,3
	Knochen	1,1	Ovar	0,9
	Hoden	0,8	Knochen	0,8

Tabelle A 10 (Fortsetzung)

Altersgruppe	Männer	Inzidenz	Frauen	Inzidenz
20–35 Jahre	Hoden	8,1	Mamma	11,3
	M. Hodgkin	4,5	Zervix	4,6
	Hirn, Nervensystem	3,7	Melanom	3,4
	Haut	2,5	Hirn, Nervensystem	3,0
35–55 Jahre	Bronchus, Trachea	43,7	Mamma	118,1
	Haut	29,2	Ovar	21,1
	Kolon/Rektum	20,7	Kolon/Rektum	19,9
	Blase	12,5	Bronchus	16,9
	Magen	10,3		
55–70 Jahre	Bronchus, Trachea	368,8	Mamma	190,2
	Haut	121,8	Kolon	109,7
	Kolon/Rektum	106,3	Bronchus, Trachea	95,8
	Magen	79,1	Ovar	45,2
> 70 Jahre	Bronchus, Trachea	687,9	Kolon/Rektum	272,8
	Prostata	418,0	Mamma	250,4
	Kolon/Rektum	346,8	Haut	158,8
	Haut	310,2	Magen	123,4
	Magen	216,4	Bronchus, Trachea	114,5

Tabelle A 11. Todesursachenstatistik der Bundesrepublik Deutschland 1982 (vorläufiges Jahresergebnis). (Gesundheitswesen, Fachserie 12, Reihe 4, Todesursachen 1981)

Todesursache	Verstorbene				Mortalitätsziffern		
	Männlich	Weiblich	Insgesamt		Männlich	Weiblich	Insgesamt
Infektiöse u. parasitäre Erkrankungen	2 570	2 221	4 791	0,7%	8,7	6,9	7,8
Bösartige Neubildungen	79 565	80 369	159 934	22,3%	269,9	249,9	259,5
Gutartige Neubildungen, Carcinoma in situ, Neubildungen unsicheren Verhaltens u. unbekannten Charakters	3 152	3 772	6 924	1,0%	10,7	11,7	11,2
Endokrinopathien, Ernährungs- und Stoffwechselkrankheiten im Immunitätssystem	4 492	8 562	13 054	1,8%	15,2	26,6	21,2
Krankheiten des Blutes u. der blutbildenden Organe	684	914	1 598	0,2%	2,3	2,8	2,6
Psychiatrische Erkrankungen, Krankheiten des Nervensystems u. der Sinnesorgane	6 557	5 986	12 543	1,8%	22,2	18,6	20,4
Krankheiten des Kreislaufsystems	161 313	199 187	360 500	50,4%	547,1	619,5	584,9
Krankheiten der Atmungsorgane	24 657	17 691	42 348	5,9%	83,6	55,0	68,7
Krankheiten der Verdauungsorgane	19 345	16 975	36 320	5,1%	65,6	52,8	58,9
Krankheiten der Harn- u. Geschlechtsorgane	4 838	5 036	9 874	1,4%	16,4	15,7	16,0
Verletzungen u. Vergiftungen	25 254	16 760	42 014	5,9%	85,7	52,1	68,2
Sonstige	11 848	14 109	25 957	3,6%	40,3	44,0	42,1
Summe	344 275	371 582	715 857	100%	1167,7	1155,6	1161,4

Tabelle A 12. Standardisierte Mortalitätsraten aller bösartigen Neubildungen im internationalen Vergleich (1976–1977). [American Cancer Society (1981) Cancer — facts & figures 1982]

Männer		Frauen	
Uruguay	294,6	Uruguay	180,3
Schottland	269,8	Dänemark	170,9
Belgien	266,7	Schottland	165,8
Niederlande	261,6	Ungarn	163,6
Ungarn	256,9	England u. Wales	156,0
Frankreich	255,7	Österreich	155,3
England u. Wales	251,5	BR Deutschland	154,8
Österreich	248,7	Chile	153,8
BR Deutschland	244,8	Neuseeland	150,7
Singapur	242,1	Belgien	147,7
Schweiz	236,8	Niederlande	142,6
Dänemark	232,1	Israel	141,3
Hongkong	229,1	Schweden	140,9
Neuseeland	221,0	Argentinien	137,2
USA	213,6	USA	136,3
Polen	213,4	Kanada	135,3
Argentinien	212,5	Schweiz	134,2
DDR	211,8	DDR	133,8
Kanada	211,2	Norwegen	131,2
Australien	210,5	Venezuela	130,3
Chile	197,7	Australien	129,2
Schweden	197,5	Singapur	127,7
Spanien	192,5	Polen	126,4
Norwegen	188,0	Hongkong	125,3
Japan	186,7	Frankreich	125,2
Griechenland	185,8	Spanien	109,9
Israel	170,5	Japan	108,7
Jugoslawien	166,5	Rumänien	105,7
Rumänien	161,3	Griechenland	103,6
Bulgarien	158,8	Jugoslawien	101,9
Venezuela	65,4	Bulgarien	97,7
Thailand	37,1	Honduras	37,8
Nicaragua	30,6	Nicaragua	30,9
Honduras	24,5	Thailand	24,8

Tabelle A 13. Mortalität bösartiger Neubildungen in der Bundesrepublik Deutschland 1981 in verschiedenen Altersgruppen. (Statistisches Bundesamt Wiesbaden, Gesundheitswesen, Fachserie 12)

Alter in Jahren	Männlich	Weiblich	Beide Geschlechter
unter 1	3,15	2,65	2,91
1–5	4,07	3,32	3,67
5–10	4,16	3,83	4,00
10–15	3,78	3,19	3,49
15–20	7,02	4,89	5,98
20–25	9,69	5,66	7,74
25–30	11,88	9,24	10,59
30–35	17,23	18,44	17,81
35–40	32,55	39,68	36,01
40–45	62,28	64,15	63,19
45–50	126,45	113,94	120,34
50–55	239,09	197,01	217,87
55–60	394,45	279,78	324,31
60–65	621,70	391,72	482,88
65–70	1001,24	558,69	728,24
70–75	1503,89	771,79	1041,19
75–80	2155,0	1123,91	1484,28
80–85	2838,37	1516,78	1918,73
85–90	3094,84	1976,99	2265,93
90 und älter	2723,06	1974,96	2183,60
alle Altersgruppen	268,01	247,12	257,11

Tabelle A 18. Vergleich von altersstandardisierter mit nichtstandardisierter Inzidenz am Beispiel von Hamburg (standardisierte Inzidenz angepaßt an die durchschnittliche Bevölkerung in Hamburg von 1959–77). (Statistisches Landesamt Hamburg)

Berichtsjahr	Nichtstandardisierte Inzidenz		Standardisierte Inzidenz	
	männlich	weiblich	männlich	weiblich
1959	324,5	301,6	338,9	336,9
1960	346,3	333,0	359,2	364,7
1961	372,5	360,5	375,9	385,5
1962	361,1	367,8	363,3	390,0
1963	382,7	376,3	385,5	396,7
1964	404,8	391,9	405,9	407,4
1965	386,1	381,3	388,0	392,4
1966	406,3	390,6	407,3	397,7
1967	414,5	425,3	415,3	428,5
1968	417,7	396,0	415,9	395,4
1969	401,7	403,4	402,9	400,3
1970	416,8	419,9	408,4	409,2
1971	414,2	408,4	407,2	395,2
1972	387,6	406,9	382,1	391,3
1973	425,0	419,2	418,1	398,0
1974	420,3	421,6	415,1	396,2
1975	433,1	420,3	425,4	392,6
1976	425,9	437,7	416,9	408,9
1977	435,1	419,3	424,4	383,8
1978	419,6	447,9	409,8	410,7
1979	426,0	435,2	415,6	391,5

Tabelle A 14. Mortalität bösartiger Neubildungen in der Bundesrepublik Deutschland 1981 — Organverteilung (Statistisches Bundesamt Wiesbaden; Gesundheitswesen, Fachserie 12)

Organ	Männer		Frauen	
	Verstorbene	Mortalität	Verstorbene	Mortalität
Lippe, Mundhöhle, Rachen	1 661	5,63	474	1,47
Speiseröhre	1 656	5,61	578	1,79
Magen	9 081	34,27	8 476	26,34
Duodenum, Dünndarm	86	0,29	137	0,43
Dickdarm	5 917	20,06	8 766	27,24
Übergang Sigma/Rektum, Rektum u. Anus	3 815	12,93	3 878	12,05
Leber u. intrahepatische Gallenwege	1 481	5,02	1 392	4,33
Gallenblase u. extrahepatische Gallenwege	1 210	4,10	3 550	11,03
Bauchspeicheldrüse	3 441	11,66	3 722	11,57
Retroperitoneum u. Bauchfell	183	0,62	411	1,28
Sonstige intraabdominelle Tumoren	735	2,77	1 336	4,15
Nasennebenhöhlen u. Mittelohr	80	0,27	65	0,20
Kehlkopf	1 044	3,54	103	0,32
Luftröhre, Bronchien u. Lunge	21 068	71,41	4 022	12,49
Rippenfell	396	1,34	267	0,83
Thymus, Herz u. Mediastinum	139	0,47	73	0,23
Knochen u. Gelenkknorpel	382	1,29	334	1,04
Bindegewebe u. sonstige Weichteile	372	1,26	389	1,21
Melanom	680	2,30	718	2,23
Haut außer Melanom	151	0,51	149	0,46
Brustdrüse	92	0,31	12 808	39,80
Gebärmutter, n.n. bez. Teil			1 838	5,71
Cervix uteri			2 241	6,96
Plazenta			10	0,03
Corpus uteri			1 073	3,33
Ovar			4 577	14,22
Sonst. u. n.n. bez. weibl. Geschlechtsorgane			1 961	6,09
Prostata	7 893	26,75		
Hoden	364	1,23		
Sonst. männl. Geschlechtsorgane	137	0,46		
Harnblase	3 364	11,40	1 449	4,50
Niere	2 216	7,51	1 582	4,92
Auge	43	0,11	32	0,1
Gehirn	1 103	3,74	905	2,81
Schilddrüse	264	0,89	646	2,01
Sonstige endokrine Drüsen	50	0,17	51	0,16
Lympho- u. Retikulumzellsarkom	209	0,71	193	0,59
M. Hodgkin	580	1,97	521	1,62
Sonstiges lymphat. u. histiozyt. System	768	2,60	727	2,26
Multiples Myelom u. immunprol. Neubildungen	462	1,57	549	1,71
Leukämie	2 464	8,35	2 440	7,58

Tabelle A 15. Standardisierte Mortalitätsraten für verschiedene Organtumoren im internationalen Vergleich, 1976 und/oder 1977 (American Cancer Society 1981)

	Oral		Kolon u. Rektum		Lunge		Brust	Uterus	Haut		Magen		Pro-stata	Leuk-ämie	
	Männer	Frauen	Männer	Frauen	Männer	Frauen	Frauen	Frauen	Männer	Frauen	Männer	Frauen	Männer	Männer	Frauen
USA	5,8	2,0	26,2	20,2	68,1	17,2	27,3	8,9	3,4	1,9	9,2	4,4	22,3	5,6	5,2
Argentinien	4,4	1,0	19,8	17,3	53,9	7,3	24,2	14,0	2,0	1,1	24,0	12,2	17,4	6,7	4,1
Australien	5,3	1,5	28,1	22,7	61,6	10,3	24,8	7,9	6,6	3,6	15,7	8,4	22,9	8,0	5,0
Österreich	5,2	0,9	33,4	22,5	67,6	8,7	24,7	16,3	2,5	1,9	38,5	20,6	21,9	7,1	4,9
Belgien	3,5	0,9	29,0	24,6	91,5	7,2	27,7	10,1	1,7	1,5	23,4	13,6	25,1	8,0	4,8
Bulgarien	2,4	0,8	13,5	9,4	44,1	7,7	14,6	9,2	1,4	1,6	36,6	20,3	8,9	5,5	4,1
Kanada	5,3	1,6	28,6	23,0	62,7	12,5	28,4	8,3	2,0	1,8	15,8	7,2	21,0	8,8	5,0
Chile	3,3	0,9	9,9	10,0	25,3	6,9	14,1	22,3	1,7	1,6	64,9	30,4	17,0	4,6	3,7
Dänemark	3,1	1,5	32,4	25,9	62,0	15,2	33,8	15,2	3,1	2,7	19,0	9,7	21,1	8,9	5,7
Engl. u. Wales	3,7	1,7	29,6	22,8	96,5	19,4	33,6	10,4	2,2	1,9	25,1	11,8	18,2	6,6	4,4
Frankreich	18,5	1,5	28,0	18,8	48,6	4,6	22,7	11,3	2,2	1,8	20,4	9,4	23,1	8,7	5,2
DDR	3,0	0,9	23,3	19,6	67,0	6,0	18,8	15,9	2,3	1,5	34,4	16,4	14,2	7,3	4,2
BRD	3,5	0,9	32,4	24,8	64,0	6,8	25,1	12,1	2,4	1,6	34,4	18,3	24,1	8,2	5,2
Griechenland	2,2	3,0	8,8	9,2	55,3	8,2	15,1	7,4	1,4	1,5	17,6	10,6	9,7	8,4	5,2
Honduras	0,6	0,4	0,2	0,7	0,6	0,4	0,1	2,7	0,0	0,1	5,5	3,7	0,2	2,1	1,3
Hongkong	21,2	7,1	16,9	11,9	65,6	30,4	10,7	12,1	1,1	0,6	5,8	9,2	2,9	3,8	3,1
Ungarn	7,6	1,4	28,5	22,6	65,0	11,2	23,8	19,6	3,6	2,9	47,4	22,6	23,9	7,6	5,1
Island	3,7	1,8	18,4	16,0	24,7	14,8	22,2	6,5	1,0	0,0	37,7	21,5	19,2	5,0	3,3
Israel	2,3	1,5	21,4	16,6	32,9	10,5	29,2	5,6	2,5	1,6	18,4	9,2	11,1	8,7	5,9
Japan	2,2	0,8	15,0	11,1	28,3	8,2	5,7	11,8	1,0	0,7	70,2	34,9	3,6	4,8	3,3
Niederlande	2,5	0,8	26,9	21,1	97,7	6,2	31,5	9,3	2,3	1,6	28,2	13,0	23,8	8,0	5,2
Neuseeland	4,3	1,7	33,0	30,0	65,6	13,5	30,0	10,2	6,4	3,8	19,1	8,5	23,8	8,5	4,9
Nicaragua	0,0	0,0	0,0	0,0	0,4	0,5	0,0	1,4	0,0	0,0	2,8	0,6	0,0	3,2	3,0
Norwegen	4,3	1,1	23,4	19,4	30,5	5,9	22,6	9,9	4,6	2,6	23,8	11,8	29,8	6,6	4,9
Paraguay	4,0	1,1	8,1	5,0	9,6	2,7	17,0	36,3	1,5	0,5	23,9	12,1	12,9	5,2	4,4
Philippinen	5,7	4,5	12,8	3,6	8,7	3,6	6,7	7,1	1,1	0,7	7,0	5,5	1,9	3,5	2,8
Polen	5,8	1,3	14,5	11,1	60,2	7,5	16,3	15,7	0,5	2,1	44,6	17,5	10,2	6,8	4,2
Rumänien	4,4	1,1	9,6	8,0	37,7	7,2	13,3	18,9	2,3	1,6	36,5	16,7	12,5	4,9	3,5
Schottland	4,4	1,9	32,7	26,5	108,5	23,1	31,3	10,5	2,8	2,0	25,4	13,4	17,2	6,9	4,2
Singapur	18,9	6,3	21,2	16,7	64,0	20,3	11,4	12,7	0,5	0,8	42,2	18,2	3,0	4,9	3,1
Spanien	4,8	0,8	7,4	12,8	18,7	4,8	15,8	10,3	1,0	1,3	15,9	16,8	9,7	2,8	4,1
Schweden	3,4	1,4	25,0	18,6	33,4	7,7	23,5	9,6	3,1	1,7	20,9	10,8	32,3	7,9	5,6
Schweiz	8,0	1,3	26,6	17,6	61,7	5,9	28,6	11,2	3,8	2,4	12,0	11,6	28,5	8,1	4,7
Thailand	2,6	1,3	3,8	1,2	4,9	1,9	0,9	3,3	1,3	0,1	1,8	0,8	0,2	0,6	0,4
Urugay	8,3	1,2	14,6	24,5	32,5	6,0	33,3	17,3	1,4	0,9	20,8	18,4	1,6	0,4	5,8
Venezuela	3,3	3,1	7,1	8,0	21,3	5,2	12,1	27,5	2,7	2,1	35,0	22,5	16,3	4,0	3,6
Jugoslawien	4,5	1,0	12,3	10,0	43,3	7,4	13,9	12,8	2,3	1,5	15,3	14,0	13,5	5,5	3,8

Tabelle A 16. Mortalität maligner Tumoren bei verschiedenen Organen in Abhängigkeit vom Alter in der Bundesrepublik Deutschland 1981 bei Männern. (Statistisches Bundesamt Wiesbaden)

Jahre	<1	1–5	5–10	10–15	15–20	20–25	25–30	30–35	35–40	40–45	45–50	50–55	55–60	60–65	65–70	70–75	75–80	80–85	85–90	>90
Speiseröhre							0,09	0,28	1,18	2,07	6,20	9,11	10,81	15,49	19,41	27,00	31,85	44,94	58,56	34,21
Magen						0,04	0,16	0,76	1,17	2,42	5,38	12,75	19,72	40,61	65,39	115,05	171,26	273,29	370,54	465,77	402,63
Dickdarm						0,04	0,04	0,31	0,51	2,12	3,86	7,58	13,93	28,18	38,49	68,92	115,72	184,42	247,32	450,45	242,11
Rektum								0,22	0,42	1,04	1,75	5,66	9,32	15,54	17,84	47,46	76,47	114,74	156,85	194,59	165,79
Leber u. intra-	0,63	0,17	0,12	0,04	0,04	0,04	0,13	0,37	0,44	0,94	2,51	4,23	9,66	16,86	25,47	27,58	36,02	44,94	32,43	39,47
hepat. Gallenwege																				
Gallenblase u.						0,08	0,04	0,18	0,29	0,70	1,03	1,66	5,61	10,04	23,51	25,46	35,74	52,38	49,55	47,37
extrahepat. Gallenwege																				
Bauchspeicheldrüse						0,04	0,13	0,51	1,04	2,73	5,36	12,49	20,68	32,26	60,28	65,28	86,79	114,29	105,41	81,58
Bronchien u. Lunge		0,08	0,06		0,04	0,16	0,27	1,48	4,83	13,87	29,63	74,01	127,02	204,76	315,67	454,68	537,83	560,12	419,82	289,47
Knochen u.		0,08	0,24	0,29	0,84	1,00	0,18	0,28	0,54	0,78	1,03	1,61	1,69	2,53	3,92	5,30	3,76	9,82	11,71	18,42
Gelenkknorpel																				
Bindegewebe u.	0,32	0,17	0,18	0,17	0,40	0,44	0,31	0,33	0,74	0,62	1,08	1,71	1,82	2,34	3,92	4,92	6,39	9,52	8,12	15,79
sonst. Weichteile																				
Melanom			0,06	0,04	0,07	0,28	0,58	0,93	1,63	1,83	2,41	3,86	3,92	5,85	7,66	7,91	10,29	11,61	20,72	34,21
Prostata						0,04	0,08			0,05	0,08	1,08	2,74	10,81	31,29	75,24	161,43	305,42	502,08	622,52	655,26
Hoden	0,32				0,62	2,28	2,33	2,01	1,83	1,05	0,98	0,91	1,15	0,88	1,07	2,22	2,64	3,27	3,60	7,89
Harnblase		0,08						0,09	0,09	0,47	1,57	5,79	7,29	21,05	41,41	68,56	117,52	166,96	168,47	136,84
Niere	0,32	0,08	0,12	0,17	0,04	0,12	0,18	0,23	0,89	2,69	5,91	10,13	13,58	23,09	31,97	38,77	50,76	47,92	54,95	34,21
Gehirn	0,32	0,99	0,98	0,76	0,73	0,56	1,43	1,63	2,66	3,12	4,28	7,13	10,54	11,59	12,82	9,55	8,07	5,95	2,70	5,26
Schilddrüse						0,04	0,08	0,04	0,14	0,15	0,16	0,89	1,07	2,03	2,24	2,85	5,49	5,98	6,25	4,50	2,63
Non-Hodgkin-Lymph.		0,08	0,55	0,38	0,73	0,56	0,49	0,75	0,89	1,68	2,51	3,27	6,76	7,60	12,02	15,14	20,86	24,40	18,92	2,63
M. Hodgkin		0,08	0,12	0,04	0,51	1,36	1,03	1,82	1,38	1,17	2,02	2,36	3,72	4,68	7,12	7,33	12,66	7,14	9,01	
Leukämie		1,66	1,59	1,47	2,27	1,64	1,93	1,96	3,06	3,08	4,18	6,27	10,54	14,81	26,80	37,70	63,14	80,65	90,09	65,79

Tabelle A 17. Mortalität maligner Tumoren bei verschiedenen Organen in Abhängigkeit vom Alter in der Bundesrepublik Deutschland 1981 bei Frauen. (Statistisches Bundesamt Wiesbaden)

Jahre	<1	1–5	5–10	10–15	15–20	20–25	25–30	30–35	35–40	40–45	45–50	50–55	55–60	60–65	65–70	70–75	75–80	80–85	85–90	>90
Speiseröhre							0,05	0,05	0,05	0,17	0,51	1,00	1,56	1,73	3,21	5,49	9,08	14,81	20,66	28,57
Magen		0,09				0,17	0,28	0,89	3,13	4,17	7,77	12,07	17,11	28,81	49,36	80,58	135,95	223,30	307,04	303,06
Dickdarm		0,09		0,04	0,08	0,04	0,52	0,79	1,88	3,47	7,72	13,12	25,22	36,04	57,55	90,01	135,73	208,50	273,24	240,82
Rektum		0,09					0,09	0,29	1,15	1,44	3,04	6,48	11,24	16,01	27,06	40,35	63,21	88,59	107,36	184,69
Leber u. intra- hepat. Gallenwege		0,09	0,06		0,08	0,04	0,14	0,15	0,16	0,54	0,82	2,48	4,20	5,51	9,79	14,37	22,06	31,83	37,25	44,89
Gallenblase u. extrahepat. Gallenwege						0,09		0,05	0,78	1,85	5,37	9,58	16,19	24,85	39,39	62,06	78,46	87,64	94,89	
Bauchspeicheldrüse		0,09				0,09		0,05	0,68	1,36	2,68	6,06	10,02	18,12	26,95	41,36	61,83	81,06	93,89	60,20
Bronchien u. Lunge		0,09						0,45	1,88	1,98	5,09	12,59	14,52	25,09	34,69	43,09	57,09	61,57	66,35	66,33
Knochen u. Gelenkknorpel	0,33	0,09	0,06	0,31	0,62	0,30	0,24	0,19	0,31	0,25	0,57	0,74	0,93	1,47	1,99	3,93	3,05	4,42	7,82	8,16
Bindegewebe u. sonst. Weichteile		0,17	0,13	0,27	0,31	0,47	0,28	0,15	0,47	0,49	0,46	1,37	1,42	1,98	2,16	4,04	4,04	4,81	7,51	10,20
Melanom			0,06		0,19	0,34	0,33	0,64	0,99	1,69	1,85	2,89	3,18	3,07	5,42	5,05	6,79	9,09	15,65	23,47
Brustdrüse					0,04		1,46	5,10	13,00	21,46	35,98	55,90	67,64	77,72	90,87	103,48	136,41	166,15	234,12	251,02
Gebärmutter							0,38	0,69	1,15	1,98	3,19	6,32	11,93	17,48	25,24	33,50	37,63	43,65	58,84	51,02
Zervix						0,13	0,75	2,18	1,04	4,46	6,33	9,48	11,73	15,49	19,04	20,20	21,83	19,75	21,21	16,33
Eierstock			0,06		0,12	0,34	0,57	0,74	2,51	5,37	10,86	19,18	26,25	33,42	39,13	43,77	49,85	50,79	48,83	39,79
Harnblase									0,10	0,25	0,41	1,11	2,98	4,99	10,51	13,58	25,34	37,93	50,39	57,14
Niere	0,33	0,17	0,19			0,08	0,04	0,05	0,29	0,37	1,19	2,11	4,89	6,21	9,41	14,49	19,08	18,70	24,55	21,28	18,37
Gehirn	0,33	0,69	1,09	0,44	0,55	0,43	0,61	1,09	1,57	1,89	3,04	3,74	7,18	6,85	7,69	6,90	4,50	2,86	2,88	1,02
Schilddrüse				0,04	0,04	0,04	0,05		0,42	0,33	1,03	1,32	1,81	2,94	3,93	8,53	10,61	12,08	9,08	14,29
Non-Hodgkin-Lymph.		0,09	0,26	0,22	0,16	0,34	0,38	0,64	0,57	0,99	1,49	1,89	2,88	4,87	7,19	10,83	12,06	14,81	15,02	9,18
M. Hodgkin		0,09	0,06	0,22	0,43	-0,60	0,66	0,84	1,09	1,07	0,72	1,53	1,76	3,20	4,15	3,76	5,88	5,72	5,63	2,04
Leukämie	0,66	1,14	1,59	1,37	1,48	1,29	1,42	1,49	2,19	2,43	3,49	5,74	6,45	11,01	16,82	22,17	34,66	41,05	48,20	36,73

2 Allgemeine Pathologie und Pathophysiologie (einschließlich Präkanzerosen)

P. Hermanek und J. Giedl

2.1 Standort und Begriffsbestimmung

Die Bezeichnung Onkologie leitet sich aus dem Griechischen ab und bedeutet im wörtlichen Sinn Lehre von den Geschwülsten. Als *Geschwulst (Neoplasma)* verstehen wir eine Gewebsneubildung (Gewebsproliferation), die *irreversibel* und *autonom* ist.

Autonom besagt Störung oder Verlust der physiologischen Regulationsmechanismen, die unter normalen Bedingungen für Zellteilung und Wachstum verantwortlich sind.

Vielfach wird synonym auch die Bezeichnung Tumor verwendet. Allerdings muß man sich darüber klar sein, daß im medizinischen Sprachgebrauch Tumor bisweilen auch in allgemeinerer Art für jede Volumenvergrößerung verwendet wird, also auch entzündliche Schwellungen umfaßt.

Unter den Geschwülsten (Neoplasmen) werden gutartige (benigne) und bösartige (maligne) unterschieden (Tabelle 1). Dabei ist gut- bzw. bösartig vielleicht nicht die glücklichste Bezeichnung, denn auch „gutartige" Geschwülste können schwerwiegende Folgen haben, ja den Tod verursachen, wie etwa ein benigner Tumor des Gehirns oder seiner Häute, der durch Druck auf lebenswichtige Zentren der Medulla oblongata lebensbedrohlich sein kann.

Die Unterscheidung zwischen gut- und bösartig, also zwischen unterschiedlichem biologischen Verhalten, kann primär nur auf Grund des Verlaufs bzw. der Manifestation einer Metastasierung mit definitiver Sicherheit getroffen werden. Jahrzehntelange Empirie hat aber gezeigt, daß in den allermeisten Fällen durch die mikroskopische Untersuchung von Gewebe und manchmal auch nur von Zellen aus dem Tumor eine Differentialdiagnose möglich ist. Bei einigen insgesamt seltenen Tumoren ist aber eine Einordnung in gut- oder bösartig nicht möglich, wir sprechen dann von Tumoren mit fraglicher Dignität und wollen damit sagen, daß bei dieser Neubildung zum Zeitpunkt dieser Untersuchung eine Aussage über ihr biologisches Verhalten dem Morphologen nicht möglich ist.

Tabelle 1. Gut- und bösartige Geschwülste

Kriterien	Benigne	Maligne
Fähigkeit zur Metastasierung	Nein	Ja
Wachstum	In der Regel expansiv	Infiltrativ und destruierend
Unbehandelt zum Tode führend?	Ausnahmsweise	Immer

Für derartige Fälle werden auch andere Bezeichnungen verwendet wie etwa semimaligne oder „borderline case", Bezeichnungen, die unsere Unfähigkeit einer morphologischen Einordnung weniger deutlich zum Ausdruck bringen und die wir daher nicht gebrauchen.

Das Wort *Krebs* wird in zweierlei Bedeutung verwendet: a) im Sinne der englischen Bezeichnung „cancer" als zusammenfassender Begriff für alle bösartigen Geschwülste, b) im Sinne des englischen Ausdrucks „carcinoma" für epitheliale maligne Tumoren.

Die bösartigen Tumoren werden nach ihrer Histogenese in verschiedene Untergruppen unterteilt (s. S. 115). Die häufigsten bösartigen Geschwülste sind epithelialer Herkunft und werden als *Karzinome* bezeichnet.

Onkologie bedeutet zwar wörtlich die Lehre von den Geschwülsten, im klinischen Gebrauch freilich konzentriert sich Onkologie in erster Linie auf bösartige Geschwülste. In diesem Sinne wäre die bisweilen verwendete Bezeichnung *Kanzerologie* treffender.

2.2 Allgemeine Morphologie des malignen Tumors

Der maligne Tumor ist im allgemeinen durch zelluläre und strukturelle morphologische Befunde gekennzeichnet (Tabelle 2). Keineswegs bei jedem malignen Tumor sind alle diese Befunde zu erheben; bei manchen hochdifferenzierten Karzino-

Tabelle 2. Morphologische Charakteristika maligner Neoplasmen

Zellulär (Pleomorphismus, Kernatypien)	Unterschiede in Größe und Form der Zellen (Zellpolymorphie)
	Verschiebung der Kernplasmarelation zugunsten der Kerne
	Unterschiede in Größe und Form der Kerne (Kernpolymorphie)
	Unterschiede im Chromatingehalt (Färbbarkeit) der Kerne (Polychromasie)
	Vermehrte, auch pathologisch ablaufende Kernteilungsfiguren
Strukturell	Verringerte bis fehlende Differenzierung
	Gesteigerte und abnorme Proliferation
	Infiltratives und destruierendes Wachstum in die Umgebung
	Lymphgefäß- und Veneninvasion

Tabelle 3. Unterteilung der Geschwülste

Biologisches Verhalten	Benigne
	Maligne
	Fragliche Dignität
Ausgangsorgan	In verschiedenen Organen verschiedene histologische Typen
	Organspezifische Tumortypen, z. B. hepatozelluläres Karzinom der Leber, malignes Thymom
Histogenese und Histologie	Epithelial (Karzinom)
	Plattenepithelkarzinom
	Übergangszellkarzinom
	Adenokarzinom
	Muzinöses Adenokarzinom
	Siegelringzellkarzinom
	u. a.
	APUD-System, z. B. Karzinoidtumor, kleinzelliges Lungenkarzinom
	Lymphatisches Gewebe, z. B. M. Hodgkin, Non-Hodgkin-Lymphome
	Nichtepithelial, z. B. Fibrosarkom, Chondrosarkom, Osteosarkom

men oder Sarkomen sind nur wenige Merkmale und auch diese oft nur in ganz umschriebenen Bereichen erkennbar. Die dadurch gegebene breite Variation im Erscheinungsbild des malignen Tumors erklärt die Schwierigkeiten der histologischen Differentialdiagnose und die Notwendigkeit großer Erfahrung des Untersuchers. Dabei sind für die einzelnen Organtumoren unterschiedliche Konstellationen gegeben und jedes Schematisieren ist nicht zielführend. Was im einen Organ und an einer Lokalisation höchst beunruhigend ist, kann an anderer Örtlichkeit ohne wesentliche Bedeutung sein. Nicht nur allgemeine Erfahrung ist erforderlich, sondern auch ganz spezielle Erfahrung mit jedem einzelnen Organtumor. Trotz aller Erfahrung aber wird es immer wieder Zweifelsfälle geben, deren Dignität letztlich nur der Verlauf klären kann (s. auch S. 109).

2.3 Systematik und Nomenklatur der Geschwülste

Die zahlreichen histologischen und biologischen Typen der Geschwülste können nach verschiedenen Gesichtspunkten unterteilt werden (Tabelle 3).

In einem Organ kommen entsprechend dem normalen feingeweblichen Bau Tumoren bestimmter Histologie gehäuft vor. So überwiegen z.B. im Kolorektum drüsenbildende Karzinome, während Plattenepithelkarzinome extreme Raritäten sind. Umgekehrt sind 80–90% aller Karzinome der Speiseröhre Plattenepithelkarzinome, während sich primäre Adenokarzinome hier nur in etwa 5% der Fälle finden.

Manche histologische Tumorformen sind an ein Organ oder an wenige Örtlichkeiten gebunden wie z.B. germinale Tumoren, die nur in Hoden und Eierstock sowie sehr selten ektop im Retroperitoneum, Mediastinum oder der Gegend der Zirbeldrüse gefunden werden.

Tumoren gleichen histologischen Typs zeigen in verschiedenen Organen recht unterschiedliches biologisch-klinisches Verhalten: z.B. hat das Plattenepithelkarzinom der Zervix uteri einen wesentlich weniger aggressiven Charakter als das Plattenepithelkarzinom der Speiseröhre. Auch durchaus gleich aussehende Adenokarzinome zeigen etwa im Kolorektum oder in der Lunge eine ganz unterschiedliche Prognose. In Zusammenhang mit diesen Organunterschiedlichkeiten sprach Feyrter immer vom „Gesetz der Örtlichkeit".

Nicht zuletzt darum erfolgt die histologische Klassifikation der einzelnen Organtumoren nach unterschiedlichen Prinzipien (s. S. 115), wobei in erster Linie klinisch-biologische Unterschiede und damit prognostische Kriterien berücksichtigt werden.

2.4 Tumorwachstum

Der maligne Tumor besteht aus dem Tumorparenchym und dem Tumorstroma. Das Parenchym entspricht den aktiven Tumorzellen, die das biologische Verhalten bestimmen, infiltrativ und destruktiv wachsen und Ausgangspunkt der Metastasierung sind. Das Tumorstroma sorgt durch die Kapillarversorgung für die Ernährung des Tumorparenchyms. Dabei werden teils präexistente Gefäße und Kapillaren benutzt, teils aber erfolgt im Tumor eine Gefäßneubildung (Angiogenese).

Das der normalen Regulation nicht mehr unterliegende Wachstum der malignen Geschwulst beruht auf der Teilung der Tumorzellen, genauer der Tumorparenchymzellen. Diese erfolgt, ähnlich wie beim nichtmalignen Wachstum, im *sog. Zellteilungszyklus*. In diesem wird unterschieden zwischen:

G1-Phase (präsynthetische Phase)
S-Phase (Synthesephase)
G2-Phase (prämitotische Phase)
M-Phase (Mitosephase).

Nach einem solchen Zyklus bzw. nach Mitose können Zellen zeitweise oder dauernd in eine Ruhepause (GO-Phase) übergehen (s. Abb. 3, S. 156).

Das Wachstum des malignen Tumors ist von 4 Faktoren abhängig:

1. Relation Tumorparenchym/Tumorstroma
2. Anteil der Wachstumsfraktion unter der Gesamtpopulation des Tumorparenchyms
3. Dauer des Zellteilungszyklus
4. Anteil des Zellverlustes.

Der Zellverlust in einem malignen Tumor erklärt sich zunächst dadurch, daß mit der Größenzunahme die Neubildung der Gefäße des Tumorstromas oft nicht ausreicht, so daß Tumorzellen infolge ungenügender Versorgung nekrotisch werden. Hierzu kommen lokale Abwehrmechanismen des Organismus, die im einzelnen noch recht wenig bekannt sind, schließlich auch die Ablösung von Tumorzellen und deren Verschleppung auf dem Lymph- und Blutweg oder intraluminal und intrakavitär.

Alle vier Faktoren, die das Wachstum des Tumors beeinflussen, sind von Tumor zu Tumor unterschiedlich, aber auch innerhalb desselben Tumors finden sich örtliche und zeitliche Unterschiede sowie Unterschiede zwischen Primärtumor und Metastasen. Sowohl der Anteil der Wachstumsfraktion als auch die Dauer des Zellteilungszyklus wie der Zellverlust sind inkonstant (HELLMANN u. DE VITA 1982).

Das Wachstum maligner Tumoren ist in bestimmten Situationen klinisch gut verfolg- und meßbar, vor allem an Hand von Lungenmetastasen, neuerdings durch Ultraschall und Computertomographie auch an Lebermetastasen. Hierbei kann die *sog. Tumorverdopplungszeit* berechnet werden, d.h. die Zeit (in Tagen), in der ein Tumor sein Volumen verdoppelt (COLLINS et al. 1962; MÜHE et al. 1979). Diese Tumorverdopplungszeit ist in erster Linie abhängig von der Tumorhistologie und der Lokalisation des Primärtumors. Embryonale Tumoren, maligne Lymphome, wenig differenzierte Sarkome, kleinzellige Lungenkarzinome haben im allgemeinen relativ kurze Verdopplungszeiten (20–40 Tage), bei differenzierten Plattenepithel- und vor allem Adenokarzinomen ergeben sich wesentlich längere Zeiten (60–150 Tage und mehr). Innerhalb der einzelnen Tumorgruppen findet man ganz beträchtliche Schwankungen, so daß infolge vielfacher Überlappung eine Charakterisierung von bestimmten Tumorgruppen mit der Tumorverdopplungszeit nicht möglich ist. Metastasen wachsen im allgemeinen schneller als Primärtumoren.

Es muß ausdrücklich betont werden, daß bei Metastasen eines bestimmten Tumors Perioden unterschiedlichen Wachstumsverhaltens, aber auch Perioden des Wachstumsstillstands und sogar der spontanen Rückbildung zu beobachten sind, daß also die zu unterschiedlichen Zeiten bei einem bestimmten Tumor errechneten Tumorverdopplungszeiten variieren (MÜHE et al. 1979). Dies sollte auch bei der Beurteilung von Therapieeffekten mitberücksichtigt werden.

2.5 Lokale Tumorausbreitung/ infiltratives Wachstum

Mit der Vergrößerung der Tumormasse erfolgt beim malignen Tumor gleichzeitig neben dem expansiven Wachstum mit Verdrängung der umgebenden Strukturen auch ein infiltratives und destruierendes Wachstum. Hierbei spielen neben mechanischen Faktoren — wie Druck auf die Umgebung — auch die schlechte Kohärenz und starke Beweglichkeit bzw. Wanderungsfähigkeit maligner Zellen und deren Abgabe von proteolytischen Enzymen (Plasminogenaktivatoren, kollagenolytische Enzyme) und Hyaluronidase eine Rolle. Infiltratives Wachstum kommt selten auch bei benignen Veränderungen (z.B. aggressive Fibromatose oder Hämangiom) vor und ist andererseits nur eine pathologische Steigerung von normalen Phänomenen, wie wir sie beim Trophoblasten der Plazenta oder bei der „Infiltration" von Granulozyten und Makrophagen sehen können.

Zunächst breiten sich Tumorzellen einzeln oder in kleinen Strängen oder Nestern in präformierten Gewebsspalten aus. Mit zunehmender Infiltration wird dann auch das präexistente Gewebe mehr oder minder völlig zerstört. Manche Strukturen, wie z.B. Faszien, Periost oder Perichondrium, stellen gewisse Barrieren dar, die erst in Spätstadien durchbrochen werden.

2.6 Metastasierung

Dieselben Eigenschaften maligner Zellen, die das infiltrative Wachstum erklären, nämlich schlechte Kohärenz, starke Beweglichkeit, Produktion proteolytischer und anderer Enzyme, sind auch für das entscheidende Phänomen der Metastasierung von Bedeutung. Weitaus im Vordergrund steht hierbei die Invasion von Lymph- und Blutgefäßen. Der Eintritt von Tumorzellen in das Lymphsystem ist wesentlich leichter möglich, weil in kapillaren Lymphgefäßen im Gegensatz zu Blutkapillaren zwischen den Endothelzellen „offene" Verbindungen („junctions") bestehen (diskontinuierliche Struktur) (FENOGLIO et al. 1973).

2.6.1 Wege der Metastasierung

Vom Primärtumor aus kann die Metastasierung auf verschiedenen Wegen erfolgen (Tabelle 4).

2.6.1.1 *Lymphogene Metastasierung*

Die lymphogene Metastasierung setzt Eintritt von Tumorzellen in Lymphgefäße voraus. Die Tumorzellen gelangen dann in regionäre Lymphknoten. Sie können entweder noch in den Lymphgefäßen oder in den Lymphknoten destruiert werden oder aber sich in den Lymphknoten festsetzen (sog. Arrest) und zu kleineren und dann größeren Metasta-

Tabelle 4. Wege der Metastasierung

1. Lymphogen		
2. Hämatogen		
3. Implantation	a) intrakavitär	
	b) intraluminal	
	c) iatrogen	

sen anwachsen. Eine Lymphknotenmetastase kann ihrerseits durch Ablösung, Invasion und Abschwemmung zum Ausgangspunkt weiterer Metastasierung werden. Diese wiederum kann weiterhin im Lymphsystem zu weiter entfernt liegenden Lymphknoten, zum anderen aber auch in das Blutgefäßsystem erfolgen (s. S. 47).

Die lymphogene Metastasierung vollzieht sich in der überwiegenden Mehrzahl der Fälle „regelhaft", d.h. es werden zunächst die dem Tumor zunächst gelegenen regionären Lymphknoten befallen, und die weiter entfernt liegenden erst dann, wenn die nahe liegenden Lymphknoten Metastasen zeigen (Abb. 1) (GIEDL et al. 1980; HERMANEK u. SIGEL 1982; HERMANEK et al. 1984; GIEDL, in Vorbereitung). Die anatomischen Gegebenheiten des Lymphabflusses sind dabei maßgebend; nach Voroperation oder Vorbestrahlung kommt es hierbei zu Änderungen, so daß dann auch ungewöhnliche Lokalisationen von Metastasen möglich sind, in seltenen Fällen werden solche auch durch anatomische Variationen erklärt (HERMANEK u. SIGEL 1982).

2.6.1.2 *Hämatogene Metastasierung*

Eine Dissemination auf dem Blutwege ist vom Primärtumor aus durch Invasion kleiner Gefäße (Ka-

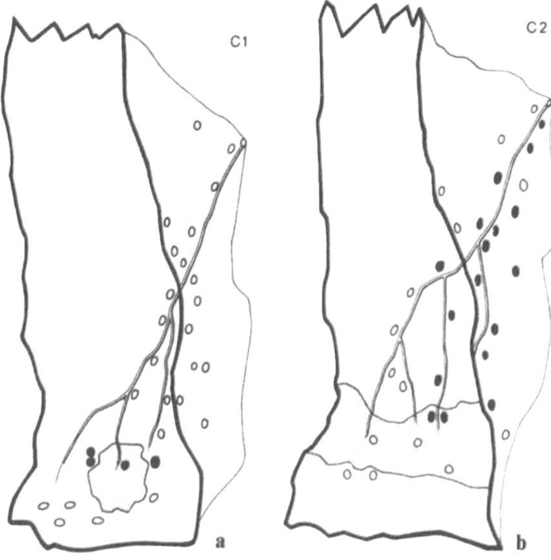

Abb. 1a, b. Regelhafte lymphogene Metastasierung. Rektumkarzinom.

a nur unmittelbar tumornahe Lymphknoten befallen, **b** auch weiter entfernt liegende Lymphknoten mit Metastasen

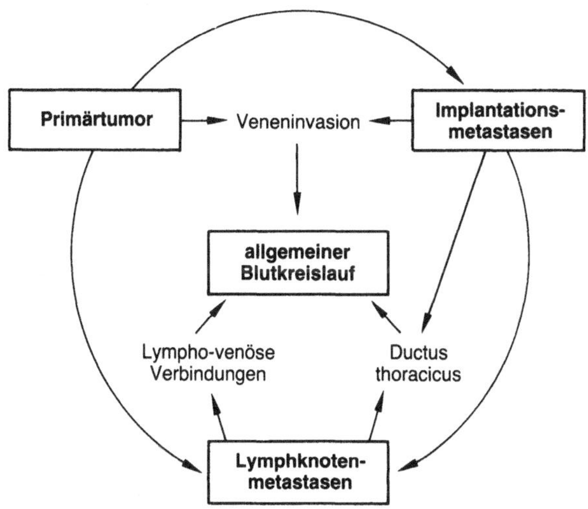

Abb. 2. Entstehung hämatogener Fernmetastasen

pillaren, Venen) möglich, aber auch sekundär, d.h. ausgehend von Lymphknotenmetastasen (Abb. 2).

Vom Primärtumor gelangen häufig Tumorzellen in die Zirkulation. Nachweis von Tumorzellen im Blut, überraschend häufig möglich (HEGEMANN 1967), bedeutet keineswegs Metastasierung, denn viele Tumorzellen werden im Blut zerstört. Eine Metastase kann sich erst entwickeln, wenn sich um die Tumorzellen ein Thrombus bildet und die Tu-

morzellen nach Zerstörung des Endothels in den extravaskulären Raum eindringen und hier weiter proliferieren. Bei diesem Prozeß spielen verschiedene enzymatische und immunologische Faktoren eine wichtige Rolle. Die Einzelheiten sind unbekannt.

Für die Lokalisation von Fernmetastasen entscheidend ist die anatomische Situation (WALTHER 1948). Dementsprechend kann man die hämatogene Metastasierung in vier Haupttypen unterteilen, wobei die erste Metastasenmanifestation in unterschiedlichen Organen erfolgt (Abb. 3). Entscheidend ist dabei vor allem die Lokalisation des Primärtumors und der venöse Blutabfluß. Für Tumoren, deren Blut durch die obere oder untere Hohlvene abfließt, ist die Lunge das erste „Filter" und damit der Ort der ersten Metastasenmanifestation. Hierbei sind eingeschlossen auch Tumoren der Leber und die Metastasierung von Lymphknoten der unteren Körperhälfte, die über den Ductus thoracicus Anschluß an das Blutgefäßsystem findet. Diese beiden Sonderformen werden im Schrifttum z.T. gesondert als Lebertyp bzw. als Zisternen- oder Lymph-Venen-Typ bezeichnet. Für Tumoren im Bereich der Pfortader stellt die Leber das erste Filter dar, Metastasen in den Lungen treten hierbei erst sekundär auf. Bei Ge-

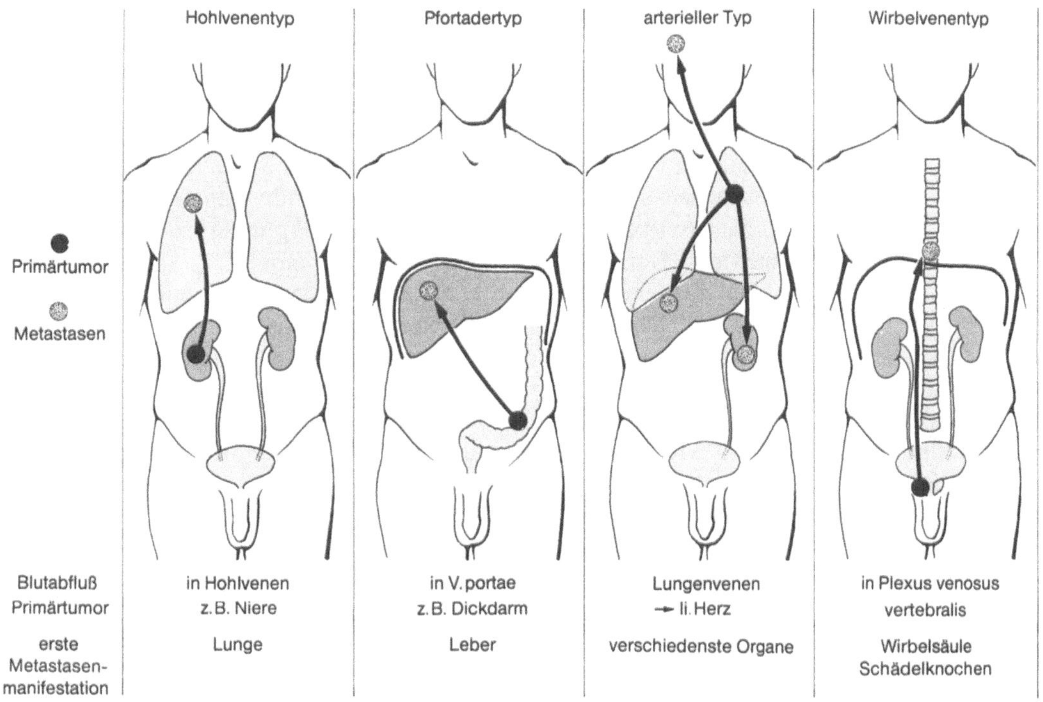

Abb. 3. Typen der hämatogenen Metastasierung. (Teilweise nach WALTHER 1948)

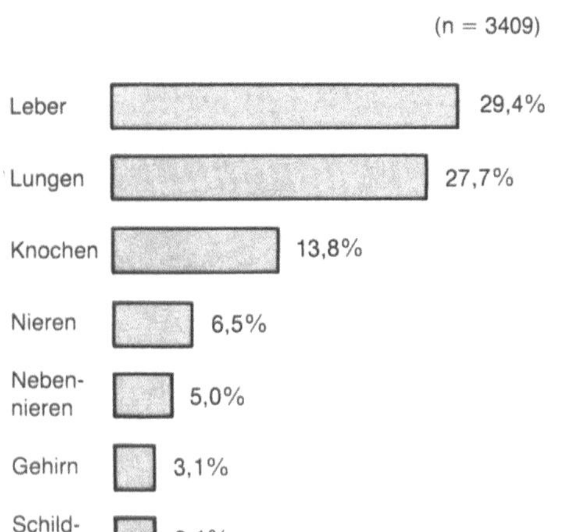

Abb. 4. Lokalisation von Fernmetastasen (n = 3335) (nach Walther 1948)

schwülsten im Bereich der Lunge strömen Tumorzellen mit dem Blut durch die Lungenvenen ab und werden dann weiter auf arteriellem Weg in die verschiedenen Organe verstreut. Schließlich besteht bei Beckenorganen die Möglichkeit des Abflusses von Tumorzellen über den Plexus pudendus und utero-vaginalis zum Plexus venosus vertebralis und damit zu Wirbelsäule und Schädelknochen, so daß hier auch Knochenmetastasen der erste Manifestationsort sein können. Dieser Mechanismus wird in erster Linie beim Prostatakarzinom beobachtet. Auch von der Niere ist über die Venae lumbales eine Verbindung zum Plexus vertebralis möglich.

In verschiedenen Organen treten hämatogene Metastasen in unterschiedlicher Häufigkeit auf (Abb. 4). Bevorzugter Sitz von Metastasen sind Leber, Lunge, Knochen, Gehirn und Nebennieren. In der Milz, in den Hoden, im Magen und Darm und in der Skelettmuskulatur findet man nur selten Metastasen. Diese Unterschiede können nicht allein durch die Unterschiede im Grade der Vaskularisation bzw. des Blutdurchflusses erklärt werden, denn Niere und Milz sind z.B. stark perfundierte Organe, aber nur relativ selten Sitz von Metastasen. Bei gleicher Lokalisation zeigen in einigen Organen histologisch unterschiedliche Tumortypen eine wechselnde Neigung zu Fernmetastasen in bestimmten Organen, z.B. metastasieren kleinzellige Lungenkarzinome verglichen mit anderen Lungenkarzinomen auffallend häufig in Gehirn und Nebennieren. Aus all diesen verschiedenen Beobachtungen ergibt sich, daß bestimmten Tumoren eine charakteristische Verteilung ihrer Fernmetastasen

zugeordnet werden kann (sog. „specific metastatic pattern") (s. S. 141).

Auch von Fernmetastasen kann ihrerseits wieder nicht nur eine weitere hämatogene Ausbreitung, sondern auch eine lymphogene Ausbreitung erfolgen, so kann man z.B. bei einer größeren Lungenmetastase eines kolorektalen Karzinoms in den intrapulmonalen und hilären regionalen Lymphknoten ebenfalls Metastasen beobachten, ohne daß sonst eine lymphogene Metastasierung vorhanden wäre.

2.6.1.3 Metastasen durch Implantation

Metastasen können durch Implantation auf 3 Wegen entstehen:

a) Intrakavitäre Metastasierung. Nach Durchbruch durch die Serosa können sich Tumorzellen abstoßen und in der Pleural- und Peritonealhöhle an anderen Orten absiedeln und hier zu Pleura- bzw. Peritonealmetastasen anwachsen oder von der Oberfläche des Ovars aus Ovarialmetastasen bilden.

b) Intraluminale Metastasierung. In der Lichtung von Hohlorganen können sich abgestoßene Tumorzellen an anderen Stellen des Hohlorgans einnisten und Metastasen bilden. Diese Ausbreitung wurde früher vor allem in den Harnwegen sehr in den Vordergrund gestellt, heute wird zumeist angenommen, daß es sich tatsächlich um eine multizentrische Tumorentstehung handelt. Im Kolon und Rektum findet eine Metastasenbildung auf diesem Wege wohl nur dann statt, wenn die Schleimhautauskleidung unterbrochen ist, z.B. an der Stelle von Anastomosen.

Seltenheiten sind die sog. „kissing cancer", d.h. das Auftreten von Metastasen in Hohlorganen an der dem Primärtumor gegenüberliegenden Stelle, erklärbar durch dauernden Kontakt. Derartiges ist im Kolorektum berichtet, von uns allerdings unter mehr als 2000 kolorektalen Karzinomen nie gesehen worden.

c) Iatrogene Implantation. Bei Operationen, bei denen durch Tumorgewebe geschnitten wird oder bei denen ein Einriß im Tumorgewebe erfolgt, können Tumorzellen im Operationsgebiet disseminiert und dann auch tatsächlich zum Ausgangspunkt von Implantationsmetastasen werden. Klinisch imponiert ein Teil dieser später als „Lokalrezidiv". Je nach Tumorart variiert die Wahrscheinlichkeit des Anwachsens disseminierter Tumorzellen zu Metastasen, so sieht man bei Biopsien von Knochentumoren Implantationsmetastasen besonders bei Chondrosarkomen. Die Vermeidung der iatrogenen Implantationsmetastasen ist eine der wichtigsten Voraussetzungen einer exakten Tumorchirurgie (s. S. 136).

2.6.2 Morphologie der Metastasen

Nach der Nachweisbarkeit kann man zwischen *okkulten und manifesten Metastasen* unterscheiden. Jedem Arzt sind leider Beobachtungen bekannt, daß ein Patient mit Kolonkarzinom, bei dem auch bei Anwendung aller modernen diagnostischen Methoden kein Hinweis auf Lebermetastasen zu finden war, 9 Monate nach radikaler Operation eine solitäre 4 cm große Lebermetastase zeigt. Derartige Phänomene sind ausschließlich dadurch erklärbar, daß sich bereits zum Zeitpunkt der Operation Tumorzellverbände in der Leber befunden haben, die dem Nachweis entgangen sind, nach der Operation weiterwuchsen und dann erst klinisch diagnostiziert werden konnten. Oder anders ausgedrückt: Es bestanden bereits okkulte Lebermetastasen zum Zeitpunkt der Operation.

Okkulte Metastasen kann man bei der Autopsie nachweisen, man sieht auch durchaus nicht selten um größere solitäre Metastasen etwa in der Leber oder Lunge in der näheren Umgebung im Operationspräparat zusätzlich klinisch nicht erfaßte nur wenige Millimeter oder auch nur Bruchteile solcher messende Metastasen.

Unter den manifesten Metastasen kann man zwischen *Mikro- und Makrometastasen* unterteilt werden. Von Mikrometastasen wird heute zumeist dann gesprochen, wenn der größte Durchmesser der Metastasen weniger als 2 mm beträgt (HUVOS et al. 1971). Prognostisch scheint ein wesentlicher Unterschied darin zu bestehen, ob bei einer Tumorresektion in den Lymphknoten nur Mikro- oder auch Makrometastasen gefunden werden (FORTNER et al. 1981; HUVOS et al. 1971). Hierüber sind weitere detaillierte Untersuchungen bei den verschiedenen Organtumoren erforderlich.

In *Lymphknoten* liegen die kleinsten Metastasen durchwegs im Randsinus. Gelegentlich findet man in einem Lymphknoten mehrere kleine voneinander isolierte metastatische Herde. Sie konfluieren später. Beim Anwachsen bleiben die Tumorzellverbände lange Zeit auf den Lymphknoten beschränkt (intranoduläre Metastasierung), und erst relativ spät wird die Lymphknotenkapsel durchbrochen (perinoduläres Wachstum). Tumorverbände können dann in umgebende Strukturen wie Muskulatur oder größere Gefäße einwachsen oder aber Anschluß an benachbarte ebenfalls metastatisch befallene Lymphknoten gewinnen. Derartige Befunde stellen das pathologische Substrat sog. fixierter Lymphknoten oder von Lymphknotenpaketen („bulky disease") dar.

Bei der Untersuchung von Tumorresektaten findet man bei vielen Organtumoren auch bei sorgfältigster histologischer Bearbeitung nur in wenigen Prozent der Fälle ausschließlich Mikrometastasen. In der weit überwiegenden Mehrzahl sieht man ausgeprägte Metastasierung mit Makrometastasen (HERMANEK et al. 1984; GIEDL, in Vorbereitung). Wahrscheinlich ist dies durch die Abwehrmechanismen des Organismus zu erklären.

Fernmetastasen in Leber und Lunge — wie auch an anderen Orten — sind mit Sicherheit als Fernmetastasen bei der histologischen Untersuchung nur dann zu erkennen, wenn Tumoren dieses histologischen Typs in dem betreffenden Organ nicht primär vorkommen. Ein Tumor vom Aussehen eines Osteosarkoms in der Leber erlaubt die Diagnose Fernmetastase. Ein Adenokarzinom in der Lunge kann entweder primär in der Lunge entstanden sein oder aber einer Fernmetastase entsprechen. Makroskopische Beschaffenheit und Wachstumstyp geben gewisse Hinweise, aber histologische Kriterien, die eine definitive Zuordnung zu Primärtumor oder Fernmetastasen erlauben, gibt es in der Routinehistologie nicht. Durch enzymhistochemische und/oder immunhistochemische Spezialuntersuchungen, die aber meist in praxi nicht durchführbar sind, wäre eine Zuordnung z.T. allerdings möglich.

Die Morphologie von Primärtumor und Metastasen kann gewisse Unterschiede zeigen. Am häufigsten sieht man in der Metastase schlechter differenzierte Strukturen. Findet man im Primärtumor mehrere Strukturkomponenten oder unterschiedlich differenzierte Areale, zeigt die Metastase oft ein uniformes Bild. Gröbere Diskrepanzen können auch dadurch erklärt werden, daß in der Metastase vorhandene Strukturen im Primärtumor zwar vorhanden, aber bei der histologischen Untersuchung nicht erfaßt wurden. Unter Chemotherapie ist auch eine „Ausreifung des Geschwulstgewebes" möglich, wie Beobachtungen an germinalen Hodentumoren (LÖHRS 1982) zeigen. So kann man nach Operation eines Embryonalkarzinoms oder eines Teratokarzinoms in Lungenmetastasen nach Chemotherapie bisweilen ausschließlich Strukturen eines reifen Teratoms beobachten.

2.6.3 Häufigkeit der Metastasierung

Die Wahrscheinlichkeit lymphogener wie hämatogener Metastasierung ist abhängig von der individuellen Situation des Primärtumors.

2.6.3.1 Lymphogene Metastasierung

Maßgeblich für die lymphogene Metastasierung ist in erster Linie das Ausmaß der lokalen Ausbreitung des Primärtumors bzw. dessen Tumormasse. Je geringer diese, je weniger weit der Tumor im Organ fortgeschritten ist, desto seltener lassen sich bereits Lymphknotenmetastasen nachweisen

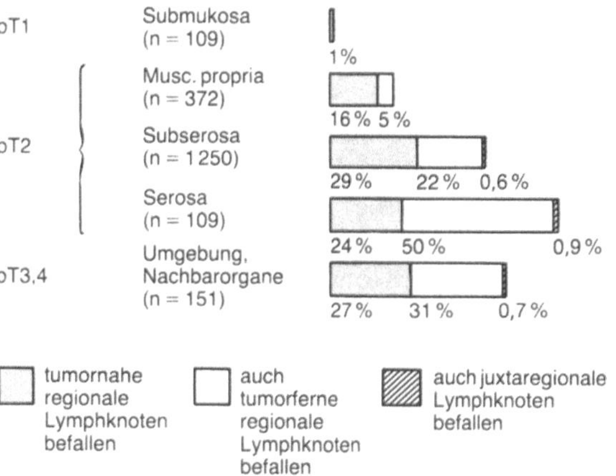

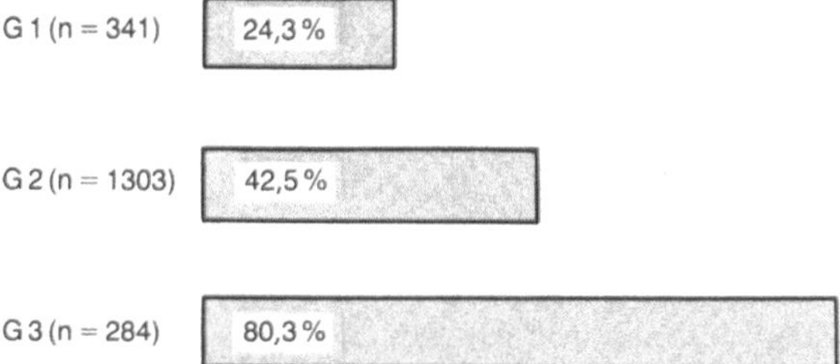

Abb. 5. Häufigkeit von Lymphknotenmetastasen beim kolorektalen Karzinom: Abhängigkeit von der Infiltrationstiefe. (Aus Hermanek u. Karrer 1983)

(Abb. 5). Auf dieser Tatsache beruht die in vielen Organen übliche Unterscheidung zwischen Mikrokarzinom, Frühkarzinom und fortgeschrittenem Karzinom (Abb. 6).

Während im allgemeinen überall dort, wo Blutkapillaren vorhanden sind, auch Lymphgefäße vorkommen, ist dies im Kolon und in der Gallenblase nicht der Fall. Hier ist die Schleimhaut frei von Lymphgefäßen. Daher ist ein auf die Schleimhaut beschränkter Tumor in diesen Organen auch bei Infiltration der Lamina propria mucosae *nicht* in der Lage, Anschluß an das Lymphgefäßsystem zu bekommen und metastasiert daher nicht lymphogen. Dies im Gegensatz etwa zum Magen oder Duodenum, wo Lymphgefäße bereits in der Mukosa vorhanden sind und daher auch ein auf die Schleimhaut beschränkter Tumor Lymphknotenmetastasen setzen kann.

Weitere Faktoren für die lymphogene Metastasierung sind der histologische Typ und der histologische Malignitätsgrad (Abb. 7).

Karzinome, die häufigsten malignen Tumoren, metastasieren in der Regel zunächst lymphogen und erst später auch hämatogen. Bei Sarkomen steht die hämatogene Metastasierung im Vordergrund, wohl in erster Linie deshalb, weil die mei-

Abb. 7. Häufigkeit von Lymphknotenmetastasen beim Adenokarzinom und muzinösen Adenokarzinom des Kolorektums: Abhängigkeit vom histologischen Malignitätsgrad. (Aus Hermanek u. Karrer 1983)

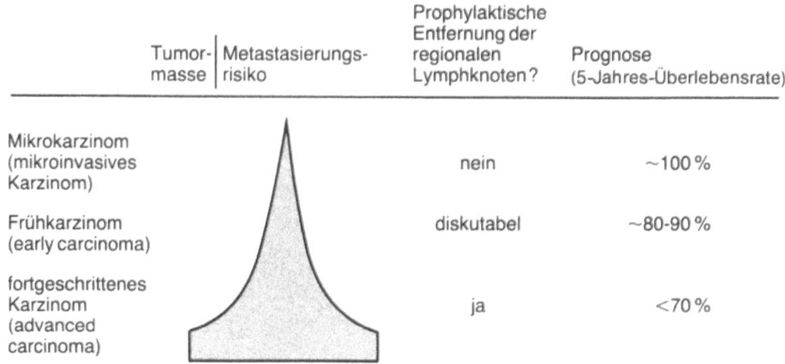

Abb. 6. Entwicklung des Karzinoms

sten Sarkome in den Weichteilen und in Knochen entstehen und diese eine relativ spärliche lymphatische Versorgung aufweisen.

2.6.3.2 Hämatogene Metastasierung

Die Häufigkeit der hämatogenen Metastasierung ist einerseits von der Tumormasse bzw. dem lokalen Ausbreitungsgrad der Geschwulst abhängig, andererseits von der Histomorphologie des Tumors.

Entsprechend ist z.B. beim kolorektalen Karzinom die Häufigkeit von Fernmetastasen zum Zeitpunkt der Diagnose von der Infiltrationstiefe des Tumors entscheidend beeinflußt (Abb. 8), andererseits läßt sich auch eine klare Korrelation zwischen Malignitätsgrad und Fernmetastasierung erkennen (Abb. 9).

Es gibt manche maligne Geschwülste, bei denen eine Fernmetastasierung eine extreme Ausnahme darstellt, so daß diesen Tumoren z.T. eine Zwischenstellung zwischen benigne und maligne zugeteilt wird, wie z.B. dem Basalzellkarzinom der Haut oder dem Dermatofibrosarcoma protuberans. Andererseits kennen wir Tumoren, die zum Zeitpunkt der Diagnose bei mehr als 80% der Fälle bereits Fernmetastasen aufweisen, wie z.B. das kleinzellige Lungenkarzinom vom Oat-cell-Typ. Häufig und früh finden sich Fernmetastasen auch bei Mamma-, Nieren- und Prostatakarzinomen. Auch innerhalb der Tumoren eines bestimmten Organs wechselt die Häufigkeit von Fernmetastasen in Abhängigkeit vom histologischen Typ: Beim follikulären Karzinom der Schilddrüse sieht man Fernmetastasen in Lungen und Knochen wesentlich häufiger als beim papillären Karzinom.

In der Mehrzahl der Fälle bestehen enge *Beziehungen zwischen lymphogener und hämatogener Metastasierung,* wie sich dies aus den engen anatomischen Beziehungen zwischen Lymph- und Blutgefäßsystem zwanglos erklärt (vgl. Abb. 2). Wenn hämatogene Fernmetastasen vorhanden sind, sind die regionären Lymphknoten in der Regel mitbefallen. Bei ausgedehnter regionaler lymphogener Metastasierung ist das Risiko für hämatogene Metastasierung größer als bei fehlender oder nur diskreter regionaler Metastasierung (Abb. 10). Ausnahmen von dieser „Regel" sind Sarkome der Knochen und der Weichteile sowie Choriokarzinome, bei denen die lymphogene Ausbreitung gegenüber der hämatogenen Metastasierung entschieden zurücktritt.

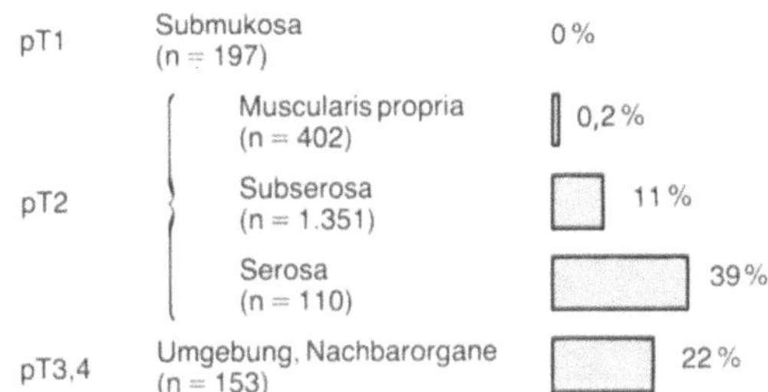

Abb. 8. Häufigkeit von Fernmetastasen (zum Zeitpunkt der Erstbehandlung) beim kolorektalen Karzinom: Abhängigkeit von der Infiltrationstiefe. (Aus HERMANEK u. KARRER 1983)

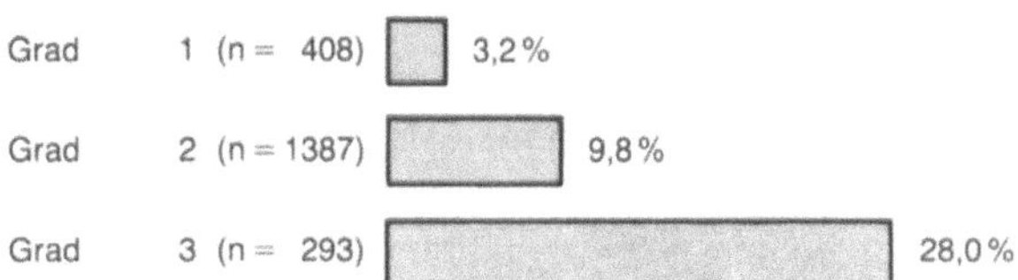

Abb. 9. Häufigkeit von Fernmetastasen (vom Zeitpunkt der Erstbehandlung) beim Adenokarzinom und muzinösen Adenokarzinom des Kolorektums: Abhängigkeit vom histologischen Malignitätsgrad

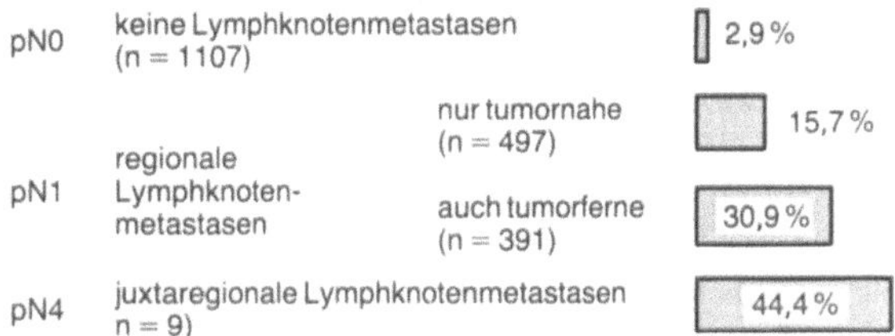

Abb. 10. Häufigkeit von Fernmetastasen (zum Zeitpunkt der Diagnose) beim kolorektalen Karzinom: Abhängigkeit vom Vorhandensein und Ausmaß der lymphogenen Metastasierung. (Aus HERMANEK u. KARRER 1983)

2.7 „Wirtsabwehr"

Der autonome Charakter des malignen Tumors legt die Analogie zu mikrobiellen Infektionen nahe, bei der sich im menschlichen Organismus „fremde" Elemente autonom vermehren. Gegen diese richtet sich die „Wirtsabwehr", d.h. Abwehrmechanismen, die die Ausbreitung der Mikroben einschränken oder verhindern sollen. Man darf annehmen, daß der menschliche Organismus auch über Abwehrmechanismen gegen Entwicklung, Wachstum und Ausbreitung des Tumors verfügt. In erster Linie kommen immunologische Mechanismen („immunological surveillance") in Frage. Hierfür sprechen — abgesehen von Befunden der experimentellen Krebsforschung — sowohl klinische wie morphologische Befunde bei Krebspatienten. Insgesamt sind diese Abwehrmechanismen sicher komplex und bedürfen intensiver weiterer Erforschung.

2.7.1 Klinische Hinweise

a) Bei kongenitalen Immunstörungen wie Agammaglobulinämie, Wiscott-Aldrich-Syndrom oder Ataxia teleangiectatica treten maligne Tumoren wesentlich häufiger auf als bei Kindern ohne immunologische Störungen.

b) Bei erworbenen (sekundären) Immundefekten, vor allem bei Patienten mit immunsuppressiver Langzeitbehandlung nach Organtransplantation, entstehen gehäuft maligne Tumoren, besonders maligne Lymphome.

c) Bei Tumorkrankheiten kann man humorale und zelluläre tumorspezifische Immunreaktionen nachweisen (s. S. 87).

d) Es gibt bei einigen wenigen Tumoren (kindliches Neuroblastom, malignes Melanom, Choriokarzinom der Frau, Hodentumoren, Nierenzellkarzinom) mehr oder weniger komplette Spontanregressionen.

e) Spätmetastasen, d.h. 10 Jahre oder länger nach der Operation des Primärtumors auftretende Fernmetastasen, können am besten dadurch erklärt werden, daß metastatisch verschleppte Tumorzellen durch Abwehrmechanismen in ihrem Wachstum kontrolliert werden („dormancy of metastases"), später bei Versagen der Abwehrmechanismen aktiv werden und sich dann klinisch manifestieren.

2.7.2 Morphologische Befunde

a) Intra- und peritumorös kann man bei malignen Tumoren eine wechselnd stark ausgeprägte „entzündliche Abwehrreaktion" nachweisen. Dabei spielen neben T-Lymphozyten wahrscheinlich K-(Killer-) und NK-(Natural Killer-)Zellen sowie Makrophagen eine Rolle. Im histologischen Routinepräparat erkennt man eine lymphoplasmazelluläre oder lymphohistiozytäre Reaktion. An vielen Orten werden diese Phänomene heute mit modernen immunhistochemischen Methoden einschließlich Analyse mittels monoklonaler Antikörper untersucht (Koch et al. 1985).

b) In den regionären Lymphknoten im Abflußgebiet von Tumoren kann man eine Reihe verschiedener Reaktionen sehen wie z.B. parakortikale (diffuse lymphatische) Hyperplasie, Involution bzw. Lymphozytenverarmung des Parakortex, follikuläre Hyperplasie (Keimzentrenhyperplasie), Sinushistiozytose, Mastzellenhyperplasie oder sarkoidähnliche Reaktion (Meyer 1981). Inwieweit hierbei sekundäre entzündliche Erscheinungen im Primärtumor ursächlich von Bedeutung sind oder aber die „antigene Struktur" des Tumors, ist ungeklärt.

c) Auch am Rande von Fernmetastasen findet man in einem Teil der Fälle wechselnd stark ausgeprägte Reaktionen mit zellulären Elementen des Immunsystems, wobei möglicherweise den NK-Zellen („natural killer cells") die größte Bedeutung zukommt. Gelegentlich bildet sich ein „Granulationsgewebswall" aus, auch Bindegewebsneubildung als „Demarkierungsreaktion" ist gelegentlich möglich.

Alle diese morphologischen Befunde sind auch bei gleichem Organtumor und gleicher Histologie individuell sehr unterschiedlich anzutreffen. Bisweilen liegt der Tumor völlig reaktionslos im Gewebe. Die Korrelation derartiger Befunde zur Prognose bedarf näherer Untersuchungen, wobei nur multivariate Ansätze mit Berücksichtigung auch aller wesentlicher anderer prognostischer Faktoren zu relevanten Aussagen führen können.

2.8 Tumorfolgen

Der maligne Tumor führt sowohl zu lokalen als auch zu systemischen Folgen.

2.8.1 Lokale Tumorfolgen

Ein breites Spektrum klinischer Symptome wird durch die lokalen Komplikationen hervorgerufen (Tabelle 5).

2.8.2 Systemische Tumorfolgen

Dazu kommen die möglichen systemischen Tumorkomplikationen (Tabelle 6). Als *paraneoplastische Syndrome* (Denny-Brown 1948) werden Auswirkungen eines Tumors zusammengefaßt, die

Tabelle 5. Lokale Tumorkomplikationen

Obstruktion von Hohlorganen
z.B. Luftwege, Gastrointestinaltrakt, Gallenwege, Harnwege
Exulzeration und Infektion
Blutung
z.B. Lunge, Harnwege, Gastrointestinaltrakt
Perforation in seröse Höhlen
z.B. Magen, Kolon
Fistelbildung
z.B. ösophagotracheal, gastrokolisch, rektovesikal
Infiltration von Nerven (Schmerz)
z.B. Armplexus, präsakraler Plexus
Einflußstauung
(bei Geschwülsten im oberen Mediastinum)
Hirndruck
(bei primären Tumoren der Schädelhöhle oder bei Hirnmetastasen)
Parenchymausfall durch Metastasen
z.B. Leber, Gehirn
Spontanfraktur
(bei primären Knochentumoren oder Metastasen)

Tabelle 6. Systemische Tumorkomplikationen

1. *Hämatologische Symptome*[a]
   Anämien verschiedener Genese
   Hämorrhagische Diathesen verschiedener Genese
2. *Hormonproduktion bei hormonaktiven Tumoren endokriner Organe*
3. *Paraneoplastische Syndrome*[b]
   a) Endokrinopathien
      z.B. bei kleinzelligem Lungenkarzinom, Pankreas- und Nierenkarzinom
   b) Neuro-, Myo- und Dermatopathien
      (z.T. kombiniert wie Dermatomyositis)
   c) Pulmonale Osteoarthropathie
      z.B. Trommelschlegelfinger bei Lungenkarzinom
   d) Vaskulopathien
      z.B. Thrombophlebitis migrans bei Pankreaskarzinom
   e) Kardiopathien
      z.B. marantische abakterielle Endokarditis

[a] Siehe Kap. 12, S. 206   [b] Siehe Kap. 3.1, S. 61

nicht lokal durch den Tumor oder dessen Metastasen bedingt sind. Wohl am wichtigsten sind — auch in Hinblick auf die Tumorbiologie, ihre Regulationsmechanismen und auf die Histogenese — die endokrinen paraneoplastischen Syndrome (HEITZ u. STAUB 1981). Die *Kachexie* beim Kranken mit fortgeschrittenen Tumoren ist meist durch verschiedene Mechanismen bedingt. Mangelnde Nahrungsaufnahme durch Stenosen im Ösophagus oder Magen oder durch mangelnden Appetit, Proteinverlust, Entzündung und Infektion, Malabsorption, Resorption nekrotischen Tumormate-

Tabelle 7. Ursachen des Todes durch maligne Tumoren

1. *Lokale Komplikationen des Primärtumors (ca. 50%)*
   Ileus, Anurie, Verblutung, Ikterus, Peritonitis nach Perforation, Infektionen, z.B. nach Obstruktion der Luft- oder Harnwege
2. *Metastasenfolgen*
   Leberkoma bei massiver Lebermetastasierung, Hirndruck bei Hirnmetastasen, sehr selten Herzmetastasen, endokrine Insuffizienz durch Hypophysen- oder Nebennierenmetastasen
3. *Krebskachexie*
4. *Therapiefolgen*
   a) Postoperative Letalität
   b) Komplikationen der Bestrahlung
      Darmschäden, Stenose der Harnwege, Nierenschädigung, Störungen der Blutbildung, radiogene Zweittumoren (s.S. 56)
   c) Komplikationen der Chemotherapie
      Hämatologische Schäden, Infektionen, Magendarmblutungen, durch Zytostatika bedingte Zweittumoren (s.S. 56)

rials, Anämie können beteiligt sein. Auch toxische Wirkungen seitens des malignen Tumors werden angenommen.

Manche Tumoren geben in das Serum und andere Körperflüssigkeiten Zellprodukte ab, die als tumorassoziierte Antigene oder Tumormarker bezeichnet werden und die zunehmend diagnostische Bedeutung besitzen (s. S. 87).

2.8.3 Tod am Tumor

Die Todesursachen bei malignen Tumoren sind vielfältig (Tabelle 7) und bedürfen vor allem für die Beurteilung der Therapieergebnisse einer möglichst genauen Analyse.

2.9 Vier-Phasen-Konzept der malignen Tumorkrankheit

Wenn man die maligne Tumorkrankheit vom ersten Anbeginn bis zum Tod durch Tumor oder bis zur definitiven Heilung zusammenfassend betrachtet, so ist sie eine eminent chronische Erkrankung, die wahrscheinlich in der Regel Jahrzehnte dauert. Man kann hierbei vier Phasen unterscheiden (Abb. 11).

In der *Induktionsphase* wird eine gesunde Körperzelle durch kanzerogene Einflüsse (s. S. 56) zu einer Tumorzelle, die die normalen Funktionen

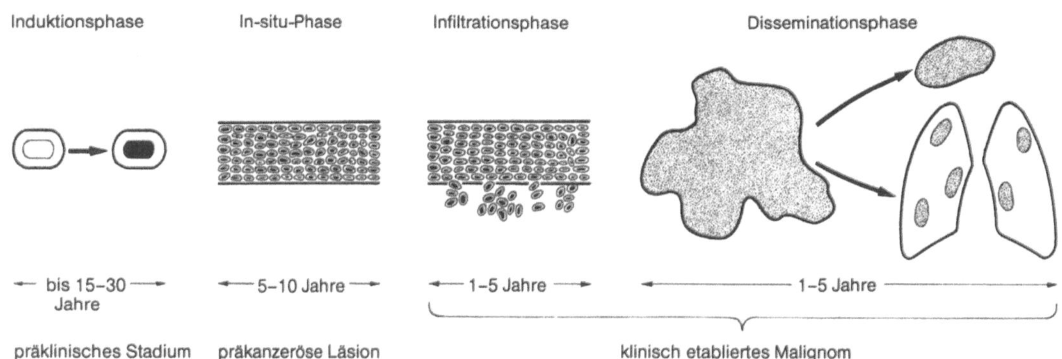

Abb. 11. Vier-Phasen-Konzept der malignen Tumorkrankheit

wenigstens teilweise abgelegt hat und durch autonomes Wachstum gekennzeichnet ist. Wenngleich es bis heute keine klare Antwort darauf gibt, auf welchem Wege diese Malignisierung eintritt, dürfen wir annehmen, daß es sich im wesentlichen um eine Mutation handelt, d.h. eine irreversible Änderung im Genom, in der genetischen Information der Zelle (BAUER 1963). Dabei wird heute in erster Linie an eine Codon-Mutation gedacht, d.h. eine Veränderung der Sequenz oder Alkylierung der Purin- und Pyrimidinbasen des DNS-Moleküls (GRUNDMANN 1966; SCHMÄHL 1981). Auch ein Ausfall der normalerweise bestehenden Reparaturmechanismen für DNS-Schäden (Exzisionsreparatur, postreplikative Rekombinationsreparatur) dürfte von Bedeutung sein. Die neuerdings erreichte Isolierung von Onkogenen in Zellinien von Tumoren ohne bekannte oder vermutete Virusätiologie liefert ein Bindeglied zwischen molekularbiologischen und virologischen Vorstellungen (ROBERTSON 1983).

Erst nach Jahren (bis zu 15 oder 20 Jahren) ist mit der Entstehung histologisch faßbarer Veränderungen in Form sog. präkanzeröser Läsionen zu rechnen. Während in dieser mit 5–10 Jahre anzusetzenden *In-situ-Phase* ist das maligne Zellmaterial noch auf den Ort der direkten Entstehung gebunden, epitheliale maligne Zellen haben die Basalmembran noch nicht durchbrochen. Mit dem Durchbruch durch letztere setzt das infiltrative Wachstum und damit die *Infiltrationsphase* (Invasionsphase) ein. Jetzt erst liegt ein voll ausgebildeter maligner Tumor vor, der nach einer wechselnd langen Zeit in Blut- und Lymphgefäße einbricht und sich in diesen ausbreitet, Metastasen setzt: *Disseminationsphase*. Infiltrations- und Disseminationsphase gehen kontinuierlich ineinander über und stellen zusammen die Zeit der klinischen Manifestation des Tumors dar.

2.10 Krebs — eine Allgemeinerkrankung?

Immer wieder hört man, daß Krebs eine „Allgemeinerkrankung" sei. Der vielzitierte Nachweis von Tumorzellen im Venenblut bei klinisch lokalisierten Krebsen bedeutet keineswegs Dissemination. Tatsächlich finden wir in einer je nach Organ und nach Histologie wechselnden Häufigkeit streng auf den Ursprungsort oder eventuell auch auf das regionale Lymphabflußgebiet beschränkte Tumoren, die durch rein örtliche Maßnahmen, in der Regel chirurgische Therapie, definitiv geheilt werden. Dies ist der schlagendste Beweis, daß Krebs nicht eo ipso eine Allgemeinerkrankung ist, vielmehr als lokalisierte Erkrankung beginnt und erst nach einer wechselnd langen Zeit in die Disseminationsphase übergeht.

Wenn daher vom Krebs als Allgemeinerkrankung gesprochen wird, damit jede rein lokoregionale Therapie als vergeblich bezeichnet und eine grundsätzliche systemische Therapie postuliert wird, so widerspricht dies klinischer Erfahrung. Derartige Thesen sind nicht haltbar und gefährlich, da sie die Grundlagen der Krebschirurgie in Frage stellen, jene Grundlagen, die immer noch zu der überwiegenden Zahl von Krebsheilungen führen.

2.11 Multiple Primärtumoren

Im Organismus können klinisch bzw. makroskopisch an mehreren Lokalisationen Tumoren vorhanden sein. Hierbei sind drei Situationen auseinanderzuhalten:

1. Am häufigsten handelt es sich um einen Primärtumor mit einer wechselnden Zahl manifester zu-

gehöriger Metastasen (sog. sekundäre multiple Tumoren).

2. Es liegt der Befall von mehreren Abschnitten der sog. systematisierten Organe lymphoretikuläres System und/oder Knochenmark vor: sog. maligne Systemerkrankungen wie maligne Lymphome oder Leukämie.

3. Es finden sich an zwei oder mehr Stellen maligne Tumoren, zwischen denen aufgrund klinischer, makroskopischer und histologischer Befunde ein Abhängigkeitsverhältnis im Sinne von Primärtumor und Metastase nicht angenommen werden kann (WALTHER 1948): sog. primär multiple Tumoren oder multiple Primärtumoren.

Zur Anerkennung als multiple Primärtumoren werden z.T. sehr strenge, entschieden zu weit gehende Forderungen erhoben, z.B. daß die Tumoren histologisch unterschiedlich strukturiert seien und daß jeder Tumor seine eigenen Metastasen verursacht hätte. Man beruft sich hierbei oft zu Unrecht auf BILLROTH. Eine praktikable Definition stammt von WARREN u. GATES (1932), der auch MOERTEL 1966 folgt:

a) jeder Tumor muß eindeutig Malignität zeigen,
b) die Tumoren müssen klar voneinander getrennt sein,
c) die Möglichkeit, daß ein Tumor die Metastase des anderen ist, muß ausgeschlossen sein.

Multiple Primärtumoren sind nach ihrem zeitlichen Auftreten in synchrone (gleichzeitig auftretende) und metachrone (zu verschiedenen Zeiten auftretende) zu unterteilen. Sie können entweder im gleichen Organ oder in verschiedenen Organen beobachtet werden.

Im Schrifttum werden multiple Primärtumoren in 3–7% berichtet (MOERTEL 1966; WALTHER 1948). An der Mayo Clinic fanden sich unter 37580 Patienten 1909 Kranke (5,1%) mit multiplen Primärtumoren, wobei multiple Hautkarzinome nicht mitgezählt sind. Bei 841 dieser Patienten (44%) handelte es sich um synchrone, bei 983 Patienten (51%) um metachrone Tumoren, bei 85 Kranken (4%) konnten sowohl synchrone als auch metachrone multiple Primärtumoren festgestellt werden.

Unter den Patienten mit multiplen Primärtumoren können verschiedene Untergruppen unterschieden werden:

1. multiple Primärtumoren im gleichen Gewebe des gleichen Organs, am häufigsten mehrere primäre Karzinome im Kolorektum, in der Mundhöhle, im Magen, in der Harnblase;

2. multiple Primärtumoren in paarigen Organen, besonders in den Mammae;

3. multiple Primärtumoren im gleichen Gewebe verschiedener Örtlichkeiten eines Organsystems, am häufigsten im Bereich des oberen Aerodigestivtrakts (Mundhöhle, Pharynx, Ösophagus, Larynx, Lunge) („Tabakzone") und der Harnwege;

4. multiple Primärtumoren in verschiedenen Geweben und verschiedenen Organen, so z.B. Kolorektum und Haut, Harnwege und Prostata, Kolorektum und Prostata, Mamma und Corpus uteri oder Mamma und Kolorektum.

Der multiple Primärtumor ist ein makroskopischer Begriff. Davon unabhängig kann man bei makroskopisch solitären Tumoren Phänomene beobachten, die für eine Tumorentstehung in multiplen mikroskopischen Arealen sprechen. So findet man bisweilen innerhalb des solitären makroskopisch auffälligen Areals z.B. im Magen histologisch multiple kleine, in der Regel auf die Schleimhaut beschränkte oder höchstens in die Submukosa reichende Tumorareale, zwischen denen sich noch nicht maligne Schleimhaut, in der Regel mit chronisch atrophischer Gastritis und Dysplasie nachweisen läßt. Man darf annehmen, daß die einzelnen Tumorherde später konfluieren und im fortgeschrittenen Tumor nurmehr ein „homogener" Tumorbezirk in Erscheinung tritt.

2.12 Ätiologie

Zur Aufklärung der Ursachen maligner Tumoren kommen epidemiologische, experimentelle und klinische Methoden in Frage. Klar ist, daß es keine einzelne Ursache aller Malignome gibt, daß vielmehr für die verschiedenen Krebserkrankungen ein wechselnd breites und unterschiedliches Ursachenspektrum in Frage kommt, wobei durchaus nicht alle ursächlichen Faktoren aufgeklärt sind.

Die überwiegende Zahl maligner Tumoren zeigt eine deutliche *Inzidenzzunahme mit dem Lebensalter:* je älter eine Population, um so häufiger werden Krebse beobachtet. *Angeborene maligne Tumoren* kommen vor (z.B. Nephroblastom, Chordom), sind aber die Ausnahme.

Die große Mehrzahl der Malignome wird vor allem durch *exogene Faktoren* verursacht. Unter ihnen stehen physikalische und vor allem chemische Noxen weit im Vordergrund (Schmähl 1981), wobei zu den letzteren auch Toxine von Mikroorganismen, z.B. das Aflotoxin von Schimmelpilzen, zu rechnen ist. Für die Aufklärung der exogenen Noxen war vor allem die Erforschung der Berufskrebse von besonderer Bedeutung, wesentliche Ergebnisse ergeben sich hier auch aus epidemiologischen Untersuchungen verschiedenster Art. Beim Menschen ist ein direkter Zusammenhang von Malignom und Infektionen bisher nur beim Burkitt-Lymphom evident. Infektionen mit Schistosomen können auf dem Boden chronischer Entzündungen indirekt zu erhöhtem Krebsvorkommen bestimmter Organe führen, z.B. ist die große Häufigkeit des Harnblasenkrebses in Ägypten auf die weite Verbreitung von Schistosomum haematobium und die dadurch bedingten chronischen Harnblasenentzündungen zurückzuführen.

Neben exogenen Faktoren spielen für die Krebsentstehung auch *endogene Faktoren* eine Rolle. Anzuführen sind kongenitale oder erworbene Immunstörungen (s. S. 52), hormonale Faktoren (von Bedeutung möglicherweise bei Prostata- und Mammakarzinom) und genetische Faktoren (familiäre Häufung, sog. Krebsfamilien, vererbbare Präneoplasien wie Adenomatosis coli oder Neurofibromatose von Recklinghausen).

Höchstes Ziel wäre eine *primäre Prävention,* d.h. die Verhütung von malignen Tumoren durch Ausschaltung der Ursachen. Dies ist in praxi im wesentlichen nur für einige seltene Krebse möglich, insbesondere Berufskrebse. Für die große Mehrzahl aller malignen Erkrankungen gibt es aber weder eine einzige, noch eine weit dominierende „Ursache", so daß primäre Prävention nicht realisierbar ist. Und dort, wo wesentliche Faktoren bekannt sind, wie etwa hoher Nikotinabusus beim Lungenkrebs, scheitert die Prävention an der mangelnden Einsicht vieler Menschen.

2.13 Therapiebedingte Tumoren

Maligne Tumoren als Folge einer *Bestrahlung benigner Läsionen* gehören heute wohl der Vergangenheit an. Schilddrüsenkarzinome nach Bestrahlung im Halsgebiet in der Kindheit, Knochensarkome nach Bestrahlung benigner Knochenveränderungen, wie z.B. von Riesenzelltumoren, sind bekannte Beispiele.

Auch nach *medikamentöser Therapie benigner Krankheiten* wurde Krebsentwicklung berichtet, so z.B. nach Arsentherapie (Haut-, Lungen-, Lebertumoren), nach Phenazetin (Nierenbeckenkarzinome) oder nach Abortprophylaxe mit Diäthylstilböstrol, bei der transplazentar in der Scheide der Töchter in jugendlichem Alter ein ganz charakteristischer Tumor (das sog. Klarzellenkarzinom) auftrat.

Mit der Verbesserung der Resultate bei manchen früher unheilbaren und nach wenigen Jahren zum Tod führenden Tumoren beobachtet man zunehmend Patienten, die von ihrem ersten malignen Tumor bei Einsatz von Radio- und/oder Chemotherapie geheilt sind, bei denen aber später *therapiebedingte Zweittumoren in anderen Organen* auftreten. Das wohl älteste, glücklicherweise sehr seltene Beispiel stellt das maligne Lymphangioendotheliom (Lymphangiosarkom) im Bereich der chronischen Lymphstauung nach Mammakarzinom (Stewart-Treves-Syndrom) dar. Knochensarkome nach Bestrahlung der Thoraxwand wegen Mammakarzinom wurden berichtet. In den letzten Jahren hat das Auftreten von Leukämien, Lungen- und anderen Karzinomen nach Zytostatikatherapie, vor allem von Plasmozytomen, malignen Lymphomen und M. Hodgkin, besondere Aufmerksamkeit gefunden (Gerhartz 1982). Neuerdings wurde auch über Leukämien nach adjuvanter Chemotherapie gastrointestinaler Karzinome mit Methyl-CCNU berichtet (Boice et al. 1983).

2.14 Präkanzerosen (Präneoplasien)

Alte klinische Erfahrung lehrt, daß maligne Tumoren bei bestimmten klinisch oder durch Auftreten bestimmter histologischer Veränderungen definierten Personengruppen in größerer Häufigkeit auftreten als bei anderen Personen. Man spricht von Krebsrisikogruppen, Risikosituationen, Krebsvorstufen, Präkanzerosen (im Sinne von „cancer", d.h. maligner Tumor) oder Präneoplasien. Alle diese Bezeichnungen kennzeichnen ein signifikant erhöhtes Risiko der späteren Krebsentwicklung. Dieses Risiko ist natürlich je nach Situation unterschiedlich hoch und aus solchen Präkanzerosen muß sich nicht ein maligner Tumor entwickeln.

1972 wurde von einem Expertenkomitee der WHO vorgeschlagen, zwischen *präkanzerösen Bedingungen (conditions)* und *präkanzerösen Läsionen (lesions)* zu unterscheiden (Tabelle 8). Diese

Tabelle 8. Präkanzerosen: Präkanzeröse Bedingungen und präkanzeröse Läsionen

	Präkanzeröse Bedingungen (conditions)	Präkanzeröse Läsionen (lesions)	
Synonyme	Präkanzeröse Krankheiten Präkanzerosen im weiteren Sinn Krebsrisikopatienten	Präkanzeröse Gewebsveränderungen Präkanzerosen im engeren Sinn Krebsvorstufen	
Definition	Klinisch/ Klinisch-anamnestisch	Histologische Gewebsveränderung a) umschrieben	b) disseminiert bzw. diffus
Klinische Konsequenzen	Vorsorgliche regelmäßige Untersuchungen mit Ziel der Frühdiagnose etwaig entstehender Karzinome	Endoskopische oder chirurgische Entfernung	Engmaschige Überwachung mit Ziel der Frühdiagnose etwaig entstehender Karzinome Oder: Prophylaktische Entfernung des Organs
Beispiel am Kolorektum	Kolorektale Karzinome oder Adenome in Anamnese Kolorektale Karzinome bei Blutsverwandten Sog. Krebsfamilien	Adenom	Neoplastische Dysplasie bei lange bestehender Colitis ulcerosa

Unterscheidung hat vor allem praktische klinische Konsequenzen (HERMANEK u. GALL 1984).

Präkanzeröse Läsionen sind histologisch je nach Ausgangsgewebe unterschiedlich. Beim Plattenepithel wird heute vielfach von Dysplasie und Carcinoma in situ gesprochen, beim Drüsenepithel teils von schweren Zellatypien, teils von schwerer oder neoplastischer Dysplasie. An der Cervix uteri setzt sich zunehmend der Begriff intraepitheliale Neoplasie durch (RICHART 1973; FOX 1983). Angesichts der vielen Diskrepanzen in der Nomenklatur erscheint uns der Begriff intraepitheliale Neoplasie auch für andere Schleimhäute zur Kennzeichnung sehr geeignet, es ist eine dringende Aufgabe, ihn an anderen Örtlichkeiten klar zu definieren. Vorläufig aber gibt es noch keine uniforme Bezeichnungen, und für den Kliniker gilt in erster Linie, bei ähnlichen Diagnosen mit seinem Pathologen die biologische Wertigkeit abzuklären.

Bei präkanzerösen Läsionen bzw. intraepithelialen Neoplasien finden wir alle zytologischen Veränderungen, die wir auch beim infiltrativen Karzinom sehen (s. S. 44). Auch strukturelle Abweichungen liegen vor, wie z.B. Störungen in der Zelllagerung (Polarität), in der Zellschichtung, weiters Epithelverbreiterung, gesteigerte Proliferation, bei Schleimhäuten mit Drüsen auch unregelmäßige Drüsen- bzw. Kryptenarchitektur und sog. Tochterlumenbildung (glands-in-glands).

Bei allen präkanzerösen Läsionen bzw. intraepithelialen Neoplasien gilt der von KLEINSASSER u.

HECK (1959) für den Larynx formulierte Satz, daß es sich um „Vorläufer, Mitläufer oder Ausläufer" des Krebses handelt. Daraus ergeben sich vier Punkte von wesentlicher klinischer Bedeutung (HERMANEK u. GALL 1984):

1. Präkanzeröse Läsionen bzw. intraepitheliale Neoplasien sind nicht metastasierungsfähig.

2. Ohne operative Entfernung ist der Verlauf unbestimmbar: Rückbildung scheint möglich, jahrelange Konstanz ist durchaus nicht selten, schließlich kann sich nach unterschiedlich langer Zeit ein infiltratives Karzinom entwickeln.

3. Neben einer intraepithelialen Neoplasie kann in unmittelbarer Nachbarschaft oder an anderen Stellen des Organs, örtlich getrennt, ein Karzinom bestehen, daher ist sehr genaue Untersuchung erforderlich.

4. Ergibt sich bei Inzisions-(Zangen-)Biopsien aus einer größeren Läsion das Bild einer intraepithelialen Neoplasie (neoplastische oder schwere Dysplasie, Dysplasie III. Grades, Carcinoma in situ), so kann an anderen (nichtbiopsierten) Stellen der Läsion durchaus bereits ein infiltrierendes Karzinom bestehen. Daher ist eine definitive Diagnose intraepitheliale Neoplasie grundsätzlich nur möglich, wenn die Läsion komplett entfernt und histologisch untersucht ist. Der Pathologe kann daher an einer Biopsie stets nur einen vorläufigen Befund abgeben: „An dieser nicht als repräsentativ anzusehenden Inzisionsbiopsie zeigt sich das

Bild einer intraepithelialen Neoplasie (neoplastische Dysplasie, schwere Dysplasie, Carcinoma in situ); ob an anderen Stellen der Läsion nicht bereits ein infiltratives Karzinom vorliegt, muß offen bleiben, definitive Diagnose nur nach histologischer Untersuchung der komplett entfernten Läsion möglich!"

Die Kenntnis der Präkanzerosen ermöglicht eine sog. *sekundäre Krebsprävention.* Wir verstehen darunter, daß die Entwicklung von Krebsen durch rechtzeitige Entfernung präkanzeröser Läsionen verhindert wird. Derartiges ist z.B. in der Mundhöhle und im Larynx, im Kolorektum oder an der Cervix uteri auch heute schon in größerem Rahmen möglich.

Literatur

Bauer KH (1963) Das Krebsproblem. Springer, Berlin Göttingen Heidelberg

Boice JD jr, Greene MH, Killen JY jr et al. (1983) Leukemia and preleukemia after adjuvant treatment of gastrointestinal cancer with semustine (methyl-CCNU). N Engl J Med 309:1079–1084

Collins VP, Loeffler RK, Tivey H (1962) Observations on growth rates of human tumours. AJR 76:387–395

Denny-Brown D (1948) Primary sensory neuropathy with muscular changes associated with carcinoma. J Neurol Neurosurg Psychiatry 11:73–79

Fenoglio CM, Kaye GI, Lane N (1973) Distribution of human colonic lymphatics in normal, hyperplastic, and adenomatous tissue. Gastroenterology 64:51–66

Fortner JG, MacLean BJ, Rosen PP (1981) Die prophylaktische Lymphknotendissektion. In: Weidner F, Tonak J (Hrsg) Das maligne Melanom der Haut. Perimed, Erlangen

Fox H (1983) Three stages of gynecological cancers. Vortrag IXth European Congress of Pathology, Hamburg, 19.–23.9.1983

Gerhartz D (1982) Zweitmalignome unter zytostatischer Therapie. Lebensversicher Med 34:110–113

Giedl J, Hermanek P, Husemann B (1980) Häufigkeit und Typ der lymphogenen Metastasierung des Magenkrebses. Langenbecks Arch Chir 350:191–197

Grundmann E (1966) Über intrazelluläre Vorgänge der Karzinogenese. MMW 108:1662–1667

Hegemann G (1967) Metastasenprobleme in der Chirurgie. Wien Med Wochenschr 117:175–188

Heitz PhU, Staub J-J (1981) Paraneoplastische endokrine Syndrome. In: Doerr W, Seifert G (Hrsg) Springer, Berlin Heidelberg New York (Spezielle pathologische Anatomie, Bd 14/II)

Hellmann S, de Vita VT jr (1982) Principles of cancer biology: Kinetics of cellular proliferation. In: De Vita VT jr, Hellman S, Rosenberg SA (eds) Cancer, principles and practice of oncology. Lippincott, Philadelphia Toronto

Hermanek P, Giedl J, Altendorf A (1984) Häufigkeit, Typ und Klassifikation der lymphogenen Metastasierung gastrointestinaler Karzinome. Verh dtsch Ges Pathol 68:284–287

Hermanek P, Gall FP (1984) Präkanzerosen des Verdauungstraktes. In: Demling L (Hrsg) Klinische Gastroenterologie, 2. Aufl. Thieme, Stuttgart New York

Hermanek P, Karrer K (1983) Illustrierte Synopsis kolorektaler Tumoren. Pharmazeutische Verlagsgesellschaft, München

Hermanek P, Sigel A (1982) Necessary extent of lymph node dissection in testicular tumours. Eur Urol 8:135–144

Huvos AG, Hutter RVP, Berg JW (1971) Significance of axillary macrometastases and micrometastases in mammary cancer. Ann Surg 173:44–46

Kleinsasser O, Heck KH (1959) Über das sog. Carcinoma in situ des Kehlkopfes. Arch Ohrenheilkd 164:210–242

Koch B, Giedl J, Hermanek P, Kalden JR (1985) The analysis of mononuclear cell infiltrations in colorectal adenocarcinoma. J Cancer Res Clin Oncol 109:142–151

Löhrs U (1982) Histologische Klassifikation der malignen Hodentumoren. In: Illiger HJ, Sack H, Seeber S, Weissbach L (Hrsg) Nicht-seminomatöse Hodentumoren. Karger, Basel

Meyer EM (1981) Zur prognostischen Bedeutung tumorabhängiger histologischer Lymphknotenreaktionen. GBK-Mitteilungsdienst 9/35:16–19

Moertel ChG (1966) Multiple primary malignant neoplasms. Their incidence and significance. Springer, Berlin Heidelberg New York

Mühe E, Gall FP, Hermanek P, Angermann B (1979) Hat die Berechnung der Geschwindigkeit des Geschwulstwachstums klinische Bedeutung? Onkologie 2:166–173

Richart RM (1973) Cervical intraepithelial neoplasia. Pathol Annual 8:301–328

Robertson M (1983) Oncogenes and the origins of human cancer. Br Med J 286:81–82

Schmähl D (Hrsg) (1981) Maligne Tumoren. Entstehung, Wachstum, Chemotherapie, 3. Aufl. Cantor, Aulendorf

Walther HE (1948) Krebsmetastasen. Schwabe, Basel

Warren S, Gates O (1932) Multiple primary malignant tumors: A survey of the literature and a statistical study. Am J Cancer 16:1358–1376

Weiterführende Literatur

Carter RL (ed) (1984) Precancerous states. Oxford University Press, Oxford

Currie G, Currie A (1982) Cancer: The biology of malignant tissue. Arnold, London

Georgi A (Hrsg) (1982) Solide Tumoren und Metastasierung. Fischer, Stuttgart New York (Verhandlungen der Deutschen Krebsgesellschaft, Bd 3)

Grundmann E (1981) Allgemeine Geschwulstlehre. Urban & Schwarzenberg, München Wien (Chirurgie der Gegenwart, Bd 1, Ergänzung)

Weiss L (ed) (1976) Fundamental aspects of metastases. North-Holland Publishing Company, Amsterdam Oxford

3 Diagnose

3.1 Klinische Untersuchung

J. Tonak

Die klinische Untersuchung des Krebskranken ist
Grundlage für die Diagnose und auch erste Stufe
der Bestimmung der Tumorausbreitung (Staging).
Sie ist nicht nur von entscheidender Bedeutung für
den Einsatz oder den Verzicht auf weitere diagnostische Hilfsmittel, sondern beeinflußt auch wesentlich die in Frage kommende Therapie. Alle Laboruntersuchungen und modernen bildgebenden
Verfahren entbinden nicht von der Notwendigkeit
einer sorgfältigen klinischen Untersuchung. Wird
diese mit allen Möglichkeiten durchgeführt, erüb-
rigen sich vielfach weitere aufwendige diagnostische Methoden.

3.1.1 Anamnese und Symptome

Erster Schritt der klinischen Untersuchung ist die
Erhebung einer Familien- und Eigenanamnese.
Fragen nach den für die verschiedenen Organtumoren charakteristischen Risikofaktoren haben
besondere Bedeutung. Der maligne Tumor ist eine
eminent chronische Erkrankung, die Symptome
sind in den meisten Fällen uncharakteristisch und
treten vielfach erst relativ spät auf, da sie meist
Zeichen von lokalen Komplikationen sind. Bei peripher gelegenen Tumoren, wie solchen der Brust,
der Haut oder der Weichteile, bemerken die Patienten oft selbst einen „Tumor" oder ein „Geschwür". Schmerzen fehlen in Frühstadien meistens. Eher ist mit uncharakteristischen Abdomi-
nalbeschwerden, „Organ"- oder Druckgefühl zu
rechnen. Gravierende Bedeutung haben Angaben
über Bluterbrechen, Blut im Sputum, Stuhl oder
Harn. Änderungen in den Stuhlgewohnheiten sind
häufiges erstes Symptom für kolorektale Karzinome.

Vielfach sind aber die Symptome Ausdruck weit
fortgeschrittener Tumoren mit lokalen Komplikationen, etwa Obstruktion von Hohlorganen, Blutung, Perforation und Fistelbildung, Einflußstauung. Schmerzen infolge Alteration etwa des
Armplexus oder des präsakralen Plexus sind in der
Regel Zeichen der Inkurabilität.

Gelegentlich sind Metastasen das erste Symptom eines Malignoms, z. B. vergrößerte Lymphknoten am Hals bei Schilddrüsen- oder Lungenkarzinomen oder Tumoren des Hals-Nasen-Oh-
renbereiches. Mammakarzinome können sich zunächst durch vergrößerte axilläre Lymphknoten
manifestieren. Spontanfrakturen oder „rheumati-
sche Schmerzen" können durch Metastasen sonst
klinisch unbemerkter Primärtumoren bedingt sein,
insbesondere solche in der Niere und in der Prostata.

3.1.2 Allgemeine körperliche Untersuchung

Der körperliche Untersuchungsbefund muß bei
Verdacht auf eine Krebserkrankung besonders
sorgfältig erhoben werden. Hierzu gehört, so banal
das sein mag, daß der Patient in entkleidetem Zustand vollständig untersucht wird. Manche Thorakotomie wäre schon vermieden worden, wäre das
Hautfibrom am Rücken, das den Röntgenschatten
verursachte, bei der klinischen Untersuchung entdeckt worden!

Selbst in unserer Zeit unterliegen die Brust der
Frau und die Hoden des Mannes einem eigenarti-
gen Untersuchungstabu. Die klinische Untersuchung dieser Organe ist jedoch beispielsweise bei
röntgenologischem Verdacht auf eine Lungenmetastase besonders wichtig. Uns sind Fälle bekannt,
bei denen Patienten lange und schmerzliche diagnostische Irrfahrten hätten erspart werden können, wären diese Organe bei der ersten klinischen
Untersuchung nicht ausgelassen worden. Zur vollständigen klinischen Untersuchung gehört auch
die rektal-digitale Untersuchung. Diese Untersuchung wird am besten und schonendsten — sofern
der untersuchende Arzt Rechtshänder ist — in

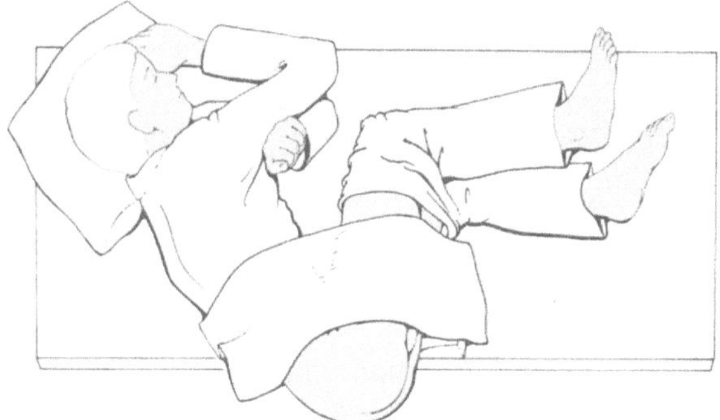

Abb. 1. Die rektal-digitale Untersuchung in Linksseitenlage des Patienten

Linksseitenlage des Patienten durchgeführt (Abb. 1).

Auch heute sind noch ca. 20–25% aller kolorektalen Karzinome mit dem Finger tastbar! Nach G. Hegemann ist die Güte und Qualifikation eines Arztes der Häufigkeit seiner rektal-digitalen Untersuchungen direkt proportional.

Der erhobene Untersuchungsbefund sollte möglichst ausführlich auf hierfür in zahlreichen Variationen vorhandenen Untersuchungsformblättern festgehalten werden. Die in der Klinik häufig verwendeten nichtssagenden Floskeln wie „schlechter AZ, ausreichender EZ" sollten hierbei unbedingt vermieden werden. Die objektive Beschreibung des Befundes, wie z. B. „bewußtseinsklar, fahles Hautkolorit" oder „Körpergröße … cm, Körpergewicht … kg", ist aussagekräftig und wesentlich. Mangelnde Sorgfalt verrät auch der häufig verwandte Begriff des „Zustandes nach". Diese Bezeichnung ist überflüssig und nichtssagend. Im Untersuchungsbefund sollte z. B. festgehalten werden: „Reizlose Narbe im rechten Unterbauch nach Appendektomie 1975".

3.1.3 Äußerlich zugängliche Primärtumoren

Soweit es sich um Tumoren äußerer Lokalisation handelt, führt der sichtbare oder tastbare Tumor den Patienten zum Arzt. Derartige äußere Geschwülste können exakt nach Größe, Form und Konsistenz beschrieben werden. Von großer Wichtigkeit ist auch die Beurteilung der Beziehung eines Tumors zum umgebenden Gewebe. Hieraus ergeben sich nicht nur prognostische, sondern häufig auch therapeutische Konsequenzen. So führen wir z. B. beim tastbaren kleinen (Tumordurchmesser unter 3 cm) Rektumkarzinom, das gut beweglich

ist (klinisches Stadium 1 oder 2 nach Mason) heute primär eine lokale Exzision des Tumors durch (Hermanek u. Karrer 1983). Bei den meisten Patienten stellt diese chirurgische Therapie definitiv die endgültige chirurgische Behandlung dar. Nur bei wenigen muß nach Vorliegen der endgültigen pathohistologischen Befunde des Tumors doch noch eine Radikaloperation durchgeführt werden.

3.1.4 Lymphknoten

Bei Malignomen äußerer Lokalisation ist auch die klinische Untersuchung und Beurteilung des regionalen Lymphabflußgebietes von Wichtigkeit. Bei vergrößerten oder derben Lymphknoten ist meist deren therapeutische Entfernung angezeigt. Die klinische Untersuchung der Halslymphknoten ist nicht nur bei Malignomen im Kopf-Hals-Bereich, sondern beispielsweise auch beim Magen- und Lungenkarzinom besonders wichtig. Die Vergrößerung eines linksseitigen supraklavikulären Lymphknotens beim Magenkarzinom (Virchow-Drüse) läßt den Verdacht auf eine lymphogene Fernmetastase zu. Nach deren Biopsie oder Exstirpation und histologischer Bestätigung wird dem Patienten eine explorative Laparotomie erspart. Beim Verdacht auf Lungenkarzinom kann nach Entdeckung einer supraklavikulären Lymphknotenmetastase und deren histologischer Untersuchung jede weitere aufwendige Diagnostik entfallen.

3.1.5 Tumoren innerer Organe

Tumoren innerer Lokalisation entziehen sich der direkten klinischen Betrachtung und Palpation. Zu ihrer Erkennung ist der Einsatz diagnostischer Hilfsmittel wie Endoskopie, Röntgen und moderner bildgebender Verfahren erforderlich. Ergänzend werden in Abhängigkeit von verdächtigen bzw. befallenen Organen entsprechende Laboruntersuchungen fallweise nützlich sein, in bestimmten Fällen auch der Nachweis von sog. Tumormarkern (s. Kap. 3.4, S. 87). Am Ende der Untersuchung steht dann die mikromorphologische (zytologische oder histologische) Sicherung der Diagnose.

Manchmal verursachen Tumoren innerer Lokalisation aufgrund ihrer besonderen anatomischen Lage charakteristische Syndrome, die meist Hinweis für ein weit fortgeschrittenes Tumorstadium

Tabelle 1. Tumorsyndrome

Syndrom	Symptome	Häufige Ursache
Trotter-Syndrom	Trismus, präaurikuläre Schwellung, Gaumenparese, einseitige Mittelohrtaubheit und Neuralgie im Unterkiefer-, Ohr- und Zungenbereich	Epipharynxtumor
Pancoast-Syndrom	Verschattung im Lungenoberlappen, Neuralgie im Plexus brachialis, Horner-Trias	Peripheres Lungenkarzinom im Sulcus pulmonalis der Lungenspitze
Mittellappen-Syndrom	Pneumonie, Mittellappenatelektase, Hämoptysen, Stenose im Mittellappenbronchus	Lungenkarzinom im Mittellappenbronchus
Courvoisier-Syndrom	Ikterus, acholische Stühle, tastbarer Hydrops der Gallenblase	Periampulläres und Pankreaskopf-Karzinom

sind. Von diesen stellen die bekanntesten das Pancoast-Syndrom und das Courvoisier-Syndrom dar (Tabelle 1).

3.1.6 Paraneoplastische Syndrome

Von Syndromen, die durch ein lokales Tumorwachstum verursacht sind, können die paraneoplastischen Syndrome abgegrenzt werden. Der Begriff „paraneoplastisches Syndrom" wurde von Denny-Brown 1948 eingeführt. Man versteht darunter jede Auswirkung eines Tumors, die nicht lokal durch das Malignom selbst oder dessen Metastasen bedingt ist. Bei den paraneoplastischen Syndromen lassen sich nichthormonale (Tabelle 2) und hormonale Syndrome (Tabelle 3) unterscheiden (Hall 1974, zit. nach Heitz u. Staub 1981).

Die klinische Bedeutung paraneoplastischer Syndrome ist darin zu sehen, daß Tumoren bereits im Frühstadium ein Syndrom bewirken können, das auf die Diagnose lange vor Entdeckung des Primärtumors hinweist oder eine Verlaufskontrolle nach Therapie erlaubt.

Die Erkennung klinischer Syndrome, welche auf die Sekretion von Hormonen durch nichtendokrine Tumoren zurückgeführt werden können, gehört zu den wesentlichsten Fortschritten der Endo-

Tabelle 2. Nichthormonale paraneoplastische Syndrome. (Aus Heitz u. Staub 1981)

Organ	Syndrom
1. Allgemeine Tumorsymptome	Kachexie Unspezifische Stoffwechselsteigerung Fieber
2. Haut	Acanthosis nigricans Herpes zoster Anhidrose
3. Blut	Leukozytose Eosinophilie Aplastische Anämie Hämolytische Anämie Thrombozytose Thrombozytopenie Panzytopenie
4. Herz- und Gefäßsystem	Thrombophlebitis migrans Abakterielle marantische polypöse Endokarditis
5. Nervensystem	Progressive multifokale Leukoenzephalopathie Kleinhirnrindendegeneration Amyotrophische Lateralsklerose Subakute nekrotisierende Myelopathie Sensorische Neuropathie Sensori-motorische Neuropathie Polymyositis Demenz
6. Stoffwechsel	Hyperkaliämie Paraproteinämie (Amyloidose) Nephrotisches Syndrom
7. Sonstige Organe	Pulmonale Osteoarthropathie

krinologie in den letzten Jahren (Heitz u. Staub 1981). Der eindeutige Beweis der ektopen Hormonbildung durch Tumorgewebe wurde in den 60er Jahren erbracht (Liddle et al. 1969). Zwischenzeitlich wurde eine Vielzahl von Hormonen nachgewiesen, die durch die verschiedensten Tumoren synthetisiert werden (Tabelle 3).

Die Häufigkeit hormoneller paraneoplastischer Syndrome ist zum jetzigen Zeitpunkt nur schwer abzuschätzen. Einerseits kennen wir noch nicht alle Hormone des menschlichen Körpers und deren normale Bildungsstätten, zum anderen werden paraneoplastische Syndrome bei tumorkranken Patienten leicht übersehen, da sie durch andere, schwerere Krankheitszustände, die durch den Tu-

Tabelle 3. Hormonale paraneoplastische Syndrome (ektope Hormonbildung durch Tumoren). (Nach Rees u. Ratcliffe 1974; Staub 1978; Heitz u. Staub 1981)

Bedeutung	Hormon	Syndrom	Häufigste ursächliche Tumoren
Häufigere Formen	ACTH (adrenokortikotropes Hormon)	Cushing-Syndrom (oft atypisch)	Lunge (kleinzelliges Karzinom, Karzinoid), Pankreas, Thymus, medulläres Schilddrüsenkarzinom
	Lipotropin (LPH)		
	Kortikotropin-Releasing-Faktor (CRF)		
	melanozyten-stimulierendes Hormon (MSH) und/oder Lipotropin (LPH)	Pigmentierung	
	antidiuretisches Hormon (ADH)	Schwartz-Bartter-Syndrom [a]	Lunge, Pankreas
	Oxytozin, Neurophysin	keine klinischen Symptome	Lunge, Pankreas
	Gonadotropine (luteotropes Hormon LH, follikelstimulierendes Hormon FSH)	Gynäkomastie	Lunge, Leber, Magen, Niere
	hyperkalzämisierende Substanzen: Parathormon (PTH), Prostaglandine, osteolytische Sterole, „osteoclast activating factor"	Hyperkalzämie	Lunge, Mamma, Niere, Pankreas, Ovar
Seltener und teilweise noch wenig geklärt	Prolaktin (PRL)	Galaktorrhö, Amenorrhö, Impotenz	Lunge, Niere
	Human placental lactogen (HPL) (= human chorionic somatomammatropin HCS)	Gynäkomastie	Lunge
	Wachstumshormon (somatotropes Hormon STH)	Akromegalie	Lunge
	thyreoidea-stimulierendes Hormon (TSH)	Hyperthyreose	Lunge
	Insulin non-suppressible insulinlike activity (NSILA)	Hypoglykämie	mesenchymale Tumoren, Leber
	Kalzitonin	keine klinischen Symptome	Lunge, Mamma
	Erythropoietin	Polyglobulie	Uterus, Ovar

[a] Hyponatriämie, Hypernatriurie, Aldosteronismus, Angiotensinresistenz des Gefäßsystems, juxtaglomeruläre Hyperplasie der Niere

mor selbst hervorgerufen sind, überdeckt werden. Nach Rees u. Ratcliffe (1974) sind etwa 10% aller Lungenmalignome mit einem paraneoplastischen Syndrom vergesellschaftet. Unsere Kenntnisse über ektope Hormonbildung durch maligne Tumoren sind noch sehr lückenhaft (Heitz u. Staub 1981). Die Bestimmung von Hormonen als „Marker" für bestimmte Tumoren kann der Früherkennung von Tumoren dienen oder das Fortschreiten der Erkrankung bzw. den Erfolg einer Therapie anzeigen. Hierin liegt die große praktisch-klinische Bedeutung der paraneoplastischen endokrinen Syndrome. Es ist zu hoffen, daß auf diesem Gebiet in den nächsten Jahren wesentliche Fortschritte erzielt werden.

Literatur

Heitz THU, Staub JJ (1981) Paraneoplastische endokrine Syndrome. In: Doerr W, Seifert G, Uehlinger E (Hrsg) Spezielle pathologische Anatomie, Bd 14, Teil 2: Pathologie der endokrinen Organe. Springer, Berlin Heidelberg New York

Hermanek P, Karrer K (1983) Synopsis kolorektaler Tumoren. Pharmazeutische Verlagsgesellschaft, München

Liddle GW, Nicholson WE, Island DP, Orth DN, Abe K, Lowder SC (1969) Clinical and laboratory studies of ectopic humoral syndromes. Recent Prog Horm Res 25:283

Rees LH, Ratcliffe JG (1974) Ectopic hormone production by non endocrine tumors. Clin Endocrinol (Oxf) 3:263

Staub JJ (1978) Ektopische Hormonbildung: ausgefallenes Kuriosum oder Manifestation eines grundlegenden Mechanismus der Tumorentstehung? Schweiz Z Med Techn Lap Pers 5:107

3.2 Endoskopie

J.F. RIEMANN

3.2.1 Allgemeine Gesichtspunkte

Die endoskopische Untersuchung von Bronchialsystem und Verdauungstrakt hat die diagnostischen Möglichkeiten vieler Krankheitsbilder entscheidend verbessert. Mit dieser ausgereiften und inzwischen vielerorts etablierten Methode ist in zahlreichen Fällen auch ein therapeutischer Eingriff möglich. Die Tatsache, daß sich die Endoskopie nicht nur bei Internisten, sondern auch an vielen chirurgischen Zentren einen festen Platz erobert hat, unterstreicht Akzeptanz und interdisziplinäre Wertigkeit dieser Methode. Im Rahmen der Onkologie, insbesondere der chirurgischen Onkologie, fällt ihr eine entscheidende Rolle zu. Die Endoskopie mit ihren operativen Möglichkeiten hat vielfältige Schwerpunkte; neben Prävention, Karzinomfrüherkennung und Überwachung von Risikogruppen leistet sie ihren besonderen Beitrag in der präoperativen geweblichen Krebsdiagnose. Mit ihrer Hilfe können Lokalisation und Ausbreitung eines Tumors bestimmt und damit die chirurgische Taktik wesentlich erleichtert werden. Im Rahmen palliativer Maßnahmen hat die endoskopische Prothetik, das jüngste Kind der operativen Endoskopie, dazu beigetragen, daß auf nichtoperativem Wege eine symptomatische Therapie maligner, inoperabler Tumoren in sinnvoller Weise möglich ist (DEMLING u. RIEMANN 1982). In der Nachsorge schließlich gewährleistet sie in vielen Fällen die rasche und sichere Erkennung des Rezidivs.

Der Einsatz vollflexibler Vorausblick- und Seitblickendoskope hat die Diagnostik wesentlich vereinfacht. Voraussetzung für die endoskopische Untersuchung ist eine entsprechende Vorbereitung des Patienten. Dazu gehört neben einer für den jeweiligen Untersuchungsbereich angepaßten Prämedikation die grobe Orientierung über den Gerinnungsstatus sowie die gründliche, schriftliche Aufklärung des Patienten über den geplanten Eingriff. Dies ist aus juristischen Gründen unbedingt erforderlich, obwohl die Endoskopie als diagnostische Maßnahme eine extrem geringe Komplikationsrate aufweist (FRÜHMORGEN u. DEMLING 1979; SILVIS et al. 1976); auch die therapeutischen Zusatzverfahren liegen in ihrer Komplikationsdichte so niedrig, daß ihr Einsatz im Vergleich zu chirurgischen Alternativen vertretbar erscheint. Die Endoskopie als interdisziplinäre diagnostische und therapeutische Methode ist vor allem auf den Pathologen als Partner angewiesen; mit seiner klaren Diktion kann ein Maximum an Aussagekraft erzielt werden. Für Einzelheiten der endoskopischen Technik, ihrer Indikationsbreite sowie ihrer Komplikationsdetails sei auf die Spezialliteratur verwiesen (DEMLING et al. 1977, 1980; DOMSCHKE u. KOCH 1979; OTTENJANN u. CLASSEN 1979; OTTENJANN 1980).

3.2.2 Spezielle Endoskopie

3.2.2.1 Bronchialsystem

In der bronchologischen Diagnostik darf die Endoskopie mit Recht als die überragende Untersuchungsmethode des Tracheobronchialbaums bezeichnet werden (BAUMANN 1979). Gegenüber der seit vielen Jahren geübten starren Bronchoskopie hat die Fiberbronchoskopie in Lokalanästhesie zunehmend an Boden gewonnen (ANEES KHAN et al. 1976). Das vollflexible Instrumentarium erweitert und vereinfacht die Möglichkeiten der gezielten Biopsie und Sekretentnahme. In der Tumordiagnostik sind dank der größeren Sicht- und Reichweite des Fiberbronchoskops wesentliche Fortschritte erzielt worden (HERMANEK u. GALL 1979). Während heute die starre Bronchoskopie in der Regel nur noch bei zentralen Tumoren eingesetzt wird, ist die Fiberbronchoskopie in vielen Zentren Methode der ersten Wahl. Bei okkulten oder peripher gelegenen Prozessen vergrößern Bürstenabstrich, Sekretaspiration, endobronchiale periphere Katheterbiopsie sowie transbronchiale periphere Lungenparenchymbiopsie die diagnostische Ausbeute. Bei negativem Befund kann zusätzlich die transthorakale Feinnadel- oder Stanzbiopsie versucht werden. Mit diesen Verfahren gelingt in 85–94% bei sichtbaren Prozessen die endgültige Diagnose; selbst bei peripheren Karzinomen liegt die Ausbeute um 78% (PAYNE et al. 1979; RICHARDSON et al. 1974). Besondere Risikogruppen für die Entwicklung des Bronchialkarzinoms sind schadstoffexponierte Individuen (z.B. Asbest, Uran) sowie langjährige intensive Raucher (BAND 1982). Die Komplikationsrate der Fiberbronchoskopie liegt nur bei 0,1% (ANEES KHAN et al. 1976). Im Vordergrund stehen Herzrhythmusstörungen, Hypoxie, Hyperkapnie sowie Infekte.

3.2.2.2 Oberer Verdauungstrakt

Speiseröhre. Beim Ösophaguskarzinom treten Symptome (Dysphagie) erst im fortgeschrittenen Stadium auf. Die Treffsicherheit der Ösophagusbiopsie beim Karzinom liegt um 85% (HERMANEK 1979). Sie läßt sich steigern, wenn bei stenosierenden Karzinomen zuvor eine Aufbougierung (z.B. mit dem Eder-Puestow-Instrumentarium) vorgenommen und damit ein Zugang in den karzinomatös veränderten Bereich geschaffen wird. Zusätzlich ist mit Hilfe der Bürstenzytologie aus stenotischen Arealen eine Verbesserung der Trefferquote möglich. Ist der Krebs der Speiseröhre nicht mehr operabel, so kann mit Kunststoffüberbrükkungstuben eine sinnvolle Palliation betrieben werden (Abb. 1). Nach Aufbougierung der Tu-

morstenose werden in Allgemeinnarkose oder in tiefer Sedierung kommerziell erhältliche und den individuellen Gegebenheiten angepaßte Tuben auf einem flexiblen Kinderendoskop mit Hilfe eines Pushers durch die maligne Stenose geschoben und radiologisch plaziert. Die endoskopische Tubenimplantation hat sich als ein einfaches und den Patienten im Vergleich zur chirurgischen Alternative wenig belästigendes Verfahren durchgesetzt. Die Komplikationsrate der Tubenimplantation liegt bei 7%, die Erfolgsquote bei über 90% (DEN HARTOG JAGER et al. 1979). Unabhängig davon ist die palliative Tumorresektion mittels Diathermieschlinge sowie die Lasertherapie möglich.

Personengruppen, die ein besonderes Risiko für die Entwicklung des Speiseröhrenkrebses haben (Tabelle 1), sollten sich einer regelmäßigen Kontrollendoskopie unterziehen.

Magen. Im Magen hat die Endoskopie ihre besondere Bedeutung in der Differenzierung zwischen benignen und malignen Veränderungen. Das fortgeschrittene Magenkarzinom, das entsprechend der Klassifikation von BORRMANN in die Typen polypoides (Typ I), exulzerierendes (Typ II), infiltrierend-exulzerierendes (Typ III) und lokal diffus infiltrierendes (Typ IV) Karzinom eingeteilt wird, ist für den geübten Untersucher ohne Schwierigkeiten diagnostizierbar. Die diagnostische Genauigkeit liegt bei nahezu 100% (TYTGAT u. DEKKER 1977). Auffällig ist, daß sich in den letzten Jahren ein Lokalisationswandel des Magenkarzinoms vom Antrum zum Korpusbereich zu vollziehen scheint. Eine besondere Schwierigkeit stellt der Magenszirrhus dar. Hier kann in geeigneten Fällen die Schlingenbiopsie zur Differenzierung beitragen. Mit Einführung der Fiberendoskopie hat sich

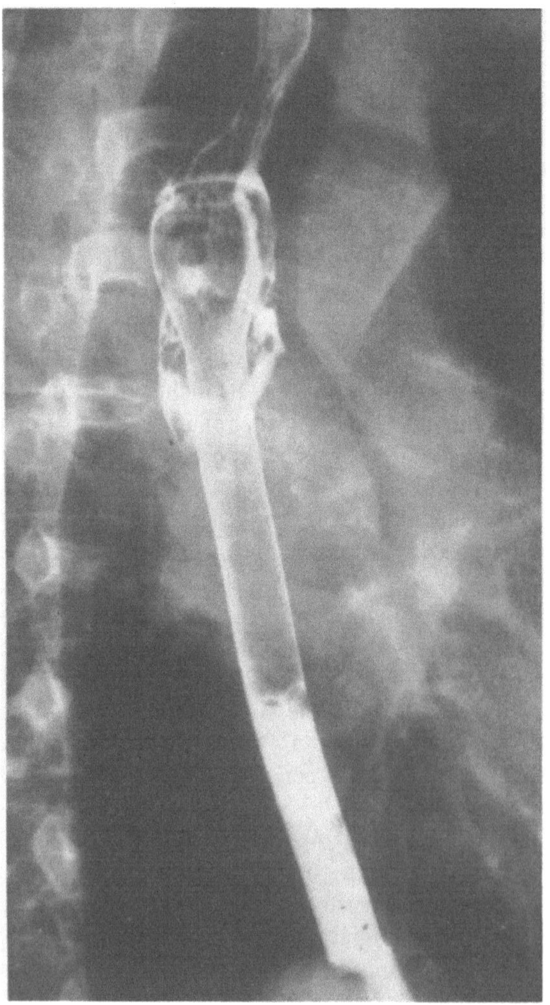

Abb. 1. Korrekt positionierter Kunststofftubus bei stenosierendem inoperablen Ösophaguskarzinom

Tabelle 1. Risikogruppen für das Ösophaguskarzinom. (Modifiziert nach HERMANEK u. GALL 1984)

Zustand nach Laugenverätzung Nicht oder nur unzureichend behandelte Achalasie Karzinom an anderer Stelle der Tabakstraße Barrett-Ösophagus Plummer-Vinson-Syndrom[a] Sklerodermie und Dermatomyositis[a] Tylosis palmaris et plantaris[a]	Präkanzeröse Bedingungen
Schwere (präneoplastische) Dysplasie Carinoma in situ Villöses Adenom	Präkanzeröse Läsionen

[a] selten

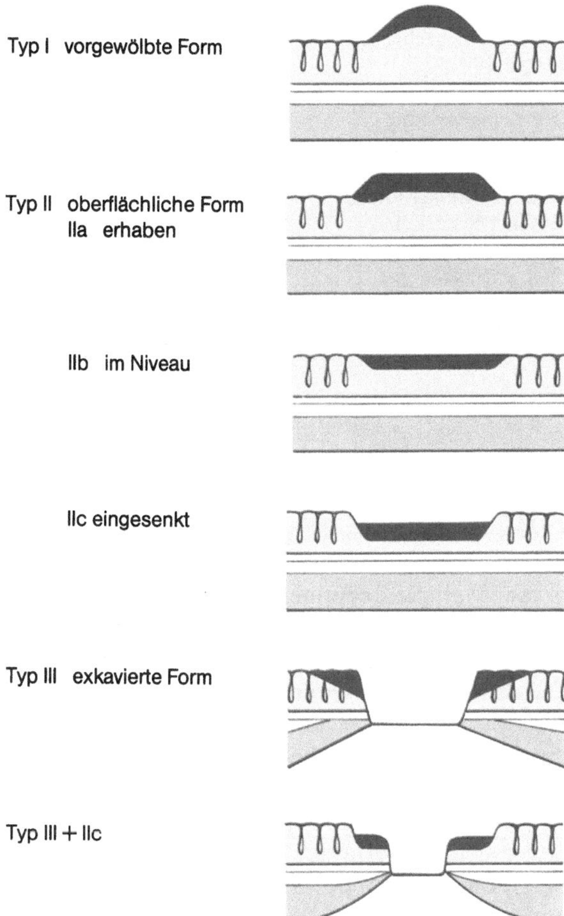

Abb. 2. Makroskopische Einteilung der Magenfrühkarzinome, entsprechend der Klassifizierung der Japanischen Gesellschaft für gastrointestinale Endoskopie

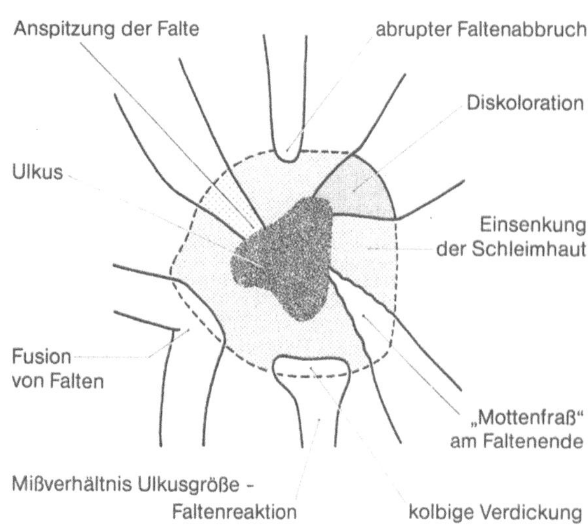

Abb. 3. Makroskopische Kriterien des „malignen Ulkus". (Nach DEMLING et al. 1980)

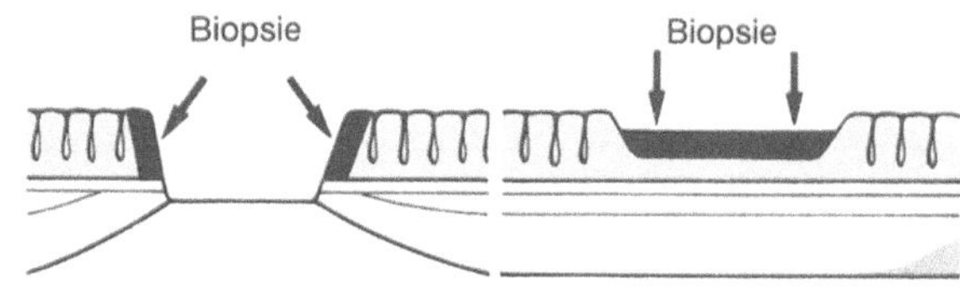

Abb. 4. Bedeutung der Biopsiestellen bei ulzerösen Läsionen. (Nach DEMLING et al. 1980)

der Anteil der Magenfrühkarzinome an den resezierbaren Magenkarzinomen von 3 auf ca. 14% erhöht (DEMLING et al. 1980). Es versteht sich, daß die Endoskopie nur die Verdachtsdiagnose stellen kann; die endgültige Diagnose erfolgt am Resektat. Die Einteilung der Magenfrühkarzinome in prominente Läsionen, oberflächliche Veränderungen sowie exkavierte Läsionen hat sich bewährt (Abb. 2). Die Differenzierung zum benignen Ulkus kann Schwierigkeiten bereiten. Der für das Frühkarzinom typische Aspekt zeigt Besonderheiten der Faltenkonvergenz und der Faltenabbrüche, des Ulkusrandes sowie der Umgebungsreaktion (Abb. 3). Für den Endoskopiker wichtig ist die Forderung, sowohl aus dem Ulkusrand als auch aus dem Ulkusgrund je mindestens 5–6 Biopsiepartikel zu entnehmen (Abb. 4). Da ca. 3–4% aller „Ulcera ventriculi" primär Malignome sind, ist jedes „Ulcus ventriculi" endoskopisch-bioptisch bis

zur Abheilung hin zu überwachen und nach einem angemessenen Zeitraum, z. B. 3 Monaten, erneut zu überprüfen. In ca. 10–15% tritt das Magenfrühkarzinom multizentrisch auf; daher muß bei Vorliegen eines malignomverdächtigen Prozesses der Magen sorgfältig nach Mehrfachläsionen inspiziert werden. In ausgewählten Fällen (Risikopatienten, Intestinalzellkarzinom, Lokalisation im oberen Magen, garantierte engmaschige Nachkontrolle) kann beim Typ I des Magenfrühkarzinoms die endoskopische Polypektomie ausreichend sein (RÖSCH u. FRÜHMORGEN 1980). Dies gilt in solchen Fällen auch für präkanzeröse Läsionen wie die schwere präneoplastische Dysplasie. Sicherheitshalber sollte die Ektomiestelle nachkoaguliert oder mit Laserapplikation behandelt werden.

Die Differenzierung von Riesenfalten des Magens ist ein weiterer Schwerpunkt. Substrat der Riesenfalten können maligne Lymphome, szirrhöse Magenkarzinome, die foveoläre Hyperplasie (Morbus Menetrier) sowie die glanduläre Hyperplasie (Zollinger-Ellison-Syndrom) sein. Mit Hilfe

Tabelle 2. Risikogruppen für das Magenkarzinom. Karzinominzidenz in %. Normalbevölkerung 0,5–2%. (Modifiziert nach HERMANEK u. GALL 1984)

M. Menetrier (10–40%) Chron.-atrophische Gastritis Typ A/ Perniziosa (0,5–12%) Regenerative Magenpolypen (+Zustand nach Ektomie) (1–9%) Operierter Magen (1–2%) Allgemein erhöhtes Karzinomrisiko	Präkanzeröse Bedingungen
Schwere (präneoplastische) Dysplasie Adenomatöser Polyp	Präkanzeröse Läsionen

Tabelle 3. Risikogruppen für das Dünndarmkarzinom. (Modifiziert nach HERMANEK u. GALL 1984 und RÖSCH u. ELSTER 1977)

Glutenenteropathie Dermatitis herpetiformis M. Crohn des Dünndarms Peutz-Jeghers-Syndrom Gardner-Syndrom	Präkanzeröse Bedingungen
Dünndarmadenome Adenome der Papilla Vateri	Präkanzeröse Läsionen

der Schlingenbiopsie läßt sich ausreichendes Material zur exakten Diagnosestellung gewinnen.

Bei stenosierenden, inoperablen Magenkarzinomen kann die Endoskopie Hilfestellung in der Positionierung von Ernährungssonden oder bei der Überbrückung mit langstreckigen Tuben geben.

Auch für den Magen haben sich Risikogruppen etabliert (Tabelle 2), die einer regelmäßigen Nachuntersuchung bedürfen. Das Nachuntersuchungsintervall hängt im wesentlichen von dem zugrundeliegenden Risiko einerseits, von der klinischen Symptomatik andererseits ab. So wird man bei Patienten mit chronisch-atrophischer Gastritis, operiertem Magen sowie allgemein erhöhtem Karzinomrisiko ohne klinische Symptomatik eine endoskopische Kontrolle in 3jährigen Abständen empfehlen.

Die Endoskopie eignet sich nicht zuletzt als Nachsorge nach operiertem Magenkarzinom. Hier sind die postoperativen Abstände kürzer zu halten, um rechtzeitig Rezidive entdecken zu können.

Dünndarm. Dünndarmkarzinome sind selten. Die Wahrscheinlichkeit eines malignen Ulcus duodeni liegt unter 1%. Die Notwendigkeit der Biopsie ergibt sich nur dann, wenn auf Grund der bizarren Umgebungsverhältnisse, der Größe des Geschwürs oder seiner atypischen Lokalisation ein Malignom vermutet werden kann. Als Risikogruppen für das Dünndarmmalignom (RÖSCH u. ELSTER 1977) gelten vor allem die langjährige Glutenenteropathie und die Dermatitis herpetiformis (Tabelle 3). Besondere Aufmerksamkeit ist den Adenomen der Papilla Vateri zu widmen, bei denen in der Regel die Knipsbiopsie zur Diagnose nicht ausreicht.

Die allgemeine Komplikationsrate der Endoskopie des oberen Verdauungstraktes ist extrem gering. Sie liegt bei 0,13%, die Letalität bei 0,004% (SILVIS et al. 1976).

3.2.2.3 Leber — Gallenwege — Pankreas

Leber. Die Leber ist für viele gastrointestinale und bronchiale Tumoren wichtigstes Metastasierungsorgan. Multiple Lebermetastasen weisen in der Regel Inoperabilität aus. Trotz des zunehmenden Einsatzes nichtinvasiver Techniken wie Ultraschall und Computertomographie hat die laparoskopische Inspektion der Leber und des Bauchraums mit der gezielten Gewebeentnahme wesentliche Bedeutung bei der Frage nach der Operabilität behalten (RIEMANN 1982b). Sie stellt ein risikoarmes Untersuchungsverfahren dar, das mit einer Komplikationsrate von 2,5% und einer methodenbedingten Letalität von 0,03% behaftet ist (BRÜHL 1966). Die Treffsicherheit der Laparoskopie mit gezielter Biopsie zur Frage der Lebermetastasen liegt bei 87% (Tabelle 4). Neben der Beurteilung der Leber können Peritoneum (z.B. Peritonealkarzinose), Teile der Bauchspeicheldrüse, Gallenblase sowie inneres Genitale beurteilt werden. Das primäre Leberzellkarzinom, z.B. auf dem Boden einer Leberzirrhose, läßt sich endoskopisch-bioptisch in der Regel gut zuordnen.

Pankreas. Das Pankreaskarzinom ist ein in den letzten Jahren deutlich zunehemender Tumor, der keine klassischen Frühsymptome macht. Daher deckt die Diagnostik in der Regel fortgeschrittene Karzinome auf. Mit der endoskopisch-retrograden

Tabelle 4. Diagnostische Treffsicherheit von Laparoskopie und gezielter Leberbiopsie bei 254 Patienten mit Lebermetastasen (RIEMANN 1982b)

Laparoskopie und Biopsie positiv	191	(75%)
Laparoskopie verdächtig, Biopsie positiv	26	(10%)
Laparoskopie negativ, Biopsie positiv	5	(2%)
Laparoskopie negativ, Biopsie falsch negativ	32	(13%)

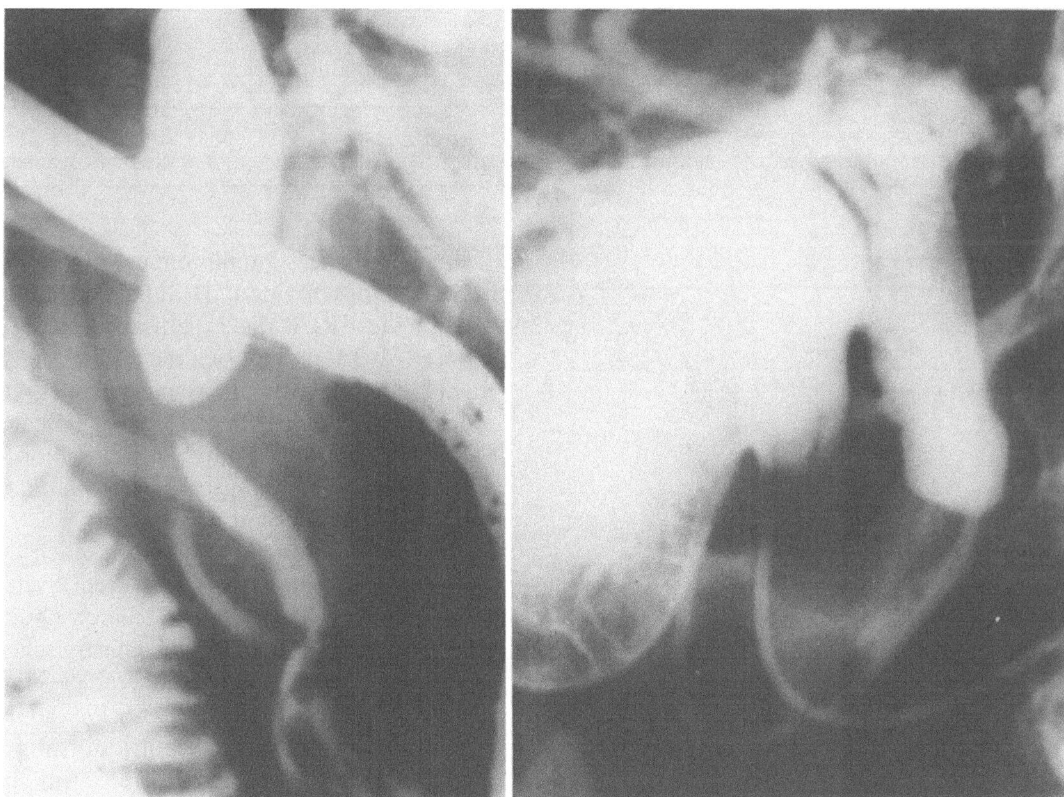

Abb. 5. Pankreaskopfkarzinom mit komplettem Gangabbruch im Pankreaskopfbereich und fast kompletter Stenosierung des Ductus choledochus. Nasobiliäre Sonde als präoperative Drainage

Pankreatikographie (ERP), einer Kombination von Endoskopie und Radiologie, besitzen wir ein wichtiges Verfahren zum Nachweis des Pankreaskarzinoms. Erfahrungen der letzten Jahre haben gezeigt, daß es nach dem endoskopisch-radiologischen Bild vier verschiedene Typen des Pankreaskarzinoms gibt (STOLTE 1979). Neben dem häufigsten und klassischen Typ des Gangabbruchs (ca. 48%, Abb. 5), sind es die Gangstenosierung mit prästenotischer Dilatation (ca. 29%), die Nekrosehöhle (ca. 21%) sowie der seltene sog. Tapering-Typ (ca. 2%) (Abb. 6). Die Treffsicherheit der ERP in der Diagnostik des Pankreaskarzinoms liegt bei 90% (Literatur bei OTTENJANN u. CLASSEN 1979). Ist endoskopisch ein Einbruch in das Duodenum makroskopisch-bioptisch nachweisbar, liegt in der Regel Inoperabilität vor.

Ein besonderes Problem stellt die Differenzierung zwischen chronischer Pankreatitis und Pankreaskarzinom dar (Tabelle 5). Duktale Veränderungen geben jedoch gewichtige Hinweise auf die Zuordnung; besondere Schwierigkeiten bereitet die Abgrenzung der sog. Rinnenpankreatitis vom

Pankreaskopfkarzinom. Eine Verbesserung der diagnostischen Möglichkeiten ist durch gezielte Absaugung des Pankreassekrets mit Bestimmung von CEA bzw. der Pankreasgangzytologie möglich (HUNT u. BLUMGART 1982); durch den Einsatz der Bürstenzytologie läßt sich die Trefferquote offensichtlich noch weiter steigern (OSNES et al. 1979).

Tabelle 5. Endoskopisch-radiologische Differentialdiagnose zwischen chronischer Pankreatitis und Pankreaskarzinom

Gangbefund	Chron. Pankreatitis	Pankreas-karzinom
Abbruch bei normalem Gang	+ +	+ + + +
Nekrosehöhle bei normalem Gang	+	+ + + +
Stenose, prästenotische Dilatation	+	+ + + +
Abbruch mit Gangdilatation	+ + + +	+
Gang dilatiert, Zyste	+ + + +	+
Diffuse Veränderungen	+ + + +	+

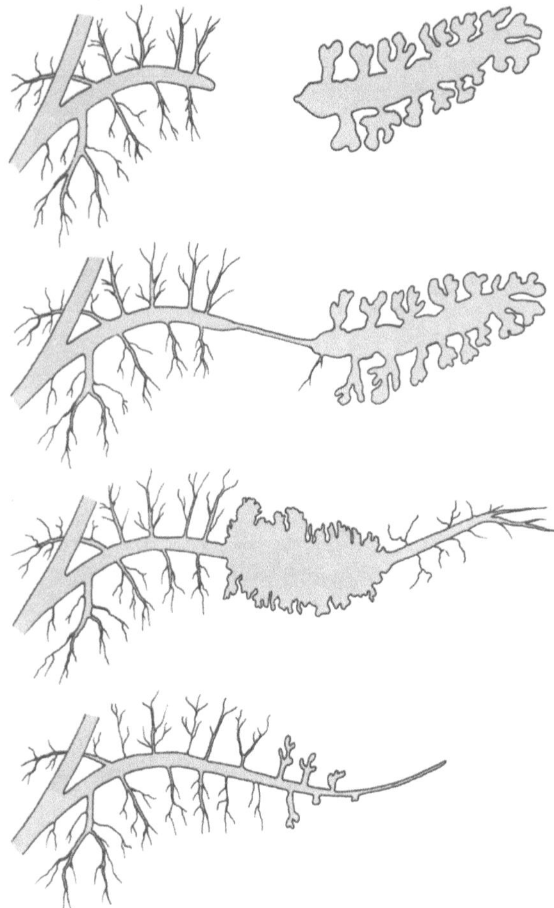

Abb. 6. Schematische Darstellung der verschiedenen radiologischen Typen des Pankreaskarzinoms. (Nach STOLTE 1979)

Bei endokrin aktiven Tumoren der Bauchspeicheldrüse spielt die ERP nur eine untergeordnete Rolle.

Gallenwege. In der Diagnostik des Verschlußikterus ist die endoskopisch-retrograde Cholangio-Pankreatikographie (ERCP) heute eine unverzichtbare Methode (DEMLING et al. 1979; MANEGOLD 1981). Vergleichende Untersuchungen mit der konkurrierenden perkutanen transhepatischen Cholangiographie (PTC) haben gezeigt, daß trotz der Einfachheit der Nadelpunktion der ERCP der Vorzug gegeben werden sollte (LAMBERT u. CONNON 1980; MATZEN et al. 1981). Dies gilt vor allem für die zusätzlichen Informationen über Magen, Duodenum, Papille (z.B. Papillenkarzinom). Ferner lassen sich in einem Untersuchungsgang auch palliative Maßnahmen wie das Einbringen einer Endoprothese oder einer nasobiliären Sonde nach

Tabelle 6. Möglichkeiten der biliären Drainagen

Perkutan-transhepatisch	Externe Ableitung Interne Endoprothese
Transpapillär	Endoprothese („Pig-Tail") Nasobiliäre Sonde

endoskopischer Papillotomie vornehmen. Beim Gallengangskarzinom (Häufigkeit ca. 0,7%) erlaubt die ERCP die Lokalisation der Tumorstenose. Alternativ läßt sich die PTC einsetzen, wenn ein kompletter Verschluß nach distaler Anfärbung des Gallengangs vorliegt. Distale Choledochuskarzinome lassen sich durch gezielte Biopsie durch die Papilla Vateri mit oder ohne Papillotomie in vielen Fällen sehr gut nachweisen.

Bei Diagnosestellung sind nur noch 20% aller Karzinome des biliopankreatischen Systems radikal operabel. Mit Hilfe der biliären Drainagen ist es heute möglich, auf nichtchirurgischem Wege eine sinnvolle Palliation inoperabler Tumoren zu erreichen (DEMLING u. RIEMANN 1982). Grundsätzlich bestehen für die Galleableitung zwei verschiedene Zugangswege (Tabelle 6). Auf perkutantranshepatischem Wege kann nach vorausgegangener PTC entweder eine externe Ableitung über einen Kunststoffkatheter (Abb. 7) oder aber eine interne Endoprothese (Abb. 8) angelegt werden, wenn die maligne Stenose passierbar ist (RIEMANN et al. 1981). Auf transpapillärem Wege läßt sich mittels eines Seitblickendoskops über einen Führungsdraht ebenfalls ein Katheter in den Gallengang vorschieben (Abb. 9). Heute werden die sog. Schweineschwanzkatheter verwandt, die eine besondere Haltbarkeit und das Vermeiden von Druckulzera im Duodenum gewährleisten (DEMLING u. RIEMANN 1982; SAFRANY et al. 1982). Weitlumige Endoprothesen sorgen für ein langes Offenbleiben der Gallenwege (HUIBREGTSE u. TYTGAT 1982). Die bisher erzielten Ergebnisse der nichtchirurgischen, palliativen biliären Drainage (Tabelle 7) weisen aus, daß bei einer sehr hohen Erfolgsquote und einer vertretbaren Komplikations- und Letalitätsrate eine akzeptable mittlere Überlebenszeit erreicht werden kann. Die Indikation zur biliären Drainage sollte im Einzelfall sorgfältig gestellt werden, um nicht Hilfestellung zu einer Leidensverlängerung zu geben.

Die Frage der präoperativen Gallengangsentlastung bei hochgradigem Verschlußikterus, insbesondere vor Eingriffen wegen maligner Erkrankungen, wird derzeit noch kontrovers diskutiert.

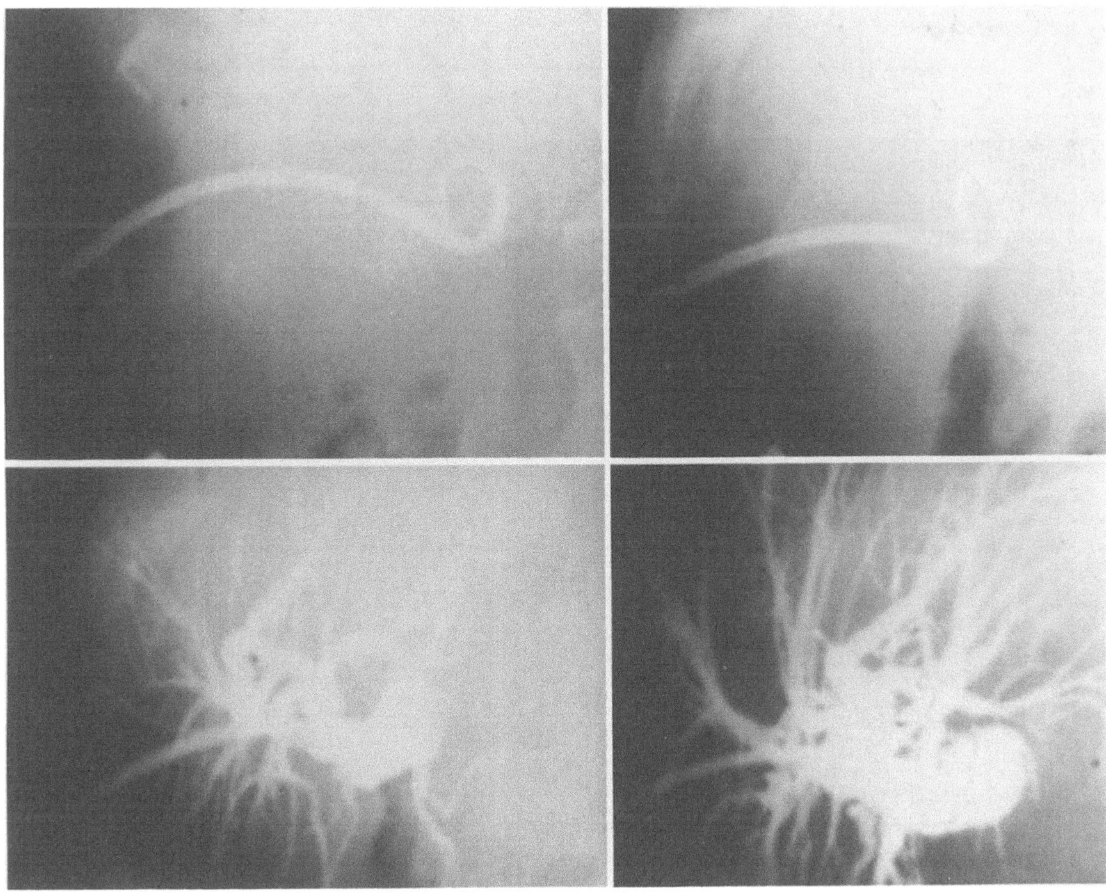

Abb. 7. Externe Cholangiodrainage mittels eines Pigtail-Katheters bei inoperablem Gallengangskarzinom im Leberpfortenbereich

Während verschiedene Arbeitskreise vor allem postoperative Störungen wie cholämisch bedingtes Nierenversagen, Elektrolytstoffwechselstörungen und gestörte Wundheilung als Vorteil ins Feld führen (RIEMANN et al. 1981; TAKADA et al. 1977), hat eine jüngst vorgelegte prospektive Studie aus Südafrika keinen signifikanten Unterschied zwischen präoperativ drainierten und nichtdrainierten Patienten gezeigt (HATFIELD et al. 1982). Es scheint sogar so, daß in der Gruppe der drainierten Patienten wegen der zusätzlichen Komplikationen der Drainage ein schlechteres Ergebnis erzielt wurde.

Die Diagnose des Papillenkarzinoms ist makroskopisch nur dann leicht, wenn der Tumor ein duodenal-exophytisches Wachstum zeigt. Bei intramural-intraampullär wachsenden Karzinomen bringt erst die 1973 von DEMLING et al. inaugurierte endoskopische Papillotomie einen diagno-

Tabelle 7. Ergebnisse der biliären Drainageverfahren (DEMLING u. RIEMANN 1982; RIEMANN et al. 1981)

	Erfolgs-quote	Kompli-kations-rate	Leta-lität	Mittlere Über-lebens-zeit
	%	%	%	(Monate)
Perkutan-transhepatische Anlage				
extern	>ca. 95	15,2	1,4	>5–6
intern		15,9	0,64	
Transpapillärer Zugang				
nasobiliär	95	3,8	0,7	—
Endoprothese	ca. 70–75	3–4	1,2	6–8

stischen Fortschritt (CLASSEN u. DEMLING 1974; DEMLING 1973). Nach Spaltung der Papille ist nicht nur der bioptische Zugang erleichtert; es lassen sich auch zusätzlich Endoprothesen bzw. nasobiliäre Sonden zur permanenten oder transitorischen Ableitung einbringen. Eigene Erfahrungen bei hochbetagten Patienten mit Papillenkarzinom

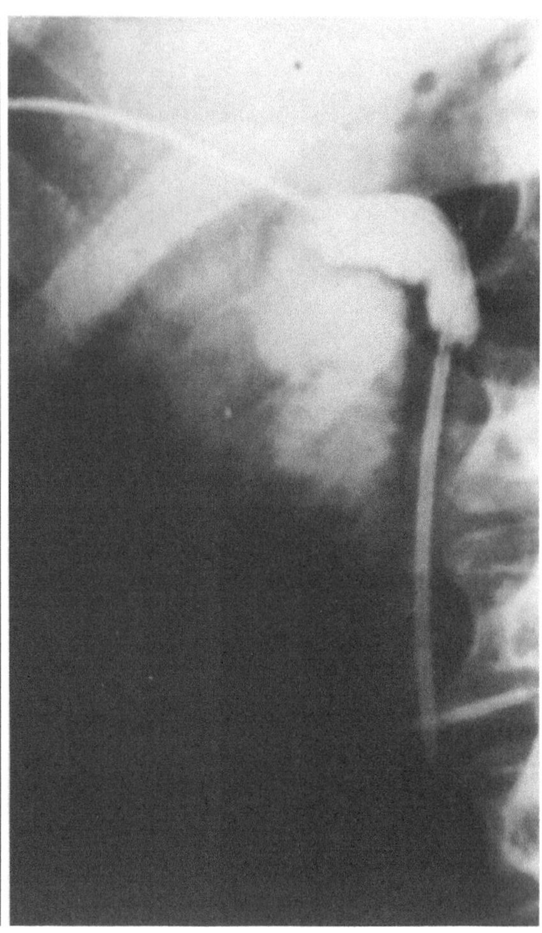

Abb. 8. Transhepatisch eingebrachte interne Endoprothese bei inoperablem Pankreaskopfkarzinom

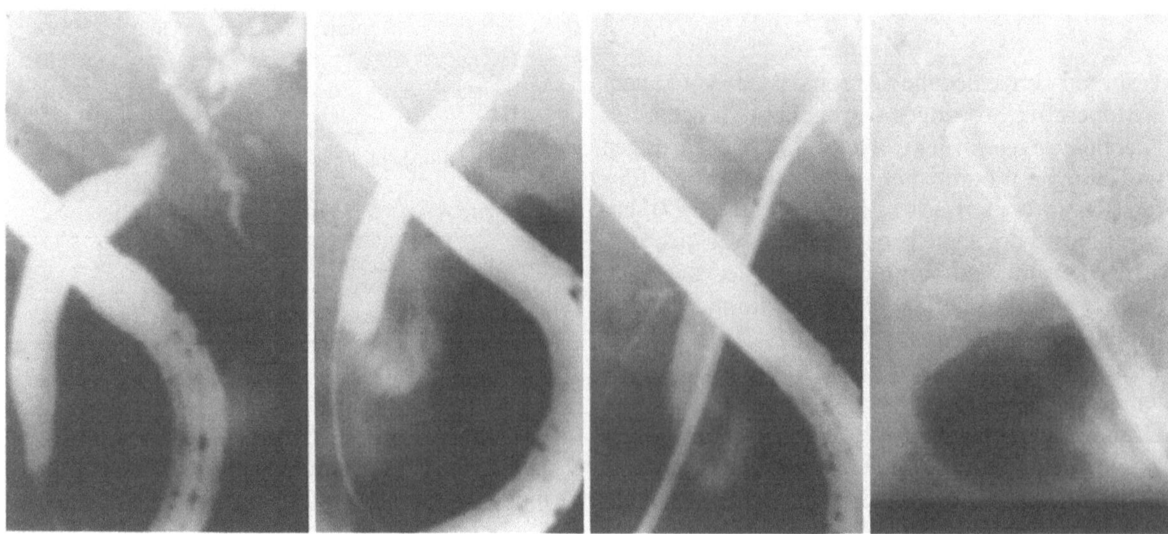

Abb. 9. Radiologische Dokumentation der Technik der transpapillären Endoprothese. Von links nach rechts: Nachweis der Stenose im Leberpfortenbereich, Einbringen eines Führungsdrahts, Einlegen des Pigtail-Katheters, guter Abfluß ins Duodenum

und inzwischen z. T. mehrjähriger Nachbeobachtungszeit unterstreichen den Wert der Methode.

In diagnostischer Hinsicht lassen sich in Zukunft wahrscheinlich Pankreasprozesse, Prozesse in der Leberpforte sowie endoskopisch schlecht sichtbare Magenwandprozesse mit Hilfe der Ultraschallendoskopie, einem modernen kombinierten Verfahren aus Sonographie und Endoskopie, besser diagnostizieren (LUX et al. 1982; STROHM u. CLASSEN 1982).

3.2.2.4 Unterer Verdauungstrakt

Dickdarm — Rektum. Das kolorektale Karzinom gehört in den westlichen Industriestaaten zu den häufigsten bösartigen Neubildungen. Epidemiologische und klinische Fakten sowie morphologische Untersuchungen sprechen dafür, daß das kolorektale Karzinom sich überwiegend aus Adenomen entwickelt (HERMANEK u. FRÜHMORGEN 1981; HERMANEK u. GALL 1984). Die Tatsache, daß Polypen wie Karzinome zu okkulten Blutungen neigen, kommt einer sensiblen Nachweismethode auf okkultes Blut zugute, die in den letzten Jahren als Haemoccult bzw. Haemofec in die gesetzliche Vorsorgeuntersuchung eingeführt worden ist (RIEMANN 1981). Die Adenom-Karzinom-Sequenz kann heute allgemein als gesichert angesehen werden (Abb. 10). Die konsequente Polypektomie stellt einen wichtigen Schritt zur Prävention des Dickdarmkarzinoms dar (GILBERTSEN u. NEHMS 1978), da mit der Entfernung der Polypen das wesentliche Substrat in der Adenom-Karzinom-Sequenz beseitigt ist (HERMANEK u. FRÜHMORGEN 1981; RIEMANN 1982a). Mit Hilfe der modernen Koloskope ist eine Ausspiegelung des gesamten Dickdarms einschließlich des terminalen Ileums in der Regel ohne Schwierigkeiten möglich. Voraus-

setzung ist die gute Darmreinigung. Während für die starre Rektosigmoidoskopie in der Regel die Verabreichung eines Einmal-Klysmas $^1/_2$ h vor der Untersuchung genügt, müssen Patienten zur Koloskopie entweder mittels einer peroralen Darmlavage in Form einer selbst zusammenstellbaren Elektrolytlösung (6,5 g NaCl/l Aqua dest., 2,5 g NaHCO$_3$/l, 0,75 g KCl/l) vorbereitet oder aber mittels Magnesiumsulfatlösung und hohen Reinigungseinläufen bei flüssiger Diät vorbereitet werden. Die Komplikationen von Rektosigmoidoskopie und Koloskopie sind extrem gering. Für die Koloskopie wird die Komplikationsrate mit 0,2%, die Letalität mit 0,15% angegeben (FRÜHMORGEN u. DEMLING 1979; FRÜHMORGEN et al. 1981).

Neben der präoperativen Sicherung der Karzinomdiagnose ist die Fahndung nach synchronen Zweittumoren von Bedeutung, die in ca. 2–8% nachweisbar sind.

Auch im kolorektalen Bereich existieren Risikogruppen, bei denen gehäuft mit der Entwicklung eines Karzinoms gerechnet werden muß (Tabelle 8). Solche Personengruppen sollten regelmä-

Tabelle 8. Risikogruppen für das kolorektale Karzinom. (Modifiziert nach HERMANEK u. GALL 1984)

Resezierte und/oder ektomierte kolorektale Karzinome und Adenome Resezierte Karzinome anderer Organe (Mamma, Uterus, Ovar, Harnblase) Kolorektale Karzinome bei Blutsverwandten Chronische Colitis ulcerosa Ureterosigmoidostomie	Präkanzeröse Bedingungen
Adenomatosis coli Kolorektales Adenom Schwere Dysplasie bei chronisch-entzündlichen Darmerkrankungen	Präkanzeröse Läsionen

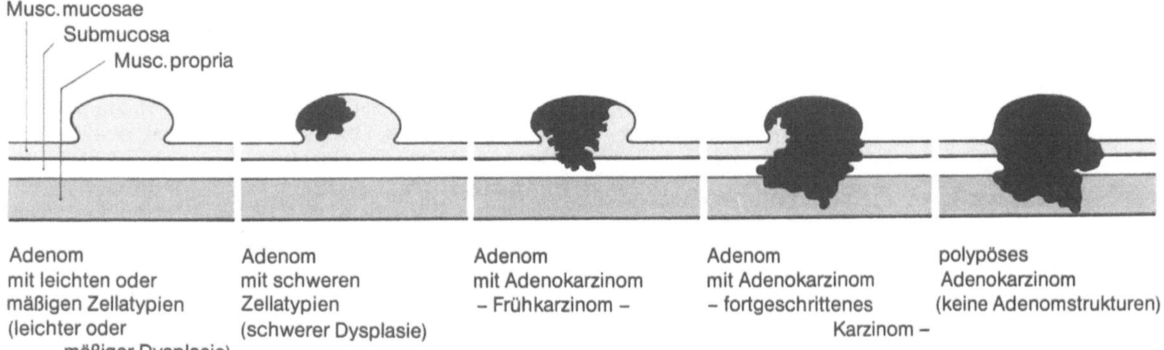

Abb. 10. Adenom-Karzinom-Sequenz. (Aus HERMANEK 1979)

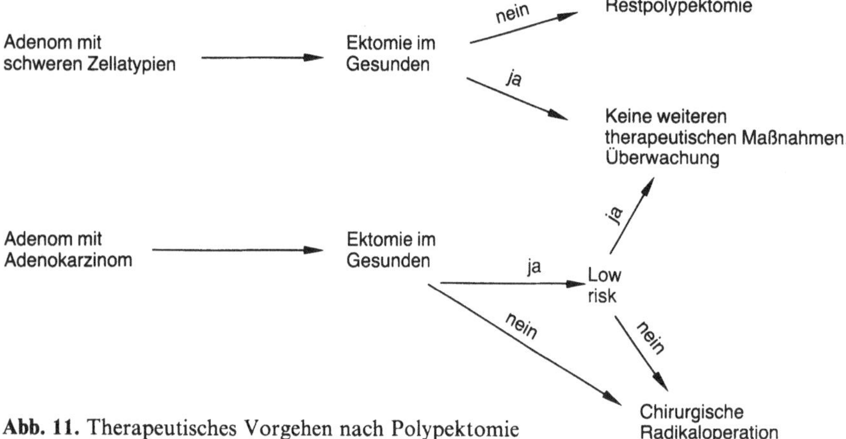

Abb. 11. Therapeutisches Vorgehen nach Polypektomie

ßigen endoskopisch-bioptischen Kontrolluntersuchungen unterzogen werden.

Die koloskopische Polypektomie stellt für das Adenom mit schweren Zellatypien, das früher als fokales Karzinom bezeichnet worden ist, die Therapie der Wahl dar. In einem solchen Fall sind keine weiteren chirurgischen Interventionen erforderlich. Ist die Ektomie nicht im Gesunden erfolgt, muß die Restpolypektomie vorgenommen werden (Abb. 11). Liegt ein Adenom mit Adenokarzinom vor, so richtet sich die Entscheidung nach Low-risk- oder High-risk-Gruppen. Ein hohes Risiko liegt bei schlecht differenzierten Adenokarzinomen, Siegelringzellkrebsen, undifferenzierten Karzinomen oder Lymphgefäßeinbrüchen in der Submukosa vor. Handelt es sich um einen Low-risk-Typ, der im Gesunden ektomiert wurde, so werden ebenfalls keine weiteren chirurgischen Maßnahmen notwendig (HERMANEK 1979; HERMANEK u. GALL 1984). Die Wahrscheinlichkeit des Metastasierungsrisikos entspricht etwa dem operativen Risiko. Voraussetzung für dieses abwartende Verhalten ist die garantierte engmaschige Nachkontrolle. Ist die Polypektomie nicht im Gesunden erfolgt oder liegt ein sog. High-risk-Typ vor, muß die chirurgische Radikaloperation angestrebt werden.

Nicht zuletzt leistet die Koloskopie eine wesentliche Hilfestellung in der Differenzierung entzündlicher Stenosen von Karzinomstenosen im Dickdarmbereich. Dies gilt insbesondere für die divertikulitische Stenose sowie für Stenosen bei entzündlichen Darmerkrankungen, die in höherem Lebensalter auftreten.

3.2.3 Schlußbetrachtung

Die Endoskopie als fachumgreifendes Arbeitsgebiet hat sich auch in der chirurgischen Onkologie einen sicheren Platz sowohl in der Diagnostik als auch in der Therapie erworben. Sehr geringe Komplikationsraten bei ausgesprochen hoher Effizienz geben ihr eine primäre Rolle in der präoperativen Diagnostik, die das chirurgische Procedere wesentlich beeinflußt. Die Endoskopie hat aber dank dieser Qualitätsmerkmale auch therapeutische Aufgaben, gelegentlich kurativ bei Karzinomfrühstadien, meist jedoch in der Palliation chirurgisch nicht mehr angehbarer Tumorleiden.

Literatur

Anees Khan M, Whitecomb ME, Suider GL (1976) Flexible fiberoptic bronchoscopy. Am J Med 61:151–155

Band PR (1982) Recent results in cancer research. Early detection and localization of lung tumors in high risk groups. Springer, Berlin Heidelberg New York

Baumann HR (1979) Fiberbronchoskopie. Huber, Bern Stuttgart Wien

Brühl W (1966) Zwischenfälle und Komplikationen bei der Laparoskopie und gezielten Leberpunktion. Dtsch Med Wochenschr 91:2297–2303

Classen M, Demling L (1974) Endoskopische Sphinkterotomie der Papilla Vateri und Steinextraktion aus dem Ductus choledochus. Dtsch Med Wochenschr 99:496–498

Demling L (1973) Operative Endoskopie. Med Welt 24:1253–1256

Demling L, Elster K, Koch H, Rösch W (1980) Endoskopie und Biopsie von Speiseröhre, Magen und Zwölffingerdarm. Ein Farbatlas. Schattauer, Stuttgart New York

Demling L, Koch H, Rösch W (1979) Endoskopisch retrograde Cholangio-Pankreatikographie — ERCP —. Schattauer, Stuttgart New York

Demling L, Riemann JF (1982) Endoskopische Prothetik. Heumann, Nürnberg

Den Hartog Jager FCA, Bartelsmann JFWM, Tytgat GN (1979) Palliative treatment of obstructing esophagogastric malignancy by endoscopic positioning of a plastic prosthesis. Gastroenterology 77:1008–1012

Domschke W, Koch H (1979) Diagnostik in der Gastroenterologie. Thieme, Stuttgart

Frühmorgen P, Demling L (1979) Complications of diagnostic and therapeutic colonoscopy in the Federal Republic of Germany. Results of an inquiry. Endoscopy 11:146–150

Frühmorgen P, Laudage G, Matek W (1981) Ten years of colonoscopy. Endoscopy 13:162–168

Gilbertsen UA, Nehms JM (1978) The prevention of invasive cancer of the rectum. Cancer 41:1137–1141

Hatfield ARW, Terblanche J, Fataas S et al. (1982) Preoperative external biliary drainage in obstructive jaundice. Lancet II:896–899

Hermanek P (1979) Feingewebliche Untersuchungen. In: Domschke W, Koch H (Hrsg) Diagnostik in der Gastroenterologie. Thieme, Stuttgart, S 149–176

Hermanek P, Frühmorgen P (1981) Kolorektale Polypen und Polyposen: Klinisch relevante pathologisch-anatomische Grundlagen. Therapiewoche 31:2280–2293

Hermanek P, Gall FP (1979) Lungentumoren. Witzstrock, Baden Baden

Hermanek P, Gall FP (1984) Präkanzerosen des Verdauungstrakts. In: Demling L (Hrsg) Klinische Gastroenterologie. 2. Aufl. Bd. II. Thieme, Stuttgart New York

Huibregtse K, Tytgat GN (1982) Palliative treatment of obstructive jaundice by transpapillary introduction of large bore bile duct endoprosthesis. Gut 23:371–375

Hunt DR, Blumgart LH (1982) Preoperative differentiation between carcinoma of the pancreas and chronic pancreatitis: The contribution of cytology. Endoscopy 14:171–173

Lambert JR, Connon JJ (1980) Endoscopic retrograde cholangio-pancreatography and biliary obstruction. Lancet I:152–153

Lux G, Heyder N, Lutz H, Demling L (1982) Endoscopic ultrasonography — Technique, orientation and diagnostic possibilities. Endoscopy 14:220–225

Manegold BC (1981) Möglichkeiten und Grenzen der diagnostischen und therapeutischen ERCP beim Verschlußikterus. Chirurg 52:423–432

Matzen P, Haubek A, Holst-Christensen J, Lejerstofte S, Juhl E (1981) Accuracy of direct cholangiography by endoscopic or transhepatic route in jaundice — a prospective study. Gastroenterology 81:237–241

Osnes M, Serck-Hanssen A, Kristensen O, Swenson T, Anne S, Myren J (1979) Endoscopic retrograde brush cytology in patients with primary and secondary malignancies of the pancreas. Gut 20:279–282

Ottenjann R (1980) Atlas der Koloileoskopie. Enke, Stuttgart

Ottenjann R, Classen M (1979) Gastroenterologische Endoskopie. Lehrbuch und Atlas. Enke, Stuttgart

Payne CR, Stovin PGI, Barker V, McVittie S, Stark JE (1979) Diagnostic accuracy of cytology and biopsy in primary bronchial carcinoma. Thorax 34:294–299

Richardson RH, Zavala DC, Mukerjee PK, Bedell GN (1974) The use of fiberoptic bronchoscopy and brush biopsy in the diagnosis of suspected pulmonary malignancy. Am Rev Respir Dis 109:63–70

Riemann JF (1981) Möglichkeiten und Grenzen der Vorsorgeuntersuchung und Früherkennung. Aktuel Onkol 2:1–14

Riemann JF (1982a) Karzinom-Früherkennung und Prävention: Adenom-Karzinom-Sequenz. Bayerische Landesärztekammer, München (Schriftenreihe der Bayerischen Landesärztekammer, Bd 59, S 89–96)

Riemann JF (1982b) Peritoneoscopy in the diagnosis of liver metastases. In: Weiss L, Gilbert HA (eds) Liver metastases. Medical Publishers, Boston, pp 244–254

Riemann JF, Lux G, Rösch W, Beickert-Sterba A (1981) Non surgical biliary drainage — technique, indications and results. Endoscopy 13:157–161

Rösch W, Elster K (1977) Gastrointestinale Präkanzerosen. Witzstrock, Baden Baden

Rösch W, Frühmorgen P (1980) Endoscopic treatment of precanceroses and early gastric carcinoma. Endoscopy 12:109–113

Safrany L, Schott B, Krause S, Balint T, Portocarrero G (1982) Endoskopisch transpapilläre Gallengangsdrainage bei tumorbedingtem Verschlußikterus. Dtsch med Wochenschr 107:1867–1871

Silvis SE, Nebel O, Rogers G, Sugawa CH, Mandelstam P (1976) Endoscopic complications. Result of the 1974 American Society for Gastrointestinal Endoscopy Survey. JAMA 235:928–930

Stolte M (1979) Pankreatographie und Pathomorphologie der Bauchspeicheldrüse. In: Demling L, Koch H, Rösch W (Hrsg) Endoskopisch retrograde Cholangio-Pankreatikographie — ERCP. Schattauer, Stuttgart New York, S 135–167

Strohm WD, Classen M (1982) Endoskopische Ultraschalltomographie im oberen Gastrointestinaltrakt. Internist (Berlin) 23:556–564

Takada T, Uchida Y, Yasuda H, Kobayashi S, Sakakibira F, Homya F (1977) Conversion of percutaneous transhepatic cholangiodrainage to internal drainage in obstructive jaundice. Jpn J Surg 7:10–19

Tytgat GN, Dekker W (1977) Diagnostic accuracy of fiberendoscopy in the detection of upper intestinal malignancy. A follow-up analysis. Gastroenterology 73:710–718

3.3 Radiologie und Nuklearmedizin

P. SCHEPKE†

3.3.1 Physikalische Grundlagen

3.3.1.1 Konventionelle Röntgendiagnostik

Röntgenstrahlen sind elektromagnetische Schwingungen mit einer definierten Wellenlänge, die sich geradlinig nach allen Richtungen ausbreiten und Lichtgeschwindigkeit haben. Ihre Wellenlänge ist um so kürzer, je härter, d.h. durchdringender die Strahlen sind. Die wichtigste Eigenschaft besteht darin, daß sie Materie durchdringen können und dabei abgeschwächt werden. Der Schwächungsgrad wird durch Absorption und Streuvorgänge an den Atomen des durchstrahlten Gewebes bestimmt.

Die Einheit der überhaupt vorhandenen und durch Ionisationsdosimeter meßbaren Dosis für Gamma- und Röntgenstrahlen wird als Röntgen (R) definiert. Das Maß für die vom Gewebe absorbierte Dosis ist das Rad (rd), in SE-Einheiten das Joule (J) pro kg oder Gray (Gy) (1 Gy = 1 J/kg = 100 rd).

Die in einer Röntgenröhre erzeugte Strahlung wird bei Durchstrahlung des Objekts (Patient) in Abhängigkeit von der Dichte und Dicke des Objekts geschwächt und ergibt an der Austrittseite ein unsichtbares Strahlungsbild. Am Bildempfänger (z.B. Röntgenfilm mit zwei Verstärkerfolien) wird unsichtbare in sichtbare Strahlung umgewandelt. Die unterschiedlich geschwächte Strahlung bewirkt in den Verstärkerfolien die sog. Lumineszenz, die den Film belichtet. Lediglich 5% der Schwärzung des Röntgenfilms erfolgt durch Röntgenstrahlen, während 95% durch Lumineszenz der Folien geschieht. Je nach klinischer Anforderung wird eine Röntgenröhre zwischen 30 und 150 KV betrieben.

Um Organe, die im Nativ-Röntgenbild nicht darstellbar sind, erkennbar zu machen, wird die *Röntgenuntersuchung mit Kontrastmitteln* angewandt. Kontrastmittel sind Substanzen, die Röntgenstrahlen mehr schwächen als körpereigene Strukturen. Die Schwächung ist um so größer, je höher die spezifische Dichte des Kontrastmittels ist.

3.3.1.2 Thermographie und Xeroradiographie

Diese Verfahren finden vor allem in der Mammadiagnostik Anwendung. Die Thermographie erfaßt die Temperatursteigerung im Bereich des Tumors, wobei entweder im Kontaktverfahren oder durch Telethermographie ein Temperaturverteilungsmuster angefertigt wird. Eine Fortentwicklung ist die Differentialthermographie, die ein computergesteuertes Gradientenbild der Temperaturdifferenzen benachbarter Gewebsstrukturen liefert. Die Xeroradiographie gibt Dichte-Unterschiede wieder und stellt so z.B. in der Mamma Mikroverkalkungen recht deutlich dar, ist aber i.allg. der konventionellen Mammographie unterlegen.

3.3.1.3 Computertomographie

Die Computertomographie unterscheidet sich grundsätzlich von den klassischen Röntgenaufnahmeverfahren. Bei dieser Art der Untersuchung werden primär transversal Schnittbilder gewonnen, d.h. man erhält Bilder von Körperabschnitten, die senkrecht zur Körperachse liegen. Dabei wird der Patient über eine Translations-Rotationsbewegung, die vom System ausgeführt wird, aus verschiedenen Projektionsrichtungen durchstrahlt. Röntgenröhre und Detektor sind fest miteinander gekoppelt. Mit Hilfe von Kollimatoren wird ein bleistiftstrichförmiger Strahl ausgeblendet, der über einen Detektor in ein elektrisches Signal umgewandelt wird. In einer Meßelektronik werden die Signale verstärkt, die der Computer als Graustufenbild erfaßt und wiedergibt. Somit liegen die Schwächungswerte einzelner kleiner Volumenelemente quantitativ vor und liefern mit diesen Dichtewerten gewisse Hinweise auf die Gewebsbeschaffenheit. Im Gegensatz zu den konventionellen Röntgentechniken erhält man mit der Computertomographie eine maßstabsgetreue Wiedergabe der Organstrukturen in Höhe der gewählten Schicht ohne Überlagerung benachbarter Areale.

Häufig ist zur Diagnostik die Anwendung von intravenös appliziertem Kontrastmittel erforderlich. Die Kontrastmittelapplikation ist entsprechend der klinischen Fragestellung unterschiedlich. Man kann größere Kontrastmittelmengen langsam infundieren oder aber kleine Mengen in Form einer sog. Bolusinjektion mit einem Druckinjektor applizieren. Hierdurch ist es möglich, weitere Informationen, z.B. über den Grad der Vaskularisierung eines Tumors oder über die Abgrenzbarkeit von Gefäßstrukturen gegenüber umliegenden Tumoren zu erhalten.

3.3.1.4 Sonographie

Das Prinzip der Sonographie besteht darin, daß Ultraschallimpulse an Grenzflächen (Flächen, an denen sich unterschiedliche Gewebe treffen) ganz oder teilweise reflektiert werden. Der reflektierte Teil (Echo) wird registriert. Das in der onkologischen Diagnostik heute fast ausschließlich angewandte zweidimensionale sog. B-Verfahren liefert „Schnittbilder", in denen die Echos entsprechend ihrer Intensität in verschiedenen Grauabstufungen abgebildet werden. Diese Schnittbilder (indirekte Bilder) sind Analoga zum makroskopischen Bild, das der Pathologe an einem Organ durch Einschneiden erhält.

Die verwendeten Geräte arbeiten analog dem Radarverfahren. Der Schallwandler besteht aus einem Keramik- und Kristallplättchen, und seine Wirkung beruht auf dem piezoelektrischen Prinzip. Wenn ein elektrischer Impuls angelegt wird, sendet der Schallwandler eine Schallwelle aus. Trifft ihn selbst eine Schallwelle, so erzeugt er eine elektrische Spannung und kann somit als Sender und Empfänger wirken.

Ein Hauptvorteil des Ultraschalls ist, daß bei den heute verwendeten Dosen und Intensitäten schädliche Nebenwirkungen nicht zu beobachten sind. Der Nachteil liegt im begrenzten Auflösungsvermögen. Da die Reflexion des Ultraschalls am Knochen und an Grenzflächen zwischen Gewebe und Luft zu 100% erfolgt, sind einige Körperabschnitte dieser Untersuchung nicht zugänglich (KRESTEL 1981).

3.3.1.5 Nuklearmedizin

Die Nuklearmedizin ist im Gegensatz zur klassischen Röntgendiagnostik keine Transmissions-, sondern eine Emissionsuntersuchung. Die räumliche und zeitliche Verteilung der peroral oder intravenös verabreichten radioaktiven Testsubstanzen (Tracer) in den Organen wird gemessen. Dabei wird die emittierte Gammastrahlung durch Szintigraphen (Scanner) oder Szintillationskameras erfaßt. Die statische Szintigraphie registriert die Testsubstanzen zu einem bestimmten Zeitpunkt,

die Funktionsszintigraphie (Sequenzszintigraphie) liefert Informationen über den zeitlichen Ablauf. Das Dosismaß in der Nuklearmedizin ist der radioaktive Zerfall, dessen Einheit das Curie (Ci) ist.

In der Szintillationskamera nach Anger wird die Gammastrahlung, die einen Parallelloch-Kollimator durchdringt, in einem lumineszierenden Kristall absorbiert. Mit Hilfe vieler Photomultiplier werden die Orte der Lumineszenz gemessen und in Form von Lichtpunkten auf einem Speicheroszilloskop sichtbar gemacht oder in einem elektronischen Speicher registriert. Die gewonnenen Daten können nach verschiedenen Kriterien — z.B. ihrer zeitlichen Änderung — weiter verarbeitet oder neu dargestellt werden. Die nuklearmedizinischen Bilder sind in ihrer Qualität durch das Quantenrauschen begrenzt (KRESTEL 1981).

3.3.1.6 NMR (Nuclear Magnetic Resonance)

Ein neues diagnostisches Verfahren ist die sog. Kernspintomographie oder NMR. Protonen besitzen Eigendrehimpulse (Spins), im Magnetfeld richten sich diese entlang der Feldlinien aus. Durch einen Hochfrequenzimpuls werden sie ausgelenkt, wobei Resonanzsignale abgestrahlt werden, die von einer Empfängerspule registriert werden. Wird diesem Magnetfeld ein orts- und zeitabhängiges Zusatzfeld überlagert, so erhält das Resonanzsignal die Information über die räumliche Verteilung der Kernmagnetisierung. Das registrierte Signal wird über einen Computer zu einem Bild rekonstruiert. Ein entscheidender Parameter in der NMR-Technik ist die Verwendung der verschiedenen Anregungs- und Meßmethoden bei der Datenakquisition. Verschiedene Aufnahmearten können verwendet werden und liefern sich ergänzende Aussagen. Welche Art der Darstellung bei krankhaften Veränderungen den größten diagnostischen Aussagewert erbringt, wird erst durch systematische Studien geklärt werden (LOEFFLER u. OPPELT 1982).

Ein Vorteil der NMR ist die fehlende Strahlenbelastung, da ohne ionisierende Strahlen gearbeitet wird. Dazu kommt die Möglichkeit der Wahl verschiedener Schnittebenen und dadurch eine bessere anatomische Orientierung (axiale, koronare, frontale und sagittale Tomogramme) ohne Überlagerung und ohne Umlagerung des Patienten. Weiterhin sind nicht nur rein morphologische Informationen zu erwarten, sondern auch solche über eine spezifische biologische Situation, resultierend aus der Anwesenheit von Protonen, deren Anzahl und dem Milieu, in dem sie sich befinden (Habermehl u. Graul 1982).

Soweit bisher beurteilbar, scheint sich die Möglichkeit einer Artdiagnose (z. B. ob entzündlicher Prozeß oder Tumor) anzudeuten. Nachteilig sind die erheblichen Kosten, Artefakte bei Metallimplantationen und Schädigung der ferromagnetischen Teile eines Herzschrittmachers, sowie die im Vergleich zu konventionellen Methoden und Computertomographie bisher schlechtere räumliche Auflösung zu bewerten.

Im folgenden ist bei der Abhandlung der Tumordiagnostik die NMR noch nicht berücksichtigt, da ihr Stellenwert im Vergleich zu den übrigen Methoden noch nicht hinreichend zu beurteilen ist.

3.3.2 Untersuchungsmethoden

In der Tumordiagnostik kommt ein weites Spektrum radiologischer Untersuchungsmethoden zur Anwendung.

3.3.2.1 Konventionelle Röntgenuntersuchung ohne Kontrastmittel

Bei der *konventionellen Aufnahmetechnik* werden Organe in zwei Ebenen abgebildet. Das Röntgenbild liefert eine fotografische Aufzeichnung eines dreidimensionalen Objekts, indem durch den Strahlenkegel ein zweidimensionales Schattenbild entsteht. Der Röntgenfilm ist bis heute der am meisten verwendete Informationsträger, in dem eine statische Information dokumentiert wird.

Im Röntgenbild überlagern sich aber naturgemäß häufig Strukturen aus verschiedenen Objekttiefen. Dies wird durch *Schichtaufnahmen* vermieden. Hierbei bewegen sich Röntgenfilm und Röhre gegensätzlich. Nur im Drehpunkt der Bewegungsachse von Film und Röhre liegt eine scharfe Abbildung der Strukturen vor, da diese Areale immer auf derselben Filmfläche liegen, während solche, die außerhalb des Drehpunkts liegen, unscharf abgebildet werden. *Hauptanwendung:* Untersuchung der Lunge und des Skeletsystems.

Die *Röntgendurchleuchtung* dient der Analyse der Funktion von Organen. *Hauptanwendung:* Lungendurchleuchtung: Klärung fraglicher Verschattungen, Beurteilung der Zwerchfellbeweglichkeit, Verfolgung des Kontrastmittels bei Untersuchung des Magen-Darm-Trakts, des

Dünndarms und Kolons. Gefäßdiagnostik: Überprüfung der Katheterlage und des Kontrastmittelabstroms.

3.3.2.2 Röntgenuntersuchungen des Gastrointestinaltrakts mit Kontrastmittelanwendung

Die *Kontrastdarstellung des Ösophagus, des Magens und Duodenums* wird mit Bariumsulfatpräparaten am nüchternen Patienten durchgeführt (Bariumsulfatkonzentration 1,5–2 g/ml). Gleichzeitig erfolgt die Anwendung gasbildender Substanzen, um eine ausreichende Dehnung der Magenwand zu erzielen. Die Untersuchung erfolgt in Hypotonie (Buscopan, Glukagon), da Schleimhautoberfläche und Wandung von Ösophagus, Magen und Duodenum besser beurteilt werden können, wenn Tonus und Motilität verhindert werden. Anschließend werden Aufnahmen in Standardprojektionen und Zielaufnahmen, welche die Routineuntersuchung vervollständigen, durchgeführt.

Bei der *Kontrastuntersuchung des Jejunums und Ileums* wird die Doppelkontrasttechnik mit Bariumsulfat und Methylzellulose angewendet. Hierzu wird eine Sonde über das Treitz-Band gelegt, über die durch ein Infusionssystem Bariumsulfat (Verdünnung 1,2–1,3) infundiert wird. Anschließend wird die Methylzellulose per Hand nachinjiziert. Die Untersuchung erfolgt unter Durchleuchtung mit ausreichender Bilddokumentation. Zur Vorbereitung der Untersuchung empfiehlt sich flüssige schlackenarme Kost sowie ein Abführmittel am Tag vor der Untersuchung.

Bei der *Kontrastuntersuchung des Kolons und Rektums* sind Medikamente zur Sekretionshemmung und Tonusminderung unabdingbar (Atropin, Buscopan). Über ein Darmrohr wird eine Bariumsuspension über ein Pneumokolongerät instilliert. Nach Spontanentleerung wird Luft insuffliert, und Aufnahmen nach einem Standardprogramm werden angefertigt. Die Qualität der Kontrastuntersuchung von Kolon und Rektum hängt ganz entscheidend von der Vorbereitung des Patienten ab, es muß eine vollständige Reinigung des Kolons, die auch die Entfernung von Schleim beinhaltet, gewährleistet sein. Das Schema für die Darmvorbereitung vor der Untersuchung variiert von Autor zu Autor und sollte mit dem durchführenden Untersucher abgesprochen werden. Hauptanwendung ist die Tumorsuche, die Bestimmung der exakten Tumorausdehnung sowie des Stenosegrads bei bekannten tumorösen Prozessen.

3.3.2.3 Kontrastmitteldarstellung von Gefäßen

Arteriographie. Bei der Arteriographie werden die Arterien mittels Kontrastmittel dargestellt. Dabei werden heute vorwiegend anionische wasserlösliche Kontrastmittel verwendet. Zu unterscheiden ist die Direktpunktion mit Einbringen des Kontrastmittels über eine liegende Kanüle (heute weitgehend verlassen) und die sog. Katheterangiographie. Diese Technik beinhaltet die Arterienpunktion (meist der A. femoralis) nach Lokalanästhesie, Einbringen eines dünneren Drains, über den nach Entfernung der Nadel ein dünner Plastikkatheter entweder ante- oder retrograd vorgeschoben wird, über den die Kontrastmittelinjektion erfolgt. Je nach zu untersuchendem Gefäßabschnitt erfolgt die Injektion per Hand oder per Druckinjektor, um die Flußgeschwindigkeit des Kontrastmittels der Blutflußgeschwindigkeit anzupassen. Während des Kontrastmitteldurchflusses werden Bildserien exponiert.

Hauptanwendung. Die Indikation zur Angiographie im Rahmen der Tumordiagnostik ist eingeschränkt. Sie wird im Rahmen tumoröser Prozesse am Knochen, seltener bei Erkrankungen von parenchymatösen Organen eingesetzt. Eine gewisse Bedeutung kommt ihr als präoperative Untersuchung zur Darstellung von Gefäßvarianten zu.

Komplikationen
a) allgemein: Kontrastmittelzwischenfälle,
b) methodisch: Nachblutungen, Thrombosen, Thrombembolien, Intimaverletzungen, AV-Fisteln, direkte Organschädigung durch Gefäßverschluß.

Vorbereitung. Wie bei allen Untersuchungen mit Kontrastmitteln ist zu fordern, daß der Patient nüchtern ist. Blutgerinnungsstörungen müssen ausgeschlossen sein, ebenso schwere Herz- und Kreislaufdekompensation sowie Niereninsuffizienz.

Phlebographie. Die Phlebographie beinhaltet die Kontrastmitteleinbringung über eine Direktpunktion oder über einen in der Vene liegenden Katheter und spielt in der Tumor- und Rezidivdiagnostik keine wesentliche Rolle. Sie dient allenfalls der Darstellung der Tumorinvasion oder Tumorkompression und zeigt entsprechende Kollateralkreisläufe. *Komplikationen:* Kontrastmittelüberemp-

findlichkeit, Lungenembolien. Vorbereitung wie bei Angiographie.

Lymphographie. Die Lymphographie (Lymphangiographie) dient der Darstellung von Lymphbahnen und Lymphknoten. Hierbei werden Lymphgefäße am Fußrücken durch subkutane Patentblauinjektion sichtbar gemacht. Anschließend wird in Lokalanästhesie die Freilegung des Lymphgefäßes durchgeführt, welches direkt mit einer dünnen Nadel punktiert wird, durch die dann mittels eines Druckinjektors öliges Kontrastmittel injiziert wird.
Röntgenologisch werden die lymphographische und die lymphonoduläre Phase dargestellt. Zu den Nachteilen gehört, daß die mesenterialen Lymphknoten, die Lymphknoten am Nieren-, Milz- und Leberhilus sowie mediastinale Lymphknoten nicht dargestellt werden können.

Hauptanwendungsgebiete sind die Diagnostik primärer Lymphknotenneoplasien und die Darstellung von Metastasen in nichtvergrößerten Lymphknoten (ab einer gewissen Größe).

Komplikationen. Kontrastmittelüberempfindlichkeit, Überempfindlichkeit gegen Patentblau, Ölembolien.

Vorbereitung. Akute pulmonale Prozesse oder Herzfehler mit Rechts-Links-Shunt sollten ausgeschlossen sein.

3.3.2.4 Computertomographie

In der Tumordiagnostik und im Tumorstaging hat die Computertomographie derzeit sicherlich eine zentrale Stellung im Rahmen radiologischer Untersuchungsverfahren (LISSNER u. HUG 1980).

Hauptanwendung. Darstellung tumoröser Prozesse, deren Ausdehnung und Infiltration in Nachbarorgane, Metastasensuche, Nachweis von Lokalrezidiven, Bestrahlungsplanung.

Vorbereitung. Grundsätzlich sollte der Patient nüchtern zur Untersuchung kommen, die Gabe von Spasmolytika zur Vermeidung von Bewegungsartefakten ist häufig notwendig. Entblähende Medikamente sind bei der abdominellen Untersuchung vorteilhaft, um störende Luftartefakte zu verhindern.

Komplikationen. Kontrastmittelüberempfindlichkeit, Kontraindikationen bei der Gabe von Spasmolytika.

Feinnadelpunktionen mit nachfolgender zytologischer Untersuchung können unter CT-Kontrolle vorgenommen werden und erlauben so gezieltere Materialentnahme.

3.3.2.5 Sonographie (LUTZ 1978)

Hauptanwendung ist die Tumordiagnostik in Leber, Pankreas, Niere, Retroperitoneum, weiter die Abgrenzung zwischen soliden und zystischen Veränderungen, dies auch in der Schilddrüse und der Mamma. Die ultraschallgezielte Feinnadelpunktion stellt eine zunehmend wertvolle Bereicherung der Diagnostik dar.

Vorbereitung. Bei abdomineller Sonographie empfiehlt sich etwa 6stündiges Fasten, unmittelbar vorangegangene Endoskopien sind wegen des Luftgehalts von Magen und Darm störend.

Bei *Ultraschallendoskopie (endoskopische Sonographie)* wird der Schallkopf mit einem Endoskop in Magen, Darm oder Harnblase eingeführt. Die so entstandenen Sonogramme zeichnen sich durch höheres Auflösungsvermögen aus und haben auch den Vorteil, daß die Überlagerung durch luftgefüllte Darmschlingen vermieden wird. Die Möglichkeiten der Ultraschallendoskopie, etwa beim Staging von Tumoren der Speiseröhre, des Kolorektums, der Prostata und der Harnblase sind noch nicht definitiv zu beurteilen.

3.3.2.6 Nuklearmedizin

Hauptanwendungsgebiet ist heute die Skeletszintigraphie mit ^{99m}Tc-Phosphat oder -Phosphatverbindungen. Diese Methode informiert über die Mineralisation im Skelet und dient als hochsensitiver Suchtest für Knochenmetastasen, bedarf allerdings wegen der relativ geringen Spezifität bei positivem Ausfall weiterer Untersuchung.

Besondere Bedeutung hat die Nuklearmedizin in der Diagnostik und beim Staging des Schilddrüsenkarzinoms (^{131}J). Für Lebertumoren und Lebermetastasen kommt die Szintigraphie mit ^{99m}Tc-Kolloiden und ^{67}Galliumzitrat zur Anwendung. Die abdominale Radionukleidlymphographie (^{99m}Tc-Kolloide, ^{198}Au-Kolloid) kann zum Nachweis von Lymphomen oder Lymphknotenmetastasen eingesetzt werden.

Noch in Entwicklung ist die *„Immunszintigraphie"* oder *„Radioimmunodetektion".* Zunächst werden polyklonale, neuerdings auch monoklonale Antikörper gegen Tumorzellen bzw. Tumorzellkomponenten (z.B. gegen CEA) radioaktiv markiert und dann den zu untersuchenden Patienten verabreicht. Damit ergeben sich Ausblicke vor allem für die Frühdiagnose von Lokalrezidiven und Fernmetastasen, aber auch für die Lokalisation unbekannter Primärtumoren bei zunächst diagnostizierten Metastasen (s. Kapitel 3.4, S. 93).

3.3.3 Strahlenbelastung

Die größte Strahlenbelastung des Menschen wird durch die medizinische Radiologie verursacht. Diese führt aber meist nur zur Belastung eines Körperteils. Die größte Gonadenbelastung resultiert aus Untersuchungen des Abdomens, z.B. des Kolons (Tabelle 1). Die natürliche jährliche Strahlenbelastung der Gonaden entspricht etwa dem 2,5fachen der Belastung bei einer konventionellen Röntgenuntersuchung der Lunge.

Durch lange und häufig unnötige Durchleuchtungszeiten entsteht häufig eine hohe Strahlenexposition. Diese wird durch optimale Einblendung des Nutzstrahlenbündels und möglichst kurze Durchleuchtungszeiten vermindert. Eine erhebliche Dosisersparnis ergibt sich durch Verwendung hochauflösender Bildverstärker-Fernsehtechnik.

Die Strahlenbelastung in der Computertomographie ist an den einzelnen Geräten unterschiedlich. Sie beträgt in Abhängigkeit von den verwendeten KV und mas (Milliamperesekunden) und in Abhängigkeit von der Zeit der Strahlenexposition zwischen 1,2 und 2 rd je Schicht an der Hautoberfläche. Die Gonadenbelastung ist abhängig vom

Tabelle 1. Strahlenbelastung bei konventioneller Röntgenuntersuchung mit guter Aufnahmetechnik. (Nach LISSNER u. HUG 1980)

Untersuchtes Organ	Hauptbelastung in R	Gonadendosis in mrd	
		Mann	Frau
Lunge	0,1	<10	<10
Wirbelsäule	1,5–4,0	<10	<10
Magen	1,0–3,0	30	150
Kolon	10–50	200	800
Becken	1,5–4,0	500	250
natürliche jährliche Strahlenbelastung		~25 mrem	

Tabelle 2. Strahlenbelastung in der Nuklearmedizin. (Nach LISSNER u. HUG 1980)

Untersuchtes Organ	Radiopharmakon	Übliche Aktivität in µCi	Strahlenbelastung rd/100 µCi	
			Untersuchtes Organ	Ganzkörper
Schild-drüse	^{131}J-Natriumjodid	25–100	150	0,1
	^{99m}Tc-Pertechnetat	1 000–2 000	0,02	0,0015
Knochen	^{87m}Sr-Chlorid	1 000–3 000	0,04	0,001

Abstand des untersuchten Organs zu den Gonaden. So ergibt sich z.B. bei einer Untersuchung der Leber eine Belastung der Hoden von 15–20 mrd und des Ovars von etwa 5 mrd.

Die Strahlenbelastung bei nuklearmedizinischen Untersuchungen ist abhängig von den physikalischen und chemischen Eigenschaften des Radionukleids, wobei die Dosis und die Halbwertszeit der applizierten radioaktiven Substanz ausschlaggebend sind. Das Dosismaß ist der radioaktive Zerfall, dessen Einheit das Curie (Ci) ist. Grundsätzlich unterscheidet man die physikalische Halbwertszeit (die Zeit, in der die Hälfte der radioaktiven Kerne zerfallen ist) und die biologische Halbwertszeit (die Zeit, in der die Hälfte des Radionukleids aus dem Körper ausgeschieden ist). Je kurzlebiger ein Radionukleid ist, um so geringer ist die Strahlenbelastung des Patienten. Tabelle 2 zeigt Beispiele für die Strahlenbelastung für einige hauptsächlich verwendete Pharmaka in der Tumordiagnostik.

3.3.4 Spezielle radiologische und nuklearmedizinische Diagnostik

Durch neue bildgebende Verfahren hat sich die prätherapeutische Tumordiagnostik gewandelt. Bei erhöhter diagnostischer Aussagekraft sind häufig invasive Untersuchungsmethoden überflüssig. Durch die Optimierung des prätherapeutischen Staging kann Einfluß auf die Verfahrenswahl genommen werden, explorative Eingriffe sind seltener notwendig.

3.3.4.1 Hals: Schilddrüse

Als primär diagnostische Maßnahme bei klinischem Verdacht auf das Vorliegen eines Schilddrü-

senmalignoms muß die Sonographie angesehen werden, zumal die fehlende Strahlenexposition eine beliebige Wiederholung der Untersuchung erlaubt (LUTZ 1978; PFANNENSTIEL et al. 1982). Zystische, solide sowie gemischte Strukturen lassen sich gegenüber dem normalen Schilddrüsengewebe abgrenzen, Kapselinfiltration, Art der Begrenzung und Beziehung zu den großen Halsgefäßen sowie vergrößerte Lymphknoten sind darstellbar, wobei aber allein aus dem sonographischen Befund eine sichere Dignitätsaussage nicht möglich ist. Es erfolgt dann das Schilddrüsenszintigramm (mit ^{99m}Tc als Suchmethode, bevorzugt jedoch mit ^{131}J). Karzinomverdächtig ist besonders der solitäre, nichtspeichernde Schilddrüsenherd. Der klinische Befund (Wachstumstendenz, Tastbefund) und das Ergebnis der Sonographie (solide, evtl. aufgelockerte Struktur) müssen jedoch vorrangig berücksichtigt werden. Die zytologische Abklärung kann diagnostisch weiterhelfen. Ihre Aussagefähigkeit ist jedoch bei mehreren nichtspeichernden Arealen beträchtlich geringer (Fehlpunktionen überwiegend degenerativer Veränderungen).

Die Ganzkörperszintigraphie mit ^{131}J zur präoperativen Metastasensuche ist problematisch, da selbst potentiell speichernde Metastasen wegen des sehr viel stärker anreichernden Schilddrüsengewebes nur in Einzelfällen zur Darstellung kommen (HEINZE 1979).

Die im Rahmen präoperativer Untersuchungen gutartiger Schilddrüsenerkrankungen regelmäßig durchgeführten Röntgenaufnahmen (Tracheazielaufnahmen, Breischluck mit Darstellung des Hypopharynx und des Ösophagus) liefern i.allg. keinen spezifischen Beitrag zur Diagnose eines Karzinoms. Die ebenfalls routinemäßigen Übersichtsaufnahmen des Thorax in zwei Ebenen decken nur ausnahmsweise Lungen- oder Knochenmetastasen auf.

Zur engmaschigen Tumornachsorge gehören die nuklearmedizinischen Untersuchungen (Ganzkörperszintigraphie), die Bestimmung des Thyreoglobulins und die Thoraxübersichtsaufnahmen. Alle übrigen radiologischen Methoden (CT, Knochenaufnahmen, konventionelle Tomographie) werden nur bei gezielter Fragestellung eingesetzt.

3.3.4.2 Thorax

Bronchialsystem und Lunge. Für die Wahl der optimalen Therapieform bei Lungenkarzinom ist die exakte Bestimmung des Tumorstadiums erforderlich. Konventionelle radiologische Methoden (Thoraxübersichtsaufnahme in zwei Ebenen mit Hilusfiltertomogramm) stellen die Basisuntersuchung dar. Die CT ist invasiven Maßnahmen wie Mediastinoskopie, Pleuroskopie und Angiographie vorgeschaltet, zumal hierdurch häufig weitere diagnostische Schritte überflüssig werden (FRASER u. PARÈ 1979; LACKNER et al. 1979; STENDER 1982). Bei der Größenbestimmung der kleinen Läsionen sind konventionelle Verfahren der CT gleichwertig. Bei größeren Tumoren ist die CT in ihrer Aussage exakter, da eine Abgrenzung von Atelektasen und entzündlichen Begleitreaktionen möglich ist. Allerdings ist der intrabronchiale Tumoranteil zuverlässiger konventionell radiologisch zu dokumentieren. Bei weit fortgeschrittenen Tumoren ist die CT deutlich vorrangig, da der Befall der Thoraxwand, der Pleura, der großen Gefäße, des Perikards sowie der Carina direkt dargestellt werden kann.

Lymphknoten sind, sofern volumenvermehrt (ab ca. 1,5 cm), diagnostizierbar. Allerdings ist eine Differenzierung zwischen entzündlichen und blastomatösen Prozessen nicht möglich. Der Nachweis regionärer mediastinaler Metastasen ist von deren Lokalisation abhängig. So sind bronchopulmonale Lymphome konventionell besser zu beurteilen, während die tracheobronchialen und paratrachealen Lymphknoten im vorderen oberen und hinteren unteren Mediastinum im CT besser erkennbar sind. Auch bei lungen- und pleuranahen Metastasen ist die CT vorrangig (MÜLLER et al. 1981).

Für ein exaktes Staging ist auch die CT der Oberbauchorgane zum Nachweis von Fernmetastasen in Leber, Nebennieren, Nieren und Pankreas, sowie im Retroperitonealraum wichtig. Sinnvoll erscheint auch die Mituntersuchung des Schädels (BUTLER et al. 1979). Über das Vorliegen ossärer Metastasen gibt die Knochenganzkörperszintigraphie Aufschluß.

Mediastinum. Die vielfältigen mediastinalen Strukturen, die den Ausgangspunkt maligner Tumoren darstellen können, haben zu einem weiten Spektrum anwendbarer radiologischer Untersuchungsmöglichkeiten geführt. Die Erstuntersuchung besteht in der Thoraxübersichtsaufnahme in zwei Ebenen mit Durchleuchtung bei Kontrastierung des Ösophagus.

Spezielle tomographische Techniken und invasive Verfahren, wie z.B. das Pneumomediastinum

(FROMMHOLD u. GERHARDT 1975) und die mediastinale Phlebographie (HEITZMANN 1977) sind durch die CT ersetzt worden. Diese ermöglicht eine nichtinvasive Darstellung des Tumors, wobei in einem Teil der Fälle durch die Dichtemessung eine definitive Analyse erfolgen kann (z.B. Zyste, Lipom).

Bei den malignen Läsionen (z.B. Lymphom, Thymom, maligner neurogener Tumor, intrathorakale maligne Struma) ist die Möglichkeit der dreidimensionalen Lokalisation und Definition der Ausdehnung gegeben, wobei auch die Infiltration in umgebende Strukturen dargestellt wird. Hierdurch wird die Planung des operativen Vorgehens oder falls erforderlich die Wahl des Zugangswegs zur Punktion oder Biopsie wie auch die Strahlentherapieplanung möglich.

Ösophagus. Die Basisuntersuchung besteht in der konventionellen radiologischen Kontrastmitteluntersuchung (Dokumentation in mehreren Ebenen unter Verwendung von sog. High-density-Kontrastmitteln). Obwohl häufig die Interpretation nicht problematisch ist, müssen andere Erkrankungen wie benigne Tumoren, entzündliche Veränderungen mit oder ohne Stenose, Achalasie, sowie extraluminale Raumforderungen ausgeschlossen werden. Die Endoskopie mit Biopsie ist deshalb bei jedem pathologischen Röntgenbefund zu fordern (KOROBKIN et al. 1975).

In der prätherapeutischen CT-Untersuchung werden Wanddicke (pathologisch über 5 mm), die Lumenweite, die kaudokraniale Längsausdehnung, die Infiltration des Mediastinums, vergrößerte Lymphknoten, Fistelbildung und Fernmetastasen beurteilt. Wie auch beim Lungenkarzinom sprechen volumenvermehrte Lymphknoten in einem hohen Prozentsatz für eine lymphogene Metastasierung, wobei bei Primärtumoren, deren Längsausdehnung 5 cm überschreitet, in 75% der Fälle mit einer lymphogenen Metastasierung zu rechnen ist (KOROBKIN et al. 1975). Eine computertomographisch nachgewiesene Infiltration in das Mediastinum bedeutet häufig Inoperabilität.

Die Rezidivdiagnostik bleibt zunächst der Kontrastmitteluntersuchung und der Endoskopie vorbehalten, wobei wir der Meinung sind, daß auch die CT in der Nachsorge ihren Stellenwert haben wird, wenn eine Basisdokumentation ca. 6 Wochen postoperativ durchgeführt wird. Es ist selbstverständlich, daß operative Eingriffe und eventuelle

Vorbestrahlungen die Aussagekraft der Untersuchung mindern.

Thoraxwand. Raumfordernde Prozesse an der Thoraxwand können zwar mit konventionellen Methoden wie Thoraxübersichtsaufnahmen, optimiert durch Zielaufnahmen unter Durchleuchtung, sowie durch Tomographie abgeklärt werden. Ätiologisch ist hierdurch jedoch eine weitere Differenzierung nicht möglich, es sei denn, es lägen Osteolysen des Thoraxskelets vor. Die CT ermöglicht durch Erfassung sehr kleiner Dichteunterschiede, den Weichteilmantel mit Fett, Bindegewebe und Muskulatur darzustellen, ebenso wie das Skelet und die Lungenstruktur.

Besteht der klinische Verdacht einer Thoraxwandläsion, empfiehlt es sich, die CT vor konventionellen Methoden durchzuführen (LACKNER et al. 1981), da hierdurch klinisch entscheidende Informationen zu erhalten sind, wie z.B. Darstellung kleinster Ergüsse, entzündlicher Veränderungen wie Abszesse oder Empyem, benigner Raumforderungen wie Lipom oder Zysten. In einem Arbeitsgang kann auch die scangesteuerte Feinnadelpunktion erfolgen.

Zur Frage der lokalen Operabilität sowie des optimalen Zugangswegs kann die CT beitragen, da eine exakte Bestimmung der Tumorgröße und Lokalisation möglich ist und die Infiltrationstiefe angegeben werden kann. Zusätzlich ist eine Aussage bezüglich regionaler Lymphknotenvergrößerungen sowie intrapulmonaler und mediastinaler Metastasen möglich.

Die sonographische Diagnostik hat keine wesentliche Bedeutung (WIMMER 1980). Die Angiographie bleibt Einzelfällen vorbehalten (z.B. CT-Beurteilung wegen Artefakten nicht möglich oder therapeutisch bei inoperablen Tumoren zur intraarteriellen Zytostase mit dem Ziel der Tumorreduktion).

Mamma. Das Mammakarzinom nimmt eine Sonderstellung ein, wobei der Diagnostik des klinisch okkulten Karzinoms die entscheidende Bedeutung für die Prognose zukommt. Die Mammographie ist bisher die zuverlässigste Untersuchungsmethode zur Erfassung kleinster Tumoren (MENGES 1979). Sonographie, Thermographie und Xeroradiographie sind als additive Verfahren anzusehen, wobei durch deren kombinierten Einsatz die besten Ergebnisse zu erzielen sind. Die CT wird nicht im Rahmen der Frühdiagnostik eingesetzt und bleibt nur bei ausgedehnten Tumoren der Bestim-

mung der Infiltrationstiefe, der Metastasensuche und Bestrahlungsplanung vorbehalten. Im Nachsorgeprogramm sind routinemäßig konventionelle radiologische Methoden, die Oberbauchsonographie und das Knochenganzkörperszintigramm enthalten.

3.3.4.3 Abdomen

Magen und Duodenum. Die Röntgenuntersuchung des Magens im Doppelkontrastverfahren und in Hypotonie beinhaltet die gesamte Exploration der Magen- und Duodenalschleimhaut, wobei aber auch Relieftechnik, Prallfüllung und Kompression in den Untersuchungsgang einbezogen werden. Relativ kleine Läsionen sowie geringe Niveauunterschiede werden erfaßt, größere darstell- und lokalisierbar. Entsprechend perfekte Technik vorausgesetzt, können radiologische und endoskopische Verfahren als annähernd gleichwertig bezeichnet werden (LAUFER 1979; SEIFERT 1977; TREICHEL u. OESER 1975; TREICHEL 1982). Jede Methode hat aber ihre Schwachpunkte: bei sehr kleinem Frühkarzinom (sog. minute early cancer: unter 5 mm Durchmesser, sog. small early cancer: Durchmesser 5–10 mm) ist die radiologische Diagnose problematisch, diffus die Magenwand infiltrierende Karzinome (sog. szirrhöse Karzinome, Karzinome vom Borrmann-Typ IV) mit oft auf weite Strecken erhaltenen tumorfreien oberflächlichen Schleimhautschichten können sich dem endoskopisch-bioptischen Nachweis entziehen, während ihre Diagnose radiologisch leichter möglich ist. Daher ist eine Kombination beider Methoden anzustreben.

Besonders wichtig ist die Regel, bei negativen Röntgenuntersuchungen und Magenbeschwerden stets zusätzlich zu endoskopieren und umgekehrt bei endoskopisch-bioptisch negativem Befund eine Doppelkontrastuntersuchung anzuschließen, sofern sie noch nicht vorgenommen wurde (SHIRAKABE et al. 1973; TAKASUGI et al. 1977). Die bei der Magenuntersuchung routinemäßig mit durchgeführte hypotone Duodenographie deckt die seltenen Primärtumoren, Geschwülste des Papillenbereichs und infiltrierend oder verdrängend wachsende Prozesse der Nachbarorgane auf (z.B. Pankreaskopf, Gallenblase, Kolon).

In der Nachsorge ist bezüglich der Fragestellung eines Rezidivs oder eines Stumpfkarzinoms die Endoskopie vorrangig. Die sonographische Exploration der Leber ist selbstverständlich.

Jejunum und Ileum. Die Endoskopie des Jejunums und Ileums (außer dessen terminalen Abschnitten) ist zwar grundsätzlich möglich (Ottenjann et al. 1982), scheidet aber als klinische Routinemethode aus. Hier steht die radiologische Untersuchung im Vordergrund. Allerdings muß man sich im klaren sein, daß auch bei Anwendung verfeinerter Techniken nur wenige Tumoren in einem Frühstadium erfaßt werden. Dies liegt daran, daß lange Zeit eine relativ uncharakteristische Symptomatik vorliegt. Die Aussagekraft der fraktionierten Dünndarmpassage ist eingeschränkt und sollte nicht mehr angewandt werden (Antes u. Lissner 1981; Sellink 1971). Der Vorzug ist der Doppelkontrastmethode zu geben. In Sonderfällen wird präoperativ bei akuter Blutung (zerfallender Tumoren) die Angiographie der A. mesenterica superior zur Lokalisation durchgeführt. Da die Morphologie der Dünndarmtumoren äußerst unterschiedlich ist, ist selbstverständlich, daß eine Artdiagnose kaum möglich ist. Lediglich bei den Karzinoidtumoren sind angiographisch richtungsweisende Kriterien vorhanden (Heuck 1973). Die Rezidivdiagnostik beschränkt sich auf die genannten Verfahren. Zur Metastasensuche werden Sonographie und CT eingesetzt.

Kolon und Rektum. An die radiologische Untersuchung des Kolons zur Erkennung tumoröser Prozesse müssen, da neben der Rektosigmoido- und Koloskopie entscheidend in der Vorfelddiagnostik, hohe Anforderungen gestellt werden. Die Doppelkontrastuntersuchung (Altaras 1976) zur Darstellung der gesamten kolorektalen Schleimhaut mit gut haftenden Kontrastmitteln, bei Verwendung von Sekretionshemmern und tonusreduzierenden Pharmaka, erlaubt, das gesamte Kolon übersichtlich und vollständig abzubilden, und deckt kleinere Läsionen auf. Auch extrakolische und extrarektale Prozesse sind diagnostizierbar. Weiterhin ist es möglich, eine Aussage bezüglich der Tumorausdehnung (z.B. Länge der Stenose) und der Wandverhältnisse zu erhalten (Altaras 1982; Welin 1971).

Zur Tumornachsorge nach Resektion von Abschnitten des Kolorektums wird lokal die Endoskopie bevorzugt, ergänzt durch Lebersonographie. Die Rezidivdiagnostik nach Rektumexstirpation ist problematischer. Hier ist die CT die einzige diagnostische Maßnahme zur Erkennung des frühen Rezidivs. Allerdings ist auch hier die Basis-CT 3 Monate nach Operation zu fordern, um narbige Veränderungen, die sich meist symmetrisch und glatt begrenzt darstellen, sicher vom Rezidivtumor, als strahlige präsakrale, möglicherweise destruierende Raumforderung nachweisbar, trennen zu können. Hierbei wird gleichzeitig die Exploration des Abdomens erfolgen (Schepke et al. 1982).

Leber. Bis zur Einführung der Sonographie und CT standen nuklearmedizinische Methoden sowie die Angiographie zur Erkennung von Tumoren im Vordergrund. Heute stehen die nichtinvasiven Verfahren an erster Stelle. Dabei muß zwischen rein diagnostischen Methoden und solchen, die Hinweise auf die lokale Operabilität geben, differenziert werden.

Ist der Nachweis umschriebener Läsionen ab einer gewissen Größe in der Sonographie und CT praktisch immer möglich, entziehen sich diffuse Lebererkrankungen häufig der Diagnostik (Fuchs 1982; Schmitt u. Hübener 1978). Die Erstuntersuchung besteht in der Exploration der Leber mittels Ultraschall mit der Möglichkeit der Bestimmung von Größe, Ausdehnung, Lokalisation und Darstellung eines eventuellen multizentrischen Vorkommens, sowie der Differenzierung zystischer und solider Raumforderungen. Ergibt sich hieraus der Verdacht auf einen primären Lebertumor, erfolgt die CT als Nativscan und nach Kontrastmittelapplikation, um über den Grad der Vaskularisation und eventuelle Venenthrombosen Hinweise zu erhalten. Die Dichtemessung des Tumors und des umgebenden Parenchyms (z.B. Fettleber, Zirrhose), sowie die Darstellung pathologisch vergrößerter Lymphknoten erhöht die diagnostische Treffsicherheit. Zur definitiven Klärung der Dignität des Tumors wird die scangesteuerte Feinnadelpunktion vorgenommen.

Ist ein Resektionsverfahren geplant, kann die Angiographie des Truncus coeliacus, der A. mesenterica superior mit indirektem Splenoportogramm und die Phlebographie der Lebervenen und der V. cava hilfreich sein.

Gallenwege. Zum Nachweis von Geschwülsten des galleableitenden Systems stehen intravenös applizierbare, lebergängige Kontrastmittel zur Verfügung. Bei Verschlußsituation ist die Ausscheidung gestört und damit eine ausreichende Konzentration zur Darstellung der Gallenwege nicht möglich. Zur weiteren Abklärung müssen dann andere Methoden eingesetzt werden.

Begonnen wird mit der orientierenden sonographischen Exploration, wobei Informationen über Ausmaß und Lokalisation der Obstruktion erhalten werden. Ein CT dient der exakten topographischen Zuordnung und kann eine Infiltration in umgebende Strukturen anzeigen. Die Darstellung kleinerer Papillentumoren ist nicht oder nur in Ausnahmefällen möglich.

Sind alle nichtinvasiven Methoden ausgeschöpft, wird die endoskopische retrograde Cholangiographie (ERC) durchgeführt. Die röntgenologisch nachweisbaren Veränderungen am Choledochus (unregelmäßige Konturen, Stenosierung, prästenotische Dilatation, Gangabbruch) legen den Verdacht auf einen malignen Prozeß nahe. Ist diese Untersuchung technisch nicht durchführbar oder sind die proximalen Gallengangsabschnitte wegen einer kompletten Tumorobstruktion nicht darstellbar, so wird die perkutane transhepatische Cholangiographie (PTC) zur Darstellung der proximalen Grenze der Obstruktion durchgeführt (FUCHS 1982).

Bei inoperablen Tumoren ist die perkutane transhepatische Drainage oder eine perkutan-transhepatisch bzw. endoskopisch einzubringende Gallenwegsendoprothese als permanente palliative Maßnahme anzusehen, wenn eine biliodigestive Anastomose nicht mehr möglich ist. Die Kenntnis der Komplikationen (Peritonitis, Sepsis, infiziertes Hämatom) muß vorausgesetzt werden.

Pankreas. Trotz neuer Untersuchungsverfahren und einer Verbesserung der konventionellen Techniken ist die Zahl der kurativ behandelbaren Pankreaskarzinome nicht wesentlich gestiegen, und die Entdeckung von Pankreasfrühkarzinomen ist nach wie vor selten.

An konventionellen Methoden steht als indirektes Verfahren die hypotone Duodenographie zur Aufdeckung von Läsionen im Pankreaskopfbereich zur Verfügung. Als Basisuntersuchung ist auch beim Malignom des Pankreas die Sonographie anzusehen. Dabei sind die bekannten Kriterien wie die umschriebene Vergrößerung des Organs (je nach Tumorlokalisation), sowie intrapankreatische Strukturveränderungen erkennbar. Als Malignitätszeichen werden Lebermetastasen und Aszites gewertet.

Im CT lassen sich zusätzlich peripankreatische Infiltration, umschriebene Dichteminderungen und inhomogene Strukturen diagnostizieren (HAERTEL et al. 1980; MARCHAL et al. 1979). Dabei kann intravenös verabreichtes Kontrastmittel bei gleichzeitiger Gabe eines oralen Kontrastmittels die Aussagekraft erhöhen (THELEN 1982). Die indirekten Tumorzeichen werden durch den Nachweis regionaler Lymphknotenvergrößerungen ergänzt und weisen auf eine eventuelle Inoperabilität hin. Differentialdiagnostisch macht die Abgrenzung zu entzündlichen Prozessen Probleme, wobei auch die in etwa 10% mit vorliegende Begleitpankreatitis berücksichtigt werden muß.

Bezüglich des Nachweises der Raumforderung zeigt die Sonographie nur eine unwesentlich geringere Sensitivität und Spezifität, während bei der Differenzierung entzündlicher und maligner Läsionen die CT eindeutig vorrangig ist.

Durch die Sonographie und die CT hat sich die Rolle der Angiographie gewandelt, die Indikation hierzu ist deutlich eingeschränkt. Die superselektive Angiographie wird heute nur noch aus operationstaktischen Gründen durchgeführt, um die in etwa 30% der Fälle vorkommenden Verlaufsvarianten der Arterien präoperativ zu erkennen.

Der Einsatz radiologischer Methoden bei der Rezidiv- bzw. Metastasensuche nach operierten Malignomen des hepatobiliären Systems kann nicht schematisch erfolgen, hier wird man sich nach klinischen Parametern zu richten haben.

Retroperitonealraum. Im Vordergrund des Interesses stehen primäre Lymphknotenerkrankungen, Lymphknotenmetastasen sowie primäre retroperitoneale maligne Weichteiltumoren.

Mit den klassischen röntgenologischen Untersuchungen wie Abdomenübersichtsaufnahme (Psoas-Auslöschphänomen), Ausscheidungsurographie (Ureterverlagerung, Abflußstörung) und Darstellung des Magen-Darm-Trakts (Verdrängung, Stenose, Kompression) sind nur indirekte uncharakteristische Tumorzeichen nachweisbar.

Zum direkten Nachweis bieten sich die Sonographie und die CT vor invasiven Methoden wie Lymphographie und Gefäßdarstellung an. Ein typisches sonographisches Erscheinungsbild, das Rückschlüsse auf den feingeweblichen Aufbau der retroperitonealen Raumforderung zuläßt, gibt es nicht, wenn auch deren Nachweis in einem hohen Prozentsatz gelingt und es dadurch möglich ist, Läsionen zu erfassen, die keine indirekten Röntgenzeichen hervorgerufen haben (DOSSETOR u. WINTER 1977; PONHOLD u. CZEMBIREK 1980).

Die CT hat die größte diagnostische Bedeutung für das Staging, bedingt durch die gleichzeitige Mitdarstellung der großen parenchymatösen Organe, des Skelets und z.T. schwierig faßbarer Lymphknotenstationen, wie z.B. am Nieren- und Leberhilus, an der Mesenterialwurzel, retrogastral, retrozökal oder parapankreatisch.

Die Lymphographie wird vor allem zur Diagnostik der nichtvergrößerten Lymphknoten eingesetzt. Durch die Strukturanalyse werden auch kleinere Läsionen abgebildet und eine Vermutungsaussage hinsichtlich primärer Neoplasien, metastatischen Befalls und entzündlicher oder degenerativer Veränderungen möglich. Die Darstellung der Lymphbahnen gibt Hinweise auf partielle oder komplette Blocks mit den entsprechenden Kollateralkreisläufen oder lymphovenösen Fisteln.

Die CT liefert präoperativ bezüglich Lokalisation, Ausdehnung, Invasivität und Nachweis von Metastasen die entscheidende Information. Gewisse artdiagnostische Hinweise, z. B. der Nachweis von Fett (Liposarkom), zystischer Degeneration (Leiomyosarkom) oder Verkalkungen (neurogene Tumoren) sind möglich (WEGENER 1981).

Die diagnostische Angiographie erfolgt nur in Ausnahmefällen, wenn die CT-Untersuchung nicht ausreichend beurteilbar ist oder wenn therapeutische Maßnahmen wie Embolisation oder lokale Zytostase geplant sind.

Die Nachsorge bei retroperitonealen Tumoren wird sich auf sonographische und computertomographische Kontrollen beschränken.

3.3.4.4 Knochentumoren

Konventionelle radiologische Untersuchungsmethoden wie Aufnahmen in 2 Ebenen, evtl. (durchleuchtungsgezielte) Vergrößerungsaufnahmen oder Aufnahmen in Slot-Technik stehen bei der Diagnostik maligner Knochentumoren an erster Stelle. Dadurch ist häufig schon die Diagnose möglich. Allerdings hängt der Informationswert dieser Untersuchung von der Lokalisation der Läsion ab. Ist der Nachweis diskreter Umbauvorgänge, z. B. am Röhrenknochen, relativ früh möglich, so sind direkte und indirekte Tumorzeichen am Schultergürtel, an der Wirbelsäule und am Beckenskelet häufig nur durch konventionelle Tomogramme diagnostizierbar.

In Ergänzung zum Röntgenbild wird die Szintigraphie eingesetzt, die mit seltenen Ausnahmen eine Radioaktivitätsanreicherung bei primären Knochentumoren zeigt. Weiterhin können entscheidende Informationen bezüglich ossärer Fernmetastasen oder sog. „skip lesions" gewonnen sowie knochen- oder osteoidbildende Metastasen eines Osteosarkoms nachgewiesen werden (BESSLER 1980). Gewisse Hinweise auf die Dignität erhält man durch die Anwendung der Region of Interest-(ROI-)Technik, wobei der Quotient der Zählratendichte im Vergleich mit kontralateralen Arealen gebildet wird (BÜLL et al. 1981).

Die CT-Untersuchung entscheidet über weitere therapeutische und diagnostische Maßnahmen. Hierbei läßt sich die intra- und extraossäre Tumorausdehnung beurteilen, eine exakte anatomische und topographische Zuordnung und quantitative Bestimmung (Volumenmessung, Dichtebestimmungen und Profilkurven) sind möglich (BOSNJAKOVIC et al. 1981).

Die prätherapeutische Angiographie wird bei gefäßreichen Tumoren die Dignitätsbewertung unterstützen, gibt Hinweise zur Lokalisation des geeigneten Biopsieortes (pathologische Gefäßstrukturen) und liefert einen Beitrag zur Abschätzung der Prognose. Weiterhin ist die Kenntnis der Gefäßversorgung des Tumors vorwiegend am Körperstamm hinsichtlich des Resektionsverfahrens wichtig. Die Angiographie stellt auch die Grundlage für eine evtl. selektive Tumorzytostase dar.

Die radiologische Nachsorge besteht, abgesehen von der routinemäßig angefertigten Thoraxaufnahme, in der sonographischen Überprüfung der Leber und im Skeletszintigramm.

3.3.4.5 Weichteiltumoren

Bei der Diagnostik von Weichteiltumoren bietet sich als Erstuntersuchung die Sonographie an, die bezüglich der Größe und Abgrenzbarkeit gewisse Hinweise liefert, wenngleich zur Dignität des Tumors nicht Stellung genommen werden kann. Die entscheidende Untersuchung stellt auch hier die CT dar, die eine Bestimmung der Tumorausdehnung, Abgrenzbarkeit oder Beziehung zu den umliegenden Organstrukturen ermöglicht. Malignitätsverdächtig sind Nekrosen, Ödeme und Einblutungen, wie sie häufig bei schnellwachsenden Neoplasien entstehen, inhomogene Dichtemuster sowie unscharfe Begrenzungen. Knochendestruktionen und invasive Ausbreitung sind in der Regel Zeichen des bösartigen Wachstums (BOSNJAKOVIC et al. 1981). Die Angiographie wird in Einzelfällen vorwiegend unter therapeutischen Aspekten durchgeführt. Die radiologische Nachuntersuchung umfaßt die routinemäßig angfertigten Thoraxaufnahmen und die Diagnose eines evtl. Lokalrezidivs durch die CT.

3.3.5 Schlußwort

Alle konventionellen radiologischen und nuklearmedizinischen Verfahren und auch alle neuen bildgebenden Methoden wie Sonographie und CT sowie die noch in Entwicklung stehende NMR erlauben — von einzelnen seltenen Ausnahmen abgesehen — keine definitive Artdiagnose eines raumfordernden Prozesses. Hierin liegt ihre Beschränkung, und daraus ergibt sich meist die Notwendigkeit der Ergänzung durch mikroskopische, zytologische oder histologische Untersuchungen.

Bei tief im Körper gelegenen, einer bioptischen Diagnose nicht hinreichend zugänglichen Läsionen, wie z. B. Erkrankungen des Pankreas oder des Retroperitoneums, sind daher Probefreilegungen allein aus diagnostischen Gründen immer noch notwendig. Auch bei der Beurteilung einer möglichen lokalen Radikalität einer Operation und bei Verdacht auf Fernmetastasen ist vielfach das Problem der Artdiagnose gegeben: die Differenzierung zwischen neoplastischer Infiltration der Umgebung und peritumoröser Entzündung ist ebenso problematisch wie z. B. die Abgrenzung von Lebermetastasen und benignen Leberadenomen.

Die modernen bildgebenden Verfahren können nur eine Vergrößerung von Lymphknoten nachweisen, aber nicht zwischen Metastasen und entzündlichen Veränderungen im Abflußgebiet von Karzinomen unterscheiden.

Der Nachweis raumfordernder Prozesse ist nur ab einer bestimmten Größe möglich. Metastasen in Millimetergröße können auch mit den modernsten Methoden nicht entdeckt werden. Daher ist jedes präoperative Staging, auch wenn es mit noch so massivem Einsatz moderner Verfahren durchgeführt wird, immer mit Unsicherheiten verbunden. Es bleibt zukünftigen, sorgfältig geplanten Studien (HERMANEK 1986) vorbehalten, den diagnostischen Wert der neuen Verfahren für die jeweilige spezielle Fragestellung an den verschiedenen Organen zu klären und daraus verbindliche Richtlinien für einen Einsatz der Methoden beim präoperativen Staging zu erarbeiten.

Literatur

Altaras J (1976) Moderne röntgendiagnostische Methoden zur Untersuchung des Dickdarms und ihre Ergebnisse. Dtsch Ärztebl 6:325–336

Altaras J (1982) Radiologischer Atlas — Kolon und Rektum. Urban & Schwarzenberg, München Wien Baltimore

Antes G, Lissner J (1981) Die Doppelkontrastdarstellung des Dünndarms mit Barium und Methylzellulose. ROFO 131:10–15

Bessler W (1980) Szintigraphie bei Knochentumoren. In: Frommhold W, Gerhardt P (Hrsg) Klinisch-radiologisches Seminar, Bd 10. Knochentumore. Thieme, Stuttgart New York, S 68–78

Bosnjakovic S, Reiser U, Bach D (1981) Computertomographische und konventionelle radiologische Untersuchungen bei Knochenerkrankungen. Radiologe 21:19–27

Büll U, Keyl W, Meister P, Pfeifer JP, Hartel P (1981) Wertigkeit der „Region of interest" — Technik in der skelettszintigraphischen Diagnostik primärer Knochentumoren. Radiologe 21:46–51

Butler AR, Leo JS, Lin JP, Boyd AD, Kricheff JJ (1979) The value of routine cranial computed tomography in neurologically intact patients with primary carcinoma of the lung. Radiology 131:329–347

Dossetor RS, Winter J (1977) Computerized tomography, lymphangiography and ultrasound in the diagnosis of lymphnode enlargement. A comparison. In: Gerhard P, v Kaeck G (eds) Int Symp Heidelberg. Thieme, Stuttgart, pp 170–173

Fraser RG, Parè JAP (1979) Diagnosis of the diseases of the chest. Saunders, Philadelphia London Toronto

Frommhold W, Gerhardt G (1975) Erkrankungen des Mediastinum. In: Frommhold W, Gerhardt G (Hrsg) Klinisch-radiologisches Seminar, Bd 4. Thieme, Stuttgart, S 23–49

Fuchs WA (1982) Leistungsfähigkeit von Computertomographie und Sonographie bei Gallenwegserkrankungen. Vortrag: Symposium Chirurgie und Radiologie, Mainz

Habermehl A, Graul H (1982) Kernspinresonanz — Tomographie. Dtsch Ärztebl 30:17–29

Haertel M, Zaunbauer W, Fuchs WA (1980) Die computertomographische Morphologie des Pankreaskarzinoms. ROFO 133:1–5

Heinze HG (1979) Primäre und sekundäre Diagnostik bei Schilddrüsenkarzinomen. Nuklearmedizin 2:102–110

Heitzmann E (1977) The mediastinum — radiologic correlations with anatomy and pathology. Mosby, St. Louis

Hermanek P (Hrsg) (1986) Bildgebende Verfahren in der Onkologie. Indikationen und Bewertung. Springer, Berlin Heidelberg New York Tokyo

Heuck F (1973) Röntgendiagnostik der Dünndarmtumoren. In: Frommhold W, Gerhardt P (Hrsg) Erkrankungen des Dünndarms. Thieme, Stuttgart New York

Korobkin M, Thompson WM, Halber MD (1975) CT of the esophagus. II. Carcinoma. AJR 133:1051

Krestel E (1981) Bildgebende Verfahren für die medizinische Diagnostik. Electromedizin 102:473–477

Lackner K, Felix R, Oeser H et al. (1979) Erweiterung der Röntgendiagnostik im Thoraxbereich durch die Computertomographie. Radiologe 19:79–89

Lackner KC, Weiand G, Köster O (1981) Erweiterung der Röntgendiagnostik raumfordernder Prozesse der Thoraxwand durch die Computertomographie. ROFO 134:607–613

Laufer J (1979) Double contrast in gastrointestinal radiology with endoscopic correlation. Saunders, Philadelphia London Toronto

Lissner J, Hug O (1980) Radiologie I und II. Enke, Stuttgart

Loeffler W, Oppelt A (1982) Möglichkeiten und Grenzen der bildgebenden Kernresonanz. Electromedica 2:38–41

Lutz H (1978) Ultraschalldiagnostik (B-Scan) in der Inneren Medizin. Springer, Berlin Heidelberg New York

Marchal G, Baert AL, Wilms G (1979) Intravenous pancreaticography in computed tomography. J Comput Assist Tomogr 3:727–733

Menges V (1979) Mammographie, die zuverlässigste Untersuchungsmethode zur Brustkrebsfrüherkennung. Electromedica 2:42–49, 3:98–108

Müller HA, Kaiek G von, Schaaf J, Lüllig H, Vogt-Moykopf J, Delphendahl A (1981) Präoperatives Staging des Bronchialkarzinoms: Wertigkeit von Computertomographie im Vergleich zur konventionellen Radiologie. ROFO 134:601–607

Ottenjann R, Altaras J, Elster K, Hermanek P (1982) Atlas der Darmerkrankungen, Teil I Dünndarm (Jejunum und Ileum). Pharmazeutische Verlagsgesellschaft, München

Pfannenstiel P, Stein N, Maier R, Hirsch H (1982) Utilization of ultrasound as an adjunct to nuclear imaging of the thyroid gland. In: Raynaud C (ed) Proceedings of the Third World Congress of Nuclear Medicine and Biology, vol 1. Pergamon Press, Paris Oxford New York Toronto Sydney Frankfurt, pp 787–790

Ponhold W, Czembirek H (1980) Sonographische Differentialdiagnose retroperitonealer Tumoren. Radiologe 20:181–187

Schepke P, Haubner W, Hager T (1982) CT nach Rektumamputation. Eine radiologisch-klinische Untersuchung. Radiologe 22:162–165

Schmitt WGH, Hübener KH (1978) Dichtebestimmung normaler und pathologisch veränderter Lebergewebe als Basisuntersuchung zur computertomographischen Densitometrie von Fettlebern. ROFO 129:555–562

Shirakabe H, Nishizawa M, Hayakawa H, Maruyama M (1973) Röntgenologisch-endoskopische Diagnostik des Magenfrühkarzinoms. Leber Magen Darm 3:60–63

Seifert E (1977) Zur Diagnostik des Magenkarzinoms. Klinikarzt 6:18–25

Sellink J (1971) Examination of the small intestine by use of duodenal intubation. Seufert-Kroese, Leiden

Stender HS (1982) Vorgehen und Effizienz bei der Röntgenuntersuchung des Thorax. Radiologe 22:291–299

Takasugi T, Sasagawa M, Yamada T, Ichikawa H, Kitaoka H, Horita T (1977) A study on and results of early gastric cancer. Stom Intest 12:933

Thelen M (1982) Die Wertigkeit von CT, Sonographie und Angiographie beim Pankreaskarzinom. Vortrag: Symposium Radiologie und Chirurgie, Mainz

Treichel J (1982) Doppelkontrastuntersuchung des Magens. Thieme, Stuttgart New York

Treichel J, Oeser H (1975) Die Doppelkontrastmethode: Optimale Technik der röntgenologischen Magenuntersuchung. Dtsch Med Wochenschr 100:2226

Wegener OH (1981) Ganzkörpercomputertomographie. Schering, Berlin, S 91-00-92-00

Welin S (1971) The radiological detection of early carcinoma. J Belge Radiol 54:21–30

Wimmer B (1980) Sonographische Diagnostik von Tumoren der Thoraxwand. ROFO 132:633–640

3.4 Tumormarker, Biochemie — Immunologie*

J.R. KALDEN und M. GRAMATZKI

3.4.1 Einleitung

Trotz intensiver Bemühungen, empfindliche immunologische und biochemische Methoden zur frühzeitigen Aufdeckung und Verlaufsbeobachtung maligner Erkrankungen zu entwickeln, haben bislang nur wenige Testsysteme eine praktische Bedeutung für die Klinik erlangt. Die sog. Tumormarkersysteme, die Eingang in die klinische Routinediagnostik gefunden haben, können in drei Kategorien unterteilt werden (DEARMALEY u. COOMBES 1981; KALDEN 1983; LOKICH 1978; UHLENBRUCK u. WINTZER 1981):

1. Es ist möglich, unter Verwendung von empfindlichen Nachweismethoden, wie dem Radioimmunoassay oder dem Enzymo-Immunoassay, Tumorzellprodukte im Serum und anderen Körperflüssigkeiten zu analysieren bzw. unter Verwendung von immunhistologischen Techniken im Gewebe aufzuzeigen. Diese Tumorzellprodukte, sog. tumorassoziierte Antigene, sind jedoch nicht tumorspezifisch, sondern werden bei unterschiedlichen malignen Erkrankungen gefunden und können unter nichtmalignen Bedingungen ebenfalls auftreten.
2. Zur Tumordiagnostik kann der Nachweis humoraler und zellulärer tumorspezifischer Immunreaktionen des Tumorträgers angewandt werden, bzw. es können experimentell erzeugte tumorzellspezifische Antikörper zur Anwendung kommen.
3. Es werden unspezifische Serumphänomene, Veränderungen der sog. Akut-Phase-Proteine, als Tumormarker diskutiert.

Ziel des vorliegenden Beitrags ist es, eine Zusammenfassung und kritische Analyse vorhandener Tumormarkersysteme und ihrer klinischen Relevanz zu vermitteln. Dies geschieht durch die Diskussion der genannten Tumormarkerkategorien, den tumorzellassoziierten Antigenen, autologen und experimentell erzeugten Immunreaktionen auf Tumorzellantigene und der Veränderung von Akut-Phase-Proteinen.

---

* Mit Unterstützung der DFG, SFB 118 A2, B2, E 11, E 12.

Tabelle 1. Tumorzellassoziierte Antigene

I. Paraproteine IgG, IgA, IgM, IgD, IgE, Bence-Jones-Proteine
II. Karzino-fetale Antigene (CFA) α-Foetoprotein (AFP) Karzino-embryonales Antigen (CEA) Tissue-Polypeptide-Antigen (TPA) Pankreas-onkofetales Antigen (POA) Tennessee-Antigen (TA) normal cross reacting antigen (NCA)
III. Antigene definiert durch monoklonale Antikörper CA 19-9 CA 125 (OC 125) CA 15-3 CA 50
IV. Hormone (s. Tabelle 5, Seite 92)
V. Enzyme Saure Prostataphosphatase (PAP)

3.4.2 Tumorzellassoziierte Antigene

Eine Zusammenfassung der wichtigsten tumorzellassoziierten Antigene gibt Tabelle 1.

3.4.2.1 Paraproteine

Paraproteine, die unterschiedlichen Immunglobulinklassen zugeordnet werden können, werden durch die Immunelektrophorese identifiziert (BERNIER 1980). An die Durchführung einer Immunelektrophorese sollte bei einer unklar beschleunigten Blutsenkung gedacht werden, besonders dann, wenn die Serumelektrophorese im γ- oder β-Globulinbereich eine schmalbasige hohe Zacke zeigt (M-Gradient). Das Vorliegen eines Bence-Jones-Plasmozytoms ist in der Regel nur im Urinkonzentrat durch den Nachweis von leichten Antikörperketten möglich (BERNIER 1980). Da Paraproteine nicht nur im Rahmen maligner lymphoproliferativer Erkrankungen auftreten, spricht man definitionsgemäß von einer benignen Paraproteinämie, wenn nach Aufdecken eines Paraproteins auch nach Ablauf eines weiteren Jahres keine Hinweise für eine Beteiligung des Knochenmarks bzw. Skeletsystems im Sinne eines Plasmozytoms bestehen. Eine regelmäßige Kontrolle einer benignen Paraproteinämie ist notwendig, da in wenigen Fällen Übergänge von benignen Paraproteinämien in ein Plasmozytom beschrieben wurden (BERNIER 1980; LUDWIG 1982).

3.4.2.2 Karzino-fetale Antigene (CFA)

Karzino-fetale Antigene sind Proteine, die während der embryonalen Entwicklung in fetalen Organen oder der Plazenta gebildet werden und wahrscheinlich Zelldifferenzierungsantigene darstellen. Ihre exakte physiologische Bedeutung ist noch immer nicht geklärt, für das Alpha-Foeto-Protein wurden immunmodulatorische Eigenschaften nachgewiesen (Gershwin 1980).

Perinatal wird durch die Reprimierung eines Gens die Synthese dieser Antigene erheblich reduziert, so daß sie beim gesunden Erwachsenen nur noch in niedrigen Konzentrationen im Serum bzw. anderen Körperflüssigkeiten nachweisbar sind. Der Wiederanstieg im Serum unter bestimmten malignen Bedingungen wird als Folge einer Dereprimierung des kontrollierenden Gens diskutiert, wobei eine gesteigerte Produktion dieser tumorzellassoziierten fetalen Antigene auch in verschiedenen nichtmalignen Situationen stattfinden kann, woraus sich die mangelnde Tumorspezifität erklärt. Neben dem Tissue-Polypeptide-Antigen (TPA) und dem Pankreas-onkofetalen-Antigen (POA) haben besonders das Alpha-Foeto-Protein (AFP) und das karzinoembryonale Antigen (CEA) eine klinische Relevanz erlangt.

Das Alpha-Foeto-Protein (AFP). Das AFP ist ein saures Glykoprotein mit einem Molekulargewicht von etwa 70 000 Dalton. Während der Embryonalzeit wird AFP im Bereich des Verdauungstraktes, der Leber sowie im Dottersack gebildet (Abelev 1979; Ruoslathi et al. 1979). Konzentrationen im fetalen Serum können in der 5. Schwangerschaftswoche bis zu 2×10^6 IE/ml betragen. Beim Neugeborenen liegt der Durchschnittsserumwert bei ca. 20 000 IE/ml, wenige Tage post partum sinkt der Wert auf etwa 10 IE/ml ab. Beim gesunden, nichtschwangeren Erwachsenen, liegt die Serum-AFP-Konzentration unter 7 IE/ml (1,5–10 mg/l, Übersicht bei Grob et al. 1982). Der Nachweis erfolgt unter Verwendung von Radioimmunoassays oder Enzymimmunoassays bei vergleichbaren Resultaten (Grob et al. 1982) mit einer Empfindlichkeit von 0,5 IE/ml (ca. 1 mg/l). Für die Analyse steht ein WHO-Standard zur Verfügung (Collaborative Study 1979).

Wie Tabelle 2 zeigt, finden sich erhöhte AFP-Serum-Konzentrationen in bis zu 95% bei Patienten mit primären Leberkarzinomen sowie bei 50% von Patienten mit Keimzelltumoren, wobei der Nachweis bei dieser Patientengruppe vom histologischen Aufbau der Tumoren abhängig ist (s. unten) (Grob et al. 1982; Waldman u. McIntire 1979). Erhöhte Serum-AFP-Spiegel werden jedoch auch bei anderen malignen Erkrankungen beobachtet. So fanden Waldman u. McIntire (1979)

Tabelle 2. Vorkommen von erhöhten Serum-AFP-Spiegeln bei malignen und nichtmalignen Erkrankungen. Positivität in %

I. Maligne Erkrankungen	
Primäres Leberzellkarzinom	80–95%
Keimzelltumoren	~50%
Pankreaskarzinom	~23%
Magenkarzinom	~18%
Kolorektales Karzinom	~ 5%
Maligne lymphoproliferative Erkrankungen	selten
II. Nichtmaligne Erkrankungen	
Leberzirrhose[a]	~30%
Akute Virushepatitis[a]	~10%
Chronisch-aktive Hepatitis[a]	5–10%
Chronisch-persistierende Hepatitis[a]	5–10%
Ataxia teleangiectatica	selten

[a] Erhöhter AFP-Serumspiegel schwankend

in 23% von 44 Patienten mit einem Pankreaskarzinom, in 18% von 91 Patienten mit einem Magenkarzinom, in 5% von 193 Patienten mit einem Kolonkarzinom und in 7% von 150 Patienten mit einem Bronchialkarzinom erhöhte Serum-Alpha-Foeto-Protein-Spiegel von über 40 ng/ml. Diese Beobachtungen stimmen mit denen anderer Autorengruppen weitgehend überein (Grob et al. 1982; McIntire et al. 1979). Zusätzlich wurde ein Anstieg von AFP im Serum in seltenen Fällen von Patienten mit einem Morbus Hodgkin, malignen Lymphomen und bei dem Immundefizienzsyndrom der Ataxia telangiectasia beobachtet (Waldman u. McIntire 1979).

Die Serumkonzentrationen von AFP bei Leberzellkarzinomen ist mit abhängig von der Tumorgröße, so werden bei sehr kleinen Hepatomen und bei 5–15% von nicht-AFP-produzierenden Hepatomen normale Serum-AFP-Spiegel gemessen (Grob et al. 1982; McIntire et al. 1972; Waldman u. McIntire 1979). Wie aus Tabelle 3 zu ersehen ist, deuten AFP-Serumwerte von höher als 500 IE/ml meist auf ein malignes Tumorgeschehen hin, wobei AFP-Werte höher als 1 500 IE/ml als beweisend angesehen werden können für das Vorliegen eines Hepatoms oder eines Keimzelltumors.

Der Nachweis erhöhter Serum-AFP-Spiegel bei verschiedenen malignen und nichtmalignen Krankheitsbildern, vorwiegend akut und chronisch verlaufenden Lebererkrankungen, schränkt vor allem bei nicht exzessiv erhöhten Serum-AFP-Spiegeln die klinische Relevanz von AFP-Spiegelanalysen in der Primärdiagnostik maligner Tumoren ein.

Der diagnostische Wert von Serum-AFP-Spiegelmessungen ist vor allem in der postoperativen

Tabelle 3. AFP-Serum-Spiegel bei verschiedenen malignen und nichtmalignen Erkrankungen

Normalbereich	1–7 IE/ml
Nichtmaligne Erkrankungen	
Akute Virushepatitis	20–500 IE/ml
Chronisch-aggressive Hepatitis	(in Einzel-
Chronisch-persistierende Hepatitis	fällen
Leberzirrhose	800 IE/ml)
Primäres Leberzellkarzinom	>1 500 IE/ml
Lebermetastasen bei gastrointestinalen Tumoren	bis 1 500 IE/ml
Teratokarzinome	20–1 500 IE/ml
Maligne lymphoproliferative Erkrankungen	bis 300 IE/ml
Ataxia teleangiectatica	

Überwachung von Patienten mit primären hepatozellulären Karzinomen oder Teratokarzinomen in der rechtzeitigen Erkennung eines Tumorrezidivs zu sehen (LANGE et al. 1976; McINTIRE et al. 1976; WALDMAN u. McINTIRE 1979). In der postoperativen Überwachung von Teratokarzinomen hat sich zusätzlich neben der Analyse des AFP die Bestimmung des β-HCG und des SP 1 (schwangerschaftsspezifisches β_1-Glykoprotein, β_1-SP 1-Glykoprotein) bewährt (LANGE et al. 1976; McINTIRE et al. 1972; SAGURAGI 1982). Bei einem postoperativen Monitoring von Patienten mit einem Teratokarzinom durch parallel laufende β-HCG-(positiv in etwa 60% dieser Patienten) und AFP-Serumspiegel können in seltenen Fällen beide Tumormarker diskordant verlaufen, wofür als Erklärung die Präsenz von zwei oder mehreren Tumorzellklonen mit der Produktion unterschiedlicher Tumormarker und unterschiedlicher Sensitivität gegenüber der laufenden Therapie diskutiert werden. Daher kann ein postoperativer Anstieg einer der beiden Tumormarker, β-HCG oder AFP, bereits ein Tumorrezidiv anzeigen (DEARMALEY u. COOMBES 1981).

Erhöhte Serumspiegel von AFP, β-HCG und SP 1 werden nicht bei allen Keimzelltumoren nachgewiesen, sondern sind in ihrer Produktion von dem histologischen Aufbau der Tumoren abhängig. So sind Dysgerminome, Chorionepitheliome und die meisten Seminome AFP-negativ, während β-HCG-Spiegel bei Choriokarzinomen wie bei gemischten Formen von Teratomen erhöht im Serum nachgewiesen werden können, wobei ein positiver Befund von erhöhtem AFP- und β-HCG-Serumspiegel typisch ist für embryonale Karzinome. Eine Zuordnung der Tumormarker AFP und HCG zu unterschiedlichen Keimzelltumoren gibt Abb. 1 (TEILUM et al. 1975).

Das SP 1, das in Syncytiotrophoblasten synthetisiert wird und im Serum von Patienten mit Seminomen und nichtseminomatösen Hodentumoren sowie trophoblastischen Tumoren (Blasenmole, invasive Mole und Choriokarzinome) erhöht gemessen werden kann, hat sich zusätzlich als ein wertvoller Verlaufsparameter in der Überwachung von Patienten mit Keimzelltumoren erwiesen (HORNE u. BREMNER 1982).

Das karzinoembryonale Antigen (CEA). Das CEA ist ebenfalls ein Glykoprotein mit einem Molekulargewicht von etwa 200 000 Dalton (KLEIST 1983;

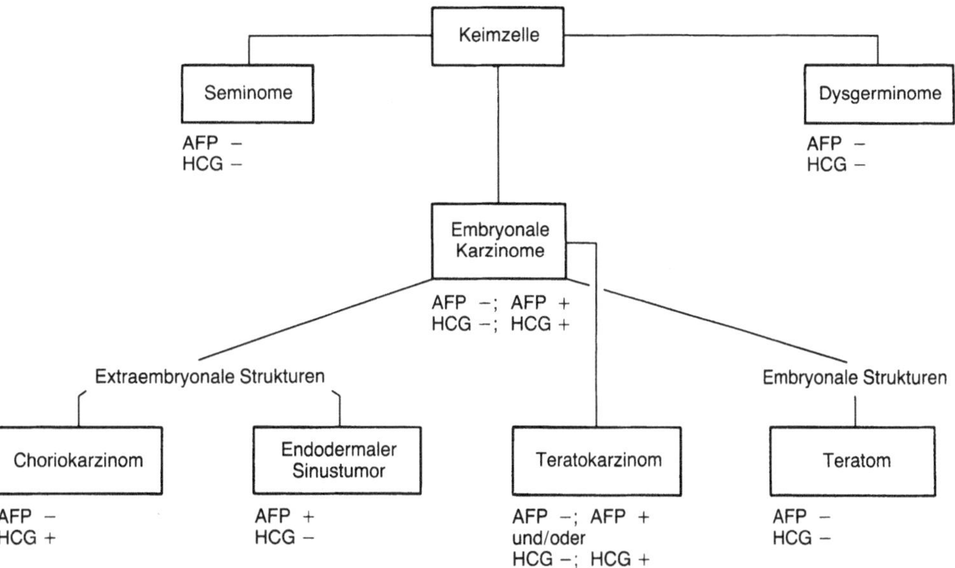

Abb. 1. AFP- und HCG-Produktion bei germinalen Tumoren

UHLENBRUCK u. WINTZER 1981). In gleicher Weise wie das AFP wird CEA während der Embryonalzeit besonders von Zellen im Dünndarmbereich in signifikanten Mengen produziert. Nach der Geburt sowie im Erwachsenenalter lassen sich CEA-Spiegel dagegen nur unter Verwendung empfindlicher Assaysysteme, wie dem Radioimmuno- oder Enzymimmunoassay nachweisen, wobei Serumspiegel bis zu 5 ng/ml als Normbereich gelten (WINTZER et al. 1980). Beide Testsysteme sind in ihrem Ergebnis korrelierbar, wobei in Untersuchungen von WINTZER u. BÖTTINGER (1981) gezeigt wurde, daß bei Anwendung des Enzymimmunoassays im Gegensatz zum Radioimmunoassay (RIA) eine geringere Kreuzreaktion mit einem weiteren karzinofetalen Antigen, dem NCA (normal cross reacting antigen) auftritt. Nach der Erstbeschreibung von erhöhten CEA-Werten im Serum von Patienten mit kolorektalen Tumoren von GOLD u. FREEDMAN (1965a, b) zeigten Folgeuntersuchungen erhöhte CEA-Spiegel bei einer Vielzahl von malignen und nichtmalignen Krankheitsbildern (Tabelle 4). Neben Patienten mit kolorektalen Tumoren wurden erhöhte Serumspiegel bei Patienten mit unterschiedlichen Tumoren des Gastrointestinaltraktes, Prostata-, Blasen-, Lungen- und Mammakarzinomen sowie gynäkologischen Karzinomen nachgewiesen. Wie ebenfalls in Tabelle 4 zu ersehen ist, treten erhöhte CEA-Serumspiegel auch in nichtmalignen Situationen auf. Steigt der CEA-Serumspiegel deutlich über den Normalwert (5 ng/ml), ist nach Stand der heutigen Erkenntnis (National Institutes of Health 1981; WINTZER et al. 1980) das Vorliegen eines Tumors wahrscheinlich, jedoch nicht bewiesen.

Signifikante Korrelationen wurden zwischen CEA-Serumspiegeln und Tumorprogression bei Patienten mit kolorektalen Karzinomen berichtet (GOLD u. FREEDMAN 1965b). Weiterhin konnten WINTZER et al. (1980) zeigen, daß die präoperative Analyse von CEA-Serumwerten wiederum vor allem bei Karzinomen des Intestinaltrakts Hinweise auf die Tumorgröße geben kann. So konnten die Autoren die präoperativ gemessenen CEA-Serumspiegel mit der intraoperativ gefundenen Tumorgröße und Tumorausbreitung nach DUKES korrelieren. Eine weitere Beziehung wurde zwischen der Höhe des CEA-Spiegels und der Operabilität von kolorektalen Tumoren hergestellt. Patienten mit einem präoperativ unauffälligen CEA-Spiegel waren in 90% radikal hinsichtlich einer Tumorentfernung zu therapieren, während Patienten mit präoperativ erhöhten CEA-Serumwerten in weniger als 50% eine totale Tumorresektion zuließen. Trotz dieser berichteten Assoziation zwischen Tumorgröße und CEA-Serumwerten ist zu bemerken, daß die präoperativ analysierten CEA-Spiegel keinen prognostischen Faktor für den postoperativen Krankheitsverlauf bei Patienten mit kolorektalen Tumoren darstellen (PERSIJN u. HART 1981; WINTZER et al. 1980).

Versuche, neben der Analyse von CEA-Serumspiegeln durch die Bestimmung von CEA-Werten im Stuhl, in Bronchiallavagen sowie im Liquor, Hinweise auf die Lokalisation eines Primärtumors bzw. Anhaltspunkte für eine Metastasierung in diesen Organbereichen zu erhalten, sind noch unbefriedigend. So hat die CEA-Analyse im Stuhl keine Verbesserung der diagnostischen Möglichkeiten gebracht (FUGIMOTO et al. 1979), wohingegen erhöhte CEA-Spiegel im Liquor und in Bronchiallavagen Rückschlüsse auf die Metastasierung eines CEA-produzierenden Tumors in diese Organsysteme zulassen (CANIVET et al. 1980; CORMAN et al. 1981). Signifikant erhöhte CEA-Werte in Bronchiallavagen sind als ein direktes Indiz für das Vorliegen eines Bronchialkarzinoms zu diskutieren (GROPP u. LUSTER 1982).

Tabelle 4. CEA-Serum-Spiegel bei Patienten mit malignen und nichtmalignen Erkrankungen[a]

	%-Positivität[b]
I. Maligne Erkrankungen	
Kolorektale Tumoren	83
Dukes-Stadium A	45
B	54
C	71
D	89
Magenkarzinom	61
Pankreaskarzinom	92
Leberkarzinom	63
Mammakarzinom	47
Lungenkarzinom	77
Blasenkarzinom	43
Prostatakarzinom	40
Gynäkologische Karzinome	65
Maligne Lymphome	36
II. Nichtmaligne Erkrankungen	
normale Personen	11
Raucher	19
Colitis ulcerosa	32
Divertikulitis	12
Leberzirrhose	45
Pankreatitis	43

[a] Zusammenfassung verschiedener Arbeitsgruppen (GOLD u. FREEDMAN 1965b)
[b] > 5 ng/ml Serumspiegel

Die diagnostische Wertigkeit der Analyse von Serum-CEA-Spiegeln liegt in gleicher Weise wie für das AFP vorwiegend in der Verlaufsbeobachtung und damit rechtzeitigen Rezidiverkennung von operierten und chemotherapierten Patienten mit Karzinomen des Gastrointestinaltraktes (GOSLIN et al. 1982; HASLER et al. 1977; KLEIST 1983; MACK et al. 1978; MARTIN et al. 1977; MINTON u. MARTIN 1978; SCHLAG u. QUENTMEIER 1979; SHEEL et al. 1982; STAAB et al. 1980; UHLENBRUCK u. WINTZER 1981), Lungenkarzinomen (GROPP u. LUSTER 1982; KLEIST 1983) bzw. Mammakarzinomen (COOMBS et al. 1980; KLEIST 1983). Dabei werden die Ergebnisse einer sequentiellen postoperativen Serum-CEA-Analyse in der Indikationsstellung zu einer second-look-Operation nach kolorektalen Tumoren von manchen Chirurgen mitberücksichtigt (MACK et al. 1978; MARTIN et al. 1977; MINTON u. MARTIN 1978; SCHLAG u. QUENTMEIER 1979).

Das Tennessee-Antigen (TAG). Ein weiteres tumorassoziiertes Antigen, das Tennessee-Antigen (TAG), hat in jüngster Zeit ebenfalls Anwendung in der Tumordiagnostik des Gastrointestinaltrakts gefunden. Dieses Antigen, das ein Molekulargewicht von etwa 100000 Dalton besitzt (POTTER et al. 1978), wird unter Verwendung eines Hämagglutinationstests im Serum nachgewiesen (MERYN et al. 1983). Erhöhte Serumspiegel werden in gleicher Weise wie bei AFP und CEA nicht nur bei malignen Erkrankungen im Serum gefunden, sondern auch in etwa 30% von Patienten mit entzündlichen Darmerkrankungen (MERYN et al. 1983) sowie in 9–12% bei Patienten ohne maligne Erkrankungen (SEIDENBERGER 1980). Nach Untersuchungen von MERYN et al. (1983) scheint das TAG dem CEA an diagnostischer Empfindlichkeit überlegen zu sein, besonders bei Patienten mit Magenkarzinomen und kolorektalen Tumoren, während bei Pankreaskarzinomen TAG und CEA vergleichbare Resultate liefern.

Die Analysen von Serum-CEA- und -TAG-Spiegeln in der Karzinom-Frühdiagnostik bei chronischen entzündlichen Darmerkrankungen (DILAWARI et al. 1975; MERYN et al. 1983), insbesondere bei der teilweise mit einem erhöhten Krebsrisiko verbundenen Colitis ulcerosa, werden noch diskutiert. Dies beruht auf dem Befund erhöhter CEA-Serumspiegel bei einem Teil von Patienten mit entzündlichen Darmerkrankungen (Tabelle 4), wobei eine Erhöhung der Serum-CEA-Spiegel mit einer Exazerbation der vorliegenden entzündlichen Darmerkrankungen parallel laufen kann. Zusätzlich kann ein auf dem Boden einer entzündlichen Darmerkrankung sich entwickelndes Karzinom CEA-negativ sein.

Das Tissue-Polypeptid-Antigen (TPA). Das TPA ist ein Polypeptid mit einem Molekulargewicht von 45000 bis 200000 Dalton. Unter Verwendung eines Radioimmunoassays werden signifikant erhöhte Serumspiegel vor allem bei malignen Tumoren der Mamma, der Lunge und des Magens, bei kolorektalen Tumoren, Prostatakarzinomen, aber auch bei Melanomen und malignen Lymphomen und Leukämien berichtet (Übersicht bei BJÖRKLUND 1976, 1980). Eine Korrelation erhöhter TPA-Serum-Spiegel ist besonders mit progressiven malignen Krankheitsbildern festzustellen (SKYEN et al. 1981). Für eine primäre Tumordiagnostik ist TPA ebenso wenig geeignet wie die anderen diskutierten karzinofetalen Antigene. Von klinischem Interesse sind Befunde, die zeigen, daß durch eine kombinierte Analyse von CEA- und TPA-Serumspiegeln eine verbesserte Rezidiverkennung bei Patienten mit Mammakarzinomen, gastrointestinalen Tumoren, Bronchial-, Blasen- sowie Nieren- und Prostatakarzinomen möglich ist (LUTHGENS u. SCHLEGEL 1982; WAGNER et al. 1982).

Das pankreas-onkofetale Antigen (POA). Das POA, ein hochmolekulares Glykoprotein, scheint nach den bislang zur Verfügung stehenden Untersuchungsergebnissen, besonders in der Differentialdiagnose des Pankreaskarzinoms, an Bedeutung zu gewinnen (SCHMIEGEL et al. 1980). Weiteren klinischen Untersuchungsreihen wird es jedoch vorbehalten bleiben müssen, die diagnostische Relevanz von POA zu definieren.

3.4.2.3 Weitere durch monoklonale Antikörper definierte Tumormarker-Systeme

Kürzlich sind mittels monoklonaler Antikörper eine Reihe weiterer von malignen Tumoren in das Serum abgegebene Antigene definiert worden. Antikörper CA 19-9 ist auf Grund seiner Reaktionshäufigkeit und guter Diskriminierung gegenüber benignen Erkrankungen bei Pankreas-Karzinomen zur Diagnostik und zum Monitoring hilfreich. Antikörper OC 125 ist vor allem bei Ovarialkarzinomen nützlich, während der Wert des Markers CA 15-3 – ebenfalls definiert durch einen monoklonalen Antikörper – bei Mammakarzinomen –

wie auch das angeblich bei einer Vielzahl von Tumoren positive CA 50 – erst noch abgeklärt werden müssen. Für alle diese Tumormarker-Systeme gilt ebenso, daß keine ausschließliche Tumor-Spezifität gegeben ist und sie somit ihren Stellenwert vornehmlich in der Verlaufskontrolle von malignen Erkrankungen haben (KLIETMAN 1985; WÜST u. LÜTHGENS 1985).

3.4.2.4 Ektopische Hormonsekretion

1962 wurde erstmals bei einem Patienten mit einem Cushing-Syndrom als Ursache ein ACTH-produzierender Hypophysentumor beschrieben. Diese Kasuistik stimulierte Versuche, die Analyse von Hormonen in die Tumordiagnostik einzuführen. Dabei ist zwischen hormonaktiven Tumoren des endokrinen und des nichtendokrinen Systems zu unterscheiden. Endokrine Tumoren produzieren in der Regel Hormone, die biologisch und immunologisch dem physiologischen Hormon des betroffenen endokrinen Organs entsprechen. Bei hormonaktiven Tumoren des nichtendokrinen Systems ist zwar die Struktur immunologisch dem physiolo-

gischen Hormon ähnlich bis identisch, jedoch wird in der Regel keine biologische Aktivität gefunden. Trotz der Entwicklung empfindlicher Nachweismethoden zur Bestimmung von Hormon-Serum-Spiegeln wie zum Nachweis von Hormonrezeptoren im Tumorgewebe und trotz der Aufdeckung einer Vielzahl von hormonproduzierenden menschlichen malignen Tumoren (Tabelle 5) sind auf dem Gebiet der Hormonanalyse als Tumordiagnostikum keine entscheidenden Fortschritte für die Klinik erarbeitet worden. Ausnahmen bilden lediglich die Calcitonin-Serum-Analyse bei Schilddrüsenkarzinomen und das HCG bei Keimzelltumoren.

3.4.2.5 Enzyme und Isoenzyme

Aus dem Bereich der Enzyme und Isoenzyme hat sich innerhalb der letzten Jahre besonders die Analyse der prostataspezifischen sauren Phosphatase als ein möglicher Verlaufsparameter bei Patienten mit Prostata-Karzinom erwiesen (COOPER et al. 1982). Die saure Prostataphosphatase (Isoenzym 2) ist ein Glykoprotein, das zu der Gruppe der sauren Phosphatase gehört und in Prostataepithelien synthetisiert wird. Das Molekulargewicht ist mit ca. 100000 Dalton bestimmt (Übersicht bei COOPER et al. 1982). Die saure Prostataphosphatase (PAP) wird unter Verwendung eines Enzym-Immuno-Assays im Serum nachgewiesen, mit einer unteren Nachweisgrenze von 0,2 µg/l. Untersuchungen an gesunden Erwachsenen von unter 40 Jahren zeigen PAP-Serumkonzentrationen von <1,0 µg/l. Bei Patienten mit benignen Prostataerkrankungen lagen nach einer Untersuchung von COOPER et al. (1982) 95% der PAP-Serumwerte bei <0,8 µg/l. Bei Patienten mit einem akuten Schub einer Prostatitis wurden PAP-Werte bis 2,4 µg/l beobachtet. Bei Patienten mit einem Prostatakarzinom ohne Metastasen wurden PAP-Serumwerte von 1,1–1,8 µg/l analysiert; alle untersuchten Patienten mit einem PAP-Wert über 20 µg/l zeigten szintigraphisch bzw. röntgenologisch gesicherte Metastasen. Die Bedeutung der Analyse des PAP liegt wiederum primär in der postoperativen Verlaufskontrolle, in der rechtzeitigen Erkennung auftretender Metastasen.

Wiederholte Versuche, Zellabbauprodukte bei Tumorzelltod wie Puttressine und Spermitine bzw. bei Leukämien das saure Kationenprotein oder leukämiespezifische Antigene, gemessen im Serum wie im Urin, als biologische Tumormarker in die

Tabelle 5. Hormonproduzierende Tumoren. (Modifiziert nach REES u. RATCLIFFE 1974)

Hormon	Tumor
ACTH	Lunge, Thymus, Karzinoid, Schilddrüse, Leber, Prostata, Kolon, Nebenniere, Mamma
ADH (antidiuretisches Hormon)	Lunge, Pankreas, Uterus, Dünndarm
Calcitonin	Mamma, Lunge, Magen, Schilddrüse
Erythropoitin	Uterus, Hämangioblastome
FSH (follikelstimulierendes Hormon)	Lunge
Gastrin	Lunge, Magen
Glukagon	Lunge, Nieren
HCG (human chorionic „gonadotropine")	Lunge, Keimzelltumoren, Choriokarzinom
Insulin	Lunge
LH (luteotropes Hormon)	Lunge, Leber
PTH (Parathormon)	Lunge, Niere, Ovar, Mamma, Endometrium, Zervix, Vulva, Ösophagus
Enteroglukagon	Niere
TSH (thyreoidastimulierendes Hormon)	Lunge, Mamma

Verlaufskontrolle maligner Erkrankungen einzubauen, sind noch nicht als anwendungsreif für die klinische Routine anzusehen (KROPF et al. 1982; RUDMANN et al. 1974; TISCHENDORF u. HAAS 1978).

3.4.3 Tumorspezifische Wirtsreaktionen

Möglichkeiten, eine Tumordiagnostik durch den Nachweis humoraler und zellulärer tumorspezifischer Immunreaktionen des Tumorträgers zu etablieren, sind bislang wenig zufriedenstellend. Versuche, bei Patienten mit malignen Tumoren unter Verwendung von Kaliumchlorid-Tumorgewebsextrakten intrakutan Hautreaktionen auszulösen, waren ebensowenig erfolgreich wie Experimente mit dem Ziel, unter Verwendung von Tumorzellpräparationen in vitro eine tumorspezifische Lymphozytenproliferation peripherer Lymphozyten von Tumorpatienten zu induzieren. Ansätze, wie der Elektrophorese-Mobilitätstest (EMT), sowie die Analyse zellulärer zytotoxischer Immunreaktionen gegen Tumorzellen, sind in ihrer Relevanz für Primärdiagnostik und Verlaufsbeobachtungen von Tumorerkrankungen noch überprüfungsbedürftig und in der Regel noch in dem Bereich der experimentellen Tumordiagnostik anzusiedeln (KALDEN 1979, 1983).

Wiederholt berichtete Untersuchungen zur Überprüfung einer unspezifischen in-vitro-induzierten Lymphozytenproliferation bei Tumorpatienten haben bisher keinerlei klinische Aussagen. Die wiederholt nachgewiesene erhöhte Suppressorzellaktivität peripherer Blutlymphozyten sowie Monozytenpopulationen bei Tumorpatienten ist bislang hinsichtlich ihrer möglichen biologischen Bedeutung noch nicht genügend analysiert (DOLDI et al. 1984; DWYER u. JOHNSON 1982). Auch die wiederholt beschriebene Anergie von Tumorpatienten im Hauttest auf sog. Recall-Antigene ist hinsichtlich der klinischen Relevanz weiter abklärungsbedürftig (DELBRÜCK et al. 1982). Noch ungeklärt ist die wichtige Frage, ob die bei Tumorpatienten nachzuweisenden immunologischen Veränderungen Vorausbedingungen für eine Tumorentwicklung darstellen oder ob sie Ausdruck einer tumorinduzierten Aberration des Immunsystems darstellen. Ähnlich den Versuchen, zelluläre Immunreaktionen des Tumorträgers in die Diagnostik maligner Erkrankungen einzuführen, hat auch die Analyse humoraler tumorspezifischer Immunphänomene trotz intensiver Bemühungen keine

Entwicklung zur routinemäßigen Anwendung erfahren. Ausnahmen bilden lediglich der Nachweis von Serumantikörpern gegen Epstein-Barr-Virus-Antigene beim Burkitt-Lymphom und beim nasopharyngealen Karzinom sowie gegen HTLV$_I$-Virus bei der japanischen adulten T-Zell-Leukämie. Zusätzlich sind Serumantikörperphänomene bei Patienten mit Tumoren des ZNS sowie Melanomen beschrieben worden (Übersicht bei KRAPF u. KALDEN 1983). Antigen-Antikörper-Komplexe werden unter Verwendung von unterschiedlichen Methoden (KRAPF u. KALDEN 1983) in 60–70% in Seren von Tumorträgern nachgewiesen (KRAPF et al. 1982, 1983). Die biologische Bedeutung dieses Phänomens ist noch nicht geklärt; zunächst vielversprechende Versuche, aufgrund der quantitativen Analyse von Serumimmunkomplexen prognostische Aussagen zum Krankheitsverlauf zu treffen, haben sich nicht bestätigen lassen. Versuche, die antigenen Bestandteile von zirkulierenden Immunkomplexen bei Tumorpatienten zu analysieren, stellen einen wertvollen Ansatz dar, tumorzellspezifische oder tumorassoziierte Antigene bei unterschiedlichen malignen Erkrankungen aufzudecken.

3.4.4 Anwendung experimentell erzeugter Antikörper

Die in den letzten Jahren stattgefundene Entwicklung immunologischer und zellbiologischer Technologien, wie die Herstellung von Zellhybriden und den damit gegebenen Möglichkeiten monoklonale Antikörper herzustellen, hat zu einem erheblichen Fortschritt in der Tumordiagnostik geführt (ASHALL et al. 1982; Editorial 1983; FRITZE 1983; KOPROWSKI et al. 1981; MAGNANI et al. 1981; McGEE et al. 1982; SIKORA 1982; WOODS et al. 1982). Dabei bieten sich drei Möglichkeiten zur Anwendung für monoklonale wie auch für polyklonale humane wie heterologe Antikörper in der Onkologie an:

1. Tumorlokalisation in vivo
2. Tumordiagnostik in vitro und
3. Tumortherapie.

Hinsichtlich der Tumortherapie wird auf Kap. 11, Seite 199 verwiesen.

Tumorlokalisation in vivo. Dies ist durch die Entwicklung der sog. Radioimmunodetektion möglich geworden (GOLDENBERG et al. 1974). Vor allem die Arbeitsgruppe von GOLDENBERG (1982) hat sich

Tabelle 6. Monoklonale Antikörper in der Tumordiagnostik

Bezeichnung des Antikörpers	Spezifität	Einsatzmöglichkeit
Ca 1	Antigen, das mit wenigen Ausnahmen nur auf Zellen maligner Tumoren exprimiert ist	Differenzierung von malignen gegenüber nichtmalignen Zellen
503 D 8	Antigen auf „nicht-kleinzelligem" Bronchial-Ca, Adeno-Ca,Melanom	Differenzierung von Bronchialkarzinomen
Anti-p 19	Struktur des „human T-cell leukemia virus". (HTLV)	Erkennung einer Untergruppe von T-(chronisch-lymphatischer) Leukämie (CLL)
J 5/24.1/VIL-A 1	common-akute lymphatische Leukämie (ALL)-Antigen	Differenzierung von akuten Leukämien
4.2/48.7.	Antigene u. a. auf Melanomzellen	Melanomdiagnostik
FMC 7	Antigen auf B-Lymphozyten-Subpopulation	Charakteristisch für die Mehrzahl der „Hairy-cell"-Leukämien
B1/BA-1	Antigene auf B-Lymphozyten und Vorläuferzellen	Differenzierung von Leukämien/Lymphomen
3 A 1	T-Lymphozyten-Antigen, auf allen T-ALL, nicht auf Sezary-Zellen	Differenzierung von T-Zell-Leukämien
OKT 6	Kortikale Thymuszellen	Differenzierung von T-Zell-Leukämien
OKT 3	Reife T-Lymphozyten	Differenzierung von T-Zell-Leukämien
OKT 10	Antigen auf Plasmazellen, Thymuszellen u. a.	Differenzierung reifer B-Zell-Tumoren. Abgrenzung der „Adult T-cell leukemia" (ATL) von anderer (OKT 10 negativen) kutanen T-Zell-Lymphomen
My-1	Antigen auf frühen myeloischen Zellen	Abgrenzung von myeloischen Leukämien
OKM-1	Antigen auf Makrophagen/Monozyten und großen granulierten Lymphozyten (LGL)	Abgrenzung von myelo-monozytären Leukämien
Anti-Desmin	Intrazelluläre Desmin-Filamente	Nachweis von Rhabdomyosarkomen

Weiterhin sind monoklonale Antikörper gegen die Tumormarker CEA und AFP verfügbar

mit dem Prinzip der Radioimmunodetektion zunächst im Versuchsmodell, in den letzten Jahren zunehmend im humanen System beschäftigt. Unter Verwendung eines heterologen Antikörpers gegen CEA, der mit einem Nuklid gekoppelt dem Patienten intravenös appliziert wird, läßt sich nach Abzug der Hintergrundradioaktivität durch die Injektion von nuklidgebundenen Immunglobulinen eine Tumorlokalisation ermöglichen. Mit diesem System lassen sich Tumoren bis zu 2 cm Größe nachweisen, die Treffsicherheit wird von der Arbeitsgruppe von GOLDENBERG (1982; GOLDENBERG et al. 1974) mit 80% angegeben. Falsch positive Fälle wurden in 3% und falsch negative Fälle in 17% der untersuchten Patienten registriert. Eine kritische Evaluierung der derzeitigen Möglichkeiten, auch unter Verwendung von monoklonalen Antikörpern Tumorlokalisation in vivo zu betreiben, wurde von MACH et al. (1980) publiziert. Die fortschreitende Entwicklung monoklonaler tumorspezifischer Antikörper läßt für die

nächste Zukunft ein Ausweiten dieser Technik mit erhöhter Empfindlichkeit im Rahmen der in-vivo-Lokalisation von Tumoren und Metastasen erwarten.

Tumordiagnostik in vitro. Bereits als etabliert gilt die Anwendung von monoklonalen Antikörpern in histopathologischen Laboratorien zur besseren Definition von Tumorzellen und tumorinfiltrierenden Entzündungszellen (KOCH et al. 1985) sowie besonders zur Klassifizierung maligner Lymphome (Editorial 1983; LINDGREN et al. 1979; SIKORA 1982; STEIN et al. 1980) und Leukämien (FOON et al. 1982, MORELL u. HIRT 1981). Eine Übersicht derzeitig klinisch relevanter monoklonaler Antikörper zur Klassifizierung von soliden Tumoren, Lymphomen und Leukämien gibt Tabelle 6. Die verbesserte Immunhistologie maligner Tumoren könnte Entscheidungshilfen zur besseren Definition prämaligner und maligner Zellpopulationen geben, wie es am Beispiel des Zervixkarzinoms (LINDGREN et al. 1979) bereits beschrieben wurde.

3.4.5 Unspezifische Serumproteinveränderungen

Maligne Tumoren können zu unspezifischen Verschiebungen des physiologischen Plasmaproteinprofils führen (KOCH u. UHLENBRUCK 1983; KOCH et al. 1981). Im Tumorgewebe ablaufende Entzündungsreaktionen werden als Ursache von Plasmaprotein-Veränderungen diskutiert. Eine Übersicht über die *Akutphaseproteine,* die bei Tumorpatienten verändert gefunden werden, die jedoch eine diagnostische Effizienz vermissen lassen, gibt Tabelle 7.

Das *schwangerschaftsassoziierte α_2-Glykoprotein (α_2-PAG)* wurde erstmals 1959 im Serum von schwangeren Frauen nachgewiesen. Dieses Protein stellt ein normales Serumprotein dar, das während der Schwangerschaft sowie unter oraler Kontrazeption im Serum ansteigt. Ebenfalls im Alter werden erhöhte Serumspiegel gemessen. Der Versuch, erhöhte α-PAG-Serumspiegel bei Tumorpatienten als Tumormarker zu benutzen, zeigte, daß dieser Parameter lediglich als ein weiteres Kriterium zur Verlaufsbeobachtung von Tumoren diskutiert werden kann.

Auf die klinische Bedeutung des *schwangerschaftsspezifischen β_1-Glykoproteins* (SP 1) in der Verlaufsbeobachtung von Tumorerkrankungen (SCHUSTER 1981) wurde bereits eingegangen (s. S. 89).

Das *β_2-Mikroglobulin,* die leichte Kette des Histokompatibilitäts-Antigenmoleküls, tritt bei verschiedenen malignen Krankheitsbildern im Serum erhöht auf. Im Gegensatz zu Befunden bei Patienten mit soliden Tumoren (STAAB et al. 1981) zeigt der β_2-Mikroglobulin-Serumspiegel bei Patienten mit malignen Erkrankungen des lymphoretikulären Systems eine gute Korrelation zur Tumorgröße. Bei Plasmozytompatienten war ein ständig ansteigender β_2-Mikroglobulin-Serumspiegel mit einer schlechten Prognose des Krankheitsbilds verbunden (COOPER u. CHILD 1981). Erhöhte β_2-Mikroglobulinspiegel finden sich ebenfalls im Serum von Patienten mit Autoimmunerkrankungen sowie bei Patienten mit infektiöser Mononukleose und Nierenerkrankung (COOPER u. CHILD 1981, LEMALIN et al. 1982), was die Bedeutung dieses Moleküls als Tumormarker in Frage stellt. Wahrscheinlich stellt ein vermehrt anfallendes β_2-Mikroglobulin im Serum das Korrelat zu einer In-vivo-Aktivierung von Thymuslymphozyten dar, in gleicher Weise wie die kürzlich beschriebenen Pteridine (HUBER et al. 1984).

3.4.6 Zusammenfassung

Faßt man den derzeitigen Kenntnisstand biochemischer wie immunologischer Tumormarkersysteme zusammen, läßt sich feststellen, daß mit Ausnahme von Testsystemen zur Analyse von Paraproteinen sowie zur Bestimmung einzelner karzinofetaler Antigene keine weiteren Assaysysteme eine Bedeutung für die klinische Routineanwendung erfahren haben. Da für alle diskutierten Tumormarker gilt, daß sie weder die notwendige Empfindlichkeit (absolute Positivrate) noch die Spezifität (absolute Negativrate) besitzen, um zwischen lokalisierten oder generalisierten malignen Tumoren und gutartigen Krankheitsbildern zu differenzieren, sind die zur Verfügung stehenden Markersysteme für die Primärdiagnostik maligner Erkrankungen nur wenig geeignet und damit in der Regel unbrauchbar für eine Krebsfrüherkennung.

Durch die Entwicklung neuer Technologien zur Herstellung tumorzellspezifischer monoklonaler Antikörper sind entscheidende Fortschritte in der Tumordiagnostik zu erwarten.

Tabelle 7. Serumproteinveränderungen bei Patienten mit malignen Erkrankungen

„Acute Phase"-Protein	
Ferritin	Präalbumin
Zöruloplasmin	
α_1-Antitrypsin	Albumin
C1-Inaktivator	
C-reaktives Protein (CRP)	
Fibrinogen-Komplement-Faktoren	
α_1-Antichymotrypsin	

Schwangerschaftsassoziiertes Protein
β_1-Glykoprotein (SP1), α_2-Glykoprotein (α_2-PAG)

β_2-Mikroglobulin

Literatur

Abelev GJ (1979) Alpha-fetoprotein as a modell for studying reexpression of embryonic antigens in neoplasia. In: Herbermann RB, McIntire KR (eds) Immundiagnosis of cancer. Dekker, Basel New York, p 76

Ashall FR, Bramwell ME, Harris H (1982) A new marker for human cancer cells. 1. The Ca antigen and the Cal₁ antibody. Lancet II:1

Bernier GM (1980) Paraproteinemias and plasma cell disorders. In: Lichtman MA (ed) Hematology and oncology. Grune & Stratton, New York, p 100

Björklund B (1976) Review of the immunochemical and clinical significance of TPA. In: Peeters H (ed) Protides of the biological fluids. Pergamon, Oxford, p 505

Björklund B (1980) On the nature and clinical use of tissue polypeptide antigen (TPA). Tumordiagnostik: 1:9

Canivet B, Lalanne CM, Krebs BP, Aubanel JM, Blaire B (1980) Carcinoembryogenic antigen and cancer of the lung: Two-way determination. Tumordiagnostik 4:203

Collaborative Study (1979) Equivalence between international units and mass units of alpha-fetoprotein. Clin Chim Acta 96:59

Coombs RC, Gazet JC, Ford HT, Powles TJ, Nash AG, McKinna A (1980) Assessment of biochemical tests to screen for metastases in patients with breast cancer. Lancet I:296

Cooper EH, Child JA (1981) Serum 2-microglobulin in the assessment of lymphoid neoplasia: A review. Tumordiagnostik 2:167

Cooper EH, Bauer HW, Dati F (1982) Die immunchemische Bestimmung der sauren Prostata-Phosphatase (PAP) beim Prostata-Karzinom. Laboratoriumsblätter 32:87

Corman G, Felgenhauer K, Uhlenbruck G, Wintzer G (1981) CEA im Liquor cerebrospinalis: Ein diagnostischer Parameter bei Metastasen des Zentralnervensystems. In: Uhlenbruck G, Wintzer G (Hrsg) CEA und andere Tumormarker. Tumor-Diagnostik, Leonberg

Dearmaley DP, Coombes RC (1981) Tumor markers. Their role in clinical medicine. Practioner 225:839

Delbrück H, Schwarze G, Scharding B et al. (1982) Cutaneous testing with recall antigens in tumor patients and healthy subjects. Experiences with a new multitest system. Tumordiagnostik 3:28

Dilawari JB, Lennard-Jones JE, Mackay AM, Ritchie JK, Sturzaker HG (1975) Estimation of carcinoembryogenic antigen in ulcerative colitis with special reference to malignant change. Gut 16:225

Doldi K, Manger B, Koch B, Riemann J, Hermanek P, Kalden JR (1984) Spontaneous suppressor cell activity in the peripheral blood of patients with malignant and chronic inflammatory bowel diseases. Clin Exp Immunol 55:655

Dwyer JM, Johnson J (1982) The regulation of T cell responses by spontaneously active suppressor cells. Clin Exp Immunol 50:406

Editorial (1983) Monoclonal antibodies in clinical medicine. Clin Immunol Newslett 4:69

Foon KA, Schroff RW, Gale RP (1982) Surface markers on leukemia and lymphoma cells: Recent advances. Blood 60:1

Fritze D (1983) Tumorimmundiagnostik und -therapie — monoklonale Antikörper lassen hoffen. Klinikarzt 12:390

Fugimoto S, Kitsukawa Y, Itok K (1979) Carcinoembryogenic antigen (CEA) in gastric juice of feces as an aid in the diagnosis of gastrointestinal cancer. Ann Surg 189:34

Gershwin ME (1980) The immunobiology of α-fetoprotein. Cancer Immunol Immunother 8:1

Gold P, Freedman SO (1965a) Demonstration of tumor-antigens in human colonic carcinomata by immunological tolerance and absorption techniques. J Exp Med 121:439

Gold P, Freedman SO (1965b) Specific carcinoembryonic antigens of the human digestive system. J Exp Med 122:467

Goldenberg DM (1982) Radioaktive antibodies for cancer detection in vivo. Clin Immunol Newslett 3:31

Goldenberg DM, Preston DF, Primus PF, Hansen FJ (1974) Photoscan localisation of GU-39 tumors in hamsters using radiolabeled anticarcinoembryogenic antigen immunglobulin G. Cancer Res 34:1

Goslin RH, Skarin AT, Zamcheck N (1982) Das carcinoembryonale Antigen. Eine brauchbare Überwachung der Therapie des kleinzelligen Lungencarzinoms. JAMA 1:356

Grob PJ, Dati F, Joller-Jemelka HJ (1982) Diagnostische Relevanz von α-Fetoprotein in der Onkologie. Laboratoriumsblätter 32:60

Gropp C, Luster W (1982) Tumormarker beim Bronchialkarzinom: Parameter für Frühdiagnostik, Stadieneinteilung und Therapiekontrolle. Laboratoriumsblätter 32:49

Hasler E, Sengler A, Berchtold R, Brunner KW, DeWeek A (1977) CEA-Test und andere immunologische Untersuchungen als Verlaufskontrollen bei Adenocarcinomen des Gastrointestinaltraktes. Schweiz Med Wochenschr 107:1683

Horne CHW, Bremner RD (1982) Schwangerschaftsspezifisches β₁-Glykoprotein (SP 1): Ein Tumormarker. Laboratoriumsblätter 32:81

Huber C, Batchelor JR, Fuchs D, Hausen A, Lang A, Niederwieser D, Reibnegger G, Swetly P, Troppmair J, Wachter H (1984) Immunoresponse-associated production of neopterine. Release from macrophages primarily under control of interon gamma. J Exp Med 160:310

Kalden JR (1979) Funktionsprüfungen des Immunsystems. Internist (Berlin) 20:465

Kalden JR (1983) Leistungsfähigkeit und Grenzen der Immundiagnostik von Tumoren. Therapiewoche 33:1047

Kleist SU (1983) Das karzinoembryonale Antigen (CEA). Biologische Grundlagen und klinische Anwendung. Schattauer, Stuttgart

Klietmann W (1985) Aktuelle Tumormarker. Schattauer Verlag Stuttgart

Koch DM, Uhlenbruck G (1983) Plasmaproteine und Akut-Phase-Reaktanden als Tumormarker bei Malignomkranken. Laboratoriumsblätter 33:29

Koch B, Giedl J, Hermanek P, Kalden JR (1985) The analysis of mononuclear cell infiltrations in colorectal adenocarcinoma. J Cancer Res Clin Oncol 109:142

Koch D, Wintzer G, Uhlenbruck G (1981) Akut-Phase-Proteine in der Diagnostik und Verlaufskontrolle maligner Tumoren. In: Uhlenbruck C, Wintzer G (Hrsg) CEA und andere Tumormarker. Tumor Diagnostik, Leonberg, S 342

Koprowski H, Herlyn M, Stepelewski Z, Sears HF (1981) Specific antigen in serum of patients with colon carcinoma. Science 212:53

Krapf F, Kalden JR (1983) Immunkomplexe und ihre klinische Zuordnung. Laboratoriumsblätter 33:39

Krapf F, Renger D, Fricke M, Kemper A, Schedel I, Deicher H (1982) Nachweis von zirkulierenden Immunkomplexen bei Mammakarzinom und malignem Melanom mit drei verschiedenen Methoden. Tumordiagnostik 3: 219

Krapf F, Renger D, Schedel I, Fricke M, Deicher H (1983) Circulating immune complexes in malignant diseases. Increased detection rate by simultaneous use of three assay methods. Cancer Immunol Immunother 15:138

Lange PH, McIntire KR, Waldmann TA, Hakala TR, Fraley EE (1976) Serum α-fetoprotein and human chorionic gonadotropin in the diagnosis and management of nonseminomatous germ-cell testicular cancer. N Engl J Med 295:1237

Lemalin JP, Vincent C, Fontaine-Legrand C, Revillard JP (1982) Elevation of serum β_2-microglobulin during infectious mononucleosis. Clin Immunol Immunpathol 24: 55

Lindgren J, Wahlstrom I, Seppälä M (1979) Tissue CEA in premalignant epithelial lesions and epidermoid carcinoma of the uterin cervix: Prognostic significance. Int J Cancer 234:448

Lokich JJ (1978) Tumor markers: Hormones, antigens and enzymes in malignant disease. Oncology 35:54

Ludwig H (1982) Multiples Myelom: Diagnose, Klinik und Therapie. Springer, Berlin Heidelberg New York

Luthgens LM, Schlegel G (1982) Verlaufskontrolle mit TPA und CEA in der radiologischen Nachsorge und Therapie. Tumordiagnostik 2:139

Mach JP, Carrel S, Forni M, Ritschard J, Donath A, Alberto P (1980) Tumor localisation of radiolabelled antibodies against carcinoembryogenic antigen in patients with carcinoma. N Engl J Med 303:5

Mach JP, Vienny H, Jaeger P, Haldemann B, Egely R, Pettavel J (1978) Longterm follow-up of colorectal carcinoma patients by repeated CEA radioimmunoassay. Cancer 42:1439

Magnani JL, Brockhaus M, Smith DF et al. (1981) A monosialogenglioside is a monoclonal antibody — defined antigen of colon carcinoma. Science 212:55

Martin EW, Cooperman M, King G, Noltimer J (197) A comparison of the retrospective and prospective studies using serial CEA determinations to detect early recurrent colon cancer. In: Lehmann FG (ed) Carcino embryonic proteins, vol II. Elsevier Biomedical Press, Amsterdam, S 89

McGee JOD, Woods J, Ashall F, Bramwell MF, Harris H (1982) A new marker for human cancer cells. 2. Immunohistochemical detection of the Ca antigen in human tissues with the Ca_1 antibody. Lancet II:7

McIntire JR, Vogel CL, Primack A, Waldmann TA, Kyalwazi SK (1976) Effect of surgical and chemotherapeutic treatment on α-fetoprotein levels in patients with hepatocellular carcinoma. Cancer 37:677

McIntire KR, Vogel CL, Princler GL, Patel JR (1972) Serum α-fetoprotein as a biochemical marker for hepatocellular carcinoma. Cancer Res 32:1941

McIntire KR, Waldmann TA, Moertel CG, Go VLW (1979) Serum α-fetoprotein in patients with neoplasms of the gastrointestinal tract. Cancer Res 35:991

Meryn S, Francesconi M, Abel B (1983) Carcinoembryonales Antigen (CEA) und Tennesee Antigen (TAG) in der Tumordiagnostik des Gastrointestinaltraktes. Tumordiagnostik 4:101

Minton JP, Martin EW (1978) The use of serial CEA deter-

minations to predict recurrence of colon cancer and when to do a second-look-operation. Cancer 42:1422

Morell A, Hirt A (1981) Zelluläre Marker bei malignen Lymphomen und ihre klinische Bedeutung. Ther Umsch 38:854

National Institutes of Health (1981) CEA (Carcinoembryonic antigen): Its role as a marker in the management of cancer. Tumordiagnostik 2:59

Persijn JP, Hart AAM (1981) Pre- and posttreatment CEA in colorectal carcinoma. In: Uhlenbruck G, Wintzer G (Hrsg) CEA und andere Tumormarker. Tumor Diagnostik, Leonberg

Potter TP, Jordan T, Jordan JD, Lasater H (1978) Tennagen, a new tumorassociated antigen. In: Nieburgs HE (ed) Prevention and detection of cancer, part II. Dekker, Basel New York, p 467

Ress HR, Ratcliffe J (1974) Ectopic hormone production by non-endocrine tumors. Clin Endocrinol 3:263

Rudmann D, Chawla RU, Del Rio AE, Hollins B (1974) Isolation of a novel glycoprotein from the urine of a patient with CML. J Clin Invest 53:808

Rouslathi E, Engvall E, Kessler MJ (1979) Chemical properties of α-fetoprotein. In: Herberman RB, McIntire KR (eds) Immunodiagnosis of cancer, part 1. Dekker, Basel New York, p 101

Saguragi N (1982) Serum SP 1 and HCG β-subunit (HCG-β) levels in choriocarcinoma, invasive mole, and hydatidiform mole. Clinical significance of SP 1/β HCG-ratio. Gynecol Oncol 13:393

Schlag P, Quentmeier A (1979) Nachsorge bei Kolon- und Rektumkarzinomen. In: Stock W (Hrsg) Nachsorge beim kolorektalen Karzinom. Springer, Heidelberg Berlin New York, S 45

Schmiegel WH, Arndt R, Becker WM, Thiele HG (1980) Pancreatic oncofetal antigen (POA). In: Kawai K (ed) The early diagnosis of pancreatic cancer. Igaku Shoin, Tokyo, p 75

Schuster E (1981) Messung von SP_1 und β_2-HCG bei trophoblastischen und embryonalen Tumoren. Tumordiagnostik 2:13

Seidenberger HB (1980) Das Tennesee Antigen, ein neues tumorassoziiertes Antigen. Tumordiagnostik 1:45

Sheel G, Ellenberg S, Ramming K et al. (1982) CEA-monitoring among patients in multi-institutional adjuvant G. I. therapy protocols. Ann Surg 196:162

Sikora K (1982) Monoclonal antibodies in oncology. J Clin Pathol 35:369

Skyen A, Unsgaard B, Björklund B, Ekelund G (1981) Serum TPA related to activity in a wide spectrum of cancer conditions. Tumordiagnostik 3:117

Staab HJ, Anderer FA, Ahlemann ZM, Stumpf E, Hiesche K, Fischer R (1981) Circulating β_2-microglobulin in malignant disease. Tumordiagnostik 2:292

Staab HJ, Anderer A, Stumpf E, Fischer R (1980) Rezidivprognosen bei Patienten mit Adenocarcinomen des Gastrointestinaltraktes, auf der Basis von karzinoembryonalem Antigen (CEA) und seinen zirkulierenden Immunkomplexen. Klin Wochenschr 8:125

Stein H, Bonk A, Tolksdorf G, Lennert K, Rott H, Gerdes I (1980) Immunhistologic analysis of the organisation of normal lymphoid tissue and non Hodgkins lymphomas. J Histochem Cytochem 28:746

Teilum GR, Albrechtsen B, Norgaard-Pedersen B (1975)

The histogenetic-embryologic base for the appearence of alpha-foetoprotein in endodermal sinus tumors and teratocarcinomas. Acta Pathol Microbiol Scand [A] 83:80

Tischendorf FW, Haas H (1978) Diagnose der Leukämien. Intern Welt 12:383

Uhlenbruck G, Wintzer G (Hrsg) (1981) CEA und andere Tumormarker. Tumor Diagnostik, Leonberg

Wagner W, Husemann B, Becker H, Groitl H, Koerfgen HP, Hammerschmidt M (1982) Tissue polypeptide antigen — a new tumour marker? Aust NZJ Surg 52: 41

Waldman TA, McIntire KR (1979) The use of sensitive assays for α-fetoprotein in monitoring the treatment of malignancy. In: Herberman RB, McIntire KR (eds) Immunodiagnosis of cancer, part 1. Dekker, Basel New York, p 130

Wintzer G, Böttinger C (1981) Die radioimmunologische und enzymimmunologische CEA-Bestimmung. In: Uhlenbruck G, Wintzer G (Hrsg) CEA und andere Tumormarker. Tumor Diagnostik Leonberg

Wintzer G, Koch O, Uhlenbruck G (1980) Wertigkeit von CEA- und Serumglykoprotein-Bestimmungen in der Tumordiagnostik. Internist (Berlin) 21:181

Woods J, Spriggs AJ, Harris H, McGee JOD (1982) A new marker for human cancer cells. 3. Immunocytochemical detection of malignant cells in serous fluids with the Ca_1 antibody. Lancet II:512

Wüst G, Lüthgens M (1985) Symposium: Tumormarker. Verlag Tumordiagnostik, Leonberg

3.5 Zytologie

K.T. Schricker

Die Zytologie beschäftigt sich mit der Untersuchung von Zellen in Ausstrichpräparaten und entspricht daher im Prinzip der hämatologischen Mikroskopie. Die Zytodiagnostik ist keine Ersatzhistologie. Beide Methoden ergänzen einander, und durch parallele Anwendung zytologischer und histologischer Verfahren ist eine Steigerung der diagnostischen Ausbeute möglich. Die zytologische Befundung ist zeitraubend und erfordert einen mit dieser Methode speziell sehr erfahrenen Untersucher. Es ist ein gefährlicher Irrglaube anzunehmen, Zytologie kann jeder Kliniker in Kürze so nebenbei erlernen. Es gibt nicht nur insgesamt zu wenig Zytologen, sondern es gibt vor allem zu wenig Zytologen mit großer Erfahrung.

3.5.1 Allgemeine Zytologie

3.5.1.1 Vorsorgezytologie und diagnostische Zytologie

Zytologische Untersuchungen werden in der Onkologie mit zwei unterschiedlichen Zielsetzungen angewandt:

a) Vorsorgezytologie. Sie dient bei mehr minder symptomlosen Patienten der Entdeckung von Vor- und Frühstadien maligner Erkrankungen. Dabei soll die Zytologie als Screening-Verfahren verdächtige Patienten selektionieren, die dann einer intensiven weiterführenden Diagnostik unterzogen werden. Der zytologische Befund ist in diesen Fällen keine definitive Diagnose, die bereits das therapeutische Vorgehen determiniert, sondern vielmehr eine Vorfelduntersuchung, die der histologischen Abklärung zur definitiven Diagnose bedarf. Typische Beispiele einer derartig eingesetzten Zytologie sind die vorsorgliche Untersuchung der Cervix uteri oder die vorsorgliche Sputumuntersuchung zur Früherkennung des Lungenkrebses bei starken Rauchern.

b) Diagnostische Zytologie. Sie dient bei manifesten klinischen Erscheinungen der Diagnose der Malignität und z.T. auch der Klassifikation der malignen Erkrankung. Mit dieser Zielsetzung können zytologische Untersuchungen die Diagnose definitiv sichern, und sie haben den großen Vorteil einer Materialgewinnung, die in der Regel einfacher und komplikationsärmer ist als die Gewebsentnahme für eine histologische Untersuchung. Z.B. kann ein Schilddrüsentumor oder ein Mammakarzinom leichter durch eine Feinnadelpunktion als durch eine chirurgische Probeexzision bzw. Probeexstirpation gesichert werden. Die diagnostische Zytologie dient z.T. auch dem Staging. Z.B. kann bei einem Magenkarzinom durch Untersuchung eines Aszites eine Carcinosis peritonei zytologisch diagnostiziert werden, oder man kann durch Feinnadelbiopsie eines supraklavikulären Lymphknotens bei bronchoskopisch gesichertem Lungenkarzinom die Inoperabilität beweisen.

Bei der diagnostischen Zytologie muß man berücksichtigen, daß die Zuverlässigkeit zytologischer Befunde i.allg. geringer anzusetzen ist als jene histologischer Befunde. Daher werden eingreifende Operationen oder andere gravierende Therapiemaßnahmen nicht allein auf Grund zytologischer Befunde vorgenommen. Dazu kommt, daß heute oft für die Wahl der Therapieverfahren eine detaillierte Klassifikation der Tumoren erforderlich ist, die nur histologisch oder kombiniert histologisch-zytologisch möglich ist.

Wenn die diagnostische Zytologie für die Feststellung der Inoperabilität eines Patienten eingesetzt wird, muß man besondere Erfahrung des Untersuchers fordern, denn nichts wäre in dieser Situation gefährlicher als ein inkorrekter positiver zytologischer Befund, der den Patienten der Chance einer kurativen Operation berauben würde.

3.5.1.2 Tumorzellzytologie

Da der Nachweis von Tumorzellen die wichtigste zytodiagnostische Aufgabe darstellt, sollen die charakteristischen Kennzeichen der sog. malignen Zellen zusammengefaßt werden (Witte u. Schricker 1966; Zach 1973):

Kernveränderung. Meist finden sich die Kerne über die normale Variationsbreite hinaus vergrößert (s. Abb. 1 und 4). Starke Größenunterschiede der Kerne (Anisokaryosis) und Vermehrung des Kernchromatins, wodurch die Kerne besonders stark angefärbt erscheinen (Hyperchromie) und Verdickung der Kernmembran sind häufig. Abweichungen von der normalen Kernform wie Kernlappungen und -buchtungen sowie Auszie-

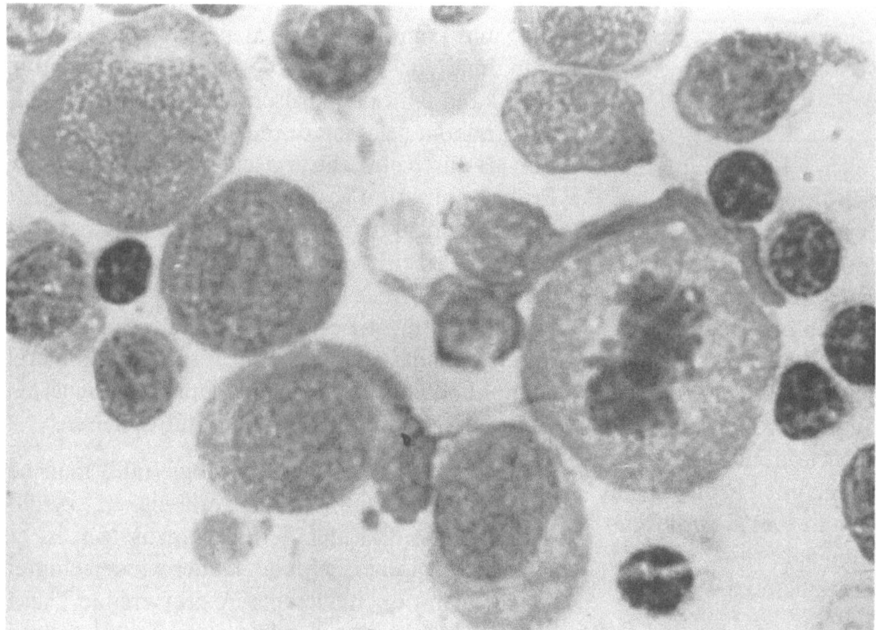

Abb. 1. Lymphknoten. High grade malignant lymphoma (immunoblastic)

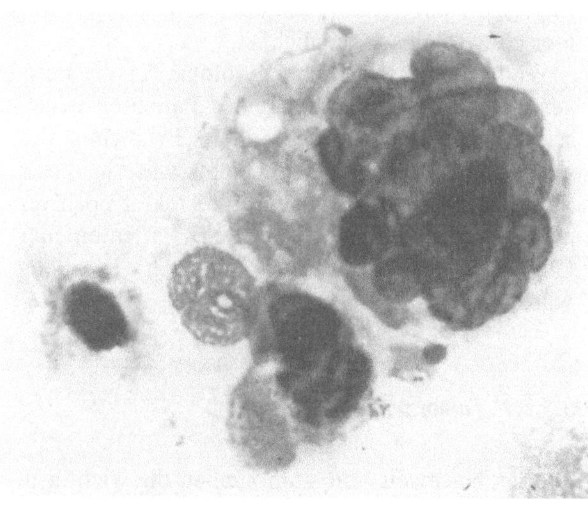

Abb. 2. Lymphknotenmetastase

hungen kommen vor. Die Nukleolen zeigen Abweichungen vom Normalen (s. Abb. 3) hinsichtlich Form, Größe und Anfärbbarkeit (Vermehrung der Nukleolen, Deformierung und Segmentierung, Vergrößerung, starke Basophilie). Mehrkernigkeit rührt von atypischen Kernteilungen her (s. Abb. 2 und 4). Deshalb kann man pathologische Mitosen (mehrpolige Mitosen, Chromatinverklumpungen oder -absprengungen, Chromosomenvermehrung, s. Abb. 1) finden.

Zytoplasmaveränderungen. Im allgemeinen zeigen die Tumorzellen eine Größenzunahme und starke Größenunterschiede (Anisozytose). Da jedoch die Kerne meist an Größe stärker zunehmen, wird das Verhältnis Kern- zu Plasmadurchmesser gegenüber gesunden Zellen zugunsten des Kerns verschoben. Die Verschiebung kann bis zum Auftreten sog. nacktkerniger Zellen gehen. Das Zytoplasma ist meist stark basophil und zeigt pathologische Plasmastrukturen.

Verhalten im Zellverband. Besondere diagnostische Bedeutung haben die oben beschriebenen Merkmale, wenn sie in kleinen Zellverbänden („cluster") vorkommen (s. Abb. 5 und 6) und noch eine Irregularität der Zellanordnung oder den Verlust von Zellgrenzen oder ein Überlappen von Zellen und Kernen zeigen.

3.5.1.3 Diagnostische Beurteilung

Die aufgeführten Kriterien sind nicht immer spezifisch für Tumorzellen. Einzelne dieser Merkmale können auch bei normalen Organzellen, besonders aber bei regressiv oder entzündlich veränderten Zellen vorkommen. Zur Sicherung einer zytologischen Tumordiagnose muß deshalb eine Vielzahl

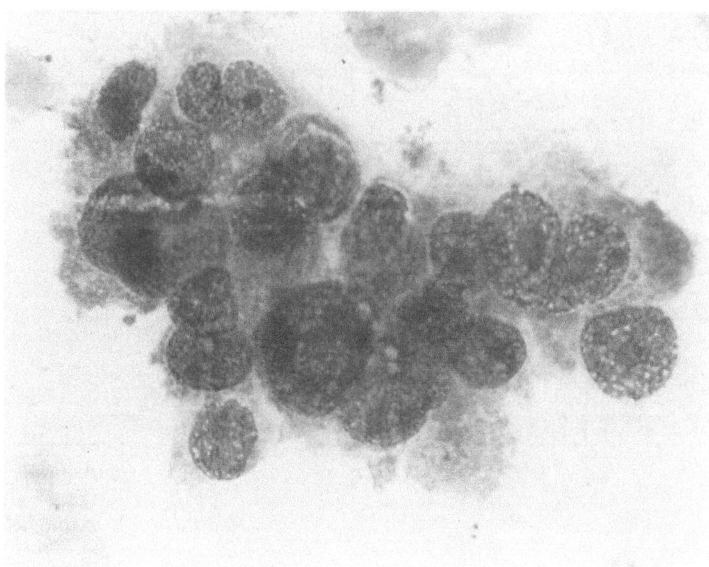

Abb. 3. Leber. Verbände von Tumorzellen.
Feinnadelpunktion

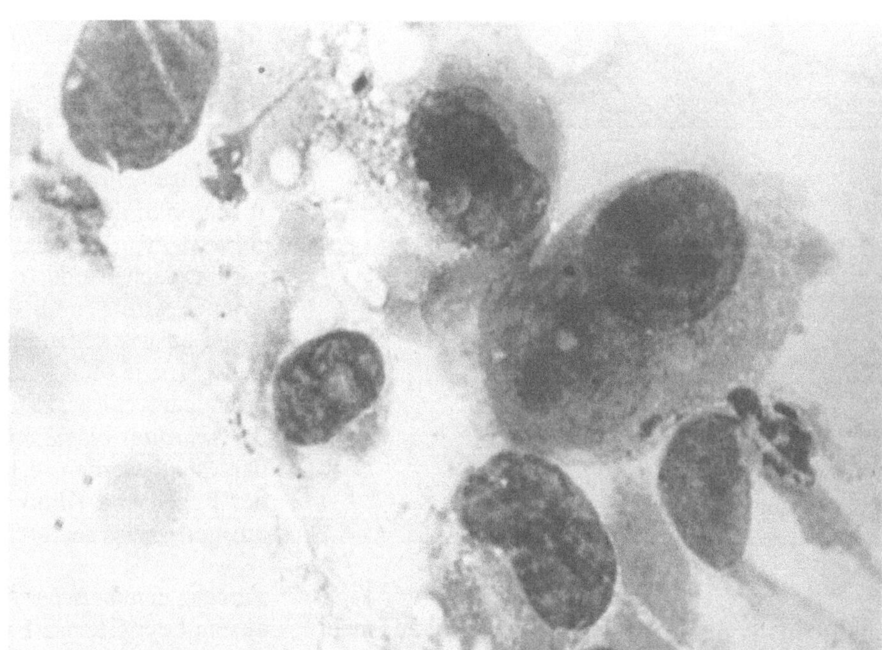

Abb. 4. Tumorzellen
bei Bronchialkarzinom.
Bürstenzytologie

der beschriebenen Kriterien im Präparat vorhanden sein.

3.5.1.4 Zytologische Methoden

Materialgewinnung und Materialbehandlung. Man unterscheidet die Exfoliativzytologie, die Aspirationszytologie und die Imprintzytologie. Die verschiedenen Verfahren und ihre Anwendungsgebiete sind in Tabelle 1 aufgeführt.

Das gewonnene Material muß umgehend aufgearbeitet werden. Zellen aus Körperflüssigkeiten und Sekreten und durch Spülflüssigkeit gewonnenes Material werden innerhalb weniger Stunden

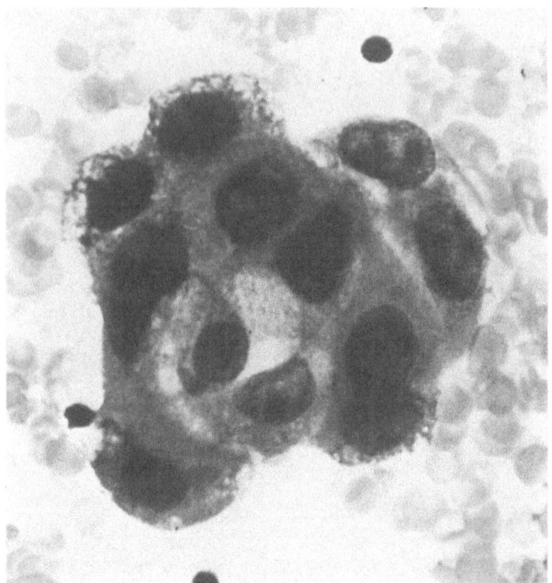

Abb. 5. Pleuraerguß. Verband von Tumorzellen

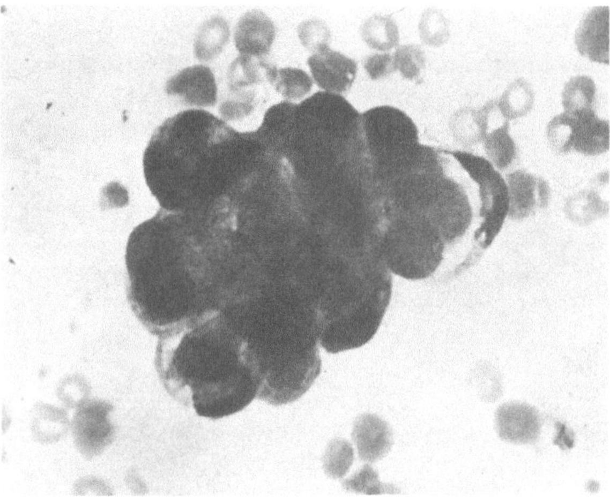

Abb. 6. Aszites. Tumorzellverband

Tabelle 1. Methoden der Zytologie

Methoden		Anwendung
Ex- foliativ- zytologie	Ausstriche (meist Sedi- mentausstriche) von Körperflüssigkeiten und Sekreten	Pleuraergüsse, Aszites, Sputum, Bronchial- sekret, Duodenalsaft, Pankreassaft, Urin
	Sedimentausstriche von Spülflüssigkeiten	Bronchialspülung, Ösophagus- und Ma- genspülung, Blasen- spülung
	Abstriche und Bür- stung von Schleimhäu- ten oder äußeren Kör- peroberflächen	Bronchialsystem, Mundhöhle, Ösopha- gus, Magen, Papilla Vateri Hautprozesse
Aspira- tions- zytologie	Ausstriche von Fein- nadelpunktionen (Aspirationsbiopsien)	Lymphknoten, Schild- drüse, Mamma, Pan- kreas, Leber
Imprint- zytologie	Ausstriche und Tupf- präparate von endo- skopisch oder chirur- gisch (primär für histo- logische Untersu- chung) entnommenen Gewebsproben	Bei allen Biopsien und Operationspräparaten möglich

autolytisch verändert und können nicht mehr beurteilt werden.

Körperflüssigkeiten, Sekrete und *Spülflüssigkeiten* werden 2–3 min lang bei 2000 U/min zentrifugiert. Längeres Zentrifugieren, vor allem mit hohen Umdrehungszahlen, kann dazu führen, daß das Sediment zu fest wird und beim Ausstreichen kohärent ist. Das sedimentierte Material wird vorsichtig und ohne stärkeren Druck, um die Zellen nicht zu lädieren, auf Objektträger ausgestrichen und gefärbt. Vielerorts wird zur Zellanreicherung und zur Herstellung von für die zytologische Untersuchung brauchbaren Präparaten die „Zytozentrifuge" eingesetzt.

Material, das durch *Aspiration, Abtupfung* oder *Bürstung* von Schleimhäuten oder äußeren Körperoberflächen oder durch *Feinnadelpunktion* gewonnen wurde, muß sofort sorgfältig auf Objektträger ausgestrichen und gefärbt werden.

Ausstriche und Tupfpräparate von endoskopisch oder chirurgisch entnommenen Proben für die *Imprintzytologie* müssen vom frischen Gewebe hergestellt werden, d.h. die Präparate müssen in der Regel vom Kliniker selbst im Operationssaal angefertigt werden.

Färbung zytologischer Präparate. Sie erfolgt am besten mit der Giemsa-Färbung oder mit der panoptischen Methode nach Pappenheim. Dabei handelt es sich um eine kombinierte May-Grünwald-Giemsa-Färbung. Gelegentlich können Spezialfärbungen notwendig werden (Burck 1969; Pearse 1968; Romeis 1968). Vor allem bei Präparaten mit Schleimbeimengung wird zusätzlich die Färbung nach Papanicolaou (Pearse 1968; Romeis 1968) empfohlen.

Phasenkontrastmikroskopie. Sie bietet in der Tumordiagnostik wesentliche Vorteile. Das Material kann sofort ohne Zeitverlust untersucht werden. An den nativen Zellen kommen besonders gut die Nukleolen, die Kernmembran, die Zell- und Kernform sowie pathologische Plasmastrukturen zur Darstellung. Darüber hinaus läßt sich an ihnen das pathologische Verhalten von Zellstrukturen bei der intravitalen Zellfluorochromierung im Fluoreszenzmikroskop untersuchen. Diese Methode eignet sich besonders gut für die Tumorzellsuche in der Speiseröhre, im Magen und in den serösen Höhlen. Die normalen Organzellen besitzen keine oder nur eine spärliche granuläre Zytoplasmafluoreszenz, die Tumorzellen dagegen eine intensive grobkörnige Fluoreszenz (WITTE 1967).

3.5.2 Spezielle Zytologie

3.5.2.1 Lymphknoten (WITTE u. SCHRICKER 1966; ZACH 1973)

Man kann die Befunde unterteilen in entzündlichreaktiv, leukämisch und tumorös. Hier interessieren vor allem die Lymphogranulomatose (M. Hodgkin), die malignen Lymphome (Non-Hodgkin-Lymphome, Abb. 1) und die Lymphknotenmetastasen (Abb. 2). Bei letzteren sind Rückschlüsse auf den Primärtumor meist nur beim malignen Melanom (nicht bei der amelanotischen Form), beim verhornenden Plattenepithelkarzinom und beim Schilddrüsenkarzinom möglich. Beim malignen Non-Hodgkin-Lymphom gelingt es durchaus nicht immer, im zytologischen Präparat eine eindeutige Klassifikation vorzunehmen. Für die zunächst einzuschlagende Therapie genügt aber oft schon die Angabe, ob es sich um ein niedrig-malignes („low-grade malignant lymphoma") oder um ein hoch-malignes („high-grade malignant lymphoma") handelt. Die Lymphome von niedrigem Malignitätsgrad kommen praktisch nur nach dem 20. Lebensjahr vor und zeigen einen Altersgipfel im 6. und 7. Lebensjahrzehnt. Lymphome von hohem Malignitätsgrad werden jedoch auch bereits im Kindes- und Jugendalter beobachtet, z.T. (lymphoblastische Gruppe) sind sie in den ersten 2 Jahrzehnten wesentlich häufiger als bei Erwachsenen (LENNERT 1981).

3.5.2.2 Milz

Das zelluläre Material zur zytologischen Untersuchung muß durch Milzpunktion unter strenger Asepsis oder durch Abstriche bzw. durch Abtupfung einer operativ entfernten Milz gewonnen werden. Die Indikation zur Milzpunktion ist sehr streng zu stellen. Hauptkomplikationen sind Blutungen und Infektionen. Neben Tuberkulose, M. Boeck, M. Bang, Erkrankungen des blutbildenden Systems und Speicherkrankheiten kann eine Beteiligung der Milz bei Lymphogranulomatose und beim malignen Lymphom nachgewiesen werden.

3.5.2.3 Haut

Hautmetastasen sind als subkutane, derbe, meist nicht druckempfindliche Knoten von Kirsch- bis Walnußgröße vorwiegend im Bereich des Stammes gut tastbar und leicht zu punktieren. Die Metastasierung in der Haut kann solitär, aber auch multipel sein. Eine Stichkanalmetastasierung oder Neubildung kleiner Metastasen um die Punktionsstelle wurde nur ganz selten beobachtet. Hautinfiltrate beim M. Hodgkin oder beim malignen Lymphom lassen sich ebenfalls zytologisch erfassen.

3.5.2.4 Knochen und periphere äußere Weichteile

Eine Indikation zur Feinnadelpunktion oder für eine Stanzbiopsie ist bei primären und sekundären Knochen- und Weichteiltumoren gegeben, wenn der Patient umschriebene Schmerzen angibt, eine Verdickung zu palpieren ist oder wenn das Röntgenbild einen Verdacht ergibt. Außerdem muß die Punktionsstelle gut zugänglich sein. Man kann Tumorzellen von Knochengeschwülsten oder Weichteiltumoren, von Metastasen oder von Plasmozytomherden nachweisen (SANERKIN u. JEFFREE 1980) (s. Kap. 32 und 33).

Bei primären Knochen- oder Weichteiltumoren ist für die Wahl der Therapie eine detaillierte Klassifikation erforderlich, diese ist in der Regel zytologisch nicht möglich.

3.5.2.5 Magen-Darm-Trakt, Leber, Pankreas

Die gastroenterologische Zytologie (HENNING u. WITTE 1970; WEIDENHILLER 1974; WITTE 1970, 1973, 1978; WITTE u. SCHRICKER 1966) ist durchwegs eine *exfoliative* Zytologie. Sie umfaßt die Bezirke Mundhöhle, Ösophagus, Magen, Duodenum, Sigmoid, Rektum und Anus. Schwierig ist die Materialgewinnung zur zytologischen Untersuchung aus dem Bereich des Dünndarms und des Kolons. Bei Veränderungen der Lippe, Zunge, Wangenschleimhaut, Tonsillen, Rektum und Anus streift man mit einem Wattetupfer Material vom verdächtigen Bezirk ab und streicht es auf einem Objektträger aus (Abstrichzytologie). Sind die Veränderungen der Inspektion mit dem freien Auge nicht zugängig, kann man auf endoskopischem Wege unter Benutzung einer Zelltupfsonde oder einer zum Endoskop passenden Zytologiebürste Material für die Abrasivzytologie von der verdächtigen Stelle gewinnen. Die zytologische Untersuchung von Spülflüssigkeiten (Magen, Kolon) ist zwar einfacher, aber dafür auch ineffektiver, was die diagnostische Ausbeute betrifft. Eine Exfoliation von Zellen wird durch die Spülung kaum erreicht.

Definitionsgemäß dient die gastroenterologische Zytodiagnostik in erster Linie der Suche nach Tumorzellen in Abstrichen von Schleimhäuten des Gastrointestinaltrakts (HENNING u. WITTE 1970; WEIDENHILLER 1974; WITTE 1978). Die im Schrifttum niedergelegten Statistiken über Leistungsfähigkeit zytologischer Methoden mit Trefferquoten über 80% ergeben für die Praxis ein zu günstiges Bild, da sie auf den Ergebnissen besonderer Kenner der Methoden beruhen. Dies zeigt für das Beispiel der Gastrozytologie sehr treffend eine Umfrage von ACKERMAN (1967) in den USA. Nach Antworten von insgesamt 42 gastroenterologischen Kliniken, an denen regelmäßig Gastrozytologie betrieben wurde, erreichte die Trefferquote der zytologischen Erkennung des Magenkrebses nur in 16 Kliniken, also nur in etwa einem Drittel 80% und mehr. Die Trefferquote lag in 5 Kliniken bei weniger als 50% und im Durchschnitt bei 65%. Bei der hohen Trefferquote der Biopsie, wie sie auch von japanischen Autoren im direkten Vergleich mit zytologischen Untersuchungsergebnissen festgestellt wurden, kann die Bürstenzytologie nur als Zusatzmethode gelten (ELSTER 1977). Die Indikation zur Bürstenzytologie ist dann gegeben, wenn eine Stenose proximal eines Tumors die gezielte Gewebsentnahme verhindert (HISHON et al. 1976; KOBAYASHI et al. 1976). Die von einigen Autoren favorisierte Spülzytologie (MAIMON et al. 1974), mit der endoskopisch nicht nachweisbare Karzinome diagnostiziert worden sein sollen, hat sich nicht durchsetzen können.

Ob sich die *blinde Abrasionszytologie des Ösophagus* zur Früherkennung maligner Erkrankungen des Ösophagus einführen wird, müssen weitere Untersuchungen zeigen. Zur Materialgewinnung verwendet man in China einen mit einem Fadengeflecht überzogenen Gummiball (AIKAT 1980), in der Chirurgischen Universitätsklinik Erlangen mit gutem Erfolg eine aufdehnbare Plastiksonde (HUSEMANN u. SCHRICKER 1982).

Das Hauptproblem bei der *Zytologie des Kolorektums* besteht darin, daß hier der zytologische Nachweis „maligner Zellen" auch bei Läsionen möglich ist, die klinisch-biologisch durchaus als gutartig zu werten sind und keiner chirurgischen Radikaltherapie bedürfen. Dies gilt vor allem für Adenome, die oft in den oberflächlichen Lagen sog. Zellatypien mit allen zytologischen Kriterien der Malignität (schwere Dysplasie) aufweisen, bei denen aber infolge fehlenden infiltrativen Wachstums in die Submukosa klinisch absolut *keine* Malignität vorliegt. Eine Therapieplanung auf Grund zytologischer Befunde ist daher im Kolorektum nicht möglich.

Duodenalsaft- und Pankreassekretzytologie. Eine Indikation ist gegeben bei Verdacht auf maligne Tumoren im Bereich des Pankreas, der Gallenwege und des Duodenums. Die Gewinnung des Materials erfolgt aus dem Duodenalsaft oder durch endoskopische Absaugung von Pankreassekret im Rahmen einer Duodenoskopie oder einer retrograden endoskopisch-radiologischen Cholangio-Pankreatikographie (ERCP). Aus verdächtigen Gangregionen und bei Tumoren des Duodenums bzw. der Papilla Vateri können gezielte Bürstenabstriche angefertigt werden.

Gastroenterologische Feinnadelpunktion zur Gewinnung von Material zur zytologischen Untersuchung. Die laparoskopische Feinnadelpunktion oder das Abrollen eines Leberbiopsiezylinders auf einem Objektträger ist indiziert vor allem bei Lebermetastasen und Pankreastumoren, während die ultraschallgezielte und computergesteuerte Feinnadelpunktion bei tumorverdächtigen Veränderungen der Leber (Abb. 3), des Pankreas (falls sie oberflächlich liegen), der Bauchdecken und evtl. der Niere (Gefahr von Impfmetastasen) Anwendung findet.

3.5.2.6 Atmungsorgane (ATAY u. PREUSSLER 1973)

Die Bedeutung der Zytologie des Bronchialsekrets liegt heute vor allem in der Früherkennung eines Bronchialkarzinoms. Zur *zytologischen Untersu-*

chung des Sputums streicht man mit einer Öse jene Teile des Sputums auf einen Objektträger dünn aus, die blutig tingiert und makroskopisch verdächtig sind. Die zytologische Untersuchung des spontan expektorierten Sputums ist zeitaufwendig (etwa 10 min pro Ausstrich selbst für einen versierten Untersucher). Die positive Ausbeute an Tumorzellen ist relativ gering. Wesentlich ergebnisreicher ist die *selektive Bronchialzytologie,* d.h. die gezielte Entnahme von Bronchialsekret oder Gewebe aus einem bronchoskopisch sichtbaren verdächtigen Bezirk oder Sondierung mittels eines Katheters bzw. Bürstenzytologie bei peripheren Läsionen (Abb. 4). Die *Lungenpunktion peripherer Rundherde* erfolgt unter Durchleuchtungskontrolle.

Während beim Plattenepithelkarzinom die zytologische Diagnose einfach ist, bereitet die Diagnostik beim kleinzelligen Bronchialkarzinom („oat-cell-carcinoma"), bei dem man Zellen findet, die nur etwas größer als Lymphozyten sind und bei denen die typischen Tumorkriterien fehlen, meist größere Schwierigkeiten. Beim Adenokarzinom und Alveolarzellkarzinom der Lunge sind zytologisch nur Tumorzellen zu diagnostizieren, ohne daß eine Aussage über die Histogenese des malignen Tumors gemacht werden könnte.

3.5.2.7 Schilddrüse

Die Schilddrüsenaspirationspunktion mit anschließender zytologischer Beurteilung des gewonnenen Materials ist eine Bereicherung in der Diagnostik von Schilddrüsenerkrankungen. Der Durchbruch erfolgte 1966 mit der Übersichtsarbeit von SÖDERSTRÖM über die Schilddrüsenfeinnadelpunktion. Die Materialgewinnung ist technisch einfach und kann, da praktisch äußerst selten mit Komplikationen (Nachblutungen, entzündliche Reaktionen im Bereich der Punktionsstelle) zu rechnen ist, auch ambulant durchgeführt werden. Eine absolute Kontraindikation für eine Punktion der Schilddrüse besteht bei Gerinnungsstörungen, während bei akuter Thyreoiditis, bei tuberkulösen Entzündungsherden, bei ausgeprägtem Lungenemphysem und bei hochgradiger oberer Einflußstauung nur eine relative Kontraindikation vorliegt (FRAHM et al. 1971). Eine Verschleppung von Malignomzellen, wie von manchen Autoren vermutet (CRILE 1956; AAZARD u. BARRETT 1966), wird von WILDMEISTER (1977) abgelehnt. Zur Indi-

kation und klinischen Bedeutung wird auf Kap. 18 verwiesen.

Die meisten Zytologen begnügen sich mit den Diagnosen a) entzündliche Veränderungen, b) nichtentzündliche Veränderungen ohne Tumorzellnachweis, und c) Malignom. Einige Autoren (LJUNGBERG 1972; LÖWHAGEN u. SPRENGER 1973) glauben jedoch, differenzierte Aussagen zur Charakterisierung des Tumors machen zu können. Zytologisch ist eine Unterscheidung zwischen follikulärem Adenom und hochdifferenziertem follikulären Karzinom nicht möglich, daher empfiehlt sich die zytologische Kategorie „follikuläre Neoplasie". Mit Hilfe der Zytodiagnostik konnte WILDMEISTER (1977) in 98,8% der 169 Fälle histologisch gesicherter Schilddrüsenmalignome eine Verdachtsdiagnose auf eine maligne Entartung vor der Operation stellen. Die Ergebnisse vergleichender histologischer und zytologischer Untersuchungen aus 22 Arbeiten verschiedener Autoren zeigten, daß bei gesicherten Schilddrüsenmalignomen von den meisten Autoren in weniger als 2% ein falsch negatives Resultat gefunden wurde (WILDMEISTER 1977). Der Prozentsatz lag zu Beginn der Schilddrüsenaspirationstechnik ungleich höher und wird um so günstiger, je höher die Gesamtzahl der Punktionen ist.

3.5.2.8 Mamma

Die Problematik der Mammazytologie besteht darin, daß sie sich nicht als Screening-Verfahren bei Mammatumoren eignet, da die Diagnose früher Veränderungen nicht möglich bzw. zu unverläßlich ist und eine Unterscheidung zwischen den verschieden zu bewertenden und unterschiedlich zu therapierenden nichtinvasiven und invasiven Karzinomen zytologisch nicht getroffen werden kann. Eine echte etablierte Indikation für die Zytologie besteht beim „klinisch sicheren" Mammakarzinom und vor allem beim sono- oder mammographischen Befund, wenn es um die Differentialdiagnose Zyste, Tumor oder entzündliches Infiltrat geht.

Jede Sekretabsonderung aus der Mamille, vor allem wenn sie blutig tingiert ist, muß als pathologisch angesehen werden und sollte zytologisch untersucht werden. Bei Frauen mit Brustkrebs wird jedoch in weniger als 2-5% blutiges Sekret aus der Brustwarze ausgeschieden (TAKAHASHI 1981).

3.5.2.9 Seröse Höhlen

Ergüsse in den serösen Höhlen der Pleura, des Peritoneums und des Perikards werden punktiert. Zellmaterial gewinnt man durch Zentrifugieren der frisch entnommenen Flüssigkeit (2–3 min bei 2000 U/min). Die Zytologie der Pleura (Abb. 5) und des Peritoneums (Abb. 6) ist ein dankbares Gebiet zytologischer Betätigung. Man sollte sich jedoch darüber im klaren sein, daß die Zellen, vor allem die Serosadeckzellen im Pleuraexsudat und im Aszites, eine starke Variationsbreite zeigen. Dies erklärt die Schwierigkeit der Differentialdiagnose zwischen entzündlichen Ergüssen, Begleitergüssen und malignen Ergüssen. Der Nachweis von Tumorzellen ist von großer prognostischer Bedeutung. Meist handelt es sich um Metastasen von Organkarzinomen auf den serösen Häuten, vor allem bei Mamma-, Bronchial-, Magen-, Darm- oder Genitaltumoren. Sehr selten sind primäre Endotheliome (Mesotheliome). Die Unterscheidung der Tumorzellen von den polymorphen Serosazellen, die in tumorbedingten Ergüssen ebenfalls reichlich angetroffen werden, ist besonders bedeutungsvoll und schwierig. Steht ein Mikroskop mit Phasenkontrasteinrichtung zur Verfügung, sollte eine Nativuntersuchung eines Deckglaspräparats der Untersuchung des gefärbten Ausstrichs vorausgehen. Die verläßlichsten Tumorzellmerkmale sind die starke Vergrößerung von Zellen und Kernen, die Hyperchromie der Kerne, die auffallende Vergrößerung und Deformierung der Nukleolen, die Verschiebung der Kernplasmarelation zugunsten der Kerne, das Auftreten von Zellverbänden ohne sichtbare Zellgrenzen sowie atypische, mehrpolige und chromosomenreiche Mitosen. Im Tumorexsudat können ferner Serosazellen, auch mit Degenerationszeichen, oder Siegelringformen, die unspezifisch sind, sowie in unterschiedlicher Menge Lymphozyten, Granulozyten und Erythrozyten vorkommen. Eine histologische Zuordnung der malignen Zellen ist im Regelfall nicht möglich, mit Ausnahme beim malignen Melanom, jedoch nicht bei der amelanotischen Form.

3.5.2.10 Intraoperative zytologische Untersuchung

Eine echte Indikation zur intraoperativen zytologischen Untersuchung von Körperflüssigkeiten wird sich in der Praxis wegen des zu hohen Zeitaufwands wohl kaum ergeben. Die Leistungsfähigkeit der intraoperativen Untersuchung von Gewebe soll sich in der Hand erfahrener Zytologen in etwa der gleichen Größenordnung bewegen wie bei der intraoperativen Histologie (Hermanek u. Bünte 1972). Der Nachteil der Zytologie besteht jedoch darin, daß nur die Morphologie der Einzelzellen, aber nicht die Gewebearchitektur und die Histotopographie mitberücksichtigt werden können. In früheren Zeiten, als die histologische Schnellschnittuntersuchung nur mit veralteten Methoden (z.B. Verwendung des Gefriermikrotoms) möglich war, deshalb bei manchen Geweben ordentliche histologische Schnitte nicht hergestellt werden konnten, und die histologische Untersuchung zu lange dauerte, sah man gewisse Vorteile in der intraoperativen Zytologie gegenüber der Histologie. Durch die Einführung der Kryostatmikroskopie wurden die histologischen Verfahren wesentlich verbessert, so daß diese Argumente hinfällig sind. Für die intraoperative zytologische Untersuchung treten vor allem jene Operateure ein, die nicht über die Möglichkeit einer effektiven und raschen intraoperativen histologischen Schnellschnittdiagnostik verfügen. In diesen Fällen ist aber fast nie ein erfahrener Zytologe greifbar. Es ist gefährlich, wenn ein unerfahrener Untersucher Zytologie so nebenbei betreibt. Echte Vorteile bringt die ergänzende intraoperative zytologische Untersuchung bei malignen Lymphomen und wenn der Schnellschnittbefund unklar ist (Hermanek u. Schricker 1973; Schricker u. Hermanek 1974).

Literatur

Ackerman NB (1967) An evaluation of gastric cytology: Results of nationwide survey. J Chronic Dis 20:621

Aikat M (1980) Evaluation of brush cytology in the diagnosis of esophageal malignancy. Indian J Med Res 71:897

Atay Z, Preussler H (1973) Ergebnisse der vergleichenden Zytologie und Histologie von 921 malignen Tumoren aus 2500 Biopsien im Thorax. Verh Dtsch Ges Pathol 57:360

Burck HC (1969) Histologische Technik, 2. Aufl. Thieme, Stuttgart

Crile G (1956) The danger of surgical dissemination of papillary carcinoma of the thyroid. Surg Gynecol Obstet 102:161

Elster K (1977) Biopsie und Zytologie in der Diagnostik und Therapie chirurgischer Erkankungen. Langenbecks Arch Chir 345:313

Frahm H, Smejkal V, Schumacher P (1971) Grundlagen der Schilddrüsenzytologie. Med Welt 22:746

Hazard JB, Barrett DL (1966) Needle biopsy of the thyroid gland. Surg Gynecol Obstet 122:1053

Henning N, Witte S (1970) Atlas der gastroenterologischen Zytodiagnostik, 2. Aufl. Thieme, Stuttgart

Hermanek P, Bünte H (1972) Die intraoperative Schnellschnittuntersuchung. Urban & Schwarzenberg, München Berlin Wien

Hermanek P, Schricker KT (1973) Vergleichende histologische und zytologische Schnellschnittdiagnostik. Verh Dtsch Ges Pathol 57:284

Hishon S, Smithies A, Lovell D, Shawdon H, Gummer JWP, Blendis LM (1976) Cytology in the diagnosis of oesophageal cancer. Lancet I:296

Husemann B, Schricker KT (1982) Zytologie der Speiseröhre. In: Demling et al. (Hrsg) Endoskopische Prothetik, Heumann, Nürnberg

Kobayashi S, Yoshii Y, Kasugai T (1976) Biopsy and cytology in the diagnosis of early gastric cancer. Endoscopy 8:53

Lennert K (1981) Histopathologie der Non-Hodgkin-Lymphome. Springer, Berlin Heidelberg New York

Ljungberg O (1972) Cytologic diagnosis of medullary carcinoma of the thyroid gland. Acta Cytol (Baltimore) 16:253

Löwhagen T, Sprenger E (1973) Die punktionszytologische Differentialdiagnostik des tastbaren Knotens der Schilddrüse. Verh Dtsch Ges Pathol 57:155

Maimon HN, Deskin RB, Cocco AE (1974) Positive esophageal cytology without detectable neoplasm. Gastrointest Endosc 20:156

Pearse AGE (1968) Histochemistry, 2nd edn. Churchill, London

Romeis B (1968) Mikroskopische Technik, 16. Aufl. Oldenburg, München

Sanerkin NG, Jeffree GM (1980) Cytology of bone tumors: A colour atlas with text. Wright, Bristol

Schricker KT, Hermanek P (1974) Intraoperative histology or cytology? Virchows Arch [Pathol Anat] 362:247

Söderström N (1966) Fine needle aspiration biopsy. Almquist & Wiksell, Stockholm Göteburg Uppsala

Takahashi M (1981) Color atlas of cancer cytology, 2nd edn. Thieme, Stuttgart New York Tokyo

Weidenhiller S (1974) Gastroenterologische Zytologie. In: Frühmorgen P, Classen M (Hrsg) Endoskopie und Biopsie in der Gastroenterologie. Springer, Berlin Heidelberg New York

Wildmeister W (1977) Zytodiagnostik der Schilddrüse. Schattauer, Stuttgart New York

Witte S (1967) Vital- und Fluoreszenzmethoden in der klinischen Zytologie. Dtsch Med Wochenschr 92:177

Witte S (1970) Zytologie. In: Ottenjann R, Elster K, Witte S (Hrsg) Gastroenterologische Endoskopie, Biopsie und Zytologie. Thieme,Stuttgart

Witte S (1973) Die Exfoliativzytologie des Magen-Darm-Kanals. Verh Dtsch Ges Pathol 57:126

Witte S (1978) Magenzytologie. Witzstrock, Baden Baden

Witte S, Schricker KT (1966) Zytologie. In: Henning N (Hrsg) Klinische Laboratoriumsdiagnostik. Urban & Schwarzenberg, München Berlin Wien

Zach J (1973) Praktische Zytologie für Internisten. Thieme, Stuttgart

Weiterführende Literatur

Domschke W, Koch H (1979) Diagnostik in der Gastroenterologie. Thieme, Stuttgart

Gompel C (1978) Atlas of diagnostic cytology. Wiley & Sons, New York Chichester

Koss LG (1979) Diagnostic cytology and its histopathologic bases, 3rd edn. Lippincott, Philadelphia

Sanerkin NG, Jeffree GM (1980) Cytology of bone tumors: A colour atlas with text. Wright, Bristol

Soost HJ (1976) Lehrbuch der klinischen Zytodiagnostik. Thieme, Stuttgart

Witte S, Ruch F (1979) Moderne Untersuchungsmethoden in der Zytologie. Witzstrock, Baden Baden Köln New York

3.6 Histologie, Biopsie

P. Hermanek

3.6.1 Notwendigkeit und Aufgaben der mikromorphologischen Diagnose

Behandlung und psychische Belastung bei einem malignen Tumor sind so schwerwiegend, daß eine weitgehende Sicherheit der Diagnose gefordert und angestrebt werden muß. Die mikromorphologische Diagnose des kompetenten Pathologen, am histologischen oder zytologischen Präparat unter dem Mikroskop gestellt, ist die zuverlässigste Methode. Sie sollte daher grundsätzlich angestrebt werden. Es darf darauf nur verzichtet werden, wenn infolge allgemeiner Risikofaktoren (innere Erkrankungen, Allgemeinzustand, Alter) keinerlei therapeutische Möglichkeiten gegeben sind. Die mikromorphologische Diagnose ist auch erforderlich, wenn ein Tumor zwar offenkundig inoperabel ist, aber Strahlen- und Chemotherapie möglich sind. Auch diese Therapiemodalitäten verlangen eine exakte Diagnose und sollten nicht etwa ex juvantibus oder ut aliquid fieri videatur angewandt werden. Immer wieder erleben wir auch Überraschungen, etwa wenn sich ein „metastasiertes Knochensarkom" als multilokuläres eosinophiles Granulom des Knochens erweist.

Die mikromorphologische Diagnostik soll bei Tumorpatienten verschiedene Fragen beantworten. Es soll nicht nur geklärt werden, ob überhaupt ein maligner Tumor vorliegt, es soll vielmehr eine „differenzierte morphologische Diagnose" geliefert werden (Tabelle 1). Dadurch läßt sich die Operabilität bestimmen (z. B. Untersuchung peripherer Lymphknoten oder metastasenverdächtiger Hautknötchen, Mediastinoskopie, Aszites), es läßt sich die Operation hinsichtlich ihres Ausmaßes planen

Tabelle 1. Fragestellungen bei mikromorphologischer Diagnostik: „differenzierte Diagnose". (Nach Hermanek u. Mühe 1981)

1. Histomorphologie
   a) Histologische Klassifikation (Typing)
   b) Histologischer Malignitätsgrad (Grading)
2. Histologische Bestimmung der Tumorausbreitung (Staging)
   a) Kontinuierliche Ausdehnung im Entstehungsorgan
   b) Lymphogene Metastasierung
   c) Fernmetastasierung

(z. B. Bestimmung des Tumortyps bei Magenkrebs, Bestimmung des Malignitätsgrads bei Karzinomen des mittleren Rektumdrittels). Es ergeben sich die Indikationen zu anderen zusätzlichen (adjuvanten) Therapieverfahren, z. B. zur präoperativen Chemotherapie bei malignen Weichteiltumoren. Nicht immer lassen sich alle diese Fragen schon präoperativ klären, bei etlichen Tumoren innerer Organe ist die präoperative Diagnostik nur in beschränktem Maße möglich, und Probefreilegungen werden erforderlich. In diesen Fällen gewinnt die intraoperative histologische Untersuchung entscheidende Bedeutung. Trotz dieser Möglichkeit sollte der Grundsatz gelten: was präoperativ klärbar ist, sollte auch präoperativ geklärt werden.

Von besonderer Bedeutung ist die *Diagnose von Fernmetastasen* bei gesichertem Primärtumor. Zunehmend werden heute durch bildgebende Verfahren wie Ultraschall, CT, NMR (Kernspintomographie) oder Szintigraphie Lebermetastasen diagnostiziert. Derartige Befunde haben keine absolute Sicherheit und dürfen daher nicht Grundlage des Verzichts auf eine sonst möglich erscheinende Radikaloperation sein. Z. B. könnten auf diese Weise Patienten mit Magenkarzinom um die Chance einer Heilung gebracht werden. Grundsätzlich muß vor der Entscheidung, wegen Fernmetastasen auf eine operative Entfernung des Primärtumors zu verzichten, eine mikromorphologische Sicherung der Fernmetastasen vorliegen. Die einzige Ausnahme sind multiple Lungenmetastasen. Bei Lebermetastasen wird man die Diagnose unter Umständen durch perkutane Feinnadelbiopsie mit zytologischer Untersuchung, sonst durch Laparoskopie mit Feinnadel- oder Stanzbiopsie oder auch erst nach diagnostischer Laparotomie stellen können. Für die Diagnose von Peritonealmetastasen kann die Laparoskopie eingesetzt werden, wodurch eine deutliche Verminderung von Probelaparotomien erreichbar ist.

Die mikromorphologische Diagnose wird nicht nur bei der Erstdiagnose erforderlich, sondern in gleicher Weise auch im Rahmen der Nachsorge bei der Diagnose von später auftretenden Lokalrezidiven und Fernmetastasen.

3.6.2 Histologie oder Zytologie?

Die mikromorphologische Diagnose ist grundsätzlich histologisch oder zytologisch möglich (s. S. 44). Jede zytologische Diagnose erfordert ebenso wie die histologische Diagnose einen mit dieser Methode speziell erfahrenen Untersucher. Während aber kaum jemand meint, sich ohne entsprechende langjährige Ausbildung und Erfahrung in der histologischen Diagnostik betätigen zu können, finden wir immer noch den gefährlichen Irrglauben, Zytologie könne jeder Kliniker in Wochen oder Monaten erlernen.

Dazu kommt, daß die Zytologie auch in der Hand erfahrener Untersucher eine geringere Zuverlässigkeit aufweist als die histologische Untersuchung. Insbesondere kann zytologisch nicht zwischen In-situ-Karzinomen, infiltrativen Mikrokarzinomen und fortgeschrittenen Karzinomen unterschieden werden, und daher ist vielfach die Planung einer entsprechenden Therapie aufgrund zytologischer Befunde allein nicht möglich.

3.6.3 Voraussetzungen bioptisch-histologischer Diagnostik

Eine maximale Aussage ist bei bioptisch-histologischen Untersuchungen nur dann zu erzielen, wenn bestimmte Voraussetzungen gegeben sind (Abb. 1).

Die Wahl des Biopsieverfahrens und damit die Art der Materialentnahme ergeben sich aus der Berücksichtigung sowohl klinischer als auch pathologischer Gesichtspunkte (Tabelle 2) und sind daher gemeinsam durch Kliniker und Pathologen für jedes Organ festzulegen. In Einzelfällen werden Operateur und Pathologe die Situation vor der Biopsie gemeinsam besprechen und eine entsprechende Planung der Gewebsentnahme vereinbaren.

Biopsiematerial muß unmittelbar nach der Entnahme sehr sorgfältig nach bestimmten, mit dem Pathologen vereinbarten Regeln behandelt werden (HERMANEK 1973, 1979). Es sollte unbedingt vermieden werden, daß der Bericht des Pathologen über Biopsien lautet, das Gewebe sei durch unsachgemäße Behandlung während des Transports in das Laboratorium zur histologischen Diagnose ungeeignet und die Biopsie müßte wiederholt werden.

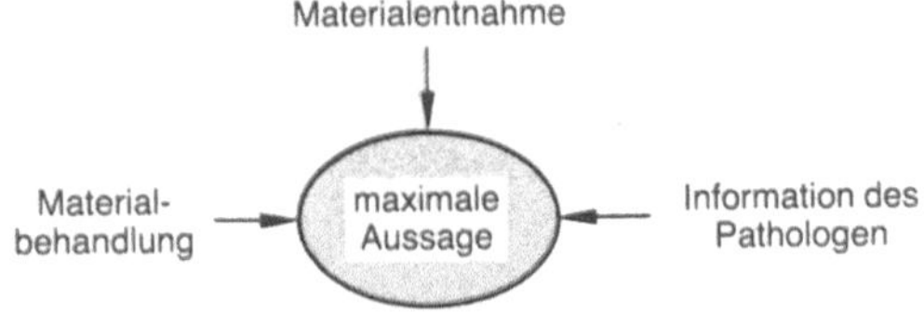

Abb. 1. Voraussetzungen bioptisch-histologischer Diagnostik

Tabelle 2. Festlegung geeigneter Materialentnahme bei bioptisch-histologischer Diagnostik (zu berücksichtigende Gesichtspunkte)

1. Klinische Gesichtspunkte:
   a) Unterschiedliche Risiken der verschiedenen Biopsiemethoden
   b) Möglichkeit der Mitentfernung des Biopsiegebiets bei der definitiven Operation

2. Pathologische Gesichtspukte:
   a) Maximale Aussagen bei „totaler Biopsie"
   b) Bei Inzisionsbiopsien nicht nur krankhaftes Gewebe, sondern auch angrenzendes Normalgewebe miterfassen
   c) Sind Tumoren mit örtlich unterschiedlicher Struktur zu erwarten? (in diesem Fall Aussagekraft von Quantität des untersuchten Materials abhängig)
   d) Biopsien müssen vitale Areale umfassen (Angiographie!)
   e) Bei Knochenbiopsien möglichst kalkarme Areale entnehmen (Entnahme unter Röntgenkontrolle)

Eine morphologische Diagnose mit maximaler Information und hoher Zuverlässigkeit kann nur dann gestellt werden, wenn der Pathologe eine genaue Kenntnis der Anamnese und klinischen Befunde des Patienten besitzt. Histomorphologische Diagnostik im „Elfenbeinturm", allein durch Betrachtung der histologischen Präparate, führt zu Fehldiagnosen bzw. zu Begutachtungen, die nur Teile der sonst möglichen Informationen vermitteln.

Von ganz besonderer Bedeutung ist die Kenntnis radiologischer Befunde bei Knochentumoren. Eine Knochenbiopsie ohne Kenntnis der Röntgenbilder zu begutachten, halten wir für einen Kunstfehler. Für die Beurteilung der Dignität von Weichteiltumoren muß die Lokalisation (subkutan, subfaszial, intramuskulär) mitberücksichtigt werden. Bei Knochen- und Weichteiltumoren ist die Information über das Alter des Patienten unerläßlich. Bei endoskopischen Biopsien aus dem Gastrointestinaltrakt ist die Beurteilung der histologischen Schnitte ohne Kenntnis des makroskopischen Typs der Veränderung (polypös oder ulzerös?) höchst gefährlich, irreführende Diagnosen mit verheerenden Folgen überdimensionierter Operationen können die Folge sein.

3.6.4 Möglichkeiten der präoperativen bioptisch-histologischen Diagnostik

Tabelle 3 zeigt die Möglichkeiten der präoperativen histologischen Tumordiagnose. Die verschie-

Tabelle 3. Möglichkeiten der präoperativen histologischen Tumordiagnostik

		Endoskopisch	Chirurgisch
Diagnose aus Metastasen		Pleura Peritoneum Leber (Laparoskopie)	Lymphknoten Haut Weichteile Knochen
Diagnose aus Primärtumor	Partielle Biopsie	Zangen-(Knips-)biopsie Makropartikelbiopsie (Schlingenbiopsie) Stanzbiopsie	Stanzbiopsie (Grobnadelbiopsie) (Silverman-, Menghini-, Tru-Cut-Nadel) Inzisionsbiopsie
	Totale Biopsie	Polypektomie (mit Zange oder Diathermieschlinge)	Probeexstirpation (lokale Exzision, chirurgische Polypektomie)

denen Biopsieverfahren sind unterschiedlich zuverlässig. Wann immer metastasenverdächtige Strukturen gefunden werden, sollte zunächst daraus biopsiert werden. Dies gilt für jeden aufgefundenen vergrößerten peripheren Lymphknoten und jedes metastasenverdächtige Hautknötchen.

Bei *Stanzbiopsien* wird mit einer groben Nadel (Menghini, Silverman, Tru Cut) oder mit besonderen Drillbohrgeräten Gewebe entnommen, das histologisch untersucht werden kann. Domäne für diese Biopsien sind periphere Veränderungen, die mit großer Wahrscheinlichkeit Malignomen entsprechen, wie z. B. „klinisch sichere" Malignome der Mamma, der Schilddrüse, der Weichteile oder Knochen. Von großer Bedeutung ist die transrektal vorgenommene Stanzbiopsie bei der Diagnose von Rezidivtumoren im kleinen Becken, bei denen die Rektumschleimhaut unversehrt ist.

Als *Inzisionsbiopsie* wird die Entfernung eines Teils eines Tumors nach chirurgischer Darstellung bezeichnet. Bei der *Zangenbiopsie (Knipsbiopsie)* wird ein Tumorteil mit einer endoskopischen Zange entnommen, z. B. im Bronchialbaum, im Magen oder Darm. Größere Teile eines Tumors können endoskopisch durch die *sog. Makropartikelbiopsie (auch Schlingenbiopsie)* entfernt werden (Ottenjann et al. 1974).

Bei Stanz-, Zangen- und Makropartikelbiopsien wird stets nur ein Teil der tumorverdächtigen Läsion entfernt. Es handelt sich dementsprechend um eine „*Pars-pro-toto-Diagnostik*". Sie kann grundsätzlich nur dann zuverlässige und definitive Befunde ergeben, wenn

a) die Läsion histologisch uniform gebaut ist und
b) die für die Diagnostik entscheidenden Strukturen in der Biopsie mitentfernt werden.

Aus diesen Gründen erklärt sich, daß z. B. die Klassifikation eines malignen Knochentumors, insbesondere die Unterscheidung zwischen Osteosarkom und Chondrosarkom an einer Biopsie durchaus nicht immer möglich ist. Das liegt daran, daß ein maligner Tumor im Knochen stellenweise chondroide, stellenweise osteoide Differenzierung zeigen kann und dann als Osteosarkom zu klassifizieren ist. Als Chondrosarkom werden nur Tumoren eingeordnet, die in allen Abschnitten chondroid und nirgends osteoid differenziert sind. Finden wir daher in einer Biopsie ausschließlich chondroid differenzierte Anteile, kann sowohl ein Chondro- als auch ein Osteosarkom vorliegen. Die Diagnose an der Biopsie muß dann lauten: „Maligner Tumor, in der Biopsie ausschließlich chondroide Differenzierung, ob ein Chondrosarkom oder ein Osteosarkom vorliegt, kann definitiv erst nach histologischer Untersuchung des komplett entfernten Tumors entschieden werden".

Bei einer atypischen drüsigen Proliferation im Kolorektum kann die Diagnose Karzinom nur dann gestellt werden, wenn atypische Wucherungen in die Submukosa infiltriert sind. In einer Zangenbiopsie aus einem polypösen Gebilde wird die Submukosa meist nicht erreicht und damit ist eine Karzinomdiagnose nicht möglich.

Das zuverlässigste Biopsieverfahren ist die *sog. totale Biopsie* (Exzisionsbiopsie), d.h. die komplette Entfernung der verdächtigen Läsion als primärer diagnostischer Schritt. Die totale Biopsie erfolgt durch chirurgische Probeexstirpation, in Hohlorganen durch endoskopische Polypektomie mit der Diathermieschlinge oder durch chirurgische lokale Exzision (chirurgische Polypektomie). Ganz besondere Bedeutung gewinnt die totale Biopsie dann, wenn in einem Organ zwischen Carcinoma in situ, Mikrokarzinom (Frühkarzinom, „minimal invasive carcinoma") und fortgeschrittenem Karzinom differenziert werden muß, wie z. B. in der Mamma oder bei polypoiden Tumoren des Magens und des Kolorektums. In all diesen Fällen kann eine adäquate Therapie nur nach histologischer Aufarbeitung der totalen Biopsie geplant werden. Bei manchen dieser Läsionen stellt dabei die totale Biopsie, sicher im Gesunden vorgenommen, zugleich auch die definitive Therapie dar.

3.6.5 Möglichkeiten der intraoperativen histologischen Diagnostik (Schnellschnittuntersuchung)

Grundsätzlich kann die histologische Schnellschnittuntersuchung für zwei Fragestellungen eingesetzt werden:

a) Histologische Diagnostik eines bisher nicht verifizierten Tumors und damit im Zusammenhang die Ermöglichung der definitiven chirurgischen Therapie in unmittelbarem Anschluß an die Sicherung der Diagnose.
b) Histologische Diagnostik der Tumorausbreitung im Sinne eines „intraoperativen Staging", das einerseits die Möglichkeiten einer Tumorresektion abklären, andererseits bei Inoperabilität bzw. nichtkurativer Resektabilität diese morphologisch verifizieren soll. Diese Aufgaben der intraoperativen histologischen Diagnostik sind heute zahlenmäßig weit in den Vordergrund getreten (HERMANEK 1983b).

3.6.5.1 Intraoperative Tumordiagnose, „einzeitige Tumoroperation"

Bei der „einzeitigen Tumoroperation" wird in einer Sitzung die Diagnose histologisch gesichert und die definitive Operation durchgeführt (HERMANEK u. MÜHE 1981). Dieses Vorgehen hat zur Voraussetzung, daß ein Pathologe mit hinreichender Erfahrung in der Schnellschnittdiagnostik zur Verfügung steht. Methodisch einwandfreie statistische Aussagen an entsprechend großem Krankengut, die den Vorteil des einzeitigen Vorgehens klar beweisen, liegen nicht vor. In manchen Fällen hat einzeitiges Vorgehen wesentliche operationstechnische Vorteile. So kann etwa eine Thyreoidektomie mit Dissektion der Halslymphknoten einige Zeit nach Strumaresektion wegen der Verödung der faszialen Spalträume nur wesentlich schwieriger, komplikationsreicher und auch weniger vollständig vorgenommen werden.

Selbst bei großer Erfahrung ist die Fehlerquote der Schnellschnittuntersuchung größer als bei Untersuchung im Paraffinschnittverfahren (HERMANEK 1983b; HERMANEK u. BÜNTE 1972). Grundlage großer Eingriffe mit hoher Letalität und Morbidität bzw. großer verstümmelnder Eingriffe sollte daher ein Schnellschnittbefund nur dann sein, wenn

a) der Pathologe Anamnese, Lokalisation und alle klinischen Befunde kennt, nach Möglichkeit den Patienten selbst gesehen hat;
b) der Pathologe entsprechende Erfahrungen in der Schnellschnittdiagnostik auch in diesem speziellen Organ hat und
c) der Pathologe im Sinne von ACKERMAN u. ROSAI (1974) „konservativ" ist, d.h. Malignität nur dann diagnostiziert, wenn er sich dessen nach Abwägung aller Möglichkeiten absolut sicher ist und sich nicht scheut, auch offen zu sagen: „Ich weiß es nicht, Paraffinschnitte abwarten!"

Sind diese drei Kriterien nicht gegeben, empfehlen wir bei Schnellschnittdiagnostik Zurückhaltung. Vor allem bei Frühstadien von Krebsen ist die Schnellschnittdiagnostik vielfach überfordert. Die Gefahr einer präliminaren Biopsie und einer einige Tage später folgenden definitiven Operation ist praktisch zu vernachlässigen, vorausgesetzt, es wird bei der Zweitoperation das Gebiet der vorausgegangenen Biopsie mitentfernt.

Die intraoperative Schnellschnittdiagnostik wird daher zur Tumordiagnose an vielen Institutionen vornehmlich bei den heute selten gewordenen, einer präoperativen Biopsie unzugänglichen oder schlecht zugänglichen Organen eingesetzt, also in erster Linie bei Pankreas (HERMANEK 1983a) und Dünndarm, weiteres bei Überraschungsbefunden während Operationen wegen benigner Erkrankungen.

3.6.5.2 Intraoperatives Staging

Ist ein maligner Tumor der inneren Organe histologisch gesichert, sind durch präoperative Untersuchungen Fernmetastasen nicht nachweisbar und liegen allgemeine Kontraindikationen gegen die operative Therapie nicht vor, ergibt sich nach Eröffnung der Körperhöhlen für den Chirurgen als erstes die Aufgabe der Beurteilung der Tumorausdehnung und der Klärung von Resektabilität und Kurabilität (Abb. 2). Entschließt man sich zur Tumorresektion, ist das Ausmaß der Operation zu klären, nach Tumorentfernung die lokale Radikalität zu überprüfen und gegebenenfalls die Operation durch Nachresektion bzw. Resektionen benachbarter Organe zu erweitern. Inoperabilität bzw. Inkurabilität sollten wann immer möglich durch entsprechende Biopsien und histologische intraoperative Untersuchungen untermauert und

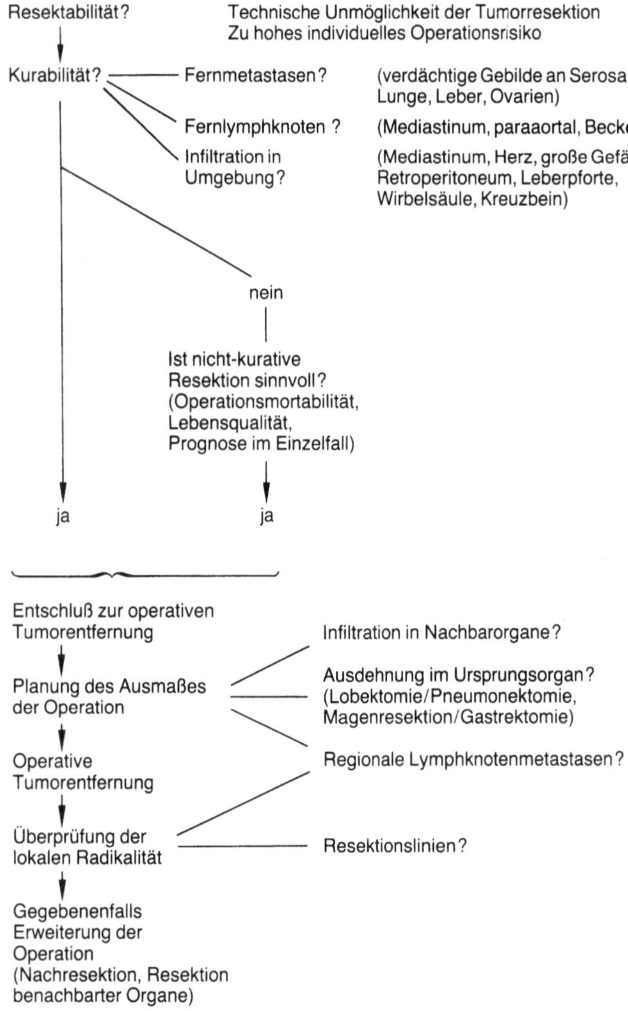

Abb. 2. Intraoperatives Staging. (Teilweise nach HERMANEK u. MÜHE 1981)

dokumentiert werden. Wenn Schnellschnittuntersuchungen aus äußeren Gründen nicht möglich sind, müssen unbedingt entsprechende Biopsien entnommen werden, um sie zumindest im Paraffinverfahren untersuchen zu lassen. Bei negativen Befunden ergibt sich dann allerdings teilweise das schwierige Problem, ob man nicht doch durch neuerliche Operation klären soll, ob tatsächlich Inkurabilität besteht. Jedenfalls sollte auf eine Tumorresektion niemals allein deshalb verzichtet werden, weil makroskopisch eine Lebermetastase angenommen wird, diese aber histologisch nicht verifiziert werden kann. Es gibt eine Reihe von solitären oder in Mehrzahl vorkommenden herdförmigen Leberveränderungen, die makroskopisch nicht von Lebermetastasen zu unterscheiden sind, z. B. fibrös umgewandelte Hämangiome, intrahepatische Gallengangsadenome, mesenchymale und

biliäre Hamartome, Heterotopien, Narben verschiedenster Genese. Analoges gilt für seröse Häute, wo knötchenartige Strukturen vom Aussehen von Metastasen durch verschiedene Granulome, narbige Prozesse nach Entzündungen oder benigne Serosaproliferationen bedingt sein können.

3.6.6 Bioptisch-histologische Diagnostik im Rahmen der Tumornachsorge

Integrierender Teil einer modernen Krebsbehandlung ist heute die sorgfältige und regelmäßige Tumornachsorge. Biopsien sind selbstverständlich bei allen äußerlich sichtbaren rezidiv- oder metastasenverdächtigen Veränderungen indiziert. Regelmäßige Endoskopien im Bronchialbaum, im Ösophagus, Magen und Darm haben das Ziel, etwaige Lokalrezidive zu einem möglichst frühen Zeitpunkt zu erfassen. Nur durch Biopsien lassen sich hierbei eindeutige Befunde erheben. Zumindest bei manchen Organkrebsen bestehen beim Nachweis kleiner umschriebener Lokalrezidive noch durchaus die Möglichkeiten einer neuerlichen kurativen chirurgischen Therapie.

3.6.7 Gefahren der Biopsie

Die Biopsie hat Risiken (Tabelle 4). Die Möglichkeit von Anästhesiezwischenfällen und lokalen Komplikationen mahnt dazu, Biopsien möglichst nur dort vorzunehmen, wo bei Eintritt solcher Zwischenfälle alle modernen Möglichkeiten der Behandlung sofort gegeben sind.

Die *Blutung* droht vor allem dann, wenn Tumoren sehr gefäßreich sind, was oft vor der Gewebs-

Tabelle 4. Gefahren der Biopsie. (Aus HERMANEK u. MÜHE 1981)

1. Anästhesiezwischenfälle
   a) Lokalanästhesie
   b) Allgemeinnarkose

2. Lokale Komplikationen
   a) Blutung
   b) Perforation von Hohlorganen
   c) Verletzung von Nachbarorganen
   d) Infektion

3. Tumorpropagation
   a) Implantationsmetastasen
   b) Fernmetastasierung

entnahme nicht voraussehbar ist (z. B. von intakter Schleimhaut überkleideter Karzinoidtumor der Bronchien), zum anderen dann, wenn Tumoren in enger Nachbarschaft größerer Gefäße liegen. Allgemeine Blutungsübel stellen Kontraindikationen für Biopsien dar.

Perforationen von Hohlorganen sind durch die heute zur Verfügung stehenden voll flexiblen Endoskopiegeräte (Glasfiberinstrumente) weitaus seltener geworden. Vor allem anatomische Besonderheiten mahnen zur Vorsicht, z. B. sollen bei Kyphoskoliosen schweren Grades Ösophagoskopien und Gastroskopien nur ausnahmsweise vorgenommen werden.

Die *Infektion nach Biopsien* ist heute fast durchwegs durch moderne Chemotherapie beherrschbar.

Bei der *Tumorpropagation durch die Biopsie* muß zwischen der Möglichkeit von Implantationsmetastasen und der Möglichkeit einer Provokation von Fernmetastasen unterschieden werden.

Mit *Implantationsmetastasen* ist praktisch nur bei Inzisionsbiopsien zu rechnen (ACKERMAN u. WHEAT 1955). Bei Stanz- und Feinnadelbiopsien sind Tumorimplantationen exzessive Seltenheiten und praktisch zu vernachlässigen, insbesondere dann, wenn der Biopsiekanal bei der Radikaloperation mitentfernt wird, was prinzipiell angestrebt werden soll.

Das Risiko der *Provokation von Fernmetastasen* durch Biopsien ist entgegen jüngst wieder erhobenen Behauptungen sicherlich sehr gering (GRUNDMANN 1979; HERMANEK u. MÜHE 1981). Das gilt ganz besonders für die Probeexstirpation, Feinnadel- und Stanzbiopsie. Die sachgemäß durchgeführte Biopsie bei Tumorverdacht ist aus derartigen Gründen niemals kontraindiziert! Vor einer (ohne Beweise propagierten) Vorbestrahlung vor Biopsien ist zu warnen. Denn hierdurch kann unter Umständen das feingewebliche Bild derart verändert werden, daß eine exakte detaillierte Diagnose nicht mehr möglich ist (z. B. bei Ewing-Sarkom und malignen Lymphomen).

Die *größte Gefahr der Biopsie* ist: sie *nicht* vorzunehmen und deshalb entweder nichts, zu wenig oder zu viel zu tun! Dort aber, wo aus lokalen Gründen eine präoperative morphologische Sicherung der Diagnose nicht möglich ist, und dann, wenn die vorgenommenen Biopsien negative Ergebnisse zeigen, darf bei bestehendem klinischen Verdacht nicht gezögert werden. Jede „Verlaufskontrolle" bei Verdacht auf Malignom ist verboten, ebenso jede Diagnose ex juvantibus. Rasche Freilegung und Klärung der Diagnose durch intraoperative Schnellschnittuntersuchung sind dann Methoden der Wahl.

3.6.8 Zuverlässigkeit der histologisch-bioptischen Diagnostik (s. dazu auch Kap. 15)

Am sichersten ist die Diagnose eines malignen Tumors dann, wenn sie vom erfahrenen Pathohistologen aufgrund sorgfältiger Untersuchung von Paraffinschnitten gestellt wird. Dennoch ist natürlich auch die histologische Diagnostik nicht unfehlbar. Probleme entstehen vor allem dann, wenn der Pathologe nicht richtig über die Klinik informiert ist. Zweifel sind dann berechtigt, wenn zwischen Klinik und histologischer Diagnose auffallende Diskrepanzen bestehen. Schwierigkeiten in der histologischen Diagnose betreffen natürlich vor allem die seltenen Tumoren, die der einzelne Pathologe nur ausnahmsweise zu sehen bekommt. Zu den „schwierigen" Tumoren gehören solche der Weichteile, der Knochen und des lymphoretikulären Gewebes sowie maligne Melanome.

In den letzten Jahren wurden die Fehlermöglichkeiten bei der histologischen Diagnostik in der Öffentlichkeit in den Vordergrund gestellt. Tatsächlich sind die histologischen Fehldiagnosen ausgesprochen selten und in der Größenordnung überhaupt nicht vergleichbar mit anderen diagnostischen Methoden. Pathologen aller Länder stehen in einem regen gegenseitigen Erfahrungsaustausch, zahlreiche Trainingsprogramme und Fortbildungsveranstaltungen werden organisiert (Internationale Akademie für Pathologie, Berufsverband), Referenzzentren sind eingerichtet, die bei Problemfällen zur konsiliaren Stellungnahme zur Verfügung stehen.

Für wissenschaftliche Untersuchungen ist eine uniforme histologische Begutachtung der Tumoren von entscheidender Bedeutung. In diesem Rahmen hat sich uns z. B. beim Erlanger Melanomprojekt (WEIDNER u. TONAK 1981) die grundsätzliche Begutachtung durch zwei voneinander unabhängige Pathologen sehr bewährt. Dabei hat sich aber ergeben, daß Diskrepanzen selbst bei einem als schwierig geltenden Tumor nur ausnahmsweise auftreten, vorausgesetzt, daß Pathologen mit entsprechender Erfahrung speziell in der betreffenden Tumorart tätig sind.

Bei klinischen Multicenterstudien ist die histologische Begutachtung durch mindestens zwei Pathologen ohne Zweifel erforderlich. Nur dann kann die uniforme histomorphologische Klassifikation als gewährleistet angesehen werden.

Eine generelle Begutachtung der Biopsien von Tumoren durch zwei voneinander unabhängige Pathologen überschreitet die personellen und ökonomischen Möglichkeiten. Wenn eine Begutachtung durch einen zweiten Pathologen seitens der Klinik gewünscht wird, wird selbstverständlich jeder Pathologe diesem Wunsch nachkommen. Manche Kliniker scheuen sich, einen derartigen Wunsch zu äußern, und beschreiten einen allerdings durchaus abzulehnenden Weg, nämlich das gewonnene bioptische Material zu teilen und dann an verschiedene Pathologen zu versenden. Dabei ist es ohne weiteres möglich, daß in den verschiedenen Teilen der Biopsie unterschiedliche Strukturen enthalten sind, die dann zu unterschiedlichen Diagnosen führen. Die Verlegenheit des Klinikers in diesen Fällen ist groß. Vor allem aber unterhöhlt ein derartiges Vorgehen das gegenseitige Vertrauensverhältnis. Dieses aber ist, ähnlich wie für die Beziehung Patient-Arzt, auch für die Beziehung Kliniker-Pathologe von entscheidender Bedeutung. Der korrekte Weg ist die Übersendung der Biopsie an den Pathologen des Vertrauens und diesem zugleich den Wunsch mitzuteilen, daß Schnitte von der Biopsie auch einem anderen Pathologen zur konsiliaren Stellungnahme übersandt werden.

Literatur

Ackerman LV, Rosai J (1974) Surgical pathology, 5th edn. Mosby, St. Louis

Ackerman LV, Wheat MW (1965) The implantation of cancer — an avoidable surgical risk? Surgery 37:341–356

Grundmann E (1979) Keine Metastasenförderung durch Biopsien. Dtsch Ärztebl 76:699–702

Hermanek P (1973) Chirurgische klinische Pathologie. In: Zenker R, Deucher F, Schink W (Hrsg) Allgemeine Chirurgie. Urban & Schwarzenberg, München Berlin Wien (Chirurgie der Gegenwart, Bd 1)

Hermanek P (1979) Feingewebliche Untersuchungen. In: Domschke W, Koch H (Hrsg) Diagnostik in der Gastroenterologie. Methoden und Bewertung. Thieme, Stuttgart

Hermanek P (1983a) Intraoperative Diagnostik des Pankreaskarzinoms. Langenbecks Arch Chir 359:289–299

Hermanek P (1983b) Efficiency of modern frozen section techniques in abdominal cancer surgery. J Exp Clin Cancer Res 4:381–383

Hermanek P, Bünte H (1972) Die intraoperative Schnellschnittuntersuchung. Methoden und Konsequenzen. Urban & Schwarzenberg, München Berlin Wien

Hermanek P, Mühe E (1981) Tumorbiopsie. In: Heberer G, Schweiberer L (Hrsg) Indikation zur Operation. Springer, Berlin Heidelberg New York

Ottenjann R, Lux O, Elster K, Bartelheimer W, Jakob G (1974) Gastrointestinale Makropartikelbiopsie. Dtsch Med Wochenschr 99:1389–1391

Weidner F, Tonak J (1981) Das maligne Melanom der Haut. Perimed, Erlangen

4 Typing und Grading

P. HERMANEK

Jeder maligne Tumor hat seine Individualität. Sie beruht zum einen auf der unterschiedlichen Histomorphologie, zum anderen auf der unterschiedlichen Ausbreitung zum Zeitpunkt der Diagnose bzw. der Ersttherapie. Die Histomorphologie des Tumors wird durch Typing und Grading beschrieben (Tabelle 1).

Tabelle 1. Charakterisierung von Tumoren

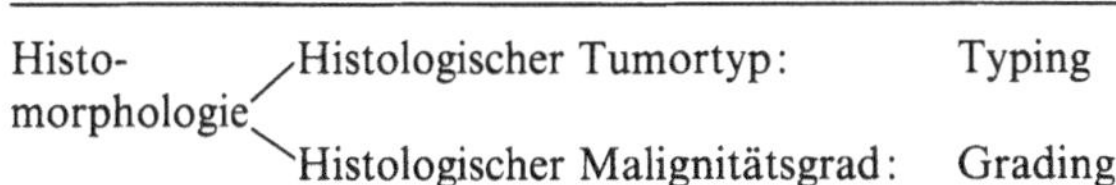

Histo-morphologie	Histologischer Tumortyp:	Typing
	Histologischer Malignitätsgrad:	Grading

4.1 Typing

4.1.1 Aufgaben und klinische Relevanz

Die histologische Klassifikation ist keine theoretische Angelegenheit des Pathologen, sie hat vielmehr zwei wesentliche klinische Aufgaben zu erfüllen. Sie soll

a) Hinweise auf eine etwaige unterschiedliche Therapie geben und
b) prognostische Aussagen ermöglichen.

Von besonderer Bedeutung ist, daß bisweilen die Indikation zur Operation je nach histologischem Typ gestellt wird (z. B. Operation beim kleinzelligen Lungenkarzinom nur ausnahmsweise, jedoch bei den anderen Tumortypen Verfahren der Wahl) und daß sich die histologischen Tumortypen oft in ihrer Chemo- und Radiosensibilität unterscheiden (z. B. präoperative Chemotherapie beim Osteosarkom indiziert, nicht aber beim Chondrosarkom).

Unterschiedliche Tumortypen eines Organs zeigen oft ganz erhebliche Unterschiede in der Prognose. So beträgt die Fünfjahresüberlebensrate aller Patienten (resezierte und nichtresezierte) beim Plattenepithelkarzinom der Lunge 25%, beim Adenokarzinom und beim großzelligen Karzinom 12 bzw. 13% und beim kleinzelligen Karzinom nur 1% (MINNA et al. 1982). Beim Magenkarzinom fanden wir im eigenen Krankengut (HERMANEK 1982b) nach Tumorresektion eine Fünfjahresüberlebensrate von 49,7% für Intestinalkarzinome und von nur 32% für diffuse Karzinome. Bei papillärem Karzinom der Schilddrüse sterben innerhalb von 5 Jahren am Karzinom 6–20%, beim follikulären Karzinom 33–41%, beim anaplastischen Karzinom 76–100% (BRENNAN 1982). Für die Beurteilung von Therapieresultaten ist also die Berücksichtigung des histologischen Typs unerläßlich.

4.1.2 Prinzipien

Die histologische Klassifikation liefert uns die erste grobe Unterteilung der Tumoren eines bestimmten Organs. Sie gliedert die Tumoren im wesentlichen nach der Ähnlichkeit mit Normalgewebe. Dabei werden je nach Organ unterschiedliche Klassifikationsprinzipien angewandt (Tabelle 2). Die histologische Klassifikation muß — nicht zuletzt auf Grund der pragmatischen Zielsetzung — organunterschiedlich und organspezifisch sein. Dabei gibt es in vielen Organen nur einige wenige histologische Typen, die häufig vorkommen. Daneben finden wir in den Klassifikationen aber noch eine Vielzahl anderer Tumoren, die insgesamt selten auftreten bzw. Raritäten darstellen. Daher unterscheiden wir in der Praxis zwischen den sog. Haupttypen (organtypischen Krebsen) und den seltenen Tumoren, wofür Tabelle 3 ein typisches Beispiel zeigt. Für die Statistik der Organkrebse spielen nur die jeweiligen Haupttypen eine nennenswerte Rolle. In der Statistik sollte man daher zwischen den Haupttypen und den seltenen Tumoren unterscheiden.

Probleme bietet die histologische Klassifikation oft dadurch, daß ein Tumor unterschiedliche Strukturen aufweisen kann. Dann kann die Klassifikation nach drei verschiedenen Prinzipien erfolgen:

Tabelle 2. Organunterschiedliche histologische Klassifikationsprinzipien

Organ	Klassifikations-prinzip	Histologische Typen
Lunge	Zelltyp	1. Plattenepithelkarzinom 2. Kleinzelliges Karzinom 3. Adenokarzinom 4. Großzelliges Karzinom
Schilddrüse	Tumorstruktur („pattern") und Zelltyp	1. Follikuläres Karzinom 2. Papilläres Karzinom 3. Undifferenziertes Karzinom 4. Medulläres Karzinom
Kolon und Rektum	Tumorstruktur und Muzinbildung	1. Adenokarzinom 2. Muzinöses Adenokarzinom 3. Siegelringzellkarzinom 4. Undifferenziertes Karzinom
Mamma	Ausgangspunkt im Organ	1. Lobuläres Karzinom 2. Duktales Karzinom
Weichteile	Gewebliche Differenzierung bzw. Histogenese	1. Fibrosarkom 2. Liposarkom 3. Rhabdomyosarkom 4. Synovialsarkom 5. Malignes Fibroxanthom (malignes fibröses Histozytom)
Knochen	Art der vom Tumor gebildeten Zwischensubstanz	1. Osteosarkom 2. Chondrosarkom 3. Fibrosarkom 4. Ewing-Sarkom 5. Myelom

a) nach den vorherrschenden (überwiegenden) Strukturen (a potiori),
b) unbeschadet der Quantität nach den am höchsten differenzierten Strukturen,
c) unbeschadet der Quantität nach den am wenigsten differenzierten (bösartigsten) Strukturen.

Daher kann z. B. die gleiche Bezeichnung Plattenepithelkarzinom bei verschiedenen Autoren infolge unterschiedlicher Klassifikationskriterien biologisch recht unterschiedliche Tumoren umfassen: entweder solche, die ausschließlich plattenepitheliale Differenzierung zeigen oder solche mit überwiegender plattenepithelialer Differenzierung oder aber auch solche Tumoren, die nur an ganz umschriebener Stelle eine derartige Differenzierung aufweisen. Eine generelle Regelung, welche der Möglichkeiten man vornehmen soll, ist nicht anzugeben, vielmehr muß pragmatisch für jeden einzelnen Organtumor die relevante Klassifikation

Tabelle 3. Maligne Lungentumoren: Haupttypen (organtypische Krebse) und seltene Tumoren. WHO-Klassifikation 1981

Haupttypen:	Plattenepithelkarzinom Kleinzelliges Karzinom Adenokarzinom Großzelliges Karzinom
Seltene Tumoren:	Adenosquamöses Karzinom Karzinoidtumor Bronchialdrüsenkarzinom (adenoidzystisches Karzinom, Mukoepidermoidkarzinom, andere) Andere Karzinome Malignes Mesotheliom Karzinosarkom Lungenblastom Malignes Melanom Malignes Lymphom Andere maligne Tumoren

festgelegt werden. Jede histologische Klassifikation fordert daher klare Definitionen und detaillierte Angaben der Klassifikationsprinzipien bei Tumoren mit unterschiedlichen Strukturen.

4.1.3 Internationale Vereinheitlichung

Vorbedingungen vergleichender Studien in der Onkologie ist eine internationale Vereinheitlichung der histologischen Kriterien für die Klassifikation der Tumoren. Hierum hat man sich seit vielen Jahren bemüht:

1947   entsprechende Beschlüsse des 4. Internationalen Krebskongresses in St. Louis
1949–1969   Armed Forces Institute of Pathology (AFIP), Washington, DC: Atlas der Tumorpathologie
1965/1969   UICC: Illustrierte Tumornomenklatur
1967 ff.   WHO: Internationale histologische Klassifikation der Tumoren.

Die WHO hat für die einzelnen Organe gesonderte Bände, die sog. „Blue Books", herausgegeben (Tabelle 4). Die Nomenklatur erfolgt in Englisch, Französisch, Russisch und Spanisch. Die einzelnen Tumoren werden definiert und an Hand von Farbabbildungen demonstriert. Über Wunsch können auch Diapositive bezogen werden.

Im Interesse einer internationalen Zusammenarbeit und einer internationalen Vergleichbarkeit sollte in jedem Fall die WHO-Klassifikation verwendet werden. Diese ist natürlich keine definitive

Tabelle 4. WHO: Internationale histologische Klassifikation der Tumoren (WHO 1981)

Nr.	Organ	Jahr	Autoren
1	Lunge, (2. Aufl.)	1981	SHIMOSATO, SOBIN, SPENCER
2	Mamma (2. Aufl.)	1981	HARTMANN, OZZELLO, SOBIN, STALSBERG
3	Weichteile	1969	ENZINGER, LATTES, TORLONI
4	Mundhöhle und Oropharynx	1971	WAHI, COHEN, LUTHRA, TORLONI
5	Odontogene Tumoren, Kieferzysten und verwandte Läsionen	1971	PINDBORG, KRAMER, TORLONI
6	Knochen	1972	SCHAJOWICZ, ACKERMAN, SISSONS, SOBIN, TORLONI
7	Speicheldrüsen	1972	THACKRAY, SOBIN
8	Zytologie des weiblichen Genitaltrakts	1973	RIOTTON, CHRISTOPHERSON, LUNT
9	Ovar	1973	SEROV, SCULLY, SOBIN
10	Harnblase	1973	MOSTOFI, SOBIN, TORLONI
11	Schilddrüse	1974	HEDINGER, SOBIN
12	Haut	1974	TEN SELDAM, HELWIG, SOBIN, TORLONI
13	Weibliches Genitale	1975	POULSEN, TAYLOR, SOBIN
14	Hämopoetisches und lymphatisches Gewebe	1976	MATHÉ, RAPPAPORT, O'CONOR, TORLONI
15	Darm	1976	MORSON, SOBIN
16	Hoden	1977	MOSTOFI, SOBIN
17	Zytologie nichtgynäkologischer Örtlichkeiten	1977	RIOTTON, CHRISTOPHERSON, LUNT
18	Magen und Ösophagus	1977	OOTA, SOBIN
19	Oberer Respirationstrakt	1978	SHANMUGARATNAM, SOBIN
20	Leber, Gallenblase u. Pankreas	1978	GIBSON, SOBIN
21	Zentralnervensystem	1979	ZÜLCH
22	Prostata	1980	MOSTOFI, SESTERHENN, SOBIN
23	Endokrine Tumoren	1980	WILLIAMS, SIEBENMANN, SOBIN
24	Auge und seine Adnexe	1980	ZIMMERMAN, SOBIN
25	Niere	1981	MOSTOFI, SESTERHENN, SOBIN

Regel für alle Zukunft, da unsere Kenntnisse einem ständigen Wandel unterliegen. Es bleibt selbstverständlich jedem Pathologen unbenommen, zusätzlich zur WHO-Klassifikation noch andere histologische Klassifikationen vorzunehmen. Überdies ist von seiten der WHO vorgesehen, je nach Situation fallweise modifizierte und revidierte Klassifikationen herauszubringen.

4.1.4 Prä- und postoperatives Typing

Bei Tumoren, die völlig uniform strukturiert sind, ergibt sich die Möglichkeit einer definitiven Klassifikation auch an einer kleinen Inzisionsbiopsie. Bei Tumoren, bei denen aber örtlich unterschiedliche Strukturen vorliegen, kann das Ergebnis an der präoperativen Biopsie durchaus abweichend von jenem nach genauer Untersuchung des resezierten Tumors sein. Aus diesem Grund ist die histologische Klassifikation an Biopsien nur mit Einschränkung möglich. Einige typische Beispiele zeigt Tabelle 5. Derartige Änderungen in der histologischen Klassifikation sind nicht einer Fehlleistung des Pathologen bei der Biopsiebefundung zuzuschreiben, sondern zwangsläufige Folge des unter-

Tabelle 5. Prä- und postoperatives Typing. Beispiele für häufig vorkommende Diskrepanzen

Organ	Präoperativer Befund	Postoperativer Befund
Ösophagus	Undifferenziertes Karzinom	Schlecht differenziertes Plattenepithelkarzinom
Kolorektum	Adenokarzinom	Muzinöses Adenokarzinom
Analkanal	Plattenepithelkarzinom	Basaloides Karzinom
Lunge	Großzelliges Karzinom	Plattenepithelkarzinom oder Adenokarzinom
Knochen	Chondroid differenzierter maligner Tumor	Chondrosarkom oder Osteosarkom
	Fibromatös differenzierter maligner Tumor	Fibrosarkom oder Osteosarkom

schiedlichen Baues mancher Geschwülste und der Erfassung eines nur kleinen Abschnitts der Geschwulst bei der präoperativen Biopsie.

Bei nicht uniform strukturierten Tumoren wird das Ergebnis der Untersuchung des Resektats in gewissem Maße auch von der Menge des untersuchten Gewebes abhängen. Je mehr vom Tumor untersucht wird, desto zuverlässiger die Klassifikation. Bei bestimmten Tumoren, bei denen die histologische Klassifikation das weitere therapeutische Vorgehen entscheidend beeinflußt (z.B. Hodentumoren, Knochensarkome), kommt daher einer besonderen Genauigkeit der histologischen Bearbeitung große Bedeutung zu. Von besonderem Wert ist hierbei die Anwendung der Großflächenschnittechnik (Hermanek 1982a).

4.1.5 Reproduzierbarkeit

Es unterliegt keinem Zweifel, daß ein bestimmter Tumor bei Untersuchung der gleichen histologischen Schnitte durch verschiedene Pathologen unter Umständen unterschiedlich klassifiziert wird. Die Hauptursache liegt dann darin, daß die beteiligten Pathologen nicht klar definierten gleichen Klassifikationsprinzipien folgen. Ist dies jedoch der Fall, werden kompetente Pathologen nach unseren Erfahrungen in der überwiegenden Mehrheit bei den häufigeren organtypischen Tumoren zum gleichen Ergebnis kommen und Diskrepanzen nur bei Raritäten auftreten.

Es muß natürlich darauf hingewiesen werden, daß der Kliniker, der einen gegebenen Tumor teilt und unterschiedliche Gewebsproben an verschiedene Pathologen sendet, auch mit unterschiedlichen Resultaten rechnen muß. Dies ergibt sich daraus, daß manche Tumoren örtlich wechselnde Bilder zeigen und die verschiedenen Pathologen nicht alle vorkommenden Strukturen in ihren Gewebsproben sehen.

4.2 Grading

4.2.1 Aufgaben und klinische Relevanz

Tumoren eines bestimmten histologischen Typs können sich biologisch unterschiedlich verhalten, vor allem unterschiedlich aggressiv sein. Das histologische Grading soll diese Unterschiede erfassen. Damit ergeben sich weitere Hinweise für die einzuschlagende Therapie und für die Schätzung der Prognose.

Zum Beispiel ist bei einem Adenokarzinom des Rektums mit hohem Malignitätsgrad das Risiko bereits bestehender Lymphknotenmetastasen rela-

tiv hoch anzusetzen, daher ist in diesen Fällen eine eingeschränkte Therapie im Sinne einer lokalen Exzision nicht angezeigt, vielmehr sollte stets eine klassische chirurgische Radikaloperation vorgenommen werden. Nach Weichteilresektion wegen malignen Weichteiltumoren der Extremitäten ist eine adjuvante hypertherme Zytostatikatherapie bei Tumoren hohen oder mittleren Malignitätsgrades, nicht aber bei solchen niedrigen Malignitätsgrades angezeigt.

Tabelle 6. Histologisches Grading

Malignitätsgrad	Differenzierungsgrad
1 niedrig	gut
2 mittel	mittel (mäßiggradig)
3 hoch	schlecht

Tabelle 7. Histologisches Grading. Intuitive oder semiquantitative Bestimmung des Malignitäts- bzw. Differenzierungsgrads

Intuitive Bestimmung:

Bestimmung des Differenzierungsgrads kolorektaler Karzinome nach Morson u. Sobin 1976:

Gut differenziert: Karzinom mit histologischen und zellulären Merkmalen, die normalem Drüsenepithel sehr ähnlich sind

Mäßig differenziert: Karzinom, das eine Mittelstellung zwischen gut und schlecht differenzierten Tumoren einnimmt

Schlecht differenziert: Karzinom mit histologischen und zellulären Merkmalen, die normalem Drüsenepithel kaum noch ähnlich sind

Semiquantitative Bestimmung:

Bestimmung des Malignitätsgrads beim Mammakarzinom nach Scarff u. Torloni 1968:

1. Drüsenbildung:

gut ausgeprägt	1 Punkt
mäßig	2 Punkte
wenig oder nicht	3 Punkte

2. Zahl hyperchromatischer oder in Mitose befindlicher Kerne pro Gesichtsfeld bei starker Vergrößerung

nur gelegentlich	1 Punkt
2–3 in meisten Gesichtsfeldern	2 Punkte
mehr	3 Punkte

3. Unregelmäßigkeiten in Größe, Form und Färbbarkeit der Kerne

gering	1 Punkt
mäßig	2 Punkte
ausgeprägt	3 Punkte

Addition der Punkte:	3–5 Punkte	Grad 1
	6–7 Punkte	Grad 2
	8–9 Punkte	Grad 3

4.2.2 Prinzipien

Das Grading kann strukturelle histologische Kriterien und/oder zytologische Charakteristika benutzen. Im ersten Fall wird vor allem die Ähnlichkeit mit dem Ausgangsgewebe berücksichtigt, also z. B. inwieweit bei einem Adenokarzinom die Drüsenbildung ausgeprägt ist. Zytologisch stehen Kernanaplasie, Zellpolymorphie und Mitosenreichtum im Vordergrund. Auch die Malignitätsgradbestimmung unterliegt organspezifischen Regeln. Bei jedem Tumortyp und bei jedem Organ erfolgt das Grading nach speziellen Richtlinien.

4.2.3 Durchführung

Beim Grading wird entweder zwischen Malignitätsgraden oder Differenzierungsgraden unterschieden. Vornehmlich in Europa spricht man vielfach noch lieber von Differenzierungsgrad. Im allgemeinen wird heute in drei Malignitäts- bzw. Differenzierungsgrade unterteilt (Tabelle 6), die am besten mit arabischen Ziffern bezeichnet werden, um etwaige Verwechslungen mit klinischen oder pathologischen Stadien zu vermeiden, die mit römischen Ziffern gekennzeichnet werden. Neuerdings werden undifferenzierte Karzinome auch als Malignitätsgrad 4 bezeichnet (UICC, in Vorbereitung).

Der Malignitätsgrad kann entweder nach dem allgemeinen Strukturbild intuitiv bestimmt werden oder man kann sich eines semiquantitativen Verfahrens bedienen (Tabelle 7). Semiquantitative Verfahren haben den Vorzug, daß sie — von verschiedenen Pathologen angewandt — zu gleichmäßigeren Ergebnissen führen.

Ähnlich wie bei der histologischen Typenbestimmung muß das Vorgehen bei unterschiedlich strukturierten Tumoren auch für die Malignitätsgradbestimmung festgelegt sein. Je nach Organ wird man entweder nach dem überwiegenden Malignitätsgrad oder aber nach dem ungünstigsten Malignitätsgrad einordnen oder auch alle vorkommenden Malignitätsgrade angeben. Auch kann je nach Organ festgelegt werden, ob man nur die peripheren Tumorbezirke berücksichtigen soll oder aber den gesamten Tumor. Auch für die histologische Malignitätsgradbestimmung liegen wenigstens teilweise Vorschläge der WHO vor (Tabelle 8). Wie bei der histologischen Typenbestimmung sollte diesen gefolgt werden, um eine internationale Vergleichbarkeit zu erreichen, andere Verfahren sollten nur zusätzlich verwendet werden.

Die Bestimmung des Malignitätsgrads an kleinen Biopsien hat ihre Fehlergrenzen, trotzdem sollte man sie durchführen. Ergibt sich an der Biopsie ein Malignitätsgrad 3, ist dies jedenfalls von Bedeutung. Bei Malignitätsgrad 1 oder 2 an der Biopsie kann nach Untersuchung des gesamten

Tabelle 8. Vorschläge der WHO zur histologischen Malignitätsgradbestimmung (WHO 1981)

Nr.	Organ	Tumortyp	Jahr	Autoren
1	Lunge	Plattenepithelkarzinom, Adenokarzinom	1981	SHIMOSATO et al.
4	Mundhöhle	Plattenepithelkarzinom	1971	WAHI et al.
6	Knochen	Chondrosarkom Fibrosarkom	1972	SCHAJOWICZ et al.
10	Harnblase	Übergangszellkarzinom	1973	MOSTOFI et al.
11	Schilddrüse	Follikuläres Karzinom	1974	HEDINGER, SOBIN
13	Cervix uteri	Endozervikales Adenokarzinom	1975	POULSON et al.
	Corpus uteri	Adenokarzinom		
	Eileiter	Adenokarzinom		
15	Dickdarm	Adenokarzinom Muzinöses Adenokarzinom	1976	MORSON, SOBIN
18	Ösophagus	Plattenepithelkarzinom	1977	OOTA, SOBIN
	Magen	Adenokarzinom		
19	Oberer Respirationstrakt	Plattenepithelkarzinom Fibrosarkom	1978	SHANMUGARATNAM, SOBIN
21	Zentralnervensystem	Neuroepitheliale Tumoren	1979	ZÜLCH
22	Prostata	Adenokarzinom	1980	MOSTOFI et al.
24	Auge	Retinoblastom	1980	ZIMMERMAN, SOBIN
25	Niere	Nierenzellkarzinom Übergangszellkarzinom	1981	MOSTOFI et al.

Tumors wenigstens stellenweise auch ein höherer Malignitätsgrad beobachtet werden. Daher formulieren wir bei Biopsien „... *hier* von Malignitätsgrad 1".

4.3 Perspektiven

Die bisherigen Methoden der histologischen Klassifikation und des Grading fußen im wesentlichen auf der Lichtmikroskopie, unter fallweiser Anwendung verschiedener Spezialfärbungen und histochemischer Reaktionen; in nur geringem Ausmaße hat auch die Elektronenmikroskopie Bedeutung. Die weitere Entwicklung der histologischen Tumorklassifikation und des Grading wird voraussichtlich durch zwei Methoden entscheidend bestimmt werden:

1) *Immunhistologie und Immunzytochemie* bieten durch bedeutsame methodische Verbesserungen schon heute viele Möglichkeiten einer wesentlich verfeinerten morphologischen Definition von Tumoren. Durch Darstellung von Tumormarkern im weitesten Sinn (einschließlich des Zytoskeletts) sind neue Perspektiven der Histologie eröffnet, der Einsatz monoklonaler Antikörper verspricht heute noch nicht absehbare Fortschritte (vgl. auch Abschn. 3.4).

2) Der Einbezug der *Computertechnologie* in die *Morphometrie, Stereologie und Zytophotometrie* bietet neue Wege in der Abgrenzung maligner Veränderungen von Präneoplasien und könnte vor allem zu einer Objektivierung des Grading beitragen (Hermanek 1986).

Literatur

Brennan MF (1982) The thyroid gland. In: De Vita V jr, Hellmann S, Rosenberg SA (eds) Cancer. Principles and practice of oncology. Lippincott, Philadelphia Toronto
Hermanek P (1982a) Untersuchung von Hodentumoren in Großflächenschnitten. Pathologe 3:160–163
Hermanek P (1982b) Chirurgische Pathologie — TNM-System. Langenbecks Arch Chir 358:57–63
Hermanek P, Gall FP (1979) Grundlagen der klinischen Onkologie. Witzstrock, Baden-Baden Köln New York
Hermanek P (1986) Chirurgische (klinische) Pathologie. Ärztliche Notwendigkeit und wissenschaftliche Aufgabe. Fortschr Med 104:181–184
Minna JD, Higgins GA, Glatstein EJ (1982) Cancer of the lung. In: De Vita V jr, Hellmann S, Rosenberg SA (eds) Cancer. Principles and practice of oncology. Lippincott, Philadelphia Toronto
Morson BC, Sobin LH (1976) Histological typing of intestinal tumours. WHO, Genf
Scarff RW, Torloni H (1968) Histologocal typing of breast tumours. WHO, Genf
WHO (1967–1981) International histological classification of tumours, No 1 bis No 25, 2nd edn, No 1, 2. WHO, Genf

Weiterführende Literatur

Baak JPA, Oort J (1983) A manual of morphometry in diagnostic pathology. Springer, Berlin Heidelberg New York Tokyo
Hermanek P (1983) Pathohistologische Begutachtung von Tumoren. Perimed, Erlangen
Hermanek P, Gall FP (1979) Grundlagen der klinischen Onkologie. Witzstrock, Baden-Baden Köln New York
Oberholzer M (1983) Morphometrie in der klinischen Pathologie. Springer, Berlin Heidelberg New York Tokyo
Polak JM, van Noorden S (eds) (1983) Immunocytochemistry. Wright, Bristol London Bost

5 Staging (TNM, pTNM)

P. Hermanek

5.1 Definition

Für die individuelle Situation eines Patienten mit einem malignen Tumor ist neben der Histomorphologie vor allem das Ausmaß der Ausbreitung zum Zeitpunkt der Diagnose bzw. der Ersttherapie von entscheidender Bedeutung. Die Ausbreitung des Tumors bestimmen wir durch das sog. Staging.

5.2 Aufgaben und klinische Relevanz

Das Staging dient (gemeinsam mit Typing und Grading) vor allem der Realisierung einer „histologie- und stadiengerechten Krebstherapie" (s. S. 1). Die Aufgaben unterscheiden sich dabei je nach dem Zeitpunkt des Staging:

a) Das präoperative Staging entscheidet vor allem über die Indikation zum operativen Eingriff.
b) Das intraoperative Staging bestimmt, ob eine Tumorresektion vorgenommen werden kann und welches Ausmaß der operative Eingriff besitzen muß.
c) Das postoperative Staging (pathohistologische Aufarbeitung der Tumorresektate) gibt Informationen für
- Indikation zu weiteren therapeutischen Maßnahmen wie Bestrahlung und/oder Chemotherapie
- Planung der Nachsorge (unterschiedlich je nach Situation)
- Erstellung der individuellen Prognose
- Exakte morphologisch formulierte Beschreibung des behandelten Krankenguts und damit die Grundlage für die spätere Beurteilung der Behandlungsergebnisse.

Staging ist somit eine ärztlich-klinische Aufgabe, die einer optimalen Behandlung und Betreuung des einzelnen Patienten dient. Staging ist darüber hinaus unerläßlich als Voraussetzung jeder klinischen Krebsforschung, deren Haupt-

aufgabe ja darin liegt, an Hand einer sorgfältigen Dokumentation der Behandlungsergebnisse die Therapieverfahren laufend zu verbessern.

5.3 Internationale Vereinheitlichung

Die internationale Vereinheitlichung des Staging fußt vor allem auf den Bemühungen der Union Internationale Contre le Cancer (UICC) und des American Joint Committee on Cancer (AJCC) (früher American Joint Committee for Cancer Staging and End — Results Reporting). Die Vorschläge des AJCC sind in einem Manual for Staging on Cancer zusammengefaßt (letzte Auflage Beahrs u. Myers 1983). Die UICC hat ihr System, das hiervon nur gering abweicht, zuletzt 1982 zusammenfassend veröffentlicht (UICC 1982). In einer Broschüre wurde 1985 die Klassifikation für Augentumoren publiziert (UICC 1985b). Zusätzlich erschien eine graphische Darstellung, der sog. TNM-Atlas (UICC 1982, 1985a). Die derzeitige UICC-Klassifikation gilt bis 1986. 1987 wird die Klassifikation der 4. Auflage der UICC in Kraft treten, die in gleicher Weise auch vom AJCC angenommen ist.

Tabelle 1 zeigt jene Organe, für die derzeit von der UICC und vom AJCC Klassifikationen der Tumorausbreitung vorliegen.

5.4 Grundsätze des Staging

5.4.1 T, N und M

Das TNM-System zur Beschreibung der Tumorausbreitung berücksichtigt in erster Linie drei Kategorien:

a) Kontinuierliche lokale Tumorausbreitung im Entstehungsorgan: T (*tumor*)
Welche Teile des Organs hat der Tumor erfaßt? Hat der Tumor die Organgrenzen überschritten? Ist er in angrenzende Strukturen eingewachsen?

Tabelle 1. TNM-Klassifikation und Stadieneinteilung von UICC und AJCC. Stand 1. 1. 1984

Organ bzw. Organsystem		Tumortyp	TNM-Klassifikation	Stadieneinteilung
Kopf und Hals	Lippen	Plattenepithelkarzinom	+	+
	Mundhöhle		+	+
	Oropharynx		+	+
	Nasopharynx	alle Karzinome	+	+
	Hypopharynx		+	+
	Larynx		+	+
	Kieferhöhle		+ [a]	+ [a]
	Speicheldrüsen	alle Tumortypen	+ [a]	+ [a]
	Schilddrüse	alle Tumortypen	+	+ [a]
Lunge		alle Karzinome	+	+
Mamma		alle Karzinome	+	+
Verdauungs-trakt	Ösophagus		+	+
	Magen		+	+
	Kolon		+	+
	Rektum		+	+
	Analkanal		+ [b]	+ [c]
	Analrand	alle Karzinome	+ [d]	− [d]
	Leber		+ [a]	+ [a]
	Gallenblase		+ [a]	+ [a]
	extrahepatische Gallengänge		+ [a]	+ [a]
	Ampulla Vateri		+ [c]	+ [c]
	Pankreas		+ [a]	+ [a]
Gynäkologische Tumoren	Cervix uteri		+	+
	Corpus uteri	alle Tumortypen	+	+
	Ovar		+	+
	Vagina	primäre Karzinome	+	+ [b]
	Vulva	alle Karzinome	+	+ [b]
Urologische Tumoren	Niere	Nierenzellkarzinom	+	+ [a]
	Harnblase	alle Karzinome	+	+ [a]
	Prostata		+	+ [a]
	Hoden	alle Tumortypen außer Lymphome	+	+ [a]
	Penis	alle Karzinome	+ [b]	+ [c]
Knochen		alle Tumortypen	+ [a]	+ [a]
Weichteile		häufigere Tumortypen[e], epitheloides Sarkom, malignes Hämangio-perizytom, andere	+	+
		Sarkome	−	−

[a] von UICC erst ab 1.1.1987 eingeführt
[b] von AJCC erst ab 1.1.1987 eingeführt
[c] von UICC und AJCC erst seit 1.1.1987 eingeführt
[d] bis 31.12.1986 besteht bei UICC eine gesonderte Klassifikation für Tumoren des Analrandes, ab 1.1.1987 werden diese Tumoren wie Hautkarzinome klassifiziert
[e] Sarkom nicht näher klassifiziert, Fibrosarkom, malignes Fibrohistiozytom, Liposarkom, Leiomyosarkom, Rhabdomyosarkom, malignes Mesenchymom, Synovialsarkom. Mesotheliom, Angiosarkom, extraskelettäres Osteosarkom, extraskelettäres Chondrosarkom, malignes Schwannom, alveoläres Weichteilsarkom

Tabelle 1 (Fortsetzung)

Organ bzw. Organsystem		Tumortyp	TNM-Klassifikation	Stadieneinteilung
Auge und Anhangsgebilde	Augenlid	Karzinome	+[f]	–
		Melanom	+[f]	+[f]
	Konjunktiva	Karzinome	+[f]	–
		Melanom	+[f]	–
	Uvea	Melanom	+[f]	+[f]
	Retina	Retinoblastom	+[f]	+[f]
	Orbita	Sarkome	+[f]	–
	Tränendrüse	nur epitheliale Tumoren	+[f]	–
Hirntumoren			–[g]	–[g]
Pädiatrische Tumoren		Nephroblastom	+	+
		Neuroblastom	+	+
		Weichteilsarkome	+	+
Haut		Epidermiskarzinom	+	+[c]
		malignes Melanom	+	+
M. Hodgkin			–	+
Non-Hodgkin-Lymphome			–[g]	–[g]

[f] von UICC erst ab 1.1.1985 eingeführt
[g] vorläufig keine einheitliche Klassifikation, nur Vorschläge des AJCC

Tabelle 2. Grundlagen und Zeitpunkt des Staging. TNM/pTNM

Grundlagen der Beurteilung	Zeitpunkt der Beurteilung	Bezeichnung der Klassifikation		
		UICC (1982, 1984, 1985)	AJCC (BEAHRS u. MYERS 1983)	C-Schlüssel (SCHEIBE u. WAGNER 1975; UICC 1982, 1984, 1985)
Klinische Untersuchung	präoperativ	TNM (pre-treatment clinical)[b]	cTNM (clinical-diagnostic)[a]	C 1
Spezielle diagnostische Methoden (z.B. Endoskopie, Radiologie, Lymphographie, Biopsie)				C 2
Chirurgischer Probeeingriff	intra- und postoperativ		sTNM (surgical-evaluative)[a]	C 3
Tumorresektion	intraoperativ (Makroskopie, intraoperative Histologie)			
	postoperativ (histopathologische Bearbeitung der Tumorresektate)	pTNM (post-surgical histopathological)[c]	pTNM (postsurgical-treatment-pathologic)[c]	C 4
Autopsie	postmortal	–	aTNM (autopsy)	C 5

[a] ab 1987 TNM
[b] ab 1987 clinical
[c] ab 1987 pathological

b) Lymphogene Metastasierung: N *(nodes)*
Stets wird die Metastasierung in regionalen Lymphknoten erfaßt. Als regionale Lymphknoten werden die dem Organ oder Organabschnitt nächstgelegenen Lymphknoten bezeichnet, die bei der typischen Radikaloperation in der Regel mitentfernt werden können. Weiter entfernt gelegene Lymphknotenmetastasen werden Fernmetastasen zugerechnet. Bei manchen Organen wurde der Begriff juxtaregionale Lymphknoten eingeführt. Er bezeichnet Lymphknoten, die vom Organ schon weiter entfernt sind und bei der üblichen Operation nicht entfernt werden. Es ist von UICC und AJCC vorgesehen, diesen Begriff ab 1987 nicht mehr zu verwenden.

c) Fernmetastasierung: M *(metastases)*
Zu den Fernmetastasen zählen hämatogene Metastasen, aber auch Metastasen in serösen Höhlen (Carcinosis peritonei bzw. pleurae) und lymphogene Metastasen jenseits der regionalen oder juxtaregionalen Lymphknoten.

5.4.2 Zeitpunkt des Staging

Die Tumorausbreitung kann mit verschiedenen Methoden auf der Grundlage unterschiedlicher Befunde und zu unterschiedlichen Zeitpunkten bestimmt werden (Tabelle 2). Die zunächst vom AJCC vorgeschlagene und 1978 auch von der UICC übernommene Unterscheidung zwischen TNM und pTNM ist der entscheidende Fortschritt gerade aus der Sicht der Chirurgie. Zur Beschreibung des Krankenguts ist sowohl die TNM- als auch die pTNM-Klassifikation erforderlich. Unterschiedliche Therapieverfahren bei Tumorresektion sollen auf der Grundlage der zuverlässigsten Beurteilung, also der pTNM-Klassifikation verglichen werden. Zum Vergleich von Therapieverfahren ohne Tumorresektion (ausschließlich Radiotherapie oder alleinige Chemotherapie oder Durchführung von nichtresezierenden palliativen Eingriffen) und zum Vergleich dieser nichtresezierenden Verfahren mit Tumorresektionen ist aber als gemeinsame Vergleichsbasis nur die TNM-Klassifikation möglich und daher unbedingt notwendig. Die weitere Unterteilung in cTNM und sTNM (Beahrs u. Myers 1983) bzw. C1, C2, C3 (Scheibe u. Wagner 1975; UICC 1982, 1984, 1985a) ist für genauere Statistiken der Heilerfolge wünschenswert.

5.4.3 Zusatzsymbole bei der TNM-Klassifikation

Das Symbol y soll vorausgesetzt werden, wenn der Operation eine andere Behandlung wie Radio- und/oder Chemotherapie vorangegangen ist (yTNM bzw. ypTNM).

Zur Beurteilung von Tumorrezidiven wird der TNM- bzw. pTNM-Formel das Symbol r vorausgestellt (rTNM, rpTNM).

5.4.4 Stadieneinteilung

Entsprechend der TNM- bzw. pTNM-Klassifikation ergibt sich bei den einzelnen Organtumoren eine relativ große Zahl von Untergruppen, z.B. beim Lungenkrebs 18, beim Magenkrebs und beim kolorektalen Karzinom 24 verschiedene TNM- bzw. pTNM-Formeln. Eine so weitgehende Untergliederung ist für klinische Zwecke, insbesondere die spätere statistische Beurteilung der Heilerfolge nicht praktikabel. Daher hat man versucht, verschiedene TNM-Kategorien mit ähnlicher Prognose zusammenzufassen und so einige wenige Tumorstadien zu definieren. Diese Stadien werden mit römischen Ziffern bezeichnet und z.T. durch Zusatz von a und b in Unterstadien unterteilt.

Entsprechend den zugrundeliegenden Befunden ist zwischen klinischen (TNM) und pathologischen (pTNM) Stadien zu unterscheiden. Bei einigen wenigen Organen werden zusätzliche Kategorien für die Stadieneinteilung mit herangezogen, so beim Magen die Kurabilität, bzw. Radikalität der Tumorresektion, und bei Weichteilsarkomen der histologische Malignitätsgrad. Beim Morbus Hodgkin werden die Stadien nach Organbefall definiert (I bis IV) und nach Vorhandensein oder Fehlen bestimmter klinischer Symptome noch jeweils durch Zusatz von A oder B weiter unterteilt. Die von UICC und AJCC vorgeschlagenen Stadieneinteilungen sind in Tabelle 1 zusammengestellt.

5.4.5 Kurabilität, R-Klassifikation

Für die Prognose beim Tumorkranken ist in den meisten Fällen nach wie vor entscheidend, ob es gelingt, den Tumor komplett chirurgisch zu entfernen. Daher ist es von größter Wichtigkeit, festzustellen und zu registrieren, ob nach der definitiven chirurgischen Therapie im Organismus Residualtumor (Resttumorgewebe) zurückgeblieben ist

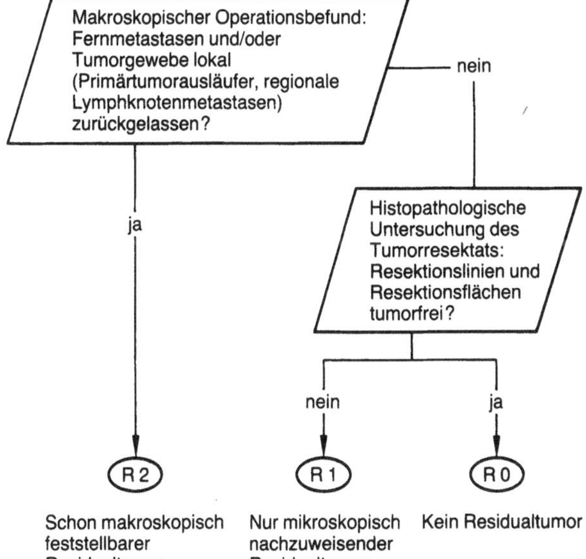

Abb. 1. R-Klassifikation (BEAHRS u. MYERS 1983)

oder nicht. Dazu hat das AJCC 1977 die sog. R-Klassifikation vorgeschlagen. Sie ist definitiv nur in einer Synopsis von Operationsbefund und pathohistologischem Untersuchungsergebnis am Tumorresektat durchführbar (Abb. 1).

Die R-Klassifikation gibt uns die Möglichkeit, die Kurabilität zu beurteilen, d.h. zwischen kurativen und nichtkurativen Tumorresektionen zu unterscheiden. Eine kurative Tumorentfernung liegt dann vor, wenn die Operation mit RO klassifiziert wird. Dazu sind folgende Bedingungen notwendig:

a) Es ergab sich weder prä- noch intraoperativ ein Hinweis für Fernmetastasen oder etwaig vorhandene Fernmetastasen wurden nach dem Ergebnis der histologischen Untersuchung lokal im Gesunden entfernt.

b) Der Primärtumor und etwaige regionale Lymphknotenmetastasen wurden lokal im Gesunden entfernt:

– Bei der Operation fand sich kein Hinweis für lokal zurückgelassenes Tumorgewebe (Ausläufer des Primärtumors, regionale Lymphknotenmetastasen) *und*

– die histologische Untersuchung des Operationspräparats zeigte tumorfreie Resektionsränder bzw. Resektionsflächen.

5.4.6 Durchführung des Staging

Die Qualität der onkologischen Betreuung beginnt mit der Qualität des Staging. Die *präoperative Dia-*

gnostik kann sich keineswegs mit der Diagnose des Tumors begnügen, sie umfaßt vielmehr die möglichst exakte Bestimmung der Tumorausbreitung (s. S. 121).

Erste Aufgabe des Operateurs nach Eröffnung einer Körperhöhle oder Freilegung eines Organs ist das *intraoperative Staging.* Dieses soll vom Operateur ganz systematisch vorgenommen und die Ergebnisse registriert werden. Wo immer möglich, sollen die makroskopischen Befunde durch Biopsie und intraoperative histologische Untersuchung ergänzt werden. Das intraoperative Staging ist mit gleicher Sorgfalt durchzuführen, unbeschadet, ob der Tumor tatsächlich reseziert werden kann oder ob man sich mit palliativen nichtresezierenden Verfahren oder mit einem Probeeingriff begnügen muß. Für eine korrekte R-Klassifikation sollten belassene Fernmetastasen und nach Meinung des Operateurs lokal zurückgelassenes Tumorgewebe stets bioptisch verifiziert werden.

Das *postoperative Staging,* d.h. also die Bestimmung der Tumorausbreitung am Tumorresektat, ist eine wichtige Aufgabe des Pathologen, die Zeit und Personal erfordert (HERMANEK 1982, 1983). Ganz besondere Bedeutung kommt hierbei der Untersuchung der Resektionsränder und -flächen sowie der Lymphknoten zu. Die früher übliche Betastung der Lymphknoten und histologische Untersuchung ausschließlich der makroskopisch auffälligen Lymphknoten ist sicher unzureichend und sollte der Vergangenheit angehören. Sorgfältig muß nach Lymphknoten gesucht werden, jeder Lymphknoten und jedes auf Lymphknoten verdächtige Gebilde ist histologisch zu untersuchen, dabei auch die Topographie zu berücksichtigen. Für die Bestimmung der kontinuierlichen Tumorausdehnung hat sich die Großflächenschnittechnik besonders bewährt. Standardisierte Begutachtung der Tumorresektate ist anzustreben (HERMANEK 1983).

5.4.7 Beziehungen zwischen Histomorphologie und Staging

Histomorphologie und Tumorausbreitung stehen untereinander in gewisser Beziehung. Bei unterschiedlichen Tumortypen läßt sich oft auch eine unterschiedliche Tumorausbreitung feststellen. Lymphogene Metastasierung ist z.B. beim pleomorphen Rhabdomyosarkom der Weichteile viel seltener als beim embryonalen Rhabdomyosarkom (HAYDU 1979). Kleinzellig anaplastische Lungenkarzinome sind zu etwa 85% bereits im klinischen Stadium III oder IV, bei den anderen Haupttypen des Lungenkrebses (Plattenepithel-, Adeno-, großzelliges Karzinom) ist dies nur in 50–65% der Fall (Hermanek u. Gall 1979). Klare Beziehungen bestehen auch zwischen histologischem Malignitätsgrad und Tumorausbreitung. Je höher der histologische Malignitätsgrad bei Diagnose, desto weiter hat sich der Tumor im allgemeinen auch bereits ausgebreitet.

Literatur

Beahrs OH, Myers MH (1983) Manual for staging of cancer, 2nd edn. Lippincott, Philadelphia

Haydu StI (1979) Pathology of soft tissue tumors. Lea & Febiger, Philadelphia

Hermanek P (1982) Klinisch-diagnostische Aufgaben des Pathologen in der modernen Onkologie. Arzt Krankenhaus 55:86–90

Hermanek P (1983) Pathohistologische Begutachtung von Tumoren. Perimed, Erlangen

Hermanek P, Gall FP (1979) Lungentumoren. Witzstrock, Baden-Baden Köln New York

Scheibe O-A, Wagner G (1975) Die TNM-Klassifikation der malignen Tumoren. Dtsch Ärztebl 72:1767–1770

UICC (1982) TNM classification of malignant tumours, 3rd edn 1978, enlarged and revised 1982. UICC, Genf

UICC (1984) TNM-Atlas. Leitfaden zur TNM/pTNM-Klassifikation maligner Tumoren. Springer, Berlin Heidelberg New York Tokyo

UICC (1985a) TNM-Atlas. Illustrated guide to the TNM/pTNM classification of malignant tumours. 2nd edn. Springer, Berlin Heidelberg New York Tokyo

UICC (1985b) Classification of ophthalmic tumours. UICC, Genf

6 Therapiemöglichkeiten / multimodale Therapie

F.P. GALL und P. HERMANEK

6.1 Therapiemöglichkeiten

Die operative Tumorentfernung ist das älteste, nach wie vor entscheidendste Therapieverfahren. Zu Beginn des Jahrhunderts kamen dann die Radiotherapie und neuerdings die Chemotherapie, die Immunotherapie sowie die unterstützende Therapie („supportive care") dazu, so daß wir heute über *fünf Hauptverfahren („modalities")* verfügen (Abb. 1).

Die *Radiotherapie* hat durch neue Strahlenarten, insbesondere Hochvolt, Linearbeschleuniger, Elektronen und schnelle Neutronen, aber auch durch die verfeinerte Dosimetrie, große Fortschritte erzielt. Verbesserungen der Radiosensivität („radiosensitizer", Synchronisation) sind zu erwarten. Der Radiotherapie können auch nuklearmedizinische Methoden (Radiojod) und Hyperthermie zugeordnet werden.

Eine wirksame *medikamentöse Therapie* des Karzinoms wurde erstmals 1941 beim Prostatakarzinom in Form der *Hormontherapie* realisiert. Später wurden zahlreiche wirksame *Chemotherapeu-*

tika *(Zytostatika)* entwickelt, wesentliche Fortschritte in der Pharmakologie und Tumorzellkinetik erreicht und vor allem durch die Kombinationschemotherapie beachtliche Erfolge erzielt (Beispiele: M. Hodgkin, manche maligne Lymphome, Hodentumoren). Neue Entwicklungen ergeben sich heute vor allem in der lokalen Chemotherapie (intraarterielle Infusion, Perfusion).

Die *Immuntherapie* ist immer noch im experimentellen Stadium.

Die *unterstützende Therapie* umfaßt die Infektionsprophylaxe zur Verhütung von Komplikationen der Chemotherapie, Intensivbekämpfung der toxischen Nebenwirkungen anderer Therapiemodalitäten, Sorge für Ernährung, Schmerzlinderung sowie psychische und psychosoziale Betreuung des Krebskranken und Rehabilitation.

Unbeschadet aller Fortschritte vor allem der Chemo- und der Radiotherapie ist die *chirurgische Therapie* nach wie vor in bezug auf die Zahl tatsächlich erzielter Krebsheilungen unübertroffen. Weitaus die überwiegende Mehrzahl aller Geschwulstheilungen wird durch die Chirurgie erzielt. Der Hauptwert der Chemo- und Strahlentherapie liegt bis heute in der palliativen Behandlung inkurabler Patienten.

Die Möglichkeiten der verschiedenen Therapiemodalitäten unterscheiden sich grundsätzlich: Chirurgie, Radiotherapie und lokale Chemotherapie zielen auf ein Krankheitsgeschehen in einer bestimmten umschriebenen Lokalisation, in der Regel gegen den Primärtumor und die regionalen Lymphknoten (lokoregionale Therapie), zunehmend aber auch gegen Fernmetastasen in einem bestimmten Organ. Demgegenüber richtet sich die systemische Chemotherapie gegen im Körper mehr oder minder diffus verteilte Tumorzellen und Tumorzellareale.

6.2 Therapie in kurativer Absicht

Die „Tumorkrankheit" beginnt als lokale Erkrankung, erst nach unterschiedlich langer Zeit erfolgt

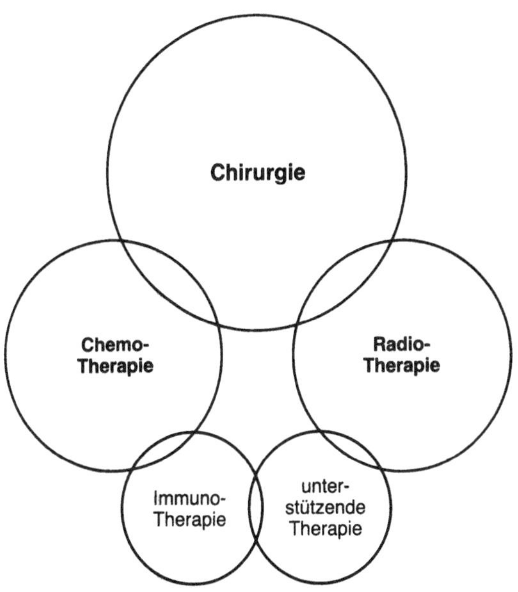

Abb. 1. Möglichkeiten der Geschwulsttherapie. (Aus HERMANEK u. GALL 1979)

eine Dissemination. Diese These wird durch die Heilung von malignen Tumoren mit rein lokaler chirurgischer Therapie bewiesen und kann auch durch theoretische Erwägungen, Beobachtungen aus Tierexperimenten und überraschend häufigen klinischen Nachweis von Tumorzellen im Blut auch bei lokalisierten Tumoren nicht widerlegt werden. Die von lokalisierten Tumoren relativ oft abgeschwemmten Tumorzellen werden offenbar im Blut und/oder in ferngelegenen Organen längere Zeit hindurch vom Organismus vernichtet. Die bislang verbreitete These „Krebs ist eine Allgemeinerkrankung" ist in dieser generellen Formulierung nicht haltbar. Krebs ist de facto längere Zeit ein örtliches Geschehen und kann dann durch lokoregionale Therapiemodalitäten geheilt werden. Das entscheidende Problem besteht darin, im Einzelfall festzustellen, ob der Tumor noch lokalisiert ist oder aber ob mit einer Disseminiation bereits gerechnet werden muß. Diese Feststellung ist zumindest bei manchen Organtumoren und bis zu einem gewissen Grade möglich und bildet die Grundlage für die therapeutischen Entscheidungen.

6.2.1 Individualisierte und differenzierte Krebstherapie

Krebstherapie soll heute individualisiert und differenziert erfolgen. Die „Operation nach Maß" will ein Zuviel ebenso vermeiden wie ein Zuwenig. Hierbei werden präoperative klinische und histologische Befunde (Tumorklassifikation, Malignitätsgradbestimmung) ebenso wie intraoperative Befunde, auch die Ergebnisse der histologischen Schnellschnittuntersuchung, mitberücksichtigt. Individualisierte und differenzierte Krebstherapie bedeutet aber auch den gezielten Einsatz von Chemo- und Radiotherapie im Sinne einer kombinierten Krebstherapie (sog. „combined modality", „combined and multimodal therapy"). Beispiel: bei malignen Melanomen der Extremitäten im Mikrostadium 4 und/oder bei Tumordicke von mehr als 1,50 mm nicht nur lokale Exzision weit im Gesunden, sondern zusätzlich hypertherme Zytostatikaperfusion. Die kombinierte Krebstherapie gehört zu den wohl entscheidendsten Entwicklungstendenzen in der modernen klinischen Onkologie.

Wesentlich hierbei ist, daß der Diagnose des Krebses, seiner Klassifikation und der Bestimmung des Ausbreitungsstadiums eine gemeinsame Planung der Therapie durch Chirurgen, Radiotherapeuten, internistischen Onkologen und Pathologen folgt. Dabei wird festgelegt, welches oder welche Therapieverfahren in Abhängigkeit von Histologie und Stadium angewandt werden und wie der zeitliche Ablauf der einzelnen Verfahren erfolgen soll.

6.2.2 Kombinierte Krebstherapie

Grundlage der kombinierten Krebstherapie („combined modality") sind vier Überlegungen:

1. Die chirurgische Therapie ist nicht selten von Lokalrezidiven gefolgt. Durch postoperative Radiotherapie sollen etwaige im Operationsgebiet zurückgelassene und/oder bei der Operation lokal disseminierte mikroskopische Tumorreste vernichtet werden.

2. Präoperative Radiotherapie und präoperative lokale Chemotherapie sollen den Primärtumor, evtl. auch die regionalen Lymphknoten oder in Lymphgefäßen zwischen Primärtumor und regionalen Lymphknoten befindliche Tumorzellen wenigstens teilweise devitalisieren, so daß dann bei der operativen Behandlung die mögliche Dissemination vitaler Tumorzellen reduziert ist. Auch kann ein Tumor durch präoperative Bestrahlung oder lokale Chemotherapie u.U. deutlich verkleinert und damit lokal besser operabel werden.

3. Die lokale Beseitigung des Primärtumors und seiner regionalen Ausbreitung durch Operation, evtl. kombiniert mit lokaler Chemotherapie und/ oder Strahlentherapie, läßt etwaig bereits disseminierte, aber klinisch noch nicht manifeste Tumorzellen und Tumorzellverbände unbeeinflußt. Systemische Chemotherapie zu diesem Zeitpunkt soll derartige Tumorzellen vernichten oder wenigstens in ihrem Wachstum hemmen. Eine derartige „adjuvante" systemische Chemotherapie würde damit eine spätere klinische Fernmetastasierung entweder verhindern oder hinauszögern.

4. Die Chancen einer Chemo- wie auch Radiotherapie sind u.a. auch von der Tumormasse abhängig. Eine chirurgische Reduktion der Tumormasse soll daher die Erfolgsaussichten einer Chemo- und/oder Radiotherapie erhöhen.

Eine kombinierte Behandlung („combined modality") kann in verschiedenen Formen durchgeführt werden. Die häufigsten Kombinationen sind in Tabelle 1 zusammengestellt. Die Kombination von Chemo- und Radiotherapie wird heute zumeist vermieden, weil nach Strahlentherapie eine

Tabelle 1. Typen der „combined modality"

Präoperative Bestrahlung — Operation
Operation — postoperative Bestrahlung
präoperative Bestrahlung — Operation — post- operative Bestrahlung (sog. Sandwich-Technik)
Präoperative Chemotherapie — Operation
Operation — postoperative Chemotherapie
Präoperative Chemotherapie — Operation — post- operative Chemotherapie
Chemotherapie — Strahlentherapie
Strahlentherapie — Chemotherapie

effektive, d.h. hochdosierte Chemotherapie nur eingeschränkt möglich ist.

Moderne Krebstherapie fußt auf der Kooperation von Chirurgen, Radiotherapeuten, internistischen Onkologen und Pathologen. Besonders betont werden muß, daß dieser multidisziplinäre Ansatz keineswegs bedeutet, daß bei *jedem* Patienten mehrere oder alle Therapiemodalitäten zum Einsatz kommen sollen. Dies gilt insbesondere bei Frühstadien. Das moderne Konzept der histologie- und stadiengerechten Krebstherapie *verbietet* vielmehr jeden *schematischen Einsatz* etwa einer postoperativen Nachbestrahlung oder die generelle Anwendung einer adjuvanten systemischen Chemotherapie. Bei jedem einzelnen Patienten muß vielmehr auf Grund aller klinischen und pathologischen Befunde, besonders jener an den resezierten Tumoren, geprüft werden, inwieweit neben der Chirurgie auch andere Therapieverfahren indiziert sind.

6.2.3 Kombinierte Behandlungsverfahren („combined modality") und chirurgische Radikalitätsprinzipien

Die Möglichkeit einer „combined modality" darf die Prinzipien der Radikalität der Krebschirurgie nicht beeinflussen. Mit den zunehmenden Möglichkeiten der Radiotherapie und der lokalen Chemotherapie wurde da und dort die Meinung geäußert, das Ausmaß der Operation und ihre Radikalität könne eingeschränkt und dafür als Ausgleich die Zusatztherapie eingesetzt werden. Unterstützt werden derartige Tendenzen durch die hierbei u.U. erreichbare geringere Morbidität bzw. höhere Lebensqualität, wie etwa bei Krebsen der Brust, des Larynx oder der Weichteile und Knochen. Derartige Konzeptionen sind sehr genau auf

ihre Resultate zu prüfen. Oft ergeben sich in den ersten Jahren gleichwertige Ergebnisse, und nur langfristig erweist sich die Unterlegenheit derartiger eingeschränkter Verfahren.

Trotz kombinierter Therapie ist die Qualität des ersten chirurgischen Eingriffs nach wie vor von entscheidender prognostischer Bedeutung. In Hinblick auf eine nachfolgende Radio- und/oder Chemotherapie bei der exakten chirurgischen Erstbehandlung des Primärtumors und den Prinzipien der radikalen Krebschirurgie Kompromisse zu schließen, ist höchst gefährlich. Dies begründet sich nicht zuletzt dadurch, daß Radiotherapie wie auch Chemotherapie manche Tumoren zwar ohne Zweifel komplett beseitigen kann, daß dies aber keineswegs mit Sicherheit voraussehbar ist. Noch verfügen wir über keine Methode, die die Sensibilität eines Tumors gegen Strahlen oder Chemotherapeutika im Einzelfall mit Sicherheit voraussagen kann. Ein lokalisiertes Plattenepithelkarzinom, z.B. im Analkanal, kann durch alleinige Strahlentherapie ohne Zweifel beseitigt werden, aber wir müssen damit rechnen, daß in etwa 10% der Fälle vitale Tumorzellverbände zurückbleiben. Gleiches gilt etwa für die Chemotherapie retroperitonealer Metastasen eines Hodentumors. Demgegenüber können wir durch eine Operation nach den Regeln der radikalen Krebschirurgie den lokalisierten Tumor des Analkanals ebenso wie die retroperitonealen Metastasen eines Hodentumors mit absoluter Sicherheit beseitigen. Analoges gilt für Tumorreste, die bei einer eingeschränkten Operation lokal zurückgelassen werden. Die Radikaloperation in Form einer primären Tumorentfernung weit im Gesunden ist in jedem Fall sicherer und erfolgversprechender als ein eingeschränkter Eingriff mit Nachbehandlung durch Strahlen und/oder Zytostatika.

Bei multidisziplinärer Krebstherapie und „combined modality" muß nicht zuletzt eine mögliche Erhöhung von Komplikationen und Morbidität sorgfältig erwogen werden. Sorgfältige Nachsorge, kritische Analyse des Krankenguts und enge Zusammenarbeit der beteiligten Disziplinen sind absolute Voraussetzungen für einen erfolgreichen Einsatz der kombinierten Behandlungsverfahren.

6.3 Therapie beim inkurablen Patienten

Der inkurable Patient bedarf unserer besonderen Fürsorge zur Verbesserung seiner Lebensqualität.

Er sollte nicht vorzeitig sich selbst überlassen und aufgegeben werden. Nur wenn die Schulmedizin sich auch intensiv um die Betreuung der inkurablen Patienten bemüht, kann sie verhindern, daß diese Kranken ihre letzte Zuflucht und Hoffnung bei „Wunderheilern" und Scharlatanen suchen.

Die Ziele der Therapie beim inkurablen Patienten sind

a) Symptome zu lindern, Schmerzen und Funktionsstörungen (z.B. Tumorstenosen) zu beseitigen bzw. zu bessern,
b) Remissionen in möglichst kompletter und länger dauernder Form zu erreichen,
c) soweit dies nicht möglich ist, die Progression zeitweise zu verhindern oder wenigstens zu verlangsamen.

Neben der Verbesserung der Lebensqualität soll damit natürlich auch eine Verlängerung der Überlebenszeit erreicht werden.

Die Therapie richtet sich dabei sowohl gegen den nichtkurativ entfernbaren Primärtumor als auch gegen Lokalrezidive und Fernmetastasen.

Die Behandlung erfolgt relativ selten, wenngleich heute sicher zunehmend, operativ. Im Vordergrund stehen lokale wie systemische Chemotherapie, Radiotherapie und unterstützende Maßnahmen. Gerade der inkurable Patient ist eine Domäne der multimodalen Therapie. Dabei hat die Chirurgie zwei spezielle Aufgaben:

a) Durch auch unradikale Tumorresektionen bzw. bewußt unvollständige Tumorentfernung und Metastasenresektion soll die im Körper befindliche Gesamttumormasse verkleinert werden. Eine derartige „Tumorreduktion" will die Wirkung einer anschließenden Chemo- oder Radiotherapie vergrößern.

b) Nach vorangegangener Chemo- oder Radiotherapie soll ein zirkumskripter Resttumor operativ entfernt werden, wiederum um die Gesamttumormasse zu reduzieren und damit bessere Möglichkeiten einer sich anschließenden weiteren Chemo- oder Radiotherapie zu schaffen (Beispiel: massive retroperitoneale Metastasen oder Lungenmetastasen eines nichtseminomatösen Hodentumors).

Als Erklärung für diesen kombinierten Therapieansatz ist wahrscheinlich der Mechanismus einer „Autoimmunotherapie" (UICC 1982) anzunehmen (Abb. 2). Durch Chemotherapie vor und nach einer Operation wird die Tumormasse insgesamt so weit reduziert, daß der Organismus, der

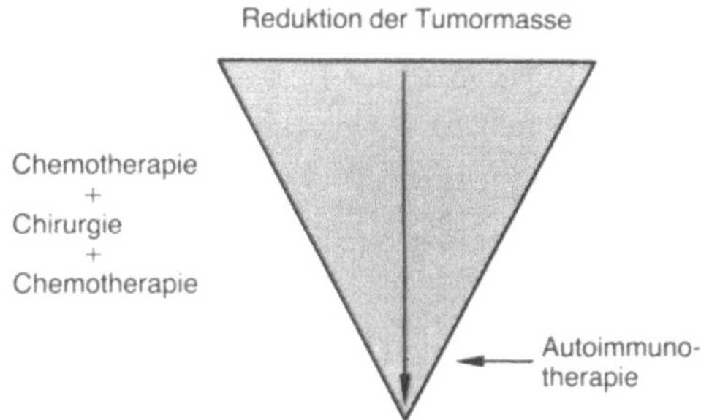

Abb. 2. Mechanismus der „Autoimmunotherapie"

„Wirt", fähig wird, das verbleibende Resttumorgewebe durch seine eigenen Abwehrmechanismen zu beseitigen. Obwohl diese noch detaillierter Definition bedürfen, ist doch anzunehmen, daß sie in erster Linie immunologischer Natur sind.

Es steht außer Zweifel, daß durch multimodale Therapieverfahren heute bei einigen inkurablen Tumoren günstige Effekte erzielt werden können. Aber man muß sich natürlich jeweils darüber klar sein, daß diese Therapieverfahren, sollen sie Erfolge bringen, auch mit erheblichen Nebenwirkungen verbunden sind. Man wird daher im Einzelfall im gemeinsamen Konsilium abwägen müssen, was jeweils an Gewinn zu erwarten ist und ob die hierbei erforderliche Hospitalisation, die zu erwartenden Nebenwirkungen und die möglichen Komplikationen nicht die Lebensqualität zu sehr beeinträchtigen. Gerade diese Abwägung von für und wider ist eine eminent wichtige ärztliche Aufgabe, bei der genaue Kenntnis des Patienten und seiner Umwelt oft von großer Bedeutung ist. Mehr als in anderen therapeutischen Fragen der Onkologie sind hierbei alle „Richtlinien" und „Allgemeine Empfehlungen" ohne Bedeutung, und alles kommt auf die Beurteilung der individuellen Situation an.

Chirurgie, Chemo- und Radiotherapie bedürfen auch beim inkurablen Patienten einer klar definierten Indikation. Denn diese Therapieverfahren sind gravierend und mit Nebenwirkungen verbunden, was auch für die moderne Chemo- und Radiotherapie gilt. Daher sollen diese Verfahren nicht angewandt werden, nur „damit etwas geschieht", bzw. aus psychologischer Indikation.

Literatur

Hermanek P, Gall FP (1979) Grundlagen der klinischen Onkologie. Witzstrock, Baden Baden Köln New York
UICC (1982) Manual of clinical oncology, 3rd edn. Springer, Berlin Heidelberg New York

7 Prinzipien der Chirurgie maligner Tumoren

7.1 Primärtumor und Lymphabflußgebiete

J. Tonak, F.P. Gall, W. Hohenberger
und P. Hermanek

7.1.1 Kurative und nichtkurative (palliative) Therapie / Begriffsbestimmung

Die Chirurgie steht im Mittelpunkt aller therapeutischen Bemühungen um das Krebsproblem. Nach Schätzungen (Linder 1978) werden 80–90% der Krebskranken operiert, von denen wiederum ca. 40% durch die Chirurgie auf Dauer geheilt werden. Voraussetzung für den Erfolg einer chirurgischen Krebsbehandlung ist das Vorliegen eines lokoregional begrenzten Tumorgeschehens. Hiermit stellt sich die Frage nach der Radikalität eines chirurgischen Eingriffs. Nach K.H. Bauer (1963) ist ein Eingriff nur dann radikal, wenn keine einzige Krebszelle im Organismus zurückbleibt. Diese Frage kann weder ein Chirurg noch ein Pathologe während oder unmittelbar nach der Operation beantworten. Erst nach Jahren der Beobachtung kann hierzu definitiv Stellung genommen werden (Hamelmann 1978).

Gerade diese Unsicherheit bei der Beurteilung unserer Operationen zwingt uns, chirurgische Maßnahmen exakt zu definieren. Diese sind zunächst in kurative und nichtkurative Operationen zu unterteilen.

Die *kurative Behandlung* hat das Ziel, den Tumor komplett zu entfernen und damit den Patienten von seinem Tumorleiden definitiv zu heilen. Wir können von einer kurativen Tumorentfernung sprechen, wenn der Primärtumor lokal radikal entfernt wurde, d.h. bei der Operation kein Hinweis für im Körper zurückgelassenes Tumorgewebe besteht (R 0) *und* die histologische Untersuchung des Operationspräparats tumorfreie Resektionsränder bzw. Resektionsflächen zeigt. Darüber hinaus liegt auch dann eine kurative Tumorentfernung vor, wenn keine Fernmetastasen bestehen oder etwaig vorhandene Fernmetastasen lokal radikal entfernt

wurden (Hermanek u. Gall 1979). Der so definierte Begriff einer kurativen Operation bedeutet natürlich nicht, daß tatsächlich Heilung erzielt wird. Daher wäre die bisweilen gebrauchte Bezeichnung „potentiell kurativ" zu bevorzugen. Sie ist aber im internationalen Schrifttum ungebräuchlich. Sowohl die UICC (UICC 1978/1982) als auch das AJCC (1983) sprechen von kurativer Tumorentfernung.

Nichtkurativ ist eine chirurgische Behandlung dann, wenn der Primärtumor lokal unradikal entfernt wurde und/oder unbehandelte oder nicht lokal im Gesunden entfernte Fernmetastasen vorliegen.

Von der WHO (1976) wird die nichtkurative Therapie noch in eine *palliative und symptomatische Behandlung* unterteilt. Bei beiden kann keine Heilung mehr erreicht werden. Von der palliativen Therapie wird eine Verlängerung des Lebens erwartet. Bei der symptomatischen Therapie besteht hierfür keine Aussicht. Aber es wird durch sie versucht, eine temporäre Erleichterung von Beschwerden für den verbleibenden Lebensrest zu erzielen.

Begrifflich kann von der Inkurabilität bei einem Patienten die *Inoperabilität* abgegrenzt werden. So kann beispielsweise der blutende Primärtumor eines Patienten lokal sehr wohl operabel, aber gleichzeitig bestehende Fernmetastasen die Tumorerkrankung insgesamt inkurabel machen. Eine *lokale Inoperabilität* liegt dann vor, wenn ein Tumor durch Infiltration lebenswichtiger Organe nicht mehr entfernt werden kann. Da die makroskopische Beurteilung während der Operation nicht hinlänglich sicher ist, sollte immer versucht werden, dies auch histologisch durch Entnahme von Gewebeproben zu sichern.

Von *allgemeiner Inoperabilität* wird gesprochen, wenn bei einem Patienten so schwerwiegende Begleiterkrankungen vorliegen, daß der geplante chirurgische Eingriff mit großer Wahrscheinlichkeit nicht überlebt werden kann.

7.1.2 Kurative chirurgische Therapie

7.1.2.1 Klassische Radikaloperation

Unter klassischer Radikaloperation im Sinne von K.H. Bauer versteht man die Entfernung des Primärtumors weit im Gesunden, en bloc mit den regionalen Lymphabflußgebieten und Lymphknoten.

Grundlage für diese klassische Radikaloperation ist die Annahme, daß sich eine Geschwulstkrankheit in Phasen ausbreitet (Abb. 1). Der Tumor wächst im Anfangsstadium zunächst allein kontinuierlich im Organ. Zu diesem Zeitpunkt wird die alleinige Tumorresektion im Gesunden Heilung bringen. In einer weiteren Stufe breitet sich der Tumor lymphogen in die regionären Lymphknoten aus. Zu diesem Zeitpunkt kann eine Heilung nur noch durch die klassische Radikaloperation erzielt werden. Erst in einem zeitlich weiteren nachfolgenden Schritt erfolgt die Fernmetastasierung. Ein beachtlicher Teil der bösartigen Geschwulsterkrankungen muß tatsächlich in diesen Phasen ablaufen. Wie wollte man sonst die zahllosen Fälle erklären, in denen Krebserkrankungen operativ geheilt wurden und die Patienten gesund geblieben sind?

Wesentlicher Bestandteil der klassischen Radikaloperation ist die Entfernung der Primärgeschwulst mit genügendem Sicherheitsabstand. Wir wissen, daß viele Tumoren sich über den makroskopisch sichtbaren Tumorrand hinaus mikroskopisch einige Zentimeter weit ausbreiten können und daher bestimmte Sicherheitsabstände eingehalten werden müssen. Die hierbei geforderten Abstände sind keineswegs bei jedem Tumor gleich, sondern unterscheiden sich je nach Organ und Tumortyp erheblich. So wird heute beim Magenkarzinom vom diffusen Typ ein oraler Sicherheitsabstand von 8–10 cm, beim Intestinaltyp von 4 cm (Giedl u. Hermanek 1984), beim Rektumkarzinom von 5 cm nach aboral — jeweils in situ gemessen — gefordert (Hermanek u. Gall 1981).

Besondere Bedeutung bei der Bestimmung von Sicherheitsabständen hat die Meßmethodik. Vor allem Hohlorgane (Gastrointestinaltrakt, Harnblase), aber auch die Haut kontrahieren sich nach Resektion, daher differieren Maßangaben über Sicherheitsabstände stark, je nachdem, ob in situ, nach Resektion am frischen Präparat, mit oder ohne Ausspannen, nach Fixation oder am histologischen Schnitt gemessen wird.

Wir bevorzugen die objektive Bestimmung durch den Pathologen am frischen, unfixierten, nicht ausgespannten Präparat. Zur Beurteilung der Radikalität und bei Vergleich von Heilergebnissen sollten stets die Sicherheitsabstände und die dabei angewandte Meßmethodik angegeben werden.

Einige Organkrebse zeichnen sich auch dadurch aus, daß sie besonders häufig synchrone, multizentrische Tumorherde aufweisen. Mit zunehmender Kenntnis dieser Eigenheit mancher Organkrebse wurden auch die geforderten Sicherheitsabstände, wie z. B. beim diffusen Magenkrebs oder beim malignen Schwannom, entsprechend erweitert.

Bei der klassischen Radikaloperation kommt zur Chirurgie des Primärtumors gleichzeitig die Chirurgie der Lymphknoten, die Lymphknotendissektion, in Form einer en-bloc-Resektion, hinzu. Je nach klinischem Befund unterscheiden wir zwischen einer elektiven (oder prophylaktischen) und einer therapeutischen Dissektion. Die therapeutische Dissektion erfolgt bei Verdacht oder klinischem Nachweis von regionalen Lymphknotenmetastasen, die elektive Lymphknotendissektion wird durchgeführt, ohne daß ein klinischer Hinweis auf Lymphknotenmetastasen besteht.

Während der Wert der therapeutischen Dissektion von niemandem bezweifelt wird, besteht über die Indikation zur elektiven Lymphknotendissektion bei verschiedenen Tumoren, wie Mammakarzinom, Struma maligna, äußeren (peripheren) Weichteilsarkomen oder malignem Melanom, Uneinigkeit im Schrifttum (Tonak et al. 1983). Bei der Indikation zur elektiven Lymphknotendissektion wird im wesentlichen zwischen zwei Risiken abgewogen (Tabelle 1). Einerseits können zum Zeitpunkt der Operation bereits regionäre Lymphknotenmetastasen vorhanden sein und bei alleiniger Tumorresektion im Organismus zurückbleiben

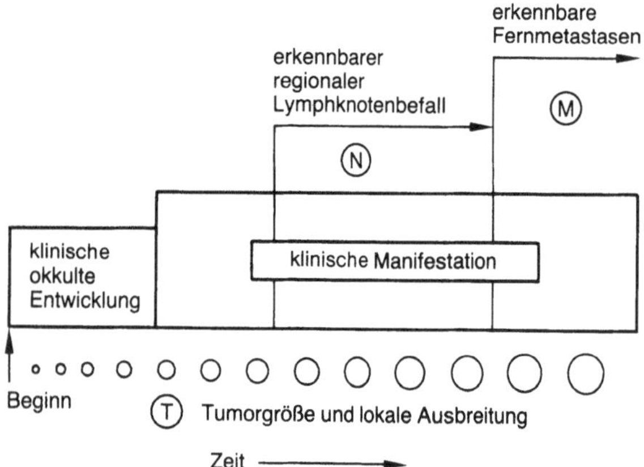

Abb. 1. Phasen der Geschwulstkrankheit. (Nach AJCC 1983)

Tabelle 1. Vor- und Nachteile der elektiven Lymphknotendissektion

Vorteile	Entfernung klinisch okkulter Lymphknoten-metastasen
	Genauere Bestimmung der Tumorausbreitung (Staging)
	Gezielter Einsatz oder Unterlassen adjuvanter Behandlungsverfahren
Nachteile	Erhöhte Morbidität und/oder Letalität

und andererseits stellt die Lymphknotendissektion
eine Erweiterung des chirurgischen Eingriffs dar,
die mit einer eigenen Morbidität und in Einzelfällen auch Letalität belastet ist.

Aufgrund der Fortschritte der Tumorpathologie
sind wir heute in der Lage, bei vielen Tumoren
die Bedeutung pathohistologischer Kriterien an
der Primärgeschwulst für die Prognose und insbesondere auch für die Wahrscheinlichkeit bereits
bestehender lymphogener Metastasierung exakt
einzuschätzen. Der chirurgische Eingriff einschließlich der Frage der elektiven Lymphknotendissektion richtet sich heute damit bei vielen Tumoren nach Histologie und Ausbreitung des Primärtumors. Bei Tumoren, die erfahrungsgemäß
häufig und früh lymphogen metastasieren (High-
risk-Tumoren) wird eine elektive Lymphknotendissektion durchgeführt, bei Tumoren, bei denen
Lymphknotenmetastasen selten oder spät auftreten (Low-risk-Tumoren), kann von einer Lymphknotendissektion abgesehen werden.

7.1.2.2 Grundlagen der Lymphknotenchirurgie

Voraussetzung für eine erfolgreiche Lymphkno-
tenchirurgie ist die genaue Kenntnis des Verlaufs
von Lymphbahnen und Lokalisation der regionalen Lymphknoten. Klassisches Beispiel hierfür ist
die Kenntnis der lymphogenen Metastasierung des
Rektumkarzinoms. Da MILES (1908) bei
Menschen, die mit inkurablem Rektumkrebs verstorben waren, eine lymphogene Metastasierung
nach kranial, aber auch nach lateral und kaudal
ins ischiorektale Fettgewebe festgestellt hatte, galt
über 50 Jahre lang die abdomino-perineale Rektumexstirpation mit permanentem Anus praeter
als Standard-Radikaloperation. Dies, obwohl
schon DUKES (1930) in London und WESTHUES
(1934) in Erlangen unabhängig voneinander erkannt hatten, daß die Rektumkarzinome des
oberen und mittleren Drittels weit überwiegend

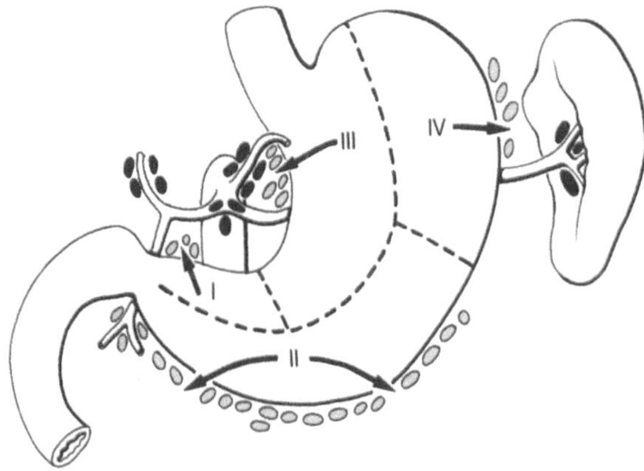

Abb. 2. Lymphabflußgebiete und Lymphknotenstationen
am Beispiel des Magens.   1. Lymphknotenstationen,
   2. und 3. Lymphknotenstationen

kranial längs des Verlaufs der A. rectalis superior
lymphogen metastasieren. Diese Erkenntnis war
Grundlage für die seit den 70er Jahren sich weltweit durchsetzende, kontinenzerhaltende anteriore
Resektion für die Karzinome des oberen und mittleren Drittels.

Im allgemeinen sammelt sich die Lymphe innerhalb des Lymphabflußgebiets eines Tumors in den
nächstgelegenen Lymphknoten (1. Lymphknotenstation) und fließt dann weiter in das folgende
Lymphknotengebiet (2. Lymphknotenstation). So
stellen am Magen die perigastrischen Lymphknoten an der kleinen Kurvatur die 1., jene am Stamm
der A. gastrica sinistra die 2. und jene am Truncus
coeliacus die 3. Lymphknotenstation dar (Abb. 2).
Dabei bestehen am Magen wie auch bei Tumoren
anderer Lokalisationen oft nicht nur ein, sondern
zwei oder mehrere Lymphabflußgebiete. So kann
z. B. die Lymphdrainage eines malignen Melanoms
am Nabel sowohl in beide Leisten als auch in beide
Axillen erfolgen.

Der Lymphabfluß und damit die lymphogene
Metastasierung richtet sich in der großen Mehrzahl der Fälle voraussehbar, regelhaft, nach entsprechenden anatomischen Gegebenheiten. Es gibt
aber Abweichungen:

1. Infolge vorausgegangener Operationen,
durch Radiotherapie oder durch metastatische
Blockierung kann die Lymphe in eine andere Richtung abfließen.

2. Ein besonderes Phänomen stellt der sog. Me-
tastasensprung dar. Man versteht darunter, daß
die Metastasierung innerhalb eines Lymphabflußgebiets nicht so verläuft, daß zunächst die 1. und
dann die 2. Station befallen wird, sondern die

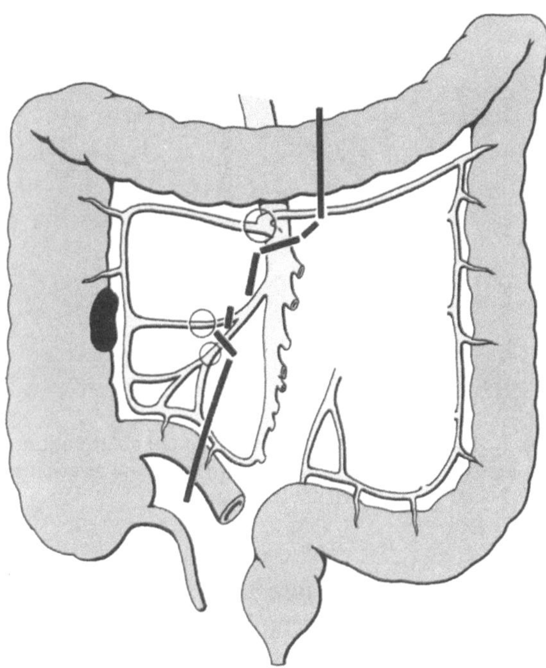

Abb. 3. Definition der Grenzlymphknoten am Beispiel einer Hemikolektomie rechts. (Nach Hermanek u. Gall 1979)

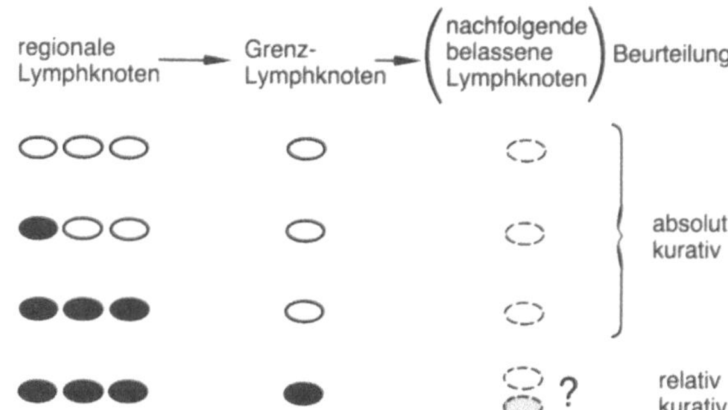

Abb. 4. Lymphknotenbefunde und Kurabilität. In allen Fällen Resektionslinien histologisch tumorfrei und keine Fernmetastasen. (Aus Hermanek u. Gall 1979)

1. Lymphknotenstation übersprungen und erst die weiter entfernt liegenden Lymphknoten metastatisch befallen werden. Nach unseren Erfahrungen (Giedl et al. 1980; Hermanek u. Giedl 1984, 1985) sind derartige Metastasierungsformen sehr selten.

7.1.2.3 Absolut und relativ kurative Radikaloperation

Je nach Ausmaß der Mitentfernung des regionären Lymphabflußgebiets und den histologischen Befunden an diesen regionären Lymphknoten kann man bei Radikaloperationen zwischen absolut und relativ kurativen Resektionen unterscheiden (Hermanek u. Gall 1979).

Voraussetzung für eine derartige Unterteilung ist die Trennung der regionalen Lymphknoten in Gruppen verschiedener Stationen, wobei die erste Station unmittelbar tumornahe liegt und je nach Entfernung vom Tumor von zwei, drei, evtl. vier Lymphknotengruppen gesprochen wird. Wenn die vom Tumor am weitesten abliegenden mitentfernten Lymphknoten tumorfrei sind, wird die Resektion als absolut kurativ eingestuft. Eine relativ kurative Resektion liegt vor, wenn die vom Tumor

am weitesten entfernt gelegenen Lymphknoten tumorbefallen sind.

Maßgebend ist das Ergebnis der histologischen Untersuchung des oder der „Grenzlymphknoten". Dieser ist der Lymphknoten in einem Lymphabflußgebiet, der vom Tumor am weitesten entfernt und der Resektionsfläche am nächsten liegt. Bei Organen mit mehreren Lymphabflußgebieten, etwa dem Magen oder dem Kolon, gibt es für jedes Lymphabflußgebiet einen Grenzlymphknoten (Abb. 3 und 4).

Voraussetzung für die Zuverlässigkeit einer Unterscheidung zwischen absolut und relativ kurativ ist die Annahme einer kontinuierlichen lymphogenen Metastasierung, die tatsächlich bei der überwiegenden Anzahl der Fälle vorliegt.

7.1.2.4 Sonstige Formen kurativer chirurgischer Therapie

Eingeschränkte chirurgische Therapieverfahren und operative Endoskopie. Je nach Lokalisation des Tumors und je nach Ausmaß der Operation können verschiedene Formen chirurgischer Therapie unterschieden werden. Neben der klassischen Radikaloperation haben in den letzten Jahren eingeschränkte chirurgische Eingriffe besondere Bedeutung erlangt (Tabelle 2).

Mit den Fortschritten der modernen Tumorpathologie und zunehmender Kenntnis von der Wertigkeit prognostischer Faktoren bei der pathohistologischen Begutachtung des Primärtumors wurde es möglich, bei vielen Organkrebsen, je nach Histomorphologie und Tumorausbreitung, eine Unterteilung in prognostisch günstige Fälle („good cancer") oder prognostisch ungünstige

Tabelle 2. Formen kurativer chirurgischer Therapie

Lokale Exzision mit beschränktem Sicherheitsabstand
(z. B. auch endoskopische Polypektomie, Teilresektion
der Mamma)
Entfernung des krebstragenden Organs (z. B. Nephrekto-
mie, Muskelgruppe, Gastrektomie *ohne* Lymphknoten-
dissektion)
Klassische Radikaloperation (*mit* Lymphknotendissektion)
Erweiterte Resektion (z. B. Gastrektomie mit Pankreas-
Linksresektion)
Amputation, Exartikulation, Schultergürtelresektion oder
Hemipelvektomie (bei Extremitätentumoren)

Fälle („bad cancer") vorzunehmen (HERMANEK u.
GALL 1979).

Bei prognostisch günstigen Tumoren ist es vielfach nicht erforderlich, eine klassische Radikaloperation durchzuführen, da diese eine ausgezeichnete Prognose haben, die sich auch dann nicht verschlechtert, wenn die Tumoren nicht durch klassische chirurgische Radikaloperation, sondern
durch eingeschränkte Verfahren, wie die operative
Endoskopie oder lokale chirurgische Exzision, entfernt werden. Für diese eingeschränkten Operationsverfahren ist eine strenge klinische und pathohistologische Selektion absolute Voraussetzung
(HERMANEK u. KARRER 1983).

Eingeschränkte Operationsverfahren setzen
auch voraus, daß die statistische Wahrscheinlichkeit einer bestehenden okkulten lymphogenen
Metastasierung sehr gering ist (unter 5%). So ist
bei malignen Melanomen mit einer Tumordicke
von nicht mehr als 1.5 mm eine klassische Radikaloperation nicht mehr erforderlich. Diese oberflächlichen Tumoren können durch eine Exzision
mit beschränktem Sicherheitsabstand (minimal
2 cm) bei nahezu 100%iger Heilungschance des
Patienten behandelt werden (TONAK et al. 1984).

Chirurgische Tumorexstirpationen mit beschränktem Sicherheitsabstand wurden in den letzten Jahren im Rahmen multimodaler Behand-
lungspläne zunehmend propagiert, z. B. beim
Osteosarkom als extremitätenerhaltende Chirurgie
mit prä- und postoperativer Chemotherapie, beim
Weichteilsarkom als lokale Exzision mit engem Sicherheitsabstand und Nachbestrahlung oder beim
Mammakarzinom in Form brusterhaltender Verfahren und Nachbestrahlung.

Hierbei wird von der Vorstellung ausgegangen,
daß möglicherweise zurückgelassene subklinische
Tumorreste durch die anschließende Radio- und/
oder Chemotherapie vernichtet werden können.

Da dies aber nur selten mit absoluter Sicherheit
vorauszusagen ist, ist bei derartigen Therapieverfahren i. allg. eine geringere Erfolgschance gegeben.

Voraussetzung für ihre Anwendung ist eine sehr
kritische Selektion mit besonderer Berücksichtigung der Tumorhistologie und Tumorausbreitung
sowie entsprechende Aufklärung des Patienten.

Erweiterte Resektionen. Nicht selten findet der
Chirurg Tumoren vor, die auf Nachbarorgane
übergreifen. Je nach Lokalisation des Primärtumors wird beispielsweise eine Mitresektion von
Dünndarmschlingen beim kolorektalen Karzinom
oder des linksseitigen Pankreas beim Magenkarzinom oder der A. femoralis bei Weichteilsarkomen
im Oberschenkelbereich erforderlich. Sofern keine
sonstige Einschränkung der allgemeinen Operabilität vorliegt, sollte in diesen Fällen eine erweiterte
En-bloc-Resektion vorgenommen werden. Vielfach ist die intraoperative Entscheidung, ob eine
echte Tumorinvasion in Nachbarorgane oder eine
peritumoröse Entzündung vorliegt, nicht möglich.
Bei erweiterten Resektionen des kolorektalen Karzinoms fanden wir (GALL et al. 1985) nur in 45%
der Fälle eine echte Tumorinfiltration, während
in 55% nur eine peritumoröse Entzündung bestand. Die intraoperative Durchführung von Inzisionsbiopsien zur Klärung der lokalen Tumorausbreitung lehnen wir bei operablen Patienten ab,
da durch diese eine gefährliche Tumorpropagation
im Operationsgebiet verursacht werden kann. Die
Ergebnisse erweiterter Resektionen zeigen, daß die
Operationsletalität nicht wesentlich vergrößert
wird und die Heilungsergebnisse (beim kolorektalen Karzinom: 5-Jahres-Überlebensraten 44%;
GALL et al. 1985) dieses aggressive chirurgische
Vorgehen rechtfertigen.

7.1.2.5 Verfahrensregeln kurativer chirurgischer Therapie

Das Konzept der modernen chirurgischen Onkologie stellt eine histologie- und stadiengerechte
Therapie dar. Es wird nicht der Krebs eines bestimmten Organs nach einheitlichen Richtlinien
behandelt, sondern die jeweils vorliegende bösartige Erkrankung wird individualisiert therapiert.
Dies betrifft sowohl die Indikation zu den verschiedenen Therapiemodalitäten als auch das chirurgische Vorgehen, bei dem eine „Operation nach
Maß" angestrebt wird. Dies setzt voraus, daß nach

präoperativen Befunden das richtige Ausmaß des Eingriffs geplant wird, und der Operateur während des Eingriffs gezielt und systematisch die Ausbreitung des Tumors bestimmt (intraoperatives Staging). Während der Operation muß eine Tumorzelldissemination und Kontamination des Operationsgebiets mit Tumorzellen vermieden werden.

Intraoperatives Staging. Vor jeder Tumorresektion ist in erster Linie nach Fernmetastasen zu suchen. Alle verdächtigen Veränderungen an Peritoneum oder Leber sollten im Schnellschnitt untersucht werden. Die makroskopische Beurteilung allein ist unzureichend, da beispielsweise kleine Cholangiome der Leber makroskopisch nicht von Metastasen abzugrenzen sind. Gegenüber der rein klinischen Beurteilung bietet jede Operation eine Fülle vermehrter und sicherer Informationen. Das systematische und planmäßige intraoperative Staging steht am Anfang jedes Eingriffs. Es ist mit gleicher Sorgfalt durchzuführen, unbeschadet davon, ob der Tumor tatsächlich reseziert werden kann oder ob man sich mit palliativen, resezierenden oder nichtresezierenden oder gar mit einem Probeeingriff begnügen muß.

Operation nach Maß. Der histologie- und stadiengerechte chirurgische Eingriff sieht vor, daß sowohl eine Überbehandlung als auch eine ungenügende chirurgische Therapie vermieden wird.

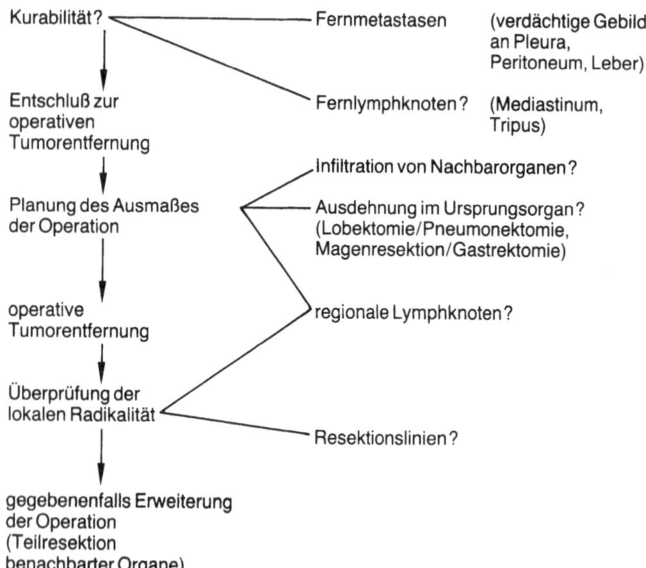

Abb. 5. Intraoperative Schnellschnittuntersuchung in der Tumorchirurgie. (Aus Hermanek u. Gall 1979)

Die intraoperative Schnellschnittuntersuchung nimmt hierbei eine zentrale Stellung ein (Abb. 5). Bei manchen Organtumoren ist die intraoperative Schnellschnittuntersuchung von so großer Bedeutung, daß derartige Tumoren nur dort operiert werden sollten, wo die Möglichkeit einer leistungsfähigen, diagnostisch zuverlässigen und raschen intraoperativen histologischen Diagnostik besteht. Dies gilt insbesondere für Eingriffe mit großer Letalität und Morbidität. Die allgemeinen Grundsätze einer solchen Chirurgie nach Maß sind in Abb. 5 dargestellt.

Verhinderung von Tumorzelldissemination und Kontamination des Operationsgebiets durch Tumorzellen. Die mechanische Irritation des Tumors birgt die Gefahr einer Tumorzellverschleppung in sich. Der Tumor sollte daher sehr vorsichtig und wenn möglich überhaupt nicht angefaßt werden. Bei Darmtumoren wird, um eine intraluminale Ausbreitung von Tumorzellen zu verhindern, eine orale und aborale Ligatur empfohlen. Die abführenden Venen und Arterien eines Tumors sollten vor der Resektion primär ligiert werden. Diese vor allem von Turnbull et al. (1967) erarbeitete „No-touch-Technik" konnte die Behandlungsergebnisse wesentlich verbessern. Am häufigsten werden Tumorzellen im Operationsgebiet jedoch dadurch verschleppt, daß der Tumor eingerissen oder angeschnitten wird. Um dies zu vermeiden, soll die Resektion primär mit ausreichendem Sicherheitsabstand erfolgen. Wie Kern (1977) für Weichteilsarkome formuliert hat, sollte der Chirurg bei einer optimalen Tumoroperation die Geschwulst nicht zu sehen bekommen. Zur Verhinderung der Tumorzellausbreitung werden nach Resektion Spülungen des Operationsgebiets, z. B. mit Aqua dest., empfohlen.

Abgesehen von den Untersuchungsergebnissen von Turnbull et al. (1967) gibt es im Schrifttum nur sehr wenig Mitteilungen über die Effektivität der oben dargestellten Maßnahmen zur Verhinderung der Tumorzelldissemination. Wahrscheinlich überdecken andere, prognostisch wichtigere Faktoren, den individuellen Verlauf einer Erkrankung, so daß der Beweis für die Bedeutung dieser Maßnahmen nur bei sehr großen Patientenzahlen nachgewiesen werden kann. Hinlänglich gesichert scheint uns die prognostische Bedeutung der Tatsache, ob ein Tumor en bloc reseziert wurde oder intraoperativ eingerissen oder eröffnet wurde. So fanden wir (Tonak et al. 1982) eine Lokalrezidivhäufigkeit von 40% (12 von 30) bei kurativ operierten Patienten mit Karzinomen des mittleren Rektumdrittels, wenn der Tumor intraoperativ eröffnet oder eingerissen war, im Vergleich zu einer Lokalrezidivhäufigkeit von 21% (40 von 194) wenn der Tumor en bloc reseziert worden war. Ähnliche Ergebnisse beobachteten wir in unserem Krankengut bei malignen Melanomen und bei äußeren Weichteilsarkomen.

7.1.2.6 Die entscheidende Bedeutung der Erstoperation

Mancherorts wird mit breiter Publikumswirkung postuliert, daß das Schicksal eines Krebspatienten durch Histologie und Tumorausbreitung zum Zeitpunkt der Diagnose definitiv bestimmt sei, unbeschadet was weiter mit dem Patienten geschieht (OESER 1974).

Sicher gibt es bei jeder Krebserkrankung einen bestimmten Prozentsatz von Patienten, die zum Zeitpunkt der Ersttherapie okkulte Fernmetastasen haben und deren Schicksal damit nicht mehr in der Hand des Chirurgen liegt, der den vermeintlich lokalisierten Primärtumor behandelt. Die Statistik unserer Heilerfolge beweist, daß dies aber je nach befallenem Organ bei einem unterschiedlich großen Anteil von Patienten *nicht* der Fall ist. Unser Ziel muß es sein, durch Früherkennung und Frühbehandlung die Anzahl der Patienten mit lokalisierten Krebserkrankungen weiter zu vermehren.

Bei allen Krebskranken, bei denen zum Zeitpunkt der Ersttherapie die Erkrankung noch keine Fernmetastasen gesetzt hat und auf das lokoregionale Gebiet begrenzt ist, ist die Krebserkrankung chirurgisch heilbar. Dem erstbehandelnden Chirurgen obliegt hierbei die entscheidende Verantwortung, den Ersteingriff so zu gestalten, daß ein Lokalrezidiv verhindert wird.

Immer noch gilt der alte chirurgische Grundsatz: „Was bei der Resektion des Primärtumors versäumt wurde, ist für immer verloren" (SCHWAIGER u. VAN LESSEN 1966). Ist erst einmal durch eine primär ungenügend radikale Operation ein Lokalrezidiv eingetreten, so verschlechtert sich die Prognose in der Regel entscheidend. Die Therapie von Lokalrezidiven ist meist schwierig und hat auch bei Anwendung supraradikaler Maßnahmen nur geringere Aussichten auf Heilung.

Die große Bedeutung einer optimalen Ersttherapie zeigt sich auch an den Therapieergebnissen großer erfahrener Zentren. Die detaillierte Analyse

Tabelle 3. Resektionsquoten verschiedener maligner Organtumoren. (Chirurgische Universitätsklinik Erlangen, 1978–1983)

Organ	(n) Anzahl der erfaßten Tumoren	Reseziert		Nicht reseziert
		kurativ	nicht kurativ	
		R0	R1	R2	
Lunge	264	33%	3%	5%	58%
Ösophagus	258	24%	10%	15%	51%
Magen	700	55%	5%	13%	26%
Pankreas[a]	341	29%	7%	1%	62%
Kolon/Rektum	1 538	75%	3%	13%	8%

[a] ohne periampulläre Karzinome

einschlägiger Publikationen ergibt, daß diese hervorstechenden Therapieresultate nicht etwa nur Folgen von Selektion, sondern sehr reale Folgen großer Erfahrung und Spezialisierung sind.

7.1.3 Nichtkurative (palliative) chirurgische Therapie

Eine kurative Resektion bösartiger Tumoren ist in Abhängigkeit vom befallenen Organ im eigenen Krankengut nur in 24–75% möglich (Tabelle 3).

Bei diesen Patienten handelt es sich jedoch bereits um ein selektiertes Krankengut, das gezielt mit der Fragestellung der Operabilität zugewiesen wurde. Aus diesem Grunde darf man annehmen, daß der Anteil inoperabler Patienten zum Zeitpunkt der Erstdiagnose einer bösartigen Erkrankung z.T. beträchtlich höher liegt.

Für die nichtkurativ resektablen Tumoren stellt sich die Frage nach der Indikation zur nichtkurativen (palliativen) Tumorentfernung bzw. nach der Indikation zu nichtresezierenden chirurgischen Maßnahmen.

7.1.3.1 Faktoren der Indikation (Abb. 6)

Jede Entscheidung zur palliativen chirurgischen Behandlung einer Tumorerkrankung muß von der Tatsache geleitet werden, daß mit dieser Maßnahme der Patient nicht geheilt wird. Die Überlegungen müssen deshalb darauf abzielen, ob dem Patienten mit dem Eingriff geholfen wird, d.h. vor allem eine Verbesserung seiner Lebensqualität zu erreichen ist. Daher müssen besonders evtl. mög-

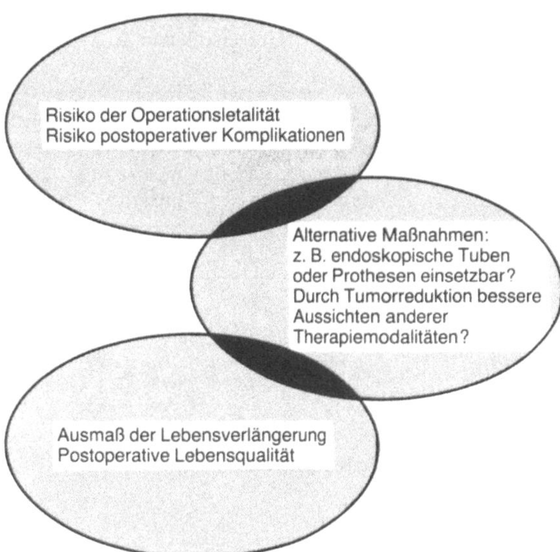

Abb. 6. Faktoren, die bei palliativen Tumoreingriffen zu berücksichtigen sind

liche Komplikationen und der Gewinn unserer Maßnahmen gegeneinander abgewogen werden. Im Vordergrund der Komplikationen steht besonders die Operationsletalität, aber auch postoperative Darmfisteln oder septische Komplikationen mit der häufigen konsekutiven langfristigen Beatmung sind schwerwiegende Folgen, die die erhoffte Verbesserung der Lebensqualität zunichte machen.

In einigen Fällen wird dem Chirurgen jedoch der palliative Charakter seiner Tumorentfernung nicht bewußt, wenn er einen Tumor vermeintlich für kurativ resektabel hält, der Pathologe jedoch bei der histologischen Begutachtung des Operationspräparats Tumorausläufer bis an den Resektionsrand heranreichen sieht (R 1-Tumoren).

Diese Möglichkeit darf jedoch den Chirurgen nicht daran hindern, im Zweifelsfalle einen kurabel erscheinenden Tumor zu entfernen. Ansonsten würde allen Patienten mit fraglich lokal kurabler Tumorausdehnung die Chance auf Heilung genommen. Diese Einstellung wird durch unsere Erfahrung gerechtfertigt, daß nämlich tatsächlich Patienten mit solchen, meist ausgedehnten Tumoren chirurgisch heilbar sind.

Gelegentlich ist der Chirurg gezwungen, eine palliative Tumorresektion durchzuführen, wenn bei der Exploration eines Tumors zur Beurteilung der Operabilität der Eingriff so weit fortgeschritten ist, daß ein Rückzug ohne Resektion nicht mehr möglich ist.

Insgesamt sind palliative Tumorresektionen um so eher zu vertreten, je niedriger die postoperative Letalität bei solchen Eingriffen in der Hand des betreffenden Chirurgen ist.

Neben den unmittelbar postoperativ auftretenden Komplikationen ist, soweit voraussehbar, auch die weitere Entwicklung des Tumorleidens bei der Frage nach dem zu erwartenden Gewinn für den Patienten zu berücksichtigen. In diese Überlegungen müssen auch eingehen:

- Umfang der Operation (Schwere des Eingriffs)
- Wachstumsverhalten eines Tumors (Grading und Typing).

So ist z.B. nach einer Ösophagusresektion mit einer Erholungsphase von 3 und beim Eintreten von postoperativen Komplikationen sogar bis zu 6 Monaten zu rechnen, bis der Patient wieder in größerem Umfang aktiv werden kann. Schnell wachsende Tumoren (diffuse Magenkarzinome, schlecht differenzierte Ösophaguskarzinome) führen jedoch nach dieser Zeit bereits wieder zu Stenosebeschwerden.

Kleinzellige Lungenkarzinome stellen ohnehin nur im Falle der Tumorkategorie T 1 eine Indikation zur Resektion dar. Um so mehr verbietet sich bei diesem Tumor eine prinzipielle palliative chirurgische Maßnahme.

Andererseits stellen beispielsweise Dickdarmkarzinome für den Patienten und auch für seine Umgebung eine enorme Belastung dar. Neben anderen ist dieser Gesichtspunkt auch ein Grund dafür, daß wir nicht nur im Falle von Lebermetastasen, sondern auch bei lokal verbleibendem Residualtumor kolorektale Karzinome resezieren bzw. exstirpieren.

Die Indikation zur palliativen Tumorchirurgie besteht auch dann, wenn sie Teil eines multidisziplinären Therapieschemas ist, d.h. wenn durch Tumorverkleinerung bessere Voraussetzungen für die anschließende Chemo- oder Strahlentherapie geschaffen werden (z.B. Schilddrüsenkarzinom, Lymphome).

Der Chirurg sollte zurückhaltend sein, wenn es zur chirurgischen Behandlung alternative Maßnahmen mit gleichem oder ähnlichem Erfolg gibt. Beispiele hierfür sind die endoskopische Plazierung von Ösophagustuben oder von Prothesen in die Gallenwege.

Schließlich sollte das Leben eines an einem Tumor leidenden Patienten nicht um jeden Preis verlängert werden. Man sollte daran denken, daß ein Patient an seinen Lebermetastasen humaner stirbt

Tabelle 4. Voraussetzungen nichtkurativer (palliativer) Tumorresektionen

Schilddrüse	Histologie Tumorausdehnung	papillär, follikulär fehlende Infiltration von Ösophagus und großen Gefäßen sichere Erhaltung eines N. recurrens
Lunge (ZEIDLER u. VOGT-MOYKOPF 1982)	Histologie Tumorfolgen	kein kleinzelliges Karzinom abszedierende Tumoren Tumorblutung poststenotische Komplikation Thoraxwandinfiltration mit Schmerzen
Ösophagus		Bewußt palliative Resektion kaum indiziert
Magen	Resektionsverfahren	aborale Resektion totale Gastrektomie nur im Einzelfall beim intestinalen Tumortyp ohne Fernmetastasen
Pankreas und Gallenwege		Bewußt palliative Resektion kaum indiziert
Kolon/Rektum		Palliative Resektionen auch im Falle von Lebermetastasen

Tabelle 5. Nichtresezierende chirurgische Eingriffe bei fortgeschrittenen Tumorerkrankungen

Knochenmetastasen	Verbundosteosynthese Markraumnagelung Wirbelsäulenfusion Alloarthroplastik
Schilddrüsenkarzinom	Tracheotomie Magenernährungsfistel
Lungenkarzinom	Bronchialprothesen
Ösophaguskarzinom	Ösophago-gastraler Bypass Magenernährungsfistel
Magenkarzinom	Gastrojejunostomie Dünndarmernährungsfistel
Gallenwegs- und Pankreaskopfkarzinom	Bilodigestive Anastomosen Gastrojejunostomie Hepatikojejunostomie nach Rodney Smith oder Couinand-Hepp Phenolinjektion des Plexus solaris
Lebermetastasen	Intraarterieller/intraportaler Leberkatheter (isolierte Leberperfusion)
Dickdarm und Rektumkarzinom	Kolostomie Neurochirurgische Maßnahmen bei Schmerzen

als unter den Schmerzen eines die Beckenknochen destruierenden Rezidivs eines Rektumkarzinoms. In solchen Fällen verbietet sich jede Behandlung von Lebermetastasen.

7.1.3.2 Nichtkurative (palliative) Tumorresektion

Palliative Tumorresektionen sind nur dann vertretbar, wenn die Häufigkeit möglicher postoperativer Komplikationen in einem angemessenen Verhältnis zur erhofften Verbesserung der Lebensqualität steht. Daneben ist bei der Indikationsstellung als weiterer objektiver Parameter die mediane Überlebenszeit nach palliativen Tumorresektionen im Vergleich zu nichtoperierten Patienten zu berücksichtigen.

Unter Beachtung der unter 7.1.3.1 genannten Faktoren ist die Einstellung zur palliativen Tumorresektion im wesentlichen abhängig vom befallenen Organ, vom histologischen Tumortyp und vom Umfang der notwendigen Operation (Tabelle 4).

7.1.3.3 Nichtresezierende Eingriffe

Nichtresezierende Eingriffe bei Tumorpatienten zielen auf eine Besserung oder Beseitigung von Symptomen ab, die durch den Tumor hervorgerufen werden. Die Beseitigung von Stenosen des Ösophago-Gastrointestinaltrakts, der Gallenwege, der Trachea sowie die Behandlung von pathologischen Frakturen stehen hierbei im Vordergrund. Das Spektrum der Maßnahmen ist in Tabelle 5 wiedergegeben. Zum Teil wurden diese Verfahren in letzter Zeit durch endoskopische Plazierung von Tuben und Prothesen verdrängt.

Wenn auch verschiedene Maßnahmen zur Beseitigung akuter Beschwerden angezeigt sind, wie z.B. Tracheotomie bei einem Schilddrüsenkarzinom, Magenfisteln bei mit Tuben nicht zu überbrückenden Ösophaguskarzinomen oder die Ileotransversostomie im Ileus bei einem inoperablen Karzinom der rechten Kolonflexur, so werden doch diese Operationen oft nur um wenige Wochen überlebt.

Literatur

American Joint Committee for Cancer Staging (AJCC) (1983) Manual for staging of cancer, 2nd ed. Beahrs OH, Myers MH (eds) Lippincott, Philadelphia London Mexico City New York St Louis Sao Paulo Sydney
Bauer KH (1963) Das Krebsproblem. 2. Aufl. Springer, Berlin Heidelberg New York

Dukes CE (1930) The spread of cancer of the rectum. Brit J Surg 17: 643–648

Gall FP, Hermanek P (1980) Therapie des Rektumkarzinoms. Dtsch Ärztebl 15:939–947

Gall FP, Tonak J, Altendorf A, Kuruz U (1985) Indikation und Ergebnisse erweiterter Resektionen beim kolo-rektalen Karzinom. Langenbecks Arch Chir (Kongreßbericht) 366:445–450

Giedl J, Hermanek P (1984) Der Einfluß histopathologischer Befunde auf die Wahl der chirurgischen Therapiemethode und die Überlebenszeiten beim Magenkarzinom. In: Rhode H, Troidl H (Hrsg) Das Magenkarzinom. Thieme, Stuttgart New York

Giedl J, Hermanek P, Husemann B (1980) Häufigkeit und Typ der lymphogenen Metastasierung des Magenkrebses. Langenbecks Arch Chir 350:191 – 197

Hamelmann H (1978) Radikalitätsprinzipien in der Tumorchirurgie: Das Bronchialkarzinom. Langenbecks Arch Chir 347 (Kongreßbericht):47–52

Hermanek P, Gall FP (1979) Grundlagen der klinischen Onkologie. Witzstrock, Baden Baden Köln New York

Hermanek P, Gall FP (1981) Der aborale Sicherheitsabstand bei der sphinktererhaltenden Rektumresektion. Chirurg 52:25–29

Hermanek P, Giedl J (1984) Häufigkeit, Typ und Klassifikation der lymphogenen Metastasierung gastrointestinaler Karzinome. Verh Dtsch Ges Path 68:284–287

Hermanek P, Giedl J (1985) Lymphogene Metastasierung des Pankreas und periampullären Karzinoms — Häufigkeit, Topographie. In: Beger H (Hrsg) Pankreaskarzinom. Thieme, Stuttgart New York

Hermanek P, Karrer K (1983) Illustrierte Synopsis kolorektaler Tumoren. Pharmazeutische Verlagsges, München

Kern E (1977) Chirurgische Behandlung maligner Weichteiltumoren. Dtsch Ärztebl 27:1757–1764

Linder F (1978) Der Stand der chirurgischen Therapie in der modernen Krebsbehandlung. Sitzungsberichte der Heidelberger Akademie der Wissenschaften. Springer, Berlin Heidelberg New York

Miles WE (1908) A method performing abdominoperineal excision for carcinoma of the rectum and rectosigmoid. Lancet 2:1812–1813

Oeser H (1974) Krebsbekämpfung: Hoffnung und Realität. Thieme, Stuttgart New York

Schwaiger M, Lessen H van (1966) Grundsätzliches zur Therapie des Magenkarzinoms. MMW 108:297–300

Tonak J, Gall FP, Hermanek P, Hager T (1982) Incidence of local recurrences after curative operations for cancer of the rectum. Aust NZJ Surg 52:23–27

Tonak J, Gall FP, Hermanek P (1983) Die chirurgische Therapie von Lymphknotenmetastasen: Hals, Axilla, Leiste. Chirurg 54:561–568

Tonak J, Hermanek P, Weidner F, Guggenmoos-Holzmann J, Altendorf A (1984) Melanoma in Germany. In: Balch, Milton, Shaw, Soong (eds) Cutaneous Melanoma. Lippincott, Philadelphia

Turnbull RB, Kyle K, Watson FR, Spratt J (1967) Cancer of the colon: the influence of the „no touch" isolation technique on survival rates. Ann Surg 166:420–427

UICC (1978) TNM Classification of malignant tumors. 3rd edn. UICC, Geneva, revised and enlarged 1982

Westhues H (1934) Die pathologisch-anatomischen Grundlagen der Chirurgie des Rektumkarzinoms. Thieme, Leipzig

WHO Handbook for Standardized Cancer Registries (1976) WHO Offset Publication No. 25. WHO Geneva

Zeidler D, Vogt-Moykopf I (1976) Palliative Chirurgie beim Bronchial-Karzinom und Metastasen-Chirurgie. Thoraxchirurgie 24:341–344

7.2 Fernmetastasen

E. Mühe und B. Angermann

Die chirurgische Behandlung von Fernmetastasen ist heute in drei Situationen und mit drei Zielsetzungen indiziert:

1. als kurative Therapie mono- oder oligotoper Fernmetastasen, vor allem in Leber und Lunge,
2. als Tumorreduktion in Kombination mit Chemotherapie,
3. als symptomatische Therapie zur Linderung gravierender Symptome.

Bei der Behandlung von Fernmetastasen ist auch eine Beeinflussung durch operative endokrine Therapie möglich. Diese kommt nur in Frage bei Tumoren, die wenigstens bis zu einem gewissen Grade hormonabhängig sind. Das klassische Beispiel ist die Kastration beim Prostatakarzinom, die zu einem Standardverfahren mit wesentlicher Lebensverlängerung gehört. Beim metastasierten Mammakarzinom wurden die bilaterale Adrenalektomie und Hypophysektomie (operativ oder durch Implantation radioaktiver Substanzen) angewandt; sie werden heute aber nur ausnahmsweise eingesetzt.

7.2.1 Indikation zur chirurgischen Therapie von Fernmetastasen

7.2.1.1 *Kurative Operation von Fernmetastasen*

Fernmetastasen bedeuten nicht immer den Anfang vom Ende der Krebserkrankung (HEGEMANN u. MÜHE 1976). Dies gilt in erster Linie für solitäre oder einige wenige Fernmetastasen in der Leber und in den Lungen. Wir wissen heute, daß die absolut infauste generalisierte Metastasierung in zahlreiche Organe durchaus nicht immer vom Primärtumor ausgeht. In vielen Fällen werden die venös abgeschwemmten Tumorzellen in den ersten Filtern Leber bzw. Lunge zum Großteil zerstört, nur wenige Tumorzellen siedeln sich an und bilden zunächst eine oder einige manifeste Metastasen. Entsprechend experimentellen Befunden dürfte dabei auch eine durch molekulare Strukturen an der Zelloberfläche bedingte Affinität bestimmter Zellklone zu bestimmten Organen (z.B. der Leber) von Bedeutung sein (FIDLER 1973, 1977; NICHOL-

SON 1984). Diese mono- oder oligotope Metastasierung bleibt einige Zeit lokalisiert, und erst später kommt es zur Dissemination mit diffuser Metastasierung im erstbefallenen und in verschiedenen anderen Organen („kaskadenartige Metastasierung") (BROSS u. BLUMENSON 1976). Man könnte somit auch von „lokalisierter" im Gegensatz zu „disseminierter" Fernmetastasierung sprechen. Gelingt es, die „lokalisierte" Fernmetastasierung zu diagnostizieren und chirurgisch zu behandeln, ist eine Heilung des Patienten noch grundsätzlich möglich.

Insgesamt gesehen wird bis heute die Metastasenchirurgie in kurativer Absicht noch relativ selten durchgeführt. Zu den Tumoren, bei denen am häufigsten Fernmetastasen chirurgisch behandelt werden, gehört das kolorektale Karzinom. Etwa 20–25% der Lebermetastasen sind resezierbar (ADSON u. VAN HEERDEN 1980; HASKELL 1980; JAFFE et al. 1968). Es wird angenommen, daß bei etwa 10% aller Patienten mit kolorektalen Karzinomen eine chirurgische Therapie von Lebermetastasen in Frage kommt (SUGARBAKER et al. 1984).

Die bisher nur geringe Operationsfrequenz läßt sich nur durch eine zu seltene Diagnose der „lokalisierten" Fernmetastasierung erklären. Auch durch Second-look-Operationen und CEA-Bestimmungen im Follow-up hat sich diesbezüglich kein wesentlicher Fortschritt ergeben. Die zunehmend in der Nachsorge eingesetzten modernen bildgebenden Verfahren (Sonographie, CT) scheinen die Situation zu bessern.

Die operative Entfernung von Fernmetastasen in kurativer Absicht kann entweder solche betreffen, die zum Zeitpunkt der Diagnose des Primärtumors (synchron) festgestellt oder aber nach kurativer Operation des Primärtumors im späteren Verlauf (metachron) diagnostiziert werden.

Die Indikation zur operativen Entfernung *synchroner Fernmetastasen* ist gegeben wenn,

a) der Primärtumor kurativ operabel ist,
b) im befallenen Organ die Metastasierung nicht diffus ist, sondern nur eine oder einige Metastasen vorliegen und
c) bei eingehender klinischer Untersuchung mit allen modernen diagnostischen Verfahren in anderen Organen keine Fernmetastasen oder höchstens eine weitere entfernbare Metastase in einem zweiten Organ feststellbar ist.

Für die Indikation zur operativen Entfernung *metachroner Fernmetastasen* gelten die analogen Voraussetzungen. Der Primärtumor muß kurativ operiert sein, es darf kein Lokalrezidiv aufgetreten sein, bzw. ein etwaiges Lokalrezidiv muß kurativ operiert worden sein.

Die Voraussetzungen für eine kurative Operation von Fernmetastasen sind fast ausschließlich bei Leber- und Lungenmetastasen gegeben. In Einzelfällen konnten solitäre Knochenmetastasen bei Nierenkarzinomen in kurativer Absicht entfernt werden.

Die kurative Entfernung von Lebermetastasen ist in erster Linie bei kolorektalen Krebsen möglich. Kurative Lungenmetastasenchirurgie kommt in Frage vor allem bei koloreaktalen Karzinomen, Nierenzellkarzinomen und Weichteilsarkomen.

7.2.1.2 Metastasenchirurgie als Tumorreduktion bei multimodaler Therapie

Das Konzept der Tumorreduktion beruht auf der Kenntnis, daß Chemotherapie bei geringer Tumormasse effektiver ist als bei sehr ausgedehnten Tumoren. Dies gilt nicht nur für den Primärtumor, sondern auch für Fernmetastasen. Grundsätzlich gibt es zwei Möglichkeiten der Tumorreduktion: einmal werden größere Metastasen entfernt, ohne daß die Kriterien einer kurativen Metastasenchirurgie erfüllt sind, und anschließend eine intensive Chemotherapie durchgeführt. Im anderen Fall erfolgt zunächst eine Chemotherapie, danach werden die Resttumoren chirurgisch entfernt und dann die Chemotherapie fortgesetzt. In den Operationspräparaten dieser „Resttumoren" findet man häufig weitgehend Devitalisierung und Narbenbildung, aber auch bei gut chemotherapieempfindlichen Tumoren wie nichtseminomatösen Hodentumoren in etwa 75% noch vitale Tumorzellen (GOLDSTRAW 1983). Die Indikationen für diese Therapieform sind noch nicht definitiv etabliert und in Fluß. In erster Linie kommen kindliche Tumoren, nichtseminomatöse Hodentumoren und Osteosarkome in Frage (BOKELMANN 1982; GIRITZKY et al. 1978; HÖPNER et al. 1982; MERRIN u. TAKITA 1978; WANEBO 1983). Es empfiehlt sich, die Entscheidung im Einzelfall im gemeinsamen Gespräch mit internistischen Onkologen und Pathologen zu treffen, z.T. erfolgt die Behandlung im Rahmen kontrollierter klinischer Studien.

Ein neuer Aspekt für die Zukunft ergibt sich durch die Möglichkeit der Testung von Tumorgewebe gegen verschiedene Chemotherapeutika, z.B. nach Heterotransplantation auf Nacktmäuse. Unter diesen Umständen muß bei Auftreten von Fernmetastasen in inneren Organen auch eine diagnostische Metastasenentfernung erwogen werden (OSIEKA u. SCHMIDT 1983), was gelegentlich auch bei Mammakarzinompatienten zur Rezeptorenbestimmung indiziert sein kann.

7.2.1.3 Metastasenchirurgie als symptomatische Therapie

Metastasen können schwerwiegende Symptome verursachen, zu deren Linderung auch chirurgische Maßnahmen, meist in Kombination mit Radio-, Hormon- und/oder Chemotherapie eingesetzt werden können. In erster Linie ist die Indikation zu chirurgischen Verfahren bei Knochenmetastasen mit Frakturen bzw. bei drohenden Frakturen gegeben. Bei solitären Hirnmetastasen, in der Regel Großhirnmetastasen, ist die Indikation zur Operation ebenfalls in erster Linie zur Verbesserung der Situation für die noch verbleibende Lebenszeit gegeben. Palliative Metastasenchirurgie, z.B. in der Leber, ist auch bei hormonproduzierenden Tumoren zu diskutieren.

7.2.2 Chirurgie von Lebermetastasen
(VAN DE VELDE u. SUGARBAKER 1984)

7.2.2.1 Diagnose

Lebermetastasen verursachen erst sehr spät klinische Symptome. Erst die modernen bildgebenden Verfahren, insbesondere CT und Sonographie, bieten die Möglichkeit, auch kleinere Lebermetastasen beim symptomlosen Patienten zu diagnostizieren. Die untere diagnostische Grenze liegt bei Metastasen ab etwa 1–1,5 cm Durchmesser (RÖSCH et al. 1983; STENDER u. HAUBITZ 1983).

Suchmethode ist immer die Sonographie; bei Verdacht auf Lebermetastasen soll zusätzlich eine Computertomographie mit Kontrastmittelapplikation durchgeführt werden. Damit ist eine relativ sichere präoperative Beurteilung der Ausdehnung und die Diagnose evtl. vorhandener weiterer Metastasen möglich.

Auch Tumormarker haben bis zu einem gewissen Grad zu einer Verbesserung der Diagnose beigetragen, sind aber in der Regel weniger empfindlich als die bildgebenden Verfahren. Leberenzyme im Serum eignen sich zur Diagnosesicherung nicht, da sie zu unspezifisch und bei kleineren Metastasen vielfach negativ sind.

Sind Lebermetastasen festgestellt, muß eine Metastasierung in andere Organe ausgeschlossen werden, vor allem Lungenmetastasierung durch Schichtaufnahmen bzw. CT (s. S. 147). Kontraindikationen seitens der Leber sind Zirrhose, Leberinsuffizienz, aktive Hepatitis und Obstruktion der V. portae.

Zur besseren Beurteilung von Lage und Größe intrahepatischer Metastasen, von Gefäßanatomie und -versorgung wird vor der Operation von Lebermetastasen eine Angiographie der Leber vielfach empfohlen, von uns jedoch nicht mehr routinemäßig durchgeführt. Größere Bedeutung dürfte die intraoperative Sonographie der Leber besitzen, teils zur genauen Lokalisation bereits präoperativ festgestellter tiefliegender Metastasen, teils zur Erfassung präoperativ nicht erkannter kleiner Metastasen (KLOTTER et al. 1984).

7.2.2.2 Operationstechnik, Komplikationen, Operationsletalität

Kleine, am Leberrand gelegene Metastasen lassen sich leicht durch atypische Keilexzisionen mit einem Sicherheitsabstand von etwa 1 cm entfernen. Größere und tiefer gelegene Metastasen erfordern anatomiegerechte Resektionen, vor allem die rechts- und linksseitige Hemihepatektomie (Lobektomie), Trisegmentektomie (erweiterte rechtsseitige Hemihepatektomie) sowie Segmentresektionen (in der Klassifikation der Segmente nach COUINAUD 1954). Die Totalentfernung mit Transplantation ist wenig erfolgversprechend (STARZL u. KOEP 1978).

Die Hauptgefahr jedes Eingriffs an der Leber ist die intraoperative Blutung. Die Erfahrung des Operateurs ist entscheidend, Fortschritte haben die Fibrinkleber und die Infrarotkontaktkoagulation gebracht. Das Vorgehen entspricht jenem bei primären Lebertumoren (s.S. 465).

Die Operationsletalität ist abhängig von der Ausdehnung der Leberresektion und beträgt heute nach Lappenresektionen etwa um 6–10%, nach Keilexzision um 0–4% (Tabelle 1). Gleichzeitige Resektion des Primärtumors und der Lebermetastasen bietet sich an, wenn Lokalexzisionen (Metastasektomie) und laterale Segmentresektionen möglich sind, und der Patient in gutem Allgemeinzustand ist.

Eine synchrone Resektion ist aber auch angezeigt, wenn sich durch eine Metastasierung per continuitatem eine En-bloc-Resektion zur radika-

Tabelle 1. Operationsletalität bei operativer Entfernung von Lebermetastasen

	Zahl der Patienten (n)	Operationsletalität (%)
a) Keilexzisionen		
METZGER (1981)	30	7
MORROW et al. (1982)	26	12
FORTNER (1984)	10	0
WAGNER et al. (1984)	74	0
Erlangen 1978–1982 (GALL 1984)	15	0
b) Ausgedehntere Eingriffe		
FORTNER (1977)	21	5
ADSON u. VAN HEERDEN (1980)	34	6
BENGMARK et al. (1982)	32	6
MORROW et al. (1982)	38	26
RAJPAL et al. (1982)	26	15
IWATSUKI et al. (1983)	42	0
NEUHAUS et al. (1983)	31	13
THOMPSON et al. (1983)	25	0
FORTNER (1984)	65	9
FUNOVICS u. FRITSCH (1984, persönliche Mitteilung)	91	21
WAGNER et al. (1984)	67	4
Erlangen 1978–82 (GALL 1984)	26	12
c) Alle Methoden zusammengefaßt		
FOSTER (1970)	115	17
ATTIYEH et al. (1978)	25	4
FOSTER u. LUNDY (1981) Sammelstatistik	417	7
MORROW et al. (1982)	64	20
RAJPAL et al. (1982)	34	12
IWATSUKI et al. (1983)	43	0
THOMPSON et al. (1983)	29	0
WAGNER et al. (1984)	141	2
Erlangen 1978–82 (GALL 1984)	41	7

len Entfernung des Primärtumors nicht vermeiden läßt, wobei in diesem Fall auch ausgedehnte Resektionen einschließlich erweiterter Hemihepatektomien notwendig sein können. Große und multiple Lebermetastasen, die Hemihepatektomien oder Trisegmentektomien erforderlich machen, sollten in zweiter Sitzung nach einem Intervall von einigen Wochen und vorausgegangener eingehender Diagnostik entfernt werden.

7.2.2.3 Prognose

Eine Literaturübersicht (Tabelle 2) zeigt eine durchschnittliche 5-Jahres-Überlebensrate von 24% nach operativer Entfernung von Lebermeta-

Tabelle 2. 5-Jahres-Überlebensraten bei operativer Entfernung von Lebermetastasen

	Zahl der Patienten (n)	5-Jahres-Überlebens-rate (%)
FOSTER (1970)	123	21
FORTNER (1977)	21	35
FOSTER u. LUNDY (1981) Sammelstatistik	295	21
MORROW et al. (1982)	64	34
IWATSUKI et al. (1983)	43	57
FUNOVICS u. FRITSCH (1984, persönliche Mitteilung)	91	13
Durchschnittswert		24

Tabelle 3. 5-Jahres-Überlebensraten bei operativer Entfernung von Lebermetastasen kolorektaler Karzinome

	Zahl der Patienten (n)	5-Jahres-Überlegens-rate (%)
FOSTER (1970)	83	21
ATTIYEH et al. (1978)	24	40
WANEBO et al. (1978)	27	28
FOSTER u. LUNDY (1981) Sammelstatistik	231	23
BENGMARK et al. (1982)	39	20
BOKELMANN (1982)	21	24
MORROW et al. (1982)	29	27
IWATSUKI et al. (1983)	24	52
THOMPSON et al. (1983)	22	31
FUNOVICS u. FRITSCH (1984, persönliche Mitteilung)	44	25
WAGNER et al. (1984)	141	25
Durchschnitt		29
Erlangen 1969–82 (GALL 1984)	70	24

Tabelle 4. Verlauf bei unbehandelten Patienten mit Lebermetastasen nach kolorektalem Karzinom

1) Mittlere oder mediane Überlebenszeiten für alle Patienten (alle Stadien der Lebermetastasierung)

	(n)	(Monate)
PESTANA et al. (1964)	353	9,0
JAFFE et al. (1968)	177	5,3
BENGMARK u. HAFSTRÖM (1969)	38	7,8
NIELSEN et al. (1971)	49	7,0
FISCHERMAN et al. (1976)	49	6,5
WOOD et al. (1976)	113	6,6
WANEBO et al. (1978)	197	7,6
BENGTSSON et al. (1981)	155	4,5
TAYLOR (1981)	?	5,5
Durchschnittswert		6,6
Erlangen 1969–1982 (GALL 1984)	287	5,0

2) Mittlere oder mediane Überlebenszeiten in Monaten in Abhängigkeit vom Ausmaß der Lebermetastasierung

	„few"	„several"	„numerous"
NIELSEN et al. (1971)	18 (n = 24)	9 (n = 14)	5 (n = 5)
	solitär	lokalisiert, multipel unilateral	diffus
WOOD et al. (1976)	16,7 (n = 15)	10,6 (n = 11)	3,1 (n = 87)
PETTAVEL u. MORGENTHALER (1978)	21,5 (n = 12)	4,7–10,7 (n = 41)	1,4 (n = 30)

stasen. Die Überlebensraten sind meist etwas besser, wenn nur Patienten mit kolorektalen Karzinomen betrachtet werden (Tabelle 3). Im Erlanger Krankengut 1969–1982 wurde eine 5-Jahres-Überlebensrate von 24% beobachtet (dabei sind postoperative Todesfälle im Gegensatz zu verschiedenen anderen Statistiken nicht ausgeschlossen).

Natürlich stellen Patienten mit operativ entfernten Lebermetastasen, verglichen mit Patienten ohne chirurgische Therapie, insofern ein ausgelesenes Krankengut dar, als sie sich in einem durchschnittlich weiter fortgeschrittenen Krankheitssta-

dium befinden. Der einfache Vergleich der Überlebenszeiten zwischen operierten und nichtoperativ behandelten Patienten besagt daher wenig.

Interessant sind Angaben über den Verlauf der Erkrankung bei Patienten mit unbehandelten Lebermetastasen, wobei Unterschiede natürlich auch je nach Art des Primärtumors bestehen. Aus den vorliegenden Daten bei Metastasen kolorektaler Karzinome (Tabelle 4) geht hervor, daß bei Zusammenfassung der Patienten aller Stadien der Lebermetastasierung mit einer mittleren bzw. medianen Überlebenszeit von 6–7 Monaten zu rechnen ist, daß aber bei solitären Metastasen mittlere bzw. mediane Überlebenszeiten bis zu 20 Monaten durchaus möglich sind.

Greift man nur die vergleichbaren Patienten mit solitären oder einseitigen multiplen Metastasen kolorektaler Karzinome heraus, so ergibt sich am

Krankengut der Mayo Clinic bei nichtchirurgisch behandelten Patienten eine mediane Überlebenszeit von 15–21 Monaten (WAGNER et al. 1984). Demgegenüber betrug diese Zeit nach Metastasenresektion je nach Behandlungsart und Zeitraum zwischen 20 und mehr als 30 Monate (ADSON u. VAN HEERDEN 1980).

Von entscheidender Bedeutung ist aber die 5-Jahres-Überlebensrate. Über die Ergebnisse bei 252 Patienten mit nichtoperativ entfernten, aber in etwa der Hälfte der Fälle chemotherapierten Lebermetastasen nach kolorektalen Karzinomen berichteten WAGNER et al. (1984). Die Überlebensraten bei solitären Meteastasen (n = 39) betrug nach 3 Jahren 21% und nach 5 Jahren 3%, für einseitige multiple Metastasen (n = 31) 6 bzw. 0% und für beidseitige diffuse Metastasen (n = 182) 4 bzw. 2%. Demnach ist auch bei Patienten mit solitären und multiplen einseitigen Lebermetastasen mit einer Überlebenszeit von über 5 Jahren ohne chirurgische Intervention nur ausnahmsweise, nach Resektion der Metastasen jedoch in etwa 25% (Tabelle 3) zu rechnen. Dies gilt auch dann, wenn die postoperative Letalität mitberücksichtigt wird und wenn die nichtresezierten Patienten chemotherapeutisch behandelt werden.

Für die Prognose nach chirurgischer Therapie scheinen mehrere Faktoren von Bedeutung. Nach den Erlanger Erfahrungen zählen hierzu:

1. Komplette Entfernung der Lebermetastasen: Nur wenn Lebermetastasen sicher im Gesunden entfernt werden (kurative Operation, R O), kann mit einem positiven Effekt auf den weiteren Verlauf gerechnet werden (FORTNER et al. 1984; FUNOVICS u. FRITSCH 1984, persönliche Mitteilung; GALL 1984).

2. Lokalisation des Primärtumors: Die Prognose ist günstiger, wenn die Leber für den Primärtumor das erste Metastasenfilter darstellt. Ist dies der Fall, beträgt im Erlanger Krankengut die 5-Jahres-Überlebensrate 33% (n = 64); ist die Leber erst das zweite Metastasenfilter (nach der Lunge), so wurde kein Patient beobachtet, der die Metastasenentfernung 3 Jahre überlebt hätte (n = 10) (ANGERMANN u. GALL 1983).

3. Stadium des Primärtumors: Die Ergebnisse nach Lebermetastasenchirurgie sind nach den Erlanger Erfahrungen auch mitbeeinflußt durch das Dukes-Stadium des Primärtumors. So betragen die 4-Jahres-Überlebensraten bei Dukes-Stadium A oder B (n = 12) 56%, bei Dukes-Stadium C (n = 44) jedoch nur 11% (GALL 1984). Ein ähnlicher Unterschied (5-Jahres-Überlebensraten 32% gegenüber 18%) wurde aus der Mayo Clinic (WAGNER et al. 1984) sowie von FORTNER et al. (1984) berichtet, konnte allerdings von FOSTER u. BERMAN (1977) nicht beobachtet werden.

Die Zahl und Größe der Metastasen scheint, sofern eine chirurgische Entfernung im Gesunden möglich ist, von geringerer Bedeutung für die Prognose zu sein (ANGERMANN u. GALL 1983; FORTNER et al. 1984; GALL 1984). Auch der Zeitpunkt der Operation in bezug zur Primärtumorentfernung ist nach neueren Untersuchungen (BLUMGART u. ALLISON 1982; FOSTER u. LUNDY 1981; FUNOVICS u. FRITSCH 1983) und den Erfahrungen in Erlangen (ANGERMANN u. GALL 1983) ohne wesentlichen Einfluß auf die Prognose.

Zur Frage nach dem notwendigen Ausmaß einer Resektion ergeben sich aus der Literatur gegensätzliche Meinungen. Einschränkend muß darauf hingewiesen werden, daß sich bis vor etwa 10 Jahren die chirurgische Behandlung überwiegend auf die Resektion von solitären Lebermetastasen durch Keilexzisionen beschränkt hat. Erst in den letzten Jahren finden wir in der Literatur zunehmend Mitteilungen über ausgedehnte Resektionen, auch zur Entfernung multipler Lebermetastasen (ADSON u. VAN HEERDEN 1980; FORTNER et al. 1978). Diese Entwicklung läßt sich auch gut im Erlanger Krankengut verfolgen (ANGERMANN u. GALL 1983). Über bessere Resultate bei durch Keilexzision behandelten kleinen Metastasen berichten ATTIYEH et al. (1978), FOSTER u. LUNDY (1981) sowie LOGAN et al. (1982). Demgegenüber sahen FORTNER et al. (1978) und auch wir in unserem Krankengut eine gewisse Tendenz zu besseren Ergebnissen bei größeren Resektionen.

Wir nehmen an, daß in früheren Jahren vielfach in der Tiefe gelegene Meteastasen übersehen wurden und daher eine Keilexzision oft nicht ausreichend war. Deshalb empfehlen wir Keilexzisionen nur bei kleineren, oberflächlich am Leberrand gelegenen Metastasen. Gerade für die Wahl des adäquaten Vorgehens haben die modernen bildgebenden Verfahren entscheidende Vorteile gebracht.

7.2.2.4 Staging

Alle therapeutischen Maßnahmen sind in ihren Ergebnissen nur dann zu vergleichen, wenn die

Tabelle 5. Staging von Lebermetastasen

---

1. Pettavel u. Morgenthaler (1967, zitiert nach Pettavel u. Morgenthaler 1978)

Stadium I: Solitäre oder sehr wenige Metastasen, normale Laborwerte, keine Hepatomegalie

Stadium II: Einige Metastasen, ≤ 2 cm im Durchmesser, normale Laborwerte, keine oder mäßiggradige Hepatomegalie

Stadium III: Zahlreiche Metastasen, abnorme Laborwerte *oder* Hepatomegalie

Stadium IV: Sehr große und sehr zahlreiche Metastasen, pathologische Laborwerte *und* ausgeprägte Hepatomegalie, andere klinische Symptome wie Ikterus, Aszites u.a.

---

2. Fortner et al. (1981)

Stadium I: Tumor begrenzt auf resezierten Anteil der Leber ohne Befall vaskulärer oder biliärer Strukturen

Stadium II: Regionale Ausbreitung: Befall vaskulärer oder biliärer Strukturen oder Tumorruptur oder Residualtumor

Stadium III: Fernmetastasen

---

3. Japanese Research Society for Gastric Cancer (1981)

H 0   Keine Lebermetastasen

H 1   Metastase begrenzt auf einen Lappen
      H1 (dx) begrenzt auf rechten Lappen
      H1 (sn) begrenzt auf linken Lappen

H 2   Einige Metastasen in beiden Lappen

H 3   Zahlreiche Metastasen in beiden Lappen

---

4. Gennari et al. (1982)

a) Synchron (H) oder metachron (rH)

b) Ausmaß des Befalls:
   1: $\leq 25\%$ 2: > 25–50% 3: $> 50\%$[a]

c) Lage der Metastasen:
   s: solitär   m: multipel, monolateral
   b: bilateral   i: Befall von Nachbarstrukturen oder Organen[a, b]

d) Störung der Leberfunktion (F)[c]

e) Zirrhose oder Hepatitis histologisch nachgewiesen (C)

Beispiele:

H1s   Synchrone solitäre Metastase, $< 25\%$ Leberparenchym befallen

rH2m Metachrone multiple monolaterale Metastasen, 25–50% des Leberparenchyms befallen

rH3bF Metachrone bilaterale Metastasen, mehr als 50% des Leberparenchyms befallen, Leberfunktionsstörung

---

5. Sog. Frankfurter Klassifikation (Hottenrott 1983)

a) Tumormasse in % des Lebervolumens nach CT oder intraoperativem Befund:
   I: $< 25\%$ II: 25–75%   III: $> 75\%$

b) Faktor S: Symptome in Form von Schmerzen, Gewichtsverlust, Appetitlosigkeit oder deutliche Lebervergrößerung

c) Faktor F: Erhöhung von Bilirubin und/oder alkalischer Phosphatase um mehr als das Doppelte des Normmaximums

---

6. Roswell Park Memorial Institute Buffalo, NY (Petrelli et al. 1984) — nur für Metastasen kolorektaler Karzinome und nach Laparotomie!

a) Ausmaß des Leberbefalls nach Laparotomie:
   I: $\leq 25\%$ II: > 25 bis $\leq 50\%$ III: $> 50\%$

b) Performance status:
   0: normale Aktivität   1: Symptome, aber gehfähig   2: bettlägerig $< 50\%$ der Zeit   3: bettlägerig $> 50\%$ der Zeit   4: ständig bettlägerig

c) Alkalische Phosphatase präoperativ:
   a) < 2facher Normalwert   b: > 2facher bis < 4facher Normalwert   c: > 4facher Normalwert

d) Bei Laparatomie extrahepatischer intraabdominaler Tumor: E

Beispiele:

IOa $\leq 25\%$ Leberbefall, normaler „performance status", präoperativ alkalische Phosphatase weniger als das 2fache des Normalwerts

EIII4c Bei Laparotomie Tumor außerhalb der Leber im Abdomen (z.B. paraaortale Lymphknoten), Leberbefall mehr als 50%, ständig bettlägerig, präoperative alkalische Phosphatase höher als das 4fache des Normalwerts

---

7. International Staging System for Hepatic Metastases (van de Velde et al. 1984) (nur für Metastasen kolorektaler Karzinome)

Berücksichtigt werden:

1) prozentualer Befall durch Metastasen:
   P1: weniger als 25% P2: 25–75% P3: mehr als 75%

2) Vorhandensein extrahepatischer Tumormanifestationen: Zusatz von E

3) Vorhandensein von Symptomen: Zusatz von S
   z.B. P2 E: 25–75% Leberbefall, extrahepatische Tumormanifestation, keine Symptome
   P1 ES: weniger als 25% der Leber befallen, extrahepatische Tumormanifestation, Symptome

Auf Grund dieser Befunde und der chirurgischen Therapie erfolgt Stadieneinteilung:

Stadium 0:   in kurativer Absicht resezierte Metastasen
Stadium I: P1 (weder E noch S)
Stadium II: P2 (weder E noch S)
Stadium III: P3 oder E oder S

Bei Patienten im Stadium 0 sollen noch weitere Angaben erfolgen:

a) Resektionsränder: tumorfrei / tumorbefallen
b) Zahl der resezierten Metastasen
c) Lokalisation der Metastasen: unilobär / bilobär

---

[a] Bestimmung von b) und c): obligat Szintigraphie oder Sonographie oder Laparoskopie oder intraoperative Beurteilung, wünschenswert: Angiographie, CT

[b] Z.B. extrahepatische Gallenwege, A. hepatica, V. portae (einschließlich parietale Thrombose), V. cava inferior, Zwerchfell, benachbarte Organe

[c] Definition der Leberfunktionsstörung:
Serumalbumin weniger als 2,5 g/100 ml
Prothrombinaktivität trotz Vitamin-K-Gaben weniger als 60%
SGOT 3mal höher als normal
alkalische Phosphatase 2mal höher als normal
Serumbilirubin mehr als 2 mg/100 ml
Aszites

Krankheitssituation in ihren Details beschrieben wird und somit Fälle gleicher Prognose erfaßt werden können. Tabelle 5 zeigt einige der bisher in der Literatur angegebenen Systeme des Stagings von Lebermetastasen. Das auch in Erlangen angewandte Verfahren nach GENNARI et al. (1982) gilt als am aufschlußreichsten. Eine internationale Vereinheitlichung auf diesem Gebiet wäre dringend erforderlich.

7.2.3 Chirurgie von Lungenmetastasen

7.2.3.1 Diagnose

Patienten mit operablen Lungenmetastasen haben nur in 10–25% klinische Symptome wie Reizhusten, Hämoptyse oder Schmerzen (MOUNTAIN 1970; STELTER et al. 1983).

Erste Suchmethode ist das Röntgenübersichtsbild in zwei Ebenen. Damit lassen sich Metastasen ab 5–10 mm Durchmesser erkennen, sofern sie nicht subpleural oder in der Nähe des Mediastinums liegen. Als nächster diagnostischer Schritt waren bis vor kurzem Schichtaufnahmen beider Lungen üblich. Sie werden heute weitgehend von der Computertomographie verdrängt, die i. allg. Metastasen ab 3 mm, auch wenn sie pleuranahe gelegen sind, feststellen kann (STENDER u. HAUBITZ 1983). Zu einer sicheren Operationsplanung gehört heute vor jedem Eingriff wegen Lungenmetastasen eine computertomographische Untersuchung der Lunge.

Bei peripheren solitären Rundherden muß es sich nicht immer um eine Metastase handeln, sondern es kann auch, trotz scheinbar eindeutiger Anamnese, ein primäres Lungenkarzinom vorliegen (REYNOLDS 1978). Damit ist besonders bei Tumoren des oberen Aerodigestivtrakts und bei Mammakarzinomen zu rechnen (CAHAN 1976). Das Wissen um diese Möglichkeit ist vor allem wichtig für die Wahl des Operationsverfahrens. Oft läßt sich die Frage Lungenmetastase oder primäres Karzinom nicht einmal durch den Pathologen klären; dann muß man sich zur typischen Lungenkarzinomoperation entscheiden.

Vor der Indikation zur Operation sind durch intensive Diagnostik extrapulmonale Tumormanifestationen auszuschließen, besonders bei Melanomen und gastrointestinalen Karzinomen, da bei diesen Tumoren die Lungen nur selten isoliert befallen sind.

7.2.3.2 Indikation

Die Indikation zur operativen Entfernung von Lungenmetastasen unterliegt derzeit einem Wandel. Früher kam im wesentlichen nur die Operation solitärer oder auch mehrerer, auf die Lunge beschränkter Metastasen in kurativer Absicht in Frage, wobei für die Indikation auch gefordert wurde, daß eine andere Alternative einer kurativen Therapie nicht besteht. Die Indikation zur Metastasenchirurgie in diesem Sinne ergab sich vor allem bei Weichteilsarkomen, Nierenkrebsen, Tumoren der Kopf- und Halsregion, selten bei Melanomen. Heute wird die Metastasenchirurgie zunehmend im Rahmen der multimodalen Therapie eingesetzt, insbesondere beim nichtseminomatösen Hodentumor, bei Ewing- und Osteosarkom, beim Nephroblastom und gelegentlich auch beim Mammakarzinom. Dabei wird primär eine aggressive Chemotherapie durchgeführt, operiert wird entweder bei fehlendem Ansprechen bzw. Progression und sofern klinisch Residualtumoren zurückbleiben. In diesem Konzept wird man gelegentlich Lungenmetastasen auch zu diagnostischen Zwecken entfernen (s. S. 142). Bei der Indikation zur operativen Entfernung von Lungenmetastasen ist die im Vergleich zur Lebermetastasenchirurgie doch wesentlich geringere Operationsletalität zu berücksichtigen. Andererseits ist bei älteren Patienten natürlich die Lungenfunktion bzw. die kardiopulmonale Reserve für die Indikation oft limitierend.

7.2.3.3 Operationstechnik und Differentialindikation

Die am häufigsten angewendeten Operationsverfahren sind Keilexzision (mit einem 0,5 bis 1–2 cm breiten Saum gesunden Gewebes) und Lobektomie. Bei der Lobektomie werden die zur Lungenmetastase gehörigen Lymphabflußwege mitentfernt. Seltener eingesetzt werden Segmentresektion und bronchoplastische Operation. Bilobektomie und Pneumonektomie sind nur in Ausnahmefällen indiziert, supraradikale Operationen mit Brustwand-, Zwerchfell- oder Perikardresektion sind abzulehnen.

Während VOGT-MOYKOPF und seine Arbeitsgruppe ein möglichst organsparendes Operieren propagieren (TOOMES et al. 1981; VOGT-MOYKOPF et al. 1983 b), wurde u.a. von BALLANTINE et al. (1975) oder CAHAN et al. (1974) die Lobektomie empfohlen. Aus den Erlanger Beobachtungen (MÜHE et al. 1981) ergibt sich bei solitären Meta-

Tabelle 6. Operationsletalität bei chirurgischer Entfernung von Lungenmetastasen

Literatur	Zahl der Patienten (n)	Operations- letalität
Saegesser et al. (1970) Literaturübersicht	621	17 = 2,7%
McCormack et al. (1978)	188	2 = 1,1%
Takita et al. (1981)	234	6 = 2,6%
Denck (1984)	119	1 = 0,8%
Vogt-Moykopf et al. (1983a)	174	2 = 1,1%
Stelter et al. (1983)	102	2 = 2,0%

Tabelle 7. 5-Jahres-Überlebensraten nach operativer Entfernung von Lungenmetastasen

Literatur	Zahl der Patienten (n)	5-Jahres- Überlebens- rate (%)
Saegesser et al. (1970) Literaturübersicht	997	17
Mountain (1970) Karzinom	102	32
Sarkom, Melanom	70	23
Hasche et al. (1973)	43	28
Mack et al. (1976)	31	26
Mc Cormack et al. (1978)	188	21
Aberg et al. (1980)	70	31
Hild et al. (1981)	49	23
Mühe et al. (1981) (Erlangen)	67	42
Moritz u. Wolner (1982)	40	25
Stelter et al. (1983)	36	25
Vogt-Moykopf et al. (1983a)	124	28
Denck (1984)	119	15

stasen, die nach einem Intervall von mehr als 2 Jahren aufgetreten sind, eine Bevorzugung der Lobektomie mit Dissektion der Hiluslymphknoten. Bei etwa 10–25% aller Patienten mit operablen Lungenmetastasen finden sich in den entsprechenden regionalen Lymphknoten Metastasen (Thomford et al. 1965; Wilkins et al. 1961; Wright et al. 1982; eigene Beobachtungen 3/27). Sind mehrere Metastasen in verschiedenen Lungenlappen nachgewiesen, kommt nur eine Entfernung mittels Keilexzisionen in Frage. Bilaterale Metastasen müssen entweder Seite für Seite durch zwei Thorakotomien im Abstand von einigen Wochen oder gleichzeitig über eine mediane Sternotomie entfernt werden.

7.2.3.4 Operationsletalität

Die Operationsletalität bei operativer Entfernung von Lungenmetastasen liegt nach den Angaben des Schrifttums zwischen 1–3% (Tabelle 6).

In Erlangen mußten wir unter 131 Patienten einen postoperativen Todesfall beobachten. Es handelte sich um eine Lungenmetastasenresektion mit Teilentfernung der Brustwand, des Zwerchfells und des Perikards, somit um einen Eingriff, den wir heute nicht mehr für indiziert halten.

7.2.3.5 Prognose

Tabelle 7 zeigt eine Zusammenstellung der Ergebnisse einiger größerer Serien des Schrifttums. Meist werden heute 5-Jahres-Überlebensraten zwischen 25 und 30% berichtet, die Ergebnisse sind natürlich von der Selektion der Patienten maßgeb-

lich beeinflußt. Als mittlere bzw. mediane Überlebenszeiten werden 21–42 Monate angegeben (Denck 1984; Hild et al. 1981; Mack et al. 1976; Metzger et al. 1981; Takita et al. 1981).

Saegesser et al. (1970) fanden unter 211 nichtoperativ behandelten Patienten mit Lungenmetastasen nur einen, der länger als 5 Jahre überlebte. Aberg et al. (1980) berichteten über 12 Patienten mit nichtoperierten solitären Lungenmetastasen, dabei ergab sich eine 5-Jahres-Überlebensrate von 23% gegenüber einer solchen von 37% bei 30 operierten Patienten mit solitären Lungenmetastasen. Wenn Patienten mit der klinischen Diagnose solitäre Lungenmetastase operiert werden, ergibt sich in etwa 10% tatsächlich ein benigner Befund (van Dongen u. van Slooten 1978). Mit einem gleichen Prozentsatz benigner Läsionen ist natürlich auch bei Patienten, die nichtchirurgisch behandelt werden, zu rechnen, und die entsprechenden Ergebnisse sind daher bei Vergleich mit chirurgischen Serien um diesen Prozentsatz zu kürzen.

Aus den Literaturangaben über Langzeitergebnisse nach Resektion von mehreren Lungenmetastasen (Tabelle 8) geht ebenso wie aus den eigenen Erfahrungen eindeutig hervor, daß die Indikation zur Resektion nicht auf Solitärmetastasen beschränkt bleiben darf.

Die Prognose nach operativer Entfernung von Lungenmetastasen wird von mehreren Faktoren beeinflußt (van Dongen u. van Slooten 1978; Gall et al. 1979; Mc Cormack et al. 1978; Mühe et al. 1981; Takita et al. 1981):

Tabelle 8. Ergebnisse der operativen Entfernung solitärer und multipler Lungenmetastasen

Literatur	5-Jahres-Überlebensraten	
	solitär	multipel
THOMFORD et al. (1965)	30% (n = 80)	31% (n = 29)
MOUNTAIN (1970)		
Karzinome	12%[a]	11% bzw. 13%[b]
Sarkome	17%[a]	15% bzw. 14%[b]
MC CORMACK et al. (1978)	21% (n = 104)	15% (n = 84)
ABERG et al. (1980)	37% (n = 40)	23% (n = 30)
MÜHE et al. (1981) (Erlangen)	42% (n = 44)	39% (n = 23)

[a] Gesamtzahl solitärer Metastasen (Karzinome und Sarkome) 108
[b] Gesamtzahl multipler Metastasen (Karzinome und Sarkome) 68, erster Wert für multiple unilaterale Metastasen (n = 53), zweiter Wert für bilaterale Metastasen (n = 15)

1. Komplette oder inkomplette Entfernung: TAKITA et al. (1981) berichten über eine mediane Überlebenszeit von 24,4 Monaten bei 212 Patienten mit kompletter Entfernung von allen Lungenmetastasen; bei 22 Patienten mit verbleibendem Residualtumor betrug die mediane Überlebenszeit aber nur 6,3 Monate.

2. Dauer des freien Intervalls zwischen der Operation des Primärtumors und dem diagnostisch erfaßbaren Auftreten der Lungenmetastasen: Je länger das freie Intervall gedauert hat, um so günstiger ist die Prognose.

3. Lokalisation des Primärtumors: Bei Tumoren, bei denen die Lunge das erste hämatogene Metastasenfilter ist, ist die Prognose günstiger, als bei Tumoren, bei denen die Leber das erste und die Lunge das zweite Metastasenfilter darstellt.

4. Zunehmende Metastasengröße und regionale Lymphknotenmetastasen verschlechtern die Prognose.

5. Tumorverdoppelungszeit: Je kürzer diese ist, desto schlechtere Ergebnisse werden erzielt (JOSEPH et al. 1971; OSIEKA u. SCHMIDT 1983; ULTMANN et al. 1982). Zum Teil wird die Indikation zur Operation von der Tumorverdoppelungszeit abhängig gemacht. Die Beobachtungen in Erlangen sprechen gegen ein derartiges Vorgehen, denn auch Patienten mit extrem kurzer Verdoppelungszeit von unter 40 Tagen können länger als 5 Jahre überleben (GALL et al. 1979; MÜHE et al. 1981).

6. Histologischer Tumortyp: Die Ergebnisse der Lungenmetastasenchirurgie sind beim malignen Melanom ungünstiger als bei verschiedenen Karzinomen und Sarkomen. Weitere Angabe über den Einfluß des histologischen Tumortyps sind kontrovers.

Die Ergebnisse im Erlanger Krankengut sind bei Lobektomie günstiger als nach Keilexzisionen oder nach Pneumonektomien (ANGERMANN et al. 1983; MÜHE et al. 1981). Die Angaben im Schrifttum (CHOKSI et al. 1972; CLINE u. YOUNG 1970; DENCK 1984; WILKINS et al. 1961; WRIGHT et al. 1982) sind hierüber kontrovers, wahrscheinlich wohl auch deshalb, weil die Indikation zu den verschiedenen Eingriffen ebenso wie das mit gleichen Operationsmethoden behandelte Krankengut unterschiedlich ist.

7.2.3.6 Staging

Systeme für das Staging von Lungenmetastasen liegen bisher nicht vor. An der Chirurgischen Universitätsklinik Erlangen verwenden wir vorerst das in Tabelle 9 dargestellte Schema für die Beschreibung von Lungenmetastasen. Eine prospektive Prüfung über die Aussagekraft dieses Systems steht noch aus.

Tabelle 9. Staging von Lungenmetastasen. Erlanger Vorschlag

1. Synchron (L) / metachron (rL)
2. Zahl befallener Lappen
3. Zahl der Metastasen: solitär (s) / mehrere (m) / diffus (d)
4. Bilateraler Befall (bil)
5. Infiltration der Umgebung (i)[a]
6. Befall regionärer Lymphknoten (N)
7. Ausgeprägte Einschränkung der Lungenfunktion (F)[b]

Beispiele:

L1s	Synchrone solitäre Lungenmetastase
rL2bil m F	Mehrere metachrone bilaterale Metastasen, in 2 Lappen, ausgeprägte Einschränkung der Lungenfunktion

[a] Pleura parietalis, Perikard, Thoraxwand, Zwerchfell, direkte Infiltration des Mediastinums (nicht jedoch metastatischer Befall mediastinaler Lymphknoten).
[b] Ausgeprägte Einschränkung der Lungenfunktion liegt vor, wenn nachstehende Grenzwerte unterschritten werden:

statische Lungenfunktion (Vitalkapazität)	unter 45% des Sollwerts
dynamische Lungenfunktion	
Sekundenkapazität (Atemstoß Tiffeneau)	unter 2000 ml
Atemgrenzwert	unter 75 l/min

7.2.4 Mehrfachoperationen wegen Lungen- und/oder Lebermetastasen

In Einzelfällen sind auch wiederholte Eingriffe wegen Lungen- und/oder Lebermetastasen durchaus zu erwägen. In erster Linie kommt dies bei neuerlichem Auftreten von Lungenmetastasen in Frage (Mountain 1970). Ungünstiger ist die Prognose bei Mehrfacheingriffen wegen Lebermetastasen und in Fällen von synchronem oder metachronem Auftreten von Leber- und Lungenmetastasen (Gall et al. 1979).

7.2.5 Chirurgie von Knochenmetastasen
(Muhr u. Tscherne 1981; Muhr 1983; Stoll u. Parbhoo 1983)

7.2.5.1 Indikation

Die Indikation zu chirurgischen Eingriffen bei Knochenmetastasen ist in erster Linie gegeben bei manifesten oder drohenden pathologischen Frakturen, gelegentlich auch bei schweren chronischen Schmerzen. Meist wird die chirurgische Behandlung mit Chemo-, Hormon- und/oder Strahlentherapie kombiniert. Ausgangspunkt der chirurgisch zu behandelnden Knochenmetastasen sind vor allem Mamma-, Nieren-, Lungen- und Schilddrüsenkarzinome.

7.2.5.2 Methoden und Ergebnisse

Im Vordergrund stehen die verschiedenen Formen der Verbundosteosynthese, bei gelenknaher Lokalisation am Femur und am Humerus prothetische Verfahren (verschiedene Endoprothesen; Totalendoprothese des Hüftgelenks), an der Wirbelsäule (Kompressionssyndrom!) die Laminektomie und die Verblockung von Wirbelkörpern (Kinzl et al. 1984). Multiple Metastasen in Diaphysen werden durch Marknagelung stabilisiert. Amputationen kommen nur bei (sehr seltenen) peripher sitzenden Herden (Finger, Fuß), bei Exulzeration oder nichtbeherrschbaren Schmerzen in Frage (Muhr 1983). Das Ziel der chirurgischen Therapie ist in erster Linie palliativ im Sinne einer Verbesserung der Lebensqualität für den Rest der noch verbleibenden Lebenszeit durch rasche Wiederherstellung der Mobilisation nach Frakturen und der Schmerzlinderung. Mit einer durchschnittlichen Überlebenszeit von etwa 10 Monaten kann gerechnet werden. Nur ganz ausnahmsweise ist bei solitären Knochenmetastasen auch eine kurative Resektion möglich.

7.2.6 Chirurgie von Hirnmetastasen
(Piotrowski 1984; Kornblith et al. 1982)

7.2.6.1 Diagnose

Die Computertomographie des Schädels ist die entscheidende diagnostische Methode. Bei allen neurologischen Symptomen von Tumorkranken, auch bei Kopfschmerzen, ist eine computertomographische Untersuchung des Schädels in der Nachsorge nach Krebsoperationen angezeigt.

7.2.6.2 Indikation und Ergebnisse

Die Indikation zur Operation ist nur bei wenigen Patienten mit Hirnmetastasen gegeben. In erster Linie kommen Patienten in gutem Allgemeinzustand, mit solitären Hirnmetastasen und ohne extrazerebrale Tumormanifestation in Frage. Diese Voraussetzungen sind am ehesten bei Mammakarzinompatienten gegeben, fast nie bei Lungenkarzinomen. Auch die Lokalisation der Metastase ist von Bedeutung; geeignet sind vor allem Großhirnmetastasen, nach deren Entfernung keine größeren Ausfallserscheinungen zurückbleiben. Multiple Metastasen stellen eine absolute Kontraindikation für einen neurochirurgischen Eingriff dar (Pendl 1981). Die Operationsletalität liegt um 10%. Fast immer handelt es sich um palliative Eingriffe. Die mediane Überlebenszeit beträgt etwa 5 Monate (Winston et al. 1980). Bei Operation streng selektierter Patienten ist eine 1-Jahres-Überlebensrate zwischen 20 und 40% möglich, meist wird eine postoperative Nachbestrahlung angeschlossen.

Literatur

Aberg T, Malmberg K-A, Nilsson B, Nou E (1980) The effect of metastasectomy: fact or fiction? Ann Thorac Surg 30:378–384

Adson MA, Heerden JA van (1980) Major hepatic resections for metastatic colorectal cancer. Ann Surg 191:576–583

Angermann B, Gall FP (1983) Chirurgie der Lebermetastasen. Fortschr Med 101:501–504

Angermann B, Gall FP, Schweiger M, Hoferichter S (1983)
Ergebnisse und Prognose nach Resektion von Lungen-
und Lebermetastasen. Langenbecks Arch Chir 361:727

Attiyeh FF, Wanebo HJ, Stearn MW Jr (1978) Hepatic
resection for metastases from colorectal cancer. Dis Colon Rectum 21:160–168

Ballantine TVN, Wiseman NE, Filler RM (1975) Assessment of pulmonary wedge resection for the treatment of
lung metastases. J Pediatr Surg 10:671–676

Bengmark S, Hafström L (1969) The natural history of primary and secondary malignant tumours of the liver. Cancer 23:198–202

Bengmark S, Hafström L, Jeppsson B, Jännsson P-E, Ryden
S, Sundqvist K (1982) Metastatic disease in the liver from
colorectal cancer: An appraisal of liver surgery. World
J Surg 6:61–65

Bengtsson G, Carlsson G, Hafström L, Jonsson P-E (1981)
Natural history of patients with untreated liver metastases
from colorectal cancer. Am J Surg 141:586–589

Blumgart LH, Allison DJ (1982) Resection and emboliza-
tion in the management of secondary hepatic tumours.
World J Surg 6:32–45

Bokelmann D (1982) Die chirurgische Behandlung hämatogener Metastasen. Verh Dtsch Krebsges 3:391–396

Bross JDJ, Blumenson LE (1976) Metastatic sites that pro-
duce generalized cancer: identification and kinetics of
generalizing sites. In: Weiss L (ed) Fundamental aspects
of metastasis. North-Holland Publ Comp, Amsterdam
Oxford

Cahan WG (1976) Multiple primary cancers of the lung,
esophagus and other sites. Cancer 40:1954–1960

Cahan WG, Castro EB, Hajdu SJ (1974) Therapeutic pulmonary resection of colonic carcinoma metastatic to lung.
Dis Colon Rectum 17:302–309

Choksi LP, Takita H, Vincent RG (1972) The surgical management of solitary pulmonary metastasis. Surg Gynecol
Obstet 134:479–482

Cline RE, Young WG (1970) Long-term results following
surgical treatment of metastatic pulmonary tumors. Am
Surg 36:61–68

Denck H (1984) Chirurgische Behandlung von Lungen-
metastasen. In: Denck H, Karrer K (Hrsg) Chirurgische
Onkologie. Edition medizin, Weinheim Deerfield Beach
Basel

Dongen JA van, Slooten EA van (1978) The surgical treatment of pulmonary metastases. Cancer Treat Rev
5:29–48

Fidler IJ (1973) Selections of successive tumorlines for metastases. Nature 242:148–149

Fidler IJ (1977) Host-tumor interaction in the pathogenesis
of metastasis. In: Stansly PG, Sato H (eds) Cancer metastasis. Gann Monograph on Cancer Research No. 20. University of Tokyo Press, Tokyo

Fischerman K, Petersen CF, Lindkaer-Jensen S, Christensen KC, Efsen F (1976) Survival among patients with
liver metastases from cancer of the colon and rectum.
Scand J Gastrol Suppl 37:111–115

Fortner JG (1977) Current management of tumors of the
liver. Surg Clin North Am 57:465–472

Fortner JG, Kim DK, MacLean BJ et al. (1978) Major hepatic resection for neoplasia: Personal experience in 108
patients. Ann Surg 188:363–371

Fortner JG, MacLean BJ, Kim DK et al. (1981) The seventies evolution in liver surgery for cancer. Cancer
47:2162–2166

Fortner JG, Silva JS, Golbey RB, Cox EB, MacLean BJ
(1984) Multivariate analysis of a personal series of 274
consecutive patients with liver metastases from colorectal
cancer; I, Treatment by hepatic resection. Ann Surg
199:306–316

Foster JH (1970) Survival after liver resection for cancer.
Cancer 26:493–502

Foster JH, Berman MM (1977) Solid liver tumors. In: Ebert
PA (ed) Major problems in clinical surgery, No 22. Saunders, Philadelphia

Foster JH, Lundy J (1981) Liver metastases. Curr Probl
Surg 18:159–202

Funovics JM, Fritsch A (1983) Leberresektionen bei primären Tumoren und Metastasen. In: Häring R (Hrsg) Chirurgie der Leber. Edition medizin, Weinheim

Gall FP (1984) Typical and atypical resection techniques
of hepatic metastases. In: Herfarth Ch, Schlag P (eds)
Therapeutic strategies in primary and metastatic liver
cancer. Recent results cancer research, vol 100. Springer,
Berlin Heidelberg New York Tokyo (in press)

Gall FP, Mühe E, Angermann B (1979) Chirurgische Behandlung von Lungenmetastasen. Dtsch Med Wochenschr 104:835–837

Gennari L, Doci R, Bozzetti F, Veronesi U (1982) Proposal
for a clinical classification of liver metastases. Tumori
68:443–449

Giritsky AS, Etcubanas E, Mark JB (1978) Pulmonary resection in children with metastatic osteogenic sarcoma:
Improved survival with surgery, chemotherapy and irradiation. J Thorac Cardiovasc Surg 75:354–362

Goldstraw P (1983) Thoracic metastasectomy. ESSO-Workshop, Amsterdam

Hasche E, Stanulla H, Beckert W (1973) Klinische und pathologisch-anatomische Probleme bei der Resektionsbehandlung von Lungenmetastasen. Zentralbl Chir
98:1489–1495

Haskell CM (ed) (1980) Management of lesions metastatic
to the liver in cancer treatment. Saunders, Philadelphia

Hegemann G, Mühe E (1976) Exstirpation von Metastasen.
Langenbecks Arch Chir 324:261–266

Hild P, Dobroschke J, Aigner K, Filler D (1981) Zur Resektionsbehandlung von Lungenmetastasen. In: Denck W,
Karrer K, Pridun N (Hrsg) Aktuelle chirurgische Onkologie. Pharmazeutische Verlagsges, München

Höpner F, Janka G, Hecker WC, Haas R (1982) Indikationen und Ergebnisse der Metastasenchirurgie im Kindesalter. Verh Dtsch Krebsges 3:397–402

Hottenrott C (1983) Vorschlag Arbeitstagung Therapiestudien bei Lebermetastasen. Frankfurt, August 1983

Iwatsuki S, Shaw BW, Starzl TE (1983) Experience with
150 liver resections. Ann Surg 197:247–253

Jaffe BM, Donegan WL, Watson F, Spratt JS Jr (1968)
Factors influencing survival in patients with untreated
hepatic metastases. Surg Gynecol Obstet 127:1–11

Japanese Research Society for Gastric Cancer (1981) The
general rules for the gastric cancer study in surgery and
pathology. Jpn J Surg 11:127–139

Joseph WL, Morton DL, Adkins PC (1971) Prognostic significance of tumor doubling time in evaluating operability
in pulmonary metastatic disease. J Thorac Cardiovasc
Surg 61:23–32

Kinzl L, Mutschler W, Raible M (1984) Palliativmaßnahmen bei Knochenmetastasen. MMW 126:459–461

Klotter HJ, Rothmund M, Wendling P et al. (1984) Intraoperative Sonographie von Leber, Gallenwegen und Pankreas. In: Lutz H, Reichel L (Hrsg) Ultraschalldiagnostik 1983. Thieme, Stuttgart New York

Kornblith PL, Walker MD, Cassady JR (1982) Treatment of metastatic cancer to brain. In: De Vita VT Jr, Hellmann S, Rosenberg SA (eds) Cancer. Principles and practice of oncology. Lippincott, Philadelphia

Logan SE, Meier SJ, Ramming KP, Morton DL, Longmire WP Jr (1982) Hepatic resection of metastatic colorectal carcinoma: A ten-year experience. Arch Surg 117:25–28

Mack D, Knetsch E, Harlacher A (1976) Das Schicksal der Patienten mit operativ entfernten Lungen- oder Pleurametastasen. Thoraxchir 24:353–356

McCormack PM, Bains MS, Beattie EJ Jr, Martini N (1978) Pulmonary resection in metastatic carcinoma. Chest 73:163–166

Merrin CE, Takita H (1978) Cancer reductive surgery: Report on the simultaneous excision of abdominal and thoracic metastases from widespread testicular tumors. Cancer 42:495–501

Metzger U (1981) Lebermetastasen – was tun? Der informierte Arzt 8:53–59

Metzger U, Uhlschmid G, Geroulanos S, Senning A (1981) Zur Resektionsbehandlung von Lungenmetastasen. In: Denck H, Karrer K, Pridun N (Hrsg) Aktuelle chirurgische Onkologie. Pharmazeutische Verlagsges, München

Moritz E, Wolner E (1982) Chirurgische Therapie der Lungenmetastasen. Helv Chir Acta 49:603–606

Morrow CE, Grage TB, Sutherland DER, Najarian JS (1982) Hepatic resection for secondary neoplasms. Surgery 92:610–614

Mountain CF (1970) Surgical management of pulmonary metastases. Postgrad Med 48:128–132

Mühe E, Gall FP, Angermann B (1981) Surgical treatment of metastases to the lung and liver. Surg Gynecol Obstet 152:211–214

Muhr G (1983) Skeletmetastasen – Technik und Ergebnisse. Langenbecks Arch Chir 361:545–548

Muhr G, Tscherne H (1981) Operative Behandlung bei Knochenmetastasen. Chirurg 52:16–20

Neuhaus P, Brölsch C, Ringe B, Pichlmayr R (1983) Therapie der Lebermetastasen: Chirurgische Technik und Ergebnisse. Symposium Arbeitsgemeinschaft Chirurgische Onkologie, Göttingen

Nicholson GL (1984) The role of cell surface determinants in large cell lymphoma metastasis to the liver. In: Velde CJH van de, Sugarbaker PN (eds) Liver metastasis. Nijhoff, Boston Dordrecht Lancaster

Nielsen J, Balsler J, Jensen H-E (1971) Carcinoma of the colon with liver metastases. Acta Chir Scand 137:463–465

Osieka R, Schmidt CG (1983) Kombinierte onkologische Therapiekonzepte. Langenbecks Arch Chir 361:513–518

Pendl G (1981) Neurochirurgische Aspekte der Metastasenchirurgie. In: Denck W, Karrer K, Pridun N (Hrsg) Aktuelle chirurgische Onkologie. Pharmazeutische Verlagsges, München

Pestana C, Reitemeier RJ, Moertel CG (1964) The natural history of carcinoma of the colon and rectum. Am J Surg 108:826–829

Petrelli NJ, Bonnheim DC, Herrera LO, Mittelman A (1984) A proposed classification system for liver metastasis from colorectal carcinoma. Dis Colon Rectum 27:249–252

Pettavel J, Morgenthaler F (1978) Protracted arterial chemotherapy of liver tumors. Prog Clin Cancer 7:217–223

Piotrowski W (ed) (1984) Advances in neurosurgery, vol 12. Springer, Berlin Heidelberg New York Tokyo

Rajpal S, Dasmahapatra KS, Ledesma EJ, Mittelman A (1982) Extensive resections of isolated metastasis from carcinoma of the colon and rectum. Surg Gynecol Obstet 155:813–816

Reynolds RD, Pajak TF, Greenberg BR, Shirley JH, Lucas RN, Hill RP, Schacht LR (1978) Lung cancer as a second primary. Cancer 42:2887–2893

Rösch W, Beckmann WH, Halbsguth A, Tympner F (1983) Bildgebende Verfahren in der Leber- und Gallenwegsdiagnostik. Med Klin 78:558–561

Saegesser F, Besson A, Kafai F (1970) Pulmonary coin lesions and metastases. In: Saegesser F, Pettavel J (eds) Surgical oncology. Huber, Bern

Starzl TE, Koep LJ (1978) Surgical approaches for primary and metastatic liver neoplasms, including total hepatectomy and orthotopic liver transplantation. Prog Clin Cancer 7:181–193

Stelter WJ, Sunder-Plassmann L, Heberer G (1983) Lungenmetastasen-Stellenwert der Resektion im onkologischen Therapiekonzept. Chirurg 54:513–520

Stender HS, Haubitz B (1983) Die Wertigkeit röntgenologischer Verfahren bei der Metastasensuche (einschließlich Sonographie und Computertomographie). Langenbecks Arch Chir 361:507–512

Stoll BA, Parbhoo S (eds) (1983) Bone metastasis: Monitoring and treatment. Raven, New York

Sugarbaker PH, Ottow RT, August DA (1984) Surgical therapy of hepatic metastases. In: Velde CJH van de, Sugarbaker PH (eds) Liver metastasis. Basic aspects, detection and management. Nijhoff, Boston Dordrecht Lancaster

Takita H, Edgerton F, Karakousis C, Douglass HO Jr, Vincent RG, Beckley S (1981) Surgical management of metastases to the lung. Surg Gynecol Obstet 152:191–194

Taylor I (1981) Studies on the treatment and prevention of colorectal liver metastases. Ann R Coll Surg Engl 63:270–276

Thomford NR, Woolner LB, Clagett OT (1965) The surgical treatment of metastatic tumors in the lungs. J Thorac Cardiovasc Surg 49:357–363

Thompson HH, Tompkins RK, Longmire WP Jr (1983) Major hepatic resection. A 25-year experience. Ann Surg 197:375–388

Toomes H, Manke HG, Vogt-Moykopf J, Drings P (1981) Eingriffe bei Lungenmetastasen. Chirurg 52:21–28

Ultmann JE, Phillips TL, Flye MW (1982) Treatment of metastatic cancer to lung. In: De Vita VT Jr, Hellmann S, Rosenberg SA (eds) Cancer. Principles and practice of oncology. Lippincott, Philadelphia

Velde CJH van de, Sugarbaker PH (eds) (1984) Liver metastasis. Basic aspects, detection and management. Nijhoff, Boston Dordrecht Lancaster

Velde CJH van de, Veenhof CHN, Sugarbaker PH (1984) Methodology in the clinical study of hepatic metastases. In: Velde CJH van de, Sugarbaker PH (eds) Liver metastasis. Basic aspects, detection and management. Nijhoff, Boston Dordrecht Lancaster

Vogt-Moykopf I, Toomes H, Paul K, Abel U (1983a) Die

chirurgische Therapie der Lungenmetastasen. Indikation, Technik, Ergebnisse. Langenbecks Arch Chir 361:533–537

Vogt-Moykopf I, Toomes H, Manke HG (1983b) Chirurgische Forschung in der Lungenchirurgie. Chirurg 54:196–202

Wagner JS, Adson MS, Heerden JA van, Adson MH, Ilstrup DM (1984) The natural history of hepatic metastases from colorectal cancer. Ann Surg 199:502–507

Wanebo HJ (1983) Indications for resections of metastatic disease. In: Copeland EM (ed) Surgical oncology. Wiley & Sons, New York Chichester Brisbane Toronto Singapore

Wanebo HJ, Semoglou C, Attiyeh F, Stearns MJ (1978) Surgical management of patients with primary operable colorectal cancer and synchronous liver metastases. Am J Surg 135:81–85

Wilkins EW Jr, Burke JF, Head JM (1961) The surgical management of metastatic neoplasms in the lung. J Thorac Cardiovasc Surg 42:298–306

Winston KR, Walsh JW, Fischer EG (1980) Results of operative treatment of intracranial metastatic tumors. Cancer 45:2639–2645

Wood CB, Gillis CR, Blumgart LH (1976) A retrospective study of the natural history of patients with liver metastases from colorectal cancer. Clin Oncol 2:285–288

Wright JO, Brandt B, Ehrenhaft JL (1982) Results of pulmonary resection for metastatic lesions. J Thorac Cardiovasc Surg 83:94–99

Neue Literatur über Erlanger Resultate und Therapiekonzept

Scheele J, Gall FP, Wopfner F, Altendorf A, Hoferichter S (1985) Chirurgische Behandlung von Lebermetastasen kolorektaler Karzinome. Fortschr Med 103:577–583

8 Prinzipien der systemischen Chemotherapie einschließlich Hormontherapie

W.M. Gallmeier

8.1 Einleitung

Die medikamentöse Behandlung (Zytostatika, Hormone) hat heute neben Operation und Strahlentherapie einen festen Platz in der Behandlung bösartiger Krankheiten. Die genannten Therapiemodalitäten stehen nicht in Konkurrenz zueinander, der Tumor selbst, seine Art und Ausbreitung bestimmen das therapeutische Vorgehen, das in vielen Fällen interdisziplinär festgelegt werden sollte. Für dieses interdisziplinäre Gespräch ist es notwendig, Fakten und Konzepte der Nachbardisziplinen zur Kenntnis zu nehmen. Dabei sollen praktische Aspekte im Vordergrund stehen, gewisse Verallgemeinerungen sind unvermeidlich.

Schlüsselt man 1 Million Krebsneuerkrankungen nach Behandlungsmöglichkeiten auf, so verbleiben nach Abzug der gut behandelbaren Hautkrebse und der Fälle mit Carcinoma in situ der Cervix uteri 700 000 behandlungsbedürftige Patienten. 450 000 davon sind primär operabel, von ihnen rezidivieren 170 000 im Laufe ihres Lebens. 250 000 Patienten sind primär inoperabel, entweder weil es sich um fortgeschrittene Fälle mit Metastasen oder primär um eine maligne Systemerkrankung handelt. 420 000 von 1 Million Krebsneuerkrankungen bedürfen also grundsätzlich — entweder bei Diagnose oder im weiteren Verlauf — einer systemischen Behandlung (American Cancer Society 1977; Axtell et al. 1976).

Tabelle 1. Krebserkrankungen im fortgeschrittenen Stadium, bei denen die *Chance* einer Heilung durch Chemotherapie besteht

Akute lymphatische Leukämie des Kindes (und vereinzelt auch des Erwachsenen)
Akute myeloische Leukämie
Einige Untergruppen der Non-Hodgkin-Lymphome
Morbus Hodgkin
Nicht-Seminom-Hodentumoren
Choriokarzinom der Frau
Ovarialkarzinom
Nephroblastom (Wilms-Tumor)
Ewing-Sarkom
Embryonales Rhabdomyosarkom

8.2 Möglichkeiten der Chemotherapie

Natürlich ist die Wirksamkeit der Zytostatika und Zytostatikakombinationen bei den einzelnen Krebserkrankungen unterschiedlich. Aufgrund empirischer Erfahrungen der letzten Jahre haben sich Krankheitsgruppem mit unterschiedlicher Erfolgsaussicht nach einer zytostatischen Behandlung herausgestellt (De Vita 1982).

8.2.1 Chancen einer Heilung

In der ersten Gruppe (Tabelle 1) besteht grundsätzlich die Chance einer Heilung durch Chemotherapie auch im fortgeschrittenen Stadium (Abb. 1 u. 2). Ob dieses Therapieziel im Einzelfall auch erreicht wird, hängt von einer Vielzahl von Faktoren ab, etwa von der Intensität und Qualität der Erstbehandlung der Tumoren. Unbehandelt zeigt sich ein rasches Wachstum mit einer hohen Wachstumsfraktion. Paradoxerweise sind diese Tumoren trotz ihrer hohen Zytostatikaempfindlichkeit am schwierigsten zu behandeln, weil es gilt, das gute Ansprechen in eine Heilung umzusetzen. Den Therapeuten trifft hier die volle Verantwortung, eine mögliche Heilung nicht zu versäumen. Dieses Therapieziel rechtfertigt intensive Maßnahmen und die Inkaufnahme auch schwerer Nebenwirkungen und Risiken. Die Behandlung darf nur in Fachabteilungen erfolgen. Der kurative Therapieansatz ist aber nur selten. Man schätzt, daß diese Gruppe weniger als 10% aller Tumorneuerkrankungen ausmacht und daß global eine Heilung nur in ca. 25% der Fälle dieser Gruppe tatsächlich erreicht wird. Bei einigen Tumorarten liegt die Erfolgsziffer unter 5%.

8.2.2 Chancen einer Lebensverlängerung

Während die Gruppe durch Chemotherapie grundsätzlich heilbarer Krebserkrankungen sehr klein ist, sind die Tumoren häufiger, bei denen

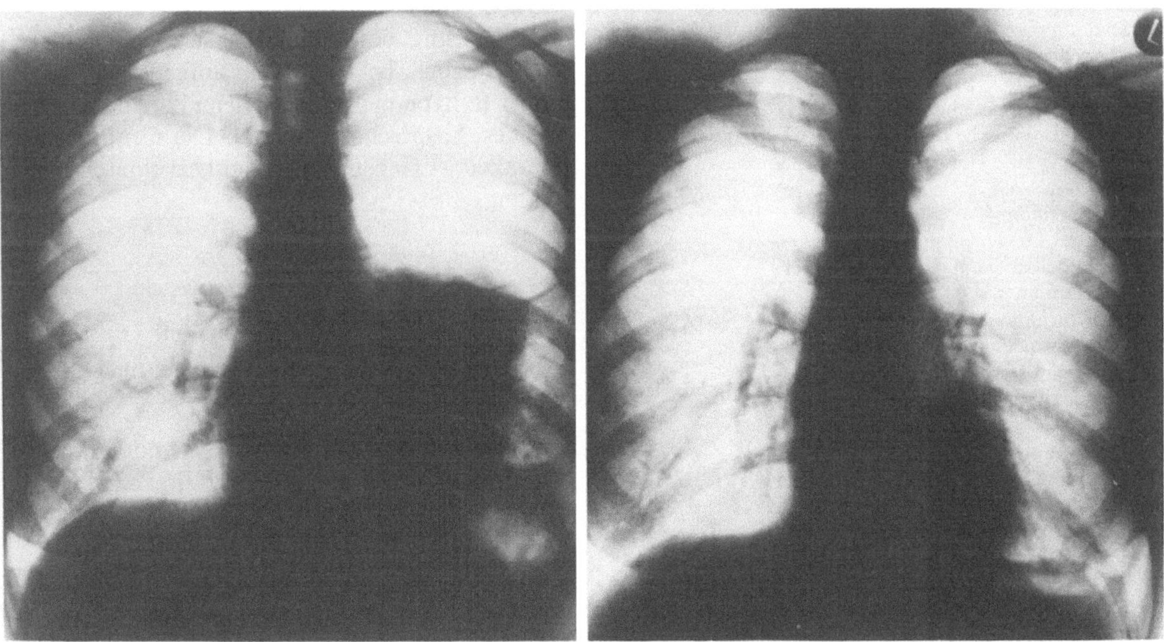

Abb. 1. Ewing-Sarkom: Lungenmetastasen vor und nach kurativer Chemotherapie. Patient lebt 9 Jahre nach Behandlung

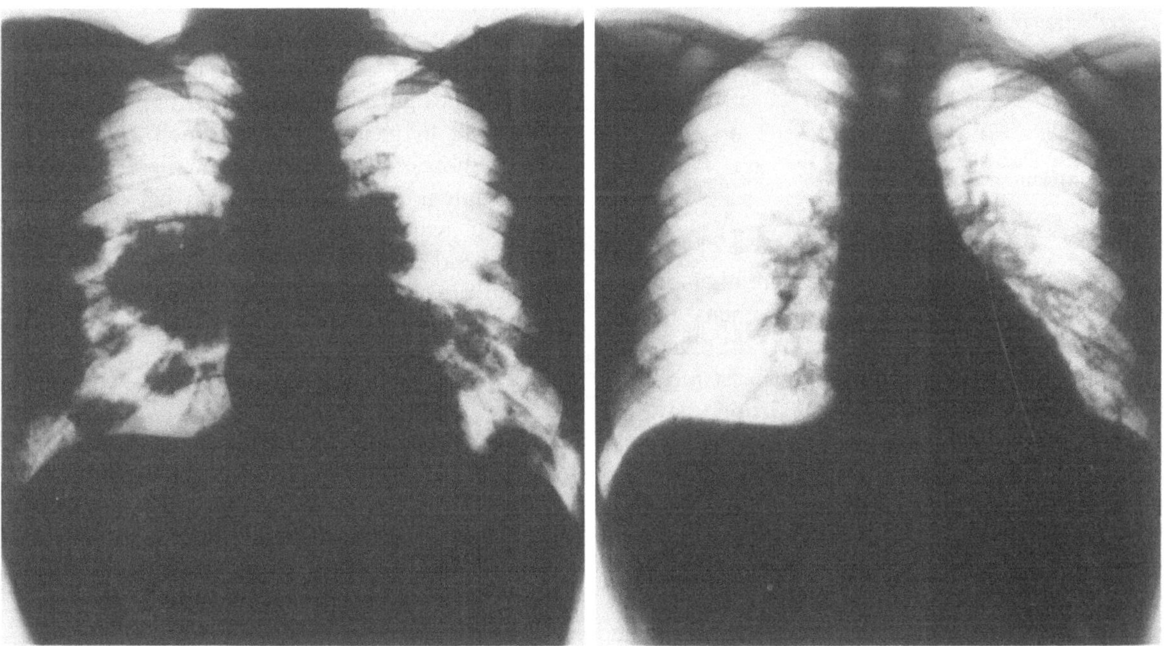

Abb. 2. Beispiel einer kurativen Chemotherapie. Rasches Ansprechen nach 2 Behandlungsphasen. (Nicht-Seminom-Hoden-tumor)

die Chance eines guten Ansprechens unter gleichzeitiger Lebensverlängerung besteht (Tabelle 2). Ganz neu in dieser Gruppe sind die Plattenepithelkarzinome des HNO-Bereichs, bei denen in den letzten Jahren beachtliche Remissionen erzielt werden konnten (BRUNTSCH et al. 1982). Auch wenn in dieser Gruppe eine Heilung von vornherein ausgeschlossen werden muß, liegt hier eines der Hauptarbeitsgebiete der Chemotherapie. Ca. 40% aller Tumorneuerkrankungen fallen in diese Gruppe.

Tabelle 2. Krebserkrankungen, bei denen im fortgeschrittenen Stadium die *Chance* einer Remission mit Verlängerung der Überlebenszeit durch Chemotherapie besteht

Chronische lymphatische Leukämie
Chronische myeloische Leukämie
Einige Formen der Non-Hodgkin-Lymphome
Plasmozytom
Mammakarzinom
Kleinzelliges Lungenkarzinom
Plattenepithelkarzinom des HNO-Bereichs
Magenkarzinom
Malignes Insulinom
Nebennierenrindenkarzinom
Endometriumkarzinom
Prostatakarzinom
Osteosarkom
Weichteilsarkome
Neuroblastom
Glioblastom
Medulloblastom

Tabelle 3. Krebserkrankungen mit geringem oder fehlendem Ansprechen nach Chemotherapie ohne Lebensverlängerung

Nicht kleinzelliges Lungenkarzinom
Schilddrüsenkarzinom
Kolorektales Karzinom
Leberzellkarzinom
Maligner Karzinoidtumor
Nierenzellkarzinom
Harnblasenkarzinom
Peniskarzinom
Zervixkarzinom
Malignes Melanom

Zwar können einige Remissionen über Jahre hinweg erhalten werden, die globale Lebenszeitverlängerung liegt dennoch nur bei 1 Jahr. Die Lebensqualität nicht zu beeinträchtigen, ist hier das Hauptanliegen. Gerade in dieser Gruppe ist Augenmaß des Klinikers erforderlich, die Nebenwirkungen der Therapie auf die nur begrenzten Möglichkeiten der Überlebensverlängerung abzustimmen. Der palliative Therapieansatz erfordert ein gewissenhaftes Abwägen von Nutzen und toxischen Nebenwirkungen, damit das Ziel, Verlängerung eines lebenswerten Lebens, nicht in Frage gestellt wird. Auch in dieser Gruppe sind Fortschritte erkennbar. Das kleinzellige Bronchialkarzinom etwa wird von einigen Autoren bereits in Gruppe 1 aufgeführt.

8.2.3 Geringe oder fehlende Chancen

Bei einer weiteren Gruppe (Tabelle 3) gelingt es zwar in Einzelfällen, durch Chemotherapie ein vorübergehendes Ansprechen zu erreichen, eine Verlängerung des Überlebens ist jedoch derzeit nicht möglich. Bei einigen der aufgeführten Tumoren (z.B. hypernephroides Nierenkarzinom) ist ein solches Ansprechen minimal. Die Gruppe dieser Kranken ist Gegenstand intensiver klinischer Forschung.

8.3 Theoretische und experimentell gewonnene Konzepte der Chemotherapie

Die Grundzüge der modernen Chemotherapie beruhen auf tierexperimentellen Ergebnissen, auf theoretischen Analysen und empirisch gewonnenen klinischen Beobachtungen.

8.3.1 Zellkinetische Fakten

Die Zellen von wachsenden Geweben durchlaufen den sog. Zellzyklus (Abb. 3), der aus einer Reihe von zellbiologisch definierten Phasen besteht. In diesen Phasen kommt es über die Synthese von DNS (S-Phase) schließlich zur Zellteilung (Mitosephase). Dies gilt für normale wie maligne Gewebe prinzipiell in gleicher Weise. Nach Durchlaufen des Teilungszyklus kann sich dieser Vorgang wiederholen. Zellen können sich jedoch auch in eine sog. Ruhephase (G_0) begeben und dort vorübergehend oder auch permanent verbleiben. Dies ist von praktischer Bedeutung, weil in der Regel Zellen, die sich gerade im Teilungszyklus befinden,

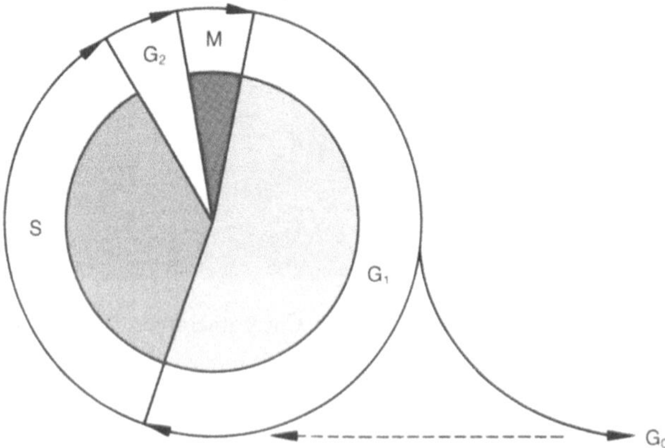

Abb. 3. Der Zellteilungszyklus mit den einzelnen Phasen: G_1 präsynthetische Phase („gap 1"); S Synthesephase; G_2 postsynthetische Phase („gap 2"); M Mitosephase; G_0 Ruhephase

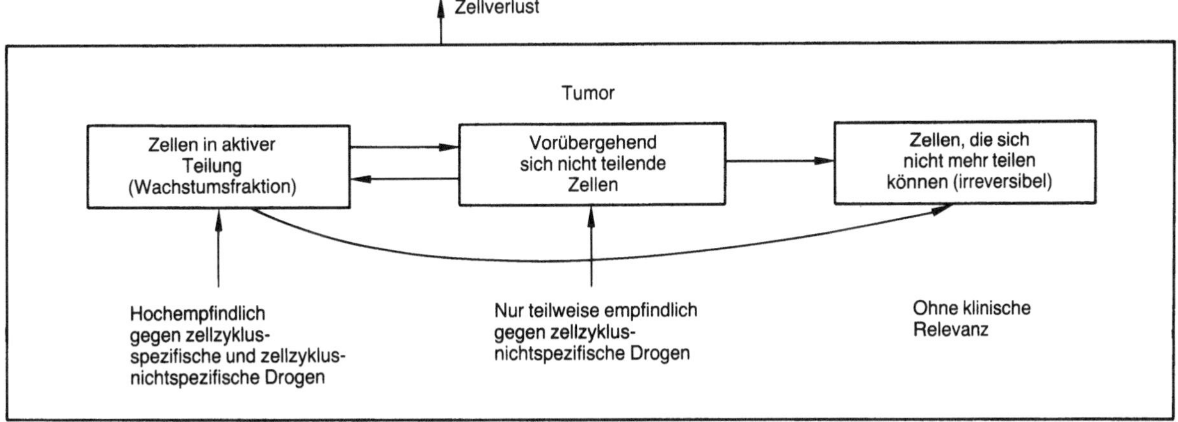

Abb. 4. Die zellkinetischen Kompartimente in einem Tumor und ihre Beziehungen untereinander. Schematisch dargestellt nach den Vorstellungen von SKIPPER (1979)

besonders empfindlich auf bestimmte Zytostatika reagieren, Zellen in der G_0-Phase jedoch weitgehend resistent sind. Ein bösartiger Tumor besteht also nicht aus einer Masse biologisch sich gleich verhaltender Zellen, sondern muß in verschiedene Kompartimente unterteilt werden (Abb. 4). Den aktiv proliferierenden Zellanteil eines Tumors nennt man die Wachstumsfraktion. Dieser Pool proliferierender Zellen bestimmt das Tumorwachstum (MENDELSOHN 1960; SCHABEL u. SIMPSON-HERREN 1978; SKIPPER et al. 1964). Die Zellen im nichtproliferierenden Zellkompartiment sind entweder permanent in G_0, d.h. Endzellen, die nach einer bestimmten Lebenszeit absterben und zu Zellverlusten des Tumors führen. Sie können jedoch auch zur Gruppe der Zellen in G_0 gehören, die wieder in das Kompartiment der proliferierenden Zellen eintreten.

Dies geschieht besonders bei Verkleinerung der Tumormasse, z.B. durch Operation: Die Tumorverdopplungszeit nimmt ab, die Zahl der Zellen in der Wachstumsfraktion steigt an und damit auch die Zahl der Zellen, die auf bestimmte Zytostatika empfindlich sind. Der Tumor wird besser behandelbar. Umgekehrt nimmt die Wachstumsfraktion mit steigender Tumorgröße ab, die Zellen befinden sich vorzugsweise im nichtproliferierenden Kompartiment, die Sensibilität gegenüber bestimmten Zytostatika nimmt ab. Hierauf gründet sich das Konzept tumorverkleinernder Operationen. Aus Tiermodellen scheint hervorzugehen, daß das Tumorwachstum den Regeln einer Gompertz-Funktion folgt: Das Wachstum verläuft zunächst exponentiell und wird mit zunehmender Tumorgröße langsamer, d.h. die Tumormasse nimmt konstant zu, die Verdopplungszeit eines Tumors jedoch langsam ab (Abflachen der Wachstumskurve).

Es war vor allem das Verdienst von SKIPPER und SCHABEL, den Einfluß von Chemotherapie auf das Wachstumsverhalten maligner Zellen grundsätzlich untersucht und dabei gerade diese zellbiologischen Erkenntnisse berücksichtigt zu haben. Ihr Modell war die Mäuseleukämie L 1210, deren Wachstumsverhalten konstant und damit berechenbar ist, weil sie ständig eine hohe Wachstumsfraktion aufweist. Obwohl diese biologischen Voraussetzungen nur bedingt für die Tumoren des Menschen zutreffen, haben die folgenden Ergebnisse dieser Untersuchungen die Chemotherapie entscheidend geprägt (SCHABEL u. SIMPSON-HERREN 1978; SKIPPER et al. 1964; TANNOCK 1978):

- Eine einzige maligne Zelle kann grundsätzlich nach entsprechender Vermehrung zum Tode des Wirtstieres führen.
- Die Überlebensdauer eines Wirtstieres ist umgekehrt proportional zu der Zahl der inokulierten oder nach Therapie verbleibenden bösartigen Zellen.
- Für die meisten Zytostatika besteht eine klare Beziehung zwischen Dosis und antitumoröser Wirkung.
- Eine bestimmte Dosis eines Zytostatikums führt zur Elimination eines konstanten *Anteils* der vorhandenen malignen Zellen, nicht einer konstanten *Zahl* dieser Zellen, unabhängig von der Ausgangszahl (Tumorgröße) bei Therapiebeginn.

Dies bedeutet, daß die Zerstörung von Tumorzellen durch Zytostatika den Gesetzen einer Kinetik erster Ordnung folgt. Die Eliminierung von Tumorzellen geschieht stets schrittweise und ist auch bei kleinen Tumoren nicht sofort vollständig. Ein Zytostatikastoß, der z.B. in der Lage ist, 10^9 Zellen (ca. Kirschgröße) auf 10^6 Zellen (Stecknadelkopfgröße) zu vermindern, kann z.B. bei einem Ausgangsvolumen von nur 10^6 Zellen wieder lediglich einen Zellkill auf 10^3 und nicht auf 0 Zellen bewirken. Eine kurative Chemotherapie hat also eine um so größere Chance, je kleiner die Zellzahl bei Behandlungsbeginn ist. Sie ist um so effektiver, je größer die gewählte Zytostatikadosis ist.

Das Ansprechen eines Tumors auf Zytostatika ist aber auch abhängig vom Anteil resistenter Zellen in seiner Gesamtpopulation. Die Resistenz maligner Zellen gegenüber Zytostatika kann primär vorhanden oder erworben sein. Dabei spielt die Gesamttumormasse eine nicht unbedeutende Rolle. Je größer sie ist, um so größer ist der Anteil resistenter Zellen nach Therapie (HUTCHINSON u. SCHMID 1973). GOLDIE u. COLDMAN (1979) wiesen ferner darauf hin, daß Medikamentenresistenz auch ohne vorherige Zytostatikatherapie durch Spontanmutation auftreten kann. Dieses Phänomen ist wiederum abhängig von der Tumorgröße (Zellzahl) und wird schon im Verlauf von ca. 6 Tumorverdopplungen klinisch relevant. Auch aus diesem Grund muß eine Chemotherapie bei kleiner Zellzahl und ohne Zeitverzug beginnen.

8.3.2 Dosis und Dosisrate

In den meisten tierexperimentellen Studien wurde eine steile Dosis-Wirkungs-Beziehung gefunden. Das bedeutet: Eine nur geringe Reduzierung der eingesetzten Dosis hat bereits erhebliche Einbußen an Wirksamkeit zur Folge. So kann eine 20%ige Verminderung einer Dosis, die eine Vollremission bewirkt, zu einem völligen Wirkungsverlust führen (FREI et al. 1979). Die maximale, vom Wirt tolerierte Dosis ist daher anzustreben. Dies gilt auch in der Klinik. Ungerechtfertigte Dosisminderungen gefährden das Therapieergebnis, Kompromisse in der Abfolge von Therapiezyklen verringern die Heilchance. So konnte z.B. in Kliniken, in denen aufgrund größerer Erfahrung eine intensivere Leukämietherapie verantwortet wurde, ein höherer Heilerfolg konstatiert werden als in Kliniken, in denen aus Sorge vor Komplikationen z.B. die Therapieabstände vergrößert wurden. Dosishöhe und Dosisrate sind also entscheidende Faktoren bei der Zytostatikatherapie.

8.3.3 Polychemotherapie

Um dies zu erreichen, wurde empirisch das Prinzip der Polychemotherapie verwirklicht. Bereits frühzeitig fand man, daß der Einsatz von Zytostatikakombinationen eine höhere Zahl von Remissionen und eine verlängerte Remissionsdauer zur Folge hatte. Das Prinzip der Polychemotherapie ist es, Medikamente unterschiedlicher Wirkungsmechanismen und unterschiedlicher Nebenwirkungen in den einzelnen Organsystemen untereinander zu kombinieren. Auf diese Weise gelingt es, die Effektivität der Einzeldrogen zu addieren, ohne daß die toxischen Nebenwirkungen für den Patienten unerträglich werden. Auch die Forderung nach optimaler, d.h. hoher Dosierung der Einzeldroge kann auf diese Weise erfüllt werden.

Mit Hilfe einer Zytostatikakombination gelingt es, auch das Problem der Zytostatikaresistenz zu vermindern (DE VITA 1981). Bei der Zusammenstellung solcher polychemotherapeutischer Schemata erwiesen sich klinisch-empirisch gefundene Programme wirksamer als solche, die unter Berücksichtigung von biochemischen oder zellkinetischen Gesichtspunkten zusammengestellt worden waren. Bei intensiver Polychemotherapie bedürfen die normalen Organsysteme einer Erholungsphase. Zwanglos ergibt sich damit als weiteres Prinzip die hochdosierte Zytostatika-Intervalltherapie mit nachfolgender Pause.

8.3.4 Zytokinetisches Modell einer Zytostatikatherapie

Die oben geschilderten Mechanismen und Prinzipien gestatten eine eingehende modellhafte Analyse einer Zytostatikatherapie (Abb. 5). Die Behandlung wird begonnen bei einer Tumormasse von ca. 10^{12} Zellen (ca. 1 kg). Jeder Behandlungskurs führt zu einer exponentiellen Verminderung der Tumorzellzahl. Wird die Zahl von 10^9 Zellen (ca. 1 g) unterschritten, ist der Tumor klinisch nicht mehr nachweisbar (Punkt A). Dennoch ist eine weitere Behandlung notwendig, da noch maligne Zellen vorhanden sind.

Im Idealfall reduziert diese Therapie nach einer bestimmten Anzahl von Kursen die Zellzahl auf 0 (Heilung) (Punkt C). Allgemein nimmt man heute an, daß ab 10^6 Zellen die Abwehrkräfte des Organismus selbst wirksam werden, so daß eine Heilung möglich wird (Punkt B). Bei Abbruch der Therapie wächst der Tumor weiter (D). Eine zu frühe Unterbrechung der Chemotherapie führt zu

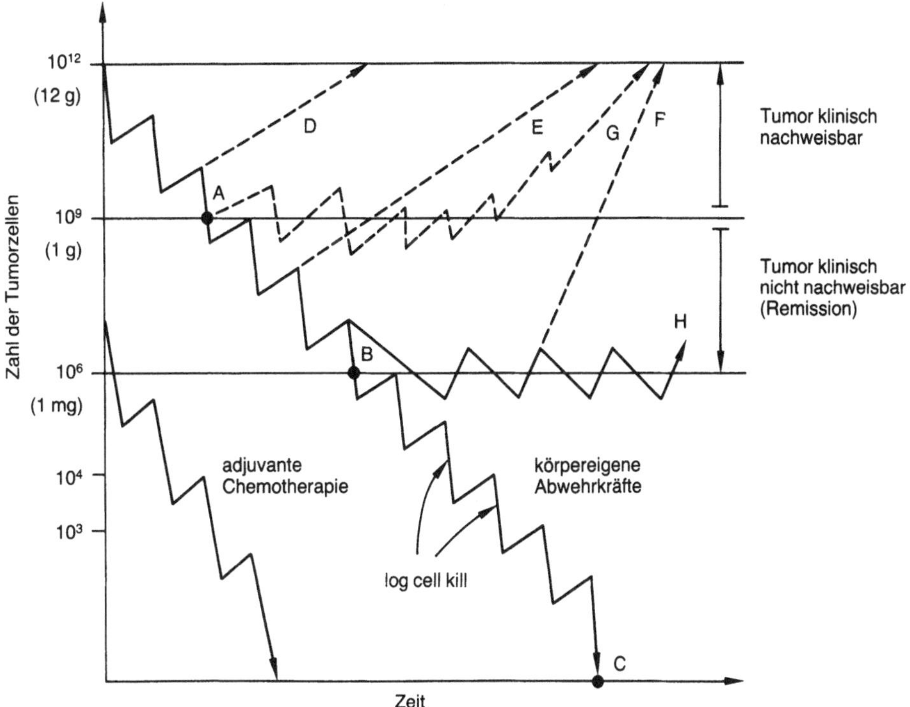

Abb. 5. Unterschiedliche Therapieergebnisse. Idealisiert nach den Vorstellungen von SKIPPER (1979). (Erläuterungen im Text)

einem frühen (E) oder späten (F) Rezidiv nach stattgehabter Remission. Bei einer Resistenzentwicklung kommt es ebenso zu einem Rezidiv (G). Eine Langzeitchemotherapie kann unter bestimmten Bedingungen ein Rezidiv hinauszögern, ohne letztlich kurativ zu wirken (H). Hieraus ergibt sich die Notwendigkeit, mit allen Mitteln rasch eine Vollremission anzustreben, weil nur sie der Ausgangspunkt für eine Heilung sein kann.

8.4 Das Instrument der Chemotherapie — die Zytostatika

In streng definierten klinischen Schritten werden ständig neue Zytostatika in die Klinik eingeführt. In der sog. Phase-I-Prüfung wird die Toxizität und klinische Pharmakologie eines Medikaments, in der sog. Phase II wird das Wirkungsspektrum an sog. Signaltumoren ermittelt und in der Phase III schließlich der optimale Einsatz in der klinischen Praxis definiert (BRUNTSCH 1982). Heute stehen mehr als 30 verschiedene Zytostatika zur Verfügung.

Zytotoxische Medikamente sind nicht direkt tödlich für maligne Zellen, sondern beeinflussen den Vorgang der Zellteilung und damit das Wachstum. Sie tun dies in verschiedenen Stadien der Zellteilung, indem sie molekulare Reaktionen beeinträchtigen. So muß das genetische Material einer Zelle, nämlich die DNS, bei jeder Teilung fehlerfrei verdoppelt werden. Hierfür werden bestimmte Nukleotide der Purin- und Pyrimidinreihe benötigt, das Enzym DNS-Polymerase und natürlich auch ein intaktes Muster der DNS. Nach der DNS-Synthese kommt es auf komplizierten biochemischen Wegen zur Synthese der Proteine. Nach der DNS-Verdopplung tritt die Zelle in die Mitosephase ein, sie teilt sich. Die einzelnen Zytostatika wirken an unterschiedlichen Stellen in diesem komplexen molekularbiologischen Geschehen. Man kann die Zytostatika nach verschiedenen Gesichtspunkten unterteilen, z.B. aufgrund ihrer Wirkung unter zellkinetischen Gesichtspunkten: zyklusspezifische und nichtzyklusspezifische Drogen. Man kann auch ihre biochemische Wirkung zur Einteilung benutzen. Zwei Hauptklassen von Zytostatika lassen sich hiernach unterscheiden: solche, die die Synthese von Vorstufen der DNS behindern (Antimetabolite), und solche, die mit der fertigen DNS Reaktionen eingehen (z.B. alkylierende Substanzen).

In Tabelle 4 sind die wichtigsten heute bekannten Stoffklassen der Zytostatika aufgeführt.

Tabelle 4. Zytostatika: Einige Stoffklassen mit Beispielen[1])

Alkylierende Substanzen
    gehen direkte Verbindung mit der DNS ein und
    beeinträchtigen dadurch Struktur und Funktion
    dieses Moleküls
z. B.: Stickstoff-Lost   (Mustargen)
        (Mechlorethamin)
        Busulfan   (Myleran)
        Chlorambucil   (Leukeran)
        Cyclophosphamid   (Endoxan)
        Melphalan (L-PAM)   (Alkeran)
        Nitrosoharnstoffe
          BCNO   (Carmustin)
          CCNU   (Lomustin)

Antimetabolite
    sind Analoge von Stoffwechselzwischenprodukten
    und hemmen die Biosynthese von Nukleinsäuren
z. B.: Methotrexat
        6-Mercaptopurin   (Purinethol)
        6-Thioguanin   (Thioguanin)
        5-Fluorouracil
        Cytosinarabinosid   (Alexan)

Mitosehemmer
z. B.: Vincristin
        Vinblastin   (Velbe)
        Vindesin   (Eldisin)

Tumorantibiotika
    gehen Bindungen mit dem DNS-Molekül ein und
    behindern dadurch die RNS-Synthese
z. B.: Actinomycin D   (Cosmegen)
        Adriamycin   (Adriblastin)
        Daunorubicin   (Daunoblastin)
        Bleomycin
        Mitomycin C

Pflanzenalkaloide
    Wirkungsmechanismus noch unklar
z. B.: Epipodophyllotoxine:
        VM 26
        VP 16-213   (Vepesid)

Verschiedene
z. B.: Cisplatin   (Platinex)
        DTIC (Dacarbazin)
        Procarbazin   (Natulan)
        L-Asparaginase   (Crasnitin)

[1]) Die in Klammern beigefügten Handelsnamen sind Beispiele

8.5 Der Preis der Chemotherapie — Nebenwirkungen

Zytostatika mit unterschiedlichem Wirkungsme-
chanismus haben eines gemeinsam: Prinzipiell
trifft ihre zytostatische antiproliferative Wirkung
gutartige und bösartige Zellen in gleicher Weise.

Tabelle 5. Akute Nebenwirkungen der Chemotherapie

Knochenmark	Leukopenie, Thrombopenie, Anämie
Schleimhäute	Stomatitis, allgemeine Mukositis
Nervensystem	Parästhesien, Muskelschwäche, Darmträg-heit
Haut	Alopezie
Niere	Nierenfunktionseinschränkung mit Erhö-hung des Kreatinins

Tabelle 6. Chronische Nebenwirkungen der Chemotherapie

Leber	Fibrose bei Methotrexat
Lunge	Interstitielle Fibrose bei Busulfan, Bleomy-cin, Methotrexat
Herz	Schwere Kardiotoxizität bei Adriamycin (>550 mg/m^2)
Hoden	Oligo- bis Azoospermie
Ovar	Amenorrhoe
Karzinogenese	Erhöhung der Zweittumorrate

Tabelle 7. Zytostatika mit lokaler Toxizität

Alkylantien:
Mechlorethamin   (Mustargen)

Tumorantibiotika:
Actinomycin D   (Cosmegen)
Adriamycin   (Adriblastin)
Daunorubicin   (Daunoblastin)
Mitomycin C

Vincaalkaloide:
Vinblastin   (Velbe)
Vincristin

Dennoch gibt es quantitative biologische Unterschiede zwischen gutartigen und bösartigen Geweben. So ist der Anteil an Zellen in der sog. Wachstumsfraktion bei malignen Geweben im allgemeinen höher als in normalen Geweben (Mendelsohn
1960). Hieraus resultiert eine beträchtliche Selekti-
vität der zytostatischen Wirkung für bösartige Zellen. Dennoch sind eine Reihe von toxischen Erscheinungen und unerwünschten Wirkungen unvermeidlich. Sie sind der Preis, den der Kranke
für diese Therapiemodalität zu zahlen hat. Dabei
wird es klar, daß das Risiko einer Therapie in vernünftige Relation zu deren Effektivität gesetzt
werden muß. Bei kurativem Therapieziel werden
bewußt hohe Nebenwirkungen in Kauf genommen, wenn bewiesen ist, daß damit auch eine höhere Heilrate erreicht werden kann. Umgekehrt
muß sehr sorgfältig abgewogen werden, welche toxischen Wirkungen einem Patienten zugemutet

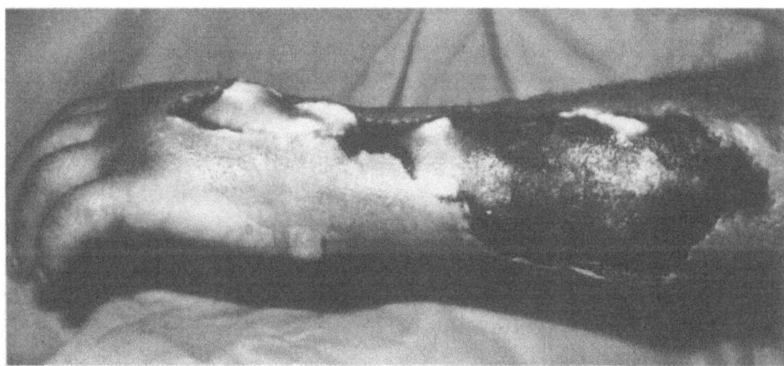

Abb. 6. Nekrose nach Paravasation eines lokaltoxischen Zytostatikums (Adriamycin)

werden dürfen, bei dem bestenfalls eine Lebensverlängerung unter Erhaltung eines lebenswerten Lebens erzielt werden kann. In Tabelle 5 sind die akuten Nebenwirkungen aufgeführt. Von Interesse ist, daß bei bestimmten kurzwirkenden Zytostatika (z.B. Adriblastin) die Alopezie durch Kühlung der Blutgefäße der Kopfhaut vermieden werden kann.

Die kumulativen Nebenwirkungen (Tabelle 6) erlangen bei der immer größer werdenden Zahl von Langzeitüberlebenden oder geheilten Patienten zunehmende Bedeutung. So wird die Entstehung bösartiger Zweittumoren nach Strahlen- und/oder Chemotherapie in letzter Zeit mit Sorge registriert. Bei Patienten mit Morbus Hodgkin etwa treten nach kombinierter Behandlung in ca. 8% aller Fälle maligne Zweiterkrankungen auf.

Dennoch ist die Interessenabwägung bei der Therapieentscheidung in diesem Fall eindeutig: ohne Therapie sterben alle Patienten an der malignen Ersterkrankung, mit Therapie werden 50–70% geheilt, ca. 8% sterben allerdings an einem therapieinduzierten Tumor. Die Anstrengungen gehen gegenwärtig dahin, wirksame Therapieschemata mit verringerter Toxizität zu entwickeln.

Für den Arzt von praktischer Bedeutung sind die lokaltoxischen Wirkungen mancher Zytostatika (Tabelle 7), weil eine paravenöse Gabe schwere lokale Entzündungen und Nekrosen zur Folge haben kann. Zwischenfälle können auch für den Chirurgen wichtig werden (s. Abb. 6).

8.6 Adjuvante postoperative Chemotherapie

Das Gebiet der adjuvanten Chemotherapie ist auch heute noch umstritten. So kann derzeit lediglich eine Zwischenbilanz gegeben werden. Dies kann nur geschehen durch Besprechung von Definition, theoretischen Grundlagen und praktischen Erfahrungen.

8.6.1 Definition

Unter adjuvanter Chemotherapie verstehen wir die Bemühungen, durch zusätzliche Medikamentenbehandlung nach einer in kurativer Absicht durchgeführten Operation das Heilergebnis zu verbessern. Dabei geht man von der Vorstellung aus, daß bereits zum Zeitpunkt der Operation klinisch nicht nachweisbare Mikrometastasen vorhanden sind, die, durch die Operation unerreichbar, von der Zytostatikatherapie eliminiert werden sollen. Das Nahziel ist es, die Heilungsrate operierter Patienten zu erhöhen, letztlich hofft man jedoch, einmal durch dieses kombinierte („multimodale") Behandlungsverfahren das Ausmaß operativer Eingriffe verringern und so die Lebensqualität erhöhen zu können.

8.6.2 Theoretische Grundlagen

Aus Tierexperimenten ist bekannt, daß Operation und Chemotherapie allein nicht ausreichen, bei bestimmten Tumoren eine Heilung zu bewirken. Eine Kombination beider Verfahren führt bei einem Teil der Tiere zur Heilung. Der Operateur entfernt die Haupttumormasse, die Medikamentenbehandlung eliminiert klinisch okkulte Fernmetastasen.

Auch beim Menschen scheint in vielen Situationen die Wirksamkeit einer Medikamentenbehandlung dann besonders groß zu sein, wenn die Zellzahl besonders klein ist. Die Vorstellung, daß kleine Tumoren gegenüber der Chemotherapie meist vulnerabler sind als große, nutzt die adjuvante Chemotherapie in einer klinischen Situation, in der die Tumoren meist nur von mikroskopischer Ausdehnung sind.

8.6.3 Praktische Vorbedingungen

Die Möglichkeit einer adjuvanten Chemotherapie ist nur dann zu erwägen, wenn folgende Voraussetzungen gegeben sind:

- Ein hohes Risiko für ein späteres Auftreten von Fernmetastasen. Die Behandlung darf nicht ohnehin geheilte Patienten treffen.
- Ein bekannt gutes Ansprechen des entsprechenden Tumors im Stadium der Metastasierung durch die gewählte Zytostatikatherapie. Die Therapie muß Erfolgswahrscheinlichkeit haben.

8.6.4 Adjuvante Chemotherapie des Osteosarkoms

Für diesen Tumor sind die genannten praktischen Voraussetzungen gegeben. Es liegt ein hohes Metastasenrisiko vor: Ohne Zusatztherapie sind 80% aller Patienten innerhalb 2 Jahren nach der Operation verstorben. Eine wirkungsvolle Chemotherapie ist bekannt. Die postoperative Anwendung von Adriamycin bewirkt, daß von auf solche Weise behandelten Patienten nur noch 20% nach 2 Jahren verstorben sind (FREI u. CANELLOS 1980). Gelernt hat man dabei, daß Dosiskompromisse zu einer deutlichen Verschlechterung der Heilrate führen. Dieser klare Erfolg der adjuvanten Chemotherapie ist möglicherweise überzeichnet. Kritiker weisen darauf hin, daß die Vergleichsgruppe ohne Chemotherapie historische Kontrollen sind und nicht ein gleichzeitig randomisiertes Patientenkollektiv.

8.6.5 Adjuvante Chemotherapie des Mammakarzinoms

Das Mammakarzinom gehört zu den Tumoren, für die mehrere etablierte Therapieschemata bestehen. Die Heilquote durch alleinige Operation hat sich in den letzten Jahrzehnten kaum verändert. Es besteht also ein Metastasenrisiko. Auch hier sind damit die Vorbedingungen für eine adjuvante Chemotherapie gegeben. Das Metastasierungsmuster legt den Schluß nahe, daß schon bei der kurativ geplanten Operation klinisch nicht faßbare Fernmetastasen vorhanden sind, so daß intensivere Lokalmaßnahmen (Operation, Bestrahlung) ohne Erfolg bleiben müssen. Als wichtigstes Merkmal für das vorhandene Metastasenrisiko gilt heute das Ausmaß des axillären Lymphknotenbefalls. Die Prognose wird um so ungünstiger, je mehr befallene Lymphknoten nach genauer histologischer Untersuchung des axillären Exzisionsmaterials gefunden werden. Auch das Alter und das damit verbundene Menstruationsverhalten sowie der Hormonrezeptorstatus spielen eine Rolle. Andere Faktoren sind demgegenüber von untergeordneter Bedeutung.

Von den 50–60 internationalen und auch nationalen Studien, die gegenwärtig laufen, seien einige vorgestellt. Die Gruppe um FISHER (NSABP, 73 Kliniken) studierte seit 9 Jahren 4000 Patientinnen (Befall eines oder mehrerer axillärer Lymphknoten) in unterschiedlichen Studienprogrammen (FISHER et al. 1981). Die längsten Beobachtungszeiten liegen bei 7 Jahren, einige Studien sind noch nicht ausgewertet. Geprüft wurde eine zweijährige adjuvante Chemotherapie zunächst mit L-PAM (Alkeran) allein, dann in weiteren Studien mit L-PAM + Fluorouracil (FU), L-PAM + Fluorouracil + Tamoxifen (bei hormonrezeptorpositiven Frauen) sowie L-PAM + FU + Methotrexat. Die Frauen unter 50 Jahren mit 1–3 befallenen Lymphknoten reagierten am günstigsten auf eines dieser Programme (besseres rezidivfreies Überleben, besseres Gesamtüberleben). Dabei war die Zweierkombination L-PAM + FU das beste Behandlungsschema. Erste Analysen der Gruppe mit Tamoxifen geben sehr günstige Trends wieder. Auch über 50 Jahre alte Patientinnen mit mehr als 9 axillären Lymphknoten profitieren von einer adjuvanten Chemotherapie. FISHER et al. (1981) konstatierten also einen Therapieerfolg. Dieser ist unterschiedlich in den einzelnen Risikogruppen und bei den einzelnen Programmen. Die Weiterentwicklung hält an.

Die Studien von BONADONNA (Nationales Tumorinstitut, Mailand) kommen zu ähnlichen Ergebnissen (BONADONNA et al. 1981). Diese Untersuchungen laufen seit 8 Jahren (850 Patientinnen). Verwendet wurde CMF (Cyclophosphamid 100 mg/ml oral Tag 1–14, Methotrexat 40 mg/m² Tag 1+8 i.v., Fluorouracil 600 mg/m² i.v. Tag 1+8, alle 4 Wochen zunächst für 12, später 6 Kurse. Aus Tabelle 8 geht hervor, daß alle prämenopausalen Frauen sowie alle Frauen mit 1–3 befallenen Lymphknoten profitieren. Auch die Gesamtüberlebenszeit wird durch die Behandlung

Tabelle 8. Adjuvante Chemotherapie beim Mammakarzinom. CMF versus Kontrolle. 6-Jahres-Ergebnisse (in Prozent). Werte von BONADONNA et al. (1981)

	Kontrolle	CMF 12	p
Zahl aller Patienten	179	207	
Rezidivfreies Überleben			
alle Patienten	43,8	55,7	<0,001
1–3 Lymphknoten befallen	45,6	65,1	<0,001
mehr als 3 Lymphknoten befallen	31,8	35,7	0,27
Prämenopause	42,7	59,8	<0,001
Postmenopause	44,9	50,5	0,35
Gesamtüberlebensrate			
aller Patienten	64,5	73,9	0,12

verbessert, wenn auch in der Gesamtgruppe gering. Dabei ist das verbesserte Gesamtüberleben in der Prämenopausegruppe deutlicher und statistisch signifikant.

BONADONNA et al. machten klar, daß ein deutlicher Dosiseffekt vorhanden ist. Optimale Ergebnisse sind zu erzielen, wenn mehr als 85% der errechneten Dosis verabreicht werden. Bei 65% der Dosis ist bereits kein Therapieeffekt mehr zu sehen. Dosiskompromisse gefährden den Therapieffekt insgesamt. Die Patientin hat bereits bei 65% der Dosis nur die schädlichen Nebenwirkungen zu ertragen. Bei voller Dosis ist der Behandlungserfolg auch in der Gruppe der postmenopausalen Frauen zu erreichen. Eine praktisch wichtige Erkenntnis: BONADONNA zeigte, daß 6 Zyklen CMF den bisher gegebenen 12 Zyklen nach 4 Jahren Beobachtung gleichwertig sind.

Andere Studiengruppen setzten Adriamycin enthaltende Schemata bei axillär-positiven Patientinnen, z.B. FAC (Fluorouracil, Adriablastin, Endoxan) (BUZDAR et al. 1981), andere CMFVP (CMF + Vincristin + Prednison) mit Erfolg in allen Untergruppen ein (TORMEY et al. 1981). Die Langzeitergebnisse müssen abgewartet werden.

SENN behandelte mit einem LMF-Programm (Leukeran, Methotrexat, Fluorouracil) und fand eine erniedrigte Rezidivrate und erhöhte Überlebensrate bei nodal negativen (prä- und postmenopausal), nicht aber bei nodal positiven Patientinnen (SENN 1981), die bei späterer Auswertung verschwand.

Für die adjuvante Chemotherapie bei Mammakarzinom (axillär-positive Patientinnen) können also einige Fakten als gesichert gelten: Es gelingt, die Rate rezidivfreien Überlebens zu verbessern

(z.B. nach 6 Jahren um ca. 20–30%), sowie bei prämenopausalen Frauen unter 50 Jahren die Rate des Überlebens zu verbessern (z.B. um ca. 10–20% nach 5 Jahren). Dies sind die Daten der erfolgreichsten Arbeitsgruppen. Dabei ist die Kombinationsbehandlung der Monotherapie überlegen, bei prämenopausalen Frauen ist der Therapieeffekt größer als bei postmenopausalen, bei 1–3 positiven Lymphknoten größer als bei 4 und mehr befallenen. Die Dosis muß hoch sein: volle Dosis besonders zu Beginn der Therapie. Die Gesamtdosis beeinflußt den Therapieerfolg, Dosiskompromisse gefährden ihn.

Ungesichert bleibt das meiste: Welches ist das beste Programm? Wie lange soll man behandeln? Welche Rolle spielt die adjuvante Gabe von Hormonen mit/ohne Chemotherapie? Soll man alternierende Schemata einsetzen? Bleibt auch nach längerer Beobachtung ein Überlebenszeitgewinn, d.h. eine Erhöhung der Heilrate?

Empfehlung. Das optimale Therapieschemata ist derzeit nicht bekannt. Es ist zu vermuten, daß alle genannten Programme etwa gleiche Effektivität besitzen. Außerhalb von Studien erscheint CMF gut praktikabel. Es gehört zu den bestuntersuchten Therapievorschlägen. Bei nodal positiven Frauen unter 50 Jahren kann es empfohlen werden. Ältere Patientinnen zu behandeln, ist Ermessensfrage, weil deren Zytostatikatoleranz nicht sicher vorhersehbar ist. Nodal negative Frauen zu behandeln, ist derzeit noch klinischen Studien vorbehalten.

Fortschritte in der postoperativen (adjuvanten) Behandlung des Mammakarzinoms sind sichtbar geworden. Einschränkungen sind jedoch am Platze. Anfangserfolge in einzelnen Stadien verringern sich bei längerer Beobachtungszeit. Das Gesamtüberleben so behandelter Patientinnen muß noch über viele weitere Jahre beobachtet werden.

8.6.6 Adjuvante Chemotherapie bei anderen Tumoren

Aufgrund der oben geschilderten praktischen Voraussetzungen sind grundsätzlich eine Reihe weiterer Tumorerkrankungen Kandidaten für eine adjuvante Chemotherapie: z.B. Plattenepithelkarzinome des HNO-Bereiches, Ovarialkarzinome, Weichteilsarkome. Studien werden erweisen müssen, ob diese Hoffnungen realistisch sind. Auf die erfolgreiche adjuvante Chemotherapie bei einigen pädiatrischen Tumoren (z.B. Wilms-Tumor) sei hier nicht eingegangen.

8.6.7 Nebenwirkungen

Die „Kosten" der adjuvanten Chemotherapie sind hoch. Hierzu gehören die bekannten Nebenwirkungen der Chemotherapie ebenso wie die finanziellen Ausgaben bei ihrer Anwendung. Akuttoxizität, Spätwirkung, Beeinträchtigung der Lebensqualität sind auf der Minusseite dieser Behandlung zu erwähnen.

8.6.8 Schlußbemerkung zur adjuvanten Chemotherapie

Theoretische und praktische Erkenntnisse führten zu dem Konzept der adjuvanten Chemotherapie. Es handelt sich um einen neuen Therapieansatz, der bei einigen Tumoren oder einigen Stadien maligner Erkrankungen bestimmte Erfolge mit sich bringt. Nach wie vor muß man jedoch einschränkend feststellen, daß dieses Verfahren in raschem Wandel begriffen ist und weiterhin eine Therapiemaßnahme in klinischer Erprobung darstellt. Selbst für das Mammakarzinom kann nur eine vorläufige Beurteilung gegeben werden. Damit ergibt sich für den Arzt die Verpflichtung, wenn er auf diesem Gebiet verantwortlich tätig sein will, den jeweils gültigen Stand des Wissens zu kennen. Die Behandlung darf niemals eingesetzt werden „ut aliquid fiat". Strenge Indikationsstellung ist eine Grundvoraussetzung, Dosiskompromisse sind eine Gefahr, gerade weil Erfolge erst nach Jahren sichtbar sind und Mißerfolge als schicksalhaft entschuldigt werden können. Um Gesichertes auf diesem Gebiet anzuwenden und neue Fortschritte zu ermöglichen, sollte der chirurgische Onkologe eine enge Kooperation mit dem internistischen Onkologen anstreben.

8.7 Grundlagen der Hormontherapie bösartiger Erkrankungen

Seit langem gilt in der Onkologie als gesichert, daß eine Veränderung des hormonalen Milieus zur Tumorrückbildung führen *kann*. Diese Beobachtung wurde zunächst von Chirurgen beim Mammakarzinom gemacht, die sahen, daß die Ovarektomie in einigen Fällen zur Verkleinerung von Tumormetastasen führte. Heute wissen wir, daß eine Beeinflussung des hormonalen Milieus bei einer Reihe von bösartigen Erkrankungen therapeutisch genutzt werden kann (s. Tabelle 9).

Tabelle 9. Beispiele einer Hormontherapie bei bösartigen Erkrankungen

Erkrankung	Art der hormonellen Manipulation	
Mammakarzinom	Hormonentzug:	Ovarektomie
	Hormongabe:	Östrogene
		Gestagene
		Androgene (nicht mehr gebräuchlich)
	Antiöstrogen:	Tamoxifen
	Synthesehemmung:	Aminogluthetimid
Endometriumkarzinom	Hormongabe:	Gestagene
Prostatakarzinom	Hormonentzug:	Orchiektomie
	Gabe eines gegengeschlechtlichen Hormons:	Östrogen
Schilddrüsenkarzinom	Postoperativ Thyroxingabe zur Suppression von TSH	
Maligne Lymphome	Gabe von Kortikosteroiden	

In der Regel sind die Effekte einer solchen Hormontherapie palliativ und nur bei einer kleinen Zahl der behandelten Patienten zu erzielen (Lippman 1982).

Die antineoplastische Hormonwirkung sei am Beispiel der Steroidhormone vereinfacht dargestellt. Zugeführte oder natürliche synthetisierte Hormone binden sich an sog. Hormonrezeptoren innerhalb der Zellen. Diese Hormonrezeptoren finden sich in der Regel nur in hormonempfindlichen Zellen. Es gilt heute als sicher, daß die Hormonrezeptorproteine in der Zelle für die Hormonwirkung verantwortlich sind. Komplexe aus Hormon und Hormonrezeptor werden dann in den Zellkern transloziert und gehen dort eine Verbindung mit dem Chromatin ein. Letztlich resultieren aus dieser Reaktion quantitative und qualitative Veränderungen der sog. Boten-RNS. Nachdem offenbar Rezeptorproteine entscheidend für die Wirkung eines Steroidhormons auf eine Zelle sind, lag es nahe, über eine Bestimmung der Hormonrezeptoren Rückschlüsse auf deren Empfindlichkeit gegenüber hormonellen Maßnahmen zu erhalten. Von klinischer Bedeutung hat sich z.B. die Östrogenrezeptorbestimmung beim Mammakarzinom erwiesen. Bei „negativer" Rezeptorbestimmung findet sich eine klinische Empfindlichkeit nur in etwa 5% der Fälle, bei „positivem" Ausfall dieser Untersuchung reagieren etwa 75% der hormonbehandelten Frauen günstig. Damit wurde es möglich, die Erfolgsaussichten einer Hormonbehandlung abzuschätzen. Die Hormonrezeptorbestimmung sollte heute eine Routinemethode bei der primären Operation des Mammakarzinoms sein, damit die Information über den Rezeptorstatus für künftige Therapieentscheidungen zur Verfügung steht (MAASS et al. 1975; VON MAILLOT et al. 1980).

Es wird sich zeigen, ob die bei einer Reihe von weiteren Tumoren gefundenen Hormonrezeptoren neue therapeutische Aspekte eröffnen. Weitere Entwicklungen betreffen u.a. die Kombination von Hormontherapie und zytostatischer Chemotherapie oder die Kupplung von Zytostatikamolekülen an Hormone. Ein hervorragender Erfolg der letzten Jahre war die Entwicklung der antiöstrogenen Substanz Tamoxifen (Nolvadex), die für eine Reihe von Frauen mit Mammakarzinom eine gute therapeutische Chance ohne die gravierenden Nebenwirkungen der bisherigen Androgen- oder Östrogentherapie eröffnet hat (LEGHA u. MUGGIA 1976).

Literatur

American Cancer Society (1977) Cancer facts and figures. American Cancer Society, New York

Axtell LM, Sire AJ, Myers MH (eds) (1976) Cancer patient survival report No 5; Cancer surveillance, epidemiology and end results (SEER) program. National Cancer Institute, NIH, US-DHEW Publ. No. (NIH), pp 77–992

Bonadonna G, Valagussa P, Rossi A, Tancini G, Brambrilla C, Marchini S, Veronesi U (1981) Multimodal therapy with CMF in resectable breast cancer with positive axillary nodes: The Milan Institute experience. In: Salmon SE, Jones SE (eds) Adjuvant therapy of cancer III. Grune & Stratton, New York, pp 435–444

Bruntsch U (1982) Entwicklung und Erprobung neuer Medikamente in der Onkologie. MMW 124:356–360

Bruntsch U, Kappauf H, Theissing J, Gallmeier WM (1982) Plattenepithelcarcinome im HNO-Bereich: Chemotherapie. MMW 124:209–212

Buzdar A, Smith T, Blumenschein G, Hortobagyi G, Hersh E, Gehan E (1981) Adjuvant chemotherapy with fluorouracil, doxorubicin, and cyclophosphamide (FAC) for stage II or III breast cancer: Five-year results. In: Salmon SE, Jones SE (eds) Adjuvant therapy of cancer III. Grune & Stratton, New York, pp 419–426

DeVita VT Jr (1981) Recent perspectives on the development of drug resistance and some more good news. In: Salmon SE, Jones SE (eds) Adjuvant therapy of cancer III. Grune & Stratton, New York, pp 3–11

De Vita VT (1982) Principles of chemotherapy. In: DeVita VT, Hellman S, Rosenberg SA (eds) Cancer, principles and practice of oncology. Lippincott, Philadelphia Toronto, p 132

Fisher B, Redmond C, Womark N and participating NSABP investigators (1981) Breast cancer studies of the NSABP: An editorialized overview. In: Salmon SE, Jones SE (eds) Adjuvant therapy of cancer III. Grune & Stratton, New York, pp 359–369

Frei E, Canellos GP (1980) Dose: A critical factor in cancer chemotherapy. Am J Med 69:585–594

Frei E, Jaffe N, Link M, Abelson H (1979) Adjuvant chemotherapy of osteogenic sarcoma: Progress, problems and prospects. In: Jones SE, Salmon SE (eds) Adjuvant therapy of cancer II. Grune & Stratton, New York, pp 355–373

Goldie JH, Coldman AJ (1979) A mathematic model for relating the drug sensitivity of tumors to their spontaneous mutation rate. Cancer Treat Rep 63:1727–1731

Hutchinson DJ, Schmid FA (1973) Cross-resistance and collateral sensitivity. In: Mihich E (ed) Drug resistance and selectivity. Academic Press, New York, p 73

Legha S, Muggia FM (1976) Antiestrogens in the treatment of cancer. Ann Intern Med 84:751

Lippman M (1982) Principles of hormonal therapy. In: Carter SK, Glatstein E, Livingston RB (eds) Principles of cancer treatment. McGraw-Hill, New York, pp 146–152

Maass H, Engel B, Trams G, Nowakowski H, Stolzenbach G (1975) Steroid hormone receptors in human breast cancer and the clinical significance. J Steroid Biochem 6:743–749

Maillot K von, Gentsch HH, Gunselmann W (1980) Steroid receptors and response to endocrine treatment and chemotherapy of advanced breast cancer. J Cancer Res Clin Oncol 98:301–313

Mendelsohn ML (1960) The growth fraction: A new concept applied to tumors. Science 132:1496

Senn HJ (1981) Adjuvante Chemotherapie beim Mammakarzinom. Dtsch Med Wochenschr 106:1626–1630

Schabel FM Jr, Simpson-Herren L (1978) Some variables in experimental tumor systems which complicate interpretation of data from in vivo kinetic and pharmacological studies with anticancer drugs. Antibiot Chemother 23:113–127

Skipper HE (1979) Historic milestones in cancer biology: A few that are important in cancer treatment (revisited). Semin Oncol 6:506–514

Skipper HE, Schabel FM, Wilcox WS (1964) Experimental evaluation of potential anticancer agents XIII, on the criteria and kinetics associated with curability of experimental leukemia. Cancer Chemother Rep 35:1–111

Tannock I (1978) Cell kinetics and chemotherapy: A critical review. Cancer Chemother Rep 62:1117–1133

Tormey DC, Holland JF, Weinberg V et al. (1981) 5-drug versus 3-drug ± MER postoperative chemotherapy for mammary carcinoma. In: Salmon SE, Jones SE (eds) Adjuvant therapy of cancer III. Grune & Stratton, New York, pp 377–384

Weiterführende Literatur

Brunner KW, Nagel GA (eds) (1985) Internistische Krebstherapie. Springer, Berlin Heidelberg New York

Carter SK, Glatstein E, Livingston RB (eds) (1982) Principles of cancer treatment. McGraw-Hill, New York

DeVita VT Jr, Hellman S, Rosenberg SA (eds) (1985) Cancer principles and practice of oncology. Lippincott, Philadelphia Toronto

Gallmeier WM, Bruntsch U, Röttinger EM, Betzler M (eds) (1980, 1982, 1983, 1984, 1985) Praktische Onkologie. MMW Medizin Verlag, München

Gross R, Schmidt CG (eds) (1985) Klinische Onkologie. Thieme, Stuttgart New York

9 Prinzipien der lokalen Chemotherapie und Hyperthermie

F. WOPFNER, J. TONAK und P. SCHEPKE

9.1 Einleitung

Die häufigsten malignen Tumoren, insbesondere jene des Gastrointestinaltrakts, weisen auch heute noch eine geringe Empfindlichkeit gegenüber systemischer Chemotherapie auf. Deshalb wurde bereits seit den 50er Jahren versucht, durch örtliche Anwendung eine bessere Wirksamkeit zu erzielen, wenn eine chirurgische und/oder Strahlentherapie unmöglich ist.

9.2 Allgemeine Grundlagen der lokalen Chemotherapie

Die prinzipiellen Möglichkeiten für eine Verbesserung der Wirksamkeit einer Chemotherapie durch die derzeit gebräuchlichsten Verfahren der lokalen Anwendung sind in Tabelle 1 zusammengefaßt.

9.2.1 Dosis

Die Verabreichung von Zytostatika, beispielsweise über die einen Tumor versorgenden Gefäße, in der Regel die Arterien, läßt eine hohe Konzentration für die erste Passage erwarten und damit eine höhere Wirksamkeit (CHEN u. GROSS 1980; ECKMAN et al. 1974; STEPHENS 1983a). Klinische Beobachtungen an Lebermetastasen und Lokalrezidiven kolorektaler Karzinome (LEHANE et al. 1982; PATT et al. 1980; TILCHEN et al. 1981) und an Osteosarkomen (JAFFE et al. 1980, 1981; LOKICH et al. 1981; MAVLIGIT et al. 1981) erhärten diese Annahme (GOODMANN et al. 1982; LUNDBERG 1977).

9.2.2 Dauer der Einwirkung

Die Dauer der Einwirkung wird bei systemischer Chemotherapie durch die Halbwertszeit des Medikaments selbst oder seiner wirksamen Abbauprodukte bestimmt. Sie ist im Falle der isolierten Perfusion höchstmöglich und wird bei der regionalen Infusion zunächst von der Verweildauer im Kapillarbett bestimmt. Eine Dauerinfusion sowie embolisierende Verfahren können die Verweildauer unter Erhaltung wirksamer Spiegel erhöhen.

9.2.3 Selektivität, Nebenwirkungen

Die isolierte Perfusion erlaubt höchstmögliche Dosen ohne systemische Toxizität; hierbei ist jedoch die lokale Toxizität dosislimitierend. Diese begrenzt auch bei der regionalen Infusion die Dosis oder Konzentration des Medikaments. Wird ein Zytostatikum bei der ersten Passage durch die Leber abgebaut, so verringert sich die systemische Toxizität um die Abbaurate (ENSMINGER et al. 1978) (Tabelle 2); ohne entsprechende Metabolisierung gleicht die Toxizität bei der lokalen Anwendung der bei systemischer Gabe (STEPHENS

Tabelle 1. Gegenüberstellung der gebräuchlichsten lokalen Chemotherapieverfahren und systemischer Chemotherapie (qualitativ)

Methode	Für Wirkung wichtige Faktoren				
	Konzentration (Dosis)	Zeitdauer der Einwirkung	Selektivität	Wiederholbarkeit (Behandlungsdauer)	Systemische Wirksamkeit
Isolierte Perfusion	+ + + +	+ + + +	+ + + +	((+))	−
Regionale Infusion	+ +	+ (+ +)	+ (+ +)	+ + +	+ +(+)
Systemische Chemotherapie	+	+	+	+ + + +	+ + + +

1983a). Durch Hämofiltration am venösen Schenkel infundierter Areale kann auch hier eine systemische Toxizität verringert werden (AIGNER et al. 1983b).

Tabelle 2. Zur lokalen Chemotherapie verwendete Medikamente

Medikament	Abbaurate in der Leber [%] sog. „first pass effect"	Verwendung zur	
		regionalen Infusion	isolierten Perfusion
Mitomycin C	20–40	+	–
5-DUFR	in Klärung	+	–
5-Fluorouracil	30–60	+	+
5-Desoxyuridin	30–90	+	–
Dichloromethotrexat	bis zu 90	+	–
Methotrexat	ca. 10	+	+
Adriamycin	ca. 30	+	–
Aktinomycin D	–	+	+
Cis-Platin	–	+	+
DTIC	–	+	+
VP 16–213	–	+	–
Cytosinarabinosid	?	Einzelberichte	–
Streptozotozin	?	Einzelberichte	–
Melphalan	–	+	+

9.2.4 Wiederholbarkeit, Behandlungsdauer

Eine systemische Chemotherapie ist nach Erfordernis und Toxizität wiederholbar; eine regionale Infusion kann je nach Zugangsart mehrmalig über längere Zeiträume oder als Dauerinfusion angewendet werden. Eine isolierte Organ- oder Extremitätenperfusion in den erforderlich kurzen Abständen ist nicht durchführbar. Eine kombinierte Anwendung der verschiedenen Arten der Chemotherapie kann daher notwendig werden.

9.2.5 Systemische Wirkung

Die lokale Chemotherapie hat ihre maximale Wirkung am Ort der Anwendung; bei der regionalen Applikation kann jedoch nach Art und Menge des Zytostatikums eine allgemeine Wirkung erreicht werden, die der systemischen Applikation entspricht; eine Kombination lokaler und systemischer Chemotherapie kann daher notwendig sein.

9.3 Indikation

Eine lokale Chemotherapie kann adjuvant, palliativ oder „kurativ" im Rahmen einer sog. „combined modality" erfolgen (Tabelle 3). Die adju-

Tabelle 3. Indikationen zur lokalen Chemotherapie

Zielsetzung			Klinische Anwendung
Adjuvant	Beherrschung von Mikrometastasen (Tumorstadien mit hohem Metastasierungsrisiko)		Malignes Melanom der Extremitäten, Weichteilsarkome der Extremitäten, Leber
Palliativ	Linderung von Tumorsymptomen (z.B. Ikterus, Schmerzen)		Ösophagus, Becken, Leber
	Lebensverlängerung bei guter Lebensqualität		Leber
„Kurativ" im Rahmen sog. combined modality	Präoperativ	a) Ohne nachgewiesene Fernmetastasen (sog. „neoadjuvante Chemotherapie"): Herstellung der lokalen Operabilität, Vermeidung ablativer Chirurgie, Feststellung der Chemotherapiesensibilität individuell in vivo	Mamma (lokal) Magen (lokal) Kochen- und Weichteilsarkome (lokal/systemisch) [Rektum (lokal)]
		b) Bei nachgewiesenen Fernmetastasen: Verbesserte Tumorantwort im Primärtumor, gleichzeitig Behandlung von Metastasen (evtl. Kombination von i.v. und i.a.), Vermeidung ablativer Chirurgie sekundäre Operabilität von Metastasen	Knochen- und Weichteilsarkome Leber
	Postoperativ	Intraarterielle Chemotherapie nach operativer Reduktion der größten Tumormasse	Leber

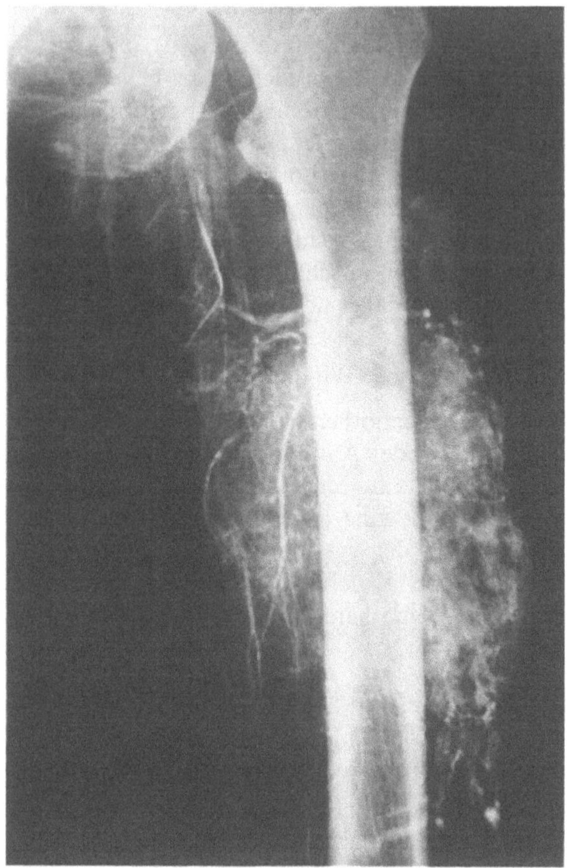
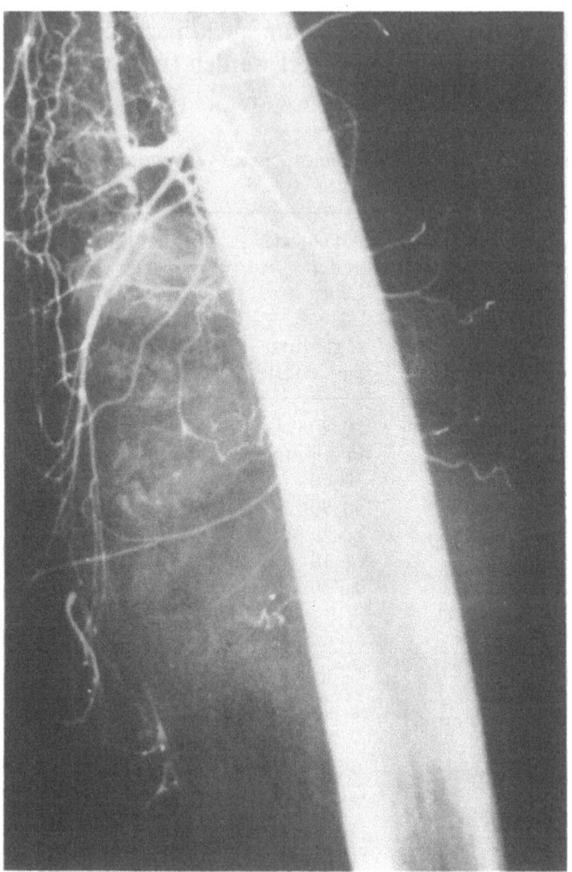

Abb. 1. Synovialsarkom des linken Oberschenkels. Vor (*li. Bild*) und nach (*re. Bild*) lokaler Chemotherapie (superselektive Infusion)

vante Anwendung hat zum Ziel, klinisch okkulte Metastasen zu zerstören. Klinische Anwendung findet dieses Verfahren heute beim malignen Melanom der Extremitäten und beispielsweise auch bei regional metastasierenden kolorektalen Karzinomen in Form einer intraarteriellen Chemotherapie der Leber. Palliativ wird die lokale Chemotherapie zur Linderung von Tumorsymptomen, wie z.B. bei Ikterus durch Lebermetastasen oder schmerzhaften malignen Tumoren im kleinen Becken eingesetzt. Darüber hinaus konnten Bengmark u. Jeppsson (1983) und Pettavel (1983) nach palliativer lokaler Chemotherapie von Lebermetastasen auch eine Lebensverlängerung der Patienten erreichen. Als im weiteren Sinne kurativ kann die lokale Chemotherapie bezeichnet werden, wenn sie prä- oder postoperativ zur Herstellung einer lokalen Operabilität oder Vermeidung ablativer Chirurgie eingesetzt wird (Calvo et al. 1980; Morton

Tabelle 4. Lokale Chemotherapie: Behandlungsziele/mögliche Nachteile

Ziele	Mögliche Nachteile
1) Heilung	Komplikationen chirurgischer/ radiologischer Maßnahmen
	Komplikationen lokaler Chemotherapie
2) Lebensverlängerung	Ständige ärztliche Überwachung, Kontrolluntersuchungen
3) Verbesserung der Lebensqualität	Kurzzeitig wiederholter oder dauernder Krankenhausaufenthalt
4) Neue Erkenntnisse	Behinderung des Patienten durch Katheter oder Pumpen

u. Eilber 1982; Rosen et al. 1979; Shedd 1982; Stephens 1983b; Tonak et al. 1984) (Abb. 1).

Lokale Chemotherapieverfahren stellen noch keine Standardverfahren in der Krebsbehandlung dar, und ihre möglichen Nachteile müssen gegen erstrebte Behandlungsziele sorgfältig abgewogen werden (Tabelle 4). Viele Fragen der lokalen Che-

Tabelle 5. Fragestellungen bei klinischen Studien zur lokalen Chemotherapie

Zytostatika:
Lokale Wirksamkeit bei systemischer Unwirksamkeit?
Dosierung?
Kontinuierliche Infusion/intermittierende Gabe?
Lokale Toxizität?
Systemische Toxizität?
Absorption im gesunden und malignen Gewebe?

Zeitdauer der Einwirkung:
Isolierte Perfusion, Chemoembolisation, abbaubare Mikrosphären

Zugangsarten, Zugangswege:
Katheter/Pumpsysteme (Lebensqualität, Mobilität der Patienten)

Kombination mit anderen Modalitäten:
„combined modality"

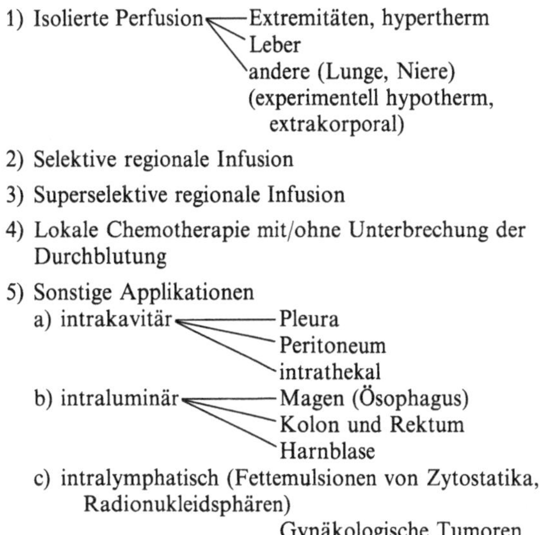

Tabelle 6. Anwendungsformen der lokalen Chemotherapie

1) Isolierte Perfusion—Extremitäten, hypertherm
— Leber
— andere (Lunge, Niere)
(experimentell hypotherm, extrakorporal)
2) Selektive regionale Infusion
3) Superselektive regionale Infusion
4) Lokale Chemotherapie mit/ohne Unterbrechung der Durchblutung
5) Sonstige Applikationen
a) intrakavitär—Pleura
— Peritoneum
— intrathekal
b) intraluminär—Magen (Ösophagus)
— Kolon und Rektum
— Harnblase
c) intralymphatisch (Fettemulsionen von Zytostatika, Radionukleidsphären)
d) intratumoral—Gynäkologische Tumoren
— Haut
— Ösophagus

motherapie sind noch nicht gelöst und Gegenstand experimenteller und klinischer Untersuchungen. Die wichtigsten aktuellen Fragestellungen für kontrollierte klinische Studien sind in Tabelle 5 zusammengestellt.

9.4 Anwendungsformen der lokalen Chemotherapie (Tabelle 6)

9.4.1 Isolierte Perfusionen

Die beträchtlichen Nebenwirkungen der systemischen Chemotherapie legten den Versuch nahe, die Wirkung von Zytostatika auf eine tumorbefallene Extremität oder ein Organ zu beschränken. Am vollständigsten gelingt dies mit der isolierten Perfusion. Es wird hier mit Hilfe eines Perfusionsaggregats das tumortragende Areal unter möglichst vollständiger Abriegelung vom Gesamtkörperkreislauf in Rezirkulation über eine oder mehrere Stunden durchspült. Hauptvorteil dieser Methode ist die bis zu 10fach höhere Dosierbarkeit des Zytostatikums sowie die Erhöhung des Sauerstoffpartialdrucks im Perfusionssystem. CREECH et al. haben 1958 als erste eine tumorbefallene Gliedmaße von der Gefäßversorgung des Rumpfs isoliert und mit Hilfe eines extrakorporalen Kreislaufs mit hochdosierten Zytostatika bei Normothermie durchspült. 1960 wurde von AUST u. AUSMANN und AUSMANN (1961) eine Methode zur normothermen isolierten Perfusion der Leber beim

Menschen veröffentlicht. Die Heilungsergebnisse dieser isolierten normothermen Zytostatikaperfusion erbrachten jedoch gegenüber konventionellen Therapieverfahren keine wesentliche Verbesserung, so daß sie heute weitgehend verlassen sind. Eine Änderung in der klinischen Bedeutung der Behandlungsverfahren ist erst in den 70er Jahren eingetreten, nachdem diese Behandlungsmethoden mit der Hyperthermie kombiniert wurden.

Isolierte Perfusionen anderer Organe oder Körperregionen haben derzeit noch immer weitestgehend experimentellen Charakter oder historische Bedeutung. Ihre weitere Entwicklung muß jedoch ebenfalls verfolgt werden (CREECH et al. 1959).

9.4.2 Selektive regionale Infusion

9.4.2.1 Zugangswege und Zugangsarten

Die einen Tumor versorgenden Gefäße werden mit einem Katheter aufgesucht und ein Zytostatikum selektiv injiziert. Die intraaortale Infusion (STEHLIN et al. 1969) hat dabei historische Bedeutung. Die selektive Katheterisierung entsprechender Arterien ist derzeit überwiegend geübte Praxis (Tabelle 7). Transkutane Zugangswege erlauben mehrfache Wiederholung. Dislokationen transkutan eingebrachter Katheter sind jedoch häufiger als bei chirurgisch direkter Plazierung (WATKINS

Tabelle 7. Zugangswege/Zugangsarten zur selektiven/super-selektiven regionalen Infusion

---

Indirekt, transkutan

A. brachialis
A. coeliaca	Oberbauchtumoren: Magen, Pankreas
A. hepatica propria	Leber
A. brachialis	Tumoren der oberen Extremität

A. femoralis
| A. brachialis | Tumoren der oberen Extremität |
| A. axillaris | Tumoren der Brustwand und Axilla |

Ipsi- oder kontralateral
A. femoralis	Tumoren der unteren Extremität
Aa. iliacae internae	Beckentumoren
Aa. bronchiales	Lungentumoren

Direkt, chirurgisch

V. umbilicalis
| V. portae | Leber |
Darmvenen (mittelkalibrig)
| V. portae | Leber |
A. gastroepiploica dextra
| A. hepatica propria | Leber |
A. gastroduodenalis
| A. hepatica propria | Leber |
A. hepatica propria (communis)
| | Leber |
| Aa. iliacae internae | Beckentumoren |

---

et al. 1970). Die Nabelvene erlaubt einen direkten Zugang zum Pfortadersystem und wird zu mannigfachen diagnostischen und therapeutischen Manövern genutzt (SILVA 1979); auch in lokaler Anästhesie kann ein dauerhafter Zugang für die intrahepatische Chemotherapie hergestellt werden (TAYLOR et al. 1977; WEIGAND et al. 1983).

9.4.2.2 Instrumentarium

Katheter. Bei der transkutanen Technik kommen die in der diagnostischen Radiologie üblichen Katheter zur Anwendung. Sie machen während der Behandlung eine permanente Infusion notwendig, um Reflux oder Thrombosierung im Katheter zu vermeiden. Zur chirurgischen Implantation finden unterschiedliche Katheter Anwendung. Einlumige Katheter erlauben ein beliebig kleines Kaliber, um das Verhältnis Katheter/Gefäßlumen günstig zu halten. Doppellumige Katheter erlauben zusätzliche therapeutische Manöver, wie z.B. eine arterielle Hypoxie; die Verkleinerung ihres Umfangs stößt jedoch auf technische Grenzen; ein nach vorne offenes Lumen macht ebenfalls eine Dauer-

infusion notwendig. Katheter mit Rücklaufsperre (FORTNER 1976; WOPFNER 1981) verhindern einen Reflux; eine Dauerinfusion ist nicht notwendig, die Patienten sind mobiler.

Pumpsysteme. Zur therapeutischen Dauerinfusion oder zum Offenhalten von Kathetern stehen äußerlich tragbare mechanische oder batteriegetriebene Pumpsysteme zur Verfügung. Hierbei muß eine eingehende Unterweisung des Patienten oder des weiterbehandelnden Arztes bezüglich Pflege und Handhabung erfolgen und eine ständige Bereitschaft in der Klinik gegeben sein, um bei technischen Störungen sofort eingreifen zu können (LOKICH u. ENSMINGER 1983; PERRI u. ERIKSON 1983). Total implantierbare Pumpsysteme sind für den Patienten am angenehmsten und erlauben alle therapeutischen Anwendungen. Die ersten Erfahrungen sind ermutigend (BUCHWALD et al. 1980; COHEN et al. 1980; ENSMINGER et al. 1981; HARDY et al. 1982; URIST u. BALCH 1982), die klinische Anwendung ist derzeit jedoch durch die bedingte kommerzielle Verfügbarkeit und den Preis eingeschränkt. Die technische Entwicklung auf diesem Gebiet läßt jedoch hier noch weitere Fortschritte erwarten. Auch stehen passive implantierbare Systeme zur Verfügung (z.B. Porth-a Cat, Hickman) (BREMER et al. 1981).

9.4.2.3 Behandlungsarten

Die regionale Infusion kann als Dauerinfusion (OBERFIELD et al. 1979; PETTAVEL 1983) oder als intermittierende Infusion (EL-DOMEIRI 1980; FORTNER 1976; WOPFNER 1981) vorgenommen werden. Pharmakologische Gesichtspunkte (CHEN u. GROSS 1980; ECKMAN et al. 1974; ENSMINGER et al. 1978; ENSMINGER u. GYVES 1983), die Tumorzellkinetik, die Toxizität und die anatomischen Gegebenheiten müssen hierbei berücksichtigt werden. Derzeit liegen nur bei wenigen Zytostatika klinisch verwertbare Daten vor; so erscheint die Dauerinfusion der Leber mit 5-FUDR pharmakologisch sinnvoll und klinisch nützlich (ENSMINGER et al. 1978), da dieses Medikament bei der ersten Passage durch die Leber abgebaut wird und so, auch in hoher Dosierung, nur geringe systemische Nebenwirkungen bedingt; es ist jedoch nicht kommerziell verfügbar. 5-Fluorouracil ist ebenfalls zur intrahepatischen Dauerinfusion geeignet, die intermittierende Gabe ist offenbar aber genauso effektvoll. Eine mögliche Dosiseinsparung bei lokaler Anwendung wird diskutiert (STEPHENS 1983a) und erscheint logisch, jedoch liegen keine schlüssigen experimentellen oder klinischen Studien vor. Auch liegen keine Angaben zur Absorption von Zytostatika im gesunden oder malignen Gewebe in Abhängigkeit von Flußrate oder Konzentration vor. Klinische und experimentelle Studien sind hier indiziert.

9.4.3 Superselektive regionale Infusion

Mit der superselektiven Angiographie und Chemotherapie können einzelne Tumorgefäße gezielt dargestellt und gezielt infundiert werden (SCHEPKE u. WOPFNER 1982). Das Verfahren ist, wie die selektive Technik, wiederholt anwendbar, eignet sich aber nicht zur Dauerinfusion.

Es ermöglicht jedoch, die gesamte Zytostatikamenge anteilmäßig durch den Tumor zu infundieren — und dies in höchster Konzentration. Die anatomischen Gegebenheiten, wie spitzwinkelig abgehende Gefäße oder solche kleinsten Kalibers (unter 1 mm) oder altersabhängige arteriosklerotische Veränderungen begrenzen den Einsatz der superselektiven Technik. Eine möglicherweise größere lokale Toxizität muß in Erwägung gezogen werden; großflächige tiefe Nekrosen mitversorgter gesunder Haut- und Weichteilareale können eine beabsichtigte extremitätenerhaltende Operation, vor allem mit Prothetik, verzögern.

9.4.4 Blockierung der arteriellen Blutzufuhr

Vitale, sich vermehrende Tumorzellen haben einen besonders hohen Sauerstoffbedarf. Verminderte Sauerstoffspannung oder komplette Unterbrechung der arteriellen Blutzufuhr wirken tumorizid. Klinisch finden die chirurgische Unterbindung oder die Embolisierung arterieller Hauptstämme (zentrale Embolisierung) oder Verfahren der peripheren oder Mikroembolisierung oder Ballonkatheter Anwendung. Hierbei wird auch eine Verminderung der Blutflußrate erreicht; nach CHEN u. GROSS (1980) ist dies ein wesentlicher Faktor zur Erhöhung der Medikamentenexposition.

9.4.4.1 Chirurgische Unterbrechung *arterieller Hauptstämme*

Tabelle 8 zeigt die vielfältigen Methoden der Kombination von chirurgischer Unterbrechung der ar-

Tabelle 8. Behandlung diffuser Lebermetastasen/disseminierter Lebertumoren mit chirurgischer Blockierung der arteriellen Blutzufuhr und lokaler Chemotherapie

---

Ligatur der A. hepatica propria
   Infusion der Pfortader
   Infusion des Arterienstumpfs
   Infusion alternierend des Arterienstumpfs und der Pfortader

---

Desarterialisierung der Leber
(Ligatur der A. heptica propria und Dissektion des Aufhängeapparats)
   Infusion des Stumpfs der A. hepatica propria

Intermittierende Blockierung der A. hepatica propria: intraluminär kurzzeitig, extraluminär kurz- oder langzeitig
   Infusion der blockierten Arterie
   Infusion der Pfortader

---

teriellen Blutzufuhr und lokaler Chemotherapie bei diffusen Lebermetastasen bzw. bei disseminierten Lebertumoren. Die Blutversorgung der Leber erfolgt zu ca. 80% über die Pfortader, zu 20% über die A. hepatica, die Sauerstoffversorgung jedoch zu ca. 80% über die A. hepatica und zu 20% über die Pfortader.

Klinisch manifeste Lebermetastasen werden überwiegend arteriell mit Blut versorgt (ACKERMAN 1982). Die Ligatur der A. hepatica propria bedingt Tumornekrosen, jedoch läßt sich eine suffiziente Kollateralenbildung bereits wenige Tage nach Ligatur der Arterie und auch nach Desarterialisation nachweisen (BENGMARK u. ROSENGREN 1970). Dementsprechend zeigt sich klinisch kurzzeitig ein Wachstumsstillstand oder eine kurzfristige Regression, die Tumoren wachsen jedoch rasch nach. Die Anwendung der arteriellen Hypoxie ist bei hypervaskularisierten Tumoren klinisch sinnreich (KIM et al. 1977).

Die Zunahme der Blutversorgung über die Pfortader nach Ligatur der A. hepatica (TAYLOR et al. 1979) scheint eine portale Chemotherapie nach Arterienligatur zu rechtfertigen. Eine intermittierende Blockung der Leberarterie von ca. 16 h vermeidet die rasche Kollateralenbildung und ist auch bei kürzerer Dauer beim Kolorektalkarzinom klinisch effektvoll (BENGMARK u. JEPPSSON 1983; EL-DOMEIRI 1976, 1980). Eine Chemotherapie während einer kurzzeitigen arteriellen Blokkung erlaubt eine höhere Konzentration über einen längeren Zeitraum als bei alleiniger regionaler Infusion (WOPFNER 1982, unveröffentlicht) (Abb. 2). Die bisherigen Ergebnisse zeigen, daß

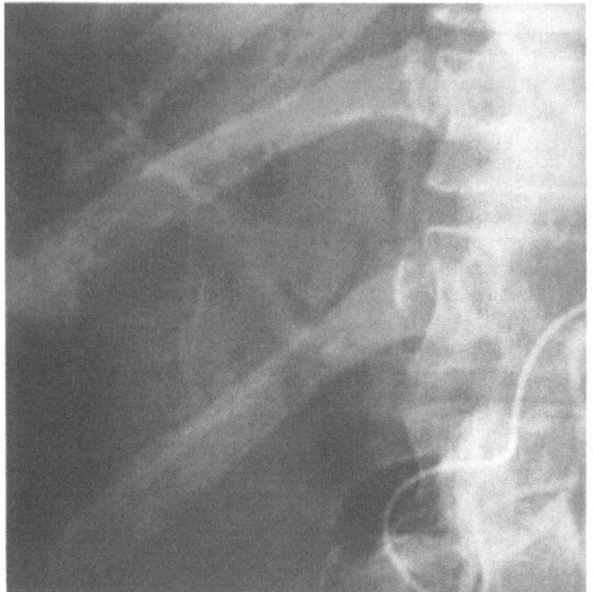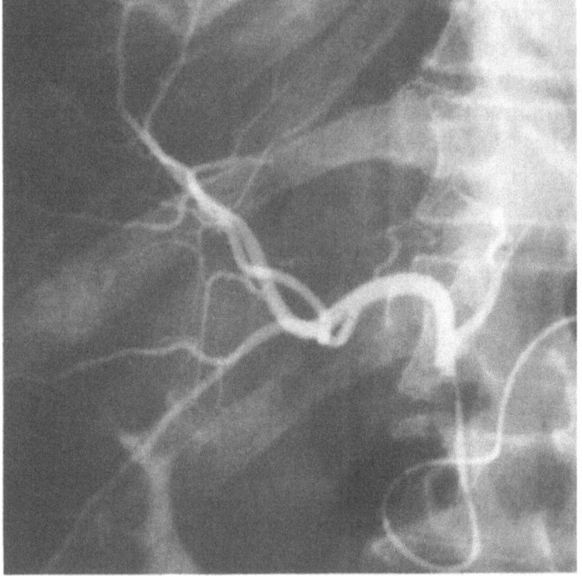

Abb. 2. Kontrastmitteldarstellung über A. hepatica propria durch Erlanger Leberkatheter. Ohne Blockung der Arterie (*li. Bild*): trotz maximalem Flow (per Hand) flaue Darstellung. Mit Blockung der Arterie (*re. Bild*): mit Flow wie bei Gabe des Medikaments gute Kontrastierung: erhöhte Konzentration

durch die differenten Behandlungen eine signifikante Palliation erzielt werden kann.

9.4.4.2 Zentrale Embolisierung

Die Embolisierung mittelkalibriger, Organteile mit Tumorbefall versorgender Arterien wird bei Niere und Leber in Einzelfällen klinisch angewendet (BÜCHELER et al. 1980; WALLACE u. CHUANG 1983).

9.4.4.3 Mikroembolisierende Verfahren

Hierbei werden mittels selektiver oder superselektiver Angiographie Partikel unterschiedlicher Größe zum dauernden oder vorübergehenden Verschluß von Arteriolen oder Präkapillaren eingebracht (GOLDSTEIN et al. 1976; OKAMURA et al. 1982). Durch Anlegen externer Magnetfelder konnte im Tierexperiment und bei ausgewählten Patienten eine genaue Lokalisation intravenös verabreichter Mikropartikel aus Ferropolysacchariden erreicht werden (Leber, Niere) (SAKO et al. 1982).

Nicht abbaubare Mikrosphären. Nicht abbaubare Mikropartikel sind in der Lage, bei vaskularisierten Tumoren hypoxische Tumornekrosen zu erzeugen (DICK 1978). Das Verfahren ist wieder-

holbar, der Effekt hängt von der Menge der eingebrachten Teilchen ab. Jedoch scheint hier eine Kollateralenbildung oder eine Ausbildung von sog. a.-v.-Shunts die Wirkung zu begrenzen (BURGENER 1980). Mikroembolisation und simultane Gabe von Zytostatika ist ebenfalls ein jüngst angewandtes Verfahren (SCHULTHEISS 1983; VAN VOORTHUISEN et al. 1980).

Abbaubare Mikrosphären. Abbaubare Stärkemikrosphären zwischen 40 und 60 µm können Arteriolen oder Kapillaren vorübergehend verschließen. Die normale Serumamylaseaktivität baut diese — je nach Größe — in 30–90 min ab (DAKHIL et al. 1982). Sie sind derzeit nur zu Studienzwecken verfügbar. Gleichzeitig mit den Sphären verabreichte Zytostatika haben eine verlängerte Verweildauer im Zielgewebe, in Abhängigkeit von ihrer Halbwertszeit daher verringerte Blutspiegel und somit eine geringere systemische Toxizität (DAKHIL et al. 1982). Ihre Anwendung erscheint sehr sinnreich.

Chemoembolisation. Nicht oder nur verzögert abbaubare Mikrosphären aus Kunststoffen, im Sinne von Mikrokapseln mit Zytostatika versetzt, geben den Wirkstoff am Ort der Embolisierung ab (in der Regel den Arteriolen) (KATO et al. 1981). Neben der Mangelernährung des Tumors kann so eine kontinuierliche Abgabe des Zytostatikums erfolgen. Verfahrenstechnische Probleme der Mikroverkapselung sowie derzeit mangelnde Kenntnis der Diffusionsraten erfordern hier noch weitere Bemühungen.

9.4.5 Sonstige Möglichkeiten der lokalen Chemotherapie

Bei diffusem Befall der großen Körperhöhlen wird die intrapleurale oder intraperitoneale Verabreichung von Zytostatika in Einzelfällen klinisch mit Erfolg angewendet (CASPER et al. 1982; CHAHINIAN 1982; GYVES et al. 1982; HOWELL et al. 1982; MOERTEL 1982; SELAWRY u. HANSEN 1982; SPEYER et al. 1980). Die intrathekale Anwendung von Methotrexat bei Leukämien oder diffusem metastatischen Befall der Meningen ist länger geübte Praxis (NORELL u. WILSON 1967; WALKER 1982).

Von den übrigen in Tabelle 6 aufgezeigten Verfahren (Punkte 5a–d) gewinnt die intravesikale Verabreichung von Adriblastin an klinischer Bedeutung (BANKS et al. 1977).

9.5 Hyperthermieverfahren

9.5.1 Grundlagen

Unter dem Begriff Hyperthermie verstehen wir die Erhöhung der Körpertemperatur oder der lokalen Tumortemperatur auf über 37° C. Bei Temperaturen zwischen 39° C und 41° C sprechen wir von einer milden Hyperthermie, ab 42° C von einer Extremhyperthermie (DICKSON u. SUZANGAR 1976). Die Möglichkeit, maligne Tumoren mit Überwärmung zu behandeln, ist schon lange bekannt. Einzelne Beobachtungen über Spontanregressionen bösartiger Erkrankungen bei gleichzeitigen fieberhaften Infektionen, vor allem mit Streptokokken, sind über 100 Jahre alt (TONAK 1981). In den letzten 15 Jahren wurde die Möglichkeit der hyperthermen Krebsbehandlung einer exakten naturwissenschaftlichmedizinischen Überprüfung unterzogen. Es ist zwischenzeitlich hinreichend gesichert, daß Hyperthermie sowohl die sich teilende, als auch die ruhende Tumorzelle schädigt (FIELD 1978; OVERGAARD 1977).

Die Untersuchungen haben jedoch auch ergeben, daß der therapeutische Anwendungsbereich der alleinigen Hyperthermie nur von 41,5° C bis maximal 43° C reicht (DICKSON u. SUZANGAR 1976). Unterhalb dieser Temperaturen ist der

schädigende Effekt auf Tumorzellen in vitro gering. Jenseits der Temperaturschwelle von maximal 43° C werden auch gesunde Zellen nachteilig geschädigt. Eine selektive Tumorzellzerstörung ist auch bei diesen hohen Temperaturen in der Regel nicht mehr gegeben. Über den Mechanismus der hyperthermiebedingten Tumorzellzerstörung im einzelnen bestehen noch große Unklarheiten. Bewiesen ist, daß neben einer direkten thermischen Schädigung der Zellen eine Änderung der Mikrozirkulation im Tumor und gesunden Gewebe sowie eine Erniedrigung des Gewebe-pH-Werts durch Hyperthermie erreicht wird. Größere Tumoren sind in der Mehrzahl im Zentrum minderdurchblutet und reagieren auf Hyperthermie mit einer weiteren Drosselung der Mikrozirkulation (DIETZEL 1983; REINHOLD u. VAN DER BERG-BLOCK 1981). Hohe Temperaturen im Tumor gehen mit einer Erniedrigung des Gewebe-pH einher. Nach Untersuchungen von GERWECK u. ROTTINGER (1976), FREEMAN et al. (1977) und OVERGAARD (1977) wird der zytotoxische Effekt der Hyperthermie bei Erniedrigung des pH-Werts gesteigert.

9.5.2 Art der Wärmeanwendung

9.5.2.1 Ganzkörperhyperthermie

Beim Menschen wird die Ganzkörperhyperthermie meist mit warmen Wasserbädern oder durch warme Luftströmungen („hot air boxes") durchgeführt. PETTIGREW et al. (1978) betten den Patienten in warmes Paraffinwachs und führen gleichzeitig warme Atemluft zu. FREILINGER et al. (1976) erwärmen zur Ganzkörperhyperthermie die Patienten mit Hilfe eines extrakorporalen venovenösen Kreislaufs. LANGE et al. (1983) benutzten einen arteriovenösen Shunt im Bereich der Femoralgefäße mit extrakorporalem Kreislauf zur Hyperthermie. Dieses Verfahren erscheint besonders praktikabel.

Die Anwendung der Ganzkörperhyperthermie wird in der Regel in Narkose über mehrere Stunden durchgeführt. Diese Therapieform ist besonders aufwendig und aufgrund der mit steigender Temperatur zunehmender Komplikationen und Gefahren nur in Grenzen anwendbar (FABRIZIUS et al. 1978; LANGE et al. 1983).

9.5.2.2 Lokalhyperthermie

Die Lokalhyperthermie wird bei Menschen nur noch gelegentlich mit Wasserbädern durchgeführt. Moderne Applikationsverfahren stellen die Ultraschall- und Hochfrequenzhyperthermie dar. Die Methoden unterscheiden sich hinsichtlich ihrer Eindringtiefe, der Homogenität der Tumorüberwärmung und des umgebenden gesunden Gewebes sowie in der unterschiedlichen Abkühlungszeit des Tumors (DIETZEL 1978). Die Hochfrequenzhyperthermie wird überwiegend in Kombination mit einer Bestrahlung angewendet (HERBST u. BERNHARDT 1982; HERBST u. SAUER 1983).

Eine besondere Variante der lokalen Hyperthermiebehandlung stellt die regionale hypertherme Perfusion dar. Ein tumorbefallenes Organ oder eine tumortragende Gliedmaße werden hierbei von der Gefäßversorgung arteriell und venös isoliert und mit Hilfe eines extrakorporalen Kreislaufs durchspült und erwärmt. Die Überwärmung erfolgt auf konduktivem Wege mit Blut durch die arteriellen Gefäße. Die arterielle Strombahn ist damit das am stärksten wärmebelastete Gewebe. Die Durchwärmung erfolgt jedoch bei der Perfusion besonders homogen. Die vollständige Isolierung des Perfusionskreislaufs vom Gesamtkörperkreislauf ist Grundvoraussetzung für eine erfolgreiche Anwendung dieser Methode. Während bei den Extremitäten diese Abriegelung relativ vollständig gelingt (TONAK 1981), erfordert diese bei der isolierten Leberperfusion (AIGNER et al. 1982, 1983 a) bereits einen erheblichen Aufwand. Bei den meisten anderen Organen, z.B. Harnblase, gelingt diese Isolierung nicht ausreichend vollständig, und sie kommen daher für eine isolierte Perfusion nicht in Betracht.

Die klinische Wirksamkeit der regionalen hyperthermen Perfusion bewiesen 1967 CAVALIERE et al. bei 22 Patienten mit Malignomen der Extremitäten. Ohne Zusatz von Zytostatika kam es nach mehrstündigen Perfusionen mit Temperaturen zwischen 41,5 und 43,5° C bei 19 Patienten zu einer klinisch und histologisch bewiesenen Zerstörung der Malignome.

9.6 Hyperthermie und Kombinationsverfahren

9.6.1 Hyperthermie und Chemotherapie

Synergistische Effekte zwischen Hyperthermie und einigen Zytostatika, vor allem alkylierenden Substanzen, wurden im Schrifttum wiederholt angegeben (HAHN 1978; HAR-KEDAR u. BLEEHEN 1976). Diese Verstärkung der Wirkung einiger Zytostatika kann durch den unter milder Hyperthermie

gesteigerten Stoffwechsel erklärt werden. STORM u. MORTON (1983) haben darauf hingewiesen, daß auch einige der geprüften Zytostatika aufgrund ihrer Lipidkomponente eine besondere Affinität zu den Zellmembranen besitzen und die möglicherweise dadurch verursachte Membranschädigung die Tumorzelle besonders wärmeempfindlich werden läßt. Im Tierexperiment konnte indessen die Wirkung von Cyclophosphamid, Methyl-CCNU, Vincristin, Actinomycin-D, Adriamycin und 5-Fluorouracil durch gleichzeitige Ganzkörperhyperthermie nicht gesteigert werden.

Über die Anwendung einer Ganzkörperhyperthermie mit systemischer Chemotherapie bei Patienten mit disseminierten Malignomen liegen nur einzelne Berichte vor (PETTIGREW et al. 1978). LANGE et al. (1983) konnten bei 5 von 6 Patienten mit metastasierenden Kolorektalkarzinomen einen Stillstand der Erkrankung für die Dauer von 10 Monaten erreichen (Temperatur 41,8° C für 6 h, perfundierte Substanz 5-Fluorouracil). Bei 4 Melanompatienten war keine Wirkung zu erkennen. Diese Therapieform scheint langsam in die Klinik Eingang zu finden.

9.6.2 Isolierte hypertherme Perfusion

9.6.2.1 Extremitäten

Wesentliche klinische Bedeutung erlangte die Chemotherapie in Kombination mit der isolierten hyperthermen Extremitätenperfusion (KREMENTZ et al. 1979; STEHLIN et al. 1979; TONAK 1981; TONAK et al. 1984). Die hypertherme Perfusion wird hier adjuvant in Kombination mit der Chirurgie bei malignen Melanomen und Weichteilsarkomen eingesetzt. Durch die zusätzliche Erwärmung auf Temperaturen über 41° C wird einerseits eine weitere Schädigung der besonders wärmeempfindlichen malignen Zellen erreicht und andererseits die zelluläre Bindung des Zytostatikums durch Hyperthermie gesteigert. Als Zytostatikum wird in der Regel Melphalan allein oder in Kombination mit Actinomycin-D verwendet. Die Perfusion wird meist nach definierter chirurgischer Therapie des Primärtumors beim malignen Melanom und bei Weichteilsarkomen zwischen Tumorexzision und Nachbestrahlung vorgenommen. Durch diese Therapiekombinationen kann die Rezidivhäufigkeit von Weichteilsarkomen gesenkt und die Überlebensrate bei Melanomen erhöht werden (MCBRIDE 1974; STEHLIN et al. 1979; TONAK et al. 1984). Die hypertherme Perfusion ist ein eingreifendes Verfahren, das entsprechender Erfahrung bedarf. Mit einer Letalität von etwa 1% muß gerechnet werden. Umfangreiche Gewebsnekrosen, die eine Amputation erfordern, sowie andauernde Nervenschädigungen können auftreten (s. S. 631) Erfahrungen über die Behandlung anderer maligner Tumoren der Extremitäten mit Perfusion liegen nur in sehr begrenztem Umfang vor (KRAUSS 1981). Für die Klinik können dazu noch keine Empfehlungen gegeben werden.

9.6.2.2 Isolierte hypertherme Leberperfusion

Von großer onkologischer Relevanz scheint beim derzeitigen Stand der Behandlungsmöglichkeiten die isolierte Leberperfusion bei disseminierten Hepatomen und Lebermetastasen gastrointestinaler Karzinome, besonders beim kolorektalen Karzinom als dem häufigsten. 1982 haben AIGNER et al. erstmals über die hypertherme isolierte Leberperfusion beim Menschen berichtet. Nach einem langen experimentellen und klinischen Weg scheinen die Probleme der chirurgischen Technik und der benötigten Materialien und Apparaturen (AIGNER et al. 1982) sowie der Anästhesie (BISKOPING u. HEMPELMANN 1983) zur hyperthermen isolierten Perfusion hinreichend sicher gelöst (Abb. 3). Dies macht eine breitere Anwendung in der klinischen Praxis möglich. Durch zunehmende Erfahrung hiermit wird der erreichbare Grad der Hyperthermie (BODDIE et al. 1978) und die Verwendung auch neuerer Zytostatika, teils in experimentellen (AIGNER et al. 1983a; MERKER et al. 1983), teils in klinischen Studien (BREITHAUPT et al. 1983) festgelegt werden können.

9.6.3 Hyperthermie und Bestrahlung

Die besondere Wärmeempfindlichkeit hypoxischer Tumorzellen hat sich für eine Kombinationstherapie „locker ionisierender Bestrahlung" als besonders bedeutsam erwiesen (DIETZEL 1978). Es hat sich gezeigt, daß das meist hypoxische und damit einer Bestrahlung unzugängliche Tumorzentrum nicht nur durch eine Wärmeanwendung stärker geschädigt wird als die euoxischen Randzellen, sondern daß auch die Wirkung der Bestrahlung mehr verstärkt wird als bei euoxischen Zellen. Durch die Kombination von Hyperthermie und Radiotherapie kann daher bei gleichem Therapieerfolg

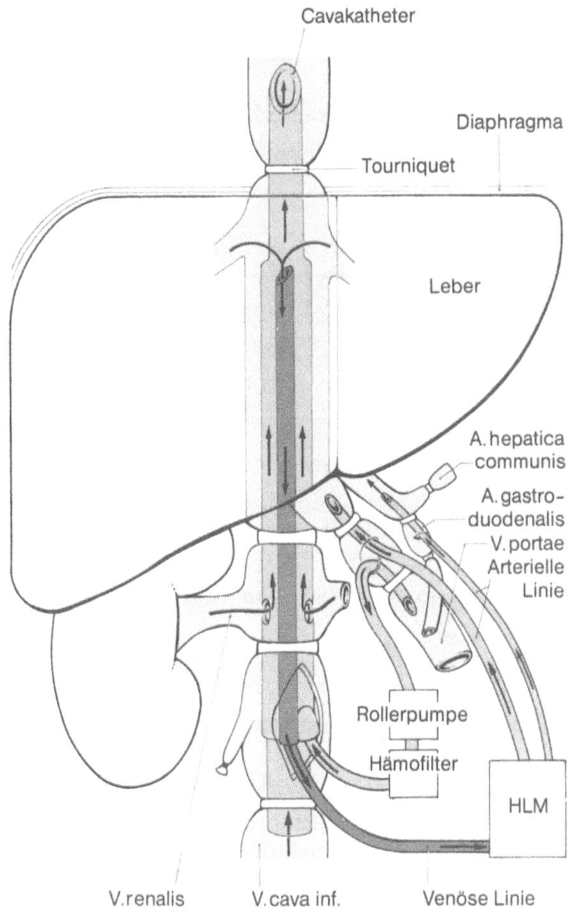

Abb. 3. Schema der isolierten Leberperfusion. (Aus AIGNER et al. 1982, mit Erlaubnis des Autors)

die Strahlendosis gesenkt werden. Bei unveränderter Strahlendosis können gegenüber der alleinigen Strahlenbehandlung höhere Tumorremissionsraten erreicht werden. Auch wird möglicherweise durch die Hyperthermie die Toleranz des gesunden Gewebes gegenüber ionisierter Strahlung erhöht (s. dazu auch Kap. 10). Über erste günstige Behandlungsergebnisse beim Menschen mit dieser Kombinationsbehandlung liegen Erfahrungsberichte vor (FAZEKAS u. NERLINGER 1981; HERBST u. SAUER 1983; WEISSCHEDEL u. WIELAND 1981).

9.6.4 Krebsmehrschritt-Therapie

Besondere Publizität hat die sog. Krebsmehrschritt-Therapie nach von ARDENNE (1972) erlangt. Während ein Teil seiner experimentellen Ergebnisse von anderen Untersuchern bestätigt werden konnte, blieb von ARDENNE den klinischen Beweis seiner Thesen bislang schuldig.

9.7 Andere zusätzliche örtliche Maßnahmen zur örtlichen Chemotherapie

Die lokale Chemotherapie kann durch andere zusätzlich örtliche Maßnahmen ergänzt werden (Tabelle 9).

9.7.1 Lokale Hyperthermie
(siehe unter Abschn. 9.6.2)

9.7.2 Bestrahlung

Über Ergänzung lokaler Chemotherapie durch Strahlentherapie liegen klinische Berichte vor (Tabelle 10) (ARIEL u. PADULA 1982; BARONE et al. 1982; FRIEDMAN et al. 1982; LOKICH et al. 1981; ORDER u. LEIBEL 1982; SHERMAN u. WEICHSELBAUM 1982).

9.7.3 Vasoaktive Substanzen

Die Abhängigkeit der Wirkung der Chemotherapie von der Durchblutung und damit der Menge des anflutenden Zytostatikums ließ vasoaktive Substanzen (Tabelle 11) gleichzeitig mit lokaler Chemotherapie verwenden (ACKERMAN 1982). Die kontroversen experimentellen und klinischen Ergebnisse erlauben derzeit jedoch keine Aussage über die klinische Wertigkeit. Mit ein Grund für die unterschiedlichen Ergebnisse scheint zu sein, daß intratumorale Gefäße in unterschiedlicher Menge reagible Elemente besitzen und daher auf vasoaktive Substanzen unterschiedlich ansprechen.

9.7.4 Kombination zusätzlicher örtlicher Maßnahmen

Eine Kombination zusätzlicher örtlicher Maßnahmen mit der örtlichen Chemotherapie erscheint möglich, es liegen jedoch darüber derzeit keine Berichte vor.

9.8 Komplikationen lokaler Chemotherapie

Die Komplikationen lokaler Chemotherapie (Tabelle 12) sind einmal von der Art der lokalen

Tabelle 9. Ergänzung der lokalen Chemotherapie durch zusätzliche örtliche Maßnahmen

Lokale Hyperthermie

Blockierung der arteriellen Blutzufuhr
- chirurgisch: Ligatur
- Ballonkatheter
- zentrale Embolisierung
- Mikroembolisierung — abbaubare Mikrosphären
- nicht abbaubare Mikrosphären
- Chemoembolisation

Bestrahlung

Vasoaktive Substanzen

Tabelle 10. Kombination von lokaler Chemotherapie und Bestrahlung

Leber	Externe Radiatio mit max. 30 Gy, intraarterielle Gabe von 5-FU, 5-FUDR intravenöse Gaben von Misonidazol
	Interne Radiatio mittels radioaktiver Mikrosphären [90y (Beta-Strahler)] und Gaben von 5-FU und 5-FUDR i.a.

Tabelle 11. Auf ihre Wirksamkeit mit lokaler Chemotherapie untersuchte vasoaktive Substanzen

Experimentell (i.v., i.a.)	Epinephrin Rezeptorenblocker Norepinephrin Angiotensin II Vasopressin
Klinisch intraarteriell	Angiotensin II Norepinephrin

Therapie, zum anderen vom Stadium der jeweiligen Erkrankung und vom Alter und Zustand des Patienten abhängig. Die Komplikationsraten, insbesondere jene für die schwerwiegenden und klinisch relevanten, sowie die Mortalität ließen sich durch eine adäquate Indikationsfindung — bezogen auf die drei letztgenannten Punkte — auf ein, im Vergleich zum Effekt der Behandlung, akzeptables Maß senken. Ebenso haben die Entwicklung der chirurgischen Technik, der technische Fortschritt bei den Gerätschaften sowie die zunehmende Erfahrung die Komplikationsraten auch in

Tabelle 12. Komplikationen lokaler Chemotherapie

Isolierte Perfusion

  Extremitäten:
    Nervenschäden   1%
    Thrombose mit Lungenembolie   1%
    Dauernde Schwellneigung   3–4%
    Gewebsnekrosen   unter 1%
    Amputation   1 von 240

  Leber (ohne zusätzliche Eingriffe):
    Vorübergehende Minderung der Synthesefähigkeit der
    Leber ohne klinische Relevanz.

Regionale Infusion

  Transkutane Katheterisierung:
    Letalität   0,08%
    Komplikation der Zuwegearterie („conduit
    arteries")   16–20%
    Infektion 5–33%,   Sepsis   1%
    Komplikation des Zielgefäßes:
      Thrombose   ca. 20%
      Dislokation   2–37%
      Perforation   selten

  Chirurgische Plazierung:
    Dislokation mit Perforation   ca. 10%

Arterienligatur:
  Leberabszeß   ca. 15%
  Leberversagen   1%
  Nierenversagen ca. 10% (Mortalität ohne forcierte
  Diurese 78%, mit 0%)
  Gesamtletalität   4%

Desarterialisierung:
  Gesamtletatlität   10%

Auswechseln implantierbarer Pumpsysteme: ca. 10%

Chemotherapie
  5-FU:
    chemische Hepatitis 20% (reversibel)
    Abbruch der Behandlung ca. 1%
    Ulkusblutung 10% ⎱ Abhängig von Dosis und unbe-
    Diarrhö   ⎰ merkter Dislokation, Alter
  ADM:
    Extremitäten: Haut- und Weichteilnekrosen   10%,
    OP-Verzögerung oder Verhinderung unter 1%
  Cis-Platin:
    systemische Hypertension (Mechanismus
    unbekannt)   4 Fälle

Abhängigkeit von der Art der Therapie gesenkt. Wenn auch die Komplikationsraten in der neueren Literatur als eher niedrig anzusehen sind, so muß dennoch die Morbidität und die noch so geringe Mortalität durch die jeweilige Therapie im Verhältnis zum Effekt der Behandlung sorgfältig abgewogen werden (s. dazu Abschn. 9.3) (AIGNER 1983, persönliche Mitteilung; CADY 1973; CLOUSE

Tabelle 13. Stellung des Chirurgen bei lokaler Chemotherapie

Indikation
  Patient mit solidem Tumor ist in der Regel ein
  chirurgischer Patient!

Diagnostik
  Diagnostische Eingriffe

Therapie
  Durchführung isolierter Perfusionen

  Eingriffe vor oder nach lokaler Chemotherapie im
  Rahmen eines „Combined modality"-Verfahrens

  Schaffung von Zugängen zur lokalen Chemotherapie:
  total implantierbare Pumpsysteme, Verweilkatheter

  Beherrschung von Komplikationen nach lokaler
  Chemotherapie:
  Katheter- und Pumpenkomplikationen und
  Chemotherapiekomplikationen (z.B. Gefäßverschlüsse,
  Aneurysmen, Arrosionsblutungen, Perforationen, Ulkus,
  Nekrosen behandelter Areale, Infektionen implantierter
  Pumpen oder Katheter)

et al. 1977; GOLDMAN et al. 1975; GOODMAN et al. 1982; JOCHIMSEN et al. 1978; KIM et al. 1976; OBERFIELD et al. 1979; TONAK 1981).

9.9 Chirurgie und lokale Chemotherapie. Ausblick

Die Stellung des Chirurgen im Rahmen der lokalen Chemotherapie ist in Tabelle 13 zusammengefaßt. Der Chirurg führt hierbei zwei verschiedene Modalitäten der Krebstherapie selbst durch oder schafft zumindest die Voraussetzung für die Durchführung einer anderen; jede hat ihre eigenen Komplikationsmöglichkeiten, wobei eine Summation oder Potenzierung beider stattfinden kann (Tabelle 14).

Beim derzeitigen Stand sind jedwede Kombinationen der aufgezeigten Verfahren im Rahmen der lokalen Krebstherapie denkbar. Der Stellenwert jedes einzelnen Verfahrens wird sich im Verhältnis zu jedem anderen, je nach gesichertem und klinisch verwertbaren Erkenntnisstand, verschieben und seinen Platz im Rahmen der derzeit überblickbaren therapeutischen Möglichkeiten erhalten. Wie in der angelsächsischen Literatur diskutiert (DOLLINGER 1982), erscheint es durchaus möglich, daß gewisse Arten der lokalen Chemotherapie — wie z.B. die Implantation von Leberkathetern — nicht

Tabelle 14. Für den Chirurgen relevante Probleme bei lokaler Chemotherapie

Chirurgische Komplikationen
- allgemein
- beim speziellen Eingriff zur lokalen Chemotherapie

Komplikationen der Chemotherapie
- allgemein systemische und spezielle Organtoxizitäten
- bei lokaler Anwendung

Einfluß der lokalen Chemotherapie auf
- Wundheilung vor oder nach einer Operation
- Organregeneration in der Leberchirurgie bei nachfolgender lokaler Chemotherapie

Kombination chirurgischer und chemotherapeutischer Komplikationen

ausschließlich Zentren vorbehalten zu sein brauchen. Ein entsprechender Informationsfluß und intra- sowie interdisziplinäre Zusammenarbeit können dem Patienten auch fern von Zentren dienlich sein.

Literatur

Ackerman NB (1982) The blood supply of liver metastases. In: Weiss L, Gilbert HG (eds) Liver metastasis. Hall, Boston, pp 96–125

Aigner K, Walter H, Tonn JC, Krahl M, Wenzl A, Merker G, Schwemmle K (1982) Die isolierte Leberperfusion mit 5-FU beim Menschen. Chirurg 53:571

Aigner K, Hild P, Henneking K, Paul E, Hundeiker M (1983a) Regional perfusion with cis-platinum und dacarbazine. In: Schwemmle K, Aigner K (eds) Vascular perfusion in cancer therapy. Springer, Berlin Heidelberg New York Tokyo, p 233

Aigner K, Tonn JC, Hechtel R, Seuffer R (1983b) Die intraarterielle Zytostatikatherapie mit venöser Filtration im halboffenen System. Onkologie 6:74

Ardenne M von (1972) Krebszellkinetik und Krebs-Mehrschritt-Therapie. Z Naturforsch 27b:1547

Ariel IM, Padula G (1982) Treatment of asymptomatic metastatic cancer to the liver from primary colon and rectal cancer by the intraarterial administration of chemotherapy and radioactive isotopes. J Surg Oncol 20:151

Ausmann RK (1961) Development of a technique for isolation perfusion of the liver. NY State J Med 61:3993

Aust JB, Ausmann RK (1960) The technique of liver perfusion. Cancer Treat Rep 10:23

Banks MD, Pontes JE, Izbicke RM, Pierce JM (1977) Topical instillation of doxorubicinhydrochloride in the treatment of recurrent superficial transitional cell carcinoma of the bladder. J Urol 118:757

Barone RM, Byfield JE, Goldfarb PB, Frankel S, Ginn C, Greer S (1982) Intra-arterial chemotherapy using an implantable infusion pump and liver irradiation for the treatment of hepatic metastases. Cancer 50:850

Bengmark S, Jeppsson B (1983) Die kombinierte Behandlung von Lebertumoren mit intermittierender Desarterialisierung und intraarterieller Zytostatikainfusion. In: Schwemmle K, Aigner K (eds) Vascular perfusion in cancer therapy. Springer, Berlin Heidelberg New York Tokyo, p 68

Bengmark S, Rosengren K (1970) Angiographic study of the collateral circulation to the liver after ligation of the hepatic artery in man. Am J Surg 119:620

Biskoping J, Hempelmann G (1983) Anaesthesia for isolated liver perfusion in man. In: Schwemmle K, Aigner K (eds) Vascular perfusion in cancer therapy. Springer, Berlin Heidelberg New York, Tokyo, p 110

Boddie AW, Booker L, Mullins JD, Buckley CJ, McBride CM (1978) Hepatic hyperthermia by total isolation and regional perfusion in vivo. J Surg Oncol 26:447

Breithaupt H, Aigner K, Hechtel R (1983) Kinetics of MTX, DTIC and 5-FU during isolated liver perfusion. In: Schwemmle K, Aigner K (eds) Vascular perfusion in cancer therapy. Springer, Berlin Heidelberg New York Tokyo, p 116

Bremer MH, Campos LT, Sinkovics J (1981) Permanent subcutaneous subclavian catheters. ASCO abstr. Nr. C-328, p 416

Buchwald H, Grage TB, Vassilopoulos PP, Rodhe TD, Varco RL, Blackshear PJ (1980) Intraarterial infusion chemotherapy for hepatic carcinoma using a totally implantable infusion pump. Cancer 45:866

Bücheler E, Vogel H, Hyn W (1980) Die verschiedenen Occlusionsmethoden und ihre spezifische Anwendung. In: Anacker H, Gulotta U, Rapp N (eds) Percutaneous biopsy and therapeutic vascular occlusion. Thieme, Stuttgart New York London

Burgener FA (1980) Peripheral hepatic artery embolisation in rabbits with VX2 carcinomas of the liver. Cancer 46:56

Cady B (1973) Hepatic arterial patency and complications after catheterisation for infusion chemotherapy. Am J Surg 178:156

Calvo DB, Patt YZ, Chuang VP et al. (1980) Phase I–II trial of percutaneous intraarterial Cis-diamminedichloroplatinum (II) for regionally confined malignancy. Cancer 45:1278

Casper ES, Kelsen DP, Alcock NW, Lewis JL Jr (1982) Pharmacokinetic study of intraperitoneal (IP) cisplatin (CP) in patients with malignant ascites. ASCO abstr. N.C. 87, p 22

Cavaliere R, Ciocatto EC, Giovanella BC et al. (1967) Selective heat sensitivity of cancer cells. Cancer 20:1351

Chahinian AP (1982) Malignant mesothelioma. In: Holland JF, Frei III E (eds) Cancer medicine, 2nd edn. Lea & Febiger, Philadelphia, p 1744

Chen HSG, Gross JF (1980) Intraarterial infusion of anticancer drugs: Theoretic aspects of drug delivery and review of responses. Cancer Treat Rep 64:31

Clouse ME, Ahmed R, Ryan RB, Oberfield RA, McCaffrey JA (1977) Complications of longterm transbrachial hepatic arterial infusion chemotherapy. AJR 129:799

Cohen AM, Wood WC, Greenfield A, Waltmann A, Dedrick C, Blackshear PJ (1980) Transbrachial hepatic arterial chemotherapy using an implanted infusion pump. Dis Colon Rectum 23:223

Creech O Jr, Krementz ET, Ryan RF, Winblad JN (1958) Chemotherapy for cancer. Ann Surg 148:616

Creech O, Krementz ET, Ryan RF, Reemtsma K, Winblad JN (1959) Experiences with isolation perfusion techniques in the treatment of cancer. Ann Surg 149:627

Dakhil S, Ensminger WD, Cho K, Niederhuber J, Doan K, Wheeler R (1982) Improved regional selectivity of hepatic arterial BCNU with degradable microspheres. Cancer 50:631

Dick R (1978) Transcatheter embolisation in liver disease. Br J Radiol 51:601

Dickson JA, Suzangar M (1976) A predictive in vitro assay for the sensitivity of human solid tumours to hyperthermia (42° C) and its value in patient management. Clin Oncol 2:141

Dietzel F (1978) Thermo-radio-therapy. Urban & Schwarzenberg, München Wien Baltimore

Dietzel F (1983) Basic principles in hyperthermic tumour therapy. In: Schwemmle K, Aigner K (eds) Vascular perfusion in cancer therapy. Springer, Berlin Heidelberg New York Tokyo, p 178

Dollinger M (1982) The role of aggressive management of liver metastases in a community hospital. In: Weiss L, Gilbert HA (eds) Liver metastasis. Hall, Boston, p 365

Eckman WW, Patlak CS, Fenstermacher JD (1974) A critical evaluation of principles governing the advantages of intraarterial infusions. J Pharmacokinet Biopharm 2:257

El-Domeiri AA (1976) A method of intermitted occlusion and chemotherapy infusion of the hepatic artery. Surg Gynecol Obstet 143:107

El-Domeiri AA (1980) Treatment of hepatic metastases in cancer of the colon and rectum. A preliminary report. Cancer 45:2245

Ensminger WD, Gyves JW (1983) Clinical pharmacology of intraarterial chemotherap. Semin Oncol 10/2:176

Ensminger WD, Rosowsky A, Raso V et al. (1978) A clinical-pharmacological evaluation of hepatic arterial infusions of 5-fluoro-2'-deoxyuridine and 5-fluorouracil. Cancer Res 38:3784

Ensminger W, Niederhuber J, Dakhil S, Thrall J, Wheller R (1981) Totally implanted drug delivery system for hepatic arterial chemotherapy. Cancer Treat Rep 65:393

Fabrizius HA, Stahn R, Metzger B, Bluck K, Engelhardt R, Neumann H, Selling D (1978) Changes in cellular immunological functions of healthy adults induced by one-hour 40° C hyperthermia. In: Streffer C (ed) Cancer therapy by hyperthermia and radiation. Urban & Schwarzenberg, München Wien Baltimore, p 309

Fazekas JT, Nerlinger RE (1981) Localized hyperthermia adjuvant to irradiation in superficial recurrent carcinomas: A preliminary report on 46 patients. Int J Radiat Oncol Biol Phys 7:1457

Field SB (1978) The response of normal tissues to hyperthermia alone or in combination with X-rays. In: Streffer C (ed) Cancer therapy by hyperthermia and radiation. Urban & Schwarzenberg, München Wien Baltimore, p 37

Fortner JG (1976) A new method for long term intrahepatic chemotherapy. Surg Gynecol Obstet 143:979

Freeman ML, Dewey WC, Hopwood LE (1977) Enhancement of thermal damage by acidic milieu. Radiat Res 70:612

Freilinger G, Cerny C, Coraim F et al. (1976) Die Mehrschritt-Therapie des Melanomalignoms. Langenbecks Arch Chir 342:549

Friedman MA, Philips TL, Carter SK, Sonoda T, Hannigan JF Jr (1982) Radiation and chemotherapy (intraarterial vs. intravenous) for liver tumours. ASCO abst. Nr. C 359, p 93

Gerweck L, Rottinger E (1976) Enhancement of mamma-lian cell sensitivity of hyperthermia by pH alteration. Radiat Res 67:508

Ghussen F, Nagel K, Groth W (1981) Regionale hypertherme Zytostatikaperfusion bei malignen Melanomen der Extremitäten. Dtsch Med Wochenschr 106:1612

Goldman ML, Bilbao MK, Rösch J, Dotter CT (1975) Complications of indwelling chemotherapy catheters. Cancer 36:1983

Goodman LE, Seligman AN, Calabresi P (1982) Regional chemotherapy. In: Holland JF, Frei III E (eds) Cancer medicine, 2nd edn. Lea & Febiger, Philadelphia, p 752, 2288

Goldstein HM, Wallace S, Anderson JH, Bree RL, Giantarco C (1976) Transcatheter occlusion of abdominal tumours. Radiology 120:539

Gyves J, Ensminger W, Niederhuber J et al. (1982) Phase I study of intraperitoneal (IP) 5 day continuous 5-FU infusion and bolus Mitomycin C. ASCO abst. C-59, p 15

Hahn GM (1978) Interactions of drugs and hyperthermia in vitro and in vivo. In: Streffer C (ed) Cancer therapy by hyperthermia and radiation. Urban & Schwarzenberg, München Wien Baltimore, p 72

Hardy TG, Hartmann RF, Samson RB, Stewart WRC, Aguilar PS (1982) Percutaneous intrahepatic chemotherapy via indwelling portal vein catheter and subcutaneous injection reservoir. Dis Colon Rectum 25:292

Har-Kedar I, Bleehen NM (1976) Advances in radiation biology. Academic Press, New York, p 229

Herbst M, Bernhardt J (1982) Temperature distributions produced by 13,56 MHz EM radiation in various phantoms. Br J Cancer [Suppl 5] 45:41

Herbst M, Sauer R (1983) Zur Tumorbehandlung mit Hyperthermie und Radiotherapie. Strahlentherapie 159:93

Howell SB, Pfeifle CE, Wung WE, Olshen RA (1982) Intraperitoneal chemotherapy with cis-platin (DDP). ASCO abstr. Nr. C 107, p 27

Jaffe N, Chuang V, Wallace S, Ayala A, Murray J, Romsdahl M, Benjamin RS (1980) Osteosarcoma: Control of the primary tumour with intra-arterial cis-diaminochlorid platinum II (IACDP). ASCO abstr. 791, p 197

Jaffe N, Ayala A, Wang YM et al. (1981) Pharmacodynamics, drug concentration and histology of osteosarcoma following treatment with intra-arterial cis-platinum (I ACDP). ASCO abstr. C 265, p 400

Jochimsen PR, Zike WL, Shirazi SS, Pearlman NW (1978) Iatrogenic liver abscesses. Arch Surg 113:141

Kato T, Nemoto R, Mori H, Takahashi M, Tamakawa Y (1981) Transcatheter arterial chemoembolisation of renal cell carcinoma with microencapsuled mitomycin C. J Urol 125:19

Kim DK, Penneman R, Kallum B, Carillo M, Scheiner E, Fortner JG (1976) Acute renal failure after ligation of the hepatic artery. Surg Gynecol Obstet 143:391

Kim DK, Watson RC, Pahnke LD, Fortner JG (1977) Tumour vascularity as a prognostic factor for hepatic tumours. Ann Surg 185:31

Krauß J (1981) Die regionale zytostatische Perfusion an der Chirurgischen Universitätsklinik Halle. Zentralbl Chir 106:53

Krementz ET, Carter RD, Sutherland CM, Campbell M (1979) The use of regional chemotherapy in the management of malignant melanoma. World J Surg 3:289

Lange J, Zänker KS, Siewert JR et al. (1983) Extrakorporal induzierte Ganzkörperhyperthermie bei konventionell inkurablen Malignompatienten. Dtsch Med Wochenschr 108:504

Lehane DE, Zubler MA, Lane M, Smith FE (1982) Intraarterial cisplatin in metastatic or recurrent colon cancer. ASCO abstr. C 365, p 94

Lokich J, Kinsella T, Perri J, Malcolm A, Cluse M (1981) Concomittant hepatic radiation and intra-arterial fluorinated pyrimidine therapy. Cancer 48:2569

Lokich J, Ensminger W (1983) Ambulatory pump infusion devices for hepatic artery infusion. Semin Oncol 10/2:183

Lundberg BW (1977) Intra-arterial chemotherapy. In: Bekker FF (ed) Cancer, Vol 5. Plenum, New York London, p 191

Marmor JB, Pounds D, Hahn G (1978) Clinical trial of ultrasound (S) induced local hyperthermia. ASCO abstr. 330

Mavligit GM, Benjamin R, Patt YZ et al. (1981) Intra-arterial cis-platin for patients with inoperable scelettal tumours. Cancer 48, 1

McBride CM (1974) Sarcomas of the limbs. Results of adjuvant chemotherapy using isolation perfusion. Arch Surg 109:304

Merker G, Helling HJ, Krahl M, Aigner K (1983) Electron microscopical findings after isolated liver perfusion. In: Schwemmle K, Aigner K (eds) Vascular perfusion in cancer therapy. Springer, Berlin Heidelberg New York Tokyo, p 103

Moertel C (1982) The peritoneum. In: Holland JF, Frei III E (eds) Cancer medicine, 2nd edn. Lea & Febiger, Philadelphia, p 1863

Morton DL, Eilber FR (1982) Soft tissue sarcomas. In: Holland JF, Frei III E (eds) Cancer medicine, 2nd edn. Lea & Febiger, Philadelphia, p 2141, 2404

Norell H, Wilson C (1967) Brain tumour chemotherapy with methotrexate given intrathecally. JAMA 201:93

Oberfield RA, McCoffrey JA, Polio J, Clouse ME, Hamilton H (1979) Prolonged and continuous percutaneous intraarterial infusion chemotherapy in advanced metastatic liver adenocarcinoma from colorectal primary. Cancer 44:414

Okamura J, Horikawa S, Fujiama T et al. (1982) An appraisal of transcatheter arterial embolisation combined with transcatheter arterial infusion of chemotherapeutic agent for hepatic malignancies. World J Surg 6:352

Order SE, Leibel SA (1982) Combined hepatic irradiation and misonidazole for palliation of liver metastases. In: Weiss L, Hall GK (eds) Liver metastasis. Hall, Boston, p 360

Overgaard J (1977) Effect of hyperthermia on malignant cells in vivo. Cancer 39:2637

Patt YZ, Mavligit GM, Chuang VP et al. (1980) Percutaneous hepatic arterial infusion (HAI) of mitomycin C and floxuridine (FUDR) an effective treatment for metastatic colorectal carcinoma in the liver. Cancer 46:261

Perri J, Erikson KA (1983) Nursing issues for hepatic arterial infusion therapy. Semin Oncol 2:191

Pettavel J (1983) Arterial infusion chemotherapy for hepatic metastases. In: Schwemmle K, Aigner K (eds) Vascular perfusion in cancer therapy. Springer, Berlin Heidelberg New York Tokyo, p 63

Pettigrew RT, Ludgate CM, Gee AP, Smith AN (1978) Whole-body hyperthermia combined with chemotherapy in the treatment of advanced human cancer. In: Streffer C (ed) Cancer therapy by hyperthermia and radiation.

Urban & Schwarzenberg, München Wien Baltimore, p 337

Reinhold HS, van der Berg-Block A (1981) Enhancement of thermal damage to the microcirculation of sandwich tumours by additional treatment. Eur J Cancer Clin Oncol 17:81

Rosen G, Marcove R, Caparros B, Nierenberg A, Kosloff C, Huvos A (1979) Primary osteogenic sarcoma; the rationale for praeoperative chemotherapy and delayed surgery. Cancer 43:2163

Sako M, Yokogawa S, Sakomoto K, Hirota S. Okada S, Murao S (1982) Transcatheter microembolisation with ferropolysaccharide. A new approach to ferromagnetic embolisation of tumours: Preliminary report. Invest Radiol 17:573

Schepke P, Wopfner F (1982) Superselektive arterielle Tumorangiographie und Chemotherapie. Röntgenblätter 5:191

Schultheiss KH (1983) Chemoembolisation — a new treatment of malignant tumours and metastases. In: Schwemmle K, Aigner K (eds) Vascular perfusion in cancer therapy. Springer, Berlin Heidelberg New York Tokyo, p 46

Selawry OS, Hansen HH (1982) Lung cancer. In: Holland JF, Frei III E (eds) Cancer medicin, 2nd edn. Lea & Febiger, Philadelphia, p 1709

Shedd DP (1982) Cancer of the head and neck. In: Holland JF, Frei III, E (eds) Cancer medicin, 2nd edn. Lea & Febiger, Philadelphia, p 2373

Sherman DM, Weichselbaum RR (1982) Hepatic metastasis: The role of radiotherapy. In: Weiss L, Gilbert HA (eds) Liver metastasis. Hall, Boston, p 337

Silva YJ (1979) In vivo use of human umbilical vessels and the ductus venosus Arantii. Surg Gynecol Obstet 148:595

Speyer JL, Collins JM, Dedrick BL et al. (1980) Phase I and pharmacology studies of 5-FU administrated intraperitoneally. Cancer Res 40:567

Stehlin J, Clark RC, White E, Smith JL, Griffin AC, Jesse RH, Healey JE (1969) Regional chemotherapy for cancer. Ann Surg 151:605

Stehlin JS, Giovanella BC, de Ipolyi PD, Anderson RF (1979) Eleven years experience with hyperthermic perfusion for melanoma of the extremities. World J Surg 3:305

Stephens FO (1983a) Pharmakokinetics of intra-arterial chemotherapy. In: Schwemmle K, Aigner K (eds) Vascular perfusion in cancer therapy. Springer, Berlin Heidelberg New York Tokyo, p 1

Stephens FO (1983b) Clinical experience in the use of intra-arterial infusion chemotherapy in the treatment of cancers in the head and neck, the extremities, the breast and the stomach. In: Schwemmle K, Aigner K (eds) Vascular perfusion in cancer therapy. Springer, Berlin Heidelberg New York Tokyo, p 122

Storm FK, Morton DL (1983) Hyperthermia: Adjunctive modality for hepatic infusion chemotherapy. Semin Oncol 2:223

Taylor J, Bennet R, Sherrif S (1979) The blood supply of colorectal liver metastases. Br J Cancer 39:749

Taylor J, Brooman P, Rowling JT (1977) Adjuvant liver perfusion in colorectal cancer: Initial results of a clinical trial. Br Med J 2:1320

Tilchen E, Patt YZ, McBride CM, Wallace S, Chuang V, Mavligit GM (1981) Sequence of regional chemotherapy and surgery. Arch Surg 116:959

Tonak J (1981) Die hypertherme Zytostatikaperfusion beim malignen Melanom. In: Nagel G, Sauer R, Schreiber HW (Hrsg) Aktuelle Onkologie, Bd 1. Zuckschwerdt, München

Tonak J, Hohenberger W, Göhl J (1984) Die isolierte hypertherme Extremitätenperfusion bei malignen Melanomen und Weichteilsarkomen. Chirurg 55:499

Urist MM, Balch CM (1982) A totally implantable drug infusion pump for metastatic colorectal carcinoma to the liver. Proc. 31th Int Congr Seattle, abst. Nr. 2637, p 462

Van Voorthuisen AE, Herben MG, Pauwels EK (1980) Transaxillary intra-arterial treatment of hepatic metastases with cytostatica and embolisation; its control by isotope studies. Excerpta Med Int Congr Ser 522:242

Walker MD (1982) Brain and peripheral nervous system tumours. In: Holland JF, Frei III E (eds) Cancer medicin, 2nd edn. Lea & Febiger, Philadelphia, p 1603

Wallace S, Chuang P (1983) Transcatheter management of the cancer patient. In: De Vita VT, Hellmann S, Rosenberg SA (eds) Principles and practice of oncology. Lippincot, Philadelphia Toronto, p 1862

Watkins E, Khazei AM, Nahra KS (1970) Surgical basis for arterial infusion chemotherapy of disseminated carcinoma of the liver. Surg Gynecol Obstet 130:581

Weigand H, Stahlschmidt M, Fischer J (1983) The transumbilical portal vein catheterisation for intrahepatic chemotherapy. In: Schwemmle K, Aigner K (eds) Vascular perfusion in cancer therapy. Springer, Berlin Heidelberg New York Tokyo, p 90

Weisschedel U, Wieland C (1981) Kombinierte Wärme-Strahlentherapie maligner Tumoren. Onkologie 4:6

Wopfner F (1981) Therapie inoperabler Lebermetastasen. Dtsch Med Wochenschr 106:1099

10 Prinzipien der Radiotherapie

R. SAUER

Die Radiotherapie ist eine der drei Säulen der Krebsbehandlung. Bei etwa 50% aller geheilten Patienten wurde eine Strahlentherapie vorgenommen, teils allein, teils als Kombinationstherapie. Ungefähr 70% der nicht mehr heilbaren Patienten erhalten eine Strahlenbehandlung aus palliativer Intention.

10.1 Physikalische Grundlagen

Die Radiotherapie bedient sich verschiedener Strahlenarten, welche durch Ionisation Schäden am betroffenen Organ bzw. Gewebe auslösen (Tabelle 1). Man spricht von *direkt ionisierender Strahlung*, wenn die Ionisation unmittelbar durch Stoß erfolgt. Dazu zählen alle Strahlungen geladener Teilchen, also Elektronen-, Protonen-, Deuteronen- und Alphastrahlen. Ungeladene Teilchen (Neutronen) und die elektromagnetische Wellenstrahlung, auch Photonenstrahlung genannt, können nicht unmittelbar durch Stoß ionisieren und werden daher als *indirekt ionisierende Strahlung* bezeichnet. Sie übertragen ihre Energie auf geladene Teilchen, welche ihrerseits durch Stoß zu ionisieren vermögen.

Tabelle 1. Einteilung der ionisierenden Strahlen

Strahlenarten	Direkt ionisierend (geladene Teilchen)	Indirekt ionisierend
Elektromagnetische Wellenstrahlen (Photonenstrahlen)		Röntgenstrahlen Gammastrahlen
Korpuskularstrahlen	Alphateilchen Elektronen (bzw. Betastrahlung) Protonen Deuteronen Ionen Pi-Mesonen	Neutronen

10.1.1 Strahlenarten

Darüberhinaus unterscheidet man zwischen elektromagnetischer Wellenstrahlung (Photonen) und Korpuskularstrahlung.

10.1.1.1 Elektromagnetische Strahlung (Photonen)

Elektromagnetische Strahlen kann man sich als punktförmige Teilchen vorstellen, die sich in einem wellenförmigen Strom befinden. Sie übertragen ihre Energie in ganzzahligen Vielfachen kleiner Päckchen, den sog. Quanten oder Photonen. Man bezeichnet sie deshalb auch als *Photonenstrahlen* bzw. Quantenstrahlen. Hierzu gehören neben den nichtionisierenden Strahlen des sichtbaren Lichts, den UV-Strahlen, Wärmestrahlen, den UKW-, TV- und Radiowellen auch die ionisierenden Strahlen, nämlich die Röntgen- und Gammastrahlen (Tabelle 1).

Röntgen- und Gammastrahlen unterscheiden sich voneinander nicht in der Photonenenergie, der Frequenz oder Wellenlänge, sondern allein durch die Art ihrer Entstehung. Röntgenstrahlen entstehen außerhalb des Atomkerns, nämlich immer dann, wenn energiereiche geladene Teilchen auf Materie aufprallen (Bremsstrahlung!). Bei der medizinischen Anwendung sind das vor allem Elektronen, welche in Röntgenröhren oder in Elektronenbeschleunigern (Betatron, Linearbeschleuniger) erzeugt und beschleunigt werden. Röntgen- bzw. Bremsstrahlen haben ein mehr oder weniger breites Energiespektrum.

Gammastrahlen entstehen intranukleär beim Übergang von angeregten Atomkernen in einen Zustand geringerer Energie. Sie sind monoenergetisch.

10.1.1.2 Korpuskularstrahlung

Teilchen- oder Korpuskularstrahlungen können aus geladenen oder ungeladenen Teilchen bestehen. Aus geladenen Teilchen bestehen die Elektronenstrahlung und die Strahlung aus schweren Teilchen, vor allem Protonen, Deuteronen und Alphateilchen. Von den ungeladenen Teilchen hat in der Medizin nur die Neutronenstrahlung größere Bedeutung (Tabelle 1).

Elektronenstrahlung besteht aus negativ oder positiv geladenen Elektronen (Negatronen oder Positronen). Sie werden in Teilchenbeschleunigern erzeugt (Betatron, Linearbeschleuniger, Elektronensynchrotron). Die beim Zerfall eines radioaktiven Nuklids entstehende Elektronenstrahlung bezeichnet man als *Betastrahlung*.

10.1.2 Elementarprozesse

Bei der Wechselwirkung mit Materie können alle geladenen Teilchen grundsätzlich die gleichen Elementarprozesse erfahren:
● Zusammenstöße mit Atomhüllen. Das Hüllenelektron wird auf ein höheres Energieniveau gehoben (*Anregung*) oder ganz vom Atom losgerissen (*Ionisation*). Dabei entsteht Wärme.
● Zusammenstöße mit einem Hüllenelektron einer inneren Schale. Dabei muß eine viel größere Energiemenge an das Atom abgegeben werden. Die durch den Vorgang entstandene Lücke in der inneren Schale wird durch ein Elektron aus einer äußeren Schale wieder aufgefüllt. Die Energiedifferenz zwischen diesen beiden Schalen wird als Röntgenquant ausgestrahlt. Da die Energien der einzelnen Niveaus eines Atoms von seiner Kernladungszahl abhängen, ist die Energiedifferenz zweier Zustände für ein bestimmtes chemisches Element charakteristisch. Dementsprechend bezeichnet man die hier ausgelöste Photonenstrahlung als *charakteristische Röntgenstrahlung*.
● Abbremsung eines schnellen Elektrons im elektrischen Feld eines Target-Atoms. Dabei gibt das Elektron einen Energiebetrag in Form eines einzigen Photons ab. Es entsteht die sog. *Röntgen-Bremsstrahlung*.
● *Elastische Streuung* ist der Zusammenstoß eines schnellen, geladenen Teilchens mit einem Atomkern. Das Teilchen erfährt dabei praktisch keinen Energieverlust.

10.1.3 Ionisationsvorgänge

Für die Radiotherapie spielen drei Elementarprozesse, welche sich in Folge der Wechselwirkung

ionisierender Strahlung mit Materie abspielen, eine besondere Rolle:
● *Die photoelektrische Absorption* dominiert bei niedrigen Energien und hat besonders in der Röntgendiagnostik bis 200 KV Bedeutung. Das einfallende Quant, für gewöhnlich ein Elektron, wendet einen Teil seiner Energie zur Lösung eines Hüllenelektrons auf. Den Rest nimmt es als kinetische Energie mit. Der Photoeffekt nimmt mit dem Kubik der Ordnungszahl (Z^3) zu. Material mit hoher Ordnungszahl, beispielsweise Blei, eignet sich deshalb besonders zur Strahlenabschirmung. Andererseits wird im Körper vom Knochen wesentlich mehr Strahlung absorbiert als von Weichteil- oder Lungengewebe. Für die Röntgendiagnostik ist dies Voraussetzung für ein gutes Röntgenbild. Für die Strahlentherapie bestünde die Gefahr der Osteoradionekrose – ein Grund, weshalb die Therapie mit konventionellen Röntgenstrahlen bei der Tumorbehandlung abgelehnt wird.
● Der *Comptoneffekt* tritt bei höherer Strahlungsenergie auf. Das einfallende Photon gibt einen Teil seiner Energie an das abgesprengte Elektron ab, wird dabei abgebremst bzw. energieärmer. Im Gegensatz zur Photoabsorption hängt die Wahrscheinlichkeit der Comptonstreuung nicht von der Ordnungszahl, sondern von der Elektronendichte ab. Sie wird mit steigender Photonenenergie geringer, doch überwiegt dieser Effekt in einem weiten Bereich, der für die medizinische Anwendung der Röntgenstrahlung interessant ist.
● Der *Paarbildungseffekt* tritt nur in der Hochvolttherapie auf ($>1,02$ MV). Dabei entsteht in der Nähe des Atomkerns ein Elektronenpaar positiver und negativer Ladung (Positron und Negatron). Diese Teilchen fliegen in verschiedene Richtungen auseinander und verlieren ihre Energie, indem sie Atome anregen und ionisieren. Trifft ein Positron auf ein freies Elektron, löst es sich zusammen mit diesem wieder in Strahlung auf. Dieser Vorgang heißt „Paarzerstrahlung" oder „Paarvernichtung", die dadurch erzeugte Photonenstrahlung wird als „Vernichtungsstrahlung" bezeichnet.

10.1.4 Bestrahlungstechnik

In der Strahlentherapie setzt man ganz unterschiedliche Strahler und Strahlenqualitäten ein. Sie können unmittelbar im Tumor bzw. in Kontakt mit ihm plaziert sein oder außerhalb des Körpers in einer Bestrahlungsmaschine.

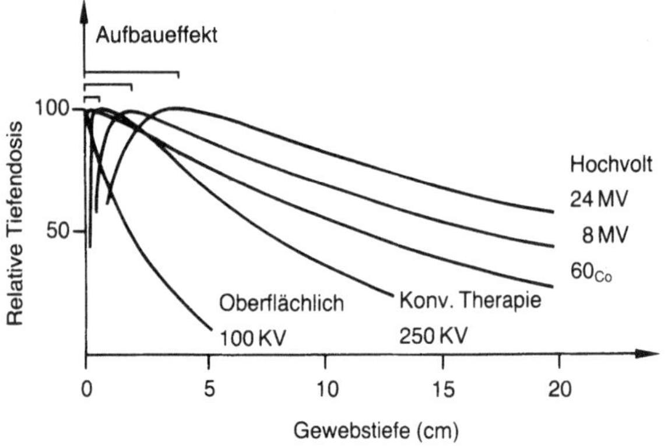

Abb. 1. Tiefendosiskurven von Photonenstrahlen

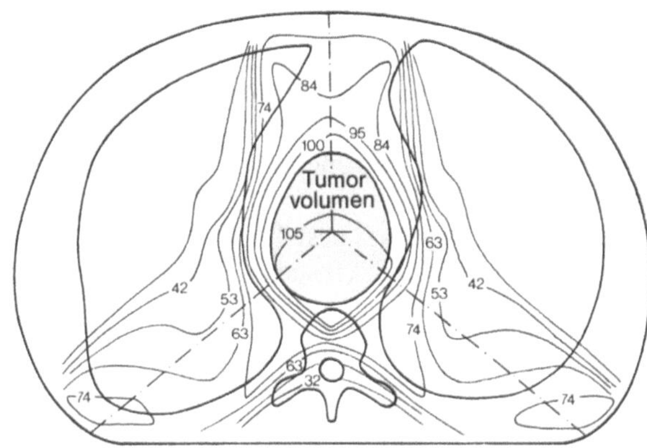

Abb. 2. Dreifelderplan zur Bestrahlung eines Ösophaguskarzinoms. Die Isodosenlinien (Linien gleicher Dosis) sind mit Zahlen versehen, welche die Dosis in Gy ($\times 100 = $ rd) angeben. Stilisierter Patientenquerschnitt

10.1.4.1 Perkutane Strahlentherapie (Teletherapie)

Die Strahlenquelle ist außerhalb des Patienten in einer Bestrahlungsmaschine untergebracht. Der Abstand zwischen dem Bestrahlungsfokus und der Patientenoberfläche bzw. dem Tumor variiert zwischen 0,5 und 3,5 m und mehr.

Folgende *Strahlenqualitäten* eignen sich zur perkutanen Bestrahlung (Abb. 1): Röntgenstrahlen 10–100 KV (Oberflächentherapie), Röntgenstrahlen 125–400 KV (konventionelle Röntgentherapie/ Orthovolttherapie) sowie die verschiedenen Möglichkeiten der Hochvolttherapie (auch Supervolt- oder Megavolttherapie genannt) mit Gammastrahlen mehr als 1 MV (Telekobalt), ultraharten Röntgenstrahlen und Elektronenstrahlen (Betatron, Linearbeschleuniger). Die Anwendung anderer Korpuskularstrahlen befindet sich noch im Experimentierstadium.

Kurative Radiotherapie und die Mehrzahl der palliativen Bestrahlungsindikationen dürfen heute nur noch unter Hochvoltbedingungen realisiert werden. Der Grund liegt in folgenden Vorteilen der Hochvolttherapie:

– höhere Penetrationstiefe der Strahlung bzw. günstigerer Tiefendosisverlauf mit steigender Energie (Abb. 1)
– gleiche Strahlenabsorption in den verschiedenen Körpergeweben
– Schonung der Patientenoberfläche durch den sog. Aufbaueffekt (Abb. 1)
– wesentliche Reduktion von Streustrahlung.

Die *Vorteile* der perkutanen Strahlentherapie ergeben sich aus dem geringen Dosisabfall pro Wegstrecke. Somit ist eine homogene Bestrahlung des Zielvolumens einfacher zu erreichen. Die Dosis-verteilung läßt sich weiter mit speziellen Zusätzen (Keilfilter, Ausgleichskörper, Halbschattentrimmer, Bleisatelliten, Sekundärkollimatoren), durch die Verwendung verschiedener Einstrahlrichtungen und durch die Technik der Bewegungsbestrahlung optimieren und der Form des Zielvolumens anpassen. Die weitaus meisten Strahlentherapie-Patienten werden auf diese Weise behandelt (Abb. 2).

Nachteile ergeben sich aus der unvermeidlichen Mitbestrahlung auch gesunden Körpergewebes. Die jeweils erreichbare Tumordosis muß deshalb in Abhängigkeit von der Strahlentoleranz des gesunden Körpergewebes limitiert bleiben.

Die *Elektronentherapie* nimmt gegenüber der perkutanen Strahlentherapie mit Photonenstrahlen eine Sonderstellung ein. Das liegt an dem ganz anderen Verlauf der Tiefendosiskurve. Sie läßt sich zudem durch die Wahl verschiedener Bestrahlungsenergien variieren und den Erfordernissen der Tumorsituation anpassen. Nach Erreichen eines Maximums fällt die Dosis steil ab. Vor allem in der Oberflächentherapie ist dadurch bestrahltes Volumen einzusparen. Deshalb kann man Elektronen höher und wirksamer dosieren als Photonenstrahlen.

10.1.4.2 Brachytherapie

Bei der Brachytherapie wird ein radioaktiver Strahler direkt in den Tumor oder in seine unmittelbare Nachbarschaft gebracht. Entsprechend unterscheidet man

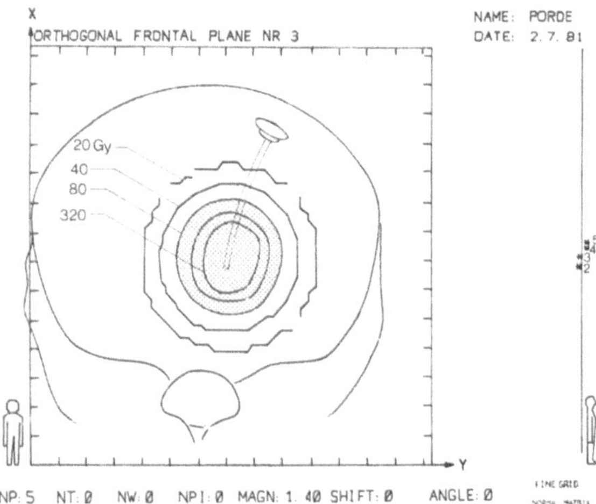

Abb. 3. Interstitielle Therapie eines Hirntumors mit ^{125}J (Zentralspickung). Zu beachten ist der steile Dosisabfall von 64000 rad im Tumorzentrum auf 4000 rad in 3 cm Abstand

– Kontaktbestrahlung (z.B. Dermaplatte aus ^{90}Sr, radioaktive Moulagen),
– intrakavitäre Therapie (z.B. Bestrahlung von gynäkologischen Tumoren und des Ösophaguskarzinoms mit Radiumeinlage, Kobaltperlen bzw. im Nachladeverfahren),
– interstitielle Therapie (Spickung des Tumorgebiets mit ^{198}Au, ^{125}J, ^{192}Ir etc.).

Der *Vorteil* der Brachytherapie ergibt sich aus der hohen Dosis um den Strahler herum, wodurch gesundes Gewebe geschont wird (Abb. 3).
Nachteile können dadurch entstehen, daß bereits nach kurzer Distanz die Dosis steil abfällt. Sofern nämlich nicht das ganze Zielgebiet homogen ausgelastet wurde, bleiben Tumoranteile unterdosiert.

10.1.4.3 Dosisangaben

Der Arztbrief einer Strahlenklinik enthält neben den Angaben zur Bestrahlungstechnik und Strahlenqualität eine Reihe von Dosisbezeichnungen:
Herddosis bezeichnet die Strahlendosis im Zielvolumen. Sie wird entweder an einem vom Arzt zu bestimmenden Punkt kalkuliert oder auf einer das Zielvolumen umschließenden Dosislinie (Isodose) angegeben.
Isodosenlinien verbinden alle Punkte mit gleicher Dosis. Sie werden in Prozent von der irgendwo im bestrahlten Volumen gelegenen *Maximaldosis* (100%) ausgedrückt.

Tiefendosis bezeichnet die Dosis in einer bestimmten Körpertiefe relativ zum Dosismaximum.

Dosiseinheiten:
– *Röntgen* (R) meint die überhaupt vorhandene und durch Ionisationsdosimeter meßbare Dosis.
– *Rad (rd)* ist das Maß für die vom Gewebe absorbierte Dosis, in SI-Einheiten ausgedrückt das Joule pro Kilogramm oder Gray (1 J/kg = 1 Gy). 1 Gy entspricht 100 rd.

10.2 Biologische Grundlagen

Der vorerst rein physikalische Vorgang der Energieabsorption und Ionisation hat im Organismus zwei biologische Folgen: den direkten Treffer am Target-Molekül (*direkte Strahlenwirkung*) oder die Bildung von Intermediärprodukten, der sog. freien Radikale. Diese gehen dann ihrerseits erst mit dem biologisch wichtigen Material eine Reaktion ein (*indirekte Strahlenwirkung*). Beide Reaktionen laufen gleichzeitig ab, allerdings quantitativ unterschiedlich, je nach verwendeter Strahlenart.

10.2.1 Sauerstoffeffekt

Wird, wie in der klinischen Strahlentherapie üblich, mit sog. locker ionisierender Strahlung gearbeitet (Röntgen-, ultraharte Röntgen-, Beta-, Elektronen- und Gammastrahlen), überwiegt bei weitem die indirekte Strahlenwirkung über die direkten Treffer. Hier liegt die Bedeutung des Sauerstoffs: Im aeroben Milieu werden nämlich 2,5- bis 3,5mal soviel Wasserradikale gebildet als in Anoxie. Die Strahlenwirkung ist 2,5- bis 3,5mal so hoch. Das ist für die Tumorbehandlung wichtig. Denn ein hypoxischer Tumor ist entsprechend strahlenresistenter als ein Tumor aus euoxischen Zellen, ja er ist u.U. überhaupt strahlenresistent (Abb. 4). Während einer Strahlentherapie wird also vorwiegend der euoxische Tumoranteil zerstört, der hypoxische ist wesentlich resistenter.
Aus diesem Dilemma gibt es folgende Wege:

– Unterbrechung der Bestrahlungsserie, um die Reoxigenierung des Gewebes abzuwarten (Splitcourse-Technik).
– Einsatz einer hochdosierten und protrahierten Brachytherapie, beispielsweise mit ^{125}J, welche ebenso die Reoxygenierung anoxischer bzw. hypoxischer Zellen ausnutzt (SAUER et al. 1982).

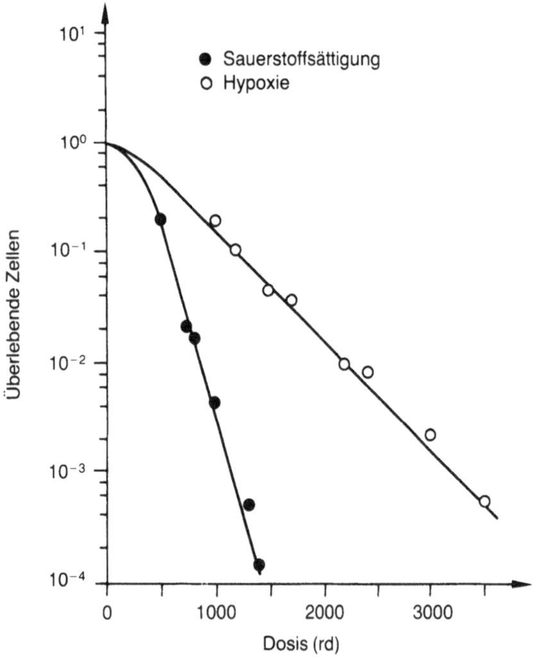

Abb. 4. In-vivo-Zellüberlebenskurven des P-388-Tumors im oxischen und hypoxischen Milieu (Belli et al. 1967). Man erkennt die größere Strahlenresistenz in Hypoxie

- Kombination mit lokaler Hyperthernie. Diese schädigt bevorzugt die hypoxische Tumorzelle (Herbst u. Sauer 1983).
- Verwendung von Strahlenarten mit hohem linearen Energietransfer (Neutronen, Protonen, Pimesonen), Strahlen also, welche bevorzugt direkte Treffer am organischen Molekül setzen. Ihre Wirkung ist weitgehend vom Sauerstoff unabhängig (Barendsen 1968).

10.2.2 Strahlenwirkung auf die Zelle

Die *Desoxyribonukleinsäure* ist wahrscheinlich für die meisten Strahlenreaktionen das biologisch wichtige Target-Molekül. Direkte oder indirekte Strahleneffekte verursachen hier Kettenbrüche (Einzel- und Doppelstrangbrüche), Veränderungen oder Zerstörungen der Nukleinsäurebasen und Vernetzungen der Ketten eines oder mehrerer DNS-Moleküle. Die Schäden können durch verschiedene enzymgesteuerte Prozesse wieder repariert werden (Cut-and-patch-Modell). Die Reparationsleistung der Zelle ist enorm. Das betrifft vor allem die subletalen Schäden, also Einzelstrangbrüche.

Mutationen können schon bei kleinsten Strahlendosen auftreten. Es sind dies bleibende Veränderungen an der erbtragenden Struktur genetischer oder somatischer Zellen. Man unterscheidet Chromosomen-, Punkt- und Genmutationen.

Potentiell letale Treffer schädigen auch die *Zell- und Kernmembran*, die Mitochondrien und das endoplasmatische Retikulum.

Innerhalb ihres Zellteilungszyklus (s. Abb. 3, S. 156) sind Säugetierzellen unterschiedlich strahlenempfindlich. Mitose, eine kurze Zeitspanne in der G_2-Phase sowie der Übergang von der G_1- zur S-Phase sind besonders sensibel. Zusammen also eine sehr kurze Zeitspanne. Mit der Fraktionierung bzw. Protrahierung einer Strahlenbehandlung wird versucht, die Zellen häufiger in einer strahlensensiblen Phase zu treffen.

10.2.3 Strahlenbiologie des Tumors

10.2.3.1 Strahlensensibilität und Regressionsgeschwindigkeit

Um einen bösartigen Tumor mit hoher Wahrscheinlichkeit vernichten zu können, ist eine empirisch ermittelte Dosis erforderlich. Diese ist abhängig von

- der Tumorhistologie
- der Tumorproliferation
- der Tumorgröße
- der Reaktion des Tumorbettes.

Diese sog. Tumordosis beträgt bei einer Fraktionierung von 5mal 200 rd wöchentlich 3000 rd (Seminom) bis 7500 rd (Plattenepithelkarzinom). Tumoren mit gleichem histologischen Bild können eine gänzlich unterschiedliche Strahlensensibilität aufweisen. Deshalb kann man aus der Histologie zur näherungsweise voraussagen, wie der Tumor schließlich auf eine Strahlenbehandlung ansprechen wird.

Tumorverdopplungszeit. Malignome wachsen unterschiedlich schnell. Dabei besteht eine Diskrepanz zwischen der Generationszeit der Tumorzellen, welche meistens 1–5 Tage beträgt, und der tatsächlichen Tumorverdopplungszeit. Diese kann Wochen bis Jahre dauern. Es proliferieren also nicht alle Zellen gleichzeitig und in derselben Weise. Die Wachstumsfraktion eines Tumors beträgt nur 3–30%. Die restlichen Tumorzellen befinden sich in Teilungsruhe. Zudem geht ein Zellanteil ständig durch Nekrose und Zellausschwemmung verloren (*Zellverlustrate*).

Durch die Bestrahlung wird zunächst das Tumorwachstum verlangsamt. Bei ausreichend hoher Dosis sistiert es völlig. Sehr viel später, oftmals erst nach dem Bestrahlungsende, verkleinert sich auch die Geschwulst. Die Geschwindigkeit einer solchen Regression hängt von den Wachstumscharakteristika des jeweiligen Tumors ab und ist nicht ohne weiteres ein Maß für dessen Strahlenempfindlichkeit. Auch besteht keine Beziehung zwischen Regressionsgeschwindigkeit und der Wahrscheinlichkeit einer lokalen Tumorheilung.

10.2.3.2 Tumorkontrolle

Die Wahrscheinlichkeit einer lokalen Tumorheilung ist dosisabhängig und verläuft in einer sigmoiden Kurve (Abb. 5). Weil die Heilung eines Tumorleidens nicht nur die örtliche Tumorvernichtung meint, sondern auch seine systemische Beherrschung, wollen wir hier entsprechend dem angloamerikanischen Sprachgebrauch lieber von *lokaler Kontrolle* sprechen. Die Strahlentherapie inaktiviert im wesentlichen nur proliferationsfähige Zellen. Bei gleicher Heilungsrate benötigt man mit zunehmender Tumorgröße eine höhere Dosis. Als Faustregel gilt, daß eine Verzehnfachung des Volumens 500 rd mehr Dosis erfordert.

Eine strahlengeschädigte Zelle verliert ihre *reproduktive Potenz* und stirbt dann ab. Dabei kann sie u.U. ihr normales Aussehen behalten, zumindest bis nach der ersten Zellteilung. Folgende Möglichkeiten der Strahlenwirkung an der Zelle sind denkbar:

- Die Zelle stirbt, während sie sich teilt.
- Die Zelle kann infolge pathologischer Teilung unübliche Zellformen bilden.
- Die Zelle bleibt wie sie ist, doch unfähig zur Teilung. Histologisch und zytologisch ist kein Unterschied gegenüber fertilen Zellen feststellbar.
- Die Zelle teilt sich noch einmal oder mehrmals, bis einige oder alle Nachkommen steril sind bzw. absterben.
- Die Zelle wird in ihrer Proliferation kaum oder gar nicht beeinträchtigt. Für gewöhnlich ist die Zellteilung jedoch auch in den nichtletal getroffenen Zellen verlangsamt.

Auf jeden Fall hängt es von der Zeit ab, die seit der Bestrahlung verstrichen ist, ob eine strahlengeschädigte Zelle sich auch histologisch als solche zeigt. Kurz nach Bestrahlungsabschluß kann

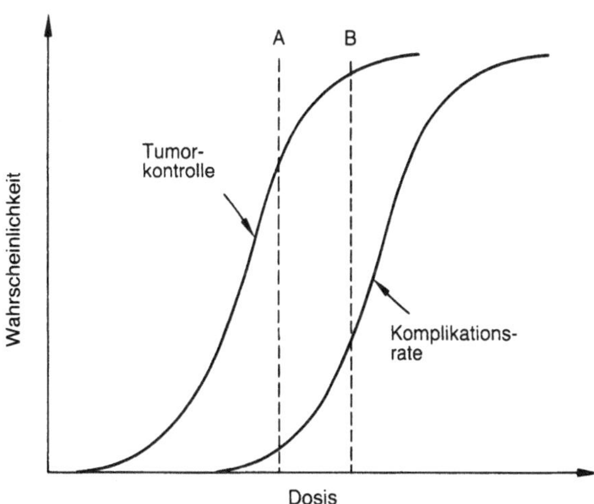

Abb. 5. Sigmoidale Dosiseffektkurve der Tumorkontrolle und Schädigungsrate gesunden Gewebes. **A** Dosis für lokale Tumorkontrolle mit minimalen Komplikationen. **B** Maximale Tumordosis mit hoher Komplikationsrate

der Histologe fälschlicherweise „vitales Tumorgewebe" konstatieren, was dann für den Patienten ein verhängnisvoller Irrtum ist. Beim bestrahlten Prostatakarzinom lassen sich selbst nach 18 Monaten noch scheinbar vitale Tumorzellen finden (VAN DER WERF-MESSING 1978).

10.2.3.3 Fraktionierung und Protrahierung

In vielen Fällen muß mit Strahlenfolgen am gesunden Gewebe gerechnet werden, wenn man eine befriedigende lokale Heilungsrate anstrebt. Somit sind der beliebigen Erhöhung der Tumordosis Grenzen gesetzt. Zwar liegt die Dosis in den umgebenden Geweben allgemein niedrig, sie steigt aber zwangsläufig mit zunehmender Herddosis an und kann kritische Werte erreichen (Abb. 5).

Unterteilt man die erforderliche Tumordosis in mehrere Einzelfraktionen, können in den Bestrahlungspausen Erholungs- und Reparaturprozesse ablaufen, und zwar am Normalgewebe quantitativ und qualitativ intensiver als im Tumor. Dazu bessert sich im Tumor die Sauerstoffversorgung vorher hypoxischer Zellen (Reoxigenierung), und bisher ruhende Zellen treten in die Proliferation ein (Rekrutierung). Natürlich erfordert die fraktionierte Bestrahlung letztlich eine höhere Dosis als eine hypothetische Einschlagbestrahlung. Doch nimmt mit steigender Fraktionierung, also zunehmender Zahl der Einzeldosen, die Toleranz des Normalgewebes im allgemeinen stärker zu als die zur Tumorheilung notwendige Dosis. Die *therapeutische Breite* wird größer.

Denselben Effekt kann man mit einer *Protrahierung* der Strahlendosis erreichen. Wählt man die Dosisleistung, also die Dosis pro Zeiteinheit, ausreichend niedrig, wird das Normalgewebe weniger als das Tumorgewebe beeinträchtigt. Die Bestrahlung erfolgt dabei kontinuierlich über einen Zeitraum von mehreren Tagen bis Monaten, z.B. bei der intrakavitären Radiumtherapie oder der interstitiellen Permanentimplantation eines Prostatakarzinoms.

10.2.4 Unerwünschte Nebenwirkungen der Strahlentherapie

Die Strahlentherapie trifft auch gesundes, nichttumoröses Gewebe des Organismus. Dabei können genetische und somatische Strahlenfolgen auftreten.

● Genetische, oder besser, *vererbbare Strahlenfolgen* betreffen das menschliche Erbgut und äußern sich an den Nachkommen der exponierten Person. Erbleiden als sichere Folgen einer Strahlenexposition konnten bisher jedoch nicht nachgewiesen werden, weder bei den Nachkommen der atombombengeschädigten Japaner, noch in der Bevölkerung von Gebieten mit außerordentlich hoher natürlicher Radioaktivität.

Trotzdem besteht kein Zweifel an der Schädlichkeit strahleninduzierter Mutationen des Erbguts. In Analogieschluß zu tierexperimentellen Befunden („Brücke von der Maus zum Menschen") und der durch nichts bewiesenen Hypothese, daß die Dosis-Wirkungs-Beziehung bei genetischen Strahlenwirkungen linear verläuft (ohne Schwellendosis), kommt der BEIR-Report (Committee on the Biological Effects of Ionising Radiations) von 1980 zu folgender Schätzung: Die Exposition jeder Elterngeneration mit 1 rem (Angabe aus dem Strahlenschutz, entspricht hier etwa 1 rd) würde zu 60 bis 1100 schweren genetischen Störungen pro 1 Mio. Lebendgeburten führen. Das sind im Mittel etwa 0,5% der spontanen Schadensrate von rund 107000 pro 10^6 Geburten. Das Risiko ist zufallsmäßig, also stochastisch, und kann individuell nicht vorausgesagt werden.

● *Somatische Strahlenfolgen* betreffen die exponierte Person selbst. Die akuten Schäden (akute Hautreaktion, hämatopoetische, gastrointestinale, pulmonale oder zentralnervöse Reaktionen) treten nach einer organspezifischen und volumen-

abhängigen Schwellendosis auf. Sie interessieren hier weniger. Im folgenden werden lediglich die Einflüsse auf die Immunabwehr und an Strahlenspätfolgen die degenerativen Organveränderungen sowie eine mögliche Malignominduktion angesprochen.

10.2.4.1 *Einflüsse auf die Immunabwehr*

Während und nach einer Strahlenbehandlung wurden wiederholt Veränderungen einzelner Immunparameter nachgewiesen:

– Abfall von B- und T-Lymphozyten im peripheren Blut
– Abnahme der radiosensiblen Vorläuferzellen der einzelnen T-Zell-Subpopulationen
– Beeinträchtigung der Transformierbarkeit stimulierter Lymphozyten in vitro
– Abschwächung der Abstoßungsreaktion von Organtransplantaten, z.B. Hauttransplantaten, Nieren- und Knochenmarktransplantaten
– abgeschwächte Hautreaktionen auf bakterielle und virale Antigene.

Dabei sind die Effekte einer Ganzkörperbestrahlung qualitativ und quantitativ anders als diejenigen nach lokaler bzw. lokoregionaler Bestrahlung. Die Schwierigkeit liegt darin, diese Befunde sachgerecht zu bewerten. Denn zur Beurteilung der körpereigenen Immunabwehr fehlen bisher repräsentative Parameter. Zudem wissen wir nicht, ob eine eventuelle Veränderung der Immunitätslage die allgemeine Tumorsituation fördert oder hemmt.

10.2.4.2 *Degenerative Organveränderungen*

Degenerative Organveränderungen, also chronische Strahlenfolgen, sieht man praktisch nie ohne eine vorausgegangene akute Strahlenreaktion. Trotzdem haben beide kaum etwas miteinander zu tun. Das morphologische Substrat ist unterschiedlich.

Akute Strahlenfolgen äußern sich an den gewebsspezifischen Stammzellen, dem strahlenempfindlichsten Gewebsanteil überhaupt. Am sensibelsten sind die Gewebe mit der höchsten Stammzellproliferation, nämlich Mausergewebe wie Knochenmark, Dünndarmepithel, Keimdrüsen. Andererseits erfolgt hier eine relativ schnelle Regeneration. Die übrigen parenchymatösen Organe sind bezüglich des akuten Effekts relativ strahlenresistent.

Ganz anders die *Strahlenspätfolgen*. Sie treten bei höheren Dosen, auch ohne vorherige akute Reaktion, auf und sind durch die Kombination von parenchymatöser Degeneration und Veränderungen des Gefäß-Bindegewebes geprägt. In allen Geweben sieht man sehr ähnliche Veränderungen der Blutgefäße: anfänglich Gefäßerweiterung (Hyperämie), Endothelschaden (gesteigerte Permeabilität, Ödem), dann Einengung des Gefäßlumens durch Endothelschwellung, Ödem der Muscularis, Endothelproliferation mit subendothelialer hyaliner Degeneration, schließlich Gefäßsklerose und Thrombose. Diese Veränderungen spielen sich vor allem am arteriellen Schenkel ab, an den kleinen Arterien, Arteriolen und Kapillaren. Sie können sekundär die degenerativ-atrophischen Schäden des Epithels bzw. Parenchyms verstärken. Es entstehen Fibrose, Ischämie, Gewebsdefekte.

Strahlenspätveränderungen treten auch ohne akute Prodromata auf. Akute Strahlenfolgen lassen sich durch eine Reihe physikalischer Maßnahmen, durch Antiphlogistika, Kortikoide, durch medikamentöse Lokalmaßnahmen und durch eine Unterteilung der Strahlenbehandlung (Splitcourse-Technik, Mehr-Serien-Technik) vermindern bzw. unterdrücken. Nicht aber die Spätreaktionen. Ihr Ausmaß wird von der Höhe der absolut akkumulierten Dosis, von der Größe des Bestrahlungsvolumens, von der gleichzeitigen Anwendung anderer gewebetoxischer Noxen (onkologische Chemotherapeutika), von Stoffwechselerkrankungen und anderen individuellen Faktoren mitbestimmt. Jeder Therapeut sollte wissen, daß er zwar die akute Reaktion modifizieren kann, aber mit keiner dieser Maßnahmen Einfluß auf das Ausmaß der Strahlenspätreaktion hat. Als besonders gefährdete Organe sind zu nennen: Niere und Lunge, gefolgt von Leber, Darm und Rückenmark.

Es ist wichtig, die betreffende Organtoleranz genau zu kennen und — obwohl wie oben ausgeführt nur bedingt verwertbar — die akute Gewebsreaktion als Warnzeichen nicht zu übersehen.

10.2.4.3 Malignominduktion

In verschiedenen Tierexperimenten wurde nachgewiesen, daß die Inzidenz der in einer Tierspezies spontan auftretenden Malignome nach einer einmaligen oder lang andauernden Ganzkörperbestrahlung zunimmt. Auch beim Menschen erhöht eine Ganzkörperbestrahlung von 50–100 rem[1] die Wahrscheinlichkeit, an Leukämie oder Krebs zu erkranken. Für den Bereich sehr kleiner Dosen (unter 50 rem) gibt es keinen direkten Beweis für Kanzerogenität; allerdings ist das Gegenteil auch nicht bewiesen.

Die mittlere Latenzzeit bis zur klinischen Manifestation von strahleninduzierten Leukämien beträgt 5–10 Jahre, die Latenzzeit der meisten soliden Tumoren dagegen 10–30 Jahre. Nach den augenblicklichen Modellvorstellungen (die alle wegen der völligen Unkenntnis des Verlaufs der Dosis-Wirkungs-Beziehung im niedrigen Dosisbereich anfechtbar sind) würde die Belastung von 1 Mio. Menschen mit 1 rem, verteilt auf ein Jahr, 68–293 zusätzliche Todesfälle durch Krebs oder Leukämie hervorrufen. Bei Langzeitbestrahlungen nimmt man einen Protraktionsfaktor von 0,3 an und kommt dann auf einen Schätzwert von maximal 40 ± 20 Tumortodesfälle pro rem und 10^6 Personen. Das bedeutet bezogen auf die spontane Krebsmortalität in der Bundesrepublik Deutschland einen Zusatz von 0,04–0,2%.

Diese Schätzungen gründen sich überwiegend auf Beobachtungen, die an 100 000 Überlebenden der Atombombenabwürfe auf Japan (mittlere Gewebsdosis 86 rem), an 14 554 bestrahlten Bechterew-Patienten (mittlere Gewebsdosis 290 rem), an ungenügend strahlengeschützten Radiologen aus der Pionierzeit (gehäuft Pflasterzellkarzinome und Leukämien), an wegen einer puerperalen Mastitis bestrahlten Frauen (Mammakarzinome), an den mit uranhaltigem Gestein arbeitenden Bergleuten aus Schneeberg im Erzgebirge (Lungenkrebs), an Patienten, die im frühen Kindesalter wegen einer Thymushyperplasie bestrahlt wurden (Schilddrüsenkarzinom gemacht wurden.

Im niedrigen Dosisbereich scheint die Möglichkeit einer Tumorinduktion durch Bestrahlung mit der Dosis zuzunehmen, bis sie ein Plateau erreicht und dann wieder abfällt. Nach den in der Tumortherapie gebräuchlichen höheren Dosen (mehr als 2000 rd) ist es bisher — außer bei Kindern — nicht gelungen, einen signifikanten Anstieg der Tumorinzidenz nachzuweisen. So besteht eine Diskrepanz in der radiogenen Kanzerogenität bei Dosen, die gegen benigne Erkrankungen verwendet wurden (200–1000 rd) gegenüber therapeutischen Dosen in der Tumorbehandlung.

---

[1] 1 rem = biologische Äquivalentdosis von 1 rd. Hier geht im Unterschied zum Rad die Strahlenqualität ein.

10.3 Grundzüge der radiotherapeutischen Tumorbehandlung

Es ist der Grundsatz der Radiotherapie, eine der Tumorhistologie angepaßte, u.U. möglichst hohe Tumordosis im Zielvolumen zu konzentrieren, dabei die potentiellen Ausbreitungswege des Tumors mit zu erfassen, aber das Normalgewebe soweit als möglich zu schonen.

Ein *kuratives Behandlungskonzept* bezweckt die Tumorheilung. Es ist gerechtfertigt, wenn mit einer gewissenhaften prätherapeutischen Diagnostik das Vorliegen einer lokalisierten Erkrankung vermutet werden kann. Des weiteren sollte aufgrund von Tumorhistologie und Allgemeinzustand des Patienten eine faßbare Heilungschance bestehen.

Ein *palliatives Behandlungskonzept* bezweckt die Beseitigung von Schmerzen, neurologischen Ausfallserscheinungen bzw. die Behandlung eines „Ortes der Not", wobei der Einfluß auf die Überlebenszeit zweitrangig ist.

Eine Strahlenbehandlung kann im allgemeinen eine Operation nicht ersetzen. „Stahl und Strahl" sind gleichberechtigte kurative Lokalmaßnahmen mit eigenständiger Indikation. Rivalität ist hier nicht am Platz. Im Rahmen eines onkologischen Gesamtkonzepts wird man u.U. beide therapeutischen Möglichkeiten kombinieren. Die Indikation zur kombinierten Therapie sollte in Abhängigkeit von Lokal- und Allgemeinbefinden, Tumorhistologie, sorgfältig histologisch bestimmter Tumorausbreitung (histologisches typing, grading und staging) im Einzelfall gestellt werden. Routinemäßige „prophylaktische Nachbestrahlungen" sind zu vermeiden. Die Indikation zur Strahlentherapie sollte nicht mit der Argumentation „ut aliquid fieri videatur" gestellt werden.

Im folgenden wollen wir die Rationalen der Strahlentherapie, entweder als alleinige Behandlung oder in Kombination mit Chemotherapie bzw. Chirurgie, anhand einzelner Beispiele erläutern.

10.3.1 Alleinige Bestrahlung

Grundsätzlich sollte ein Malignom, welches von seiner Lokalisation her und unter Berücksichtigung der onkologischen Gesamtsituation kurativ operabel erscheint, einer chirurgischen Resektion zugeführt werden. Davon gibt es wenige Ausnahmen.

Eine definitive, also alleinige Strahlenbehandlung stellt immer dann eine therapeutische Alternative, u.U. sogar ein Erfordernis dar, wenn bei ausreichender Radiosensibilität des Tumors dieselbe Heilungsaussicht bei besserem funktionellen oder/und kosmetischen Ergebnis besteht. In diesem Zusammenhang gilt dies für die malignen Lymphome, die Hautkarzinome, das Prostatakarzinom und für vereinzelte Formen der Karzinome in der Anorektalregion des alten Menschen.

10.3.1.1 Maligne Lymphome

Ein malignes Lymphom ist i. allg. operativ nicht zu heilen. Der Chirurg hat hier vielmehr die Aufgabe, durch Biopsie und Probelaparotomie Gewebe zur Diagnose und histologischen Bestimmung der Tumorausbreitung zu gewinnen. Bei Frauen im gebärfähigen Alter muß er die Ovarien aus dem zu bestrahlenden Volumen heraus auf die Beckenschaufeln bzw. hinter den Uterus verlagern.

Der *Morbus Hodgkin* ist in den Stadien I bis IIIA eine strahlentherapeutische Domäne. Allgemein wird dabei die Extended-field-Therapie angewandt, also eine Bestrahlung nicht nur der klinisch und pathohistologisch faßbaren Tumormanifestation, sondern auch der scheinbar gesunden Nachbarregionen. Mit einer Herddosis von 3500–4000 rd beträgt die 5-Jahres-Überlebensrate je nach Tumorstadium 65–95%, bei einer Symptomfreiheit von 46–92% (Abb. 6, Kaplan 1980). Im Stadium IIIB und IV wird die Radiotherapie allenfalls konsolidierend, nämlich additiv zur primär indizierten Chemotherapie, an den Regionen mit massivem Primärbefall eingesetzt. Eine Chemotherapie kann bei den Stadien IA bis IIIA mit ungünstiger Prognose (histologischer Mischtyp oder lymphozytenarme Form, B-Symptomatik, großer Mediastinaltumor und massiver Milzbefall) die rezidivfreie Zeit verlängern. Ein Einfluß auf das Überleben wurde bisher nicht nachgewiesen.

Non-Hodgkin-Lymphome werden bei Vorliegen eines hohen Malignitätsgrads, u.U. schon im Stadium II und III, einer kombinierten Radio-Chemotherapie unterzogen. Die Formen mit niedrigem Malignitätsgrad werden ebenso wie die Lymphogranulomatose behandelt. Die Heilungsraten in den Stadien I und II entsprechen hier mit einer 5-Jahres-Heilung von mehr als 80% denjenigen des Morbus Hodgkin. Besonders sei hier auf die extranodalen Manifestationen im Bereich des Gastrointestinaltrakts hingewiesen. Sie berechtigen

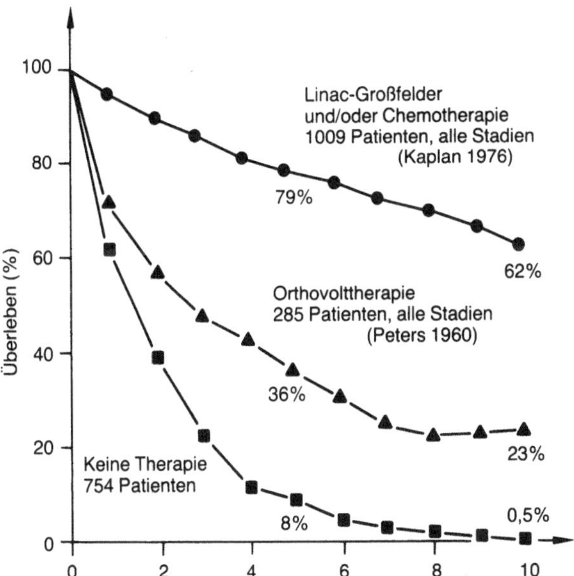

Abb. 6. Therapiefortschritte beim Morbus Hodgkin: 5- und 10-Jahres-Überlebensraten ohne Behandlung (Sammelstatistik), nach konventioneller Röntgentherapie und nach Extended-field-Therapie (Großfeldtechnik) mit Linearbeschleunigerphotonen (KAPLAN 1980)

den radikalen chirurgischen Eingriff nur ausnahmsweise. Die 5-Jahres-Überlebensrate von 20–55% durch die alleinige Operation wird durch eine zusätzliche Strahlentherapie auf 50–85% verbessert (HERRMANN u. FRIEDMAN 1980). Demgegenüber verbessert die Operation die Ergebnisse der alleinigen Bestrahlung nicht. Man wird also in den meisten Fällen auf eine Tumorresektion verzichten können.

10.3.1.2 Spino- und basozelluläre Hautkarzinome

An sichtbaren Hautbezirken sind spino- bzw. basozelluläre Karzinome nur mit kosmetischen Einbußen zu exzidieren, beispielsweise an Ohr, Nase, Augenlid und Lippen. Insbesondere gilt dies für große Tumoren und/oder bei Knocheninfiltration. Hier empfehlen wir die Strahlentherapie. Tabelle 2 zeigt die Ergebnisse des Princess Margaret Hospital in Toronto (FITZPATRICK 1984). Sie sind mit 95%iger Symptomfreiheit nach 5 Jahren den operativen Ergebnissen ebenbürtig, kosmetisch und funktionell jedoch überlegen.

10.3.1.3 Prostatakarzinom

Die Strahlentherapie des Prostatakarzinoms erreicht heute hinsichtlich lokaler Kontrolle und

Tabelle 2. Radiotherapie der Hautkarzinome im Princess Margaret Hospital, Toronto (FITZPATRICK 1984)

	Rezidivfrei 5 Jahre
Ohr und Nase (n = 140)	
Basaliome	107/110 = 97%
Spinaliome	26/30 = 87%
Augenlid (n = 1166)	
Basaliome	1009/1062 = 95%
Spinaliome	97/104 = 93%
Lippen (n = 1068)	
Basaliome 48	} 760/1068 = 71%
Spinaliome 1020	(Actuarial Surv. = 97%)

Überleben ähnliche Resultate wie die Radikaloperation. Bei sehr kleinen Karzinomen (Stadium A bzw. T1) bestrahlt man lediglich die Prostata (Rotationsbestrahlung), bei höherem Risiko einer lymphogenen Metastasierung auch die regionären Lymphknoten, und zwar in der Obturatorregion, präsakral sowie iliakal commun, extern und intern. Die Überlebensraten betragen bei auf die Prostata begrenzten Karzinomen 79% nach 5 Jahren, 58% nach 10 Jahren und 37% nach 15 Jahren (426 Patienten, BAGSHAW 1980, 1982). Bei extrakapsulärer Ausbreitung (Stadium C bzw. T3) betragen die entsprechenden Werte 60%, 36% und 22% (349 Patienten). Ähnliche Resultate sind mit der interstitiellen ^{125}J-Therapie zu erwarten. Sie wird dann vorgenommen, wenn bei der explorativen pelvinen Lymphadenektomie keine Metastasen gefunden wurden. Ob dadurch jedoch die lokale Heilung verbessert bzw. die Metastasenhäufigkeit gesenkt werden kann, weiß man noch nicht (GROSSMAN et al. 1982). Auf jeden Fall sind die Darm- und Harnwegkomplikationen dieser Bestrahlung mit etwa 2% deutlich geringer als bei der perkutanen Strahlentherapie.

10.3.1.4 Anal- und Rektumkarzinom

Alten Menschen, welche eine Operation verweigern oder aus internistischen Gründen inoperabel sind, kann man eine umschriebene Radiotherapie des Karzinoms anbieten. Folgende Voraussetzungen müssen erfüllt sein:

- hoch differenzierter Tumor
- oberflächliches Wachstum (klinisches Stadium I und II nach MASON)
- Tumorgröße ≤ 5 cm

– Entfernung nicht mehr als 10 cm vom Schließmuskel.

Bestrahlt wird mit einem Körperhöhlenrohr unter konventionellen Oberflächen-Therapie-Bedingungen (50–100 KV), mit Elektronenstrahlen oder mit interstitiellen Implantationen. Von PAPILLON (1975) und SISCHY et al. (1980) wird die Rate lokaler Heilungen mit 80–94% angegeben.

10.3.2 Kombinierte Radio-Chemotherapie

Hochmaligne Tumoren mit exzessiver Metastasierungstendenz, welche mit Lokalmaßnahmen allein nicht heilbar sind, werden einer kombinierten Radio-Chemotherapie zugeführt, unter der Voraussetzung, daß sie radio- und chemosensibel sind. Dafür geben wir zwei Beispiele.

10.3.2.1 Kleinzellig-anaplastisches Bronchialkarzinom

Durch den gemeinsamen Einsatz von Polychemotherapie und Radiotherapie zeigen sich erste Hoffnungsschimmer bei diesem hochmalignen Tumor, der bei Diagnosestellung in mehr als 90% bereits disseminiert ist. Zur chirurgischen Resektion eignen sich nur kleine periphere Rundherde ohne Lymphknotenbefall (T1NOMO).

Die Bestrahlung wird für gewöhnlich in die Mitte zwischen mehrere Chemotherapiezyklen eingeschoben, zur Zeit nach drei Zyklen Adriamycin, Cyclophosphamid und Oncovin. Auf Primärtumor und Mediastinum werden 4000–5000 rd in 4–5 Wochen appliziert, auf den Hirnschädel 3000 rd in 10 Fraktionen in 2 Wochen. Damit lassen sich die Lokalrezidive im Mediastinum von 35–40% ohne Bestrahlung auf 10–14% senken (FOX et al. 1980), die Hirnmetastasenrate von 18–25% ohne Bestrahlung auf 4–6% (MAURER et al. 1980). Zwar ist bisher der Einfluß der Bestrahlung auf die Überlebenszeit ungewiß. Doch spricht folgendes für die Wichtigkeit der lokalen Therapie: MATTHEWS et al. publizierten 1980 im Auftrage der International Association for the Study of Lung Cancer die Erhebungen bei 121 Patienten, welche mit einem anaplastisch-kleinzelligen Bronchialkarzinom mehr als 2,5 Jahre überlebt hatten. Von 44 operierten Patienten überlebten 18 (41%) mehr als 5 Jahre, von 44 radio- und chemotherapierten Patienten 10 (23%) und nur 1 Patient aus der allein chemotherapierten Gruppe.

10.3.2.2 Ewing-Sarkom

Die Heilungsaussichten dieses hochstrahlensensiblen Tumors besserten sich in der letzten Dekade erst, als der Radiotherapie bzw. operativen Tumorentfernung eine intensive Polychemotherapie hinzugefügt wurde. Eine lokale Tumorheilung kann man nur erreichen, wenn der gesamte befallene Knochen (evtl. unter Ausschluß der Epiphysen) mit 5000 rd und im Falle einer alleinigen Bestrahlung die Tumorregion noch zusätzlich mit etwa 1000 rd bestrahlt werden. Leider sinkt die Wahrscheinlichkeit einer Tumorvernichtung von peripher (90–95%) nach zentral (60–80%) ab (RAZEK et al. 1980; TEPPER et al. 1980). Der Grund dafür ist das beträchtlich größere Tumorvolumen der zentralen und proximalen Tumoren gegenüber den peripher gelegenen (JÜRGENS et al. 1985). Neuerdings wird erwogen, funktionell weniger wichtige Skeletabschnitte wieder operativ zu resezieren und gegebenenfalls nachzubestrahlen.

10.3.3 Präoperative Bestrahlung

Die Ziele, welche mit einer präoperativen Bestrahlung verfolgt werden, sind unterschiedlich:

1. Bei primär nichtkurativ resektablem Tumor: Verkleinerung und bessere Abgrenzung des Tumors.
2. Überführung von inoperablen Tumoren in ein operables Stadium.
3. Zerstörung von bereits in die Lymphbahnen des umgebenden Gewebes eingedrungenen Tumorzellen, um Lokalrezidive zu vermeiden.
4. Reduktion der intraoperativen Tumorzellverschleppung.
5. Devitalisierung der Tumorzellen, um das Angehen und Wachstum von lokal oder über Blut- und Lymphbahnen verschleppten Zellen zu loko-regionalen Rezidiven bzw. Fernmetastasen zu vermeiden.

Langzeit-Vorbestrahlung. Steht das Erreichen der Ziele 1. bis 3. im Vordergrund, wird man eine auf etwa 2/3 reduzierte Tumordosis ansetzen. Das sind für gewöhnlich 4000–5000 rd in 4–5 Wochen, wobei wöchentlich 5mal 200 rd appliziert werden. Die Operation folgt 3–4 Wochen nach Bestrahlungsabschluß.

Kurzzeit-Vorbestrahlung. Hiermit werden die Ziele 3. bis 5. als vordringlich betrachtet, die präopera-

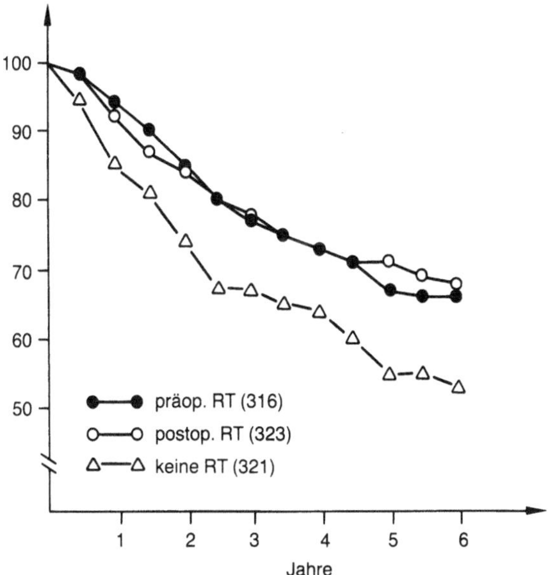

Abb. 7. Symptomfreies Überleben in drei Behandlungsgruppen — radikale Mastektomie mit und ohne Bestrahlung (Wallgren et al. 1980)

Tabelle 3. *Harnblasenkarzinom:* 5-Jahres-Überlebensrate, abhängig vom Therapiekonzept, klinischer T-Kategorie und histologischem Grading (Smith et al. 1982)

	Tis, T1, T2		T3, T4	
	low grade	high grade	low grade	high grade
Radikale Zystektomie	26/43 (60%)	9/23 (39%)	5/24 (21%)	4/46 (9%)
Präoperative Bestrahlung				
4000 rd	23/35 (66%)	11/23 (48%)	7/19 (37%)	10/42 (24%)
2000 rd kleines Becken	12/20 (60%)	3/9 (33%)	12/29 (41%)	9/28 (32%)
2000 rd ganzes Becken	7/11 (64%)	5/13 (39%)	7/15 (47%)	14/51 (28%)

tive Verkleinerung des Tumors spielt keine Rolle. Zumeist strahlt man 2000–3000 rd in 4–6 Einzelfraktionen auf Tumor und Lymphabflußgebiet ein. Die Operation folgt unmittelbar im Anschluß an die letzte Bestrahlungssitzung. Höhere Dosen setzen wir zur Vorbestrahlung des malignen Melanoms ein, nämlich 3mal 1000 rd (2400 rd auf der 80%-Isodose) am Auge und eine Einzeitbestrahlung von 6000–8000 rd an der Haut. Im letzten Fall wird das vorbestrahlte Gewebe mitexzidiert.

10.3.3.1 Mammakarzinom

In dem prospektiv randomisierten Stockholm-Protokoll (Wallgren et al. 1980) wurde eine präoperative Radiotherapie (4500 rd auf Brust und Lymphabfluß) verglichen mit einer radikalen Mastektomie, entweder ohne weitere Behandlung oder gefolgt von einer postoperativen Bestrahlung. Die Gesamtpatientenzahl betrug 960, der Auswertezeitraum vorerst 6 Jahre. Die präoperativ bestrahlten Patienten hatten eine signifikant bessere Überlebensrate als diejenigen in der Kontrollgruppe. Verglichen mit der allein chirurgisch behandelten Gruppe war der Gewinn noch augenfälliger. Und Patienten, deren Tumor medial lag, profitieren mehr von der Bestrahlung als diejenigen mit lateral gelegenem Tumor, und zwar sowohl von der präoperativen als auch von der postoperativen Bestrahlung (Abb. 7).

10.3.3.2 Blasenkarzinom

Über die präoperative Bestrahlung des Blasenkarzinoms liegen eine Reihe günstiger Berichte vor (u.a. Skinner 1980; Whitmore 1980; Wallace u. Bloom 1976; van der Werf-Messing et al. 1982). Sie zeigen bei den fortgeschrittenen klinischen Stadien die Überlegenheit dieser Technik gegenüber der alleinigen radikalen Zystektomie, statistisch signifikant allerdings nur bei hohem Malignitätsgrad (Tabelle 3). Eine Langzeitvorbestrahlung ist nur dann sinnvoll, wenn das Ansprechen auf die Radiotherapie geprüft, also evtl. weiterbestrahlt und nicht zystektomiert werden soll.

10.3.3.3 Gastrointestinaltrakt

Die anfänglich hoffnungsvoll stimmenden Berichte zur Kombinationstherapie des *Ösophaguskarzinoms* (u.a. Nakayama u. Kinoshita 1974; Sauer u. Husemann 1981) haben letztlich enttäuscht. Während im japanischen Krankengut die 5-Jahres-Überlebenszeit von 19,1% nach alleiniger Operation auf 37,5% angehoben wurde, verbesserte sich in Erlangen die mediane Überlebenszeit nur von 13 auf 21 Monate.

Die präoperative Bestrahlung von resektablen *Rektum-* bzw. *Rektosigmoidkarzinomen* kann eine totale oder partielle Tumorregression bewirken, die Inzidenz von Lymphknotenmetastasen drastisch senken und die lokale Tumorkontrolle erhöhen (Rider 1975; Roswit et al. 1975; Stevens et al. 1978; Hawley 1982). Die Ergebnisse hinsichtlich der Überlebenschancen sind kontrovers, jedenfalls ist eine Verbesserung der Überlebensraten bisher nicht gesichert. Die präoperative Bestrahlung beim Rektumkarzinom ist daher Gegenstand einer Reihe regionaler und internationaler Therapiestudien.

10.3.4 Postoperative Bestrahlung

Folgende Ziele werden verfolgt:
1. Beseitigung von im Operationsgebiet verbliebenen Tumorresten.
2. Sterilisierung von manifesten oder okkulten, aufgrund allgemeiner Erfahrung jedoch zu vermutenden Tumorabsiedlungen im Ausbreitungsgebiet des Primärtumors (Lymphabflußgebiet, Peritoneal- und Pleurahöhle, Liquorraum).

Mit einer postoperativen Bestrahlung soll lokoregionalen Rezidiven vorgebeugt und die Überlebenszeit der Patienten verlängert werden. Es gilt, Operation und Bestrahlung zeitlich und räumlich aufeinander abzustimmen. Wird voroperiertes Gebiet bestrahlt, ist mit mehr Nebenwirkungen zu rechnen als nach einer alleinigen Strahlenbehandlung. Bereits Erprobtes und in klinischer Entwicklung Begriffenes sei an folgenden Beispielen erläutert:

10.3.4.1 Mammakarzinom

Postoperative Bestrahlung nach Mastektomie: Nach Mastektomie reduziert die postoperative Strahlenbehandlung die Häufigkeit von lokoregionalen Rezidiven deutlich: an der Brustwand von 30–45% (bei pT2–4N1,2) ohne Bestrahlung auf 8–10%, in der Supraklavikulargrube von 20–25% (bei pN1,2) auf 1,5% und in der Retrosternalregion von 9–15% auf 0% (FLETCHER 1980). Zielvolumen und Dosis haben sich dabei nach der Radikalität der Operation zu richten. Eine eventuelle adjuvante Chemotherapie berührt die Indikation zur postoperativen Strahlenbehandlung nicht, da auch unter Chemotherapie zahlreiche Lokalrezidive beobachtet werden. Radio- und Chemotherapie erfolgen in solchen Fällen für gewöhnlich sequentiell und nicht simultan.

Das lokoregionale Rezidiv des Mammakarzinoms trägt eine Reihe fataler Züge:

– Weniger als die Hälfte der postoperativen Rezidive ist radiotherapeutisch oder chirurgisch lokal heilbar.

– Lokoregionale Rezidive sind für gewöhnlich chemotherapieresistent, auf jeden Fall mit einer Chemotherapie nicht zu sanieren.
– Lokoregionale Rezidive nach erfolgter Chemotherapie sind für gewöhnlich inkurabel, da sie sich wegen ihrer Ausdehnung dem chirurgischen Zugriff entziehen und nur eine mäßige Radiosensibilität aufweisen.
– Lokoregionale Rezidive metastasieren foudruyanter als Primärtumoren und sind zu etwa 80–90% mit Fernmetastasen vergesellschaftet.
– Lokalrezidive belasten die Patientinnen psychisch außerordentlich.

Es muß daher alles sinnvoll Erscheinende unternommen werden, die Rate an lokoregionalen Rezidiven zu senken. Es mehren sich auch Hinweise dafür, daß eine differenzierte postoperative Strahlenbehandlung die Überlebenszeit gegenüber einer alleinigen Radikaloperation verbessern kann, nämlich bei zentralem oder medialem Tumorsitz, bei lateralem Tumorsitz mit axillärem Lymphknotenbefall, bei pT3- und pT4 -Tumoren (FLETCHER 1980; HØST u. BRENNHOVD 1977; WALLGREN et al. 1980).

Postoperative Bestrahlung nach brusterhaltendem Vorgehen: Nach bisherigem Wissen kann Frauen das brusterhaltende Vorgehen angeboten werden, wenn der Primärtumor durch Tumorektomie komplett beseitigt werden kann und die axillären Lymphknoten nicht oder nur begrenzt befallen sind (pT1,2NO,1MO). Voraussetzung für eine der Radikaloperation gleichwertige lokale Tumorkontrolle bleibt die Tumorektomie. Auch weit fortgeschrittene Tumoren und aufgrund der Allgemeinsituation durch ein lokales radikales Vorgehen nicht mehr heilbare Patientinnen sollten diese Behandlung erhalten.

Große Sorgfalt erfordert die Bestrahlungstechnik, um eine befriedigende Kosmetik zu gewährleisten. 4500–5000 rd in $4^1/_2$–5 Wochen eliminieren subklinische Karzinomreste mit großer Sicherheit. Auch multiple Karzinome, die je nach Untersuchungstechnik in 17–59% angegeben werden (LAGIOS et al. 1981) werden so beherrscht. Blieb nach der Tumorektomie Tumor zurück, muß die Dosis am Tumorbett mehr als 6000 rd/6 Wochen betragen, evtl. in Form einer lokalen Dosisaufsättigung mit Radionuklid-Implantation. Für das weitere therapeutische Vorgehen ist die Dissektion der axillären Lymphknoten wegweisend: adjuvante Chemotherapie bei axillärem Befall.

Die 5- und 10-Jahres-Überlebensraten, welche von den bekanntesten europäischen und amerikanischen Arbeitsgruppen mitgeteilt werden, sind denjenigen nach Radikaloperation zumindest ebenbürtig: Die 5-Jahres-Überlebensrate beträgt 80–95% im Stadium pT1,2NOMO und 67–84% im Stadium pT1–3NO–1MO. Nach 10 Jahren leben noch 62–84% bzw. etwa 68% der Patientinnen (Literaturzusammenstellung bei SAUER 1983). (Vgl. hierzu auch Kap. 30)

10.3.4.2 Nichtkleinzelliges Lungenkarzinom

Nach nichtkurativ erfolgter Resektion verbessert die postoperative Strahlentherapie das symptomfreie Überleben: nach 3 Jahren 40% gegenüber 10% (CHUNG et al. 1982). Beim Adenokarzinom konnte die Rate des symptomfreien Überlebens nach 1 Jahr von 51 auf 58% und nach 5 Jahren von 8% auf 43% erhöht werden (CHOI et al. 1980; CHOI 1982). Worin der Grund für die nichtkurative Resektion lag, ob mediastinale Lymphknotenmetastasen vorlagen, oder lediglich der Absetzungsbronchus nicht tumorfrei war, wurde nicht angegeben. Nach kurativer Resektion (tumorfreier Absetzungsbronchus) und bei fehlender regionaler Metastasierung (pNO) ist von einer postoperativen Radiotherapie kein Vorteil zu erwarten.

10.3.4.3 Rektumkarzinom

Für die Prognose des Rektumkarzinoms ist das Lokalrezidiv entscheidend (HERMANEK et al. 1982; GALL 1984, s. Kap. 28). Nach mehreren Berichten (CASS et al. 1976; GILBERT 1978; RICH et al. 1983) beträgt die Häufigkeit von Lokalrezidiven im kleinen Becken nach kurativer Operation für alle Patienten um 30–35% und für Patienten mit lymphogener Metastasierung zwischen 45 und 60%. Auch in Erlangen lag früher (1969–1977) die Lokalrezidivrate in ähnlicher Größenordnung (27% bzw. 37%), ist aber in den letzten Jahren bei Einhaltung aller Prinzipien der chirurgischen Radikalität beträchtlich gesunken (HERMANEK et al. 1983, unveröffentlicht). Während bei allen Patienten nur noch in 8% Lokalrezidive beobachtet wurden, ist das Risiko für Lokalrezidive bei Patienten mit regionalen Lymphknotenmetastasen (Dukes C) mit 16% immer noch hoch. Es liegt daher nahe, bei dieser Patientengruppe die chirur-

gische Therapie durch eine postoperative Bestrahlung zu ergänzen.

Drei nichtrandomisierte Studien (HOSKINS et al. 1980; WITHERS et al. 1981; JANORAY et al. 1983) geben zur Hoffnung Anlaß, daß eine postoperative Radiotherapie die Häufigkeit der Lokalrezidive senken kann. Die meisten Beobachtungen beziehen sich allerdings auf Patienten mit Rektumexstirpation. Eine prospektive randomisierte Studie über den Effekt der postoperativen Bestrahlung auch nach anteriorer und tiefer anteriorer Resektion wird in Erlangen vorbereitet.

Die Verhütung bzw. eine Verzögerung im Auftreten eines Lokalrezidivs verbessern die Lebensqualität des Patienten. Ob sich dadurch auch die Überlebenszeit verlängern läßt, bleibt bislang unklar. In den amerikanischen Studien blieb die Fernmetastasierungsrate von 25–30% der limitierende Faktor. Man muß also annehmen, daß diese Tumoren bereits zum Zeitpunkt der Diagnose bzw. Operation metastasiert hatten.

10.3.4.4 Weichteilsarkome

Im letzten Jahrzehnt hat die Radiotherapie der Weichteilsarkome beträchtlich an Boden gewonnen, nachdem diese Tumoren lange Zeit als strahlenresistent gegolten hatten, mit Ausnahme des Kaposi-Sarkoms, des embryonalen Rhabdomyosarkoms, des myxoiden Liposarkoms und einiger undifferenzierter Sarkome. Wir wissen heute, daß jedes Weichteilmalignom unbeschadet seiner Histologie auf Radiotherapie ansprechen kann. Subklinische Tumorreste im mikroskopischen Bereich scheinen sich mit 5000 rd in 4–5 Wochen recht zuverlässig beherrschen zu lassen. Daher scheint nach einer chirurgischen Exzision mit beschränktem Sicherheitsabstand die postoperative hochdosierte Radiotherapie bezüglich Lokalrezidiv- und Fernmetastasierungsrate dasselbe zu leisten wie die radikale Weichteilresektion (ROSENBERG et al. 1978; SUIT u. RUSSEL 1977). Neuerdings wurden von SCHMITT u. SCHERER (1980) mit Neutronenstrahlen außerordentlich günstige, allerdings vorläufige Resultate mitgeteilt.

Bei Tumoren, bei denen eine radikale Weichteilresektion nicht möglich ist, propagiert man in Houston, unter dem Eindruck der Verbesserung der modernen Strahlentherapie, die Extremität zu schonen und stattdessen eine konservative chirurgische Exzision durchzuführen. Eine solche lokale Exzision mit beschränktem Sicherheitsabstand verlangt zwingend die postoperative Bestrahlung und/oder die hypertherme regionale Zytostatikaperfusion. Die Wahrscheinlichkeit der lokalen Kontrolle hängt im wesentlichen von der Tumorgröße und vom Malignitätsgrad ab (Lindberg et al. 1977). Dieses Vorgehen kann deshalb im Stadium I A empfohlen werden. Auch in fortgeschrittenen Stadien ist, unabhängig von der Ausdehnung des chirurgischen Primäreingriffs, die postoperative Bestrahlung indiziert. Dabei werden großvolumig 5000 rd in 6 Wochen, nach Volumenverkleinerung noch einmal 1000 rd und schließlich auf das Tumorbett zusätzliche 1000–1500 rd appliziert, insgesamt also am Tumorbett 7000–7500 rd.

10.3.5 Palliative Strahlentherapie

Die Palliativbestrahlung eines fortgeschrittenen und inkurablen Tumorleidens wird von Außenstehenden oftmals gering geschätzt. Doch stellt die nichtkurative Strahlenbehandlung eine wichtige und dankbare ärztliche Aufgabe dar. Zwei Formen werden unterschieden: die Stabilisierungsbestrahlung und die Schmerzbestrahlung.

10.3.5.1 Stabilisierungsbestrahlung

Diese Maßnahme hat zum Ziel, das Tumorwachstum so weit zurückzudrängen oder zumindest aufzuhalten (zu stabilisieren), daß der Patient vor drohenden Komplikationen bewahrt bzw. von bereits eingetretenen Notsituationen befreit wird. Seine Lebensqualität soll erhalten bzw. verbessert werden. Eine Stabilisierungsbestrahlung bietet sich in folgenden Situationen an:

- Wenn strahlensensible Tumoren sich zeitweilig beherrschen lassen,
- wenn inoperable Rezidivtumoren Beschwerden bereiten (z.B. bei oberer Einflußstauung durch Mediastinaltumor),
- wenn bei weitgehender Strahlenresistenz doch in Ausnahmefällen ein kuratives Resultat erwartet werden kann,
- wenn unter der Chemotherapie ein disseminierter Tumor lokal exazerbiert,
- wenn Fernmetastasen von strahlenempfindlichen Tumoren die Stabilität des Skelets gefährden oder im Gehirn zu schweren neurologischen Ausfällen führen.

Die erforderliche Dosis beträgt etwa 2/3 der sog. Tumorvernichtungsdosis, beispielsweise beim Mammakarzinom, Bronchialkarzinom oder Rektumkarzinom 4000–4500 rd in 4–5 Wochen.

Bereits nach wenigen Bestrahlungen lassen die tumorbedingten Beschwerden meistens nach. Die Rekalzifizierung osteolytischer Skeletabschnitte ist frühestens 3–6 Wochen nach Bestrahlungsabschluß röntgenologisch sichtbar.

10.5.3.2 Schmerzbestrahlung

Mit wenigen Bestrahlungsfraktionen lassen sich tumorbedingte Schmerzen oftmals bereits lindern, dauerhaft beseitigen jedoch nur mit stabilisierenden Dosen. Auf diese Weise lassen sich Analgetika einsparen, und der Patient bleibt bei klarem Bewußtsein.

Die Strahlendosis beträgt 1/4 bis 1/3 der Tumorvernichtungsdosis, d.h. bei den meisten soliden Tumoren 1000–2000 rd.

Literatur

Bagshaw MA (1980) External radiation therapy of carcinoma of the prostate. Cancer [Suppl] 45:1912–1921

Bagshaw MA (1982) Radiotherapy of prostatic carcinoma. 24th ASTR-Meeting, 25.–29. Okt., Orlando/Florida. Zit. nach Leibel SA, Hanks GE, Kramer S (1984) Patterns of care outcome studies: results of the National Practice in adenocarcinoma of the prostate. Int J Radiat Oncol Biol Phys 10:401–409

Barendsen GW (1968) Response of cultured cells, tumours, and normal tissues to radiations of different linear energy transfer. Curr Top Radiat Res 4:293–356

Belli JA, Discus GJ, Bonte FJ (1967) Radiation response of mammalian cells. 1. Repair of sublethal damage in vivo. J Natl Cancer Inst 38:673–682

Cass AW, Million RR, Pfaff WW (1976) Pattern of recurrence following surgery alone for adenocarcinoma of colon and rectum. Cancer 37:2861–2865

Choi NC (1982) Reassessment of the role of postoperative radiation therapy in resected lung cancer. Int J Radiat Oncol Biol Phys 8:2015–2018

Choi NCH, Grillo HC, Gardiello M, Scannell JG, Wilkins EW Jr (1980) Basis for new strategies in postoperative radiotherapy of bronchiogenic carcinoma. Int J Radiat Oncol Biol Phys 6:31–35

Chung CK, Stryker JA, O'Neill M Jr, DeMuth WE Jr (1982) Evaluation of adjuvant postoperative radiotherapy for lung cancer. Int J Radiat Oncol Biol Phys 8:1877–1880

Committee on the Biological Effects of Ionizing Radiations (1980) The effects of populations of exposure to low levels of ionizing radiation: 1980. Genetic effects. National Academy Press, Washington, pp 71–97

Fitzpatrick PJ (1984) Skin tumors, radiotherapy. In: Thawley SE, Panje WR, Lindberg RD, Batsakis JG (eds) Comprehensive-management of head and neck tumors. Saunders, Philadelphia

Fletcher GH (1980) Textbook of radiotherapy, 3rd edn. Lea & Febiger, Philadelphia

Fox RM, Woods RL, Brodie GN, Tattersall MHN (1980) A randomized study: Small cell anaplastic lung cancer treated by combination chemotherapy and adjuvant radiotherapy. Int J Radiat Oncol Biol Phys 6:1083–1085

Gall FP (1984) Indikationswandel beim kolorektalen Karzinom. In: Gall FP, Hohenberger W (eds) Aktuelle Chirurgie: Indikationen gestern und heute. Urban & Schwarzenberg, München Wien Baltimore

Gilbert SG (1978) Symptomatic local tumor failure following abdominoperineal resection. Int J Radiat Oncol Biol Phys 4:801

Grossman HB, Batata M, Hilaris D, Whitmore WF (1982) 125-Jod implantation for carcinoma of prostate. Urology 6:591–598

Hawley P (1982) Adjuvante präoperative Bestrahlung. In: Gall FP, Hermanek P, Schweiger M (Hrsg) Das Rektumkarzinom. Perimed, Erlangen

Herbst M, Sauer R (1983) Zur Tumorbehandlung mit Hyperthermie und Radiotherapie. Strahlentherapie 159:93–98

Hermanek P, Gall FP, Altendorf A (1982) Lokalrezidive nach Rektumkarzinom – Entstehung, Diagnose, Prognose. Langenbecks Arch Chir 356:289–298

Herrmann R, Friedman M (1980) Bedeutung der Strahlentherapie primärer, lokal begrenzter Non-Hodgkin-Lymphome des Magens. Dtsch Med Wochenschr 105:262–265

Hoskins B, Gunderson LL, Dosoretz D (1980) Adjuvant postoperative radiotherapy in carcinoma of the rectum and rectosigmoid. ASTR-Proceedings. Int J Radiat Oncol Biol Phys 6:1379

Høst H, Brennhovd IO (1977) The effect of post-operative radiotherapy in breast cancer. Int J Radiat Oncol Biol Phys 2:1061–1067

Janoray P, Faivre J, Milan C, Horiot J-C, Klepping C, Koeklin M, Ledorze C (1983) La radiothérapie postopératoire des cancers du rectum. Gastroenterol Clin Biol 7:451–456

Jürgens H, Göbel V, Michaelis J, Ramach W, Ritter J, Sauer R, Treuner J, Voûte PA, Winkler K, Göbel U (1985) Die kooperative Ewing-Sarkom-Studie CESS 81 der GPO-Analyse nach 4 Jahren. Klin Pädiat 197:225–232

Kaplan HS (1980) Hodgkin's disease unfolding concepts concerning its nature, management and prognosis. Cancer 45:2439–2474

Lagios WD, Westdahl PR, Rose MR (1981) The concept and implications of multicentricity in breast carcinoma. Pathol Ann 16:83–102

Lindberg RD, Martin RG, Romsdahl MM, McMurtrey MJ (1977) Conservative surgery and radiation therapy for soft tissue sarcomas. In: Management of primary bone and soft tissue tumors. Proc. 21st Ann. Clin. Conf. on Cancer 1976 at the University of Texas System Cancer Center, Houston. Year Book Medical Publishers, Chicago London

Matthews MJ, Rozencweig M, Staquet MJ, Minna JD, Muggia FM (1980) Long term survivors with small cell carcinoma of the lung. Eur J Cancer 16:527–531

Maurer LH, Tulloh M, Weiss RB, Blom J, Leone L, Glidewell O, Pajak TF (1980) A randomized combined modality trial in small cell carcinoma of the lung. Comparison of combination chemotherapy — radiation therapy versus cyclophosphamide — radiation therapy effects of maintenance chemotherapy and prophylactic whole brain irradiation. Cancer 45:30–39

Nakayama K, Kinoshita Y (1974) Surgical treatment combined with preoperative concentrated irradiation. JAMA 227:178–181

Pappilon J (1975) Intracavitary irradiation of early rectal cancer for cure. A series of 186 cases. Cancer 36:696–701

Razek A, Perez CA, Tefft M (1980) Intergroup Ewing's sarcoma study. Locol control related to radiation dose, volume, and site of primary lesion in Ewing's sarcoma. Cancer 46:516–521

Rich T, Gunderson LL, Lew R, Galdibini JJ, Cohen AM, Donaldson G (1983) Patterns of recurrence of rectal cancer after potentially curative surgery. Cancer 52:1317–1329

Rider WD (1975) Is the Miles operation really necessary for the treatment of rectal cancer? J Can Assoc Radiol 26:167–175

Rosenberg SA, Kent H, Costa J et al. (1978) Prospective randomized evaluation of the role of limbsparing surgery, radiation therapy, and adjuvant chemoimmunotherapy in the treatment of adult soft-tissue sarcomas. Surgery 84:62–69

Roswit B, Higgins GA, Keehn RJ (1975) Preoperative irradiation for carcinoma of the rectum and rectosigmoid colon: Report of a National Veterans Administration randomized study. Cancer 35:1597–1602

Sauer R (1983) Wann ist beim Mamma-Karzinom die Brust zu erhalten? MMW 125:301–303

Sauer R, Husemann B (1981) Vorbestrahlung des Ösophaguskarzinoms. In: Wannenmacher M (Hrsg) Kombinierte chirurgische und radiologische Therapie maligner Tumoren. Urban & Schwarzenberg, München Wien Baltimore, S 194–196

Sauer R, Thiel HJ, Müller R (1982) Die Brachycurie-Therapie von Tumoren — Wiedergeburt einer radioonkologischen Methode. Fortschr Med 100:1047–1053

Schmitt G, Scherer E (1980) Preliminary results of neutron irradiation of soft tissue sarcoma. In: Georgii A (Hrsg) Solide Tumoren und Metastasierung. Verhandlungen der Deutschen Krebsgesellschaft, 11.–15.3.1980, München. Fischer, Stuttgart New York, S 670

Sischy B, Remington JH, Sobel SH (1980) Treatment of rectal carcinomas by means of endocavitary irradiation. Cancer 46:1957–1961

Skinner DG (1980) Current perspectives in the management of high-grade invasive bladder cancer. Cancer 45:1866–1874

Smith JA, Batata M, Grabstald H, Sogani PC, Herr H, Whitmore WF (1982) Preoperative irradiation and cystectomy for bladder cancer. Cancer 49:869–873

Stevens KR, Fletcher WS, Allen CV (1978) Anterior resection and primary anastomosis following high dose preoperative irradiation for adenocarcinoma of the rectosigmoid. Cancer 41:2065–2071

Suit HD, Russel WO (1977) Soft part tumors. Cancer 39:830–836

Tepper J, Glaubiger D, Lichter A (1980) Local control of

Ewing's sarcoma of bone with radiotherapy and combination chemotherapy. Cancer 46:1969–1973

Van der Werf-Messing B (1978) Prostatic cancer treated at the Rotterdam Radiotherapy Institute. Strahlentherapie 154:537–541

Van der Werf-Messing B, Friedell GH, Menon RS, Hop WCJ, Wassif SB (1982) Carcinoma of the urinary bladder $T_3N_xM_0$ treated by preoperative irradiation followed by simple cystectomy. Int J Radiat Oncol Biol Phys 8:1849–1855

Wallace DM, Bloom HJG (1976) The management of deeply infiltrating (T_3) bladder carcinoma: Controlled trial of radical radiotherapy versus preoperative radiotherapy and radical cystectomy (first report). Br J Urol 48:587–594

Wallgren A, Arner O, Bergström J et al. (1980) The value of preoperative radiotherapy in operable mammary carcinoma. Int J Radiat Oncol Biol Phys 6:287–290

Whitemore WF Jr (1980) Integrated irradiation and cystectomy for bladder cancer. Br J Urol 52:1–9

Withers HR, Romsdahl NM, Saxton JP (1980) Postoperative radiotherapy for cancer of the rectum and rectosigmoid. ASTR-Proceedings. Int J Radiat Oncol Biol Phys 6:1380

11 Prinzipien der Immuntherapie[1]

M. Gramatzki und J.R. Kalden

11.1 Einleitung

Die Immuntherapie maligner Tumoren resultiert aus der Vorstellung, daß das Auswachsen neoplastischer Zellklone im Organismus durch einen Defekt in der Immunüberwachung ermöglicht wird. Durch eine spezifische oder unspezifische Stimulation immunologischer Abwehrmechanismen, etwa der Antikörperproduktion oder der zellvermittelten Zytotoxizität, müßte daher eine Vernichtung bzw. Wachstumsbegrenzung von Tumorzellen möglich sein.

Immuntherapeutische Maßnahmen sind zur Entfernung großer Tumormassen eher ungeeignet. Bei fortgeschrittenen Tumoren angewandt, kann wohl bestenfalls noch eine Stärkung des Immunsystems und möglicherweise ein begrenztes Zurückdrängen des Tumors erreicht werden. Haben aber, je nach Art des Neoplasmas, Chirurgie, Radiotherapie und der Einsatz zytostatischer Medikamente die Tumorlast erheblich verkleinert, werden Verfahren benötigt, noch möglicherweise zurückgebliebene Tumorzellen effektiv zu eliminieren bzw. eine Neuausbreitung des Tumors zu verhindern.

Tabelle 1. Immuntherapeutika zur Tumorbehandlung

Unspezifisch immunmodulierende Substanzen
- BCG (Bacillus Calmette-Guérin)/BCG-Präparationen
- Corynebacterium parvum
- Levamisol
- Transferfaktor
- Thymosinfraktion V
- Interferon/Interferonstimulatoren

Spezifische Immuntherapie
- Immunisierung mit Tumorzellen
- Impfung gegen „onkogene" Viren

Passive Immuntherapie
- Antikörper gegen Tumorzellen (evtl. gekoppelt mit Zytostatika oder Radionukleiden)
- Zytotoxische T-Lymphozyten
- (Knochenmarktransplantation)

---

[1] Mit Unterstützung durch die DFG, SFB 118

In diesem Bereich muß das Hauptziel der Immuntherapie gesehen werden.

Seit bereits in der zweiten Hälfte des 18. Jahrhunderts von Busch (1868) und später auch von Coley (1891) berichtet wurde, daß lokale Streptokokkensuperinfektionen zu Tumornekrosen führen können, sind eine Vielzahl von immunologischen Therapieverfahren in der Klinik versucht worden, die in Tabelle 1 zusammengefaßt sind. Bislang finden jedoch nur wenige der aufgeführten Möglichkeiten einer aktiven und passiven Immuntherapie eine routinemäßige Anwendung in der Klinik.

11.2 Unspezifische immunmodulatorische Substanzen

11.2.1 BCG und BCG-Präparationen

Aus der Gruppe der ständig an Zahl zunehmenden immunmodulatorischen Substanzen hat in der Klinik der Tuberkuloseimpfstoff BCG (Bacillus Calmette-Guérin) besondere Beachtung erfahren. BCG und seine Modifikationen wie BCG-Zellwandpräparationen und BCG-Methanol Extraction Residue (MER) stimulieren zelluläre Immunreaktionen unspezifisch. Die klinische Anwendung kann lokal oder systemisch erfolgen, wobei hinsichtlich des erwünschten Erfolgs die in Tabelle 2 aufgeführten variablen Faktoren zu berücksichtigen sind. Zusätzlich sollte der mit BCG behandelnde Arzt über lokale und generalisierte Nebenwirkungen (Tabelle 3) unterrichtet sein, die besonders bei den MER-BCG-Präparationen erheblich sein können (Hersh et al. 1982).

BCG hat in einer Reihe von Therapiestudien bei *akuter myeloischer Leukämie* einen positiven Effekt gezeigt, d.h. remissionsverlängernd gewirkt (Terry u. Hodes 1982). Auch bei verschiedenen soliden Tumoren ist die BCG-Behandlung meist zusätzlich zu chirurgischen Maßnahmen und/oder zytostatischer Therapie versucht worden.

Tabelle 2. Variablen der BCG-Immuntherapie

BCG-Stamm

Präparationen
- Hersteller
- Verhältnis lebende:tote Organismen

Modifikationen
- Zellwandpräparationen
- Methanol Extraction Residue (MER)-Präparation

Applikation
- Technik
  - Skarifikation
  - Multipunktionstechnik
  - „Heafgun"
- Lokalisation
  - intradermal
  - intravenös
  - intrakavitär (z.B. intravesikal)
  - oral
  - intrabronchial

Dosierung

Therapiedauer

Nebenwirkungen (s. Tabelle 3)

Tabelle 3. Mögliche Nebenwirkungen der Therapie mit BCG und BCG-Präparationen

Lokale entzündliche Reaktionen an der Applikationsstelle
Temperaturerhöhung, Pulsbeschleunigung
Übelkeit, Erbrechen
Respiratorische Störungen (Reizhusten, Dyspnoe, thorakales Engegefühl)
Allgemeines Krankheitsgefühl
Leukopenie, Lymphopenie, Thrombozytopenie
Hepatitis
Arthritis
Erythema nodosum und Granulombildung, z.B. in Lunge oder Leber
Aktivierung einer früheren Tuberkulose
Generalisierte BCG-Infektion
Hyperreaktivität auf BCG (Wiederauftreten von Reaktionen an alten Applikationsorten, Gerinnungsstörungen, Anurie, Hochdruck)
Steigerung des Tumorwachstums

Bei Patienten mit *nicht kleinzelligen Lungenkarzinomen* applizierte die Arbeitsgruppe McKneally nach vorangegangener Tumorresektion intrapleural BCG (Maver et al. 1982). In dieser Studie wiesen die Autoren bei Patienten im Stadium I ein deutlich verlängertes tumorfreies Intervall mit einer Verlängerung der Überlebenszeit nach. Patienten im Stadium II und III konnte dagegen mit dieser Therapie nicht geholfen werden. Faßt man das Ergebnis der vorliegenden Therapiestudien unter Verwendung von BCG bei Lungentumoren zusammen, ist mehr ein positiver Trend denn ein deutlicher Therapievorteil gegenüber anderen Therapiemaßnahmen zu verzeichnen. Daher muß der BCG-Einsatz bei Bronchialkarzinom-Patienten vorerst klinischen Studien überlassen bleiben.

Beim *malignen Melanom* beobachteten mehrere Arbeitsgruppen bei intratumoraler Applikation von BCG-Präparationen z.T. komplette Tumorregressionen (Mastrangelo et al. 1982; Rosenberg u. Rapp 1976). Erste Ergebnisse bei Melanompatienten im Stadium I lassen eine lokale BCG-Behandlung mit anschließender chirurgischer Therapie vorteilhaft gegenüber alleinigem chirurgischen Vorgehen (weiträumige Exzision des Tumors mit Dissektion der angrenzenden Lymphknoten) erscheinen (Rosenberg u. Rapp 1976). Hinsichtlich einer systemischen BCG-Applikation konnte eine groß angelegte WHO-Studie erste Berichte über die Vorteile einer kombinierten BCG-Chemotherapie bei Patienten mit einem Melanom Stadium II im Vergleich zu einer Chemotherapie allein nicht bestätigen (Veronesi et al. 1982). Auch bei disseminierten Melanomen waren Ergebnisse von BCG-Studien als additive Therapiemaßnahme nicht ermutigend.

Im Gegensatz zum Melanom zeichnet sich eine deutliche Indikation für eine additive BCG-Therapie bei *Harnblasenkarzinomen* ab. Patienten mit nur oberflächlich infiltrierenden Übergangsepithelkarzinomen wurden neben chirurgischem Vorgehen intravesikal und meist zusätzlich intrakutan mit BCG behandelt, und in mehreren Studien konnte fast übereinstimmend ein deutlicher Therapieerfolg beobachtet werden (Brosman 1982; Shapiro et al. 1982). Bei Patienten mit komplett resezierten Tumoren traten erheblich seltener Rezidive ein und selbst bei nicht vollständig resezierbaren Tumoren und Carcinoma in situ wurden teilweise komplette Tumorregressionen erreicht. Eine Behandlungsdauer von 6 Wochen erschien meist ausreichend (Lamm et al. 1982; Morales et al. 1976). In einer anderen Studie, in der sich BCG gegenüber intravesikaler Chemotherapie mit Thiotepa überlegen zeigte, wurde jedoch auch bis zu 1 Jahr therapiert (Brosman 1982). Zumindest bei normaler Dosierung waren die Nebenwirkungen gering. In den meisten Therapiestudien bei Blasenkarzinomen wurde neben der intravesikalen Applikation noch systemisch behandelt, obwohl auch eine alleinig intravesikale Behandlung erfolgreich war und wohl auch systematisch wirkte (Brosman 1982).

BIER et al. (1981) haben, nach Versuchen an Meerschweinchen und Kühen, bei *Plattenepithelkarzinomen im Kopf-Hals-Bereich* BCG-Zellwandpräparationen präoperativ intratumoral injiziert und im Vergleich zur alleinigen operativen Therapie vorteilhafte Ergebnisse hinsichtlich des rezidivfreien Intervalls und der Überlebenszeit erreicht.

11.2.2 Levamisol

Eine weitere immunmodulierende Substanz, die in der klinischen Tumortherapie Anwendung findet, ist das Anthelmintikum Levamisol. Als Adjuvans zur chirurgischen Therapie hat Levamisol bei Patienten mit fortgeschrittenen kolorektalen Tumoren einen jedoch noch nicht sicher zu beurteilenden günstigen Therapieeffekt gezeigt (BORDEN et al. 1981; VERHAEGEN et al. 1981), während zumindest bei Neoplasmen im Kopf- und Halsbereich (PINSKY et al. 1981), Blasentumoren (SMITH et al. 1978) sowie malignem Melanom (SPITLER u. SAGEBIEL 1980) keine eindeutige Wirkung vorhanden ist bzw. bei den Lungenkarzinomen (AMERY 1980; ANTHONY 1981) umstritten ist.

11.2.3 Transferfaktor

Eine ebenfalls „unspezifische", d.h. das Immunsystem allgemeinstimulierende Behandlung stellt die Therapie mit aus Lymphozytenextrakten hergestelltem Transferfaktor dar. Die Indikation zur Anwendung des Transferfaktors ist zur Behandlung einzelner Defektimmunopathien unbestritten. Bei disseminierten, therapeutisch schlecht angehbaren Adenokarzinomen der Nieren scheint die Gabe von Transferfaktor ebenfalls eine, wenn auch geringe, Wirkung zu besitzen, die einer weiteren Abklärung bedarf (MONTIE et al. 1982). Vorgeschlagen wurde Transferfaktor auch zur Therapie bei Patienten mit Osteosarkom (LEVIN et al. 1975), ohne überzeugende Resultate vorzuweisen.

11.2.4 Thymosinfraktion V

Die Thymosinfraktion V, eine aus über 10 Polypeptiden bestehende Präparation aus Thymusextrakten, hat in einer Dosis von 60 mg/m^2 in einer Studie von COHEN et al. (1979) bei chemotherapierten Patienten mit kleinzelligen Bronchialkarzinomen einen Therapieerfolg gezeigt, doch werden weitere Studien benötigt, um die Wirksamkeit dieser Substanz zu analysieren, bevor an eine routinemäßige Anwendung in der Klinik gedacht werden kann.

11.2.5 Interferone

Interferone (α = Leukozyten-Interferon, β = Fibroblasten-Interferon, γ = Immun-Interferon) haben als antivirale Substanzen mittlerweile einen festen Platz vor allem in der Therapie unterschiedlicher Virusinfektionen erlangt. Für die antivirale und antiproliferative Wirkung sind Glykoproteine verantwortlich, die durch ihren Einfluß auf den Nukleinsäurestoffwechsel und zytoplasmatische Enzyme die Möglichkeit haben, in die Zellregulation einzugreifen, und zwar in Hinblick auf Morphologie, Expression von Oberflächenantigenen sowie Funktionen der Zelle und somit Zellwachstum und Differenzierung (STIEHM et al. 1982). Günstige Therapieergebnisse mit Interferon sind vor allem bei Haarzelleukämie, Kaposisarkom, Melanom, Lymphomen und hypernephroiden Karzinomen berichtet worden (Übersicht bei KIRKWOOD u. ERNSTOFF 1984). Es besteht die Möglichkeit, reines Interferon mit Hilfe der Gentechnologie zu produzieren (SHERWIN et al. 1982). Erste, jedoch in ihrer klinischen Relevanz noch nicht zu beurteilende Studien sind auch bereits mit interferoninduzierenden künstlichen Nukleinsäurefrequenzen durchgeführt worden.

Hinsichtlich der antitumoralen Wirkung von Interferonen der Alpha-, Beta- und Gammaklasse werden unter anderem die Steigerung der natürliche Killerzellaktivität, sowie die Expression von membrangebundenen Tumorantigenen diskutiert (HERBERMAN 1981; STIEHM et al. 1982).

11.2.6 Sonstige

Andere Mittel, die im Rahmen einer unspezifischen Immuntherapie eingesetzt werden, wie das dem BCG ähnliche Corynebacterium parvum, die Streptokokkenpräparation OK432, Lentinan oder Bestatin und eine Vielzahl von angebotenen sog. Immunstimulanzien haben bisher keine wesentliche Therapiebereicherung gebracht, bzw. befinden sich noch in den Anfangsstadien ihrer Erprobung (TERRY u. HODES 1982).

Nicht unerwähnt bleiben soll die Tatsache, daß eine Reihe von Medikamenten wie etwa Sexualhormone, Glukokortikoide, Zytostatika oder Antipyretika, die häufig parallel mit immunstimulierenden Substanzen therapiert werden, einen erheblichen Einfluß auf das Immunsystem ausüben können.

11.3 Spezifische Immunisierung

Spezifische immunstimulierende Therapieprinzipien, so z.B. durch Immunisierung der Patienten mit inaktivierten autologen und allogenen Tumorzellen, sind wiederholt versucht worden, aber endgültige Beweise für die Wirksamkeit eines solchen Therapieschemas stehen noch aus.

Kürzlich berichtete Gallo et al. (1982) über die mögliche Beteiligung eines humanen Retrovirus, HTLV, bei bestimmten thymus(T)-geprägten Lymphozytenleukämien. Die Zukunft wird zeigen müssen, welche Rolle dieses Virus in der Ätiologie von T-Zelleukämien spielt und ob eine Immunisierungstherapie mit Virusantigenen zu einer therapeutischen Anwendung entwickelt werden kann. Bereits in Angriff genommen sind groß angelegte Immunisierungen gegen Hepatitis B. Da in Regionen mit endemischer Hepatitis B das primäre Leberzellkarzinom gehäuft gefunden wird, bleibt abzuwarten, ob mit einem Rückgang der Hepatitis B auch die Inzidenz des primären Hepatoms zurückgedrängt werden kann (Szmuness 1978).

11.4 Passive Immuntherapie

Während die vorbeschriebenen Behandlungsformen das Immunsystem des Menschen spezifisch oder unspezifisch stimulierend beeinflussen sollen, ist unter einer passiven Immuntherapie der Einsatz immunologischer Mittel zur Tumorbekämpfung zu verstehen, die nicht notwendigerweise primär auf das körpereigene Immunsystem des Patienten wirken.

11.4.1 Monoklonale Antikörper gegen Tumorzellen

Ein interessanter und für die Zukunft vielversprechender Weg ist dabei die Behandlung mit Antikörpern gegen tumorassoziierte Antigene. In der Vergangenheit war die Anwendung von gegen Tumoroberflächen gerichteten Antikörperpräpara-

tionen in der Klinik dadurch stark limitiert, daß die Antiseren nur begrenzt verfügbar, für ihre Spezifität oft nur ungenügend charakterisiert waren sowie eine Vielzahl von verschiedenen mit anderem Gewebe kreuzreagierenden Antikörpern enthielten. Ihre therapeutische Potenz war somit oft nur gering. Die kürzlich erschlossene Möglichkeit der Zellfusion (Hybridisierung) zwischen einer ständig in Kultur wachsenden Myelomzellinie, mit allen Voraussetzungen für eine Antikörperproduktion, und einer Milzzelle eines vorher immunisierten Tieres (meist Maus) erlauben nunmehr, sog. monoklonale Antikörper in hoher Reinheit, von klar umrissener Spezifität und in theoretisch unbegrenzten Mengen herzustellen (Diamond et al. 1981). Dabei ist der Einsatz von monoklonalen Antikörpern sowohl gegen Differenzierungsantigene auf malignen Zellen wie gegen tumorspezifische Antigene für die Tumortherapie denkbar. Erste Behandlungsversuche mit monoklonalen Antikörpern bei Patienten mit Helfer-T-Lymphozyten-Lymphomen wurden bereits durchgeführt (Miller u. Levy 1981). Auch bei Patienten mit akuter lymphoblastischer Leukämie (ALL) sind unter Verwendung eines monoklonalen Antikörpers gegen das Common-ALL-Antigen erste klinische Tests bereits unternommen worden (Ritz et al. 1981). Über eine erhebliche Verminderung der Tumorzellmasse durch diese Therapiemaßnahme wurde berichtet. Beeindruckend und richtungsweisend für die Zukunft ist ein kürzlich von Miller et al. (1982) berichteter Fall eines B-Zell-Non-Hodgkin-Lymphoms. Ein Patient, der chemotherapeutisch „ausbehandelt" war, konnte durch die Gabe eines experimentell hergestellten anti-idiotypischen monoklonalen Antikörpers (der Sonderfall eines tumorspezifischen Antikörpers) in eine komplette, andauernde Remission gebracht werden. Monoklonale Antikörper gegen solide Tumoren sind ebenfalls beschrieben. So reagiert der Antikörper Ca 1, wie von Mc Gee et al. (1982) berichtet, mit unterschiedlichen malignen, nicht aber mit gutartigen Tumoren. Die Arbeitsgruppe um Koprowski berichtete über erste Therapieversuche mit monoklonalen Antikörpern in vivo bei Patienten mit gastrointestinalen Tumoren (Sears et al. 1982). Trotz dieser ersten erfolgreichen klinischen Anwendung von monoklonalen Antikörperpräparationen sind noch erhebliche Probleme vor einer breiten klinischen Anwendung zu lösen. Dazu gehören Phänomene wie Antigenveränderungen an der Zelloberfläche unter Therapie, unklare Mechanismen der Zellabtötung und die Antigenität der zur Therapie eingesetzten Antikörper. Ebenfalls noch in der Entwicklung ist die Verwendung von monoklonalen Antikörpern als Vehikel für radioaktive Substanzen, Chemotherapeutika oder Toxine wie Rizin oder Diphtherietoxin (KROLICK et al. 1981).

11.4.2 Zytotoxische T-Lymphozyten

Ein weiterer Therapieansatz ist die Erzeugung und Expandierung zytotoxischer T-Lymphozyten mit Anti-Tumorspezifität. Lymphozyten eines tumortragenden Patienten werden dazu in vitro mit körpereigenen Tumorzellen stimuliert und anschließend die spezifisch gewordenen T-Lymphozyten selektiv mit einem Wachstumsfaktor (Interleukin 2) expandiert. Schließlich werden sie dem Patienten injiziert. Tierexperimente an Primaten sowie erste Studien im humanen System haben gezeigt, daß ein solcher Weg prinzipiell gangbar ist (LOTZE et al. 1980; SLEASE et al. 1981). Offen bleibt jedoch noch die Frage, ob und inwieweit die in vitro aktivierten Zellen auch in vivo ihre Aktivität entfalten können.

11.4.3 Knochenmarktransplantation

Als passive Immuntherapie im weiteren Sinne kann auch die Knochenmarktransplantation verstanden werden. Bei der Knochenmarktransplantation wird das hämatopoetische und lymphatische Zellkompartiment durch transplantierte pluripotente Stammzellen ersetzt. Onkologische Anwendungsbereiche sind die autologe Knochenmarktransplantation bei intensiv radio/chemotherapierten Patienten mit soliden Tumoren und vor allem die allogene und syngene Knochenmarktransplantation bei Leukämiepatienten (BEUTLER et al. 1982; FEFER et al. 1981; O'REILLY 1983; THOMAS 1983).

11.5 Zusammenfassung

In Hinblick auf die Wirksamkeit der zur Verfügung stehenden immuntherapeutischen Prinzipien kann zusammenfassend festgestellt werden (Tabelle 4), daß Immuntherapie bislang nur für wenige Tumoren einen sicher positiven adjuvanten Effekt hat, am ehesten die BCG-Applikation bei

Tabelle 4. Übersicht über die heutige Relevanz verschiedener immuntherapeutischer Verfahren

BCG: Indiziert bei Blasenkarzinomen, sonst experimentell
Corynebacterium parvum BCG-ähnlich, geringere Erfahrung als mit BCG
Levamisole: Erfolge bei kolorektalen Tumoren, aber noch experimentell
Transferfaktor: Sehr experimentell, vielleicht bei Adenokarzinomen der Niere einsetzbar
Thymushormone: Auch wenn biologisch aktive Präparation gewährleistet, sehr experimentell, etwa als Adjuvans bei Lungentumoren
Interferon/Interferon „inducer": Klinisch wirksam bei Kaposisarkom, Haarzelleukämie, Lymphomen, Melanom sowie einigen Karzinomen
Vakzinierung: Keine klinischen Daten
Antikörper: Erste klinische Daten vielversprechend, besonders in Hinblick auf hämatologische Tumoren, Kopplung mit Zytostatika, Toxinen und Radionukleiden in Erprobung
Zytotoxische T-Lymphozyten: Wirksamkeit des Therapieprinzips im humanen System noch nicht erbracht

Patienten mit Blasenkarzinomen. Für die Mehrzahl der Tumorerkrankungen gilt, daß weitere klinische Studien notwendig sind, um immuntherapeutische Maßnahmen allein oder additiv in ihrer Wirkung sicher beurteilen zu können. Die Immuntherapie steht heute, bedingt durch bahnbrechende Forschungen auf dem Gebiet der Zellfusion und damit zur Produktion monoklonaler Antikörper, am Anfang einer neuen Entwicklung. Der Einsatz monoklonaler Antikörper allein, zusammen mit Toxinen oder radioaktiven Substanzen, könnte bereits in naher Zukunft eine wesentliche Bereicherung der Tumortherapie beim Menschen darstellen.

Literatur

Amery WK (1980) Adjuvant levamisole in the treatment of patients with resectable lung cancer. Ann Clin Res [Suppl 27] 12:1–83
Anthony HM (1981) The Yorkshire trial of adjuvant therapy with levamisole in surgical lung cancer. In: Terry WD, Rosenberg SA (eds) Immunotherapy of human cancer. Elsevier, New York
Beutler E, McMillan R, Spruce W (1982) The role of bone marrow transplantation in the treatment for acute leukemia in remission. Blood 59:1115–1127
Bier J, Rapp HJ, Borsos T, Zbar B, Kleinschuster S, Wagner H, Röllinghoff M (1981) Randomized clinical study on intratumoral BCG-cell wall preparation (CWP) therapy in patients with squamous cell carcinoma in the head and neck region. Cancer Immunol Immunother 12:71–79
Borden EC, Davis TE, Crowley JJ, Wolberg WH, Groveman D (1981) Interim analysis of a trial of levamisole

and 5-fluorouracil in metastatic colorectal carcinoma. In: Terry WD, Rosenberg SA (eds) Immunotherapie of human cancer. Elsevier, New York

Brosman SA (1982) Experience with bacillus Calmette-Guerin in patients with superficial bladder cander. J Urol 128:27–31

Busch W (1868) Verhandlungen ärztlicher Gesellschaften. Klin Wochenschr 5:137–138

Cohen MH, Chretien B, Ihde DC et al. (1979) Thymosin fraction V and intensive combination chemotherapy. Prolonging the survival of patients with small-cell lung cancer. JAMA 241:1813–1815

Coley WB (1891) Contributions to the knowledge of sarcoma. Ann Surg 14:199–220

Diamond BA, Yelton DE, Scharff MD (1981) Monoclonal antibodies. A new technology for producing serologic reagents. N Engl J Med 304:1344–1349

Fefer A, Cheever MA, Thomas ED et al. (1981) Bone marrow transplantation for refractory acute leukemia in 34 patients with identical twins. Blood 57:421–430

Gallo RC, Wong-Staal F (1982) Retroviruses as etiologic agents of some animal and human leukemias and lymphomas and as tools for elucidating the molecular mechanism of leukemogenesis. Blood 60:545–557

Herberman RB (1981) Natural killer (NK) cells and their possible role in resistance against disease. Clin Immunol Rev 1:1–65

Hersh EM, Quesada J, Murphy SG, Gutterman JU, Hutchins RD (1982) Evaluation of therapy with methanol extraction residue of BCG (MER). Cancer Immunol Immunother 14:4–9

Kirkwood JM, Ernstoff MS (1984) Interferons in the treatment of human cancer. J Clin Oncol 2:336–352

Krolick KA, Yvan D, Vitetta ES (1981) Specific killing of a human breast carcinoma cell line by a monoclonal antibody coupled to the A-chain of ricin. Cancer Immunol Immunother 12:39–41

Lamm DL, Thor DE, Stogdill VD, Radwin HM (1982) Bladder cander. Immunotherapy. J Urol 128:941–935

Levin AS, Byers VS, Fudenberg HH, Wybran J, Hackett AJ, Johnston JO, Spitler LE (1975) Osteogenic sarcoma. Immunologic parameters before and during immunotherapy with tumor-specific transfer factor. J Clin Invest 55:487–499

Lotze MT, Line BR, Mathisen DJ, Rosenberg SA (1980) The in vivo distribution of autologous human and murine lymphoid cells grown in T-cell growth factor (TCGF): Implications for the adoptive immunotherapy of tumors. J Immunol 125:1487–1493

Mastrangelo MJ, Rosenberg SA, Baker AR, Katz HR (1982) Cutaneous melanoma. In: De Vita VT, Hellman S, Rosenberg SA (eds) Cancer. Principles and practice of oncology. Lippincott, Philadelphia, pp 1124–1170

Maver C, Kausel HW, Lininger L, McKneally MF (1982) Intrapleural BCG immunotherapy of lung cancer patients. Recent Results Cancer Res 80:227–231

McGee JOD, Woods JC, Ashall F, Bramwell ME, Harris H (1982) A new marker for human cancer cells. 2. Immunohistochemical detection of the Ca antigen in human tissues with the Ca1 antibody. Lancet II:7–10

Miller RA, Levy R (1981) Response of cutaneous T cell lymphoma to therapy with hybridoma monoclonal antibody. Lancet II:226–230

Miller RA, Maloney DG, Warnke R, Levy R (1982) Treatment of B-cell lymphoma with monoclonal anti-idiotype antibody. N Engl J Med 306:517–522

Montie JE, Bukowski RM, James RE, Straffon RA, Stewart BH (1982) A critical review of immunotherapy of disseminated renal adenocarcinoma. J Surg Oncol 21:5–8

Morales A, Eidinger D, Bruce AW (1976) Intracavitary bacillus Calmette-Guerin in the treatment of superficial bladder tumors. J Urol 116:180–184

O'Reilly RJ (1983) Allogeneic bone marrow transplantation: Current status and future directions. Blood 62:941–964

Pinsky CM, Hilal EY, Wanebo HJ, Strong EW, Oettgen HF (1981) Randomized trial of levamisole in patients with squamous cell carcinoma of head and neck. In: Terry WD, Rosenberg SA (eds) Immunotherapy of human cancer. Elsevier, New York

Ritz J, Pesando JM, Sallan SE, Clavell LA, Notis-McConarty J, Rosenthal P, Schlossman SF (1981) Serotherapy of acute lymphoblastic leukemia with monoclonal antibody. Blood 58:141–152

Rosenberg SA, Rapp HJ (1976) Intralesional immunotherapy of melanoma with BCG. Med Clin North Am 60:419–430

Sears HF, Mattis J, Herlyn D et al. (1982) Phase 1 clinical trial of monoclonal antibody in treatment of gastrointestinal tumors. Lancet I:763–765

Shapiro A, Kadmon D, Catalona WJ, Ratliff TL (1982) Immunotherapy of superficial bladder cancer. J Urol 128:891–894

Sherwin SA, Knost JA, Fein S et al. (1982) A multiple-dose phase I trial of recombinant leukocyte A interferon in cancer patients. JAMA 284:2461–2466

Slease RB, Strong DM, Gawith KE, Bonnard GD (1981) Clinical effects of infusions into chimpanzees of primed autologous cultured T-cells. J Natl Cancer Inst 67:489–493

Smith RB, de Kernon J, Lincoln B, Skinner DG, Kaufmann JJ (1978) Preliminary report of the use of levamisole in the treatment of bladder cancer. Cancer Treat Rep 2:1709–1713

Spitler LE, Sagebiel R (1980) A randomized trial of levamisole versus placebo as adjuvant therapy in malignant melanoma. N Engl J Med 303:1143–1147

Stiehm ER, Kronenberg LH, Rosenblatt HM, Bryson Y, Merigan TC (1982) Interferon. Immunobiology and clinical significance. Ann Intern Med 96:80–93

Szmuness W (1978) Hepatocellular carcinoma and the hepatitis B virus: Evidence for a causal association. Prog Med Virol 24:40–69

Terry WD, Hodes RJ (1982) Immunotherapy. In: De Vita VT, Hellman S, Rosenberg SA (eds) Cancer. Principles and practice of oncology. Lippincott, Philadelphia, pp 1788–1810

Thomas ED (1983) Marrow transplantation for malignant diseases. J Clin Oncol 1:517–531

Verhaegen H, de Crée J, de Cock W, Verhaegen-Declercq ML (1981) Levamisole in patients with colorectal cancer. In: Terry WD, Rosenberg SA (eds) Immunotherapy of human cancer. Elsevier, New York

Veronesi U, Adamus J, Aubert C et al. (1982) A randomized trial of adjuvant chemotherapy and immunotherapy in cutaneous melanoma. N Engl J Med 307:913–916

12 Unterstützende Therapie (einschließlich Psychotherapie und Rehabilitation)

H.J. KÖNIG

Ziel jeder Krebstherapie ist die Heilung oder zumindest die langfristige Besserung des Befindens des Tumorkranken. Um eine optimale Behandlung des Krebspatienten zu gewährleisten, darf die Krebstherapie niemals aus dem Rahmen einer umfassenden allgemeinmedizinischen Betreuung herausgelöst werden. Darüber hinaus sollten die psychische Betreuung und gegebenenfalls die Rehabilitation nicht vernachlässigt werden.

Allgemeinmedizinische unterstützende Therapiemaßnahmen dienen der kurzfristigen Palliation, der Überbrückung von Tumorsymptomen sowie der Verhütung und Behandlung von Therapiekomplikationen. Dem Schmerz, Tumoranämien und Gerinnungsstörungen, Infektionen, Ernährungsstörungen und Frakturen kommt dabei besondere Bedeutung zu.

12.1 Schmerz

Eine wirksame kausale Therapie ist nur bei Kenntnis der schmerzauslösenden Ursachen möglich (Tabelle 1). Als *kausale Behandlung* kommt neben der chirurgischen oder strahlentherapeutischen auch die zytostatische Beeinflussung des schmerzauslösenden Grundprozesses in Frage.

Die *symptomatische Behandlung* des Schmerzes beruht vor allem auf der medikamentösen Therapie. Jedoch sollten als palliative Maßnahmen Schmerzbestrahlung und chirurgische Möglichkeiten der Schmerzbehandlung nicht vergessen werden.

Tabelle 1. Schmerzauslösende Ursachen bei Tumorpatienten

Obstruktion eines Hohlorgans
Infiltratives Tumorwachstum
Tumorbedingte Kompression von umliegendem Gewebe
Infektion
Metabolisch bedingte Milieuveränderungen

12.1.1 Medikamentöse Therapie (ADLER 1978; BRUNTSCH u. GALLMEIER 1980; GERBERSHAGEN 1980; MOERTEL et al. 1972)

Zur Verfügung stehen vier Substanzen, die sich in chemischer Zusammensetzung und Wirkungsweise unterscheiden:

a) Die *klassischen, nichtalkaloiden Schmerzmittel,* wie Salizylsäure und Para-Aminophenole, wie Phenazetin und Parazetamol hemmen die Schmerzempfindung wahrscheinlich im zentralen Nervensystem, wobei sie durch den deutlich entzündungshemmenden Effekt auch zu einer Verminderung peripherer Schmerzstimuli beitragen. Die analgetische Wirkung dieser Gruppe ist jedoch geringer als diejenige der Opiate. Sie ist aber frei von narkotisierenden, euphorisierenden oder suchterzeugenden Nebenwirkungen. Die Kombination der Schmerzmittel untereinander zeigt nur einen additiven Effekt. Hingegen können sie in Kombination mit einem Muskelrelaxans den Circulus vitiosus: Schmerz — Muskelverspannung — Schmerz günstig beeinflussen.

b) Die Hauptwirkung des *Morphin und der morphinartigen* Substanzen, wie Pethidin oder Levorphanol ist der analgetische Effekt, der durch eine Wirkung des Alkaloids auf die „sensible" Hirnrinde und evtl. auf Zentren des Dienzephalons zustande kommt. Die Unterdrückung der Schmerzempfindung ist recht spezifisch, die Perzeption aller anderen sensiblen und sensorischen Qualitäten ist nach Applikation einer normalen Dosis (z.B. 0,01 g Morphin pro Erwachsenen) nicht beeinträchtigt.

Der sehr gute analgetische Effekt wird allerdings durch die bekannten *Nebenwirkungen* gemindert. Neben der obligaten Suchterzeugung und Atemdepression stehen vor allem die Verdrängung der Persönlichkeitsstruktur, die Einschränkung des Perzeptionsvermögens und damit eine Dämpfung, wenn nicht Unmöglichkeit der Erlebnisbereitschaft im Vordergrund. Diese Substanzen sollten daher vor allem Patienten in terminalen Stadien vorbehalten bleiben.

c) Die *Morphinantagonisten*, wie das Nalorphin oder Pentazocin, die ebenfalls zentral angreifen, wirken für sich allein ebensogut analgetisch wie Morphin. Sie sind jedoch auch bei länger dauernder Applikation weniger suchterzeugend, so daß ein späterer Entzug in den meisten Fällen kein wesentliches Problem darstellt.

d) Unter den *Psychopharmaka* sind in den letzten Jahren besonders die trizyklischen *Antidepressiva* als Analgetika in Gebrauch gekommen. Diese Substanzen scheinen über übergeordnete kortikale Zentren das Schmerzerlebnis zu beeinflussen. Der Circulus vitiosus: Schmerz — Angst — Depression — Schmerz kann so durchbrochen werden. Bewährt hat sich auch die Kombination von Antidepressiva mit Analgetika. Als Nebenwirkung sind hier initiale extrapyramidale Dyskinesien zu beachten.

12.1.2 Palliative Bestrahlung

Lokalisierte und lokalisierbare Schmerzbezirke im Bereich des Skelets, der Weichteile, des Nervensystems und des Schädels sollten vor allem einer palliativen perkutanen Strahlentherapie zugeführt werden.

12.1.3 Palliative chirurgische Schmerzbehandlung

Durch Applikation von Lokalanästhetika (z.B. Procain) zu Nervenblockaden kann eine temporäre, voll reversible Unterbrechung der Schmerzleitung erreicht werden. Die Verwendung von Neurolytika (z.B. 50%iger Alkohol) unterbindet die Schmerzleitung durch Zerstörung des Nervs dauerhaft.

Auf diese Weise lassen sich durch periphere Nervenblockade des sympathischen Grenzstrangs im zervikothorakalen Bereich vor allem Schmerzen des Auges, des Ohres und der Nase, der Zunge, des Pharynx, der Schilddrüse, des Ösophagus, der Lunge, der Pleura und der oberen Extremitäten günstig beeinflussen. Eine Blockade des Ganglion coeliacum durch Punktion vom Rücken aus bewirkt Palliation viszeraler Schmerzen aus dem Abdomen. Nach Einlegen eines dünnen Plastikkatheters in den Rückenmarkkanal lassen sich leicht Analgetika applizieren und damit Schmerzfreiheit im Bereich der Blase, der Organe des kleinen Beckens und der unteren Extremitäten erreichen.

Tabelle 2. Pathogenetische Faktoren der Tumoranämien

Autoimmunhämolytische Anämie
Eisenmangelanämie durch Störung des Eisenmetabolismus
Knochenmarkinfiltration durch Tumorzellen
Tumorbedingte Hypo- bzw. Aplasie des Knochenmarks
Vitaminmangel (Folsäure, Vitamin B_{12})
Anämien durch gesteigerten Verbrauch

Neben Chordotomien werden von neurochirurgischer Seite zunehmend häufiger stereotaktische Operationen zur zentralen Schmerzausschaltung durchgeführt (Nelson u. Bourke 1973).

12.2 Tumoranämien

Für die Therapie jeder Anämie ist die Kenntnis ihrer *Pathogenese* (Tabelle 2) ausschlaggebend.

Zur *Diagnose* ist die Untersuchung des Knochenmarks unumgänglich. Die wichtigsten Fragen (Eisenmangel, Tumorinfiltration, megaloblastäre Veränderung, Aplasie) können damit bereits beantwortet werden. Einige zusätzliche Untersuchungen (Retikulozyten, Haptoglobin, Coombs-Test, Antikörpersuchtest, Blutnachweis im Stuhl, B_6-Vitamin-, B_{12}-Vitamin-Bestimmung im Serum) genügen meist zur endgültigen Einordnung der Anämie. Damit ist eine *kausale Therapie* möglich. Am wirksamsten beeinflußt werden die pathogenetischen Faktoren durch die Entfernung oder Reduktion der Tumormasse. Bei autoimmunhämolytischen Anämien sind zusätzlich Kortikosteroide in hohen Dosen (1 bis 2 mg/kg KG pro Tag) indiziert. Vitamin B_6 und B_{12} sowie Eisen sollte nur substituiert werden, wenn ein echter Mangel (z.B. niedriger Serumeisenspiegel bei hoher Eisenbindungskapazität) vorliegt. Bluttransfusionen sind indiziert bei Hämoglobinwerten unter 8 g/dl, bei älteren Patienten und bei Patienten mit Herzinsuffizienz bereits bei Hämoglobinwerten unter 10 g/dl (Batz et al. 1979; Entwistle et al. 1964; McAndrew 1964; Wassermann et al. 1955).

12.3 Gerinnungsstörungen

Bei Patienten mit Malignomen beobachtet man gehäuft Thrombosen. Neben einer erhöhten allgemeinen Thromboseneigung kommen auch lokale Ursachen wie Stauung in den großen Gefäßen

Tabelle 3. Thrombozytopenien als Ursache einer hämorrhagischen Diathese bei Patienten mit Neoplasien

Tumorinfiltration des Knochenmarks
Zytostatikabehandlung
Splenomegalie mit vermehrter Sequestration der Thrombozyten
Im Rahmen von autoimmunhämolytischen Anämien

Tabelle 4. Thrombasthenie als Ursache einer hämorrhagischen Diathese bei Patienten mit Neoplasien

Paraproteinämie mit Hemmung der Plättchenadhäsion
Myeloproliferatives Syndrom

Tabelle 5. Plasmatische Gerinnungsstörungen als Ursache einer hämorrhagischen Diathese bei Patienten mit Neoplasien

Verminderung der Vitamin K-abhängigen Faktoren bei Verschlußikterus oder schwerer Leberfunktionsstörung (Metastasenleber)
Verbrauchskoagulopathie (disseminierte intravaskuläre Gerinnung)
Inhibitoren von Gerinnungsfaktoren (Hemmkörper der Thromboplastinbildung, Antithrombine) bei Paraproteinämie und beim Pankreaskarzinom

durch raumfordernde Prozesse im Abdominalbereich in Frage. Eine Thrombophlebitis migrans im Bereich der Extremitäten oder des Rumpfes ist bei Karzinomen der Lunge, des Magens, des Pankreas und der Ovarien bekannt. Andererseits zeigen Patienten mit Malignomen hämorrhagische Diathesen durch Thrombozytopenie (Tabelle 3), Thrombasthenie (Tabelle 4) oder plasmatische Gerinnungsstörungen (Tabelle 5) (BATZ et al. 1979).

Thrombosen sollten durch eine chirurgische bzw. strahlentherapeutische Beseitigung des gefäßkomprimierenden Prozesses oder evtl. Thrombektomie angegangen werden. Ist die Thrombektomie nicht möglich, bleiben nur — nach Risikoabwägung — die Antikoagulation oder die Fibrinolyse.

Die akute Phase der *Thrombophlebitis migrans* läßt sich durch antiphlogistische Maßnahmen (lokal, Pyrazolonderivate, Kortikoide) manchmal abkürzen. Neuerdings werden Acetylsalicylsäurepräparate empfohlen. Die Verhütung von Rezidiven ist nur durch eine erfolgreiche Therapie des malignen Grundprozesses möglich (BATZ et al. 1979; BOCK 1974).

Bei der Behandlung der *Thrombozytopenie* ist neben der auslösenden Ursache zu prüfen, ob der maligne Prozeß selbst therapeutisch günstig beeinflußt werden kann. Ist dies der Fall, sind heute Thrombozytenkonzentrate prophylaktisch bei Werten unter 20 000/mm^3 und bei Zeichen einer hämorrhagischen Diathese bereits bei Werten unter 50 000/mm^3 angezeigt. Das Blutungsrisiko ist außerdem bei manifesten Infektionen deutlich höher, so daß dann meist frühzeitiger und häufiger Thrombozyten substituiert werden müssen. Thrombozytopenien aufgrund von Antikörpern sprechen nicht auf Plättchentransfusionen an, wenn nicht auch eine immunsuppressive Therapie (Zytostatika, Steroide) durchgeführt wird (BATZ et al. 1979).

Splenektomie oder Milzbestrahlung kommen nur dann in Frage, wenn die vergrößerte Milz nachweisbar eine ausschlaggebende Rolle spielt.

Thrombozytenfunktionsstörungen im Rahmen von Paraproteinämien und myeloproliferativen Syndromen sind auf die Dauer nur durch die Behandlung der Grundkrankheit anzugehen (VIGLIANO u. HEROWITZ 1967). Plasmapherese zur Entfernung des interferierenden Paraproteins sowie Plättchentransfusionen können bis zum Wirkungseintritt der Therapie notwendig werden.

Plasmatische Gerinnungsstörungen können in Notsituationen durch Zufuhr der fehlenden Gerinnungsfaktoren (z.B. Fresh-frozen-Plama) meist beherrscht werden; in leichten Fällen bei Verschlußikterus genügt es, Vitamin K in einer Dosis von 10 bis 20 mg intramuskulär zu verabreichen. Die disseminierte intravaskuläre Gerinnungsstörung bessert sich zwar oft spontan, wenn die eingeleitete Tumortherapie wirksam wird. Zwischenzeitlich muß jedoch die überschießende Gerinnung durch Heparin gebremst werden (SUTOR u. KÜNZER 1975/76; WEBER u. NAGEL 1976). Die Dosierung richtet sich nach der Thrombinzeit, die etwa das 2fache der Norm betragen sollte; Heparin wird initial niedrig dosiert, maximal 2 500 IE intravenös, anschließend als infusionspumpengesteuerte Dauertropflösung mit ca. 1 000 IE pro Stunde. Bei sehr stark erniedrigtem Fibrinogen (unter 100 mg/dl) gibt man 1–2 g reines Fibrinogen. Bei stark verminderter Thrombozytenzahl muß außerdem für adäquaten Thrombozytenersatz gesorgt werden. Die Gabe von ε-Aminocapronsäure ist auch bei gesteigerter Fibrinolyse nicht zu empfehlen. Traumatisierende Eingriffe und intramuskuläre Injektionen sind bei schwerer hämorrhagischer Diathese kontraindiziert.

Hemmkörperkoagulopathien werden nur durch Behandlung der Grundkrankheit erfolgreich zu beeinflussen sein. Als Notmaßnahmen kommen die Plasmapherese, die Verabreichung von Steroiden und evtl., falls ein Antithrombin vorliegt, welches sich in vitro durch Protamin neutralisieren läßt, die Applikation von 1%igem Protaminsulfat (3- bis 4mal 50 mg intravenös alle 15 min) in Frage (SHARP 1977; WEBER u. NAGEL 1976).

12.4 Infektionen

Infektionen sind eine nicht seltene Begleiterscheinung bei Patienten mit Malignomen (BODEY 1975). Aber dennoch dürfen Antibiotika nicht prophylaktisch, sondern nur therapeutisch und bei nachgewiesener bakterieller Infektion eingesetzt werden. Bei Temperaturen über 38,5° C, die länger als 1 h anhalten, sollte, wenn immer möglich, versucht werden, den Erreger nachzuweisen (Blut-, Urin-, Sputumkulturen, Rachenabstriche). Anschließend ist die Behandlung mit Breitspektrumantibiotika (Penicilline, Cephalosporine) einzuleiten und gegebenenfalls die Antibiose entsprechend dem Antibiogramm zu modifizieren. Läßt sich damit innerhalb 72 h der Infekt nicht beherrschen, sind evtl. zusätzlich staphylokokkenwirksame Antibiotika einzusetzen. Es sollte außerdem immer mit dem Überhandnehmen von Pilzen gerechnet werden, so daß u.U. frühzeitig eine systemische antimykotische Behandlung (Amphotherecin B und Flucytosin) eingeleitet werden kann.

Bei lokalen Infektionen im Bereich der Haut sind die Prinzipien der chirurgischen Infektionsbehandlung anzuwenden. Gammaglobulingaben sind nur bei nachgewiesenem Antikörpermangel angezeigt (BATZ et al. 1979; BODEY 1975; HICKLEY 1967; PERRY 1971).

12.5 Ernährungsstörungen

Eine der wesentlichen Ursachen (Tabelle 6) für den Gewichtsverlust vieler Tumorpatienten ist die verminderte Nahrungsaufnahme durch wahrscheinlich vom Tumor selbst erzeugte appetitzügelnde Substanzen. Diese tumorabhängige Inappetenz ist therapeutisch kaum zu beeinflussen. Kortikosteroide, Anabolika, Antihistaminika und alkoholische Aperitifs werden, meist nur mit geringem Er-

Tabelle 6. Ursachen der Ernährungsstörungen bei Tumorpatienten

---

Verminderte Nahrungsaufnahme durch Inappetenz
Sekundäre Malabsorption
Nährstoffverlust durch Fistelbildung
Häufige Ergußpunktionen
Nahrungsverwertungsstörungen bei Lebermetastasen
Erhöhter Kalorienverbrauch durch den Tumor selbst

---

folg, versucht. Am besten wirkt immer noch die erfolgreiche Tumortherapie (BATH et al. 1979; DE WYS 1970).

12.6 Frakturen (BATZ et al. 1979)

Die meisten der sog. pathologischen Frakturen sind Folge eines direkten Tumorwachstums im Skelet, radiologisch sichtbar als osteolytische oder osteoplastische Metastasen. Neben einer solchen direkten Tumorschädigung sind auch indirekte Schädigungen durch humorale Faktoren, z.B. paraneoplastisch sezernierte parathormonähnliche Peptide, ACTH und osteolytische Sterole möglich.

Oberstes therapeutisches Prinzip sollte sein, die Patienten vor einer längeren Immobilisation und damit vor einer zusätzlichen Osteoporose zu bewahren.

Frakturen distal von Hand- oder Fußgelenk werden meist chirurgisch konservativ versorgt. Bei stammnäher lokalisierten Frakturen kommen Prothesen und Osteosynthesen in Frage.

Wirbelkörperfrakturen sind vor allem beim Mammakarzinom sehr häufig, führen aber nur selten zu neurologischen Komplikationen. Die Patienten werden zunächst schmerzfrei auf harter Unterlage gelagert und erhalten, wenn durch die Lagerung allein keine Schmerzfreiheit erzielt wurde, Analgetika (Salizylate, Parazetamole, Pyrazolon-Derivate, Indomethazin). Ein Stützkorsett ist nur vorübergehend bei drohender Querschnittslähmung indiziert. Korsette auf längere Zeit sollten aber vermieden werden, weil sie nur zur Schwächung des Muskel- und Bandapparats durch Inaktivität führen.

Drohende und manifeste Querschnittsläsionen mit Paraplegie stellen abhängig von der Prognose des Tumors eine absolute Indikation zur Operation dar. Anhaltende Schmerzen können dabei meist rasch nach wenigen Bestrahlungen beseitigt werden.

Wirbelkörperfrakturen im Halsbereich sollten rasch mit einem Stützkragen aus dickem Schaumgummi oder Plastikmaterial versorgt und zusätzlich *bestrahlt* oder *chemotherapeutisch behandelt* werden.

Gelegentlich wird auch die chirurgische Fixierung der Dornfortsätze erforderlich. Der Stützkragen darf dann erst nach stabiler Fixierung der Wirbelsäule entfernt werden.

12.7 Psychotherapie

Kaum eine Krankheit ist so gefürchtet wie der Krebs. Deshalb wird häufig die Diagnose nicht mitgeteilt und über den Ernst der Krankheit nicht gesprochen. Das Verschweigen oder Verharmlosen der Diagnose hilft dem Patienten aber nicht weiter. Durch den Verlauf seiner Erkrankung erfährt er selbst, daß die mitgeteilte Diagnose nicht stimmt. Daraus folgert er selbst, daß der Arzt entweder die wirkliche Diagnose verschwiegen oder eine falsche gestellt hat. Beides aber erschüttert das Vertrauen des Patienten zum Arzt in gleicher Weise (ANSOHN 1969). Die Behauptung, der Krebskranke wisse meist nicht um den Ernst seiner Erkrankung und wolle es auch gar nicht wissen, stimmt sicher nicht, sondern der Patient setzt sich meist in drei Phasen mit der eigenen Gefährdung auseinander (HOLLAND 1973; KÜBLER-ROSS 1971; WUNNERLICH 1972).

Am Anfang dieses Prozesses steht die Verleugnung und die Verdrängung. Dies äußert sich so, daß der Kranke seine Krankheit verharmlost und beteuert, wie gut es ihm geht. Nach einiger Zeit wird er jedoch unruhig, nervös, sowie phasenhaft auch aggressiv und depressiv. Zu diesem Zeitpunkt wird deutlich, daß der Kranke mit der Verleugnung seiner Krankheit die Angst vor seiner Gefährdung nicht mehr bewältigt, er beginnt sich mit seiner Krankheit auseinanderzusetzen und braucht eine Bezugsperson, einen „Begleiter", der bereit ist, sich den Fragen und Problemen des Kranken zu stellen (REINER 1979). In dieser Phase muß vermieden werden, daß der Patient sein Leben vom Augenblick seiner Erkrankung an als sinnlos betrachtet. Die Gebote der psychologischen Führung des Krebskranken lauten daher, ihn zur aktiven Lebensgestaltung anhalten und nicht vorzeitig arbeitsunfähig schreiben, das Vertrauen in die ärztlichen Bemühungen stärken, widersprüchliche Äußerungen verschiedener Ärzte vermeiden und

die Umgebung auffordern, die natürlichen menschlichen Beziehungen (Familie, Freunde, Kollegen) zum Kranken zu fördern.

Im Endstadium der Krankheit ergeben sich Krebskranke meist in ihr Schicksal, brechen die Verbindung nach außen, die sie vorher so dringend brauchten, schrittweise ab. Sie ziehen sich zurück, widmen sich nicht mehr den grundsätzlichen Problemen der Erkrankung, sondern nur noch dem aktuellen körperlichen Wohlbefinden. Die Psychotherapie muß in dieser Phase eher zudeckend, die medizinische Behandlung rein palliativ auf das Wohlbefinden des Patienten ausgerichtet sein (SUDNOW 1973).

12.8 Rehabilitation (Bundesversicherungsanstalt für Angestellte 1981)

Die moderne Krebstherapie hat bei verschiedenen Tumoren Heilungen oder wenigstens längerfristige Besserung möglich gemacht. Es ist daher sinnvoll, zu versuchen, diese Patienten auch aus psychotherapeutischen Überlegungen heraus wieder in den Arbeitsprozeß einzugliedern. Die bösartigen Geschwulstkrankheiten und die malignen Systemerkrankungen wurden daher 1981 in den Katalog der Anschlußheilbehandlung (AHB)-Indikationen aufgenommen.

Voraussetzung für ein solches Verfahren ist, daß die Primärbehandlung zunächst abgeschlossen ist (Operation und Strahlentherapie). Falls eine Chemotherapie erforderlich ist, muß sie bereits eingeleitet sein. Es ist dagegen nicht unbedingt notwendig, daß die Erhaltung, die wesentliche Verbesserung oder Wiederherstellung der Erwerbsfähigkeit gewährleistet ist.

Möglichst frühzeitig sollte der für den Patienten zuständige Krankenhausarzt feststellen, ob der Patient für eine Anschlußheilbehandlung geeignet, ob er Anspruchberechtigter eines Trägers der gesetzlichen Krankenversicherung und ob er gegebenenfalls mit einer solchen Rehabilitationsmaßnahme einverstanden ist. Sind diese Fragen geklärt, kann der Patient an eine entsprechende Anschlußheilbehandlungsklinik vermittelt werden.

Literatur

Adler R (1978) Therapieresistente Schmerzen. Medikamentöse Therapie des Karzinomsschmerzes. Schweiz Med Wochenschr 108:456

Ansohn E (1969) Die Wahrheit am Krankenbett. Pustet, Salzburg München

Batz K, Truog P, Nagel GA (1979) Unterstützende, allgemeinmedizinische Maßnahmen in der Tumortherapie. In: Brunner KW, Nagel GA (Hrsg) Internistische Krebstherapie. Springer, Berlin Heidelberg New York

Bock HE (1974) Die hyperergischen Gefäßerkrankungen. In: Heberer G, Rau J, Schopp W (Hrsg) Angiologie. Thieme, Stuttgart

Bodey GD (1975) Infections in cancer patients. Cancer Treat Rev 2:89

Bruntsch U, Gallmeier WM (1980) Schmerztherapie im fortgeschrittenem Krebsstadium. MMW 122:7

Bundesversicherungsanstalt für Angestellte (1981) Anschlußheilbehandlung, Indikationen, Verfahren, AHB-Kliniken. Informationsbl Krankenhäuser

De Wys (1970) Working conference on anorexia and cachexia of neoplastic disease. Cancer Res 30:816

Entwistle CC, Tentern PH, Jacobs H (1964) Red-cell aplasia with carcinoma of the bronchus. Br Med J 2:1504

Gerbershagen HU (1980) Schmerztherapie mit einfachen Analgetika. Dtsch Med Wochenschr 105:28

Hickley RC (1967) Palliative care of the cancer patient. Little Brown, Boston

Holland J (1973) Psychologic effects of cancer. In: Holland JF, Frei E III (eds) Cancer medicine. Lea & Febiger, Philadelphia, p 991

Kübler-Ross E (1971) Interviews mit Sterbenden. Kreuz, Stuttgart

McAndrew GM (1964) Haemolytic anaemia associated with ovarian teratoma. Br Med J 2:1307

Moertel CG, Aumann DL, Taylor WF, Schwantan N (1972) A comparative evaluation of marketed analgesic drugs. N Engl J Med 286:813

Nelson KM, Bourke RS (1973) Neurosurgical management of pain. In: Holland JF, Frei E III (eds) Cancer medicine. Lea & Febiger, Philadelphia, p 534

Perry S (1971) Supportive care in cancer therapy. Cancer Chemother Rep 55:99

Reiner A (1979) Der Krebskranke und sein Begleiter. Dtsch Ärztebl 76:157

Sharp AA (1977) Diagnosis and management of disseminated intravascular coagulation. Br Med Bull 33:265

Sudnow D (1973) Organisiertes Sterben. Eine soziologische Untersuchung. Fischer, Frankfurt

Sutor AH, Künzer W (1975/76) Therapeutische Probleme bei Verbrauchskoagulopathien. Pädiat Prax 16:157

Vigliano EM, Herowitz HI (1967) Bleeding syndrome in a patient with IgA myeloma. Interaction of protein and connective tissue. Blood 29:823

Wassermann LR, Stats D, Schwarzt L, Fudenberg H (1955) Symptomatic and hemopathic hemolytic anemia. Am J Med 18:961

Weber W, Nagel GA (1976) Blutgerinnungsstörungen als paraneoplastisches Syndrom. In: Neuhaus K, Duckert F (Hrsg) Blutgerinnung und Antikoagulation. Schattauer, Stuttgart New York, S 41

Wunnerlich A (1972) Zur Psychologie der ausweglosen Situation. Huber, Bern Stuttgart Wien

13 Nachsorge nach Krebsoperationen

R. FLESCH und S. HOFERICHTER

13.1 Allgemeines

Wenn auch in den letzten Jahren sehr viel über die Problematik und die Notwendigkeit der Krebsnachsorge gesprochen und geschrieben wird, so darf man nicht vergessen, daß Ärzte, solange sie Krebs behandeln, auch bemüht sind, die Patienten in der Folgezeit rehabilitiv und psychosozial zu betreuen. Mindestens seit Anfang der 50er Jahre haben in der Bundesrepublik Deutschland Chirurgen und Gynäkologen (K.H. BAUER, KIRCHHOFF, MARTIUS u.a.) diese Notwendigkeit erkannt und mit Hilfe der Sozialversicherungen Nachsorgeprogramme entwickelt. Zur gleichen Zeit begann auch in mehreren amerikanischen Tumorbehandlungszentren eine intensive Beschäftigung mit demselben Themenkreis.

Die ärztlichen Aufgaben der Nachsorge zeigt Tabelle 1. Über die regelmäßige Weiterbetreuung des Krebskranken hinaus hat sich in den letzten Jahren die Nachsorge erweitert:

1. Rezidive oder Metastasen nach Krebsoperationen sind heute nicht mit einem Todesurteil für den Patienten gleichzusetzen (HEGEMANN u. MÜHE 1976). Das gilt ganz besonders, wenn diese erneuten Tumormanifestationen in einem frühen Stadium erkannt werden. Dies aber ist heute teilweise nur mit aufwendigen technischen Methoden möglich, die dem niedergelassenen Arzt vielfach nicht zur Verfügung stehen. Aus diesem Grunde ist, will man die Krebsbehandlung auf dem derzeitigen Stand der medizinischen Wissenschaft optimieren, ein Teil der Nachsorge von vornherein der Klinik vorbehalten (GUTHOFF et al. 1984).

2. Mit zunehmend höherer Lebenserwartung erhöht sich auch das Risiko, daß der gleiche Patient ein Zweit- oder sogar Drittkarzinom, sog. metachrone Karzinome des gleichen Organs (Kolorektum) oder Organsystems (Harnwege) oder kontralateraler Organe (Mamma) entwickelt. Auch diese sind therapierbar, mit um so größerer Aussicht, je früher sie erkannt werden.

Tabelle 1. Aufgaben der Nachsorge nach Krebsoperationen (teilweise nach GALL 1981)[a]

Nach kurativer Operation Frühdiagnose von Lokalrezidiven, Fernmetastasen und metachronen Karzinomen		
Diagnose und Behandlung von therapiebedingten Nebenwirkungen und Folgeerkrankungen (medizinische Rehabilitation): z.B. Stomapflege, Prothesenbetreuung, Therapie von Verdauungs- und Stoffwechselstörungen (z.B. nach Gastrektomie oder Duodenopankreatektomie), Hautpflege nach Strahlentherapie, Bekämpfung der Inappetenz, Schmerzlinderung	Erhöhung der Heilchancen — Lebensverlängerung — Verbesserung der Lebensqualität	Individuelle Ziele
Psychosoziale Nachsorge: a) psychische Betreuung b) soziale (berufliche, wirtschaftliche) Rehabilitation		
Beratung und Untersuchung von Angehörigen, sofern bei diesen erhöhtes Krebsrisiko zu erwarten ist (z.B. Angehörige von Patienten mit Kolonkarzinom auf dem Boden einer Adenomatosis coli)	Krebsprävention im Umfeld	Generelle Ziele
Exakte Erfassung des Krankheitsverlaufs als Voraussetzung zur vergleichenden Beurteilung der Therapieverfahren	Allgemeine Verbesserung der Krebstherapie	

[a] Nicht angeführt ist die weitere Tumortherapie nach Ersttherapie (als adjuvante Chemo-/Strahlentherapie oder bei nichtkurativ behandelten Tumoren durchgeführte Chemo-/Strahlentherapie), die von manchen Autoren ebenfalls zur Nachsorge gerechnet wird, da sie vielfach im Zusammenwirken von Klinik und niedergelassenem Arzt erfolgt.

3. Unsere Patienten sind heute weit besser über ihr Krebsleiden aufgeklärt und wünschen auch in vielen Fällen über Krankheit und Therapie sowie Prognose informiert zu werden. Dementsprechend ist auch die sog. „Compliance" im Rahmen der Tumornachsorge wesentlich besser als in der Vorsorge. Zum vorgesehenen Nachuntersuchungstermin kommen an großen Zentren Patienten häufig ohne besondere Aufforderung, und die Zahl der „lost cases" beträgt weniger als 5%.

4. Vielfach wird nach Krebsoperationen der Patient oder die Patientin schematisch als „berufs-" oder gar „erwerbsunfähig" eingestuft. Das mag nach großen Eingriffen (Duodenopankreatektomie, Pneumonektomie oder ähnlichen) berechtigt sein. Der niedergelassene Arzt, der zwar seinen individuellen Patienten sehr genau kennt und vielleicht auch die Belastbarkeit nach der Krebsoperation bei ihm abzuschätzen vermag, hat leider häufig nur geringere Erfahrungen über das derzeit gültige Sozialrecht und die Möglichkeit von geeigneten Berufsfindungsmaßnahmen oder beruflicher Wiedereingliederung. Die Festsetzung der Minderung der Erwerbsfähigkeit wird dann von dritter Stelle, nämlich dem Versorgungsamt und den dort tätigen Ärzten vorgenommen, die sich wiederum kaum ein Bild vom Einzelschicksal des Patienten machen können. Die Beurteilung dieser Fragen sollte daher nur in Zusammenarbeit mit der erstbehandelnden Klinik erfolgen.

5. Die neuen Methoden der Datenerfassung und Datenverarbeitung gilt es zu nutzen, um auf dem Boden großer Statistiken sich laufend über die Ergebnisse der Krebsbehandlung Rechenschaft zu geben. Damit sind erst die Voraussetzungen für eine laufende Optimierung der Krebsbehandlung gegeben. Darüber hinaus wird so dem Kliniker im Einzelfall die Krebsbehandlung erleichtert, insbesondere auch Entscheidungshilfe im Hinblick auf Wahl der Therapiemodalitäten und Operabilität bzw. Inoperabilität gegeben.

13.2 Organisation der Nachsorge/ Niedergelassener Arzt und Klinik

Ein Patient, der sich erfolgreich behandelt glaubt, hält, ohne daß er besonders darauf hingewiesen wird, Nachuntersuchungen häufig nicht für erforderlich. Er schiebt vereinbarte Besuche bei seinem Hausarzt gern vor sich her. Dieser wiederum kann säumige Patienten nicht ständig mahnen; somit unterbleiben notwendige Kontrollen, und erst das Auftreten von Symptomen oder Beschwerden infolge Lokalrezidiv oder Metastasen veranlaßt den Patienten, seinen oder sogar einen anderen Arzt wieder aufzusuchen.

„Krebsnachsorge ist eine interdisziplinäre Gemeinschaftsaufgabe zwischen dem Kliniker und dem niedergelassenen Kollegen" (WAGNER 1980). An erster Stelle einer optimalen Nachsorge steht die Information des Hausarztes über seinen Patienten. Der Hausarzt erhält in einem ausführlichen Arztbrief Mitteilungen über Diagnose, Therapie und vor allen Dingen über geplante weitere Therapiemaßnahmen. In der Krebstherapie ist derzeit vieles im Fluß: Man denke nur an das kleinzellige Bronchialkarzinom, die Möglichkeit der Resektionsbehandlung auch beim tiefersitzenden Rektumkarzinom, die adjuvante Chemotherapie. Der Hausarzt wäre bei weitem überfordert, wenn er alle diagnostischen und therapeutischen Nachuntersuchungsmaßnahmen allein und alleinverantwortlich übernehmen müßte – ohne hinreichende Information! Selbst wenn diese Voraussetzung gegeben ist, dann können beide, Patient und Hausarzt, keinesfalls auf die Kommunikation mit dem qualifizierten Spezialisten verzichten.

Aus Kostengründen dem Krebspatienten die Möglichkeit der regelmäßigen Nachuntersuchungen, z.B. in den poliklinischen Tumorambulanzen, vorzuenthalten, sollte heute nicht mehr vorkommen, solange der Patient in seiner Wohnnähe nicht die gleiche qualifizierte Nachsorge erfahren kann.

Selbstverständlich müssen auch, sei es nun über ein zentrales klinisches Krebsregister oder eine Nachsorge- oder Terminsprechstunde, alle Patienten, also nicht nur die kurativ operierten, sondern auch die palliativ operierten oder inkurablen Patienten, soweit nur irgend möglich, dem Nachuntersuchungsregime unterworfen, „bei der Stange" gehalten werden. Das Vorhandensein spezieller Nachsorgesprechstunden spricht sich unter den stationären Patienten bereits sehr schnell herum, und nichts wäre inhumaner, als einen Patienten nach einer Probelaparotomie wegen inoperablem Magenkrebs von der Nachsorge auszuschließen und ihm damit verständlich zu machen, daß man ihn aufgegeben hat. Wird Nachsorge, insbesondere auch psychische Betreuung, nicht hinreichend durchgeführt, sucht der Patient Zuflucht bei Heilpraktikern, Außenseitern und Scharlatanen (GALL 1981).

Gerade an Kliniken und Polikliniken mit einem großen Einzugsgebiet, wie es z.B. in Erlangen der Fall ist, mit einem Radius von 150 km, spielt es

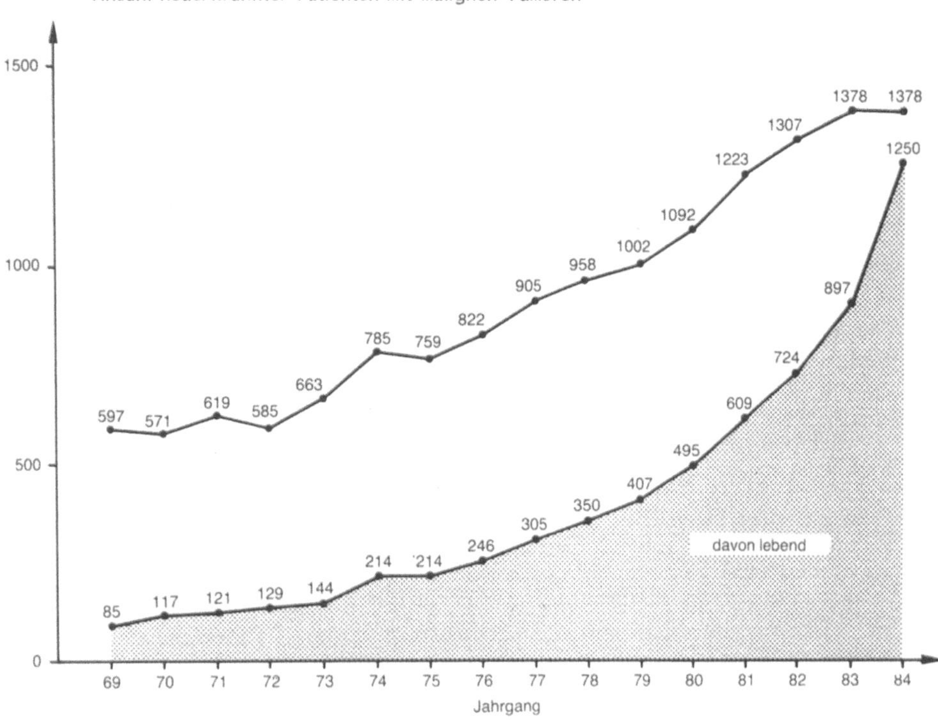

Abb. 1. Jährliche Neuerkrankungen an malignen Tumoren an der Chirurgischen und Urologischen Universitätsklinik Erlangen. Anteil der zum 31.12.1984 lebenden Patienten

eine große Rolle, ob für die erforderlichen Nachuntersuchungen dem Patienten ein Berechtigungsschein (Überweisungsschein) von der Krankenkasse gewährt wird oder nicht. Ohne das Vorliegen eines derartigen Berechtigungsscheins dürfen nämlich keine weiteren Folgekosten, wie z.B. die ärztliche Bestätigung von teilweise erheblichen Fahrtkosten, bewirkt werden. Eine große Poliklinik könnte in diesem Zusammenhang wahrscheinlich auf die vergleichsweise geringe Fallpauschale verzichten. Es ist aber völlig absurd, wenn — auch nach dem Wortlaut des § 368 n RVO — aus dem Fond für „Lehre und Forschung" 150 km Fahrtkosten hin und zurück dem Patienten erstattet werden müssen, ganz zu schweigen vom Ersatz für Arbeitsausfall und/oder Begleitperson. Es bleibt zu hoffen, daß bei den Krankenkassen und der Kassenärztlichen Vereinigung sich die Erkenntnis Raum schafft: Krebsnachsorge ist eine interdisziplinäre Gemeinschaftsaufgabe zwischen dem Patienten, dem niedergelassenen Arzt und dem qualifizierten Spezialisten.

Weitere noch in Diskussion stehende Organisationsformen der Nachsorge sind in Form onkologischer Schwerpunktpraxen oder ambulanter onkologischer Krankenversorgung mit Tagesstationen und Onkologieschwestern gleichsam als Zwischenglieder zwischen niedergelassenem Arzt und Klinik angesiedelt (KLEEBERG 1984). Zusätzliche Hilfseinrichtungen sind Selbsthilfeorganisationen, spezielle onkologische Sozialdienste oder Modellberatungsstellen (SELLSCHOPP 1984).

13.3 Nachsorge an der Chirurgischen Universitätsklinik Erlangen

Den Problemen der Nachsorge wurde an der Chirurgischen Universitätsklinik Erlangen seit vielen Jahren besondere Aufmerksamkeit gewidmet (GALL 1981). Die große und immer mehr zunehmende Zahl der Tumorpatienten (Abb. 1 und Tabelle 2) zwang zu einer Umstellung auf elektronische Datenverarbeitung. 1983 erfolgte die Einbindung der Nachsorge in ein interdisziplinäres Nachsorgeprojekt des Tumorzentrums der Universität Erlangen bzw. seines klinischen Tumorregisters. Die wesentlichsten Aspekte hierbei sind nachstehend kurz angeführt.

Tabelle 2. Stand des klinischen Krebsregisters am Tumorzentrum der Universität Erlangen zum 6.12.1984. (Nur Patienten der Chirurgischen Universitätsklinik)

Rang	Organ	Häufigkeit	
		[n]	[%]
1	Kolon und Rektum	4315	(34,9)
2	Magen	2275	(18,4)
3	Malignes Melanom	1229	(9,9)
4	Lunge	884	(7,1)
5	Pankreas und periampulläre Region	716	(5,8)
6	Lymphome (einschließlich M. Hodgkin) und Leukämien	554	(4,5)
7	Ösophagus	513	(4,1)
8	Weichteile (peripher und zentral)	373	(3,0)
9	Schilddrüse	240	(1,9)
10	Mamma	239	(1,9)
11	Weibliche Genitalorgane	225	(1,8)
12	Metastasen unbekannter Primärtumoren	207	(1,7)
13	Gallenblase und -wege	185	(1,5)
14	Haut ohne malignes Melanom	138	(1,1)
15	Knochen	119	(1,0)
	Andere	167	(1,3)
		12379	

a) Organ- und tumorspezifisches Nachsorgeprogramm. Häufigkeit, Zeitpunkt und Manifestationsort von Rezidiven und Fernmetastasen variieren je nach Organ, Histomorphologie, Stadium und Operationsmethode. Daher kommen für die verschiedenen Organe und in Abhängigkeit von den genannten Einflußfaktoren individualisierte Nachsorgeschemata zur Anwendung.

b) Koordination der Nachsorge an den verschiedenen Kliniken. Bei etwa 50% aller Tumorpatienten sind an Diagnose und Therapie mehrere Kliniken beteiligt und dementsprechend an der Nachsorge interessiert. Für diese Patienten wurde vom Tumorzentrum eine koordinierte Nachsorge eingerichtet, bei der zwischen einer „nachsorgeführenden" und „mitbeteiligten" Klinik unterschieden wird. Die „nachsorgeführende" Klinik ist für die Nachsorge verantwortlich und federführend: Kommt der Patient an diese Klinik zur Nachsorge, so wird — je nach Wunsch und Übereinkommen — der Patient auch Vertretern der mitbeteiligten Klinik vorgestellt oder aber zumindest an diese eine Nachricht über das Ergebnis der Nachsorgeuntersuchung gesandt.

c) Betreuung durch langfristig hiermit beschäftigte Ärzte. An der Klinik selbst werden die Nachuntersuchungen von ständig oder zumindest langfristig beschäftigten Ärzten vorgenommen. Dadurch steht für jeden Patienten auch an der Klinik eine bekannte Bezugsperson zur Verfügung.

d) Automatisierung der Einbestellprozeduren. Durch die EDV werden schon jetzt teilweise, im Laufe des Jahres 1985 allgemein, die Kliniken, die Patienten und/oder die niedergelassenen betreuenden Ärzte über die fälligen Nachsorgetermine informiert. Bei „lost cases" kann auch die Anfrage an die zuständigen Einwohnermeldeämter durch die EDV erfolgen. Durch diese Automatisierung und Ausdruck entsprechender Briefe ist der Büroaufwand wesentlich zu verringern.

e) Zusammenarbeit mit den niedergelassenen Ärzten. Primär sind die im Rahmen der Nachsorge vorgesehenen Untersuchungen Aufgabe der niedergelassenen Ärzte. Diese werden nach Abschluß der Ersttherapie von der Klinik ausführlich über den Krankheitsfall und die zu empfehlende Nachsorge informiert. Der niedergelassene Arzt entscheidet, welche der erforderlichen Untersuchungen von ihm selbst, welche von anderen niedergelassenen Ärzten und welche von der erstbehandelnden Klinik durchgeführt werden. Stets aber soll das Ergebnis der durchgeführten Untersuchungen an die „nachsorgeführende" Klinik weitergereicht werden, ebenso wie selbstverständlich der niedergelassene Arzt vom Ergebnis jeder Nachuntersuchung an der Klinik informiert wird. Bisher erfolgte die Kommunikation zwischen niedergelassenem Arzt und Klinik in erster Linie schriftlich und durch (allerdings zeitaufwendige) persönliche Kontakte. Die niedergelassenen Ärzte waren hierzu in der ganz überwiegenden Mehrzahl stets bereit und engagiert. Zum Teil werden von den Kollegen bestimmte, von der Klinik zur Verfügung gestellte, Fragebögen zum Bericht über die durchgeführten Nachuntersuchungen regelmäßig verwendet und an die Klinik gesandt. Für 1986 ist geplant, diese Kommunikation durch stärkere Integration der niedergelassenen Ärzte in das Tumorzentrum mit Anschlüssen an die EDV zu intensivieren und zeitsparender zu gestalten. Seit 1.2.1985 kommt auch der von den Tumorzentren Erlangen und München mitinaugurierte, von der Bayerischen Landesärztekammer herausgegebene, Nachsorgepaß zum Einsatz. Der Patient erhält bei Entlassung aus der Klinik einen derartigen Paß, in dem die vorgesehenen Nachuntersuchungen eingetragen sind. Besucht der Patient einen niedergelassenen Arzt oder ein anderes Krankenhaus, erfolgen durch diese entsprechende Eintragungen. Die anonymisierten Daten über stattgefundene Nachuntersuchungen und ihre Ergebnisse sollen in den Kassenärztlichen Vereinigungen oder bei der Landesärztekammer gespeichert werden. Es ist vorgesehen, daß diese Daten von der nachsorgeführenden Klinik bzw. ihrem klinischen Tumorregister vierteljährlich abgerufen werden können. Die Zukunft wird lehren, ob hierdurch die Nachsorge verbessert und die Informationen über die Tumorpatienten mit geringerem Aufwand erhalten werden können.

Literatur

Gall FP (1981) Nachsorge nach Krebsoperationen. In: Horbach L, Duhme C (Hrsg) Nachsorge und Krankheitsverlaufsanalyse. Springer, Berlin Heidelberg New York

Guthoff A, Klapdor U, Klapdor R, Eichfuss H-P, Dallek M, Goeten H (1984) Rezidivdiagnostik und Verlaufsbeurteilung von Pankreaskarzinomen. Dtsch Med Wochenschr 109:1410–1412

Hegemann G, Mühe E (1976) Exstirpation von Metastasen. Langenbecks Arch Chir 324:261–266

Kleeberg UR (1984) Die Aufgaben des niedergelassenen Arztes in der Tumorbehandlung und -nachsorge. Verh Dtsch Krebs Ges 5:79–83

Sellschopp A (1984) Kritische Anmerkungen zur psychosozialen Versorgung Krebskranker. Verh Dtsch Krebs Ges 5:89–95

Wagner G (1980) Organisation der Krebsnachsorge in Klinik und Praxis. In: Scheibe O, Wagner G, Bokelmann D (Hrsg) Krebsnachsorge. Urban & Schwarzenberg, München Wien Baltimore

Weiterführende Literatur

Bayerische Landesärztekammer (1982) Nachbehandlung des Krebskranken. Schriftenreihe Bd 60. Bayerische Landesärztekammer, München

Eisemann B, Robinson WA, Steele G jr (eds) (1982) Follow-up of the cancer patient. Thieme-Stratton, New York

Georgii A (Hrsg) (1984) Aspekte der klinischen Onkologie. 17. Deutscher Krebskongreß. München 1984. Verh Dtsch Krebs Ges 5:Fischer, Stuttgart New York

Gesellschaft zur Bekämpfung der Krebskrankheiten Nordrhein-Westfalen (1978) Mitteilungsdienst Nr. 24, November 1978

Grundmann E, Flaskamp W (Hrsg) (1980) Krebsnachsorge, Krebsbekämpfung, Bd 2. Fischer, Stuttgart New York

Scheibe O, Wagner G, Bokelmann D (Hrsg) (1980) Krebsnachsorge. Urban & Schwarzenberg, München Wien Baltimore

14 Klinische Krebsregister

A. ALTENDORF und P. HERMANEK

14.1 Aufgaben klinischer Krebsregister

Klinische Krebsregister beschäftigen sich mit der Registrierung des Krankheitsverlaufs von Patienten mit malignen Tumoren, die in einer bestimmten, mit Diagnose und Therapie befaßten Institution beobachtet werden.

Unterschiede ergeben sich
- hinsichtlich des Patientengutes: Patienten mit allen malignen Tumoren oder Patienten nur mit bestimmten Tumoren
- nach der Art der Institution: nur Kliniken eines Fachgebiets oder mehrere Fachdisziplinen, Krankenhaus, Universitätskliniken oder Tumorzentren.

Das klinische Krebsregister dient
- der Nachsorge und
- der klinischen Krebsforschung.

Eine *Nachsorge* allein auf Grund von Karteikarten ist in einer größeren Institution weder ausreichend noch praktikabel. Trotz größten Bemühens der hiermit beschäftigten Personen entgehen immer wieder Patienten der Aufmerksamkeit, so daß die Nachsorge nicht vollständig wird, außerdem erfordert die Führung von Handkarteien einen beträchtlichen Zeitaufwand, der vielfach nicht möglich ist. Demgegenüber kann durch ein EDV-gestütztes klinisches Krebsregister eine lückenlose Nachsorge aller einschlägigen Patienten nach jeweils auch individuell festgelegten Schemata erreicht werden.

Bei Patienten, die in mehreren Kliniken behandelt wurden (z.B. Chirurgische Klinik und Radiotherapeutische Klinik), ist eine Koordination der Nachsorgeaktivitäten und ein Austausch von Informationen bei einer gemeinsamen Datenbasis mühelos möglich. So kann auch verhindert werden, daß Patienten in kurzen Zeitabständen von verschiedenen Kliniken zur Wiedervorstellung eingeladen werden.

Alle obengenannten Aktivitäten dienen der Verbesserung der Qualität der Nachsorge. Eine echte Arbeitsersparnis ergibt sich durch das Drucken von Adreßetiketten, Briefen und Formularen. Wo eine On-line-Erfassung bei Änderung der Adresse des Patienten oder seines Hausarztes möglich ist (d.h. eine Eingabe der geänderten Daten direkt am Bildschirm), macht sich dies innerhalb kurzer Zeit durch die Verringerung von fehlgeleiteten Anfragen und kürzere Antwortzeiten bemerkbar.

Im breiten Spektrum der verschiedenen Möglichkeiten *klinischer Krebsforschung* (s.S. 236) stehen Fragen der Diagnostik und Therapie im Vordergrund, für deren Studium das klinische Krebsregister entscheidende Hilfe leisten kann:

Diagnostik
- Welche diagnostischen Methoden sind für Diagnose und prätherapeutisches Staging zielführend?
- Gelingt die Diagnose in frühen Stadien?
- Wie lange ist die „Verschleppungszeit"?

Therapieergebnisse bei verschiedenen Therapiemodalitäten
- Komplikationen der Therapie
- Heilungen
- Lebensdauer
- Lebensqualität.

Auf alle diese Fragen kann allein nach den Eindrücken des einzelnen Arztes keine verläßliche Antwort gegeben werden, der Arzt speichert in seinem Gedächtnis nur Teile der Fakten, in einem vorgegebenen unbewußten Selektionsmechanismus treten unliebsame Beobachtungen teils zurück, teils in den Vordergrund, einzelne besonders auffallende Ereignisse gewinnen ein ihnen nicht zustehendes Übergewicht. Nur wenn die Fülle der Beobachtungen in einem objektiven Verfahren auslesefrei einer geordneten statistischen Auswertung zugeführt werden kann, ist ein Maximum an verläßlicher Information zu gewinnen. Dies erfolgt im Bereich der klinischen Onkologie durch das klinische Krebsregister (GALL et al. 1981).

14.1.1 Zuverlässigkeit klinischer Krebsregister

Die Antworten des klinischen Krebsregisters, insbesondere jene hinsichtlich therapeutischer Fragen, beeinflussen unmittelbar das therapeutische Handeln des Arztes. Damit ergibt sich die Notwendigkeit, daß klinische Krebsregister sehr sorgfältig arbeiten müssen und daß die gesammelten Daten streng geprüft sein müssen. Das klinische Krebsregister steht und fällt mit der Datenqualität!

14.1.2 Abgrenzungen gegen andere Krebsregister

Epidemiologische (regionale) Krebsregister dienen der Erforschung der Krebsepidemiologie und Krebsätiologie. Sie sind dabei auf die Erfassung von allen Krebserkrankungen in einem bestimmten, möglichst großen Raum angewiesen. Zielsetzungen und dementsprechend die Methodik unterscheiden sich somit maßgeblich von klinischen Krebsregistern. Beide Registertypen sollten daher streng auseinandergehalten werden. *Pathologisch-anatomische Krebsregister* wollen ein großes Beobachtungsgut einer bestimmten Tumorart sammeln, um in erster Linie die Morphologie detailliert zu studieren, diagnostische Hilfen zu geben und durch Korrelation mit klinischen Verlaufsbeobachtungen schließlich eine klinisch-relevante histologische Klassifikation zu erarbeiten. Das letzte Ziel kann nur in Zusammenarbeit mit klinischen Krebsregistern erreicht werden.

14.2 Juristische Gesichtspunkte/ Datenschutz

Die Rechtsgrundlage für den Datenschutz bilden das Gesetz zum Schutz vor Mißbrauch personenbezogener Daten bei der Datenverarbeitung (Bundesdatenschutzgesetz — BDSG) vom 27. Januar 1977 und entsprechende Gesetze der Länder. Speziell für die Speicherung medizinischer Daten in einem Tumorregister ist folgendes wichtig:
1. Das Speichern personenbezogener Daten ist dann „zulässig, wenn es zur rechtmäßigen Erfüllung der in der Zuständigkeit der speichernden Stelle liegenden Aufgaben erforderlich ist." (§ 9, Abs. 1). Diese Voraussetzung ist bei einem klinischen Krebsregister zweifelsfrei gegeben. Denn Nachsorge bei Krebspatienten, ein integrierender Bestandteil der Krebsbehandlung, ist ohne ein kli-

nisches Krebsregister nicht vollständig und zuverlässig zu realisieren.
2. Die im klinischen Krebsregister gespeicherten Daten müssen durch geeignete technische und organisatorische Maßnahmen vor unberechtigten Zugriffen geschützt werden.
Hierzu gehören insbesondere:
- Zugangskontrolle (Wer hat Zutritt zur EDV-Anlage?)
- Abgangskontrolle (Wer kann eventuell Datenträger entfernen?)
- Speicherkontrolle (Wer kann die gespeicherten Daten einsehen, verändern oder löschen?)
- Benutzerkontrolle (Wer darf die EDV-Anlage benutzen?)
- Zugriffskontrolle (Welcher Ausschnitt der Daten ist den einzelnen Benutzern zugänglich?)
- Übermittlungskontrolle (Wohin können personenbezogene Daten übermittelt werden?)
- Eingabekontrolle (Wer hat wann welche Daten ins System eingetragen?)
- Transportkontrolle (Wie werden die Datenträger bei Transport vor unbefugter Einsichtnahme geschützt?)
3. Die Verpflichtung zur Wahrung des ärztlichen Berufsgeheimnisses wird vom BDSG nicht berührt. Der ärztliche Leiter des klinischen Krebsregisters hat insbesondere auch die Einhaltung der ärztlichen Schweigepflicht zu überwachen. Diese gilt unabhängig von sämtlichen Datenschutzbestimmungen und stellt im Zweifelsfall das höhere Rechtsgut dar.

14.3 Organisation klinischer Krebsregister

Ein klinisches Krebsregister soll eine selbständige Abteilung im Rahmen der Institution sein, für die es arbeitet. Optimal ist die Leitung durch einen Arzt, der zugleich Informatiker ist oder zumindest eingehende EDV-Kenntnisse besitzt.

Klinische Krebsregister können einer Klinik zugeordnet sein oder aber für mehrere Kliniken übergreifend und zusammenfassend arbeiten. Letzteres ist vor allem bei kleineren Krankenhäusern empfehlenswert. Im Rahmen größerer Krankenhäuser, z.B. in Universitätskrankenhäusern, in Tumorzentren und fachübergreifenden onkologischen Arbeitskreisen ergibt sich das Problem einer *zentralisierten oder dezentralisierten Organisation*.

In Erlangen hat sich das dezentrale Vorgehen bewährt (Abb. 1). Die Erfassung, Prüfung, Kor-

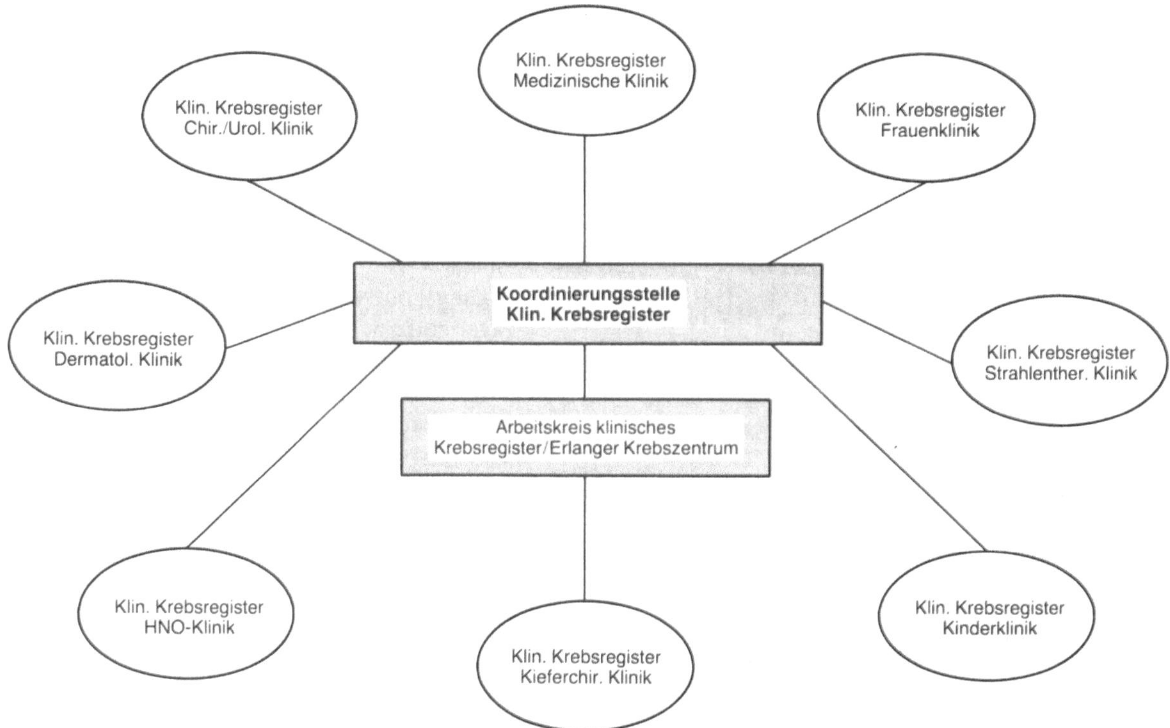

Abb. 1. Dezentralisierte Organisation klinischer Krebsregister im Erlanger Tumorzentrum

rektur und Auswertung der Daten erfolgt in der jeweiligen Klinik durch die Mitarbeiter des klinischen Krebsregisters der betreffenden Klinik. Alle Kliniken sind im Erlanger Tumorzentrum organisiert. Die Erhebungsbögen für die Basisdokumentation sind vom Inhalt her einheitlich, die Daten der Basisdokumentation werden in einer umfassenden Datenbank gespeichert. Die Entwicklung der Programme zur Eingabe, Prüfung und Auswertung der Tumorbasisdaten erfolgt gemeinsam durch Mitarbeiter der Koordinationsstelle des Tumorzentrums und Mitarbeiter der beteiligten Kliniken.

Für die jeweilige Klinik spezifische Daten (Art der chirurgischen Therapie, Dauer, Zusammensetzung und Sequenz der Chemotherapie, Dosis und Ausdehnung der Bestrahlung) werden von den Kliniken in getrennten — klinikeigenen — anonymisierten Dateien erfaßt. Diese Dateien können von besonders autorisierten Personen mit den in der Datenbank gespeicherten Personaldaten gekoppelt werden, z.B. um die Adressen der noch lebenden Patienten zum Zwecke der Verlaufsbeobachtung auszudrucken.

Sofern in einem Klinikum ein zentrales Pathologisches Institut alle histopathologischen Untersuchungen vornimmt, ist die Assoziation des klinischen Krebsregisters an das Pathologische Institut zu erwägen, insbesondere in Hinblick auf die zentrale Bedeutung und den fachübergreifenden Charakter der Pathologie in der Onkologie.

Voraussetzung einer erfolgreichen Tätigkeit des klinischen Krebsregisters ist die *enge Kooperation aller Beteiligten*. Mit ihr steht und fällt der Erfolg, sie entscheidet, ob aus der Arbeit des Krebsregisters zuverlässige und klinisch relevante Aussagen resultieren oder ob das Ergebnis eine mehr minder belanglose Sammlung von Daten, ja ein sinnloser Datenfriedhof ist.

Jedes klinische Krebsregister ist nur mit einer entsprechenden *personellen Ausstattung* funktionsfähig. Ärzte, medizinische Dokumentare, eventuell auch Programmierer und Informatiker sind je nach der Anzahl der zu betreuenden Patienten und der vom klinischen Krebsregister eigenverantwortlich zu erledigenden Aufgaben erforderlich. Die 1974 von der Comission on Cancer des American College of Surgeons gegebene Faustregel, daß 1 medizinischer Dokumentar pro 350 Karzinom-Neuerkrankungen im Jahr für die Erhebung der Tumorbasisdaten und des Follow-up erforderlich ist, hat sich auch nach unserer Erfahrung bestätigt.

Sobald spezielle, d.h. über die Basisdokumentation hinausgehende Sachverhalte eingebracht werden sollen, ist die Mitarbeit eines Arztes unbedingt erforderlich. Seine Aufgaben reichen in diesem Fall von der kritischen Begutachtung der Datenerfassungsbögen über das stichprobenhafte Nachprüfen der verschlüsselten Daten, das Erstellen des Arbeitsbuches und das Aufstellen der Prüfbedingungen bis zur Durchsicht der aus den gesammelten Daten entstandenen Publikationen.

Ein fest dem Tumorregister zugeordneter *Programmierer* ist erforderlich, wenn vom Tumorregister selbst entwickelte Programme an für die Funktion des Registers entscheidenden Stellen regelmäßig eingesetzt werden.

Ein *Informatiker* wird dann benötigt, wenn die für das Tumorregister notwendige Hard-ware (also Rechner, Platten, Bänder usw.) von der Klinik selbst angeschafft und gewartet werden muß, d.h. wenn kein geeignetes Rechenzentrum zur Verfügung steht.

14.4 Patientenerfassung

Aussagekräftige klinische Statistiken sind nur bei vollzähliger Erfassung aller einschlägigen Krebspatienten möglich. Unkontrollierte Elimination bestimmter Patienten ist mit allen Mitteln zu verhindern. Voraussetzung der Erfassung ist eine detaillierte Definition der zu erfassenden Patienten oder, anders ausgedrückt, eine ins einzelne gehende Formulierung der Aufnahme- und Ausschlußkriterien.

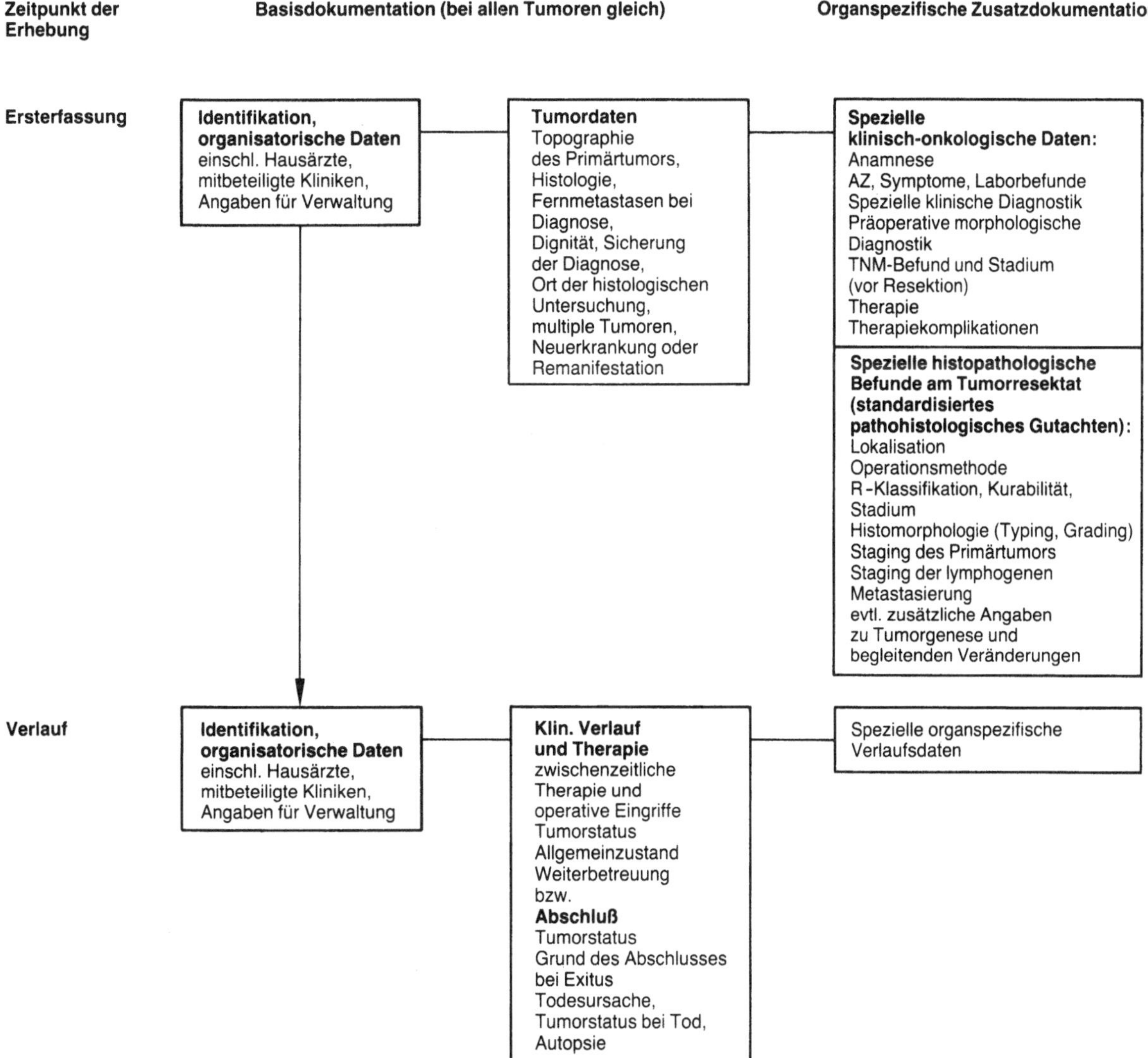

Abb. 2. Patientenerfassung im Klinischen Krebsregister der Chirurgischen Universitätsklinik Erlangen

An der Chirurgischen Universitätsklinik Erlangen hat sich die Patientenerfassung im Mehrschrittverfahren bewährt (Abb. 2). Bei Anwendung nur eines einzelnen Verfahrens entgehen erfahrungsgemäß immer wieder Patienten der Erfassung, und eine Vollzähligkeit ist nicht gewährleistet.

Besondere Aufmerksamkeit ist der Registrierung ambulanter Patienten zuzuwenden. An vielen Kliniken werden ambulante Patienten in der allgemeinen Dokumentation nicht erfaßt. Vielfach bringen diese Patienten schon histologische Befunde von auswärts mit, so daß sie auch in den zuständigen pathologischen Instituten nicht aufscheinen.

Grundvoraussetzung des klinischen Krebsregisters ist natürlich, daß die erfaßten Patienten tatsächlich an einem malignen Tumor erkrankt sind. In den letzten Jahren wurde die Zuverlässigkeit der histologischen Malignitätsdiagnose in der Presse mehrfach in Frage gestellt. Ohne Zweifel führt die kompetente histologische Untersuchung zu Diagnosen des größten Sicherheitsgrades, ohne Zweifel aber hat auch die histologische Diagnostik ihre Grenzen und ist mit Fehlermöglichkeiten verbunden, auch der Fehlbeurteilung durch den Pathologen (Thomas u. Sandritter 1977; Leder u. Richter 1978; Park 1980; Underwood 1981; Ober 1983). Sicher spielt die Erfahrung des jeweiligen Pathologen mit der speziellen Tumorart eine große Rolle.

Bei den seltenen Tumoren und den bekanntermaßen schwierig zu beurteilenden Geschwülsten („Problemgeschwülsten"), wie z.B. Weichteil- und Knochentumoren oder maligne Lymphomen, liegt vielfach eine konsiliare Stellungnahme seitens besonders erfahrener Untersucher bzw. pathologisch-anatomischer Register vor. Oft werden die histologischen Diagnosen von niedergelassenen Ärzten eingeholt, dann die Patienten an entsprechende Kliniken überwiesen, wo der zuständige Pathologe vor der Therapie die Diagnose an Hand der auswärts durchgeführten Biopsiepräparate überprüft. Bei Teilnahme an Multicenter-Studien ist eine Beurteilung durch besonders erfahrene Untersucher auf Grund des Studienprotokolls gegeben. Bei den malignen Melanomen hat sich im Rahmen des „Erlanger Melanom-Projektes" seit vielen Jahren die grundsätzliche Doppelbegutachtung aller Fälle sehr bewährt (Weidner u. Tonak 1981). Derzeit wird am Erlanger Tumorzentrum eine Studie über die Zuverlässigkeit histologischer Diagnosen vorbereitet, bei der bei jedem malignen Tumor grundsätzlich eine histologische Begutachtung durch zwei voneinander unabhängige Pathologen vorgesehen ist (Hermanek 1984).

14.5 Datenerfassung

Die im klinischen Krebsregister zu erfassenden Daten sind bei allen Tumoren in gleicher Weise zunächst nach dem Zeitpunkt der Erhebung strukturiert (Abb. 3). Eine weitere Unterteilung ergibt sich daraus, daß in einem klinischen Krebsregister einerseits Daten gespeichert werden, die bei allen Patienten gleich sind (Identifikation, Verwaltung, Basisdokumentation), andererseits auch Daten, die bei jedem Organtumor unterschiedlich sind (sog. organspezifische Daten). Unter Berücksichtigung dieses Gesichtpunkts hat sich in Erlangen eine Strukturierung der Daten bewährt, die in Abb. 3 wiedergegeben ist.

Die Datenerfassung kann entweder durch Ausfüllen von Erhebungsbögen erfolgen oder direkt am Bildschirm. Problemlos direkt einzugeben sind Daten, die unkodiert erfaßt werden, wie Namen und Adressen. Daten, die erst aufbereitet werden müssen, sind besser über Dokumentationsbelege zu erfassen. In beiden Fällen sind entsprechende Anweisungen erforderlich, wofür sich die Erstellung sog. *Arbeitsbücher oder Manuals* empfiehlt. Darin wird für jeden zu erfassenden Sachverhalt eine detaillierte Anweisung gegeben, nach welchen Kriterien die Dokumentation erfolgen muß, was unter den einzelnen Schlüsseln verstanden wird, wie zu verschlüsseln ist.

Für die histopathologischen Daten am Tumorresektat haben sich *standardisierte pathologische Gutachten* bewährt (Hermanek u. Gall 1979; Hermanek 1983). Dabei wird dem Gutachten als Beilage zur zusammenfassenden Beurteilung ein Formblatt beigefügt, in dem die einzelnen Fragen dokumentationsgerecht beantwortet werden. Ein Durchschlag wird stets an das klinische Krebsregister weitergeleitet und dient dort als direkt zu verwendender Eingabebeleg.

Die *Ersterfassung* des Tumorpatienten erfolgt bei stationären Patienten auf der entsprechenden Station, bei ambulanten Patienten in den jeweiligen Ambulanzen. Die Daten im Rahmen der *Verlaufsbeobachtung* fallen hingegen an verschiedenen Stellen an (Abb. 4). An der Chirurgischen Universitätsklinik Erlangen wird der Tumorpatient bei der Entlassung eingehend darüber informiert, daß

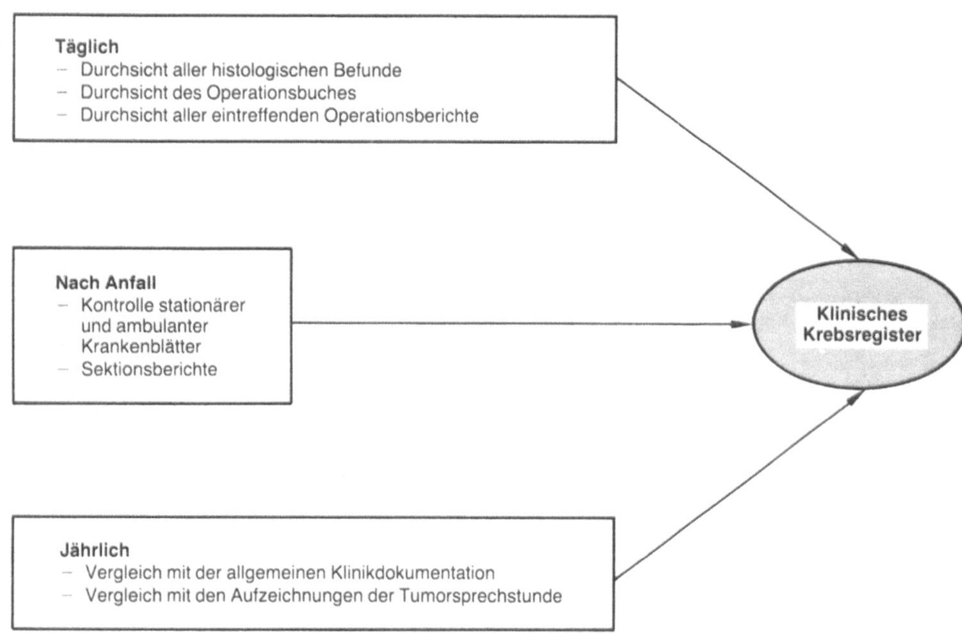

Abb. 3. Strukturierung der Daten des klinischen Krebsregisters der Chirurgischen Universitätsklinik Erlangen/Erlanger Tumorzentrum

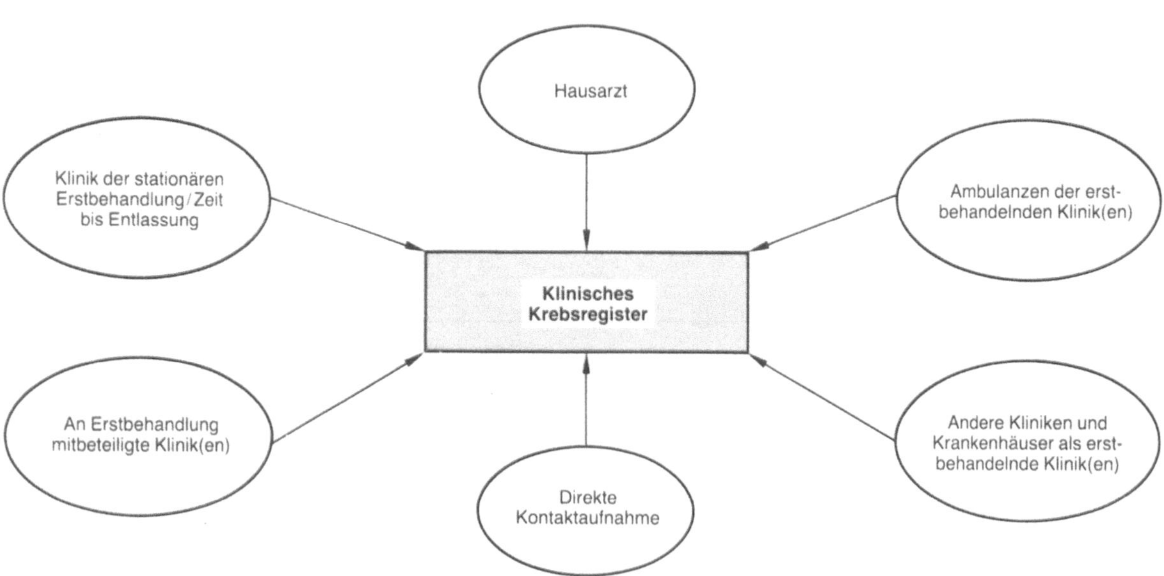

Abb. 4. Erfassung der Daten der Verlaufsbeobachtung

regelmäßige Kontrolluntersuchungen erforderlich sind, der Patient erhält die Termine hierfür und wird gebeten, hierzu seinen Hausarzt aufzusuchen. Dieser wird auf die Nachsorgetermine und die hierbei empfehlenswerten Untersuchungen im Arztbrief aufmerksam gemacht. Er kann die Nachuntersuchungen entweder selbst durchführen und darüber der Klinik berichten oder den Patienten an die Tumornachsorge-Sprechstunde der Klinik überweisen. Hier und in allen Ambulanzen des Klinikums liegen Formblätter auf, die bei jeder Wiedervorstellung eines Tumorpatienten vom Ambulanzarzt ausgefüllt und an das klinische Krebsregister gesandt werden (Abb. 5).

Die ideale Lösung der Verlaufsdokumentation bestünde darin, daß jeder Arzt und jede Institu-

Erlanger Tumorzentrum
Klinisches Krebsregister — Nachuntersuchung

Hier bitte Adresette abrollen, dabei darauf achten,
daß die Archivnummer des Patienten gut lesbar ist!

neue Adresse
des Patienten?   [ja] [nein]

neue Adresse
des Hausarztes?   [ja] [nein]

Datum der heutigen Untersuchung
Tag   Monat   Jahr
[ ][ ][ ][ ][ ][ ]

Datum der nächsten Untersuchung?
Tag   Monat   Jahr
[ ][ ][ ][ ][ ][ ]

Registerart [ ][ ]   Registernummer [ ][ ][ ][ ][ ][ ]

ALLGEMEINE ANGABEN: Bitte Zutreffendes ankreuzen!

Tumorstatus:

- [ ] tumorfrei
- [ ] Tumor auf das Organ beschränkt
- [ ] Tumor hat auf die Umgebung übergegriffen, regionäre Lymphknotenmetastasen
- [ ] Fernmetastasen

Subjektiver Status des Patienten

- [ ] gutes Befinden, aktiv
- [ ] gutes Befinden, nicht aktiv
- [ ] behindert, aber aktiv
- [ ] behindert, nicht aktiv
- [ ] meist bettlägerig

Therapie seit der letzten Nachuntersuchung?   Falls zutreffend, bitte nähere Angaben!

- [ ] Chirurgische Therapie _______________________________
- [ ] Strahlentherapie _______________________________
- [ ] Chemotherapie _______________________________
- [ ] Hormontherapie _______________________________
- [ ] andere Therapie _______________________________

Ist in der Zwischenzeit ein weiterer Primärtumor aufgetreten?   [ja] [nein]

ORGANSPEZIFISCHE DATEN: Kolorektales Karzinom

Dauernder Anus praeter?
[ja] [nein]

Mit Magnetverschluß?
[ja] [nein]

Jetzige Diagnostik:	normal	pathologisch	nicht durchgeführt
Rektosigmoidoskopie	[ ]	[ ]	[ ]
Koloskopie	[ ]	[ ]	[ ]
Doppelkontrast	[ ]	[ ]	[ ]
CEA	[ ]	[ ]	[ ]
....	[ ]	[ ]	[ ]

a

Abb. 5a, b. Formblatt zur Verlaufsbeobachtung. Chirurgische Universitätsklinik Erlangen. **a** Vorderseite, **b** Rückseite

WEITERE NACHUNTERSUCHUNGSBEFUNDE:

	normal	pathologisch	nicht durchgeführt
Rö-Thorax	☐	☐	☐
Lebersonogramm	☐	☐	☐
Leberszintigramm	☐	☐	☐
Computertomogramm	☐	☐	☐
Gastroskopie	☐	☐	☐
MDP	☐	☐	☐
Bronchoskopie	☐	☐	☐
Cystoskopie	☐	☐	☐
Urinbefund	☐	☐	☐
S-Test	☐	☐	☐

Gewicht in kg   _________

Blutsenkung   _________ mm n. W.

Hämatokrit   _________ %

Leukozyten   _________

Hb   _________ g/100 ml

RR   _________ mmHg

Zusatzerkrankungen des Patienten: _______________________________________

____

____

Sonstiges: ____

____

____

____

____

____

____

b

tion, die einen Tumorpatienten sehen, die jeweils erhobenen Befunde von sich aus der erstbehandelnden Klinik zusenden. Eine lückenlose oder nur weitgehende Realisierung dieses Zieles ist vorerst nicht in Sicht. Auch die unter diesen Aspekten konzipierten „Nachsorgepässe" werden in absehbarer Zeit nicht sehr effektiv sein.

Das klinische Krebsregister kann daher heute nicht zu entsprechenden Ergebnissen kommen, wenn es passiv auf Nachrichten über den Verlauf der Erkrankung des Patienten wartet. *Aktivitäten zur Einholung der Verlaufsdaten* sind eine conditio sine qua non. Ein Arzt der Klinik muß von sich aus in erster Linie an die weiterbehandelnden Kollegen herantreten und sie in regelmäßigen Abständen um Auskünfte über die Patienten bitten. Unter Berücksichtigung dieses Gesichtspunktes haben wir hervorragende Erfahrungen gemacht. Selbst bei größeren Fragebogenaktionen beläuft sich die Rückflußrate auf über 90% (Gall et al. 1981).

14.6 Datenprüfung

Auch bei größtem Bemühen und höchster fachlicher Qualifikation des beschäftigten Personals ist jede Datenerfassung mit Fehlern verbunden (Wagner u. Koller 1975). Erfaßte Daten dürfen daher niemals zur Auswertung gelangen, ohne einer eingehenden formalen und logischen Prüfung unterzogen worden zu sein.

Schon bei der On-line-Datenerfassung (direkt über Bildschirm) können durch spezielle Programme einige Fehleinträge verhindert werden. Beispiel: Doppelter Eintrag ein und desselben Patienten wegen abweichender Namensschreibweise oder differierendem Geburtsdatum, absolut (21.14.1959) oder relativ (Sektionsdatum vor dem Operationsdatum) falsche Datumsangaben.

Off-line (d.h. über Lochkarten oder andere Zwischenträger) erfaßte Daten müssen zunächst *formal geprüft* werden:

1. Sind zu jedem Patienten Daten vorhanden?
2. Sind alle geforderten Datenarten (Basis- und organspezifische Daten) vorhanden?
3. Sind alle Merkmale erfaßt?
4. Sind die eingetragenen Kodeziffern zulässig?

Für die *logische Prüfung* (Prüfung des inneren Zusammenhangs der erfaßten Merkmale) sollte ein

Arzt mit speziellen Erfahrungen mit dem betreffenden Organtumor und der fraglichen Behandlungsmethode alle Merkmalsausprägungen auflisten, die einander zwingend bedingen (Beispiel: wenn Lymphknoten metastatisch befallen sind, dann muß pN1, pN2, pN3 oder pN4 vorliegen) oder einander ausschließen (Beispiel: wenn bei der durchgeführten Operation keine Anastomose angelegt wurde, kann der Patient keine Anastomoseninsuffizienz erlitten haben).

Der Ausarbeitung des logischen Prüfprogramms kommt eine Schlüsselrolle für die Datenqualität zu. Je sorgfältiger und je vollständiger das Prüfprogramm, desto weniger Fehler werden schließlich in der endgültigen Auswertung vorliegen.

Die Datenprüfung darf sich nicht auf die Ersterfassung beschränken, muß vielmehr bei der laufenden Ergänzung durch Verlaufsdaten immer neu vorgenommen werden. Hierbei ergeben sich doch immer wieder einzelne Fehler, die dann korrigiert werden müssen. Dadurch können sich gewisse Widersprüche zwischen zu verschiedenen Zeiten erstellten Statistiken über das gleiche Krankengut ergeben. Natürlich haben derartige Korrekturen keinen Einfluß auf die Folgerungen, da es sich niemals um wesentliche Verschiebungen handelt, vielmehr diese stets im Rahmen der Stichprobenschwankungen liegen.

14.7 Datenverarbeitung und Auswertung

Die Art der eingesetzten DV-Anlage (Mikro-, Mini-, Klein- oder Groß-Computer) sowie die verwendeten Programme müssen weitgehend von den örtlichen Gegebenheiten und den finanziellen Möglichkeiten des klinischen Krebsregisters abhängig gemacht werden. Sobald mehr als 5000 Patienten vom Krebsregister betreut werden, ist der Einsatz einer Datenbank empfehlenswert.

Während eine sequentielle Datei immer nur nach einem Kriterium sortiert vorliegt (z.B. Patientennummer oder Operationsdatum), können die Daten in der Datenbank nach mehreren Merkmalen gleichzeitig sortiert werden. Dies ermöglicht einen schnellen Zugriff auf die Daten einzelner Patienten. So läßt sich auch sehr zuverlässig verhindern, daß ein Patient fälschlicherweise mehrfach in das Register aufgenommen wird.

Die am Ende stehende Auswertung der Daten ist zeitlich und vom Arbeitsaufwand her eine unbedeutende Phase (Abb. 6), wenn

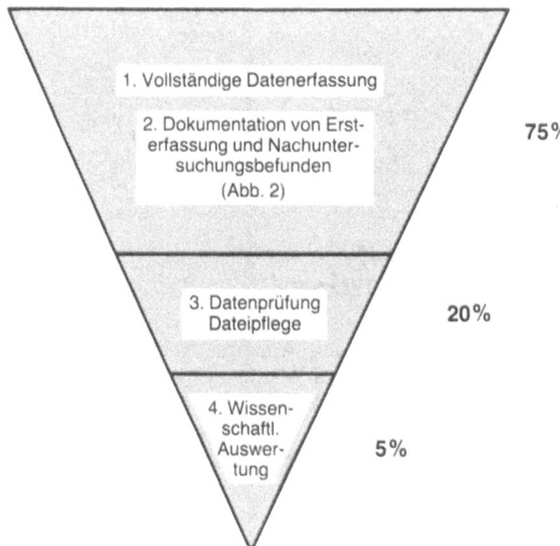

Abb. 6. Arbeitsschritte im klinischen Krebsregister. Zeit- und Arbeitsaufwand

Tabelle 1. Wichtige Routineauswertungen für klinische Krebsregister

---

A. Für alle erfaßten Patienten und für beliebige Patienten- gruppen
  1) Auszählung aller Merkmale
  2) Auszählung bestimmter Merkmale (bei Meßwerten mit Angabe von Mittelwert, Standardabweichung, Medianwert und Perzentilen)
  3) Kontingenztafeln für jeweils zwei Merkmale (z.B. Be- ziehung zwischen Operationsmethode und postopera- tiver Letalität oder zwischen Lokalisation und histo- logischem Typ)
  4) Berechnung von beobachteten und alterskorrigierten Überlebenskurven und -raten
  5) Berechnung von medianen Überlebenszeiten
  6) Berechnung von beobachteten und alterskorrigierten Heilungsraten

---

B. Angabe aller Daten (aller Merkmale) zu einem bestimm- ten Patienten, geordnet nach chronologischer Eingabe (von Ersterfassung über nachfolgende Verlaufsdaten bis zum evtl. Abschluß)

C. Für den organisatorischen Ablauf wichtige Routineaufga- ben
  1) Liste aller im klinischen Krebsregister erfaßten Pa- tienten
  2) Liste der in jüngster Zeit neu aufgenommenen Patien- ten
  3) Liste aller Patienten mit (noch) nicht vollständigem Follow-up
  4) Etiketten mit Personaldaten der Patienten, die zur Nachuntersuchung in die Klinik kommen
  5) Adressetiketten der Hausärzte und Patienten, die nicht zur Nachsorge in die Klinik kommen

---

– die Fragestellungen klar formuliert vorliegen,
– die Daten keine inneren Widersprüche mehr aufweisen,
– entsprechend ausgereifte Auswertungspro- gramme zur Verfügung stehen.

Die bei der Routineauswertung von Daten kli- nischer Krebsregister am häufigsten auftretenden Fragestellungen wurden in Tabelle 1 zusammenge- stellt. In Erlangen wurde ein speziell auf die Pro- blematik klinischer Krebsregister zugeschnittenes Programmpaket MIRACEL (= *M*edical *I*nforma- tion *R*etrieval *A*nd *C*omplete *E*rror *D*iagnosing *S*ystem) entwickelt, das eine ausführliche Daten- prüfung und bequeme Ausgabe der Ergebnisse in übersichtlicher Form gestattet (SINN et al. 1984). Für die On-line-Eingabe und Auswertung der Tu- morbasisdaten in der ADABAS-Datenbank wurde das Programmpaket TUREK (*Tu*mor-*R*egister *Er*- langer *K*liniken) geschrieben.

Multivariate statistische Analysen der Ergebnisse erfordern in der Regel die Mitarbeit eines erfahre- nen Statistikers und werden mit fallweise einge- setzten Statistikprogrammen durchgeführt.

Tabelle 2. Wünschenswerte jährliche Auflistungen des kli- nischen Krebsregisters

---

1. Im abgelaufenen Jahr erfaßte Neuerkrankungen:
   Gesamtzahl, Unterteilung nach Organtumoren

2. Im Follow-up befindliche lebende Patienten zum Jahres- ende:
   Gesamtzahl, Unterteilung nach Organtumoren

3. Therapie der im abgelaufenen Jahr erfaßten Neuerkran- kungen:
   unterteilt nach Organtumoren
   chirurgische Therapie unterteilt nach
   a) kurative Tumorresektion, nichtkurative Tumorresek- tion, keine resezierenden Eingriffe
   b) Operationsmethode

4. Operationsletalität, nichtletale lokale Komplikationen, nichtletale allgemeine Komplikationen bei operierten Pa- tienten des abgelaufenen Jahres:
   Unterteilung
   a) nach Organtumoren
   b) nach kurativer Tumorresektion, nichtkurativer Tu- morresektion, nichtresezierender Eingriff
   c) Operationsmethode

5. 5-Jahres-Überlebensraten und mediane Überlebenszeiten aller im Register erfaßten Patienten mit Stand der Nachun- tersuchung zum Ende des abgelaufenen Jahres:
   Unterteilung nach
   a) Organtumor
   b) nach kurativer Tumorresektion, nichtkurativer Tu- morresektion, alle Patienten mit Tumorresektion, Pa- tienten ohne Tumorentfernung, alle Patienten

---

Von besonderer Bedeutung erscheint uns, daß *jährliche Auflistungen* zur Übersicht der onkologischen Tätigkeiten und zur Qualitätssicherung den einzelnen Kliniken und Instituten zur Verfügung gestellt werden (Tabelle 2).

Literatur

Commission on Cancer, American College of Surgeons (1974) Cancer Registry Manual, Chicago

Gall FP, Hoferichter S, Altendorf A, Hermanek P (1981) Nachsorge für Krebspatienten. In: Horbach L, Duhme C (Hrsg) Nachsorge und Krankheitsverlaufsanalyse. 25. Jahrestagung der GMDS, Erlangen, 15.-17. September 1980. Springer, Berlin Heidelberg New York

Hermanek P (1983) Pathohistologische Begutachtung von Tumoren. Perimed, Erlangen

Hermanek P (1984) Histopathologische Diagnostik und Begutachtung — Neue Wege im Erlanger Krebszentrum. Memorandum für das Bundesministerium für Arbeit

Hermanek P, Gall FP (1979) Grundlagen der klinischen Onkologie. Witzstrock, Baden-Baden Köln New York

Leder L-D, Richter HJ (1978) Die Rolle der pathologischen Anatomie in der klinischen Onkologie. Chirurg 49:537–545

Ober KG (1983) Krebsregister — Möglichkeiten und Gefahren. Geburtshilfe Frauenheilkd 43 (Sonderheft):14–17

Park WW (1980) The histology of borderline cancer. Springer, Berlin Heidelberg New York

Sinn HP, Altendorf A, Estelmann A (1984) Miracle – A Time-oriented Data Validation and Analysis System for Clinical Research. Meth Inform Med 23:139–142

Thomas C, Sandritter W (1977) Verläßlichkeit und Fehlbeurteilung der histopathologischen Tumordiagnostik. Z Allg Med 53:898–902

Underwood JCE (1981) Introduction to biopsy interpretation and surgical pathology. Springer, Berlin Heidelberg New York

Wagner G, Koller S (Hrsg) (1975) Handbuch der medizinischen Dokumentation und Datenverarbeitung. Schattauer, Stuttgart

Weidner F, Tonak J (Hrsg) (1981) Das maligne Melanom der Haut. Perimed, Erlangen

Weiterführende Literatur

Commission on Cancer, American College of Surgeons (1981) Cancer Program Manual. Chicago

Feigl B, Breslow NE, Laszlo J, Priore RL, Taylor WF (1981) U.S. Centralized Cancer Patient Data System for Uniform Communication among Cancer Centers. J Natl Cancer Inst 67:1017–1024

Hölzel D, Schubert G, Thieme C, Überla KK (1981) Tumorregister: Informationssysteme für Tumorzentren. MMW 123:1373–1376

National Cancer Institute (1976) Guidelines for the Cancer Centers Support Grant Program of the National Cancer Institute, Bethesda/MD. DHEW Publication No. (NIH) 76–1183, Washington

Wagner G (1979) Basis Data Set Collection Programs for Cancer Patients. In: Grundmann E, Cole JW (eds) Cancer Centers. Interdisciplinary Cancer Care and Cancer Epidemiology. Fischer, Stuttgart New York

Wagner G, Grundmann E (Hrsg) (1983) Basisdokumentation für Tumorkranke. Im Auftrag der Arbeitsgemeinschaft Deutscher Tumorzentren (ADT) 3. Aufl. Springer, Berlin Heidelberg New York

WHO (1976) Handbook for Standardized Cancer Registries. WHO, Geneva

UICC — CICA: International Cancer Patient Data Exchange Project. Data Manual. UICC, Geneva 1977, 2nd ed. 1978

UICC — CICA: Guidelines for Developing Comprehensive Cancer Centre. UICC, Geneva 1978

15 Statistik der Therapieergebnisse

P. Hermanek und A. Altendorf

15.1 Einleitung

Eine methodisch einwandfreie Beurteilung der Therapieergebnisse gehört zu den wesentlichsten Voraussetzungen klinischer Krebsforschung (Hermanek u. Gall 1979). Darüber hinaus ist eine ständige Übersicht über die Therapieresultate im Rahmen der laufenden Qualitätskontrolle ärztlichen Handelns von größter Bedeutung.

Um die Ergebnisse der Therapie bei Krebskranken kritisch bewerten zu können, muß das jeweilige Krankengut hinreichend definiert sein. Zur Beurteilung der Ergebnisse sollen einheitliche Parameter herangezogen werden, die Darstellung soll bestimmten Regeln folgen. Vergleiche zwischen verschiedenen Behandlungsarten und verschiedenen Behandlungszentren sind nur möglich, wenn die Statistik der Therapieergebnisse in einer einigermaßen standardisierten Weise durchgeführt wird.

15.2 Definition des Krankenguts

Von größtem Einfluß auf die Ergebnisse sind die Zusammensetzung des Krankenguts und die hierbei erfolgte Selektion. Zunächst muß jeweils angegeben werden, ob alle Patienten, bei denen die betreffende Tumorart diagnostiziert wurde, berücksichtigt werden oder nur jene Patienten, die stationär aufgenommen wurden, oder nur jene, die einer tumorspezifischen Therapie unterzogen wurden.

Bei behandelten Patienten muß unterschieden werden zwischen

- kurativ behandelten,
- nichtkurativ behandelten,
- allen behandelten Patienten.

Bei Radio- und Chemotherapie spricht man von kurativer Behandlung, wenn die Absicht auf Heilung, d.h. auf die komplette Destruktion und Devitalisierung des Tumors gerichtet ist. Bei chirurgischen Patienten erfolgt die Unterscheidung zwischen kurativ und nichtkurativ aufgrund objektiver Befunde bei der Operation und am Tumorresektat (R-Klassifikation, s.S. 124). Die Einordnung in kurativ bzw. nichtkurativ muß sehr genau erfolgen, um nicht unerwünschte Effekte auf die Statistik zu erzielen. Wenn die Zuordnung nicht exakt vorgenommen wird, werden die Ergebnisse bei den jeweils kurativ bzw. nichtkurativ behandelten Patienten scheinbar günstiger (Hermanek u. Gall 1979; Hermanek u. Giedl 1984); die Ergebnisse bei allen behandelten Patienten bleiben natürlich unverändert. Daher ist es zum Vergleich verschiedener Statistiken erforderlich, nicht nur die Ergebnisse bei kurativ und bei nichtkurativ behandelten Patienten getrennt anzugeben, sondern auch jene bei Zusammenfassung beider Gruppen.

Bei jeder Statistik nach chirurgischer Therapie muß ersichtlich sein, ob die *postoperative Letalität* einbezogen ist oder aber ausgeschlossen wurde, d.h. ob sich die Statistik auf alle operierten Patienten bezieht oder nur auf die operierten Patienten, die nicht in unmittelbarem Zusammenhang mit der chirurgischen Therapie verstorben sind.

Bei Unterteilung der Patienten nach verschiedenen Gesichtspunkten muß streng darauf geachtet werden, die Kriterien der Zuordnung zu den einzelnen Gruppen auch klar und detailliert anzugeben. Nur zu oft wird z.B. von Ergebnissen bei „Stadien" oder bei „Patienten mit eingeschränkter Lungenfunktion" gesprochen, ohne daß ersichtlich wäre, um welche Patienten es sich dabei im einzelnen handelt; damit aber wird die Aussage bedeutungslos.

15.3 Parameter zu Frühergebnissen

Die wesentlichen Parameter für die Beurteilung der Frühergebnisse sind:

- Letalität durch Therapie
  a) postoperative Letalität
  b) Letalität durch frühe Komplikationen nichtoperativer Therapie
- nichtletale Therapiekomplikationen.

Bei Todesfällen als Komplikation der operativen Therapie werden jene, die im Krankenhaus innerhalb von 30 Tagen nach der Erstoperation erfolgen, oft schematisch als *postoperative Letalität* definiert. Wir meinen (Hermanek u. Gall 1979), daß der Begriff weiter gefaßt werden soll, und zwar als Todesfälle, die in direktem kausalen Zusammenhang mit der Operation und ihren Komplikationen eingetreten sind. Postoperative Todesfälle in diesem Sinn beobachtet man beim heutigen Stand der postoperativen Intensivmedizin oft wesentlich später als 30 Tage nach der Erstoperation. Einzubeziehen sind auch Patienten, die in der postoperativen Phase in ihr Heimatkrankenhaus verlegt werden und dann dort versterben, ohne das Krankenhaus je verlassen zu haben.

Todesfälle als Komplikationen der nichtoperativen Therapie treten im Anschluß an die Erstbehandlung, als Frühtodesfälle, relativ selten auf. Frühe Fistelbildungen oder Verblutungen bei Röntgenbestrahlung eines Lungenkrebses oder schwere, unbeherrschbare, hämatologische Komplikationen einer Chemotherapie wären Beispiele hierfür.

Frühe nichtletale Komplikationen der Therapie sind vor allem nach Operationen von Bedeutung, während bei nichtchirurgischer Therapie die meisten Komplikationen erst im späteren Verlauf beobachtet werden. Die postoperativen Komplikationen sind in lokale (in direktem Bezug zur Operationstechnik) und in allgemeine Komplikationen, wie vor allem kardiovaskuläre, pulmonale und renale zu unterteilen. Nicht selten treten bei Krebspatienten mit ihrem relativ hohen Alter die Komplikationen kombiniert auf.

15.4 Parameter der Langzeitprognose

Eine Übersicht über die Möglichkeiten der Therapiebeurteilung gibt Tabelle 1.

Tabelle 1. Parameter zur Langzeitprognose

Überlebensraten
Heilungsraten
Mediane Überlebenszeit
Lokalrezidivrate
Remission, Progression, Response
Todesursachen
Lebensqualitätsbeurteilung

15.4.1 Überlebensraten

Eine Überlebensrate bezeichnet den prozentualen Anteil der Patienten, die nach einem bestimmten Zeitraum noch leben. Für die Mehrzahl der Tumoren wird die 5-Jahres-Überlebensrate angegeben, weil Todesfälle nach diesem Zeitraum nur mehr sehr selten durch das Tumorleiden bedingt sind. Bei manchen Tumoren ist die 5-Jahres-Überlebensrate aber zur Beurteilung der Behandlungsergebnisse nicht ausreichend, weil ein wesentlicher Teil der Patienten erst später am Tumor ad exitum gelangt. Dies gilt in erster Linie für das Mammakarzinom, bei dem man wenigstens 10-Jahres-Überlebensraten fordern muß. Für das maligne Melanom empfehlen sich 8-Jahres-Überlebensraten (Heite 1981), für periphere Weichteilsarkome 10-Jahres-Überlebensraten (Beck et al. 1977).

15.4.1.1 Stichtag

Für die Berechnung von Überlebensraten muß der Stichtag, ab dem die Berechnung der Überlebensraten beginnt, festgelegt sein. Bei behandelten Patienten wird in der Regel der Zeitpunkt des Beginns der Erstbehandlung gewählt, bei operativ behandelten Patienten dementsprechend der Tag der Erstoperation oder bei mehrzeitigem Vorgehen der Tag der operativen Tumorentfernung. Bei nichtbehandelten Patienten wird als Stichtag der Zeitpunkt festgelegt, an dem nach entsprechender Diagnostik der Entschluß zum Verzicht auf eine spezifische Tumortherapie gefaßt wurde.

Tabelle 2. Berechnung von 5-Jahres-Überlebensraten

Methoden	Berücksichtigte Patienten	Ergebnis
Direkte Methode	Nur Patienten, deren Stichtag mindestens 5 Jahre zurückliegt	Überlebens*rate*
„actuarial method" (Life-table-Methode, Sterbetafelmethode) Berkson u. Gage (1950)	Alle Patienten, deren Stichtag mindestens 1 Jahr zurückliegt (mehr Patienten, bessere Ausnützung der vorhandenen Information)	Überlebens*kurve*, sog. kumulative Überlebensraten
Methode nach Kaplan u. Meier (1958)		

15.4.1.2 Berechnungsmethoden

Überlebensraten können verschieden berechnet werden (Tabelle 2). Allgemein wird heute die „actuarial method" nach BERKSON u. GAGE (1950) bzw. CUTLER u. EDERER (1958) angewandt und auch von der UICC (1974) und vom AJCC (1983) zur Darstellung onkologischer Therapieergebnisse empfohlen. Überlebensraten können auch nach KAPLAN u. MEIER (1958) berechnet werden, eine Methode, die aus mathematischen Gründen oft bevorzugt wird. Die Unterschiede bei den verschiedenen Berechnungsarten sind geringfügig.

15.4.1.3 Beobachtete und alterskorrigierte Überlebensraten

Unter den verstorbenen Tumorpatienten wären etliche im Beobachtungszeitraum auch infolge der „normalen Sterbewahrscheinlichkeit" verstorben, wenn sie nicht an einem Tumor erkrankt wären. Dies ist besonders bei hohem Alter der Patienten von wesentlicher Bedeutung. Beobachtete Überlebensraten nehmen auf diesen Gesichtspunkt keine Rücksicht, wohl aber alterskorrigierte Überlebensraten (im angelsächsischen Raum oft als relative, von der UICC seit 1974 als korrigierte oder adjustierte Überlebensraten bezeichnet). Hierbei wird die an einem bestimmten Kollektiv beobachtete Überlebensrate mit der Überlebenswahrscheinlichkeit der Gesamtbevölkerung gleichen Alters und gleichen Geschlechts in Beziehung gebracht. Die Differenz entspricht dann der alterskorrigier-

Tabelle 3. Beobachtete und alterskorrigierte Überlebensraten. Beispiel: Erlanger Register kolorektaler Karzinome. Alle diagnostizierten Patienten, postoperative Letalität nicht ausgeschlossen, Stichtag 1969–1981, Berechnung zum 31.12.1982 mit „actuarial method" (BERKSON u. GAGE 1950)

Alter der Patienten zum Stichtag	n	5-Jahres-Überlebensraten mit doppelter Standardabweichung[a]	
		beobachtet	alterskorrigiert
Bis 49 Jahre	372	48,0 ± 5,6%	49,0 ± 5,8%
50–59 Jahre	511	50,6 ± 5,0%	53,9 ± 5,3%
60–69 Jahre	885	42,6 ± 3,6%	50,8 ± 4,3%
70–79 Jahre	575	32,1 ± 4,5%	47,9 ± 6,6%
80 Jahre und mehr	73	16,0 ± 10,4%	36,1 ± 23,4%

[a] Entsprechend 95%igem Vertrauensbereich

ten Überlebensrate und ist ein Maß für die tumorbedingte Sterblichkeit. Je älter die Patienten sind, desto größere Unterschiede ergeben sich zwischen beobachteten und alterskorrigierten Überlebensraten (Tabelle 3).

15.4.1.4 Voraussetzungen der Überlebensratenberechnung

Probleme schafft die Tatsache, daß bei einem Teil der Patienten der weitere Krankheitsverlauf nicht bekannt ist: sog. „lost cases". Bei der Berechnung der Überlebensraten nach der direkten Methode wird im allgemeinen die sog. minimale Überlebensrate verwendet; man nimmt hierbei an, daß die aus der Beobachtung ausgeschiedenen Patienten verstorben sind. Eine Berechnung nach der „actuarial method" soll nur dann vorgenommen werden, wenn die Zahl der „lost cases" weniger als 5% des Krankenguts beträgt.

15.4.2 Heilungsraten

Bei Überlebensraten wird nicht berücksichtigt, ob die überlebenden Patienten tumorfrei und gesund sind oder ob sie mit Residual- oder Rezidivtumoren oder Metastasen leben. Heilungsraten („Erscheinungsfreiheitsraten") erfassen demgegenüber nur jene überlebenden Patienten, die nach einem bestimmten Zeitraum ohne Tumor (ohne Lokalrezidiv, ohne Fernmetastasen) leben (NED = non evidence of disease). Die Berechnung erfolgt in analoger Weise wie bei Überlebensraten, auch hier ist zwischen beobachteten und alterskorrigierten Raten zu unterscheiden.

15.4.3 Überlebenszeit

Als Überlebenszeit wird die Zeit zwischen Stichtag (s.S. 228) und Tod bezeichnet. Daraus folgt, daß Überlebenszeiten nur für Patienten angegeben werden können. die bereits gestorben sind. Da es kaum Patientenkollektive gibt, bei denen alle Patienten verstorben sind, wurde der Begriff der *medianen Überlebenszeit* eingeführt. Er bezeichnet den Zeitraum, innerhalb dessen 50% der Patienten verstorben sind. Er wird aus einer nach der „actuarial method" erstellten Überlebenskurve berechnet (Abb. 1). Eine mediane Überlebenszeit kann nur für Patientengruppen angegeben werden, von de-

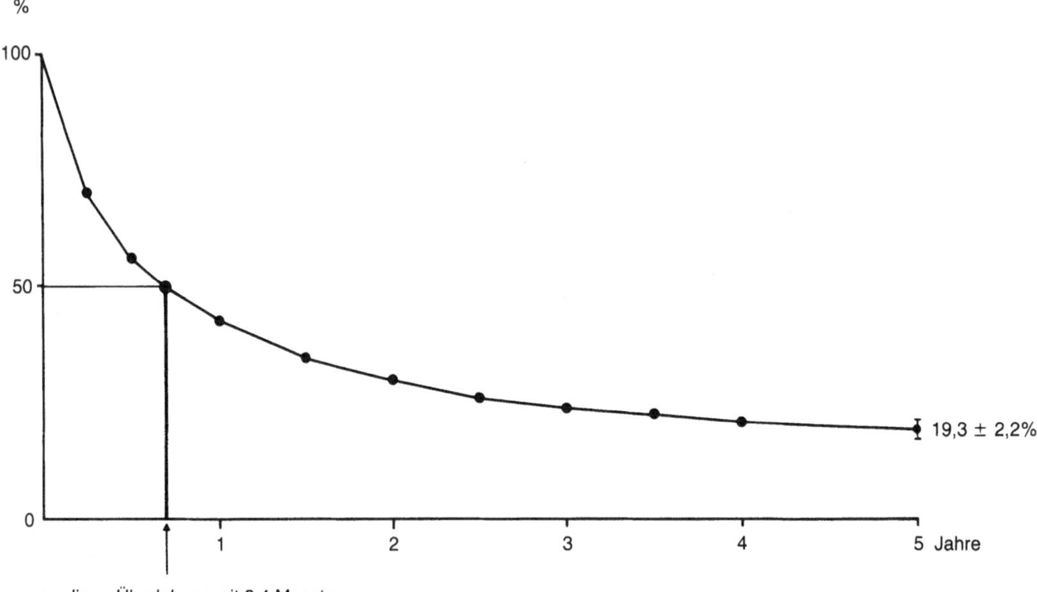

Abb. 1. Überlebenskurve und mediane Überlebenszeit. Magenkarzinom. Alle diagnostizierten Patienten. Chir. Univ.-Klinik Erlangen. Postoperative Letalität nicht ausgeschlossen. Berechnung nach „actuarial method" (Berkson u. Gage 1950), beobachtete Werte. n = 1514. Stichtag 1969–1981, Studienschlußtag 31.12.1982

nen zum Berechnungszeitpunkt mindestens 50% der Patienten gestorben sind.

15.4.4 Lokalrezidivrate

Vor allem für die Beurteilung von Operationsmethoden ist die Häufigkeit sich entwickelnder Lokalrezidive wichtig. Bei der Berechnung der Lokalrezidivraten ist der Umstand mit zu berücksichtigen, daß fast immer bei einem bestimmten Teil der Patienten eine sichere Aussage, ob ein Lokalrezidiv vorliegt oder nicht, unmöglich ist. Angaben über den Tumorstatus sollten bei mindestens 80% der Patienten vorliegen. Empfehlenswert ist die Berechnung der „beobachteten" Lokalrezidivrate (Tabelle 4), die maximale Lokalrezidivrate gibt wohl unrealistisch hohe Werte wieder. Wichtig ist es, daß bei der Berechnung stets die postoperativen Todesfälle ausgeschlossen werden müssen. Stets muß auch angegeben werden, wie lange die Patienten mindestens nachbeobachtet wurden, aufschlußreich ist auch die zusätzliche Angabe der medianen möglichen Nachbeobachtungszeit (Medianwert der Zeit zwischen Stichtag und Tag der Erhebung des Tumorstatus).

Lokalrezidive können nur die Patienten bekommen, die noch leben. Jeder im Verlauf sterbende Patient verringert die Lokalrezidivrate. Bei Tumo-

Tabelle 4. Berechnung von Lokalrezidivraten. Beispiel: Lokalrezidivraten nach kurativer anteriorer und tiefer anteriorer Resektion von Rektumkarzinomen, Erlanger Register kolorektaler Karzinome, Stichtag 1969–1980, Berechnung zum 31.12.1982

Ausgangszahl	416 Patienten
Postoperative Todesfälle	−23 Patienten
Verbleiben	393 Patienten
(a) Lokalrezidiv	94
(b) Kein Lokalrezidiv	271
(c) Unbekannt, ob Lokalrezidiv	28

Beobachtete Lokalrezidivrate:

$$\frac{(a)}{(a+b)} = \frac{94}{365} = 25,8\%$$

Maximale Lokalrezidivrate:

$$\frac{(a+c)}{(a+b+c)} = \frac{122}{393} = 31,0\%$$

Mindestnachbeobachtungszeit: 2 Jahre
Mediane mögliche Nachbeobachtungszeit: 68,0 Monate

ren mit hoher Letalität in den ersten Jahren finden wir daher seltener Lokalrezidive als bei Tumoren, bei denen die Patienten in den ersten Jahren nur selten sterben. Mathematisch exakter ist daher eine Berechnung der Lokalrezidivhäufigkeit unter der Annahme, daß „Sterben ohne Lokalrezidiv" und

„Auftreten eines Lokalrezidivs" konkurrierende Risiken darstellen. Derartige Berechnungen sind möglich, z.B. in Anlehnung an Cox (1972), haben sich aber in der Routine noch nicht durchgesetzt.

15.4.5 Remission und Progression

Vor allem bei nichtkurativ behandelbaren Patienten mit Fernmetastasen bzw. in der Chemotherapie haben sich die Begriffe Remission, Progression, Response eingebürgert (Tabelle 5).

Die Feststellung von Remissionen ist natürlich abhängig von der Methodik der Untersuchung, ob

Tabelle 5. Remission, Progression, stationäres Verhalten, Response

Remission	Komplette und partielle Remission zusammengefaßt
Komplette Remission (CR)	Vollständiges Verschwinden aller Tumormanifestationen und Symptome einschließlich Normalisierung von Laborparametern[a], altersentsprechend normale Leistungsfähigkeit des Patienten, Dauer mindestens 1 Monat
Partielle Remission (PR)	Objektive Verkleinerung eines meßbaren Tumors um 50% oder mehr ohne Nachweis neuer Manifestationen (im Einzelfall ist festzulegen, ob es sich um die Reduktion im Durchmesser, in der Fläche oder im Volumen handelt), Mindestdauer 1 Monat, subjektiv deutliche Besserung von Tumorsymptomen
Stationäres Verhalten („no change")	Objektiv keine wesentliche Änderung der Tumorgröße (Verkleinerung um weniger als 50% oder geringe Zunahme um weniger als 25%) oder Veränderungen wie bei kompletter oder partieller Remission, jedoch weniger als 1 Monat dauernd, subjektiv unveränderte Tumorsymptome
Progression	Fortschreitendes Wachstum bestehender Tumorareale (um 25% oder mehr) und/oder Neuauftreten anderer Tumormanifestationen während der Behandlung
Response	Jeder auch nur vorübergehende, aber doch objektiv erkennbare Effekt auf den Tumor (entweder in der meßbaren Größe oder in Laborwerten[a])
Response-(Ansprech-)rate	Anteil der Patienten, bei denen eine Response feststellbar ist

[a] Z.B. Enzyme bei Prostatakarzinom oder Tumormarker bei germinalen Hodentumoren

man nur konventionelle klinische Methoden einsetzt oder aber auch moderne bildgebende Verfahren oder Probefreilegungen (Laparotomie, Thorakotomie) mit histologischen Untersuchungen vornimmt. Je nach Lokalisation ergeben sich viele Detailprobleme (STOLL 1983); vielfach bemüht man sich, je nach Organ bzw. Organtumor die Kriterien für Response und Remission international zu vereinheitlichen (z.B. HAYWARD u. RUBENS 1977; WHO 1979; STOLL 1983).

Von entscheidender Bedeutung für die Beurteilung der Ergebnisse internistischer Behandlung sind unseres Erachtens drei Punkte:

- daß bei allen Angaben über Remissionen zwischen kompletten und partiellen Remissionen unterschieden wird,
- daß der Begriff komplette und partielle Remission definiert wird und
- daß jeweils die mediane Remissionsdauer angegeben wird.

15.4.6 Todesursachen

Bei Todesfällen soll festgestellt werden, ob es sich um einen Tod „an Krebs" handelt oder einen Tod aus anderer Ursache. Als Tod an Krebs gilt der tumorabhängige Tod, einschließlich des Todes an Therapiekomplikationen.

Grundsätzlich soll auch festgehalten werde, ob zum Zeitpunkt des Todes

- ein Tumor vorhanden ist oder nicht,
- ob ein vorhandener Tumor ein Residualtumor (Tumor wurde nie komplett entfernt) oder Rezidivtumor (nach Meinung des Operateurs und histologischem Gutachten des Tumorresektats wurde der Tumor komplett entfernt) ist,
- ob ein Tumor in der Region des Primärtumors, in regionalen Lymphknoten oder in Form von Fernmetastasen vorhanden ist.

Alle diesbezüglichen Feststellungen sind exakt nur bei Autopsien zu treffen. Wann immer möglich, sollte eine Obduktion von onkologischen Patienten angestrebt werden, weil nur hierdurch der Ablauf der Tumorerkrankung bis zu den Endstadien klar erkannt werden kann.

15.4.7 Lebensqualität

Zur Beurteilung der Lebensqualität werden heute zumeist der Karnofsky-Index für den allgemeinen

Tabelle 6. Beurteilung der Lebensqualität

---

1. Karnofsky-Index („performance status", PS) (Karnofsky et al. 1948)

100	normal, keine Beschwerden, keine Zeichen von Krankheit
90	fähig zur normalen Aktivität, geringgradige Zeichen oder Symptome der Erkrankung
80	normale Aktivität mit einiger Anstrengung möglich, mäßige Zeichen oder Symptome der Krankheit
70	sorgt für sich selbst, unfähig zur normalen Aktivität oder zu aktiver Tätigkeit
60	gelegentliche Hilfe erforderlich, aber die meiste Zeit für eigene Bedürfnisse selbst sorgend
50	namhafte Hilfe und häufige ärztliche Betreuung notwendig
40	behindert, spezielle Betreuung und Hilfe erforderlich
30	stark behindert, Hospitalisation angezeigt, obwohl nicht unmittelbar vom Tode bedroht
20	schwerkrank, Hospitalisation notwendig, aktive unterstützende Therapie erforderlich
10	moribund, rasch fortschreitende lebensbedrohende Erkrankung
0	tot

---

2. Modifikation des Karnofsky-Index nach Arbeitsgemeinschaft Deutscher Tumorzentren (Wagner u. Grundmann 1983)

0	normale Aktivität, keine Beeinträchtigung
1	normale Aktivität, nur geringe Beeinträchtigung
2	arbeitsunfähig, kann sich aber selbst versorgen
3	arbeitsunfähig, gelegentliche Hilfe erforderlich
4	arbeitsunfähig, Unterstützung erforderlich, nicht bettlägerig
5	pflegebedürftig, bettlägerig
6	stark geschwächt, Krankenhausaufenthalt notwendig
7	aktive Behandlung nötig, um das Leben zu erhalten
8	moribund

---

3. Host performance scale (AJCC 1983)

H 0	normale Aktivität
H 1	symptomatisch, nicht bettlägerig, kann sich selbst versorgen
H 2	mehr als 50% der Zeit nicht bettlägerig, benötigt gelegentlich Hilfe
H 3	50% oder weniger der Zeit nicht bettlägerig, Betreuung durch Schwester notwendig
H 4	bettlägerig, Hospitalisation notwendig

Leistungszustand und vereinfachende Modifikationen desselben verwendet (Tabelle 6). Ähnliche Schemata wurden von der WHO (1976) oder von der Eastern Cooperative Oncology Group (ECOG) (AJCC 1983) angegeben.

Der Lebensqualitätsindex von Spitzer et al. (1981) (Tabelle 7) berücksichtigt auch psychologische Faktoren.

Für die Verlaufsbeobachtung ist das sog. Vitagramm nach Carlens (1974) sehr geeignet (Abb. 2). Hiermit kann eine rasche Übersicht über die Gesamtsituation gewonnen werden.

Tabelle 7. Lebensqualitätsindex (nach Spitzer et al. 1981)

Aktivität

Während der letzten Woche hat der Patient

ganztägig oder überwiegend in seinem Beruf/Haushalt oder anderen freiwilligen Aktivitäten (ob berentet oder nicht) gearbeitet	2
in seinem Beruf/Haushalt/freiwilligen Aktivität gearbeitet, jedoch war größere Hilfe nötig oder die Aktivität mußte gekürzt werden	1
nicht arbeiten oder seinen Haushalt führen können	0

Alltagsleben

Während der letzten Woche hat der Patient

sich selbst waschen, anziehen, mit Nahrung versorgen, den eigenen Wagen fahren oder öffentliche Verkehrsmittel benutzen können	2
mit spezieller Hilfe (andere Personen/spezielle Ausrüstungen) seine täglichen Aktivitäten bewerkstelligen können	1
sich nicht selbst versorgen oder leichte Aufgaben übernehmen oder seine Wohnung verlassen können	0

Gesundheit

Während der letzten Woche hat der Patient

gesagt er fühle sich „sehr gut" und zwar überwiegend oder es erschien so	2
keine Energie gehabt und sich überwiegend „nicht so gut" gefühlt und zwar häufiger als nur gelegentlich	1
sehr krank gefühlt. Er erschien schwach und hinfällig und zwar überwiegend oder war bewußtseinsgetrübt	0

Umweltbeziehung

Während der letzten Woche hat der Patient

gut zu anderen Kontakt aufgenommen und zumindest mit einem Familienmitglied und/oder Freund regelmäßigen Kontakt aufrecht erhalten	2
eingeschränkten Kontakt zur Familie und/oder Freunden gehabt oder der Kontakt war durch seinen Zustand nur beschränkt möglich	1
selten oder nur, wenn es absolut notwendig war, Kontakt zur Familie und/oder zu Freunden gehabt oder ist bewußtlos gewesen	0

Zukunft

Während der letzten Woche war der Patient

in ruhiger und positiver Gemütsverfassung und akzeptierte und beherrschte seine persönlichen Umstände	2
manchmal betrübt, weil er seine persönlichen Umstände nicht akzeptierte, oder er hatte Perioden von Angst und Depression	1
erheblich verwirrt oder sehr angstvoll, depressiv oder bewußtlos	0

Totaler Lebensqualitätsindex

Summe aller Punkte:

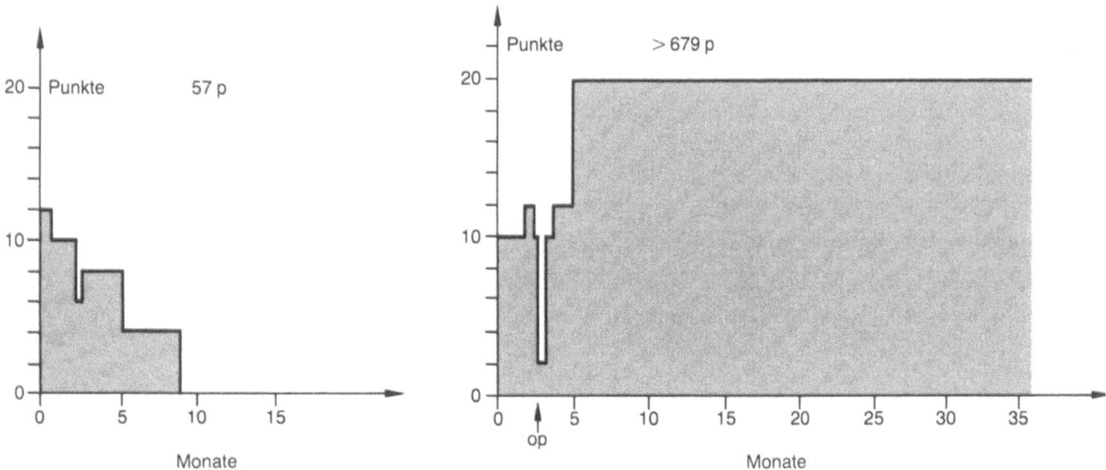

Abb. 2. Vitagramm zur Beurteilung der Lebensqualität. Verfahren nach CARLENS (1974): Pro Monat werden Punkte vergeben:
+20   während des Monats voll arbeitsfähig
+16   teilweise arbeitsfähig
+12   gehfähig, aber nicht arbeitsfähig
+ 8   bettlägerig
− 4   Symptome wie Fieber, Schmerzen, Kachexie
− 2   Hospitalisation
Die Ergebnisse werden graphisch dargestellt und kennzeichnen den Verlauf:
Links: Inoperabler Patient, der bald nach Diagnose schwer krank war und nach 9 Monaten verstarb.
Rechts: Patient, der sich nach Operation bald erholte und seither 36 Monate voll arbeitsfähig und symptomfrei war.
(Aus CARLENS 1974)

15.5 Darstellung der Therapieergebnisse

Die wesentlichsten Daten über die Therapieergebnisse sind die Überlebensraten und Überlebenskurven. Wenn immer sie dargestellt werden (Abb. 1), müssen zugleich Angaben vorliegen über

- Krankengut: alle diagnostizierten Patienten (ambulant und stationär), alle stationären Patienten, nur behandelte Patienten, nur kurativ behandelte Patienten?
- postoperative Letalität: eingeschlossen oder ausgeschlossen?
- Berechnungsmethode: direkt oder „actuarial method"?
- beobachtet oder alterskorrigiert?
- Ausgangszahl der Patienten
- Zahl der „lost cases"
- Periode der Stichtage
- Studienschlußtag (Datum der Erhebung des Patientenstatus).

Analoge Angaben müssen auch bei Heilungsraten und medianen Überlebenszeiten vorliegen.

Die Ergebnisse sollen stets getrennt werden nach histologisch verifizierten und nichtverifizierten Patienten sowie vorbehandelten und erstbehandelten Kranken (UICC 1974).

Ergänzt wird die Darstellung der Therapieergebnisse grundsätzlich durch die Angabe der Vertrauensbereiche und bei Vergleichen auch des Signifikanzniveaus.

15.5.1 Vertrauensbereich

Jede Darstellung von Therapieergebnissen bei einer bestimmten Patientengruppe stellt statistisch gesehen eine Stichprobe dar und unterliegt daher dem Stichprobenfehler. Zur Charakterisierung wird bei Überlebens- und Heilungsraten deshalb die doppelte Standardabweichung (bei AJCC 1983 „standard error") errechnet und mit dem Zeichen ± beigefügt. Damit ist der 95%-Vertrauensbereich gekennzeichnet. Wird z.B. eine 5-Jahres-Überlebensrate von 60±5% angegeben, so ist damit gesagt: mit 95%iger Wahrscheinlichkeit ist zu erwarten, daß eine andere Stichprobe gleichartiger Patienten eine 5-Jahres-Überlebensrate aufweisen wird, die zwischen 55 und 65% liegt. Auch bei graphischen Darstellungen von Überlebenskurven sollen die Vertrauensbereiche zumindest nach 5 bzw. 10 Jahren eingezeichnet werden (Abb. 1).

Bei medianen Überlebenszeiten läßt sich für Stichproben mit mehr als 50 Beobachtungen der

Tabelle 8. Berechnung des 95%-Vertrauensbereichs für mediane Überlebenszeiten (nach Sachs 1978). Nur möglich, wenn die Zahl der Beobachtungen größer als 50 ist

---

Gegeben: n Werte, geordnet vom ersten (niedrigsten) Wert
bis zum n-ten (höchsten) Wert

95%-Vertrauensgrenzen des Medianwerts:
obere Grenze x_i, untere Grenze $x_{(n-i+1)}$

Berechnung von i: $i = \frac{1}{2}(n - 1{,}96\sqrt{n} - 1)$

Beispiel: $n = 80$

$i = \frac{1}{2}(80 - 1{,}96\sqrt{80} - 1) = \frac{1}{2}(80 - 17{,}53 - 1) = 30{,}74 \sim 31$

$n - i + 1 = 80 - 31 + 1 = 50.$

Der 95%-Vertrauensbereich liegt zwischen dem 31. und dem 50. Wert

---

Tabelle 9. z-Test zur Überprüfung von Unterschieden bei Überlebens- und Heilungsraten (nach Hermanek u. Gall 1979)

Gegeben: P_1 : größere Überlebens- bzw. Heilungsrate
P_2 : kleinere Überlebens- bzw. Heilungsrate
SE_1, SE_2 : dazugehörige Standardabweichung (einfach)

Berechnung von z:

$$z = \frac{P_1 - P_2}{\sqrt{(SE_1)^2 + (SE_2)^2}}$$

Bewertung: $z \geq 1{,}96 \ldots$ statistisch signifikanter Unterschied
$(p < 0{,}05)$

$z \geq 2{,}56 \ldots$ statistisch signifikanter Unterschied
$(p < 0{,}01)$

Beispiel: $P_1 = 60\%$, $SE_1 = 4\%$
$P_2 = 45\%$, $SE_2 = 6\%$

$$z = \frac{0{,}60 - 0{,}45}{\sqrt{0{,}04^2 + 0{,}06^2}} = \frac{0{,}15}{0{,}0721} = 2{,}08$$

Unterschied statistisch signifikant $(p < 0{,}05)$

95%-Vertrauensbereich nach den Angaben in Tabelle 8 errechnen.

15.5.2 Prüfung auf Signifikanz von Unterschieden

Unterschiede in Überlebens- und Heilungsraten müssen auf statistische Signifikanz geprüft werden. Eine grobe Orientierung ergibt sich dadurch, daß man prüft, ob die jeweiligen 95%-Vertrauensbereiche sich überschneiden. Ist dies nicht der Fall, so ist statistische Signifikanz $(p < 0{,}05)$ gegeben. Bei Überschneidung muß eine weitere Prüfung er-

folgen. Das AJCC (1983) empfiehlt hierfür den einfachen z-Test. Soweit nicht schon in den EDV-Auswertungen angegeben, können Unterschiede hiermit mittels eines einfachen Taschenrechners rasch überprüft werden (Tabelle 9). Genauere und auch kompliziertere Verfahren sind im Schrifttum angegeben (Hermanek u. Gall 1979), werden aber bisher noch wenig angewandt.

Unterschiede zwischen medianen Überlebenszeiten können mit diversen Rang-Tests auf Signifikanz geprüft werden (Sachs 1978).

Literatur

American Joint Committee on Cancer (AJCC) (1983) Manual for staging of cancer, 2nd edn. Ed. by O.H. Beahrs u. M.H. Myers. Lippincott, Philadelphia

Beck H, Bötticher R, Hermanek P (1977) Chirurgische Behandlung und Therapieergebnisse bei Weichteiltumoren. Chirurg 48:692–695

Berkson J, Gage RP (1950) Calculation of survival rates for cancer. Proc. Staff Meet Mayo Clin 25:270–286

Carlens E (1974) Appraisal of choice and results of treatment for bronchogenic carcinoma. Chest 65:442–445

Cox DR (1972) Regression models and life-tables (with discussion). JR Stat Soc [B] 34:187–220

Cutler SJ, Ederer F (1958) Maximum utilization of the life table method in analyzing survival. J Chronic Dis 8:699–712

Hayward JL, Rubens RD (1977) Assessment of response to therapy of advanced breast cancer. Br J Cancer 35:292–298

Heite H-J (1981) Epidemiologie und Prognose. In: Weidner F, Tonak J (Hrsg) Das maligne Melanom der Haut. Perimed, Erlangen

Hermanek P, Gall FP (1979) Grundlagen der klinischen Onkologie. Witzstrock, Baden-Baden Köln New York

Hermanek P, Giedl J (1984) Statische Beurteilungsverfahren aus der Sicht des Pathologen. In: Häring R (Hrsg) Therapie des Magenkarzinoms. edition medizin, Weinheim Deerfield Beach Basel

Kaplan EL, Meier P (1958) Nonparametric estimation from incomplete observations. J Am Stat Assoc 53:457–481

Karnofsky D, Abelman WH, Craver LF (1948) The use of nitrogen mustards in the palliative treatment of carcinoma (with particular reference to bronchogenic carcinoma). Cancer 1:634–656

Sachs L (1978) Angewandte Statistik, 5. Aufl. Springer, Berlin Heidelberg New York

Spitzer WO, Dobson AJ, Hall J et al. (1981) Measuring the quality of life of cancer patients. A concise QL-index for use by physicians. J Chronic Dis 34:585–597

Stoll BA (ed) (1983) Cancer treatment: End-point evaluation. Wiley & Sons, Chichester New York

UICC (1974) TNM general rules, 2nd ed. UICC, Geneva

Wagner G, Grundmann E (Hrsg) (1983) Basisdokumentation für Tumorkranke. Im Auftrag der Arbeitsgemeinschaft Deutscher Tumorzentren (ADT), 3. Aufl. Springer, Berlin Heidelberg New York

WHO (1976) Handbook for standardized cancer registries. WHO, Geneva (WHO Offset Publication, No. 25)

WHO (1979) Handbook for reporting results of cancer treatment. WHO, Geneva (WHO Offset Publication, No. 48)

Weiterführende Literatur

Breslow N (1978) Statistical methods for censored survival data. Department of Biostatistics, University of Washington (Technical Report, No. 20)

Muenz LR (1983) Comparing survival distributions. A review for nonstatisticians. Cancer Invest 1:455–466

Peto R, Pike MC, Armitage P et al. (1976) Design and analysis of randomized clinical trials requiring prolonged observation of each patient. I. Introduction and design. Br J Cancer 34:585–612

Peto R, Pike MC, Armitage P et al. (1977) II. Analysis and examples. Br J Cancer 35:1–37

Petrie A (1978) Lecture notes on medical statistics. Blackwell, Oxford London Edinburgh Melbourne

16 Klinische Krebsforschung

P. Hermanek

16.1 Ziele klinischer Krebsforschung

Tabelle 1 zeigt die wesentlichsten Typen klinischer Krebsforschung. Für die praktische Krebsbehandlung ist natürlich die Ergänzung durch die Grundlagenforschung und die experimentelle Krebsforschung unabdingbar (Schmähl 1981, 1982), ist aber nicht Thema dieser Publikation. Es seien nur Zell- und Molekularbiologie, Genetik, Virologie, Immunologie, experimentelle Pathologie und experimentelle Chemotherapie erwähnt (Deutsches Krebsforschungszentrum 1981).

Tabelle 1. Typen klinischer Krebsforschung

1	Epidemiologische Studien
1a	Stammbaum- und Zwillingsforschung
2	Ätiologische Studien
3	Studien zur Bewertung diagnostischer Verfahren
4	Studien über prognostische Faktoren
5	Therapiestudien

16.2 Epidemiologische Studien

Epidemiologische Studien beschäftigen sich mit der Häufigkeit maligner Erkrankungen und ihrer speziellen Formen. Ihr Wandel im Laufe der Zeit und Unterschiede in verschiedenen Regionen und Ländern, die Beziehungen der Krebshäufigkeit zu Alter, Geschlecht und verschiedensten endogenen und exogenen Faktoren sollen Hinweise auf die Krebsursachen geben und jene Personen aufdekken, bei denen ein erhöhtes Risiko für maligne Erkrankungen besteht. Im Mittelpunkt des Interesses steht dabei das weite Spektrum der „Umwelt", das auch Beruf und Lebensgewohnheiten, wie etwa Ernährung, umfaßt. Besonders ins Auge springende Erkenntnisse der epidemiologischen Forschung sind die Berufskrebse, deren Entdekkung zum klassischen Beispiel der Krebsprävention geführt hat.

Wege der epidemiologischen Forschung sind Morbiditäts- und Mortalitätsstatistiken (s.S. 7), die an größeren regionalen Kollektiven gewonnen werden. Sogenannte epidemiologische Krebsregister (s.S. 217) sind hierfür von größter Bedeutung. Epidemiologische Aussagen aus Klinik- und Sektionsstatistiken sind wegen der zahlreichen Selektionsfaktoren nur eingeschränkt aussagefähig.

Einen Sonderfall epidemiologischer Studien stellen *Familien- und Stammbaumuntersuchungen* sowie die *Zwillingsforschung* dar. Die Bedeutung liegt vor allem in den wenigen genetisch determinierten Präneoplasien, insbesondere der Adenomatosis coli. Neuerdings ist der Begriff der sog. Krebsfamilien in den Vordergrund gerückt. Es handelt sich um Familien mit einer auffallend hohen Rate von Malignomen einschließlich multipler Primärtumoren (Anderson 1980).

16.3 Ätiologische klinische Studien

Beiträge zur Ätiologie des Krebses kommen aus der Epidemiologie, aus der experimentellen Krebsforschung und aus der klinischen Forschung. Die experimentelle Krebsforschung prüft im Tierversuch, ob bestimmte chemische Stoffe oder auch andere Noxen zur Krebsentstehung führen oder die Krebsentstehung fördern. Klinische ätiologische Forschung fußt auf der sorgfältigen Anamnese beim Krebskranken, in der familiäre Häufung, Voroperationen, Vorerkrankungen anderer Art, auffällige Einwirkungen exogener Noxen (z.B. besondere Belastung mit bestimmten Chemikalien oder physikalischen Einwirkungen), Lebensgewohnheiten, Ernährung, sexuelle Anamnese, frühere etwaige immunologische oder endokrine Störungen Berücksichtigung finden. Ätiologische Studien können sich in der Regel nicht nur auf Routinekrankenblätter stützen, sondern bedürfen wesentlich aufwendigerer geplanter Anamnesen, wobei spezielle Frage- und Dokumentationsbogen entworfen werden müssen. Damit ergibt sich, daß man in der Regel prospektive Studien durchführen muß. Augenmerk ist auf die Wahl eines Vergleichskollektivs von Personen zu richten, das nicht an der betreffenden Krebsart erkrankt ist und gleiche Alters- und Geschlechtsverteilung aufweist.

16.4 Studien zur Bewertung diagnostischer Verfahren

Besonders in den letzten Jahren haben sich verschiedene neue diagnostische Verfahren wesentlich verbessert oder sind neu in das Repertoire aufgenommen worden. Endoskopie, neue radiologische Techniken wie Doppelkontrast, Angiographie, selektive Angiographie, nuklearmedizinische Methoden, Sonographie, Computertomographie und Kernspintomographie (NMR) stehen zur Verfügung. Was von diesen Verfahren zur Diagnostik und zum präoperativen Staging wirklich sinnreich und was überflüssig und lediglich kostenerhöhend ist, muß für die einzelnen Organtumoren jeweils in klinischen Studien geprüft werden. Vier Parameter sind dabei von besonderer Bedeutung (Tabelle 2): Nur sorgsam geplante prospektive klinische Studien, bei denen verschiedene Disziplinen mitbeteiligt sind, führen weiter. Die Befunde der zu prüfenden diagnostischen Methoden müssen in klaren Kategorien (positiv, negativ, unklar) festgelegt werden und zwar unmittelbar nach Durchführung der Untersuchung. Die Befunde sollen zunächst ohne Kenntnis der speziellen Standarddia-

Tabelle 2. Parameter zur Bewertung diagnostischer Verfahren. (Nach VECCHIO 1966; WERNER et al. 1973)

1. *Technische Sensitivität*
   Richtig maligne Befunde unter allen untersuchten malignen Läsionen

2. *Technische Spezifität*
   Richtig benigne Befunde unter allen untersuchten benignen Läsionen

3. *Diagnostische Sensitivität (positiver „predictive value", positiver Vorhersagewert)*
   Richtig maligne Befunde unter allen abgegebenen malignen Befunden

4. *Diagnostische Spezifität (negativer „predictive value", negativer Vorhersagewert)*
   Richtig benigne Befunde unter allen abgegebenen benignen Befunden

gnostik erhoben werden, sodann ein zweiter Befund abgegeben werden, der die übrigen diagnostischen Ergebnisse mitberücksichtigt. Bezugspunkte müssen der intraoperative Befund und der pathohistologische Befund am Tumorresektat, gegebenenfalls der Autopsiebefund sein. Für die Beurteilung maßgebend ist, ob die neue Methode gegenüber der bis dahin üblichen Standarddiagnostik zusätzliche Informationen bringt oder nicht (HERMANEK 1986).

16.5 Studien zur Prognose

Die Prognose eines Patienten mit malignem Tumor wird von vielen Faktoren beeinflußt. Sie können in drei Gruppen unterteilt werden (Abb. 1).

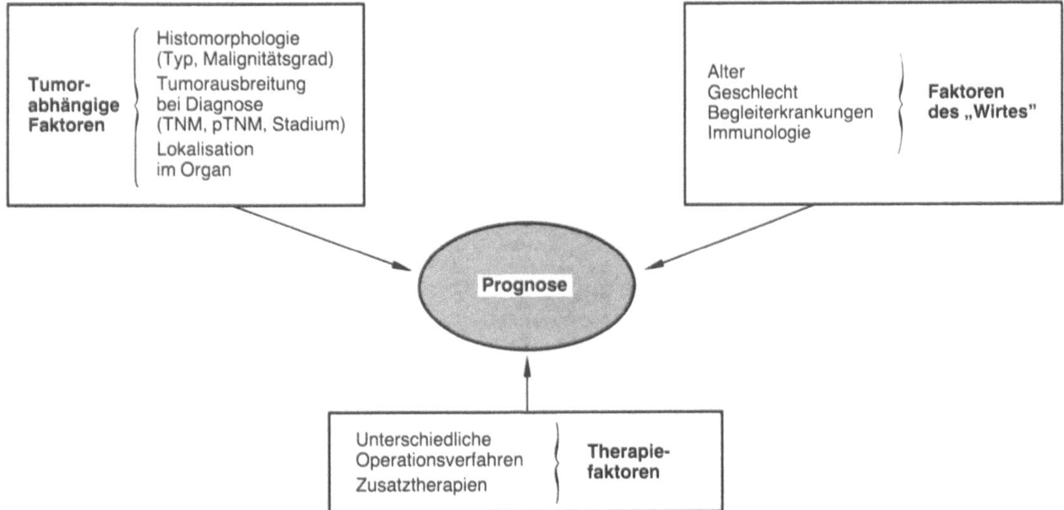

Abb. 1. Faktoren, die die Prognose bei Patienten mit malignen Tumoren beeinflussen

Die Faktorengruppe „Wirt" und „Tumor" wird bisweilen auch als „therapieunabhängig" (Thomas et al. 1981) bezeichnet. Dieser Ausdruck ist nicht allzu glücklich, vor allem ist damit natürlich *nicht* gemeint, daß die Prognose bei einem Tumorkranken von der Therapie unabhängig wäre, wie das bisweilen resignierend — wir sind versucht zu sagen: nihilistisch — behauptet wird. Natürlich gibt es Stadien von Tumoren, bei denen die Prognose unabhängig von allem, was noch getan wird, definitiv infaust feststeht. Aber bei allen nicht zu weit fortgeschrittenen Tumoren ist von seiten der „therapieunabhängigen" Einflußgruppen Tumor und Wirt ein breiter Spielraum gegeben, innerhalb dessen die korrekte Therapie das weitere Schicksal bestimmt.

Viele prognostisch in Frage kommende, bisher bekannte Faktoren stehen untereinander in Wechselbeziehung. Prüft man z.B. beim kolorektalen Karzinom den Einfluß von histologischem Malignitätsgrad, von Infiltrationstiefe (pT) und von lymphogener Metastasierung (pN) auf die Prognose jeweils gesondert, so ergibt sich eine klare Beziehung aller drei Faktoren zur Prognose. Zugleich aber läßt sich feststellen, daß mit zunehmendem Malignitätsgrad die Tumoren auch weiter infiltriert sind und daß sie häufiger lymphogen metastasiert haben. Auch zwischen Infiltrationstiefe und lymphogener Metastasierung besteht eine klare Abhängigkeit. Die drei geprüften Faktoren stehen also untereinander in Beziehung und dadurch ist ohne nähere Analyse nicht ohne weiteres zu sagen, welcher der drei Faktoren einen echten, eigenständigen Einfluß auf die Prognose ausübt. Denn es könnte durch Wechselwirkungen ein solcher Einfluß auch nur vorgetäuscht sein. Die Problematik wird natürlich noch viel undurchsichtiger, wenn — wie in praxi gegeben — nicht drei, sondern wesentlich mehr Faktoren maßgeblich sind. Eine Aufklärung ist allein durch die moderne Biometrie möglich, die für derartige Fragestellungen sog. multivariate Prognosemodelle einsetzt (Gunselmann 1979; Hermanek et al. 1981; Tonak et al. 1984).

Alle Studien zur Prognose müssen die multifaktorielle Beeinflussung berücksichtigen. Die Parameter der Beurteilung sind in Kap. 15 eingehend dargestellt.

Studien zur Prognose können retrospektiv oder prospektiv (Tabelle 3) erfolgen. Retrospektive Studien haben den Nachteil, daß die einzelnen Einflußgrößen oft nicht vollständig und nicht einheitlich erhoben sind, bei prospektiven Studien können die Kriterien für die verschiedenen Faktoren im voraus klar festgelegt und die Vollständigkeit der Daten gewährleistet werden. Nur bei histopathologischen Befunden ist es ohne Belang, ob die Studie prospektiv oder retrospektiv erfolgt, da die histologischen Schnitte auch später noch ohne Kenntnis des Verlaufs erneut begutachtet werden können. Für makroskopische pathoanatomische Befunde ist aber die prospektive Studie entschieden zu bevorzugen.

Zur Datensammlung, Datenprüfung und Datenauswertung s. Kap. 14.

Bei prognostischen Studien, bei denen die pathologisch-anatomischen und patho-histologischen Befunde am Tumorresektat berücksichtigt werden, ist eine einheitliche standardisierte Begutachtung der Resektate unerläßliche Voraussetzung. Dabei ist auch die Methodik der pathologischen Untersuchung speziell festzulegen, um eine einheitliche Begutachtung zu erreichen (Hermanek 1984).

16.6 Therapiestudien

Im Mittelpunkt der klinischen Krebsforschung stehen Studien zur Verbesserung der therapeutischen Ergebnisse. Dabei finden chirurgische, internistische und radiologische Therapie bzw. deren Kombinationen Berücksichtigung. Es soll ein neues Behandlungsverfahren gegenüber einer herkömmlichen Methode in seiner Effektivität geprüft werden. In Tabelle 3 sind die im Zusammenhang mit Therapiestudien maßgeblichen Begriffe zusammengestellt.

Der Vergleich unterschiedlicher Behandlungsverfahren kann retrospektiv oder prospektiv vorgenommen werden.

Bei *prospektiven (prolektiven) Studien* erfolgt die Sammlung der Daten nach einem vorher festgelegtem Plan, *retrospektive (retrolektive) Studien* fußen auf Daten, die von anderen zu einem früheren Zeitpunkt gesammelt wurden und nunmehr im Nachhinein analysiert werden.

Retrospektive Therapiestudien vergleichen ein jetzt durchgeführtes Behandlungsverfahren mit *sog. historischen Kontrollen*, die in einer früheren Zeit behandelt wurden. Der wesentliche Nachteil liegt darin, daß die Daten damals oft nicht in gleicher Weise wie heute, nichtstandardisiert und unvollständig erhoben wurden, die Datenqualität daher geringer ist, weiters daß das zu vergleichende

Tabelle 3. Glossar zu Prognose- und Therapiestudien

Prospektive Studie
Studie, die in die Zukunft gerichtet ist, in der die Daten nach einem vorher festgelegten Plan gesammelt werden („prolektiv" nach FEINSTEIN 1977)

Retrospektive Studie
Studie, bei der von anderen gesammelte vorhandene Daten im nachhinein analysiert werden („retrolektiv")

Historische Kontrollen
Patientengruppe, die früher von der eigenen oder einer anderen Arbeitsgruppe untersucht und behandelt wurde (zeitlich verschoben; nichtsimultane Kontrollgruppe)

Kontrollierte klinische Studie („controlled clinical trial")
prospektive Studie, die die Wirkung eines (oder mehrerer) Behandlungsverfahren(s) gegenüber einer Kontrollgruppe vergleicht.

Meist synonym mit prospektiver klinischer Studie mit Randomisation, jedoch kann der Vergleich auch mit nicht durch Randomisation gewonnenen simultanen Kontrollen oder mit historischen Kontrollen („geplante retrospektive Studie") erfolgen

Randomisation (Randomisierung)
Nach Zufallsregeln erfolgende Zuteilung von Patienten zu verschiedenen Behandlungsverfahren (jeder Patient hat — unbeeinflußt vom behandelnden Arzt — die gleiche Chance, den verschiedenen Behandlungen zugeteilt zu werden).

Die Randomisation kann festgelegt (fixed) oder sequentiell (adaptiv) erfolgen.

Man verwendet Randomtabellen oder über Computer ausgegebene Randomnummern.

Einfache alternierende Zuteilung zu den Behandlungsgruppen ist nicht ausreichend

Stratifikation (stratifizierte Randomisation)
Unterteilung der Patienten in Gruppen verschiedener Prognose, innerhalb derer dann die Randomisation erfolgt (z.B. nach histologischem Tumortyp, Stadium, bei Mammakarzinom nach Menopausalstatus)

Phase-I-Studie
Klinische Prüfung eines Medikaments an gesunden Freiwilligen mit dem Ziel der Definition der maximalen tolerierten Dosis und der Klärung der Nebenwirkungen

Phase-II-Studie
Pilotstudie über ein neues Medikament an Kranken mit dem Ziel der Definition der Wirkung (in einer bestimmten Dosierung und Verabreichungsform) auf eine Krankheit

Phase-III-Studie
Kontrollierte klinische Studie zum Vergleich der Wirkung von 2 (oder mehreren) unterschiedlichen Behandlungsverfahren (bei medikamentöser Behandlung Vergleich verschiedener Medikamente oder Medikamentenkombinationen oder Vergleich verschiedener Dosierungen des gleichen Medikaments)

Doppelblindstudie
Studie, bei der weder der Patient noch der Untersucher (Arzt) wissen, welche Behandlung der Patient bekommt

Tabelle 3 (Fortsetzung)

(Ziel: mögliche Probleme durch systematische Fehler, sog. „bias", zu vermeiden) — in der chirurgischen Onkologie nicht realisierbar

Offene Studie („unblinded")
Studie, bei der der Patient und der Arzt wissen, welche Behandlung durchgeführt wird

Einfachblindstudie
Studie, bei der der Patient nicht weiß, welche Behandlung bei ihm durchgeführt wird, wohl aber der Arzt hierüber informiert ist.

Aus Aufklärungsgründen in der chirurgischen Onkologie kaum realisierbar

---

Kollektiv inhomogen, anders strukturiert und z.T. nicht klar definiert ist.

In prospektiven Studien wird das neue Behandlungsverfahren mit der herkömmlichen Therapie an Patienten zu gleicher Zeit verglichen (*simultane Kontrollen*). Fragestellung, Aufnahmekriterien, Befunderhebung sind im voraus festgelegt, die Zuteilung zu den verschiedenen Behandlungen erfolgt heute in der Regel durch *Randomisierung* (kontrollierte randomisierte klinische Studien). Prospektive, insbesondere randomisierte Studien sind aus biometrischen Gründen vorzuziehen. Der große Nachteil liegt darin, daß man Resultate erst nach langer Zeit erhält, weil im Vergleich zu Studien mit historischen Kontrollen doppelt so viele Patienten benötigt werden und weil die Nachbeobachtung in der Onkologie mindestens 5 Jahre, bei manchen Tumoren, wie z.B. dem Mammakarzinom, mindestens 10 Jahre laufen muß.

Prospektive, insbesondere randomisierte Studien bieten überdies *ethische Probleme*. Die ärztliche Ethik verbietet, einem Patienten eine Behandlung nicht zukommen zu lassen, von deren Nützlichkeit der Arzt überzeugt ist oder deren Nützlichkeit zwar nicht absolut sicher bewiesen, aber doch wahrscheinlich ist. Probleme ergeben sich insbesondere für die in der chirurgischen Onkologie häufige Situation, daß eine echte Alternative nicht besteht, daß es sich vielmehr um die Entscheidung Nichts-Tun mit unvermeidbarem negativen Ausgang oder Therapieversuch mit der wenn auch geringen Chance einer Besserung oder gar Heilung handelt. Die Randomisation muß natürlich im Rahmen der notwendigen Aufklärung des Patienten erfolgen. Ein Einverständnis des Patienten zu einer Randomisation zu erhalten bietet in der Praxis vielfach unüberwindbare Schwierigkeiten.

Es ist zwar heute modern geworden, retrospektive Studien und Vergleiche mit historischen Kontrollen abfällig zu bewerten und grundsätzlich prospektive randomisierte klinische Therapiestudien zu fordern. In der Realität aber stehen nach wie vor retrospektive Studien in der klinischen Onkologie zahlenmäßig im Vordergrund. Die therapeutische Forschung in der chirurgischen Onkologie muß sowohl auf retrospektiven als auch auf prospektiven Studien beruhen, vor allem, weil Antworten aus prospektiven Studien in der Krebschirurgie erst nach vielen Jahren zu erhalten sind, weil bei seltenen Tumoren nur durch retrospektive Studien hinreichende Datenmengen zu erzielen sind und weil prospektive Studien in praxi aus ethischen Gründen oft nicht durchführbar sind. Wenn auch der Informationsgewinn gut angelegter prospektiver Studien in der Regel größer ist als jener von retrospektiven Studien, kann doch auf letztere nicht verzichtet werden, weil ihre Ergebnisse trotz aller Einschränkungen wertvoller sind als „keine Entscheidungshilfen" zu erhalten (LORENZ 1981).

Idealerweise sollten klinische Studien, die verschiedene Behandlungsverfahren vergleichen, so angelegt sein, daß Unterschiede in den Ergebnissen ausschließlich durch die unterschiedliche Therapie erklärbar sind. Dieses Ideal ist freilich durchaus nicht immer zu erzielen. Auch bei Randomisation und Stratifikation ist durchaus nicht sicher gewährleistet, daß die unterschiedlich behandelten Patientengruppen tatsächlich in bezug auf *alle* prognostischen Faktoren gleich sind. Unter anderem dadurch erklärt sich, daß kontrollierte randomisierte klinische Studien bisweilen divergente Ergebnisse zeigen. Dazu kommt, daß infolge Ausfalls von zu vielen Patienten (Protokoll kann aus verschiedensten Gründen nicht eingehalten werden) die Ergebnisse oft nur sehr bedingt verwertbar sind. Somit sind auch prospektive randomisierte Studien nicht ohne weiteres dem Stein der Weisen gleichzusetzen. Für die chirurgische Onkologie bedeutsam ist, daß zwar Chemo- und Radiotherapie entsprechend einem Studienprotokoll standardisiert durchführbar sind, daß dies aber für Operationen wohl nur in einem gewissen Maße möglich ist, ganz besonders wenn eine größere Zahl von Operateuren aus verschiedenen Schulen im Rahmen der Studie tätig ist.

Wenn wir auch zunehmend prospektive randomisierte Therapiestudien anstreben, so können wir auf retrospektive Studien doch nicht verzichten. Voraussetzung hierfür sind — genauso wie bei prospektiven Studien — sorgfältige Dokumentation, detaillierte, wo immer möglich standardisierte Datenerhebung, sorgfältige Planung der Studie und Einhaltung bestimmter Regeln der Durchführung im Sinne *„geplanter retrospektiver Studien"*. Dazu gehört unter anderem, daß in einem Studienprotokoll vor Beginn der retrospektiven Analyse alle Verfahrensregeln, insbesondere Ein- und Ausschlußkriterien, Minimalforderungen für die Bewertung diagnostischer Untersuchungen sowie Auswertungskriterien festgelegt sind. Besondere Maßnahmen sollen erwogen werden, die eine nach Möglichkeit unvoreingenommene Datensammlung gewährleisten.

Bei allen Therapiestudien ist die Mitberücksichtigung aller wesentlichen prognostischen Faktoren, also auch jener des Tumors und des Wirtes (Abb. 1) absolute Notwendigkeit, multivariate biometrische Analysen sind erforderlich (vgl. S. 238).

Voraussetzung jeder klinischen Studie ist eine sehr sorgfältige Planung und ein *Studienprotokoll*, das alle wesentlichen Fragen (Tabelle 4) in allen Einzelheiten festlegt. Die Erfahrung zeigt, daß in den Protokollen die Schwierigkeiten im Detail liegen und daß nur bei sehr detaillierter Formulierung größere Schwierigkeiten einigermaßen zu vermeiden sind. Man muß sich bemühen, unterschiedliche Interpretationsmöglichkeiten der Protokolle möglichst auszuschalten. Bei der Formulierung des Studienprotokolls müssen von vornherein nicht nur alle beteiligten Kliniken, sondern auch alle mitbeteiligten Disziplinen oder Institutionen (insbesondere medizinische Statistik, Pathologie, Vertreter spezieller diagnostischer Methoden) mitwirken. Vor allem die Methoden der Diagnose und der Nachbeobachtung sind exakt zu definieren, ebenso die Methoden der histopathologischen Untersuchung (HERMANEK 1984). Jeder Therapiestudie soll eine Pilotstudie vorangehen, in der erste Erfahrungen gesammelt werden, die in die definitive Fassung des Studienprotokolls eingehen.

Therapiestudien bedürfen der Zustimmung der an den meisten Zentren bestehenden unabhängigen Ethikkommission. Die *Aufklärung der Patienten* sollte nicht nur durch das ausführliche ärztliche Gespräch erfolgen, sondern die wesentlichen Punkte sollten jeweils auch schriftlich formuliert werden. Rücksicht ist dabei darauf zu nehmen, daß die Patienten nicht immer über die Art ihrer Erkrankung aufgeklärt werden.

Während der Laufzeit der Studie sind ständige Bemühungen um die *genaue Einhaltung des Protokolls (Compliance)* und um die *Datenqualität* er-

Tabelle 4. Gliederung von Protokollen für Therapiestudien. Teilweise in Anlehnung an Rahmenrichtlinien der EORTC (Editorial 1980)

---

1. Studienpersonal:
   Studienleitung, Sekretariat (Koordinationsstelle), beratende Institutionen und Komitees, Studienteilnehmer
2. Situationsanalyse
3. Fragestellungen (Studienziele)
   a) primäre Fragen, b) sekundäre Fragen
4. Patientenauswahl:
   Definition der Erkrankung, Aufnahme- und Ausschlußkriterien, Beurteilungsverfahren bei Aufnahme
5. Studienplan („design") mit Diagrammen
6. Registration, Randomisation, Stratifikation
7. Patientenaufklärung und -zustimmung
   (auch über etwaiges mutagenes und teratogenes Risiko, Notwendigkeit einer Kontrazeption)
8. Voraussichtliche Patientenzahl, voraussichtliche Dauer der Rekrutierungs- und der Nachbeobachtungsphase
9. Untersuchungen vor Behandlungsbeginn
   (klinische Untersuchungen, spezielle diagnostische Verfahren, Laboruntersuchungen, pathologische Untersuchungen)
10. Behandlungsverfahren
11. Eventuelle Nebenwirkungen und Maßnahmen hierbei
12. Kontrolluntersuchungen während der Behandlung
13. Untersuchungen nach der Behandlung (Nachuntersuchungen) einschl. Methoden der Diagnose von Lokalrezidiven und Fernmetastasen
14. Ausscheiden von Patienten aus der Studie
15. Kriterien der Erfolgsbeurteilung (Bewertung der Therapieergebnisse)
16. Datensammlung und Dokumentation
17. Organisation:
    Regelung der Zusammenarbeit mit den Hausärzten und anderen Krankenhäusern, Aufgaben der Studienleitung, des Studiensekretariats (Koordinationsstelle) und der beratenden Gremien
18. Qualitätskontrolle
19. Zwischenauswertungen
20. Abbruch der Studie
21. Literatur
Anhang:
a) Schriftliche Aufklärung der Patienten
b) Merkblätter für Untersuchungen vor und während der Behandlung
c) Merkblätter für Nachuntersuchungen
d) Merkblätter für andere Ärzte und andere Krankenhäuser
e) Dokumentationsbogen

---

forderlich und bedürfen durchwegs intensiver Anstrengungen seitens der Studienleitung. Laufende Zwischenauswertungen sind vorzusehen, die über Datenqualität und Compliance Auskunft geben. Gegenseitige Information, Instruktion, Diskussion, Training und Testung in persönlichem Gespräch in kleinem Kreis, in Seminaren und (für den Bereich der Pathologie) in sog. „slide conferences" sind erforderlich. Der Erfolg von Studien steht und fällt mit dem Engagement der Beteiligten, daher gehört die Motivation der Mitarbeiter mit zu den wichtigsten Aufgaben der Studienleitung.

16.7 Multicenter-Studien

Vor allem, weil die für signifikante Aussagen erforderlichen Patientenzahlen von einer Klinik in einem absehbaren Zeitraum oft nicht aufgebracht werden können, ergibt sich die Notwendigkeit von Multicenter-Studien. Probleme entstehen in erster Linie durch Unterschiede in den beteiligten Kliniken in bezug auf das Krankengut (Selektionsfaktoren!), die Untersuchungsmethodik und die Therapie (Operation, Vor- und Nachbehandlung). Derartige Studien bedürfen einer besonders sorgfältigen Planung. Dabei rückt das Problem der Datenqualität und der Uniformität in Diagnose, Therapie und Follow-up-study (Compliance, Monitoring) ganz in den Vordergrund. Nur wenn alle Teilnehmer der Studie auch wirkliches Engagement zeigen und für die gemeinsame Studie eintreten, sind Erfolge zu erwarten.

Literatur

Anderson DE (1980) Risk in families of patients with colon cancer. In: Winawer SJ, Schottenfeld D, Sherlock P (eds) Colorectal cancer: Prevention, epidemiology, and screening. Raven, New York

Deutsches Krebsforschungszentrum (Hrsg) (1981) Krebsforschung heute. Berichte aus dem Deutschen Krebsforschungszentrum. Steinkopff, Darmstadt

Editorial (1980) Richtlinien zur Abfassung von Therapiestudienprotokollen. Onkologie 3:41–44

Feinstein AR (1977) Clinical biostatistics. Mosby, St. Louis

Gunselmann W (1979) Multivariate Prognosemodelle in der Medizin. Med. Habilitation, Universität Erlangen-Nürnberg

Hermanek P (1984) Validierung von Befunden aus der Sicht des Pathologen (TNM-System). In: GMDS-Tagung Heidelberg 1983. Springer, Berlin Heidelberg New York Tokyo

Hermanek P (Hrsg.) (1986) Bildgebende Verfahren in der Onkologie. Indikation und Bewertung. Springer, Berlin Heidelberg New York Tokyo

Hermanek P, Gunselmann W, Altendorf A, Gall FP, Horbach L (1981) Vorhersage von Lokalrezidiven nach Operationen von Carcinomen des mittleren Rectumdrittels. Langenbecks Arch Chir 354:133–146

Lorenz W (1981) Retrospektive Studien in der Chirurgie. Eine Einführung in die Terminologie und Problematik. Langenbecks Arch Chir 355:387–391

Schmähl D (1981) Maligne Tumoren — Entstehung, Wachstum und Chemotherapie, 3. Aufl. Cantor, Aulendorf

Schmähl D (1982) Die Bedeutung der experimentellen Forschung für die praktische Krebsbehandlung. In: Bokelmann D, Schreiber HW (Hrsg) Ergebnisse der chirurgischen Onkologie 3. Enke, Stuttgart

Thomas C, Schmitz-Moormann P, Kalbfleisch H (1981) Die Therapie-unabhängige Prognose maligner Tumoren. In: Wannenmacher M (Hrsg) Kombinierte chirurgische und radiologische Therapie maligner Tumoren. Urban & Schwarzenberg, München Wien Baltimore

Tonak J, Hermanek P, Weidner F, Guggenmoos-Holzmann I, Altendorf A (1984) Malignant melanoma in Germany. In: Balch CM, Milton GW (eds) Human melanoma. Lippincott, Philadelphia

Vecchio TJ (1966) Predictive value of a single diagnostic test in unselected populations. N Engl J Med 274:1171–1176

Werner M, Brooks SH, Wette R (1973) Strategy for cost-effecting laboratory testing. Hum Pathol 4:17–30

Weiterführende Literatur

Buyse ME, Staquet MJ, Sylvester RJ (1984) Cancer clinical trials. Methods and practice. Oxford University Press, Oxford

Flamant R, Fohanno C (eds) (1978) Controlled therapeutic trials in cancer. UICC Tech Rep Ser 32

Friedman LM, Furberg CD, De Mets DL (1982) Fundamentals of clinical trials. Wright, Boston Bristol London

Köpcke W (1982) Therapeutische Studien. Zwischenauswertungen und vorzeitiger Abbruch. MMW 124:441–443

Lindenschmidt Th-O, Beger HG, Lorenz W (1981) Kontrollierte klinische Studien: Ja oder nein? Aufgaben und Grenzen kontrollierter klinischer Studien aus der Sicht des Chirurgen. Chirurg 52:281–288

Livingstone RB, Gehan EA, Freireich EJ (1976) Design and conduct of clinical trials. In: Clark RL, Howe CD (eds) Cancer patient care at M.D. Anderson Hospital and Tumor Institute The University of Texas. Year Book Medical Publishers, Chicago

Redmond C, Fisher B (1984) Design of the controlled clinical trial. In: Pilch YH (ed) Surgical oncology. McGraw-Hill, New York

Retrospektive Studien in der Chirurgie. Rundtischgespräch. Langenbecks Arch Chir 355:387–417

Überla KK (1982) Wie viele Patienten braucht man für eine Therapiestudie? MMW 124:437–440

Victor N, Dudeck J, Broszio EP (Hrsg) (1981) Therapiestudien. Springer, Berlin Heidelberg New York

Weinstein MC, Fineberg HV (1980) Clinical decision analysis. Saunders, Philadelphia London Toronto

SPEZIELLER TEIL

17 Maligne Lungentumoren

R. MEISTER

17.1 Meilensteine in Diagnostik und Therapie des Lungenkarzinoms

1420	Bergkrankheit der Schneeberger Minenarbeiter (beschrieben von Theophrastus Paracelsus)
1805	LAENNEC beschreibt ein Karzinom der Lunge
1879	Mala malorum (Schneeberger Lungenkrebs)
1890	VIRCHOW: kasuistischer Beitrag in seinem Handbuch der Pathologie
1898	Starre Bronchoskopie (KILIAN)
1900	Einführung der Röntgenstrahlen in die Klinik
1903	Überdruckbeatmung (BRAUER/Breslau)
1904	Sauerbruch demonstriert seine Unterdruckkammer beim Deutschen Chirurgenkongreß
1910	Intubationsnarkose (KÜHN/Berlin)
1911	Erste Pneumonektomie (KÜMMEL)
1912	Erste Lobektomie (M. DAVIS, GRAHAM/St. Louis)
1912	ADLER sammelt 374 Fälle von Lungenkarzinomen in der Weltliteratur
1912	Einführung der Thorakoskopie
1912	Einführung der Bronchographie
1931	Erste Pneumonektomie, die überlebt wurde (NISSEN)
1932	Erste Pneumonektomie bei einem Karzinom
1933	Pneumonektomie mit Einzelversorgung der Hilusgebilde (RIENHOFF/Baltimore)
1939	Segmentresektion (CHURCHILL/Boston, BELSEY/London)
1944	Erste Lobektomie bei einem Karzinom (CHURCHILL/Boston)
1947	ITN-Narkose setzt sich durch
1947	Sleeve resection (PRICE)
1955	Radikale Lymphdissektion (BROCK)
1959	Mediastinoskopie (CARLENS)
1955 1963 1968	Kontinuitätsresektion der Trachea (BIKFALVI u. KASSEY, SIR P. THOMAS, GRILLO, ZENKER)
1968	Flexible Fiberbronchoskopie (IKEDA)

17.2 Epidemiologie des Lungenkarzinoms

17.2.1 Inzidenz

Das Lungenkarzinom ist das mit Abstand häufigste Malignom beim Manne. Epidemiologisch zeigt es trotz intensivierter Vorsorgemaßnahmen einen weiterhin ungebrochenen steilen Anstieg, es ist zu einer „Pandemie des Abendlandes" geworden (CLEMMESEN 1975). Laut Statistischem Bundesamt Wiesbaden gingen 1981 25090 Todesfälle zu Lasten des Lungenkarzinoms, dies entspricht beim Mann 71,4, bei der Frau 12,5 Todesfällen pro 100000 Einwohner. Etwa 25% aller Krebstodesfälle beim Manne sind durch das Lungenkarzinom verursacht.

Im Vergleich von 1952 zu 1978 ist die Mortalität am Lungenkarzinom beim Manne um 135%, bei der Frau um 49% gestiegen, wobei altersstandardisiert die allgemeine Krebssterblichkeit bei Männern nur um 24% zugenommen, bei der Frau sogar um 10% abgenommen hat. Dieser Trend ist in allen mitteleuropäischen Ländern einheitlich, unabhängig von der Inzidenz.

Das Lungenkarzinom zeigt einen Altersgipfel im 7. Lebensjahrzehnt, 60% aller Betroffenen sind älter als 60 Jahre, nur 5% unter 40 Jahre alt.

Das weibliche Geschlecht ist vom Lungenkarzinom erheblich seltener (1:10) betroffen. Als zeitlicher Trend in den Industriestaaten ergibt sich jedoch eine relative Zunahme dieses Tumors bei den Frauen. In den USA liegt das Verhältnis bei 1:5, es hat dort in der Inzidenz beinahe das Mammakarzinom erreicht.

17.2.2 Geographische Verteilung, ethnische Faktoren, sozialer Stand

Im geographischen Vergleich zeigen sich erhebliche Schwankungen. So steht einer Inzidenz von 140 in England eine solche von 22,8 pro 100000 in Puerto Rico gegenüber. Die Bundesrepublik nimmt innerhalb Europas die 13. Position ein. Es führen England, Holland, Belgien und Dänemark, am Ende rangieren Norwegen und Italien.

Es wird ein Stadt-Land-Gefälle diskutiert (CHAHINIAN u. CHRETIEN 1976), wonach in Großstädten deutlich höhere Erkrankungsraten vorkommen als in ländlichen Bereichen. Sozial niedrigere Klassen sind i. allg. stärker betroffen als die gehobenen. Die Mortalitätsrate stieg bei den Nichtweißen in den USA doppelt so stark wie bei den Weißen.

17.2.3 Ätiologie und Risikofaktoren

Gravierendster ursächlicher Faktor ist ohne Zweifel das Rauchen. Jeder 8. starke Raucher stirbt am Lungenkarzinom gegenüber jedem 220. Nichtraucher. Es spielen dabei Beginn und Dauer des Rauchens eine Rolle, daneben aber auch die Tabakaufbereitung und die Rauchgewohnheiten. Bei mehr als 200000 gerauchten Zigaretten ist das Risiko, an Lungenkrebs zu erkranken, ca. 50mal höher als bei Nichtrauchern (JELESIJEVIC et al. 1977). Eine Risikominderung durch Filterzigaretten ist umstritten (KNOTH et al. 1983). DOLL u. HILL (1964) fanden bei einer Untersuchung an 40000 britischen Ärzten eine direkte Beziehung von Zigarettenkonsum und Lungenkarzinomtoten. So betrug diese Rate bei Nichtrauchern 3,4, bei mäßigen Rauchern (bis zu 20 Zigaretten) 54,3, bei starken Rauchern (bis zu 40 Zigaretten) 144 und bei exzessiven Rauchern (mehr als 40 Zigaretten) 217 pro 100000. Ex-Raucher haben nach 15 Jahren die gleiche Erkrankungswahrscheinlichkeit wie Nichtraucher (MATTHYS 1979).

KREYBERG (1968) fand eine unterschiedliche Verteilung der histologischen Lungenkarzinomtypen bei Rauchern und bei Nichtrauchern. Während die vorwiegend zentral wachsenden Plattenepithel- und die kleinzelligen Karzinome bei Rauchern vorkommen, ist ein direkter Bezug des Adenokarzinoms zum Tabakkonsum eher unwahrscheinlich.

Neben dem Rauchen werden zahlreiche Umweltkanzerogene für die Induktion von Bronchialkarzinomen angeschuldigt. Es sind dies in erster Linie aliphatische und aromatische Kohlenwasserstoffverbindungen, radioaktive Substanzen, Schwermetalle (Nickel, Blei, Chrom), sowie Arsenverbindungen.

Dem Mineral Asbest wird in den letzten Jahren neben der Induktion von Fibrosen und Mesotheliomen auch die Auslösung von Lungenkarzinomen nachgesagt (WOITOWITZ et al. 1982). Bei Personen mit alten Lungennarben (FASSKE u. VON WINDHEIM 1965) sowie auf dem Boden von Silikosen und tuberkulösen Veränderungen kommen häufiger Lungenkarzinome als bei einer vergleichbaren Normalpopulation vor (TSCHIRKOV et al. 1978). Insgesamt sind berufsbedingte Risikofaktoren mit weniger als 1% an der Lungenkrebsgenese beteiligt (MATTHYS 1979).

17.3 Anatomie

17.3.1 Morphologie

Das Organ Lunge besteht aus zwei Lungenflügeln, die sich in zwei (links) bzw. drei (rechts) Lappen untergliedern. Als nächst kleinere Einheit teilen sich diese Lappen in Segmente auf. Dieser segmentalen Einteilung des Bronchial- und Lungensystems entspricht die segmentale Versorgung durch Pulmonalarterien und -venen, wobei die Segmentarterien meist oberhalb der entsprechenden Bronchien liegen, die Venen meist intersegmentär verlaufen.

Das bronchopulmonale Segment ist die kleinste morphologische und funktionelle Einheit, die chirurgisch dargestellt und entfernt werden kann (FERLINZ 1974). Je nach Länge des Bronchus existieren 6–24 Teilungsgenerationen bis zu den Alveolen (Abb. 1).

17.3.2 Klinische und Röntgenanatomie

Die bewegliche und in In- und Exspiration verschieden große Lunge läßt sich am ehesten zum Rippengitter in Beziehung setzen. Ventral verläuft die Lunge parallel zur 6. Rippe, dorsal zwischen 10. und 11. Rippe. Der tiefste Punkt der Pleura verläuft grob etwa einen Interkostalraum tiefer.

17.3.3 Endoskopische Anatomie

Die starre (KILIAN 1898) und noch mehr die flexible Bronchoskopie (IKEDA 1968) ermöglichen die Inspektion und die Gewebsentnahme aus den zentralen Anteilen des Bronchialbaums. Der Sichtbereich des starren Bronchoskops umfaßt die Trachea, die Haupt- und die Lappenbronchienabgänge. Es gestattet im Idealfall Einsicht in die Segmentbronchien der basalen Lungenabschnitte (Abb. 2). Das flexible Fiberendoskop erweitert den zugänglichen Bereich bis in die Subsegmentbronchien hinein und zusätzlich in die für die starre Bronchoskopie schwer zugänglichen Oberlappen.

17.3.4 Topographie des Mediastinums

Von besonderer Bedeutung für die Chirurgie maligner Lungengeschwülste sind die Lymphbahnen und die Lymphknotenstationen des Mediasti-

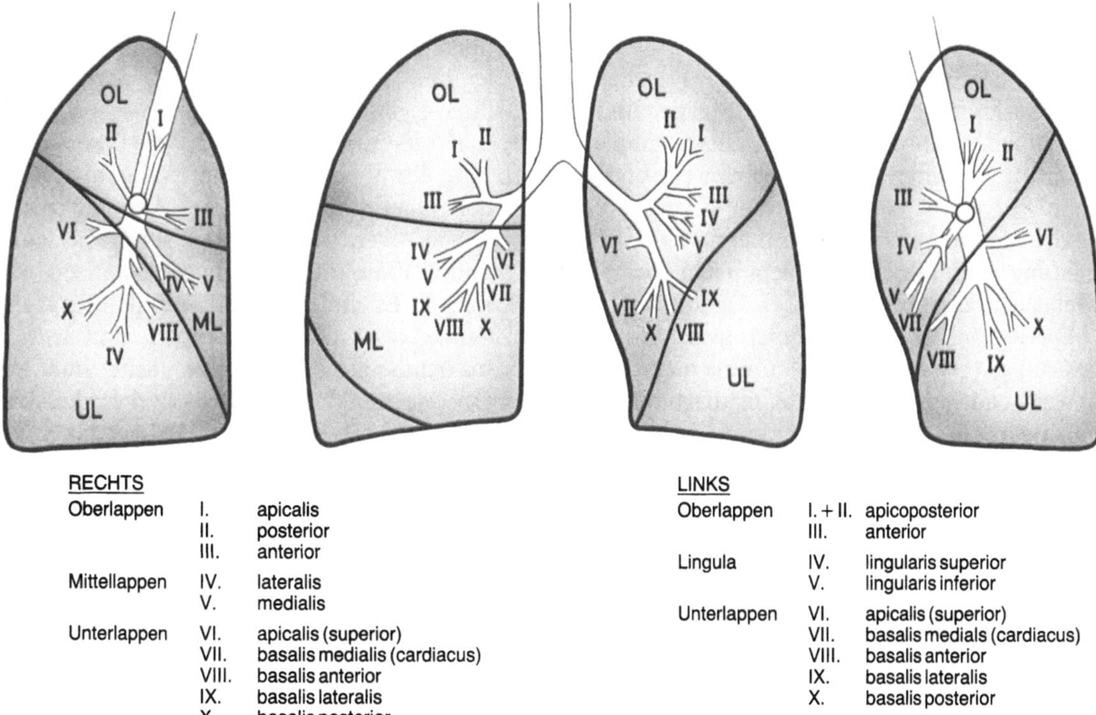

Abb. 1. Einteilung der Lungen in Segmente. (Nomina Anatomica, 5. Aufl., Mexico City 1980)

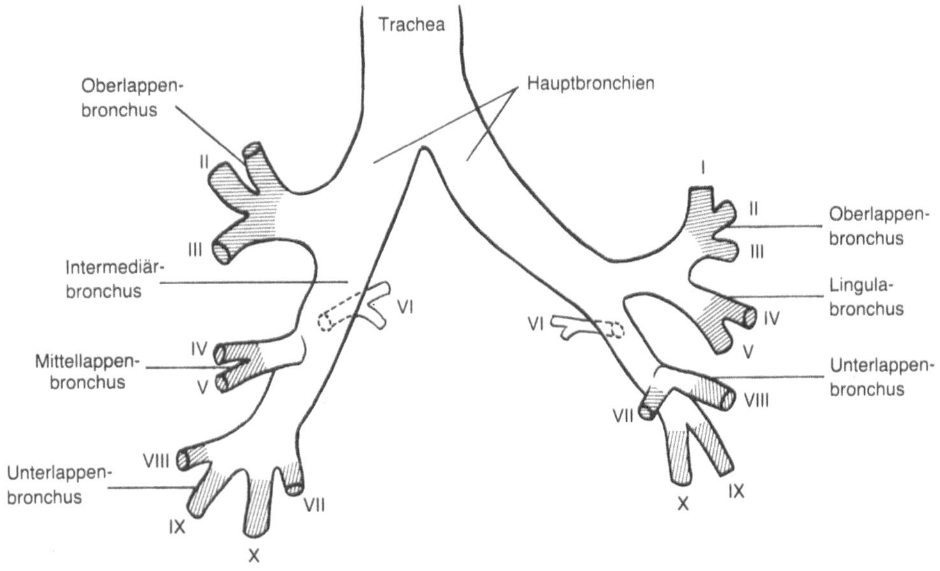

Abb. 2. Lungensegmente. Sichtbereich bei starrer Bronchoskopie weiß, bei flexibler Bronchoskopie schraffiert

nums. Das vordere obere Mediastinum ist für die Diagnostik und die Erfassung der Ausbreitung des Tumors von Interesse, da dieser Raum von einer kleinen jugulären Inzision zugängig und mit dem Mediastinoskop einsehbar ist. Der mediastinoskopisch erreichbare Anteil ist die prä- und paratracheale Region, die Trachealbifurkation, die Stammbronchien bis zu den Lungenhili mit den entsprechenden, die Operationsindikation beeinflussenden Lymphknotengruppen.

17.3.5 Lymphgefäße und regionäre Lymphknoten

Zwei Systeme drainieren die Lunge. Das tiefe System verläuft parallel zu den Arterien und den Bronchien, das oberflächliche liegt subpleural, strahlt in die interlobulären Septen ein und zieht dann perivenös zentripetal. Die Lymphsysteme beider Pleurahöhlen stehen untereinander in Verbindung und führen zu einem recht komplexen Metastasierungsmuster.

Die regionären Lymphknoten in der Einteilung des AJCC (1983) zeigt Abb. 3. Eine hiervon etwas abweichende, jedoch sowohl mediastinoskopisch als auch computertomographisch exakter definierte Einteilung wurde von der American Thoracic Society (TISI et al. 1983) vorgeschlagen (Tabelle 1, Abb. 4). Die dabei verwendete Nomenklatur weicht z.T. von den Nomina Anatomica (Mexico City 1980) und von im deutschen Sprachraum in der Klinik benutzten Bezeichnungen ab.

Die Mediastinoskopie erfaßt die prätrachealen, oberen und unteren paratrachealen (paratrachealen und tracheobronchialen), subkarinalen und hilären Lymphknoten.

NOHL-OSER (1971) hat auf die besondere Bedeutung des „lymphatic sump" hingewiesen, dem bei der Operation besondere Aufmerksamkeit geschenkt werden muß. Hier sitzen die Hauptfilter und Auffangstationen für metastatische Absiedelungen. Es sind dies die Lymphknotengruppen im Winkel zwischen Oberlappen- und Intermediärbronchus auf der rechten Seite und zwischen Oberlappen-, Unterlappen- und Lingulabronchus auf der linken Seite.

Als regionäre Lymphknoten der Lungenkarzinome gelten bis 31. 12. 1986 die intrapulmonalen, hilären und mediastinalen Lymphknoten, ab 1. 1. 1987 zusätzlich auch die ipsi- und kontralateralen Scalenus- und supraklavikulären Lymphknoten.

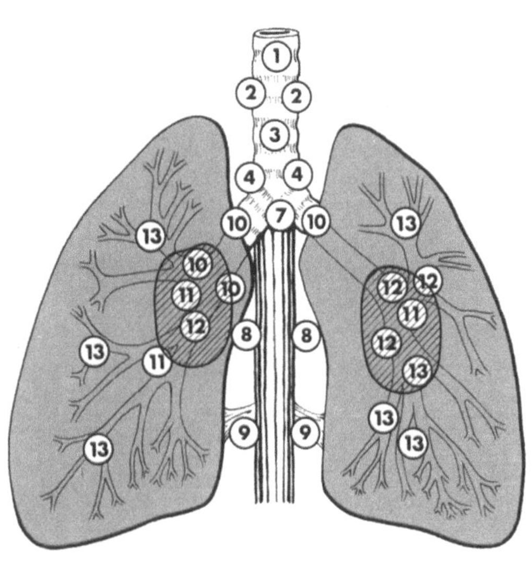

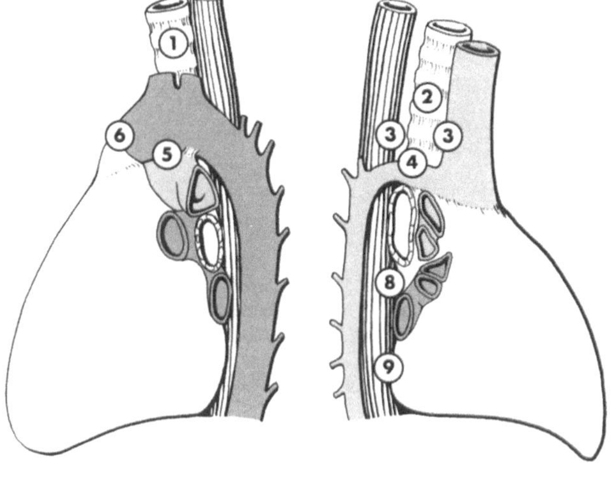

Abb. 3. Regionäre Lymphknoten beim Lungenkrebs. Schematische Darstellung aus AJCC 1983. Die durch Mediastinoskopie erfaßbaren Lymphknotengruppen sind nachstehend durch * gekennzeichnet.

1*	höchste mediastinale	
2*	obere paratracheale	
3*	prä- und retrotracheale	obere mediastinale
4*	untere paratracheale (einschl. Azygos-Lymphknoten)	
5	subaortale (Aortenfenster)	
6	paraaortale (Lymphknoten entlang Aorta ascendens oder phrenische Lymphknoten)	aortale

7*	subkarinale	
8	parösophageale (unter Carina)	untere mediastinale
9	Lymphknoten des Lig. pulmonale	
10*	hilär	
11	interlobär	
12	lobär	peribronchiale
13	segmental	

Schraffiertes Gebiet: „lymphatic sump" nach NOHL-OSER. Ab 1.1.1987 gelten auch die ipsi- und kontralateralen Scalenus- und supraklavikulären Lymphknoten als regionäre Lymphknoten.

Tabelle 1. Unterteilung der regionären Lymphknoten nach Vorschlag der American Thoracic Society. (Aus Tisi et al. 1983) (vgl. Abb. 4)

Nr.	Bezeichnung	Definition	Nomina Anatomica Mexico City 1980	Gebräuchliche Synonyme
2R*	rechte obere paratracheale („suprainnominate")	rechts der Mittellinie der Trachea; untere Grenze: Kreuzung des unteren Randes des Truncus brachiocephalicus mit der Trachea	N.l. paratracheales	paratracheal
2L*	linke obere paratracheale („supraaortale")	rechts der Mittellinie der Trachea; untere Grenze: höchster Punkt des Aortenbogens		
4R*	rechte untere paratracheale	rechts der Mittellinie der Trachea; untere Grenze: oberer Rand der V. azygos (obere Grenze siehe 2R)	N.l. tracheobronchiales superiores	tracheobronchial
4L*	linke untere paratracheale	links der Mittellinie der Trachea; untere Grenze: Höhe der Carina medial des Lig. arteriosum		
5	aortopulmonale	sub- und paraaortale Lymphknoten, lateral des Lig. arteriosum oder der Aorta oder der linken A. pulmonalis, proximal des ersten Astes der linken A. pulmonalis	N.l. medistinales anteriores	
6	vordere mediastinale	vor Aorta ascendens oder Truncus brachiocephalicus		
7*	subkarinal	unter Carina, nicht in direkter Verbindung mit Unterlappenbronchien oder Arterien innerhalb der Lunge	N.l. tracheobronchiales inferiores	Bifurkationslymphknoten
8	paraösophageal	hinter der Rückwand der Trachea, rechts oder links der Mittellinie des Ösophagus (ohne subkarinale Lymphknoten)	N.l. mediastinales posterires	
9	Lymphknoten des rechten oder linken Lig. pulmonale	innerhalb des rechten oder linken Lig. pulmonale		
10R[a]	rechte tracheobronchiale	rechts der Mittellinie der Trachea zwischen oberer Grenze der V. azygos und Abgang des rechten Oberlappenbronchus	N.l. bronchopulmonales hilares	hiläre, zentrale bronchiale
10L[a]	linke peribronchiale	links der Mittellinie der Trachea zwischen Carina und linkem Oberlappenbronchus, medial des Lig. arteriosum		
11	intrapulmonale	Lymphknoten in der rechten oder linken Lunge, einschließlich jener distal der Aufzweigung des Stammbronchus; sie können weiters unterteilt werden in: a) interlobäre b) lobäre c) segmentale	N.l. pulmonales	periphere bronchiale

* Diese Lymphknotengruppen sind durch Mediastinoskopie erfaßbar.
Ab 1.1.1987 gelten auch die ipsi- und kontralateralen Scalenus- und supraklavikulären Lymphknoten als regionäre Lymphknoten.

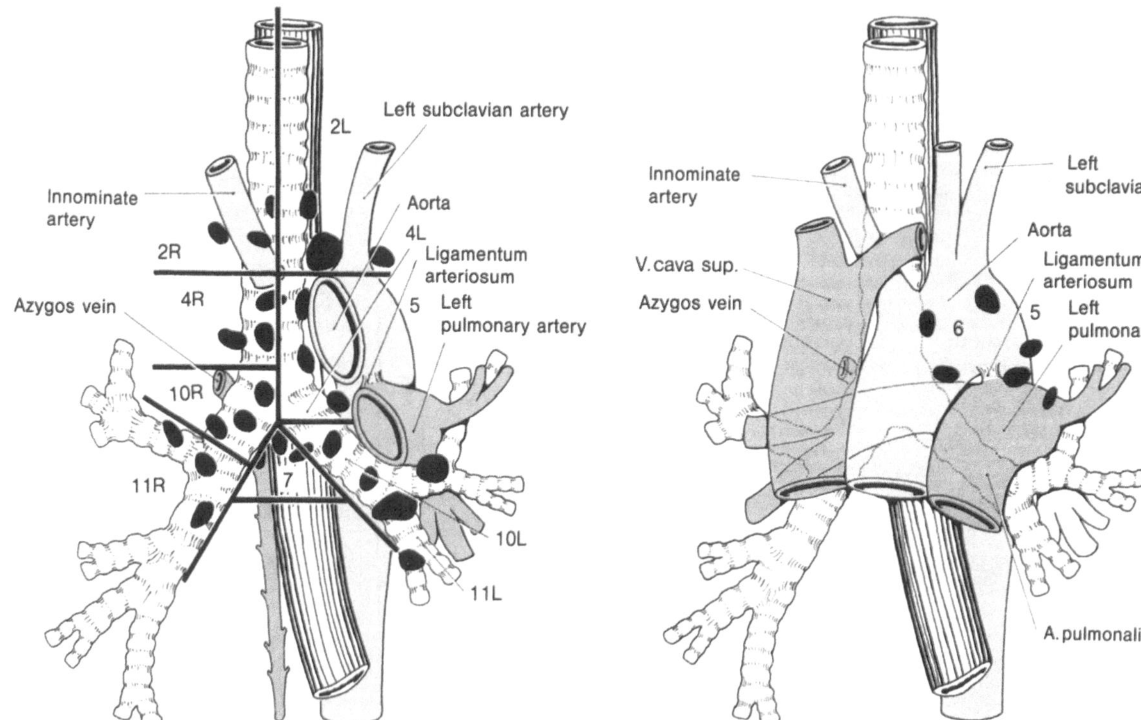

Abb. 4. Unterteilung der regionären Lymphknoten nach den Vorschlägen der American Thoracic Society. Zur Numerierung der Lymphknotengruppen s. Tabelle 1. Gruppe 8 und 9 nicht eingezeichnet. (Nach Tisi et al. 1983)

17.4 Histologische Klassifikation

Innerhalb von Lungenkarzinomen kommen — sofern die seltenen Tumoren außer acht gelassen werden — vier wesentliche histologische Erscheinungsbilder vor:

a) Bezirke mit plattenepithelialer Differenzierung,
b) Strukturen mit drüsiger Differenzierung,
c) kleinzellige Areale und
d) großzellige Bezirke.

Diese Strukturen kommen z.T. allein in einem Tumor vor, vielfach aber in Kombination, überdies kann der Grad der plattenepithelialen und/ oder drüsigen Differenzierung innerhalb eines Tumors wechseln. Daher ergeben sich sehr unterschiedliche histologische Bilder, die die vielen unterschiedlichen Klassifikationsschemata erklären. Heute sollte allgemein die WHO-Klassifikation in ihrer 2. Auflage von 1981 angewandt werden (Tabelle 2).

Als *Plattenepithelkarzinom* ist ein Tumor definiert, der Verhornung und/oder Interzellularbrücken zeigt. Innerhalb der Plattenepithelkarzinome kann man nach dem Grad der Differenzierung gut differenzierte, mäßig differenzierte und schlecht differenzierte Tumoren unterscheiden. Das spindelzellige Karzinom ist eine Variante des Plattenepithelkarzinoms, bei der neben den typischen plattenepithelial differenzierten Bezirken auch eine spindelzellige Komponente vorhanden ist.

In der Gruppe der *kleinzelligen Karzinome* werden drei Subtypen unterschieden:

a) Das *Haferzellkarzinom* („oat cell carcinoma", früher lymphozytärer Typ des kleinzellig-anaplastischen Karzinoms) ist aus uniformen kleinen Zellen zusammengesetzt, die gewöhnlich größer als Lymphozyten sind, dichte runde oder ovale Kerne mit diffus verteiltem Chromatin, undeutliche Kernkörperchen und sehr spärlich Zytoplasma aufweisen. Gelegentlich können auch einzelne größere Zellen, Tubuli und sehr spärlich Schleimsubstanzen vorhanden sein.

b) Das *kleinzellige Karzinom vom intermediären Zelltyp* (früher fusiformer oder polygonaler Typ des kleinzellig-anaplastischen Karzinoms) besteht ebenfalls aus kleinen Zellen, deren Kerne ähnlich jenen des Haferzellkarzinoms sind, es findet sich aber reichlicher Zytoplasma, die Zellen können polygonal oder fusiform sein, die allgemeine Über-

Tabelle 2. WHO-Klassifikation maligner Lungentumoren (WHO 1981)

I. Epitheliale maligne Tumoren
  1. Plattenepithelkarzinom
    (Variante: Spindelzellkarzinom)
  2. Kleinzelliges Karzinom
    a) Haferzellkarzinom (oat cell carcinoma)
    b) vom intermediären Zelltyp
    c) kombiniertes Haferzellkarzinom
  3. Adenokarzinom
    a) azinäres Adenokarzinom
    b) papilläres Adenokarzinom
    c) bronchiolo-alveoläres Karzinom
    d) solides Karzinom mit Schleimbildung
  4. Großzelliges Karzinom
    [Varianten: a) Riesenzellkarzinom, b) hellzelliges
    Karzinom (clear cell carcinoma)]
  5. Adenosquamöses Karzinom
  6. Karzinoidtumor
  7. Bronchialdrüsenkarzinom
    a) adenoid-zystisches Karzinom
    b) Mukoepidermoidkarzinom

II. Nichtepitheliale maligne Tumoren, z.B. Fibrosarkom, Neurofibrosarkom, Hämangiosarkom, Leiomyosarkom, malignes Hämangioperizytom

III. Malignes Mesotheliom
  1. epithelial
  2. fibrös (spindelzellig)
  3. biphasisch

IV. Sonstige primäre maligne Tumoren
  1. Karzinosarkom
  2. Lungenblastom (pulmonary blastoma)
  3. malignes Melanom
  4. malignes Lymphom
  5. sonstige

sicht ergibt ein weniger uniformes Bild. Tumoren, die teils das Bild eines Haferzellkarzinoms, teils das vom intermediären Typ zeigen, sollen als Haferzellkarzinom klassifiziert werden.

c) Das *kombinierte Haferzellkarzinom* ist ein Tumor, der neben eindeutigen Strukturen eines Haferzellkarzinoms auch solche eines Plattenepithel- und/oder Adenokarzinoms aufweist.

Als *Adenokarzinome* werden maligne Tumoren bezeichnet, die tubuläres, azinäres oder papilläres Wachstum zeigen und/oder Schleimproduktion der Tumorzellen aufweisen. Beim *azinösen Adenokarzinom* stehen drüsige Strukturen (Azini und Tubuli) im Vordergrund, beim *papillären Adenokarzinom* papilläre Strukturen. Nach dem Grad der Differenzierung kann bei den azinären und papillären Adenokarzinomen zwischen gut, mäßig und schlecht differenzierten Tumoren unterschieden werden. Das *bronchiolo-alveoläre Karzinom* ist durch Wachstum zylindrischer Zellen entlang der erhaltenen präexistenten Alveolarwände gekennzeichnet. Zu den Adenokarzinomen werden auch Karzinome gerechnet, denen die Bildung von Azili, Tubuli oder Papillen mangelt, die solide strukturiert sind, aber Schleimvakuolen in vielen Tumorzellen enthalten.

Großzellige Karzinome zeigen große Kerne, deutliche Kernkörperchen, reichlich Zytoplasma und meist gut erkennbare Zellgrenzen. Dabei fehlen Zeichen einer plattenepithelialen oder drüsigen Differenzierung.

Tabelle 3. Unterschiede der vier histologischen Haupttypen

	Plattenepithel-karzinom	Adeno-karzinom	Großzelliges Karzinom	Kleinzelliges Karzinom
Verteilung	~45%	~25%	~10%	~20%
Anteil zentraler Tumoren	80%	30%	50%	85%
Verteilung ♂	50%	15%	7%	28%
♀	24%	46%	8%	22%
Ursachen	Tabak	?	?	Tabak
Metastasierung	spät, vorwiegend lymphogen	früh, lymphogen und hämatogen	früh, lymphogen und hämatogen	sehr früh, lymphogen und hämatogen
Mittlere Tumorver-dopplungszeiten	98 Tage	187 Tage	80 Tage	30 Tage
Hauptmetastasie-rungsorte	Leber, Niere Hiluslymphknoten	Hiluslymph-knoten, Pleura, Lunge, NN, ZNS, Knochen, Leber	Hiluslymph-knoten, Lunge, kardiovaskuläres System	regionale Lymphknoten (90%), abdominale Lymphknoten (50%), *Leber,* Knochen, NN, *Gehirn,* Niere, Pankreas
Chemosensibilität	(+)	(+)	+	+ + +
Radiosensibilität	+ +	(+)	+	+ + +

Adenosquamöse Karzinome bestehen aus Arealen mit dem typischen Bild des Plattenepithelkarzinoms und aus Arealen vom Typ des Adenokarzinoms.

Die weitaus überwiegende Zahl aller Malignome (etwa 95%) entfällt auf die fünf Haupttypen (I/1–5 der Tabelle 2). Angaben auf Grund der neuen WHO-Klassifikation liegen an größerem Material noch nicht vor. Etwa 40% der Tumoren dürften Plattenepithelkarzinome, 25–30% Adenokarzinome, 20–25% kleinzellige Karzinome, jeweils weniger als 10% großzellige und adenosquamöse Karzinome sein. Im Operationsgut verschiebt sich die Verteilung durch weitgehenden Wegfall der kleinzelligen Karzinome. Bei Frauen finden sich Adenokarzinome häufiger als bei Männern. Die wichtigsten Unterschiede zwischen den verschiedenen histologischen Typen zeigt Tabelle 3.

17.5 TNM/pTNM-Klassifikation, Stadieneinteilung

Die derzeit gültige TNM- und pTNM-Klassifikation der UICC zeigt Tabelle 4. Das AJCC (1983) verwendet die gleichen Definitionen. Auf Grund der TNM/pTNM-Klassifikation ergibt sich die Stadieneinteilung. Im Gegensatz zur Gruppierung der UICC 1978/1982 wird das Stadium I vom AJCC 1983 nicht weiter unterteilt und das UICC-

Tabelle 4. TNM/pTNM-Klassifikation des Lungenkarzinoms. (UICC 1978/1982)

Prätherapeutische klinische Klassifikation TNM
Minimalerfordernisse zur Klassifikation:
für T: klinische Untersuchung, Röntgendiagnostik, Bronchoskopie
für N: klinische Untersuchung, Röntgendiagnostik, Mediastinoskopie
für M: klinische Diagnostik und Röntgendiagnostik

T   Primärtumor
Tis Carcinoma in situ
T1   Größter Durchmesser 3 cm oder weniger, Tumor umgeben von Lungengewebe oder viszeraler Pleura, keine Zeichen einer Infiltration proximal eines Lappenbronchus
T2   Größter Durchmesser mehr als 3 cm oder Infiltration der viszeralen Pleura oder bis zum Hilus reichende Atelektase oder obstruktive Entzündung; proximale Ausdehnung bei Bronchoskopie höchstens bis 2 cm distal der Carina, Atelektase oder obstruktive Entzündung darf nicht ganze Lunge betreffen, kein Pleuraerguß

Tabelle 4 (Fortsetzung)

T   Primärtumor
T3   Direkte Ausdehnung auf benachbarte Strukturen (Thoraxwand einschließlich Pleura parietalis, Zwerchfell, Mediastinum) oder Tumor bei Bronchoskopie weniger als 2 cm distal der Carina oder Atelektase oder obstruktive Pneumonie der ganzen Lunge oder Pleuraerguß
TX   Tumor, der nicht beurteilt werden kann, oder Tumornachweis durch maligne Zellen im bronchopulmonalen Sekret ohne radiologische oder bronchoskopische Lokalisation

N   Regionäre Lymphknoten
Als regionäre Lymphknoten gelten die intrathorakalen Lymphknoten. Dazu gehören:
a)   peribronchiale Lymphknoten (innerhalb des Umschlags von der viszeralen zur parietalen Pleura): intersegmentäre, intralobäre, interlobäre und hiläre Lymphknoten,
b)   mediastinale Lymphknoten: tracheobronchiale, paratracheale, paraaortale, paraösophageale, ligamentäre sowie Lymphknoten des vorderen Mediastinums.
N0   Kein Anhalt für Befall regionärer Lymphknoten
N1   Befall von peribronchialen Lymphknoten und/ oder homolateralen Hiluslymphknoten (einschließlich einer direkten Ausdehung des Primärtumors)
N2   Befall mediastinaler Lymphknoten
NX   Minimalerfordernisse zur Beurteilung der regionären Lymphknoten nicht erfüllt

M   Fernmetastasen
M0   Kein Anhalt für Fernmetastasen[a]
M1   Fernmetastasen vorhanden
MX   Minimalerfordernisse zur Feststellung von Fernmetastasen nicht erfüllt

Postoperative histopathologische Klassifikation: pTNM
Die Kategorien pT, pN und pM entsprechen den Kategorien T, N und M

[a] Als Fernmetastasen gelten auch Metastasen in extrathorakalen Lymphknoten (z.B. supraklavikulären Lymphknoten) und — entsprechend dem AJCC 1983 — auch kontralaterale hiläre Lymphknotenmetastasen.

Stadieneinteilung

TX	N0	M0	okkultes Karzinom
T1 T2	} N0	M0	Stadium Ia
T0 T1	} N1	M0	Stadium Ib
T2	N1	M0	Stadium II
T3 jedes T	N0, N1 N2	} M0	Stadium III
jedes T	jedes N	M1	Stadium IV

In-situ-Karzinome (TisN0M0) werden in der Stadieneinteilung der UICC nicht berücksichtigt, vom AJCC 1983 dem Stadium I zugeordnet.

Tabelle 5. TNM/pTNM-Klassifikation und Stadieneinteilung des Lungenkarzinoms ab 1.1.1987 (UICC und AJCC)

TNM-Klinische Klassifikation

T-Primärtumor

TX   Primärtumor kann nicht beurteilt werden oder Nachweis von malignen Zellen im Sputum oder in Bronchialspülungen, aber ohne radiologische oder bronchoskopische Tumorlokalisation

T0   Kein Anhalt für Primärtumor

Tis   Carcinoma in situ

T1   Tumor 3 cm oder weniger im größten Durchmesser, umgeben von Lungengewebe oder viszeraler Pleura, keine bronchoskopischen Zeichen einer Infiltration proximal eines Lappenbronchus (Haupt- und Intermediärbronchus frei)[a]

T2   Tumor mit einem der folgenden Kennzeichen hinsichtlich Größe oder Ausbreitung:
   – Tumor mehr als 3 cm im größten Durchmesser
   – Tumor mit Befall des Hauptbronchus, 2 cm oder weiter distal der Carina
   – Tumor infiltriert viszerale Pleura
   – assoziierte Atelektase oder obstruktive Entzündung bis zum Hilus, aber nicht der ganzen Lunge

T3   Tumor jeder Größe mit direkter Infiltration einer der folgenden Strukturen: Brustwand (einschließlich Tumoren des Sulcus superior), Zwerchfell, mediastinale Pleura, parietales Pericard
   oder Tumor im Hauptbronchus weniger als 2 cm distal der Carina, aber Carina selbst nicht befallen
   oder Tumor mit Atelektase oder obstruktiver Entzündung der ganzen Lunge

T4   Tumor mit Invasion einer der folgenden Strukturen: Mediastinum, Herz, große Gefäße, Trachea, Ösophagus, Wirbelkörper, Carina; *oder* Tumor mit malignem Pleuraerguß[b]

N-Regionäre Lymphknoten
Regionäre Lymphknoten sind die intrathorakalen Lymphknoten sowie die ipsi- und kontralateralen Scalenus- und supraclavikulären Lymphknoten

NX   Regionäre Lymphknoten können nicht beurteilt werden

N0   Keine regionären Lymphknotenmetastasen

N1   Metastasen in ipsilateralen peribronchialen Lymphknoten und/oder ipsilateralen Hiluslymphknoten (einschließlich einer direkten Ausbreitung des Primärtumors)

N2   Metastasen in ipsilateralen mediastinalen und/oder subcarinalen Lymphknoten

N3   Metastasen in kontralateralen mediastinalen, kontralateralen Hilus-, ipsi- oder kontralateralen Scalenus- oder supraclavikulären Lymphknoten

M-Fernmetastasen
MX   Vorhandensein von Fernmetastasen kann nicht beurteilt werden

M0   Keine Fernmetastasen

M1   Fernmetastasen

pTNM-Pathologische Klassifikation
Die Kategorien pT, pN und pM entsprechen den Kategorien T, N und M.

Tabelle 5 (Fortsetzung)

Stadieneinteilung

Stadium 0	Tis	N0	M0
Stadium I	T1	N0	M0
	T2	N0	M0
Stadium II	T1	N1	M0
	T2	N1	M0
Stadium III A	T1	N2	M0
	T2	N2	M0
	T3	N0–2	M0
Stadium III B	jedes T	N3	M0
	T4	jedes N	M0
Stadium IV	jedes T	jedes N	M1

[a]   Ungewöhnliche sich oberflächlich ausbreitende Tumoren jeder Größe mit einer nur auf die Bronchialwand begrenzten Infiltration werden auch dann, wenn sie sich weiter proximal ausdehnen, als T1 klassifiziert.

[b]   Die meisten Pleuraergüsse bei Lungenkarzinomen sind durch den Tumor verursacht. Es gibt jedoch einige wenige Patienten, bei denen die mehrfache zytologische Untersuchung des Pleuraergusses negativ und der Erguß nicht hämorrhagisch und kein Exsudat ist. Diese Fälle sollten, wenn auch die klinische Beurteilung dafür spricht, daß der Erguß nicht tumorbedingt ist, ohne Rücksicht auf den Erguß in T1, T2 oder T3 eingestuft werden.

Stadium III und IV als Stadium III zusammengefaßt. Die ab 1. 1. 1987 geltende, für UICC und AJCC einheitliche neue Klassifikation zeigt Tabelle 5. Dabei wurde berücksichtigt, daß die bisherige Einordnung von T1 N1 M0-Tumoren als Stadium Ib der bei allen anderen Tumoren angewandten Systematik, daß Fälle mit regionären Lymphknotenmetastasen niemals dem Stadium I zugeordnet werden, widerspricht.

Auch in der neuen Klassifikation sind noch einige Probleme offen. Da zwischen mediastinalen Lymphknotenmetastasen ohne und solchen mit perinodulärem Wachstum (Ausbreitung jenseits der Lymphknotenkapsel) ein beträchtlicher Unterschied in der Prognose besteht, wurde vom DSK (HERMANEK 1985) auch vorgeschlagen, die bisherige Kategorie N2 zu unterteilen:

N2a: Befall mediastinaler Lymphknoten ohne perinoduläres Wachstum,
N2b: Befall mediastinaler Lymphknoten mit perinodulärem Wachstum.

Diskontinuierliche knötchenförmige Läsionen an der homolateralen Pleura visceralis oder parietalis sind in der prognostischen Wertigkeit wohl nicht Fernmetastasen gleichzusetzen, sollten aber nach den Vorschlägen des AJCC 1983 zu einer Einordnung des Primärtumors als T3 Anlaß ge-

Tabelle 6. „Frühkrebs der Lunge". (Nach Ikeda 1981)

zentral (Segmentbronchus oder weiter zentral)	peripher (Subsegmentbronchus oder weiter peripher)
kontinuierliches Wachstum begrenzt auf Bronchialwand	größter Durchmesser < 2 cm Pleura visceralis tumorfrei
regionäre Lymphknoten histologisch tumorfrei	

Tabelle 7. Klassifikation der kleinzelligen Karzinome. VALCSG (Veterans Administration Lung Cancer Study Group). (Nach Hyde et al. 1965)

„limited disease"
   a) begrenzt auf einen Hemithorax (einschließlich Mediastinum, homolaterale Pleura und Brustwand)
   b) keine extrathorakalen Metastasen außer homolateralen supraklavikulären Lymphknoten, sofern sie in das Bestrahlungsfeld des Primärtumors miteingeschlossen werden können
   c) Primärtumor und regionale Lymphknotenmetastasen müssen bei jedem Bestrahlungsfeld komplett einbezogen sein können
„extensive disease"
   alle Tumoren, die nicht die Bedingungen für „limited disease" erfüllen

ben. Ein weiteres Problem bietet die Einordnung multipler pulmonaler Tumorareale mit identischem histologischen Bild. Das deutschsprachige TNM-Komitee (DSK) schlägt hierbei vor, den Tumor mit der ungünstigsten T/pT-Kategorie zu erfassen und den Zusatz m (multiple) zuzufügen.

Die TNM-Klassifikation berücksichtigt die *Tumorlokalisation* nur indirekt und teilweise. Für klinische und prognostische Zwecke hat sich eine Unterteilung in zentrale und periphere Tumoren bewährt. Allerdings wird die Grenze im Schrifttum verschieden gesetzt. In Erlangen werden aus chirurgischer Sicht Tumoren, die in Segmentbronchen oder weiter peripher lokalisiert sind, als peripher bezeichnet; alle Tumoren, bei denen der Lappenbronchus oder zentraler gelegene Teile des Bronchialbaums befallen sind, zählen als zentrale Tumoren (Hermanek u. Gall 1979). Im Gesamtkrankengut der Chirurgischen Universitätsklinik Erlangen lag die Verteilung zentral zu peripher bei 2:1, bei den resezierten Patienten 1:1.

In Japan wird eine Gruppe prognostisch günstiger Lungenkrebse als *„Frühkrebs"* besonders hervorgehoben (Ikeda 1981). Die Definition ist hierbei je nach Lokalisation unterschiedlich (Ta-

belle 6). Die Diagnose kann nur nach histologischer Untersuchung des Resektats gestellt werden. Zentrale Frühkrebse sind meist radiologisch nicht erkennbar, bronchoskopisch sieht man eine granulierte unregelmäßige Schleimhautoberfläche oder knotig-polypoides Wachstum.

Da die meisten kleinzelligen Lungenkarzinome in das UICC-Stadium III und IV fallen, besitzt diese Stadieneinteilung für kleinzellige Karzinome wenig prognostische Aussagekraft. Besser bewährt hat sich hierbei aus klinischen Gründen eine Unterteilung in „limited" und „extensive disease" (Tabelle 7).

17.6 Diagnose

17.6.1 Symptomatik

Nur 4% der Lungenkarzinome werden in einem asymptomatischen Stadium erfaßt. Ein Lungenkarzinom, das klinische Symptome macht, ist meist schon aus einem Frühstadium herausgetreten. Wirkliche Frühsymptome gibt es leider nur sehr diskrete, und diese werden von den deutlicheren, meist jahrelang existierenden Symptomen einer chronischen Bronchitis überdeckt. Eine effektive Frühdiagnostik muß daher nicht nur Einzelsymptome werten, sondern sie in Zusammenhang mit ätiologischen Faktoren sehen.

Overholt (1970) schlug eine Einteilung der Symptome in 3 Gruppen vor:

1. Primäre, also lokal durch den Tumor ausgelöste Symptome
2. Metastatische Symptome
3. Systemische Syndrome durch vom Tumor produzierte biologisch wirksame Substanzen.

Die Häufigkeit der *7 Kardinalsymptome* des Lungenkarzinoms zeigt Tabelle 8. Diese Symptome haben verschiedenes Gewicht. *Reizhusten* als häufigstes in der Literatur angegebenes Symptom (40–60%) kommt bei chronischer Bronchitis und Tumor gleich häufig vor, Patienten berichten jedoch meist von einer Änderung des Hustencharakters. *Rezidivierende Fieberschübe* werden häufiger sogar bei der chronischen Bronchitis gefunden. Hinter einer *Hämoptoe* versteckte sich im Krankengut von Mall et al. (1980) in über der Hälfte der Fälle ein Malignom. *Thoraxschmerzen* in Zusammenhang mit anderen obengenannten Symptomen sollten Anlaß zu intensiver Diagnostik

Tabelle 8. Häufigkeit der wichtigsten Symptome des Bronchialkarzinoms im Krankengut der Chir. Univ.-Klinik Erlangen (1967–1983, n = 801)

Symptom	Häufigkeit [%]
1. Husten	38,9
2. Atemnot	29,2
3. Gewichtsverlust	28,3
4. Hämoptoe	21,1
5. Thoraxschmerz	19,5
6. Krankheitsgefühl	10,0
7. Heiserkeit	8,4

sein. *Appetitlosigkeit, Gewichtsverlust* und *Leistungsknick* sind hochgradig tumorverdächtige Symptome (SCHERRER et al. 1980).

Speziell dem *Gewichtsverlust* mißt DITTRICH (1976) besondere Bedeutung zu. Er stellt in Verbindung mit drei der Kardinalsymptomen ein hochgradiges Verdachtsmoment auf ein Lungenkarzinom dar.

17.6.1.1 Symptome durch Organüberschreitung des Tumors oder Fernmetastasen

Der Thorax- oder Knochenschmerz kann bedingt sein durch direktes Einwachsen des Tumors in die Thoraxwand, aber auch durch Pleurametastasen oder Pleuraergüsse. Posttumoröse Retentionspneumonien führen häufig zu schmerzhaften Pleuritiden. Metastasen in Rippen oder der Wirbelsäule verursachen oft langzeitig verkannte „rheumatoide Beschwerden".

Tachykardie und Rhythmusstörungen können auf eine Perikardinfiltration hinweisen, Dysphagie Zeichen eines Tumoreinbruchs in den Ösophagus sein. Eine obere Einflußstauung ist Hinweis auf eine Kompression bzw. Tumoreinbruch in die obere Hohlvene.

Apoplektiforme Zustandsbilder oder fokale Anfallsformen (Jackson-Anfälle) können Zeichen von Hirnmetastasen (meist kleinzelliger Bronchialkarzinome) sein. Phrenikus- und Rekurrensparese entstehen durch hiläre Metastasen bzw. direktes Einwachsen des Tumors in diese Strukturen.

Das Pancoast-Syndrom wird durch einen von der Lungenspitze in den Plexus brachialis einbrechenden Tumor bewirkt. Anfänglich ist meist nur der N. ulnaris betroffen, später der gesamte Armplexus. Durch Beteiligung des untersten Zervikalganglions kommt es zum Horner-Symptomenkomplex.

17.6.1.2 Paraneoplastische Syndrome

In ca. 50% aller Lungenkarzinome sollen paraneoplastische Syndrome auftreten (WEBER et al. 1979). Man unterscheidet hormonale und nichthormonale Syndrome (s.S. 61). Lungenkarzinome können die verschiedensten Hormone produzieren, sie sind die häufigste Ursache hormonaler paraneoplastischer Syndrome. Unter den nichthormonalen Syndromen sind am häufigsten die dermatologische und neurologische Ausprägung, weiterhin die hypertrophische Osteoarthropathie und Myopathien.

Eine effektive Tumorbehandlung führt meist zum Verschwinden des paraneoplastischen Syndroms. Laborchemisch meßbare Substanzen können als Tumormarker fungieren und Aussagen über die Radikalität der Resektion machen bzw. frühzeitig ein Rezidiv ankündigen (GROPP u. HAVEMANN 1979, 1981). Als echte Screeningmethode eignet sich die Bestimmung dieser Substanzen vorerst noch nicht. Kleinzellige und großzellige Tumoren machen insgesamt häufiger paraneoplastische Erscheinungen als das Plattenepithel- und Adenokarzinom.

17.6.2 Diagnostik

Beim Lungenkarzinom gibt es keine Frühsymptome. Die späten Hauptsymptome sind zudem wenig charakteristisch, so daß der behandelnde Arzt im Wissen um die Epidemiologie und die spezifische Patientenanamnese (Rauchen, berufliche Noxen usw.) gefordert ist, auch bei diskreten Symptomen an das Vorliegen eines Lungenkarzinoms zu denken. Leider kommt es auch heute noch in vielen Fällen zu einer Verschleppung der Diagnosestellung und damit der Therapie. Einerseits geschieht dies durch den Patienten selbst, zum anderen aber auch durch den betreuenden Arzt. DITTRICH (1976) fand, daß nur 1/3 seiner Fälle innerhalb der ersten 3 Monate nach Auftreten der ersten Symptome, ein weiteres Drittel bis zu 1 Jahr, der Rest noch später zur Operation gelangte. Diese verhängnisvolle Verzögerung hat sich nach neueren Berichten zwar gebessert, aber eine generelle Resektionsquote von nur 25–30% beweist, daß neben dem späten Auftreten der Symptome sicherlich noch ein Teil der möglichen Resektionen durch Verschleppung verhindert wird.

Die Diagnostik bei Tumorverdacht sollte aus drei Teilen bestehen:

1) Basiserfassung
- Anamnese (Raucher? Beruf? Symptomatologie, internistischer Status)
- Routinelabor (BKS, großes Blutbild, Leberwerte, alkalische Phosphatase)
- Standard-EKG
- Rö-Thorax in zwei Ebenen

2) Spezifische Lungendiagnostik
- Bronchoskopie
- Schichtaufnahmen
- CT

3) Staging-Untersuchungen
- Abdomen (Leber, Nieren, Nebennieren usw.)
- Skelett
- Gehirn
- Lymphknoten
- Thorax

17.6.2.1 Röntgendiagnostik

Sagittale und seitliche Thoraxaufnahmen gehören unverzichtbar zur Basisdiagnostik (Tabelle 9). Fakultativ kann die Tomographie den suspekten Herd besser abgrenzen, weiterhin sind dadurch Aussagen über multipel vorkommende Befunde sowie über Lymphknotenvergrößerungen der Hilus- und Mediastinalregion möglich, ferner über Beziehung des Tumors zu Nachbarstrukturen. Zunehmend übernimmt die Computertomographie den Platz der Tomographie. Es wird diskutiert, ob das CT nicht die Mediastinoskopie überflüssig macht (KÜPFER et al. 1984; GEBHARDT 1986).

Das CT hat den Vorteil, daß vor allem die Abgrenzung der großen Gefäße und die Erfassung mediastinaler Lymphknotenvergrößerungen besser gelingt (Lymphknoten größer als 20 mm wahrscheinlich, größer als 30 mm sicher pathologisch). Die Trefferrate des CT beim Bronchialkarzinom beträgt nach GERHARDT (1983) bezüglich:

- Ausschluß   90%
- Regionale Lymphknotenmetastasen   82%
- Fernmetastasen   96%
- Stadium   95%.

17.6.2.2 Spezielle Diagnostik

Am Ende der speziellen Diagnostik muß der morphologische Tumornachweis bzw. der Tumorausschluß stehen. Eine Reihe von Maßnahmen, wie die Bronchographie, die Lungenszintigraphie, die Angiographie und die Thorakoskopie, haben an Bedeutung verloren bzw. sind nur spezifischen Fragestellungen vorbehalten, gehören also nicht ins Routinediagnostikprogramm. Ganz im Vordergrund steht die Bronchoskopie.

Die klassische Bronchoskopie (KILIAN 1898) ist durch die von IKEDA 1968 eingeführte *flexible Fiberbronchoskopie* weitgehend verdrängt worden. Sie kann ambulant, ohne Narkose, durchgeführt werden und besitzt verglichen mit der starren Bronchoskopie einen viel größeren Sichtbereich (s. Abb. 2). Das Gerät gelangt bis in die Subsegmentbronchien und kann dort mittels Biopsiezangen histologisches Material und noch weiter in der Peripherie mittels Spülkatheter und Bürste gezielt Zellen oder Zellverbände gewinnen (LAM 1983). Beim starren Bronchoskop ist der Manipulierkanal größer, dadurch sind z.B. perbronchiale oder pertracheale Biopsien möglich, und die aus dem Bronchialsystem gewonnenen Biopsien sind größer als beim Fiberbronchoskop. Dennoch können bei korrekter Gewebsentnahme und -behandlung auch aus den kleinen Biopsien bei der Fiberbronchoskopie ebenso oft exakte Diagnosen gestellt werden (HERMANEK u. GALL 1979).

Ziel der Bronchoskopie ist neben der genauen Tumorlokalisation vor allem die Bestimmung des histologischen Tumortyps und des Malignitätsgrades. IKEDA konnte in seinem Krankengut nur in 25% mit dem starren, jedoch in 83% mit dem flexiblen Bronchoskop den positiven Tumornachweis erbringen (RÜHLE 1979). Die Trefferquote hängt ab vom Sitz des Tumors, bei zentralen Läsionen gelingt der Tumornachweis in praktisch 100%, in der Peripherie in ca. 70%. In der Chirurgischen Universitätsklinik Erlangen wurde bei

Tabelle 9. Radiologische Verdachtszeichen auf ein Bronchialkarzinom

1. Peripherer Rundherd bzw. umschriebenes Infiltrat
2. Atelektase (segmental, lobär oder Gesamtlunge)
3. Hilusverbreiterung (in 5–35%)
4. Überblähung einer Lunge (Ventilmechanismus)
5. Hilusverkleinerung (reaktive Minderdurchblutung bei Ventilationsstörung)
6. Anhebung des rechten Hilus
7. Verplumpung des arterio-venösen Winkels
8. Doppelkontur des Aortenbogens
9. Verdickung der Lappenspalten
10. Mediastinalverbreiterung

Grundsatz: Hinter jeder pulmonalen Läsion muß zumindest differentialdiagnostisch ein Bronchialkarzinom vermutet werden!

87,4% von 660 Patienten mit klinischem und röntgenologischem Verdacht mittels flexibler Bronchoskopie die Tumordiagnose mit einer einmaligen Untersuchung gesichert. Nur in 10% mußte eine Zweitbronchoskopie erfolgen, noch häufigere Untersuchungen waren extrem selten.

Periphere Herde lassen sich meist bronchoskopisch nicht erfassen. Auch die Zytologie führt nur in einem Teil der Fälle zur Diagnose. Hier kann mittels Feinnadelpunktion Material zur zytologischen Untersuchung oder auch mit einer Stanznadel (Hausser, Tru-Cut) ein Gewebszylinder zur histologischen Untersuchung gewonnen werden. Wir schließen uns den Thoraxchirurgen an, die bei einem peripheren, nicht abklärbaren Herd bei funktioneller Operabilität die Indikation zur Operation sehen (DENCK 1971; KAISER 1979; TOOMES et al. 1981).

17.6.3 Untersuchungen zur Bestimmung der Tumorausbreitung (klinisches Staging)

Ist der Tumor histologisch erfaßt, muß seine Ausbreitung anhand des „clinical staging" erfaßt werden, d.h. neben Tumorgröße, Lokalisation und Kontakt zu Nachbarstrukturen die regionale und die Fernmetastasierung. Es gilt zu klären, ob der Tumor aus anatomisch-technischen Gründen radikal entfernbar ist, denn eine bewußt palliative Indikationsstellung gibt es beim Bronchialkarzinom nur ausnahmsweise.

Am Ende des Staging steht die Einstufung in das TNM-System. Je exakter das „clinical staging", d.h. je näher es dem späteren pathologischen Staging liegt, desto eher wird der Patient der adäquaten Therapie zugeführt.

Bei der Entdeckung eines Lungenkarzinoms ist in Abhängigkeit vom histologischen Typ, Größe und Lokalisation mit einer bestimmten Häufigkeit von regionalen und Fernmetastasen zu rechnen. STANFORD et al. (1976) fanden bei 3000 Bronchialkarzinomen in 36% regionale und in 30% Fernmetastasen. Das kleinzellige Karzinom hat zum Zeitpunkt seiner klinischen Erfaßbarkeit bereits in 70% Fernmetastasen gesetzt. Dies führte dazu, diesen Karzinomtyp von vornherein als „Systemerkrankung" zu deklarieren und ihn von einer naturgemäß lokoregionär begrenzten chirurgischen Therapie auszuschließen. Metastasen von Lungenkarzinomen werden gefunden in Knochen (40%), Lunge und Mediastinum (30%), Gehirn (15%), Leber (16%), peripheren Lymphknoten (20%),

Nebennieren, Pankreas, Schilddrüse, Haut- und Subkutangewebe (10%) (RÜHLE 1979). Dabei gibt es deutliche Unterschiede zwischen den verschiedenen histologischen Karzinomtypen (MATTHEWS et al. 1973). Plattenepithelkarzinome neigen dazu, relativ lange auf den Thorax beschränkt zu bleiben. Metastasen in Leber und Nieren finden sich in ca. 1/4 der Fälle. Adenokarzinome metastasieren häufig und frühzeitig in Nebennieren, Leber, Knochen und ZNS. Die klein- und großzelligen Karzinome zeigen dagegen ein frühes und weitgestreutes Metastasierungsmuster sowohl auf dem Lymph- als auch auf dem Blutwege, wobei vor allem das kleinzellige Karzinom eine Affinität zum Knochen, zu endokrinen Organen und zum Gehirn aufweist.

Die Grenzen der Erfaßbarkeit von Metastasen mit klinischen Mitteln, aber auch am Resektionspräparat, sind offenkundig (s.S. 270).

Dies sollte allerdings nicht Anlaß sein, auf exakte klinische Stagingmaßnahmen zu verzichten. Der Fortschritt der Lungenchirurgie der letzten 20 Jahre bestand darin, verbesserte Diagnoseverfahren und exaktere Ordnungsprinzipien zu entwickeln, die es erst ermöglichten, prognostische Kriterien zu finden und die verschiedenen Behandlungsprinzipien miteinander zu vergleichen.

An der Chirurgischen Universitätsklinik Erlangen umfaßt die Suche nach Fernmetastasen die diagnostische Exstirpation tastbarer Lymphknoten, die Lebersonographie bzw. das CT der Oberbauchorgane, die Skeletszintigraphie und die Mediastinoskopie.

Bei kleinzelligen Karzinomen fordern wir zusätzlich:
1. Knochenmarkpunktion und Beckenkammbiopsie
2. Schädel-CT
3. Bei sonographischem Verdacht auf Lebermetastasen Laparoskopie und Leberbiopsie.

17.6.3.1 Lymphknoten

Tastbare periphere Lymphknoten werden routinemäßig entfernt, die von DANIELS 1949 beschriebene präskalenische Biopsie wird nur bei dort tastbaren Lymphknoten durchgeführt. Mediastinale Lymphknoten werden mittels CT bzw. mit Hilusfilterschichten erfaßt. Sind Lymphknotenpakete darstellbar, wird die pertracheale bzw. perbronchiale Punktion empfohlen. Als Alternative steht in diesen Fällen die Mediastinoskopie zur Verfügung, die von uns favorisiert wird, weil sie einen histologischen Nachweis oder Ausschluß von Lymphknotenmetastasen erlaubt.

17.6.3.2 Abdomen

Die Leberszintigraphie wurde zugunsten von Sonographie und CT weitgehend verlassen. Die letztgenannten Untersuchungen erfassen ohne weiteren großen Aufwand auch die Nieren, die Nebennieren sowie paraaortale Lymphknotenpakete. Die Leberblindpunktion, die gezielte sonographisch gesteuerte oder die laparoskopische Leberpunktion sollte nur bei Verdacht auf Lebermetastasen erfolgen.

17.6.3.3 Knochen

Aufgrund seiner hohen Affinität zum Knochen sollte vor allem beim kleinzelligen Karzinom eine Skeletuntersuchung vorgenommen werden. Nur bei lokalisierten Schmerzen an einzelnen Knochen oder z.B. bei radikulären Schmerzen im Bereich der Wirbelsäule sind Röntgenaufnahmen, hier vor allem Schichtaufnahmen, angebracht.

Knochenmarkstanzen (aus dem Beckenkamm) und Knochenmarkpunktion (aus dem Sternum) sind adäquate Mittel, um Metastasierungen ins Knochenmark zu erfassen. MUGGIA et al. (1977) fanden bei kleinzelligen Karzinomen in 43% positive Befunde, jedoch nur in 2,6% bei Plattenepithelkarzinomen.

Das sensibelste Verfahren ist die Skeletszintigraphie mit ^{99m}Tc. HANSEN (1974) beobachtete in seinem Krankengut bei kleinzelligen Karzinomen in 69% positive Knochenmarkzytologie und darüber hinaus noch 15,3% weitere Verdachtsfälle mit Hilfe der Szintigraphie. Die Röntgenuntersuchung allein war bei Knochenmarkmetastasen nicht sensitiv genug. Nur 3,5% der Fälle mit positivem Knochenmarkaspirat hatten röntgensichtbare Befunde.

17.6.3.4 Seltene Thoraxuntersuchungen

Die *Thorakoskopie* hat nur in Ausnahmefällen einen Platz in der Diagnostik des Bronchialkarzinoms.

Die *Pleurapunktion* ist nur dann indiziert, wenn der Verdacht auf eine Pleurakarzinose besteht.

17.6.3.5 Mediastinoskopie

1959 von E. CARLENS beschrieben, hat diese Untersuchung seit ihrer Einführung einen entscheidenden Einfluß auf die Operationsindikation beim Lungenkarzinom ausgeübt. Im Falle eines bronchoskopisch objektivierten Karzinoms dient sie dazu, mediastinale Metastasen zu erfassen.

In ca. 35% finden sich beim Lungenkarzinom mediastinoskopisch positive Metastasen (ASHBAUGH 1970; DITTRICH u. KLINKE 1981; KAISER 1979; MAASSEN 1974; PALVA 1973), hiervon in 28% bi- und kontralaterale. Die Häufigkeit mediastinaler Metastasen ist auch abhängig vom histologischen Typ. So finden sich in ca. 2/3 der Fälle beim kleinzelligen Karzinom positive Lymphknoten, gegenüber nur 1/3 beim Plattenepithelkarzinom und beim Adenokarzinom.

GRESCHUCHNA u. MAASSEN (1971) und MAASSEN (1974) haben die Beziehung zwischen Tumorlokalisation und lymphogener Metastasierung an einem großen Krankengut untersucht (Abb. 5). Am häufigsten setzten Tumoren des linken Unterlappens kontralaterale Metastasen, am seltensten die des rechten Oberlappens. Zentrale Karzinome hatten mit 49% eine deutlich höhere mediastinale Metastasierung als periphere (29%). Die Autoren konnten darüberhinaus zeigen, daß Unterlappenkarzinome auch absolut häufiger mediastinal metastasieren.

Die Operationsindikation bei mediastinaler Metastasierung ist ein kontrovers diskutiertes Thema. Maßgebliche Thoraxchirurgen lehnen jede chirurgische Intervention in dieser Situation ab, weil sie dadurch keine positiven Effekte bezüglich der Überlebensraten sehen (IRLICH et al. 1976; MAASSEN 1976). Einheitlich gilt kontralateraler mediastinaler Befall als Kontraindikation, ebenso homolateraler eines kleinzelligen Karzinoms.

Einen weiteren besonderen Einfluß auf die Operationsindikation haben die Untersuchungen von LARSSON (1973) ergeben, der nachweisen konnte, daß ein kapselüberschreitendes Wachstum von Lymphknotenmetastasen immer mit einer besonders schlechten Prognose verbunden war. Kein Patient mit perinodalem Metastasenwachstum überlebte die 2-Jahres-Grenze.

Unbestrittener Verdienst der Mediastinoskopie ist die drastische Reduktion der Probethorakotomierate von 25–35% auf Werte von 10% und darunter. Immerhin besitzt die Probethorakotomie eine Letalität von ca. 10% (AKOVBIANTZ 1977; ZEIDLER u. VOGT-MOYKOPF 1976). LITTLE et al.

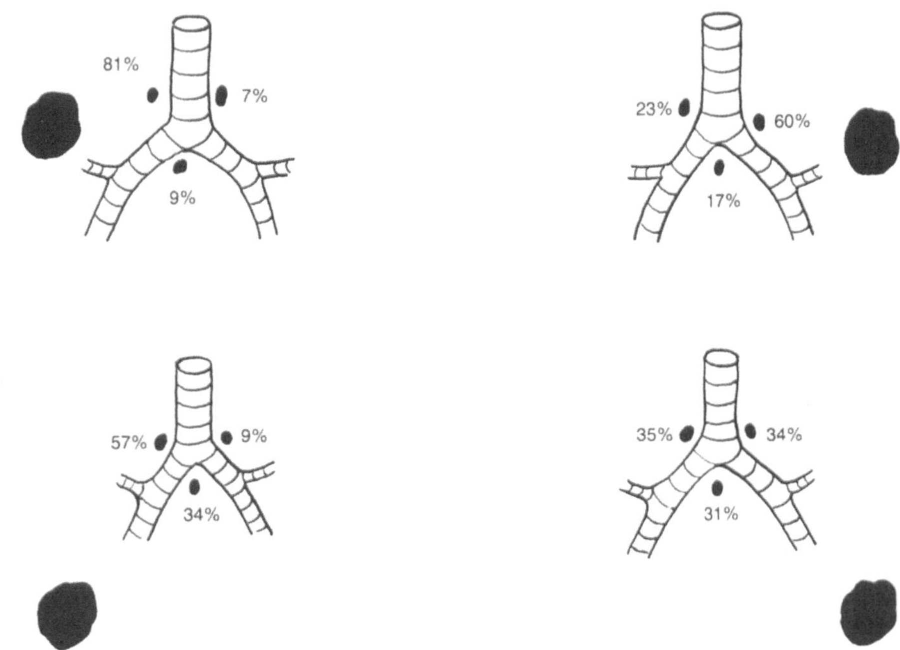

Abb. 5. Metastasierung des Lungenkarzinoms in Abhängigkeit von der Lokalisation. (Nach MAASSEN 1974)

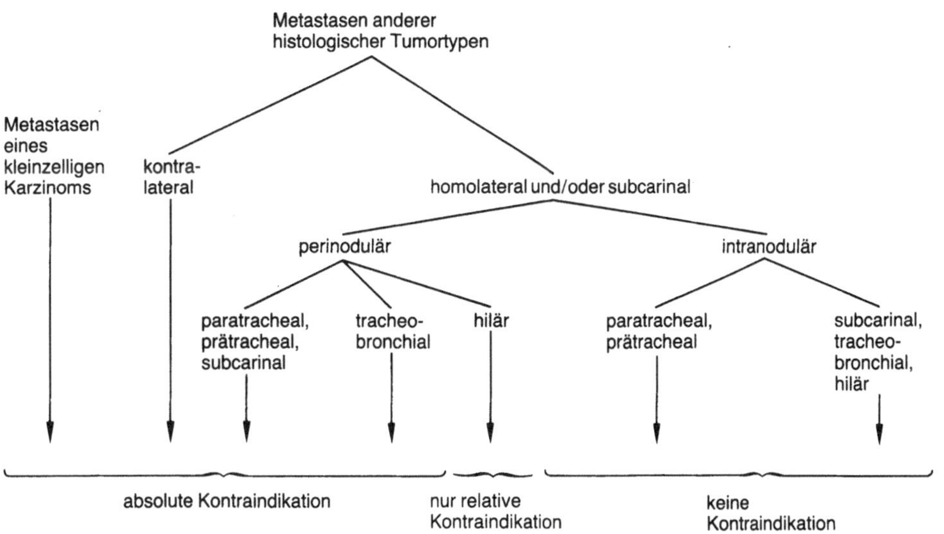

Abb. 6. Bewertung und Konsequenzen der Mediastinoskopie. (Aus HERMANEK u. GALL 1979)

(1983) fanden in ihrem Krankengut bei negativer Mediastinoskopie 97% ihrer Patienten operabel.

Da die 5-Jahres-Überlebensraten bei konservativer Therapie in jedem Falle praktisch gleich Null ist, andererseits aber ermutigende Langzeitergebnisse (10–30%) bei radikaler mediastinaler Lymphknotendissektion berichtet werden (s. Tabelle 23), glauben wir, daß dort, wo möglich, operiert werden sollte. In Erlangen führen wir die Mediastinoskopie als letzte Stagingmaßnahme unmittelbar vor der geplanten Operation in gleicher Narkose durch. Die gewonnenen Lymphknoten werden im Schnellschnitt untersucht. In Abhängigkeit vom histologischen Tumortyp, der Lokalisation

der Lymphknoten im Mediastinum und dem intra-
bzw. perinodalen Wachstum stellen wir die Indikation zur Operation gemäß dem Schema in Abb. 6.

17.6.4 Zusammenfassende Übersicht über das diagnostische Vorgehen bei Verdacht auf ein Lungenkarzinom (Abb. 7)

Auch ein geringer Verdacht auf ein Lungenkarzinom erfordert unverzügliche Diagnostik. Sie sollte
wo möglich ambulant, der Nachweis in jedem
Falle histologisch oder zumindest zytologisch erfolgen. Wir schließen deswegen im Rahmen der
speziellen Lungendiagnostik an die Röntgenuntersuchung in zwei Ebenen die Fiberbronchoskopie
an. Bei sichtbaren Tumoren gelingt es fast immer,
mit einer einmaligen Gewebsentnahme den Tumornachweis zu führen. Ist der Tumor nicht einsehbar, so wird versucht, mit einem Bürstenabstrich, mit gezielter Bronchialsekretabsaugung aus
den verdächtigen Segmentbronchien oder mittels
einer selektiven Spülung Zellmaterial zu gewinnen.
Hier hat sich auch die Bronchoskopie unter Röntgenkontrolle bewährt. Führt dies nicht zu einem
positiven Tumornachweis, so stellen wir bei funktioneller Operabilität die Indikation zur Operation
dieses peripheren Herdes, wobei wir auf weitere

Stagingmaßnahmen verzichten. Ist bei einsehba-
rem Tumor der histologische Nachweis gelungen,
erfolgt die Suche nach Fernmetastasen und als
letzte Stagingmaßnahme dann die Mediastinoskopie, aus der sich entsprechend der Abb. 6 die Indikation zur Operation ergibt.

17.6.5 Vorgehen bei okkultem Karzinom

Gelegentlich werden im Sputum oder im Bronchialsekret Tumorzellen festgestellt, ohne daß radiologisch oder bronchoskopisch ein Tumor zu erkennen ist. Die daraus sich ergebende Diagnose
„okkultes Karzinom" ist nur erlaubt nach sorgfältiger Ausschöpfung aller diagnostischen Möglichkeiten (HERMANEK u. GALL 1979):

1. Lungentomographie und CT.
2. Genaue stomatologische, laryngologische und
   ösophagoskopische Untersuchung zum Ausschluß eines Karzinoms in Mundhöhle, Pharynx, Larynx und Ösophagus.
3. Orientierende Fiberbronchoskopie in Lokalanästhesie mit Suche nach makroskopisch auffälligen Veränderungen, Bürstenabstrichen, Biopsien aus auffälligen Bezirken, auch wenn sie nur
   „entzündlich" aussehen.

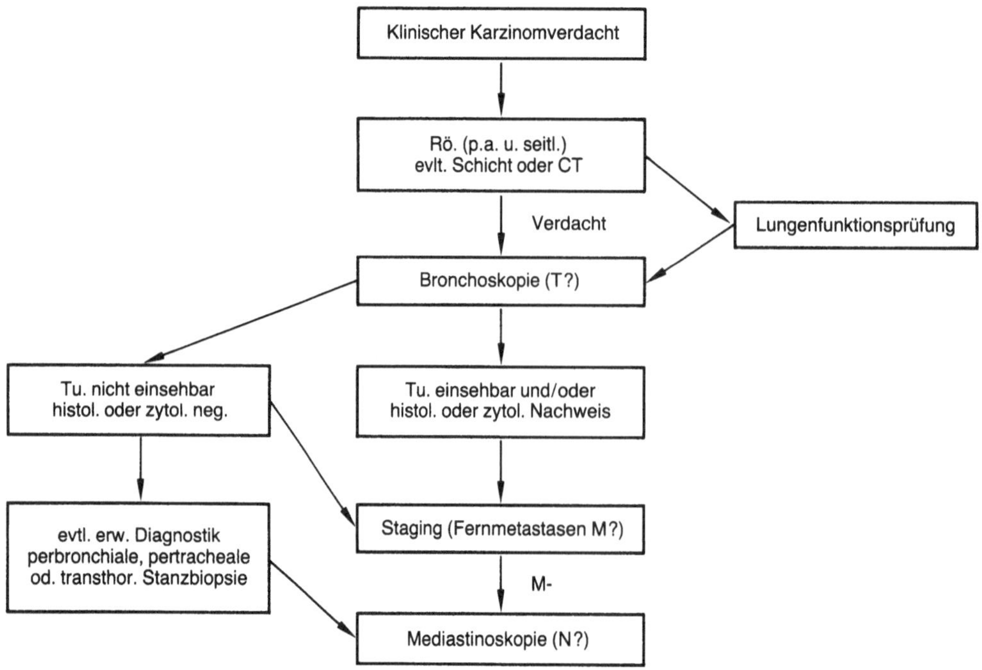

Abb. 7. Diagnostisches Vorgehen bei Verdacht auf Lungenkarzinom

4. Nach Vorbehandlung einer evtl. bestehenden Bronchitis und Rauchverbot über 2 Wochen systematische umfassende bilaterale Bronchoskopie in Allgemeinnarkose:
a) Zunächst Bronchialabsaugung und Spülung der linken Lunge über starres Bronchoskop.
b) Gesonderte Bronchialabsaugung und Spülung der rechten Lunge.
c) Einführung des Fiberbronchoskops und sorgfältige Inspektion jedes Segments und möglichst vieler Subsegmente: zumindest aus jedem Segment sorgfältiger Bürstenabstrich und hiervon gesonderte zytologische Untersuchung.
d) Bürstenabstriche und Spornbiopsien von Aufteilung der Segmentbronchien proximal verdächtiger Stellen bzw. von Aufteilung der Lappenbronchien bei makroskopisch unauffälligen Befunden (diese systematische Bronchoskopie dauert ca. 2 h).

Gelingt hierbei die Lokalisation des Tumors nicht (etwa 10%), sollten die Patienten an Institutionen überwiesen werden, wo weitere Spezialmethoden durchgeführt werden können, wie die Tantalumpuderbronchographie mit Kinematographie (BAKER et al. 1979a) oder die Fiberbronchoskopie mit Hämoporphyrinfluoreszenz (CORTESE et al. 1979). Hiermit wird bei den meisten Patienten eine Lokalisation gelingen (MINNA et al. 1982).

Läßt sich auch hierbei der Tumor nicht erkennen, so sollten in 4monatigen Abständen neuerliche Untersuchungen in gleicher Weise vorgenommen werden. Bisweilen ist ein Erfolg erst nach Jahren möglich. Ohne bronchoskopische Lokalisation ist ein chirurgischer Eingriff beim okkulten Karzinom niemals indiziert! Es ist hoffnungslose Utopie zu glauben, daß man am offenen Thorax durch Palpation einen Tumor findet, der radiologisch und bronchoskopisch nicht erkennbar ist.

17.7 Therapieschema in Abhängigkeit von Histologie und Stadium

Derzeit gibt es zur operativen Therapie keine Alternative, da nur sie in einem statistisch erfaßbaren Maß zu Dauerheilungen führen kann (MAASSEN 1976). Die erste Frage lautet daher: Ist der Patient operabel? Muß dies verneint werden, können aufgrund des Stadiums und der Histologie alternative

Therapieverfahren wie Radio- und Chemotherapie oder eine Kombination beider indiziert sein. Bei kleinen Tumoren können diese Therapieformen ausnahmsweise Heilung, bei fortgeschrittenen Tumoren jedoch meist bessere Palliation und Lebensqualität bringen. Grundsätzlich gilt, daß die Chirurgie und auch die Strahlentherapie ihren Einsatz dort haben, wo der Tumor lokal oder lokoregionär begrenzt ist, also im UICC-Stadium I und II, mit Einschränkung auch im Stadium III. Das UICC-Stadium IV schließt eine chirurgisch-kurative Therapie aus, hier hat die Chemotherapie als systemisch wirkende Therapieform ihre Indikation.

Abb. 8 gibt einen Überblick über den Einsatz der verschiedenen Therapiemodalitäten.

17.8 Chirurgische Therapie

17.8.1 Beurteilung der Operabilität

Anders als z.B. in der Kolonchirurgie gibt es in der Chirurgie des Lungenkarzinoms nur ausnahmsweise eine prognostisch begründbare palliative Indikationsstellung. Somit muß sich der behandelnde Arzt die Fragen stellen:

- Ist die Resektion möglich? (anatomisch-technische Resektabilität)
- Ist die Resektion sinnvoll? (Nutzen-Schaden-Relation, alternative Behandlungsverfahren)
- Ist die Resektion in ihrem Ausmaß diesem Patienten zumutbar? (biologische Operabilität)

17.8.1.1 Kontraindikationen

Solche können sich aus lokalen Gründen, aus der Nutzen-Schaden-Abschätzung und aus der Allgemeinsituation des Patienten ergeben (Tabelle 10).

DITTRICH (1976) wertet einen Gewichtsverlust als prognostisch besonders infaustes Zeichen. Er hält einen Patienten, der mehr als 15–20% seines Körpergewichts verloren hat, bzw. einen konstanten Gewichtsverlust von mehr als 2 kg pro Woche über 2 Monate hatte, für inoperabel.

Unter Zugrundelegung der obengenannten Auswahlkriterien sind ca. 50% aller entdeckten Lungenkarzinome aus technischen, weitere 20–30% aus funktionellen Gründen oder wegen gravierender internistischer Begleiterkrankungen

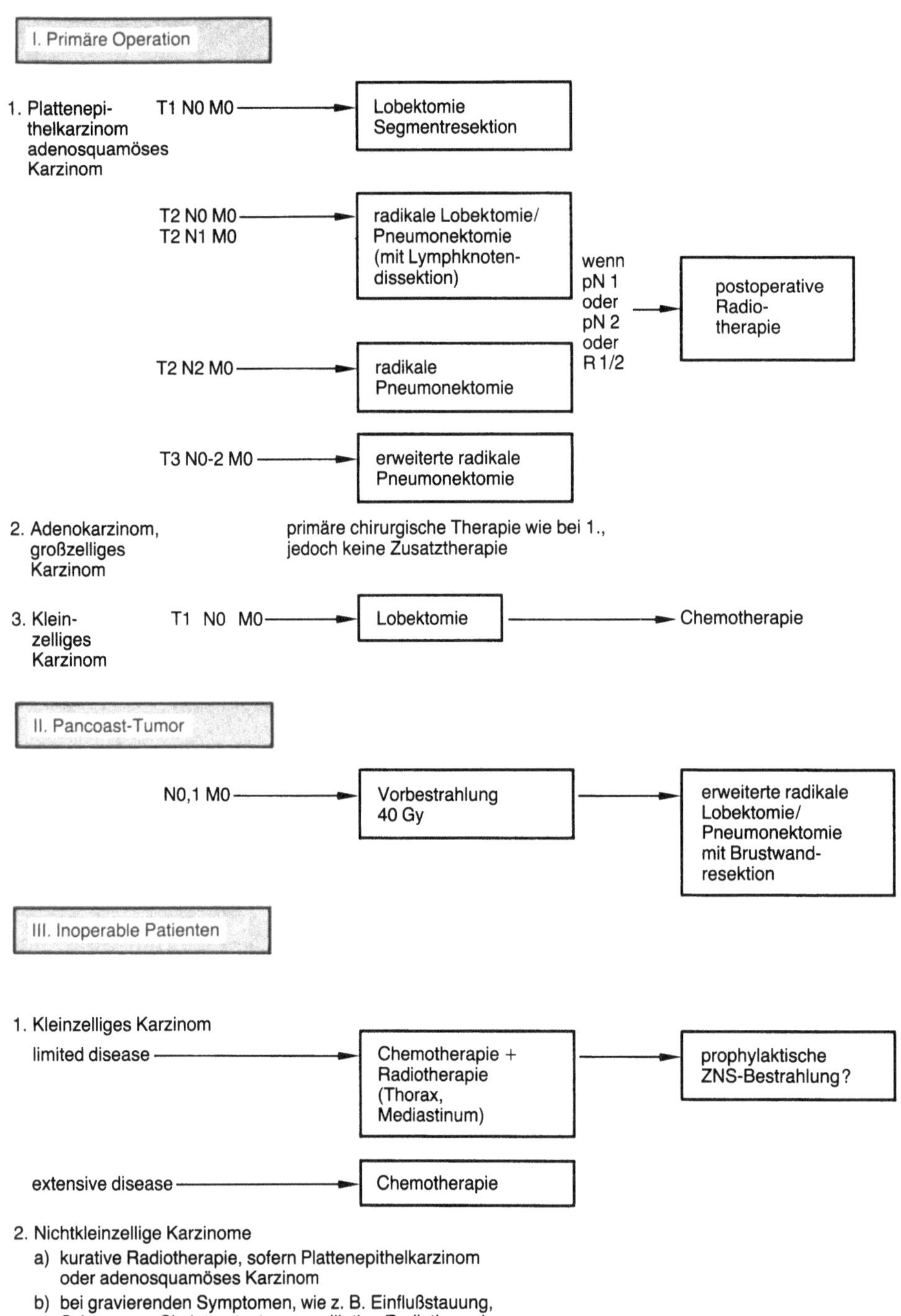

Abb. 8. Therapieschema beim Lungenkarzinom in Abhängigkeit von Histologie und Stadium

nicht mehr operabel. Speziell bei eingeschränkten kardiorespiratorischen Reserven ist eine Einstufung in operabel und inoperabel ein zu starres Schema. Mountain (1983) empfiehlt deswegen eine Einteilung in Risikogruppen (Tabelle 11).

17.8.1.2 Präoperative Beurteilung der Lungenfunktion

Mit einer exakten präoperativen Lungenfunktionsdiagnostik läßt sich abschätzen, ob der ge-

Tabelle 10. Kontraindikationen gegen die chirurgische Behandlung

---

1. Kontraindikationen aus anatomisch-technischen Gründen
   a) *absolut:*
   Fernmetastasen
   – hämatogen (thoraxferne Organmetastasen)
   – lymphogen (extrathorakale und kontralaterale mediastinale Lymphknotenmetastasen)
   Breitflächiges Organüberschreiten
   – Eindringen in Nachbarstrukturen (V. cava, Ösophagus)
   – maligner Pleuraerguß
   b) *relativ:*
   Umschriebener Tumoreinbruch in Nachbarstrukturen:
   Thoraxwand, Zwerchfell, Perikard, Mediastinum
   (Phrenikus- und Rekurrensparese)
   Kontakt zu oberer Hohlvene und Pulmonalarterie

2. Kontraindikationen aus der Nutzen/Schaden-Relation
   – Kleinzelliges Bronchialkarzinom $>$ T1 N0 M0
   – Kontralaterale mediastinale Lymphknotenmetastasen
   – Homolaterale mediastinale Lymphknotenmetastasen
     mit Kapseldurchbruch

3. Kontraindikationen aus der Allgemeinsituation des Patienten
   – Alter über 70 Jahre (relativ)
   – Manifeste kardiale, renale und Leberinsuffizienzzeichen
   – Gefäßkrankheiten (schwere koronare Minderdurchblutung, frischer Insult)
   – Limitierte respiratorische Reserven (relativ)
   – Dramatischer Gewichtsverlust und körperliche Hinfälligkeit

---

plante und aus Radikalitätsgründen nötige Eingriff dem Patienten zugemutet werden kann.

Folgende Verfahren kommen heute zum Einsatz:

– Spirometrie
– Ganzkörperplethysmographie
– Spirometrie unter Belastung und Gasanalyse
– Quantitative Lungenperfusion
– Druckmessung in der Pulmonalarterie (bei geplanter Pneumonektomie).

MAASSEN (1976) hat folgende Berechnung der normalen Lungenfunktionsparameter vorgeschlagen:

1. Spirometrie
   – Vitalkapazität (ml) $>45 \times$ K
   – Tiffeneau (FEV$_1$) (ml/s) $>30 \times$ K
   – Atemgrenzwert (l/min) $>0,8 \times$ K
   – Residualvolumen (ml) $<35 \times$ K
   – Residualvolumen/Total- <40
     kapazität (%)
                          (K = Körpergröße -100 cm)

Tabelle 11. Einteilung der Patienten mit Lungenkarzinomen in Gruppen unterschiedlichen Risikos. (Nach MOUNTAIN 1983)

Geringes Risiko:
   Herz: Normale Größe und Funktion, Blutdruck normal, EKG o.B.
   Lunge: Normale Blutgase und normale Lungenfunktion
          (FEV$_1$ $>70\%$ der Norm)
Erhöhtes Risiko:
   Herz: Koronare Herzerkrankung oder Infarkt innerhalb der letzten 2 Jahre, pathologisches EKG, Rhythmusstörungen, Klappenfehler oder hoher Blutdruck
   Lunge: Hypoxie mit normalem pCO$_2$, reduzierte Lungenfunktion (FEV$_1$ $\sim$35–70% der Norm)
Hohes Risiko:
   Herz: Therapierefraktäre Herzinsuffizienzzeichen, ventrikuläre Arrhythmien, schwere Hypertonie, frischer Infarkt
   Lunge: Schlechte mechanische Lungenfunktion (FEV$_1$ $<35\%$ der Norm), pulmonale Hypertension, pCO$_2$ >45 mmHG

---

2. Bodyplethysmographie
   – Atemwegswiderstand <6
     (cm H$_2$O/l/s)
   – intrathorakales Gas- $<60 \times$ K
     volumen (ml)
3. Ergometrie (50 Watt $\approx$ 700 ml O$_2$/min)
   – Belastung wird 6 min lang toleriert
   – arterieller pO$_2$ konstant oder steigt an
   – mittlerer pulmonaler Arteriendruck steigt max. um 15 mmHg und bleibt unter 35 mmHg.

Sind die unter 1. und 2. geforderten Bedingungen erfüllt, so ist die Operation von seiten der Lungenfunktion möglich. Bei Grenzwerten und darunter muß die Belastungsspirometrie mit Messung der Blutgase und des pulmonalen Arteriendrucks zur Beurteilung mit herangezogen werden. DENCK (1979) gibt folgende unterste funktionelle Grenzwerte für die Operabilität an:

Vitalkapazität (VK)   1500 ml
Tiffeneau (FEV$_1$)   40% der VK
Minutenvolumen (MV)   35 l/min
Residualvolumen (RV)   60% der Totalkapazität
Atemwegswiderstand   8 cm H$_2$O/l
pCO$_2$ >50 mmHg

VOGT-MOYKOPF (1983a) differenziert danach, ob eine Lobektomie oder eine Pneumonektomie geplant wird; dabei stellt ein FEV$_1$ von 1,2 l den Grenzwert für die Pneumonektomie und ein FEV$_1$ von 1,0 l jenen für die Lobektomie dar.

Tabelle 11a. Berechnung der postoperativen Lungenfunktion. (Nach KONIETZKO et al. 1985)

$$FEV_1 \text{ postoperativ} = FEV_1 \text{ präoperativ} \cdot \frac{100 - A - k \cdot B}{100} \ (l/sec)$$

FEV_1 postoperativ
= für die frühe postoperative Phase *errechneter* Atemstoß
FEV_1 präoperativ
= präoperativ *gemessener* Atemstoß
A = Perfusion des Resektats in Prozent der Gesamtlunge
B = Perfusion des Rests der zu operierenden Seite in Prozent der Gesamtlunge
k = 0,37 (Konstante für die frühe postoperative Phase nach LODDENKEMPER et al. 1983)

Der präoperative FEV_1 wird spirometrisch bestimmt, A und B lungenszintigraphisch über „areas of interest" ermittelt.

Für LÜLLIG u. VOGT-MOYKOPF (1981) liegt der minimale Atemgrenzwert für eine geplante Pneumonektomie bei 45 l/min, für eine Lobektomie bei 40 l/min und für eine Segment- bzw. Keilresektion bei etwa 30 l/min.

Ergänzend sollte anhand eines Perfusionsszintigramms festgestellt werden, inwieweit der zu resezierende Lungenabschnitt an Perfusion und Gasaustausch teilnimmt. Ein entfernter, präoperativ bereits funktionell ausgeschalteter Lungenlappen wird sich weniger auf die postoperative Lungenfunktion auswirken. Bei großen zentralen Lungentumoren mit aufgehobener Ventilation und großem Shunt darf von Funktionsparametern abgesehen werden, weil mit dem Tumor gleichzeitig der Shunt beseitigt wird, wodurch sich die Gesamtsituation des Patienten deutlich bessern kann (WASSNER u. TIMM 1981).

Neben den präoperativen Lungenfunktionswerten hat es sich als sinnvoll erwiesen, rechnerisch die postresektive Lungenfunktion zu ermitteln. KONIETZKO et al. (1985) haben dazu die in Tabelle 11a dargestellte Berechnung angegeben. Der Funktionszustand nach Pneumonektomie läßt sich auf diese Weise gut abschätzen. Bei einem postoperativen FEV_1 von 0,8 l ist eine Verdoppelung der perioperativen Letalität von normalerweise 5–8% zu erwarten. Bei Werten von mehr als 1,0 l ist dagegen mit akzeptabler Lungenfunktion und körperlicher Belastbarkeit zu rechnen, auch die Entwicklung eines chronischen Cor pulmonale ist nicht zu befürchten. Bei Lobektomie oder Bilobektomie ist der Funktionsverlust in der unmittelbar postoperativen Phase größer als es dem Anteil des entfernten Lungenparenchyms entspricht. Bei Unterschreiten eines postoperativen FEV_1 von 1,0 l steigt auch hier die perioperative Letalität von 2,5% auf das Doppelte an (KONIETZKO et al. 1985).

17.8.2 Indikation zur Operation beim Lungenkarzinom

Die Indikation zur Operation beim Lungenkarzinom darf nie schematisch gestellt werden, sondern sie verlangt immer eine gemeinsame Wertung verschiedenster (klinischer, endoskopischer, radiologischer, histomorphologischer und funktionsanalytischer) Parameter (MAASSEN 1976).

Die Indikationsstellung zur Operation wurde maßgeblich beeinflußt durch

- die statistische Aufarbeitung und Bewertung der verschiedenen Behandlungsformen
- die bessere Kenntnis der Tumorbiologie
- verbesserte Diagnostik
- verbesserte Operationstechnik
- verbesserte präoperative Risikoabschätzung
- verbesserte postoperative Nachsorge (DITTRICH 1984).

In der Regel ist die Operationsindikation eindeutig beim UICC-Stadium I und II gegeben, sofern funktionell ausreichende Reserven vorhanden sind. Eine besondere Problematik der Indikationsstellung stellt die allgemein akzeptierte Ablehnung bewußt palliativer Eingriffe dar. Damit werden sehr schnell die Grenzen der operativen Möglichkeiten aufgezeigt, denn ca. 2/3 aller entdeckter Lungenkarzinome befinden sich im UICC-Stadium III und IV.

Grenzen der Indikation zur Operation

a) Tumoren im UICC-Stadium III
b) Verminderte kardiorespiratorische Reserven
c) Kleinzelliges Lungenkarzinom
d) Palliative Resektion.

17.8.2.1 Stadium III

MARTINI u. MCCORMACK (1983) sahen bei Patienten des UICC-Stadiums III und IV keine Patienten, die bei alleiniger Chemo- oder Radiotherapie

5 Jahre überlebten. Deswegen sollte bei Patienten des UICC-Stadiums III die Chance der Heilung in der chirurgischen Behandlung gesucht werden. Dieses Stadium umfaßt T3-Tumoren, d.h. Tumoren, die die Lungengrenze überschreiten oder sehr nahe an die Karina heranreichen, und Tumoren mit mediastinalem Lymphknotenbefall (N2).

Befall von Nachbarstrukturen

Erstaunlich häufig ist ein direkter Befall von Nachbarstrukturen ohne Pleuritis carcinomatosa. Beim Brustwandbefall differenziert VOGT-MOY-KOPF (1983b) zwischen einfachen Ausbrechertumoren und diffuser karzinomatöser Infiltration. Das CT kann hier besonders hilfreich in der Differenzierung sein. Beim einfachen Ausbrechertumor hat die radikale Tumorentfernung einschließlich der befallenen Nachbarstruktur durchaus eine akzeptable Prognose, vor allem dann, wenn metastatischer Lymphknotenbefall fehlt.

Einen Spezialfall stellen die Tumoren der Lungenspitze dar, die nach ihrem Erstbeschreiber *Pancoast-Tumoren* genannt werden. Sie galten früher als inoperabel. Die ermutigenden Ergebnisse erweiterter Resektion bei diesen Tumoren haben die Indikation zur Operation neu überdenken lassen. SHAW et al. (1961) berichteten erstmals über eine operative Heilung derartiger Tumoren nach vorheriger Bestrahlung. Seitdem haben sich mehr und mehr Zentren diesem Therapiekonzept angeschlossen. MARTINI u. MCCORMACK (1983) empfehlen, Gewebe zur histologischen Untersuchung durch transthorakale Punktion zu gewinnen. Eine Mediastinoskopie und eine Bronchoskopie scheint dabei nicht nötig. Nächster Schritt ist die externe Bestrahlung (40 Gy lokal, mediastinal und supraklavikulär) und daran anschließend nach 4 Wochen die radikale En-bloc-Resektion. In ihrem Krankengut war die Resektionsquote der Bestrahlten doppelt so hoch wie bei den Nichtbestrahlten. Nur bei diesen Tumoren ist die präoperative Bestrahlung heute allgemein anerkannt. Recht euphorischen Berichten mit 5-Jahres-Überlebensraten bis zu 30% stehen aber solche gegenüber, die die Palliation in den Vordergrund stellen (DENCK 1979).

Erweiterte Resektionen sind bei allen denkbaren Nachbarstrukturen beschrieben. Zwerchfell und Perikard sind relativ leicht zu resezieren und plastisch zu decken. DENCK (1979) hat bei Perikardresektionen eine Letalität von nur 3,6% berichtet.

Die Gesamtletalität bei allen erweiterten Resektionen betrug 15%, bei einer 5-Jahres-Überlebensrate von immerhin 6,5%. Ermutigende Erfahrungen werden auch mit der segmentalen Resektion der Pulmonalarterie berichtet (PICHLMAIER 1978; VOGT-MOYKOPF et al. 1983b). Einheitlich stellt der Einbruch in den Ösophagus und die obere Hohlvene eine Kontraindikation zur Operation dar, wohingegen eine Phrenikus- oder Rekurrensparese eine kurative Resektion nicht automatisch ausschließt (KONRAD 1975). Erweiterte Resektionen kommen natürlich nur bei großer kardiorespiratorischer Funktionsreserve in Frage, d.h. in der Regel nur bei jüngeren Patienten.

Mediastinaler Lymphknotenbefall

Wenigstens 50% aller Lungenkarzinome haben zum Zeitpunkt der Entdeckung regionäre Lymphknotenmetastasen gesetzt. Diskussion herrscht darüber, ob bei homolateralem Lymphknotenbefall nichtkleinzelliger Karzinome operiert werden soll. Die generelle Überlebensrate derartiger Patienten ist gering, deswegen gibt es Lungenchirurgen, die in diesem Tumorstadium jede Operation ablehnen. PARIS et al. (1975) befragten 83 Thoraxchirurgen, ob homo- oder kontralateraler mediastinaler Lymphknotenbefall eine Kontraindikation zur Operation darstelle. 36% der Befragten hielten bei homolateralem und subkarinalem Befall eine Operation für nicht indiziert, 40% würden operieren im Wissen um eine schlechte Prognose, 24% würden nur operieren bei Lymphknotenmetastasen eines Plattenepithelkarzinoms. Ein kontralateraler Lymphknotenbefall stellte nach einheitlicher Meinung eine Kontraindikation dar.

Es ist das Verdienst von BROCK (1948) und CAHAN et al. (1951), die Tumorentfernung einschließlich einer radikalen Lymphknotendissektion eingeführt und deren Notwendigkeit propagiert zu haben. Obwohl z.B. KIRSH et al. (1971), NARUKE et al. (1978), PEARSON et al. (1982) und MARTINI u. MCCORMACK (1983) überzeugende Langzeitergebnisse vorgelegt haben, hat sich dieses Konzept, das z.B. bei intestinalen Tumoren selbstverständlich ist, noch nicht überall durchgesetzt. Als Gegenargument wird angeführt, daß die Erzwingung einer Resektion zu höherer postoperativer Mortalität und wesentlich höherer Absterbequote im ersten Jahr führe, ohne einen positiven Einfluß auf die generelle Überlebenskurve in den ersten 5 postoperativen Jahren zu haben (MAASSEN 1976).

Konrad (1975) hält es für nicht vertretbar, Patienten mit homolateralen mediastinalen Lymphknotenmetastasen von einer Operation auszuschließen, nur weil ihnen die Statistik eine hohe Sterbequote zuweist, obwohl der einzelne durchaus zu überleben vermag.

Aus grundsätzlichen Erwägungen muß gesagt werden, daß die radikale Dissektion eine wesentliche Voraussetzung für ein exaktes Staging ist, wodurch erst Vergleiche verschiedener Therapiemodalitäten möglich sind.

Nachteile sind die sicherlich längere Operationszeit sowie die mögliche Verletzung von Nerven und Gefäßen. Die Denudierung des Bronchialstumpfes wird als mögliche Ursache für Insuffizienzen angeschuldigt. Bei Standardisierung muß aber die Dissektion durchaus keine Erhöhung des Operationsrisikos zur Folge haben (Cahan u. Beattie 1971).

Das Hauptargument der Befürworter der radikalen Operationsmethode ist die verbesserte Prognose gegenüber den Standardverfahren. So fanden Ramsey et al. (1971) bei der Analyse der Ergebnisse des Memorial Sloan Kettering Cancer Centers New York, wo in den Jahren 1952–1961 radikale und einfache Resektionen nebeneinander durchgeführt wurden, daß die Letalität durch das radikale Vorgehen nicht erhöht, die 5-Jahres-Überlebensraten aber sowohl der Lobektomie als auch der Pneumonektomie mit Dissektion signifikant verbessert wurden. Eine radikale Lymphknotendissektion ist sowohl mit einer Pneumonektomie als auch mit einer Lobektomie möglich.

17.8.2.2 Verminderte kardiorespiratorische Reserven

Die Lobektomie ist der kleinste Eingriff, der den Radikalitätskriterien der klassischen Lungenchirurgie genügt. Um dem Kreis der Patienten mit begrenzten respiratorischen Reserven eine Chance auf Heilung zu geben, sind die limitierten Operationsverfahren (Jensik 1981; Vogt-Moykopf et al. 1983b; von Windheim 1978) zunehmend empfohlen worden. Es sind dies die Keil- oder Segmentresektion zur Vermeidung einer Lobektomie und die bronchoplastischen Operationen, die der Vermeidung einer Pneumonektomie dienen. Angewendet werden diese limitierten Verfahren bei fortgeschrittenem Lebensalter (>70 Jahre), eingeschränkter Lungenfunktion ($FEV_1 < 1,2$ l für Pneumonektomie und $<1,1$ l für Lobektomie,

AGW <45 l für Pneumonektomie und <40 l für Lobektomie, unterster Grenzwert für Segmentresektion 30 l), sowie als Palliativeingriffe bei Tumorkomplikationen und als Radikaleingriffe bei T1 N0-Tumoren (Vogt-Moykopf et al. 1980, 1981).

17.8.2.3 Operation des kleinzelligen Lungenkarzinoms

Die hohe maligne Valenz und die frühe Metastasierung des kleinzelligen Lungenkarzinoms hat viele internistische, aber auch chirurgische Onkologen veranlaßt, eine operative Therapie überhaupt nicht mehr zu diskutieren. Sie führen wegen der unbestreitbaren Erfolge primär eine Zytostasetherapie, bei lokalisierten Formen mit lokaler Bestrahlung, durch. Dabei gelingt es, die medianen Überlebenszeiten von 2–3 Monaten ohne Therapie bei „extensive disease" auf 6–8 Monate und bei limitierter Ausbreitung auf 16–18 Monate zu steigern. Echte Heilungen, wenn auch in begrenzter Zahl, sind bis jetzt jedoch nur durch die Operation möglich. Die Mehrzahl der Chirurgen ist deswegen der Meinung, daß das kleinzellige Karzinom nach exaktem klinischen Staging im Stadium T1 N0 M0 operiert werden sollte, auch wenn sich hinterher herausstellt, daß zum Zeitpunkt der Operation bereits Fernmetastasen bestanden. Wir glauben, daß dabei jedoch nur limitierte Verfahren bis zur Lobektomie zur Anwendung kommen sollten. Mit Konrad et al. (1980) sind wir der Meinung, daß hierbei die Chirurgie als ein Teil einer multimodalen Krebsbehandlung mit nachfolgender Zytostase und evtl. Bestrahlung verstanden werden sollte. Wird das kleinzellige Karzinom als unklarer peripherer Rundherd operiert, werden 5-Jahres-Überlebensraten bis zu 30% berichtet (Greschuchna u. Maassen 1980; Zubrod u. Selawry 1978; Literaturübersicht bei Konrad 1980).

Im Krankengut von Vogt-Moykopf et al. (1983b) wurden nur 11% der kleinzelligen Lungenkarzinome klinisch als T1 N0 M0 klassifiziert und operiert. Nach abschließender Wertung einschließlich der histologischen Untersuchung des Resektats war nur noch jeder 5. in diesem Stadium, damit befanden sich von 1080 kleinzelligen Lungenkrebsen nur 27, also knappe 3% im Stadium I, diese hatten eine 5-Jahres-Überlebensrate von 10%. Von über 1000 Patienten mit kleinzelligem Karzinom lebten also nach 5 Jahren noch 3 Patienten.

17.8.2.4 Palliative Resektion

Der Begriff „palliative Lungenresektion" wird verschieden definiert. KRUMHAAR et al. (1977) unterscheiden zwischen „symptomatisch palliativ" und „chirurgisch unradikal palliativ". Symptomatisch palliative Chirurgie ist der bewußte Verzicht auf Radikalität, wobei lediglich zur Besserung der Lebensqualität operiert wird. Denkbare Fälle sind Tumorblutung, rezidivierende Fieberzustände bei Retentionspneumonien, Tumorverjauchung und schwere Schmerzzustände. KRUMHAAR et al. (1977) lassen lediglich die Blutung als symptomatische palliative Indikation gelten. Bei den meisten oben angeführten Gründen ist unter Vermeidung der Letalität der Thorakotomie, die immerhin mit ca. 10% zu veranschlagen ist, mit lokaler Bestrahlung ein ebenso guter Effekt zu erzielen. Eine ebenfalls umstrittene palliative Indikation ist der dringende Operationswunsch des Patienten, der von verschiedenen Autoren angeführt wird (ZEIDLER u. VOGT-MOYKOPF 1976).

Die bewußt chirurgisch unradikale palliative Operationsplanung beim Lungenkarzinom wird derzeit einheitlich abgelehnt.

17.8.2.5 Endoskopische Lasertherapie
(DIERKESMANN 1985; EMSLANDER et al. 1983; GRANT 1982)

Bei inoperablen Patienten mit Bronchialstenose oder Blutungen kann auch eine endoskopische Lasertherapie versucht werden. Möglicherweise kann die Tiefenwirkung des Lasers durch vorherige intravenöse Verabreichung von Hämatoporphyrinderivaten, die eine Affinität zum Tumorgewebe aufweisen, verstärkt werden.

17.8.2.6 Der periphere Rundherd

Bei peripheren Rundherden und unklaren Segmentinfiltraten werden unglücklicherweise häufig Verlaufsbeobachtungen gemacht. TOOMES et al. (1981) haben in einer Literaturübersicht 950 Rundherde analysiert, von denen sich ca. 50% als bösartig erwiesen. Bei Aufteilung in Altersgruppen waren Rundherde bei der Gruppe unter 50 Jahre in ca. 1/3, über 50 Jahre in ca. 2/3 der Fälle bösartig. Bei DENCK (1971) waren 80% der Segmentinfiltrate und 76% der unklaren Rundherde, die operiert wurden, ein Lungenkarzinom.

HIGGINS et al. (1975) meinen, gestützt auf eine größere Literaturübersicht, daß zumindest jeder zweite Rundherd bösartig sei. TOOMES et al. (1981) stellen mit aller Klarheit heraus, daß es kein Röntgenkriterium für Gutartigkeit gibt. Somit ist jeder unklare Lungenbefund so lange als bösartig zu betrachten, bis das Gegenteil bewiesen ist, und stellt eine Indikation zur Operation dar.

Gerade eine Verschleppungszeit ist hier sehr bedauerlich, da es sich häufig um präklinische Fälle mit besonders guter Prognose handelt. DITTRICH u. KLINKE (1981) geben für derartige Fälle eine 5-Jahres-Überlebenszeit von 40–60% an gegenüber nur 5–8% der symptomatischen Fälle. Unglücklicherweise machen derartige sehr frühe Karzinome nur 5% in einem üblichen Krankengut aus.

17.8.3 Resektabilität und Resektionsquoten

Früher wurden ca. 50% aller Patienten mit Lungenkarzinom thorakotomiert. Hierbei erwiesen sich ca. 15–20% als inoperabel, so daß die tatsächliche Resektionsquote bei ca. 20–40% lag (Tabelle 12).

Ein Verdienst der modernen Stagingmaßnahmen, insbesondere der Mediastinoskopie und der Bronchoskopie, ist die Senkung der Zahl der Probethorakotomien von ca. 25% auf Werte unter 10%. Die Zahl der Resektionen ist dabei praktisch konstant geblieben (AKOVBIANTZ 1977; MAASSEN 1974). Entsprechend der bevorzugten Lokalisation der histologischen Tumortypen (Plattenepithelkarzinom und kleinzelliges Karzinom zentral, Adenokarzinom und großzelliges Karzinom peripher) sowie der Restriktion der Operationsindikation auf das Stadium T1 N0 M0 beim kleinzelligen Karzi-

Tabelle 12. Resektionsquoten beim Lungenkarzinom

Autor	Jahr	Patienten-zahl	Resektions-quote (%)
PICHLMAIER u. JUNGINGER	1974	2 579	29
BECKER et al.	1976	14 937	30
KUTSCHERA	1976	3 792	42
MOUNTAIN	1976	2 870	18
DENCK	1981	9 357	33
MAASSEN u. GRESCHUCHNA	1981	1 849	31
VAN DEN BOSCH et al.	1983	2 540	46
Chir. Univ.-Klinik	1967–1977	537	41,3
Erlangen	1978–1983	264	41,5

Tabelle 13. Resektionsquote in Abhängigkeit vom histologischen Typ und Lokalisation. (Chirurgische Universitätsklinik Erlangen)

	1967–1977	1978–1982
Histologischer Tumortyp		
Plattenepithelkarzinom	116/220 = 53%	56/118 = 47%
Adenokarzinom	54/ 80 = 68%	35/ 41 = 85%
großzelliges Karzinom	13/ 32 = 41%	5/ 13 = 39%
kleinzelliges Karzinom	19/120 = 16%	5/ 65 = 8%
Lokalisation		
peripher	99/153 = 65%	64/ 88 = 73%
zentral	111/350 = 32%	44/155 = 28%

nom ergibt sich eine verschiedene Resektionsquote in Abhängigkeit von histologischem Tumortyp und Lokalisation (Tabelle 13). Bei zentralen Tumoren wird die Resektabilität durch die Forderung nach einem Sicherheitsabstand von 2 cm limitiert.

17.8.4 Resektionsausmaß, Verfahrenswahl

In der Chirurgie des Lungenkarzinoms stehen folgende Verfahren zur Debatte:

I.   Klassische Resektionen
   1. Lobektomie (Bilobektomie)
   2. Pneumonektomie.
II. Radikale Resektionen
   Lobektomie und Pneumonektomie unter gleichzeitiger En-bloc-Resektion der hilären und ipsilateralen mediastinalen Lymphknoten.
III. Erweiterte Resektionen
   Lobektomie und Pneumonektomie unter Mitresektion befallener Nachbarstrukturen (Brustwand, Zwerchfell, Perikard usw.).
IV. Parenchymsparende Resektionen (VOGT-MOYKOPF et al. 1983 b)
   1. Eingriffe, die eine Pneumonektomie umgehen
     a) plastische Eingriffe an Bronchial- und Lungengefäßbaum (Manschettenresektionen)
     b) Lobektomie mit zusätzlicher Keilresektion aus angrenzendem Lappen.
   2. Eingriffe, um eine Lobektomie zu umgehen
     a) Keil- und Kantenresektion
     b) Segmentresektion.

Das Resektionsausmaß ist von der Größe und dem Sitz des Tumors abhängig. Allgemein gilt, daß

bei intrapulmonalem Sitz die nächstgrößere bronchopulmonale Einheit entfernt werden muß. Das heißt, bei Befall eines Segmentbronchus ist eine Lobektomie, bei Befall eines Lappenbronchus eine Pneumonektomie erforderlich. Als Sicherheitsabstand nach zentral sind nach den Untersuchungen von COTTON (1959) über den makroskopisch sichtbaren Tumorrand hinaus 2 cm oder 3 Knorpelringe erforderlich. Damit ist ein Tumor, der näher als 2 cm an die Carina heranreicht i. allg. inoperabel.

Die Verfahrenswahl zur Operation des Lungenkarzinoms muß anatomische Ortsbestimmung und funktionelle Grenzwertermittlung miteinander korrelieren (WASSNER u. TIMM 1981). DENCK (1979) fordert in der Behandlung des Bronchialkarzinoms ein flexibles Vorgehen einerseits durch Forcierung der Frühdiagnose, ferner durch Anpassung von Indikation und Technik an funktionelle Gegebenheiten, sowie die Abstimmung der Therapie auf die individuelle Tumorbiologie. Dies bedeutet, dort, wo zumutbar, die maximal mögliche Radikalität einzusetzen, dort aber, wo limitierte kardiopulmonale Reserven vorhanden sind, organsparende Resektionsverfahren zu verwenden, evtl. unter Einsatz zusätzlicher Therapiekonzepte in Form von Zytostase und Bestrahlung. Damit soll eine Erhöhung der geringen Resektionsquote erreicht werden. Dies ist möglich einerseits durch Ausweitung der Indikation zur radikalen und erweiterten Chirurgie, andererseits aber auch durch Einbeziehung limitierter Verfahren, um einem Teil der Patienten, die eine klassische Resektion nicht tolerieren, die Chance auf Heilung durch die Operation zu geben.

17.8.4.1 Pneumonektomie versus Lobektomie

Bis in die 50iger Jahre galt die *Pneumonektomie* als Standardoperation beim Lungenkarzinom (PICHLMAIER u. JUNGINGER 1974; SALZER 1981). Die hohe Letalitätsrate und die geringe Anzahl der Patienten, denen eine derartige große Operation zuzumuten war, ließ die Lobektomie als Alternativverfahren zunehmend Verbreitung finden. Die Pneumonektomie hat eine fast doppelt so hohe Frühletalität (BECKER et al. 1976). Weiterhin nimmt die Pneumonektomieletalität mit zunehmendem Alter überproportional zu (FLEISCHER u. BORM 1982). In allen großen Statistiken ist der Trend zur Lobektomie als Standardoperation erkennbar (KUTSCHERA 1976; PICHLMAIER u. JUN-

GINGER 1974; ZEIDLER 1981). Dies scheint auch begünstigt durch den epidemiologischen Trend zum peripheren Bronchialkarzinom. Exakte Nachuntersuchungen bewiesen zudem, daß beide Verfahren im gleichen Stadium durchaus gleichwertige Langzeitergebnisse bringen (s. Abb. 14 sowie Tabelle 22). Dies bewirkte, daß die Lungenchirurgie stadiengerechter wurde, d.h. daß „soviel wie nötig, aber so wenig wie möglich" Lungengewebe geopfert wurde. Die Pneumonektomie und die Lobektomie sind auch jetzt noch die Standardeingriffe der Lungenmalignomchirurgie.

17.8.4.2 Lymphknotendissektion

Es ist das Verdienst von BROCK (1948, 1955, 1975), auf die Notwendigkeit der Lymphknotendissektion im Rahmen der Lungenkarzinomchirurgie hingewiesen zu haben, um neben dem Tumor auch evtl. Lymphknotenabsiedelungen mitzuerfassen. Das Konzept der radikalen Lobektomie und Pneumonektomie mit regionalen Dissektionen hat zunehmend an Einfluß gewonnen (KIRSH et al. 1971; MARTINI u. McCORMACK 1983; NARUKE et al. 1978; RAMSEY et al. 1971). Die Lymphknotendissektion per se stellt keine eigentliche Erweiterung des Eingriffs dar und sollte heute das Standardvorgehen in der Chirurgie maligner Lungengeschwülste sein.

17.8.4.3 Erweiterte Resektionen

Die tägliche klinische Erfahrung beweist, daß eine große Anzahl von Lungenkarzinomen durch Kontakt mit Nachbarorganen primär als inoperabel eingestuft wurde oder sich erst nach explorativer Thorakotomie deswegen als lokal inoperabel erwies. Der Erfolg einiger Chirurgen, die diese kontaktierenden Strukturen mitentfernten und durchaus überzeugende Langzeitergebnisse vorweisen konnten, ließ das Konzept der erweiterten Lungenchirurgie zunehmend Anwender finden (DENCK 1980; MARTINI u. McCORMACK 1983; ZEIDLER 1981).

17.8.4.4 Parenchymsparende Resektionen

Bei einem nicht unbeträchtlichen Teil der Patienten ist wegen limitierter kardiorespiratorischer Reserven eine klassische Operation nicht möglich.

Hier haben sich die parenchymsparenden Operationsverfahren (Segment-, Keil-, Manschettenresektion) einen bis heute allerdings noch umstrittenen Platz im Repertoire der Lungenchirurgen erobert.

Bei ausreichenden funktionellen Reserven stellt die Lobektomie den kleinsten Eingriff dar, der den klassischen Radikalitätskriterien der Lungenchirurgie genügt. Die Indikationen für kleinere Resektionen, wie die Keil- und Segmentresektion, sind in erster Linie nachgewiesene Stadium-I-Tumoren und grenzwertige kardiopulmonale Reserven, die die Opferung eines Lappens nicht erlauben. Bei strenger Selektion überzeugen neben einer geringen Operationsletalität (2–4,5%) 5-Jahres-Überlebenszeiten von 42% (s. Tabelle 25). Akzeptiert werden muß dabei eine Rezidivrate von bis zu 20% (MARTINI u. McCORMACK 1983). Im gleichen Stadium hat natürlich die klassische Resektion deutlich höhere Heilungsraten. Die Segmentresektion ist anatomiegerechter als die Keil- oder Kantenresektion und entfernt gleichzeitig die ersten Lymphknotenstationen. Der Nachteil gegenüber der Keilresektion ist, daß für die sorgfältige Präparation mehr Zeit erforderlich ist als für eine Lobektomie. Zur Zeit läuft eine prospektive randomisierte Studie (National Cancer Institute: MOUNTAIN 1983), ob bei T1 N0 M0-Erkrankung die Segment- oder die Lobektomie die besseren Langzeitergebnisse bringt.

Bronchoplastische Operationen (Abb. 9) haben ihr Einsatzgebiet ebenfalls dort, wo vor allem pulmonale Funktionsreserven die Opferung des gesamten Lungenflügels nicht zulassen, der Tumor aber von seiner Ausdehnung operabel wäre. Aufgrund der besonderen Lokalisation, meistens am Oberlappenabgang, muß die Pulmonalarterie bei Tumorkontakt häufig mitreseziert werden, so daß bronchoplastische und angioplastische Maßnahmen gekoppelt werden (VOGT-MOYKOPF et al. 1980, 1981, 1983a, b). Die Operationsletalität und die 5-Jahres-Überlebensraten liegen bei gleichen Stadien in der Größenordnung der klassischen Lobektomie (s. Tabelle 26). In jedem Fall ist die perioperative Letalität geringer als bei der Pneumonektomie. Die Überlebensraten liegen zwischen denen der Lobektomie und der Pneumonektomie (AYABE et al. 1982). Ein Problem scheinen unmittelbare postoperative Komplikationen wie z.B. die Atelektasenbildung und die Pneumonie zu sein. Kleine, auch gedeckte Insuffizienzen führen nicht selten zu Arrosionsblutungen der Pulmonalarterien. Im weiteren Verlauf sind Stenosen der

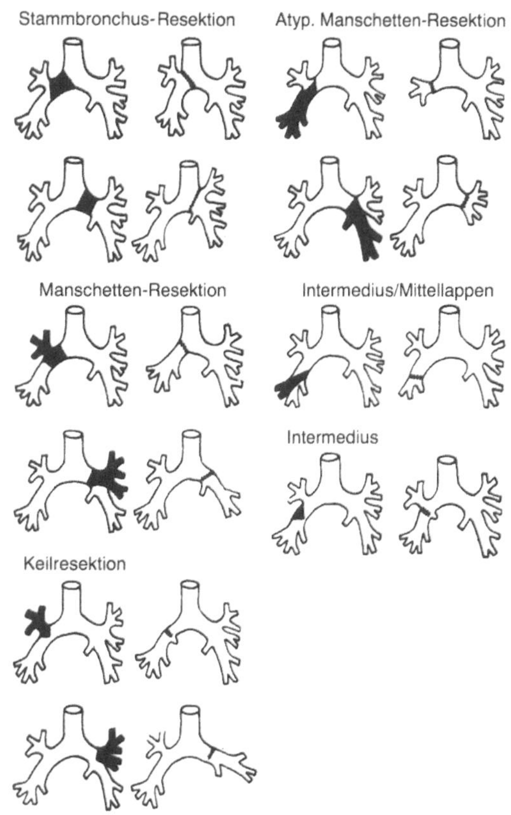

Stammbronchus-Resektion

Atyp. Manschetten-Resektion

Manschetten-Resektion

Intermedius/Mittellappen

Intermedius

Keilresektion

Abb. 9. Bronchusplastiken. (Nach Vogt-Moykopf et al. 1980)

Anastomosen durch Granulationen oder aber auch durch Tumorrezidiv beschrieben. Die Frage der präoperativen Bestrahlung, die auch hier diskutiert wird, ist noch nicht endgültig geklärt. Neben akzeptablen lokalen Rezidivraten von 7–10% (Jensik 1981; Vogt-Moykopf et al. 1981) werden auch exzessiv hohe von bis zu 50% genannt (Bennett u. Smith 1978; Weisel et al. 1979). Die Spätprognose wird nicht vom Resektionsausmaß, sondern vor allem vom Lymphknotenstatus bestimmt (Naruke et al. 1978).

17.8.5 Kurative und palliative Eingriffe

Beim Lungenkarzinom wird wie bei keinem anderen Tumor deutlich, daß der präoperativen Erfaßbarkeit von lokaler Ausbreitung und Fernmetastasen mit klinischen Mitteln Grenzen gesetzt sind.

Nach Denck (1979) hat ein Tumor von 1 cm Größe in 60–80% der Fälle bereits zu Fernmetastasen geführt, die sich der Diagnostik zum Zeit-

punkt der Erfassung entziehen. 85–90% der entdeckten Fälle haben keine Chance auf Heilung (Monod 1979).

Auch bei vermeintlich kurativer Resektion sterben 40% der Operierten innerhalb von 2 Jahren an Fernmetastasen, weitere 20% innerhalb von 2–4 Jahren (Hirsch 1982).

In Abhängigkeit von der Histologie ist beim Plattenepithelkarzinom vor allem mit lokalen Rezidiven und regionalen Lymphknotenmetastasen zu rechnen, bei den anderen histologischen Typen vor allem mit Fernmetastasen.

Die Stadieneinteilung auf dem Boden des „clinical stagings" muß häufig am Resektionspräparat revidiert werden. Dies trifft in erster Linie auf die UICC-Stadien I und II zu. Van den Bosch et al. (1983) fanden, daß vor allem die Tumorgröße, der Kontakt zu Nachbarstrukturen sowie der mediastinale Lymphknotenbefall unterschätzt wurden.

Neben dem Tumorstadium und dem histologischen Tumortyp sind für die prognostische Beurteilung des Individualfalles Aussagen über die Radikalität des Eingriffs von seiten des Operateurs nötig (R-Klassifikation). Er macht Aussagen, ob makroskopisch Residualtumor zurückgeblieben ist (R 2), der Pathologe seinerseits untersucht, ob die Resektionslinien tumorfrei (R 0) oder histologisch tumorbefallen sind (R 1). Erst auf dem Boden der R-Klassifikation ist eine prognostische Aussage zu machen bzw. sind verschiedene Therapiemodalitäten zu vergleichen.

Aber auch die Verläßlichkeit der Beurteilung der Tumorausbreitung bei der Thorakotomie und am Resektionspräparat hat erhebliche Fehlerquoten. Obwohl von primär kurativer Zielsetzung ausgegangen worden war, fanden Zeidler u. Vogt-Moykopf (1976) in ihrem Krankengut postoperativ 10% der einfachen Resektionen nichtkurativ, bei den erweiterten Eingriffen waren es sogar 1/3 aller Fälle. Somit sind speziell bei diesen Eingriffen die Übergänge zwischen kurativ und palliativ fließend.

Matthews et a. (1973) berichteten über 202 Patienten, die nach vermeintlich kurativer Resektion innerhalb eines Monats aus verschiedenen Gründen starben und obduziert wurden. Es fanden sich bei 24% nicht erkannte Fernmetastasen und bei 12% lokaler Residualtumor. Dabei war die Frequenz nichterkannter Fernmetastasen auch abhängig vom histologischen Tumortyp. Das kleinzellige Karzinom zeigte in 70%, die übrigen Tumortypen in 14–43% Fernmetastasen (Adenokarzinom 43%, Plattenepithelkarzinom 32%, großzelliges Karzinom 14%). VINCENT et al. (1976) fanden bei 34% der kurativ Operierten mit Klinikletalität Residualtumor. KONRAD (1975) stellt deswegen die Einstufung in radikal und kurativ beim Lungenkarzinom in Frage — bei einer lokalen Rezidivrate von 10–15% und einer Sterberate von 70–80% der radikal bzw. kurativ Operierten innerhalb von 5 Jahren.

Diese Erfahrungen beweisen letztlich, daß auch bei kurativer Einstufung durch Chirurgen und Pathologen in einem beträchtlichen Anteil mit Fernmetastasen gerechnet werden muß und daß dort, wo es sinnvoll ist, über die chirurgische Maßnahme hinaus adjuvante Therapiemaßnahmen eingeleitet werden müssen.

17.9 Nichtchirurgische Therapie

17.9.1 Strahlentherapie

Bei der operativen Behandlung des Lungenkarzinoms deprimiert vor allem die geringe Resektionsquote von 20–40%. Da bei einem großen Teil der inoperablen Patienten nur funktionelle Gründe die Operation verbieten, der Tumor durchaus nur lokoregionär begrenzt ist, bietet sich die Strahlentherapie als alternative Behandlungsform an. Die früher mit der konventionellen Orthovolttechnik erreichbaren Herddosen von 40 Gy sind bestenfalls geeignet, beim strahlensensiblen kleinzelligen Karzinom eine Tumorvernichtung zu erreichen. Man weiß, daß das Plattenepithelkarzinom und das Adenokarzinom Herddosen von 60–70 Gy zur Tumorvernichtung benötigen (WANNENMACHER u. SLANINA 1979). Dies war der Grund, warum die anfänglichen Erfolge der Radiotherapie eher bescheiden ausfielen. Die Hauptgründe für eine Verbesserung der Therapieergebnisse sind die Einführung der modernen Megavoltbestrahlung (HEILMANN 1983) und die Tatsache, daß fundierte Kenntnisse über nötige Herddosen bei den verschiedenen Tumorformen vorliegen. Somit ist eine wichtige Voraussetzung auch für die Strahlentherapie die Kenntnis des histologischen Tumortyps. Die Strahlentherapie als Alternativverfahren zur Operation hat insgesamt vier Zielsetzungen, sie kann kurativ, palliativ, adjuvant oder neo-adjuvant eingesetzt werden.

17.9.1.1 Kurative Strahlentherapie

Ziel ist hierbei die radikale lokale Tumorvernichtung bei kleinen Karzinomen mit limitierter Ausbreitung (T 1–2 N 1 M 0) und bei Patienten, die aus Altersgründen oder wegen der Lungenfunktion nicht operiert werden können oder die eine Operation verweigern. Die Herddosis wird dann in 6–7 Wochen kontinuierlich oder gegebenenfalls mit Unterbrechungen (Split-course-Technik) verabreicht. Durch geeignete Felder werden Tumor und Abflußgebiete (hier 40–50 Gy) bestrahlt und Begleitschäden an Restlunge und Nachbarstrukturen in Grenzen gehalten.

Voraussetzungen für eine kurative Strahlentherapie sind nach BÜNNEMANN u. HEILMANN (1980) ein ausreichender Allgemeinzustand (Karnofsky-Index von mindestens 60–70), Ausschluß einer schweren chronischen respiratorischen Insuffizienz, Fehlen von Zweittumoren, keine zu große Tumormasse, fehlender Pleuraerguß, keine broncho-ösophageale Fistel. Die schwerwiegendsten Komplikationen sind die Strahlenpneumonitis (ab 25 Gy), die Strahlenfibrose der Lunge (ab 50 Gy) und die Strahlenmyelitis (ab 45 Gy) (HEILMANN 1983; LANDBERG et al. 1979).

Die Behandlungsergebnisse der kurativen Strahlentherapie sind eher enttäuschend (2–6% 5-Jahres-Überlebensraten) (HEILMANN et al. 1976; KROKOWSKI 1981; WANNENMACHER u. SLANINA 1979). Dabei ist zu bemerken, daß die dem Strahlentherapeuten überwiesenen Patienten in der Regel eine Negativauslese darstellen. Bei geeigneter Auswahl (T 1–2 N 0 M 0-Tumoren) waren im Krankengut von HEILMANN (1983) 5-Jahres-Überlebensraten von 14% erreichbar.

Eine weitere kurative Einsatzmöglichkeit ist die Nachbestrahlung des Plattenepithelkarzinoms, bei dem sich nach Operation überraschend histologischer Tumorbefall des Absetzungsrandes herausstellt.

17.9.1.2 Palliative Strahlentherapie

Die palliative Strahlentherapie kommt erst zum Einsatz bei Auftreten schwerer beeinträchtigender Symptome (Kompressionssyndrome, Schmerz, Dysphagie, exsudative Pleuritis, obere Einflußstauung) zur Besserung der Lebensqualität (COX et al. 1983; HESS u. PRIGNITZ 1979; LANDBERG et al. 1979; WANNENMACHER u. SLANINA 1979). Es kommen hierbei Dosen von 20–30 Gy zur Anwendung.

17.9.1.3 Adjuvante Strahlentherapie

Eine adjuvante Zielsetzung verfolgt die Strahlentherapie z.B. mit der Gehirnbestrahlung des Patienten mit kleinzelligem Lungenkarzinom in Verbindung mit einer Zytostasetherapie (die meisten Zytostatika haben eine verminderte Blut-Liquor-Gängigkeit). Adjuvant wird die Strahlentherapie auch beim operierten Plattenepithelkarzinom mit hilären und mediastinalen Lymphknoten eingesetzt. Beim Plattenepithelkarzinom mit positiven hilären Metastasen fanden KIRSH et al. (1971) bei Nachbestrahlung deutlich bessere 5-Jahres-Überlebensraten (29% vs 2%), wohingegen GREEN u. MELBYE 1984 bei negativen Lymphknoten einen eher negativen Effekt der Radiotherapie beobachteten.

17.9.1.4 Neoadjuvante (präoperative) Strahlentherapie

Derzeit besteht nur beim Pancoast-Tumor eine allgemein anerkannte Indikation zur präoperativen Bestrahlung (s.S. 265).

17.9.2 Chemotherapie

Das klinisch symptomatische Karzinom ist bei Diagnosestellung häufig nicht mehr lokoregionär begrenzt. Chirurgie oder Radiotherapie kommen daher in vielen Fällen als lokale Behandlungsmaßnahmen zu spät. Allein die Chemotherapie ist zumindest theoretisch in der Lage, das disseminierte Lungenkarzinom in seinem Verlauf zu beeinflussen. Die Chemotherapie wird, wie auch andere Verfahren, in kurativer, palliativer oder adjuvanter Zielsetzung eingesetzt. Voraussetzung für eine erfolgreiche Chemotherapie ist eine hohe, möglichst selektive Ansprechrate des Tumors bei guter Allgemeinverträglichkeit. Der einzige Typ von Lungenkarzinom, der dieser Forderung in ausreichendem Maße genügt, ist das kleinzellige Karzinom, während die anderen histologischen Typen nur eine geringe Empfindlichkeit aufweisen. Somit wird die Chemotherapie in erster Linie beim kleinzelligen Karzinom zum Einsatz kommen. Allgemeine Voraussetzungen für eine Zytostasetherapie sind nach SEEBER u. NIEDERLE (1983):

- Alter unter 70 Jahre
- Körperliche Leistungsfähigkeit (Karnofsky-Index mehr als 60)
- Gewichtsverlust weniger als 12%
- Intakte Funktion der Organe, die durch die Zytostase besonders mitgeschädigt werden (Knochenmark, Niere, Herz, Leber).

17.9.2.1 Chemotherapie beim kleinzelligen Lungenkarzinom

Mit den heute üblichen Schemata gelingt es, innerhalb von 2–4 Monaten bei 40–50% („extensive disease") bis 75% („limited disease") aller Patienten Vollremissionen von unterschiedlicher Dauer zu induzieren (SCHMIDT 1981; SCHULZ 1981, 1982). Ein objektivierbares Ansprechen ist bei 80–90% aller Erkrankten zu erreichen.

Die Monotherapie wurde zu Gunsten einer Kombinationstherapie verlassen. Die meisten Kombinationen basieren auf der Kombination von Adriamycin und Cyclophosphamid. Das ACO-Schema (Adriamycin, Cyclophosphamid, Vincristin = Oncomycin) gilt heute als Standardkombination, an der neue Zytostatika-Kombinationen gemessen werden (WITTES et al. 1981).

In der überwiegenden Zahl der Fälle wird das kleinzellige Karzinom nicht operativ behandelt (s. S. 266). In diesen Fällen wird je nach Ausbreitung des Tumors die Chemotherapie mit Radiotherapie kombiniert oder allein Chemotherapie angewandt.

Bei „limited disease" (s. Tabelle 7) zeigt die alleinige Zytostasetherapie nach mehr oder weniger langen Phasen der Remission ein Wiederaufflackern der Grunderkrankung. Meist erfolgt das „Rezidiv" am Ort des Primärtumors. Es lag deswegen nahe, die Radiotherapie als zusätzliche lokal orientierte Maßnahme zuzuziehen. Die Frage, in welcher Reihenfolge die Therapie erfolgen soll, ob zuerst Radio- und dann Chemotherapie oder umgekehrt, ist inzwischen geklärt. Unter primärer lokaler Radiotherapie kommt es zu Fernmetastasen oder zumindest zum Aufflackern bereits abgesiedelter Metastasen, ferner zeigt der Tumor für eine nachfolgende Zytostasetherapie eine deutlich geringere Ansprechrate, so daß heute allgemein zuerst die Chemotherapie zum Einsatz kommt. Nach 2–3 Behandlungszyklen erfolgt dann die Bestrahlung des Primärtumors, evtl. mit zusätzlichen Hilus- und Mediastinalfeldern. Gleichzeitig wird von den meisten Autoren die adjuvante ZNS-Bestrahlung (30 Gy) empfohlen, da die meisten Zytostatika wenig oder überhaupt nicht liquorgängig sind. Es gelingt damit, die Zahl klinisch manifester zerebraler Metastasen zu reduzieren. Dieser Maßnahme kommt nur symptomatische Bedeutung zu, eine Lebensverlängerung ist damit nicht zu erreichen. Daran schließt sich solange wie möglich eine individuelle Erhaltungschemotherapie an.

Bei „extensive disease" erreicht die Zytostasetherapie entsprechend der Ausbreitung der Erkrankung eine deutlich geringere Ansprechrate und Zahl von Vollremissionen (etwa 40%). Der weitere Verlauf in diesem Stadium ist weniger vom lokalen Rezidiv geprägt als von Fernmetastasen. Deswegen scheidet eine grundsätzliche zusätzliche Strahlentherapie hier aus und bleibt der Behandlung spezieller lokaler Tumorkomplikationen vorbehalten. Gleiches gilt für die Therapie des generalisierten Stadiums.

Auch nach operativer Entfernung des Primärtumors ist eine gleichartige Kombinations-Chemo-Radiotherapie wie beim nichtoperierten limitierten kleinzelligen Karzinom angezeigt. Die dann adjuvante Chemo-Radiotherapie gehört zum heutigen Standard.

17.9.2.1 Chemotherapie des nichtkleinzelligen Karzinoms

Auch moderne Polychemotherapieschemata haben beim fortgeschrittenen metastasierten nichtkleinzelligen Karzinom bisher nicht überzeugt. Die Tumoransprechraten liegen bei 20–30%, die mediane Überlebenszeit bei 4 Monaten, die 1-Jahres-Überlebensraten deutlich unter 10% (GRALLA et al. 1981; HAVEMANN 1981; KLEIN 1983; SCHMIDT 1981; SCHULZ 1982; SEEBER u. NIEDERLE 1983). Auch beim inoperablen nichtkleinzelligen Karzinom ohne Fernmetastasen ergeben weder Monoch Polychemotherapie überzeugende Ergebnisse. Ob eine Kombination von Strahlen- und Chemotherapie größere Erfolgschancen hat als alleinige Radiotherapie, ist bis jetzt noch nicht ausreichend geklärt (HAVEMANN 1979). Eine adjuvante Indikationsstellung beim kurativ operierten nichtkleinzelligen Karzinom besteht nicht, es scheint hierbei sogar in manchen Fällen zur Verkürzung der medianen Überlebenszeit zu kommen (ARNOLD 1979; SENN 1979). Der Einsatz und die Erprobung neuer Zytostatika beim nichtkleinzelligen Karzinom ist derzeit wohl nur in kontrollierten klinischen Studien indiziert (KARRER et al. 1973, 1976).

17.9.3 Immuntherapie

Systemische oder lokale unspezifische Immunstimulation, z.B. mit BCG oder Thymosin, wurde z.T. als adjuvante Therapie bei nichtkleinzelligen Karzinomen empfohlen (siehe Kap. 11). Auch Immunstimulation durch Tumorantigenpräparationen wurde versucht. Eine definitive Beurteilung ist bis jetzt nicht möglich, die Ergebnisse konnten oft nicht reproduziert werden, möglicherweise infolge Inhomogenität der BCG-Stämme.

17.10 Nachsorge nach der Operation

Beim operierten Lungenkarzinom ist auch nach kurativer Resektion in Abhängigkeit vom Stadium und vom histologischen Tumortyp in ca. 50% innerhalb der ersten 3 Jahre mit dem Auftreten von Manifestationen des Tumors zu rechnen. Nach MARTINI u. MCCORMACK (1983) kommt es in ca. 20% zu einem Lokalrezidiv, in 72% zu Fernmetastasen, in den restlichen 8% tritt beides gemeinsam auf. Generell ist die lokale Rezidivrate beim Plattenepithelkarzinom größer als bei den übrigen histologischen Tumortypen mit ihrer frühen hämatogenen Metastasierungsneigung (COX et al. 1983). Ein lokales Rezidiv ist in aller Regel nicht mehr operabel, Ausnahmen stellen lokale Rezidive nach limitierten Operationsverfahren dar (GABLER u. LIEBIG 1979).

Funktionell ist in Abhängigkeit von der Größe der Resektion mit Rückwirkungen auf das Herz und die Restlunge zu rechnen. Die Resektion von mehreren Segmenten oder einem Lappen wird in der Regel ohne größere postoperative Beeinträchtigungen toleriert. Die Pneumonektomie dagegen führt zunächst zu einer drastischen Reduktion der Atmungsfläche um ca. 50%. Nachfolgend entsteht ein Fibrothorax mit Verziehung des Mediastinums und kompensatorischem Emphysem der anderen Lungenhälfte. Dies führt zu einer weiteren Rarifizierung der Lungengefäßstrecke und letztlich zum Cor pulmonale. Diese Postpneumonektomieerscheinungen können sich innerhalb der ersten 10–15 Jahre nach der Operation entwickeln. Oft lassen sich diese Zustände nach Pneumonektomie schwer von lokalen Rezidiven unterscheiden (DRINGS et al. 1982).

Ein weiteres Problem sind synchrone und metachrone Zweittumoren. Synchrone Mehrfachtumoren finden sich in einer Größenordnung von 1–2% (DITTRICH 1984; MARTINI u. BEATTIE 1977). Metachrone Tumoren dagegen kommen bei Langzeitüberlebern nach Lungenkarzinomoperation in einer Größenordnung von 10–22% vor (BENNETT

u. Smith 1978; Higgins et al. 1975; Jensik 1981; Shields et al. 1978). Diese Patienten stellen also eine „High-risk"-Gruppe dar. Daneben treten bei diesen Patienten auch in einer nicht unbeträchtlichen Zahl Malignome des oberen Respirationstraktes und des oberen Digestivtraktes auf (Payne 1981).

Das Nachsorgeprogramm der Chirurgischen Universitätsklinik Erlangen sieht in den ersten 3 Jahren vierteljährliche, dann bis zum 5. Jahr halbjährliche Kontrolluntersuchungen vor. Anschließend werden die Patienten in jährlichen Abständen überwacht. Bei jeder Kontrolle wird die Anamnese erhoben und der Patient klinisch untersucht. Ferner sind Basislabor (kleines Blutbild, BKS, alkalische Phosphatase) und das Thorax-Röntgen obligat. In halbjährlichem Abstand wird zusätzlich ein EKG angefertigt und die Lungenfunktion untersucht. Jährlich wird ein Skeletszintigramm veranlaßt. Wir bestimmen zusätzlich bei allen Tumorpatienten das CEA, dem nach unserer Meinung die Bedeutung zukommt, die Schwere einer Erkrankung widerzuspiegeln und frühzeitig ein Rezidiv anzukündigen (Euler et al. 1978).

17.11 Prognose

17.11.1 Postoperative Letalität

Ein besonderes Problem der chirurgischen Behandlung des Lungenkarzinoms ist die hohe perioperative Letalität. Nach einer von Becker et al. (1976) publizierten retrospektiven Gemeinschaftsstudie aus 17 deutschen Kliniken betrug die Operationsletalität für alle Resektionen 25%, die für die Pneumonektomien 32%, die für die Lobektomien 15%. Diese Zahlen, verbunden mit der schlechten Prognose der Operierten, waren lange Zeit der Hauptgrund für die restriktive Indikationsstellung zur Operation beim Lungenkarzinom.

Demgegenüber werden in anderen Publikationen deutlich geringere Letalitätsziffern genannt. Nach Denck (1981) sollten Werte von unter 10% für die Pneumonektomie und unter 5% für die Lobektomie erreichbar sein, ja es werden sogar Werte unter 2% bei der Lobektomie genannt (Dittrich u. Klinke 1981; Hamelmann u. Thermann 1979).

In einer Untersuchung aus 12 großen amerikanischen Kliniken (Ginsberg et al. 1983) fand sich eine Letalität von 3,7%, die eine deutliche Abhän-

gigkeit vom Alter zeigte (< 60 Jahre: 1,3%, 60–69 Jahre: 4,1%, ≥ 70 Jahre: 7,1%). Es bestand dort auch ein signifikanter Unterschied zwischen der Lobektomie (2,9%) und der Pneumonektomie (6,9%). Eines der Hauptprobleme der Lungenchirurgie, die gefürchtete Bronchusstumpfinsuffizienz, scheint mit Einführung der Klammerapparate deutlich seltener geworden zu sein (Junginger u. Pichlmaier 1983).

Eine bedeutsame Rolle spielen die operative Erfahrung des Chirurgen, die Indikationsstellung und die Auswahlkriterien, das Resektionsausmaß, der Allgemeinzustand des Patienten und die begleitenden Risikofaktoren. Martini u. McCormack (1983) fanden als „high risk factors": Alter, limitierte kardiorespiratorische Funktion und die Notwendigkeit einer Pneumonektomie. Unmittelbare Ursachen der perioperativen Letalität sind Pneumonie, Herz- und Lungeninsuffizienz, Stumpfinsuffizienz, Pleuraempyem, Lungenembolie, Nachblutungen.

17.11.2 Nichtletale Operationskomplikationen

Zu den wichtigsten nichtletalen Operationskomplikationen gehören bronchopleurale und Parenchymfisteln, persistierender Pneumothorax, Pleuraempyeme, Atelektasen, Lappentorsion (selten), Herzrhythmusstörungen (Berndt u. Fiebach 1982; Hild et al. 1980; Roe 1983).

17.11.3 Langzeitprognose

17.11.3.1 Gesamtresultate

Die Fortschritte in der Behandlung des Lungenkarzinoms in den letzten Jahrzehnten sind eher bescheiden. Die 5-Jahres-Überlebensraten liegen konstant bei etwa 5% (Havemann 1979). Im Cancer Patient Survival Report (Axtell et al. 1976) war von 1950–1969 eine Verbesserung der Gesamtresultate von 6 auf 9% zu verzeichnen, nach Denck (1979) in den letzten drei Jahrzehnten bestenfalls von 5 auf 8%.

Die Ergebnisse der Behandlung des Lungenkarzinoms an der Chirurgischen Universitätsklinik Erlangen aus den Jahren 1967–1982 sind in Abb. 10 dargestellt. Die 5-Jahres-Überlebensrate aller diagnostizierten Lungenkarzinome lag bei 13%, die mediane Überlebenszeit betrug nur 6 Monate.

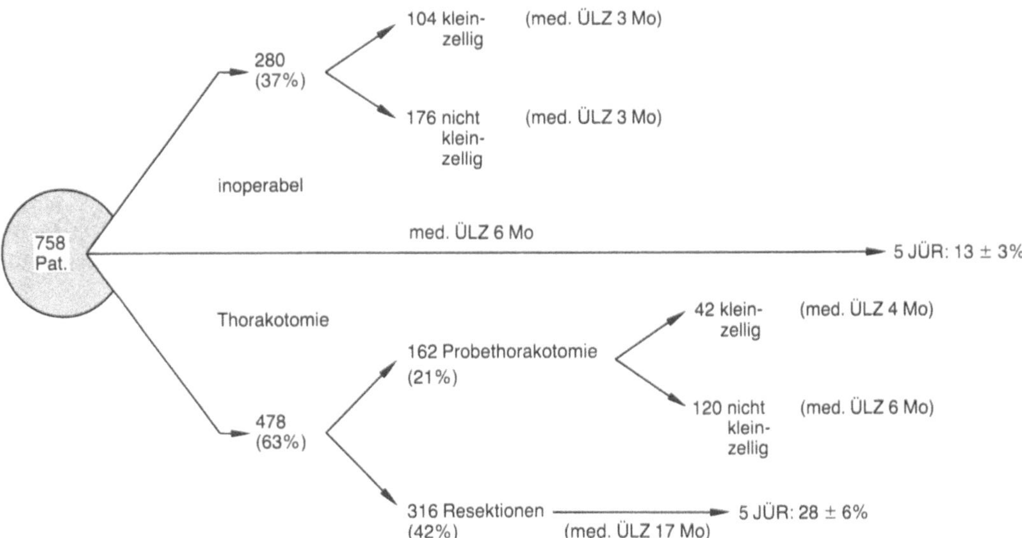

Abb. 10. Übersicht über die Ergebnisse am Krankengut der Chirurgischen Universitätsklinik Erlangen 1967–1982. 5-Jahres-Überlebensraten (5JÜR), alterskorrigiert, nach „actuarial method" berechnet, postoperative Letalität nicht ausgeschlossen, beigefügt doppelte Standardabweichung entsprechend 95%-Vertrauensbereich. *Med. ÜLZ* mediane Überlebenszeit

Tabelle 14. Therapieergebnisse an der Chirurgischen Klinik Erlangen, unterteilt nach Zeitpunkt der Diagnose

	1967–1977	1978–1982
	n = 537	221
Mediane Überlebenszeit in Monaten		
alle Patienten	6	7
nichtresezierte Patienten mit kleinzelligem Karzinom	2	5
nichtresezierte Patienten mit nichtkleinzelligem Karzinom	3	4
resezierte Patienten	16	19
5-Jahres-Überlebensrate[a]		
alle Patienten	13±3%	12± 7%
resezierte Patienten	28±7%	24±14%
	(n = 222)	(n = 94)

[a] Actuarial method, alterskorrigiert, postoperative Letalität nicht ausgeschlossen mit 95%-Vertrauensbereich

Bei einem Vergleich der Jahre 1967–1977 mit 1978–1982 hat sich in den Therapieergebnissen praktisch keine Veränderung ergeben (Tabelle 14).

17.11.3.2 Tumorabhängige Prognose

Die entscheidenden prognostischen Faktoren sind die histologische Struktur und das Tumorstadium, das Tumorgröße, Beziehung zur Nachbarschaft, lymphogene und hämatogene Metastasierung und indirekt zumindest teilweise auch die Lokalisation erfaßt.

Histologie

Tabelle 15 zeigt Angaben der Literatur über den Einfluß des histologischen Typs auf die Prognose. Die weitaus ungünstigste Prognose haben kleinzellige Karzinome; innerhalb der günstigeren sonstigen Tumortypen zeigt das Plattenepithelkarzinom die beste Prognose, gefolgt vom Adenokarzinom und vom großzelligen Karzinom.

Stadium

Das Stadium bestimmt die Prognose sowohl im Gesamtkollektiv als auch bei den Patienten mit Tumorresektion ganz entscheidend. Ergebnisse aus dem Schrifttum und die eigenen Resultate sind in Tabelle 16 zusammengestellt. Dabei wurden entsprechend den meisten vorliegenden Angaben die UICC-Stadien III und IV zusammengefaßt. Die Trennung dieser beiden Stadien zeigt nur geringe Unterschiede. Nach den Zahlen von YOSHIMURA (1983) betrug die 5-Jahres-Überlebensrate unter Berücksichtigung aller Patienten beim

Tabelle 15. Prognose in Abhängigkeit vom histologischen Typ. 5-Jahres-Überlebensraten (für Erlangener Krankengut mit 95%-Vertrauensbereich, actuarial method, alterskorrigiert, postoperative Letalität nicht ausgeschlossen)

	Plattenepithel-karzinom	Adeno-karzinom	Großzelliges Karzinom	Kleinzelliges Karzinom
I. Alle Patienten (reseziert und nichtreseziert)				
Yoshimura (1983)	14% (n = 1974)	14% (n = 1855)	12% (n = 375)	5% intermediär (n = 531) 1% oat cell (n = 79)
Erlangen 1967–1982	17 ± 5% (n = 318)	18 ± 8% (n = 115)	9 ± 10% (n = 45)	3 ± 3% (n = 169)
II. Patienten mit Tumorresektion				
Pichlmaier u. Junginger (1974)	22%	15%	16%	18%
Shields et al. (1975)	27% (n = 1482)	24% (n = 359)		
Vincent et al. (1976)	20% (n = 161)	12% (n = 19)	21% (n = 17)	0% (n = 16)
Wilkins et al. (1978)	40% (n = 139)	28% (n = 60)	24% (n = 36)	0% (n = 10)
Mack et al. (1980)	41% (n = 162)	26% (n = 38)	26% (n = 74)	23% (n = 17)
Literaturübersicht Selawry u. Hansen (1973)	28% (n = 1602)	17% (n = 392)	15% (n = 500)	5% (n = 106)
Literaturübersicht Manàrt u. Baer (1983)	24%	13%	14%	4%
Erlangen 1967–1982	30 ± 8% (n = 164)	25 ± 11% (n = 83)	13 ± 19% (n = 18)	7 ± 12% (n = 23)

Tabelle 16. Prognose in Abhängigkeit vom Stadium (UICC). 5-Jahres-Überlebensrate (für Erlangener Krankengut mit 95%-Vertrauensbereich, actuarial method, alterskorrigiert, postoperative Letalität nicht ausgeschlossen)

		I	II	III	IV
I. Alle Patienten (reseziert und nichtreseziert)					
Yoshimura (1983)	I a	35,4% (n = 1251)	13,5% (n = 681)	4,3% (n = 1443)	0,7% (n = 1378)
	I b	22,8% (n = 171)			
II. Patienten mit Tumorresektion					
Pichlmaier u. Junginger (1974)		19% (n = 120)	18% (n = 71)	9,5% (n = 299)	
Vincent et al. (1976)		29% (n = 138)	7% (n = 58)	7% (n = 99)	
Naruke et al. (1978)		60% (n = 143)	38% (n = 50)	17% (n = 70)	
Mountain u. Hermes (1979)[a]		53% (n = 330)	29% (n = 103)	16% (n = 361)	
Little et al. (1983)		55%	30%	15%[a]	
Lillimoe et al. (1984)		47%	23%		
Literaturübersicht Manart u. Baer (1983)					
Plattenepithelkarzinom		40%	17%	14%	
Adenokarzinom		31%	7%	7%	
großzelliges Karzinom		30%	7%		
Erlangen 1967–1982		46 ± 11% (n = 130)	28 ± 13% (n = 65)	16 ± 9% (n = 88)	

[a] Nur nichtkleinzellige Karzinome

UICC-Stadium III (n = 1443) 4,3%, beim Stadium IV (n = 1378) 0,7%. Für die Beurteilung der Prognose nach Tumorresektion spielt die Unterscheidung in Stadium III und IV praktisch keine Rolle, da in diesem Krankengut Patienten mit Fernmetastasen nur sehr selten vertreten sind.

Die das Stadium bestimmenden Einzelfaktoren sind in ihrem prognostischen Einfluß an Hand der Zahlen des japanischen TNM-Feldversuchs (Yoshimura 1983) für alle Patienten (resezierte und nichtreseziert) in Tabelle 17 zusammengestellt.

Innerhalb der resezierten Patienten zeigen die Einzelfaktoren z.T. noch deutlicher ihren Einfluß (Tabelle 18).

Für den Chirurgen von besonderer Wichtigkeit ist die prognostische Bedeutung des Lymphknotenbefalls (Tabelle 19). Nach Resektion werden bei fehlenden Lymphknotenmetastasen 5-Jahres-Überlebensraten in der Größenordnung zwischen 30 und 50% angegeben, bei Nachweis von Lymphknotenmetastasen reduziert sich diese Rate dramatisch auf 10–20%. Auch die Lokalisation der

Tabelle 17. Prognose in Abhängigkeit von den das Stadium bestimmenden Einzelfaktoren. Alle Patienten (reseziert und nichtreseziert), klinisches Staging nach TNM-Klassifikation der UICC 1978/1982. Daten von YOSHIMURA 1983 (dritte japanische TNM-Feldstudie)

	n	5-Jahres-Überlebensraten (%)
Alle Patienten	4931	13,1
T1	734	39,4
T2	1809	17,5
T3	997	3,4
N0	1486	36,6
N1	1154	12,5
N2	913	3,9
M0	3553	17,9
M1	1378	0,7
T1 N0 |	512	48,1
T2 N0 |	739	26,9
T3 N0 | M0	278	4,3
T1 N1 |	171	22,8
T2 N1 |	681	13,5
T3 N1 |	302	4,9

Tabelle 18. Einfluß des Stadiums und der das Stadium bestimmenden Einzelfaktoren auf die Prognose. Patienten mit Tumorresektion, Pathologisches Staging nach UICC 1978/1982 (Chirurgische Universitätsklinik Erlangen 1967–1982). Alterskorrigierte 5-Jahres-Überlebensraten, actuarial method, postoperative Letalität nicht ausgeschlossen, mit 95% Vertrauensbereich

Patientengruppen	n	5-Jahres-Überlebensraten (%)	Stat. signif. Unterschiede (p)	
pT 1	84	48 ± 13	] <0,05	] <0,01
2	165	32 ± 9	] <0,05	
3	58	12 ± 10		
pN 0	130	45 ± 11	] <0,01	] <0,01
1	107	23 ± 10		
2	41	16 ± 13		
Grenzlymphknoten				
tumorfrei	164	42 ± 9	] <0,01	
tumorbefallen	60	19 ± 12		
UICC-Stadium				
I	130	46 ± 11	] <0,01	
II	65	28 ± 13		
III	88	16 ± 9		

Tabelle 19. Prognose in Abhängigkeit vom histologisch nachgewiesenen Lymphknotenbefall nach Tumorresektion: 5-Jahres-Überlebensraten. rad. P. = radikale Pneumonektomie, rad. L. = radikale Lebektomie, Pneum. = Pneumonektomie, Ep. = Plattenepithelkarzinom, Ad. = Adenokarzinom, Gz. = großzelliges Karzinom

Autor	Jahr	N +	N −
RAMSEY et al.	1969	rad. P. 23,1% (n = 65)	41,9% (n = 43)
		rad. L. 16,7% (n = 18)	53,6% (n = 28)
JENNY	1972	17%	35%
BROCK	1975	Pneum. 19%	58%
SHIELDS et al.	1975	16,2% (n = 1118)	33,7% (n = 1231)
BECKER et al.	1976	19%	26%
MACK et al.	1980	14,7%	45,5%
WEBER et al.	1980	12% (n = 576)	41,2% (n = 1338)
LILLIMOE et al.	1984	20% T1 N1 (n = 59)	38% T2 N0 62% T1 N0 (n = 114)
KONRAD (Lit.-ÜS)	1975	10–36%	19–49%

Autor	Jahr	N0	N1	N2
KIRSH et al.	1971	–	–	14,6% (n = 48)
PEARSON et al.	1972	–	–	19% (n = 26)
SHIELDS et al.	1975	–	17,4% (n = 484)	8,9% (n = 268)
VINCENT et al.	1976	24,8% (n = 183)	0% (n = 60)	4,3% (n = 52)
NARUKE et al.	1978	59,9%	39,1%	18,8%
SMITH	1978	–	–	28,5% (n = 56)
MOUNTAIN	1976	Ep. 30%	19%	3,5%
		Ad. 18%	7%	3,5%
		Gz. 20%	5%	–
NOHL-OSER	1980	33% (n = 237)	17,3% (n = 121)	3,4% (n = 58)
LITTLE et al.	1983	30%	12%	3%
Chir. Univ.-Klinik Erlangen	1967– 1982	44% (n = 130)	23% (n = 107)	16% (n = 41)

Lymphknotenmetastasen ist von Einfluß: bei nur intrapulmonalen und hilären Metastasen sind die 5-Jahres-Überlebensraten erheblich besser als bei Metastasen auch der mediastinalen Lymphknoten. Dabei spielt natürlich z.T. auch die Behandlungsmethode eine Rolle. Im eigenen Krankengut hat

Tabelle 20. Überlebenszeiten inoperabler kleinzelliger und nichtkleinzelliger Lungenkarzinome in Abhängigkeit von der palliativen Therapie. (Sammelstatistik nach Havemann 1979)

	Mediane Überlebenszeit in Monaten		1-Jahr-Überlebensrate	
	limited disease	extensive disease	limited disease	extensive disease
I. Kleinzelliges Karzinom				
ohne Therapie	3,5	1,2	7%	0%
Radiotherapie	6	–	20%	–
Chemotherapie	–	4–9	–	9–25%
Chemo- u. Radiotherapie	10–20	9–11	40–70%	23–44%
II. Nichtkleinzelliges Karzinom				
ohne Therapie	4	2–4	10%	<10%
Radiotherapie	7	–	25–40%	–
Radio- u. Chemotherapie	6–13	–	50%	–
Chemotherapie	–	3–8	–	<10%

sich gezeigt, daß bei resezierten Patienten die Untersuchung des „Grenzlymphknotens" wesentlich ist. Als solchen bezeichnen wir den Lymphknoten, der am Resektat vom Tumor am weitesten entfernt liegt (Hermanek 1983). Bei Befall dieses Grenzlymphknotens ergab sich eine 5-Jahres-Überlebensrate von $19 \pm 12\%$, bei tumorfreiem Grenzlymphknoten jedoch von $42 \pm 9\%$ (Tabelle 18).

Beim kleinzelligen Karzinom ist für die Prognose die Unterscheidung in „limited disease" und „extended disease" bedeutungsvoll. Entsprechende Zahlen aus dem Schrifttum sind in Tabelle 20 zusammengestellt.

Beziehung Histologie/Stadium

Die günstigere Prognose der nichtkleinzelligen Karzinome gegenüber dem kleinzelligen Karzinom und auch die unterschiedliche Prognose innerhalb der nichtkleinzelligen Karzinome ist in erster Linie dadurch bedingt, daß sich die unterschiedlichen Tumortypen zum Zeitpunkt der Diagnose in verschiedenen Stadien befinden (Abb. 11).

Sonstige tumorabhängige Prognosefaktoren

Periphere und zentrale Tumoren zeigen bei Betrachtung aller Patienten prognostische Unterschiede:

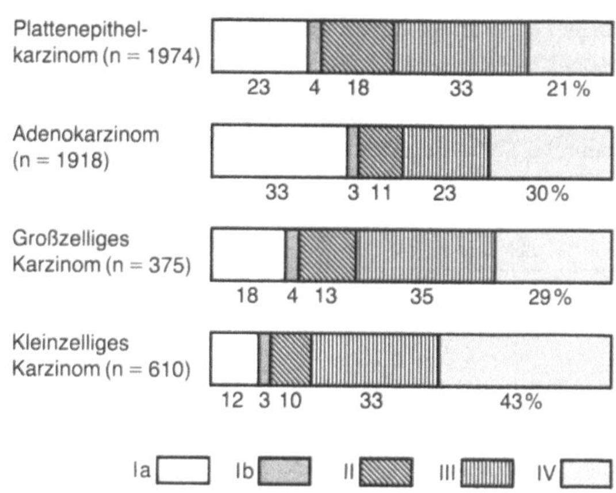

Abb. 11. Beziehung zwischen histologischem Typ und Stadium (UICC 1978/1982) (Daten von Yoshimura 1983). Nur 4 häufigste Haupttypen

Im eigenen Krankengut ergaben sich 5-Jahres-Resultate von $29 \pm 7\%$ (n = 228) gegenüber $10 \pm 3\%$ (n = 479). Diese Differenzen sind durch die unterschiedliche Verteilung im histologischen Typ und Stadium, vor allem aber durch die unterschiedliche Resektabilität bedingt. Daher zeigen unter den resezierten Patienten jene mit peripheren und jene mit zentralen Tumoren keinen signifikanten Unterschied mehr: peripher $39 \pm 10\%$ (n = 153) gegenüber zentral $28 \pm 8\%$ (n = 149).

Vor allem bei nichtoperablen Patienten spielt der *Allgemeinzustand* (beurteilt z.B. nach Karnovsky) eine prognostisch bedeutsame Rolle. Wenn der Tumor bei klinisch gesunden Patienten als *Zufallsbefund* diagnostiziert wird, zeigt sich eine wesentlich bessere Prognose als bei Diagnose auf Grund klinischer Symptome (s.S. 267 und 283).

17.11.3.3 Therapieabhängige Prognose

Abbildung 10 zeigt am Krankengut der Chirurgischen Universitätsklinik Erlangen, daß die mediane Überlebenszeit der Patienten mit Tumorresektion 17 Monate, der Patienten ohne Tumorresektion jedoch nur 3–6 Monate betrug. Die Überlebenskurven in Abhängigkeit vom therapeutischen Vorgehen zeigt Abb. 12. Dauerheilungen sind nahezu ausschließlich durch Chirurgie zu erzielen. Ausnahmen sind die sehr seltenen nichtkleinzelligen Karzinome, die durch Strahlentherapie, und die wenigen kleinzelligen Karzinome, die durch Chemotherapie in Kombination mit Radiotherapie geheilt werden.

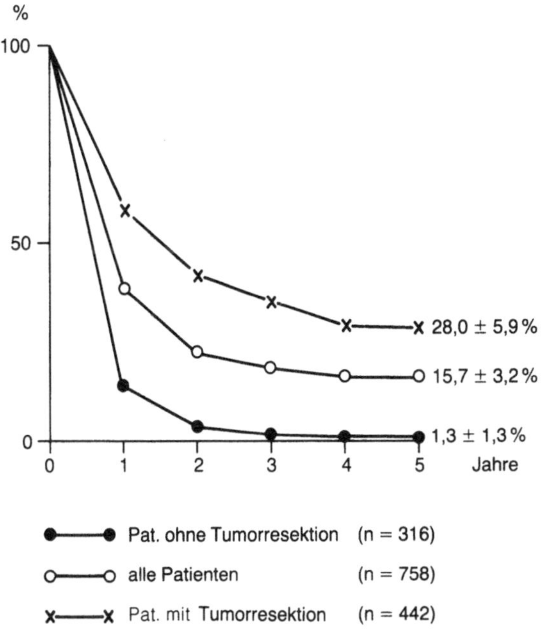

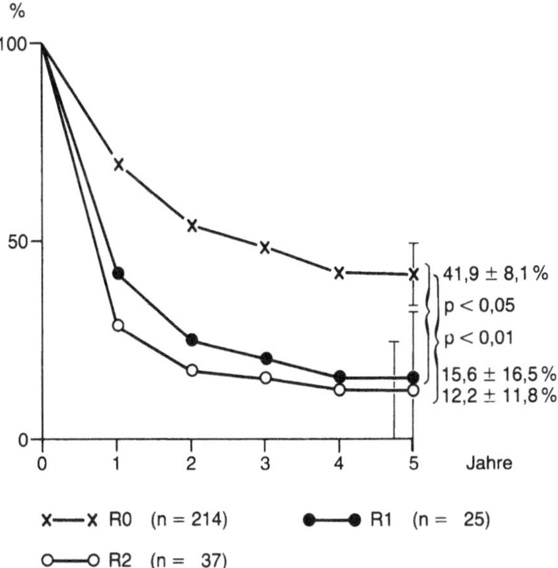

Abb. 12. Überlebenskurven der Patienten mit Lungenkarzinom (Chirurgische Universitätsklinik Erlangen 1967–1982). Berechnung s. Legende Abb. 10, Unterschiede jeweils statistisch signifikant (p < 0,01)

Abb. 13. Überlebenskurven nach Tumorresektion in Abhängigkeit von der R-Klassifikation (Chirurgische Universitätsklinik Erlangen 1967–1982). Berechnung s. Legende Abb. 10

Kurative und nichtkurative Chirurgie

Natürlich hat nur ein Eingriff, der alles Tumorgewebe entfernt, eine Chance auf Heilung. Kurative Tumorentfernung (R0) ergab in unserem Kran-

Tabelle 21. Überlebensraten bei palliativer Resektion

Autor	n	Überlebensraten			Mediane Überlebenszeit
		1 Jahr	2 Jahre	5 Jahre	
JENNY (1974)	431	13%	4%		
VINCENT et al. (1976)	67			6%	11,6 Monate
KRUMHAAR et al. (1977)	120			20%[a]	12,3 Monate
SMITH (1978)	37	11%		5%	
Literaturübersicht SHIELDS (1974)				5–8%	

[a] Mit Radio- und Chemotherapie; alle Tumoren mit Hilus- und mediastinalen Lymphknotenmetastasen sowie Keil- und Segmentresektionen wurden ohne Berücksichtigung der R-Klassifikation als palliativ eingestuft.

kengut eine 5-Jahres-Überlebensrate von über 40% (Abb. 13). Verbleibt Residualtumor makroskopisch oder histologisch (R1, 2), sind die Ergebnisse in gleicher Weise ungünstig. Resultate bei nichtkurativer Resektion aus dem Schrifttum zeigt Tabelle 21. Die Ergebnisse sind offenkundig wegen der Inhomogenität des Krankenguts recht unterschiedlich. In einem sehr geringen Prozentsatz können Patienten auch nach nur palliativer Resektion 5 Jahre überleben, in erster Linie bei zusätzlicher Chemo- und/oder Radiotherapie.

Resektionsausmaß

Die Pneumonektomie als Regeloperation führt nicht zu höheren Überlebensraten. Bei Zusammenfassung aller Stadien zeigt die Lobektomie signifikant günstigere 5-Jahres-Überlebensraten (Abb. 14). Unterteilt man jedoch das Krankengut in die verschiedenen Stadien, so ergeben sich zwischen Lobektomie und Pneumonektomie keine signifikanten Unterschiede. Die Lobektomie ist heute das häufigste Verfahren, die Pneumonektomie wird fallweise durch Tumorgröße und Lokalisation erzwungen. Im Schrifttum (Tabelle 22) liegen die 5-Jahres-Überlebensraten für die Lobektomie zwischen 20 und 40%, für die Pneumonektomie bei 15–25%.

Die Ergebnisse aus Zentren, die auch bei homolateralem mediastinalen Lymphknotenbefall eine

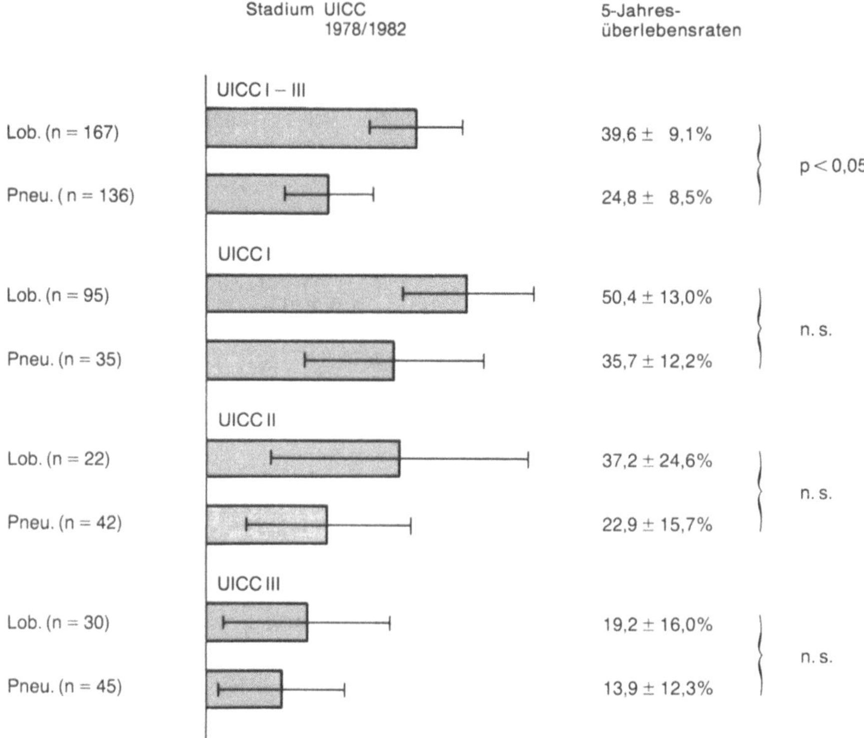

Abb. 14. 5-Jahres-Überlebensraten bei Lobektomie (*Lob.*) und Pneumonektomie (*Pneu.*) (Chirurgische Universitätsklinik Erlangen 1967–1982). Berechnung s. Legende Abb. 10

Tabelle 22. 5-Jahres-Überlebensraten nach kurativer Lobektomie und Pneumonektomie

Autor	Jahr	n	Lob-ektomie (%)	Pneu-mon-ektomie (%)	alle (%)
WIDOW	1973	3374	37	23	31
PICHLMAIER u. JUNGINGER	1974	740	20	21	20,5
BECKER et al.	1976	925	23	23	–
KUTSCHERA	1976	1539	25	17	20
MACK et al.	1980	296	38	32	35
VINCENT et al.	1976	261	20	15	17
Chir. Univ.-Klinik Erlangen	1983	316	40	25	28

Indikation zur Operation sehen und die systematische mediastinale Lymphknotendissektion durchführen, zeigt Tabelle 23. Auch bei erweiterten Resektionen sind z.T. beachtliche Resultate zu erzielen (Tabelle 24), gleiches gilt andererseits für parenchymsparende Resektionen (Tabellen 25 und 26).

Tabelle 23. Ergebnisse bei mediastinalen Lymphknotenmetastasen nach radikaler Resektion mit systematischer mediastinaler Dissektion

Autor	n	5-Jahres-Über-lebens-rate (%)	Bemerkungen
ROBINSON u. BURKELL (1974)	62	42	Bei einfacher Resektion 27%
KIRSH et al. (1971)	36	20	Mit Nachbestrahlung
BROCK (1975)	86	41 30 39	Lobektomie Pneumonektomie Radikale Pneumonektomie
NARUKE et al. (1978)	63	19	Prognose schlecht, wenn subkarinale Lymphknoten befallen
SMITH (1978)	56	28	
PEARSON et al. (1982)	62	24	

Tabelle 24. Ergebnisse erweiterter Resektionen

Autor	n	Art der Resektion	Op-Letalität (%)	1-Jahres-Überlebensrate (%)	5-Jahres-Überlebensrate (%)
PICHLMAIER u. JUNGINGER (1974)	155	nicht näher differenziert	39		16
SHIELDS (1974)	44	Sulcus-superior-Tumor			
		32 pN 0		69	44
		5 pN 1		40	20
		7 pN 2		14	0
VINCENT et al. (1976)	30	nicht näher differenziert	20		0
DENCK (1980)	27	mit Thoraxwand	14		⎫
	55	mit Perikard	3,6		⎪
	11	mit Zwerchfell	10		⎬ 6,5
	9	mit V. cava	20		⎪
	2	mit Ösophagus	50		⎭
GEROULANOS et al. (1980)	23	mit Vorhof u. Perikard	18		13
	13	mit Thoraxwand	10		10
KUTSCHERA (1980)	30	mit Thoraxwand	17	37	17
ZEIDLER (1981)	201	70% Lobektomien			
		52% einfach	4,3	72	
		18% erweitert	9	57	
		30% Pneumonektomien			
		26% einfach	8,7	49	
		4% erweitert	17	38	
MARTINI u. McCORMACK (1983)	127	Sulcus-superior-Tumoren nach präoperativer Bestrahlung			17

Tabelle 25. Ergebnisse bei Segment- und Keilresektion

Autor	n	Operations-letalität (%)	5-Jahres-Überlebensrate (%)	Lokal-rezidive (%)	Fern-metastasen (%)
I. Segmentresektion					
V. WINDHEIM (1978)	110	4,5	–	–	–
	88 mit follow-up		42	16	27
JENSIK (1981)	168	<2	53	10	17
MARTINI u. McCORMACK (1983)	53[a]		33	20	
VOGT-MOYKOPF et al. (1981)	28	0	20		
II. Keilresektion[b]					
THOMSEN u. V. WINDHEIM (1978)	88	1,1	35	18	
HOFFMANN (1980)	33		26	11	
KURPAT (1980)	70	0	35	3	
VOGT-MOYKOPF et al. (1983b)	40	5	20	21	

[a] Segment- und Keilresektionen
[b] Nach VOGT-MOYKOPF et al. (1983b)

Chirurgische Therapie kleinzelliger Karzinome

In Tabelle 27 sind die Ergebnisse nach chirurgischer Therapie kleinzelliger Karzinome zusammengestellt. Natürlich handelt es sich hierbei um

Tabelle 26. Ergebnisse bei bronchoplastischen Operationen

Autor	n	Operations-letalität (%)	5-Jahres-Über-lebens-rate (%)
Keszler (1976)	80	8,7	10[a]
Bennet u. Smith (1978)	80	7,5	34[b]
Geroulanos et al. (1978)	8	25	0
Shaw u. Luke (1979)	100	8,0	40
Weisel et al. (1979)	70	11,4	Stadium I 43[c] II 31 III 22
Jensik (1981)	78	6,4	26
Ayabe et al. (1982)	34	8,8	17
Naruke u. Suemasu (1983)	59	0	40,5 N0: 60 N1: 40 N2: 24
Vogt-Moykopf (1983b) a) bronchoplastisch	112	8,9	34
b) broncho- und angioplastisch	88	17	14

[a] In 36% Rezidive oder Metastasen
[b] In 27% Lokalrezidive
[c] In 42% Rezidive

streng selektioniertes Krankengut, vornehmlich der Kategorien T1 N0 M0 und z.T. auch T2 N0 M0.

Nichtchirurgische Behandlung

Für die Abschätzung der Prognose der nichtoperablen Lungentumoren ist vor allem die Einteilung in „limited disease" und „extensive disease" wesentlich. Die Chancen sind insgesamt sehr ungünstig (s. Tabelle 20), aber immerhin sind heute bei moderner Chemo- und Radiotherapie bei „limited disease" mediane Überlebenszeiten um 12 Monate und 1-Jahres-Überlebensraten von 50% und mehr zu erreichen. Hieraus geht auch der Wert der derzeit geübten Chemo- und Radiotherapie beim inoperablen Karzinom hervor. Denn die Prognose des unbehandelten Karzinoms ist vor allem beim kleinzelligen Karzinom wesentlich schlechter als bei entsprechender Chemo- und Radiotherapie. Innerhalb der begrenzten Stadien sind nach Lanzotti et al. (1977) ein Gewichtsverlust um mehr als 12%, der Symptomenstatus (Bettlägerigkeit 50% oder mehr pro Tag) und ein Alter über 70 Jahre die wichtigsten Parameter, die die Prognose verschlechtern.

17.12 Frühdiagnose und Vorsorge

Nach Maassen (1974) ist die Indikation zur bronchologischen Untersuchung bei Erwachsenen bei folgenden Symptomen gegeben:

Tabelle 27. Ergebnisse nach chirurgischer Behandlung kleinzelliger Karzinome

Autor	Jahr	n	5-Jahres-Überlebensraten in %	Mediane Überlebens-zeit in Monaten
Widow	1973	142 Zufallsbefund	21	–
		122 symptomatisch	7	
Feinstein et al.	1974	98	3	–
Vincent et al.	1976	16	0	5,5
Greschuchna	1978	37	18,9% (3-Jahres-Überlebensrate)	18,4
Mack et al.	1980	242 keine OP	1,2	–
		17 OP	23,5	–
Bronz et al.	1980	13 OP	0	6,1
		52 keine OP	0	7,5
Konrad et al.	1980	21 OP ohne Chemother.	14,3	17,7
		22 OP mit Chemother.	14,0	20,0
Blum et al.	1981	24	17% 30 Monate	12,7
Vogt-Moykopf	1983b	123 alle	2	–
		27 Stadium I	10	–
Chir. Univ.-Klinik Erlangen	1967–1982	23	7	4,5

- unklare Hämoptysen
- therapierefraktäres Husten, das länger als 4 Wochen anhält
- rezidivierende Bronchialinfekte und Pneumonien
- Stenoseatmung
- Dyspnoe ohne pulmonale oder kardiale Ursachen
- ferner bei röntgenologischen Erscheinungen wie
  Atelektasen,
  Rundherden,
  Infiltrationen,
  unklaren Pleuritiden und Hilusveränderungen sowie Differenzphänomenen am Thorax (Interkostalräume, Zwerchfell, Mediastinum).

Die so entdeckten Tumoren sind jedoch meist *keine* Frühkarzinome. Ein Frühkarzinom hat eine 5-Jahres-Überlebensrate von 90% (CORTESE et al. 1983), ein als Zufallsbefund bei einer Reihenuntersuchung entdecktes, durch Lobektomie entfernbares infiltrierendes Karzinom eine solche von 40–60% (DITTRICH 1984). Die Chancen symptomatischer Patienten, 5 Jahre zu überleben, beträgt nur 5–8%. Damit ist klar, daß allein die Früherkennung in einem asymptomatischen Stadium in der Lage ist, die schlechte Prognose des Lungenkarzinoms zu bessern.

Wegen des beängstigenden epidemiologischen Trends des Lungenkarzinoms und der besonders schlechten Ergebnisse jedweder Therapie im symptomatischen Stadium liegt die Chance der Prognoseverbesserung nur darin, Tumoren in einem asymptomatischen Frühstadium zu erfassen. Vertretbar ist eine mit hohen Kosten und Personalaufwand betriebene Vorsorgeuntersuchung jedoch nur, wenn sich damit ein häufig vorkommender Organkrebs in einem Vorstadium erfassen und der Krankheitsverlauf günstig beeinflussen läßt. Epidemiologen sind sich darüber einig, daß diese Voraussetzungen für eine ungezielte Röntgenreihenuntersuchung nicht vorliegen. Sinnvoller und effektiver erscheint beim Lungenkarzinom mit seinen bekannten ätiologischen Faktoren und der typischen Alters- und Geschlechtsverteilung die Erfassung von Risikogruppen (risiko-orientiertes Screening): Es sind dies Männer, älter als 45 Jahre, mit starker Raucheranamnese bzw. beruflicher Disposition. Damit ließe sich nach DITTRICH (1976) die Effizienz einer Röntgenreihenuntersuchung deutlich steigern. Einer Trefferquote von 0,07–0,08/1000 Untersuchungen in einer nichtselektionierten Population und einer solchen von 0,14/1000 bei Män-

nern über 50 Jahre steht bei Beschränkung auf starke Raucher in dieser Altersgruppe eine Trefferquote von 6,6–6,9/100 gegenüber (PAYNE 1981). Ein Problem ist, daß der Altersgipfel des Lungenkarzinoms bei über 70 Jahren liegt, in einem Alter also, in dem ein Großteil der Patienten nicht mehr operabel ist (NEUMANN 1976).

Ein weiteres noch nicht geklärtes Problem ist, wie oft diese Untersuchungen wiederholt werden müssen. Prospektive Studien liegen zwischenzeitlich vor. So entwickelten im Rahmen des Philadelphia Pulmonary Neoplasm Research Project (WEISS et al. 1971) bei halbjährlichen Untersuchungsintervallen von 6000 Untersuchten 121 Patienten ein Lungenkarzinom. Diese Patienten hatten mit einer 5-Jahres-Überlebensquote von 8% ähnliche Überlebensraten wie unselektionierte Gruppen. Die Autoren verweisen auf zwei Londoner Studien von PRETT und NASH, die unter ähnlichen Voraussetzungen geringfügig bessere Resultate von 15 bzw. 18% 5-Jahres-Überlebensraten erreichten. WIDOW (1973) fand bei den durch Röntgenreihenuntersuchung entdeckten Fällen eine 5-Jahres-Überlebensrate, die um 10% höher lag als bei den klinisch-symptomatischen Patienten.

Ein Nachteil der Röntgenreihenuntersuchung ist, daß sich dabei nur periphere Karzinome ausreichend frühzeitig darstellen lassen (WIDOW 1973), zentrale Karzinome dagegen erst in einem Spätstadium, in dem sie z.B. als Atelektasen oder Infiltrat bzw. als Hilusverbreiterung imponieren. Für diese diagnostische Lücke der Röntgenuntersuchung bietet sich die Sputumzytologie an. Das Nationale Krebsforschungsinstitut der USA initiierte 1971 deswegen eine Multicenter-Studie zum Wert von Röntgenuntersuchung und Sputumzytologie als Screeningmethoden. Das Mayo-Lung-Project (FONTANA et al. 1975) setzte bei zwei Kontrollgruppen diese Untersuchungsmethoden in 4monatigen und jährlichen Abständen ein. Untersucht wurden ca. 11 000 Personen aus der Risikokonstellation: Männer > 45 Jahre und mehr als 20 Zigaretten pro Tag. Dabei fanden sich bei der Erstuntersuchung 86 Karzinome, sog. Prävalenzfälle. Interessant war, daß die Sputumzytologie alleine nur bei 16, das Röntgen bei 53, der Einsatz beider Methoden bei weiteren 17 die Diagnose Lungenkarzinom erbrachte.

Die Sputumzytologie hatte vor allem bei zentralen Tumoren positive Ergebnisse, es handelte sich vorwiegend um Plattenepithelkarzinome, die kurative Resektionsrate aus dieser Prävalenzgruppe betrug 60%. Neben etwa 50% In-situ- und Stadium-I-Tumoren zeigte jedoch auch hier knapp die Hälfte ein Stadium III. Im Verlauf der Studie (bis zu 7 Jahren) wurden weitere 117 Karzinome (Inzidenzfälle) diagnostiziert, daneben weitere 37 neue Karzinome im Bereich des oberen Respirationstrakts. 71 wurden in der engmaschig kontrollierten Gruppe, aber nur 46 in der 1-Jahres-Kontrollgruppe entdeckt. 80% der Tumoren in der Kontrollgruppe waren bei genauer Anamnese bereits symptomatisch. Eine kurative Resektion war in der engmaschig kontrollierten Gruppe doppelt so häufig möglich wie in der Kontrollgruppe. Etwa 5 Jahre nach Beginn der Studie war die absolute Lungenkarzinomtodesrate beider Gruppen jedoch annähernd gleich. Es ist aber festzuhalten, daß bei dieser Studie immerhin 8 Karzinome auf 1000 Untersuchungen entdeckt wurden und daß sich die Hälfte dieser Karzinome in einem Stadium I befand. 60% der röntgenologisch entdeckten Karzinome konnten kurativ reseziert werden, die 3-Jahres-Überlebensrate aus dieser Gruppe war mit 40% mehr als doppelt so hoch, wie in einem Vergleichskollektiv symptomatischer Patienten.

17.13 Seltene maligne Tumoren

17.13.1 Karzinoidtumoren

Karzinoidtumoren der Lunge gehen von den auch hier vorhandenen neuroendokrinen Zellen aus. Wie die Karzinoidtumoren des Kolons und Rektums sind jene der Lunge meist nicht argentaffin. Nach Davis et al. (1973) sind etwa 20% aller Karzinoidtumoren im Bereich der Lunge lokalisiert. Histologisch sind sie durch relativ kleine uniforme polygonale Zellen mit hellem, etwas granuliertem Zytoplasma und regelmäßigen ovalen Kernen sowie palisadenförmige Anordnung der peripheren Zellen charakterisiert.

Prinzipiell ist der Karzinoidtumor der Lunge ein bösartiger Tumor mit der Fähigkeit zur lymphogenen und hämatogenen Metastasierung. Die regionale lymphogene Metastasierung ist häufiger als eine Fernmetastasierung. Diese findet sich nur in 2–5% aller Fälle. Die Metastasierungstendenz kann aus dem histologischen Bild nicht sicher beurteilt werden (Hermanek u. Gall 1979).

Wie bei den Karzinoidtumoren des Gastrointestinaltrakts ist die Größe des Primärtumors für das biologische Verhalten entscheidend. Bei kleineren Tumoren unter 2 cm Durchmesser ist selten (unter 5%) mit einer Metastasierung zu rechnen.

Mehr als 80% aller Karzinoidtumoren der Lunge sind in den größeren proximalen Bronchien lokalisiert. Der Tumor wächst langsam in das Bronchiallumen hinein und verursacht die klinischen Zeichen einer Obstruktion mit hartnäckigen Hustenanfällen, Retentionspneumonien und Atelektasen.

Das Durchschnittsalter der Patienten mit Karzinoidtumoren der Lunge beträgt um 40 Jahre und liegt damit etwa um 15–20 Jahre unter dem Durchschnittsalter der Patienten mit Lungenkarzinomen. Männer und Frauen sind gleich häufig betroffen. Eine endokrine Symptomatik (Karzinoidsyndrom) ist sehr selten. Davis et al. (1973) fanden sie nur bei 4 von 114 (4%) der Patienten mit Karzinoidtumoren der Lunge.

Die Therapie der Wahl für Karzinoidtumoren ist die chirurgische Entfernung, meist in Form einer Lobektomie, evtl. mit Manschettenresektion (Bryant u. Morgan 1983).

Die Prognose ist wesentlich günstiger als bei Lungenkarzinomen, die 5-Jahres-Überlebensrate liegt bei 90% (Bryant u. Morgan 1983).

17.13.2 Malignes Mesotheliom

Das maligne Mesotheliom ist ein seltener Tumor, der in von Serosa ausgekleideten Hohlräumen (Pleura-, Perikard- und Bauchhöhle) auftritt. Seine Häufigkeit hat in den letzten Dekaden zugenommen und wird derzeit mit ca. 0,2 Erkrankungsfällen/100 000 Einwohnern/Jahr eingeschätzt (Legha u. Muggia 1977). Die Pleura ist durchschnittlich 2- bis 3mal häufiger Sitz des Tumors als das Peritoneum. Im Perikard sind nur 1% aller malignen Mesotheliome lokalisiert.

1960 berichteten Wagner et al. über das gehäufte Auftreten von Pleuramesotheliomen bei Asbestarbeitern. Diese Zusammenhänge wurden weltweit bestätigt (Suzuki 1981).

Je nach Zelldifferenzierung werden drei histologische Typen unterschieden: die epitheliale, die fibröse und die gemischte Form (Enzinger u. Weiss 1983).

Das maligne Mesotheliom breitet sich in der Pleura aus und infiltriert das subpleurale Gewebe, wie Zwerchfell und Lunge. Häufig findet sich eine hyaline Schwartenbildung mit peritumoröser Fibrose. Blutig tingierte Pleuraergüsse oder Aszites sind charakteristisch. Gelegentlich tritt das maligne Mesotheliom auch lokalisiert und umschrieben auf. Diese lokalisierten Mesotheliome sind meist dem fibrösen Typ zuzuordnen (ENZINGER u. WEISS 1983).

Das diffuse Pleuramesotheliom tritt zwischen dem 50. und 70. Lebensjahr auf, wobei Männer wesentlich häufiger als Frauen betroffen sind. Klinische Symptome finden sich erst spät. Brustschmerzen, Kurzatmigkeit und Gewichtsverlust weisen auf die Erkrankung hin (ANTMANN 1981).

Häufigster Erstbefund eines Pleuramesothelioms ist der einseitige Erguß mit Verdickung der Pleura. Mit fortschreitender Erkrankung kommen eine Verziehung des Mediastinums zur erkrankten Seite und eine Lungenkompression hinzu. Die Computertomographie kann wertvolle Hinweise auf die Diagnose des Mesothelioms geben: Pleuraerguß, Rippendestruktion, Schwartenbildung, irreguläre Verkalkungen, Pleurafissuren sind im CT erkennbar.

Die Pleurapunktion mit zytologischer Untersuchung führt nur selten zur richtigen Diagnose. Darüber hinaus besteht im Falle eines zytologischen Malignitätsnachweises bei epithelialem Mesotheliom die Verwechslungsmöglichkeit mit dem Adenokarzinom der Lunge. Sputumzytologie und Bronchoskopie führen ebenfalls nicht zur Diagnose. Bei den allermeisten Patienten ist eine Probethorakotomie mit ausgiebiger Biopsie erforderlich. Ein Teil der Biopsie sollte sofort in Glutaraldehyd fixiert werden, um eine spätere elektronenmikroskopische Differenzierung zwischen Adenokarzinom und epithelialem Pleuramesotheliom zu ermöglichen.

Die Prognose eines Patienten mit Pleuramesotheliom ist sehr ungünstig. Im Durchschnitt überleben die Patienten nur 2–12 Monate nach Diagnosestellung.

Die Meinungen über die bestmögliche Behandlung des Pleuramesothelioms sind sehr kontrovers (BUTCHART et al. 1981). Die geringen Fallzahlen und die bei vielen Einzelbeobachtungen fehlende Bestimmung der Tumorausbreitung zum Zeitpunkt der Behandlung machen Therapievergleiche nahezu unmöglich. Beim seltenen lokalisierten Pleuramesotheliom ist die chirurgische Entfernung im Gesunden die Therapie der Wahl und in Einzelfällen eine Dauerheilung möglich.

BUTCHART et al. haben 1976 eine pathologische Stadieneinteilung des diffusen Pleuramesothelioms vorgeschlagen (Tabelle 28). Nach sorgfältiger Ausschöpfung aller modernen prätherapeutischen diagnostischen Möglichkeiten sollte bei Patienten im

Tabelle 28. Pathologische Stadieneinteilung des diffusen Pleuramesothelioms. (Nach BUTCHART et al. 1976)

Stadium I
Tumor auf Pleura einer Seite beschränkt und/oder ipsilateraler Befall der Lunge, des Perikards oder des Zwerchfells

Stadium II
Tumorbefall der Brustwand oder Befall von Ösophagus und Herz und/oder Lymphknotenbefall innerhalb des Brustkorbs

Stadium III
Tumorinfiltration durch das Zwerchfell mit Übergreifen auf das Peritoneum und/oder Befall der kontralateralen Pleura und/oder Lymphknotenbefall außerhalb des Brustkorbs

Stadium IV
Hämatogene Fernmetastasen

Stadium I eine kurative Operation versucht werden. Sie umfaßt die gesamte Entfernung des Pleurasackes einschließlich der Lunge, des ipsilateralen Perikards und des Zwerchfells der betroffenen Seite. WÖRN (1974) konnte damit bei 62 Patienten eine 5-Jahres-Überlebensrate von 10% erreichen. Die Operationsletalität beträgt nach BAMLER u. MAASSEN (1974) für derartige Eingriffe über 20%.

Bei Patienten im Stadium II oder III kann in Einzelfällen eine palliative Therapie in Form der Pleurektomie (Debulking-Operation) in Frage kommen, vor allem dann, wenn sie mit einer Radiotherapie und Chemotherapie kombiniert wird.

Die Strahlentherapie des Pleuramesothelioms wird überwiegend nur zur Palliation eingesetzt (BRADY 1981). Die Nähe des Ösophagus, des Rückenmarks, des Herzens und die zu erwartende Strahlenfibrose der Lunge limitieren die Behandlungsmöglichkeiten. Die intrapleurale Anwendung radioaktiver Substanzen oder Chemotherapeutika setzt einen intakten Pleuraraum mit guter Verteilungsmöglichkeit der Substanzen voraus, was in den allermeisten Fällen nicht mehr gegeben ist. Daher ist auch diese Behandlung wenig erfolgversprechend (BRADY 1981).

Bei der systemischen Chemotherapie hat sich das Doxorubicin als wirksamste Substanz beim malignen Mesotheliom herausgestellt (AISNER u. WIERNIK 1981). Durch Kombination mit anderen Chemotherapeutika konnte die Ansprechrate dieser Einzelsubstanz (etwa 30%) nicht verbessert werden. Durch eine Kombinationstherapie von chirurgischer Tumorverkleinerung, Radiotherapie und Chemotherapie konnte bei einigen Patienten

(MARTINI et al. 1975) eine durchschnittliche Überlebenszeit von 16 Monaten erzielt werden.

17.13.3 Sonstige seltene maligne Tumoren
(WHO 1981; MÜLLER 1983)

Selten finden sich Karzinome der Bronchialdrüsen, die teils als adenoid-zystische Karzinome (früher Zylindrom, Bronchialadenom), teils als Mukoepidermoidkarzinome auftreten. Auch bei diesen Tumoren steht das lokal aggressive Verhalten im Vordergrund, Metastasierung ist selten und daher die Prognose besser als bei den übrigen Lungenkarzinomen. Die Tumoren sind in den großen Bronchien lokalisiert.

Das Spindelzellkarzinom (s.S. 250) wurde früher oft als Karzinosarkom klassifiziert. Diese Diagnose wird nach den Vorschlägen der WHO (1981) nur dann gestellt, wenn neben spindelzelligen Arealen auch eine osteoide, chondroide oder myomatöse Differenzierung erkennbar ist. Große Seltenheiten sind das pulmonale Blastom (Karzinosarkom vom embryonalen Typ), primäre maligne Melanome, maligne Lymphome und mesenchymale Tumoren wie Fibrosarkom, Neurofibrosarkom, Leiomyosarkom, malignes fibröses Histiozytom oder Hämangiosarkom. Bei derartigen Läsionen in der Lunge ist primär immer an Metastasen zu denken und durch sorgfältige klinische Untersuchung ein extrapulmonaler Primärtumor auszuschließen.

Literatur

Aisner J, Wiernik PH (1981) Chemotherapy in the treatment of malignant mesothelioma. Semin Oncol 8:335–343

Akovbiantz A (1977) Die Mediastinoskopie. In: Akovbiantz A (Hrsg) Manuelle Probleme in Chirurgie und Orthopädie, Bd 3. Huber, Bern Stuttgart Wien

American Joint Committee for Cancer Staging and End-Results-Reporting (AJC) (1977) Manual for staging of Cancer. AJC, Chicago 1977

American Joint Committee on Cancer (AJCC) (1983) Manual for Staging of Cancer. 2nd edn. Lippincott, Philadelphia

Antmann KH (1981) Clinical presentation and natural history of benign and malignant mesothelioma. Semin Oncol 8:313–320

Arnold H (1979) Die zytostatische Therapie des Bronchialkarzinoms. Therapiewoche 29:7240–7248

Ashbaugh DG (1970) Mediastinoscopy. Arch Surg 100:568–573

Axtell LM, Asire AJ, Myers MH (eds) (1976) Cancer patient survival, Report no. 5. National Cancer Institute, Bethesda 1976

Ayabe H, Nakamura Y, Miura T, Kugimiya T, Koga Y, Tsuji Y (1982) Bronchoplasty for bronchogenic carcinoma. World J Surg 6:433–439

Baker RR, Ball WC jr, Carter D et al. (1979a) Identification and treatment of clinically occult cancer of the lung. In: Muggia FM, Rozencweig M (eds) Lung cancer. Progress in therapeutic research. Raven Press, New York

Baker RR, Tockman MS, Marsh BR et al. (1979b) Screening for bronchogenic carcinoma. J Thorac Cardiovasc Surg 78:876–882

Bamler KJ, Maassen W (1974) Über die Verteilung der benignen und malignen Pleuratumoren im Krankengut einer lungenchirurgischen Klinik mit besonderer Berücksichtigung des malignen Pleuramesothelioms und seiner radikalen Behandlung einschließlich der Ergebnisse des Zwerchfellersatzes mit konservierter Dura mater. Thoraxchirurgie 22:386–391

Becker H, Borst HG, Brieler HS et al. (1976) Ergebnisse der operativen Behandlung des Bronchialkarzinoms. Dtsch Med Wochenschr 101:1553–1557

Bennett WF, Smith RA (1978) A twenty-year analysis of the results of sleeve resection for primary bronchogenic carcinoma. J Thorac Cardiovasc Surg 76:840–845

Berndt V, Fiebach BJO (1982) Postoperative Behandlung nach Lungenresektion. In: Bokelmann D, Schreiber HW (Hrsg) Ergebnisse der chirurgischen Onkologie, Bd 3. Enke Stuttgart

Blum U, Ungeheuer E, Wacha H, Kiel G (1981) Ist die chirurgische Therapie beim kleinzelligen Bronchialkarzinom heute noch indiziert? DMW 106:1286–1288

Boucot KR, Weiss W (1973) Is curable lung cancer detected by semiannual screening? JAMA 224:1361–1365

Bosch van den JMM, Gelissen HJ, Wagenaar SS (1983) Exploratory thoracotomy in bronchial carcinoma. J Thorac Cardiovasc Surg 85:733–737

Brady LW (1981) Mesothelioma — the role of radiation therapy. Semin Oncol 8:329–334

Brock RC (1948) Bronchial carcinoma. Br Med J 2:737–739

Brock RC, Whytedhead LL (1955) Radical pneumonectomy for bronchial carcinoma. Br J Surg 43:8–24

Brock RC (1975) Long survival after operation for cancer of the lung. Br J Surg 62:1–5

Bronz G, Geroulanos S, Senning A (1980) Das kleinzellige Bronchuskarzinom: Chirurgie ja oder nein? Helv Chir Acta 47:47–53

Bryant LR, Morgan CU (1983) Chest wall, pleura, lung and mediastinum. In: Schwartz SJ, Shires GT, Spencer FC, Storer EH (eds) Principles of surgery, 4th edn. McGraw-Hill, New York, p 603

Bünnemann H, Heilmann HP (1980) Kurative Zielsetzung bei Strahlentherapie des Bronchuskarzinoms. Dtsch Ärztebl 5:261–263

Butchart EG, Ashcroft T, Barnsley WC (1976) Pleuropneumonektomie in the management of diffuse malignant mesothelioma of the pleura. Thorax 31:15–24

Butchart EG, Ashcroft T, Barnsky WC, Holden MP (1981) The role of surgery in diffuse malignant mesothelioma of the pleura. Semin Oncol 8:321–328

Cahan WG, Watson WL, Pool JL (1951) Radical pneumonectomy. J Thorac Cardiovasc Surg 22:449–473

Cahan WG, Beattie EJ (1971) Lymph node dissections in lung cancer. Clin Bull 1:123–125

Carlens E (1974) Appraisal of choice and results of treatment for bronchogenic carcinoma. Chest 65:442–445

Chahinian AP, Chretien J (1976) Present incidence of lung cancer: Epidemiologic data and etiologic factors. In: Israel L, Chahinian AP (eds) Lung cancer. Academic Press, New York San Francisco London

Clemmesen J (1975) Beitrag der Epidemiologie zur Kenntnis der Krebskrankheiten. Internist 16:193–198

Cortese DA, Kinsey JH, Woolner LB et al. (1979) Clinical application of a new endoscopic technique for detection of in situ bronchial carcinoma. Mayo Clin Proc 54:635–642

Cortese DA, Pairolero PC, Bergstralh EJ et al. (1983) Roentgenographically occult lung cancer. J Thorac Cardiovasc Surg 86:373–380

Cotton RE (1959) The bronchial spread of lung cancer. Br J Dis Chest 53:142–150

Cox JD, Byhardt RW, Komaki R (1983) The role of radiotherapy in squamous, large cell, and adenocarcinoma of the lung. Semin Oncol 10:81–93

Daniels AC (1949) Method of biopsy useful in diagnosing certain intrathoracic diseases. Dis Chest 16:360–366

Davis J, Moertel CG, Mc Ilrath DC (1973) The malignant carcinoid syndrome. Surg Gynecol Obstet 137:637–644

Denck H (1971) Die Operationsindikation bei Verdacht auf Bronchuskarzinom. Pneumologie 146:148–158

Denck H (1979) Die Chirurgie des Bronchialkarzinoms. Therapiewoche 29:8758–8772

Denck H (1980) Chirurgische Therapie beim Bronchuskarzinom und Ergebnisse der Resektionsbehandlung. In: Denck H, Sighart H (Hrsg) Das Bronchuskarzinom heute. Adolf Holzhausens Nfg., Wien

Denck H (1981) Bronchuscarcinom-Chirurgie. Langenbecks Arch Chir 355:111–115

Dierkesmann R (1985) Endoskopische Laser-Chirurgie in der Tumorbehandlung (Bronchialsystem). Referat 15. Kongreß d. Dtsch. Ges. f. Endoskopie, Erlangen 22./23.3.1985

Dittrich H (1976) Die Chirurgie des Bronchialkarzinoms. Klinikarzt 5:283–290

Dittrich H, Klinke F (1981) Bronchialkarzinom. In: Heberer G, Schweiberer L (Hrsg) Indikation zur Operation. Springer, Berlin Heidelberg New York

Dittrich H (1984) Wandel der Indikation zur Operation in der Lungenchirurgie. In: Gall FP, Hohenberger W (Hrsg) Aktuelle Chirurgie. Urban & Schwarzenberg, München

Doll R, Hill AB (1964) Mortality in relation to smoking. Ten years observations of British doctors. Br Med J I:1399–1410

Drings P, Lüllig H, Manke H-G, Vogt-Moykopf I (1982) Nachsorge bei Bronchialkarzinomen. Dtsch Ärztebl 79:39–47

Emslander HP, Schlehe H, Wittmann M, Daum S, Ultsch B (1983) Palliative intrabronchiale Laser-Behandlung maligner Bronchusstenosen mit dem Fiberbronchoskop, Fortschr Med 101:1084–1090

Enzinger FM, Weiss SW (1983) Soft tissue tumors. Mosby, St. Louis Toronto, London, p 550

Euler EC, Euler HH, Ammedick U, Konrad RM, Vollmer UJ (1978) Das karzinoembryonale Antigen (CEA) vor und nach Operation von Bronchialkarzinomen. Thoraxchirurgie 26:65–69

Fasske E, Windheim von K (1965) Das Narbenkarzinom der Lunge. Dtsch Med Wochenschr 90:1819–1824

Feinstein AR, Gelfman NA, Yesner R (1974) The diverse effects of histopathology on manifestation and outcome of lung cancer. Chest 66:225–229

Ferlinz R (Hrsg) (1974) Lungen- und Bronchialerkrankungen. Thieme, Stuttgart

Flehinger BJ, Melamed MR, Zaman MB, Heelan RT, Perchick W, Martini N (1981) Resectability of lung cancer and survival in the New York cancer detection program. World J Surg 5:681–687

Fleischer B, Borm D (1982) Chirurgische Therapie des Bronchialkarzinoms im hohen Alter. Chirurg 53:646–648

Fontana RS, Sanderson DR, Woolner LB, Miller WE, Bernatz PE, Payne WS, Taylor WF (1975) The Mayo lung project for early detection and localization of bronchogenic carcinoma: A status report. Chest 76:511–522

Gabler A, Liebig S (1979) Reoperation for bronchogenic carcinom. Thorac Cardiovasc Surg 27, Spec. Issue No. 1:25

Gebhardt C (1986) Diagnostik bei Thoraxtumoren. In: Hermanek P (ed) Bildgebende Verfahren in der Onkologie. Indikationen und Bewertung. Springer, Berlin Heidelberg New York Tokyo

Gerhardt P (1983) Indikation und Leistungsfähigkeit der Computertomographie in der chirurgischen Diagnostik. Dtsch Ärztebl 39:27–39

Geroulanos S, Vonbank F, Baumann C, Senning A (1978) Postoperative Letalität und Spätresultate bei erweiterten Lungeneingriffen bei 49 Männern mit einem Pflasterzellcarcinom. Langenbecks Arch Chir 347:636

Geroulanos S, Bronz G, Hodel T, Schönbeck M, Senning A (1980) Resultate nach erweiterten Lungeneingriffen wegen Bronchuskarzinoms. Helv Chir Acta 47:61–65

Ginsberg RJ, Hill LD, Eagan RT et al. (1983) Modern thirty-day operative mortality for surgical treatment in lung cancer. J Thorac Cardiovasc Surg 86:654–658

Gralla RJ, Wittes RE, Casper ES, Kelsen DP, Cvitkovic E, Magill GB, Krown SE, Golbey RB (1981) Chemotherapy of non-small cell lung cancer: Clinical trials at the Memorial Sloan-Kettering Cancer Center. World J Surg 5:667–673

Grant WB (1982) Laser photoradiation for lung cancer. Br Med J 285:323

Green N, Melbye RW (1984) Lung cancer: Retreatment of local recurrence after definitive irradiation. Cancer 49:865–868

Greschuchna D, Maassen W (1971) Über die intrapulmonalen und mediastinalen Ausbreitungswege des Bronchialkarzinoms. Z Thoraxchir 19:434–437

Greschuchna D (1978) Ergebnisse der operativen Behandlung des kleinzelligen Bronchialkarzinoms. Thoraxchirurgie 26:300–303

Greschuchna D, Maassen W (1980) The importance of histological classification and tumor staging for prognosis after resection of bronchial carcinoma. Thorac Cardiovasc Surg 28:115–119

Greschuchna D, Maassen W (1982) Stadieneinteilung und Ergebnisse der operativen Behandlung des Bronchialkarzinoms. Prax Klin Pneumol 36:281–284

Gropp C, Havemann K (1979) Tumorassoziierte Antigene beim Bronchialkarzinom. Therapiewoche 29:8082–8088

Gropp C, Havemann K (1981) Tumormarker beim Bronchialkarzinom: Ihre Bedeutung für die Frühdiagnose, Stadieneinteilung und Therapiekontrolle. In: Hamelmann H, Troidl H (Hrsg) Behandlung des Bronchialkarzinoms: Resignation oder neue Ansätze? Thieme, Stuttgart New York

Hamelmann H, Thermann M (1979) Operative Therapie des Bronchialkarzinoms. Therapiewoche 29:8039–8047

Hansen HH, Muggia FM (1972) Staging of inoperable patients with bronchogenic carcinoma with special reference to bone marrow examination and peritoneoscopy. Cancer 30:1395–1401

Hansen HH (1974) Bone metastases in lung cancer. Christensen, Copenhagen

Havemann K (1979) Die Chemotherapie des Bronchialkarzinoms. Therapiewoche 20:8048–8059

Havemann K (1981) Chemotherapie des Bronchialkarzinoms. In: Hamelmann H, Troidl H (Hrsg) Behandlung des Bronchialkarzinoms: Resignation oder neue Ansätze? Thieme, Stuttgart New York

Heilmann HP, Doppelfeld E, Fernholz H-J et al. (1976) Ergebnisse der Strahlenbehandlung des Bronchialkarzinoms. Dtsch Med Wochenschr 101:1557–1562

Heilmann HP (1983) Strahlentherapie des Bronchialkarzinoms. In: Hellriegel KP, Sack H (Hrsg) Bronchialkarzinom. Springer, Berlin Heidelberg New York

Hermanek P, Gall FP (1979) Lungentumoren. Kompendium der klinischen Tumorpathologie. Witzstrock, Baden-Baden Köln New York

Hermanek P (1983) Pathohistologische Begutachtung von Tumoren. Perimed, Erlangen

Hermanek P (1985) Persönliche Mitteilung

Heß F, Prignitz R (1979) Strahlentherapie des Bronchialkarzinoms. Therapiewoche 29:8060–8066

Higgins GA, Shields TW, Keehn RJ (1975) The solitary pulmonary nodule. Arch Surg 110:570–575

Hild P, Dobroschke J, Aigner K, Henneking K (1980) Komplikationen nach thoraxchirurgischen Eingriffen. Langenbecks Arch Chir 351:277–283

Hirsch HH (1982) Ergebnisse der operativen Behandlung des Bronchialkarzinoms. In: Bokelmann D, Schreiber HW (Hrsg) Ergebnisse der Chirurgischen Onkologie, Bd 3. Enke, Stuttgart, S 45–49

Hyde L, Yee J, Wilson R, Patuo ME (1965) Cell type and the natural history of lung cancer. JAMA 193:52–54

Ikeda S (1981) Die Effizienz der Fiberbronchoskopie bei der Früherkennung des Bronchialkarzinoms. In: Hamelmann H, Troidl H (Hrsg) Behandlung des Bronchialkarzinoms: Resignation oder neue Ansätze? Thieme, Stuttgart New York

Irlich G, Schulte HD, Schappei KD (1976) Behandlungsergebnisse beim Bronchuskarzinom mit histologisch positivem Befund bei der Mediastinoskopie. Thoraxchirurgie 24:345–349

Jelesijevic V, Müller KM, Achatzy R, Dittrich H (1977) Bronchoskopische Vorsorgeuntersuchungen bei disponierten Krankheitsgruppen. Vortr. 10. Kongr. Dtsch. Ges. f. Endoskopie, Essen 1977

Jenny RH (1972) Lebenserwartung bei Bronchialkarzinom. Dtsch Ärztebl 10:551–555

Jenny RH (1974) Zur Prognose von Patienten mit inoperablem Bronchialkarzinom. Wien Med Wochenschr 124:565–569

Jensik RJ (1981) Die Berechtigung der parenchymsparenden Resektion. In: Hamelmann H, Troidl H (Hrsg) Behandlung des Bronchialkarzinoms: Resignation oder neue Ansätze? Thieme, Stuttgart New York

Junginger T, Pichlmaier H (1983) Chirurgie des Bronchialkarzinoms. In: Hellriegel KP, Sack H (Hrsg) Bronchialkarzinom, Mammakarzinom. Springer, Berlin Heidelberg New York

Kaiser D (1979) Diagnostik peripher gelegener Bronchialkarzinome. Therapiewoche 29:7198–7200

Karrer K, Pridun N, Zwintz E (1973) Zur Therapie des Bronchuskarzinoms. Fortschr Med 91:48–50

Karrer K, Pridun N, Denck H (1976) Krebsnachsorge bei Bronchuskarzinom. Fortschr Med 94:379–385

Keszler P (1976) Die Bronchoplastik in der Chirurgie der Bronchialtumoren. Thoraxchirurgie 24:439–446

Kirsh MM, Kahn DR, Gago O, Lampe I, Fayos JV, Prior M, Moores WY, Haight C (1971) Treatment of bronchogenic carcinoma with mediastinal metastases. Ann Thorac Surg 12:11–21

Kirsh ME, Rotmann H, Argenta L, Bove E, Cimmino V, Tashian J, Ferguson P, Sloan H (1976) Carcinoma of the lung: Results of treatment over 10 years. Ann Thorac Surg 21:371–377

Klein HO (1983) Chemotherapie des nicht kleinzelligen Bronchialkarzinoms. In: Bronchialkarzinom, Mammakarzinom. Hrsg. KP Hellriegel and H Sack. Springer, Berlin Heidelberg New York

Knoth H, Bohn H, Schmidt I (1983) Filterzigaretten als Lungenkrebsursache. Med Klin Prax 78:47–52

Konietzko N, Ferlinz R, Loddenkemper R, Magnussen H, Schlimmer P, Toomes H, von Wichert P (1985) Präoperative Lungenfunktionsdiagnostik. Deutsches Ärzteblatt 82:1524–1526

Konrad RM (1975) Kritische Gedanken zu den Grenzen der operativen Therapie des Bronchialkarzinoms. Dtsch Med Wschr 100:1199–1203

Konrad RM, Ammedick U, Bläute R (1980) Soll das kleinzellige Bronchialkarzinom operiert werden? Med Welt 1 (29/30):1087–1091

Kreyberg L (1968) Nonsmokers and the geographic pathology of lung cancer. In: Liebow AA, Smith DE (eds) The Lung. Williams & Williams, Baltimore, Maryland

Krokowski E (1981) Kritische Gesichtspunkte bei der Erfolgsbeurteilung des Bronchialkarzinoms. In: Hamelmann H, Troidl H (Hrsg) Behandlung des Bronchialkarzinoms: Resignation oder neue Ansätze? Thieme, Stuttgart New York

Krumhaar D, Zinser I, Mollinedo J (1977) Ergebnisse palliativer Resektionen beim Bronchialkarzinom. Fortschr Med 95:1671–1675

Küpfer A, Metzger U, Hollinger A, Uhlschmidt G, Otto R, Wellauer J, Senning A (1984) Die Computertomographie des Mediastinums beim primär operablen Bronchuskarzinom. Helv Chir Acta 51:233–236

Kutschera W (1976) Bronchuskarzinom, Abhängigkeit des Operationserfolges. Thoraxchirurgie 24:164–176

Kutschera W (1980) Ergebnisse der erweiterten Lungenresektion. In: Denck H, Sighart H (Hrsg) Das Bronchuskarzinom heute. Holzhausens Nfg, Wien

Lam WK, So SY, Hsu C, Yu DYC (1983) Fibreoptic bronchoscopy in the diagnosis of bronchial cancer: comparison of washings, brushings and biopsies in central and peripheral tumors. Clin Oncol 9:35–42

Landberg T, Flodgren P, Mercke C (1979) Strahlenbehandlung des Bronchialkarzinoms. Therapiewoche 29:8778–8783

Lanzotti VJ, Thomas DR, Boyle LE, Smith TL, Gehan EA, Samuels ML (1977) Survival with inoperable lung cancer. Cancer 39:303–313

Larsson S (1973) Pretreatment classification and staging of

bronchogenic carcinoma. Scand J Thorac Cardiovasc Surg [Suppl] 10

Larsson S (1981) Mediastinoskopie notwendig oder überflüssig? In: Hamelmann H, Troidl H (Hrsg) Behandlung des Bronchialkarzinoms. Resignation oder neue Ansätze? Thieme, Stuttgart New York

Legha SS, Muggia FM (1977) Pleural mesothelioma: clinical features and therapeutic implications. Ann Int Med 87:613–621

Lillimoe K, Lipford E, Egglestone JC, Baker RR (1984) Staging of bronchial carcinoma. Surg Gynecol Obstet 158:566–568

Little AG, De Meester TR, MacMahon H (1983) The staging of lung cancer. Semin Oncol 10:56–70

Lüllig H, Vogt-Moykopf I (1981) Operative Therapie des Bronchialkarzinoms. Dtsch Med Wochenschr 106:1544–1548

Maassen W (1974) Diagnostische Maßnahmen in der Thoraxchirurgie. In: Zenker R, Deucher F, Schink W (Hrsg) Chirurgie der Gegenwart, Bd III. Urban & Schwarzenberg, München Berlin Wien

Maassen W (1976) Operabilitätskriterien bei Bronchialkarzinom. Klinikarzt 5:260–262

Maassen W, Greschuchna D (1981) Behandlungsergebnisse bei 1847 Bronchialkarzinomen — Auswirkung der Selektion durch präoperative Mediastinoskopie Langenbecks Arch Chir 355:521

Mack D, Mallinckroth von G, Brandmair W, Dittler HJ, Harlacher A (1980) Ergebnisse der Behandlung des operierten Bronchuskarzinoms und des nicht operierten kleinzellig anaplastischen Carcinoms. Langenbecks Arch Chir 351:77–84

Mall W, Augsten M, Trendelenburg F, Lutz W (1980) Symptom Hämoptyse. Z Allg Med 56:681–687

Manart F, Baer S (1983) Lungenkarzinom. In: Eiseman B (Hrsg) Prognose chirurgischer Erkrankungen. Enke, Stuttgart

Martini N, Bains MS, Beattie EJ (1975) Indications for pleurectomy in malignant effusion. Cancer 35:734–738

Martini N, Beattie EJ (1977) Results of surgical treatment in stage I lung cancer. J Thorac Cardiovasc Surg 74:499–505

Martini N, Flehinger BJ, Zaman MB et al. (1980) Prospective study of 445 lung carcinomas with mediastinal lymph node metastases. J Thorac Cardiovasc Surg 80:390–399

Martini N, Mc Cormack P (1983) Therapy of stage III (nonmetastatic disease). Semin Oncol 10:95–109

Martini N, Flehinger BJ, Nagasaki F, Hart B (1983a) Prognostic significance of N 1 disease in carcinoma of the lung. J Thorac Carciovasc Surg 86:646–653

Martini N, Flehinger BJ, Zaman MB, Beattie EJ (1983b) Results of resection in non-oat cell carcinoma of the lung with mediastinal lymph node metastases. Ann Surg 198:386–397

Matthews MJ, Kanhouwa S, Pickren J, Robinette D (1973) Frequency of residual and metastatic tumor in patients undergoing curative surgical resection for lung cancer. Cancer Chemother Rep 4:63–66

Matthews MJ (1976) Problems in morphology and behaviour of bronchopulmonary malignant disease. In: Israel L, Chahinian HP (eds) Lung cancer. Academic Press, New York San Francisco London

Matthys H (1979) Epidemiologie und Risikofaktoren des Bronchialkarzinoms. Therapiewoche 29:7146–7153

Minna JD, Higgins GA, Glatstein EJ (1982) Cancer of the lung. In: De Vita jr VT, Hellmann S, Rosenberg SA (eds) Cancer, principles and practice of oncology. Lippincott, Philadelphia Toronto

Monod O (1979) Palliative surgery in lung cancer. In: Israel L, Chahinian AP (eds) Lung cancer. Academic Press, New York San Francisco London

Mountain CF, Carr DT, Anderson WAD (1974) A system for the clinical staging of lung cancer. Am J Roentgenol 120:130–138

Mountain CF (1976) The relationship of prognosis to morphology and the anatomic extent of disease. Studies of a new clinical staging system. In: Israel L, Chahinian AP (eds) Lung cancer. Academic Press, New York San Francisco London

Mountain CF, Hermes KH (1979) Management implications of surgical staging studies. In: Muggia FM, Rozencweig M (eds) Lung cancer. Progress in therapeutic research, vol 11. Raven Press, New York, p 233

Mountain CF (1983) Therapy of stage I and stage II nonsmall cell lung cancer. Semin Oncol 10:71–80

Muggia FM, Hansen HH, Chevru LR (1977) Diagnosis in metastatic sites. In: Strauss MJ (eds) Lung cancer. Grune & Stratton, New York

Müller K-M (1983) Lungentumoren. In: Doerr W, Seifert G (Hrsg) Spezielle pathologische Anatomie, Bd 16/II. Springer, Berlin Heidelberg New York

Naruke T, Suemasu K, Ishikawa S (1978) Lymph node mapping and curability at various levels of metastases in resected lung cancer. J Thorac Cardiovasc Surg 76:832–839

Naruke T, Suemasu K (1983) Bronchoplastic surgery for lung cancer and the results. Jpn J Surg 13:165–172

Neumann G (1976) Lungenkrebs und Röntgenreihenuntersuchung. Klinikarzt 5:251–259

Nohl-Oser HC (1971) The lymphatic spread of carcinoma of the bronchus, mediastinoscopy. Odense University Press, Odense

Nohl-Oser HC (1980) The long-term survival of patients with lung cancer treated surgically after selection by mediastinoscopy. Thorac Cardiovasc Surg 28:158–161

Nou E, Aberg T (1980) Quality of survival in patients with surgically treated bronchial carcinoma. Thorax 35:255–263

Overholt RH (1970) The current status of primary carcinoma of the lung. Progr Clin Cancer 4:211–222

Palva T (1973) Mediastinoscopic observations of metastatic spread in pulmonary carcinoma. Acta Otolaryngol (Stockh) 73:443–447

Paris F, Tarazona V, Blasco E, Canto A, Casillas M, Pastor J (1975) Mediastinoscopy in the surgical management of lung carcinoma. Thorax 306:146–149

Pater JL, Loeb M (1982) Nonanatomic prognostic factors in carcinoma of the lung. Cancer 50:326–331

Payne WS (1981) Frühentdeckung des Lungenkarzinoms. Ein Zwischenbericht. In: Hamelmann H, Troidl H (Hrsg) Behandlung des Bronchialkarzinoms: Resignation oder neue Ansätze? Thieme, Stuttgart New York

Pearson FG, Nelems JM, Henderson RD, Delarue NC (1972) The role of mediastinoscopy in the selection of treatment for bronchogenic carcinoma with involvement of superior mediastinal lymph nodes. J Thorac Cardiovasc Surg 67:382–390

Pearson FG (1980) Use of mediastinoscopy in selection of patients for lung cancer operations. Ann Thorac Surg 30:205–207

Pearson FG, Delarue NC, Ilves R et al. (1982) The significance of positive superior medistinal nodes identified at mediastinoscopy in patients with resectable cancer of the lung. J Thorax Cardiovasc Surg 83:1–11

Pichlmaier H, Junginger T (1974) Diagnostik und Therapie des Bronchialkarzinoms. MMW 116:137–142

Pichlmaier H (1978) Bronchialkarzinom, Klinische Behandlung und nachklinische Betreuung. MD-GBK 19:12–16

Ramsey HE, Cahan WG, Beattie EJ, Humphrey C (1969) The importance of radical lobectomy in lung cancer. J Thorac Cardiovasc Surg 58:225–230

Robinson CLN, Burkell CC (1974) Radical versus simple resection for lung neoplasm. Br J Dis Chest 64:226–230

Roe BB (1983) Lobektomie der Lunge. Pneumonektomie. In: Eisemann B (Hrsg) Prognose chirurgischer Erkrankungen. Enke, Stuttgart

Rühle K-H (1979) Pneumologisch-internistische Diagnostik des Bronchialkarzinoms. Therapiewoche 29:7186–7197

Salzer G (1981) Die Indikation zur Operation des Bronchuskarzinoms im Wandel von 35 Jahren. In: Hamelmann H, Troidl H (Hrsg) Behandlung des Bronchialkarzinoms: Resignation oder neue Ansätze? Thieme, Stuttgart

Scherrer M, Tschumi HJ, Zeller C, Zimmermann C (1980) Die subjektiven Frühsymptome des Bronchialkarzinoms. Schweiz Med Wochenschr 110:715–721

Schmidt CG (1981) Chemotherapie und palliative Therapie des Bronchialcarcinoms. Langenbecks Arch Chir 355:123–125

Schulz V (1981) Chemotherapie des Bronchialkarzinoms. Med Welt 32:1089–1098

Schulz V (1982) Die Therapie des inoperablen Bronchialkarzinoms. Dtsch Med Wochenschr 107:667–670

Seeber S, Niederle N (1983) Chemotherapie des kleinzelligen Bronchialkarzinoms. In: Hellriegel KP, Sack H (Hrsg) Bronchialkarzinom, Mammakarzinom. Springer, Berlin Heidelberg New York

Selawry OS, Hansen HH (1973) Lung cancer. In: Holland JJF, Frei E (eds) Cancer medicine. Lea & Febiger, Philadelphia

Senn HJ (1979) Chemotherapeutische Möglichkeiten bei Bronchialkarzinomen. Therapiewoche 29:8784–8792

Shaw RR, Paulson DL, Kee JL (1961) Treatment of the superior sulcus tumors by irradiation followed by resection. Ann Surg 154:29–40

Shaw KM, Luke DA (1979) Lobectomy with sleeve resection of the bronchus for malignant disease of the lung and the influence of the suture material used for the bronchial repair. J Thorac Cardiovasc Surg 27:325–329

Shields TW, Higgins GA, Keehn RJ (1971) Factors influencing survival after resection for bronchial carcinoma. J Thorac Carciovasc Surg 64:391–399

Shields TW (1974) Bronchial carcinoma. Thomas, Springfield, Ill.

Shields TW, Yee J, Conn JH, Robinette CD (1975) Relationship of cell type and lymph node metastases to survival after resection of bronchial carcinoma. Ann Thorac Surg 20:501–509

Shields TW, Humphrey EW, Higgins GA, Keehn RJ (1978) Long-term survivors after resection of lung carcinoma. J Thorac Cardiovasc Surg 76:439–445

Shields TW, Humphrey EW, Matthews M et al. (1980) Pathologic stage grouping of patients with resected carcinoma of the lung. J Thorac Cardiovasc Surg 80:400–405

Shy CM (1984) Air pollution and lung cancer. In: Mizell M, Correa P (eds) Lung cancer. Chemie International, Deerfield Beach

Smith RA (1978) The importance of mediastinal lymph node invasion by pulmonary carcinoma in selection of patients for resection. Ann Thorac Surg 25:5–11

Stanford W, Spivey CG, Larsen GL, Alexander JA, Besich WJ (1976) Results of treatment of primary carcinoma of the lung. J Thorac Cardiovasc Surg 72:441–449

Suzuki Y (1981) Pathology of malignant mesothelioma. Semin Oncol 3:268–282

Thiemann KJ (1982) Strahlenbehandlung des inoperablen Patienten mit Bronchialkarzinom. In: Bokelmann D, Schreiber HW (Hrsg) Ergebnisse der Chirurgischen Onkologie, Bd 3. Enke, Stuttgart, S 74–79

Tisi GM, Friedmann PJ, Peters RM, Pearson G, Carr D, Lee RE (1983) Clinical staging of primary lung cancer. Am Rev Resp Dis 127:659–664

Toomes H, Delphendal A, Manke H-G, Vogt-Moykopf I (1981) Der solitäre Lungenrundherd. Dtsch Ärztebl 37:1717–1722

Tschirkov A, Bernhard P, Krause E, Satter P (1978) Zur Problematik der Koinzidenz der aktiven Lungentuberkulose und des Lungenkarzinoms. Thoraxchirurgie 26, Suppl:60

UICC (1978) TNM classification of malignant tumours, 3rd edn. UICC, Geneva 1978, enlarged and revised 1982

Van de Wal AJCM, Lacquet LK, Jongerius CM (1984) Chest wall resection for bronchogenic carcinoma. Thorac Cardiovasc Surg 32:170–173

Vincent RG, Takita H, Lane WE, Guierrenz AC, Pickren JW (1976) Surgical therapy of lung cancer. J Thorac Cardiovasc Surg 71:581–590

Vogt-Moykopf I, Zeidler D (1971) Fortschritte in der Diagnostik und Operationsindikation des Bronchialcarcinoms. In: Linder F, Ott G, Rudolph H (Hrsg) Diagnostische und therapeutische Fortschritte in der Krebschirurgie. Springer, Berlin Heidelberg New York

Vogt-Moykopf I, Lüllig H, Toomes H (1980) Operativer Stand und Möglichkeiten beim Bronchialkarzinom. Onkologie 3:112–117

Vogt-Moykopf I, Abel U, Heinrich S, Toomes H, Wesch H (1981) Organsparende Operationsverfahren beim Bronchialkarzinom, Ergebnisse. Langenbecks Arch Chir 355:117–122

Vogt-Moykopf I, Toomes H, Heinrich S (1983a) Sleeve resection of the bronchus and pulmonary lesions. J Thorac Cardiovasc Surg 31:193–198

Vogt-Moykopf I, Toomes H, Manke H-G (1983b) Klinische Forschung in der Lungenchirurgie. Chirurg 54:196–202

Wagner JC, Gleggs CA, Marcland P (1960) Diffuse pleural mesothelioma and asbest as exposure in the Northwestern Cape Province. Br J Int Med 17:260–271

Wannenmacher M, Slanina J (1979) Strahlentherapie des Bronchialkarzinoms. Therapiewoche 29:7225–7239

Wassner UJ, Timm J (1981) Krebs in der Lunge — eine Bestandsaufnahme. Chirurg 51:219–224

Weber W, Staub JJ, Obrecht JP (1979) Paraneoplastische Syndrome beim Bronchuskarzinom. Ther Umsch 35:1005–1009

Weber J, Anstett F, Ermisch K, Doefel G (1980) Analyse und Entwicklungstendenz in der Chirurgie des Bronchialkarzinoms. Zentralbl Chir 105:881–885

Weisel RD, Cooper JD, Delarue NC, Theman TE, Rodd TJ, Pearson FG (1979) Sleeve lobectomy for carcinoma of the lung. J Thorac Cardiovasc Surg 78:839–849

Weiss W, Boucot KR, Cooper DA (1971) The Philadelphia pulmonary neoplasm research project. JAMA 216:2119–2123

WHO (1981) Histological typing of lung tumors. International histological classification of tumors. No. 1, 2nd edn. WHO, Geneva

Widow W (1973) Die Bedeutung von jährlichen Röntgenreihenuntersuchungen für die Erfassung und Behandlung des Bronchialkarzinoms. Dtsch Gesundheitswes 28:2410–2417

Wilkins EW jr, Scannell JG, Craver JG (1978) Four decades of experience with resections for bronchogenic carcinoma at the Massachusetts General Hospital. J Thorac Cardiovasc Surg 76:364–368

Windheim von K (1978) Sind gewebserhaltende Resektionsverfahren bei bronchopulmonalen Krebserkrankungen vertretbar? Thoraxchirurgie 26:304–305

Wittes RE, Natale RB, Sieroki JS, Hilaris BS (1981) Treatment of patients with small-cell lung cancer at the Memorial Sloan-Kettering Cancer Center, 1974–1979. World J Surg 5:689–694

Woitowitz H-J, Greven W, Steuder B (1982) Bronchialkrebs als berufsbedingte Folge einer Asbestinhalation. Diagnostik 15:560–571

Wörn H (1974) Möglichkeiten und Ergebnisse der chirurgischen Behandlung des malignen Pleuramesothelioms. Thoraxchirurgie 22:391–393

Yoshimura K (1983) A clinical statistical study of lung cancer patients in Japan with special reference to the staging system of TNM classification. Radiat Med 1:186–195

Zeidler D, Vogt-Moykopf I (1976) Palliative Chirurgie beim Bronchial-Karzinom und Metastasen-Chirurgie. Thoraxchirurgie 24:341–344

Zeidler D, Vogt-Moykopf I (1979) Organsparende Resektionsverfahren beim Bronchialkarzinom. Therapiewoche 29:8773–8777

Zeidler D (1981) Die erweiterte Resektion beim Bronchuskarzinom. In: Hamelmann H, Troidl H (Hrsg) Behandlung des Bronchialkarzinoms, Resignation oder neue Ansätze? Thieme, Stuttgart New York

Zubrod CG, Selawry O (1978) The treatment of lung cancer. Advanc Intern Med 23:451–467

18 Maligne Tumoren der Schilddrüse

W. Hohenberger

18.1 Epidemiologie

18.1.1 Inzidenz

Die malignen Tumoren der Schilddrüse sind selten. Ihre Inzidenz betrug im Jahr 1981 im Saarland bei Männern 2,8/100 000, bei Frauen 4,5/100 000 [157]. Im einzelnen sind in den Abb. 1 und 2 Inzidenzraten in verschiedenen Ländern nach den Geschlechtern getrennt dargestellt [67]. Frauen werden bis zu 4mal häufiger befallen.

18.1.2 Mortalität

An einem malignen Schilddrüsentumor versterben etwa die Hälfte bis ein Fünftel der Menschen, die daran erkranken [21, 67]. Nur 0,3% bei Männern und 0,8% bei Frauen entfallen von den Krebstodesfällen auf Schilddrüsenkarzinome. Die Mortalität lag im Jahr 1981 in der Bundesrepublik Deutschland bei 0,9/100 000 der männlichen und 2,0/100 000 der weiblichen Bevölkerung [159]. Mortalitätsraten aus anderen Ländern sind nach den Geschlechtern getrennt in Abb. 1 und 2 wiedergegeben [67].

18.1.3 Altershäufigkeit

Die Sterblichkeit für die malignen Schilddrüsentumoren ist bis zum 35. Lebensjahr zu vernachlässigen. Der Häufigkeitsgipfel der Mortalität liegt zwi-

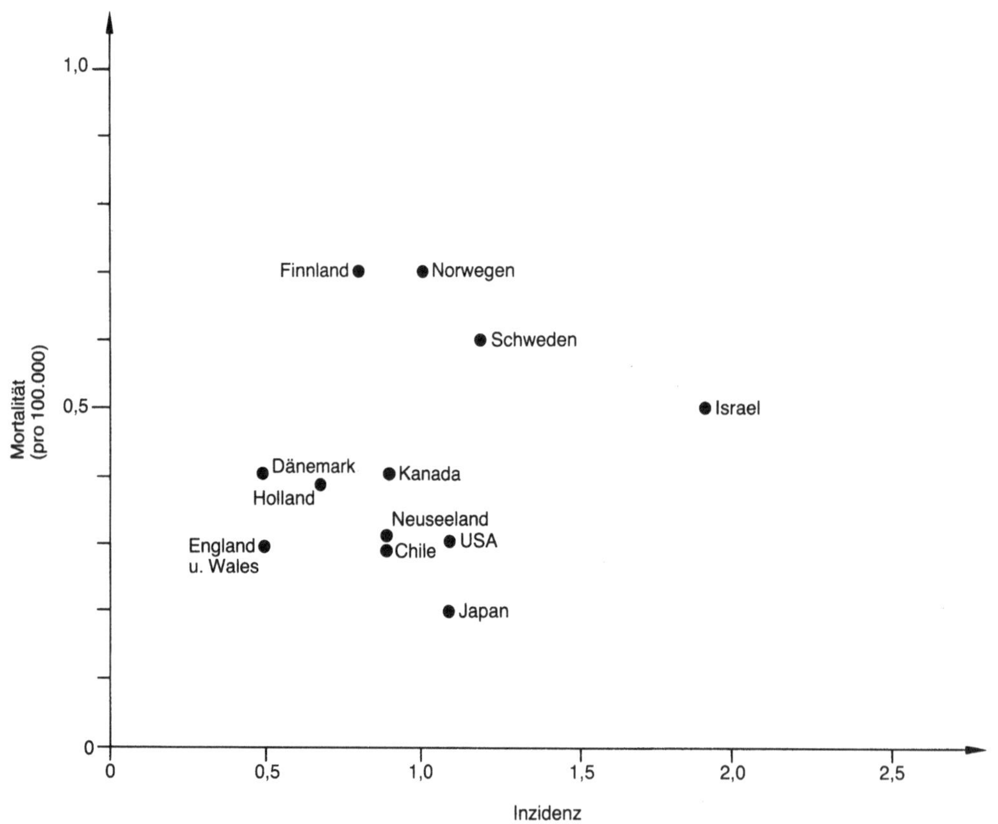

Abb. 1. Inzidenz- und Mortalitätsraten bei Männern. (Aus Hakama [67])

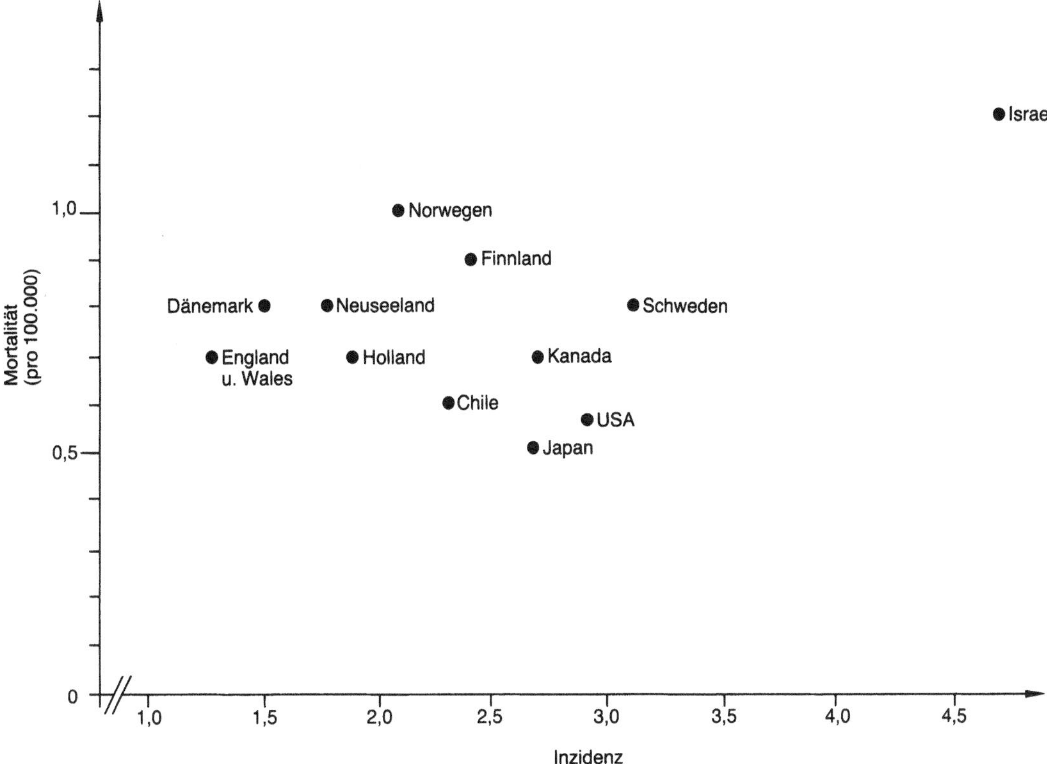

Abb. 2. Inzidenz- und Mortalitätsraten bei Frauen. (Aus HAKAMA [67])

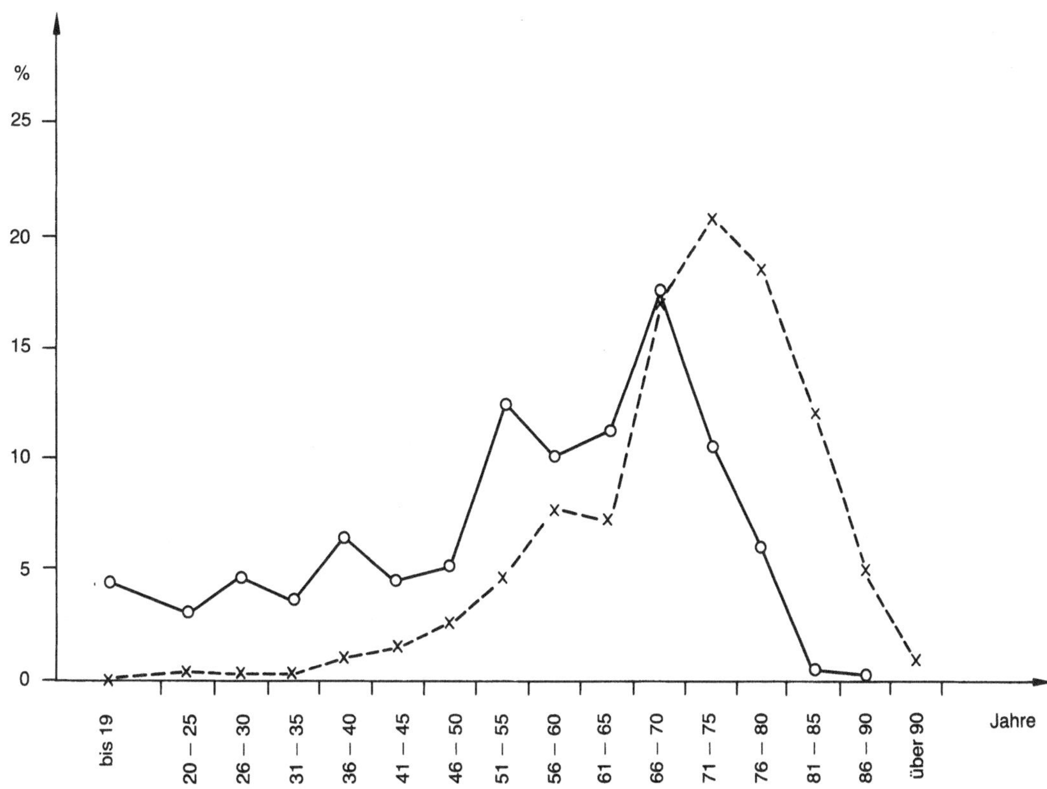

Abb. 3. Anteil der verschiedenen Altersgruppen an der Mortalität der malignen Schilddrüsentumoren in der Bundesrepublik 1979 (---×---) [158] und im eigenen Krankengut (1967–1982) bei Diagnosestellung (——o——)

Tabelle 1. Durchschnittsalter bei Diagnosestellung. (Nach Becker [7])

Tumortypen	Jahre
Alle Tumortypen	
Frauen	50
Männer	61,6
Papilläres Karzinom	48
Follikuläres Karzinom	52,7
Medulläres Karzinom	61
Undifferenziertes Karzinom	62,4

Tabelle 2. Inzidenzraten des Schilddrüsenkarzinoms (endemische Kropfgebiete kursiv). (Nach Riccabona [130])

	Männer (%)	Frauen (%)
Hawaii, ethnische Bevölkerung	6,2	9,0
Hawaii, Kaukasier	5,2	4,8
Kolumbien, Cali	*4,5*	*6,6*
Hawaii, alle Gruppen	3,8	6,9
Israel	2,1	4,6
Mozambique, Loureno Marques	1,8	2,3
Island	1,8	6,9
Jugoslawien	*1,7*	*2,1*
Hawaii, Japaner	1,5	6,3
Kanada, Neufundland	1,4	2,5
Kanada, Saskatchewan	1,2	1,6
USA, Connecticut	1,2	3,1
Schweden	1,2	3,0
Österreich, Tirol	*1,2*	*1,9*
USA, Staat New York	1,1	2,6
Japan, Miyagi	1,1	2,6
Norwegen	1,0	2,0
Kanada (5 Provinzen)	0,9	2,6
Kanada, New Brunswick	0,9	3,2
Chile	*0,9*	*2,0*
Jamaica, Kingston	0,9	1,8
Neuseeland	0,9	1,7
Nigeria, Ibadan	0,8	3,5
Kanada, Manitoba	0,8	3,6
Finnland	*0,8*	*2,3*
Deutschland, Hamburg	0,8	0,9
Puerto Rico	0,7	2,3
Niederlande (3 Provinzen)	0,7	1,8
Kanada, Alberta	0,6	2,2
Singapur, Chinesen	0,5	1,0
Dänemark	0,5	1,4
England und Wales	0,5	1,2
England, Birmingham	0,5	1,2
England, South Metropolitan Region	0,5	1,1
England, Western Region	0,5	1,1
Südafrika, Johannesburg (Bantu)	0,1	1,7
Uganda, Kyadondo	0,1	2,6

schen dem 70. und 75. Lebensjahr mit einem Anteil von 20,9% (Abb. 3).

Die Altersverteilung bei der Erstdiagnose eines malignen Schilddrüsentumors weicht von der Mortalität, insbesondere in den jüngeren Lebensjahrzehnten, ab. Im eigenen Krankengut betrug der Anteil der Patienten bis zum 35. Lebensjahr 15,5%. Der Gipfel lag zwischen dem 51. und 75. Lebensjahr (Abb. 3).

Differenzierungsgrad der Schilddrüsenkarzinome und Durchschnittsalter bei der Erstdiagnose korrelieren insofern, als die hochdifferenzierten Tumoren in jüngeren Lebensjahren und umgekehrt die undifferenzierten überwiegend bei älteren Patienten gefunden werden (Tabelle 1). Bei medullären Karzinomen liegt das Durchschnittsalter mit 53 Jahren am höchsten bei den sporadischen Formen und am niedrigsten bei den durch Familienscreening entdeckten Tumoren (20,5 Jahre) sowie bei den sehr seltenen multiplen endokrinen Adenomatosen vom Typ IIb (Manifestation meist unter dem 20. Lebensjahr [41, 114].

18.1.4 Risikofaktoren und Präkanzerosen

18.1.4.1 Endemischer Kropf

Berard u. Dunet postulierten 1924, daß die Landkarte der Struma maligna das Abbild derjenigen des endemischen Kropfes sei [10]. Aus dem Vergleich von Inzidenzziffern aus nichtendemischen und endemischen Kropfgebieten ergibt sich jedoch eindeutig, daß dieser Zusammenhang nicht besteht (Tabelle 2). Dagegen ist die Mortalität in Kropfendemiegebieten am höchsten, z.B. in Österreich mit 2,5/100000 oder Jugoslawien mit 1,9/100000 (s. auch Abb. 1 und 2). Da im Kropfendemiegebiet die undifferenzierten und follikulä-

ren Karzinome mit ihrer schlechteren Überlebensprognose und außerdem fortgeschrittene Tumorstadien häufiger sind, erklären sich die höheren Mortalitätsziffern in diesen Gebieten, auch bei gleicher oder niedrigerer Inzidenz im Vergleich zum Nichtendemiegebiet.

18.1.4.2 Schilddrüsenadenome

Aus klinischen Studien ist nicht schlüssig zu beantworten, ob gutartige Schilddrüsen*adenome* eine Vorstufe des Karzinoms darstellen (Literatur bei [94]). Lediglich aus Tierexperimenten ist bekannt, daß es durch anhaltende THS-Stimulierung über die Entwicklung von Adenomen schließlich zur Ausbildung von Karzinomen kommt [2, 111].

18.1.4.3 Strahlenexposition

Vor allem in den Vereinigten Staaten wurden von 1930 bis in die frühen 60er Jahre Kinder wegen verschiedener Erkrankungen im Halsbereich bestrahlt. Bei 3–10% dieser Patienten, die einer Strahlendosis von mehr als 1 Gy im Thorax- Hals- und Kopfbereich ausgesetzt waren, traten nach einer Latenzzeit von 10–45 Jahren Schilddrüsenkarzinome auf, wobei es sich fast ausschließlich um hochdifferenzierte papilläre oder follikuläre Tumoren handelte [42]. Damit lag das Risiko dieser Patienten, an einem Schilddrüsenkarzinom zu erkranken, 600- bis 2000mal höher als bei der übrigen Bevölkerung. Auch die Strahlenexposition durch die Wasserstoffbomben in Japan Ende des letzten Krieges und die Neutronenbombenversuche der USA im Bikiniatoll führten bei den Überlebenden zu einer erhöhten Schilddrüsenkarzinominzidenz [37, 116]. Nach wie vor umstritten ist die Frage, ob die Exposition mit Radiojod oder Technetium-99m zu therapeutischen bzw. diagnostischen Maßnahmen beim Menschen mit einer erhöhten Schilddrüsenkarzinominzidenz verbunden ist. Eine eindeutige Korrelation aufgrund klinischer Nachuntersuchungen ist bisher nicht sicher [45].

18.1.4.4 Thyreoiditis und Karzinom

Die Thyreoiditis wurde in früheren Jahren in ätiologischen Zusammenhang mit papillären Schilddrüsenkarzinomen gebracht [79]. In späteren Untersuchungen wurde keine Korrelation festgestellt [183]. Es ist vielmehr wahrscheinlich, daß bei Patienten mit einem Schilddrüsenkarzinom häufiger eine fokale Thyreoiditis ohne ätiologischen Zusammenhang entsteht [66, 67].

18.2 Anatomische Aspekte

18.2.1 Anatomie der Schilddrüse

Die Schilddrüse besteht aus den beiden Seitenlappen und dem diese verbindenden Isthmus glandulae thyreoideae. Zuweilen geht vom Isthmus ein mittlerer unpaarer kranialwärts gerichteter Lappen aus, der Lobus pyramidalis, ein Rest des kaudalen Anteils des Ductus thyreoglossus [18]. Alle Relikte der Schilddrüsenanlage liegen median. Jegliches Schilddrüsengewebe, welches ohne Verbindung zu den Schilddrüsenlappen außerhalb der Medianlinie gefunden wird, ist als Absiedelung eines Schilddrüsenkarzinoms zu betrachten. Sofern Schilddrüsenoperationen vorausgegangen sind, kann es sich allerdings auch um Verschleppung und Implantation von benignem Schilddrüsengewebe handeln.

Die Schilddrüse ist von einer feinen Organkapsel umgeben, mit der das Drüsenparenchym untrennbar verwachsen ist. Hiervon zu unterscheiden ist die Capsula fibrosa. Dies ist eine bindegewebige Kapsel der Schilddrüse, die mit den Halsfaszien verbunden und außerdem durch bandartige Bindegewebszüge an dem Ringknorpel und den oberen Trachealringen befestigt ist (Berry-Ligament). Diese bildet einen allseitig geschlossenen Sack, in welchem außer der Drüse selbst auch die Gefäße und die Epithelkörperchen eingeschlossen sind.

18.2.2 Anatomie des zervikalen Lymphsystems

Unmittelbare Lymphabflußstationen der Schilddrüse. Die ersten Lymphabflußstationen der Schilddrüse sind die Lnn. praetracheales, paratracheales und praelaryngici. Sie gehören zu der Gruppe der Lnn. cervicales ventrales. Über diese Lymphknoten fließt die Lymphe entweder direkt oder über die Lnn. jugulares inferiores (profundi) in den Truncus jugularis.

Die *Lnn. praelaryngici,* welche auch als Delphi-Lymphknoten bezeichnet werden, liegen kaudal des Schildknorpels auf dem Lig. cricothyreoideum oder auf dem Bogen des Ringknorpels.

Die *Lnn. praetracheales* liegen ventral der Luftröhre in dem lockeren Fettgewebe kaudal des Schilddrüsenisthmus. Den longitudinalen Lymphbahnen eingeschaltet, welche von der Schilddrüse ins Mediastinum ventral absteigen, filtern sie die ventral abströmende Lymphe der Schilddrüse und der Luftröhre. Sie geben die Lymphe weiter, entweder um die Luftröhre herum an die Lnn. paratracheales oder auch längs der Luftröhre an die Lnn. mediastinales superiores und damit direkt unter Umgehung des Truncus jugularis in den Truncus brachiocephalicus.

Die *Lnn. paratracheales* verlaufen in der Rinne zwischen Luftröhre und der Speiseröhre entlang

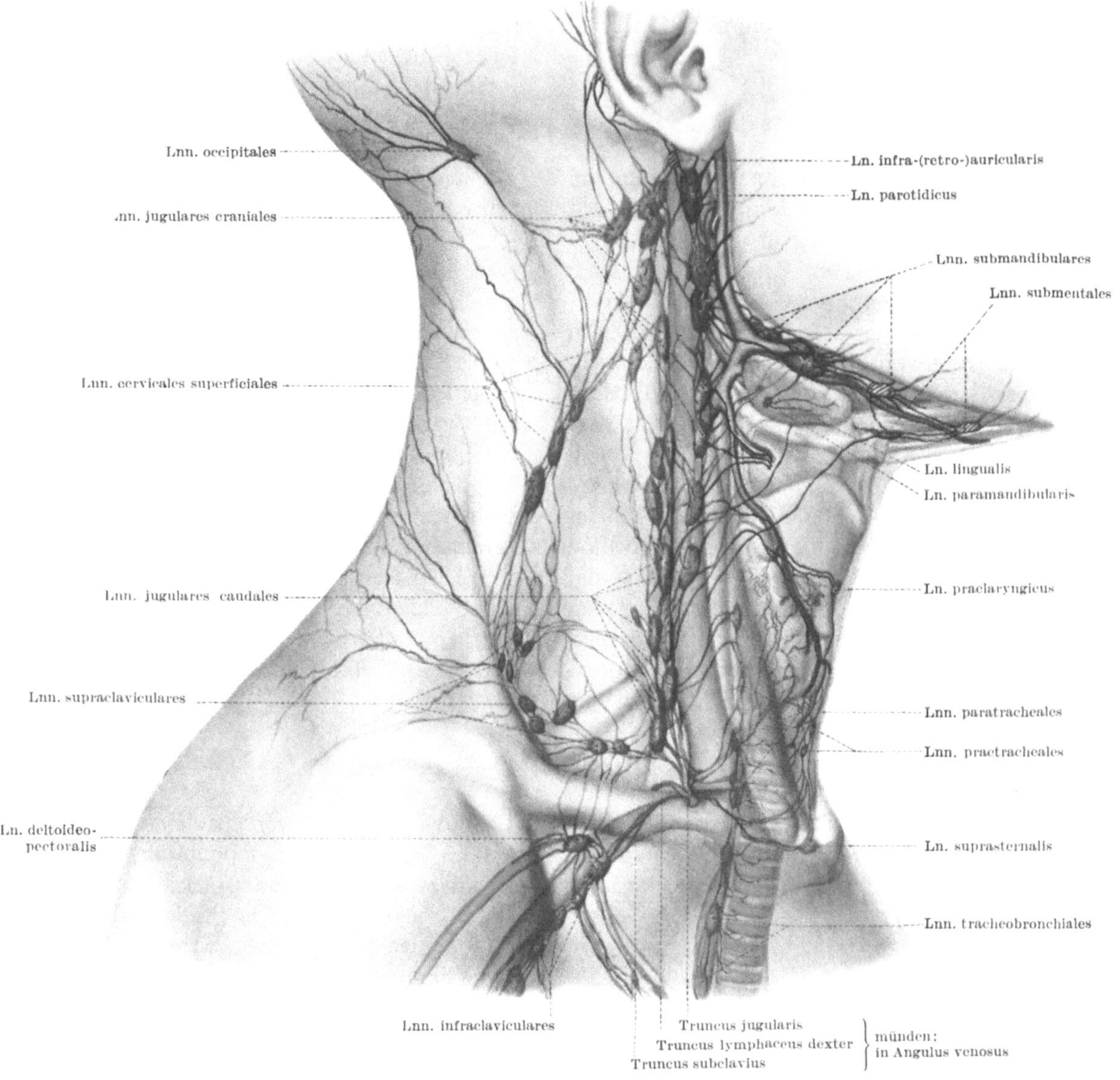

Abb. 4. Übersicht über das Lymphsystem des Halses. (Aus Lanz/Wachsmuth [176])

dem N. recurrens. Sie liegen jederseits in einer Kette von 5–6 Lymphknoten aufgereiht, teils vor, teils hinter diesem Nerven. Diese Kette geht kaudal in die Lnn. tracheobronchiales über. Die Lnn. paratracheales nehmen auch die Lymphe aus den Lnn. praelaryngici und praetracheales auf (Abb. 4).

Lnn. jugulares (profundi). Die Lnn. jugulares profundi begleiten in mehrfachen Ketten den Zug des großen Halsgefäß- und Nervenstrangs. Der schräg kreuzende M. omohyoideus unterteilt den Strang in einen kranialen und kaudalen Abschnitt. Der kraniale Anteil liegt im Trigonum caroticum. Seine

Lymphknoten begleiten die V. jugularis interna sowohl ventral wie dorsal. Kaudal liegen sie ausschließlich dorsal der Vene. Die kaudalen Lymphknoten sind völlig vom M. sternocleidomastoideus bedeckt.

Einzugsgebiet der Lnn. jugulares:
a) Kraniale Kette (Lnn. jugularis superiores)
Sie drainieren die Lymphe des Kopfes als nachgeschaltete zweite oder dritte Station aus den
– Lnn. submandibulares
– Lnn. submentales
– Lnn. paramandibulares
– Lnn. linguales (Seitenband der Unterfläche der Zunge, mediale vordere $^2/_3$ des Zungenrückens)

– Lnn. retropharyngici (seitliche und hintere Rachenwand, Nasenschleimhaut, Tube, Paukenhöhle)
– Lnn. parotidei, Lnn. infra- et retroauriculares (Ohrgegend, Ohrspeicheldrüse)
– Lnn. occipitales (Hinterhaupt und Nacken).

b) Kaudale Kette (Lnn. jugularis inferiores)
Diese Lymphknotengruppe ist eine weitere und zugleich letzte Filterstation der kranialen Lymphknotenkette. Außerdem sammelt sie die Lymphe der Halsweichteile, größtenteils nachdem diese etagenförmig in den ventralen Lnn. cervicales vorgefiltert wurde. Außer den Lnn. suprasternales, welche zwischen der oberflächlichen und der mittleren Halsfaszie liegen, gehören die Lymphknoten des Halses dem Spatium viscerale an. Sie sind also nicht nur von der Lamina superficialis, sondern auch von der Lamina praetrachealis fasciae cervicalis bedeckt.

Die Metastasierung von Schilddrüsenkarzinomen in die Lymphknoten erfolgt nach wiederkehrenden Gesetzmäßigkeiten. Die prälaryngischen, prätrachealen und paratrachealen Lymphknoten werden als erste befallen. Diese Lymphknoten werden zusammen mit den Jugularislymphknoten und den oberen vorderen mediastinalen Lymphknoten zu den regionären Lymphknoten der Schilddrüse gerechnet. Die Lymphknotenkette entlang der V. jugularis interna bildet bei 96% aller differenzierten und 100% der medullären Karzinome die zentrale Sammelstelle, unabhängig vom Tumorsitz oder der Tumorausdehnung [139]. Besonderheiten der Metastasierung zeigen lediglich Tumoren mit Sitz im Isthmusbereich oder dorsal. Sie können direkt unter Umgehung der jugularen Lymphknoten in die submandibulären bzw. supraklavikulären Lymphknoten metastasieren.

Insgesamt wird die Häufigkeit des Befalls der supraklavikulären Lymphknoten mit 1,5–11%, der oberen mediastinalen mit 6–45% und der paraglandulären und paratrachealen mit 13–81% angegeben [139]. In 10–20% ist mit einem beidseitigen Lymphknotenbefall zu rechnen. Dies ist überwiegend bei multizentrischen und extrathyreoidal wachsenden Tumoren der Fall.

18.3 Histologische Klassifikation

Die histologische Nomenklatur der malignen Schilddrüsentumoren war lange Zeit sehr unüber-

Tabelle 3. WHO-Klassifikation maligner Schilddrüsentumoren. (Nach HEDINGER u. SOBIN [74])

I. Epitheliale Tumoren
1. Follikuläres Karzinom
2. Papilläres Karzinom
3. Plattenepithelkarzinom
4. Undifferenziertes Karzinom
a) Spindelzelltyp
b) Riesenzelltyp
c) Kleinzelliger Typ
5. Medulläres Karzinom
II. Nichtepitheliale Tumoren
1. Fibrosarkom
2. Andere
III. Sonstige Tumoren
1. Karzinosarkom
2. Malignes Hämangioendotheliom
3. Malignes Lymphom
4. Teratome
IV. Metastasen
V. Unklassifizierbare Tumoren
VI. Tumorartige Veränderungen

sichtlich und vielfältig. Bezeichnungen wie „wuchernde Struma Langhans", „Papilloma Wegelin", „Graham-Schilddrüsentumor" oder „aberrierende Schilddrüse" verklärten das Wesen dieser Tumoren. Nur dem Eingeweihten ließen die Diagnosen „Parastruma", „Struma postbranchialis Getzowa" oder „large eosinophilcelled adenoma Willi" den wahren Charakter dieser Erkrankungen erkennen. Um so verdienstvoller war die Vereinheitlichung und Einführung klinisch praktikabler und allgemein verständlicher Nomenklaturen. Es ist dies die derzeit international gebräuchliche Klassifikation, nämlich die weitgehend auf der amerikanischen Klassifikation von MEISSNER u. WARREN [108a] beruhende, von HEDINGER u. SOBIN [74] erarbeitete Klassifikation der WHO (Tabelle 3).

18.3.1 Häufigkeitsverteilung der histologischen Typen

In Strumaendemie- und Nichtendemiegebieten unterscheidet sich die Verteilung auf die einzelnen histologischen Typen (Tabelle 4).

Unter Einfluß der Jodsalzprophylaxe, welche in der Schweiz bereits seit 1923 durchgeführt wird, hat der Anteil der papillären Karzinome erheblich zu Lasten der prognostisch ungünstigeren follikulären und undifferenzierten Karzinome zugenom-

Tabelle 4. Zeitliche Änderung der Verteilung der histologischen Typen im Endemie- und im Nichtendemiegebiet

Autoren/Gebiet	Zeitraum	Papillär (%)	Follikulär (%)	Undifferenziert (%)	Übrige (%)
Woolner et al. [185], Rochester	1926–1955	61,1	17,7	14,7	6,5
	1956–1960	66,0	17,2	10,1	6,7
Bubenhofer u. Hedinger [25], Zürich	1925–1941	7,8	41,8	36,9	13,5
	1962–1973	33,4	29,8	23,8	13,1
Erlangen	1967–1981 $n = 176$	30,1	37,5	23,9	8,4

men. Ähnliche Erfahrungen wurden auch aus anderen Endemiegebieten Europas berichtet [25, 97, 133]. In den Nichtendemiegebieten haben sich über Jahrzehnte hinweg keine Änderungen ergeben. Medulläre Karzinome werden weltweit in gleicher Häufigkeit von etwa 5% beobachtet.

18.3.2 Besonderheiten der histologischen Tumortypen

18.3.2.1 Papilläre Karzinome

In ihrer typischen Erscheinungsform bauen sich die papillären Karzinome aus schlankgliedrigen Papillen auf, die von einem Zylinderepithel bedeckt sind. Für die Diagnose beweisend sind die sog. Milchglaskerne, helle, bläschenförmige Kerne, die sich dachziegelartig überschichten. Follikuläre Anteile sind in papillären Karzinomen bei entsprechender Suche praktisch immer nachweisbar. Selbst wenn eine Geschwulst nur wenige Papillen aufweist, muß sie den papillären Karzinomen zugerechnet werden. Unbeschadet der Anteile follikulärer und papillärer Strukturen bleibt die Prognose dieser Karzinome gleich [60]. Daher ist eine Sonderstellung von sog. „teils papillären, teils follikulären" Karzinomen nicht gegeben, weshalb solche Diagnosen vermieden werden sollten. Jeder Tumor mit echten papillären Strukturen und Milchglaskernen soll als papilläres Karzinom klassifiziert werden; das früher bisweilen diagnostizierte benigne *papilläre Adenom* ist nicht existent.

18.3.2.2 Follikuläre Karzinome

Die follikulären Karzinome werden in gut und mäßig differenzierte unterteilt. Vor allem bei den gut differenzierten follikulären Karzinomen ist eine eindeutige Diagnose anhand der Schnellschnittuntersuchung nicht immer möglich. Selbst im Paraffinschnitt ist eine Abgrenzung von einem gutartigen follikulären Adenom gelegentlich schwierig. Zur Sicherung der *Karzinom*diagnose ist das Auffinden von Gefäßeinbrüchen oder Kapsel*durch*brüchen notwendig (Kapsel*ein*brüche oder Kapselinvasion genügen nicht!). Dazu ist eine sehr genaue histologische Untersuchung bei allen follikulären Tumoren erforderlich.

Unter Berücksichtigung zytologischer Eigenschaften können noch großzellig-eosinophile (onkozytäre = Hürthle-Zell-Karzinome) und hellzellige Tumoren unterschieden werden. Differentialdiagnostisch sollte beim Vorliegen *hellzelliger Karzinome* an die Möglichkeit einer Metastase eines hypernephroiden Nierenkarzinoms gedacht werden, da beide mit routinehistologischen Methoden nicht voneinander unterschieden werden können. Die Bestimmung des Thyreoglobins im Serum sowie immunhistologische Untersuchungen können in diesen Situationen die Diagnose klären [56]. Verschiedentlich wird auch auf die Bedeutung der Abkapselung follikulärer Karzinome hingewiesen, da in diesen Fällen die Prognose besser ist [40, 61, 99].

18.3.2.3 Undifferenzierte Schilddrüsenkarzinome

Ein großer Teil der spindelzelligen Geschwülste wurde früher ebenso wie die polymorphzelligen anaplastischen Karzinome als Sarkome klassifiziert. Die nicht selten nachweisbaren epithelialen Strukturen, bzw. die gelegentlich noch vorhandene Kolloidbildung, rechtfertigt jedoch die Zuordnung dieser Tumoren zu den epithelialen Geschwülsten [74, 175]. Die Entstehung dieser Tumoren durch Entdifferenzierung papillärer und follikulärer Karzinome ist möglich [6]. Die Gruppe der kleinzelligen anaplastischen Karzinome ist noch recht umstritten. Zunehmend besteht die Tendenz, derartige Tumoren den malignen Lymphomen zuzuordnen, sofern Metastasen eines kleinzelligen Lungenkarzinoms ausgeschlossen werden können.

18.3.2.4 Maligne Hämangioendotheliome

Derartige Geschwülste sind selten. Sie werden fast ausschließlich in Endemiegebieten Europas beschrieben und treten vor allem in Blutungszysten älterer Strumen auf. In den Vereinigten Staaten ist dieser Tumortyp unbekannt. Dort soll er nur ganz gelegentlich und dann von europäischen Pathologen diagnostiziert worden sein. Deshalb ist die Frage umstritten, ob es sich um undifferenzierte Karzinome mit Einblutung und gefäßreichen Spalten handelt.

18.3.2.5 Maligne Lymphome

Die Unterscheidung primärer maligner Lymphome der Schilddrüse von undifferenzierten kleinzelligen Karzinomen der Schilddrüse bzw. Metastasen des gleichen Tumortyps der Lunge ist rein histologisch schwierig.

Grundsätzlich ist bei jeder Diagnose eines Lymphoms der Schilddrüse nach weiteren Manifestationen zu suchen, da es sich fast immer um die Manifestation eines multitopen Lymphoms handelt.

Bei 25–87% der Patienten mit malignen Lymphomen soll zusätzlich eine Hashimoto-Thyreoiditis gefunden werden [95]. Dieser Thyreoiditis kommt jedoch wahrscheinlich keine Bedeutung im Sinne einer Präkanzerose zu, da bis 1979 nur ungefähr 250 Fallberichte primärer Lymphome in der Literatur mitgeteilt worden waren, andererseits aber die Hashimoto-Thyreoiditis sehr viel häufiger ist [44].

18.3.2.6 Medulläre Schilddrüsenkarzinome

Während sich alle übrigen Schilddrüsenkarzinome aus den Follikelzellen entwickeln, gehen die medullären Karzinome aus den parafollikulären oder C-Zellen hervor. Typisch ist die Ablagerung von Amyloid im Stroma, welches jedoch auch fehlen kann. Je nach Zellform werden u.a. karzinoidar-

Tabelle 5. Multiple endokrine Neoplasie (MEN) Typ II

MEN II a	Medulläres Schilddrüsenkarzinom
	Phäochromozytom (Sipple-Syndrom)
	(meist bilateral)
	Epithelkörperchenhyperplasie
MEN II b	Medulläres Schilddrüsenkarzinom
	Bilaterales Phäochromozytom
	Multilokuläre Neurome
	(Augenlid, Lippen,
	Zunge, Intestinum)
	Marfan-Habitus
	Skeletanomalien
	(Hämangioblastome,
	Syringomyelie, Angiomatosis retinae,
	dysgenetische Myelomalazie)

tige, spindelzellige und undifferenzierte Formen beschrieben. Konsequenzen ergeben sich aus diesen Unterteilungen offenbar nicht. Das wesentliche Kennzeichen der medullären Schilddrüsenkarzinome ist die Bildung von Kalzitonin, so daß immunhistologisch die Zellen dieses Tumortyps identifiziert werden können.

Medulläre Schilddrüsenkarzinome können familiär gehäuft auftreten mit autosomal dominantem Erbgang bei einer Penetranz bis zu 50% [110, 147]. Bei konsequenter Untersuchung der Familienmitglieder 1. und 2. Verwandtschaftsgrades überwiegt die familiäre Form die sporadische [13, 139, 167, 179]. Die C-Zell-Hyperplasie ist eine Präkanzerose, welche obligat zum medullären Karzinom führt [179]. Medulläre Karzinome können im Rahmen multipler endokriner Neoplasien (MEN) auftreten (Tabelle 5) [41, 89, 114, 153, 160].

18.3.3 Wachstums- und Metastasierungsverhalten der verschiedenen Tumortypen (Tabelle 6)

Papilläre Karzinome neigen zur frühzeitigen und relativ häufigen Lymphknotenmetastasierung. Selbst bei kleinen Karzinomen unter einem Durchmesser von 1,5 cm, die WOOLNER als okkulte Karzinome bezeichnet hat, da sie klinisch nicht faßbar sind, fand er in 41% Lymphknotenmetastasen [102, 167, 186].

Follikuläre Karzinome setzen häufiger Fernmetastasen, während die undifferenzierten überwiegend durch ihr frühzeitiges lokal infiltratives Wachstum zum Tode des Patienten führen.

Bei Diagnosestellung wiesen in unserem Krankengut 29% der Patienten (n = 45) Fernmetastasen auf. Am häufigsten waren Knochen und Lunge

Tabelle 6. Wachstumsverhalten und Metastasierungsmuster der Schilddrüsenkarzinome. (Nach Taylor u. Al-Wattar [167])

Tumortyp	Infiltratives Wachstum (%)	Lymphknotenmetastasen (%)	Fernmetastasen (%)
Papillär	22	56	12
Follikulär	14	17	22
Medullär	3	14[a]	4
Undifferenziert	75	35	12

[a] Wahrscheinlich zu niedriger Wert (andere Angaben bis zu 70% [151])

Tabelle 7. TNM-/pTNM-Klassifikation maligner Schilddrüsentumoren. (Nach Harmer [71] und Spiessl et al. [156])

Prätherapeutische klinische Klassifikation

T Primärtumor

T0	Kein Hinweis für einen Tumor
T1	Solitärer einseitiger Knoten, normale Beweglichkeit
T2	Multiple einseitige Knoten, normale Beweglichkeit
T3	Bilateraler Tumor oder solitärer Isthmusknoten, normale Beweglichkeit
T4	Ausdehnung über die Kapsel hinaus (fixierter Tumor)

N Regionäre Lymphknoten

N0	Kein Anhalt für Befall regionärer Lymphknoten
N1	Befall beweglicher homolateraler regionärer Lymphknoten
N2	Befall kontralateraler, mediander oder bilateraler Lymphknoten
N3	Fixierte regionäre Lymphknoten

M Fernmetastasen

M0	Keine Fernmetastasen
M1	Fernmetastasen vorhanden

Postoperative histologische Klassifikation

pT Primärtumor

pT0	Primärtumor nicht auffindbar
pT1	Solitärer Knoten bis 1 cm (außerhalb des Isthmus), überschreitet Kapsel nicht
pT2	Solitärer Knoten mehr als 1 cm (außerhalb des Isthmus), überschreitet Kapsel nicht
pT3	Multiple Knoten (uni- oder bilateral) und/oder Isthmusknoten, überschreitet Kapsel nicht
pT4	Kapsel durchbrochen

pN Regionäre Lymphknoten

Kategorien entsprechen N-Kategorien. Als pN3 werden Lymphknotenmetastasen eingestuft, die histologisch ausgeprägtes perinoduläres Wachstum zeigen

pM Fernmetastasen

Kategorien entsprechen M-Kategorien

befallen. Bei 20% war mehr als ein Organ betroffen. 6,5% aller Knochenmetastasen (n = 78) gehen von einem Schilddrüsenkarzinom aus [72].

18.3.4 Tumorbefall des kontralateralen Schilddrüsenlappens

In der amerikanischen Literatur wird vor allem bei papillären Karzinomen ein Tumorbefall beider Schilddrüsenlappen durch multizentrisches Wachstum oder Metastasierung in den kontralateralen Lappen mit einem Anteil bis zu 87,5% beschrieben [12, 33, 35, 144, 170]. Anders liegen die Verhältnisse in Europa. Peiper fand in seinem Krankengut in 18% eine multizentrische Tumorentstehung, Borm beobachtete in 16% einen beidseitigen Karzinombefall, Steiner gab die Häufigkeit der Nahtmetastasierung in die Schilddrüse bei papillären Karzinomen mit 4% an [22, 117, 161].

18.3.5 Metastasierung anderer Tumoren in die Schilddrüse

Schilddrüsenmetastasen kommen bei 5% aller Malignompatienten vor [20]. Bei den Patienten, die primär wegen eines Schilddrüsenkarzinoms operiert wurden, liegen in 2,8% Metastasen eines anderen Tumors vor [51]. Als Primärtumor kommen am häufigsten Lungen- und Mammakarzinom in

Tabelle 8. TNM-Klassifikation maligner Schilddrüsentumoren. (Nach Beahrs u. Myers [5 a])

Nach Zeitpunkt der Befunderhebung wird unterschieden:

klinisch präoperativ	cTNM
intraoperativ	sTNM
postoperativ	pTNM

T Primärtumor

T0	Kein Hinweis für einen Tumor
T1	Tumor 3 cm oder kleiner
T2	Tumor größer als 3 cm
T3	Multiple Knoten, multifokaler Tumor
T4	Fixation des Primärtumors, direkte Invasion durch die Schilddrüsenkapsel

N Lymphknoten

N0	Keine regionären Lymphknoten
N1	Regionäre Lymphknotenmetastasen

M Fernmetastasen

M0	Keine Fernmetastasen
M1	Fernmetastasen vorhanden

Frage [88]. Am häufigsten werden Metastasen eines Nierenkarzinoms mit einem primären Schilddrüsenkarzinom verwechselt.

18.4 TNM- und pTNM-Klassifikation

Derzeit sind international zwei Klassifikationen zur Bestimmung der Tumorausdehnung gebräuchlich und zwar die der UICC aus dem Jahre 1978 (Tabelle 7) und die des AJCC aus dem Jahre 1983 (Tabelle 8). Beide Klassifikationen sind nicht in allen Punkten befriedigend. UICC und AJCC haben für die Zeit ab 1.1.1987 eine einheitliche neue

TNM/pTNM-Klassifikation vereinbart (Tabelle 9).

Eine *Stadiengruppierung* wurde 1983 vom AJCC vorgelegt (Tabelle 10). Im deutschsprachigen Raum wird bisher am häufigsten die von RÖHER eingeführte Stadieneinteilung benutzt (Tabelle 11). Die ab 1987 gültige Stadieneinteilung von UICC und AJCC zeigt Tabelle 12.

Tabelle 9. TNM/pTNM-Klassifikation der Schilddrüsenkarzinome ab 1.1.1987 (UICC und AJCC)

TNM – Klinische Klassifikation

T Primärtumor

TX	Primärtumor kann nicht beurteilt werden
T0	Kein Anhalt für Primärtumor
T1	Tumor 1 cm oder weniger im größten Durchmesser, begrenzt auf Schilddrüse
T2	Tumor mehr als 1 cm aber nicht mehr als 4 cm im größten Durchmesser, begrenzt auf Schilddrüse
T3	Tumor mehr als 4 cm im größten Durchmesser, begrenzt auf Schilddrüse
T4	Tumor jeder Größe mit Ausbreitung jenseits der Schilddrüse

Jede T-Kategorie kann weiter unterteilt werden in
a = solitärer Tumor
b = multifokaler Tumor (größter Tumor wird für die Klassifikation herangezogen)

N Regionäre Lymphknoten

Regionäre Lymphknoten sind die Halslymphknoten und mediastinale Lymphknoten

NX	Regionäre Lymphknoten können nicht beurteilt werden
N0	Kein Anhalt für regionäre Lymphknotenmetastasen
N1	Regionäre Lymphknotenmetastasen
	N1a Metastasen in ipsilateralen Halslymphknoten
	N1b Metastasen in bilateralen, in der Mittellinie gelegenen oder kontralateralen Halslymphknoten *oder* in mediastinalen Lymphknoten

M Fernmetastasen

MX	Vorhandensein von Fernmetastasen kann nicht beurteilt werden
M0	Kein Anhalt für Fernmetastasen
M1	Nachweis von Fernmetastasen

pTNM – Pathologische Klassifikation

Die pT-, pN- und pM-Kategorien entsprechen den T-, N- und M-Kategorien.

Tabelle 10. Stadiengruppierung maligner Schilddrüsentumoren, AJCC. (Nach BEAHRS u. MYERS [5a])

Histologischer Tumortyp	Unter 45 Jahre	45 Jahre und mehr
Papillär		
Stadium I	jedes T, jedes N, M0	jedes T, N0, M0 T1, N1, M0
Stadium II	jedes T, jedes N, M1	T2–4, N1, M0
Stadium III	–	–
Stadium IV	–	jedes T, jedes N, M1
Follikulär		
Stadium I	jedes T, jedes N, M0	T1, N0, M0
Stadium II	jedes T, jedes N, M1	T2–4, N0, M0
Stadium III	–	jedes T, N1, M0
Stadium IV	–	jedes T, jedes N, M1
Medullär		
Stadium I	–	–
Stadium II	jedes T, jedes N, M0	–
Stadium III	–	jedes T, jedes N, M0
Stadium IV	jedes T, jedes N, M1	jedes T, jedes N, M1
Undifferenziert		
Stadium I	–	–
Stadium II	–	–
Stadium III	–	–
Stadium IV	jedes T, jedes N, jedes M	jedes T, jedes N, jedes M

Tabelle 11. Stadiengruppierung nach RÖHER u. WAHL [136]

Stadium	TNM-Klassifizierung
I	T1–T3, N0, M0
II	T1–T3, N1–N2, M0
III	T4, jedes N, M0
IV	jedes T, jedes N, M1

Tabelle 12. Stadieneinteilung der Schilddrüsenkarzinome ab 1.1.1987 (UICC und AJCC)

Papilläres und follikuläres Karzinom

	unter 45 Jahre			über 45 Jahre		
Stadium I	jedes T	jedes N	M0	T1	N0	M0
Stadium II	jedes T	jedes N	M1	T2, 3	N0	M0
Stadium III	–	–	–	T4	N0	M0
				jedes T	N1	M0
Stadium IV	–	–	–	jedes T	jedes N	M1

Medulläres Karzinom

Stage	I	T1	N0	M0
	II	T2–4	N0	M0
	III	jedes T	N1	M0
	IV	jedes T	jedes N	M1

Undifferenziertes Karzinom

Jeder Fall wird als Stadium IV klassifiziert

18.5 Diagnose

18.5.1 Anamnese und Symptomatik

Die frühzeitige Unterscheidung maligner und benigner Schilddrüsentumoren ist insbesondere im endemischen Kropfgebiet schwierig, da das Schilddrüsenkarzinom anfänglich symptomlos verläuft [19]. Symptome, die mit hinreichender Sicherheit die Diagnose einer Struma maligna erlauben, sind Spätsymptome [75, 93]. Demzufolge werden hierzulande nur 28–54% der Schilddrüsenkarzinome bereits präoperativ diagnostiziert. 29–36% der Karzinome werden erst intraoperativ und 17–36% postoperativ erkannt [8, 155]. Die Häufigkeit der für ein Endemiegebiet typischen Symptome ist in Tabelle 13 wiedergegeben. Diese Werte stimmen auch heute noch mit den von De Quervain für die Schweiz bereits Anfang dieses Jahrhunderts festgestellten Daten überein [43].

Nur im Nichtendemiegebiet werden Schilddrüsenkarzinome überwiegend in einem früheren Tumorstadium diagnostiziert. Dort ist das Auftreten eines Knotens in einer vorher unauffälligen Schilddrüse das erste Symptom. Durch die zwischenzeitlich erhöhte Jodzufuhr zeichnet sich auch in den ehemaligen Strumaendemiegebieten eine ähnliche Entwicklung ab.

Tabelle 13. Symptome bei 86 Patienten des eigenen Krankengutes, die zur Diagnose eines Schilddrüsenkarzinoms führten (1956–1972)

Symptome	(%)
Zunehmende Schwellung des Halses	50
Atembeschwerden	31
Heiserkeit	16
Schluckbeschwerden	13
Einflußstauung	12
Stridor	12
Halsschmerzen	9
Gewichtsabnahme	6
Kopfschmerzen	3
Unklare Beschwerden	2
Hämoptoe	1

18.5.1.1 Karzinomverdacht

Das Auftreten eines Knotens in einer bis dahin gesunden Schilddrüse oder das Knotenwachstum in einem vorbestehenden Kropf, insbesondere trotz ausreichender Suppression mit Schilddrüsenhormon, ist verdächtig auf Vorliegen eines Schilddrüsenkarzinoms. Dies gilt besonders in 5 Situationen:

1. Bei *Männern,* da das Geschlechtsverhältnis gutartiger Strumen von Männern zu Frauen etwa 1:4 bis 1:7, bei malignen Strumen jedoch von 1:2 (bis 1:4) beträgt. Damit ist das Auftreten dieser Symptome bei Männern mit einem 2- bis 3fach höheren Risiko behaftet.
2. Im *Nichtendemiegebiet* muß im Vergleich zum Endemiegebiet mit einer 4fach höheren Wahrscheinlichkeit eines Karzinoms gerechnet werden.
3. In *Rezidivstrumen* besteht ein 4fach größeres Karzinomrisiko.
4. Die *Bestrahlung* des Halses und der angrenzenden Regionen besonders in der Kindheit führt zu einer 600- bis 2000fach höheren Wahrscheinlichkeit der Entstehung eines Schilddrüsenkarzinoms.
5. Der *solitäre* Knoten unter 20 und über 60 Jahren stellt ebenfalls ein ganz besonderes Krebsrisiko dar. In diesem Lebensabschnitt sind 33–50% der Solitärknoten maligne, in dem dazwischenliegenden Intervall jedoch überwiegend gutartig [168].

18.5.2 Diagnostische Verfahren

18.5.2.1 Klinische Untersuchung

Die Tatsache, daß im Endemiegebiet mehr als $^2/_3$ aller Schilddrüsenkarzinome unter der Annahme eines gutartigen Schilddrüsenleidens operiert werden, verdeutlicht die begrenzte Aussagefähigkeit der klinischen Untersuchung. Nur weit fortgeschrittene Karzinome sind mit hinreichender Sicherheit klinisch zu diagnostizieren. Der klinische Befund eines besonders derben oder auch weichen solitären Knotens verstärkt allenfalls den Verdacht auf einen malignen Tumor. Objektive Nachweismethoden des Schilddrüsenkarzinoms sind alleine erhöhte Serumkalzitoninspiegel beim medullären Schilddrüsenkarzinom und die Biopsie bei den übrigen Tumoren.

18.5.2.2 Sonographie

Die Sonographie der Schilddrüse ermöglicht die Unterscheidung von soliden und zystischen Läsionen, die Größenbestimmung von Schilddrüsenknoten und die orientierende Beurteilung der Dignität von Zysten. Die akkurate Unterscheidung zwischen einer Zyste und einer soliden Läsion gelingt sonographisch regelmäßig bei Veränderungen mit einem Durchmesser von über einem Zentimeter [140]. Mit neueren Geräten werden sogar umschriebene Organveränderungen ab einem Durchmesser von einigen Millimetern identifiziert, so daß die Differenzierung solider und liquider Prozesse nahezu immer gelingt [181].

Die Charakterisierung des Echomusters erfolgt mit den Begriffen „echonormal", „echoreich", „echoarm" und „echofrei". Zur Beurteilung umschriebener Schilddrüsenknoten werden die Kategorien „solide", „komplex (oder gemischt)" sowie „liquide" benutzt. Maligne Tumoren verursachen umschriebene, teilweise unregelmäßig begrenzte Läsionen mit einer Verminderung der Echointensität (echoarm). Die Sensitivität des Merkmals „echoarm" wird für Malignität mit 100%, die Spezifität mit 80% angegeben. Durch die zusätzliche sonographische Information „echoarm" bei einem szintigraphisch kalten Knoten erhöht sich die Wahrscheinlichkeit für ein Malignom um den Faktor 3.

Durch die sonographische Untersuchung lassen sich etwa 20% der klinisch und szintigraphisch als kalte Solitärknoten eingestuften Läsionen als Zysten diagnostizieren [106]. Eine Zyste ist jedoch nicht immer gleichbedeutend mit einer benignen Läsion. Der Malignomanteil von Zysten bzw. von komplexen Sonographiebefunden wird mit 0,5–4,9% angegeben [48, 136]. In dem durch Feinnadelpunktion selektierten Krankengut gibt Ro-

SEN eine Karzinomhäufigkeit bei zystischen Befunden von 13% und bei komplexen von 25% an [140].

18.5.2.3 Szintigraphie

Schilddrüsenszintigraphie. Die Schilddrüsenszintigraphie wird überwiegend mit ^{131}J und ^{99m}Tc-Pertechnetat durchgeführt. Zur Beurteilung des szintigraphischen Befunds wurden folgende Bezeichnungen eingeführt:

1. *kalter Knoten:* tastbarer Knoten, der nicht oder vermindert speichert;
2. *warmer Knoten:* ein klinisch tastbarer Knoten ohne isolierte Darstellung im Szintigramm;
3. *heißer Knoten:* ein Bezirk, der im Vergleich zum umgebenden Gewebe vermehrt speichert;
4. *multinoduläre Struma:* ein Kropf mit Bezirken verminderter bis aufgehobener Speicherung, gelegentlich auch in Verbindung mit autonomen Bezirken, d.h. Arealen, die durch eine lokal vermehrte autonome Raffung gekennzeichnet sind.

Das Auflösungsvermögen des Schilddrüsenszintigramms reicht höchstens bis 0,5 cm, d.h. daß insbesondere kalte Bezirke unterhalb dieser Größe nicht erfaßt werden [53].

In Schilddrüsenkarzinomen ist fast immer die Funktion gemindert, was zu einer umschriebenen Herabsetzung oder vollständigem Fehlen der Nuklidanreicherung führt, einem Befund, wie er in 88% aller Schilddrüsenkarzinome im Endemiegebiet erhoben wird [93]. Hierbei korreliert die Radiojodaufnahme insofern mit dem histologischen Tumortyp, als follikuläre und papilläre Karzinome gewöhnlich speichern, während dies bei anaplastischen und eosinophilzelligen follikulären Karzinomen selten und bei medullären nie der Fall ist [121].

Karzinomhäufigkeit bei verschiedenen szintigraphischen Befunden. *Karzinomrisiko des kalten Knotens.* Das Karzinomrisiko des kalten Schilddrüsenknotens wird in der Literatur mit einer erheblichen Schwankung von 1,5–43% angegeben [15, 22, 88, 93, 94, 106, 136]. Diese beträchtlichen Differenzen lassen sich durch unterschiedliche Definition des kalten Knotens und Selektion der einzelnen Autoren erklären. In einem nichtselektierten Krankengut liegt die Karzinominzidenz aller kalter Bezirke bei 0,2–5% [93]. Ein wesentlich höheres Karzinomrisiko birgt der *solitäre* kalte Knoten

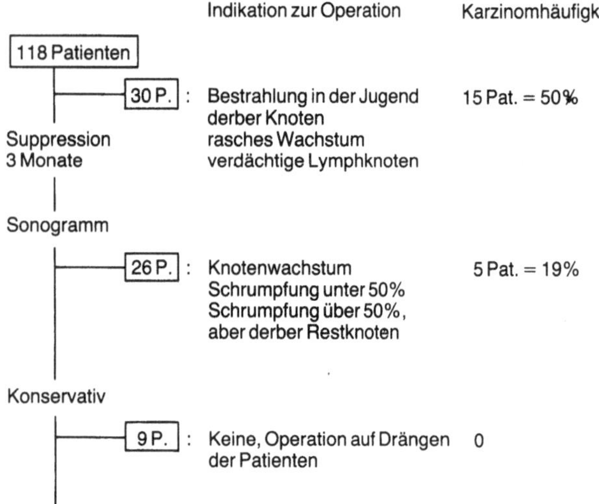

Abb. 5. Selektion kalter solitärer Knoten mit hohem Karzinomrisiko. (Nach Blum u. Rothschild [15])

in sich. Das Risiko wird in diesen Fällen aber immer noch mit einer Schwankung von 7–43% angegeben. Diese Unterschiede sind ebenfalls eine Folge unterschiedlicher Selektionen. Dem *klinisch* als solitär faßbaren Schilddrüsenknoten entspricht aufgrund des Szintigramms in $^1/_3$ der Fälle eine multinoduläre Struma und in 10% ein heißer Knoten [106]. Nach pathologischer Aufarbeitung der unter der klinischen Diagnose eines solitären Knotens resezierten Schilddrüsen liegt sogar in 48% eine Knotenstruma vor [168]. Werden die szintigraphisch kalten solitären Knoten sonographiert, so muß weiterhin bei 20% dieser Fälle die Diagnose korrigiert werden, da eine Zyste zugrunde liegt. Nach Resektion szintigraphisch kalter Knoten steigt der Anteil der Zysten sogar noch auf 45% an [122]. Eine weitere Selektionsmöglichkeit besteht in der zusätzlichen Berücksichtigung anamnestischer Daten und klinischer Befunde, sowie dem Suppressionsversuch mit Schilddrüsenhormon (Abb. 5). Blum konnte damit die besonders gefährdeten Patienten herausfiltern, so daß seine Karzinomrate solitärer kalter Knoten 50% bzw. 19% betrug [15].

Karzinomrisiko der multinodulären Struma. Die Wahrscheinlichkeit, daß in einem Knotenkropf ein Karzinom vorkommt, ist sehr gering. Sie ist im nichtselektierten Krankengut unter 1% anzusetzen [20, 106]. Nur im ausgewählten chirurgischen Krankengut werden höhere Angaben gemacht, die zwischen 3 und 10% liegen [1, 5a, 118]. Allerdings kann die Anwesenheit eines dominierenden kalten

Knotens die Malignomwahrscheinlichkeit erhöhen.

Karzinomrisiko der speichernden Schilddrüsenknoten. Der Anteil heißer Knoten an der Gesamtzahl solitärer Schilddrüsenknoten ohne Berücksichtigung der Dignität wird mit 5–20% angegeben [52]. 2,4–8% aller Schilddrüsenkarzinome stellen sich szintigraphisch als warme oder heiße Knoten dar [5, 20, 182]. Von verschiedenen Autoren wird dem entgegengehalten, daß die meisten sog. bösartigen heißen Knoten in Wirklichkeit kalten malignen Knoten entsprechen, welche in unmittelbarer Nachbarschaft der speichernden lagen. Eine ähnliche Diskrepanz gibt es auch für die szintigraphisch als kalte Bezirke imponierenden Areale und der tatsächlichen Tumorlokalisation: Georgii fand eine Übereinstimmung in nur 73% [61], Ladurner in 81% [97]. Letzterer Autor gab darüber hinaus an, daß das Karzinom in etwa 11% nicht einmal im szintigraphisch nichtspeichernden und damit tumorverdächtigen Lappen, sondern kontralateral lokalisiert war.

Ganzkörperszintigraphie. Bei noch vorhandenem Primärtumor ist in 95% die Metastasensuche durch Ganzkörperszintigraphie sinnlos [53]. Die Aufnahme von Radionukliden in Schilddrüsenmetastasen findet nur statt, wenn der TSH-Spiegel über 30 mU/l ansteigt [50], d.h. im allgemeinen erst, wenn die Schilddrüse größtenteils entfernt ist. Lediglich bei hoch differenzierten follikulären Karzinomen läßt sich szintigraphisch eine Radiojodaufnahme von Metastasen bereits bei noch vorhandenem gesunden Schilddrüsengewebe nachweisen. Auch die zusätzliche TSH-Applikation steigert die Radiojodaufnahmefähigkeit in Metastasen nicht [78]. Insgesamt speichern 30–70% der Metastasen differenzierter Schilddrüsenkarzinome, seltener auch undifferenzierte [53]. Hierbei ist das gleichzeitige Vorkommen von jodspeichernden und nichtspeichernden Metastasen in gleichen oder in verschiedenen Organen desselben Patienten möglich [91]. Knochenmetastasen speichern zu 50% erst, nachdem das Schilddrüsengewebe vollständig beseitigt wurde. Bei 20% reichert sich bereits vorher Jod in den Metastasen an. 30% speichern auch nach vollständiger Ablation der Schilddrüse kein Jod [82].

18.5.2.4 Bestimmung der Stoffwechsellage

Untersuchungen der Schilddrüsenfunktion liefern keinen wesentlichen Beitrag zur Diagnose eines malignen Schilddrüsentumors. Lediglich bei der differentialdiagnostischen Abgrenzung gegen eine akute Thyreoiditis kann die Funktionslage Bedeutung gewinnen, da hier die globale Radiojodaufnahme der Schilddrüse im Gegensatz zur Struma maligna meist auf hypothyreote Werte herabgesetzt ist [53]. In den meisten Fällen ist die Funktionslage der Schilddrüsenkarzinome euthyreot.

Unter allen Patienten, die mit einer Hyperthyreose operiert wurden, liegt der Anteil der Karzinome zwischen 0,1 und 4% [7, 62, 115, 152, 154, 164]. Umgekehrt wiesen 1–8,3% der an einem Karzinom Operierten eine hyperthyreote Stoffwechsellage auf [68, 70, 174]. Auch die Kombination von Exophthalmus und Hyperthyreose (Morbus Basedow) mit einem Karzinom ist möglich. Die Karzinomhäufigkeit unter den Patienten mit diesen Symptomen wird mit bis zu 9% angegeben [68, 152]. In seltenen Fällen kann eine Hyperthyreose auch durch Metastasen eines follikulären Karzinoms hervorgerufen werden [129].

18.5.2.5 Röntgenuntersuchungen

Röntgenuntersuchungen der Halsweichteile und des Brustkorbs werden zwar vor jeder Schilddrüsenoperation vorgenommen, liefern jedoch i. allg. keine Information hinsichtlich der Dignität einer Schilddrüsenerkrankung. Vereinzelt wird die Treffsicherheit der *angiographischen Diagnostik* mit 90% angegeben [166]. Sie ist jedoch ebenso wie die *Lymphographie* entbehrlich. Beide Untersuchungen stellen im Gegenteil eine außerordentliche Jodkontamination dar, so daß aus diesem Grunde bereits im Hinblick auf die postoperative Diagnostik ihr Einsatz wohlüberlegt sein sollte.

Verkalkungen der Schilddrüse werden sowohl bei benignen Erkrankungen (in Form dichter und amorpher Plaques oder ringförmiger Verkalkungen) wie auch bei papillären Karzinomen (getüpfelte Verkalkungen oder als amorphe Kalkeinlagerungen) und in 35% bei medullären Schilddrüsenkarzinomen gefunden [87, 108].

Die *Computertomographie* scheint nach den bisherigen Kenntnissen keine Verbesserung in der Differentialdiagnose vor allem von kalten Schilddrüsenknoten zu bieten. Zystische Bezirke sind im Ultraschall einfacher und besser darstellbar. Eine Abgrenzung benigner und maligner Veränderungen ist bei organbegrenztem Tumorwachstum nicht möglich. Dagegen kann bei fortgeschrittenen

Tumoren das organüberschreitende infiltrative Wachstum sowie die Lagebeziehung zu Nachbarorganen in anatomisch optimaler Weise dargestellt werden [136].

18.5.2.6 Feinnadelbiopsie und zytologische Diagnostik

Karzinomverdächtige Schilddrüsenknoten können mit dünnen Nadeln punktiert werden, um Material für die zytologische Diagnostik zu gewinnen. Eine Implantation oder Aussaat des Krebses ist durch dieses Verfahren nicht zu befürchten [40]. Feinnadelbiopsien werden von manchen Chirurgen routinemäßig vor jeder Schilddrüsenoperation eingesetzt, von einer ganzen Reihe jedoch allenfalls als Entscheidungshilfe in unklaren Situationen betrachtet oder sogar abgelehnt [6, 54, 69]. Ein zytologisch verdächtiger Befund (Gruppe III nach Papanicolaou) macht i. allg. zumindest die Wiederholung der Punktion erforderlich. Die Befunde IV oder V bzw. positiv erzwingen die histologische Abklärung. Grenzen der Feinnadelpunktion sind in Tabelle 14 zusammengefaßt. In allen diesen Fällen kann letztlich nur durch die histologische Beurteilung eines Operationspräparats Klarheit geschaffen werden. Der Begriff „follikuläre Neoplasie" läßt die Dignität offen. In 22–46% liegt ein Karzinom zugrunde. Ähnlich verhält es sich mit dem Onkozytom, wobei in der aufgrund der Punktionszytologie indizierten Operation in 19% ein Karzinom gefunden wird.

Die Qualität sowohl der Gewinnung des zytologischen Materials als auch der Anfertigung der Präparate und die Erfahrung des Zytologen selbst beeinflussen die Aussagefähigkeit der zytologischen Diagnostik. Als häufigste Fehlerquelle wird die Gewinnung des zytologischen Materials angesehen (Fehlpunktion). In 4–20% wird unzu-

Tabelle 14. Grenzen der Feinnadelbiopsie und der zytologischen Schilddrüsendiagnostik. (Nach REINWEIN [128] und GALVAN [59])

,Follikuläre Neoplasie'
Onkozytom
Kleintrabekuläres Adenom
Multinoduläre Knoten und Zysten
Regressive Veränderung
Behandlung mit Thyreostatika
Thyreoiditis
Atypisches Adenom
Tubuläres Adenom

reichendes oder nicht adäquates Material gewonnen [134, 140]. Bei mäßig differenzierten follikulären Karzinomen, medullären, undifferenzierten und mit Einschränkung auch bei papillären Karzinomen sowie Metastasen kann gewöhnlich eine zuverlässige Malignomdiagnose gestellt werden. Eine Klassifikation ist jedoch bei 88% nicht möglich. Die meisten Abweichungen vom histologischen Befund ergeben sich bei papillären Karzinomen. Bei diesem Tumortyp bereitet die Differenzierung von einer Thyreoiditis sowie von einem malignen Lymphom Schwierigkeiten [48]. Insgesamt beträgt die Rate der falsch-negativen Befunde 0–60% [48, 52, 104, 136]. Allerdings liegt diese Rate bei erfahrenen Untersuchern i. allg. unter 10%. Sie ist bei zystischen oder gemischten Läsionen höher als bei soliden (8,3% bzw. 5,9%) [140]. Die Quote der falsch-positiven Ergebnisse wird mit unter 3% bis 15,6% angegeben [52, 104, 109, 136].

18.5.2.7 Präoperative histologische Diagnostik

Die Schilddrüse kann auch mit gröberen Nadeln (Vim-Silverman, Tru-Cut) punktiert werden (Stanz- oder Grobnadelbiopsie). Das so gewonnene Material erlaubt eine histologische Diagnose. Derartiges Vorgehen ist i. allg. nur bei inoperablen Patienten zur Verifikation der Diagnose indiziert, sofern die Feinnadelbiopsie negative Ergebnisse brachte. Gelegentlich wird bei meist jungen Patienten mit isolierten Halslymphknotenvergrößerungen durch die histologische Untersuchung überraschend eine Metastase eines papillären Schilddrüsenkarzinoms diagnostiziert.

18.5.2.8 Tumormarker

Thyreoglobulin. Das Thyreoglobulin wird im endoplasmatischen Retikulum der Thyreozyten gebildet und im Kolloid der Schilddrüsenfollikel abgelagert [85, 162]. Als Tumormarker ist es nur bei papillären und follikulären Karzinomen geeignet. Undifferenzierte Karzinome setzen höchstens bis zu 20% Thyreoglobulin frei, wahrscheinlich infolge eines noch vorhandenen differenzierten Anteils. Es kann im Tumorgewebe und im peripheren Blut nachgewiesen werden. Thyreoglobulin ist jedoch nicht karzinomspezifisch. Es kann auch bei Gesunden und bei Patienten mit jeder anderen Schilddrüsenerkrankung oberhalb des Normwerts gefunden werden. Es ist deshalb als Suchtest nicht

geeignet. Sein Wert liegt in der Erfassung von Lokalrezidiven und Fernmetastasen im postoperativen Verlauf [136]. Der Normalwert wird bis 6,5 ng/ml angegeben [85, 146]. Die Mittelwerte Schilddrüsengesunder liegen um 20,2 ng/ml mit einer Schwankung von unter 5 bis 79 ng/ml [146].

Nach vollständiger Entfernung allen Schilddrüsengewebes ist Thyreoglobulin nicht mehr nachweisbar. Die ablative Jodtherapie führt meist zu einem deutlichen Thyreoglobulinanstieg nach ca. 5 Tagen, der innerhalb von 3 Monaten bei Patienten ohne Metastasen auf subnormale Werte abfällt [85]. Nach Thyreoidektomie fällt Thyreoglobulin ohne Metastasen innerhalb von 8 Wochen in den Normbereich ab [77]. Später liegt es bei tumorfreien Patienten ohne Schilddrüsenrestgewebe fast ausnahmslos unter der Nachweisgrenze [126]. Ein Anstieg des Thyreoglobulins postoperativ bei zwischenzeitlich nicht nachweisbarem Thyreoglobulin ist für ein lokales Rezidiv oder Metastasen beweisend. Andererseits können trotz fehlenden oder normalen Thyreoglobulinspiegels Metastasen auftreten [146]. Der Thyreoglobulinspiegel kann verfälscht werden durch Thyreoglobulin-Antikörper, mit denen in 2-3% der differenzierten Karzinome zu rechnen ist [127].

Kalzitonin. Kalzitonin wird in den C-Zellen gebildet, die dem sog. APUD-System (*a*mine and *pre*cursor *u*ptake and *de*carboxylation) entstammen. Sein Nachweis wird durch Radioimmununtersuchung geführt [187]. Da erhöhte Serumkalzitoninspiegel nach bisheriger Kenntnis keine klinischen Symptome verursachen, wird die sporadische Form des medullären Schilddrüsenkarzinoms häufig erst im Stadium der Metastasierung diagnostiziert. Gelegentlich können auch Phäochromozytome Kalzitonin produzieren [125]. Im Rahmen paraneoplastischer Syndrome kann Kalzitonin auch bei kleinzelligen Bronchialkarzinomen auftreten, ebenso bei chronischer Niereninsuffizienz, akuter Pankreatitis, akuter gastrointestinaler Blutung und bei granulomatösen Lungenerkrankungen erhöht sein. Der obere Grenzwert für Kalzitonin liegt mit feinen Nachweismethoden bei 0,2 µg/ml [105].

Das sporadische medulläre Schilddrüsenkarzinom ist immer mit einem erhöhten Kalzitoninspiegel verbunden, in einzelnen Fällen bis zu 1 mg/l [163]. Bei den familiären Formen ist der Kalzitoninspiegel meist niedriger bzw. kann er basal normal oder nur intermittierend erhöht sein. Deshalb muß im Rahmen eines Familien-Screenings die Su-

Tabelle 15. Diagnose des Schilddrüsenkarzinoms

Anamnese	Auffälliges Wachstum oder Auftreten eines solitären Knotens	⎱ insbesondere trotz aus-reichender
	Auffälliges Wachstum eines Kropfes	Suppression mit Thyroxin (100–200 µg)
Klinischer Befund	Solitärer Knoten	
	Auffallend derber oder weicher Tastbefund	
	Tastbare Halslymphknoten	
	Fixierte Haut, Horner-Syndrom, Schluckbeschwerden usw. (Spätsymptome)	
Sonogramm	Solitärer Knoten Echoarm (solide oder gemischt)	
Szintigramm	Solitärer kalter Knoten	
Punktionzytologie	Tumorzellen oder malignomverdächtige Zellen	
Kalzitonin	> 300 µg/ml im Serum	

che nach weiteren Trägern bei basal normalen Werten *immer* durch Provokationstests erfolgen, nämlich durch intravenöse Kalziuminfusionen und Pentagastrininjektionen sowie die perorale Gabe von Alkohol. Ebenso wie bei der Messung basaler Kalzitoninspiegel sind stimulierte Werte über 300 µg/ml pathologisch. Nach dem 20. Lebensjahr ist im Rahmen eines familiären medullären Schilddrüsenkarzinoms praktisch immer mit erhöhten Kalzitoninspiegeln zu rechnen. Dies kann jedoch bereits vor dem 5. Lebensjahr der Fall sein [105]. Zur Lokalisation okkulter Tumoren oder Metastasen kann die selektive Venenkatheterisierung eingesetzt werden [113]. Ein Kalzitonin-Screening aller kalter Knoten zur Diagnose eines medullären Karzinoms hat sich als unergiebig erwiesen. RÖHER u. WAHL [136] fanden auf diese Weise *ein* medulläres Schilddrüsenkarzinom unter 400 Untersuchungen.

Eine Unterscheidung von C-Zellhyperplasie und medullärem Karzinom läßt sich anhand der Sekretionswerte nicht treffen.

Karzino-embryonales Antigen (CEA). Der Grenzwert für CEA liegt bei 5 ng/ml. Es eignet sich nur bei medullären Karzinomen als Tumormarker. In Verbindung mit allen anderen Schilddrüsenkarzinomen ist ein Anstieg auf über 10 ng/ml verdächtig auf einen zweiten Primärtumor [178]. CEA-Spiegel korrelieren bei medullären Schilddrüsenkarzinomen postoperativ mit Kalzitonin, besitzen jedoch nicht dessen Sensitivität. Bei fortgeschritte-

nen Fällen steigt CEA stärker an als Kalzitonin, offenbar durch Entdifferenzierung medullärer Karzinome [29].

18.5.2.9 Möglichkeiten der klinischen Diagnostik

Auch mit modernen Verfahren wird die klinische Diagnose vor allem nicht zu weit fortgeschrittener Karzinome in der Regel nur eine Verdachtsdiagnose sein (Tabelle 15). In vielen Fällen wird die Diagnose erst während der Operation durch Schnellschnittdiagnostik erfolgen. Bei sehr kleinen papillären Karzinomen und vor allem bei hochdifferenzierten abgekapselten follikulären Karzinomen ist die Schnellschnittuntersuchung nicht verläßlich; in diesen Fällen kann die Karzinomdiagnose oft erst nach eingehender Paraffinschnittuntersuchung gestellt werden.

18.6 Therapieschema in Abhängigkeit von Histologie und Stadium

18.6.1 Operation des Primärtumors

Die Meinungen hinsichtlich der Radikalität der Resektion sind beim Schilddrüsenkarzinom geteilt. Während von manchen in jedem Falle die totale Thyreoidektomie gefordert wird [33, 167], treten eine ganze Reihe von Chirurgen für limitierte Resektionen ein [6, 14, 31, 40, 60, 150, 185]. CRILE [40] führt auch bei abgekapselten follikulären Karzinomen nur die Hemithyreoidektomie der Tumorseite durch, da die Prognose vom Ausmaß der Gefäßinvasion abhängt. LANG [99] empfiehlt auch bei papillären Karzinomen die alleinige Lobektomie der Tumorseite, da Rezidive nach seiner Meinung im verbliebenen Lappen allenfalls in 10% auftreten.

Grundsätzlich kann man Karzinome niedriger von solchen erhöhter Malignität unterscheiden (Tabelle 16). Nur für Karzinome niedriger Malignität sind limitierte Resektionen zu empfehlen. Die Kurabilität des Eingriffs (Entfernung lokal im Gesunden) darf dadurch jedoch nicht gefährdet werden. Dieses differenzierte chirurgische Vorgehen setzt jedoch eine sehr enge Zusammenarbeit zwischen Pathologen und Chirurgen voraus. Wenn diese nicht gegeben ist oder eine exakte Aussage zu den Kriterien eines „Low-risk-Karzinoms" nicht möglich ist, kann als Standardoperation im

Tabelle 16. Kriterien zur Unterscheidung von Schilddrüsenkarzinomen unterschiedlicher Malignität

	Niedrige Malignität		Erhöhte oder hohe Malignität	
Alter	unter 40 Jahre		über 40 Jahre	
Histologie	papillär	– unilokulär	papillär	– multilokulär (?)
	follikulär	– minimal angioinvasiv geringfügig angioinvasiv – gut differenziert – makroskopisch abgekapselter solitärer Knoten	follikulär	– sonstige Formen
			medullär	
			undifferenziert	
			sonstige Tumortypen	
Tumorstadium	Solitärer Knoten, die Organkapsel nicht überschreitend		Sonstige Ausdehnung und Wachstumsformen des Primärtumors	
	Erst histologisch entdeckte Lymphknotenmetastasen papillären Typs		Sonstige Lymphknotenmetastasen	

Falle eines Karzinoms die Lobektomie der Tumorseite mit kontralateraler subtotaler Resektion empfohlen werden.

Ein weiterer Gesichtspunkt zum Ausmaß der Resektion ist die Einstellung zur Indikation der postoperativen Radiojodbehandlung, da das Verbleiben eines Schilddrüsenrestes von mehr als 5 g wegen der dann erforderlichen hohen Strahlendosis ein Hindernis für die Radiojodtherapie darstellt.

Die intraoperative Schnellschnittuntersuchung ist bei jeder Operation wegen eines sicheren oder fraglichen Schilddrüsenkarzinoms zu fordern. Kann intraoperativ anhand dieser Untersuchung keine sichere Aussage zur Dignität eines Schilddrüsentumors gemacht werden, empfiehlt sich die alleinige Lobektomie auf der betroffenen Seite mit Resektion des Isthmus. Der kontralaterale Lappen sollte nur orientierend hinsichtlich Größe und Palpationsbefund beurteilt werden, da eine vollständige Freilegung einen evtl. notwendig werdenden Zweiteingriff überflüssigerweise erschwert.

Die Enukleation von Tumoren aus ihrer Pseudokapsel sollte unter allen Umständen unterbleiben, da sie dem Pathologen die Beurteilung der Kapselinvasion unmöglich macht.

Zusammenfassend ist in Tabelle 17 das Schema der operativen Therapie des Primärtumors in Abhängigkeit vom Zeitpunkt der Diagnose und der Malignität des Tumors wiedergegeben.

Eine Ausnahme bildet das *medulläre Karzinom*. Da es zum multizentrischen Wachstum neigt, andererseits aber der Radiojodtherapie nicht zugäng-

lich ist, muß bei diesem Tumortyp immer die vollständige Thyreoidektomie vorgenommen werden. Zusätzlich empfiehlt sich bei allen medullären Karzinomen, welche als Tumor makroskopisch diagnostiziert wurden, die prophylaktische Lymphknotendissektion der Tumorseite. Es ist jedoch berechtigt, die Lymphknotendissektion erst in zweiter Sitzung durchzuführen, wenn nach vollständiger Entfernung des Primärtumors die (stimulierten) Kalzitoninspiegel *erhöht* sind.

Bei *malignen Lymphomen*, die sich extrakapsulär ausdehnen, sollte eine Resektion erst nach der Tumorverkleinerung durch Strahlentherapie erwogen werden. Eine operative Behandlung ist grundsätzlich nur dann angezeigt, wenn ein primäres Lymphom anderer Lokalisation bzw. der Befall anderer Organe im Falle eines primären Schilddrüsenlymphoms ausgeschlossen sind [44].

18.6.2 Operation der Lymphknotenmetastasen

Papilläre Karzinome haben zum Zeitpunkt der Operation des Primärtumors bereits in bis zu 90% Lymphknotenmetastasen gesetzt. Handelt es sich jedoch um Mikrometastasen, beeinflussen sie die Prognose nicht, selbst wenn die befallenen Lymphknoten belassen werden. Nur 13% der Patienten entwickelten im Laufe von 10 Jahren im Krankengut von Noguchie et al. evidente Lymphknotenmetastasen, obwohl in einer zweiten Gruppe mit prophylaktischer Dissektion 84% histologisch Metastasen aufgewiesen hatten [112]. Lediglich

Tabelle 17. Operative Therapie in Abhängigkeit vom Malignitätsgrad und Zeitpunkt der Diagnosestellung eines Schilddrüsenkarzinoms (nicht gültig bei medullären Karzinomen)

Karzinomdiagnose			*Operative Maßnahme*	
I. *Präoperativ*:	Karzinom *gesichert* durch Stanzbiopsie Inzisionsbiopsie Lymphknotenbiopsie Metastasenbiopsie	Niedrige Malignität:	nur Lobektomie der Tumorseite
Intraoperativ:	Karzinom *gesichert* durch Schnellschnitt	Erhöhte oder hohe Malignität:	definitive Resektion (= Lobektomie der Tumorseite und kontralaterale subtotale Resektion bzw. Thyreoidektomie)
II. *Intraoperativ*:	Karzinom *fraglich*		Lobektomie der Tumorseite
Postoperativ (Paraffinschnitt):	a) Karzinom, niedrige Malignität		Ausreichend, keine weitere chirurgische Maßnahme
	b) Karzinom, erhöhte oder hohe Malignität		Komplettierung wie unter I.
III. *Intraoperativ*:	*kein* Karzinomverdacht		Resektion je nach klinischem Befund
Postoperativ:	a) Karzinom, niedrige Malignität		Ausreichend, wenn kurative Tumorexzision,[a] ansonsten Restlobektomie der Tumorseite
	b) Karzinom, erhöhte oder hohe Malignität		Komplettierung wie unter I.

[a] Entfernung lokal im Gesunden

der bereits makroskopisch faßbare Metastasenbefall von Lymphknoten verschlechtert die Prognose. Aus diesem Grunde besteht heute allgemeine Übereinstimmung, daß eine prophylaktische (elektive) Dissektion der Lymphknoten bei differenzierten Schilddrüsenkarzinomen nicht angezeigt ist [49]. Sie wird lediglich bei den klinisch diagnostizierten medullären Schilddrüsenkarzinomen empfohlen, da in diesen Fällen in bis zu 80% und mehr bereits mit Lymphknotenmetastasen zu rechnen ist. Bei allen anderen Tumortypen erfolgt die Lymphknotendissektion ausschließlich therapeutisch, d.h. wenn die Metastasierung durch Lymphknotenexzision histologisch gesichert ist. In Verbindung mit der Resektion des Primärtumors werden nur klinisch tastbare und damit makroskopisch auf Metastasen verdächtige Lymphknoten entfernt. Hierbei ist damit zu rechnen, daß 13–58% der malignomverdächtigen Lymphknoten histologisch tumorfrei sind, und daß auch der umgekehrte Sachverhalt etwa gleich häufig eintritt (d.h. makroskopisch unverdächtige Lymphknoten metastatisch befallen sind) [16].

18.6.3 Nachbehandlung nach Operation

Die chirurgische Behandlung der Schilddrüsenkarzinome stellt zwar die wichtigste Behandlungsmaß-

Tabelle 18. Interdisziplinäres Behandlungsschema bei operablen Schilddrüsenkarzinomen

1.	Radiojodelimination des verbliebenen Schilddrüsenrestes	Karzinome mit höherem Risiko (s. Tabelle 16). Nicht bei medullären Karzinomen
2.	Radiojodtherapie	Wenn Metastasen mit Radiojodaufnahme vorhanden
3.	Schilddrüsenhormonbehandlung zur Suppression der TSH-Stimulation	Nach evtl. Radiojodelimination und Radiojodtherapie, sonst unmittelbar postoperativ, lebenslang Nicht bei medullären Karzinomen
4.	Externe Strahlentherapie	Nach evtl. Radiojodelimination und Radiojodtherapie, wenn a) Schilddrüsenkapsel überschritten (pT4), b) undifferenziertes Karzinom, Sarkom oder Lymphom, c) lokal unradikale Tumorentfernung (R1, R2)

nahme dar, sie ist jedoch mit Ausnahme der medullären Karzinome stets nur ein Teil eines interdisziplinären Behandlungsregimes. Das derzeitige Vorgehen in Erlangen zeigt Tabelle 18.

18.7 Operative Therapie

18.7.1 Operation des Primärtumors

Lagerung und Abdeckung des Operationsgebiets sollen grundsätzlich eine Exploration beider Halsseiten ermöglichen. Auch beim Karzinom ergibt der Kocher-Kragenschnitt eine ausreichende Übersicht. Von manchen wird auf der Tumorseite der Hautschnitt seitlich hockeyförmig nach oben bis zum Hinterrand des M. sternocleidomastoideus verlängert [151]. Die quere Durchtrennung des M. sternohyoideus und M. sternothyreoideus ist nicht grundsätzlich notwendig, vorausgesetzt, daß der Platysmahautlappen weit genug nach kranial und kaudal abpräpariert wird, d.h. bis zur Promentia laryngea und bis hinunter in die Fossa jugularis.

Da die Karzinomdiagnose i. allg. erst nach der histologischen Untersuchung des Resektionspräparats gestellt wird, unterscheidet sich die subtotale Resektion der Struma maligna in ihrem Ablauf nicht von der Resektion gutartiger Schilddrüsenerkrankungen. Aus onkologisch-chirurgischen Gesichtspunkten heraus (Durchtrennung von Tumorgewebe, Dissemination von Tumorzellen) wäre jedoch die subtotale En-bloc-Resektion bzw. Thyreoidektomie ohne Durchtrennung des Isthmus zu empfehlen. Vor allem ist jedoch darauf zu achten, daß ein Karzinom oder ein karzinomverdächtiger Knoten lokal im Gesunden entfernt wird, d.h. noch allseits von normalem Schilddrüsengewebe umgeben ist. Bei der Lobektomie muß in jedem Fall der N. recurrens bis kaudal der A. thyreoidea inferior dargestellt werden. Außerdem ist mindestens auf einer Seite auf die Erhaltung eines Epithelkörperchens mitsamt seiner Gefäßversorgung zu achten. Die Mobilisierung der Schilddrüse beginnt vorzugsweise auf der Tumorseite. Bei der Lobektomie stellen wir nach Durchtrennung der oberen Polgefäße den N. laryngeus inferior, je nach Situation von kranial oder von kaudal her, dar. Anschließend werden die Äste der A. thyreoidea inferior nach deren Aufteilung schilddrüsennahe durchgetrennt, um die Blutversorgung der Epithelkörperchen nicht zu gefährden. Die Abtrennung von der Trachea erfolgt scharf. Größere Gefäße finden sich hier i. allg. nicht.

In Einzelfällen ist es notwendig, bei retrosternal ausgedehnten Karzinomen über eine zusätzliche mediane Sternotomie das Mediastinum freizulegen oder evtl. auch nur durch Längsspaltung des Manubriums den Zugang zu erweitern, wobei das erstere Verfahren die bessere Übersicht ergibt.

Bei palliativen Tumorresektionen oder Tumorreduktionen ist vor allem auf die Schonung zumindest eines N. recurrens zu achten. Die Freipräparation eines in den Tumor einbezogenen Nerven ist praktisch nie möglich. Auch auf die versehentliche Eröffnung des Ösophagus, der in solchen Situationen häufig vom Tumor verdrängt oder verzogen wird, ist zu achten. Die Palpation eines in den Ösophagus eingelegten Magenschlauchs kann die Orientierung erleichtern.

18.7.2 Lymphknotendissektion

Die radikale Halsdissektion mit regelmäßiger Entfernung der V. jugularis interna und des M. sternocleidomastoideus verbessert die Prognose nicht. Nur in Fällen, in denen durch extranoduläres Wachstum metastasenbefallene Lymphknoten mit der V. jugularis verbacken sind, wird sie evtl. mitentfernt. Im übrigen wird jedoch stets die modifizierte (= funktionelle) Dissektion durchgeführt. Gelegentlich wird durch vorübergehende Durchtrennung des M. sternocleidomastoideus in seinem kaudalen Anteil eine bessere Übersicht erreicht.

Wenn auch die Exploration der Jugularislymphknoten vom Kocher-Kragenschnitt aus möglich ist, erleichtert die Seitdrehung des Kopfs und die Erweiterung des Schnitts hockeyförmig nach kranial oder auch kaudal die Dissektion wesentlich. Bei seitwärts gedrehtem Kopf ist jedoch besonders auf die Mitnahme der para- und prätrachealen sowie der prälaryngischen Lymphknoten zu achten. Bei Befall der Lymphknoten im vorderen Mediastinum ist deren systematische Dissektion von zervikal aus nicht zwanglos möglich. Unter Umständen empfiehlt sich dann die zusätzliche Eröffnung des vorderen Mediastinums [17, 80, 151]. Crile [40] führt die Dissektion des Halses auch über eine zweite Inzision parallel zum Kocher-Kragenschnitt, lateral und kranial davon, aus. Vor allem bei sekundären Halsdissektionen bewährt sich der y-förmige Hautschnitt nach Crile, dessen oberer Bogen vom Kinn bis zum Mastoid reicht, in seiner Mitte etwa 3 cm unterhalb der Mandibula verläuft und als vertikale Inzision über den M. sternocleidomastoideus hinwegzieht. Das Platysma wird am Hautlappen belassen, um Wundheilstörungen und ausgedehnte Nekrosen zu vermeiden. Die Nn. acessorius, vagus, phrenicus, hypoglossus und laryngeus inferior müssen dargestellt und sicher geschont werden. Auf der linken Seite kann besonders leicht der Ductus thoracicus lateral der V. jugularis interna verletzt werden [4, 58, 169]. Die Resektion der A. carotis ist nie angezeigt [155]. Das entnommene Präparat wird zur Orientierung des Pathologen markiert. In der Regel enthält es 20–25 Lymphknoten [171].

18.7.3 Allgemeine Kontraindikationen

Allgemeine Kontraindikationen gibt es in der Chirurgie der malignen Schilddrüsentumoren nicht. Sofern keine Hindernisgründe für die Allgemeinnarkose vorliegen (frischer Herzinfarkt, schwere respiratorische Insuffizienz), ist eine operative Behandlung immer möglich. Allein die Ausdehnung des Tumorwachstums (z.B. undifferenzierte Karzinome mit extrathyreoidalem Wachstum) stellt allenfalls eine Kontraindikation zur operativen Behandlung dar.

18.7.4 Lokale Inoperabilität

Monströse maligne Strumen mit Infiltration der Haut, oberer Einflußstauung, Horner-Syndrom, Stridor und Schluckbeschwerden durch Infiltration des Ösophagus stellen Finalstadien dar. Meist handelt es sich um mäßig differenzierte follikuläre oder undifferenzierte Karzinome. Auch medulläre Karzinome haben wir in diesem Stadium gesehen. In diesen Fällen ist außer der Sicherung der histologischen Diagnose jeglicher Versuch der Tumorreduktion sinnlos. Ihre Entfernung sollte nicht mit dem Aufwand ausgedehnter Resektionen erzwungen werden [17]. Arrosionsblutungen, Ösophagusfisteln und Tumorexulzeration der Haut sind die zu erwartenden Komplikationen. Die Überlebensprognose wird dadurch nicht verbessert, sondern allenfalls die Lebensqualität weiter gemindert.

18.7.5 Palliativeingriffe

Bei differenzierten Karzinomen sind auch Resektionen gerechtfertigt, die wegen lokalen Residualtumors bzw. Fernmetastasen palliativ erfolgen, da durch die Reduktion der Tumormasse bessere Voraussetzungen für die anschließende Radiojodtherapie geschaffen werden. Im Einzelfall sollte auch die Möglichkeit der lokal kurativen Tumorexision trotz der Trachea- [84] oder Ösophagusin-

filtration überdacht werden. Gelegentlich sind palliative Maßnahmen, wie das Anlegen einer Tracheostomie oder einer Gastrostomie, notwendig. Sind derartige Eingriffe erforderlich, werden sie jedoch i. allg. nur wenige Wochen überlebt.

18.7.6 Chirurgie des Rezidivs

Bei follikulären Karzinomen steht das Lokalrezidiv bei gleichzeitig hoher Rate an Fernmetastasen (47%), bei den papillären das Lymphknotenrezidiv im Vordergrund. Rezidive treten zu 10% noch später als 10 Jahre postoperativ auf, der Gipfel liegt jedoch im 6. Jahr. Lymphknotenrezidive werden am häufigsten innerhalb des 1. postoperativen Jahres diagnostiziert. Bei differenzierten Karzinomen sollte möglichst eine lokal radikale Sanierung auch bei Vorliegen von Fernmetastasen erfolgen, wobei Teilresektionen aus Trachea oder Ösophagus sinnvoll sein können. Vor allem Lymphknotenmetastasen sollten auch beim mehrfachen Rezidiv lokal chirurgisch exzidiert werden. Die Berechtigung von Rezidiveingriffen ergibt sich aus der Mitteilung von ROKA, der über 5-Jahres-Überlebensraten ab der Rezidivoperation für follikuläre Karzinome von 67% und für papilläre von 69% berichtete [138]. Sinnvolle Rezidiveingriffe beim undifferenzierten Karzinom bleiben auf Einzelfälle beschränkt.

18.7.7 Chirurgie von Fernmetastasen

Die Indikation zur chirurgischen Behandlung von Fernmetastasen stellt sich fast nur bei differenzierten Karzinomen. Eine kurative Entfernung von *Knochenmetastasen* ist i. allg. nicht möglich. Die operative Behandlung ist indiziert bei pathologischen Frakturen oder bei starken Schmerzen solitärer Metastasen. An operativen Maßnahmen kommen Verbundosteosynthesen, Markraumnagelungen beim Befall von Röhrenknochen, Implantation von Endoprothesen des Hüft- und des Schultergelenks sowie die dorsale oder ventrale Verblockung von Wirbelkörpern mit Palakos-Platten in Frage [124, 143]. Bei starken Schmerzen durch Knochenmetastasierung sollte der Behandlungsversuch mit Kalzitonininjektionen in einer Dosierung von 2 Ampullen täglich unternommen werden. *Lungenmetastasen* treten beim Schilddrüsenkarzinom meist multipel auf. Auch im Falle einer Radiojodspeicherung ist die chirurgische Entfernung solitärer Läsionen vorzuziehen.

18.8 Nichtchirurgische Therapie

18.8.1 Radiojodtherapie

Die Radiojodtherapie macht sich die Tatsache zunutze, daß Schilddrüsentumoren und ihre Metastasen Radiojod über ihren Stoffwechsel aufnehmen und dadurch eine vernichtende Strahlendosis erhalten können [148]. Eine Radiojodaufnahme im Tumorgewebe findet sich bei gut differenzierten Schilddrüsenkarzinomen in 50–80% der Fälle [148]. Bei etwa der Hälfte der Karzinome nimmt das Tumorgewebe auch in Gegenwart von normalem Schilddrüsengewebe Radiojod auf. Mehr als 95% aller Metastasen speichern jedoch bei noch vorhandenem Schilddrüsengewebe nicht [53]. Lymphknoten- und Fernmetastasen follikulärer Karzinome nehmen in 36%, papillärer in 25% und undifferenzierter in 3% Radiojod auf [149]. Hundeshagen beobachtete sogar in 76% eine Jodspeicherung von Metastasen, Biersack in 19% alleine bei undifferenzierten Karzinomen [11, 82]. 33% der Metastasen nehmen 4 Wochen nach der Operation der Schilddrüse Radiojod auf, weitere 43% erst nach Radiojodelimination des Schilddrüsenrestes [82].

Trotz der Fähigkeit zur Jodspeicherung kann jedoch die Radiojodtherapie versagen [90]. Sie ist dann zweifelhaft, wenn Schilddrüsenkarzinome kein Kolloid bilden [63]. So beobachteten Glanzmann u. Horst [62] eine vollständige Rückbildung von Lungenmetastasen nur in 38% der Patienten, obwohl 90% Jod speicherten. Heinze u. Schineis stellte in nur 15% speichernder Fernmetastasen eine vollständige und in 35% eine partielle Rückbildung fest [76]. Patienten, deren Metastasen Radiojod speicherten, zeigten mit einer 5-Jahres-Überlebensrate von 51% eine entscheidend bessere Prognose gegenüber 0% derjeniger, deren Metastasen unbeeinflußt blieben [172].

18.8.1.1 Indikation zur Radiojodbehandlung

Die Indikation zur Radiojodbehandlung wird nicht einheitlich gehandhabt. Während sie von manchen im Falle differenzierter Schilddrüsenkarzinome bei Patienten unter 40 Jahren, welche der Low-risk-Gruppe zugeordnet werden, nicht routinemäßig durchgeführt wird, befürworten andere dagegen in allen Fällen eine erschöpfende postoperative Radiojodbehandlung.

Die Radiojodtherapie setzt die vollständige Entfernung von Schilddrüsenresten entweder durch chirurgische Maßnahmen oder durch die Radiojodelimination voraus. Sie ist deshalb nicht angezeigt, wenn Radiojod in so großen Dosen appliziert werden muß, daß ernste Strahlenschäden entstehen, ferner wenn der Tumor so wenig Radiojod aufnimmt, daß ein therapeutischer Effekt nicht zu erwarten ist. Letzteres ist häufig beim eosinophilzelligen follikulären Karzinom (Hürthle-Zell-Karzinom) der Fall. Ebenso speichern medulläre Karzinome nie Radiojod, so daß sie dieser Therapie nicht zugänglich sind.

18.8.1.2 Durchführung der Elimination und Therapie mit Radiojod

Die Radiojodelimination des verbliebenen Schilddrüsenrestes erfolgt dann, wenn der Patient ausreichend hypothyreot ist. Dies ist frühestens 3–4 Wochen nach der Operation der Fall. Bereits unmittelbar postoperativ kann jedoch das Ausmaß des noch verbliebenen Schilddrüsenrestes mit einem Jodszintigramm festgestellt werden. Hieraus läßt sich bereits frühzeitig ableiten, ob der verbliebene Schilddrüsenrest hinreichend klein zur Durchführung der Radiojodelimination ist. Die Elimination erfolgt i.allg. mit Einzeldosen bis 100 mCi ^{131}J. Bei 50% der Patienten reicht eine einmalige Dosis von 100 mCi aus, so daß anschließend kein verbliebenes Schilddrüsengewebe mehr nachweisbar ist [83]. Nach zwischenzeitlicher Substitution mit Thyroxin, welches jeweils 4 Wochen vor der nächsten szintigraphischen Kontrolle abgesetzt werden muß, werden in 2- bis 3monatlichen Abständen Kontrolluntersuchungen mit der Frage nach einem verbliebenen Schilddrüsenrest durchgeführt. Im positiven Fall erfolgt bis zum fehlenden Nachweis eines Restes die Elimination mit jeweils 100 mCi Radiojod. Dieser Zustand wird bei 70% der Patienten mit einer Dosis von 300 mCi erreicht, bei 7% werden mehr als 500 mCi Radiojod benötigt.

Werden 2–3 Monate nach Elimination eines Schilddrüsenrestes szintigraphisch Metastasen festgestellt, erfolgt die Radiojodtherapie mit Einzeldosen bis zu 300 mCi [82, 83]. Die Therapie setzt sich analog dem Vorgehen bei der Radiojodelimination mit Intervallen von 3–6 Monaten fort, bis keine Jodaufnahme mehr erfolgt. Als kurative Radiojodtherapie bezeichnet man die fraktionierte Applikation von Dosen bis zu 500 mCi innerhalb 1 Jahres, sofern dadurch Metastasen klinisch, röntgenologisch und szintigraphisch eliminiert werden.

18.8.1.3 Nebenwirkungen der Radiojodtherapie

Bei einer Einzeldosis von 100 mCi ^{131}J schwankt die Ganzkörperstrahlenbelastung bei einer Speicherung im Halsbereich von 0–30% zwischen 0,35 und 0,13 Gy [19]. Bei einer Gesamtdosis von 800–1000 mCi überschreitet die Ganzkörperstrahlenbelastung die Größenordnung von 2 Gy. In diesem Bereich ist die Gefahr einer späteren Leukämie oder Markaplasie gegeben. Möglicherweise treten auch vermehrt Mammakarzinome auf [121]. Da die fetale Schilddrüse spätestens ab der 12. Woche Radiojod aufnehmen kann, sollte bei Frauen im geschlechtsreifen Alter eine Schwangerschaft durch antikonzeptive Maßnahmen bis zu 1 Jahr nach Abschluß der Strahlentherapie durchgeführt werden. Später ist keine erhöhte Rate an Infertilität, Fehl- und Frühgeburten sowie kongenitalen Abnormitäten der Kinder zu erwarten [145]. Akute Nebenwirkungen sind gering, wenn Einzeldosen von 200 mCi nicht überschritten werden [53]. Nach Thyreoidektomie kann jedoch bereits nach 300–400 mCi eine irreversible Schädigung der Kopfspeicheldrüsen eintreten [20].

18.8.2 Schilddrüsenhormonbehandlung

Die Nachbehandlung mit Schilddrüsenhormonen wird verschiedentlich als die wichtigste Maßnahme im Therapiekonzept der malignen Schilddrüsentumoren angesehen. Und zwar nicht nur zum Zwecke der Schilddrüsenhormonsubstitution, sondern vielmehr zur Suppression des Tumorwachstums durch Ausschaltung der zentralen TSH-Stimulation. Die theoretischen Überlegungen dieses Vorgehens wurden zwischenzeitlich durch den Nachweis von TSH-Rezeptoren in differenzierten Schilddrüsenkarzinomen in ihrer Richtigkeit bestätigt [34, 64, 65]. Verschiedentlich wurde das Verschwinden von Lungenmetastasen durch alleinige Suppressionsbehandlung mitgeteilt [3, 39], was jedoch von anderen angezweifelt wird [137]. Zur Suppressionsbehandlung sind Dosen i. allg. zwischen 150 und 200, vereinzelt auch bis 400 μg eines L-Thyroxin-Präparats täglich notwendig. Vor Verlaufskontrollen wird die Umsetzung der Therapie auf 70–80 μg Trijodthyronin empfohlen, da dessen Halbwertszeit wesentlich kürzer als diejenige des Thyroxins ist. Der negative TRH-Test legt im Einzelfall die notwendige maximale Thyroxindosis fest.

Vor dem 40. Lebensjahr scheint die Schilddrüsenhormonbehandlung effektiver zu sein als bei älteren Patienten [40]. Insgesamt beobachtete CRILE seit Einführung der Suppressionsbehandlung eine Verminderung der postoperativen Rezidivrate bei papillären Karzinomen um 50%.

18.8.3 Externe Radiotherapie

Die externe Radiotherapie maligner Schilddrüsentumoren sollte, sofern eine Jodspeicherung gegeben ist, immer erst *nach* der Radiojodtherapie erfolgen. Die durch die Radionuklidtherapie im Tumor erreichte Dosis kommt durch die Steilheit des Dosisabfalls bei der externen Bestrahlung nie zustande [73]. Mit externer Strahlentherapie werden kaum höhere Energiedosen als 65 Gy an das Zielgebiet herangebracht. Vor allem die Belastungsfähigkeit der Trachea stellt einen dosislimitierenden Faktor dar.

Eine *präoperative Strahlenbehandlung* kommt bei Schilddrüsenmalignomen selten zur Anwendung. Sie ist denkbar bei fortgeschrittenen Fällen undifferenzierter Karzinome in einer Dosis bis zu 30 Gy in mehreren Fraktionen, um hierbei eine Verkleinerung und evtl. bessere Abgrenzbarkeit des Tumors gegen seine Umgebung zur anschließenden kurativen Resektion zu erzielen. Auch bei organüberschreitenden Lymphomen ist dieses Verfahren zu erwägen.

Die Indikation zur *adjuvanten Bestrahlung* (d.h. nach chirurgisch kurativer Tumorentfernung) wird sehr unterschiedlich beurteilt [19, 57, 86, 179]. LEISNER begründete anhand seiner Untersuchung die Indikation zur *adjuvanten* Bestrahlung, die dann gegeben ist, wenn bei differenzierten Karzinomen der Tumor die Schilddrüse überschreitet (Tabelle 19). ZUM WINKEL sieht weiterhin die Indikation zur Strahlentherapie bei undifferenzierten Karzinomen, Sarkomen, Non-Hodgkin-Lymphomen und Metastasen von Mamma- und Zervixkarzinomen [188].

Überwiegend wird jedoch die Strahlentherapie zum Zwecke der *Palliation* eingesetzt, d.h. wenn Primärtumor oder Metastasen chirurgisch nicht entfernt werden können und der Radiojodtherapie nicht zugänglich sind.

Komplikationen machen sich vor allem in Form von Kehlkopfnekrosen und strahleninduzierten

Tabelle 19. Ergebnisse der adjuvanten externen Strahlentherapie bei organüberschreitenden differenzierten Schilddrüsenkarzinomen. (Nach Leisner et al. [100])

Ergebnisse	Bestrahlung (%)	Keine Bestrahlung (%)
5-Jahres-Überlebensrate	88	68
8-Jahres-Überlebensrate	75	38
Rezidive und Metastasen	26	35
Fernmetastasen	14	21
Lokale Rezidive	10	10
Durchschnittliches Auftreten von Metastasen nach	3,3 Jahren	1,5 Jahren

Halsmarkschäden bemerkbar. Gesundes Schilddrüsengewebe ist wenig strahlensensibel. Erst ab einer Dosis von mehr als 50 Gy werden zunächst geringfügige Schäden beobachtet [86].

Die Erfolge der Strahlentherapie lassen sich nur sehr schwer anhand von Überlebensraten zum Ausdruck bringen, da sie häufig in Kombination mit der chirurgischen und evtl. der Radiojodtherapie angewandt wird. Zum Winkel berichtet über eine 5-Jahres-Überlebensrate von 38% bei der palliativen Therapie fortgeschrittener Tumorstadien und von 13% bei Fernmetastasen [188]. Allerdings lag bei undifferenzierten Tumoren diese Quote nur bei 4%. Bei ausschließlich bestrahlten Patienten betrug die 5-Jahres-Überlebensrate 20%.

18.8.4 Chemotherapie

Die Indikation zur Chemotherapie besteht bei einem progressiven Tumorleiden, welches der chirurgischen, der Radiojod- und der externen Strahlentherapie nicht mehr zugänglich ist, wenn darüber hinaus eine ausreichende körperliche Allgemeinverfassung entsprechend einem Karnofsky-Index von mehr als 50 gegeben ist und das biologische Alter 65–70 Jahre nicht überschreitet. Als das wirksamste Zytostatikum bei der Behandlung der malignen Schilddrüsentumoren hat sich Adriamycin erwiesen. Die Monotherapie erfolgt in einer Dosierung von 50–75 mg/m² KO i.v. alle 3 Wochen bis zur Tumorresistenz oder bis zum Erreichen der maximalen Gesamtdosis von 550 mg/m² KO [9]. Darüber hinaus wird Adriamycin auch in Kombination mit einer ganzen Reihe weiterer Zytostatika eingesetzt [55, 132].

Benker erreichte eine Remissionsrate von 35%. Die Ergebnisse waren am besten bei papillären und medullären Karzinomen, schlecht bei lokal invasiven undifferenzierten Karzinomen mit einer

Tabelle 20. Nachsorgeschema bei Schilddrüsenkarzinomen

	Papilläre und follikuläre Karzinome	medulläre Karzinome
Unmittelbar postoperativ	^{131}J-Szintigramm (Größe des Schilddrüsenrestes?) T4, TSH	Kalzitonin basal[a]
4 Wochen postoperativ	T4, TSH Radiojodelimination	T4, TSH
6 Wochen nach Radiojodelimination oder Therapie	T4, TSH	
6 Monate (nach Radiojod bzw. postoperativ)	T4, TSH klinischer Befund Thoraxröntgen Thyreoglobulin[b] Ganzkörperszintigramm (^{131}J und ^{99m}Tc) falls Schilddrüsenrest oder Metastasen: Radiojod	T4, TSH klinischer Befund Thoraxröntgen Kalzitonin basal[a]
1 Jahr	Wie nach 6 Monaten (= Routineuntersuchungsprogramm)	
18 Monate	Routineuntersuchungsprogramm (Ganzkörperszintigramm kann entfallen, falls anhand der übrigen Untersuchungen kein Rezidivverdacht)	
2 Jahre	Routineuntersuchungsprogramm	
bis 4 Jahre	Halbjährlich: klinischer Befund Thoraxröntgen Thyreoglobulin[b] bzw. Kalzitonin Jährlich: Routineuntersuchungsprogramm	
ab 6 Jahren	2jährliches Routineuntersuchungsprogramm[b]	

[a] *Stimulierte* Kalzitoninbestimmung nur bei Rezidiv- oder Metastasenverdacht trotz basal normaler Kalzitoninwerte; zur Lokalization selektive zervikale und mediastinale Venenblutentnahme zu empfehlen (ohne Stimulation)

[b] Derzeit wird diskutiert, ob bei negativem Thyreoglobulin das Ganzkörperszintigramm unterbleiben kann

durchschnittlichen Überlebensdauer von weniger als 6 Monaten. Die Anwesenheit eines lokal persistierenden Tumors verkürzte unabhängig vom Tumortyp die mittlere Überlebenszeit von 15 auf 5 Monate. Insgesamt liegen die in der Literatur mitgeteilten Remissionsraten zwischen 30 und 64% [24, 165].

18.9 Nachsorge

Die Nachsorge für Patienten mit einem Schilddrüsenkarzinom muß neben der Suche nach Lokalrezidiven und Metastasen auch die Überwachung der konsequenten Suppressionsbehandlung mit Thyroxin einbeziehen.

Die Erfassung von Lokalrezidiven und Metastasen erfolgt durch

- die klinische Untersuchung,
- die Röntgenaufnahme des Thorax in 2 Ebenen,
- das Ganzkörperszintigramm und
- die Bestimmung des Thyreoglobulins bei papillären und follikulären Karzinomen und von Kalzitonin bei medullären Karzinomen.

Neue Gesichtspunkte in der Nachsorge haben sich seit der Einführung des Thyreoglobulins als Tumormarker in die klinische Routine ergeben. Bei Patienten, die klinisch frei sind von Metastasen oder Rezidiven, deren Schilddrüse durch chirurgische und/oder Radiojodtherapie vollständig entfernt wurde und deren Thyreoglobulinspiegel normal sind, kann auf ein Ganzkörperszintigramm bei differenzierten Karzinomen verzichtet werden. Allerdings können unter diesen Umständen trotzdem in seltenen Fällen durch Ganzkörperszintigramm Metastasen aufgedeckt werden. Im einzelnen ist das in Erlangen praktizierte Nachsorgeschema in Tabelle 20 wiedergegeben.

18.10 Prognose

18.10.1 Postoperative Komplikationen

18.10.1.1 Postoperative Letalität

Die intra- und postoperative Letalität bei Operation wegen eines Schilddrüsenmalignoms wird in der Literatur zwischen 0,03% und 4% angegeben [11, 22, 23, 35, 119, 177]. Bei palliativen Resektionen kann jedoch das Letalitätsrisiko erheblich ansteigen, nämlich bis auf 20% [177]. Im höheren Lebensalter steigt das Risiko ebenfalls an, bedingt durch konkomittierende Erkrankungen und weiter fortgeschrittene Tumoren. So liegt nach dem 50. Lebensjahr die Letalität bei 2,8% im Vergleich zu 0,02% für die jüngeren Patienten [23].

18.10.1.2 Rekurrensparese

Die Häufigkeit der postoperativen Rekurrensparese nimmt, von Ausnahmen abgesehen, mit der Radikalität des Eingriffs und mit der Ausdehnung des zu entfernenden Tumors zu. Palliative Resektionen organüberschreitender Tumoren und totale Thyreoidektomien in Verbindung mit radikalen Halsdissektionen ziehen daher diese Komplikationen am häufigsten nach sich [4, 23, 119]. Insgesamt wird in der Literatur die Häufigkeit der einseitigen postoperativen Rekurrensparese zwischen 0,2 und 20% angegeben [11, 17, 23, 120, 177]. Sie kann jedoch bei der palliativen Resektion ausgedehnter Karzinome bis auf 60% ansteigen. Im allgemeinen liegt jedoch die Rate der postoperativen Rekurrensparese bei auf die Schilddrüse begrenzten Tumoren unter 5%.

In 12–45% bilden sich postoperative Stimmbandparesen zurück [119, 120], teilweise noch nach 9–12 Monaten [19]. In 67% persistierender Paresen wird die Funktion durch das gesunde Stimmband dermaßen kompensiert, daß eine phonetische Störung nicht erkennbar ist [120].

18.10.1.3 Postoperative Funktionsstörungen der Epithelkörperchen

Funktionsstörungen der Epithelkörperchen treten nicht nur als Folge der operativen Behandlung von Schilddrüsenkarzinomen auf, sondern auch nach Radiojodelimination eines Schilddrüsenrestes [165]. Eine postoperative Hypokalzämie ist in bis zu 50% zu beobachten [17]. Postoperative Tetanien sind seltener, die Angaben hierzu schwanken zwischen 0,2 und 33% [6, 17, 21, 177]. Im allgemeinen sollte jedoch die Quote dieser Komplikation unter 5% liegen [49]. Sofern eine Erholung der Epithelkörperchen eintritt, normalisiert sich deren Funktion meist innerhalb von 6 Monaten, gelegentlich aber auch erst später. Das Verhältnis von temporärem zu permanentem postoperativen

Hypoparathyreoidismus beträgt etwa 2 bis 3:1 [6, 119].

Zur Aufrechterhaltung der Funktion reicht 1/2 bis 1 Epithelkörperchen aus. Wells empfiehlt, in unklaren Situationen ein Epithelkörperchen durch Kryopräservation zu erhalten oder bereits primär in Partikeln von 1–3 mm Durchmesser in den M. sternocleidomastoideus oder den M. brachioradialis zu implantieren [180].

18.10.2 Langzeitprognose im Strumaendemie- und Nichtendemiegebiet

Die Prognose der malignen Schilddrüsentumoren ist im Nichtendemiegebiet besser. Das wichstigste Symptom ist dort das Wachstum eines Knotens in einer bis dahin normalen Schilddrüse. Frühe Tumorstadien werden deshalb sehr viel frühzeitiger diagnostiziert. Außerdem ist der Anteil der papillären Karzinome mit ihrer guten Prognose sehr viel höher. Unabhängig davon haben alle Tumortypen im Nichtendemiegebiet eine durchwegs bessere Prognose. Aber auch unter Berücksichtigung gleicher Tumorstadien besteht dieser Unterschied fort (Tabelle 21).

Global beträgt im eigenen Krankengut die 5-Jahres-Überlebensrate unter Einschluß der postoperativen Letalität aller wegen eines malignen Schilddrüsentumors zwischen 1967 und 1981 operierten Patienten (n = 189) 52 ± 9%. Diese niedrige Heilungsquote kennzeichnet die Situation eines Strumaendemiegebiets. Diesbezüglich zeichnet sich jedoch eine Besserung ab. Löhr teilte eine errechnete 5-Jahres-Überlebensrate aus dem Münchner Krankengut (ebenfalls Endemiegebiet) der Jahre 1976 bis 1980 von bereits 60% mit [103]. Im Nichtendemiegebiet, wie z.B. in den USA, wird über eine 5-Jahres-Überlebensrate von 76% für

Tabelle 21. Prognose im Strumaendemiegebiet und Nichtendemiegebiet. (Nach Riccabona [131])

TNM-Klassifikation (UICC 1974)	Japan		Österreich	
	5-JÜR (%)	10-JÜR (%)	5-JÜR (%)	10-JÜR (%)
T0–2	99	73,8	75	61
T3	60	53	21,4	0
N1	76	59	33	5
N2–3	62,5	(70)	55	47
M1	25	15	25,5	8

alle Tumoren berichtet [23]. Woolner fand bei Patienten mit einem papillären Karzinom, welches auf die Schilddrüse begrenzt war, eine 5-Jahres-Überlebensrate von 92,3%, Russell sogar eine 20-Jahres-Überlebensrate von 100% [143, 185]. Im eigenen Krankengut wiesen gleichartige Tumoren (n = 30) eine alterskorrigierte 5-Jahres-Überlebensrate von 94 ± 11% auf.

18.10.3 Patienten- und tumorabhängige Prognose

Die Prognose der malignen Schilddrüsentumoren ist von einer Vielzahl von Faktoren abhängig. So können papilläre Schilddrüsenkarzinome bei Lymphknotenmetastasierung jahrelang stationär bleiben [123], während undifferenzierte Karzinome meist frühzeitig zum Tode des Patienten führen. Selbst innerhalb des gleichen Tumortyps gibt es Gruppen mit unterschiedlichen Heilungschancen.

Zur Beurteilung der Prognose ist die 5-Jahres-Überlebensrate nur für die prognostisch ungünstigeren Tumorsituationen gut geeignet, während beim papillären und follikulären Karzinom besser die 10-Jahres-Überlebensraten herangezogen werden.

Die verschiedenen prognostischen Faktoren, die — abgesehen von der Therapie — in Frage kommen, sind in Abb. 6 dargestellt.

Von mehreren Autoren liegen z.T. auf multifaktoriellen Analysen beruhende Wertungen der Risikofaktoren vor [23, 30, 141]. Als wesentlich für die Prognose erwiesen sich hierbei:

a) Alter über 40 bis 50 Jahre,
b) histologischer Typ (Prognose stufenweise schlechter werdend in der Reihe: papillär, gut differenziert follikulär, mäßig differenziert follikulär, medullär, undifferenziert),
c) Durchbruch des Primärtumors durch die Schilddrüsenkapsel und
d) Fernmetastasen.

Zu den einzelnen Faktoren seien noch einige wichtige Details angeführt:

Alter. Als Wendepunkt in der Prognose wird das 40.–45. Lebensjahr, bei Frauen das 50. Lebensjahr angesehen. Die altersabhängige Prognose tritt jedoch nicht abrupt auf, sondern sie ist kontinuierlich mit zunehmendem Alter zu beobachten (Tabelle 22).

Geschlecht. Im Gegensatz zu anderen Autoren [27, 100, 141] stellten wir im eigenen Krankengut ebenso wie Ladurner

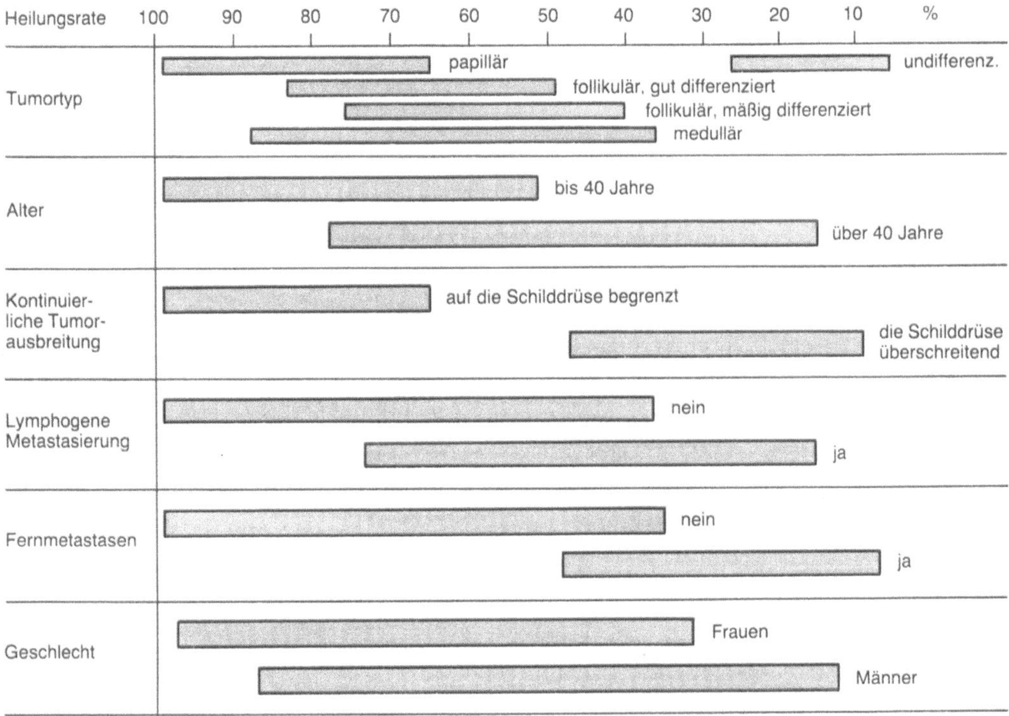

Abb. 6. Prognostische Faktoren beim Schilddrüsenkarzinom

Tabelle 22. Prognose in Abhängigkeit vom Alter (5-Jahres-Überlebensraten alterskorrigiert)

Alter	DOUWES [46] (%)	BYAR et al. [30] (%)	RUSSELL et al. [143] (%)	LACOUR et al. [96] (%)
0–10	75	–	100	96
11–20	86	–		
21–30	96	95	89	69
31–40	88	87		
41–50	68	64	65	
51–60	44	64		
61–70	38	37	55	36
81 u. älter	21	23		

keinen signifikanten Geschlechtsunterschied fest [98]. WOOLNER beobachtete zudem bei Männern häufiger eine Lymphknotenmetastasierung (Geschlechtsverhältnis von Frauen zu Männern *ohne* Lymphknotenmetastasen: 6:1, *mit* Lymphknotenbefall: 3:2) [186].

Papilläre Karzinome. Nach den Erfahrungen von WOOLNER aus der Mayo-Klinik ist bei papillären Karzinomen in einem hohen Prozentsatz mit Lymphknotenmetastasen zu rechnen. Alleine 39% der Tumoren bis 1,5 cm Durchmesser wurden erst durch Biopsie von Lymphknotenmetastasen entdeckt. Trotzdem beeinflußt der Lymphknotenbefall die Prognose nicht. Entscheidend ist die Ausdehnung des Primärtumors. Bei Begrenzung auf den Schildrüsenlappen ist die Prognose mit derjenigen der übrigen Bevölkerung identisch. Lediglich bei extrathyreoidaler Ausdehnung verschlechtert sie sich erheblich. Sie liegt dann etwa 33% unter derjenigen der übrigen Bevölkerung [185, 186]. Selbst im Falle von Fernmetastasen liegt die 5-Jahres-Überlebensrate papillärer Karzinome noch um 80% und die 25-Jahres-Überlebensrate um 50% [8]. Diese hohen Überlebensraten treffen jedoch nicht für das Strumaendemiegebiet zu. Im eigenen Krankengut hat keiner der Patienten mit Fernmetastasen eines papillären Karzinoms die 5-Jahres-Frist erlebt. 80–100% aller papillären Karzinome zeigen, z.T. sogar überwiegend, follikuläre Strukturen [185]. Trotzdem sind diese Tumoren entsprechend der WHO-Klassifikation den papillären Karzinomen zuzurechnen. Follikuläre Anteile beeinflussen die Prognose dieser Tumoren nicht [101, 144]. Das so oft als Begründung der totalen Thyreoidektomie angeführte multizentrische Wachstum papillärer Karzinome ist prognostisch zumindest dann nicht relevant, wenn es sich nur um mikroskopisch nachweisbare Multizentrität handelt [23, 119].

Follikuläres Karzinom. WOOLNER fand als wesentlichsten prognostischen Parameter follikulärer Karzinome das Ausmaß der Gefäßinvasion. Karzinome mit minimaler oder geringfügiger Gefäßinvasion zeigten eine Überlebensrate, die identisch war mit derjenigen der Normalbevölkerung. Die alterskorrigierte Überlebensrate betrug nach 10 Jahren um 92% und nach 20 Jahren 74%, verglichen mit 34% bzw. 16% bei mäßiger bis ausgiebiger Gefäßinvasion [185]. Hierbei fand Woolner fast nie Lymphknotenmetastasen bei den Tumoren mit geringer Gefäßinvasion. Diese Tumoren sind zudem überwiegend gut differenziert und zeigen eine Pseudokapsel um den Tumor. Über ähnliche Erfahrungen berichtete Crile jr.: Abgekapselte angioinvasive Karzinome wuchsen fast nie multizentrisch und setzten selten Lymphknotenmetastasen. Ihre Prognose war identisch mit derjenigen der übrigen Bevölkerung. Sie war nur schlechter bei älteren Männern mit einer Sterblichkeit von 33% gegenüber 8% bei Frauen [38].

Medulläres Karzinom. Das Durchschnittsalter manifester Karzinome vom Typ MEN IIa liegt ungefähr 15 Jahre über demjenigen der durch Screening entdeckten Fälle. Die Prognose der letzteren Gruppe ist identisch mit derjenigen der normalen Bevölkerung. Die Prognose innerhalb der multiplen endokrinen Neoplasie vom Typ IIb ist allerdings schlecht, obwohl diese Patienten i.allg. jünger als 20 Jahre sind. Das wesentlichste prognostische Kriterium ist der Befall von Lymphknoten. Medulläre Karzinome ohne Lymphknotenmetastasen haben im Vergleich zur übrigen Bevölkerung keine schlechtere Prognose. Mit Lymphknotenbefall beträgt die 10-Jahres-Überlebensrate nur noch 46% bzw. 42% (entsprechend 55% unter der Normalrate) [32, 185].

Undifferenziertes Karzinom. Im Strumaendemiegebiet erleben nur selten Patienten mit diesem Tumortyp die 5-Jahres-Frist. Die meisten versterben bereits innerhalb der ersten 6 Monate nach Diagnosestellung. Woolner beobachtete eine 10-Monats-Überlebensrate von 26% und eine 20-Monats-Überlebensrate um 10% [185].

Lymphome. Devine teilt eine 5-Jahres-Überlebensrate von 50% mit, wobei sie bei extrathyreoidaler Ausdehnung auf 38% absinkt, bei Begrenzung auf die Schilddrüse jedoch bei 86% liegt [44].

Fernmetastasen. Bei multipler Fernmetastasierung berichtete Byar über eine 5-Jahres-Überlebensrate von 16%, bei Befall nur eines Organs jedoch von 36% [30]. Tubiana beobachtete eine 5-Jahres-Überlebensrate von 30%, wenn in Metastasen Radiojod gespeichert wurde, anderenfalls erlebte jedoch kein Patient die 5-Jahres-Frist [172]. Lungenmetastasen besitzen eine bessere Prognose als Knochenmetastasen. Auch im Falle der Jodspeicherung überlebten im Krankengut von Tubiana mit Knochenmetastasen nur 7% die folgenden 10 Jahre, im Falle von radiojodspeichernden Lungenmetastasen jedoch 44% [173].

18.10.4 Therapieabhängige Prognose

18.10.4.1 Operation des Primärtumors

Etwa 40–50% aller Patienten, die an einem malignen Schilddrüsentumor versterben, kommen durch lokale Tumorfolgen zum Tod [33]. Im Vordergrund steht daher die Frage: Grundsätzliche Thyreoidektomie oder bei bestimmten Patienten Lobektomie der Tumorseite und subtotale kontralaterale Resektion mit anschließender Suppressionstherapie? Die diesbezüglichen Angaben der Literatur [4, 26, 35, 38, 107, 119, 184] sind kontrovers und durch die unterschiedliche Zusammensetzung des Krankenguts wie auch die unterschiedliche Situation in Endemie- und Nichtendemiegebieten erklärbar. Doch zeichnet sich bei kritischer Analyse ab, daß bei den prognostisch günstigeren Patienten, insbesondere jungen Kranken mit papillären und gut differenzierten follikulären Karzinomen ohne Hinweis auf Fernmetastasen die totale Thyreoidektomie nicht erforderlich ist. Gerade in Hinblick auf diese Frage haben wir das Konzept einer Unterteilung in Low- und High-risk-Tumoren entwickelt (s.S. 307).

18.10.4.2 Lymphknotendissektion

Die prophylaktische Lymphknotendissektion verbessert die Überlebensrate nicht [27, 112]. Nogouchi fand bei systematischer Halsdissektion in 90% mikroskopisch nachweisbare Lymphknotenmetastasen. Trotzdem traten, nachdem die makroskopisch nichtbefallenen Lymphknoten belassen wurden, Lymphknotenmetastasen nach 5 Jahren nur in 9,3% und nach 10 Jahren in 13% auf. Auch die radikale Lymphknotendissektion mit Entfernung des M. sternocleidomastoideus und der V. jugularis interna verbessert nach allgemeiner Ansicht die Prognose nicht, auch wenn Russell eine schlechtere Prognose bei einfacher Halsdissektion mit einer 10-Jahres-Überlebensrate von 80% gegenüber 100% bei radikaler Dissektion mitteilte [143].

18.10.4.3 Nichtkurative Operationen

Kurative Tumorresektionen zeigten im eigenen Krankengut eine 5-Jahres-Überlebensrate von $84 \pm 10\%$ (n = 85). Demgegenüber war die 5-Jahres-Überlebensrate der Patienten, bei denen lokal nichtradikale Tumorresektionen durchgeführt wurden, identisch mit derjenigen, welche lokal nicht operiert worden waren. Die 5-Jahres-Überlebensrate lag jeweils um 20%. Allerdings war die mediane Überlebenszeit bei nicht radikaler Tumorresektion mit 9,7 Monaten günstiger als bei Nichtoperation mit 2,8 Monaten. Closs gibt eine 5-Jahres-Überlebensrate von 25% bei palliativer und 81,5% bei kurativer Therapie an [36]. Rein palliative Maßnahmen wie Tracheostomie oder Magenernährungsfistel werden nur kurzfristig überlebt. Alle Patienten im eigenen Krankengut verstarben nach derartiger Operation innerhalb von 4 Wochen.

18.10.4.4 Suppressionstherapie

Der Suppressionsbehandlung mit Schilddrüsenhormonen wird verschiedentlich neben der chirurgischen Therapie die größte Bedeutung beigemessen. KLEIN gibt eine Rückbildungs- oder Verkleinerungsrate von Tumoren oder Metastasen differenzierter Karzinome durch alleinige Hormonbehandlung von 40–60% an [91]. CRILE beobachtete seit Einführung der vollständigen Suppressionsbehandlung eine Reduktion der Rezidive um 50% [38]. Außerdem teilte er mit, daß sich durch alleinige Hormonbehandlung 12 von 19 Lungenmetastasen zurückbildeten [39].

18.10.4.5 Externe Bestrahlung

(Siehe Seite 313)

18.10.4.6 Chemotherapie

Die Ansprechrate von Schilddrüsenkarzinomen auf Zytostatika liegt zwischen 30% und 64% [9, 24, 165]. RICCABONA beobachtete nach chemotherapeutischer Behandlung von Patienten, bei denen die chirurgische, die Radiojod- und die externe Strahlenbehandlung versagt hatten, Überlebensraten nach 1 Jahr von 43,7%, nach 2 Jahren von 15,6% und nach 3 Jahren von 9,4%. Wurde keine Chemotherapie durchgeführt, lebten nach 1 Jahr nur 14,3%, nach 2 Jahren 0% [132].

18.11 Frühdiagnose und Vorsorge

Die Prognose der malignen Schilddrüsentumoren ist im Strumaendemiegebiet entscheidend schlechter als im Nichtendemiegebiet. Dieser Unterschied kommt letztlich dadurch zustande, daß das tägliche Jodsalzangebot im Nichtendemiegebiet durchschnittlich 10fach höher ist. Dies hat wiederum zur Folge, daß dort Karzinome sehr frühzeitig als Knoten in der Schilddrüse erkannt

werden, daß die hochdifferenzierten Karzinome überwiegen und alle Tumortypen sich weniger maligne verhalten als im Strumaendemiegebiet. Eine Frühdiagnose von Schilddrüsenkarzinomen kann hierzulande deshalb nur erreicht werden, wenn man durch systematische Jodsalzprophylaxe der Ausbildung benigner Knotenstrumen entgegenwirkt, da sie über längere Zeit die Entwicklung eines Karzinoms maskieren können. Dieser Tatsache wurde in der Schweiz durch gesetzlich verordnete Jodsalzprophylaxe bereits vor 60 Jahren Rechnung getragen. Die positiven Auswirkungen sind bereits jetzt nachweisbar.

Die Bestrahlung des Kopfes und des Halsbereichs in der Jugend ist ein Wegbereiter für die Entwicklung maligner Schilddrüsentumoren. Aus diesem Grunde müssen Bestrahlungen zur Behandlung benigner Erkrankungen unterbleiben.

In Rezidivstrumen werden überproportional häufig Karzinome gefunden, möglicherweise hervorgerufen durch eine jahrzehntelang erhöhte TSH-Stimulation. Die konsequente Prophylaxe mit Schilddrüsenhormonen bei strumektomierten Patienten, die rezidivgefährdet sind, sollte daher langfristig ebenfalls zur Frühdiagnose und evtl. auch zur Vorsorge von Schilddrüsenkarzinomen beitragen.

Bei konsequenter Suche sind die familiären Formen des medullären Schilddrüsenkarzinoms häufiger als die sporadischen. Um diese Karzinome in einem frühen Stadium zu erfassen, evtl. sogar noch im Stadium der C-Zell-Hyperplasie, müssen alle Verwandten 1. und 2. Grades eines Patienten mit einem medullären Karzinom einem Stimulationstest unterzogen werden.

Literatur

1. Alderson MR (1980) Epidemiology. In: Duncan W (ed) Thyroid cancer. Springer, Berlin Heidelberg New York, pp 1–22
2. Axelrod AA, Leblond GB (1955) Induction of thyroid tumors in rats by low iodine diet. Cancer 8:339–367
3. Balme HW (1954) Metastatic carcinoma of the thyroid successfully treated with thyroxine. Lancet I:812–813
4. Bay V (1982) Chirurgischer Part der Behandlung. In: Biersack HJ, Winkler C, Beysel D (Hrsg) Neue Aspekte in Diagnostik und Therapie des Schilddrüsenkarzinoms. Schattauer, Stuttgart New York, S 49–57
5. Beahrs OH, de Pemberton J, Black BM (1951) Nodular goitre and malignant lesions of the thyroid gland. J Clin Metab 11:1157–1165
5a. Beahrs OH, Myers MH (eds) (1983) Manual for staging of Cancer. Lippincott, Philadelphia, pp 55–60

6. Beaugié JM (1975) Principles of thyroid surgery. Pitman, London

7. Becker H (1980) Diagnostische Probleme und operationstaktisches Vorgehen. Fortschr Med 98:16–20

8. Beierwaltes W (1982) Therapy and follow-up of thyroid cancer. 3rd International Thyroid Symposium, Innsbruck 13.–15. Sept. Acta Endocrinol [Suppl 252] 102:71

9. Benker G, Dabag S, Hoff H-G, Windeck R, Reinwein O (1982) Experiences with chemotherapy in 50 patients with thyroid carcinoma. 3rd international thyroid symposium, Innsbruck 13.–15. Sept.

10. Bérard, Dúnet (1924) Le cancer thyroidien. Paris

11. Biersack HJ, Winkler C (1982) Differenziertes und undifferenziertes Schilddrüsenkarzinom — Behandlungsergebnisse in Bonn. In: Biersack HJ, Winkler C, Beysel D (Hrsg) Neue Aspekte in Diagnostik und Therapie des Schilddrüsenkarzinoms. Schattauer, Stuttgart New York, S 177–182

12. Block MD (1977) Management of carcinoma of the thyroid. Ann Surg 185:133–144

13. Block MA, Jackson CE, Greenwald KA, Yott JB, Tashjian AH Jr (1980) Clinical characteristics distinguishing hereditary from sporadic medullary thyroid carcinoma. Arch Surg 115:142–148

14. Blondeau P (1977) La lobectomie totale unilaterale est-elle un traitment chirurgical suffisant pour un nodule thyroidien solitaire carcinomateux? 67 malades operés depuis 5 a 18 ans. Nouv Presse Med 2583

15. Blum M, Rothschild M (1980) Improved nonoperative diagnosis of solitary 'cold' thyroid nodule. Surgical selection based on risk factors and three month of suppression. JAMA 243:242–245

16. Bocca E (1972) Chirurgie der Halslymphknoten. In: Naumann HH (Hrsg) Kopf- und Halschirurgie, Bd I. Thieme, Stuttgart, S 153

17. Böme PE (1980) Operative Behandlung der Schilddrüsentumoren. In: Schauer A (Hrsg) Zur Diagnostik und Therapie von Schilddrüsentumoren. Schattauer, Stuttgart New York, S 97–117

18. Boenig H, Bertolini R (1967) Leitfaden der Entwicklungsgeschichte des Menschen. Edition Leipzig, Leipzig

19. Börner W, Eichner R, Reiners C, Ruppert G, Schaffhauser R, Seybold K (1978) Zur Diagnostik und Therapie des Schilddrüsenmalignoms. Therapiewoche 28:9272–9291

20. Börner W, Emrich D, Horster FA, Klein E, Pfannenstiel P, Reinwein D (1977) Diagnostik und Therapie des Solitärknotens der Schilddrüse. Med Welt 28:721–727

21. Börner W, Reiners C (1982) Die Nachsorge des Schilddrüsenmalignoms. In: Biersack HJ, Winkler C, Beysel D (Hrsg) Neue Aspekte in Diagnostik und Therapie des Schilddrüsenkarzinoms. Schattauer, Stuttgart New York, S 103–125

22. Borm D, Fleischer B (1977) Der kalte Schilddrüsenknoten. Dtsch Med Wochenschr 102:717–721

23. Brennan MF, Bloomer WD (1982) Cancer of the endocrine system. The thyroid gland. In: DeVita VT Jr, Hellman S, Rosenberg SA (eds) Principles and practice of oncology. Lippincott, Philadelphia Toronto, pp 971–987

24. Breuel H-P, Peukert M (1982) Zytostatische Behandlung. In: Biersack HJ, Winkler C, Beysel D (Hrsg) Neue Aspekte in Diagnostik und Therapie des Schilddrüsenkarzinoms. Schattauer, Stuttgart New York, S 97–102

25. Bubenhofer R, Hedinger C (1977) Schilddrüsenmalignome vor und nach Einführung der Jodsalzprophylaxe. Schweiz Med Wochenschr 107:733–741

26. Buckwalter JA (1969) Prognosis of thyroid carcinoma. In: Hedinger CE (ed) Thyroid cancer. Springer, Berlin Heidelberg New York, pp 313–315

27. Buckwalter JA, Soper RT, Madras JS Jr, Mason EE (1961) Effectiveness of treatment of well-differentiated thyroid carcinoma. Surg Gynecol Obstet 113:427–434

28. Buckwalter JA, Thomas CG (1972) Selection of surgical treatment for well differentiated thyroid carcinomas. Ann Surg 176:565

29. Busnardo B, Girelli ME, Pelizzo MR, Zorat PL, de Besi P, Eccher C (1983) Different diagnostic significance of carcinoembryonic antigen vs. calcitonin as tumor marker of medullary thyroid carcinoma. Acta Endocrinol [Suppl 252] 102:57–58

30. Byar DP, Green SB, Dor P et al. (1979) A prognostic index for thyroid carcinoma. A study of the EORTC Thyroid Cooperative Group. Eur J Cancer 15:1033–1041

31. Cady B, Sedgwick C, Meissner W, Wool M, Salzmann F, Weber J (1979) Risk factor analysis in differentiated thyroid cancer. Cancer 43:810–820

32. Chong GC, Beahrs OH, Sizemore GW, Woolner LH (1975) Medullary carcinoma of the thyroid gland. Cancer 35:695–704

33. Clark OH (1982) Total thyroidectomy. The treatment of choice for patients with differentiated thyroid cancer. Ann Surg 196:361–370

34. Clark OH, Gerend PL, Cote TC, Nissenson RA (1981) Thyrotropin binding and adenylate cyclase stimulation in thyroid neoplasms. Surgery 90:252–261

35. Clark RL, Hill CS, White EC (1969) Results of treatment of thyroid cancer by radical surgery. In: Hedinger CE (ed) Thyroid cancer. Springer, Berlin Heidelberg New York, pp 259–268

36. Closs O (1982) Diagnostik und Therapie der Schilddrüsenmalignome. Ein Vergleich des Patientengutes der Frankfurter Universitätsklinik für den Zeitraum von 1965 bis 1980 mit der Literatur. In: Biersack HJ, Winkler C, Beysel D (Hrsg) Neue Aspekte in Diagnostik und Therapie des Schilddrüsenkarzinoms. Schattauer, Stuttgart New York, S 223–230

37. Conrad RA (1977) Summary of thyroid findings in Marshallese 22 years after exposure to radioactive fallout. In: DeGroot LJ (ed) Radiation associated thyroid carcinoma. Grune & Stratton, New York, p 241

38. Crile G Jr (1968) Treatment of carcinomas of the thyroid. In: Young S, Inman DR (eds) Thyroid neoplasia. Academic Press, London New York, pp 39–50

39. Crile G Jr (1970) The endocrine dependency of papillary carcinomas of the thyroid. In: Smithers DW (ed) Tumours of the thyroid gland. Livingstone, Edinburgh London, pp 269–275

40. Crile G Jr (1982) Diagnose und Behandlung des Schilddrüsenkarzinoms. Klin J 18–25

41. Dabels J, Sander P, Borman H (1982) Multiple endokrine Adenopathie Typ "B". Dtsch Med Wochenschr 107:1515–1518

42. DeGroot LJ (1979) 400 US-Kliniken decken schockierende Zahlen von Schilddrüsenkarzinomen auf. Med Tribune 9:67
43. De Quervain F (1941) Die Struma maligna. Enke, Stuttgart
44. Devine RM, Edis AJ, Banks PM (1981) Primary lymphoma of the thyroid: A review of the Mayo Clinic experience through 1978. World J Surg 5:33-38
45. Dolphin GW (1980) Radiation carcinogenesis. In: Duncan W (ed) Thyroid cancer. Springer, Berlin Heidelberg New York, pp 23-30
46. Douwes FR (1980) Therapieergebnisse der Struma maligna. In: Schauer A (Hrsg) Zur Diagnostik und Therapie von Schilddrüsentumoren. Schattauer, Stuttgart New York, S 141-154
47. Droese M (1980) Zytodiagnostik bei Verdacht auf Schilddrüsentumor. In: Schauer A (Hrsg) Zur Diagnostik und Therapie von Schilddrüsentumoren. Schattauer, Stuttgart New York, S 59-76
48. Droese M, Schauer A, Emrich D (1976) Punktionszytologie der Schilddrüse. Dtsch Ärztebl Ärztl Mitt 73:1739-1744
49. Edis AJ (1979) Complications of thyroid and parathyroid surgery. Surg Clin North Am 59:83-92
50. Edmonds CJ, Hyes S, Kermode JC, Thompson BD (1977) Measurement of serum TSH and thyroid hormones in the management of treatment of thyroid carcinoma with radioiodine. Br J Radiol 50:799-807
51. Elliott RHE Jr, Frantz VK (1960) Metastatic carcinoma masquerading as primary thyroid cancer. A report of author's 14 cases. Ann Surg 151:551-561
52. Emrich D (1979) Autonomes Schilddrüsenadenom und kalter Knoten — Aktive Therapie oder abwartendes Beobachten? Operative Therapie. Internist (Berlin) 20:138-141
53. Emrich D (1980) Nuklearmedizinische Therapie der Struma maligna. In: Schauer A (Hrsg) Zur Diagnostik und Therapie von Schilddrüsentumoren. Schattauer, Stuttgart New York, S 119-127
54. Evered D (1976) Diseases of the thyroid. Pitman, London
55. Fischer J (1983) Taschenbuch der Onkologie. Urban & Schwarzenberg, München Wien Baltimore, S 63
56. Franklin WA, Mariotti S, Kaplan D, DeGroot LJ (1982) Immunofluorescence localization of thyroglobulin in metastatic thyroid cancer. Cancer 50:939-945
57. Frommhold H, Fill H (1982) Strahlentherapie der Schilddrüsenmalignome. In: Biersack HJ, Winkler C, Beysel D (Hrsg) Neue Aspekte in Diagnostik und Therapie des Schilddrüsenkarzinoms. Schattauer, Stuttgart New York, S 59-64
58. Gall F (1966) Radikale Halsdissektion. Anzeigestellung und Technik. Chir Prax 10:407-415
59. Galvan G (1983) The value of the aspiration biopsy cytology for the diagnosis of thyroid malignancies. Acta Endocrinol [Suppl 252] 102:55-56
60. Gemsenjäger E (1978) Zur chirurgischen Therapie der differenzierten Schilddrüsenkarzinome. Dtsch Med Wochenschr 103:749-752
61. Georgii A (1977) Die epithelialen Tumoren der Schilddrüse. Verh Dtsch Ges Pathol 61:191-208
62. Glanzmann C, Horst W (1979) Therapieergebnisse des metastasierenden Schilddrüsenkarzinoms mit 131-Jod. Strahlentherapie 155:223
63. Goolden AWG (1980) Radiotherapy. In: Duncan (ed) Thyroid cancer. Springer, Berlin Heidelberg New York, pp 112-123
64. Goretzki PE, Clark OH, Gerend PL, Wahl RA, Röher HD (1982) TSH-Suppression nach Operation differenzierter Schilddrüsentumoren (Wirksamkeitsbeleg einer postoperativen TSH-Suppression durch Nachweis von TSH-Rezeptoren und Stimulation der Adenyl-Cyclase mit TSH). Langenbecks Arch Chir [Suppl] 1982:93-98
65. Goretzki PE, Röher HD, Gerend PL, Nissenson RA, Clark OH (1983) TSH-receptors in benign and malignant neoplasms. Acta Endocrinol [Suppl 252] 102:39
66. Goudie RB (1966) Thyroiditis and thyroid carcinoma. In: Appaix A (ed) Tumours of the thyroid gland. Karger, Basel New York, p 292
67. Hakama M (1969) Different world thyroid cancer rates. In: Hedinger CE (ed) Thyroid cancer. Springer, Berlin Heidelberg New York, pp 66-71
68. Hall R, Ross M, Teng CS, Rees Smith B (1980) Immunological aspects of thyroid cancer. In: Duncan W (ed) Thyroid cancer. Springer, Berlin Heidelberg New York, pp 56-59
69. Hamburger JI (1973) Nontoxic goiter, concept and controversy. Thomas, Springfield
70. Hancock BW, Bing RF, Dirmikis SM, Munro DS, Neal FE (1971) Thyroid carcinoma and concurrent hyperthyroidism. A study of ten patients. Cancer 39:298-302
71. Harmer MH (1978) TNM classification of malignant tumours. WHO, Geneva
72. Hecht L, Beck H, Hecht-Zilch E (1979) Knochenmetastasen. Med Klin 74:349-352
73. Heckentaler W (1980) Externe Strahlentherapie der Struma maligna. In: Denck W, Karrer K, Pridun N (Hrsg) Aktuelle chirurgische Onkologie 1980, Bd 1. Pharmazeutische Verlagsgesellschaft, München, S 371, 390-393
74. Hedinger C, Sobin L (1974) Histological typing of thyroid tumours. International histological classification of tumours, No. 11. WHO, Geneva
75. Heinze HG, Pichelmaier H (1972) Diagnostik und Therapie der Struma maligna. Internist 13:148-158
76. Heinze HG, Schineis E (1976) Malignome der Schilddrüse. Behandlungsergebnisse bei 305 Patienten. Strahlentherapie 152:114
77. Hengst K, Mielich R, Hossdorf T, Wagner H (1983) Measurement of serum thyroglobulin concentrations in the follow-up examination of patients with carcinomas during 3 years. Acta Endocrinol [Suppl 252] 102:64-65
78. Hershman JM, Edwards LE (1972) Serum thyrotropin (THS) levels after thyroid ablation compared with TSH levels after exogenous bovine TSH: implications for 131 J treatment of thyroid carcinoma. J Clin Endocrinol 34:814
79. Hirabayashi RN, Lindsay S (1965) The relationship of thyroid carcinoma and chronic thyroiditis. Surg Gynecol Obstet 121:243-252
80. Huber P (1973) Eingriffe am Hals. In: Breitner B, Kern E, Kraus H, Zukschwerdt L (Hrsg) Chirurgische Operationslehre, Bd 2/2. Urban & Schwarzenberg, München Wien Baltimore
81. Hüfner M, Stupf H-P, Hermann HJ, Kimmig B (1983) Diagnostischer Wert des 131J-Ganzkörperszinti-

gramms in der Nachsorge des differenzierten Schild-drüsenkarzinoms. Dtsch Med Wochenschr 108:1234–1238

82. Hundeshagen H (1982) Schilddrüsenkarzinomtherapie in Hannover. Kollektiv und Ergebnisse. In: Biersack HJ, Winkler C, Beysel D (Hrsg) Neue Aspekte in Diagnostik und Therapie des Schilddrüsenkarzinoms. Schattauer, Stuttgart New York, S 149–160

83. Hundeshagen H (1983) Postoperative diagnosis and therapy of thyroid malignomas by nuclear medicine. Acta Endocrinol [Suppl 252] 102:81–82

84. Ishihara T, Yamazaki S, Kobayashi K, Inoue H, Fukai S, Ito K, Mimura T (1982) Resection of the trachea infiltrated by thyroid carcinoma. Ann Surg 195:496–500

85. Jänsch A, Heinze HG, Hast B (1981) Serum-Thyreoglobulin (S-htg): Ein Tumormarker bei Patienten mit differenziertem Schilddrüsenkarzinom. Strahlentherapie 157:381–392

86. Jentsch F, Poppe H (1980) Externe Strahlenbehandlung der malignen Schilddrüsentumoren. In: Schauer A (Hrsg) Zur Diagnostik und Therapie von Schilddrüsentumoren. Schattauer, Stuttgart New York, S 129–134

87. Keiser HR, Beaven MA, Doppman J, Wells S, Buja LM (1973) Sipple's syndrome: Medullary thyroid carcinoma, phaeochromocytoma and parathyroid disease. Ann Intern Med 78:561–579

88. Keminger K (1980) Die Struma maligna. In: Denck W, Karrer K, Pridun N (Hrsg) Aktuelle chirurgische Onkologie 1980, Bd 1. Pharmazeutische Verlagsgesellschaft, München, S 380–384

89. Khairi MR, Dexter RN, Burzynski (1975) Mucosal neuroma, pheochromozytoma and medullary thyroid carcinoma: Multiple endocrine neoplasia type 3. Medicine (Baltimore) 54:89

90. Kimmig B, Kober B, Hermann HJ (1981) Beeinflussung der Radiojodkinetik des metastasierenden Schilddrüsenmalignoms. Krankenhausarzt 54:598–605

91. Klein E, Heinze HG, Hoffmann G, Reinwein D, Schneider C (1976) Therapie der Schilddrüsenmalignome. Zusammenfassende Richtlinien der Deutschen Gesellschaft für Endokrinologie. Dtsch Med Wochenschr 101:835–839

92. Koch B, Simonis G, Farthmann EH (1979) Der kalte Strumaknoten im Endemiegebiet. Dtsch Med Wochenschr 104:632–634

93. Köbberling J (1980) Klinische Untersuchungen bei Verdacht auf Schilddrüsenkarzinom. In: Schauer A (Hrsg) Zur Diagnostik und Therapie von Schilddrüsentumoren. Schattauer, Stuttgart New York, S 39–49

94. Kokoschka R, Depisch D, Roka R (1979) Neoplasien der Schilddrüse. Wien Klin Wochenschr 91:599–605

95. Kokoschka R, Keminger K, Schmalzer E (1983) Lymphomas of the thyroid gland. Acta Endocrinol [Suppl 252] 102:75–76

96. Lacour J, Tubiana M, Roujeau J, Gerard-Marchant R, Weiler J (1969) Long-term results of treatment. In: Hedinger CE (ed) Thyroid cancer. Springer, Berlin Heidelberg New York, pp 316–321

97. Ladurner D, Zechmann W (1982) Die Früherfassung des Schilddrüsenkarzinoms im Strumaendemiegebiet. Wien Klin Wochenschr 94:127–130

98. Ladurner D, Zechmann W, Hofstädter F (1983) Prognosis of the follicular thyroid carcinoma in an endemic goitre area — results of a retrospective study. Acta Endocrinol [Suppl 252] 102:28

99. Lang W (1982) The significance of the differentiated thyroid carcinoma and its preoperative diagnosis. Proceedings 16th National Cancer Congress of the German Society. J Cancer Res Clin Oncol p A 34

100. Leisner B, Degelmann D, Dirr W et al. (1982) Behandlungsergebnisse bei Struma maligna 1960–1980. Stellenwert der perkutanen Nachbestrahlung bei differenzierten Karzinomen. Dtsch Med Wochenschr 107:1702–1707

101. Letton AH (1969) The results of the American Joint Committee's retrospective study on staging cancer of the thyroid. In: Hedinger CE (ed) Thyroid cancer. Springer, Berlin Heidelberg New York, pp 251–253

102. Lindsay S (1968) Papillary thyroid carcinoma revisites. In: Hedinger CE (ed) Thyroid cancer. Springer, Berlin Heidelberg New York, pp 29–32

103. Löhr U, Spelsberg F, Schubert C, Petschek R, Permanetter WP (1983) Thyroid carcinoma in the Bavarian goitre area. Investigation of frequency of histological types, tumor stages and prognosis. Acta Endocrinol [Suppl 252] 102:26

104. Löwhagen T, Willems J-S, Lundell G, Sundblad R, Granberg P-O (1981) Aspiration biopsy cytology in diagnosis of thyroid cancer. World J Surg 5:61–73

105. Lynn J, Gamvros OI, Taylor S (1981) Medullary carcinoma of the thyroid. World J Surg 5:27–32

106. Maisey MN, Fui SNT (1980) Nuclear medicine in the assessment of thyroid cancer. In: Duncan W (ed) Thyroid cancer. Springer, Berlin Heidelberg New York, pp 68–86

107. McClintock JC (1968) Thyroid cancer: Choice of surgical procedure. In: Young S, Inman DR (eds) Thyroid neoplasia. Academic Press, London New York, pp 80–96

108. McDonals JS (1970) X-ray diagnosis. In: Smithers DW (ed) Tumours of thyroid gland. Livingstone, Edinburgh London, pp 189–201

108a. Meissner WA, Warren S (1969) Tumors of the thyroid gland. Atlas of tumor pathology, 2nd series, fasc 4. Armes Forces Institute of Pathology, Washington

109. Miller JM, Hamburger JI, Kini SR (1981) The needle biopsy diagnosis of papillary thyroid carcinoma. Cancer 48:989–993

110. Mulder H, Su Capf (1977) Diagnostik des medullären Schilddrüsenkarzinoms. Dtsch Med Wochenschr 102:479–482

111. Napalkov NP (1969) Thyroid tumours; genesis in rats treated with 6-methyluracil for several successive generations. In: Hedinger CE (ed) Thyroid cancer. Springer, Berlin Heidelberg New York, pp 134–140

112. Noguchi SA, Noguchi A, Murakami N (1970) Papillary carcinoma of the thyroid. Value of prophylactic lymphnode excision. Cancer 26:1061–1064

113. Norton JA, Doppman JL, Brennan MF (1980) Localization and resection of clinically inapparent medullary carcinoma of the thyroid. Surgery 87:616–622

114. Norton JA, Froome LC, Farrell RE, Wells SA (1979) Multiple endocrine neoplasia type IIb. Surg Clin North Am 59:109–118

115. Olen E, Klinck GH (1966) Hyperthyroidism and thyroid cancer. Arch Pathol 81:531

116. Parker LN, Belsky JL, Yamamoto T, Kawamoto S, Keehn RJ (1974) Thyroid carcinoma diagnosed between 13 and 26 years after exposure to atomic radiation. Atomic bomb casualty commission, Hiroshima. Jpn Tech Rep No 5–73

117. Peiper HJ, Becker HJ, Poetsch W (1980) Indikation und operative Strategie beim Schilddrüsenkarzinom. In: Schauer A (Hrsg) Zur Diagnostik und Therapie von Schilddrüsentumoren. Schattauer, Stuttgart New York, S 79–96

118. Perlmutter M, Slater SL (1956) Which nodular goitres should be removed. N Engl J Med 255:65–71

119. Perzik SL (1976) Surgery in thyroid disease. The place of total thyroidectomy. Grune & Stratton, New York, p 212

120. Pimpl W, Gruber W, Steiner H (1982) Verlaufsbeobachtungen von Recurrensparesen nach Schilddrüsenoperation. Chirurg 53:505–507

121. Pochin EE (1971) Radioiodine therapy of thyroid cancer. Semin Nucl Med 1:503

122. Psarras A, Papadopoulos SN, Livadas D, Pharmakiotis AD, Koutras DA (1972) The single thyroid nodule. Br J Surg 59:545–548

123. Rabenhorst G, Kriegel L (1975) Zur Diagnose und Therapie von Schilddrüsentumoren mit langem klinischen Verlauf. Dtsch Med Wochenschr 100:533–535

124. Ramach W, Roka R, Höfer H (1980) Chirurgie der Knochenmetastasen beim Thyreoidea-Carcinom. In: Denck W, Karrer K, Pridun N (Hrsg) Aktuelle chirurgische Onkologie, Bd 2. Pharmazeutische Verlagsgesellschaft, München, S 805–807

125. Raue F, Minne H, Streibl W, Ziegler R (1978) Die endokrine Diagnostik des medullären Schilddrüsencarcinoms. Verh Dtsch Ges Inn Med 84:591

126. Reiners C (1981) Spezifische und unspezifische Tumormarker beim Schilddrüsenkarzinom. Simultane Bestimmung von Thyreoglobulin, Kalzitonin, Carcinoembryonalen Antigen, Alpha-Fetoprotein, Beta-Choriogonadotropin, Tissue Polypeptide Antigen, Immunglobulin E, Ferritin und Tennessee Antigen. Tumor Diagn 2:199

127. Reiners C, Börner W, Wiedemann W et al. (1982) Kritische Betrachtungen zur diagnostischen Wertigkeit der Thyreoglobulinbestimmung beim differenzierten Schilddrüsenkarzinom. In: Höfer R, Bergmann H (Hrsg) Radioaktive Isotope in Klinik und Forschung. Egermann, Wien, S 417–424

128. Reinwein D (1983) Clinical pictures and diagnostic procedures. Acta Endocrinol [Suppl 252] 102:53–54

129. Reiser H (1980) Hyperthyreose bei metastatischem Schilddrüsenkarzinom. Dtsch Med Wochenschr 105:1193

130. Riccabona G (1977) Die Therapie der Struma maligna — Einleitung. In: Steiner H (Hrsg) Die Therapie der Schilddrüsenerkrankungen. Sanabo, Salzburg, S 254–257

131. Riccabona G (1977) Stadieneinteilung der Struma maligna und ihre Bedeutung für die Therapie. In: Steiner H (Hrsg) Die Therapie der Schilddrüsenerkrankungen. Sanabo, Salzburg, S 267–268

132. Riccabona G (1977) Zytostatische Therapie. In: Steiner H (Hrsg) Die Therapie der Schilddrüsenerkrankungen. Sanabo, Salzburg, S 286

133. Riccabona G, Zechmann W, Unterkircher S, Fill H (1983) Epidemiology of thyroid cancer in an iodine deficient area during iodized salt prophylaxis. Acta Endocrinol [Suppl 252] 102:13

134. Röher HD (1977) Die Therapie der Struma maligna. In: Steiner H (Hrsg) Die Therapie der Schilddrüsenerkrankungen. Sanabo, Salzburg, S 263–265, 269–272

135. Röher HD, Nievergelt R, Wahl R (1977) Zur Behandlung bösartiger Schilddrüsentumoren. MMW 119:603–606

136. Röher HD, Wahl RA (1981) Der kalte Schilddrüsenknoten. Eine Stellungnahme aus der Sicht des Chirurgen. Dtsch Med Wochenschr 106:657–662

137. Rösler H (1982) Diskussionsbeitrag. In: Biersack HJ, Winkler C, Beysel D (Hrsg) Neue Aspekte in Diagnostik und Therapie des Schilddrüsenkarzinoms. Schattauer, Stuttgart New York, S 234–235

138. Roka R (1980) Chirurgische Möglichkeiten beim Rezidiv. Zentralbl Chir 105:266

139. Roka R, Niederle B, Rath T, Wenzl E, Krisch K, Frisch A (1982) Die Bedeutung der beidseitigen diagnostischen Lymphadenektomie beim Schilddrüsenkarzinom. Operationstaktisches Vorgehen beim Ersteingriff. Chirurg 53:499–504

140. Rosen IB, Walfish PG, Miskin M (1979) The ultrasound of thyroid masses. Surg Clin North Am 59:19–33

141. Rougier P, Schlumberger M, Gardet P, Travagli JP, Fragu P, Lumbroso J (1983) Prognostic factors and long-term survival of 545 differentiated thyroid cancers. Acta Endocrinol [Suppl 252] 102:80

142. Rüter A, Burri C (1980) Prothesen des Schultergelenkes und des Oberarmes bei Tumoren und Metastasen. In: Denck W, Karrer K, Pridun N (Hrsg) Aktuelle chirurgische Onkologie, Bd 2. Pharmazeutische Verlagsgesellschaft, München, S 780–781

143. Russell MA, Gilbert EF, Jaeschke WF (1975) Prognostic features of thyroid cancer. A long-term follow up of 68 cases. Cancer 36:553–559

144. Russell WO, Ibanez ML, Clark RL, White EC (1963) Thyroid carcinoma. Classification, intraglandular dissemination and clinicopathologic study based upon whole-organ sections of 80 glands. Cancer 16:1425–1460

145. Sarkar SD, Beierwaltes WH, Gill SP, Cowley BJ (1976) Reproductive histories of children treated with 131J for thyroid cancer. J Nucl Med 17:460

146. Schatz H, Grebe S, Mäser E, Teuber J, Horn W, Schröder O, Schatz C (1982) Serum-Thyreoglobulinspiegel als Tumormarker bei Schilddrüsencarcinom. Klin Wochenschr 60:457–464

147. Schimke RN, Harmann WH (1965) Familial amyloidproducing medullary thyroid carcinoma and pheochromocytoma. A distinct genetic entity. Ann Int Med 63:1027

148. Schneider C (1982) Prinzipien der Radiojod-Behandlung. In: Biersack HJ, Winkler C, Beysel D (Hrsg) Neue Aspekte und Therapie des Schilddrüsenkarzinoms. Schattauer, Stuttgart New York, S 65–74

149. Schümichen C, Schmitt E (1982) Behandlungsergebnisse in Freiburg. In: Biersack HJ, Winkler C, Beysel D (Hrsg) Neue Aspekte und Therapie des Schilddrüsenkarzinoms. Schattauer, Stuttgart New York, S 193–201

150. Schumann J (1977) Therapeutische Grenzsituation

beim papillären Schilddrüsenkarzinom. Dtsch Med Wochenschr 102:1324–1328
151. Schwemmle K (1980) Die allgemeinen Operationen am Hals. Springer, Berlin Heidelberg New York
152. Shapiro SJ, Friedman NB, Perzik SL, Catz B (1970) Incidence of thyroid carcinoma in Graves' disease. Cancer 26:1261–1270
153. Sipple JH (1961) The association of pheochromocytoma with carcinoma of the thyroid gland. Am J Med 31:163–166
154. Sokal JE (1954) Incidence of malignancy in toxic and nontoxic nodular goiter. JAMA 154:1321
155. Spelsberg F, Günther B, Heberer G (1976) Präoperative Aspekte und chirurgische Behandlung der Struma maligna. Chirurg 47:429–434
156. Spiessl B, Scheibe O, Wagner G (1979) TNM-Klassifikation der malignen Tumoren. Springer, Berlin Heidelberg New York
157. Statistisches Amt des Saarlandes (1981) Einzelschriften zur Statistik des Saarlandes, Nr. 66. Saarländische Krebsdokumentation 1979–1981, Saarbrücken
158. Statistisches Bundesamt Wiesbaden (1981) Todesursachen 1979. Kohlhammer, Stuttgart Mainz (Gesundheitswesen, Fachserie 12, Reihe 4)
159. Statistisches Bundesamt Wiesbaden (1983) Todesursachen 1981. Kohlhammer, Stuttgart Mainz (Gesundheitswesen, Fachserie 12, Reihe 4)
160. Steiner AL, Godman AD, Powers SR (1968) Study of a kindred with pheochromocytoma, medullary thyroid carcinoma, hyperparathyroidism, and Cushing' disease: Multiple endocrine neoplasia type 2. Medicine (Baltimore) 47:371–409
161. Steiner H (1980) Das papilläre Karzinom. In: Denck W, Karrer K, Pridun N (Hrsg) Aktuelle chirurgische Onkologie, Bd 1. Pharmazeutische Verlagsgesellschaft, München, S 359–360
162. Steurer Th, Reiners C (1982) Serum-Thyreoglobulin (hTg) nach Operation blander Strumen. Aktuel Endokrin Stoffw 3:126–130
163. Stevenson JC, Hillyard CJ (1980) Tumor markers. In: Duncan W (ed) Thyroid cancer. Springer, Berlin Heidelberg New York, pp 60–67
164. Stewart DJ, Carr AJ, Pegg CAS, Michie W (1972) Malignant tumours of the thyroid. JR Coll Surg Edinb 17:335
165. Strong JA (1980) Medical management. In: Duncan W (ed) Thyroid cancer. Springer, Berlin Heidelberg New York, pp 124–128
166. Takahashi M, Ishibashi T, Kawanami H (1969) Angiographic diagnosis of benign and malignant tumours of the thyroid. Radiology 92:520–526
167. Taylor S, Al-Wattar K (1980) Surgical management. In: Duncan W (ed) Thyroid cancer. Springer, Berlin Heidelberg New York, pp 102–111
168. Taylor S, Psarras A (1967) The solitary thyroid nodule – benign or malignant. Schweiz Rsch Med (Praxis) 56:370–374
169. Thomas CG, Buckwalter JA (1973) Poorly differentiated neoplasms of the thyroid gland. Ann Surg 177:639
170. Tollefsen HP, De Cosse JJ (1963) Papillary carcinoma of the thyroid. Am J Surg 106:728–734
171. Tonak J, Gall GP, Hermanek P (1983) Die chirurgische Therapie von Lymphknotenmetastasen am Hals, in Axilla und Leiste. Chirurg 54:561–568
172. Tubiana M (1968) Discussion. In: Young S, Inman DR (eds) Thyroid neoplasia. Academic Press, London New York, p 149
173. Tubiana M, Lalanne CM, Bergigon S, Monnier JP, Gerard-Marchant R (1969) Results obtained with radiotherapy in cases of thyroid cancer. In: Hedinger CE (ed) Thyroid cancer. Springer, Berlin Heidelberg New York, pp 279–288
174. Valenta L, Lemarchand-Berand T, Nemec J, Griessen M, Bednar J (1969) Metastatic thyroid carcinoma provoking hyperthyroidism, with elevated circulating thyrostimulators. Am J Med 48:72–76
175. Villard G (1970) Le sarcome thyroidien; frequence et problemes de diagnostic histologique. Schweiz Med Wochenschr 100:369–376
176. Lanz T von, Wachsmuth W (1955) Praktische Anatomie, Bd 1/T2: Hals. Springer, Berlin Göttingen Heidelberg
177. Wahl R, Nievergelt J, Röher HD, Oellers B (1977) Radikale Thyroidektomie wegen maligner Schilddrüsentumoren. Dtsch Med Wochenschr 102:13–20
178. Weissel M, Höfer R (1983) Carcinoembryonic antigen (CEA) in thyroid cancer. Acta Endocrinol [Suppl 252] 102:60–61
179. Wells SA, Baylin SB, Gann DS et al. (1978) Medullary thyroid carcinoma. Ann Surg 188:377–382
180. Wells SA, Ross AJ, Dale JK, Gray RS (1979) Transplantation of the parathyroid glands: Current status. Surg Clin North Am 59:167–177
181. Wiedemann W, Reiners C (1982) Die Differentialdiagnose des echoarmen Knotens der Schilddrüse. Dtsch Med Wochenschr 107:1972–1975
182. Wiener JG, Frensdorf EL (1976) Thyroid autonomy (Plummers' disease) with contralateral malignancy — mere coincidence. Acta Med Scand 200:509
183. Williams ED, Doniach I, Bjarnason O, Michie W (1977) Thyroid cancer in an iodide rich area. Cancer 39:215–222
184. Withers EH, Rosenfeld L, O'Neill J, Lynch JB, Holcomb G (1979) Long-term experiences with childhood thyroid carcinoma. J Pediatr Surg 14:332–335
185. Woolner LB, Beahrs OH, Black BM, McConahey WM, Keating FR (1968) Thyroid carcinoma: General considerations and follow-up data in 1181 cases. In: Young S, Inman DR (eds) Thyroid neoplasia. Academic Press, London New York, pp 51–79
186. Woolner LB, Lemmon ML, Beahrs OH, Black BM, Keating FR (1960) Occult papillary carcinoma of the thyroid gland: A study of 140 cases observed in a 30-years period. J Clin Endocrinol Metab 20:89–105
187. Ziegler R (1981) Calcitonin. Sandoz, Nürnberg
188. Zum Winkel K (1982) External radiotherapy of cancer of the thyroid. Proceedings 16th National Cancer Congress of the German Society. J Cancer Res Clin Oncol A 39

19 Maligne Tumoren des Ösophagus

B. HUSEMANN

19.1 Epidemiologie und Ätiologie

Die malignen epithelialen Geschwülste der Speiseröhre werden unter dem Sammelbegriff „Ösophaguskarzinom" zusammengefaßt. Sie weisen im Vergleich zu anderen malignen Tumoren des Gastrointestinaltrakts Besonderheiten auf.

19.1.1 Epidemiologie

Ein Ösophaguskarzinom tritt nach dem 50. Lebensjahr gehäuft auf, obwohl seit etwa 1960 eine Zunahme der malignen Speiseröhrentumoren auch in jüngerem Lebensalter beobachtet wird. Der Al-

tersgipfel liegt im 6. und 7. Lebensjahrzehnt (APPELQVIST 1972; GROVES u. RODRIGUEZ-ANTUNEZ 1973; GUNNLAUGSSON et al. 1970; HUSEMANN 1982a; WATERHOUSE et al. 1982).

Die Inzidenz des Ösophaguskarzinoms ist stationär. In der Bundesrepublik Deutschland werden pro Jahr etwa 2000 Neuerkrankungen beobachtet. Der Vergleich der Häufigkeit in verschiedenen Ländern zeigt jedoch starke Unterschiede mit hohem Risiko in Südostasien, der Schweiz, in Frankreich, Finnland und Chile. In der Sowjetunion (60 Ösophaguskarzinome bei Männern auf 100000 Einwohner im Kaukasus) und in China kommt das Plattenepithelkarzinom der Speiseröhre endemisch vor (APPELQVIST 1972; Atlas of Cancer Mortality in the People's Republic of China 1981; WATERHOUSE et al. 1982) (Tabelle 1).

Männer erkranken häufiger als Frauen. Dieser Unterschied gilt jedoch nicht grundsätzlich, er ist besonders deutlich in der Schweiz und in Frankreich, in anderen Ländern, z.B. in Nordeuropa und in China wesentlich weniger ausgeprägt (Tabelle 2). Als Erklärung wird die unterschiedliche Exposition zu kanzerogenen Noxen diskutiert (APPELQVIST 1972; Atlas of Cancer Mortality in the People's Republic of China 1981).

Tabelle 1. Inzidenz bösartiger Neubildungen des Ösophagus (standardisierte Inzidenzraten pro 100000). (Nach WATERHOUSE et al. 1982)

Land	Männer	Frauen
Australien (Neusüdwales)	4,4	2,0
Brasilien (Sao Paulo)	14,1	2,8
China (Shanghai)	24,7	8,0
Dänemark	2,7	1,2
Bundesrepublik Deutschland		
(Hamburg)	3,7	0,8
Finnland	4,0	3,1
Frankreich (Niederrhein)	17,0	0,8
Großbritannien	7,1	4,4
– Birmingham	5,5	2,9
– Schottland	7,2	3,5
Indien (Bombay)	15,7	10,7
Israel (alle Juden)	2,2	1,5
Italien (Varese)	7,8	1,4
Japan (Nagasaki)	8,4	1,9
Kanada (Brit. Kolumbien)	3,5	1,8
Neuseeland — Maoris	6,4	1,2
Neuseeland — Nichtmaoris	5,3	2,3
Norwegen	2,7	0,7
Schweden	2,9	1,1
Schweiz (Genf)	7,2	0,9
USA (San Francisco Bay Area)		
– Weiße	4,0	1,9
– Schwarze	11,7	3,6
– Chinesen	6,9	2,1
– Japaner	8,4	0,7

Tabelle 2. Die Geschlechtsverteilung beim Plattenepithelkarzinom der Speiseröhre zeigt starke Unterschiede von Region zu Region (APPELQVIST 1972; Atlas of Cancer Mortality in the People's Republic of China 1981; WATERHOUSE et al. 1982)

Region	Männer	Frauen
Finnland	1,3	1
Indien	1,5	1
Australien	2,2	1
Schweden	2,6	1
China	3,1	1
Norwegen	3,9	1
Japan	4,4	1
Deutschland	4,6	1
Schweiz	8,0	1
Frankreich	21,3	1

19.1.2 Ätiologie

Die Ätiologie der Ösophaguskarzinome ist im wesentlichen unbekannt. Für exogene chemische und physikalische Noxen sprechen regionale Unterschiede (Appelqvist 1972; Atlas of Cancer Mortality in the People's Republic of China 1981; Lortat-Jacob 1969). Der Nitrosamingehalt der Nahrung scheint eine wichtige Rolle zu spielen (Iizuka et al. 1980). Die hohe Dimethylnitrosaminkonzentration in selbstdestilliertem Alkohol verdient in diesem Zusammenhang Beachtung. Auch zwischen Alkohol- und Nikotinabusus und der Entstehung von Speiseröhrenkarzinomen finden sich statistisch gesicherte Beziehungen.

Die Bedeutung von *Präkanzerosen* ist im Bereich der Speiseröhre umstritten. Es wird dabei heute zwischen präkanzerösen Bedingungen und präkanzerösen Läsionen unterschieden.

In Gebieten mit hoher Karzinominzidenz (Atlas of Cancer Mortality in the People's Republic of China 1981; Huang et al. 1981; Sato et al. 1978) findet man bei epidemiologischen Untersuchungen häufig Dysplasien. Ähnliche Veränderungen zeigen sich bei histologischer Untersuchung von Karzinomresektaten am Rand der Tumoren. Daher gilt die *schwere Dysplasie* (neoplastische Dysplasie, Dysplasie Grad III), die durch ausgeprägte Zell- und Kernpolymorphie gekennzeichnet ist, als präkanzeröse Läsion. Endoskopisch ist sie nur schwer erkennbar, da es sich um im Niveau gelegene flekkige Veränderungen der Schleimhaut handelt. Die konsequente, engmaschige endoskopisch-bioptische Kontrolluntersuchung ist die wichtigste klinische Konsequenz. Die zytologische Untersuchung kann unterstützend hinzugezogen werden. Im Gegensatz dazu besteht beim Carcinoma in situ Operationsindikation.

Als *präkanzeröse Bedingung* sind verschiedene ösophageale Erkrankungen anzusehen. Patienten mit einer Oesophagitis corrosiva (Säure- oder Laugenverätzung) erkranken häufiger an einem Ösophaguskarzinom als gesunde Vergleichspersonen (Appelqvist u. Salmo 1980). Auch eine sog. Zylinderepithelmetaplasie im Rahmen einer Refluxkrankheit der Speiseröhre, nicht jedoch die benigne Striktur einer ausgeheilten Refluxösophagitis, stellt ein gesichertes Krebsrisiko dar (Kelsen et al. 1980; Sato et al. 1980; Siewert et al. 1976) (Tabelle 3). Beim Plummer-Vinson-Syndrom, das durch mikrozytäre Anämie, Glossitis, Epithelveränderungen und postkrikoidale Membranen (sog. Webs) gekennzeichnet ist, liegt eine hohe Karzinomgefährdung vor. Ein Zusammenhang zwischen maligner Entartung und Achalasie, Divertikel, Hiatushernie oder unkomplizierter Refluxkrankheit ist im Gegensatz zu früheren nichtprospektiven Beobachtungen bislang nicht bewiesen.

19.2 Pathologische Anatomie

Die *Einteilung der Speiseröhre* ist mit Ausnahme des zervikalen Abschnitts problematisch, da die Zuordnung zu anatomischen Regionen nicht zweifelsfrei ist.

Nach den Richtlinien der UICC (Harmer 1982) beginnt der zervikale Ösophagus am pharyngoösophagealen Übergang und endet etwa 18 cm von der Zahnreihe entfernt am Eintritt in den Thorax. Die Gliederung des thorakalen Ösophagus in obere und mittlere intrathorakale und untere Speiseröhre erfolgt in Anlehnung an anatomische Lagebeziehungen. Die Speiseröhre wird dadurch in drei nahezu gleichlange Abschnitte unterteilt (Abb. 1). Die Grenze zwischen oberem und mittlerem thorakalen Ösophagus liegt in Höhe der Bifurkation der Trachea und projiziert sich auf die untere Kante des sechsten Brustwirbelkörpers, etwa 24 cm distal der Zahnreihe. Der Übergang vom mittleren intrathorakalen zum unteren Abschnitt liegt 32 cm von der Zahnreihe entfernt in Höhe der unteren Kante des achten thorakalen Wirbelkörpers (UICC 1987, in Vorbereitung). Die Zuordnung zu den einzelnen Speiseröhrenabschnitten kann endoskopisch an Hand des Abstands von der Zahnreihe und radiologisch aufgrund der Lagebeziehung zur Wirbelsäule erfol-

Tabelle 3. Das Karzinomrisiko verschiedener ösophagealer Erkrankungen wird sehr unterschiedlich beurteilt, da prospektive Untersuchungen fehlen. (Appelqvist u. Salmo 1980; Endo et al. 1980; Gunnlaughsson et al. 1970; Huang et al. 1981; Petrov 1967; Rossetti u. Barone 1979; Turnbull u. Goodner 1968)

Grunderkrankung	Karzinomhäufigkeit (%)
Achalasie	0–3
Divertikel	0,3
Endo-Brachyösophagus	2–4
Plummer-Vinson-Syndrom	4–12
Oesophagitis corrosiva	0–1,6
Morbidität 3:100000	

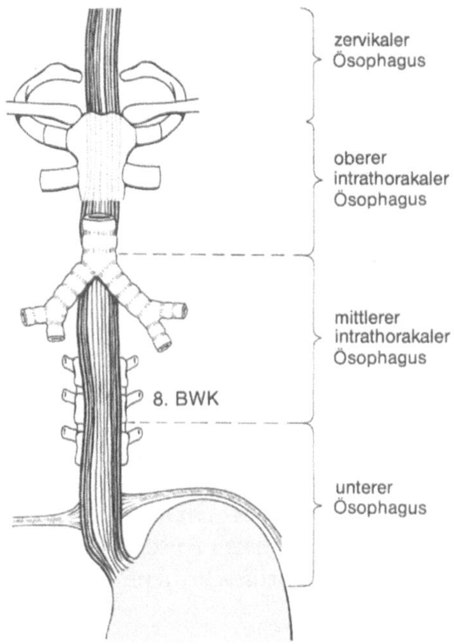

Abb. 1. Einteilung der zervikalen und thorakalen Speiseröhre, entsprechend den Richtlinien der UICC (HARMER 1982). Ab 1.1.1987 wird der unterste Abschnitt als „unterer intrathorakaler Ösophagus" bezeichnet.

Tabelle 4. Lokalisation der Plattenepithelkarzinome der Speiseröhre. Resezierte und nichtresezierte Patienten. Chir. Univ.-Klinik Erlangen 1967–1982 (n = 332)

Lokalisation	Häufigkeit
Zervikaler Ösophagus	13 (4%)
Oberer intrathorakaler Ösophagus	49 (15%)
Mittlerer intrathorakaler Ösophagus	137 (41%)
Unterer Ösophagus	112 (34%)
Mehrere Abschnitte oder nicht bestimmbar	21 (6%)

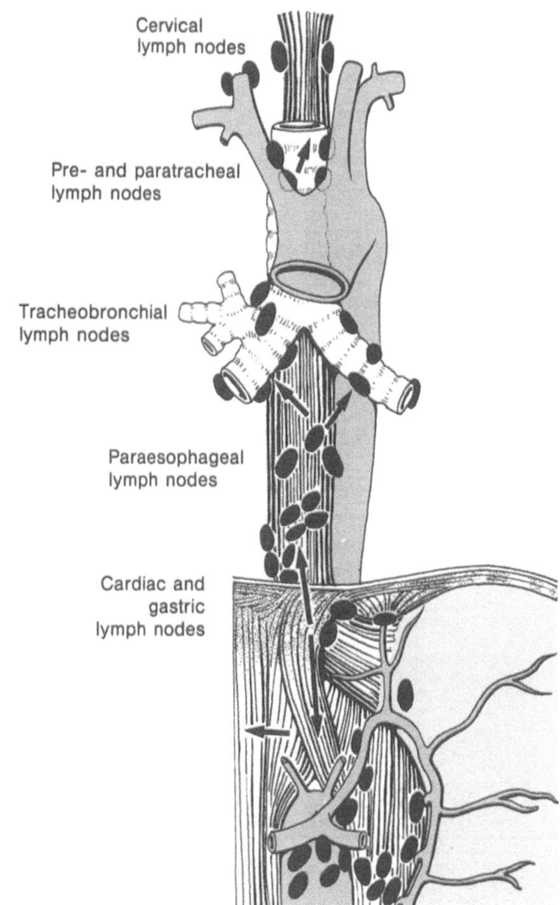

Abb. 2. Die Lymphdrainage der Speiseröhre verläuft intramural zu Lymphknoten am Hals, im Mediastinum und entlang der kleinen Kurvatur des Magens. (Nach HUSEMANN 1982b)

gen. Wegen der individuellen Gesamtlänge der Speiseröhre in Abhängigkeit von der Größe des Menschen und projektionsabhängigen Verzerrungen ist eine gewisse Unschärfe gegeben.

Die *Lokalisation der Ösophaguskarzinome* betrifft überwiegend den mittleren intrathorakalen und den unteren Ösophagus (Tabelle 4). Im Vergleich dazu sind zervikale Tumoren selten, obwohl ihre Zahl in den letzten Jahren zunimmt (AKIYAMA 1980; VAN ANDEL et al. 1979; APPELQVIST 1982; BETHUNE u. KUMAR 1979; BOSCH et al. 1979; EARLAM u. CURNA-MELO 1980a; GIULI et al. 1980; GROVES u. RODRIGUEZ-ANTUNEZ 1973; GUNNLAUGSSON et al. 1970; HUSEMANN 1976, 1982a; HUSEMANN u. SCHRICKER 1982; KINOSHITA et al. 1978; LAWLER et al. 1969; LEWIS 1946; LORTAT-

JACOB et al. 1969; NAKAYAMA 1979; O'CONNOR et al. 1980).

Die *Lymphdrainage* verläuft in der Speiseröhrenwand nach oral und kaudal (Abb. 2). Lymphgefäße drainieren im zervikalen Ösophagus vor allem in die zervikalen Lymphknoten, im intrathorakalen Ösophagus zu den hinteren mediastinalen (paraösophagealen) Lymphknoten, die den Ösophagus in ganzer Länge begleiten. Dazu kommen im oberen intrathorakalen Abschnitt auch die trachealen (paratrachealen), im mittleren intrathorakalen die tracheobronchialen und bronchopulmonalen und im unteren Abschnitt die kardialen und perigastrischen Lymphknoten.

Die *lymphogene Metastasierung* hält sich an diesen Lymphabfluß. Regionäre Lymphknoten sind

Tabelle 5. Lokalisation der Lymphknotenmetastasen beim Plattenepithelkarzinom des mittleren intrathorakalen und unteren Ösophagus. Resezierte Fälle (n = 95). Chir. Univ.-Klinik Erlangen 1967–1982

Lokalisation	Metastasen-häufigkeit[a]
Para-ösophageal	
– oberer intrathorakaler Abschnitt	22/71 (31%)
– mittlerer intrathorakaler Abschnitt	39/88 (44%)
– unterer Ösophagus	49/94 (52%)
Kardia	
– links	31/65 (48%)
– rechts	26/59 (44%)
A. gastrica sinistra	28/55 (51%)
A. coeliaca	16/43 (37%)
Lig. gastrolienale	3/19 (16%)

[a] Fälle mit metastatisch befallenen Lymphknoten/Fälle mit untersuchten Lymphknoten dieser Region

Tabelle 6. Metastasenlokalisation beim Plattenepithelkarzinom der thorakalen Speiseröhre nach Sektionsstatistiken (Nach Bosch et al. 1979)

Tumor-lokalisation	Metastasensitz			
	zer-vikal (%)	media-stinal (%)	peri-gastrisch (%)	Leber (%)
Oberes Drittel	70	23	10	16
Mittleres Drittel	24	55	25	29
Unteres Drittel	10	52	45	43

bei zervikalem Tumorsitz die Lymphknoten am Hals und in den supraklavikulären Gruben, bei Lokalisation im intrathorakalen Abschnitt die mediastinalen. Nur weit fortgeschrittene Tumoren

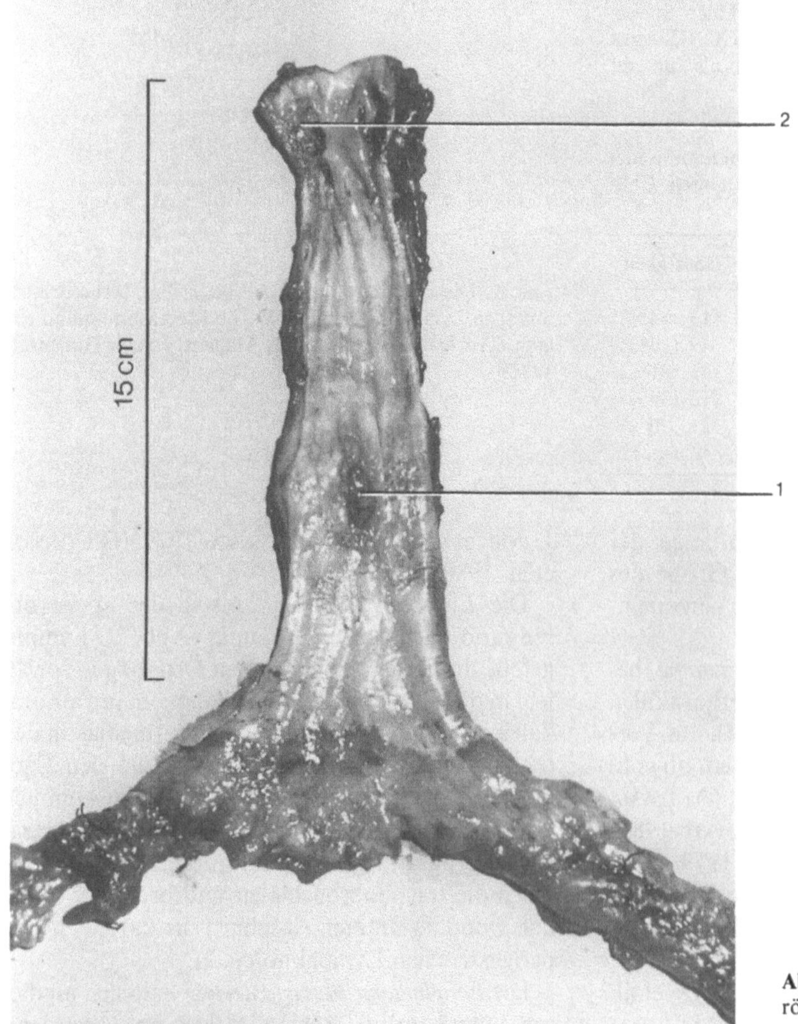

Abb. 3. „Doppelkarzinom der Speiseröhre"; tatsächlich singulärer Primärtumor (*1*) mit Schleimhautmetastase (*2*)

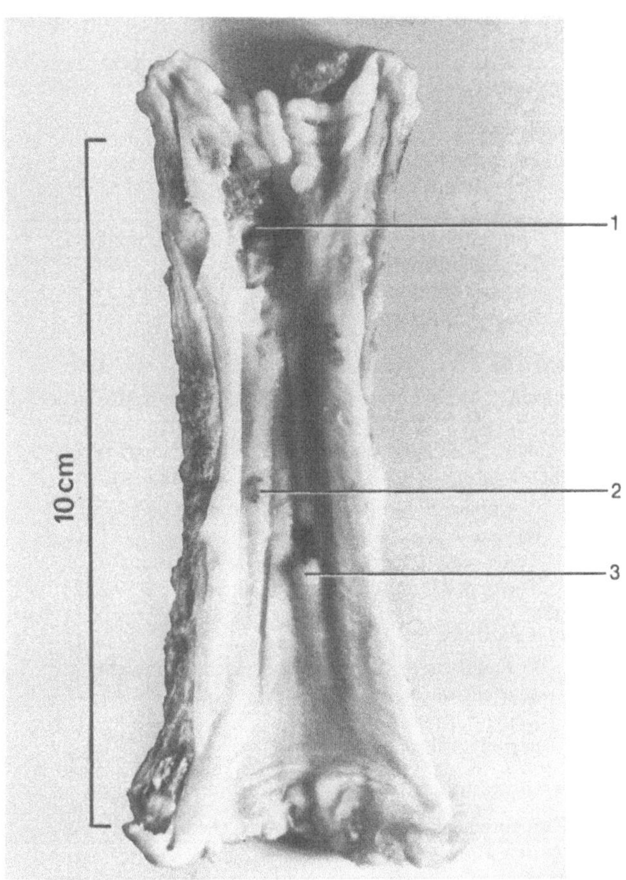

Abb. 4. Plattenepithelkarzinom der Speiseröhre (*1*) mit Schleimhautmetastasen (*2, 3*)

Tabelle 7. Internationale histologische Klassifikation maligner Speiseröhrentumoren. (Nach Oota u. Sobin 1977.) Häufigkeit im Krankengut der Chir. Univ.-Klinik Erlangen 1967–1982 (resezierte und nichtresezierte Fälle, n = 385)

Histologische Typen		Häufigkeit	
Epithelial	Plattenepithelkarzinom	332	(86,2%)
	Adenokarzinom	23	(6,0%)
	adenozystisches Karzinom	–	
	Mukoepidermoidkarzinom	–	
	adenosquamöses Karzinom	6	(1,6%)
	undifferenziertes Karzinom	12	(3,1%)
	unklassifiziertes Karzinom	4	(1,0%)
Nichtepi-thelial	Leiomyosarkom	–	
	andere	–	
Sonstige	Karzinosarkom	1	(0,3%)
	malignes Melanom	–	
	sonstige	–	
Unklassifizierter maligner Tumor		7	(1,8%)

mit Blockade des Lymphabflusses metastasieren auch in umgekehrter Richtung (Tabelle 5). Diese Situation, das Endstadium als inoperabler Tumor, zeigen Sektionsstatistiken (Bosch et al. 1979; Gunnlaugsson et al. 1970) (Tabelle 6). Sie sind jedoch für das operable Karzinom nicht repräsentativ (Akiyama 1980; Akiyama et al. 1978; Husemann 1982b; Kinoshita et al. 1978).

Fernmetastasen sind in Leber, Lunge und Nebenniere am häufigsten zu erwarten, können jedoch auch im Knochen auftreten.

Von großer Bedeutung ist beim Ösophagus die *intramurale Metastasierung entlang den Lymphspalten.* „Zweitkarzinome" sind daher oft Schleimhautmetastasen des Primärtumors (Abb. 3 und 4).

19.3 Histologische Klassifikation und Malignitätsgradbestimmung (Typing und Grading)

Die malignen Tumoren der Speiseröhre werden entsprechend der WHO-Klassifikation (Oota u.

Sobin 1977) in epitheliale, nichtepitheliale und sonstige Geschwülste eingeteilt (Tabelle 7). Der häufigste maligne Tumor ist das Plattenepithelkarzinom (80–90%), das in gut, mäßig und schlecht differenzierte Formen bzw. in Malignitätsgrad (Differenzierungsgrad) 1, 2 und 3 unterteilt wird. Etwa je 5% der malignen Tumoren entfallen auf undifferenzierte und Adenokarzinome.

Als *primäres Adenokarzinom der Speiseröhre* gilt der allseits von Plattenepithel umgebene Tumor, der in versprengter Magenschleimhaut entstanden ist. Bislang sind in der Weltliteratur nur etwa 25 derartige Fälle beschrieben (Schmidt et al. 1985). Vereinbarungsgemäß gilt auch eine Geschwulst am ösophagogastralen Übergang, deren Tumormasse zu mehr als drei Viertel im tubulären Teil der Speiseröhre liegt, als Ösophaguskarzinom (Husemann 1982a; Rossetti u. Barone 1979; Turnbull u. Goodner 1968). Dazu zählt vor allem das Adenokarzinom im Barrett-Ösophagus. Im Gegensatz dazu handelt es sich bei den als Kardiakarzinom bezeichneten Tumoren in der Regel um Magenkarzinome und zwar des proximalen Magendrittels, die infiltrierend auf die untere Speiseröhre übergewachsen sind.

Alle anderen malignen Tumoren sind Raritäten.

19.4 Staging

Die prätherapeutische (klinische) und postoperative (histologische) Klassifikation der UICC (Har-

Tabelle 8. TNM/pTNM-Klassifikation bis 31.12.1986 (Harmer 1972; Spiessl et al. 1984)

T Primärtumor

Tis Präinvasives Karzinom (Carcinoma in situ)
T0 Kein Anhalt für Primärtumor
T1 Tumor maximal 5 cm lang, ohne Obstruktion[a], ohne Befall des Gesamtumfangs der Speiseröhre, ohne Hinweis für extraösophageale Ausbreitung[b]
T2 Tumor länger als 5 cm und/oder mit Obstruktion[a] und/oder Befall des Gesamtumfanges der Speiseröhre, kein Hinweis für extraösophageale Ausbreitung[b]
T3 Tumor mit extraösophagealer Ausbreitung[b]
TX Minimalerfordernisse zur Beurteilung des Primärtumors (klinische Untersuchung, Röntgendiagnostik, Endoskopie einschließlich Bronchoskopie) nicht erfüllt

---

N Regionäre Lymphknoten
Zervikaler Ösophagus

N0 kein Anhalt für Befall regionärer Lymphknoten[c]
N1 Befall beweglicher unilateraler regionärer Lymphknoten
N2 Befall beweglicher bilateraler regionärer Lymphknoten
N3 Fixierte regionäre Lymphknoten
NX Minimalerfordernisse zur Beurteilung der regionären Lymphknoten (klinische Untersuchung) nicht erfüllt

Intrathorakaler und unterer Ösophagus

N0 Kein Anhalt für Befall regionärer Lymphknoten[d] bei chirurgischer Exploration oder Mediastinoskopie
N1 Befall regionärer Lymphknoten bei chirurgischer Exploration oder Mediastinoskopie
NX Minimalerfordernisse zur Beurteilung der regionären Lymphknoten nicht erfüllt (weder Mediastinoskopie noch chirurgische Exploration vorgenommen)

M Fernmetastasen

M0 Kein Hinweis für Fernmetastasen
M1 Fernmetastasen vorhanden
MX Minimalerfordernisse zur Beurteilung von Fernmetastasen (klinische Untersuchung und Röntgendiagnostik) nicht erfüllt

---

pT Primärtumor

pTis Präinvasives Karzinom (Carcinoma in situ)
pT0 Kein Primärtumor bei histologischer Untersuchung des Resektats
pT1 Invasion der Mukosa und/oder Submukosa
pT2 Invasion der Muscularis propria
pT3 Invasion über die Muscularis propria hinausreichend (pT3a) oder mit makroskopischer Invasion der benachbarten Strukturen (pT3b)
pTX Ausdehnung der Invasion nicht bestimmt

pN Regionäre Lymphknoten entsprechend T

pM Fernmetastasen entsprechend N

---

[a] röntgenologisch erkennbares Hindernis bei der Passage von flüssigem Kontrastmittel im Bereich des Tumors oder endoskopisch festgestellte Obstruktion
[b] Klinischer, röntgenologischer oder endoskopischer Nachweis von

Tabelle 9. TNM/pTNM-Klassifikation des Ösophagus ab 1.1.1987 (UICC und AJCC)

TNM-Klinische Klassifikation
T-Primärtumor

TX Primärtumor kann nicht beurteilt werden
T0 Kein Anhalt für Primärtumor
Tis Carcinoma in situ
T1 Tumor infiltriert Lamina propria oder Submukosa
T2 Tumor infiltriert Muscularis propria
T3 Tumor infiltriert Adventitia
T4 Tumor infiltriert Nachbarstrukturen

N-Regionäre Lymphknoten

Regionäre Lymphknoten des zervikalen Ösophagus siehe Tab. 8, Anmerkung c. Regionäre Lymphknoten des intrathorakalen Ösophagus sind die mediastinalen und perigastrischen Lymphknoten (jedoch nicht die zöliakalen).

NX Regionäre Lymphknoten können nicht beurteilt werden
N0 Keine regionären Lymphknotenmetastasen
N1 Regionäre Lymphknotenmetastasen

M-Fernmetastasen

MX Vorhandensein von Fernmetastasen kann nicht beurteilt werden
M0 Keine Fernmetastasen
M1 Fernmetastasen

pTNM-Pathologische Klassifikation

Die Kategorien pT, pN und pM entsprechen den Kategorien T, N und M.

MER 1982; Spiessl et al. 1984) hat sich auch bei Tumoren der Speiseröhre durchgesetzt.

Das *klinische diagnostische Staging* beruht auf der Beurteilung der anatomischen Ausdehnung des Tumors, wie sie vor der Therapie, vor allem durch Ösophagogramm, Ösophagoskopie, Bronchoskopie, Mediastinoskopie und Computertomographie feststellbar ist. Erfolgt eine chirurgische Exploration, so wird die so gewonnene Information für die prätherapeutische Klassifikation zusätzlich herangezogen.

---

1. Befall der Nn. recurrens, phrenicus oder sympathicus
2. Fistelbildung
3. Befall von Trachea und/oder Bronchialbaum
4. Kompression von V. cava oder V. azygos
5. malignem Pleuraerguß
(Verbreiterung des Mediastinums ist noch kein Hinweis für extraösophageale Ausbreitung)
[c] Als regionäre Lymphknoten gelten die zervikalen Lymphknoten einschließlich der supraklavikulären Lymphknoten; mediastinale und abdominale Lymphknotenmetastasen gelten als Fernmetastasen!
[d] Als regionäre Lymphknoten gelten die mediastinalen Lymphknoten; zervikale, supraklavikuläre oder abdominale Lymphknotenmetastasen gelten als Fernmetastasen!

Tabelle 10. Stadieneinteilung des Ösophaguskarzinoms

a) Gültig bis 31.12.1986

Stadium I		T1	N0	M0
Stadium II	zervikal	T1	N1, 2	M0
		T2	N0, 1, 2	M0
	intra- thorakal	T2	N0	M0
Stadium III	zervikal	T3	jedes N	M0
		jedes T	N3	M0
	intra- thorakal	jedes T	N1	M0
Stadium IV		jedes T	jedes N	M1

b) Gültig ab 1.1.1987

Stadium 0	Tis	N0	M0
Stadium I	T1	N0	M0
Stadium II A	T2	N0	M0
	T3	N0	M0
Stadium II B	T1	N1	M0
	T2	N1	M0
Stadium III	T3	N1	M0
	T4	jedes N	M0
Stadium IV	jedes T	jedes N	M1

Die pathologischen Stadien entsprechen den klinischen Stadien und fußen auf pT, pN und pM.

Die *postoperative histologische Klassifikation* beruht auf allen Daten, die aus präoperativer Diagnostik, intraoperativem Befund und histologischer Aufarbeitung des Resektats hervorgehen.

Allgemein üblich ist heute die Klassifikation der UICC (TNM- bzw. pTNM-Schema) (HARMER 1982; SPIESSL et al. 1984) (Tabelle 8 und 9). Auf der TNM- bzw. pTNM-Klassifikation fußt die *Stadieneinteilung* der UICC, die für die Beurteilung der Therapieresultate angewandt wird (Tabelle 10).

Japanische Klassifikationen (Japanese Society for Esophageal Diseases 1976a, b) beruhen auf anderen Kriterien, sind komplizierter strukturiert und konnten sich international nicht durchsetzen.

19.5 Diagnostik

Das ideale Ziel wäre die Frühdiagnose. Leider treten jedoch typische Symptome erst bei fortgeschrittenen Tumorstadien auf, wenn der Speiseröhrenquerschnitt durch das Malignom hochgradig verlegt ist (BELSEY 1980; BLUM 1973; EARLAM u. CUNHA-MELO 1980a, b; HUSEMANN 1982a; KELSEN et al. 1981; NAKAYAMA 1962). Der erste Hinweis, ein „Gefühl des Durchgleitens von Speisen", wird vom Patienten meist nicht beachtet. Symptome wie Heiserkeit, Gewichtsverlust oder Hämatemesis sprechen für eine Infiltration von Nachbarorganen und damit meist für Inkurabilität.

Die wichtigste diagnostische Maßnahme bei Verdacht auf ein Ösophaguskarzinom ist die *Endoskopie*. Zur Bestimmung der Lokalisation wird der Abstand von der Zahnreihe und vom oberen Ösophagussphinkter angegeben. Der makroskopische Tumortyp kann Hinweise auf die Tiefeninfiltration in der Ösophaguswand geben. Die *Biopsie* wird unter Sicht entnommen. Ist die Stenose jedoch nicht überwindbar und somit eine gezielte Probenentnahme nicht möglich, kann man blind jenseits der Stenose Material zu gewinnen suchen.

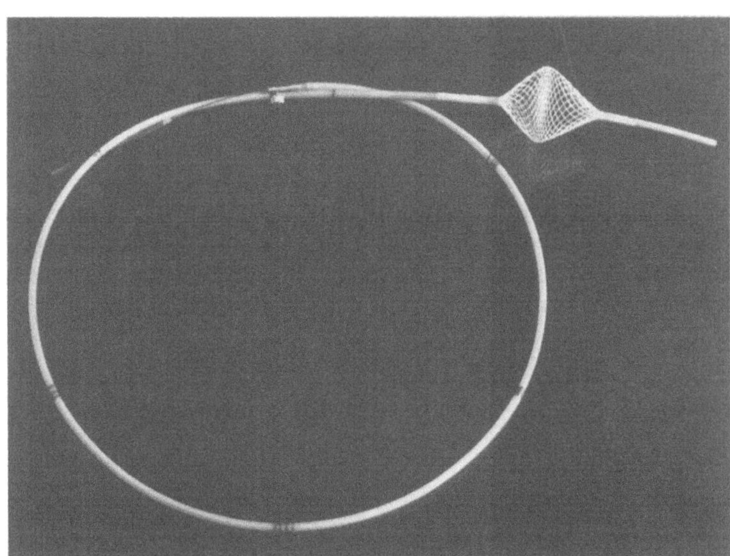

Abb. 5. Abstreifsonde zur zytologischen Gewinnung der Speiseröhre. Erlanger Modell, Firma Rüsch, Waiblingen

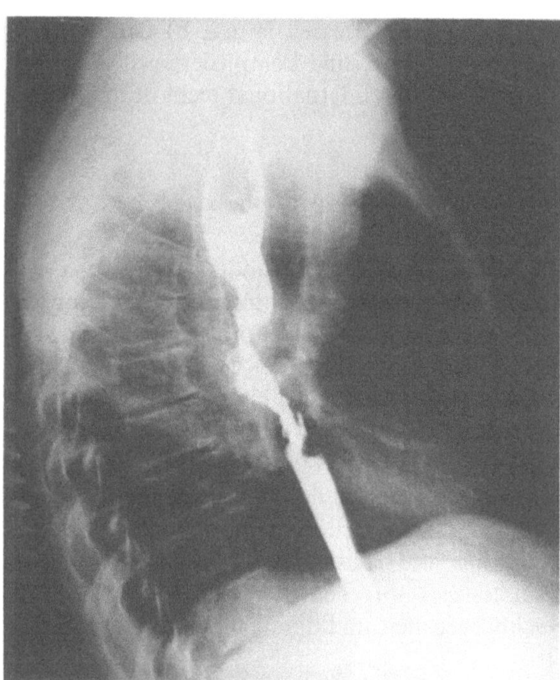

Abb. 6. Tiefer, kraterartiger Tumorzerfall

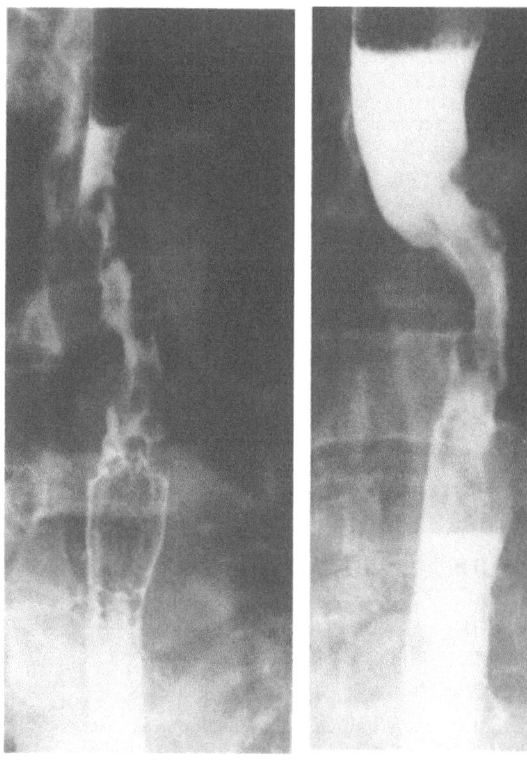

Abb. 7. Achsenknick bei inoperablem Tumor

Die Frage, ob ein starres oder ein flexibles Endoskop zu bevorzugen ist, ist eindeutig zugunsten der Fiberendoskopie beantwortet worden. Dies gilt auch für die Beurteilung der Infiltration von Nachbarstrukturen, die durch Aufblähen und anschließendes Luftablassen in ähnlicher Weise wie durch die mechanische Bewegung mit dem starren Endoskop geprüft werden kann. Der Vorteil der Fiberendoskopie beruht auf der einfachen Handhabung, ohne eine Narkose zu erfordern.

Gelingt keine endoskopische Biopsie bzw. handelt es sich um eine ulzerierende Refluxkrankheit, deren Oberfläche insgesamt nicht sicher endoskopisch beurteilt werden kann, so bietet die *Abrasionszytologie*, bei der mit einer Sonde (Abb. 5) oder Bürste Material gewonnen wird, eine vernünftige Alternative (Husemann u. Schricker 1982). In Endemiegebieten in China und Japan wird dieses Verfahren auch zur Frühdiagnose von Plattenepithelkarzinomen der Speiseröhre eingesetzt (Huang et al. 1981; Sato et al. 1978; Wopfner et al. 1982).

Die radiologische Untersuchung der Speiseröhre mit einem Kontrastmittel (*Ösophagogramm*) ist zur Bestimmung von Lokalisation und Ausdeh-

nung des Tumors nicht ersetzbar (Akahura et al. 1970; Husemann 1982b). Verschiedene Kriterien wie Achsenknick oder tiefen, kraterförmigen Zerfall findet man bei weit fortgeschrittenen Tumoren (Abb. 6 und 7).

Die *Computertomographie* erlaubt im oberen thorakalen und unteren Drittel der Speiseröhre eine gute Analyse. Von großer Bedeutung ist vor allem wegen enger Lagebeziehung zwischen Trachea, Bronchus und Aorta der mittlere thorakale Abschnitt. Hier kann mit einiger Erfahrung auch eine Infiltration von Bronchus und Aorta sicher diagnostiziert und so dem Patienten der explorative Eingriff erspart werden (Abb. 8).

Bei Verdacht auf Lebermetastasen besteht Indikation zur *Laparoskopie*.

Die *präoperative Diagnostik bei gesichertem Ösophaguskarzinom* hat folgende Fragen zu klären:

- Ist der Patient aus allgemein-medizinischen Gesichtspunkten operabel (Lungenfunktion, EKG, Nierenfunktion)?
- Besteht wegen der lokoregionalen Tumorausdehnung Inoperabilität?
- Liegen Fernmetastasen vor?

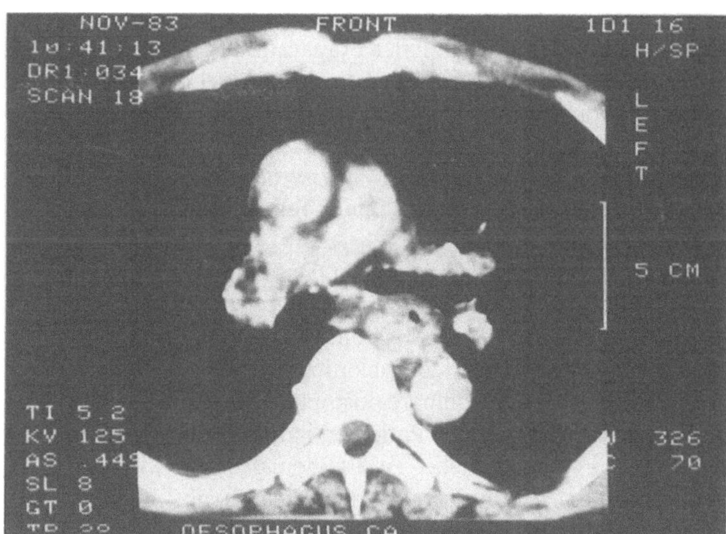

Abb. 8. Tumorinfiltration des linken Stammbronchus im Computertomogramm

Tabelle 11. Diagnostisches Vorgehen

	Obligat	Fakultativ
Tumor-sicherung	Endoskopie und Biopsie Ösophagogramm	
Tumor-ausbreitung	Thoraxübersichtsaufnahme Bronchoskopie Sonographie der Leber	Computer-tomographie (evtl. Media-stinoskopie) Laparoskopie
Operabilität	EKG Lungenfunktion Rest-N, Kreatinin	Kreatinin-Clearance

Wegen der hohen Komplikationsrate der operativen Therapie sind Ausschlußkriterien für ein chirurgisches Vorgehen besonders sorgfältig zu prüfen. Folgendes Vorgehen hat sich bewährt (Tabelle 11): Nach Tumorsicherung wird durch Bronchoskopie eine Infiltration des Bronchialsystems und durch Sonographie bzw. Computertomographie eine Metastasierung in Leber und Lunge — beides eine Kontraindikation zur Operation — ausgeschlossen. Bei hochgradig eingeschränktem Gasaustausch, der trotz prätherapeutischer Bemühungen keine Besserung zeigt, ist der Patient inoperabel (PASCH et al. 1981).

19.6 Operative Therapie des Ösophaguskarzinoms

Die chirurgische Therapie eines Speiseröhrenkrebses hat zwei Aufgaben:

– Tumorresektion mit Lymphknotendissektion und
– Rekonstruktion der Passage mit einem Ersatzorgan.

Beides zu verwirklichen ist primäres Ziel, auf das unter bestimmten Umständen jedoch verzichtet werden muß. Dies gilt vor allem für den nichtresezierbaren Tumor, bei dem durch ein chirurgisches Vorgehen ausschließlich die Speisenpassage wieder hergestellt wird (nichtresezierende und nichtkurative Therapie). Die zeitliche Planung, vor allem die Frage eines ein- oder zweizeitigen Vorgehens, und der Zugangsweg sind vor der Operation zu klären (AKIYAMA 1980; BELSEY u. HIEBERT 1974; BELSEY 1980; BILLROTH 1872; CORDIANO et al. 1979; GRIFFEN et al. 1976; HEGEMANN 1959; KASAI et al. 1978; LORTAT-JACOB et al. 1969; ONG 1971; PETROV 1967).

19.6.1 Tumorresektion

Die chirurgische Therapie eines Ösophaguskarzinoms erfolgt durch Resektion oder Exstirpation der Speiseröhre. Bei einer Ösophagusresektion bleibt ein kurzer Ösophagusrest, in der Regel ein oraler Abschnitt, der zur Anastomosierung mit dem Ersatzorgan verwendet wird. Um eine Exstirpation handelt es sich dann, wenn die ganze Speiseröhre vom Pharynx bis zum Magen entfernt wird.

Der Ösophagus wird oberhalb und unterhalb des Tumors ligiert, um eine intraoperative Tumorzellverschleppung während der Mobilisation zu vermeiden. Die Gefäße sollten unterbunden werden, da es bei stumpfer digitaler Präparation sonst zu großem intra- und postoperativen Blutverlust kommen kann.

Wegen der intramuralen Metastasierung in Lymphspalten sollte der *Sicherheitsabstand* zwischen Tumor und Resektionslinie möglichst groß sein. Die Maximalforderung hieße, den Ösophagus in seiner ganzen Länge zu entfernen. Dann bereitet jedoch die Rekonstruktion Schwierigkeiten, da in jedem Fall eine zervikale Anastomose notwendig ist. Die Zahl möglicher Komplikationen steigt signifikant an: Die unmittelbare postoperative Aspirationsgefahr ist groß. Die Patienten haben Mühe, den Schluckvorgang wieder zu erlernen. Aus diesem Grund hat sich für intrathorakale Ösophaguskarzinome die Ösophagusresektion mit Absetzung in Höhe der Pleurakuppe durchgesetzt (Borst 1981, persönliche Mitteilung; Huang et al. 1981; Husemann 1982b; Wu u. Huang 1979). Der verbleibende Ösophagusrest ist, da die Speiseröhre in Höhe der Pleurakuppe weit nach zervikal mobilisiert wird, kurz und beträgt kaum mehr als 5 cm. Somit bestehen zwischen hoher intrapleuraler Resektion und Anastomosierung am Hals im Hinblick auf den Ösophagusrest keine meßbaren Unterschiede. Auf die Dissektion der zervikalen Lymphdrüsen wird jedoch bei diesem Vorgehen verzichtet. Dies ist gerechtfertigt, da bei resezierbaren intrathorakalen Tumoren zervikale Metastasen eine große Seltenheit darstellen (Akiyama 1980; Akiyama et al. 1975, 1978).

Offen ist die Frage, wie ein zervikaler Speiseröhrentumor chirurgisch zu behandeln ist. Prinzipiell wird man genauso vorgehen wie bei intrathorakalem Tumorsitz. Der orale Sicherheitsabstand ist jedoch wesentlich kürzer, die Rekonstruktion aufwendiger und die Prognose ungünstiger. Bewährt hat sich für diese Tumoren das abdominozervikale Vorgehen mit stumpfer Dissektion der intrathorakalen Speiseröhre und retrosternaler Interponatlage (Cordiano et al. 1979; Denk 1913).

Ähnlich wie bei jedem anderen Malignom ist auch beim Ösophaguskarzinom die Dissektion der regionären tumornahen und tumorfernen Lymphknoten notwendig. Für klinische Zwecke genügt die Dissektion der Lymphknoten oberhalb des Aortenbogens, entlang der thorakalen Aorta, an der Bifurkation der Trachea sowie im Hiatus oesophagei und an der A. gastrica sinistra. Die Entfernung anderer Lymphknotengruppen hat kaum therapeutische Bedeutung. Eine Verletzung des Ductus thoracicus mit der unangenehmen Folge

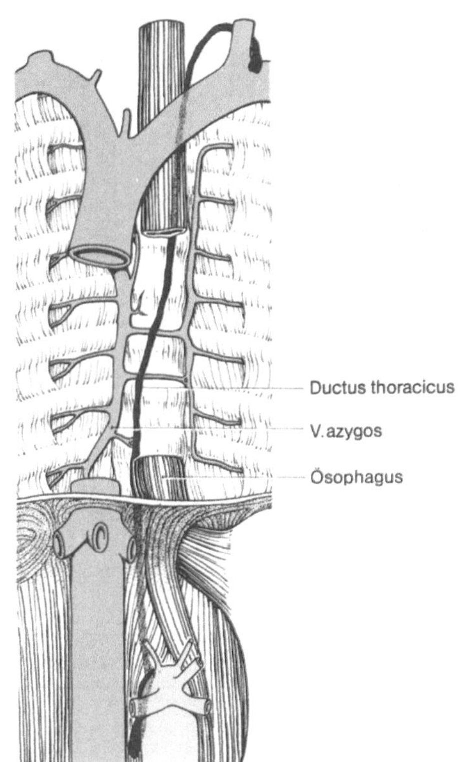

Abb. 9. Verlauf des Ductus thoracicus. (Nach Husemann 1982b)

einer Chylusfistel ist wegen der engen Lagebeziehung vor allem im Bereich der unteren Speiseröhre leicht möglich. Daher sollte die Resektionslinie nach distal stets unterbunden werden (Husemann 1982b) (Abb. 9).

Ein Stripping der Speiseröhre ist vom Standpunkt der Tumorchirurgie aus abzulehnen. Hierbei wird ohne Thorakotomie der Ösophagus digital oder mit einem ringförmigen Instrument mobilisiert (Akiyama 1980; Denk 1913; Orringer u. Sloan 1975; Röher u. Horeyseck 1981). Dieses Vorgehen halten wir nur dann für gerechtfertigt, wenn es sich um ein zervikales Karzinom handelt, und die thorakale Speiseröhre nicht befallen ist. Der Wert des Vorgehens bei nicht kurativ resezierbaren Tumoren ist im Hinblick auf die in jedem Fall ungünstige Prognose mehr als zweifelhaft.

19.6.2 Rekonstruktive Verfahren

Die Wiederherstellung der Speisenpassage ist vordringliche Aufgabe der chirurgischen Behandlung maligner Ösophagusstenosen, vor allem deshalb, weil eine kurative Krebstherapie in westlichen

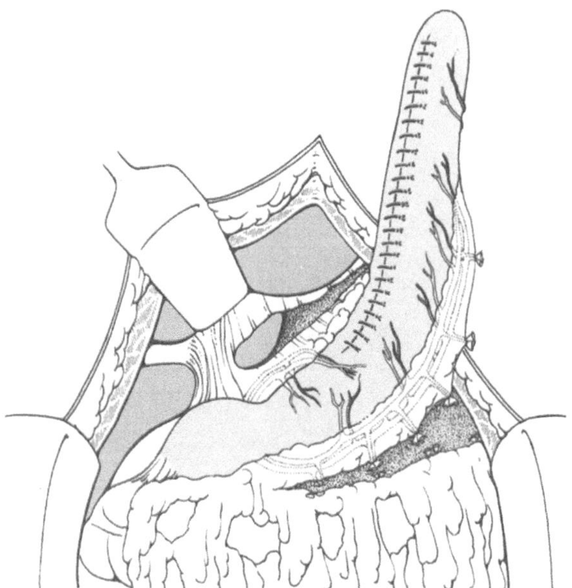

Abb. 10. Der Magen wird an der A. gastroepiploica dextra und der A. pylorica gestielt. (Nach HUSEMANN 1982b)

Ländern wegen fortgeschrittener Tumorstadien nur selten möglich ist. Die alleinige Tumorresektion ohne Rekonstruktion sollte absolute Ausnahme sein.

Zur Interposition eignen sich Magen, Kolon und Dünndarm (AKIYAMA et al. 1975, 1978; VAN ANDEL et al. 1979; CORDIANO et al. 1979; GOODNER 1969; HUANG et al. 1981; HUSEMANN 1982a; LEWIS 1946; LOGAN 1963; ONG 1971; ORRINGER u. SLOAN 1975; STELZNER 1969). Die Verwendung von Kunststoff als Speiseröhrenersatz ist bisher gescheitert, da der Fremdkörper nicht dauerhaft einheilt (HOFERICHTER 1967).

Der *Magen* bietet sich als Ersatzorgan an (AKIYAMA et al. 1978; HUANG et al. 1981; HUSEMANN 1982b; KINOSHITA et al. 1978; MCKEOWN 1980; ONG 1971). Die A. gastrica sinistra wird am Stamm ligiert. Die Versorgung des Magens erfolgt über die A. gastro-epiploica dextra und die A. pylorica (Abb. 10). Zur Wiederherstellung der Kontinuität ist nur eine Anastomose notwendig, die in jeder Höhe der Resektionslinie, auch am Hals, spannungsfrei angelegt werden kann. Die Verwendung von Nahtmaschinen hat die Sicherheit der Anastomose wesentlich erhöht (vgl. S. 339) (DORSEY et al. 1980; SCHEELE et al. 1978). Die Resektion der kleinen Kurvatur wird gelegentlich empfohlen, um Metastasen zu entfernen und um den Magen tubulär zu verlängern. Fast der gleiche Effekt läßt sich durch sparsame Resektion einer proximalen

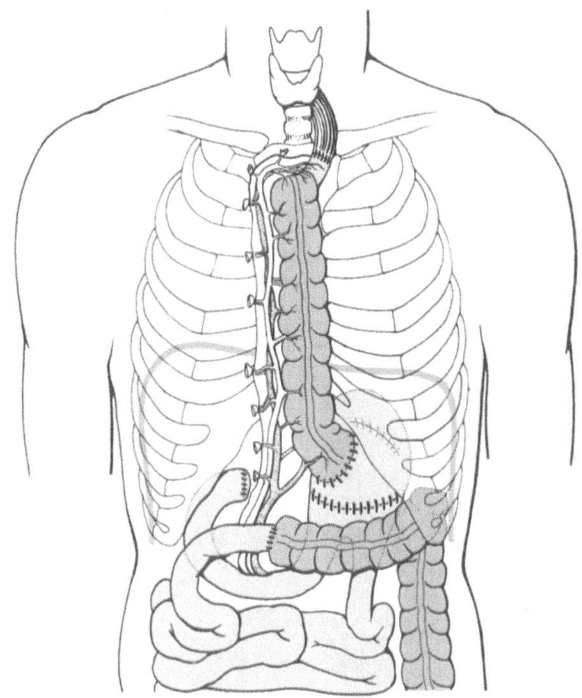

Abb. 11. Koloninterposition als Ösophagusersatz. (Nach HUSEMANN 1982b)

Magenmanschette und Dissektion der kleinen Kurvatur erreichen. Eine Pyloromyotomie verbessert die Entleerung des durch die Operation vagotomierten und in seiner Motilität gestörten Magens, erhöht jedoch die Chance des postoperativen Refluxes.

Auch ein *Koloninterponat* (Abb. 11) ermöglicht gute funktionelle Ergebnisse (GUNNLAUGSSON et al. 1970; MCKEOWN 1980; ROSSETTI u. BARONE 1979; SKINNER 1980; STELZNER 1969). Die Präparation ist jedoch aufwendig. Wegen häufiger anatomischer Variationen muß die Gefäßversorgung des gesamten Kolons dargestellt werden, um durch Abklemmen der einzelnen Arkaden den günstigsten Kolonabschnitt wählen zu können (BELSEY u. HIEBERT 1974) (Abb. 12). Die Schonung der Gefäßverbindung zwischen Zökum und terminalem Ileum ermöglicht es, die letzte Dünndarmschlinge zur Interposition mitzubenutzen und so die Anastomosierung zwischen Speiseröhre und Interponat, vor allem bei hoher zervikaler Anastomose, zu erleichtern. Die Koloninterposition ist indiziert, wenn der Magen als Ersatzorgan nicht zur Verfügung steht bzw. bei zweizeitigem operativen Vorgehen.

Mit *Dünndarm* kann der untere Speiseröhrenabschnitt überbrückt werden (LORTAT-JACOB 1969;

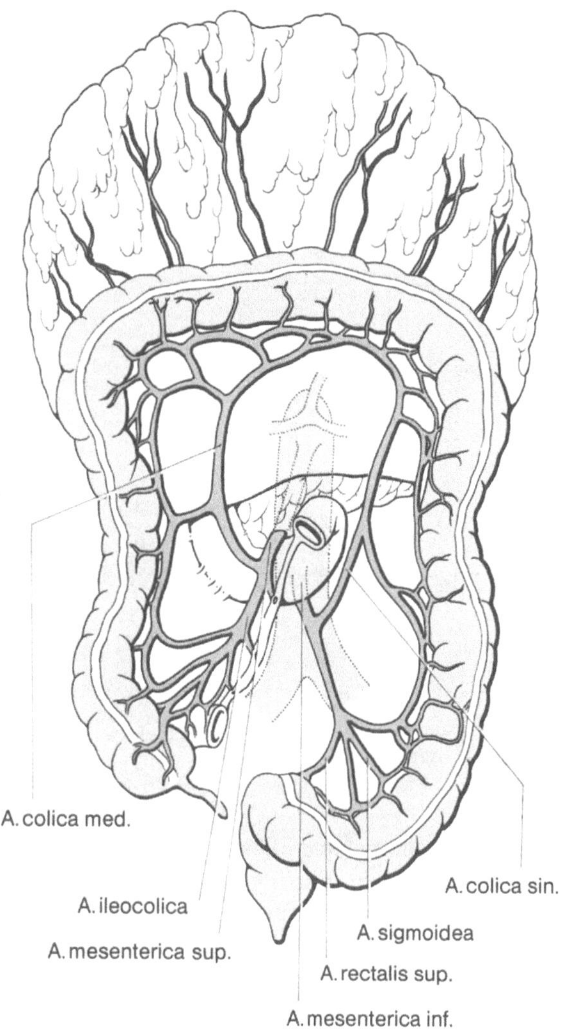

Abb. 12. Gefäßversorgung des Kolons. Hierbei ist mit großen Variationen zu rechnen. (Nach Husemann 1982b)

Lortat-Jacob et al. 1969; Ong et al. 1978). Der langstreckige Ersatz gelingt jedoch nur selten. Daher wird dieses Verfahren nur bei kardianahen Tumoren, die die zusätzliche Entfernung des Magens erfordern, angewandt (Abb. 13). Mit einem freien Dünndarminterponat mit Anastomosierung der Gefäße wurden bislang keine großen Erfahrungen gesammelt (Green u. Som 1966; Nakamura et al. 1975). Für den kurzstreckigen Ersatz der zervikalen Speiseröhre wäre dieses Verfahren gut geeignet.

19.6.3 Nichtresezierende Verfahren

Beim inkurablen Tumor ist das Ziel nichtresezierender Verfahren die Erhaltung der Nahrungszufuhr. Zur Verfügung stehen

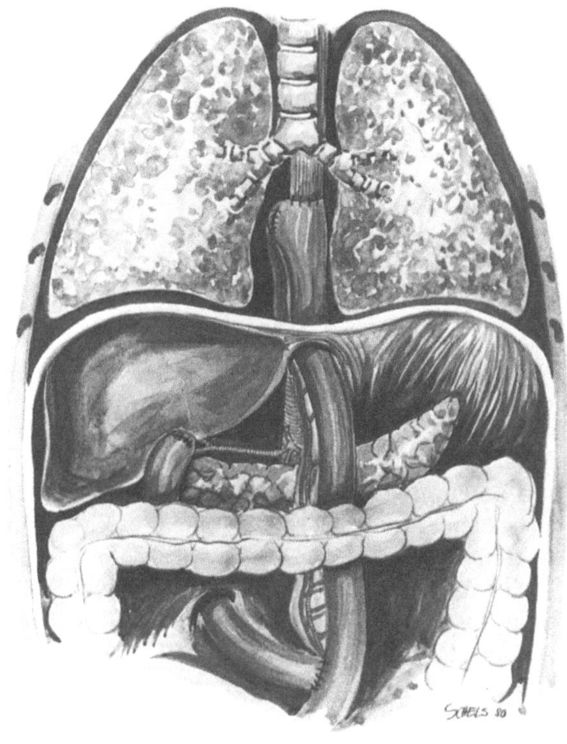

Abb. 13. Bei tiefsitzenden Tumoren, vor allem in Höhe des ösophagogastralen Übergangs, ist in seltenen Fällen eine Ösophagusresektion und gleichzeitige Gastrektomie erforderlich. (Nach Husemann 1982b)

– die operative Konstruktion eines Umgehungsweges mit Magen oder Kolon (*Bypass*) (Abb. 14),
– Einlage eines Katheters in Magen oder Jejunum (*Katheterfistel*) und
– chirurgische oder endoskopische *Tumorpertubation.*

Die Ernährung eines Patienten über eine Katheterfistel wird heute allgemein als obsoletes Verfahren angesehen, das den Patienten mehr belastet als ihm nützt (Belsey 1980).

Der Magen- oder Kolonbypass erfolgt in gleicher Technik wie bei der Tumorresektion. Die hohe Letalität des Verfahrens von bis zu 30% muß

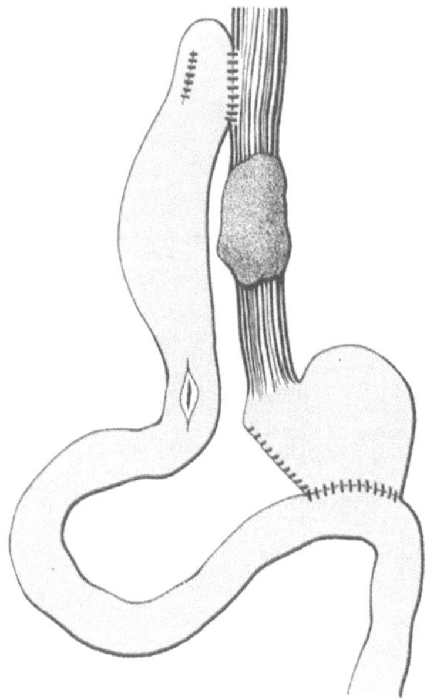

Abb. 14. Bei nichtresezierbaren Tumoren ist in Ausnahmefällen die Anlage eines Magen-Bypass, der retrosternal, prästernal oder im hinteren Mediastinum liegen kann, indiziert. (Nach Husemann 1982b)

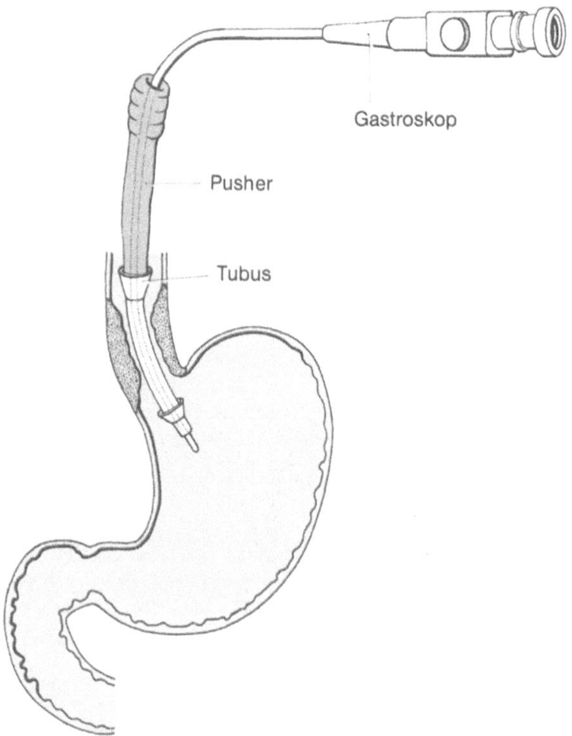

Abb. 15. Endoskopische Tumorpertubation. (Nach Husemann 1982b)

Tabelle 12. Vor- und Nachteile der Zugänge beim Ösophaguskarzinom. (Belsey u. Hiebert 1974; Cordiano et al. 1979; Groves u. Rodriguez-Antunez 1973; Huang et al. 1981; Kasai et al. 1978; Lortat-Jacob et al. 1969; Pasch et al. 1981)

Zugang	Übersicht für Interponatpräparation	Pulmonale Komplikationen
Abdominorechtsthorakal	Jedes Organ möglich	häufig (15–20%)
Linksthorakal (5. ICR)	Transdiaphragmale Magenpräparation	selten (3–15%)
Linksthorakal (9. ICR)	Geeignet für Jejunum und linkes Kolon	selten (3–5%)

jedoch bei der Indikationsstellung unbedingt berücksichtigt werden (Röher u. Horeyseck 1981).

In der Regel ist daher die Tumorpertubation mit einem Spiraltubus das Verfahren der Wahl. Die chirurgische Placierung wurde in neuerer Zeit durch die endoskopische ersetzt. Hierbei wird nach Aufbougierung des Tumors der Tubus über das Endoskop gestülpt und mit einem Einführgerät (Pusher) über die Stenose vorgeschoben (Abb. 15). In den Händen erfahrener Endoskopiker beträgt die Letalität 2–10% (Lux et al. 1983; Tytgat 1980). Der extrakorporale Bypass mit einem Tubus hat das Problem der Speisenpassage bislang nicht gelöst (Heimlich 1976). Nach Exstirpation der Speiseröhre ohne Rekonstruktion kann er mitunter vorübergehend hilfreich sein.

19.6.4 Zugangswege

Der Zugang zur Speiseröhre hängt
– vom Sitz des Tumors und
– von der Art der geplanten Operation ab (Griffen et al. 1976; Huang et al. 1981; Husemann 1982b) (Tabelle 12).

Beim Tumorsitz im Bereich der zervikalen Speiseröhre bestehen im Hinblick auf den Zugang kaum unterschiedliche Ansichten. Der Ösophagus ist von einem schrägen Schnitt entlang des Vorderrandes des M. sternocleidomastoideus aus gut zugänglich. Da der Ösophagus im unteren zervikalen Abschnitt nach links abweicht, hat sich der linksseitige Zugang durchgesetzt (Abb. 16). Kosmetische Vorteile bietet bei fast gleich guter Exposition der rechts- bzw. linksseitige Kocher-Kragenschnitt. Auf eine Lymphknotendissektion entlang

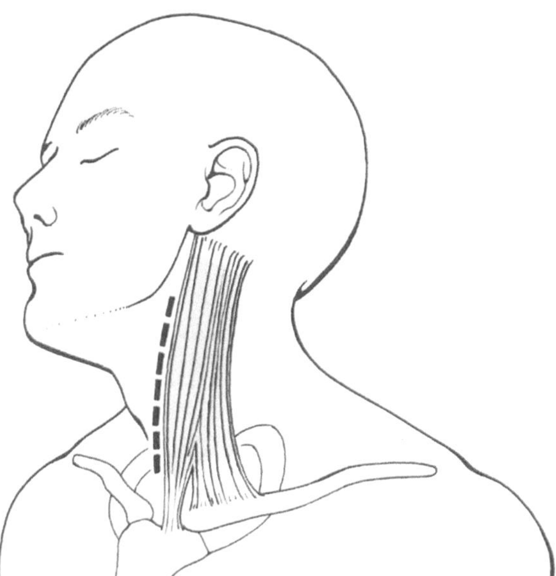

Abb. 16. Die zervikale Speiseröhre ist von einem schrägen Schnitt entlang der Vorderkante des M. sternocleidomastoideus aus gut zugänglich. (Nach Husemann 1982b)

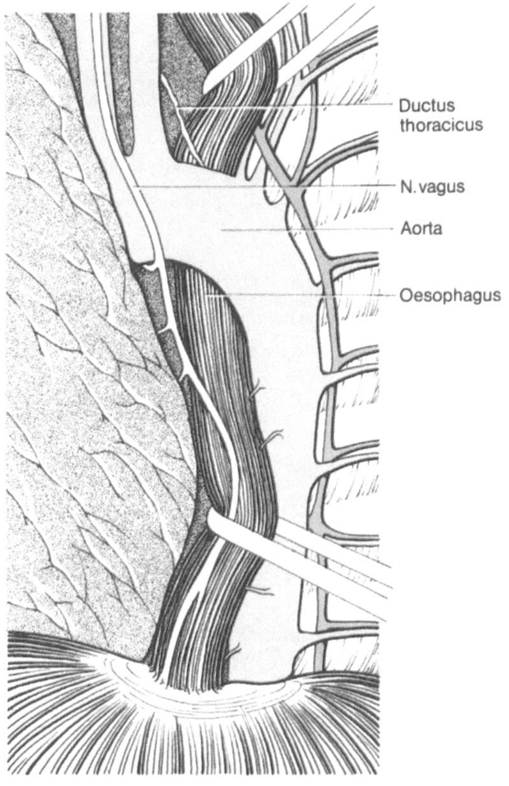

Abb. 17. Topographische Situation der Speiseröhre bei linksseitiger Thorakotomie. (Nach Husemann 1982b)

der thorakalen Speiseröhre wird bei stumpfer Dissektion verzichtet. Dies scheint akzeptabel, da bislang eine Metastasierung nach kaudal beim zervikalen Speiseröhrentumor nur im inkurablen Stadium gefunden wurde. Für die Rekonstruktion ist eine Inzision im Oberbauch notwendig.

Liegt der Tumor im Bereich der thorakalen Speiseröhre, konkurrieren rechts- und linksseitige Thorakotomie (Tabelle 12). Der Vorteil des besseren Überblicks im Hinblick auf die Dissektion der Lymphknoten bei rechtsseitigem Vorgehen ist nur scheinbar gegeben. Nach Mobilisation des Aortenbogens kann dies in gleicher Weise bei linksseitiger Thorakotomie durchgeführt werden (Abb. 17). Gerade auch die parahiläre Lymphdrüsendissektion gelingt bei diesem Zugang gut. Der entscheidende Vorteil liegt darin, ohne Laparotomie den Magen von einer radiären Inzision im Zwerchfell schrittweise vom Fundus aus mobilisieren zu können (Belsey u. Hiebert 1974; Cordiano et al. 1979; Groves u. Rodriguez-Antunez 1973; Huang et al. 1981; Kasai et al. 1978; Lortat-Jacob et al. 1969; Ong et al. 1978; Pasch et al. 1981). Die Häufigkeit postoperativer pulmonaler Komplikationen kann reduziert werden, da der Patient wegen geringerer Schmerzen die Lungen besser belüftet. Die tiefe Thorakotomie (Abb. 18) eignet sich nur für Tumoren am ösophagogastralen Übergang.

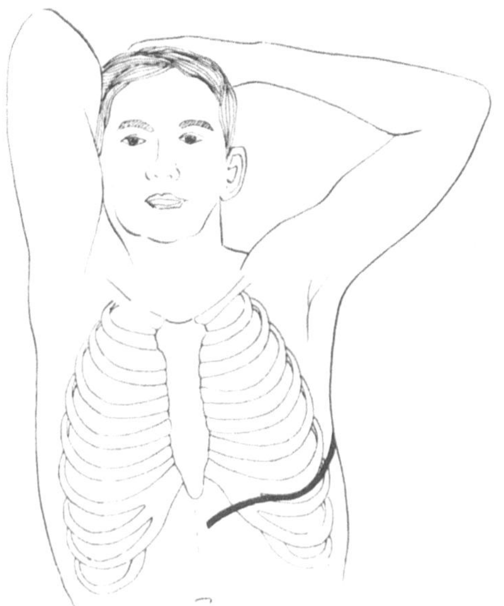

Abb. 18. Die tiefe linksseitige Thorakotomie eignet sich für Tumoren am ösophagogastralen Übergang. Der Schnitt kann, wenn erforderlich, jederzeit in Richtung Abdomen diagonal erweitert werden. (Nach Husemann 1982b)

19.6.5 Operationsplanung

Ein- und zweizeitiges Vorgehen zur Resektion und Rekonstruktion nach Entfernung der Speiseröhre sind heute scheinbar konkurrierende Verfahren. Da es sich in der Regel um fortgeschrittene Tumoren handelt (vgl. Tabelle 20 und 21), erlebt der Patient bei zweizeitiger Taktik den rekonstruktiven Eingriff nur selten und ist daher für den kurzen Rest seines Lebens auf die Zufuhr der Nahrung über eine Gastrostomie angewiesen (BELSEY 1980; EARLAM u. CUNHA-MELO 1980a; HUTCHINSON u. HUTCHINSON 1977). Auch reduziert ein zweizeitiger Eingriff das operative Risiko nur scheinbar, da beide Operationen ihre spezifischen Komplikationen haben. Daher ist die gleichzeitige Resektion und Rekonstruktion zur Behandlung eines Ösophaguskarzinoms zu bevorzugen.

19.6.6 Akute postoperative Komplikationen

Bei chirurgischer Behandlung eines Ösophaguskarzinoms stehen zwei Komplikationen im Mittelpunkt, Anastomoseninsuffizienz und pulmonale Gasaustauschstörung mit Bronchopneumonie.

Die Sicherheit der Anastomose konnte in den letzten Jahren wesentlich verbessert werden (AKIYAMA 1980; AKIYAMA et al. 1978; HUSEMANN 1982b; KINOSHITA et al. 1978). Dies gelang dank Anwendung schichtgerechter Nahttechniken (SCHEELE et al. 1978), in letzter Zeit auch durch Verwendung von automatischen Nähapparaten (DORSEY et al. 1980) (Abb. 19). Die Häufigkeit einer letalen Nahtinsuffizienz beträgt heute in großen Serien 5–10% (Tabelle 13). Eine Interponatnekrose führt letztendlich auch zur Insuffizienz der Anastomose. Bei Erhaltung einer ausreichenden arteriellen Versorgung und Sicherung eines ungestörten venösen Abflusses kann dies heute weitgehend vermieden werden. Häufig wird eine Nekrose des Interponats erst spät entdeckt. Man muß daher auf erste Hinweise achten. Charakteristisch ist eine Doppelkontur in der Thoraxübersichtsaufnahme zwischen Interponat und Lungengewebe. Die Therapie der Anastomoseninsuffizienz bzw. der Interponatnekrose besteht in der Entfernung des Organs und Anlage einer zervikalen Speisefistel und Katheter-Gastro- oder -Jejunostomie. Nach unseren Erfahrungen überlebt jedoch nur ein Fünftel der Patienten mit Insuffizienz nach Aufhebung der Anastomose die schwere Sepsis.

Die zervikale Anastomose scheint eine geringere Letalitätsrate zu haben. Oft bildet sich jedoch im

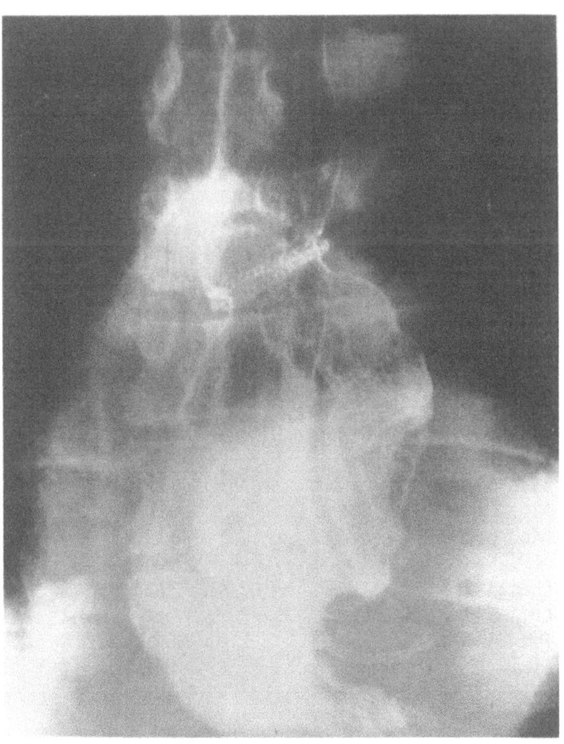

Abb. 19. Maschinelle Anastomose zwischen Ösophagus und intrathorakal verlagertem Magen

Tabelle 13. Wichtigste Ursache der postoperativen Letalität bei Resektion von Ösophaguskarzinomen

Autor	Pulmonale Komplikation (%)	Niereninsuffizienz (%)	Nahtinsuffizienz (%)
AKIYAMA (1980)	4		5[a]
BORST et al. (1978)	9	–	5
HUSEMANN (1982a)	9	3	7
ONG et al. (1978)	20	–	23
RÖHER u. HOREYSECK (1981)	–	–	7

[a] Letale und nicht-letale Nahtinsuffizienz

ehemaligen Oesophagusbett im hinteren Mediastinum bei Insuffizienz einer Anastomose am Hals ebenfalls eine letale Mediastinitis aus.

Eine wichtige Ursache der hohen postoperativen Letalität ist auch die pulmonale Insuffizienz (Tabelle 13). Die Einschränkung der Lungenfunktion ist bei 60% aller Patienten bereits vor der Operation vorhanden. In der Folge kommt es zu respiratorischer Insuffizienz, die eine maschinelle Beatmung erforderlich macht. Die Patienten sterben an einer progredienten Bronchopneumonie. Die

Tabelle 14. Die Letalität der Ösophagusresektion wegen eines Plattenepithelkarzinoms ist in westlichen Ländern hoch und erreicht hier nur in Einzelstudien 10%, im Gegensatz zu Japan und China

Autor	n	Letalität (%)
Akiyama (1980)	279	0,7
Borst et al. (persönl. Mitteilung 1981)	134	16
Goodner (1969)	1241	24
Gunnlaugsson et al. (1970)	1657	13
Huang et al. (1981)	736	3,4
Kasai et al. (1978)	430	16
Kinoshita et al. (1978)	748	4,4
Lawler et al. (1969)	263	33
Logan (1963)	853	29
Lortat-Jacob (1969)	217	53
Marks et al. (1976)	415	24
McKeown (1980)	403	11
Miller (1962)	405	49
Nakayama (1979)	581	7
Ong (1971)	520	27
Ong et al. (1978)	88	44
Petrov (1967)	1344	56
Sweet (1954)	450	17

prinzipielle prophylaktische Nachbeatmung hat hierbei keine wesentliche Verbesserung gebracht (Pasch et al. 1981). Restriktive Flüssigkeitsbilanz, effektive atemtherapeutische Maßnahmen und Periduralanalgesie konnten die Häufigkeit dieser Probleme vermindern. Die wichtigste Ursache der progredienten pulmonalen Insuffizienz ist unseres Erachtens nach jedoch die schleichende Aspiration von Magensaft. Daher empfiehlt sich die konsequente Entleerung des Magens während der ersten 3–5 postoperativen Tage über eine intraluminale Sonde. Eventuell muß bronchoskopisch abgesaugt werden.

Trotzdem bleibt die postoperative Letalität mit insgesamt 10–30% zu hoch (Tabelle 14). Stellt man Tumorstadium, Begleiterkrankungen und postoperative Letalität gegenüber, so erkennt man die hohe Gefährdung des multimorbiden Patienten mit weit fortgeschrittenem Tumor. Patienten mit kurativ resezierbaren Ösophaguskarzinomen und geringer Einschränkung der Lungenfunktion haben weniger Probleme (Huang et al. 1981; Ong et al. 1978).

19.6.7 Langzeitkomplikationen: Rezidiv und Refluxösophagitis

Ein lokales Tumorrezidiv nach operativer Entfernung der Speiseröhre und Rekonstruktion kann in der Regel nicht mehr chirurgisch angegangen werden. Ähnliches gilt für eine Fistel zwischen Interponat und Bronchialsystem. In seltenen Fällen kann die Einlage eines langen intraluminalen Tubus die chronische Aspiration vorübergehend vermeiden und die Passage sichern.

Die Gefahren einer Refluxösophagitis in dem kurzen Speiseröhrenrest ist relativ gering. Sie ist um so größer, je mehr Magenanteile im Abdomen verbleiben. Offensichtlich verhindert bei Verlagerung des ganzen Magens in den Pleuraraum der Druckunterschied zwischen Thorax und Abdomen einen gastroösophagealen Reflux (Borst et al. 1978).

19.7 Nichtchirurgische Verfahren

Als nichtchirurgische Verfahren zur Behandlung eines Plattenepithelkarzinoms der Speiseröhre stehen Strahlen- und Chemotherapie zur Verfügung, die jeweils unter kurativer oder palliativer Zielsetzung erfolgen können. Die Strahlentherapie ist eine anerkannte, etablierte Methode. Im Gegen-

Tabelle 15. Nichtchirurgische und Kombinationsverfahren beim Plattenepithelkarzinom der Speiseröhre

Therapieverfahren	Literatur
Strahlentherapie	
– allein	Amendola et al. (1980); Earlam u. Cunha-Melo (1980b); Rohloff et al. (1981)
– präoperativ und Resektion	Akakura et al. (1970); Groves u. Rodriguez-Antunez (1973); Husemann (1982a); Marks et al. (1976); Nakayama (1962)
– postoperative Nachbestrahlung	Appelqvist et al. (1979); Goodner (1969)
Chemotherapie	
– allein	Blum (1973); Desai (1979); Hentek et al. (1979); Kelsen (1978); Lad (1980); Livingston u. Caster (1970); Yogoda (1972)
– präoperativ und Resektion	Akakura et al. 1970); Husemann (1982a); Wopfner et al. (1982)
Chemotherapie und Bestrahlung	Kolaric et al. (1977)
Bestrahlung und Chemotherapie, danach Operation	Husemann (1982a)

satz dazu bedürfen alle anderen Verfahren weiterer klinischer Forschung. Dies gilt vor allem für Kombinationsbehandlungen (Tabelle 15).

19.7.1 Radiotherapie

Die Strahlentherapie kann mit opponierend angesetzten Stehfeldern und/oder durch monoaxiale Pendelbestrahlung erfolgen. Bei kurativer Zielsetzung soll das Bestrahlungsfeld neben dem Primärtumor auch den Lymphabfluß in die Supraklavikulargruben und entlang des thorakalen Ösophagus bis an den ösophagogastralen Übergang einbeziehen (PEARSON 1977). Ist eine spätere Resektion und Rekonstruktion geplant, die Radiotherapie somit als präoperative Vorbestrahlung vorgesehen, so wird der für die Anastomosierung benötigte Teil von Speiseröhre und Magen aus dem Bestrahlungsfeld ausgeblockt, um eine Schädigung des Gewebes zu vermeiden. In der Regel wird man in diesem Fall maximal 5 cm gesundes Gewebe beidseits des Tumors ins Bestrahlungsfeld einschließen. Die palliative Therapie dient allein dazu, die Passage wieder herzustellen.

Die Dosis der Bestrahlung hängt von der Zielvorstellung ab (AMENDOLA et al. 1980; APPELQVIST et al. 1979; EARLAM u. CUNHA-MELO 1980b; GOODNER 1969; GROVES u. RODRIGUEZ-ANTUNEZ 1973; ROHLOFF et al. 1981). Üblicherweise wird bis zu einem biologischen Äquivalent von 65 Gy innerhalb von 6–8 Wochen bestrahlt. Bei präoperativer Kurz- oder Langzeitvorbestrahlung, wie sie von NAKAYAMA zur Tumorverkleinerung in das Behandlungskonzept eingeführt wurde, sollte eine Dosis von 30 Gy nicht überschritten werden, um pulmonale Komplikationen zu vermeiden (AKAKURA et al. 1970; NAKAYAMA 1962).

Bei zervikalem Tumorsitz kann die Radiotherapie schwierig sein. Die örtliche Nähe zu Rückenmark und Trachea erschwert eine exakte Zentrierung. Aus diesem Grund wird heute, ähnlich wie bei der Behandlung des Prostatakarzinoms, die lokale Therapie durch Implantation von radioaktiven Seads diskutiert (HUSEMANN 1983, unveröffentlicht).

Die Komplikationsrate der Radiotherapie konnte durch moderne Verfahren gesenkt werden. Somit besteht kaum mehr eine Kontraindikation für diese Therapie. Zurückhaltung ist jedoch bei hochgradig kachektischen Patienten und bei Tumoren mit Fistelbildungen bzw. ösophagobronchialen Fisteln angezeigt.

Tabelle 16. Die Ansprechrate (Anteil der Patienten mit nachweisbarem passageren Therapieeffekt) bei Chemotherapie von Plattenepithelkarzinomen der Speiseröhre schwankt zwischen 5 und 20%

Substanz / Autor	n	Ansprechrate (%)
5-FU		
DESAI (1979)	26	15
LIVINGSTON u. CASTER (1970)	14	14
Methotrexat		
DESAI (1979)	27	7
Adriamycin		
DESAI (1979)	18	5
KOLARIC et al. (1977)	18	33
Vindesin		
KELSEN (1978)	22	13
Bleomycin		
BLUM (1973)	42	16
YOGODA (1972)	4	100
Methotrexat und Bleomycin und cis-Platinum		
HENTEK et al. (1979)	8	62
Bleomycin und cis-Platinum		
KELSEN et al. (1980, 1981)	65	18

19.7.2 Chemotherapie

Über die Behandlung von Ösophaguskarzinomen durch Chemotherapie liegen erst aus neuerer Zeit größere Erfahrungsberichte mit 5-FU, Bleomycin, Vincristin und Schwermetallsalzen (Cisplatinum) vor. Die ersten Ergebnisse vor allem aus Japan und den USA geben zu gewissen Hoffnungen Anlaß (Tabelle 16).

Problematisch ist eine Chemotherapie, wenn eine spätere Tumorresektion geplant ist. Die Immunabwehr des Patienten wird langfristig geschwächt. Durch Vorbehandlung mit Bleomycin ist zusätzlich die Gefahr der postoperativen pulmonalen Gasaustauschstörung, vor allem bei Gaben von höheren Sauerstoffkonzentrationen, gegeben. Die postoperative Komplikationsrate wird durch derartige präoperative Therapieschemata erhöht (BLUM 1973; DESAI 1979; HUSEMANN 1982a; WOPFNER et al. 1982).

19.7.3 Prognose nach nichtchirurgischer Behandlung

Der Vorteil der Strahlentherapie liegt im geringen aktuellen Risiko während der Behandlung. Der

Tabelle 17. 5-Jahres-Überlebensraten bei alleiniger Strahlentherapie des Plattenepithelkarzinoms der Speiseröhre. Die günstigen Ergebnisse von Pearson (1977) konnten bisher nicht wiederholt werden

Autor	n	5-Jahres-Überlebensraten (%)
van Andel et al. (1979)	279	3,2
Appelqvist (1972)	10024	2,7
Pearson (1977)	288	17,0
Rohloff (1981)	116	2,7
Werner u. Lucks (1970)	155	4,5

Tabelle 18. Histologische Graduierung des Effekts einer Vorbehandlung von Plattenepithelkarzinomen des Ösophagus. Chir. Univ.-Klinik Erlangen 1981/1982. Beurteilung am Tumorresektat nach den Vorschlägen der Japanischen Gesellschaft für Ösophaguserkrankungen (Japanese Society for Esophageal Diseases 1976b)

Histologischer Effektivitätsgrad	Bestrahlung 30 Gy (n = 10)	Bestrahlung und Chemotherapie mit Bleomycin (n = 14)
1 = ineffektiv oder gering effektiv	4	6
2 = mäßig effektiv	1 ⎫ 6(60%)	6 ⎫ 8(57%)
3 = stark effektiv	5 ⎭	2 ⎭

entscheidende Nachteil ist das oft frühzeitig auftretende lokale Rezidiv (Rohloff et al. 1981). Die von Pearson (1977) vorgelegten ausgesprochen günstigen Ergebnisse sind wahrscheinlich durch Selektion bedingt (Amendola et al. 1980; Appelqvist 1971). Bisher konnten sie an anderer Stelle nicht reproduziert werden. In der Regel kann eine alleinige Strahlentherapie die Prognose eines Plattenepithelkarzinoms der Speiseröhre nicht signifikant verbessern (Tabelle 17).

Histologische Untersuchungen von Resektionspräparaten nach unterschiedlicher Vorbehandlung haben zwar eine Tumorregression, jedoch nie eine Tumorsterilisierung gezeigt (Tabelle 18). Aus diesem Grund können nach unserer Erfahrung Strahlen- und Chemotherapie als alleinige Behandlungsmethoden nicht unter kurativer Zielsetzung eingesetzt werden. Sie bleiben palliative Maßnahmen bzw. sind als zusätzliche Therapieverfahren zu diskutieren.

19.8 Verfahrenswahl

Nach histologischer Sicherung der Diagnose Ösophaguskarzinom ist zu klären, ob der Patient therapierbar und, in positivem Fall, welches Verfahren zu planen ist. Erst in zweiter Linie fällt die Entscheidung zwischen Operabilität und Inoperabilität.

Die wichtigsten Kriterien ergeben sich aus dem Allgemeinzustand des Patienten und dem durch präoperatives Staging festgestellten Tumorstadium. Ist die Lungenfunktion hochgradig eingeschränkt und sind Fernmetastasen in die Lunge oder Leber nachgewiesen, so ist der Patient inoperabel, meist sogar nicht mehr therapierbar. Alle Maßnahmen müssen darauf abzielen, die orale Nahrungszufuhr zu ermöglichen. Die risikoärmsten Methoden, in erster Linie die endoskopische Placierung eines Tubus, die den Patienten nur kurz hospitalisiert, sind in diesem Fall angezeigt.

Ist der Patient in einem operationsfähigen Zustand, so muß bei der Planung des weiteren Vorgehens zwischen einem Plattenepithelkarzinom und einem Adenokarzinom unterschieden werden. Beim Adenokarzinom ist praktisch ausschließlich die chirurgische Tumorentfernung sinnvoll einsetzbar, beim Plattenepithelkarzinom müssen jedoch als Alternativverfahren Strahlen- und Chemotherapie diskutiert werden.

19.8.1 Verfahrenswahl beim Adenokarzinom

Die Entscheidung, ein Adenokarzinom zu resezieren, fällt relativ leicht. Es findet sich überwiegend im unteren Ösophagusabschnitt; im Vergleich zum Plattenepithelkarzinom sind die postoperativen Komplikationen auffallend gering. Da diese Patienten meist keine starken Raucher waren, ist die Gefahr einer alveolären Gasaustauschstörung nur selten gegeben. Die chirurgische Therapie erfolgt in identischer Weise wie beim tiefsitzenden Plattenepithelkarzinom der Speiseröhre mit langstreckiger Ösophagusresektion und ausreichendem Sicherheitsabstand am Magen. Als Ersatzorgan kann der Magen verwendet werden.

19.8.2 Verfahrenswahl beim Plattenepithelkarzinom und beim undifferenzierten Karzinom

Es gibt kaum einen bösartigen Tumor, bei dem der behandelnde Arzt in westlichen Ländern mehr zur Resignation neigt, als ein Plattenepithelkarzinom der Speiseröhre. Unabhängig von der Behandlungsmethode ist die Prognose katastrophal (EARLAM u. CUNHA-MELO 1980a, b). Von 100 Patienten mit einem diagnostizierten Tumor sind 42 bei Diagnosestellung inoperabel. Weitere 19 Karzinome sind nicht resezierbar, eine Tumorresektion ist nur bei etwa 40% aller Patienten möglich. Die hohe postoperative Letalität von etwa 33% läßt am Sinn operativer Verfahren zweifeln. Von 26 Patienten, die die Klinik verlassen, leben noch 18 nach 1 Jahr, 9 nach 2 Jahren und 4 nach 5 Jahren (EARLAM 1983; EARLAM u. CUNHA-MELO 1980a, b).

Andererseits ist jedoch nach gelungener Tumorresektion und Rekonstruktion die Lebensqualität des Patienten im Vergleich zu den anderen Verfahren mit ihren typischen Komplikationen wesentlich besser. Auch wird ein Patient nach Tumorresektion das lokale Rezidiv nur in Ausnahmefällen erleben.

Die Frage, welche Behandlung einzuleiten ist, hängt nicht nur von Größe und Lokalisation des Tumors, sondern vor allem von der Erfahrung des Operateurs ab.

Wenig fortgeschrittene, aufgrund der präoperativen Diagnostik mit hoher Wahrscheinlichkeit kurativ resezierbare Tumoren sollten chirurgisch behandelt werden. Dies gilt für jede Lokalisation. Die Rekonstruktion erfolgt einzeitig mit Magen, evtl. mit Kolon.

Problematisch sind fortgeschrittene Tumoren der intrathorakalen Speiseröhre, die mehr als 7 cm lang sind und radiologisch einen Achsenknick zeigen (s. Abb. 6 und 7). Derartige Tumoren sollten nur dann reseziert werden, wenn der Patient kooperationsfähig ist. Er sollte die notwendige postoperative Atemtherapie erlernt haben und in der Lage sein, ausreichend abzuhusten, um die Aspirationsgefahr zu verringern. Ist dies nicht zu erwarten, so halten wir die Kombination von Strahlen- und Chemotherapie z.Zt. für den erfolgversprechendsten Weg.

Wir müssen uns stets vergegenwärtigen, daß Kombinationsbehandlungen mit präoperativer Bestrahlung und/oder Chemotherapie in der Regel nur einen Verzweiflungsschritt darstellen, der viele Risiken mit sich bringt.

Bei Fistelbildungen sind die Gefahren der Operation sehr hoch, und die Heilungschance ist minimal. In der Regel wird man sich auf endoskopische Pertubation beschränken. Dies gilt in ähnlicher Weise auch für zervikale Tumoren. Heroische Maßnahmen, wie die Entfernung des Kehlkopfes und der proximalen Luftröhre, sowie eine Ösophagusexstirpation können nur in seltensten Ausnahmen dem Patienten eine vernünftige Überlebenschance sichern.

19.9 Nachsorge

Nach kurativer Ösophagusresektion wegen eines Ösophaguskarzinoms sollten die Patienten in 3monatigen Abständen nachuntersucht werden. Dazu gehören endoskopische Kontrolle der Anastomose und radiologische Beurteilung der Lunge. Leider ergibt sich jedoch aus diesen Befunden, sofern ein lokales Rezidiv oder Fernmetastasen gefunden werden, kaum eine chirurgische Konsequenz. Nur die membranöse Stenose an der Anastomose kann mit gutem Erfolg durch Bougierung oder Einkerben mit Diathermieschlinge erfolgreich behandelt werden.

19.10 Prognose

Die Prognose von Patienten mit einem Ösophaguskarzinom ist mit Ausnahme von Frühstadien bei jeder Therapie unbefriedigend (Tabelle 19). Die

Tabelle 19. 5-Jahres-Überlebensraten bei Plattenepithelkarzinom des Ösophagus. a) alle Patienten (mit und ohne Tumorresektion), b) nach Tumorresektion

Autor	n	a) alle Patienten (%)	b) nach Resektion (%)
AKAKURA et al. (1970)	346	–	10
BELSEY u. HIEBERT (1974)	198	–	2
GOODNER (1969)	260	–	6
GUNNLAUGSSON et al. (1970)	579	–	12
KASAI et al. (1978)	430	–	12
KINOSHITA et al. (1978)	1329	–	16
LORTAT-JACOB (1969)	217	–	3
MILLER (1962)	175	–	13
NAKAYAMA (1974), zit. nach EARLAM (1983)	6282	1	–
O'CONNOR et al. (1980)	–	7	14
PETROV (1967)	249	–	5
Erlangen 1967–1982 (vgl. Tabelle 20)	332	4	–
	145	–	7

Tabelle 20. Prognose beim Plattenepithelkarzinom des Ösophagus in Abhängigkeit von der Art des operativen Eingriffs und dem pathologischem Stadium (Harmer 1982). Chir. Univ.-Klinik Erlangen 1967–1982/31.12.1983. Actuarial method, alterskorrigierte Überlebensraten mit 95%-Vertrauensbereich

| | [n] | Mediane Überlebenszeit (Monate) | Überlebensraten | | | | |
			12 Monate (%)	24 Monate (%)	36 Monate (%)	48 Monate (%)	60 Monate (%)
a) Ohne Ausschluß der postoperativen Letalität							
Alle Patienten (resezierte und nichtresezierte)	332	4,5	19 ± 4	8 ± 3	5 ± 3	4 ± 3	4 ± 3
Kurative Resektion	75	6,9	38 ± 11	20 ± 10	17 ± 10	12 ± 9	13 ± 10
Stadium II	16	7,5	45 ± 25	25 ± 23	13 ± 21	13 ± 22	14 ± 23
Stadium III	28	8,0	40 ± 19	16 ± 15	16 ± 16	11 ± 14	12 ± 14
Stadium IV	26	5,6	27 ± 18	14 ± 15	9 ± 13	0	0
Nichtkurative Resektion	70	2,9	13 ± 8	7 ± 6	2 ± 4	0	0
Nichtresezierte Patienten	187	4,5	13 ± 5	4 ± 3	1 ± 2	1 ± 2	2 ± 2
b) Nach Ausschluß der postoperativen Letalität							
Alle Patienten (resezierte und nichtresezierte)	269	5,8	23 ± 5	10 ± 4	6 ± 4	5 ± 3	5 ± 4
Kurative Resektion	52	13,6	55 ± 14	29 ± 14	24 ± 13	17 ± 13	18 ± 13
Stadium II	10	15,7	71 ± 29	39 ± 32	20 ± 32	20 ± 33	20 ± 34
Stadium III	19	14,9	59 ± 23	23 ± 21	24 ± 22	16 ± 20	17 ± 21
Stadium IV	20	8,0	36 ± 22	18 ± 19	11 ± 16	0	0
Nichtkurative Resektion	40	5,8	23 ± 13	12 ± 11	4 ± 7	0	0
Nichtresezierte Patienten	177	4,8	4 ± 5	4 ± 3	1 ± 2	2 ± 2	2 ± 2

chirurgische Therapie hat eine hohe Komplikationsrate, vor allem bedingt durch pulmonale Probleme. Die Fünfjahresüberlebensrate aller diagnostizierten Ösophaguskarzinome überschreitet kaum 5%, die palliative Tumorresektion überleben nur etwa 15% länger als 12 Monate (Tabelle 20). Nur Patienten mit Frühkarzinomen haben eine Lebenserwartung, die Überlebensraten, wie wir sie von anderen gastrointestinalen Tumoren her kennen, entsprechen. Für Adenokarzinome der Speiseröhre liegen bis heute wegen der Seltenheit dieses Tumors kaum statistische Angaben über die Prognose vor.

19.11 Frühdiagnose und Vorsorge

Bei Diagnosestellung handelt es sich beim Ösophaguskarzinom in etwa 85% der Fälle um fortgeschrittene Tumoren des pathologischen Stadiums III und IV (Tabelle 21). Da es jedoch auch bei der Speiseröhre ähnlich wie beim Magen echte Frühkarzinome gibt, sollte die Frühdiagnose Ziel der Bemühungen sein. Wegen der geringen Inzidenz der Ösophaguskarzinome in Europa haben jedoch Screening-Tests, wie zytologische Abstrichverfahren, kaum eine vernünftige Chance. Wahr-

Tabelle 21. Pathologische Stadien (Harmer 1982) bei 145 resezierten Plattenepithelkarzinomen des Ösophagus. Chir. Univ.-Klinik Erlangen 1969–1982

Stadium	Häufigkeit
I	4 (2,8%)
II	18 (12,4%)
III	62 (42,8%)
IV	60 (41,4%)
Unbestimmt	1 (0,7%)

scheinlich nützen weit mehr bessere Aufklärung der Patienten mit gezielten Hinweisen auf Frühsymptome und Vermeidung auslösender Faktoren wie Rauchen oder Alkoholabusus.

Literatur

Akakura I, Nakamura Y, Kakegawa P, Nakayama R, Watanabe H, Yamashita H (1970) Surgery of carcinoma of the esophagus with preoperative radiation. Chest 57:47

Akiyama H (1980) Surgery for carcinoma of the esophagus. Curr Probl Surg 17:53

Akiyama H, Hiyama M, Miyazono H (1975) Total esophageal reconstruction after extraction of the esophagus. Ann Surg 182:547

Akiyama H, Miyazono H, Tsurumaru M, Hashimoto C, Kawamura T (1978) Use of the stomach as an esophageal substitute. Ann Surg 188:606

Amendola B, Hazra TA, Belgrad R, King ER (1980) Radiation therapy for esophageal cancer: the Medical College of Virginia experience. South Med J 73:1481

Appelqvist P (1972) Carcinoma of the esophagus and gastric cardia. A restrospective study based on statistical and clinical material from Finland. Acta Chir Scand [Suppl 430]

Appelqvist P, Salmo M (1980) Lye corrosion carcinoma of the esophagus. A review of 63 cases. Cancer 45:2655

Appelqvist P, Silvo J, Rissanen P (1979) The results of surgery and radiotherapy in treatment of carcinomas of the thoracic esophagus. Ann Clin Res 11:184

Atlas of Cancer Mortality in the People's Republic of China (1981) China Cartographic Publishing House, Peking

Belsey R, Hiebert CA (1974) An exclusive right thoracic approach for cancer of the middle third of esophagus. Ann Thorac Surg 18:1

Belsey RH (1980) Palliative management of esophageal carcinoma. Am J Surg 139:789

Bethune WA, Kumar PP (1979) The unrewarding results of curative therapy in esophageal cancer. J Natl Med Assoc 71:875

Billroth T (1872) Über die Resektion des Oesophagus. Langenbecks Arch Chir 13:5

Blum RH (1973) A clinical overview of bleomycin — a new antineoplastic agent. Cancer 31:903

Borst HG, Dragojewic D, Stegmann T, Hetzer R (1978) Anastomotic leakage, stenosis and reflux after esophageal replacement. World J Surg 2:861

Bosch A, Frias Z, Caldwell WL, Jaeschke WH (1979) Autopsy findings in carcinoma of the esophagus. Acta Radiol Oncol 18:103

Cordiano C, Fracastoro G, Mosciaro O, Mozzo W (1979) Esophagectomy and esophageal replacement by gastric pull-through procedure. Int Surg 64:17

Denk W (1913) Zur Radikaloperation des Oesophaguscarcinoms. Zentralbl Chir 40:1065

Desai D (1979) Chemotherapy of advanced esophageal carcinoma. Proc Am Soc Clin Oncol 20:381

Dorsey JS, Esses S, Goldberg M, Stone R (1980) Esophagogastrectomy using the auto-suture EEA surgical stapling instrument. Ann Thorac Surg 30:308

Earlam R (1983) Epidemiological analysis of squamous cell tumors of the esophagus in England and Wales. Vortrag 2. Intern. Congress Diseases of the Esophagus. Rom 1983

Earlam R, Cunha-Melo JR (1980a) Esophageal squamous cell carcinoma: I. A critical review of surgery. Br J Surg 67:381

Earlam R, Cunha-Melo JR (1980b) Esophageal squamous cell carcinoma: II. A critical review of radiotherapy. Br J Surg 67:457

Endo M, Yamada A, Ide H, Yoshida M, Hayashi T, Nakayama K (1980) Early cancer of the esophagus: Diagnosis and clinical evaluation. Int Adv Surg Oncol 3:49

Giuli R, Gignoux M, Thomsen C (1980) Discussion du theme europeene. Resultats et valeur de la chirurgie d'exerese dans le cancer l'oesophage. Report introductif. Lyon Chir 76:145

Goodner JT (1969) Surgical and radiation treatment of cancer of the thoracic esophagus. Am J Roentgenol Radium Ther Nucl Med 105:523

Green GE, Som ML (1966) Free grafting and revascularization of intestine. 1. Replacement of the cervical esophagus. Surgery 60:1012

Griffen WO Jr, Daugherty ME, McGee EM, Utley J (1976) Unified approach to carcinoma of the esophagus. Ann Surg 183:511

Groves LK, Rodriguez-Antunez A (1973) Treatment of carcinoma of the esophagus and gastric cardia with concentrated preoperative irradiation followed by early operation. Ann Thor Surg 15:333

Gunnlaugsson GH, Wychulis AR, Roland C, Ellis FH (1970) Analysis of the records of 1657 patients with carcinoma of the esophagus and cardia of the stomach. Surg Gynecol Obstet 130:997

Harmer MH (ed) (1982) TNM classification of malignant tumours, 3rd edn. UICC, Genf

Hegemann G (1959) Resektion und Rekonstruktion der Speiseröhre. Chirurg 30:501

Heimlich HJ (1976) Permanent extracorporeal eosphagogastric tube for esophageal replacement. Ann Thorac Surg 22:203

Hentek V, Vogl S, Kaplan BH, Greenwald E (1979) Combination chemotherapy of advanced esophageal cancer with methotrexate, bleomycin and diaminedichloroplatinum — "MBD". (Abstr.). Proc Am Soc Clin Oncol 449

Hoferichter J (1967) Die Rekonstruktion des Oesophagus mit Kunststoffen. I. Möglichkeiten und Grenzen der Alloplastik. Langenbecks Arch Chir 317:39

Huang G, Shao L, Zhang D, Li U, Wang G, Liu S, Chang F (1981) Diagnosis and surgical treatment of early esophageal carcinoma. Chin Med J [Engl] 94:229

Husemann B (1976) Das Oesophaguscarcinom. Dtsch Arztl Mitt 73:3407

Husemann B (1982a) Behandlung des Plattenepithelcarcinoms der Speiseröhre. Dtsch Med Wochenschr 107:1309

Husemann B (1982b) Chirurgie der Speiseröhre. Enke, Stuttgart

Husemann B, Schricker KT (1982) Die Zytologie der Speiseröhre. In: Demling L, Riemann JF (Hrsg) Endoskopische Prothetik. Heumann, Nürnberg

Hutchinson WB Jr, Hutchinson WB (1977) Carcinoma of the esophagus. Am Surg 43:709

Iizuka T, Ichimura S, Kawachi T (1980) Esophageal carcinoma in rats induced by N-Amyl-N-Methylnitrosamine. Gann 71:94

Japanese Society for Esophageal Diseases (1976a) Guide lines for the clinical and pathologic studies for carcinoma of the esophagus. Part I. Clinical classification. Jpn J Surg 6:69

Japanese Society for Esophageal Diseases (1976b) Guide lines for the clinical and pathologic studies for carcinoma of the esophagus. Part II. Pathologic classification. Jpn J Surg 6:79

Kasai M, Mori S, Watanabe T (1978) Follow-up results after resection of thoracic esophageal carcinoma. World J Surg 2:543

Kelsen DP (1978) Vindesine in the treatment of esophageal cancer. Proc Am Soc Clin Oncol 20:338

Kelsen DP, Weston E, Kurtz R, Cvitkovic E, Liebermann P, Golbey RB (1980) Small-cell carcinoma of the esophagus: Treatment by chemotherapy alone. Cancer 45:1558

Kelsen DP, Chapman R, Bains M (1981) Cis-Platin, vindesine and bleomycin combination chemotherapy of esophageal cancer. (Abstr.) Proc Am Soc Clin Oncol 475

Kinoshita Y, Endo M, Nakayama K, Sato H (1978) Evaluation of ten-year survival after operation for upper-and mid-thoracic esophageal cancer. Int Adv Surg Oncol 1:173

Kolaric K, Maricic Z, Dujmovic-Roth A (1977) Adriamycin alone and in combination with radiotherapy in the treatment of inoperable esophageal cancer. Tumori 6:485

Lad TE (1980) Platinum, mitomycin -C, and bleomycin chemotherapy of esophageal carcinoma. Proc Am Assoc Cancer Res 21:419

Lawler MR Jr, Gobbel WG, Killen DA (1969) Carcinoma of the esophagus. J Thorac Cardiovasc Surg 58:609

Lewis I (1946) The surgical treatment of carcinoma of the esophagus. With special reference to a new operation for growths of the middle third. Br J Surg 34:18

Livingston RB, Caster SK (1970) Single agents in cancer chemotherapy. Plenum, New York

Logan A (1963) The surgical treatment of carcinoma of the esophagus and cardia. J Thorac Cardiovasc Surg 46:150

Lortat-Jacob JL (1969) Surgical treatment of esophageal cancer. Record of 23 years of experience. Bull Acad Natl Med (Paris) 153:17

Lortat-Jacob J, Maillard JN, Richard CA, Fekete F, Launois B (1969) Die aktuelle Behandlung des Oesophaguscarcinoms. Aktuel Chir 4:31

Lux G, Groitl H, Riemann JF, Demling L (1983) Tumor stenosis of the upper gastrointestinal tract — Non-surgical therapie by bridging tubes. Endoscopy 15:207

Marks RD, Scruggs HJ, Wallace KM (1976) Preoperative radiation therapy for carcinoma of the esophagus. Cancer 38:84

McKeown KC (1980) Experience with the surgical treatment of carcinoma of the esophagus. Surg Annu 12:243

Miller C (1962) Carcinoma of the thoracic esophagus and cardia. A review of 405 cases. Br J Surg 49:507

Nakamura T, Inokuchi K, Sgimachi K (1975) Use of revascularized jejunum as a free graft for cervical esophagus. Jpn J Surg 5:92

Nakayama K (1962) Die präoperative Strahlenbehandlung des Oesophaguskrebses und ihre theoretische Grundlage. Chirurg 33:14

Nakayama K (1979) My experience in the management of esophageal cancer. Int Surg 64:7

O'Connor TM, Watson RR, Weisel W (1980) Cancer of the esophagus: Five — year local experience. Wis Med J 79:35

Ong GB (1971) Resection and reconstruction of the esophagus. Curr Probl Surg 8:347

Ong GB, Lam KH, Way J, Lin TK (1978) Factors influencing morbidity and mortality in esophageal carcinoma. J Thorac Cardiovasc Surg 76:745

Oota K, Sobin LH (1977) Histological typing of gastric and oesophageal tumours. WHO, Geneva

Orringer MB, Sloan H (1975) Substernal gastric bypass of the excluded thoracic esophagus for palliation of esophageal carcinoma. J Thorac Cardiovasc Surg 70:836

Pasch T, Brandl M, Feistel G, Kamp H-D, Rügheimer E (1981) Postoperative Probleme und Intensivtherapie nach Oesophagusexstirpation. In: Häring R (Hrsg) Chirurgie des Oesophaguskarzinoms. Edition Medizin, Weinheim Deerfield Beach Florida Basel

Pearson JG (1977) The present status and future potential of radiotherapy in the management of esophageal cancer. Cancer [Suppl 2] 39:882

Petrov PA (1967) Resection of the thoracic esophagus for cancer. Cancer 20:789

Röher HD, Horeyseck G (1981) Totale Magentransplantation mit cervikaler Anastomose zum langstreckigen Oesophagusersatz. In: Häring R (Hrsg) Chirurgie des Oesophagus-Karzinoms. Edition Medizin, Weinheim Deerfield Beach Florida Basel

Rohloff R, Tongendorf J, Lieven H von, Lissner J (1981) Ergebnisse der Megavolt-Strahlentherapie des Oesophaguskarzinoms. In: Häring R (Hrsg) Chirurgie des Oesophagus-Karzinoms. Edition Medizin, Weinheim Deerfield Beach Florida Basel

Rossetti M, Barone C (1979) Adenocarcinome des thorakalen Oesophagus bei Refluxkrankheit. Helv Chir Acta 46:673

Sato E, Tokunaga M, Sakae K, Mukada T, Sasano N (1978) Epithelial dysplasia in cancerous and noncancerous esophagi. Tokohu J Exp Med 124:117

Scheele J, Klüpfel P, Pesch HJ, Husemann B (1978) Vergleichende morphologische Untersuchungen verschiedener Anastomosentechniken bei transthorakalen Oesophagogastrostomien am Hund. Langenbecks Arch Chir 344:239

Schmidt H, Ridell RH, Walther B, Skinner DB, Riemann JF, Groitl H (1985) Adenokarzinome in heterotoper Magenschleimhaut des proximalen Ösophagus. Leber Magen Darm 15:144–147

Siewert R, Blum AL, Waldeck F (1976) Funktionsstörungen der Speiseröhre. Springer, Berlin Heidelberg New York

Siewert R, Weiser HF, Lepsien G, Peiper HJ (1979) Endobrachyoesophagus und Adenocarcinom der Speiseröhre. Chirurg 50:675

Skinner DB (1980) Esophageal reconstruction. Am J Surg 139:810

Spiessl B, Hermanek P, Scheibe O, Wagner G (Hrsg) (1984) TNM-Atlas. Illustrierte Anleitung zur TNM/pTNM-Klassifikation maligner Tumoren. Springer, Berlin Heidelberg New York Tokyo

Stelzner R (1969) Der Ersatz der Speiseröhre durch das linke Colon. Chirurg 40:358

Sweet RH (1954) Late results of surgical treatment of carcinoma of the esophagus. JAMA 155:422

Thorek F (1913) The first successful case of resection of the thoracic portion of the esophagus for carcinoma. Surg Gynecol Obstet 16:614

Turnbull ADM, Goodner JT (1968) Primary adenocarcinoma of the esophagus. Cancer 22:915

Tytgat GN (1980) Endoscopic methods of treatment of gastrointestinal and biliary stenosis. Endoscopy [Suppl] 12:57

Van Andel JG, Dees J, Dijkhuis CM, Fokkens W, van Houten H, de Jong PC, van Woerkom-Eykenboom WM (1979) Carcinoma of the esophagus. Results of treatment. Ann Surg 190:684

Waterhouse J, Muir C, Shanmugaratnam K, Powell J (1982) Cancer incidence in five continents. IARC Sci Publ 42

Werner H, Lucks R (1970) Die Rotationsbestrahlung des Oesophaguskarzinoms. Strahlentherapie 139:517

Wopfner F, Husemann B, Giedl J (1982) Wirkung von Bleomycin bei Oesophaguskarzinomen. Beitr Onkol 12:133

Wu Y, Huang G (1979) Experience in the surgical treatment of the esophagus. Chin Med J [Engl] 92:739

Yogoda A (1972) Bleomycin, an antitumor antibiotic: Clinical experiences in 274 patients. Ann Intern Med 77:861

20 Maligne Tumoren des Magens

H.-H. Gentsch

20.1 Epidemiologie

Im Gegensatz zu den meisten anderen malignen Tumoren ist die Häufigkeit des Magenkarzinoms in den letzten Jahrzehnten in vielen industrialisierten Ländern deutlich zurückgegangen [20, 77, 89, 103, 140, 150]. Trotzdem gehört es fast überall auf der Welt weiterhin zu den häufigsten und damit praktisch bedeutsamsten Malignomen. Hierbei bestehen jedoch erhebliche Unterschiede in der geographischen Häufigkeitsverteilung (Abb. 1).

Japan ist das Land mit der weitaus höchsten Magenkarzinominzidenz [103]. Ähnlich hohe Todesraten wie aus Japan werden nur noch aus Chile und Costa Rica gemeldet. Die Bundesrepublik Deutschland liegt mit ihren Mortalitätsraten etwa im mittleren Durchschnitt der Industrienationen; am unteren Ende der Häufigkeitsskala stehen die USA.

Innerhalb einzelner Länder oder umschriebener geographischer Räume ergeben sich nochmals z.T. erhebliche Unterschiede in der Häufigkeit. In den USA wie auch in Europa besteht ein deutliches Nord-Süd-Gefälle, wobei die Magenkarzinominzidenz im Süden am geringsten ist [20]. In Deutschland ist der Magenkrebs in Bayern und Niedersachsen häufiger als in allen anderen Bundesländern [54]. In Kanada findet sich eine besonders große Magenkarzinomhäufigkeit in Neufundland [214]. In Österreich haben einige ländliche Bezirke eine deutliche Übersterblichkeit an Magenkrebs, im Vergleich mit Großstädten [42].

Von wenigen Ausnahmen abgesehen erkranken in fast allen Ländern Männer etwa doppelt so häufig an Magenkarzinom wie Frauen [12].

Hinsichtlich der Altersverteilung findet sich eine deutliche Bevorzugung der höheren Altersgruppen mit einem steilen Häufigkeitsanstieg nach dem 60. Lebensjahr, der sich bis in die höchsten Lebensalter fortsetzt. Japaner erkranken durchschnittlich in einem etwas niedrigeren Lebensalter als Europäer und Nordamerikaner [140, 257].

Die USA sind das Land, in dem der Häufigkeitsrückgang des Magenkarzinoms am ausgeprägtesten war. Im Jahre 1930 betrug hier die Todesrate noch 30 pro 100 000 Einwohner (also in etwa entsprechend der heute in Deutschland bestehenden Situation); das Magenkarzinom war damit die häufigste Todesursache unter den Krebserkrankungen. In den folgenden Jahrzehnten war eine geschätzte Häufigkeitsabnahme von 36% pro 10 Jahre zu verzeichnen, wodurch sich die Todesrate

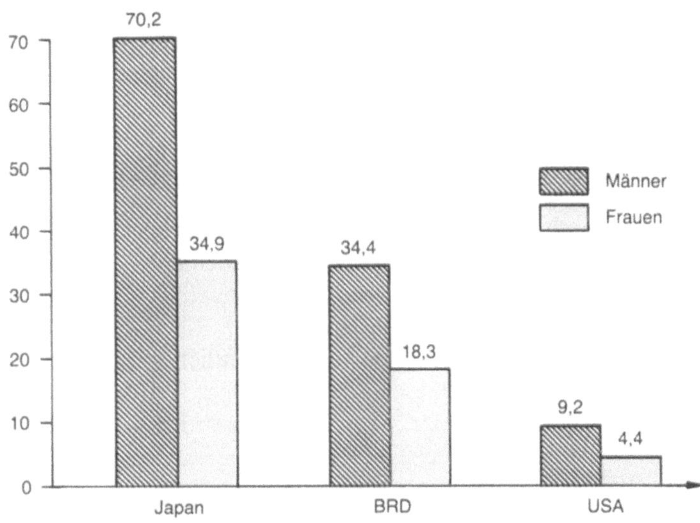

Abb. 1. Alterskorrigierte Todesraten pro 100 000 Einwohner als Folge eines Magenkarzinoms in drei ausgewählten Ländern für den Zeitraum 1976–1977. (Nach Angaben der American Cancer Society [3])

schließlich auf den gegenwärtigen Wert von 9,2 für Männer und 4,4 für Frauen reduzierte [3, 140, 150]. In Deutschland und anderen europäischen Ländern war der Häufigkeitsrückgang weniger dramatisch, aber dennoch signifikant [20]. Selbst aus Japan kommen Berichte über einen Rückgang der Erkrankungshäufigkeit [103].

20.2 Laurén-Klassifikation des Magenkarzinoms

Die Epidemiologie und Ätiologie des Magenkrebses sind nur zu diskutieren, wenn das Konzept der Unterteilung der Magenkarzinome nach Laurén in einen Intestinalzelltyp und einen diffusen Typ beachtet wird [139]. Diese beiden Typen werden allein auf Grund histologischer Kriterien unterschieden, stellen aber offensichtlich sowohl im Hinblick auf Ätiologie und Pathogenese als auch auf ihr biologisches Verhalten zwei völlig verschiedene Erkrankungen dar.

Pfeiffer [213] wie auch Correa [37] betrachten das Magenkarzinom vom diffusen Typ als eine endemische Form, deren Auftreten von Umweltfaktoren weitgehend unabhängig ist, so daß hereditäre Anlagen offensichtlich eine wesentliche Rolle spielen. Im Gegensatz dazu handelt es sich beim Karzinom vom Intestinalzelltyp um die epidemische Form, deren Entwicklung vorwiegend von exogenen Faktoren bestimmt ist. Die folgenden Erkenntnisse sprechen für diese Auffassung:

1. Der diffuse Typ kommt in allen Ländern in mehr oder minder gleicher Häufigkeit vor, während der Intestinaltyp eine geographisch unterschiedliche Inzidenz zeigt. Dementsprechend überwiegt der Intestinaltyp in Regionen mit hoher Magenkarzinominzidenz stark, während bei geringer Magenkrebshäufigkeit der diffuse Typ etwas häufiger als der Intestinaltyp gefunden wird [139, 182].

2. Der in vielen Ländern zu beobachtende Häufigkeitsrückgang des Magenkarzinoms (vermutlich durch Veränderungen der Umweltfaktoren bedingt) geht fast ausschließlich zu Lasten des Intestinalzelltyps mit entsprechender relativer Häufigkeitszunahme des diffusen Typs [36].

3. Es gibt beim diffusen Typ keine wesentlichen Unterschiede in der Geschlechtsverteilung; im Vergleich zum Intestinalzelltyp werden wesentlich jüngere Altersgruppen befallen [139, 182].

4. Während Karzinome vom Intestinalzelltyp praktisch nie in normaler Magenschleimhaut auf-

treten, sondern fast immer mit mehr oder weniger ausgeprägter atrophischer Gastritis assoziiert sind, gibt es bisher keine eindeutigen Hinweise auf das Vorkommen von spezifischen präkanzerösen Schleimhautveränderungen beim diffusen Typ des Magenkarzinoms [182].

5. Die überwiegende Zahl der im Tierexperiment durch chemische Karzinogene erzeugten Magenkarzinome (die oft auf dem Boden einer intestinalen Metaplasie entstehen) sind gut differenzierte Adenokarzinome bzw. Karzinome vom Intestinaltyp [51a, 278]. Siegelringzellkrebse oder schlecht differenzierte Adenokarzinome wurden nur selten unter speziellen Bedingungen beobachtet [284].

20.3 Ätiologie

Wie alle Malignome hat das Magenkarzinom offensichtlich eine komplexe Pathogenese, bei der verschiedene ätiologische Faktoren und Kofaktoren in unterschiedlicher Weise wirksam werden.

Bisher konnte zwar kein einzelner Faktor oder pathogenetischer Prozeß als ursächlich bewiesen werden, jedoch gibt es eine Vielzahl von epidemiologischen und experimentellen Ergebnissen, die es erlauben, eine Reihe von sinnvollen Arbeitshypothesen über die Magenkarzinomentstehung aufzustellen, die auch für die klinische Praxis Bedeutung haben.

Prinzipiell müssen zwei mögliche Ursachenkomplexe diskutiert werden:

1. endogene, genetisch determinierte Faktoren des potentiellen Karzinomträgers, die die individuelle Resistenz bestimmen, und

2. Umweltfaktoren im weitesten Sinn, die sich fördernd oder hemmend auf die Karzinomentwicklung auswirken.

20.3.1 Genetische Faktoren

Das Risiko, an einem Magenkarzinom zu erkranken, scheint bei den nächsten Verwandten eines Magenkarzinompatienten etwas erhöht zu sein [281]. In diesem Zusammenhang wird oft die Familie von Napoleon Bonaparte zitiert [266]. Ein ähnliches Phänomen ist offensichtlich die in einigen Studien nachgewiesene um etwa 20% erhöhte Magenkarzinominzidenz bei Patienten mit Blutgruppe A [114]. Einige Autoren ziehen die Bedeutung dieser Faktoren jedoch in Zweifel [102].

Ein Hinweis auf die relativ geringe Rolle einer eventuellen rassischen Prädisposition sind Untersuchungen an Einwanderern, die aus einem Land mit hohem in ein solches mit niedrigem Magenkrebsrisiko übersiedeln oder umgekehrt. Die Häufigkeit des Magenkarzinoms in diesen Bevölkerungsgruppen nähert sich hierbei im Laufe der Zeit weitgehend der der alteingesessenen Bevölkerung an. Dabei hängt die Geschwindigkeit dieser Entwicklung offensichtlich wesentlich davon ab, in welchem Ausmaß die Lebens- und Ernährungsgewohnheiten des Gastlandes übernommen werden. Klassisches Beispiel hierfür sind die japanischen Einwanderer in den USA [75].

20.3.2 Umweltfaktoren

Entsprechend der Sonderstellung des Magenkarzinoms vom diffusen Typ muß davon ausgegangen werden, daß die folgenden Angaben im wesentlichen nur auf die Karzinome vom Intestinalzelltyp zutreffen. Umweltfaktoren im weitesten Sinne scheinen bei der Entstehung des letzteren Karzinomtyps die entscheidende Rolle zu spielen. Eine Auswahl der wesentlichsten Faktoren oder Lebensumstände, die in mehr als einem Land als risikoassoziiert identifiziert werden konnten, ist in Tabelle 1 zusammengestellt.

20.3.2.1 Umweltsituation

Die extremen geographischen Häufigkeitsunterschiede des Magenkarzinoms deuten bereits darauf

Tabelle 1. Umweltfaktoren und Lebensumstände, die mit einem erhöhten Magenkarzinomrisiko assoziiert sind. (Modifiziert nach PFEIFFER [213])

Saurer und torfhaltiger Boden
Boden vulkanischen Ursprungs
Gebrauch von Nitrat-Düngemitteln
Weiches Trinkwasser
Erhöhter Blei- oder Zinkgehalt des Trinkwassers
Hoher Nitratgehalt des Trinkwassers
Städtischer Lebensraum
Küstenregionen

Niedrige sozioökonomische Klasse
Fischer und Bauern
Gummi- und Reifenarbeiter
Bergleute, Minen- und Steinbrucharbeiter
Textilarbeiter, Maler
Drucker und Buchbinder
Metallarbeiter, Bauarbeiter
Büroangestellte

---

hin, daß die Umweltsituation einer bestimmten Bevölkerungsgruppe eine große Rolle spielt. Hierbei konnten insbesondere einzelne Faktoren des geochemischen Hintergrunds eines Lebensraums als risikoassoziiert nachgewiesen werden. Dazu gehören saurer oder torfhaltiger Boden, Boden vulkanischen Ursprungs, weiches Trinkwasser, extensiver Gebrauch von nitrathaltigen Düngemitteln und hoher Nitratgehalt des Trinkwassers sowie erhöhter Blei- oder Zinkgehalt des Trinkwassers. Bei Bewohnern von Großstädten sowie von Küstenregionen findet sich ebenfalls eine erhöhte Magenkarzinominzidenz [37, 74, 76, 212, 213, 291].

20.3.2.2 Lebensumstände

Mit besonderer Konstanz zeigt sich, daß in praktisch allen Ländern Angehörige niedriger sozioökonomischer Klassen gehäuft an Magenkarzinom erkranken. Weiterhin gibt es eine Reihe von Risikoberufen, hierunter vor allem Fischer und Bauern sowie Arbeiter, die während ihrer Beschäftigung Mineralstaub sowie verschiedenen chemischen Substanzen oder Dämpfen ausgesetzt sind (u.a. Gummi- und Reifenarbeiter, Bergleute, Minen- und Steinbrucharbeiter) [20, 32, 44, 55, 212, 213, 275].

In welcher Weise die bisher erwähnten Umweltfaktoren bei der Krebsentstehung wirksam sind, kann nur vermutet werden. In den meisten Fällen dürften bisher noch unbekannte lokal oder systemisch wirkende Karzinogene und Kokarzinogene auf oralem oder sonstigem Weg in den Organismus gelangen. In anderen Fällen werden offenbar Umweltsituation und Lebensumstände über eine Beeinflussung der Ernährungsgewohnheiten wirksam.

20.3.2.3 Ernährungsgewohnheiten

Besonderes Interesse hat in epidemiologischen Studien der Einfluß der Ernährungsgewohnheiten auf die Magenkarzinomhäufigkeit gefunden, da hier ein kausaler Zusammenhang zwischen eventuell in der Nahrung vorhandenen, lokal auf die Schleimhaut wirkenden Karzinogenen und Tumorentstehung besonders logisch erscheint [20, 103, 212, 213]. In der Tat enthalten manche Nahrungsmittel wohlbekannte Karzinogene, mit denen im Tierversuch konstant Magentumoren verursacht werden können. Wegen der offensichtlich sehr langen Latenzperiode zwischen ersten mutagenen Verände-

Tabelle 2. Nahrungsmittelfaktoren, die mit einem erhöhten Magenkarzinomrisiko assoziiert sind. (Modifiziert nach Pfeiffer [213])

Stark gesalzene Nahrung (Salz-Fisch, Soja-Soße, Gepökeltes)
Geräucherte Nahrung (bes. Fisch)
Stark fermentierte Nahrungsmittel (bes. in Japan u. Korea)
Kontamination der Nahrung durch Bakterien und Pilze
Nitrithaltige Konservierungsmittel
Alkoholische Getränke (Rotwein in Frankreich, Sake in Japan)
Zigarettenkonsum

---

rungen im Epithel der Magenschleimhaut und dem klinischen Manifestwerden eines Magenkarzinoms ist es allerdings sehr schwierig, einem spezifischen Karzinogen auf die Spur zu kommen.

Eine Auswahl der wichtigsten Nahrungsmittelfaktoren, die in verschiedenen Ländern mit einem erhöhten Magenkarzinomrisiko verbunden zu sein scheinen, ist in Tabelle 2 dargestellt. Besonders gut ist die Rolle von geräucherten (besonders Fisch) oder stark fermentierten Nahrungsmitteln sowie Kontamination der Nahrung durch Bakterien- oder Pilzbefall bei ungeeigneter Lagerung oder Konservierung gesichert. Auch übermäßiger Alkoholgenuß sowie Zigarettenrauchen werden heute allgemein als Risikofaktoren anerkannt [103, 212, 289]. Die Rolle der Zusammensetzung des Trinkwassers (Nitratgehalt) wurde bereits erwähnt.

Andere Nahrungsbestandteile, die eindeutig risikoassoziiert sind, haben offensichtlich per se keine kanzerogene Wirkung; sie scheinen aber als Kofaktoren in bisher noch unbekannter Weise die maligne Transformation der Magenschleimhaut zu begünstigen. Hierzu gehören vor allem das Kochsalz sowie möglicherweise manche oberflächenaktive Substanzen [212].

Gewisse Nahrungsfaktoren haben eine negative Assoziation mit dem Magenkarzinom und werden daher als schützend oder krebshemmend betrachtet, hierunter besonders Milch, Eier, Obst, grüne und gelbe Gemüse sowie die Vitamine A, C und E [213].

Spezifische Karzinogene, die bei der Entstehung des Magenkarzinoms eine Rolle spielen könnten, sind Benzpyren, Nitrostilbene, vor allem aber die Nitrosamine [255].

20.4 Pathogenese

Am besten dokumentiert sind bisher Theorien über die Rolle der N-Nitroso-Verbindungen in der Entwicklung des Magenkarzinoms [37, 255]. Diese werden offensichtlich nur zu einem kleinen Teil direkt mit der Nahrung aufgenommen. Quantitativ viel bedeutender ist die Synthese dieser Verbindungen im Magen selbst. Ausgangssubstanz sind Nitrate, die z.T. in größeren Mengen in Lebensmitteln oder Trinkwasser enthalten sind. Demgegenüber tritt die direkte Aufnahme von Nitriten weit in den Hintergrund.

Patienten mit chronisch-atrophischer Gastritis und intestinaler Metaplasie (die von den meisten Autoren als präkanzeröse Veränderungen betrachtet werden) haben in Abhängigkeit vom Ausmaß des Parietalzellverlustes eine deutlich verminderte Magensäureproduktion bis hin zur Achlorhydrie. Hierdurch wird das Wachstum von Bakterien gefördert, die in der Lage sind, Nitrat zu Nitrit zu reduzieren (Streptococcus salivarius, Bacteroides, Veillonellae, Lactobacilli, Streptococcus viridans u.a). Nitrit kann sich mit sekundären oder tertiären Aminogruppen aus Eiweiß verbinden, was zur Bildung von kanzerogenen Nitrosaminen führt. Folgende Befunde unterstützen diese Hypothese:

a) Der Magensaft von Bevölkerungsgruppen mit hohem Karzinomrisiko enthält große Mengen an lebensfähigen Keimen. Mischkulturen dieser Keime sind in der Lage, Nitrat zu Nitrit zu reduzieren [82, 252].

b) Epidemiologische Studien haben gezeigt, daß ein hoher Nitratgehalt der Nahrung das Magenkarzinomrisiko erhöht [37, 212].

c) Es besteht eine positive Korrelation zwischen dem Nitritgehalt des Magensafts, Atypien der Magenschleimhaut und dem Karzinomrisiko [177, 240].

d) Patienten mit chronisch-atrophischer Gastritis haben einen deutlich erhöhten Nitritgehalt ihres Magensafts [37].

e) Mit steigendem pH-Wert nimmt auch der Nitritgehalt des Magensafts zu [37].

f) Bei Patienten mit manifestem Magenkarzinom läßt sich in der Regel ein erhöhter Nitritgehalt des Magensafts nachweisen [213].

g) In Tierversuchen lassen sich durch orale Verabreichung von Nitrosaminen z.B. N-methyl-N′-nitro-N-nitrosoguanidin (MNNG) unter geeigneten Bedingungen mit großer Konstanz Magenkarzinome erzeugen. Diese sind in der Regel gut differenzierte Adenokarzinome, die auf dem Boden verschiedener Mukosaläsionen entstehen [255]. Eine große Zahl experimenteller Arbeiten auf diesem Gebiet hat in den letzten Jahren viel zum Verständnis der Pathogenese des Magenkarzinoms (vom Intestinaltyp) beigetragen. Zusammenfassende Darstellungen finden sich bei HERFARTH u. SCHLAG [87].

20.5 Präkanzerosen

Es ist heute allgemein üblich, zwischen präkanzerösen Bedingungen und präkanzerösen Läsionen zu unterscheiden [95, 97a], wobei sich naturgemäß gewisse Überschneidungen ergeben. In Tabelle 3 sind die wesentlichen Vertreter beider Gruppen zusammengefaßt.

20.5.1 Präkanzeröse Bedingungen

Bei den präkanzerösen Bedingungen handelt es sich um Erkrankungen und Zustände, die mit einer erhöhten Magenkarzinominzidenz einhergehen.

20.5.1.1 Perniziöse Anämie

Die Häufigkeit eines Magenkarzinoms bei Patienten mit perniziöser Anämie ist gegenüber der altersadaptierten Normalbevölkerung erhöht. Exakte Zahlenangaben über das Ausmaß der Risikozunahme sind allerdings kaum zu finden. In älteren Arbeiten wird eine bis zu 20fach größere Häufigkeit angegeben [105, 107]. Die Verläßlichkeit dieser Zahlen wird jedoch in jüngerer Zeit angezweifelt. PORZSOLT et al. [219] geben ein im Vergleich zur Kontrollgruppe 3,3mal höheres Magen-

Tabelle 3. Präkanzerosen (präkanzeröse Bedingungen und präkanzeröse Läsionen). Geringe oder noch nicht eindeutig geklärte Assoziation ist mit (?) gekennzeichnet

Präkanzeröse Bedingungen	Chronisch-atrophische Gastritis Typ B (?)
	Perniziöse Anämie (chronisch-atrophische Gastritis Typ A)
	Morbus Menetrier
	Regenerative (hyperplasiogene) Magenpolypen (?)
	Zustand nach distaler Magenresektion (wegen gutartiger Leiden)
	Duodenogastrischer Reflux (?)
	Magenulzera (?)
Präkanzeröse Läsionen	Intestinale Metaplasie (?)
	Adenome
	Dysplasien (Schweregrad III)

karzinomrisiko für Patienten mit perniziöser Anämie an, wobei jedoch beachtenswert ist, daß die Häufigkeit aller anderen malignen Tumoren bei diesen Patienten ebenfalls erhöht ist.

Im Hinblick auf das Magenkarzinom bestehen offensichtlich Zusammenhänge mit der bei Patienten mit perniziöser Anämie vorhandenen speziellen Form der chronisch-atrophischen Gastritis. Es handelt sich hierbei um eine Gastritis vom sog. A-Typ, die vorwiegend im Magenkorpus auftritt und mit bestimmten funktionellen und immunologischen Veränderungen kombiniert ist. Typisch ist eine ausgeprägte Achlorhydrie, eine Hypergastrinämie sowie zirkulierende Antikörper gegen Parietalzellen und Intrinsic Faktor. Dementsprechend wird diese Form der Gastritis zu den Autoimmunerkrankungen gerechnet [280].

20.5.1.2 Chronisch-atrophische Gastritis vom Typ B

Diese Form der chronischen Magenschleimhautatrophie ist im Antrum am stärksten ausgeprägt und schreitet mit zunehmendem Alter in oraler Richtung fort. Sie ist etwa 10mal häufiger als der Typ A und hat keinen immunologischen Hintergrund. Es wird heute allgemein anerkannt, daß Magenkarzinome vom Intestinalzelltyp nicht in normaler Schleimhaut entstehen, sondern daß praktisch immer eine mehr oder minder lange Episode von Magenschleimhautatrophie vorausgeht [213]. Die chronisch-atrophische Gastritis vom Typ B ist nun allerdings bei älteren Patienten so verbreitet, daß das gehäufte Auftreten von Magenkarzinomen „auf dem Boden" einer chronischen Schleimhautatrophie ein rein zufälliges Zusammentreffen sein könnte. Dementsprechend kann die Rolle der chronisch-atrophischen Gastritis vom Antrumtyp als echte Präkanzerose heute keineswegs als gesichert gelten [155, 212, 232].

20.5.1.3 Morbus Menetrier

Hierbei handelt es sich um einen seltenen Typ von Magenschleimhauthyperplasie mit unbekannter Ursache, der durch eine ausgesprochene Riesenfaltenbildung charakterisiert ist. Die zu erwartende Häufigkeit einer Magenkarzinomentstehung wird sehr unterschiedlich angegeben, wobei der Durchschnitt bei etwa 8% liegt [89, 232, 235].

20.5.1.4 Magenpolypen

Hier muß zwischen nichtneoplastischen und neoplastischen Polypen unterschieden werden [201]. Zahlenmäßig am bedeutendsten sind die nichtneoplastischen Polypen, die etwa 90% aller Magenpolypen ausmachen.

Unter ihnen spielt der hyperplastische Polyp (regenerativer Polyp, fokale foveoläre Hyperplasie, hyperplasiogener Polyp) eine besondere Rolle [48]. In ihm entwickeln sich zwar nur ganz ausnahmsweise Karzinome, jedoch wurde bisher angenommen, daß er nicht selten (5–15%) neben Karzinomen vorkommt (vor allem neben Frühkarzinomen) und daß bei Nachuntersuchungen nach Entfernung derartiger Polypen vermehrt Karzinome gefunden werden [236]. Der hyperplastische Polyp wäre somit Indikator für ein erhöhtes Risiko der Magenschleimhaut zur Entwicklung von Karzinomen und würde so eine präkanzeröse Bedingung darstellen. Nach neueren Untersuchungen von Rösch [238] sind jedoch nur 1,4% aller Karzinome mit hyperplasiogenen Polypen vergesellschaftet, so daß die Indikatorfunktion dieser Polypenart wieder fraglich geworden ist.

Andere nichtneoplastische Polypen wie zystische Polypen (Drüsenkörperzysten, die auch multipel als „Polypose" der Korpusregion vorkommen können), Peutz-Jeghers-Polypen, juvenile Polypen, entzündliche fibroide Polypen/eosinophile granulomatöse Polypen haben keinen Bezug zum Karzinom.

Die zu den neoplastischen Polypen gehörenden Adenome sind hingegen echte präkanzeröse Läsionen [91] und werden unter 20.5.2.1 behandelt.

20.5.1.5 Zustand nach distaler Magenresektion (wegen gutartiger Leiden)

Seit vielen Jahren wurde es (zumindest in Europa) als gesicherte Tastsache angesehen, daß Patienten, die wegen eines gutartigen Ulkusleidens B II- oder B I-reseziert worden waren, nach Ablauf einer gewissen Zeit (meist wird ein Intervall von 15–25 Jahren angegeben) ein deutlich erhöhtes Magenkarzinomrisiko aufweisen. Die Angaben klinischer Nachuntersuchungen schwanken hierbei erheblich mit Magenkarzinominzidenzraten zwischen 0,5 und 16% [89, 237]. In verläßlicheren Sektionsstatistiken ist ein Karzinom im Magenstumpf etwa 2mal häufiger als in nichtoperierten Mägen [101,

134]. Eindeutige Angaben über Unterschiede in der Magenstumpfkarzinomhäufigkeit in Abhängigkeit von der angewendeten Operationsmethode (B II, B I, Rekonstruktion nach Roux) gibt es nicht. Insbesondere ist auch noch völlig ungeklärt, ob evtl. auch eine Vagotomie mit einem erhöhten Karzinomrisiko behaftet ist [210].

Als Ursache der postulierten größeren Häufigkeit von Karzinomen im Magenstumpf werden Irritationen an der gastrointestinalen Anastomose mit konsekutiven polypoid-zystischen epithelialen Proliferationen, ein ständiger enterogastrischer Reflux von Galle und Pankreassaft und als deren Folge atrophische und metaplastische Schleimhautveränderungen diskutiert. Weiterhin ist auch der Nachweis einer vermehrten Nitrit- und Nitrosaminbildung im operierten Magen gelungen [254].

In Tierversuchen läßt sich mit großer Konstanz nachweisen, daß nach Magenresektion die Anwendung von Karzinogenen häufiger zum Magenkarzinom führt als in Kontrollgruppen [18]. Auch die krebsfördernde Wirkung eines duodenogastrischen Refluxes erscheint im Tierexperiment gesichert [39]. Bei vagotomierten Tieren sind dagegen die Ergebnisse im Hinblick auf eine eventuelle Erhöhung des Karzinomrisikos widersprüchlich [18, 118, 269a].

In letzter Zeit mehren sich die kritischen Stimmen, die das bisher gültige Konzept der großen Bedeutung einer B-II- oder B-I-Resektion für ein erhöhtes Magenkarzinomrisiko in Frage stellen. Hermanek u. Riemann [99] haben die bisher vorliegenden Erkenntnisse zu diesem Problem kritisch beleuchtet und kamen zu dem Ergebnis, daß eine vorangegangene Magenresektion nur als Kofaktor bei der Entstehung eines Magenkarzinoms angesehen werden kann und daß die Erhöhung des Krebsrisikos weit unter dem Faktor 2 liegt.

20.5.1.6 Duodenogastrischer Reflux

Inwieweit ein duodenogastrischer Reflux per se für die Magenkarzinomentstehung eine Rolle spielt, ist noch völlig ungeklärt. Gewisse Hinweise für eine pathogenetische Bedeutung gibt es nur für resezierte Mägen und hier insbesondere im Tierversuch. In nichtoperierten Mägen ist ein duodenogastrischer Reflux kein konstantes Phänomen. Dementsprechend ist sein klinischer Nachweis und die Einschätzung seiner Bedeutung für die Karzinomentstehung äußerst erschwert.

20.5.1.7 Magenulzera

Lange Zeit wurde angenommen, daß benigne Ulcera ventriculi eine wichtige Präkanzerose darstellen, aus der sich in einem hohen Prozentsatz ein Karzinom entwickelt. So berichteten z.B. OOTA u. MISU 1959 [203], daß 59,3% aller undifferenzierten Magenkarzinome in einem peptischen Ulkus entstanden seien. Heute wissen wir, daß diese Auffassung ein Irrtum war. Insbesondere die Arbeiten von NAGAYO u. KOMAGOE [184, 185] sowie von NAKAMURA [189] über das Magenfrühkarzinom haben zur Klärung dieses Problems beigetragen. Wenn aus einem bekannten „Ulkus" ein Karzinom „entsteht", muß man in der Regel annehmen, daß es sich von vornherein um ein ulzeriertes Karzinom gehandelt hat, das falsch diagnostiziert wurde. NAKAMURA schätzt, daß die Häufigkeit von Karzinomen, die sich tatsächlich in einem benignen Ulkus entwickeln, bei etwa 1% liegt [189].

20.5.2 Präkanzeröse Läsionen

Bei der Besprechung der präkanzerösen Läsionen stellt sich zugleich die Frage nach der Histopathogenese des Magenkarzinoms. Die bisher vorhandenen Erkenntnisse auf diesem Gebiet sind noch sehr spärlich. Man muß annehmen, daß am Anfang der Karzinogenese mutagene Veränderungen in den Magenstammzellen stehen, die unter geeigneten Bedingungen über verschiedene Zwischenstufen schließlich zum Karzinom führen. Bei diesen Zwischenstufen könnte es sich um die im folgenden beschriebenen präkanzerösen Läsionen handeln.

20.5.2.1 Adenom

Bei dieser benignen epithelialen Geschwulst sind zwei Formen zu unterscheiden [91, 176, 184]:
1. villöses oder tubulovillöses Adenom, das deutlich erhaben und polypös bis polypös-papillär gestaltet ist,
2. sog. flaches tubuläres Adenom (auch Drüsenhalsproliferation mit Zellatypien oder „borderline lesion" genannt), eine nur leicht erhabene Bildung mit unscharfer Begrenzung.

In Adenomen finden sich vielfach schwere Dysplasien und auch Entwicklung von Karzinomen. Bei den villösen Formen wird die Karzinomhäufigkeit mit etwa 40–70% angegeben. Jedes Adenom ist komplett zu entfernen, aus Zangenbiopsien kann niemals definitiv gesagt werden, ob nicht an anderer, nichtbiopsierter Stelle des Adenoms bereits ein Karzinom entstanden ist [232].

20.5.2.2 Intestinale Metaplasie

Sehr viel stärker als bei der chronisch-atrophischen Gastritis vom Typ B scheint die Assoziation zwischen intestinaler Metaplasie und dem Intestinaltyp des Magenkrebses zu sein. In Gegenden mit einem hohen Magenkarzinomrisiko findet sich eine deutliche Korrelation zwischen dem Auftreten einer intestinalen Metaplasie und dem gehäuften Vorkommen von Magenkarzinomen des Intestinalzelltyps [36, 37].

Bereits 1951 konnten JÄRVI u. LAURÉN bei 190 Magenkarzinomen nachweisen, daß die überwiegende Zahl in Schleimhautgebieten mit intestinaler Metaplasie auftrat [112].

Die Theorie wird weiter unterstützt durch Berichte über eine allmähliche Häufigkeitszunahme der intestinalen Metaplasie mit zunehmendem Alter [272] und die größere Häufigkeit von differenzierten Adenokarzinomen des Magens (Intestinalzelltyp) bei alten Menschen [182].

Einige Autoren haben die Bedeutung der intestinalen Metaplasie für die Entwicklung des Magenkarzinoms nicht akzeptiert [202, 272]. In der Tat ist der Nachweis eines eindeutigen Übergangs in ein invasives Karzinom zumindest beim Menschen bisher nicht gelungen [164]. Es läßt sich nicht sicher entscheiden, ob die Metaplasie dem Magenkarzinom vorausgeht oder ob diese beiden Schleimhautveränderungen unabhängig voneinander unter den gleichen Bedingungen entstehen [182]. Dementsprechend ist auch die Frage noch nicht sicher entschieden, ob die intestinale Metaplasie der Magenschleimhaut eine echte Präkanzerose ist. Einige histologische und histochemische Befunde zeigen, daß bestimmte Charakteristika der intestinalisierten Zellen auch für Zellen der Adenokarzinome des Magens zutreffen [139, 175, 190]. CUELLO u. CORREA [38] nehmen an, daß die intestinale Metaplasie in der Regel in Form von multiplen Herden auf dem Hintergrund einer chronisch-atrophischen Gastritis entsteht. Auch MUÑOZ et al. [182] verstehen die intestinale Metaplasie als Folge und häufiges Zeichen einer chronisch-atrophischen Gastritis.

Besonders eng scheint die Assoziation zwischen Karzinom und einer Sonderform der intestinalen

Metaplasie zu sein, der sog. enterokolischen Metaplasie. Heilmann u. Höpker [85] konnten z.B. diese Sonderform bei der Untersuchung von 229 Magenresektionspräparaten dann in keinem Fall nachweisen, wenn die Resektion wegen eines gutartigen Leidens erfolgt war.

20.5.2.3 Dysplasien

Abnorme histologische Veränderungen der Magenschleimhaut, die über das Ausmaß einer intestinalen Metaplasie hinausgehen, werden meist unter dem Begriff der Atypien oder Dysplasien zusammengefaßt [69, 184, 194]. Dabei gibt es viele morphologische Hinweise, die es wahrscheinlich machen, daß dysplastische Veränderungen in Drüsen entstehen, die bereits metaplastisch umgewandelt waren [38].

Dysplasie bezeichnet i. allg. die Abweichung vom Normalen im zellulären wie auch im geweblichen (strukturellen) Bereich. Die zellulären Abweichungen werden auch als Zellatypien bezeichnet. Der Schweregrad der Dysplasie ist ein Maß für die Gefahr der malignen Entartung. Geringe und mittelgradige Dysplasien können Ausdruck einer reaktiven Veränderung sein und sind als reversibel anzusehen. Allein schwere Dysplasien (Dysplasie Grad III) sind im Hinblick auf die Krebsentwicklung von klinischer Bedeutung, allein sie sind als präneoplastische Veränderungen anzusehen. Für den Magen wurden von einer internationalen Arbeitsgruppe unter der Federführung von Morson die histologischen Kriterien für die präneoplastische schwere Dysplasie eingehend dargestellt [177].

Die zu erwartende enge Beziehung zwischen schweren Dysplasien und Karzinom konnte in verschiedenen Arbeiten bestätigt werden. So fanden Meister et al. [164] bei der Untersuchung von 50 Magenresektionspräparaten, daß im Gegensatz zur chronisch-atrophischen Gastritis, der intestinalen Metaplasie wie auch leichten und mittelschweren Dysplasien nur schwere Dysplasien in Mägen mit Karzinomen häufiger vorkamen. Zusätzlich waren in unmittelbarer Nachbarschaft von Karzinomen nur schwere dysplastische Veränderungen zu finden.

Der Übergang von schweren Dysplasien in ein Karzinom erscheint aber nicht zwingend. So fanden Oehlert et al. [195], die 119 Patienten mit bioptisch gesicherten schweren Dysplasien für 2 Jahre beobachteten, daß in 22% der Fälle eine Regression der Veränderungen erfolgte, während diese in 78% stationär blieben. Ein Übergang in ein Magenfrühkarzinom wurde während dieses Zeitraums nicht beobachtet.

Insofern kann auch aus dem mehrfachen bioptischen Nachweis von schweren Dysplasien im Magen keine Indikation zur Magenresektion abgeleitet werden. In jedem Fall sollte aber hierbei eine intensive Suche nach einem evtl. gleichzeitig vorhandenen Karzinom sowie eine sorgfältige Nachkontrolle des Patienten in kurzen Intervallen erfolgen.

Zusammenfassend kann unter Berücksichtigung aller vorhandenen Informationen im Hinblick auf die Pathohistogenese des Magenkarzinoms die Arbeitshypothese akzeptiert werden, daß es eine Kontinuität morphologischer Veränderungen gibt, die von der atrophischen Gastritis zur intestinalen Metaplasie und über die verschiedenen Dysplasieformen schließlich zum Karzinom führt. Hierbei gibt es ausreichende experimentelle und epidemiologische Untersuchungen, die nahelegen, daß diese Veränderungen umweltbedingt sind [38].

Zwei weitere Begriffe, die bei der Beschreibung präkanzeröser Läsionen Verwendung finden, müssen noch erwähnt werden: „borderline lesion" und Carcinoma in situ.

20.5.2.4 Borderline lesion

Der Begriff „borderline lesion" wurde von Nagayo [184] verwendet, um einen besonderen Zustand der Magenschleimhautdysplasie zu beschreiben, der bei weiterer Entdifferenzierung schließlich in die als „probably carcinoma" klassifizierte, schwerste Dysplasieform übergeht. Er hat gelegentlich zu Mißverständnissen geführt, vor allem was die therapeutischen Konsequenzen angeht, und sollte deshalb nicht mehr verwendet werden. In der heute gebräuchlichen Nomenklatur entspricht die „borderline lesion" einem flachen Adenom mit schweren Zellatypien. Dementsprechend besteht zwar ein hohes malignes Potential, jedoch ist der Übergang in ein invasives Karzinom keineswegs zwingend.

20.5.2.5 Carcinoma in situ

Das sog. Carcinoma in situ, d.h. der Ersatz normalen Epithels durch Zellverbände, die alle Charakteristika eines Karzinoms zeigen, mit Ausnahme des invasiven Wachstums, ist in bezug auf mehrschichtiges Plattenepithel (besonders der Cervix uteri) ein wohldefinierter pathologischer Begriff. Im Magen mit seiner kompliziert strukturierten Schleimhaut entspricht dem Carcinoma in situ die schwere präneoplastische Dysplasie.

20.6 Anatomische Aspekte

20.6.1 Regionen des Magens

Sowohl die UICC [277] als auch die Japanese Research Society for Gastric Cancer [113] empfehlen die Unterteilung des Magens in ein oberes, mittleres und unteres Drittel. Hierzu werden jeweils die Drittelpunkte der kleinen und großen Kurvatur durch gerade Linien verbunden (Abb. 2). Karzinome treten nicht in allen Regionen des Magens mit gleicher Häufigkeit auf, sondern bevorzugen das distale Drittel und hier insbesondere die kleine Kurvatur [12, 171, 239]. So gibt BERKSON [12] eine Karzinomhäufigkeit von 51% für Pylorus und Antrum, von 18% für die kleine Kurvatur, von 21% für den Korpus, von 7% für die Kardia und von nur 3% für die große Kurvatur an. Im Gegensatz dazu fanden sich im Erlanger Krankengut häufiger hochsitzende und sehr ausgedehnte Magenkarzinome. So betrug im Zeitraum von 1969–1976 bei einer Gesamtzahl von 436 Patienten der Anteil von Karzinomen, deren Hauptmasse im mittleren oder oberen Drittel lag oder die den ganzen Magen befallen hatten, bei 57,1%. Dieser Prozentsatz erhöhte sich im Zeitraum von 1977–1981 auf 65,4% (244 von 373 Tumoren).

20.6.2 Beziehungen zur Umgebung

Entsprechend der Lage des Magens zwischen Ösophagus und Duodenum greifen Magenkarzinome durch kontinuierliches oder diskontinuierliches Wachstum oft auf diese beiden angrenzenden Teile des Verdauungstrakts über. Weitere Organe und Strukturen, die aufgrund ihrer Lagebeziehung direkt infiltriert werden können, sind (in abnehmender Häufigkeit des Befalls): kleines Netz und Lig. gastrocolicum, Mesocolon transversum und Querkolon, Pankreas, großes Netz, Leber, Milz, linke Kolonflexur, Zwerchfell, vordere Bauchwand, linke Nebenniere, linke Niere, sowie evtl. anliegende Dünndarmschlingen. Es muß betont werden, daß eine direkte Infiltration der 6 letztgenannten Strukturen eine relative Seltenheit ist.

20.6.3 Blutversorgung

Die arterielle Versorgung des Magens entstammt dem Truncus coeliacus; sie erfolgt entlang der kleinen Kurvatur durch A. gastrica sinistra sowie gastrica dextra, entlang der großen Kurvatur durch A. gastroepiploica dextra und sinistra sowie die Aa. gastricae breves. In der Regel werden diese Gefäße im Rahmen von resezierenden Eingriffen wegen Magenkarzinoms am Stamm unterbunden, um eine En-bloc-Ausräumung der entsprechenden regionalen Lymphknotenstationen zu erreichen. Hierbei muß beachtet werden, daß bei subtotaler, distaler Magenresektion die Aa. gastricae breves erhalten werden müssen, da sonst (bei obligater Ligatur der A. gastrica sinistra am Stamm) eine ausreichende Durchblutung des Magenstumpfs nicht mehr gewährleistet ist. Weitere große Arterien, die im Rahmen der Magenkarzinomchirurgie eine Rolle spielen, sind die A. hepatica communis und propria, die A. colica media sowie die A. lienalis. Sie können bei fortgeschrittenem Karzinom direkt ummauert sein, die beiden letzteren werden im Rahmen mancher chirurgischen Eingriffe reseziert.

20.6.4 Lymphabfluß

Die Lymphgefäße des Magens beginnen unter dem Epithel der Schleimhaut, sammeln sich in einem

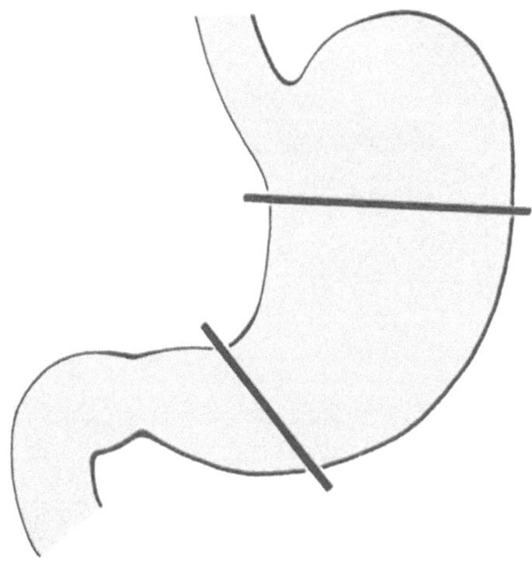

Abb. 2. Unterteilung des Magens in drei Drittel nach den Vorschlägen der UICC [277] und der Japanese Research Society for Gastric Cancer [113]. (Aus HERMANEK [95])

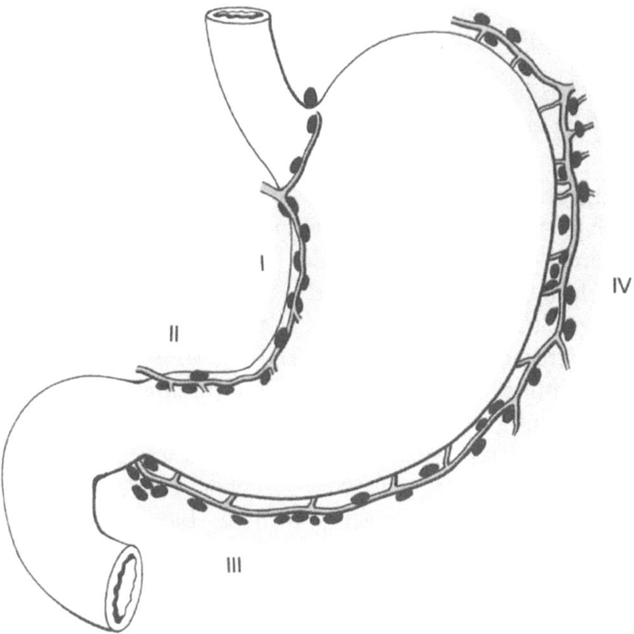

Abb. 3. Einteilung der Lymphabflußregionen des Magens nach Coller [33]

submukösen Plexus und bilden schließlich besonders dichte subperitoneale Geflechte auf der Vorder- und Rückseite. Von dort erfolgt der Lymphabstrom in Richtung kleine und große Kurvatur, wobei eine vordere und hintere, längsverlaufende physiologische „Wasserscheide" postuliert wird, die die Einzugsgebiete von kleiner und großer Kurvatur trennt [239, 283]. Der weitere Verlauf der Lymphgefäße ist komplex und verflochten, folgt aber im großen und ganzen der arteriellen Blutversorgung des Magens. Die ersten regionalen Lymphknotenstationen befinden sich entlang beider Kurvaturen. Sie haben eine gewisse Variabilität, und die Nomenklatur wird nicht einheitlich gehandhabt. Die meisten Autoren unterscheiden vier Drainageareale des Magens mit dazugehörigen regionalen Lymphknotenstationen [33, 71]. Am gebräuchlichsten ist die Einteilung der Lymphregionen nach Coller [33] (Abb. 3). Von den Lymphknotenstationen der großen und kleinen Kurvatur, die die parakardialen sowie die supra- und infrapylorischen Gruppen einschließen, erfolgt der weitere Lymphabstrom zu Knoten entlang der A. gastrica sinistra, des Truncus coeliacus, der A. hepatica communis, sowie zu Stationen am Oberrand des Pankreas (entlang der A. lienalis) und im Milzhilus. Weiter entfernte Lymphknotengruppen liegen im Lig. hepatoduodenale (A. hepatica propria), hinter dem Pankreas, in der Mesenterialwurzel, sowie paraaortal und paraösophageal. Der Hauptabstrom der Lymphe erfolgt zentralwärts von den zöliakalen Lymphknoten über

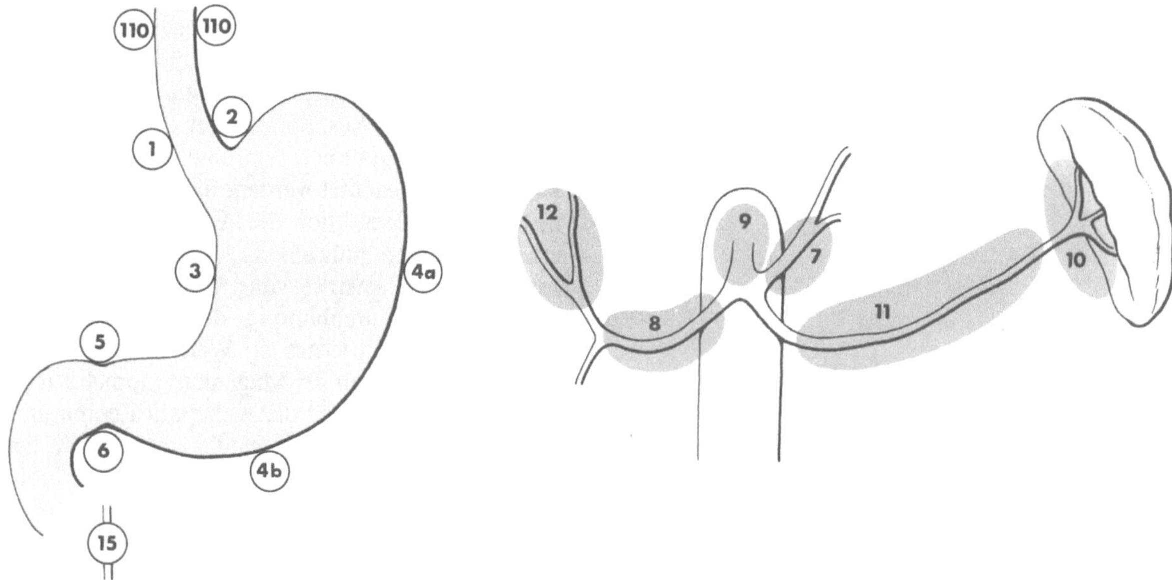

Abb. 4. Regionale Lymphknotenstationen des Magens. Modifiziert nach den Vorschlägen der Japanese Research Society for Gastric Cancer [113] (aus Hermanek [95]). *1* an der Kardia rechts, *2* an der Kardia links, *3* an der kleinen Kurvatur, *4a* an der großen Kurvatur links, *4b* an der großen Kurvatur rechts, *5* oberhalb der Pylorus, *6* unterhalb des Pylorus, *7* an der A. gastrica sinistra, *8* an der A. hepatica communis, *9* am Truncus coeliacus, *10* am Milzhilus, *11* an der A. lienalis, *12* im Lig. hepatoduodenale (A. hepatica propria), *15* an der A. colica media, *110* parösophageale Lymphknoten oberhalb des Zwerchfells (intrathorakal) (als Fernmetastasen geltend)

den gastrointestinalen Lymphgang und die Cysterna chyli zum Ductus thoracicus.

Die Japanese Research Society empfiehlt in ihren „General Rules for Gastric Cancer Study" die Verwendung einer sehr detaillierten Lymphknotenbeschreibung bei der Klassifikation des Magenkarzinoms [113]. Diese ist an der Chir. Univ.-Klinik Erlangen seit 1982 in einer modifizierten Form in Gebrauch (Abb. 4).

Aus der Lokalisation eines Primärtumors in bezug auf die Drainageareale lassen sich gewisse Rückschlüsse auf die wahrscheinliche Richtung des Lymphabstroms und die Lage evtl. befallener Lymphknoten ziehen. Hierbei muß man jedoch beachten, daß frühzeitige Tumorblockade einer Abflußrichtung zu einer Richtungsänderung des Lymphflusses und damit zu Metastasierung in normalerweise nicht zugehörige Lymphknotenstationen führen kann [155]. Trotzdem kann man davon ausgehen, daß das Metastasierungsmuster des Magenkarzinoms gewissen Gesetzen unterliegt. Fast immer sind tumorferne Lymphknoten nur dann befallen, wenn zuvor auch tumornahe infiltriert waren, d.h. ein sog. Lymphknotensprung ist selten (unter 2%) [60]. Die Berücksichtigung dieser Regeln ist wichtig für die Operationsplanung. So hat z.B. die Tatsache, daß Tumoren des unteren Magendrittels normalerweise nicht in parakardiale oder Lymphknoten des Milzhilus metastasieren, die meisten Autoren davon überzeugt, daß das Operationsverfahren der Wahl bei dieser Tumorlokalisation nicht die Gastrektomie, sondern die subtotale, distale Resektion mit Erhaltung der Milz ist [46, 140, 151, 155].

20.6.5 Formen der Tumorausbreitung

Primär erfolgt die Tumorausbreitung in der Magenwand. Dabei können sehr unterschiedliche Ausbreitungsmuster beobachtet werden, z.B. mit vorwiegend polypoidem, flächigem oder ausgeprägtem Tiefenwachstum (vgl. 20.6.6 und 20.7). Der Tumor kann kontinuierlich auf Ösophagus oder Duodenum übergreifen und bei Durchsetzung der gesamten Magenwand sonstige Nachbarorgane direkt infiltrieren (vgl. 20.6.2).

Die Tumorausbreitung erfolgt weiterhin bevorzugt auf dem Lymphweg, wobei bereits bei relativ kleinen Tumoren mit nur geringer Infiltrationstiefe Lymphknotenmetastasen vorliegen können (vgl. 20.8.3). Insgesamt muß man davon ausgehen, daß zum Zeitpunkt der Operation bereits etwa 65%

der Patienten befallene Lymphknoten aufweisen [93].

Die hämatogene Metastasierung des Magenkarzinoms ist etwas weniger häufig. Sie soll zum Zeitpunkt der Operation bei etwa 30% der Patienten manifest sein [64]. Das bevorzugt befallene Organ ist hierbei die Leber.

Eine peritoneale Aussaat tritt besonders bei Tumoren auf, die die Serosa durchbrochen haben (pT 3). Hierbei kann es neben lokaler Absiedlung in der Nähe des Primärtumors aufgrund einer Sedimentation von Tumorzellen zu Douglas- oder Ovarialmetastasen sowie schließlich auch zu einer ausgedehnten diffusen Peritonealkarzinose kommen, die oft mit Aszites verbunden ist. Nach EVERSON [50] sollen zwischen 19 und 25% der Patienten zum Zeitpunkt der Operation Peritonealmetastasen aufweisen.

20.6.6 Makroskopische Wachstumsformen

Unter den verschiedenen Einteilungen der makroskopischen Wachstumsformen des Magenkarzinoms, denen früher für die Prognose erhebliche Bedeutung zugemessen wurde, ist die Klassifikation nach BORRMANN am bedeutendsten [19]. Sie unterscheidet 4 Typen, die in Abb. 5 dargestellt sind. Die BORRMANN-Klassifikation bezieht sich nur auf fortgeschrittene Magenkarzinome. Die Wachstumsformen des Magenfrühkarzinoms (vgl. 20.8.3), die für die endoskopische und röntgenologische Frühdiagnostik von besonderer Bedeutung sind, wurden 1962 von der Japanischen Gesellschaft für Gastroenterologische Endoskopie festgelegt und sind in Abb. 6 dargestellt.

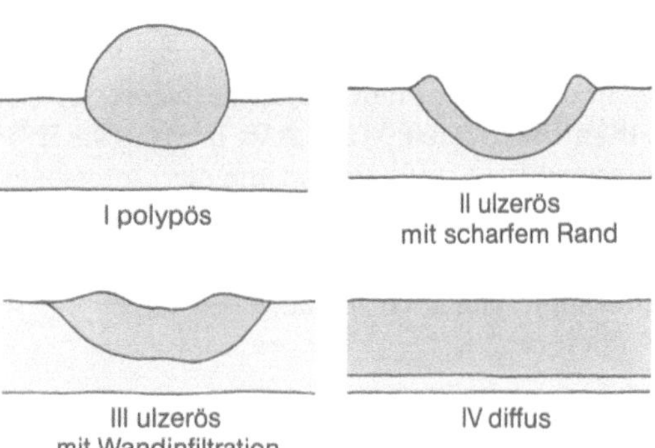

Abb. 5. BORRMANN-Klassifikation der makroskopischen Typen des fortgeschrittenen Magenkarzinoms [19]. (Aus HERMANEK [93])

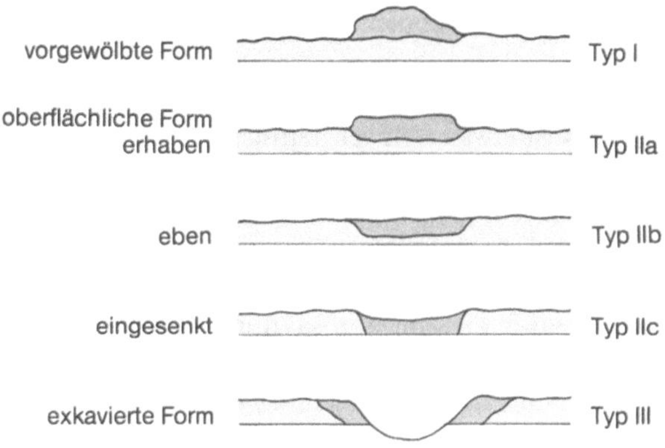

Abb. 6. Makroskopische Typen des Magenfrühkarzinoms, Klassifikation der Japanischen Gesellschaft für Gastroenterologische Endoskopie. (Nach Hermanek [95])

20.7 Histologische Klassifikation

Das individuelle biologische Verhalten eines Magenkarzinoms, das die Aggressivität des Tumors und damit z.T. die Prognose des Patienten bestimmt, findet seinen Ausdruck in der Histomorphologie. Hierbei gilt es, zwischen dem histologischen Typ („Typing") und dem histologischen Malignitäts- bzw. Differenzierungsgrad („Grading") zu unterscheiden [98].

Magenkarzinome zeigen eine große morphologische Vielfalt und machen daher die Einordnung in bestimmte histologische Kategorien besonders schwierig. Dabei finden sich nicht nur große Unterschiede zwischen den verschiedenen Tumortypen, sondern oft auch erhebliche Variationen in Struktur und Differenzierung innerhalb eines einzelnen Tumors. In traditionellen Klassifikationen der Vergangenheit wurde eine große Zahl uneinheitlich definierter und schwer vergleichbarer Gruppen verwendet, die die Bewertung und den Vergleich von Studienergebnissen sehr erschwerten oder unmöglich machten.

Heutzutage gibt es einige Versuche der Vereinfachung und internationalen Standardisierung. Die Klassifikationen nach Mulligan u. Rember [181] sowie nach Ming [169] ebenso wie die Unterscheidung des histologischen Differenzierungsgrads nach Broders [26] sind weniger gebräuchlich und sollen deshalb hier nicht beschrieben werden.

20.7.1 WHO-Klassifikation

Von großer Bedeutung ist die WHO-Klassifikation der Magenkarzinome, die 1977 unter der Fe-

Tabelle 4. WHO-Klassifikation des Magenkarzinoms. (Aus Oota u. Sobin [204]

1. Adenokarzinom
   a) papilläres A.
   b) tubuläres A.
   c) muzinöses A.
   d) Siegelringzellkarzinom
   Bei a–c wird weiter unterteilt in gut, mäßig und schlecht differenziert
2. Adenosquamöses Karzinom
3. Plattenepithelkarzinom
4. Undifferenziertes Karzinom

derführung von Oota u. Sobin erstellt wurde [204]. Aus Gründen der internationalen Vergleichbarkeit sollte jedes pathologisch-histologische Gutachten eines Magenkrebses diese Klassifikation mitberücksichtigen.

Hierbei handelt es sich gewissermaßen um eine „herkömmliche" Klassifikation (Tabelle 4). Zu betonen ist, daß auch das nicht seltene Siegelringzellkarzinom zu den Adenokarzinomen gerechnet wird. Bei den muzinösen Adenokarzinomen findet sich eine ausgeprägte extrazelluläre Verschleimung, während die Siegelringzellkrebse durch die intrazelluläre Verschleimung mit an den Rand gedrücktem Kern gekennzeichnet sind. Nach den Vorschlägen der WHO werden bei den tubulären, papillären und muzinösen Adenokarzinomen außerdem unterschiedliche Differenzierungsgrade berücksichtigt und zwar hochdifferenzierte, mäßig differenzierte und schlecht differenzierte Formen.

Ein besonderes Problem ist die Klassifizierung von Tumoren, die gleichzeitig unterschiedliche Einzelstrukturen und histologische Differenzierungen aufweisen. Solche pluriformen Erscheinungsbilder sind besonders bei fortgeschrittenen Magenkarzinomen gar nicht selten. Die WHO löst dieses Problem, indem sie beim histologischen Typ die Einordnung nach dem überwiegenden histologischen Bild vornimmt, beim Differenzierungsgrad aber nach dem geringsten Grad.

Die Häufigkeitsverteilung der verschiedenen histologischen Typen der WHO-Klassifikation bei 1500 Magenkarzinompatienten der Chir. Univ.-Klinik Erlangen ist in Tabelle 5 dargestellt. Man erkennt, daß tubuläre Adenokarzinome weitaus am häufigsten sind, gefolgt von undifferenzierten Karzinomen und Siegelringzellkrebsen.

Obwohl die WHO-Klassifikation als großer Fortschritt im Hinblick auf eine Vereinheitlichung der Nomenklatur gewertet werden muß, erweist

Tabelle 5. Häufigkeit der verschiedenen histologischen Typen des Magenkarzinoms (WHO 1977) im Krankengut der Chir. Univ.-Klinik Erlangen (operierte und nicht operierte Patienten) (n = 1498) (1969–1981)

Tumortyp	n	%
Papilläres Adenokarzinom	37	2,5
Tubuläres Adenokarzinom	833	55,6
Muzinöses Adenokarzinom	35	2,3
Siegelringzellkarzinom	155	10,3
Adenosquamöses Karzinom	5	0,3
Plattenepithelkarzinom	0	0,0
Undifferenziertes Karzinom	316	21,1
Unklassifiziertes Karzinom	117	7,8

sie sich in der klinischen Praxis (vor allem was die Operationsplanung und die Erstellung einer individuellen Prognose angeht) noch als relativ kompliziert. Hier hat die im folgenden zu beschreibende Klassifikation nach Laurén erhebliche Vorteile.

20.7.2 Histologische Klassifikation nach Laurén

Im Jahre 1965 hat Laurén eine Klassifikation der Magenkrebse vorgeschlagen, die sich über die „klassischen" Einteilungen hinwegsetzt und Unterschiede in der Wachstumsform, der Zellstruktur und der Schleimsekretion berücksichtigt [139]. Sie läßt sich nur für Adenokarzinome, Siegelringzellkrebse und undifferenzierte Karzinome anwenden, dagegen nicht für die sehr seltenen Plattenepithel- und adenosquamösen Karzinome.

Laurén unterscheidet Magenkarzinome vom Intestinaltyp und vom diffusen Typ (Tabelle 6).

Der Intestinaltyp ist gekennzeichnet durch gut entwickelte Drüsenschläuche, oft begleitet von papillären und soliden Formationen. Die Tumorzellen sind intestinalen Zylinderzellen ähnlich und zeigen meist einen ausgeprägten Bürstensaum. Schleimproduktion ist in der Regel spärlich und tritt nur fokal in verstreuten Zellen auf oder als extrazelluläre Absonderung in die Drüsenlumina. Die Tumoren sind kompakt gebaut und gegenüber dem umgebenden Gewebe scharf begrenzt. Histologisch breitet sich der Intestinaltyp meist nur wenige Millimeter jenseits des makroskopisch erkennbaren Tumorrandes aus.

Im Gegensatz dazu bestehen Karzinome vom diffusen Typ aus verstreut liegenden Einzelzellen oder Zellgruppen oder bei mehr solider Struktur aus schlecht kohäsiven Zellverbänden. Drüsen-

Tabelle 6. Klassifikation der Magenkrebse. (Nach Laurén [139])

Intestinaltyp:	überwiegend Drüsen auskleidende Zellen ähnlich intestinalen Zylinderzellen meist gut begrenzt kompakt gebaut
Diffuser Typ:	überwiegend schlecht kohäsive Zellen weite Infiltration der Magenwand schlecht begrenzt weit verstreute Tumorzellen

schläuche sind selten, und — wenn vorhanden — klein und schlecht entwickelt. Ein Teil der Karzinome vom diffusen Typ zeigt ausgeprägte Schleimproduktion in einem Großteil der Tumorzellen, wobei dieser gleichmäßig im Zytoplasma verteilt ist und bei extrazellulärer Bildung das Stroma durchsetzt. Die Tumorgrenzen sind unscharf, mit ausgedehnter und diffuser Durchsetzung des umgebenden Gewebes, wobei histologisch Tumorverbände mehrere Zentimeter weit vom makroskopischen Tumorrand in der makroskopisch normal erscheinenden Magenwand gefunden werden können.

Es muß darauf hingewiesen werden, daß Intestinaltyp und diffuser Typ nicht identisch sind mit dem Begriff gut oder schlecht differenzierte Tumoren. Beim intestinalen Typ ist z.B. eine Unterscheidung des Differenzierungsgrades (Grading) in gut, mäßig und schlecht differenzierte Formen, ähnlich den Vorschlägen der WHO für das Adenokarzinom, möglich. Auch beim diffusen Typ können gewisse Differenzierungen vorkommen, z.B. in Form eines Siegelringzellkarzinoms. Nur ein Teil der diffusen Krebse zeigt keine Differenzierung und entspricht damit einem undifferenzierten Karzinom. Falls innerhalb eines Tumors sowohl Bezirke vom Intestinaltyp als auch vom diffusen Typ vorkommen, so sollte die Klassifizierung nach dem überwiegenden Bild erfolgen [95, 182].

Für das praktisch-operative Vorgehen ist die histologische Typeneinteilung nach Laurén von größter Bedeutung. Insbesondere ergeben sich aus den unterschiedlichen Ausbreitungsformen in der Magenwand entscheidende Konsequenzen hinsichtlich des notwendigen Sicherheitsabstands bei der Resektion. Weitere diesbezügliche Einzelheiten finden sich in 20.10 und 20.11.

Von großem klinischen Interesse ist weiterhin die Tatsache, daß Karzinome vom diffusen Typ zum Zeitpunkt der Diagnosestellung im Durchschnitt ausgedehnter sind und eine wesentlich größere Infiltrationstiefe erreichen als solche vom Intestinaltyp. Dementsprechend ist beim diffusen Typ auch öfter mehr als 1/3 des Magens befallen, und die lymphogene Metastasierung ist wesentlich weiter fortgeschritten. Bei operativer Behandlung wird beim diffusen Typ sehr viel häufiger Tumorgewebe zurückgelassen und die Prognose — gemessen an den 5-Jahres-Überlebensraten — ist deutlich schlechter [143, 253, 270].

Auf ätiologische, pathogenetische und epidemiologische Unterschiede zwischen den beiden Tumortypen nach Laurén wurde unter 20.2, 20.3 und 20.4 bereits hingewiesen.

20.8 Stadieneinteilung (Staging)

Die individuelle Prognose eines Magenkarzinompatienten hängt in entscheidender Weise vom Ausmaß der Tumorausbreitung im Organismus zum Zeitpunkt der Diagnosestellung und des Therapiebeginns ab. Ebenso ist eine exakte Beschreibung des Tumorstadiums (Staging) für die Wahl des optimalen Therapieverfahrens sowie für die Vergleichbarkeit von Behandlungsergebnissen von größter Bedeutung.

Ähnlich wie bei der histologischen Klassifikation der Magenkrebse hat es auch bei der Einteilung der Tumorstadien lange Zeit kein einheitliches, international gebräuchliches System gegeben. Im Jahre 1977 haben sich AJCC [4] und UICC [277] auf eine weitgehend identische Klassifikation geeinigt; 1983 hat das AJCC allerdings eine davon abweichende Fassung veröffentlicht [5]; ab 1.1.1987 wird wieder eine vereinheitlichte Klassifikation gelten.

20.8.1 TNM-System der UICC

Das TNM-System der UICC [277] ist in Tabelle 7a und b dargestellt. Auf die besonderen Probleme und die Verfahren des klinischen Staging wird unter 20.9.3 eingegangen.

Von großer Bedeutung ist die pathologisch-histologische Untersuchung der Tumorausbreitung am Resektionspräparat. Die Prinzipien der pT-Klassifikation werden in Abb. 7 illustriert. Im Krankengut der Erlanger Chir. Univ.-Klinik (996 Patienten, 1969–1981) war die Verteilung der einzelnen pT-Kategorien wie folgt: pT1 — 16%, pT2

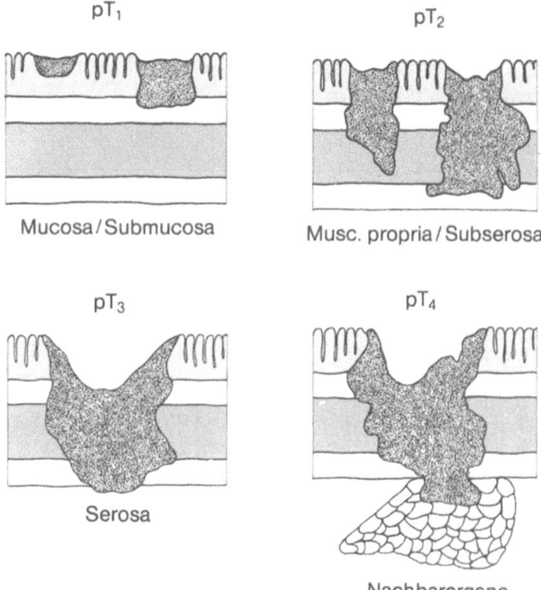

Abb. 7. pT-Klassifikation des Magenkrebses (UICC 1978/1982, auch weiterhin gültig). (Aus Hermanek [95])

— 41,5%, pT3 — 31,1%, pT4 — 9,8%, unbestimmt — 1,6%.

Es muß hier darauf hingewiesen werden, daß innerhalb der pT2-Kategorie Tumoren mit Invasion der Subserosa eine signifikant schlechtere Prognose haben als solche, die auf die Muscularis propria beschränkt sind. Problematisch war bisher die Einstufung von Tumoren mit Infiltration des perigastrischen Fettgewebes im Bereich des kleinen Netzes und des Lig. gastrocolicum bzw. gastrolienale sowie Befall des Ösophagus und des Duodenums. Das deutsche TNM-Komittee [97, 267a] ist der Meinung, daß für Infiltration des perigastrischen Fetts ohne Serosadurchbruch entsprechend der prognostischen Bedeutung die Kategorie pT2 in Frage kommt, während Ösophagus und Duodenalbefall gesondert vermerkt und entsprechend der Infiltrationstiefe im Magen als pT1, pT2 und pT3 geführt werden sollten. Diese Interpretation wurde auch ausdrücklich in die neue ab 1987 gültige UICC-Klassifikation (Tab. 7b) übernommen.

Die pN-Klassifikation erfaßt die lymphogene Metastasierung (Tabelle 7a und b). Ihre Anwendung erfordert vom Pathologen eine topographisch orientierte, sorgfältige Untersuchung sämtlicher entfernter Lymphknotenstationen — mit entsprechend großem Arbeitsaufwand.

Paraösophageale Lymphknoten oberhalb des Zwerchfells werden als Fernmetastasen eingestuft.

Die abweichende Klassifikation der Lymphknoten durch die Japanese Research Society for Gastric Cancer [113] wurde bereits erwähnt. Es soll darauf hingewiesen werden, daß in Abb. 4 die Lymphknotenstationen 1–6 in vielen Fällen N 1 entsprechen, 7–11 dagegen meist N 2 und 12 und 15 der Kategorie N 3. Die Verteilung der einzelnen pN-Kategorien im Erlanger Krankengut (996 Patienten) war wie folgt: pN 0 — 34,8%, pN 1 — 16,0%, pN 2 — 20,4%, pN 1 oder pN 2 — 18,7%, pN 3 — 6,2%, unbestimmt 4,0%. Die bisherige Kategorie pN 3 wird ab 1.1.1987 als Fernmetastasierung gelten.

Im gleichen Patientenkollektiv gab es bei Diagnosestellung in 93,7% keinen Hinweis für das Vorliegen von Fernmetastasen (M 0), bei 2,1% waren Fernmetastasen klinisch (M 1) und bei 4,1% histologisch (pM 1) gesichert.

Der Beantwortung der Frage nach der Kurabilität eines Tumors dient die R-Klassifikation (AJCC 1977) [4], die dementsprechend von großer prognostischer Bedeutung ist (s.S. 389). Ein Problem hinsichtlich der Einordnung bieten Magenkarzinome, bei denen ein sog. Grenzlymphknoten histologisch befallen ist. Als Grenzlymphknoten ist in einem Lymphabflußgebiet jeweils derjenige Lymphknoten definiert, der am weitesten von Tumor entfernt und damit dem Resektionsrand am nächsten ist. Dementsprechend gibt es in dieser Situation keine Information darüber, ob die nächstfolgende (belassene) Lymphknotenstation Metastasen aufweist oder nicht. In Erlangen kommen hier die Begriffe „relativ" und „absolut" kurative Resektion zur Anwendung [95]. Eine absolut kurative Resektion liegt vor, wenn die Grenz-

Tabelle 7a.   TNM/pTNM-Klassifikation der UICC (1978/1982) [277] mit erläuternden Bemerkungen des DSK. (Aus SPIESSL et al. [267a])

Prätherapeutische klinische Klassifikation TNM

T   Primärtumor

T is   Präinvasives Karzinom (Carcinoma in situ)[a]

T 1   Tumor beschränkt auf Mukosa oder auf Mukosa und Submukosa, unabhängig von Größe und Lage
(Die klinische Evidenz für T 1 ist der Nachweis
a) eines malignen gestielten Polypen,
b) einer malignen breitbasigen polypoiden Läsion,
c) einer karzinomatösen Erosion,
d) eines karzinomatösen Erosionsareals am Rande oder in der Umgebung eines peptischen Ulkus)

---

[a]   Diese Bezeichnung wird im Magen nicht verwendet, entsprechende Veränderungen werden i. allg. als schwere (neoplastische) Dysplasie bezeichnet

Tabelle 7a (Fortsetzung)

T   Primärtumor

T 2   Tumor mit tiefer Infiltration und Ausdehnung in nicht mehr als die Hälfte einer Region

T 3   Tumor mit tiefer Infiltration und Ausdehnung in mehr als die Hälfte einer Region, jedoch nicht mehr als eine Region

T 4   Tumor mit tiefer Infiltration und Ausdehnung in mehr als eine Region *oder* auf benachbarte Strukturen.

Regionen sind oberes, mittleres und unteres Drittel. Um die Regionen gegeneinander abzugrenzen, werden die kleine und die große Kurvatur des Magens durch jeweils 2 gleich weit voneinander entfernte Punkte unterteilt, die dann miteinander verbunden werden. Das obere Drittel umfaßt die Kardia und den Fundus, das mittlere Drittel das ganze Korpus, das untere Drittel das Antrum und den Pylorus.

N   Regionäre Lymphknoten

N 0   Kein Anhalt für Befall regionärer Lymphknoten

N 1   Befall von Lymphknoten bis zu 3 cm vom Primärtumor entfernt, entlang der kleinen und großen Kurvatur

N 2   Befall von Lymphknoten weiter als 3 cm vom Primärtumor einschließlich Lymphknoten entlang der Aa. gastrica sinistra, lienalis, coeliaca und hepatica communis

N 3   Befall von paraaortalen Lymphknoten, Lymphknoten im Lig. hepato-duodenale und/oder anderen intra-abdominalen Lymphknoten

M   Fernmetastasen

M 0   Kein Anhalt für Fernmetastasen

M 1   Fernmetastasen

Postoperative histopathologische Klassifikation pTNM

pT   Primärtumor

pT is   Präinvasives Karzinom (Carcinoma in situ)[a]

pT 1   Tumor mit Invasion der Mukosa oder Submukosa, aber nicht der Muscularis propria

pT 2   Tumor mit Invasion der Muscularis propria oder der Subserosa

pT 3   Tumor mit Invasion der Serosa ohne Befall benachbarter Strukturen

pT 4   Tumor mit Invasion benachbarter Strukturen[b]

pN   Regionäre Lymphknoten

    Die pN-Kategorien entsprechen den N-Kategorien

pM   Fernmetastasen

    Die pM-Kategorien entsprechen den M-Kategorien

---

[b]   Als benachbarte Strukturen im Sinne von pT gelten Pankreas, Kolon (einschließlich Mesokolon), Zwerchfell, Leber und Bauchwand. Nicht als Invasion benachbarter Strukturen im Sinne von pT 4 gilt die Invasion von Duodenum oder Ösophagus. Infiltration des perigastrischen Fettgewebes an der kleinen und großen Kurvatur in den Abschnitten des Magens, die nicht von Serosa überkleidet sind, wird auch nicht als Invasion benachbarter Strukturen klassifiziert, sondern als Äquivalent der Infiltration der Subserosa (pT 2)

Tabelle 7b. TNM/pTNM-Klassifikation der UICC ab 1.1.1987

TNM-Klinische Klassifikation

T-Primärtumor

TX Primärtumor kann nicht beurteilt werden
T0 Kein Anhalt für Primärtumor
Tis Carcinoma in situ: intraepithelialer Tumor ohne Infiltration der Lamina propria
T1 Tumor infiltriert Lamina propria oder Submukosa
T2 Tumor infiltriert Muscularis propria oder Subserosa
T3 Tumor penetriert Serosa (viszerales Peritoneum), infiltriert aber nicht benachbarte Strukturen
T4 Tumor infiltriert benachbarte Strukturen
Anmerkungen:
1. Benachbarte Strukturen des Magens sind Milz, Colon transversum, Leber, Zwerchfell, Pankreas, Bauchwand, Nebennieren, Niere, Dünndarm und Retroperitoneum.
2. Intramurale Ausbreitung in Duodenum oder Ösophagus wird nach der tiefsten Invasion in diesen Organen oder im Magen klassifiziert.
3. Ein Tumor kann sich über die Muscularis propria in das Ligamentum gastrocolium oder hepatogastricum oder in das große oder kleine Netz ausbreiten, ohne das diese Strukturen bedeckende viszerale Peritoneum zu penetrieren. In diesem Fall wird der Tumor als T2 klassifiziert. Findet sich eine Perforation des viszeralen Peritoneums über den gastrischen Ligamenten oder großem oder kleinem Netz, soll der Tumor als T3 klassifiziert werden.

N-Regionäre Lymphknoten

Regionäre Lymphknoten sind die perigastrischen Lymphknoten (entlang der kleinen und großen Kurvatur) und die Lymphknoten entlang der Art. gastrica sinistra, hepatica communis, lienalis und coeliaca. Befall von paraaortalen, retropankreatischen, hepatoduodenalen oder mesenterialen Lymphknoten gilt als M1.

NX Regionäre Lymphknoten können nicht beurteilt werden
N0 Keine regionären Lymphknotenmetastasen
N1 Metastasen in perigastrischen Lymphknoten innerhalb 3 cm vom Rand des Primärtumors
N2 Metastasen in perigastrischen Lymphknoten weiter als 3 cm vom Rand des Primärtumors oder in Lymphknoten entlang Art. gastrica sinistra, hepatica communis, lienalis oder coeliaca

M-Fernmetastasen

MX Vorhandensein von Fernmetastasen kann nicht beurteilt werden
M0 Keine Fernmetastasen
M1 Fernmetastasen

pTNM-Pathologische Klassifikation

Die pT-, pN- und pM-Kategorien entsprechen T-, N- und M-Kategorien.

---

lymphknoten aller Lymphabflußgebiete histologisch tumorfrei sind. Bei Befall auch nur eines Grenzlymphknotens wird von einer relativ kurativen Operation gesprochen.

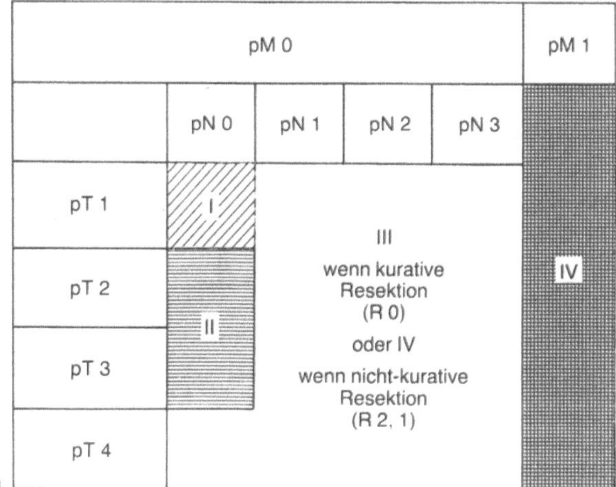

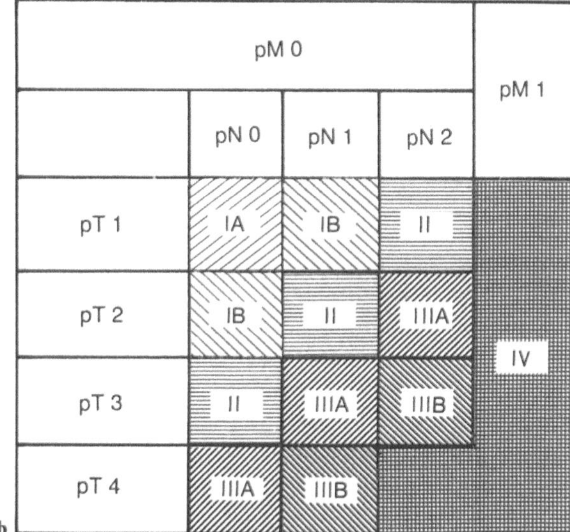

Abb. 8. Pathologische Stadieneinteilung des Magenkarzinoms. **a** (UICC 1978/1982). (Aus Hermanek [95]) **b** UICC 1986/1987

20.8.2 Stadienbestimmung der UICC

Nach den derzeitigen Regeln der UICC [277] lassen sich aus der zuvor aufgeführten TNM- bzw. pTNM- und R-Klassifikation 4 Tumorstadien ableiten, die in Abb. 8a schematisch dargestellt sind. Auf ihre große prognostische Bedeutung wird auf S. 389 eingegangen. Die Verteilung der einzelnen Tumorstadien (UICC 1978) im Erlanger Krankengut (996 Patienten) war wie folgt: St. I — 14,9%, St. II — 20,9%, St. III — 45,1%, St. IV — 18,5%, unbestimmt — 0,7%. Ab 1.1.1987 geht die R-Klassifikation nicht mehr in die Stadieneinteilung ein, und die Stadien sind auch anders definiert (Abb. 8b). Für eine exakte Beschreibung des Tumors genügt dann nicht die alleinige Angabe des Tumorstadiums, sondern es muß jeweils gesondert auch die R-Kategorie angegeben werden.

20.8.3 Magenfrühkarzinom

Ein Nachteil der beschriebenen UICC-Klassifikation liegt darin, daß sie den Begriff des Magenfrühkarzinoms nicht berücksichtigt. Dieser wurde 1962 von der Japanischen Gesellschaft für Gastroenterologische Endoskopie eingeführt, um eine Gruppe von Magenkarzinomen zu beschreiben, die eine besonders günstige Prognose haben. Die Definition ist schematisch in Abb. 9 dargestellt. Es handelt sich um Tumoren, die auf Mukosa und Submukosa beschränkt sind, wobei das eventuelle Vorhandensein von Lymphknoten- oder Fernmetastasen nichts an der Klassifikation als Frühkarzinom ändert. Lymphknotenmetastasen kommen in durchschnittlich 10% aller Frühkrebse vor, sind aber fast immer tumornah lokalisiert und werden daher bei der Resektion en bloc mitentfernt. Hieraus erklärt sich die besonders gute Prognose mit 5-Jahres-Überlebensraten, die in japanischen Statistiken nach Ausschluß der postoperativen Letalität und der „lost cases" durchwegs über 90% liegen [83, 104, 123]. Fernmetastasen sind beim Magenfrühkrebs eine extreme Seltenheit. Trotz gewisser Einwände sprachlicher und theoretischer Art hat sich der Begriff des Magenfrühkarzinoms weltweit durchsetzen können. Auf die Sonderstellung dieses Tumorstadiums in diagnostischer, therapeutischer und prognostischer Hinsicht wird unter 20.9, 20.10, 20.11 und 20.14 weiter eingegangen.

Dem Stadium I der UICC-Klassifikation 1978 entsprechen nur Frühkarzinome ohne Lymphkno-

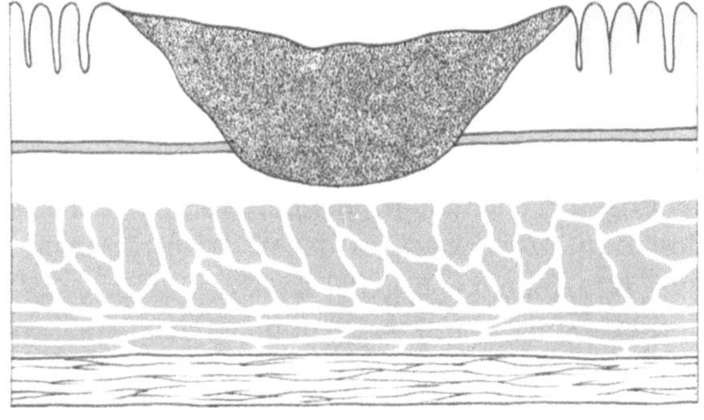

Abb. 9. Schematische Darstellung der Definition des Magenfrühkarzinoms. Die Tumorinfiltration erreicht maximal die Submukosa, die Muscularis propria ist tumorfrei. Lymphknotenbefund unmaßgeblich. (Nach HERMANEK [95])

tenmetastasen. Falls solche vorhanden sind, muß der Tumor in das prognostisch ungünstige UICC-Stadium III eingeordnet werden. Nach der neuen Stadieneinteilung der UICC ab 1987 wird das Frühkarzinom ohne Lymphknotenmetastasen dem Stadium IA, das mit lymphogener Metastasierung dem Stadium IB (N/pN1) oder II (N/pN2) zugeordnet. Dies widerspricht den klinischen Realitäten, da die Prognose von Frühkarzinomen mit und ohne Lymphknotenmetastasen sich nicht nennenswert voneinander unterscheidet. Dementsprechend sollte in pathologisch-histologischen Gutachten neben der UICC- oder AJCC-Klassifikation bei entsprechenden Fällen immer auch der Begriff des Frühkarzinoms Verwendung finden.

Prinzipiell kann die Diagnose eines Magenfrühkarzinoms nur am Resektionspräparat gestellt werden, da erst die histologische Aufarbeitung des gesamten Tumors in Stufenschnitten die Beurteilung erlaubt, ob die Submukosa nicht an einer Stelle überschritten wird. Ausnahmsweise ist die Diagnose auch an einem Polypektomiepräparat möglich, wenn der Tumor weder an die seitlichen noch an die basalen Ränder heranreicht. Aus prognostischen Gründen sollten weiterhin beim Magenfrühkrebs reine Mukosaformen und solche mit Infiltration der Submukosa unterschieden werden (s. auch 20.14). Im Erlanger Krankengut waren unter 996 Tumoren 160 (16,1%) Frühkarzinome.

20.9 Diagnose

Ein entscheidender Grund für die schlechten Gesamtergebnisse in der Behandlung des Magenkarzinoms ist die Tatsache, daß (mit Ausnahme Japans) in etwa 50% aller Fälle die richtige Diagnose erst gestellt wird, wenn eine kurative Operation bereits nicht mehr möglich ist. Bei den Bemühungen, die Prognose des Magenkarzinoms zu verbessern, kommt dementsprechend der frühzeitigen Diagnose, d.h. der Diagnose im Stadium des Frühkrebses, eine entscheidende Rolle zu.

20.9.1 Symptomatik

Erschwert wird das Streben nach einer Frühdiagnose durch die uncharakteristische klinische Symptomatik des Magenkarzinoms. Die Häufigkeit der einzelnen Symptome wird im Schrifttum sehr unterschiedlich angegeben, fast alle Autoren betonen jedoch ihren unspezifischen Charakter [155].

Besonders häufig klagen die Patienten über diffuse abdominelle Beschwerden wie Druck im Oberbauch, Völlegefühl, leichte Schmerzen im Epigastrium, Übelkeit und Erbrechen, Appetitlosigkeit, Abneigung gegen Fleisch, Aufstoßen und Sodbrennen. An Allgemeinsymptomen finden sich vor allem Leistungsknick, Gewichtsverlust, Müdigkeit und Anämie. Stärkere Blutungen, die zu Hämatemesis und Meläna führen, sind nicht häufig; dagegen kommt es bei den meisten Magenkarzinomen zu geringen Sickerblutungen, die sich mit einem Okkultblut-Test nachweisen lassen und im Laufe der Zeit eine erhebliche Anämie verursachen können. Gelegentlich findet sich eine typische Ulkussymptomatik mit periodischen Schmerzen, die sich durch Nahrungsaufnahme bessern [140, 171]. Selten kann es zu einer freien Tumorperforation kommen.

In vielen Fällen sind diese Beschwerden offensichtlich anfangs von so geringer Intensität, daß sie vom Patienten oder dem zuerst konsultierten Arzt nicht ernst genommen werden. Wenn die Beschwerdesymptomatik ein Ausmaß erreicht, das nicht mehr ignoriert werden kann, ist häufig der Zeitpunkt einer möglichen kurativen Resektion bereits verpaßt.

In gewissen Grenzen werden die Beschwerden des Patients vom Sitz und der Ausdehnung des Tumors beeinflußt. So treten bei Lokalisation an den „natürlichen Engen" Kardia und Pylorus Stenosebeschwerden besonders frühzeitig auf [159]. Bei Sitz an der Kardia kommt es dadurch in der Regel zu Dysphagie, später zu Regurgitation, bei Lokalisation am Pylorus zu Magenentleerungsstörungen mit Erbrechen.

Leider wird immer noch bei einer großen Zahl von Patienten die klinische Symptomatik zum Zeitpunkt der Klinikaufnahme durch Auswirkungen oder Komplikationen eines weit fortgeschrittenen Tumors oder von Metastasen bestimmt. Eine tastbare Metastasenleber, ebenso wie durch peritoneale Aussaat bedingter Aszites, sind Zeichen der Inkurabilität. Im Rahmen einer Peritonealkarzinose kommt es nicht selten zu einer intestinalen Symptomatik, insbesondere zum mechanischen Dünndarmileus. Zeichen einer Kolonobstruktion können durch direktes Einwachsen des Tumors ins Querkolon oder durch Infiltration des Rektums im Rahmen von Douglas-Metastasen bedingt sein. Ovarialmetastasen (Krukenberg-Tumor) können einen gynäkologischen Tumor vortäuschen. Bei einem gewissen Prozentsatz der Patienten ist das hervorstechende klinische Symptom ein tastbarer

Oberbauchtumor. Dies spricht für ein weit fortgeschrittenes Tumorstadium, ist jedoch keineswegs gleichbedeutend mit Inoperabilität. Bei frühzeitiger Infiltration des Lig. hepatoduodenale oder ausgedehnten Lymphknotenmetastasen in diesem Bereich kann eines der ersten Symptome ein Verschlußikterus sein.

Selbst extrem weit fortgeschrittener intraabdomineller Lymphknotenbefall ist einer klinischen Untersuchung in der Regel nicht zugänglich. Dagegen können lymphogene Fernmetastasen bei bestimmter Lokalisation leicht palpiert und in Lokalanästhesie exstirpiert werden. Hierdurch läßt sich die Diagnose eines inkurablen Magenkarzinoms histologisch sichern, so daß dem Patienten u.U. weitere eingreifende Maßnahmen erspart werden können. Hierzu gehören der Virchow-Lymphknoten in der linken Fossa supraclavicularis sowie (sehr viel seltener) Lymphknoten in der linken Axilla oder in der Umbilikalregion.

Hämatogene Fernmetastasen in Lunge, Gehirn, Knochen oder Knochenmark können vorkommen, sind jedoch relativ selten.

Obwohl die klinischen Symptome des Magenkarzinoms vage und unspezifisch sind, ist diese Erkrankung keineswegs symptomarm. Es gibt so gut wie keinen Patienten mit fortgeschrittenem Magenkarzinom, der völlig beschwerdefrei wäre. So fanden McNeer et al. [158] bei nur 5% ihrer Patienten keine gastrointestinalen Symptome. Auch dieser kleine Patientenanteil war jedoch nicht völlig beschwerdefrei, sondern kam wegen unspezifischer Allgemeinsymptome zur Diagnostik. Zu ähnlichen Ergebnissen kamen verschiedene andere Autoren [2, 66, 122, 136, 263].

Diese Situation scheint nicht nur für das fortgeschrittene, sondern in ähnlicher Weise auch für das Magenfrühkarzinom zu gelten. Die in früheren Jahren häufig geäußerte Meinung, daß der Frühkrebs symptomarm sei, kann heute nicht mehr vertreten werden. Zwar gibt es keine spezifischen „Frühsymptome" des Magenkarzinoms, sehr wohl aber Symptome des Frühkrebses [215, 228, 231].

Im Prinzip entsprechen die Beschwerden der Patienten mit Frühkarzinom denen der fortgeschrittenen Karzinome [121]. Bei letzteren scheinen allerdings die Symptome Appetitlosigkeit, Übelkeit und Erbrechen sowie Gewichtsabnahme deutlich häufiger zu sein [227]. Andererseits klagen Patienten mit Frühkarzinom besonders häufig über ulkusähnliche Beschwerden, insbesondere Oberbauchschmerzen (bis zu über 50%) [227]. Patienten mit Magenfrühkarzinom sind im Durchschnitt

10 Jahre jünger und haben außerdem oft eine sehr viel längere Anamnese als solche mit weiter fortgeschrittenen Tumoren. Beim fortgeschrittenen Karzinom wird in etwa 60% der Fälle die Diagnose innerhalb von 6 Monaten nach Auftreten der ersten Symptome gestellt [262]. Dagegen konnten KOGA u. AYABE [128] zeigen, daß beim Frühkarzinom dieses Intervall im Durchschnitt sehr viel länger ist, wobei in 43% der Patienten Symptome für länger als 3 Jahre vor der Diagnosestellung bestanden hatten. Dies entspricht Berichten anderer Autoren, die zeigen konnten, daß Frühkarzinome oft für überraschend lange Zeit stationär bleiben können [86, 135, 199, 227]. Offensichtlich gibt es beim Magenkarzinom sehr unterschiedliche Verlaufsformen, wobei in manchen Fällen der Tumor schon bald nach Auftreten der ersten Symptome inkurabel sein kann, während er bei anderen Patienten lange Zeit im (symptomatischen) Stadium des Frühkarzinoms verharrt. In diesem Zusammenhang sind japanische Untersuchungen über den malignen Zyklus der ulzerierenden Frühkarzinome von Interesse, die zeigen konnten, daß eine solche Läsion durch narbige Abheilung eine echte Rückbildung vortäuschen kann, wobei jedoch das zugrundeliegende Karzinom weiterbesteht und nach unterschiedlich langer Latenzzeit fortschreitet [197, 201, 245].

20.9.2 Diagnostische Verfahren

20.9.2.1 Röntgendiagnostik

Das klassische Verfahren bei der Diagnostik des Magenkarzinoms ist die Röntgenkontrastdarstellung mit Barium. In älteren Studien wird die Effizienz dieser Methode z.T. gering eingeschätzt [34, 138]. In den letzten Jahren konnte die Treffsicherheit dieser Methode durch die Kombination verschiedener Techniken, wie Prallfüllung, dosierte Kompression, Reliefdarstellung und insbesondere die Doppelkontrastdarstellung, jedoch erheblich verbessert werden. In der Regel kann davon ausgegangen werden, daß sich fortgeschrittene Karzinome heutzutage röntgenologisch sicher nachweisen lassen. Selbst Frühkarzinome können bei entsprechender Technik mit einer hohen Erfolgsrate diagnostiziert werden. Naturgemäß kann das Vorliegen eines Malignoms nach röntgenologischen Kriterien zwar mit großer Wahrscheinlichkeit vermutet, nicht aber bewiesen werden.

20.9.2.2 Gastrokameradiagnostik

Das Prinzip der intragastralen Fotografie mit der „blinden" Kamera wurde 1951 durch UJI et al. eingeführt und durch SAKITA et al. in großem Maßstab klinisch angewendet [243]. Nach einem bestimmten Schema wird hierbei die gesamte Magenhöhle fotografiert. Aus historischer Sicht hat diese Methode große Bedeutung für die Früherkennung des Magenkarzinoms und für die Entwicklung des Konzepts vom Magenfrühkarzinom gehabt. Bereits 1966 konnte SAKITA mit der Gastrokamera die Diagnose eines Frühkarzinoms in 90% der Fälle stellen [243]. In der Folgezeit wurde die Gastrokamera in Japan mit gutem Erfolg für Reihenuntersuchungen und zur Verlaufskontrolle verdächtiger Befunde benutzt [196]. Wegen der hohen Qualität der Bilder eignet sich diese Methode besonders zur Dokumentation der Befunde in großen Untersuchungsreihen. Ein Nachteil der älteren „blinden" Gastrokameras war, daß verdächtige Bezirke nicht gezielt fotografiert werden konnten und daß die Möglichkeit zur Entnahme von Biopsien fehlte. Diese Probleme sind bei modernen Geräten beseitigt, die entweder ein Pilotfiberskop zur Orientierung haben oder sogar eine Kombination aus intragastraler Kamera und flexiblem Gastroskop mit Instrumentierkanal darstellen [124]. Trotz dieser Verbesserungen hat die Gastrokameradiagnostik gegenüber dem jüngeren Verfahren der Gastroduodenoskopie mit flexiblen Geräten (und extragastral angesetzter Kamera) in den letzten Jahren (zumindest in Europa) zunehmend an Bedeutung verloren.

20.9.2.3 Endoskopische Diagnostik

Die Gastroskopie mit flexiblen, fiberoptischen Geräten ermöglicht eine direkte Inspektion der gesamten Magenschleimhaut und damit den Nachweis auch sehr diskreter Läsionen. Weiterhin erleichtert sie die Lokalisationsangabe und die Einschätzung von möglichen Sicherheitsabständen bei der Resektion. Der wesentlichste Vorteil ist jedoch die Möglichkeit zur Entnahme gezielter Biopsien mit entsprechender histologischer Verifizierung der Diagnose. Um eine möglichst hohe Treffsicherheit der Biopsien zu erreichen, muß gefordert werden, daß multiple Proben (mindestens 6) aus verschiedenen Anteilen der verdächtigen Läsion entnommen werden [120]. Besonders bei ulzerösen Karzinomen muß darauf geachtet werden, daß nicht nur aus dem Ulkusgrund, sondern auch vom Rand biopsiert wird. Auch aus Ulkusnarben müssen Proben entnommen werden, da sich dahinter ein scheinbar abgeheiltes Frühkarzinom verbergen kann. Bei polypösen Läsionen eignet sich am besten die Schlingen- oder Makropartikelbiopsie, die bei kleinen polypösen Frühkarzinomen in Einzelfällen auch als Therapie in Frage kommt.

Wegen der in bis zu 10% zu beobachtenden Multizentrizität beim Magenfrühkarzinom sollte man sich bei der Gastroskopie nicht mit einem gefundenen Tumor zufrieden geben, sondern den restlichen Magen genau nach einem Zweit- oder sogar Drittumor absuchen.

Insgesamt kann es keinen Zweifel geben, daß die bisher erzielten Fortschritte in der Frühdiagnose (in Japan 40% und in manchen europäischen Zentren 15% Frühkarzinome unter den operierten Magenkarzinomen) im wesentlichen in der Einführung und Fortentwicklung der endoskopischen Diagnostik begründet sind.

Entsprechend enthusiastisch wurde diese Methode insbesondere von europäischen Gastroenterologen aufgenommen. Viele Autoren sind der Meinung, daß die Früherkennung des Magenkarzinoms heutzutage eine Domäne der Endoskopie ist [234]. Tatsächlich hat die Gastroskopie eine hohe Treffsicherheit, die bei gleichzeitiger standardisierter Entnahme von Biopsien 90% überschreiten und bei entsprechend geübten Untersuchern fast 100% erreichen kann [40, 49, 234]. Diese Zahlen werden meist einer durchschnittlichen Treffsicherheit der Radiologie von 70–80% beim Frühkarzinom gegenübergestellt [89, 231]. Dementsprechend wird empfohlen, bei klinischem Karzinomverdacht die Gastroskopie heute als primärdiagnostisches Verfahren einzusetzen. Andererseits gibt es auch Berichte über weniger verläßliche Ergebnisse der Endoskopie. So hatten WINAWER et al. [287] bei endoskopischen Untersuchungen ein negatives Ergebnis von Biopsie und Zytologie bei 8% der Patienten mit einem exophytisch wachsenden Karzinom und sogar bei 50% der infiltrativen Karzinome.

Im Gegensatz zu Japan und Europa hat sich das flexible Gastroskop in den USA nur sehr langsam durchsetzen können. Hier wird die röntgenologische Untersuchung weiterhin als Eckstein der Diagnose des Magenkarzinoms betrachtet. MOERTEL [171] vertrat noch 1982 die Ansicht, daß der routinemäßige Einsatz der Endoskopie beim Magenkrebs nicht gerechtfertigt sei. Er verweist hierbei auf die hohen Kosten dieser Methode, auf die

Möglichkeit von falsch negativen Ergebnissen sowie auf die große Verläßlichkeit der röntgenologischen Doppelkontrastmethode mit einer Treffsicherheit von über 90%.

20.9.2.4 Vergleich der röntgenologischen und endoskopischen Diagnostik

Es stellt sich somit die Frage nach dem Stellenwert von röntgenologischen und endoskopischen Verfahren in der Diagnostik des Magenkarzinoms. Von entscheidender Bedeutung ist offensichtlich sowohl bei der Endoskopie als auch bei der Radiologie die Qualität der Untersuchung, die natürlich von der Erfahrung und Sorgfalt des Untersuchers abhängt. Hieraus erklärt sich sicherlich ein großer Teil der unterschiedlichen Angaben zur Zuverlässigkeit beider Methoden. Wenn man von den Extrempositionen absieht und auch auf die besonders reiche Erfahrung der japanischen Gastroenterologen zurückgreift, so zeigt sich, daß hinsichtlich des Nachweises eines Frühkarzinoms Röntgenuntersuchung und Gastroskopie offensichtlich gleichwertig sind [25, 162, 251].

Beide Methoden haben für die Erkennung des Magenfrühkarzinoms gewisse Vor- und Nachteile. So berichten MATSUE u. HIROTA [162] über Frühkarzinome, die radiologisch diagnostiziert, aber bei der endoskopischen Untersuchung nicht erfaßt wurden oder bei denen der bioptische Nachweis nicht gelang. Andererseits gibt es auch endoskopisch nachgewiesene Karzinome, die der radiologischen Diagnostik entgehen.

Man muß daraus schließen, daß es sich hier nicht um zwei konkurrierende, sondern einander ergänzende Verfahren handelt, die bei entsprechenden Verdachtsfällen idealerweise beide zur Anwendung kommen sollten. Erst bei der Dignitätsbeurteilung gewinnt die Gastroskopie durch die Möglichkeit zur Biopsie einen entscheidenden Vorteil. Dies ist von besonderer Bedeutung bei der Differenzierung von benignen Ulcera ventriculi und ulzerierten Karzinomen, ein Problem das radiologisch in der Regel nicht zu lösen ist. Vor die Wahl gestellt, wird der Chirurg eher auf die Röntgenuntersuchung verzichten, da ein eindeutiger histologischer Karzinomnachweis sowie die präoperative Klassifizierung des Tumors nach LAURÉN für die Planung eines entsprechend radikalen Eingriffs heutzutage unbedingt gefordert werden müssen. In seltenen Fällen muß jedoch die Indikation zur Operation allein aufgrund der Röntgendiagnose gestellt werden, so z.B. bei einem Magenkrebs vom Linitis-plastica-Typ, der weitgehend infiltrierend unter normaler Schleimhaut wächst und daher endoskopisch-bioptisch nur sehr schwer, röntgenologisch jedoch mit großer Zuverlässigkeit nachzuweisen ist.

Für die Praxis lassen sich dementsprechend die folgenden Empfehlungen geben:

Bei klinischem Verdacht auf ein Magenkarzinom sollte heute die Gastroskopie als Verfahren der ersten Wahl zur Anwendung kommen, falls ein Untersucher mit entsprechender Erfahrung vorhanden ist. Führt sie zum eindeutigen Nachweis einer Läsion, die die Beschwerden erklärt, erübrigt sich in der Regel eine Röntgenuntersuchung. Läßt sich eine Läsion nicht nachweisen, so sollte bei Fortbestehen der Beschwerden zusätzlich zur Wiederholung der Gastroskopie eine MDP mit Doppelkontrastdarstellung angeschlossen werden. Wurde die Diagnose eines Magenkarzinoms primär röntgenologisch gestellt, so ist eine sekundäre Gastroskopie zur histologischen Verifizierung und Klassifikation, genauen Angabe der Lokalisation und Ausdehnung sowie zum sicheren Ausschluß eines Zweitkarzinoms absolut notwendig. Ebenso erfordert eine negative Röntgenuntersuchung bei entsprechender Beschwerdesymptomatik die Ergänzung durch die Endoskopie.

Eine eindeutige Domäne der Endoskopie ist die Untersuchung des Restmagens nach Magenresektion wegen Karzinoms oder Ulkus. Wegen der veränderten anatomischen Verhältnisse, abnorm verlaufenden Falten u.a. ist es röntgenologisch sehr schwierig, ein Karzinomrezidiv oder Stumpfkarzinom in einem relative Frühstadium zu diagnostizieren. Unter 32 Karzinomrezidiven, die GROITL et al. [68] bei der endoskopischen Nachuntersuchung von 229 magenkarzinom-operierten Patienten nachweisen konnten, war keines durch eine vorausgegangene Röntgenuntersuchung entdeckt worden.

20.9.2.5 Zytologische Diagnostik

Material für die zytologische Diagnostik kann auf verschiedenem Weg gewonnen werden:

a) als exfoliative Zytologie durch „blinde" Lavage des Magens,
b) als gezielte Bürstenzytologie im Rahmen einer Endoskopie,
c) durch Anfertigung von Tupf- (Imprint-) und Ausstrichpräparaten von den Biopsiepartikeln [7a].

Die Erfolgsrate und damit die klinische Wertigkeit zytologischer Untersuchungen in der Diagnostik des Magenkarzinoms wird sehr unterschiedlich angegeben [8, 65, 138, 140, 156, 208]. Besonders verbreitet ist diese Methode in den USA. In Japan und Europa hat sie wesentlich weniger Anhänger gefunden. Es ist zwar nicht zu bezweifeln, daß bei alleiniger Röntgen- oder Gastrokameradiagnostik ohne die Möglichkeit zur Biopsie die zytologische Untersuchung einen wertvollen Beitrag zur Diagnosesicherung leisten kann. Andererseits ist die kombinierte endoskopisch-bioptische Untersuchung in geübten Händen heutzutage so zuverlässig, daß auf die zusätzliche Zytologie, die zudem weniger Informationen bietet, durchaus verzichtet werden kann.

20.9.2.6 Labordiagnostik

Laboruntersuchungen sind wegen ihrer fehlenden Spezifität von sehr geringer Bedeutung in der Diagnostik des Magenkarzinoms.

Dies gilt auch für die Magensekretionsanalyse. Eine Norm- oder Hyperchlorhydrie schließt ein Karzinom keineswegs aus [215].

In fortgeschrittenen Tumorstadien werden oft eine Reihe von Laborwerten pathologisch, wobei jedoch auch hier keine Spezifität besteht. Besonders häufig ist eine ausgeprägte Hypalbuminämie. Bei vorhandenen Lebermetastasen sind häufig LDH, Transaminasen und Bilirubin erhöht.

20.9.2.7 Tumormarker

Von größter Bedeutung für die Frühdiagnose des Magenkarzinoms wäre das Vorkommen eines spezifischen Tumormarkers im Blut oder anderen Körperflüssigkeiten, aus dessen Nachweis mit Sicherheit auf das Vorliegen eines Karzinoms geschlossen werden könnte. Leider haben sich hochgesteckte Hoffnungen in dieser Richtung bisher nicht erfüllt.

Zirkulierende Tumormarker. Am gebräuchlichsten ist die Bestimmung des Karzinoembryonalen Antigens (CEA) im Serum. Dieser Marker ist zwar bei etwa 60% der Patienten mit fortgeschrittenem Magenkarzinom erhöht [155], jedoch völlig unspezifisch. Noch häufiger finden sich CEA-Erhöhungen bei Patienten mit Karzinomen des Dickdarms, des Pankreas, der Lunge und der Leber [9]. Auch bei einer Reihe von benignen Erkrankungen sind Erhöhungen des Serumspiegels beschrieben, wie auch bei einem kleinen Teil klinisch Gesunder, insbesondere bei Rauchern [9]. Andere Autoren haben erhöhte CEA-Spiegel beim Magenkarzinom nur relativ selten nachweisen können. So fanden Moertel et al. [171] erhöhte Werte bei nur 27% der Patienten mit metastasierenden Karzinomen und bei nur 12% der lokal begrenzten Formen. Diese Zahlen zeigen, daß die Methode für die Diagnostik des Magenkarzinoms und insbesondere für die Früherkennung wertlos ist. Da das Ausmaß der CEA-Erhöhung wesentlich von der vorhandenen Tumormasse abhängt, läßt sich dieser Marker noch am ehesten zur Beurteilung des Operationserfolgs und zur postoperativen Verlaufskontrolle heranziehen [9, 269]. Die Frühdiagnose eines Rezidivs kann man aber wiederum von dieser Methode nicht erwarten, obwohl Fälle beschrieben wurden, bei denen der klinische Nachweis des Rezidivs erst Monate nach dem Wiederansteigen der CEA-Werte gelang [269].

Das α-Fetoprotein (αFP), ein weiteres onkofetales Protein, hat ebenso wie das CEA keine praktische Bedeutung in der Diagnostik des Magenkarzinoms. Es ist bei nur etwa 15–20% der Erkrankten erhöht und hat dementsprechend eine extrem hohe Rate von falsch positiven und falsch negativen Ergebnissen [155, 157].

Tumormarker im Magensaft. Bestimmungen des CEA im Magensaft haben bisher keine praktische Bedeutung erlangt, obwohl die Ausbeute positiver Ergebnisse und die Korrelation mit dem Stadium hier höher zu sein scheint als bei den Serumwerten [89].

Eine wesentlich größere Empfindlichkeit und Spezifität scheint der Nachweis von fetalem Sulfoglykoprotein (FSA) im Magensaft zu haben. Hakkinen u. Viikari [80] konnten FSA in 96% der Patienten mit Magenkarzinom nachweisen, dagegen kein einziges Mal in einer Kontrollgruppe junger, gesunder Probanden. Allerdings hatten immerhin 10–15% der Patienten mit gutartigen Magenleiden (benignes Ulkus, Gastritis) ebenfalls eine positive Reaktion.

Ein weiterer augenscheinlich zuverlässiger Marker für das Magenkarzinom ist die Summe der LDH- und β-Glukuronidaseaktivität im Magennüchternsekret. Rogers et al. [230] hatten unter 42 Karzinomen nur einen falsch negativen Befund. Allerdings ergaben sich bei insgesamt 120 Dyspepsiepatienten 13 falsch positive Befunde, die jedoch

alle auf Patienten mit ausgeprägter intestinaler Metaplasie bei chronisch-atrophischer Gastritis entfielen.

Inwieweit sich die beiden letztgenannten Methoden in der Praxis bewähren werden, ist noch ungewiß. Für den Routineeinsatz können sie noch nicht empfohlen werden. Ihrer Anwendung als Screeningverfahren steht wahrscheinlich die notwendige, für den Patienten unangenehme Magensaftgewinnung im Wege.

Gewebsständige Tumormarker. Durch den Einsatz spezieller immunhistologischer Methoden haben sich in den letzten Jahren eine Reihe von Markersubstanzen der menschlichen Magenschleimhaut nachweisen lassen, die z.T. organspezifisch oder krankheitsspezifisch sind (CEA, GOA = goblet cell antigen, C-MAg = chief cell marker antigen) [225, 290]. Sie spielen bisher in der klinischen Diagnostik des Magenkarzinoms keine Rolle, könnten jedoch in Zukunft eine entscheidende Bedeutung für die Erforschung der histogenetischen Beziehungen verschiedener Zelltypen bei der Karzinogenese, eine genauere histologische Klassifikation und die Einordnung der präkanzerösen Läsionen gewinnen.

20.9.3 Verfahren für das klinisch-diagnostische Staging

Die präoperative, klinisch-diagnostische Stadienbestimmung hat die Aufgabe, das Ausmaß der Tumorausbreitung im Organismus abzuschätzen. Diese ist wichtig für die Erstellung einer individuellen Prognose, vor allem aber für die Festlegung eines optimalen, auf die Besonderheiten des einzelnen Patienten abgestimmten Therapieplans. Da man immer noch davon ausgehen muß, daß fast die Hälfte aller Magenkarzinompatienten zum Zeitpunkt der Diagnosestellung nicht mehr kurativ operiert werden kann, gilt es vor allem, Patienten herausfinden, denen man einen operativen Eingriff ersparen kann, da sie davon nicht mehr profitieren werden.

20.9.3.1 Bestimmung der lokalen Tumorausbreitung

Die Lokalisation und Größe eines Magenkarzinoms werden üblicherweise durch röntgenologische und endoskopische Methoden bestimmt. Beide Verfahren haben den Nachteil, daß sie in der Regel nur die Ausdehnung des Tumors ins Magenlumen hinein und in der Schleimhaut bestimmen, nicht aber submuköses Tumorwachstum sowie Tiefenausdehnung beurteilen können [179]. Insbesondere bei diffus und diskontinuierlich unter makroskopisch normal erscheinender Schleimhaut wachsenden Karzinomen kann eine realistische Einschätzung der Tumorausbreitung unmöglich werden [233]. Hier gibt eine röntgenologisch nachweisbare Starre und fehlende Peristaltik der Magenwand oft eher Hinweise als das endoskopische Bild. Die therapeutisch wichtige Frage, ob die Kardia befallen ist oder nicht, läßt sich in der Regel auch bei submukösem Tumorwachstum endoskopisch entscheiden, wobei eine offene und symmetrische Kardia gegen eine Karzinominfiltration spricht [126]. Das Vorliegen eines Frühkarzinoms kann definitionsgemäß endoskopisch nicht bewiesen, von geübten Untersuchern jedoch mit relativer Sicherheit wahrscheinlich gemacht werden. Die Angaben über die Verläßlichkeit der endoskopischen Diagnose „Frühkarzinom" schwanken zwischen etwa 50 und 90% [93a, 125, 233]. Im Erlanger Krankengut erwiesen sich 85% der entsprechenden Diagnosen als zutreffend [93a].

Die Beurteilung des Tiefenwachstums eines Magenkarzinoms mit klinischen Mitteln ist immer noch mit großer Unsicherheit behaftet. Nur bei exophytisch wachsenden Tumoren scheint eine gewisse Korrelation zwischen horizontaler Tumorausdehnung und Infiltrationstiefe zu bestehen [198]. Mit der konventionellen Ultraschalluntersuchung lassen sich zwar oft Verdickungen der Magenwand nachweisen, jedoch ist die Methode für eine exakte Einschätzung der Infiltrationstiefe zu ungenau. Die endoskopische Sonographie erscheint hier erfolgversprechender, allerdings gibt es noch keine ausreichenden Erfahrungen mit dieser Methode [154]. Moss et al. [179] berichten über sehr positive Ergebnisse bei der Anwendung der Computertomographie für das klinische Staging, wobei auch die Tiefenausdehnung in der Magenwand relativ sicher beurteilt werden konnte. Die Anwendung der Kernspintomographie für diese Indikation ist bisher noch nicht ausreichend dokumentiert. Letztlich kann auch die Laparoskopie einen Beitrag zu dieser Frage leisten, da sich durch sie ein eventueller Serosadurchbruch des Tumors an der Magenvorderwand nachweisen läßt.

20.9.3.2 Nachweis von Metastasen und Tumoreinbruch in Nachbarorgane

Eine direkte Tumorinvasion von Nachbarorganen läßt sich unter den z.Zt. zur Verfügung stehenden Methoden offensichtlich am zuverlässigsten mit der Computertomographie nachweisen [130, 142, 179]. Auch für die Demonstration eines ausgedehnten Lymphknotenbefalls sowie von größeren Serosametastasen ist diese Methode geeignet. Die endoskopische, transmurale Lymphographie zum Nachweis von Lymphknotenmetastasen hat sich bisher in der Praxis nicht bewährt [249].

Beim Nachweis von Lebermetastasen konkurrieren die Verfahren der Szintigraphie und Sonographie; aber auch CT, Angiographie und Laparoskopie kommen häufig zur Anwendung. Die Zuverlässigkeit dieser Methoden wird von verschiedenen Autoren unterschiedlich beurteilt, scheint jedoch für alle Verfahren sehr ähnlich zu sein und im Durchschnitt bei 70–90% zu liegen [28, 145, 218, 247, 282]. Bei Kombination von 2 oder mehr Nachweismethoden wird man eine höhere Ausbeute erwarten können. Die Szintigraphie scheint den Nachteil eines relativ hohen Anteils von falsch positiven Ergebnissen zu haben [45, 148, 188, 248]. In der Regel sollte die kostengünstige und für den Patienten nicht belastende Sonographie als Primärverfahren zur Anwendung kommen. Beim Nachweis einer raumfordernden Läsion kann sofort eine perkutane, ultraschallgezielte Feinnadelpunktion erfolgen, die ein sehr niedriges Risiko hat und in 58–85% der Fälle zu einem positiven Ergebnis führt [24, 116, 152, 153]. Bei sonographischem, computertomographischem oder klinischem Verdacht auf Aszites kann eine Aszitespunktion mit zytologischem Nachweis von Tumorzellen den Beweis für eine diffuse peritoneale Tumoraussaat liefern.

Die Laparoskopie hat den Vorteil, daß sowohl Lebermetastasen als auch Peritonealmetastasen und ein eventueller Serosadurchbruch des Tumors im Bereich der Magenvorderwand diagnostiziert und durch Biopsie histologisch gesichert werden können [233]. Da allerdings nicht alle Lebermetastasen die Oberfläche erreichen, und sich Lymphknotenmetastasen häufig dem laparoskopischen Nachweis entziehen, sollte als zweites Verfahren die Sonographie oder Computertomographie (evtl. mit Feinnadelpunktion) hinzukommen.

Nicht nur die modernen diagnostischen Methoden, sondern auch einfache klinische Verfahren wie rektal-digitale und gynäkologische Untersuchung können einen Beitrag zur präoperativen Diagnostik leisten, da sich mit ihnen evtl. ein Krukenberg-Tumor oder Douglas-Metastasen nachweisen lassen.

Die Möglichkeit einer direkten Biopsie von palpablen Lymphknotenmetastasen wurde unter 20.9.1 bereits erwähnt.

Trotz aller Fortschritte, die in der präoperativen Einschätzung der Tumorausbreitung gemacht worden sind, muß das Ergebnis eines klinischen Staging immer noch mit Zurückhaltung bewertet werden, da es sich bei der Operation als völlig falsch herausstellen kann [233]. Eine endgültige Entscheidung über die Kurabilität wie auch über die lokale Operabilität bei geplanten palliativen Resektionen läßt sich in vielen Fällen erst bei der Laparotomie stellen. Insofern erscheint auch die von RÖSCH 1979 [233] gemachte Empfehlung problematisch, generell die explorative Laparotomie durch die Laparoskopie zu ersetzen. Zwar hat die Laparoskopie ein deutlich geringeres Risiko als die explorative Laparotomie [292], ein genereller Verzicht auf die chirurgische Exploration würde aber eine nicht geringe Zahl von Patienten um die Chance eines wider Erwarten doch kurativen Eingriffs oder einer befriedigenden Palliation bringen.

20.10 Zur chirurgischen Therapie

Die vollständige operative Tumorentfernung ist auch heute noch die einzige Chance eines Magenkarzinompatienten auf Heilung. Die Tatsache, daß die 5-Jahres-Überlebensraten selbst bei den als kurativ eingeschätzten Resektionen — trotz einiger Verbesserungen — nur zwischen 30% und 40% liegen, zeigt deutlich, daß dies immer noch in der Mehrzahl der Fälle nicht gelingt. Es stellt sich somit die Frage, ob die derzeit praktizierten chirurgischen Verfahren eine optimale Radikalität gewährleisten oder ob durch Ausweitung der Resektionen, größere Sicherheitsabstände, ausgedehntere Lymphknotendissektion eine Verbesserung der Prognose erreicht werden könnte.

Ein zentrales Problem der Magenkarzinomchirurgie besteht darin, daß der Chirurg in der Regel weder nach den Ergebnissen des präoperativen Staging (20.9.3) noch nach dem intraoperativen Inspektions- und Palpationsbefund in der Lage ist, mit Sicherheit zu entscheiden, wo die wahren Tumorgrenzen liegen und ob und welche Lymphknotenstationen befallen sind. Hieraus ergibt sich eine

ganz beträchtliche Unsicherheit hinsichtlich des notwendigen Ausmaßes der Resektion. Aus diesem Dilemma gibt es zwei Auswege: Entweder es wird prinzipiell der radikalste mögliche Eingriff, also die Gastrektomie mit ausgedehnter Lymphknotendissektion, durchgeführt (gastrectomie de principe) oder man versucht, eine histologie- und stadiengerechte Chirurgie des Magenkarzinoms zu betreiben, die eine ausreichende Radikalität gewährleistet, gleichzeitig aber eine Übertherapie vermeidet, die das Operationsrisiko erhöhen würde [94]. Hierbei wird die Entscheidung hinsichtlich der Ausdehnung des Eingriffs und damit zwischen subtotaler distaler Resektion und Gastrektomie individuell nach Lage des Falles getroffen, wobei die Lokalisation und Ausdehnung des Tumors, die möglichen Sicherheitsabstände, der histologische Tumortyp, das endoskopische Bild sowie das Ergebnis der intraoperativen Schnellschnittuntersuchung — das Tiefeninfiltration und Ausmaß der lymphogenen Metastasierung abschätzen läßt — berücksichtigt werden müssen.

Für die Festlegung der Resektionslinien ist die histologische Typeneinteilung nach LAURÉN von größter Bedeutung (siehe auch Nachtrag, Seite 392). Die Begrenzung des Magenkarzinoms vom diffusen Typ ist unscharf, und Tumorzellnester können weit (in Einzelfällen bis zu 8 cm, gemessen in situ) vom makroskopisch sichtbaren Tumorrand gefunden werden. Andererseits überschreiten Intestinalzellkarzinome die makroskopisch sichtbare Tumorgrenze in der Regel nur wenig (vgl. 20.7.2). Um eine ausreichende Radikalität zu gewährleisten, ergibt sich daraus die Forderung nach einem oralen Sicherheitsabstand (in situ!) von 4–5 cm beim Intestinalzelltyp und von 8–10 cm beim diffusen Typ. Diese Sicherheitsabstände gelten bei proximal lokalisierten Tumoren auch für eine evtl. notwendige Mitresektion von distalen Ösophagusanteilen. Da eine Infiltration des Duodenums bei distal lokalisierten Karzinomen häufiger ist als früher angenommen wurde [283], muß auch hier ein gewisser Sicherheitsabstand eingehalten werden. Dieser kann aber in der Regel kleiner sein als in oraler Richtung, da Befall von mehr als 3 cm Duodenum (in situ) die Ausnahme darstellt. Meist wird dementsprechend empfohlen, eine Duodenalmanschette von 3 cm mitzuresezieren [150]. WANKE [283] weist jedoch darauf hin, daß selbst bei einem duodenalen Sicherheitsabstand von 5 cm in situ gar nicht selten in den Resektionsrändern noch Tumor nachgewiesen werden kann. Unsere Erfahrungen konnten dies aber keineswegs bestätigen. Trotzdem kommt auch hier der intraoperativen Schnellschnittuntersuchung der Resektionsränder große Bedeutung zu.

Prinzipiell gibt es bei der chirurgischen Behandlung des Magenkarzinoms die folgenden Möglichkeiten:

1. die distale, subtotale Magenresektion (zur Methodik s. 20.10.6)
2. die orale Resektion (zur Methodik s. 20.10.7)
3. die Gastrektomie (zur Methodik s. 20.10.8)
4. die lokale Exzision bzw. Polypektomie (vgl. 20.10.5).

Die drei erstgenannten Verfahren werden in der Regel mit einer unterschiedlich ausgedehnten En-bloc-Resektion der regionalen Lymphknoten sowie evtl. mit einer Splenektomie und Resektion von Nachbarorganen kombiniert.

20.10.1 Differentialindikation subtotale aborale Resektion/Gastrektomie

Eine der hauptsächlichsten Kontroversen der letzten Jahre in der Therapie des Magenkarzinoms hat sich auf die Frage konzentriert, ob eine Gastrektomie grundsätzlich bei allen Magenkarzinomen ausgeführt werden soll (gastrectomie de principe) oder auf bestimmte, sehr ausgedehnte und hochsitzende Tumoren beschränkt werden kann (gastrectomie de necessite). Die letztere Möglichkeit setzt die Anwendung der Prinzipien einer histologie- und stadiengerechten Chirurgie voraus, da nur so Karzinome identifiziert werden können, bei denen limitiertere Eingriffe die gleiche Radikalität versprechen.

Die prinzipielle Gastrektomie wurde in den 40iger und z.T. auch 50iger Jahren in den USA in großem Umfang durchgeführt, hat jedoch nicht zu einer Verbesserung der 5-Jahres-Überlebensraten geführt, sondern nur zu einem Ansteigen der Operationsletalität und der postoperativen Komplikationen [13, 62, 149, 207, 224, 242].

Ein typisches Beispiel sind die Erfahrungen von GILBERTSON [62], der nach Einführung der Gastrektomie mit Splenektomie und ausgedehnter Lymphknotendissektion, z.T. kombiniert mit partieller Pankreatektomie, in den Jahren 1958–1963 bei den kurativen Eingriffen nicht nur eine Erhöhung der postoperativen Mortalität von 16,8% auf 27%, sondern auch zusätzlich eine Reduktion der 5-Jahres-Überlebensrate von 27,6% auf 17,1% zu verzeichnen hatte.

Solche und ähnliche Erfahrungen haben z.B. LONGMIRE [150] zu der Auffassung geführt, daß das sinnvolle Ausmaß einer Magenresektion begrenzt ist, weil Operationsmorbidität und Letalität sowie die mögliche Abnahme der Wirtsresistenz den Vorteil eines größeren Eingriffs am krebstragenden Organ und seinen zugehörigen Lymphwegen aufwiege. Er nimmt an, daß eine systemische Erkrankung angenommen werden muß, wenn der Tumor einmal die Grenzen des Magens gesprengt hat, die durch noch so radikale Maßnahmen nicht mehr signifikant beeinflußt werden kann. Dementsprechend hält er, wie auch viele andere Autoren, eine subtotale distale Magenresektion bei der Mehrzahl der in der unteren Magenhälfte lokalisierten Karzinome für die Methode der Wahl [46, 140, 150, 151, 161, 171].

Vertreter der Gastrektomie aus Prinzip stützen sich dagegen auf die Berichte einiger Autoren, in denen im Hinblick auf die Langzeitergebnisse zumindest im Ansatz ein eher positiver Effekt dieses Vorgehens beschrieben wird [63, 160, 216]. Diese Ergebnisse können jedoch nicht als beweisend angesehen werden, da gute Resultate bei der prinzipiellen Gastrektomie zu einem großen Teil dadurch erklärt werden können, daß hier auch prognostisch günstige, distale und wenig fortgeschrittene Karzinome eingeschlossen sind, die wahrscheinlich auch durch eine aborale Resektion mit gleich gutem Erfolg behandelt worden wären. Andererseits kann die Tatsache, daß viele Autoren bei differenzierter Anwendung von Gastrektomie und aboraler Resektion für letzteres Verfahren durchwegs doppelt so hohe 5-Jahres-Überlebensraten beschreiben, nicht als Beweis für die prinzipielle Überlegenheit dieser Methode dienen, da hier in der Gastrektomiegruppe vorwiegend prognostisch ungünstige proximale und ausgedehnte Karzinome vertreten sind [155]. Wegen dieser unterschiedlichen Patientenselektion lassen sich die entsprechenden Arbeiten praktisch nicht vergleichen. Eine kontrollierte, randomisierte Studie, die in der Lage wäre, dieses Problem zu klären, gibt es bisher nicht.

Ein weiteres Argument, das für die prinzipielle Gastrektomie ins Feld geführt wird, ist die große Häufigkeit von Lokalrezidiven im Bereich des Magenstumpfes und der perigastrischen Lymphknoten nach aboraler Resektion [33, 70, 216]. Meist wird angegeben, daß 60% der Rezidive die Magenwand und 30% die perigastrischen Lymphknoten betreffen [215]. Diese Zahlen müssen jedoch mit großer Skepsis betrachtet werden. Einmal sind die

Angaben über die Gesamthäufigkeit von Lokalrezidiven sehr unterschiedlich. Außerdem muß berücksichtigt werden, daß besonders bei fortgeschrittenen Rezidiven die Entscheidung, ob das erneute Tumorwachstum von der Anastomose, dem Magenstumpf, perigastrischen Lymphknoten oder sonstigem perigastrischen Gewebe ausging, sehr schwierig ist. Weiterhin darf man nicht übersehen, daß in vielen Fällen das Lokalrezidiv nur *eine* Komponente des fortschreitenden Tumorleidens ist und in Kombination mit peritonealer Aussaat sowie Leber- und sonstigen Fernmetastasen vorliegt [155, 221]. So beschreiben z.B. Gunderson u. Sosin [73] unter 86 reoperierten Patienten in nur 29,3% ein Rezidiv im Magenstumpf und in den perigastrischen Lymphknoten als alleinige Tumormanifestation. Dementsprechend muß es als sehr fraglich angesehen werden, ob bei einer signifikanten Anzahl der Patienten mit Lokalrezidiv nach subtotaler aboraler Resektion durch Gastrektomie der Verlauf hätte günstiger gestaltet werden können. Trotzdem müssen natürlich — wie bei jedem Tumor — häufige Lokalrezidive dazu führen, daß die Radikalität der angewendeten Methode überprüft wird [216].

Ein entscheidendes Argument gegen die prinzipielle Gastrektomie ist die hohe operative Mortalität. Sie lag in vielen Berichten der letzten Jahrzehnte zwischen 20 und 30%. Eine Zusammenstellung findet sich bei Pichlmayr u. Meyer [216]. Die Tatsache, daß in einigen spezialisierten Zentren in letzter Zeit eine z.T. erhebliche Reduktion dieser Mortalitätszahlen gelungen ist [89, 209, 217, 259] darf nicht darüber hinwegtäuschen, daß in der überwiegenden Mehrzahl der Kliniken die operative Sterblichkeit bei der Gastrektomie weiterhin mehr als doppelt so hoch ist als bei der aboralen Resektion. Im Erlanger Krankengut der Jahre 1978–1982 betrug z.B. bei den kurativen Eingriffen die Mortalität der aboralen Resektion 3,2% (n = 126), die der Gastrektomie jedoch 11,5% (n = 182).

Demgegenüber tritt das Argument einer erhöhten Morbidität der gastrektomierten Patienten (schwere Refluxösophagitis, postalimentäres Früh- und Spätsyndrom, Malnutrition) in den Hintergrund. Diese Probleme lassen sich heute durch geeignete Rekonstruktionsverfahren in vielen Fällen vermeiden (s. 20.10.8). Bei entsprechender Lebensführung und Ernährung kann der magenlose Zustand durchaus kompensiert werden. Trotzdem ist die Lebensqualität nach Gastrektomie deutlich schlechter als nach distaler Resektion [221], was dafür spricht, das radikalere Verfahren

nur dann anzuwenden, wenn es den onkologischen Notwendigkeiten entspricht.

Gegen die prinzipielle Gastrektomie spricht auch die Tatsache, daß die hervorragenden Langzeitergebnisse beim Magenfrühkarzinom wie auch die in Japan durchwegs besseren 5-Jahres-Überlebensraten bei fortgeschrittenen Karzinomen vorwiegend durch Anwendung eines differenzierten Vorgehens mit Überwiegen der subtotalen distalen Resektion zustande gekommen sind [110, 265].

Unter Berücksichtigung der genannten Argumente und der Erkenntnisse der modernen Tumorpathologie (vgl. 20.6, 20.7, 20.8) lassen sich für die Differentialindikation subtotale aborale Resektion/Gastrektomie die folgenden Empfehlungen geben (siehe auch Nachtrag, Seite 392):

a) Beim Intestinalzellkarzinom ist die distale subtotale Resektion die Regeloperation, sofern in situ ein oraler Sicherheitsabstand von mindestens 4 cm eingehalten werden kann. Dieser soll am frischen Resektat überprüft werden, er soll dann ohne Zug mindestens 2–3 cm betragen. Hierbei sollten jedoch intraoperativ Kardialymphknoten im Schnellschnitt histologisch untersucht werden; finden sich dabei Metastasen, so muß gastrektomiert werden [92]. Weiterhin erfolgt nach subtotaler Resektion noch intraoperativ die histologische Überprüfung der Resektionsrändern, die im positiven Fall ebenfalls zu einer Ausweitung der Resektion zwingt. Primäre Gastrektomien werden beim Intestinalzellkarzinom nur durchgeführt, wenn aufgrund der Lokalisation und Ausdehnung die Einhaltung des oralen Sicherheitsabstands von 4 cm in situ von vornherein nicht möglich ist.

b) Beim diffusen Typ des Magenkarzinoms ist die Regeloperation die Gastrektomie. Eine Ausnahme sind Fälle, bei denen der Tumor streng auf das Antrum beschränkt ist oder endoskopisch das typische Bild eines Frühkarzinoms zeigt. Ein oraler Sicherheitsabstand von 8–10 cm in situ muß gewährleistet sein. Es erfolgt zusätzlich die intraoperative Kontrolle der Sicherheitsabstände, die am frischen Resektat ohne Zug mindestens 5 cm betragen müssen, weiters der Tumorfreiheit der Resektionsränder durch den Pathologen. Sind die geforderten Kriterien nicht erfüllt, so erfolgt die Ausweitung des Eingriffs zur Gastrektomie.

20.10.2 Differentialindikation orale Resektion/Gastrektomie

Für Magenkarzinome, die im Bereich der Kardia, im Fundus und hoch an der kleinen Kurvatur lokalisiert sind, bietet sich die Möglichkeit einer oralen Resektion unter Mitnahme einer ausreichend großen Ösophagusmanschette, jedoch unter Belassung des Magenantrums („Kardiafundektomie", „Kardiaresektion", „Fundektomie"). Die Rekonstruktion erfolgt durch eine Ösophagogastrostomie. Einzelheiten bezüglich der Methodik sind unter 20.7.5 dargestellt.

Theoretische Grundlage dieses Verfahrens ist die Vermutung, daß durch eine weniger ausgedehnte Operation im Vergleich zur Gastrektomie die operative Mortalität gesenkt und durch Erhaltung eines Teils der Reservoirfunktion des Magens das funktionelle Ergebnis und die Ernährungssituation des Patienten verbessert werden könnte.

Diese Annahmen erscheinen jedoch von vornherein fraglich, da der Hauptrisikofaktor der Gastrektomie, die ösophageale Anastomose, in gleicher Weise auch für die orale Resektion gilt. Die Praxis hat weiterhin gezeigt, daß der funktionelle Wert des kleinen distalen Magenanteils gering ist, dagegen fast immer eine schwere Refluxösophagitis auftritt [140]. Hier sind offensichtlich die modernen Rekonstruktionsverfahren nach Gastrektomie (vgl. 20.10.8) überlegen.

Die in der Literatur angegebene und an der Chir. Univ.-Klinik Erlangen beobachtete operative Mortalität der oralen Resektion entspricht in etwa der der Gastrektomie (vgl. 20.14.1.3).

Bei entsprechender Selektion kann die orale Resektion aus onkologischer Sicht durchaus als befriedigender Eingriff angesehen werden [41, 100a, 133].

In Erlangen waren im Zeitraum 1969–1976 bei kurativ operierten Patienten die 5-Jahres-Überlebensraten für die Gastrektomie mit 19,9% (n = 136) und für die orale Resektion mit 18,3% (n = 60) fast identisch. Trotzdem wurde in den letzten Jahren wegen der besseren Vermeidbarkeit einer Refluxösophagitis und wegen der vermutlich besseren Lymphknotenradikalität der Gastrektomie die orale Resektion zunehmend verlassen.

Letzte Beweise, daß die Gastrektomie der oralen Resektion beim Kardiakarzinom überlegen ist, fehlen noch. In jedem Fall müssen die für die histologischen Tumortypen beschriebenen Sicherheitsabstände eingehalten werden. Weiterhin empfiehlt es sich, den Vorschlägen von KRONBERGER u. GNAD [133] zu folgen und Tumoren, die das Stadium T 3 überschritten haben, größer als 4–6 cm im Durchmesser sind oder diffus infiltratives Wachstum zeigen, von der oralen Resektion auszuschließen. (Weitere Einzelheiten s. Kap. 19.)

20.10.3 Lymphknotendissektion

Etwa 60–80% aller Patienten mit einem Magenkarzinom haben zum Zeitpunkt der Operation bereits Lymphknotenmetastasen [33, 47, 94, 127, 140, 241, 274]. Eine Aussicht auf Heilung besteht in dieser Gruppe prinzipiell nur dann, wenn es gelingt, alle befallenen Lymphknoten komplett zu entfernen. Dementsprechend war die En-bloc-Mitresektion der regionalen Lymphabflußgebiete schon immer ein integraler Bestandteil der Magenkarzinomchirurgie. Das notwendige Ausmaß einer solchen Lymphdissektion ist jedoch bis heute noch nicht endgültig geklärt. Unter theoretischen Gesichtspunkten ist nur bei der Totalentfernung des Magens eine optimale prophylaktische Lymphdissektion möglich, da nur hier alle Lymphabflußgebiete erfaßt werden können [166].

Ältere und neuere pathologische Untersuchungen zeigen jedoch, daß eine Metastasierung beim Magenkrebs nicht völlig regellos auftritt, sondern gewissen Gesetzmäßigkeiten unterliegt [33, 47, 139, 169, 274]. Häufigkeit, Ausmaß und Verteilungsmuster der Lymphknotenmetastasen hängen dabei ab von der Lokalisation und Größe des Primärtumors, der Infiltrationstiefe und dem histologischen Tumortyp.

Besonders die Untersuchungen von GIEDL [60] an 300 Gastrektomiepräparaten haben viel zur Aufklärung dieser Problematik beigetragen. Es zeigte sich hierbei, daß Tumoren vom Intestinalzelltyp in 58%, solche vom diffusen Typ jedoch in 83% Lymphknotenmetastasen aufwiesen. Auch war das Ausmaß der lymphogenen Streuung beim diffusen Typ mit mehr als 2 befallenen Lymphknotengruppen in 34% der Fälle wesentlich größer als beim Intestinalzelltyp mit 7%.

Bei Karzinomen, die maximal bis in die Muscularis propria infiltrierten, fanden sich Lymphknotenmetastasen in 23%, bei Infiltration der Subserosa dagegen bereits in 75%. Es zeigt sich hier die große Bedeutung der Infiltrationstiefe für die Häufigkeit einer lymphogenen Metastasierung.

Die Lokalisation und Verteilung der Lymphknotenmetastasen wurde vorwiegend vom Sitz des Primärtumors bestimmt. Hierbei waren bevorzugt Lymphknoten im Bereich der A. gastrica sinistra befallen. Die Häufigkeit positiver Lymphknoten betrug hier unabhängig von der Lokalisation des Primärtumors 86–95%. Auffallend war weiter, daß im mittleren Magendrittel lokalisierte Tumoren nahezu ebenso häufig auch in die subpylorischen Lymphknoten bzw. in die aboralen Teile des Lig. gastrocolicum metastasieren. Bei sehr weit fortgeschrittenen Tumoren konnten in mehr oder weniger allen Lymphabflußgebieten Metastasen nachgewiesen werden.

Ein weiteres wichtiges Ergebnis ist der Nachweis der großen Seltenheit eines Lymphknotensprungs (2%). Der Chirurg kann also in der Regel damit rechnen, daß tumorferne Lymphknoten nur dann befallen sind, wenn auch tumornah Absiedlungen bestehen. Hiermit entfällt ein weiteres Argument für die prinzipielle Gastrektomie.

Insgesamt unterstützen diese Erkenntnisse die zuvor beschriebenen Prinzipien einer histologie- und stadiengerechten Chirurgie des Magenkarzinoms.

Das Ausmaß der Lymphknotendissektion kann variieren zwischen einem relativ begrenzten Vorgehen, bei dem bei der distalen aboralen Resektion die Lymphknotenstationen 3, 4b, 5, 6 und bei der zu fordernden Unterbindung der A. gastrica sinistra am Stamm auch die wichtige Station 7, bei der Gastrektomie zusätzlich 1, 2 und 4a en bloc mitentfernt werden (vgl. Abb. 4), und ausgedehnteren Verfahren, bei denen auch die Stationen 8, 9, 11, 12 und evtl. 10 sowie 110 disseziert werden [113]. Erste Versuche, durch ausgedehntere Lymphknotendissektion, z.T. kombiniert mit zusätzlichen Organresektionen, die Ergebnisse der Magenkarzinomchirurgie zu verbessern, wurden im Rahmen der prinzipiellen Gastrektomie in den USA durchgeführt [62, 141, 149]. Die Ergebnisse waren jedoch enttäuschend.

Im Gegensatz dazu kommen aus Japan, wo seit Mitte der 60er Jahre zunehmend ausgedehnte Lymphknotendissektionen sowohl bei der Gastrektomie als auch bei der aboralen Resektion durchgeführt werden, Berichte über hervorragende Langzeitergebnisse, die nicht nur beim Frühkarzinom, sondern auch bei den fortgeschrittenen Stadien durchwegs über europäischen und amerikanischen Resultaten liegen [115, 168, 200, 265, 273].

Es muß deshalb diskutiert werden, ob hierbei der ausgedehnten Lymphdissektion eine wesentliche Rolle zukommt. Entsprechende Überlegungen haben in Erlangen dazu geführt, daß seit Mai 1982 grundsätzlich bei allen potentiell kurativen Resektionen oder Gastrektomien eine systematische erweiterte Lymphknotendissektion entsprechend den Empfehlungen der Japanese Research Society for Gastric Cancer durchgeführt wird. Einzelheiten bezüglich der Methodik sind unter 20.10.6–20.10.8 dargestellt. Eine Erhöhung der Operationsletalität ist hiermit nicht verbunden.

20.10.4 Erweiterte Eingriffe

Resektionen zusätzlicher Organe bei der Magenresektion oder Gastrektomie können aufgrund prinzipieller Erwägungen oder aus technischen Gründen wegen der lokalen Ausdehnung des Tumors durchgeführt werden.

Prinzipiell muß heutzutage bei jeder kurativen Resektion oder Gastrektomie aus Radikalitätsgründen die Mitentfernung des großen und kleinen Netzes sowie der regionalen Lymphabflußgebiete gefordert werden. Inwieweit auch eine Splenektomie und evtl. sogar Pankreaslinksresektion bei nicht nachgewiesener Tumorinvasion sinnvoll ist, steht zur Debatte.

Bei der subtotalen aboralen Resektion wird in der Regel die Milz erhalten, um eine ausreichende Durchblutung des Magenstumpfs über die kurzen Magenarterien zu gewährleisten [89]. Dies bedeutet, daß eine komplette Entfernung der Lymphknoten im Milzhilus (Gruppe 10 in Abb. 4) praktisch nicht möglich ist. Die Häufigkeit von Metastasen in dieser Region bei den in Frage kommenden, im distalen Magendrittel lokalisierten Tumoren wird (ohne Differenzierung des histologischen Tumortyps) mit zwischen 0% und 23% angegeben [10, 245, 274]. Bei Karzinomen vom Intestinalzelltyp dürfte es sich damit um ein relativ seltenes Ereignis handeln.

Wenn wegen befallener Hiluslymphknoten splenektomiert werden muß, so empfiehlt es sich, den Eingriff zur Gastrektomie auszuweiten. Die von Junginger u. Pichlmaier [119] angegebene Alternative, bei aboraler Resektion mit Splenektomie den kranialen Ast der A. gastrica sinistra zur Vermeidung von Durchblutungsstörungen des Magenstumpfs zu erhalten, erscheint problematisch, da bei der großen Metastasenhäufigkeit in diesem Bereich (vgl. 20.10.3) eine ausreichende Radikalität nur durch Unterbindung der A. gastrica sinistra am Stamm zu erreichen sein dürfte.

Im Rahmen der Gastrektomie empfehlen die meisten Autoren eine prophylaktische Splenektomie, um die Radikalität des Eingriffs zu erhöhen [90, 119, 150, 155]. Ein eindeutiger Beweis, daß ein solches Vorgehen zu besseren Langzeitergebnissen führt, steht jedoch noch aus. Orita et al. [245] fanden einen positiven Effekt der prophylaktischen Splenektomie auf die 5-Jahres-Überlebensraten nur für die Tumorstadien I und II (bei allerdings sehr kleinen Patientenzahlen). Im Gegensatz dazu berichten Sugimachi et al. [273] in einer sehr sorgfältigen Studie über einen statistisch signifikanten, negativen Effekt der Splenektomie auf die Langzeitergebnisse (4-Jahres-Überlebensrate 36% bei der splenektomierten im Vergleich zu 63% bei der nichtsplenektomierten Gruppe).

Lymphknoten am Pankreasoberrand (Gruppe 11, vgl. Abb. 4) sollten bei der systematischen Lymphdissektion (sowohl bei der subtotalen aboralen Resektion als auch bei der Gastrektomie) mitentfernt werden. Da dies technisch nicht immer einfach ist, wurde von einigen Autoren (im Rahmen der Gastrektomie) eine gleichzeitige Pankreaslinksresektion durchgeführt [62, 141]. Da die Ergebnisse enttäuschend waren, kann ein solches Vorgehen aus prophylaktischen Gründen nicht empfohlen werden.

Bei befallenen pankreatiko-lienalen Lymphknoten, die mit dem Pankreas verbacken sind, oder bei direkter Tumorinvasion ist eine kombinierte Pankreaslinksresektion sinnvoll, wenn der Eingriff dadurch kurativ wird. Das gleiche gilt für kombinierte Organresektionen bei Einbruch des Tumors in den linken Leberlappen, ins Mesocolon transversum, Querkolon, Bauchdecke und Zwerchfell. Obwohl es sich hierbei in der Regel um weit fortgeschrittene Tumorstadien mit entsprechend schlechter Prognose handelt, ist in Einzelfällen doch eine kurative Resektion mit langer Überlebenszeit möglich [140, 155]. Die Entscheidung zu einer solchen, z.T. erheblichen Ausweitung der Operation muß natürlich auch vom Allgemeinzustand des Patienten abhängig gemacht werden.

Bei Tumoreinbruch ins Mesocolon transversum müssen oft A. und V. colica media en bloc mitreseziert werden. Bei ausreichender kollateraler Blutversorgung kann hierbei das Colon transversum selbst erhalten bleiben.

Ergeben sich Zweifel hinsichtlich der Durchblutung, so muß ebenso wie bei direkter Invasion eine Resektion des Transversums durchgeführt werden. Angesichts der relativen Häufigkeit einer solchen Situation ist eine entsprechende Vorbereitung des Dickdarms vor jeder Magenoperation zu empfehlen [155].

Tumoren, die zu einer direkten Invasion des Pankreaskopfs geführt haben, wurden früher in der Regel als inoperabel betrachtet. In manchen Fällen erscheint jedoch eine kurative Operation bei Durchführung einer Duodenopankreatektomie möglich. Die wenigen in der Literatur beschriebenen Fälle lassen ein endgültiges Urteil nicht zu, ob es sich hierbei um einen sinnvollen Eingriff handelt [14, 140]. In jedem Fall bedeutet er eine erhebliche Ausweitung der Operation mit entsprechend hohem operativen Risiko.

20.10.5 Therapeutische Besonderheiten des Magenfrühkarzinoms

Beim Magenfrühkarzinom handelt es sich um ein echtes, invasives Karzinom, nicht um eine Präkanzerose oder ein Carcinoma in situ [96]. Dementsprechend hat die chirurgische Behandlung nach den allgemeinen Richtlinien der Tumorchirurgie zu erfolgen. Sie unterscheidet sich somit nicht prinzipiell von der eines fortgeschritteneren Karzinoms (siehe auch Nachtrag, Seite 392) und umfaßt immer auch die Dissektion der regionalen Lymphabflußgebiete.

Lymphknotenmetastasen liegen beim Mukosatyp in 2–10% der Fälle, bei Infiltration auch der Submukosa dagegen in 4–20% vor [96]. Eine entsprechende Minderung der Heilungschancen muß erwartet werden, wenn eine Lymphdissektion nicht durchgeführt wird. Die klinische Praxis scheint dies zu bestätigen [59]. Andererseits sind die Langzeitergebnisse bei Durchführung einer typischen radikalen Operation beim Frühkarzinom (im Gegensatz zum weiter fortgeschrittenen Karzinom) von vorhandenen Lymphknotenmetastasen weitgehend unabhängig (vgl. S. 389).

Polypoide Frühkarzinome (Typ I der japanischen Klassifikation) können manchmal endoskopisch in toto entfernt werden [80]. Häufig handelt es sich dabei um einen Zufallsbefund bei der Resektion eines Polypen zunächst unbekannter Dignität. In solchen Fällen ist der Sicherheitsabstand zur gesunden Resektionslinie gering und man muß mit Lymphknotenmetastasen im oben angegebenen Prozentsatz rechnen. Dementsprechend wird sich in der Regel ein radikaler chirurgischer Eingriff anschließen müssen. Falls dieser Eingriff jedoch mit einem höheren Risiko verbunden ist als die Wahrscheinlichkeit, Lymphknotenmetastasen zurückzulassen, kann man sich mit der endoskopischen Entfernung begnügen. Das gleiche gilt im Prinzip für die gelegentlich praktizierte lokale chirurgische Exzision eines Magenfrühkarzinoms. Beide Methoden kommen dementsprechend für auf die Mukosa beschränkte Intestinalzellkarzinome mit Lokalisation im oberen Magendrittel und insbesondere bei Patienten mit hohem operativen Risiko in Frage [236].

20.10.6 Zur Methodik der aboralen Resektion

Ein entscheidendes Prinzip ist die Entfernung des tumortragenden Magenanteils einschließlich der regionalen Lymphabflußgebiete, des großen und kleinen Netzes sowie evtl. mitzuresezierender Organteile en bloc mit ausreichendem Sicherheitsabstand. Hierdurch wird die Wahrscheinlichkeit eines Schnittes durch Tumorgewebe und damit der intraoperativen Verschleppung von Tumorzellen vermindert.

Dementsprechend unterscheidet sich die aborale subtotale Resektion fundamental von den resezierenden Verfahren in der Behandlung des Ulkusleidens [89]. Das Ausmaß der Resektion am Magen darf nicht einer 2/3-Resektion entsprechen, sondern muß 80–90% des distalen Magens einschließen.

Als Zugangsweg ist eine ausgiebige mediane Oberbauchlaparotomie geeignet. Die Resektion beginnt in der Regel mit der Eröffnung der Bursa omentalis durch Ablösung des großen Netzes vom Colon transversum. Bei an der Hinterwand des Magens lokalisierten Tumoren, speziell wenn sie die Serosa bereits durchbrochen haben, ist es besonders wichtig, den Serosaüberzug der Hinterwand der Bursa omentalis komplett mitzuentfernen [216]. Im Bereich des Pankreaskopfes werden die rechten gastroepiploischen Gefäße möglichst magenfern unterbunden. In bestimmten Situationen kann auch eine Ligatur der A. pancreaticoduodenalis superior möglichst weit distal und der V. gastroduodenalis an ihrer Einmündung in die V. mesenterica superior sinnvoll sein. Hierdurch wird es möglich, das gesamte subpylorische Lymphknotenpaket von der Vorderseite des Pankreaskopfes abzupräparieren.

Von rechts her wird das Duodenum nach Kocher mobilisiert, und die parapylorischen Lymphknoten werden oralwärts abpräpariert. Anschließend erfolgt die Dissektion des Lig. hepatoduodenale ebenfalls in oraler Richtung, so daß Lymphwege und Lymphknoten am späteren Präparat verbleiben. Ductus choledochus, V. portae und A. hepatica propria werden dabei freipräpariert. Das kleine Netz wird so nahe wie möglich an der Leber durchtrennt. Es folgt die weitere Dissektion entlang der A. hepatica propria und der Pfortader. Hierbei werden A. gastrica dextra sowie die V. coronaria ursprungsnah versorgt. Priesching [221] empfiehlt zusätzlich ein Absetzen der A. gastroduodenalis am Stamm. Nach Durchtrennung des Duodenums mindestens 3 cm aboral des Pylorus kann der Magen hochgeklappt werden. Dadurch wird das Gebiet des Tripus Halleri besser zugänglich und kann in toto disseziert werden. Die A. gastrica sinistra muß hierbei am Stamm unterbunden werden. Nach kranial erfolgt die Dissektion bis zum Hiatus oesophageus, wobei die

Lymphknotengruppe 1 (an der Kardia re.) mitentfernt werden kann. Nach links wird vom Truncus coeliacus aus entlang der A. lienalis in Richtung Milzhilus disseziert, um die pankreatikolienale Lymphknotengruppe (11 in Abb. 4) zu erfassen. Die Radikalität der Dissektion ist hier bei der aboralen Resektion durch die zu erhaltende Milzarterie limitiert.

Das Lig. gastrolienale muß (magenfern) so weit durchtrennt werden, daß eine 80–90%ige Resektion möglich wird, jedoch ohne die Versorgung des Magenstumpfes über die Aa. gastricae breves zu gefährden. Anschließend erfolgt das schräge Absetzen des Magens, wobei die Resektion kleinkurvaturseitig bis dicht unterhalb des ösophagokardialen Übergangs reicht.

Die Rekonstruktion nach subtotaler aboraler Resektion sollte immer durch eine Gastrojejunostomie entweder im Sinne einer B-II-Anastomose oder mit einer nach Roux ausgeschalteten Y-Schlinge erfolgen. Eine Gastroduodenostomie (B I) gelingt meist nicht spannungsfrei und hat den Nachteil, daß Karzinomrezidive besonders häufig in diesem Bereich entstehen und dadurch frühzeitig zu einer kompletten Obstruktion führen können [140].

10.10.7 Zur Methodik der oralen Resektion

Obwohl eine orale Resektion durchaus von einem abdominellen Zugang aus möglich ist, empfiehlt sich in der Regel ein links-thorako-abdominelles oder transthorakal-transdiaphragmales Vorgehen. Nur so ist in den meisten Fällen eine ausreichende Mitresektion des distalen Ösophagus und eine Ausräumung der paraösophagealen Lymphknoten oberhalb des Zwerchfells möglich (Station 110).

Nach Eröffnung des Thorax erfolgt zunächst die hintere, untere „Mediastinektomie" [221]. Hierbei wird das gesamte periösophageale Gewebe, ohne den Ösophagus selbst freizulegen, vom Perikard, der rechten Pleura mediastinalis, der unteren Hohlvene und nach dorsal von Aorta und Wirbelsäule abpräpariert. Anschließend erfolgt die Eröffnung der Bauchhöhle durch radiäre Inzision des Zwerchfells in Richtung Hiatus oesophageus. Bei Verdacht auf Infiltration des Zwerchfells wird hier eine Manschette mitreseziert. Die nächsten Schritte bestehen in der Mobilisation des tumortragenden proximalen Magens. Hierzu gehört auch die En-bloc-Resektion der regionalen Lymphknotenstationen, einschließlich einer sorgfältigen Dissektion der Lymphknoten entlang der

Äste des Truncus coeliacus. Die A. gastrica sinistra wird wiederum am Stamm unterbunden; die Dissektion der A. hepatica beschränkt sich auf die A. hepatica communis, so daß die A. gastrica dextra zur Versorgung des Antrums erhalten werden kann. Ebenso erfolgt entlang der großen Kurvatur die Dissektion zwar bis zum Pylorus, jedoch unter Erhaltung der A. gastroepiploica dextra. Die Festlegung der Resektionslinien im Magen und Ösophagus geschieht unter Einhaltung der nötigen Sicherheitsabstände, entsprechend der Tumorausdehnung und dem histologischen Tumortyp. In der Regel sollte nur das Magenantrum erhalten werden. In den meisten Fällen empfiehlt es sich, aus Gründen der Radikalität und zur technischen Vereinfachung, die Milz in die Resektion einzubeziehen. Dies erleichtert auch die Dissektion der pankreatikolienalen Lymphknotengruppe. Finden sich hier im Schnellschnitt Lymphknotenmetastasen, so muß eine kombinierte Pankreaslinksresektion diskutiert werden.

Insgesamt können bei der oralen Resektion die Lymphknotenstationen 110, 1, 2, 3, 4a, 7, 8, 9, 10 und 11 en bloc mitreseziert werden, während die Stationen 4b, 5, 6 und 12 verbleiben (vgl. Abb. 4).

Die Wiederherstellung der Kontinuität des Verdauungstrakts erfolgt durch Ösophagoantrostomie. Hierbei soll vor allem die Implantation des Ösophagus End-zu-Seit in die Vorderwand des blind verschlossenen Antrumstumpfes (im Gegensatz zur End-zu-End-Anastomose) die häufige Refluxösophagitis verhüten [41]. Eine Reihe weiterer Anastomosentechniken sind beschrieben — Klappenbildung nach FRANKE [78], Anlegen einer Magenmanschette sowie Bildung eines Hiss-Winkels [192, 285] —, die in ihrem Wert schwer einzuschätzen sind.

Um die Spannung an der Anastomose möglichst gering zu halten, empfiehlt sich eine Mobilisation des Duodenums nach Kocher. Eine Pyloroplastik oder Pyloromyotomie wird von einigen Autoren empfohlen, um Entleerungsstörungen nach der trunkulären Vagotomie zu vermeiden, scheint aber nicht absolut erforderlich zu sein [41, 221].

20.10.8 Zur Methodik der Gastrektomie

Die totale Entfernung des Magens kann von einem abdominalen oder abdominothorakalen Zugang aus erfolgen. Das abdominelle Vorgehen sollte man nur wählen, wenn der Tumor die Kardia nicht erreicht und aufgrund des endoskopischen Be-

funds und des Tumortyps damit zu rechnen ist, daß bei Mitresektion von nur 3–4 cm Ösophagus ein ausreichender oraler Sicherheitsabstand resultiert. Im Zweifelsfall ist der abdominothorakale Zugangsweg vorzuziehen. Hierbei empfiehlt es sich, zunächst mit einer kleinen Laparotomie zu beginnen und erst wenn nach sorgfältiger Exploration des Abdomens die Resektabilität feststeht, die Inzision in den Thorax hinein zu verlängern.

Die Technik der En-bloc-Entfernung des gesamten Magens einschließlich des großen und kleinen Netzes sowie der ausgedehnten Lymphdissektion entspricht den unter 20.10.6 und 20.10.7 beschriebenen Prinzipien und soll deshalb hier nicht wiederholt werden. Entscheidend ist, daß im Vergleich zur subtotalen aboralen Resektion zusätzlich die Lymphknotenstationen 2, 4a, bei Splenektomie auch 10 und bei transthorakalem Vorgehen 110 entfernt werden können. Im Vergleich zur oralen Resektion umfaßt die Lymphdissektion bei der Gastrektomie zusätzlich die Stationen 4b, 5, 6 und 12 (vgl. Abb. 4). Von den meisten Autoren wird außerdem routinemäßig die Splenektomie durchgeführt (vgl. 20.10.4).

Die Totalentfernung des Magens hat eine Reihe z.T. sehr schwerwiegender funktioneller und für den Patienten subjektiv unangenehmer Folgen. Im Vordergrund stehen — insbesondere nach einfacher Gastrojejunostomie — eine schwere therapierefraktäre Refluxösophagitis sowie ein Dumping-Syndrom (postalimentäres Früh- und Spätsyndrom), die bei je etwa einem Drittel der Patienten auftreten [23]. Der Verlust der Reservoirfunktion des Magens sowie fehlendes Hunger- und Appetitgefühl führen zu mangelnder Nahrungsaufnahme und damit zur Malnutrition. Demgegenüber scheint eine Malabsorption weniger bedeutsam zu sein [89]. Die fehlende Vitamin-B_{12}-Resorption durch Wegfall des Intrinsic factor kann substituiert werden. Bei schwerer Ausprägung der o.g. Folgezustände kann es zum Syndrom der sog. agastrischen Dystrophie kommen [229].

Um diesem vorzubeugen, sind eine Vielzahl von Rekonstruktionsmethoden entwickelt worden, die einen Reflux verhüten und die Reservoirfunktion des Magens zumindest teilweise ersetzen sollen. Die wichtigsten Verfahren sind in Abb. 10 dargestellt. Ausführliche Diskussionen finden sich bei HERFARTH u. SCHLAG [87]. Der Schaffung eines Reservoirs scheint hierbei geringere Bedeutung zuzukommen, da sich in praktisch jedem Fall der zur Rekonstruktion verwendete Dünndarm erheblich ausweitet und an das größere Volumen adaptiert, so daß nach spätestens 1–2 Jahren die Mal-

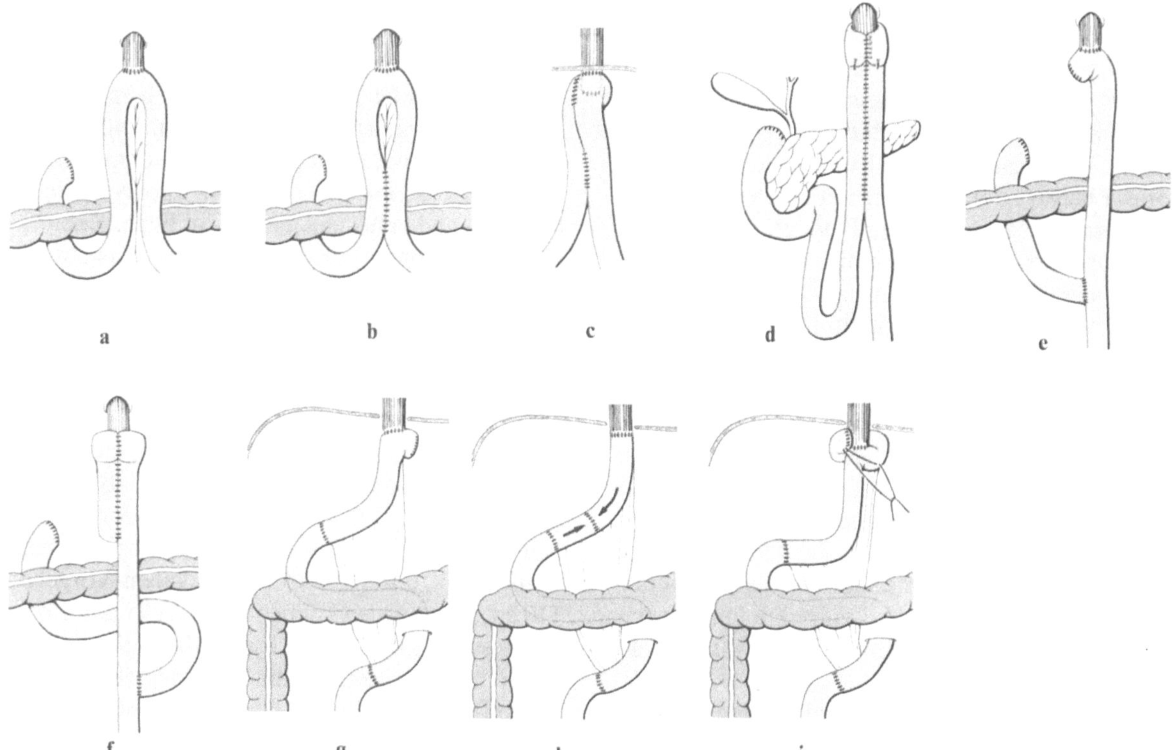

Abb. 10a–i. Schematische Darstellung der gebräuchlichsten Rekonstruktionsverfahren nach Gastrektomie. **a** Einfache Ösophagojejunostomie (End-zu-Seit); **b** End-zu-Seit-Ösophagojejunostomie mit Braun-Anastomose; **c** Methode nach Graham (Jejunoplicatio nach der Sandwich-Technik); **d** Komplette Ösophagojejunoplicatio mit Reservoir (nach Siewert-Peiper); **e** Rekonstruktion mit Y-Schlinge nach Roux; **f** Roux-Y-Schlinge mit Pouch und Jejunoplicatio (nach Hunt-Lawrence-Rodino); **g** Jejunuminterposition (nach Longmire-Seo-Gütgemann); **h** Jejunuminterposition mit gegenläufigem Segment (nach Schrader); **i** Jejunuminterposition mit Ösophagojejunoplicatio (nach Winkler-Pfeiffer-Schreiber)

nutrition an Bedeutung verliert und sich der Gewichtsverlust ausgleicht. Entscheidend ist jedoch die Verhinderung der Refluxösophagitis. Bei der einfachen End-zu-Seit-Ösophagojejunostomie verhütet auch eine Braun-Anastomose die Refluxösophagitis nicht. Ebenso scheint die Methode nach Graham (Jejunoplicatio nach der sog. Sandwich-Technik) in dieser Beziehung keine Vorteile zu bieten [67]. Über sehr gute Ergebnisse berichten dagegen Siewert u. Schattenmann [264] mit der kompletten Ösophagojejunoplicatio unter gleichzeitiger Schaffung eines Reservoirs (nach Siewert u. Peiper). Die Jejunumplikatur hat zusätzlich den Effekt einer Sicherung der ösophagealen Anastomose. Weitere Rekonstruktionsmethoden, die mit gutem Erfolg angewendet wurden, sind die nach Roux y-förmig ausgeschaltete Jejunumschlinge, insbesondere unter gleichzeitiger Anlage eines Jejunum-„Pouches" und einer Jejunoplicatio nach Hunt-Lawrence-Rodino [88, 109], sowie die Jejunuminterposition zwischen Ösophagus und Duodenum (nach Longmire-Gütgemann), die

auch mit einem zusätzlich zwischengeschalteten gegenläufigen Segment [258] und einer Ösophagojejunoplicatio [288] kombiniert werden kann. Entscheidend für die Refluxverhütung ist, daß die Y-Schlinge oder das interponierte Segment lang genug gewählt werden [67, 88].

Die Jejunuminterposition bietet den Vorteil der erhaltenen Duodenalpassage. Dies könnte die nach Gastrektomie bestehende Dyschronisation der Gallen- und Pankreassekretion beseitigen und scheint durch die im Duodenum gebildeten insulinotropen Hormone eine adäquate Insulinsekretion und damit eine verbesserte Glukosetoleranz zu bewirken [16]. Es ist jedoch noch ungeklärt, ob dies von praktischer Bedeutung ist.

Insgesamt kann man feststellen, daß es eine Reihe bewährter Rekonstruktionsverfahren nach Gastrektomie gibt, die von den jeweiligen Autoren zur allgemeinen Anwendung empfohlen werden. Eine vergleichende Kritik ist jedoch praktisch nicht möglich, da die Patientenauswahl und vor allem die Kriterien der Bewertung der postoperativen Ergebnisse zu unterschiedlich sind. Dementsprechend kann man heutzutage nicht generell einer bestimmten Methode den Vorzug geben. Der einzelne Chirurg sollte das Verfahren verwenden, mit dem er die meiste Erfahrung hat und das in seinen Händen die geringste Komplikationsrate verspricht.

20.10.9 Allgemeine Kontraindikationen

Allgemeine Kontraindikationen gegen einen geplanten Eingriff können sich aus dem Tumorstadium oder aus einer schwerwiegenden Funktionseinschränkung bestimmter Organsysteme ergeben. Das Alter des Patienten als solches stellt keine Kontraindikation dar. Zwar sind die operative Letalität und die Häufigkeit postoperativer Komplikationen bei über 70jährigen gegenüber jüngeren Vergleichsgruppen im Durchschnitt deutlich erhöht [15] — dies gilt vor allem für die Gastrektomie —, jedem Chirurgen sind jedoch die Einzelfälle von biologisch sehr viel jüngeren Patienten bekannt, die auch ausgedehnte Eingriffe ohne Probleme tolerieren. Trotzdem ist die vermutliche Lebenserwartung eines Patienten bei der Indikationsstellung mit einzubeziehen. Ein weit fortgeschrittenes Tumorleiden mit multiplen Fernmetastasen, insbesondere wenn es bereits zur Tumorkachexie geführt hat, stellt in der Regel eine Kontraindikation gegen resezierende Eingriffe dar, auch wenn der Tumor lokal noch operabel sein sollte (vgl. hierzu auch 20.10.10).

Bezüglich der allgemeinen medizinischen Kontraindikationen gelten beim Magenkarzinom die gleichen Regeln wie für alle großen abdominalen oder thorakalen Eingriffe. Vor allem Patienten mit schwersten kardialen, pulmonalen, hepatischen und renalen Funktionsstörungen müssen von der Operation ausgeschlossen werden. Das gleiche gilt für schwere metabolische und endokrine Entgleisungen oder andere seltenere Erkrankungen, die das Operationsrisiko unakzeptabel hoch machen oder per se das Leben des Patienten stärker limitieren als das Magenkarzinom. Auch Patienten mit schwerer allgemeiner Arteriosklerose, insbesondere wenn die Zerebralsklerose eine wesentliche Komponente ist, sind schlechte Kandidaten für einen ausgedehnten Eingriff. Die richtige Einschätzung der vorliegenden Funktionsstörungen kann im Einzelfalle äußerst schwierig sein und stellt hohe Anforderungen an das klinische Urteilsvermögen des behandelnden Arztes.

20.10.10 Lokale Inoperabilität

Hierbei muß unterschieden werden zwischen Inoperabilität aus technischen Gründen (Resektabilität) und Fällen, bei denen eine lokale Tumorentfernung zwar technisch möglich, wegen der Tumorausbreitung jedoch nicht sinnvoll ist (prognostische Inoperabilität).

Technische Inoperabilität ist vor allem dann gegeben, wenn im Rahmen einer fortgeschrittenen Tumorpenetration oder von massiven Lymphknotenmetastasen lebenswichtige Strukturen betroffen sind, die im Rahmen einer En-bloc-Resektion nicht mitentfernt werden können. Dies betrifft besonders Tumoren, die zu einer Ummauerung der Aorta oder zu einer Infiltration der Strukturen des Lig. hepatoduodenale oder der Mesenterialwurzel und der A. mesenterica superior geführt haben. Die Entscheidung, daß ein Magenkarzinom technisch inoperabel ist, sollte nur von einem sehr erfahrenen Chirurgen getroffen werden. Gar nicht selten zeigt sich, daß ein primär fixierter und inoperabel erscheinender Tumor nach entsprechender Freipräparation doch reseziert werden kann.

Nicht sinnvoll ist eine Resektion in der Regel dann, wenn die Schnittführung bereits makroskopisch erkennbar durch Tumorgewebe führt, insbesondere im Bereich der Resektionslinien des Magens. Weiterhin, wenn eine diffuse Peritonealkarzinose oder massive Leber- oder sonstige Fernmetastasen bestehen, von denen man annehmen muß, daß sie mehr zur Lebensverkürzung beitragen als der Primärtumor.

20.10.11 Indikation zur nichtkurativen Operation des Primärtumors

Bei einem nicht unerheblichen Prozentsatz aller Magenkarzinompatienten bestehen zum Zeitpunkt der Operation zwar keine allgemeinen Kontraindikationen, und der Tumor ist auch nicht lokal inoperabel, jedoch erscheint eine kurative Resektion aus unterschiedlichen Gründen nicht mehr möglich. Hierbei handelt es sich vor allem um Fälle mit Lymphknotenbefall außerhalb der Grenzen einer möglichen En-bloc-Resektion, vereinzelten Serosametastasen, nicht sehr ausgedehnter Lebermetastasierung oder sonstigen isolierten Fernmetastasen.

Da derartige Tumormanifestationen Lebensqualität und Überlebenschance des Patienten in der Regel weniger beeinträchtigen als der Primärtumor, muß die Möglichkeit einer palliativen Tumorresektion diskutiert werden.

Hierbei handelt es sich um ein Konzept, das erst in den letzten 10–15 Jahren wieder vermehrt Aufmerksamkeit gefunden hat [221, 271]. So wurden z.B. in den Jahren 1946–1964 in der Chir. Univ.-Klinik Erlangen palliative Tumorresektionen nicht durchgeführt. Man begnügte sich mit Probeeingriffen, Gastroenterostomien und Witzel-Fisteln. Patienten, die so oder überhaupt nicht behandelt werden, haben eine sehr kurze Überlebenszeit und eine äußerst schlechte Lebensqualität. Zu den negativen systemischen Auswirkungen des Tumors kommen lokale Probleme und Komplikationen wie Obstruktion, Blutung, jauchiger Zerfall und Perforation. Die Gründe für die lange Zeit geübte Zurückhaltung vieler Chirurgen im Hinblick auf palliative Resektionen lagen offensichtlich in der Annahme begründet, daß die operative Mortalität prohibitiv hoch sei und eine Verbesserung der Lebensqualität und Verlängerung der Überlebensdauer nicht erreicht werden könne.

Die operative Mortalität palliativer Resektionen ist zwar verglichen mit kurativen Eingriffen im Durchschnitt etwas höher [89], viele Autoren haben jedoch zeigen können, daß sie sich bei entsprechender Auswahl der Patienten durchaus in einem akzeptablen Rahmen bewegt [58, 79, 221] und vor allem in etwa der gleichen Größenordnung liegt wie andere palliative Eingriffe — Gastroenterostomien, Ernährungsfisteln, operatives Einlegen von Endoprothesen [216]. Typisch sind z.B. die Ergebnisse von Häring et al. [79], die bei 196 palliativen Gastrektomien und Kardiaresektionen eine operative Mortalität von 28% und in der Vergleichsgruppe der sonstigen palliativen Eingriffe eine solche von 28,6% angaben. In Erlangen betrug die Mortalitätsrate im Zeitraum 1969–1981 bei 182 palliativen Resektionen und Gastrektomien 15,9%.

Das Ergebnis der palliativen Resektionen ist in erster Linie eine entscheidende Verbesserung der Lebensqualität [140, 155]. Die Patienten können sich weitgehend normal ernähren und die obengenannten lokalen Tumorkomplikationen sind sehr viel seltener.

Weiterhin findet sich auch ein positiver Effekt auf die Überlebenszeiten. Häring et al. [79] fanden z.B. eine durchschnittliche Überlebensdauer von 14 Monaten für die palliativen Gastrektomien, 10,4 Monaten für die Kardiaresektionen, jedoch von nur 4,6 Monaten bei den sonstigen palliativen Eingriffen. Die Erlanger Erfahrungen sind ähnlich. So betrug nach Probeeingriffen und Umgehungsoperationen die mediane Überlebenszeit 3 Monate und kein Patient überlebte das 3. postoperative Jahr. Demgegenüber betrug die mediane Überlebenszeit bei den palliativen Resektionen 6 Monate und von 51 Patienten lebten immerhin 6 länger als 3 Jahre nach der Operation. Wegen der kleinen Zahlen sind die Ergebnisse statistisch nicht signifikant, sie zeigen jedoch, daß bei besserer Lebensqualität des Patienten die Überlebenszeit zumindest nicht verkürzt wird [58].

Die genannten Erkenntnisse haben dazu geführt, daß sich in Erlangen der Anteil der Resektionen unter den palliativen Eingriffen von 0% (1949–1964) über 12,9% (1969–1976) auf 36,3% (1977–1981) erhöht hat. Sie werden immer dann durchgeführt, wenn dies aufgrund des Alters, des Allgemeinzustands und der lokalen Situation ohne allzugroße Erhöhung des operativen Risikos möglich erscheint.

Ein weiterer positiver Effekt der palliativen Resektionen ist darin zu sehen, daß durch die Reduzierung der Tumormasse die Chancen auf das Ansprechen einer adjuvanten Chemo- oder Radiotherapie steigen [172].

Bei der praktischen Ausführung der palliativen Resektionen wird verständlicherweise von einer ausgedehnten Lymphdissektion Abstand genommen. Auch muß u.U. nah am Tumor reseziert werden. Man sollte jedoch darauf achten, daß die Anastomose nicht im Tumorbereich angelegt wird, da sonst eine frühzeitige Obstruktion unvermeidlich ist [140].

Einige Autoren halten die Durchführung einer Gastrektomie als Palliativmaßnahme wegen der hohen operativen Mortalität nicht für gerechtfertigt [140, 150, 262]. Die Erlanger Erfahrungen und vor allem die Ergebnisse von Häring et al. [79] wie auch von Pichlmayr u. Meyer [216] widersprechen jedoch dieser Auffassung.

Lassen allgemeine Kontraindikationen oder lokale Inoperabilität einen resezierenden Eingriff nicht zu, so sollte zumindest versucht werden, eine für den Patienten sehr quälende Tumorobstruktion zu beseitigen. Falls technisch ausführbar, ist das endoskopische Einlegen eines Endotubus das eleganteste und für den Patienten schonendste Verfahren. Gastroenterostomien haben dagegen eine relativ hohe operative Mortalität und eine sehr niedrige Erfolgsrate. Sie werden deshalb von manchen Autoren als Palliativmaßnahme abgelehnt [46, 140].

20.10.12 Rezidivoperationen

Bei der Mehrzahl der Rezidive nach kurativen Resektionen oder Gastrektomien handelt es sich um eine Kombination von Tumormanifestationen an Lymphknoten, perigastrischem Gewebe, Anastomose bzw. Restmagen, sowie Leber und Peritoneum [221]. Versuche einer chirurgischen Therapie sind in solchen Fällen von vornherein zum Scheitern verurteilt. Man muß sich gegebenenfalls mit palliativen Maßnahmen wie Umgehungsanastomosen oder Einlegen eines Endotubus begnügen.

Eine Aussicht auf Heilung besteht nur in den seltenen Fällen eines umschriebenen Lokalrezidivs, das durch eine erneute Resektion kurativ entfernt werden kann [21]. Dementsprechend kommt der Frühdiagnose ebenso wie beim Primärtumor eine entscheidende Bedeutung zu (vgl. hierzu 20.9.2, 20.13 und 20.15).

Das Ausmaß resezierender Rezidiveingriffe ist, bedingt durch Tumorpenetration und Verwachsungen mit Nachbarorganen, oft beträchtlich und stellt hohe Anforderungen an das chirurgische Können. In der Regel ist eine Totalentfernung des Magenrestes mit En-bloc-Resektion der Milz und Pankreaslinksresektion erforderlich [140]. Die operative Letalität ist hoch und die Langzeitprognose ist in der Regel ungünstig. In Erlangen betrug die operative Letalität unter 48 Restgastrektomien bzw. Nachresektionen, die zwischen 1969 und 1981 durchgeführt wurden, 25%. Über größere Patientenkollektive, die einen statistischen Vergleich zuließen, wird in der Literatur nicht berichtet. Die meisten Autoren begnügen sich mit der Darstellung ihrer Erfahrungen an einigen wenigen Fällen [6, 21, 140, 146, 250].

Eine präoperative Abschätzung der Operabilität ist bei Rezidivtumoren auch unter Anwendung aller modernen Verfahren des klinischen Staging (vgl. 20.9.3) besonders schwierig. Deshalb sollte — wie auch von PRIESCHING [221] empfohlen — bei histologischem Nachweis eines lokalen Tumorrezidivs, ausreichendem Allgemeinzustand und Fehlen von Hinweisen auf eine Generalisation des Tumorleidens zur Klärung der Situation primär eine explorative Laparotomie durchgeführt werden.

20.10.13 Chirurgie von Fernmetastasen

Die chirurgische Entfernung von Fernmetastasen ist nur dann sinnvoll, wenn die Tumorabsiedlungen isoliert, gut begrenzt und auf ein Organ beschränkt sind und der Primärtumor radikal entfernt werden konnte [178]. Weiterhin müssen Lokalisation der Metastasen und Zustand des Patienten eine Resektion ohne allzugroßes Risiko erwarten lassen. Unter diesen Voraussetzungen sind beim Dickdarmkrebs in kleinen Patientengruppen verschiedentlich relativ günstige Langzeitergebnisse nach Resektion von Leber- und Lungenmetastasen erreicht worden [180] (vgl. Kap. 7.2, Seite 141).

Im Gegensatz zum kolorektalen Karzinom sind die genannten Vorbedingungen beim Magenkrebs nur selten gegeben [221]. Dementsprechend gibt es in der Literatur auch keine Berichte über größere Fallzahlen, die eine Beurteilung zuließen, ob es sich hier generell um ein sinnvolles Verfahren handelt. Einzelne Fälle mit eindrucksvoller Überlebenszeit nach Resektion von Fernmetastasen sind jedoch auch beim Magenkarzinom bekannt [180].

20.11 Therapieschemata in Abhängigkeit von Histologie und Stadium
(Siehe auch Nachtrag, Seite 392.)

20.11.1 Primäre präoperative Therapieplanung

Keine Operation bei
- Operationsverweigerung
- Vorliegen allgemeiner Kontraindikationen
- disseminiertem Tumorstadium mit Tumorkachexie und ohne Indikation zur palliativen Resektion.

Planung einer endoskopischen Polypektomie bei polypoider Läsion (entsprechend Frühkarzinom Typ I), wobei:
- endoskopische Entfernung in toto möglich erscheint
- Lymphknoten- oder Fernmetastasen nicht nachweisbar sind.

Planung einer lokalen chirurgischen Exzision bei
- Läsion vom typischen endoskopischen Bild eines Frühkarzinoms
- Lokalisation im proximalen Magen
- Patienten mit stark erhöhtem operativen Risiko
- endoskopische Entfernung nicht möglich
- Lymphknoten- oder Fernmetastasen nicht nachweisbar.

Planung einer subtotalen aboralen Resektion
1. Beim Karzinom vom Intestinalzelltyp:
   - Lokalisation im unteren oder mittleren Magendrittel
   - oraler Sicherheitsabstand von 4–5 cm in situ erscheint möglich.
2. Beim Karzinom vom diffusen Typ:
   - Lokalisation im Magenantrum
   - typisches endoskopisches Bild eines Frühkarzinoms
   - oraler Sicherheitsabstand von 8–10 cm in situ erscheint möglich.

Planung einer Gastrektomie:
1. Beim Karzinom vom Intestinalzelltyp:
   - Lokalisation im oberen Magendrittel
   - oraler Sicherheitsabstand von 4 cm in situ nicht möglich.
2. Beim diffusen Karzinom
   - Gastrektomie ist Regeloperation (Ausnahme: Streng auf das Antrum beschränkte Tumoren vom typischen Aussehen eines Frühkarzinoms).

Planung einer oralen Resektion aus onkologischer Sicht möglich bei
- Karzinom vom Intestinalzelltyp
- Lokalisation im Bereich der Kardia
- Tumordurchmesser nicht größer als 4–6 cm.
Jedoch: In der Regel Gastrektomie vorzuziehen!

20.11.2 Intraoperative Entscheidungen

Verzicht auf resezierende Therapie nach Laparotomie bei

- technischer Inoperabilität
- palliative Resektion nicht sinnvoll wegen disseminierten Tumorstadiums (diffuse Peritonealkarzinose, massive Lebermetastasierung).

Endoskopische Polypektomie und lokale chirurgische Exzision sind ausreichend, wenn

- ein Karzinom vom Intestinalzelltyp vorliegt
- der Tumor auf die Mukosa beschränkt ist
- die Läsion im Gesunden entfernt wurde.

Eine subtotale aborale Resektion kann tatsächlich durchgeführt werden, wenn

- die notwendigen oralen Sicherheitsabstände eingehalten werden können:

Intestinaltyp: in situ 4–5 cm, am frischen Resektat ohne Zug 2–3 cm
diffuser Typ: in situ 8–10 cm, am frischen Resektat ohne Zug mehr als 5 cm
- die intraoperative Schnellschnittuntersuchung tumorfreie Resektionsränder ergibt
- im Schnellschnitt untersuchte Kardialymphknoten tumorfrei sind
- beim diffusen Typ die Schnellschnittuntersuchung ein Frühkarzinom zeigt und hierbei keine Lymphknotenmetastasen nachweisbar sind.

Eine orale Resektion kann tatsächlich ausgeführt werden, wenn

- die notwendigen Sicherheitsabstände eingehalten werden können:
Intestinaltyp: in situ 4–5 cm, am frischen Resektat ohne Zug 2–3 cm
diffuser Typ: in situ 8–10 cm, am frischen Resektat ohne Zug mehr als 5 cm
- die intraoperative Schnellschnittuntersuchung tumorfreie Resektionsränder ergibt
- im Schnellschnitt untersuchte Lymphknoten der Gruppe 4b, 5 und 6 (vgl. Abb. 4) tumorfrei sind
- der Tumor nicht in Nachbarorgane infiltriert ist.

Eine Ausdehnung der Resektion auf Nachbarorgane sollte erfolgen wenn

- makroskopisch eine eindeutige Tumorinvasion vorliegt
- der Eingriff durch die Ausweitung kurativ wird
- bei palliativen Operationen eine schwerwiegende Tumorkomplikation verhindert werden kann (z.B. Kolonobstruktion)
- die Erweiterung technisch möglich ist
- der Allgemeinzustand des Patienten keine Kontraindikation darstellt.

20.11.3 Entscheidungen nach endgültiger Begutachtung der Tumorresektate

Eine Erweiterung der primären Operation in zweiter Sitzung ist notwendig, wenn
- nach Resektion wegen benigner Erkrankung die Karzinomdiagnose erst am Paraffinschnitt gestellt wird
- nach lokaler Exzision oder endoskopischer Polypektomie oder subtotaler aboraler oder oraler Resektion erst am Paraffinschnitt festgestellt wird, daß die Entfernung nicht im Gesunden erfolgt ist.

20.12 Nichtchirurgische Therapie

Der hohe Prozentsatz an Patienten, die bei Diagnosestellung bereits inoperabel oder nur noch palliativ operabel sind und die große Häufigkeit von Rezidiven bei kurativ operierten Patienten beweisen den dringenden Bedarf für eine wirksame zusätzliche nichtchirurgische Therapie. Allerdings sind alle bisherigen Möglichkeiten hierfür in ihren Erfolgen noch fraglich, eignen sich daher für eine allgemeine Anwendung nicht und sollten sorgfältigen klinischen Studien vorbehalten sein.

20.12.1 Systemische Chemotherapie

20.12.1.1 Systemische Chemotherapie beim disseminierten Magenkarzinom

Bei alleiniger Verabreichung zeigen die meisten der gebräuchlichen Zytostatika eine nur geringe Wirksamkeit bei der Behandlung von fortgeschrittenen Stadien des Magenkarzinoms. Die Ansprechraten liegen in der Regel unter 20% und nur 5-Fluorouracil (5-FU), Adriamycin und Mitomycin C waren in der Lage, bei zwischen 20 und 30% der Patienten eine Teilremission zu erreichen. Diese Teilremissionen sind jedoch fast immer von kurzer Dauer. In keiner Studie konnte eine Verlängerung der Überlebenszeiten gefunden werden [56, 286].

Etwas günstiger sind die Ergebnisse bei der Kombination verschiedener Zytostatika. Als einer der ersten konnte KOVACH [131] zeigen, daß eine Kombination von 5-FU und BCNU mit einer Ansprechrate von 41% den Einzelsubstanzen (Ansprechraten 28% bzw. 18%) überlegen ist. In den folgenden Jahren wurden vor allem in den USA eine Vielzahl von Zytostatikakombinationen untersucht, wobei die Ergebnisse verschiedener Untersuchergruppen mit den gleichen Substanzen z.T. sehr widersprüchlich waren [286].

Die größte Übereinstimmung und die besten Ergebnisse wurden bisher mit der Zytostatikakombination 5-FU, Adriamycin und Mitomycin C (FAM) erreicht. Die Ansprechraten lagen hier zwischen 40 und 55%. Mit FAM sowie mit der Kombination 5-FU, Methyl-CCNU und Adriamycin wurden in den Untersuchungen der Eastern Cooperative Oncology Group (ECOG) sowie der Gastrointestinal Study Group (GITSG) auch statistisch signifikante (wenn auch nur mäßige) Verlängerungen der medianen Überlebenszeiten bei den

Patienten erreicht, die auf die Therapie ansprachen. Die überwiegende Mehrzahl der ansonsten untersuchten Kombinationen hatte jedoch keinen Effekt auf die Überlebenszeiten. Komplette Remissionen, die für längere Zeit anhalten, sind in allen Studien eine extreme Seltenheit [155]. Auffallend günstige Resultate wurden neuerdings mit der Kombination von hochdosiertem Methotrexat, 5-FU und Adriamycin (FAMeth) berichtet [124a].

Inwieweit sich diese Ergebnisse durch andere Zytostatikakombinationen, andere Dosierungsschemata, andere Applikationsarten und Zusatztherapien noch verbessern lassen, müssen die Ergebnisse der vielen derzeit laufenden klinischen Studien zeigen. Besonderes Interesse verdienen hierbei wiederum die Untersuchungen der ECOG und GITSG sowie der NCCTG (North Central Cancer Treatment Group), der SWOG (Southwest Oncology Group), der NCOG (Northern California Oncology Group) sowie der EORTC (European Organization for Cancer Treatment Research). Eine detaillierte Aufstellung findet sich bei MACDONALD et al. [155] und bei QUEISSER [222a].

Ein besonderes Problem der Chemotherapie von disseminierten Tumorstadien liegt in der sehr großen Tumormasse, die behandelt werden muß, sowie in dem oft schon sehr schlechten Allgemein- und Ernährungszustand dieser Patienten, der eine aggressive Polychemotherapie oft unmöglich macht.

20.12.1.2 Adjuvante systemische Chemotherapie

Theoretische Grundlage einer adjuvanten Chemotherapie bei Patienten mit kurativ operierten Tumoren ist die Vorstellung, daß die offensichtlich in einem hohen Prozentsatz vorhandenen Mikrometastasen (durch Rezidive bewiesen) oder bei der Operation verschleppte Zellverbände besser ansprechen als größere Tumormassen.

Praktisch alle der bisher in den USA und Europa mit verschiedenen Zytostatikakombinationen durchgeführten, kontrollierten Studien der adjuvanten Chemotherapie beim Magenkarzinom haben keine signifikanten Unterschiede zwischen Kontroll- und Therapiegruppe ergeben [260]. Lediglich aus Japan kommen Berichte über gelegentliche positive Ergebnisse mit Mitomycin C [191]. Dabei ist jedoch die Verlängerung der Überlebensdauer meist gering. In 5 randomisierten, kontrollierten Studien der Stomach Cancer Study Group aus Japan, in denen insgesamt 1950 Patienten untersucht wurden, konnte demgegenüber in keinem Fall durch Chemotherapie eine Verbesserung der mit alleiniger Operation erreichten Ergebnisse erzielt werden [132].

Eine weitere Klärung dieser Problematik ist von den derzeit laufenden klinischen Studien zu erwarten, die vor allem die Kombinationen 5-FU plus Adriamycin und FAM untersuchen: VASOG (Veterans Administration Surgical Oncology Group), GITSG und SWOG. Eine Übersicht findet sich bei MACDONALD [155].

Aus den bisher vorliegenden Ergebnissen kann man schließen, daß weder bei der Behandlung disseminierter Tumorstadien, noch in der adjuvanten Chemotherapie eine systemische Verabreichung von Zytostatika eine eindeutig meßbare Verbesserung der Langzeitprognose von Magenkarzinompatienten bewirken kann. Dementsprechend kann eine Chemotherapie in der Routinebehandlung des Magenkarzinoms bisher nicht empfohlen werden. Es ergeben sich jedoch genügend positive Ansatzpunkte, die eine Fortsetzung und Intensivierung der klinischen Forschungen auf diesem Gebiet geboten erscheinen lassen.

20.12.2 Regionale Chemotherapie

Eine regionale Anwendung von Zytostatika im Tumorausbreitungsgebiet hat im Vergleich zu systemischer Verabreichung den Vorteil, daß wesentlich höhere Konzentrationen an den Tumor herangebracht werden können.

In Abhängigkeit von der Lokalisation der Hauptmanifestationen des Tumors kommt beim Magenkarzinom eine intraarterielle Infusion in die A. coeliaca (lokales Tumorrezidiv, Lymphknotenmetastasen), A. hepatica propria (Lebermetastasen) sowie eine intraportale (Lebermetastasen) und intraperitoneale (Peritonealkarzinose) Verabreichung in Frage.

Die intraportale und intraperitoneale Verabreichung von thio-TEPA zum Zeitpunkt einer kurativen Operation hat zu keiner Verbesserung der Langzeitergebnisse geführt [43, 279].

FUJIMOTO et al. [57] berichten dagegen über einen positiven Effekt einer 7tägigen präoperativen intraarteriellen (A. gastroepiploica) Infusionstherapie mit Methotrexat, Vinblastin bzw. Mitomycin C auf die 3-Jahres-Überlebensraten.

Die Wirksamkeit einer Peritonealinfusion bei diffuser Peritonealkarzinose, meist kombiniert mit Hyperthermie, ist schwer zu beurteilen. Rückbildungen von Aszites wurden beschrieben [221].

Insgesamt sind die Erfahrungen mit der regionalen Chemotherapie beim Magenkarzinom, insbesondere auch bei fortgeschrittenen Stadien mit Lebermetastasen, bisher so spärlich, daß eine Aussage über den potentiellen Wert dieser Methode zum gegenwärtigen Zeitpunkt nicht möglich ist.

20.12.3 Desarterialisation der Leber

Eine Desarterialisation der Leber wurde gelegentlich bei diffuser Lebermetastasierung eines Magenkarzinoms durchgeführt, meist in Kombination mit einer intraarteriellen Chemotherapie mit 5-FU [52, 72, 223]. Die Ergebnisse sind nicht eindeutig, jedoch wurde in etwa 2/3 der Fälle eine klinische Besserung und in etwa der Hälfte eine Tumorregression beschrieben. Die Methode scheint jedoch ein relativ hohes Risiko zu haben.

20.12.4 Immuntherapie

Im Gegensatz zu der großen Bedeutung immunologischer Verfahren in der experimentellen Tumorforschung hat eine Immuntherapie bei der klinischen Behandlung des Magenkarzinoms bisher keinerlei praktischen Wert gezeigt [221, 276].

20.12.5 Hyperthermie

Die Anwendung einer allgemeinen Hyperthermie beim Magenkarzinom ist bisher nur selten erfolgt und hat zu widersprüchlichen Ergebnissen geführt. Gelegentlich wurden objektive Tumorregressionen beobachtet [211, 220].

20.12.6 Strahlentherapie

Eine Strahlenbehandlung von Magenkarzinomen ist bisher fast ausschließlich bei lokal inoperablen oder unradikal operierten Tumoren sowie Karzinomrezidiven durchgeführt worden. Es liegen auch einige Berichte über prä-, intra- und postoperative Strahlentherapie vor. Insgesamt gesehen waren die Ergebnisse einer alleinigen Strahlenbehandlung enttäuschend. Statistisch signifikante Verlängerungen der Überlebenszeiten konnten nicht erreicht werden, in seltenen Einzelfällen ist es jedoch zu eindrucksvollen Remissionen mit lang anhaltender Beschwerdefreiheit und offensichtlich auch echten Heilungen gekommen [1, 7, 111, 155].

Eine Kombination von Radio- und Chemotherapie scheint die therapeutische Effektivität im Vergleich zu den beiden Einzelkomponenten erheblich zu steigern [31, 51, 108, 193]. Ein Beispiel sind die Untersuchungen von FALKSON u. FALKSON [51], die eine objektive Tumorregression bei 55% der Patienten in der kombiniert behandelten Gruppe, dagegen nur bei 17% in der 5-FU-Gruppe und überhaupt keine Verbesserung bei den nur bestrahlten Patienten feststellen konnten. In der Serie der Mayo Clinic (lokal inoperable Tumoren) fand sich für die kombiniert behandelte Gruppe (Bestrahlung plus 5-FU) eine deutlich längere mittlere Überlebenszeit (12 Monate) als für die nur bestrahlte Gruppe (5,9 Monate). Die 5-Jahres-Überlebensrate in der ersteren Gruppe war 12% im Vergleich zu 0% in der letzteren [31]. Ausreichende Studien mit den — gegenüber 5-FU allein — noch wirksameren Zytostatikakombinationen plus Radiotherapie liegen bisher nicht vor. Es bleibt abzuwarten, ob sich hier noch weitere Verbesserungen erreichen lassen.

Für die klinische Praxis läßt sich eine Strahlenbehandlung (auch in Kombination mit Chemotherapie) bisher nicht generell empfehlen. Unter Umständen kann sie bei ausgewählten Patienten mit lokal inoperablen Tumoren einen günstigen palliativen Effekt haben.

20.13 Nachsorge

Im Interesse des Patienten muß auf eine sinnvolle zeitliche und örtliche Planung des Nachsorgeprogramms Wert gelegt werden, wobei es besonders auch auf die Koordination der Beteiligung verschiedener medizinischer Fachdisziplinen ankommt.

Nichtoperierte und palliativ operierte Patienten brauchen wegen ihrer oft schlechten Lebensqualität und vielfältigen Probleme eine intensive ärztliche Betreuung, wobei jedoch wegen fehlender therapeutischen Konsequenzen auf aufwendige diagnostische Verfahren verzichtet werden sollte. Es ist für den Patienten psychologisch eher ungünstig, wenn er von einem sowieso nicht mehr therapierbaren Rezidiv frühzeitig erfährt. Die Nachsorge wird i. allg. der Hausarzt durchführen können. Eine Ausnahme von dieser Regel sind Patienten, bei denen eine nichtchirurgische Zusatzbehandlung wie Strahlen- oder Chemotherapie durchgeführt wird.

Kurativ operierte Patienten haben bei Auftreten eines lokalen Rezidivs in seltenen Fällen die Chance einer erneuten, kurativen Resektion (vgl. 20.10.12). Dies betrifft jedoch fast nur Patienten nach distaler, aboraler Resektion; Rezidive nach Gastrektomie sind so gut wie immer inoperabel [89]. Der Frühdiagnostik kommt für die Prognose ebenso wie beim Primärtumor eine entscheidende Bedeutung zu. Demzufolge muß in dieser Gruppe mit sinnvollen diagnostischen Methoden in regelmäßigen Intervallen nachuntersucht werden.

Da der Nachweis des Lokalrezidivs entscheidend ist, fällt der Endoskopie die wesentliche Rolle zu. Röntgenuntersuchungen sind hier viel weniger zuverlässig [68, 250]. Tumormarker wie CEA können von Nutzen sein (vgl. 20.9.2.7). Moderne bildgebende Verfahren sind vor allem beim Metastasennachweis erfolgreich, sollten jedoch nur dann zur Anwendung kommen, wenn sich hieraus therapeutische Konsequenzen ergeben.

Das Zeitintervall der Nachuntersuchungen muß sich an der Rezidivwahrscheinlichkeit orientieren sowie an der Wahrscheinlichkeit einer möglichen kurativen Nachoperation. Karzinome vom diffusen Typ haben offensichtlich früh und häufig Rezidive, jedoch sind die Aussichten auf einen erneuten kurativen Eingriff ebenso wie bei den gastrektomierten Patienten äußerst gering. Man wird sich deshalb in dieser Gruppe mit einer relativ weitmaschigen Nachsorge begnügen können, wobei gastroskopische Kontrolluntersuchungen im ersten postoperativen Jahr in 6monatigen, später in jährlichen Abständen staffinden sollten.

Bei Patienten mit subtotalen Resektionen und Karzinomen vom Intestinalzelltyp ist dagegen wegen der Möglichkeit einer kurativen Nachoperation eine engmaschige Nachkontrolle erforderlich. Dies gilt insbesondere dann, wenn es sich um ein Frühkarzinom gehandelt hat. Hier gilt es, neben einem möglichen Rezidiv auch primär übersehene isochrone sowie später auftretende, metachrone Tumoren im Magenstumpf zu entdecken. In der Praxis kann ein Vorgehen empfohlen werden, bei dem in dieser Gruppe im ersten Jahr nach der Operation in 3monatigen, im 2. Jahr in 6monatigen und danach in jährlichen Abständen endoskopisch nachuntersucht wird. Beim Auftreten von Symptomen sollten diese Abstände entsprechend verkürzt und zusätzliche diagnostische Methoden angewendet werden.

Routinemäßige Reoperationen („second look") als „diagnostische" Maßnahmen bei asymptomatischen oder symptomatischen Patienten ohne nachgewiesenes Tumorrezidiv, wie sie in den USA teilweise durchgeführt wurden, können heutzutage nicht mehr befürwortet werden, da sie bei relativ hoher Mortalität und Komplikationsrate eine nur sehr geringe Ausbeute haben [73].

Ein Sonderproblem sind Patienten, bei denen ein Frühkarzinom endoskopisch oder lokal chirurgisch entfernt wurde. Wegen des geringen Sicherheitsabstands und der Möglichkeit kurativ nachzuoperieren sind hier besonders enge endoskopische Kontrollen erforderlich. Im allgemeinen dürften im 1. Jahr Nachuntersuchungen in 2monatigen, im 2. Jahr in 4monatigen und danach in 6monatigen Abständen angebracht sein.

Der Effekt, den regelmäßige Nachuntersuchungen auf eine Verbesserung der Gesamtprognose des Magenkarzinoms haben, ist offensichtlich gering, da kurative Nachresektionen eine große Ausnahme darstellen. Auch Herfarth et al. [89] beurteilen diesen Aspekt der Tumornachsorge pessimistisch. Sie konnten im Verlauf von 2 Jahren bei 49 kurativ operierten Patienten 15 Rezidive nachweisen, die jedoch alle ohne entscheidende therapeutische Konsequenzen blieben.

Die Hauptaufgabe der Nachsorge ist dementsprechend in der Betreuung der Patienten im Hinblick auf Operationsfolgen wie Funktionsstörungen und Mangelzustände zu sehen, die besonders häufig nach Gastrektomien auftreten.

20.14 Prognose

20.14.1 Postoperative Letalität
nach verschiedenen operativen Verfahren

Die postoperative Letalität ist der Einzelfaktor mit dem unmittelbarsten Einfluß auf die Prognose. Bei der Angabe der 5-Jahres-Überlebensraten sollte deshalb immer auch die operative Sterblichkeit berücksichtigt werden. Nur unter spezifischen onkologischen Fragestellungen kann eine Betrachtung der Endergebnisse unter Ausschluß der operativen Letalität sinnvoll sein.

Die Bedeutung der Letalitätsraten für die Differentialindikation zur Durchführung eines bestimmten Eingriffs wurde unter 20.10.1 und 20.10.2 bereits erwähnt.

20.14.1.1 Gastrektomie

Die Mehrzahl der in den letzten 3 Jahrzehnten veröffentlichten Berichte gibt für die Gastrektomie eine Letalität von zwischen 20 bis über 30% an. Eine Zusammenstellung findet sich bei Pichlmayr u. Meyer [216]. Eine positive Ausnahme stellt Lahey [137] dar, der bereits 1950 die operative Sterblichkeit von 34,6 auf 9,4% senken konnte. Die großen Differenzen in der Letalität dürften sich vor allem aus den unterschiedlichen Voraussetzungen der einzelnen Kliniken, den unterschiedlichen Methoden, vor allem aber auch aus der Patientenauswahl erklären. Da diese oft nicht ausreichend dokumentiert sind, ist ein kritischer Vergleich der Zahlen praktisch nicht möglich.

In Deutschland ist in den letzten 10 Jahren an einigen Zentren eine erhebliche Verbesserung der Ergebnisse gelungen, mit Letalitätsraten die um 10% und z.T. sogar darunter liegen [89, 209, 217, 259]. Pichlmayr u. Meyer [216] nehmen an, daß die niedrigeren Letalitätsraten der letzten Jahre z.T. durch die häufigere Anwendung der „Gastrectomie de principe" bedingt sind. Sie gestattet den einzelnen Chirurgen, größere persönliche Erfahrungen mit der Methode zu sammeln, und vermeidet außerdem die negative Patientenauslese der „Gastrectomie de necessite".

Über 70jährige Patienten haben eine besonders hohe operative Letalität bei der Gastrektomie. Die meisten Autoren nennen Werte zwischen 31 und 53% [15, 78, 84, 261]. Auch hier gibt es positive Ausnahmen; Koga [129] gibt eine Letalität von 11,11%, Proß [222] von 16% an. Insgesamt ist bei den meisten Autoren die Letalität der über 70jährigen etwa doppelt so hoch wie bei den jüngeren Patienten. Dies ist in erster Linie durch kardiopulmonale Komplikationen bedingt [15].

An der Chir. Univ.-Klinik Erlangen konnte die Letalität der Gastrektomie im Verlauf der letzten 30 Jahre kontinuierlich verringert werden. Sie betrug nach kurativer Operation 1949–1956 noch 51% und sank über 25,9% (1957–1964) und 20,6% (1969–1976) schließlich auf 13,3% (1977–1981) [58]. Von den 1982–1984 gastrektomierten Patienten (kurativ und nicht-kurativ) verstarben 11,5% (20/174) postoperativ.

20.14.1.2 Aborale Resektion

Ähnlich wie bei der Gastrektomie finden sich für die aborale Resektion sehr unterschiedliche Letalitätsangaben. Sie schwanken zwischen 3,6 und 15,8%, wobei der Durchschnitt etwa bei 7% liegt [15, 119, 216, 261].

Entscheidend für die Höhe der Letalität ist neben der operativen Technik sowie dem Alter und Allgemeinzustand der Patienten die Ausdehnung der durchgeführten Eingriffe [106]. Besonders interessant sind in diesem Zusammenhang die Ergebnisse der Mayo Clinic bei 2691 operierten Patienten [13]. Die Letalität bei Resektion von $^2/_5$–$^3/_5$ des distalen Magens war 4,5%, bei Entfernung von $^3/_5$–$^3/_4$ 5,3%. Wurden mehr als $^3/_4$ reseziert, so stieg sie auf 10,3%, um bei der Gastrektomie schließlich 18,6% zu erreichen. Über ähnliche Verhältnisse zwischen distalen Resektionen und Gastrektomie berichten verschiedene andere Autoren [15, 261].

In Erlangen fanden sich für kurative aborale Resektionen beim Magenkarzinom in verschiedenen Zeitabschnitten die folgenden Letalitätsraten: 16% (1949–1956), 5,5% (1957–1964), 11,2% (1969–1976) und schließlich 4,3% (1977–1981) [58]. Für die Periode 1982–1984 betrug die postoperative Letalität der (kurativen und nicht-kurativen) aboralen Resektion 3/80 = 3,8%.

20.14.1.3 Orale Resektion

Die in der Literatur angegebene operative Letalität der oralen Resektion entspricht in etwa der der Gastrektomie [15, 261], wobei nur das Krankengut von KRONBERGER u. GNAD [133] mit 6,5% eine positive Ausnahme ist.

In Erlangen waren die Letalitätsraten für den Zeitraum 1957–1981 fast identisch (orale Resektion/Gastrektomie: 1957–1964: 21,4%/25,9%, 1969–1976: 20,0%/20,6% und 1977–1981: 14,0%/13,3%) [58]. Seit 1982 wird eine orale Resektion kaum mehr durchgeführt.

20.14.2 Gesamtresultate

Die Endergebnisse der Magenkarzinomchirurgie werden vielfach noch immer sehr pessimistisch beurteilt. In Statistiken mit großen Patientenzahlen aus dem europäischen und nordamerikanischen Raum, die in den letzten 20 Jahren erschienen sind, liegt die absolute 5-Jahres-Überlebensrate aller Patienten mit einem Magenkarzinom zwischen 4,7 und 16,8% mit einem Mittelwert von etwa 10%. Zusammenfassende Darstellungen fin-

den sich bei SCHWEMMLE [262], PICHLMAYR et al. [215] sowie MACDONALD et al. [155]. Die Ursache für diese immer noch enttäuschenden Resultate ist vor allem die Tatsache, daß im Durchschnitt nur etwa die Hälfte aller Patienten zum Zeitpunkt der Diagnosestellung noch kurativ operabel ist und daß selbst nach kurativer Resektion die 5-Jahres-Überlebensraten durchschnittlich nur bei 20–30% liegen.

In den letzten 10 Jahren zeichnet sich eine leichte Tendenz zur Verbesserung der Überlebensraten ab, die vor allem durch den größeren Anteil von Frühkarzinomen unter den operierten Patienten sowie evtl. auch durch eine Senkung der operativen Letalität und Optimierung der Radikalität der Eingriffe erklärbar sein dürfte [58]. Vor allem aus Japan kommen Berichte über wesentliche Verbesserungen der Endergebnisse [183, 265].

In Erlangen betrug im Zeitraum 1950–1959 die absolute 5-Jahres-Überlebensrate 10,1% und die der kurativ operierten Patienten 22,1%. Diese Werte konnten im Zeitraum 1969–1976 auf 16,8 bzw. 30,3% verbessert werden.

20.14.3 Tumorabhängige Prognose

20.14.3.1 Lokalisation

Angaben über die prognostische Bedeutung der Tumorlokalisation sind nicht einheitlich. Karzinome im unteren und mittleren Magendrittel scheinen in etwa die gleiche Prognose zu haben. Demgegenüber berichten die meisten Autoren über wesentlich schlechtere Langzeitergebnisse bei Tumoren des oberen Magendrittels bzw. der Kardia [257]. Ausnahmen hiervon sind die Ergebnisse von DENK u. PRIDUN [41] sowie von KRONBERGER et al. [133].

Auf die Bedeutung der Wahl des Operationsverfahrens in Abhängigkeit von der Tumorlokalisation wurde unter 20.10.1 und 20.10.2 eingegangen.

20.14.3.2 Tumorgröße

Die Tumorgröße scheint nur einen indirekten Effekt auf die Prognose zu haben. Sehr viel wichtiger ist die Infiltrationstiefe (s.S. 388), die nur bei exophytisch wachsenden Tumoren mit der horizontalen Tumorausdehnung zu korrelieren scheint [198]. Trotzdem beschreiben einige Autoren einen eindeutigen Zusammenhang zwischen Tumordurchmesser und 5-Jahres-Überlebensraten. Schmitz-Moormann et al. [257] haben diese Zahlen zusammengefaßt und kommen auf 5-Jahres-Überlebensraten von 70% für Tumoren kleiner als 2 cm, 33% für solche von 2–5 cm und 17% für solche von 5–10 cm.

20.14.3.3 Makroskopischer Tumortyp

Auch der makroskopische Tumortyp ist ein prognostischer Faktor, der allerdings offensichtlich weitgehend von dem zugrundeliegenden histologischen Tumortyp (vgl. 20.14.3.4) bestimmt wird. Die beste Prognose haben Tumoren vom Typ Borrmann I und II (polypoid bzw. ulzerierend), für die Lawrence [140] nach kurativer Resektion fast identische 5-Jahres-Überlebensraten von 44,8 bzw. 45,5% beschreibt. Die Typen Borrmann III (ulzerierend und infiltrierend) sowie Borrmann IV (diffus infiltrierend) schneiden dagegen mit 20,7 und 6,3% sehr viel schlechter ab.

20.14.3.4 Histologischer Tumortyp

Aus Gründen der Übersichtlichkeit sollen hier nur die histologischen Tumortypen nach Laurén besprochen werden. Tumoren vom Intestinalzelltyp haben hierbei i. allg. eine bessere Prognose [96, 175]. Dies liegt vor allem daran, daß diffuse Karzinome zum Zeitpunkt der Diagnosestellung in der Regel weiter fortgeschritten sind und zwar sowohl was die Infiltrationstiefe (pT), lymphogene Metastasierung (pN) als auch die Möglichkeit einer kurativen Resektion (R-Klassifikation) betrifft [61]. Inwieweit auch bei gleichem Tumorstadium prognostische Unterschiede bestehen, ist noch nicht eindeutig geklärt. Schlag et al. [253] fanden beim Frühkarzinom eine deutlich schlechtere Prognose des diffusen Typs. Im Erlanger Krankengut (457 operierte Patienten im Zeitraum 15.6. 1977–31.12.1981) fanden sich in den einzelnen Stadien (I–IV, UICC 1978) keine statistisch signifikanten Unterschiede zwischen den beiden histologischen Tumortypen [61]. In der Gesamtgruppe (alle Stadien) waren die 5-Jahres-Überlebensraten 45% für den Intestinalzelltyp und 32% für den diffusen Typ. Auch dieser Unterschied ist statistisch nicht signifikant. Eine mögliche Erklärung hierfür ist, daß im genannten Zeitraum bereits der histologische Tumortyp bei der Planung und Ausführung der Eingriffe berücksichtigt wurde.

20.14.3.5 Tumorausbreitung

Von entscheidender prognostischer Bedeutung ist das Ausmaß der Tumorausbreitung im Organismus, d.h. das Tumorstadium zum Zeitpunkt der Operation (vgl. 20.8). Hierbei erscheint jedoch auch eine getrennte Betrachtung der Einzelkomponenten (Infiltrationstiefe, Lymphknotenbefall und Residualtumor) von Interesse.

Infiltrationstiefe (pT). Die prognostische Bedeutung der pT-Kategorien wird anhand des Erlanger Krankenguts in Tabelle 8 dargestellt. Die 5-Jahres-Überlebensraten der Kategorien pT 1 und pT 2 zeigen hierbei keinen statistisch signifikanten Unterschied. Innerhalb der Kategorie pT 2 haben jedoch Tumoren, die die Subserosa infiltrieren, eine signifikant schlechtere Prognose. Eine weitere Verschlechterung der Ergebnisse tritt ein, wenn die Serosa infiltriert wird (pT 3). Die 5-Jahres-Überlebensrate fällt hierbei unter 20%. Dies entspricht den Ergebnissen anderer Autoren, die für Tumoren ohne Serosabeteiligung eine durchschnittliche 5-Jahres-Überlebensrate von 48%, bei Infiltration der Serosa jedoch von 17% angeben [257].

Lymphknotenbefall (pN). Ein weiterer Hauptfaktor in der Prognose des Magenkarzinoms ist der Lymphknotenbefall. Im Erlanger Krankengut (Tabelle 9) war die 5-Jahres-Überlebensrate bei tu-

Tabelle 8. pT und Prognose. Prospektive Studie, Operation 15.6.1977–31.12.1981, alterskorrigierte 5-Jahres-Überlebensraten mit 95%-Vertrauensbereich (actuarial method), postoperative Letalität nicht ausgeschlossen. Nicht berücksichtigt 6 Patienten mit fehlender pT-Klassifikation. (Nach Giedl u. Hermanek [61])

pT 1	75±21% (n = 72)	Mukosa	85±21% (n = 31)	nicht signifikant
		Submukosa	70±31% (n = 41)	
pT 2	50±14 (n = 158)	Musc. propria	77±19% (n = 50)	p < 0,01
		Subserosa	36±18% (n = 108)	
pT 3	15±9% (n = 176)			
pT 4	15±9% (n = 45)			

Statistisch signifikante Unterschiede (p < 0,01): pT 1/pT 3, pT 2/pT 3, pT 1/pT 4, pT 2/pT 4

Tabelle 9. Prognose des Magenkarzinoms in Abhängigkeit von lymphogener Metastasierung (pN), R-Klassifikation und UICC-Stadien (1978/1982). Prospektive Studie, Operation 15.6.1977–31.12.1981, alterskorrigierte 5-Jahres-Überlebensraten mit 95%-Vertrauensbereich (actuarial method), postoperative Letalität nicht ausgeschlossen. Nicht berücksichtigt 23 Patienten ohne pN-Klassifikation und 2 Patienten ohne R-Klassifikation und ohne Stadienbestimmung. (Nach GIEDL u. HERMANEK [61])

Patientengruppe	n	3-Jahres-Überlebensrate (%)	5-Jahres-Überlebensrate (%)
1. Lymphogene Metastasierung			
pN0	156	72±9	71±13
pN1	109	42±12	31±17
pN2	117	14±8	–
pN3	52	14±11	–
stat. signifikante Unterschiede (p<0,01): pN0/pN1, pN0/pN2, pN0/pN3, pN1/pN2, pN1/pN3			
2. R-Klassifikation			
R0	348	52±6	48±9
R1,2	107	10±7	–
stat. signifikanter Unterschied (p<0,01): R0/R1,2			
3. UICC-Stadien (1978)			
Stadium I	67	83±13	76±22
Stadium II	89	65±12	71±14
Stadium III	191	35±8	27±11
Stadium IV	108	10±7	–
Stat. signifikante Unterschiede: 3-Jahres-Überlebensraten: p<0,05: I/II, p<0,01: I/III, I/IV, II/III, II/IV, III/IV 5-Jahres-Überlebensraten: p<0,01: I/III, I/IV, II/III, II/IV, III/IV			

morfreien Lymphknoten (pN0) 71%, bei befallenen Lymphknoten bis zu einem Abstand von 3 cm zum Primärtumor (pN1) dagegen nur noch 31%. Patienten mit weiter entfernten befallenen Lymphknoten (pN2 und pN3) hatten die gleiche schlechte Prognose.

Die große prognostische Bedeutung eines Lymphknotenbefalls wird von vielen Autoren bestätigt [150, 257]. Typisch sind die Ergebnisse von LONGMIRE [150], der bei negativen Lymphknoten über eine 5-Jahres-Überlebensrate von 39,5%, bei Lymphknotenbefall dagegen von 12,5% berichtet.

Residualtumor. Es erscheint logisch, daß sich die Langzeitergebnisse entscheidend verschlechtern, wenn die Operation nicht kurativ war, d.h. wenn Residualtumor zurückgelassen wurde. Die Erlanger Ergebnisse bestätigen diese Annahme (Tabelle 9). Für kurative Eingriffe (R0) betrug die 5-Jahres-Überlebensrate 48%, bei Vorhandensein

von Residualtumor (R1, R2) überlebten die Patienten nur ausnahmsweise länger.

Tumorstadium (UICC 1978). Die zuvor beschriebenen Faktoren sowie das Vorhandensein von Fernmetastasen bestimmen das Tumorstadium (vgl. 20.7). Viele Autoren berichten über eine kontinuierliche Verschlechterung der Prognose mit steigendem Stadium [257]. Die Erlanger Ergebnisse sind in Tab. 9 dargestellt. Man erkennt, daß die 5-Jahres-Überlebensraten im Stadium I und II sich nicht signifikant unterscheiden, Stadium III und VI dagegen sehr viel schlechtere Ergebnisse zeigen.

Magenfrühkarzinom. Das Magenfrühkarzinom nimmt insofern eine Sonderstellung ein, als das Vorhandensein von Lymphknotenmetastasen keinen wesentlichen Einfluß auf die Prognose hat. Die Langzeitergebnisse entsprechen in etwa denen des Stadiums I der UICC 1978.

Über die besten Ergebnisse berichten japanische Autoren mit 5-Jahres-Überlebensraten zwischen 93 und 96,6% für den Mukosatyp und von 82,7–87% für den Submukosatyp [83, 104, 123].

In Europa liegen die Ergebnisse i.allg. um etwa 20–30% niedriger [167]. Im Erlanger Krankengut 1977–1981 (Tabelle 9) zeigte sich eine 5-Jahres-Überlebensrate von 85% für reine Mukosakarzinome und 70% für den Submukosatyp.

20.14.4 Therapieabhängige Prognose

Auf die Tatsache, daß nur ein kurativer Eingriff dem Magenkarzinompatienten eine echte Heilungschance bietet, wurde bereits mehrfach hingewiesen.

Welche operativen Methoden hierbei die günstigsten Voraussetzungen bieten, muß weiterhin offenbleiben. Auf die prognostischen Konsequenzen der aboralen Resektion, Gastrektomie, oralen Resektion sowie erweiterter Eingriffe wurde unter 20.10.1–20.10.5 ausführlich eingegangen. Siehe hierzu auch Nachtrag, Seite 392.

Ein Vergleich der Endergebnisse bei Anwendung verschiedener Verfahren wird durch die unterschiedliche Patientenauswahl erschwert. Insbesondere gibt es keine prospektive, randomisierte Studie, in der verschiedene Operationsmethoden bei hinsichtlich Lokalisation, Histologie und Stadium vergleichbaren Tumoren zur Anwendung gekommen wären.

20.15 Frühdiagnose und Vorsorge

Eine Frühdiagnose des Magenkarzinoms bedeutet heutzutage eine Diagnose im Stadium des Frühkrebses. In Japan werden derzeit etwa 30–40% aller Magenkarzinome bereits als Frühkrebse erkannt, während in Europa eine Durchschnittszahl von etwa 6,3% genannt wird [167]. Als Ursachen für diese Diskrepanz sind neben der gesteigerten Aufmerksamkeit, die Patienten und Ärzte in Japan dem Problem des Magenkarzinoms wegen seiner großen Häufigkeit widmen, vor allem auch die regelmäßigen Vorsorgeuntersuchungen bei asymptomatischen Patienten zu sehen. Diese werden in Japan bereits seit mehr als 20 Jahren durchgeführt, wobei in letzter Zeit jährlich etwa 10% der gefährdeten Bevölkerung (Alter über 40 Jahre) untersucht werden [163]. Etwa ein Viertel aller in Japan diagnostizierten Frühkarzinome wurde bei Vorsorgeuntersuchungen asymptomatischer Patienten entdeckt [244]. Als diagnostische Methoden kamen in Japan anfangs vorwiegend die Gastrokamera, in den letzten Jahren überwiegend Röntgendoppelkontrastverfahren und Endoskopie zur Anwendung. In europäischen Ländern ergäbe sich wegen der geringeren Häufigkeit des Magenkarzi-

noms bei Anwendung ähnlicher Programme ein sehr viel schlechteres Verhältnis zwischen den Kosten, dem hohen organisatorischen wie personellen Aufwand und dem daraus resultierenden Nutzen. Dementsprechend sind generelle Vorsorgeuntersuchungen bei asymptomatischen Patienten in Deutschland derzeit nicht praktikabel. Um trotzdem eine Verbesserung der Frühdiagnostik zu erreichen, ist es notwendig, das vorhandene diagnostische Potential bestmöglich zu nutzen. Dies bedeutet eine frühzeitige Gastroskopie bei allen Patienten mit unklaren gastrointestinalen Beschwerden. Weiterhin kann eine sinnvolle Vorsorge durch regelmäßige endoskopische Untersuchungen der Patienten mit den unter 20.5.1 und 20.5.2 aufgeführten präkanzerösen Bedingungen und präkanzerösen Läsionen durchgeführt werden. Hierbei erscheinen die von Hermanek [96] empfohlenen zeitlichen Abstände der endoskopischen Untersuchungen sinnvoll (Tabelle 10).

20.16 Seltene Malignome

20.16.1 Maligne Lymphome (vgl. Kap. 34)

Eine sekundäre Manifestation generalisierter maligner Lymphome im Magen ist relativ häufig. Nach Angaben in der Literatur muß in 15–50% aller malignen Non-Hodgkin-Lymphome mit einer Magenbeteiligung gerechnet werden [171, 256, 267]. Im Gegensatz dazu sind primär im Magen entstandene maligne Lymphome selten und machen nur zwischen 3,9 und 8,9% aller diagnostizierten Magenlymphome aus [53, 171, 256, 267]. Bezogen auf alle primären malignen Magentumoren entspricht dies einem Anteil von etwa 4% [171, 256]. Primäre Hodgkin-Lymphome des Magens werden nur äußerst selten beobachtet [27, 171, 256].

In vielen, teils auch neueren Arbeiten [171] wird noch die heute obsolete Einteilung in Lymphosarkom und Retikulumzellsarkom verwendet. Diese beiden Hauptformen sollen im Magen in etwa gleichem Prozentsatz vorkommen. Von den moderneren histologischen Klassifikationen wird international die Einteilung von Rappaport [226] sowie in Deutschland die Kieler Klassifikation [144] am häufigsten verwendet. Bei Anwendung dieser Klassifikationen sind im Gegensatz zu den nodalen Lymphomen beim Magenlymphom die histiozytären (immunoblastischen) Formen am häufig-

Tabelle 10. Zeitintervalle für gastroskopische Vorsorgeuntersuchungen bei Präkanzerosen des Magens. (Nach Hermanek [96] und Hermanek u. Gall [97a])

Art der Präkanzerosen	Zeitabstände
I. Präkanzeröse Bedingung	
1. Morbus Menetrier	alle 1–2 Jahre
2. Zustand nach Entfernung von regenerativen Polypen oder Adenomen	erstmals 1–2 Jahre, dann alle 3 Jahre
3. Chronisch atrophische Gastritis Typ A/Perniziosa	alle 3 Jahre
4. Chronisch-atrophische Gastritis Typ B	
a) mit duodenogastrischem Reflux	alle 3 Jahre
b) ohne duodenogastrischen Reflux	alle 5 Jahre
5. Zustand nach aboraler Magenresektion, sofern Patient 50 Jahre oder älter	alle 3 Jahre
II. Präkanzeröse Läsion	
1. Multizentrische schwere Dysplasie außerhalb eines Adenoms (bei präkanzerösen Bedingungen)	halbjährlich
2. Adenome (mit oder ohne schwere Dysplasie) werden grundsätzlich komplett entfernt, danach jährliche Kontrollgastroskopien!	

sten, gefolgt von den lymphozytären, wenig differenzierten (zentroblastisch-zentrozytische Tumoren). Alle anderen Formen sind sehr viel seltener. Bezüglich der Unterscheidung in diffuses und noduläres Wachstum stehen die diffusen Tumoren hinsichtlich der Häufigkeit weit an der Spitze [27, 256].

Die meisten primären malignen Lymphome des Magens treten solitär auf [256]. Wenn multiple Infiltrate vorhanden sind, spricht dies eher für einen sekundären Magenbefall im Rahmen generalisierter maligner Lymphome. Die Tumoren zeigen unterschiedliche Ausbreitungstendenzen in der Magenwand, wobei relative Frühstadien, die nur die Submukosa betreffen, selten sind. In der Serie von BROOKS u. ENTERLINE [27] hatten 50% aller Tumoren bereits die Serosa erreicht. Ein Befall regionaler Lymphknoten ist häufig; Nachbarorgane können infiltriert werden.

Zum Zeitpunkt der Diagnosestellung hat ein Großteil der Tumoren bereits eine beträchtliche Größe erreicht, wobei SCHMID et al. [256] einen durchschnittlichen Durchmesser von 7 cm angeben. Der überwiegende Teil der Tumoren zeigt oberflächliche Ulzerationen.

Praktisch alle Patienten mit einem malignen Magenlymphom sind zum Zeitpunkt der Diagnosestellung symptomatisch. Die Art der Symptome ist uncharakteristisch und unterscheidet sich in keiner Weise von der der Magenkarzinome. In der Diagnostik kommen die gleichen Methoden wie beim Magenkarzinom zur Anwendung. Auch hier besteht hinsichtlich der röntgenologischen und endoskopischen Befunde kein wesentlicher Unterschied zum Magenkarzinom, so daß die Diagnose nur histologisch anhand der Biopsien möglich ist. Hierbei ergeben sich jedoch z.T. erhebliche Probleme. So konnten WINAWER et al. [287] wie auch SCHMID et al. [256] die Diagnose anhand der Biopsiepräparate nur in etwa 30% stellen. Eine eindeutige Typisierung scheint noch seltener möglich zu sein, so daß SCHMID et al. [256] in entsprechenden Fällen die Entnahme von Makropartikelbiopsien empfehlen. Über wesentlich günstigere Ergebnisse der endoskopisch-bioptischen Diagnostik berichten SPINELLI et al. [267], die in der Lage waren, eine korrekte histologische Diagnose in 96% der Fälle zu stellen.

Trotz wesentlicher Fortschritte in der Strahlen- und Chemotherapie der malignen Lymphome ist die Mehrzahl der Autoren weiterhin der Ansicht, daß die Therapie der Wahl beim lokalisierten primären Lymphom des Magens die subtotale Resek-

tion — unter Mitentfernung der regionalen Lymphabflußgebiete — darstellt [27, 35, 147, 171, 173]. In der Regel wird hierbei eine postoperative, adjuvante Bestrahlung empfohlen und routinemäßig durchgeführt. Durch chirurgische Behandlung allein läßt sich in gut der Hälfte aller Fälle mit primärem malignen Lymphom des Magens eine Heilung erzielen. Bisher gibt es keine eindeutigen Beweise aus kontrollierten Studien, die einen positiven Effekt einer postoperativen Bestrahlung auf die Heilungsraten des Magenlymphoms beweisen würden [53, 171]. Andererseits ist belegt, daß eine alleinige Bestrahlung kurativ sein kann [35, 100, 147], wobei in der Regel jedoch nur über wenige Fälle berichtet wird. Die Prognose der malignen Lymphome des Magens ist insgesamt günstiger als die der Karzinome. Im Gegensatz zu den nodalen Lymphomen konnten die meisten Autoren beim primären Magenlymphom keine statistisch signifikante Korrelation zwischen histologischem Typ und Prognose herstellen [27, 256]. In der Tendenz scheinen Tumoren mit der diffusen Wachstumsform im Vergleich zur nodulären eine schlechtere Prognose zu haben. Das gleiche gilt für histiozytäre bzw. immunoblastische maligne Lymphome gegenüber den meisten übrigen Formen.

Von entscheidender Bedeutung für die Prognose ist offensichtlich das klinische Tumorstadium nach der Ann-Arbor-Klassifikation [30]. Hier haben Patienten im Stadium I E, d.h. mit auf den Magen begrenzten Tumoren ohne Lymphknotenbefall eine signifikant bessere Langzeitprognose als solche im Stadium II E. BROOKS u. ENTERLINE [27] geben in einer Sammelstatistik die 5-Jahres-Überlebensrate für das Stadium I mit 82%, für das Stadium II jedoch mit 44% an.

20.16.2 Leiomyosarkome

Bei nur etwa 1–3% aller malignen Magentumoren handelt es sich um ein Leiomyosarkom [165, 171]. Diese Malignome bilden häufig ausgedehnte intraluminäre Tumormassen, können jedoch auch intramural und vor allem extraluminär wachsen. Typisch ist das Auftreten von Nekrosezonen in der Tiefe des Tumors, die zur Ausbildung von ausgedehnten und tiefen Ulzerationen führen können. Dementsprechend ist die Tumorblutung ein häufiges Symptom. Auch können sich hieraus gewisse Hinweise bei der röntgenologischen und gastroskopischen Untersuchung ergeben.

Tabelle 11. Prognose nach kurativer Operation in Abhängigkeit vom Ausmaß des oralen Sicherheitsabstandes. Alterskorrigierte 5-Jahres-Überlebensraten, „actuarial method", postoperative Letalität nicht ausgeschlossen, mit 95% Vertrauensbereich. Chirurgische Universitätsklinik Erlangen 1969–1983/ 31.12.1984

Stadium/Lauréntyp		Oraler Sicherheitsabstand (gemessen am frischen Resektat ohne Zug)			Statistisch signifikante Unterschiede (p)
		≤2 cm	2,1–5 cm	>5 cm	
Frühkarzinom	Intestinaltyp	49±35% (n=15)	77±23% (n=36)	84±20% (n=40)	n.s.
	diffuser Typ	– (n=1)	78±27% (n=17)	92±17% (n=29)	n.s.
Fortgeschrittenes Karzinom Intestinaltyp		39±12% (n=100)	38±11% (n=146)	49±13% (n=105)	n.s.
			42±8% (n=251)		
Fortgeschrittenes Karzinom diffuser Typ		20±10% (n=77)	21±8% (n=142)	44±12% (n=114)	<0,01
		21±6% (n=219)			

Leiomyosarkome des Magens wachsen in der Regel verdrängend und infiltrieren Nachbarorgane nur selten. Ebenso findet sich i.allg. keine Metastasierung in die regionalen Lymphknoten. Hämatogene Metastasen werden jedoch in 10–45% der Fälle zum Zeitpunkt der Operation beobachtet [17]. Hierbei ist vorwiegend die Leber betroffen.

Nach den bisher vorliegenden Berichten ist eine kurative Behandlung des Leiomyosarkoms des Magens nur durch Resektion oder Gastrektomie möglich, wobei eine Lymphknotendissektion nicht notwendig erscheint. 5-Jahres-Überlebensraten von 37–67% werden in der Literatur angegeben [165, 171]. Wegen mangelnder Beweise für ihre Effektivität spielen bisher Strahlen- und Chemotherapie beim Leiomyosarkom des Magens keine Rolle.

Nachtrag bei Korrektur

Das dargestellte Konzept einer chirurgischen Therapie des Magenkarzinoms, die das unterschiedliche Wachstumsverhalten der beiden Laurén-Typen berücksichtigt, wurde seit 1978 an der Chirurgischen Universitätsklinik Erlangen zunehmend angewandt. Dieses Konzept der histologie- und stadiengerechten Chirurgie hat sich inzwischen bewährt. Die jetzt vorliegenden Überlebensdaten (Tab. 11) unterstreichen die Bedeutung des Ausmaßes des oralen Sicherheitsabstandes für die Prognose des fortgeschrittenen Karzinoms vom diffusen Typ. Während beim Frühkarzinom beider histologischen Laurén-Typen und beim fortgeschrittenen Karzinom vom Intestinaltyp ein oraler Sicherheitsabstand von mehr als 2 cm, gemessen am frischen Resektat ohne Zug (entsprechend etwa 4 cm in situ) ausreicht, ist beim fortgeschrittenen Karzinom vom diffusen Typ ein oraler Sicherheitsabstand von mehr als 5 cm am frischen Resektat bzw. mehr als 10 cm in situ erforderlich, um entsprechende Ergebnisse zu erzielen. Daher müssen bei fortgeschrittenen Karzinomen des diffusen Typs mit Befall der oralen Magenhälfte entsprechend weite Teile des Ösophagus mitentfernt werden.

Neue diesbezügliche Literatur

Gall FP, Hermanek P (1985) New aspects in the surgical treatment of gastric carcinoma — a comparative study of 1636 patients operated on between 1969 and 1982. Europ J Surg Oncol 1:219–226

Gall FP (1986) Histologie- und stadiengerechte Chirurgie beim Magenkarzinom. In: Gall FP, Hermanek P, Hornig D (Hrsg): Das Magenkarzinom. Zuckschwerdt, München Bern Wien (In Vorbereitung)

Hermanek P, Gall FP (1986) Intestinal and diffuse type of gastric carcinoma: two clinical entities. J Canc Res Clin Oncol 111 [Suppl]:82

Hornig D, Hermanek P, Gall FP (1986) The significance of the extent of proximal margins of clearance in gastric cancer surgery. Acta Chir Scand. In Druck

Hermanek P (1986) Prognostic factors in stomach cancer surgery. Europ J Surg Oncol. In Druck

Literatur

1. Abe M, Yabumoto E, Takahashi M, Adachi H, Yoshi M, Mori K (1980) Intraoperative radiotherapy of gastric cancer. Cancer 45:40

2. Adashek K, Sanger J, Longmire WP Jr (1979) Cancer of the stomach. Review of consecutive ten-year intervals. Ann Surg 189:6

3. American Cancer Society (1982) Cancer facts and figures. New York

4. American Joint Committee for Cancer Staging and End Results Reporting (AJC) (1977) Manual for staging of cancer. AJC. Chicago

5. American Joint Committee on Cancer (AJCC) (1983). Manual for staging of cancer 2nd edn. Lippincott, Philadelphia

6. Arhelger SW (1957) Trends in the management of gastric cancer. CA 7:161–170

7. Asakawa H, Takeda T (1973) High energy X-ray therapy of gastric carcinoma. J Jpn Soc Cancer Ther 8:362

7a. Atay Z, Ostertag H (1980) Die zytopathologische Untersuchung in der Frühdiagnose des Magenkarzinoms. In: Beger HG, Bergemann W, Oshima H (Hrsg) Das Magenkarzinom. Thieme, Stuttgart New York

8. Au FC, Koprowska I, Berger A, Maier WP, Ming SC (1980) The role of cytology in the diagnosis of carcinoma of the stomach. Surg Gynecol Obstet 151:601–603

9. Baenkler HW (1979) Immunologische Untersuchungen. In: Domschke W, Koch H (Hrsg) Diagnostik in der Gastroenterologie. Teil 2. Thieme, Stuttgart New York

10. Bengmark S, Domellöf L, Olsson AM (1971) The role of splenectomy in stomach cancer operations. Digestion 4:314–320

11. Berg J (1969) Primary lymphomas of the gastrointestinal tract. Natl Cancer Inst Monogr 32:211–220

12. Berkson J (1964) Statistical summary. In: ReMine WH, Priestly JT, Berkson J (eds) Cancer of the stomach. Saunders, Philadelphia London, pp 207–236

13. Berkson J, Walters W, Gray HK, Priestly JT (1952) Mortality and survival in cancer of the stomach: a statistical summary of the experience of the Mayo clinic. Proc Mayo Clin 27:137

14. Berry RE, Rottschafer W (1957) The lymphatic spread of cancer of the stomach observed in operative specimens removed by radical surgery including total pancreatectomy. Surg Gynecol Obstet 104:269–279

15. Bittner R, Beger HG, Kraas E (1980a) Das Magenkarzinom beim über 70jährigen Patienten: Operationsverfahren, prognostische Faktoren. In: Beger HG, Bergemann W, Oshima H (Hrsg) Das Magenkarzinom. Thieme, Stuttgart New York

16. Bittner R, Beger HG, Willert B (1980b) Glucosehomöostase nach Gastrektomie mit und ohne Erhaltung der Duodenalpassage. In: Beger HG, Bergemann W, Oshima H (Hrsg) Das Magenkarzinom. Thieme, Stuttgart New York

17. Bockus HL (1963) Gastroenterology, 2nd edn, vol I. Saunders, Philadelphia

18. Borchard F (1979) Formal pathogenesis of chemically-induced cancers after gastric operation. In: Herfarth Ch, Schlag P (eds) Gastric cancer. Springer, Berlin Heidelberg New York

19. Borrmann R (1926) Geschwülste des Magens. In: Henke FU, Lubarsch O (Hrsg) Handbuch der speziellen pathologischen Anatomie und Histologie, Bd IV/1. Springer, Berlin, S 864–871

20. Boschke W (1980) Das Magenkarzinom aus epidemiologischer und sozioökonomischer Sicht. In: Beger HG, Bergemann W, Oshima H (Hrsg) Das Magenkarzinom. Thieme, Stuttgart New York

21. Bowden L (1967) Surgery of locally recurrent gastric cancer. In: McNeer G, Pack GT (eds) Neoplasms of the stomach. Lippincott, Philadelphia

22. Bowden L, Booher RJ, McNeer G (1954) Recurrent gastric carcinoma: an interim evaluation of surgical results. Surgery 36:204–211

23. Bradley EL, Isaacs J, Hersh T, Davidson ED, Millikan W (1975) Nutritional consequences of total gastrectomy. Ann Surg 182:415

24. Brase A, Paul F, Bockslaff H, Atay A (1973) Früherkennung von Lebermetastasen durch kombinierten Einsatz von Szintigrafie und Feinnadelbiopsie. Münch Med Wochenschr 115:99–102

25. Brezina K, Kern H, Proszowski P (1979) Ergebnisse der kombinierten röntgenologisch-endoskopischen Untersuchung des Magens. Wien Klin Wochenschr 19:654–658

26. Broders AC (1926) Carcinoma: grading and practical application. Arch Pathol Lab Med 2:376–381

27. Brooks JJ, Enterline HT (1983) Primary gastric lymphomas. Cancer 51:701–711

28. Bryan PJ, Dinn WM, Grossman ZD, Wistow BW, McAfle JG, Kieffer SA (1977) Correlation of computed tomography, gray scale ultrasonography and radionuclide imaging of the liver in detecting space-occupying processes. Radiology 124:387–393

29. Büttner D, Pichelmayr R, Seifert E (1975) Das Magenfrühkarzinom. Chirurg 46:65–72

30. Carbone PP, Kaplan HS, Musshoff K (1971) Report of the committee on Hodgkins disease staging classification. Cancer Res 31:1860

31. Childs DS, Moertel CG, Holbrook MA, Reitemeier RJ, Colby M (1968) Treatment of unresectable adenocarcinomas of the stomach with a combination of 5-fluorouracil and radiation. Am J Roentgenol 102:541

32. Cohart EM (1954) Socio-economic distribution of stomach cancer in New Haven. Cancer 7:455

33. Coller FA, Kay EB, McIntyre RS (1941) Regional lymphatic metastases of carcinoma of the stomach. Arch Surg 43:748–761

394 H.-H. Gentsch

34. Cooley RN (1968) The diagnostic accuracy of upper gastrointestinal radiologic studies. Am J Med Sci 242:628
35. Connors J, Wise L (1974) Management of gastric lymphomas. Am J Surg 127:102–108
36. Correa P, Cuello C, Haenszel W (1976) Pathogenese des Magenkarzinoms — Epidemiologische Pathologie vorangehender Läsionen. Leber Magen Darm 6:72
37. Correa P, Cuello C, Montes G (1979) Pathogenesis of gastric carcinoma: the role of the microenvironment. In: Herfarth C, Schlag P (eds) Gastric cancer. Springer, Berlin Heidelberg New York, S 9–12
38. Cuello C, Correa P (1979) Dysplastic changes in intestinal metaplasia of the gastric mucosa. In: Herfarth C, Schlag P (eds) Gastric cancer. Springer, Berlin Heidelberg New York
39. Dahm K, Werner B, Eichen R, Mitschke H (1979) Experimental cancer of the gastric stump. In: Herfarth C, Schlag P (eds) Gastric cancer. Springer, Berlin Heidelberg New York
40. Dekker WGN, Tytgat N (1977) Diagnostic accuracy of fiberendoscopy in the detection of upper intestinal malignancy. A follow-up analysis. Gastroenterology 74:710
41. Denck H, Pridun N (1980) Die Prognose des Kardiakarzinoms. In: Beger HG, Bergemann W, Oshima H (Hrsg) Das Magenkarzinom. Thieme, Stuttgart New York
42. Denk W (1967) Zur Epidemiologie des Karzinoms, Bd 3. Regionale Unterschiede in der Häufigkeit des Magenkrebses in Österreich. Z Krebsforsch 70:13
43. Dixon WJ, Longmire WP, Holden WD (1971) Use of triethylenethiophosphoramide as an adjuvant to the surgical treatment of gastric and colorectal cancer: ten-year follow-up. Ann Surg 173:26
44. Dorn HF, Cutler SJ (1956) Morbidity from cancer in the United States. Public health Monogr 29:121
45. Drum DE, Christacopoulos JS (1972) Hepatic scintigraphy in clinical decision making. J Nucl Med 13:908–912
46. Dupont JB Jr, Cohn I Jr (1980) Gastric adenocarcinoma. Curr Probl Cancer 4:25
47. Eker R (1951) Carcinomas of the stomach: investigation of the lymphatic spread from gastric carcinomas after total and partial gastrectomy. Acta Chir Scand 101:112–126
48. Elster K (1976) Histologic classification of gastric polyps. In: Morson BC (ed) Pathology of the gastrointestinal tract. Springer, Berlin Heidelberg New York
49. Elster K, Seifert E (1979) Magenfrühkarzinom. Witzstrock, Baden-Baden Köln New York
50. Everson TC (1969) Carcinoma of the stomach. In: Everson TC, Cole WH (eds) Cancer of the digestive tract. Appleton-Century Crofts, New York
51. Falkson G, Falkson HC (1969) Fluorouracil and radiotherapy in gastrointestinal cancer. Lancet 2:1252
51a. Feit J, Svejda J, Sochorova M (1967) Experimental intestinal metaplasia of gastric mucosa of rats and its relationship to carcinoma. Neoplasma 14:285–290
52. Fortner JG, Mulcare RJ, Solis A, Watson RC, Golbey RB (1973) Treatment of primary and secondary liver cancer by hepatic artery ligation and infusion chemotherapy. Ann Surg 178:162–172
53. Freeman C, Berg JW, Cuttler SJ (1972) Occurrence and prognosis of extranodal lymphomas. Cancer 29:252
54. Frentzel-Beyme R, Leutner R, Wagner G, Wiebelt H (1979) Krebsatlas der Bundesrepublik Deutschland. Springer, Berlin Heidelberg New York
55. Friedl HP, Karrer K (1976) Epidemiologie gastrointestinaler Tumoren. Med Klin 71:888
56. Friedman MA (1982) Die Chemotherapie des Magenkarzinoms. Tumor Diag & Ther. 3:127–136
57. Fujimoto S, Akao T, Itoh B et al. (1976) A study of survival in patients with stomach cancer treated by a combination of preoperative intraarterial infusion therapy and surgery. Cancer 37:1648
58. Gall FP, Altendorf A, Hermanek P, Gentsch H-H (1982) Chirurgische Therapie des Magenkrebses — Stagnation oder Fortschritte? Fortschr Med 100:1876–1882
59. Georgii A, Ostertag H (1982) Pathology and survival times in early gastric cancer. Clin Oncol 1:571–585
60. Giedl J (1983) Vortrag vor der Medizinischen Gesellschaft. Erlangen (unveröffentlicht)
61. Giedl J, Hermanek P (1984) Der Einfluß histopathologischer Befunde auf die Wahl der chirurgischen Therapiemethode und die Überlebenszeiten beim Magenkarzinomkranken. In: Das Rohde H, Troidl H (Hrsg) Das Magenkarzinom. Thieme, Stuttgart New York
62. Gilbertson VA (1969) Results of the treatment of stomach cancer. Cancer 23:1305
63. Giuli R, Estenne B, Clot P, Faure JC, Hay JM, Richard CA, Lortat-Jacob JL (1972) Resultats eloigues de 482 interventions d'exerese pour cancer gastrique. Ann Chir 26:1283–1296
64. Glassman JA (1970) Stomach surgery. Thomas, Springfield
65. Goldenberg IS, Vidone RA (1972) Gastric cytology: a study of clinico-pathologic interrelations. Ann Surg 176:721–726
66. Goldsmith HS, Ghosh BC (1970) Carcinoma of the stomach. Am J Surg 120:317
67. Groitl H (1984) Klinische Bedeutung der Refluxösophagitis nach Gastrektomie — eine klinische und tierexperimentelle Studie. Habilitationsschrift. Erlangen
68. Groitl H, Wagner W, Schellerer W, Hager T, Hermanek P (1978) Die Bedeutung der endoskopischen Nachsorgeuntersuchung beim Magenkarzinom-operierten Patienten. Aktuel Gastrol 7:481
69. Grundmann E (1975) Histological types and possible initial stages in early gastric carcinoma. Beitr Pathol 154:256
70. Gütgemann A (1955) Diagnose und Therapie des Magen- und Kardiakarzinoms. Med Klin 50:545
71. Gütgemann A, Schreiber HW (1964) Das Magen- und Kardia-Karzinom. Vorträge aus der praktischen Chirurgie, Heft 69. Enke, Stuttgart
72. Gulesserian HP, Lawton RL, Condon RE (1972) Hepatic artery ligation and cytotoxic infusion in treatment of liver metastases. Arch Surg 105:280–285
73. Gunderson LL, Sosin H (1982) Adenocarcinoma of the stomach — areas of failure in a reoperation series (second or symptomatic looks). Clinicopathologic correlation and implications for adjuvant therapy. Int J Radiat Oncol Biol Phys 8:1–11
74. Habs M, Schmähl D (1979) Karzinogene Substanzen in der Nahrung. Inn Med 6:237

75. Haenszel W, Kurihara M (1968) Studies of Japanese emigrants, vol I. Mortality from cancer and other diseases among Japanese in the United States. J Natl Cancer Inst 40:43
76. Haenszel W, Correa P (1975) Developments in the epidemiology of stomach cancer over the past decade. Cancer Res 35:3452
77. Haenszel W (1967) Epidemiology of gastric cancer. In: McNeer G, Park GT (eds) Neoplasms of the stomach. Lippincott Philadelphia, pp 3–28
78. Häring R, Franke H (1970) Gastrektomie und Kardiaresektion beim Magenkarzinom. Thieme, Stuttgart
79. Häring R, Karavias T, Konradt H (1980) Resignation oder „Ultimaratio-Eingriff" beim fortgeschrittenen Magenkarzinom? In: Beger HG, Bergemann W, Oshima H (Hrsg) Das Magenkarzinom. Thieme, Stuttgart New York
80. Hakkinen I, Viikari S (1969) Occurrence of fetal sulphaglycoprotein antigen in the gastric juice of patients with gastric diseases. Ann Surg 169:277
81. Hattori T, Fujita S (1979) Tritiated thymidine autoradiographic study on histogenesis and spreading of intestinal metaplasia in human stomach. Pathol Res Pract 164:224–237
82. Hawksworth G, Hill MJ, Gordillo G, Cuello C (1974) Possible relationship between nitrates, nitrosamines and gastric cancer in South-West Colombia. In: Bogovski P, Walker EA (eds) N-Nitroso compounds in the environment, vol 9. IARC Scientific Publication, Lyon, pp 229–234
83. Hayashida T, Kidokoro T (1969) End results of early gastric cancer collected from 22 institutions. Stomach Intest 4:1077–1085
84. Hegemann G, Gall F (1968) Die Behandlung des Magencarcinoms durch totale Magenentfernung. Dtsch Med Wochenschr 93:329
85. Heilmann KL, Höpker WW (1979) Loss of differentiation in intestinal metaplasia in cancerous stomachs. A comparative morphologic study. Pathol Res Pract 164:249–258
86. Heinkel K (1980) Klinik des Magenkarzinoms. In: Beger HG, Bergemann W, Oshima H (Hrsg) Das Magenkarzinom. Thieme, Stuttgart New York
87. Herfarth C, Schlag P (eds) (1979) Gastric cancer. Springer, Berlin Heidelberg New York
88. Herfarth C, Schlag P, Merkle P, Mattes P (1979) Jejunal pouch according to Hunt-Lawrence-Rodino with jejunoplication. In: Herfarth C, Schlag P (eds) Gastric cancer. Springer, Berlin Heidelberg New York
89. Herfarth C, Merkle P, Schlag P (1981) Das Magenkarzinom. Chirurg 52:193–200
90. Hermanek P (1977) Operative endoscopy as curative therapy for early stages of gastrointestinal cancer. In: Demling L, Koch H (Hrsg) Operative Endoscopy — Past and Future. Schattauer, Stuttgart New York
91. Hermanek P (1979) Gastric polyps and gastric cancer. In: Herfarth C, Schlag P (eds) Gastric cancer. Springer, Berlin Heidelberg New York
92. Hermanek P (1980) Magenkarzinom: Gastrektomie oder subtotale Resektion? Tips für die gastroenterologische Praxis 7:5–7
93. Hermanek P (1981a) Das pathohistologische Gutachten als Voraussetzung für die Erfolgsstatistik beim Magenkarzinom. Arzt Krankenh 3:98–106
93a. Hermanek P (1981b) Magenkarzinom — Heutige Klassifikation von Histomorphologie und Tumorausbreitung (98. Kongreßbericht). Langenbecks Arch Chir 355:631–632
94. Hermanek P (1981c) Typing, Grading and Staging von Magentumoren. Medica 2:172–176
95. Hermanek P (1983a) Pathohistologische Begutachtung von Tumoren. Perimed, Erlangen
96. Hermanek P (1983b) Pathologie des Magenkarzinoms. Med Klin 78(18):547–550
97. Hermanek P (1984) Persönliche Mitteilung
97a. Hermanek P, Gall FP (1984) Präkanzerosen des Verdauungstraktes. In: Demling L (Hrsg) Klinische Gastroenterologie. 2. Aufl. Thieme, Stuttgart New York
98. Hermanek P, Giedl J (1981) Typing, Grading and Staging beim Magenkrebs. Bio Med 6/12:20–24
99. Hermanek P, Riemann JF (1982) The operated stomach — still a precancerous condition? Endoscopy 14:113–114
100. Herrmann R, Panahor A, Bares M, Walsh D, Stutzman L (1980) Gastrointestinal involvement in non-Hodgkin's lymphoma. Cancer 46:215–222
100a. Higgins GA, Serlin O, Amadeo JH, McElhinney J, Keehn J (1976) Gastric cancer factors in survival. Surg Gastrointest 10:393
101. Hilbe G, Salzer GM, Hussl H, Kutschera H (1968) Die Karzinomgefährdung des Resektionsmagens. Langenbecks Arch Chir 323:142–153
102. Hirayama T (1971) Epidemiology of stomach cancer. In: Murakami T (ed) Early gastric cancer. Gann Monogr Cancer Res 2:3
103. Hirayama T (1980) Die Epidemiologie des Magenkarzinoms in Japan. In: Beger HG, Bergemann W, Oshima H (Hrsg) Das Magenkarzinom. Thieme, Stuttgart New York
104. Hirota T, Sano R (1975) The pathology of early gastric cancer: development and progress of early gastric cancer. Presented at the 14th Congress of Panamerican Gastroenterology. Caracas Venezuela, Nov. 1975
105. Hitchcock CR, Scheiner SL (1961) Early diagnosis of gastric cancer. Surg Gynecol Obstet 113:665
106. Hoerr SO (1973) Prognosis of carcinoma of the stomach. Surg Gynecol Obstet 137:205
107. Hofman NR (1970) The relationship between pernicious anemia and cancer of the stomach. Geriatrics 25:90
108. Holbrook MA (1974) Radiation therapy in current concepts in cancer. In: Rubin P (ed) Gastric cancer: treatment principles. JAMA 228:1289
109. Hollinger A, Uhlenschmid G, Largiader F (1979) The jejunal pouch as stomach substitute. In: Herfarth C, Schlag P (eds) Gastric cancer. Springer, Berlin Heidelberg New York
110. Honda T (1977) 10jährige Spätresultate der Magenkrebs-Früherkennung (japan.). Gastrointest Endosc 19:613–629
111. Hoshi H (1968) Histologic study on the effect of preoperative irradiation on gastric cancer. Tokoho J Exp Med 96:293
112. Järvi O, Laurén P (1951) On the role of heterotopias of the intestinal epithelium in the pathogenesis of gastric cancer. Acta Pathol Microbiol Scand 29:26–44
113. Japanese Research Society for Gastric Cancer (1981)

The General Rules for the Gastric Cancer Study in Surgery and Pathology. Jpn J Surg 11:127–139
114. Jennings D, Balme RH, Richardson JE (1956) Carcinoma of the stomach in relation to ABO blood groups. Lancet 271:11–12
115. Jinnai D (1968) Evaluation of extended radical operation for gastric cancer, with regard to lymph node metastasis and follow-up results. Gan 3:225–231
116. Johansen S, Myren J (1971) Fine needle aspiration biopsy smears in the diagnosis of liver disease. Scand J Gastroenterol 6:583–588
117. Jones SM, Davies PW, Savage A (1978) Gastric juice nitrite and gastric cancer. Lancet 1:1355
118. Junghanns K, Ivankovic S, Seufert RM, Gerstenbergk L von (1979) Vagotomy and gastric cancer. In: Herfarth C, Schlag P (eds) Gastric cancer. Springer, Berlin Heidelberg New York
119. Junginger T, Pichlmaier H (1980) Die chirurgische Behandlung des Magenfrühkarzinoms unter besonderer Berücksichtigung der subtotalen Resektion. In: Beger HG, Bergemann W, Oshima H (Hrsg) Das Magenkarzinom. Thieme, Stuttgart New York
120. Kasugai T, Kato H, Yagi M, Yamaoka Y (1970) Endoscopic, cytological and biopsy diagnosis of gastric carcinoma. 11th World Congr Gastrointest Endosc, Copenhagen
121. Kawashima S (1966) Early gastric cancer in Japan. Scand J Gastroenterol 1:248
122. Kelsey JR Jr (1967) Cancer of the stomach. A clinical guide for diagnosis and treatment. Thomas, Springfield, Ill.
123. Kidokoro T, Serata S, Hayashida Y, Urabe M, Yamashido K, Watanabe S, Maekowa K (1980) Magenfrühkarzinom in Japan — Ergebnisse. In: Beger HG, Bergemann W, Oshima H (Hrsg) Das Magenkarzinom. Thieme, Stuttgart New York
124. Kimmig JM, Gaisberg U von (1980) Die Erkennung von Magenfrühkarzinomen mit Gastrokamera und Gastroskop. In: Beger HG, Bergemann W, Oshima H (Hrsg) Das Magenkarzinom. Thieme, Stuttgart New York
124a Klein HO, Wickramanayake PD (1986) Bedeutung der Chemotherapie in der Behandlung des Magenkarzinoms. Onkolog. Forum für Chemotherapie 1:11–13
125. Kobayashi S, Sugiura H, Kasugai T (1972) Reliability of endoscopic observation in diagnosis of early carcinoma of the stomach. Endoscopy 4:61–66
126. Kobayashi S, Watanabe H (1976) Endoscopic identification of esophageal involvement by carcinoma of the stomach. Am J Gastroenterol 65:416–418
127. Kobori O, Adachi S, Kusama S, Shimazu H (1977) Statistische Analyse von 1186 Magenkarzinomen: Unter besonderer Berücksichtigung fortgeschrittener Fälle. Langenbecks Arch Chir 344:83–92
127a. Kock NG, Lewin E, Petterson S (1969) Partial or total gastrectomy for adenocarcinoma of the cardia. Acta Chir Scand 135:340
128. Koga F, Ayabe M (1972) Klinische und pathologische Betrachtung beim Magenkarzinom im Frühstadium. Zentralbl Chir 97:665
129. Koga S (1976) Totale Gastrektomie beim über 70Jährigen. Chirurg 47:490
130. Komaiko MS (1979) Gastric neoplasm: ultrasound and CT evaluation. Gastrointest Radiol 4:131–137
131. Kovach JS, Moertel CG, Schutt AJ, Hahn RG, Reitemeier RJ (1974) A controlled study of combined 1,3-bis-(2-chloroethyl)-1-nitrosurea and 5-fluorouracil therapy for advanced gastric and pancreatic cancer. Cancer 33:563–567
132. Koyama Y, Kimura T (1978) Controlled clinical trials of chemotherapy as an adjuvant to surgery in gastric carcinoma. Proc. II. Int. Cancer Congr., Buenos Aires
133. Kronberger L, Gnad H (1980) Bei welchen Voraussetzungen ist die Kardiafundektomie indiziert? In: Beger HG, Bergemann W, Oshima H (Hrsg) Das Magenkarzinom. Thieme, Stuttgart New York
134. Kühlmayer R, Rokitansky O (1954) Das Magenstumpfkarzinom als Spätproblem der Ulcuschirurgie. Langenbecks Arch Klin Chir 278:361–375
135. Kurokawa T, Kajitani T, Oota K (1967) Carcinoma of the stomach in early phase. Nakayama-Shoten, Tokyo
136. La Due JS, Murison PJ, McNeer G, Pack GT (1950) Symptomatology and diagnosis of gastric cancer. Arch Surg 60:305
137. Lahey FH, Marshall SF (1950) Should total gastrectomy by employed in early carcinoma of the stomach? Ann Surg 132:540–560
138. Lauffer I (1977) Double contrast radiology in the diagnosis of gastrointestinal cancer. In: Glass J (ed) Progress in Gastroenterology. Grune & Stratton, New York
139. Laurén P (1965) The two histological main types of gastric carcinoma: diffuse and so-called intestinal-type carcinoma. Acta Pathol Microbiol Scand 64:31–49
140. Lawrence W Jr (1973) Carcinoma of the stomach. CA 23:286–304
141. Lawrence W Jr, McNeer G (1960) An analysis of the role of radical surgery for gastric cancer. Surg Gynecol Obstet 3:691–696
142. Lee KR, Levine E, Moffat RE, Bigongiari LR, Hemreck AS (1979) Computed tomographic staging of malignant gastric neoplasms. Radiology 133:151–155
143. Lempinen M, Hjelt L, Paile A (1973) Prognostic factors in carcinoma of the stomach. Ann Chir Gynaecol [Suppl] 62:354
144. Lennert K (1978) Malignant lymphomas other than Hodgkins disease. In: Uehlinger E (Hrsg) Handbuch der speziellen pathologischen Anatomie und Histologie, Bd I/3B. Springer, Berlin Heidelberg New York
145. Lerona PT, Go RT, Cornell SH (1974) Limitations of angiography and scanning in diagnosis of liver masses. Radiology 112:139–145
146. Lewis FJ, Wangensteen OH (1950) Explorations following resection of colon, rectum and stomach for carcinoma with lymph node metastases. Surg Forum 2:535–540
147. Lim FE, Hartman AS, Tan EC, Cady B, Meissner WA (1977) Factors in the prognosis of gastric lymphoma. Cancer 39:1715–1720
148. Lin SR, Mansfield CM, Kramer S (1970) Liver scanning in patients with suspected or proven cancer. Am J Roentgenol 108:98–101
149. Longmire WP Jr (1947) Total gastrectomy for carcinoma of the stomach. Surg Gynecol Obstet 84:21
150. Longmire WP Jr (1977) Gewandelte Aspekte des Magenkarzinoms. Münch Med Wochenschr 119/18:613–616

151. Lumpkin WM, Crow RL Jr, Hernandez CM, Cohn I Jr (1964) Carcinoma of the stomach: review of 1035 cases. Ann Surg 159:919
152. Lundquist A (1970) Fine needle aspiration biopsy for cytodiagnosis of malignant tumor in the liver. Acta Med Scand 188:465–470
153. Lutz H, Weidenhiller S, Rettenmaier G (1973) Ultraschallgezielte Feinnadelbiopsie der Leber. Schweiz Med Wochenschr 103:1030–1033
154. Lux G (1984) Persönliche Mitteilung, Erlangen
155. Macdonald JS, Gunderson LL, Cohn I (1982) Cancer of the stomach. In: DeVita VT Jr, Hellman S, Rosenberg SA (eds) Cancer, principles and practice of oncology. Lippincott, Philadelphia Toronto, pp 534–562
156. Macdonald WC, Rubin CE (1980) Cancer, benign tumors, gastritis, and other gastric diseases. In: Isselbacher KJ et al. (eds) Harrison's principles of internal medicine, 9th edn. McGraw-Hill, New York
157. McIntyre KR, Waldman TA, Moertel CG, Go VLW (1975) Serum alphafetoprotein in patients with neoplasms of the gastrointestinal tract. Cancer Res 35:991
158. McNeer G, Lawrence W Jr, Ashley MP, Pack GT (1958) End results in the treatment of gastric cancer. Surgery 43:879–896
159. McNeer G, Pack GT (1962) Malignant tumors of the stomach. In: Pack GT, Ariel IM (eds) Treatment of cancer and allied diseases. Hoeber, New York
160. McNeer G, Bowden L, Booher RJ, McPeak CJ (1974) Elective total gastrectomy for cancer of the stomach: end results. Ann Surg 180:252–256
161. Marshall SF (1957) Total versus radical partial resection for cancer of the stomach. Surg Gynecol Obstet 104:497–498
162. Matsue H, Hirota T (1980) Die radiologische Diagnostik des Magenfrühkarzinoms. In: Beger HG, Bergemann W, Oshima H (Hrsg) Das Magenkarzinom. Thieme, Stuttgart New York
163. Matsue H, Ichikawa H (1980) Magen-Reihenuntersuchungen in Japan — Methoden und Resultate. In: Beger HG, Bergemann W, Oshima H (Hrsg) Das Magenkarzinom. Thieme, Stuttgart New York
164. Meister H, Holubarsch C, Haferkamp O, Schlag P, Herfarth C (1979) Significance and location of atrophic gastritis and of glandular dysplasia in benign and malignant gastric disease. In: Herfarth C, Schlag P (eds) Gastric cancer. Springer, Berlin Heidelberg New York
165. Menguy RB (1979) Stomach. In: Schwartz SI, Shires TG, Spencer FC, Storer EH (eds) Principles of surgery. McGraw-Hill, New York
166. Merkle P (1978) Stadiengerechte chirurgische Therapie beim Magenkarzinom. Z Allg Med 54:118–121
167. Miller G, Kaufmann M (1976) Das Magenfrühkarzinom in Europa. Dtsch Med Wochenschr 100:1946
168. Mine M, Majima S, Harada M, Etani S (1970) End results of gastrectomy for gastric cancer: Effect of extensive lymph node dissection. Surgery 68:753
169. Ming SC (1977) Gastric carcinoma. A pathobiological classification. Cancer 39:2475–2485
170. Möckel W (1980) Die Auffindung von Magenfrühkarzinomen durch intensivierte endoskopische Magenuntersuchung im Krankenhaus. In: Beger HG, Bergemann W, Oshima H (Hrsg) Das Magenkarzinom. Thieme, Stuttgart New York
171. Moertel CG (1982) The stomach. In: Holland GF, Frei E (eds) Cancer medicine. Lea & Febiger, Philadelphia
172. Moertel CG, Mittelman JA, Bakermeier RF, Engstrom P, Hannely J (1976) Sequential and combination chemotherapy of advanced gastric cancer. Cancer 38:678
173. Moore T, Scrugg H, Marks R, Wallace K (1977) Malignant lymphoma of the stomach. J SC Med Assoc 73:305–313
174. Morgenstern OH, Lewis FJ, Arhelger SW, Müller JJ, McLean LD (1954) An interim report upon the "second look" procedure for cancer of the stomach. Surg Gynecol Obstet 99:257
175. Morson BC (1955) Carcinomas arising from areas of intestinal metaplasia in the gastric mucosa. Br J Cancer 9:377–385
176. Morson BC, Dawson IMP (1979) Gastrointestinal pathology, 2nd edn. Blackwell, Oxford
177. Morson BC, Sobin LH, Grundmann E, Johansen A, Nagayo T, Serck-Hanssen A (1980) Precancerous conditions and epithelial dysplasia in the stomach. J Clin Pathol 33:711
178. Morton DL, Sparks FC, Haskell CM (1979) Oncology. In: Schwartz SI, Shires TG, Spencer FC, Storer EH (eds) Principles of Surgery. McGraw-Hill, New York
179. Moss AA, Schnyder P, Marks W, Margulis AR (1981) Gastric adenocarcinoma: A comparison of the accuracy and economics of staging by computed tomography and surgery. Gastroenterology 80:45–50
180. Mühe E, Gall FP, Angermann B (1982) Resection of liver metastases. World J Surg 6:210–215
181. Mulligan RM, Rember RR (1974) Histogenesis and biologic behaviour of gastric carcinoma. Arch Pathol Lab Med 58:1
182. Munoz N, Correa P, Cuello C, Duque E (1968) Histologic types of gastric carcinoma in high- and low-risk areas. Int J Cancer 3:809–818
183. Muto M (1963) Results of surgery in 1988 surgical cases of stomach cancer. Tokoho J Exp Med 81:267
184. Nagayo T (1972) Histological diagnosis of biopsied gastric mucosa with special reference to that of borderline lesions. Gan Monogr Cancer Res 11:245
185. Nagayo T, Komagoe T (1959) Histological investigations of early gastric carcinoma occurring in the young (3 case reports). Nagoya Med J Sci 5:189–203
186. Nagayo T, Komagoe T (1961) Histological studies of gastric mucosal cancer with special reference to relationship of histological pictures between the mucosal cancer and the cancerbearing gastric mucosa. Gan 52:109–119
187. Nagayo T, Ito M, Yokoyama H, Komagoe T (1956) Early phases of human gastric cancer: Morphological study. Gan 56:101–120
188. Nagler W, Bender MA, Blau M (1963) Radioisotope scanning of the liver. Gastroenterology 44:36–42
189. Nakamura K, Sugano H, Takagi K, Fuchigami A (1967) Histopathological study on early carcinoma of the stomach: Some considerations on the ulcer-cancer by analysis of 144 foci of the superficial spreading carcinomas. Gan 58:377–387
190. Nakamura K, Sugano H, Takagi K (1968) Carcinoma of the stomach in incipient phase. Gan 59:251–258
191. Nakazato H, Imanaga H (1979) Results of surgery for gastric cancer and effect of adjuvant chemotherapy.

398   H.-H. GENTSCH

In: Herfarth C, Schlag P (eds) Gastric cancer. Springer, Berlin Heidelberg New York

192. Nissen R (1954) Erhaltung des Antrums statt totaler Gastrektomie bei der Operation des hochsitzenden Magenkarzinoms. Schweiz Med Wochenschr 84:439–440

193. Nordman E, Kauppinen C (1972) The value of megavolt therapy in carcinoma of the stomach. Strahlentherapie 144:635

194. Öhlert W (1978) Klinische Pathologie des Magen-Darm-Traktes. Schattauer, Stuttgart New York

195. Öhlert W, Keller P, Henke M, Strauch M (1975) Die Dysplasien der Magenschleimhaut. Das Problem ihrer klinischen Bedeutung. Dtsch Med Wochenschr 100:1950–1956

196. Oguro Y (1980) Endoskopische Reihenuntersuchungen zur Frühauffindung des Magenkarzinoms. In: Beger HG, Bergemann W, Oshima H (Hrsg) Das Magenkarzinom. Thieme, Stuttgart New York

197. Ohmori K, Miwa T (1968) Der Verlauf ulzerierender Veränderungen des Magens, insbesondere des Magenfrühkarzinoms. Gastroenterol Endoscopy (Tokyo) 10:11

198. Okabe H (1972) Growth of early gastric cancer. Gan Monogr Cancer Res 11:67–79

199. Okabe H, Koshi H, Koga Y (1966) Retrospective follow study on the growing of the gastric cancer. Proc. 1st Congr. of the Intern. Society of Endoscopy, Tokyo

200. Okajima K (1977) Surgical treatment of gastric cancer with special reference to lymph node removal. Acta Med Okayama 31:369–382

201. Oota K (1966) On the nature of the ulcerative changes in early carcinoma of the stomach. Gann Monogr 3:141–151

202. Oota K, Tanaka M (1952) On the mechanism of regeneration of the gastric mucosa, especially of regeneration of the metaplastic epithelium. Gan 43:365–367

203. Oota K, Misu Y (1959) On the histogenesis of scirrhous carcinoma of the stomach. Gann [Suppl] 50:150–151

204. Oota K, Sobin LH (1977) Histological typing of gastric and oesophageal tumors. International histological classification of tumours. No 18. WHO, Geneva

205. Orita K, Konaga E, Okada T, Kunisada K, Yumura M, Tanaka S (1977) Effect of splenectomy in tumor-bearing mice and gastric cancer patients. Gan 68:731–736

206. Ostertag H, Choritz H, Georgii A (1984) Lymphadenektomie und Überlebenszeit beim Frühkarzinom des Magens. In: Rohde H, Troidl H (Hrsg) Das Magenkarzinom. Thieme, Stuttgart New York

207. Pack GT, McNeer G (1943) Total gastrectomy for cancer. A collective review of the literature and an original report of 20 cases. Int Abstr Surg 77:265

208. Passarelli NM, Shedd DP, Beres P, Spiro HM (1963) Exfoliative cytology and early carcinoma of the stomach. Ann Surg 158:144–147

209. Peiper HJ, Siewert R (1978) Magenersatz. Chirurg 49:81–88

210. Peitsch W, Becker HD (1979) Was ist gesichert in der Pathogenese und Häufigkeit des primären Carcinoms im operierten Magen? Chirurg 50:33–38

211. Pettigrew RT, Galt JM, Ludgate CM, Smith AN (1974) Clinical effects of whole-body hyperthermia in advanced malignancy. Br Med J 2:679–682

212. Pfeiffer CJ (1979) Gastric cancer — etiology and pathogenesis. Witzstrock, Baden-Baden Köln New York

213. Pfeiffer CJ (1982) Epidemiologie des Magenkrebses und seiner Vorläufer. euromed 1:8–10

214. Pfeiffer CJ, Fodor J, Canning E (1973) An epidemiologic analysis of mortality and gastric cancer in Newfoundland. J Can Med Assoc 108:1374–1380

215. Pichlmayr R, Büttner D, Meyer H-J (1977) Das Magenkarzinom. Dtsch Ärztebl 42:2505

216. Pichlmayr R, Meyer H-J (1979) Value of the gastrectomy "de principe". In: Herfarth C, Schlag P (eds) Gastric cancer. Springer, Berlin Heidelberg New York

217. Pichlmayr R, Alste HE van (1977) Die totale Gastrektomie als Regeloperation beim operablen Magenkarzinom. Langenbecks Arch Chir 345:595

218. Pokieser H, Czembirek H, Mayrhofer H, Urbanek A, Kahn P, Weiss W, Base W (1977) Einsatz und Leistungsbreite von Szintigrafie, Sonografie und Angiografie bei umschriebenen Leberprozessen. Röntgenblätter 30:53–63

219. Porzsolt F, Ochs C, Heimpel H (1984) Coincidence of pernicious anemia and gastric cancer. Proceedings, 17th National Cancer Congress of the German Cancer Society, March 7–10, 1984. J Cancer Res Clin Oncol [Suppl] 107:1984

220. Priesching A (1976) Hyperthermie in der Krebsbehandlung. In: Schmähl D (Hrsg) Prophylaxe und Therapie von Behandlungsfolgen bei Karzinomen der Frau. Thieme, Stuttgart

221. Priesching A (1980) Die Therapie des Magenkarzinoms. Urban & Schwarzenberg, München Wien Baltimore

222. Proß E (1977) Gastrektomie in der geriatrischen Chirurgie. Therapiewoche 27:3314–3318

222a. Queisser W (1986) Chemotherapie des metastasierten Magenkarzinoms. Onkolog. Forum für Chemotherapie 1:1–10

223. Ramming KP, Sparks FC, Eilber FR, Holmes EC, Morton DL (1976) Hepatic artery ligation and 5-Fluorouracil infusion for metastatic colon carcinoma and primary hepatoma. Am J Surg 132:236–242

224. Ransom HK (1953) Cancer of the stomach. Surg Gynecol Obstet 96:275

225. Rapp W, Kolig E, Wurster W (1980) Immunoenzymhistologische Diagnostik des Magenkarzinoms. Verlust normaler Marker-Proteine. In: Beger HG, Bergemann W, Oshima H (Hrsg) Das Magenkarzinom. Thieme, Stuttgart New York

226. Rappaport H (1966) Tumors of the hematopoetic system. In: Atlas of tumor pathology, Fasc. 8. Armed Forces Institute of Pathology, Washington

227. Rehs HU (1980) Klinische Symptomatik des fortgeschrittenen Magenkarzinoms und des Magenfrühkarzinoms. In: Beger HG, Bergemann W, Oshima H (Hrsg) Das Magenkarzinom. Thieme, Stuttgart New York

228. Reissigel H, Schwamberger K, Troyer E (1978) Magenfrühkarzinom; Diagnostik, Therapie, Früh- und Spätergebnisse. Diagnostik 11:154

229. Ritter U (1969) Agastrische Dystrophie. Langenbecks Arch Klin Chir 325:458

230. Rogers K, Roberts GM, Williams GT (1981) Gastric-juice enzymes — an aid in the diagnosis of gastric cancer? Lancet 1:1124–1126

231. Rösch W (1977) Das Magenkarzinom. Bayer Ärztebl 5:479
232. Rösch W (1978) Endoskopische Diagnostik und Therapie bei Krebsrisikoerkrankungen und beim Frühkarzinom des Magens. Chirurg 49:473–478
233. Rösch W (1979) Significance of diagnostic procedures for preoperative staging. In: Herfarth C, Schlag P (Hrsg) Gastric cancer. Springer, Berlin Heidelberg New York
234. Rösch W (1981) Möglichkeiten der endoskopischen Diagnostik. Münch Med Wochenschr 123:591
235. Rösch W, Elster K (1977) Gastrointestinale Präkanzerosen. Witzstrock, Baden-Baden Brüssel Köln New York
236. Rösch W, Frühmorgen P (1980) Endoscopic treatment of precanceroses and early gastric carcinoma. Endoscopy 12:109–113
237. Rösch W, Elster K (1981) Präkanzerosen des Magens. In: Domschke W, Wormsley KG (Hrsg) Magen und Magenkrankheiten. Thieme, Stuttgart New York
238. Rösch W (1984) Indikationen zur Polypektomie im Gastrointestinaltrakt. Med Klinik 79:350–353
239. Rouvier H (1938) Anatomy of the human lymphatic system. Edwards Bros, Ann Arbor
240. Ruddel WSJ, Bone ES, Hill MJ, Walter CL (1976) Gastric juice nitrite. A risk factor in the hypochlorhydric stomach? Lancet 2:1037–1039
241. Rueff FL, Bary S von, Silbernagl A (1973) Das Magenkarzinom. Eine statistische Analyse. Münch Med Wochenschr 115:410–415
242. Rush BF Jr, Brown MW, Ravitch MM (1960) Total gastrectomy: an evaluation of its use in the treatment of gastric cancer. Cancer 13:643
243. Sakita T (1966) Diagnosis of early gastric cancer with gastrocamera. In: Recent advances in gastroenterology, vol I. Proc. of the 3rd World Congress of Gastroenterology, Tokyo. Karger, Basel, p 275
244. Sakita T (1982) Schindler lecture. World Congress of Gastroenterology, Stockholm, June 1982
245. Sakita T, Oguro Y, Takasu S, Fukutomi H, Miwa T, Yoshimori M (1971) Observations on the healing of ulcerations in early gastric cancer. The life cycle of the malignant ulcer. Gastroenterology 60:835
246. Sakita T, Oguro Y, Yoshimori M (1976) Recent advances in endoscopic diagnosis and treatment of early gastric cancer. Aktuel Gastrol 5:213–224
247. Sauer R, Fahrländer H, Fridrich R (1973) Comparison of the accuracy of liver scans and peritoneoscopy in benign and malignant primary and metastatic tumours of the liver. Scand J Gastroenterol 8:389–394
248. Sauer R, Müller J (1974) Der Wert der Kolloid- und Leberszintigrafie sowie der Laparoskopie und Leberserologie bei der Diagnose von Lebergeschwülsten. Schweiz Med Wochenschr 104:1085–1091
249. Schacht U, Jünemann A, Becker HJ, Huth F, Moschinski D, Palomba PP (1976) Erste Ergebnisse der Lymphographie des menschlichen Magens. Dtsch Med Wochenschr 99:616–618
250. Schlag P (1978) Nachsorge des operierten Magenkarzinompatienten. Probleme beim magenlosen Patienten. Klinikarzt 7:397–401
251. Schlag P, Merkle P, Wetzel S, Herfarth C (1978) Magenfrühkarzinom: Treffsicherheit der röntgenolo-

gischen und der endoskopischen Untersuchung. Diagnostik 11:151–153
252. Schlag P, Ulrich H, Merkle P, Böckler R, Peter M, Herfarth C (1980a) Are nitrite and N-Nitroso compounds in gastric juice risk factors for carcinoma in the operated stomach? Lancet 1:272
253. Schlag P, Meister H, Merkle P, Haferkamp O, Herfarth C (1980b) Prognose des Magenfrühkarzinoms in Abhängigkeit vom histologischen Tumortyp. In: Beger HG, Bergemann W, Oshima H (Hrsg) Das Magenkarzinom. Thieme, Stuttgart New York
254. Schlag P, Böckler R, Ulrich H, Peter M, Merkle P, Herfarth C (1980c) Intragastrale Nitrosation — Risikofaktor für die Carcinomentstehung im operierten Magen? Langenbecks Arch Chir 350:281
255. Schmähl D (1979) Carcinogenic substances and carcinogenesis — their clinical significance. In: Herfarth C, Schlag P (Hrsg) Gastric cancer. Springer, Berlin Heidelberg New York, pp 15–18
256. Schmid U, Gloor F, Schildknecht O (1980) Das maligne Nicht-Hodgkin-Lymphom des Magens. Dtsch Med Wochenschr 105:1147–1152
257. Schmitz-Moormann P, Heider H-A, Thomas C (1979) Cancer of the Stomach — Prognosis, Independent of Therapy. In: Herfarth C, Schlag P (Hrsg) Gastric cancer. Springer, Berlin Heidelberg New York, pp 171–181
258. Schrader CP, Koslowski L, Feine U, Konold P (1971) Vergleichende tierexperimentelle Untersuchungen über die Bildung eines Nahrungsreservoirs, seines Entleerungstyps und seiner Auswirkungen auf die Fettresorption. Langenbecks Arch Klin Chir 329:242–243
259. Schreiber HW, Eichfuss HP, Schumpelick V (1978) Magenersatz. Chirurg 49:72–80
260. Schreml W (1986) Adjuvante Therapie des Magenkarzinoms. Onkolog. Forum für Chemotherapie 1:14–17
261. Schröder D, Wacha H, Ungeheuer E (1980) Gastrektomie oder Resektion — gibt es ein Standardverfahren zur Therapie des Magenkarzinoms beim alten Menschen? In: Beger HG, Bergemann W, Oshima H (Hrsg) Das Magenkarzinom. Thieme, Stuttgart New York
262. Schwemmle K (1973) Klinische Gesichtspunkte beim Magenkarzinom. Klinikarzt 2:7–16
263. Shahon DB, Horowitz S, Kelly WD (1956) Cancer of the stomach. An analysis of 1152 cases. Surgery 39:204
264. Siewert JR, Schattenmann G (1979) Esophagojejunoplication. In: Herfarth C, Schlag P (eds) Gastric cancer. Springer, Berlin Heidelberg New York
265. Soga I, Koboyashi K, Saito I, Fujimaki M, Muto T (1979) The role of lymphadenectomy in curative surgery for gastric cancer. World J Surg 3:701–708
266. Sokoloff B (1938) Predisposition to cancer in the Bonaparte family. Am J Surg 40:673–678
267. Spinelli P, Lo Gullo C, Pizzetti P (1980) Endoscopic diagnosis of gastric lymphomas. Endoscopy 12:211–214
267a. Spiessl B, Hermanek P, Scheibe O, Wagner G (1984) TNM-Atlas. Illustrierter Leitfaden zur TNM/pTNM-Klassifikation maligner Tumoren. Springer, Berlin Heidelberg New York, Tokyo
268. Staab HJ, Anderer FA, Stumpf E, Fischer R (1980) CEA, ein nützlicher Indikator beim Magenkarzinom. In: Beger HG, Bergemann W, Oshima H (Hrsg) Das Magenkarzinom. Thieme, Stuttgart New York

269. Staab HJ, Anderer FA, Brömmendorf T, Hornung A, Fischer R (1982) Prognostic value of preoperative serum CEA level compared to clinical staging: II. stomach cancer. Br J Cancer 45:718–727

269a. Stegemann B, Liening M, Richter KD (1982) Krebsrisiko nach Vagotomie aus experimenteller Sicht. In: Bünte H, Langhans P (Hrsg) 100 Jahre Ulkus-Chirurgie. Urban & Schwarzenberg, München Wien Baltimore

270. Stemmermann GN, Brown C (1974) A survival study of intestinal and diffuse types of gastric carcinoma. Cancer 33:1190

271. Stern JL, Denman S, Elias EG, Dodolkar M, Holyoke ED (1975) Evaluation of palliative resection in advanced carcinoma of the stomach. Surgery 77:291–298

272. Stout AP (1945) Gastric mucosal atrophy and carcinoma of the stomach. NY State J Med 45:973

273. Sugimachi K, Kodama Y, Kumashiro R, Kanematsu T, Noda S, Inokuchi K (1980) Critical evaluation of prophylactic splenectomy in total gastrectomy for the stomach cancer. Gan 71:704–709

274. Sunderland DA, McNeer G, Ortega LG, Pearce LS (1953) The lymphatic spread of gastric cancer. Cancer 6:987–996

275. Torgersen O, Petersen M (1956) The epidemiology of gastric cancer in Oslo. Br J Cancer 10:299

276. UICC (1978) Controlled therapeutic trials in cancer. Flamant R, Fohanno C (eds) UICC Technical Report Series 32:103–123

277. UICC (1978) TNM classification of malignant tumors. Harmer MH (ed) 3rd edn, revised and enlarged 1982. UICC, Geneva

278. Uchida Y, Schlake W, Roessner A, Rühland D, Themann H, Grundmann E (1976) Development of tumors in the glandular stomach of rats after oral administration of carcinogens. I. Histological findings. Z Krebsforsch 87:199–212

279. V.A. Cooperative Surgical Adjuvant Study Group (1965) Use of thio-TEPA as an adjuvant to the surgical management of carcinoma of the stomach. Cancer 18:291

280. Varis K, Sipponen P, Kekki M, Ihamäki T, Saukkonen M, Isokoski M, Lehtola J, Siurala M (1980) Die kausale Beziehung zwischen chronischer Gastritis und Magenkarzinom. In: Beger HG, Bergemann W, Oshima H (Hrsg) Das Magenkarzinom. Thieme, Stuttgart New York, pp 29–31

281. Videbaek A, Mosbech J (1954) The aetiology of gastric carcinoma elucidated by a study of 302 pedigrees. Acta Med Scand 149:137

282. Vido I, Hundeshagen H, Becker H, Schmidt FW (1975) Vergleich laparoskopischer und szintigraphischer Befunde bei chronischer Hepatitis, Leberzirrhose und Lebertumoren. Dtsch Med Wochenschr 100:129–132

283. Wanke M, Schwan H, Benn H-P (1980) Intramurale Propagation des Magenkarzinoms mit Übergreifen auf Ösophagus und Duodenum. In: Beger HG, Bergemann W, Oshima H (Hrsg) Das Magenkarzinom. Thieme, Stuttgart New York, S 95–103

284. Watanabe H, Hirose F, Takizawa S, Terada Y, Fujii I, Ohkita T (1979) A mode of incipient growth in chemically induced signet ring cell carcinoma of the canine stomach. Pathol Res Pract 164:216–223

285. Watkins DH, Rundles WR, Tatom L (1959) Utility of a new procedure of valvular esophagogastrostomy in cases of brachyesophagus and stricture: clinical and experimental studies of circumferential esophagofundopexy. J Thorac Cardiovasc Surg 38:814–828

286. Weber W, Obrecht JP (1981) Chemotherapie des fortgeschrittenen Magenkarzinoms. Onkologie 4:304–307

287. Winawer SJ, Sherlock P, Hajdu SI (1976) The role of upper gastrointestinal endoscopy in patients with cancer. Cancer 47:440

288. Winkler R (1974) Der Ersatzmagen. Pathophysiologie und operative Taktik. Z Gastroenterol 12:445

289. Wolff G, Lauter J (1976) On the epidemiology of gastric cancer. Arch Geschwulstforsch 46:1–14

290. Wurster W, Wysocki S, Rapp W (1980) Immunoenzymhistologische Diagnostik des Magenkarzinoms. Karzinoembryonales Antigen und Becherzellantigen. In: Beger HG, Bergemann W, Oshima H (Hrsg) Das Magenkarzinom. Thieme, Stuttgart New York

291. Zaldivar R, Wetterstrand WH (1978) Nitrate nitrogen levels in drinking water of urban areas with high- and and low-risk populations for stomach cancer: an environmental epidemiology study. Z Krebsforsch 92:227

292. Zittel RX, Beck K (1963) Die Bedeutung der Laparoskopie in der Chirurgie. Dtsch Med Wochenschr 88:1999–2004

21 Kardiakarzinom

B. HUSEMANN

Das Kardiakarzinom ist ein „Wanderer zwischen zwei Welten". Pathologisch-histologische Kriterien legen nahe, es zu den malignen Tumoren des Magens zu rechnen [20, 21]. Der Chirurg neigt dazu, es wegen operationstaktischer Kriterien den Ösophaguskarzinomen zuzuordnen [5, 10, 15, 16, 22, 23, 40, 45]. Verstärkt wird diese Ansicht durch die vom onkologischen Standpunkt aus unkorrekte Tendenz, diesen Tumor unter Zuhilfenahme verschiedener „Tricks", aber immer ungenügend, allein durch Laparotomie zu resezieren [19, 28].

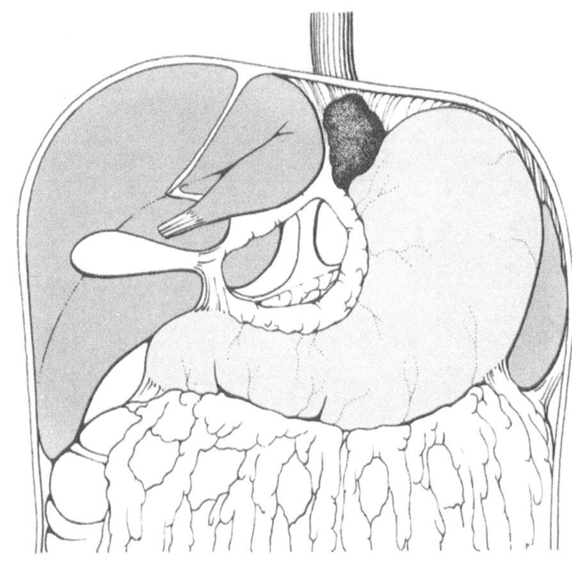

Abb. 1. Anatomische Situation des Kardiakarzinoms am ösophagogastralen Übergang

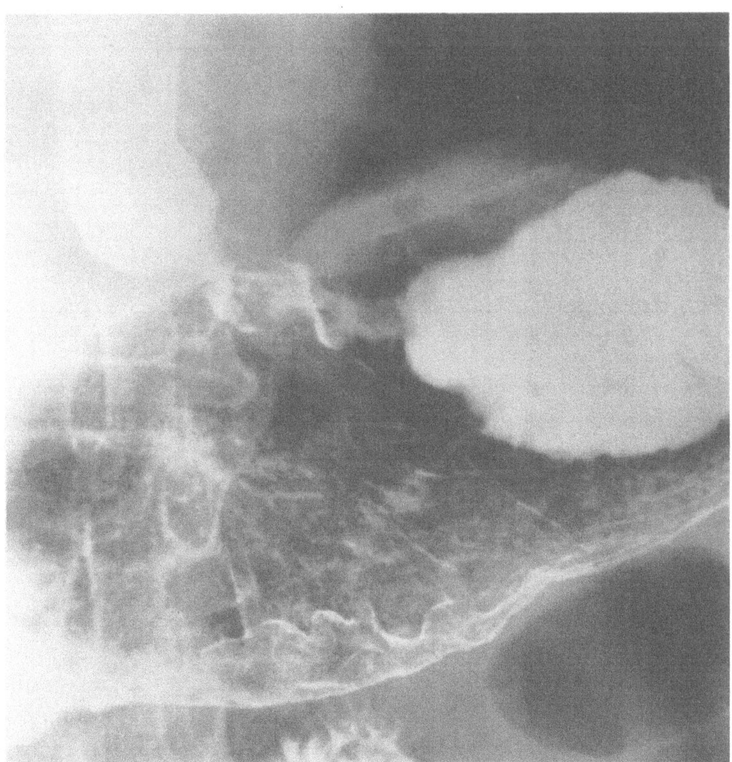

Abb. 2. Typisches Ösophagogramm bei Kardiakarzinom mit Tumorinfiltration der Speiseröhre

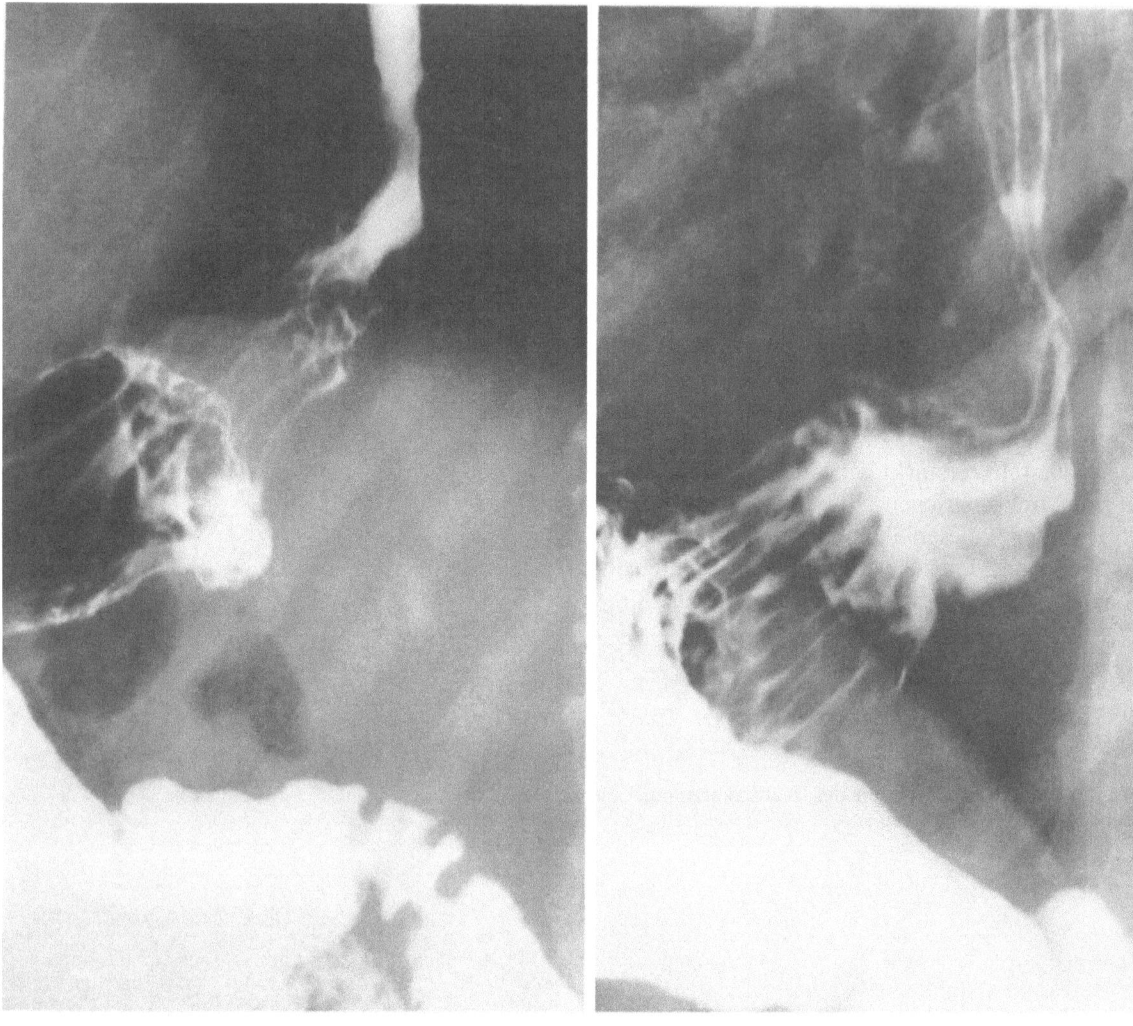

Abb. 3. Ösophagogramm bei Adenokarzinom im Barret-Ösophagus auf dem Boden einer chronischen Refluxkrankheit der Speiseröhre

21.1 Definition

Ein Malignom am ösophago-gastralen Übergang wird dann als Kardiakarzinom bezeichnet, wenn es sich um ein Magenfunduskarzinom handelt, das entweder die Kardia gerade erreicht oder auf die distale Speiseröhre übergegriffen hat (Abb. 1 und 2) [10, 25, 45]. Differentialdiagnostisch sind folgende Tumoren abzugrenzen:

- Magenfunduskarzinome,
- ausgedehnte Magenkarzinome mit Infiltration des Korpus bzw. des ganzen Magens,
- Karzinome im Barret-Ösophagus (Abb. 3 und 4) [41, 47] und

- Plattenepithelkarzinome der unteren Speiseröhre (Abb. 5).

Adenokarzinome im Barret-Ösophagus und Plattenepithelkarzinome zählen zu den Ösophaguskarzinomen.

21.2 Epidemiologie

Das Kardiakarzinom hat in den vergangenen 15 Jahren im eigenen Krankengut zu Lasten der Magenkarzinome aller anderen Lokalisationen zugenommen (Tabelle 1). Aus England und Wales, wo seit mehr als 2 Jahrzehnten eine flächendeckende Tumordokumentation besteht, werden ähnliche

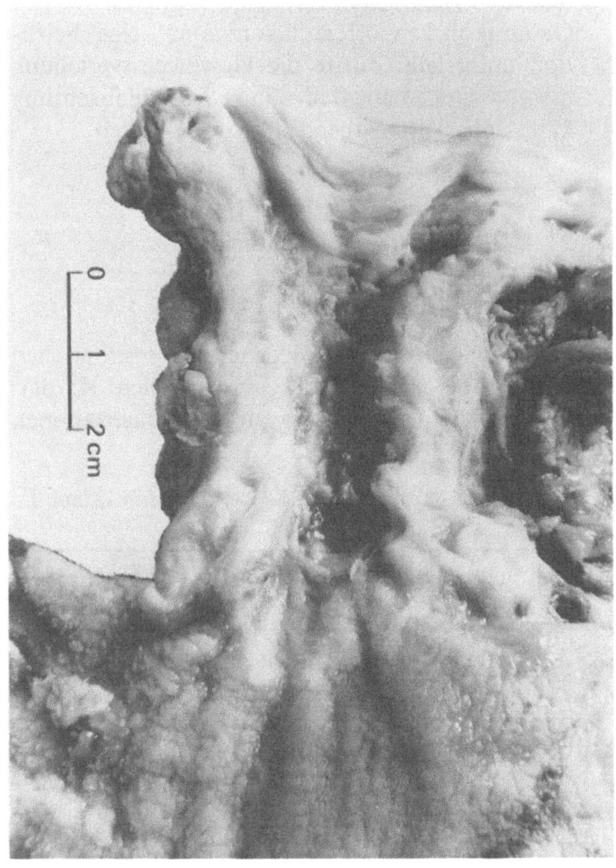

Abb. 4. Resektionspräparat eines Barret-Karzinoms

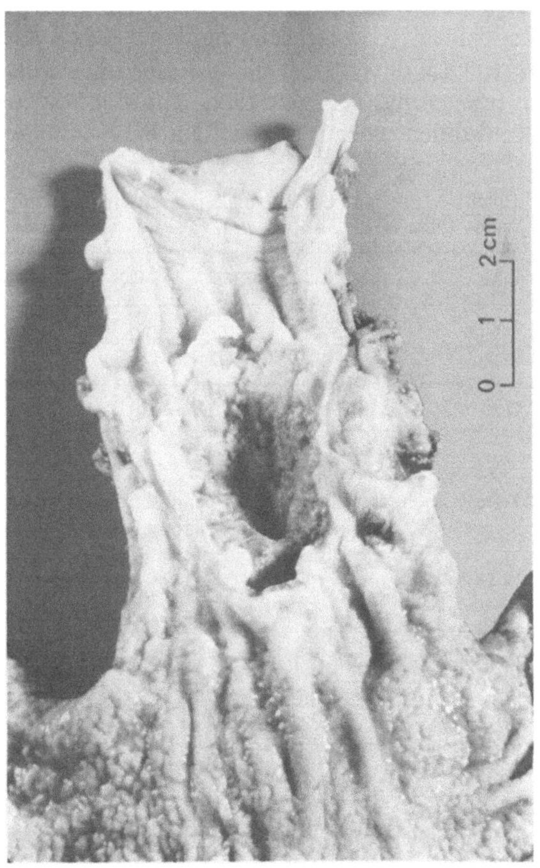

Abb. 5. Plattenepithelkarzinom der distalen Speiseröhre knapp oberhalb der Grenze zwischen Ösophagus und Magen

Tabelle 1. Relationen zwischen Kardiakarzinom und Magenkarzinom sonstiger Lokalisation bei Männern und Frauen in Abhängigkeit von der Zeit (Chir. Univ.-Klinik Erlangen)

		Zeitraum				
		1969–1971	1972–1974	1975–1977	1978–1980	1981–1982
Magenkarzinom,	n	229	265	274	271	156
sonstige Lokalisation	m:f	1,9:1	1,8:1	1,8:1	2,0:1	1,4:1
Kardiakarzinom	n	53	83	73	126	106
	m:f	3,8:1	4,2:1	4,6:1	2,9:1	1,6:1[a]
Quotient Magen:Kardia	Gesamt	4,3:1	3,2:1	3,8:1	2,2:1	1,5:1[b]
	Männer	2,7:1	2,5:1	2,9:1	1,9:1	1,4:1
	Frauen	7,3:1	5,9:1	7,5:1	2,9:1	1,6:1

[a] Relation m:f 1969–1977 gegenüber 1978–1982 signifikant unterschiedlich ($p < 0,01$)
[b] Relation Magen:Kardia 1969–1977 gegenüber 1978–1982 signifikant unterschiedlich ($p < 0,001$)

epidemiologische Beobachtungen beschrieben [15, 16]. Während die Rate entdeckter Ösophaguskarzinome konstant blieb, stieg die Rate der Kardiakarzinome auf das Zweifache an (Tabelle 2).

Die Geschlechtsverteilung zeigt wie beim Magenkarzinom aller anderen Lokalisationen eine Bevorzugung des männlichen Geschlechts (Tabelle 3): Während jedoch das Verhältnis beim Magenkarzinom 2,0:1 beträgt, ist es beim Kardiakarzinom 2,9:1. In den letzten Jahren haben wir im eigenen Krankengut, mit einer gewissen zeitlichen Verzögerung im Vergleich zu den Männern, auch bei Frauen zunehmend mehr Kardiakarzinome be-

obachtet. Selbst wenn man im Hinblick auf das Gesamtkollektiv „Kardiakarzinom" eine Selektion unterstellt, dürfte die Geschlechtsverteilung hiervon nicht betroffen sein. Diese Beobachtung kann daher als weitgehend gesichert gelten.

Tabelle 2. Inzidenz des Kardiakarzinoms in England und Wales. (Nach EARLAM et al. 1982)

Jahr	1968	1970	1972	1973
Männer	220	340	480	480
Frauen	100	150	190	210
Gesamt	320	490	670	690

21.3 Besonderheiten in Pathologie und Tumorstadium

Der Vergleich der verschiedenen makroskopischen und histologischen Kriterien zwischen Kardia- und Magenkarzinom aller anderen Lokalisationen

Tabelle 3. Geschlechtsverhältnis beim Kardiakarzinom und Magenkarzinom sonstiger Lokalisation (Chir. Univ.-Klinik Erlangen, 1969–1982, alle diagnostizierten Tumoren)

Lokalisation	n	Männer	Frauen	Relation m:f	Signifikanz
Kardia	441	328	113	2,9:1 ⎫	
Magen, sonstige Lokalisation	1195	765	430	1,8:1 ⎭	p<0,001
Gesamt	1636	1093	543	2,0:1	

Tabelle 4. Typen- und Stadienvergleich beim Kardia- und Magenkarzinom. (Chirurg. Univ.-Klinik Erlangen 1969–1983)

	Typus	Kardiakarzinom n=237	Sonstige Magenkarzinome n=845	Signifikanz
Makroskopischer Typ	a) Frühkarzinome	9 (4%)	173(21%)	⎫
	b) fortgeschrittene Karzinome nach BORRMANN			
	I polypös	32(14%)	67 (8%)	signifikant
	II ulzerös mit scharfem Rand	58(26%)	180(22%)	p<0,01
	III ulzerös mit Wandinfiltration	94(41%)	214(27%)	
	IV diffus	34(15%)	172(21%)	
	unbestimmt	n=10	n=39	⎭
Histologischer Typ nach WHO	Adenokarzinom	210(89%)	601(71%)	
	– papillär	16 (7%)	20 (2%)	⎫
	– tubulär	172(73%)	458(54%)	signifikant
	– muzinös	9 (4%)	21 (3%)	p<0,05
	– Siegelringkrebs	13 (5%)	102(12%)	⎭
	adenosquamöses Karzinom	3 (1%)	–	–
	undifferenziertes Karzinom	21 (9%)	208(25%)	signifikant
	unklassifiziertes Karzinom	3 (1%)	36 (4%)	p<0,01
Histologischer Typ nach Laurén	Intestinalzelltyp	147(75%)	365(49%)	⎫
	diffuser Typ	50(25%)	383(51%)	signifikant
	unbestimmt	n=40	n=97	p<0,01
Pathologisches Stadium	I early cancer, pN0, pM0	6 (3%)	156(19%)	⎫
	II pN0, pM0	27(11%)	219(26%)	signifikant
	III pM0, nicht I oder II, kurativ	139(59%)	346(41%)	p<0,01
	IV pM0 (nicht kurativ), pM1	64(27%)	117(14%)	⎭
	unbestimmt	n=1	n=7	

zeigt auffällige, statistisch signifikante Unterschiede (Tabelle 4).

Nach der histologischen Klassifikation der WHO ist das tubuläre Adenokarzinom der häufigste Tumor am ösophagogastralen Übergang. Undifferenzierte Karzinome sind wesentlich seltener als im sonstigen Magen. In Entsprechung zum makroskopischen Typ nach BORRMANN ist der diffuse Typ nach LAURÉN mit einer Häufigkeit von 25% signifikant seltener als beim Magenkarzinom der anderen Lokalisationen zu erwarten.

Kardiakarzinome werden, wie die pTNM-Klassifikation zeigt, in weit fortgeschritteneren Stadien entdeckt als sonstige Magenkarzinome, Frühkarzinome sind eine ausgesprochene Rarität (Tabelle 4). Von Patienten mit einem resezierten Kardiakarzinom haben nur etwa 15%, beim Magenkarzinom sonstiger Lokalisation aber 40% keine Metastasen. Identisch sind die Ergebnisse der pathologischen Stadien: 86% aller resezierten Tumoren gehören in das Stadium III und IV. Die Häufigkeit von Fernmetastasen ist beim Kardiakarzinom und beim Magenkarzinom anderer Lokalisation nicht unterschiedlich.

21.4 Besonderheiten der Diagnostik

Die allgemeinen Symptome eines Kardiakarzinoms sind identisch mit denen sonstiger Magenkarzinome. Im Vordergrund stehen unklare Oberbauchbeschwerden und im Spätstadium die Schluckstörung. Die Vorstellung, ein Tumor am Mageneingang müsse frühzeitig die Passage verlegen und somit eine Dysphagie auslösen, stimmt leider nicht mit der Erfahrung der Klinik überein.

Die *Endoskopie* hat beim Kardiakarzinom den höchsten Stellenwert. Es gilt, nicht nur die Diagnose zu sichern, sondern auch die Infiltration der Speiseröhre zu klären. Die Typisierung nach LAURÉN ist wegen der Planung des operativen Eingriffs essentiell [20]. Die Sicherheitsgrenzen beim diffusen Typ gelten nicht nur nach aboral, sondern auch nach oral im Bereich der Speiseröhre. Eine in dieser Hinsicht ungenügende endoskopische Aussage erschwert das operationstaktische Vorgehen und kann im Zweifelsfall zur nichtradikalen Tumorresektion führen.

Die *radiologische* Untersuchung ist im Vergleich dazu von untergeordneter Bedeutung. Sie kann die

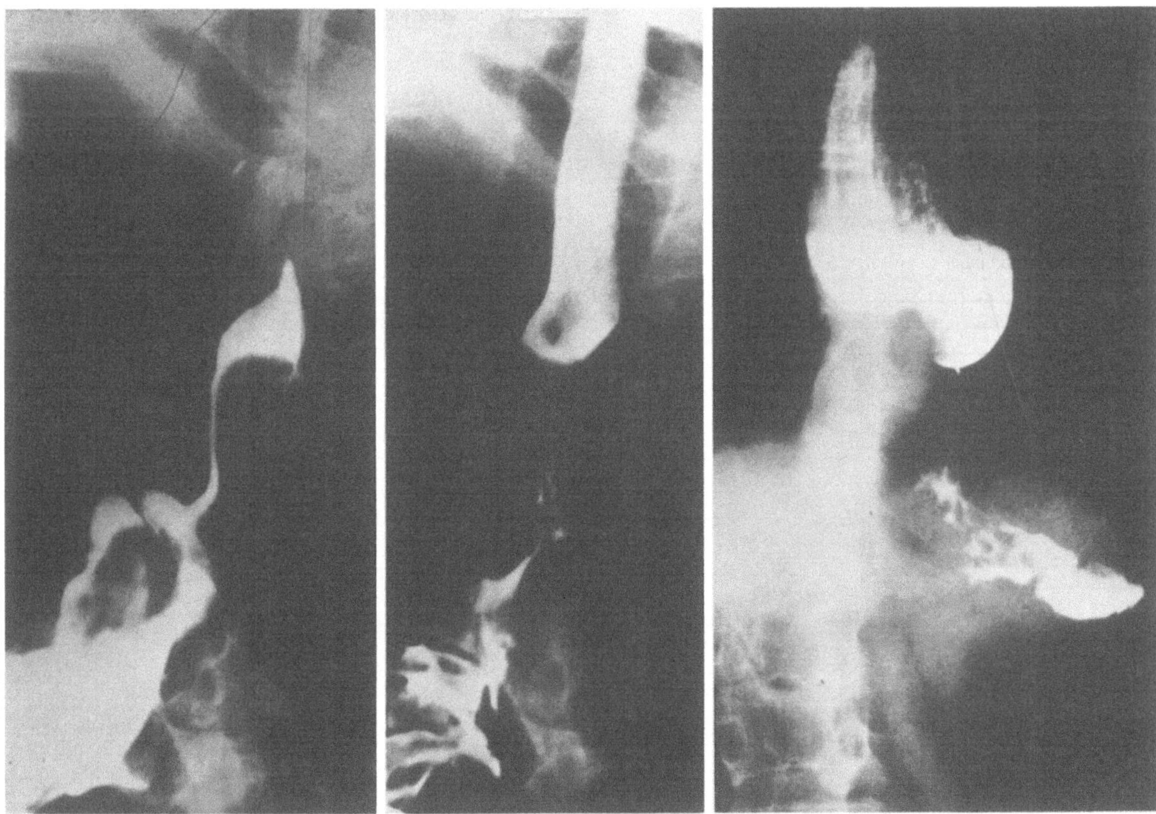

Abb. 6. Als Refluxösophagitis bei Hiatushernie fehlgedeutetes Ösophagogramm aus dem April 1977 (links). Im Februar 1979 (Mitte und rechts) fand sich ein inoperables Kardiakarzinom mit totaler Stenose

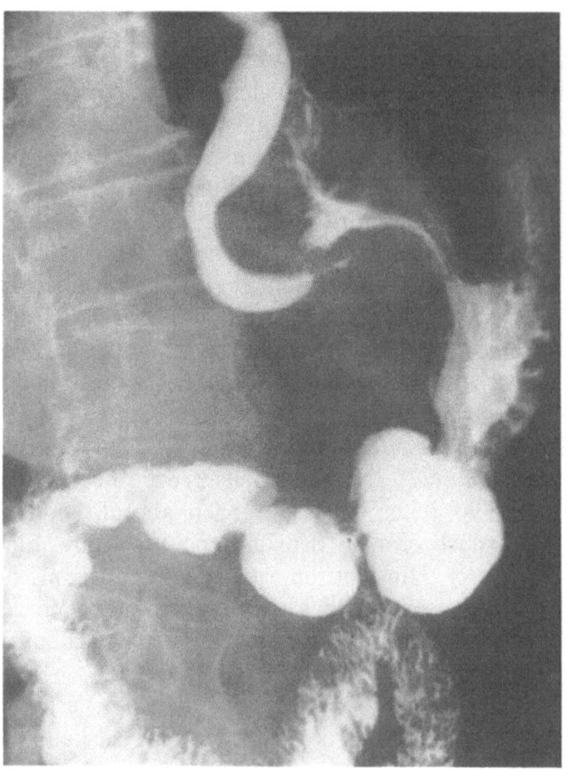

Abb. 7. Als Achalasie fehlgedeutetes Kardiakarzinom bei langjährig bestehender Dysphagie

anatomischen Lagebeziehungen, vor allem bei gleichzeitig bestehender Hiatushernie, gut dokumentieren. Bei radiologisch gutartigem Befund, z.B. einer Achalasie oder Hiatushernie, ist stets die endoskopische Untersuchung zusätzlich zu fordern, da die Gefahr, ein Kardiakarzinom zu übersehen, groß ist (Abb. 6 und 7) [34, 35]. Bei zweifelhaftem Befund ist eine kurzfristige Kontrolluntersuchung, innerhalb von Tagen, vorzunehmen. In seltenen Fällen können erst multiple Biopsien oder zytologische Abstriche die Diagnose endgültig sichern [2]. In manchen Fällen ist die Gewinnung von zytologischem Material hilfreich.

21.5 Therapieschema in Abhängigkeit von Histologie und Tumorstadium (Tabelle 5)

Die präoperative Diagnostik soll neben der Sichtung des Tumors die allgemeine Operabilität klären und Fernmetastasen, vor allem in der Leber, ausschließen. Hierzu eignen sich Sonographie und Computertomographie. Eine Laparoskopie ist nur in seltenen Ausnahmen notwendig. Solitäre Lebermetastasen stellen keine Kontraindikation zur Tumorresektion dar, sind jedoch beim Kardiakarzi-

Tabelle 5. Therapieschema beim Kardiakarzinom

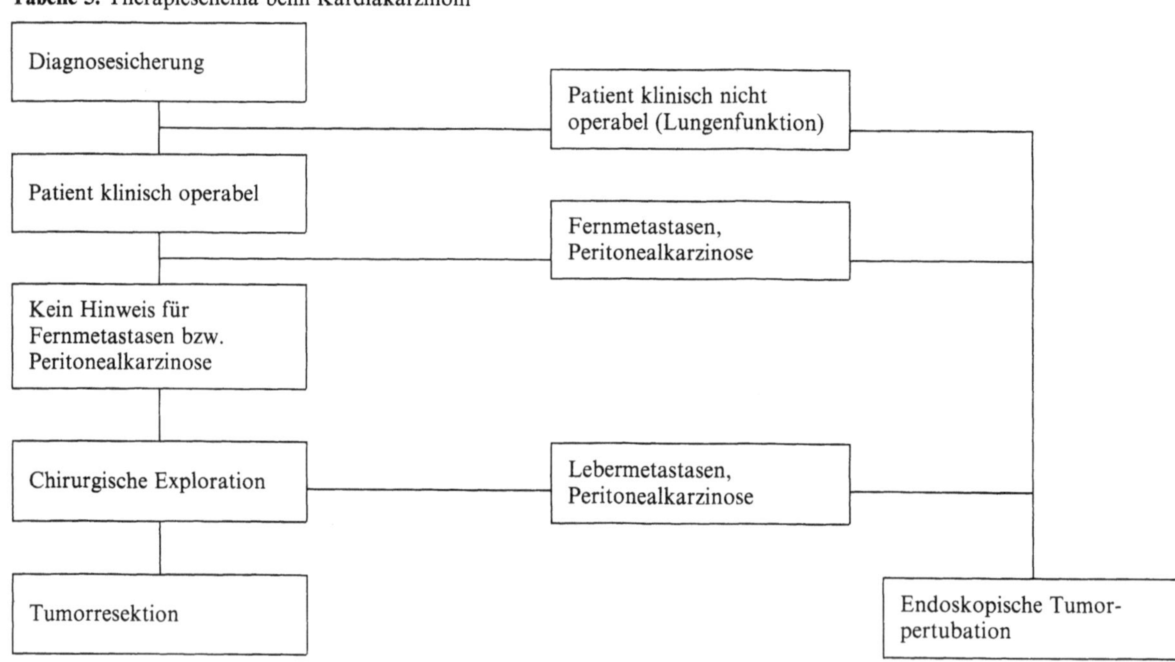

nom im Vergleich zum kolorektalen Karzinom eine Rarität.

Ist eine Tumorresektion nicht angezeigt, so stellt heute die *endoskopische Tumorpertubation* das Verfahren der Wahl dar. Die Letalität ist mit weniger als 2% geringer als bei jedem anderen palliativen Vorgehen [4, 7, 8, 9, 11, 13, 17, 27, 36, 42, 44].

Besteht Operabilität, so ist unabhängig von histologischem Typ und Tumorstadium die *Tumorresektion* anzustreben. Alternative Verfahren wie Bestrahlung [24] oder Chemotherapie können kaum mit Aussicht auf Erfolg eingesetzt werden. Kontraindikationen für eine Resektion des Tumors bei eröffnetem Abdomen oder Thorax sind diffuse peritoneale Aussaat, ein im Retroperitoneum festsitzender Tumor, der auch durch En-bloc-Resektion von Milz, Pankreas und Querkolon nicht kurativ resezierbar wäre, und eine diffuse Lebermetastasierung. Lymphknotenmetastasen im Bereich des typischen Drainagegebiets entlang der Aa. gastrica sinistra, coeliaca and hepatica communis werden prinzipiell disseziert und stellen somit keine Gegenanzeige zur Tumorresektion dar. Diese Indikationsstellung, die im Prinzip auch eine palliative Tumorresektion mit einbezieht, halten wir deshalb für angezeigt, weil zwar die Prognose im Vergleich zur Tumorpertubation nur geringfügig verbessert wird, die Lebensqualität des Patienten jedoch wesentlich günstiger ist.

21.6 Operative Therapie

Ein Kardiakarzinom ist vom onkologischen Standpunkt aus, gerade im Hinblick auf eine mög-

liche Metastasierung (Tabelle 6), wie ein Magenkarzinom zu behandeln [21]. Die Lage am ösophagogastralen Übergang und die Infiltration der Speiseröhre erfordern jedoch, zusätzlich vor allem im Hinblick auf die chirurgische Therapie drei wichtige Aspekte zu beachten:

- Der Zweihöhleneingriff ist unvermeidbar.
- Über die Länge des zu resezierenden Ösophagussegments besteht noch Uneinigkeit, sie sollte jedoch stets in situ minimal 4 cm betragen.
- Die Entfernung des ganzen Magens (Gastrektomie) ist wegen der bei Ösophagoantrostomie unvermeidbaren Folge einer sekundären Refluxkrankheit erforderlich [29].

Die Entfernung des ganzen Magens wird heute allgemein anerkannt [23]. Zwar kann man auch beim Kardiakarzinom in identischer Weise wie bei den Magenkarzinomen anderer Lokalisation in Abhängigkeit vom Tumortyp nach LAURÉN eine Differenzierung in *proximale Resektion* (Fundektomie) und *Gastrektomie* vornehmen, die günstigere Prognose bei Entfernung des ganzen Magens spricht jedoch gegen die begrenzte Resektion (s. Tabellen 12 und 13). Offensichtlich tendiert der Operateur bei der Entscheidung zur proximalen

Tabelle 7. Häufigkeit einer sekundären Refluxkrankheit nach resezierender Behandlung eines Kardiakarzinoms. (Chirurg. Univ.-Klinik Erlangen, 1967–1982)

Operationstechnik	n	Reflux-krankheit	Peptische Stenose
Orale Resektion	130	83(64%)	35(27%)
Gastrektomie	88	10(11%)	0 (0%)

Tabelle 6. Lymphogene Metastasierung beim Kardiakarzinom. (Chirurg. Univ.-Klinik Erlangen, 1969–1982, n = 215)

Lokalisation	Untersucht (n)	Tumorfrei (%)	Tumornahe Metastasen[a] (%)	Tumorferne Metastasen[b] (%)	Metastasen o.n.A.[c] (%)
Paraösophageal	103	59	17	5	19
Ösophagogastraler Übergang	137	41	49	2	8
Kleines Netz oral	209	16	44	18	22
Kleines Netz aboral	91	73	15	8	4
A. coeliaca	54	54	6	34	6
Lig. gastrolienale	204	64	20	6	10
Milzhilus	174	82	7	2	9
Lig. gastrocolicum	87	77	8	13	2

[a] Maximal 3 cm vom Primärtumor entfernt
[b] Mehr als 3 cm vom Primärtumor entfernt
[c] Ohne nähere Angabe der Entfernung vom Primärtumor

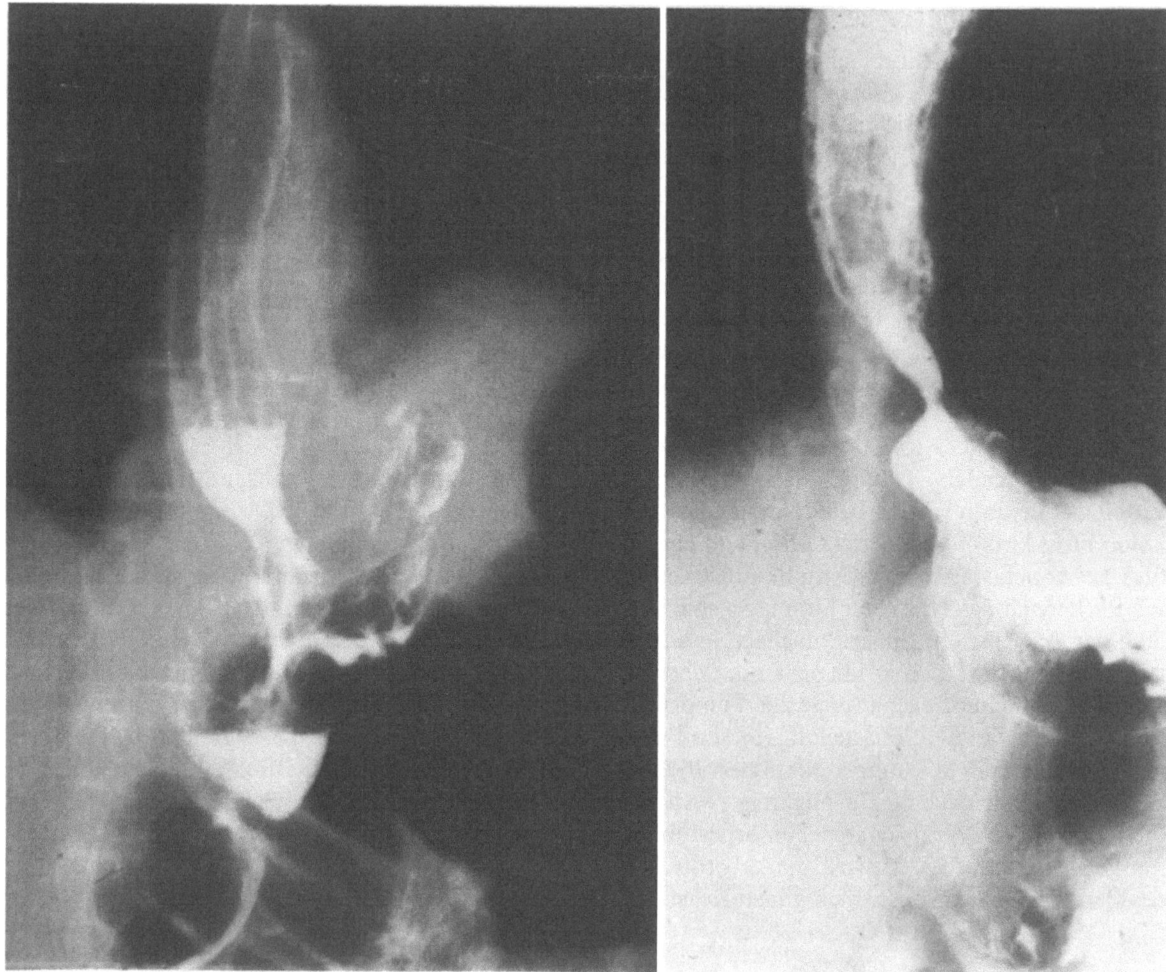

Abb. 8. Nach Ösophago-Antrostomie (linke Seite unmittelbar postoperative Kontrolle) bildet sich häufig, meist schon ab dem 3. postoperativen Monat, eine hochgradige peptische Stenose aus (rechte Seite)

Magenresektion dazu, die Resektionsgrenzen zu knapp zu wählen, um sich die Reanastomosierung zu erleichtern [3, 26, 28, 45, 48]. Der entscheidende Nachteil der proximalen Resektion ergibt sich jedoch aus den postoperativen Folgestörungen, vor allem der zwangsläufig zu erwartenden sekundären Refluxkrankheit (Tabelle 7). Die unangenehmste Folge ist die hochgradige peptische Stenose (Abb. 8 und 9). Ursache ist das Fehlen des Verschlusses am Mageneingang und die Begünstigung eines Galle- und Pankreasrefluxes durch die Verlagerung des Pylorus [6, 29].

Auch beim Kardiakarzinom gelten die gleichen *Sicherheitsabstände* in Abhängigkeit vom histologischen Typ nach Laurén wie beim Magenkarzinom. Die aborale Resektionslinie stellt wegen der geforderten Gastrektomie keine Schwierigkeiten

dar. Problematisch ist der orale Resektionrand. Beim Intestinalzelltyp sind am frischen, nichtausgespannten Resektat 2 cm gesunde Speiseröhre, beim diffusen Typ 4–5 cm zu fordern (Tabelle 8). In situ am lebenden Patienten entsprechen diese Angaben wegen der Längsspannung der Speiseröhre der doppelten Länge.

Bei Berücksichtigung dieser Kriterien erscheint uns die Frage, ob prinzipiell die gesamte Speiseröhre [25, 32, 44] zu entfernen sei, obsolet. Beim Intestinalzelltyp ist es Übertherapie, beim diffusen Typ ist unter Beachtung dieser Bedingungen stets eine hohe intrapleurale Anastomose, somit eine langstreckige Ösophagusresektion durchzuführen. Das Interponat kommt bei dieser Technik ins ehemalige Tumorbett zu liegen. Da jedoch Kardiakarzinome nur in seltenen Ausnahmefällen in das

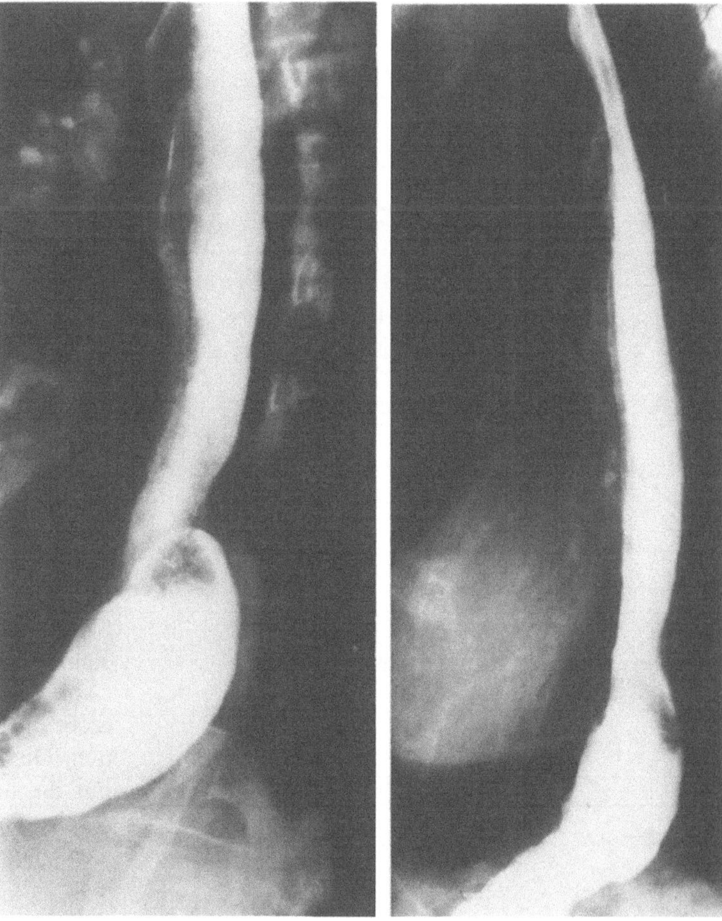

Abb. 9. Die Ösophago-Antrostomie führt
wegen des fehlenden Verschlußmechanis-
mus an der Anastomose zu einem breiten
Reflux aus dem Magenrest in die gesamte
Speiseröhre, wie das Ösophagogramm
verdeutlicht

Tabelle 8. Sicherheitsabstand nach oral und aboral beim
Kardiakarzinom in Abhängigkeit vom Tumortyp. (Nach
LAURÉN)

Tumortyp nach LAURÉN	In situ	Am frischen Resektat, ohne Ausspannung
Intestinal	4 cm	2 cm
Diffus	8–10 cm	4–5 cm

Zwerchfell penetrieren, und da sich die Lymphknoten im Bereich des Hiatus problemlos dissezie-
ren lassen, ist mit einer Stenosierung in diesem
Bereich nur selten (im eigenen Krankengut bei 2
von 216 Patienten) zu rechnen (Abb. 10). Die Entscheidung, die Speiseröhre in toto zu entfernen
und durch ein retrosternal hochgezogenes Kolon-

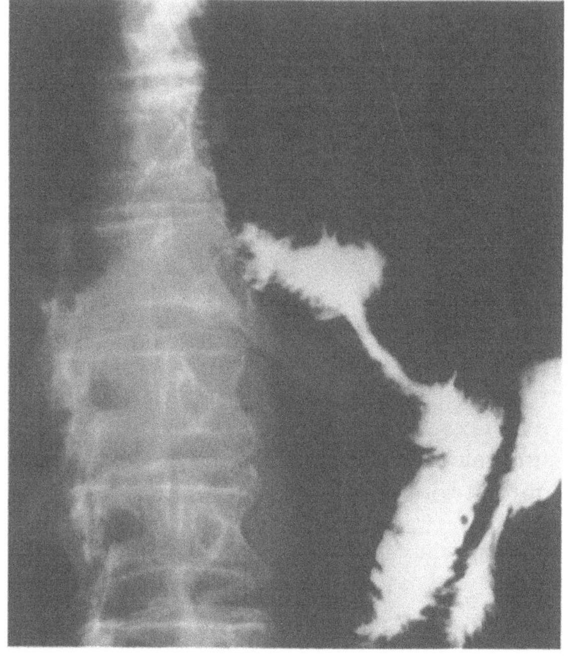

Abb. 10. Restenosierung des Dünndarminterponats nach
Resektion eines Kardiakarzinoms im Hiatus oesophagei 14
Monate nach primärer Resektion

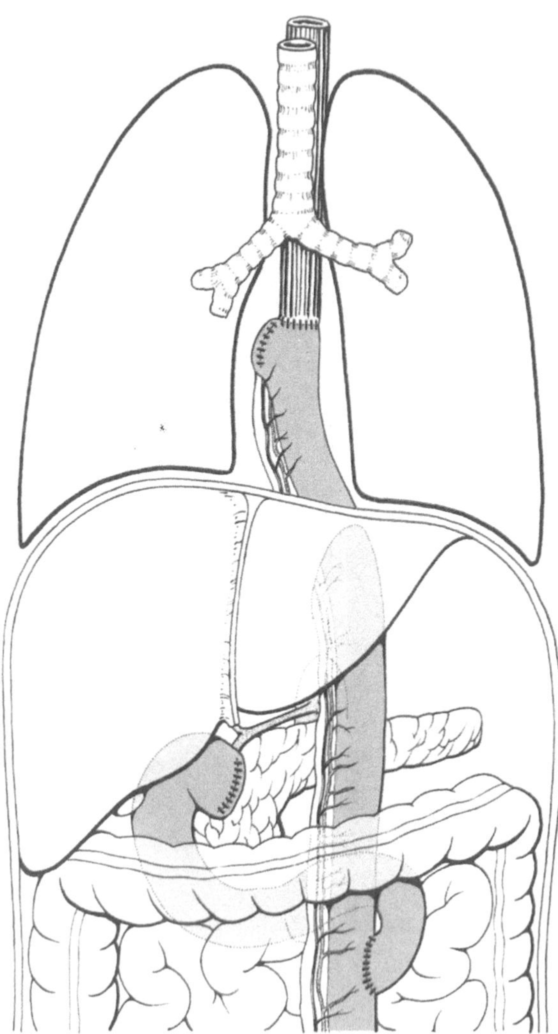

Abb. 11. Das Regelverfahren nach Entfernung eines Kardiakarzinoms durch Gastrektomie ist in unserer Klinik die Rekonstruktion mit einer nach Roux ausgeschalteten Y-Schlinge mit Anastomosierung im hinteren Mediastinum knapp unterhalb oder in Höhe der Bifurkation der Trachea. Die Distanz zwischen oraler Anastomose und Drainage des zuführenden Duodenums sollte stets 40 cm betragen. (Aus Husemann et al. [30])

interponat zu ersetzen, sollte daher nicht einer Regeltherapie, sondern ausschließlich prospektiven randomisierten klinischen Studien vorbehalten sein. Dies gilt vor allem deshalb, da die Komplikationsrate durch das aufwendige Verfahren fast verdoppelt wird [10, 39, 48].

Als *Ersatzorgan* bietet sich das obere Jejunum an. Die Rekonstruktion kann sowohl als Interposition nach Longmire-Gütgemann wie auch als Y-Anastomose nach Roux erfolgen. Da der Vorteil des duodenalen Transits heute nicht eindeutig

bewiesen und da das Vorgehen nach Roux wesentlich einfacher ist, hat sich bei uns diese Technik allgemein durchgesetzt (Abb. 11). Die Distanz zwischen oberer und unterer Anastomose sollte zur Vermeidung eines Refluxes wenigstens 40 cm betragen [30]. Ein freies Transplantat kann in Ausnahmefällen eingesetzt werden [37].

Der *abdomino-thorakale Zugang* ist somit für die kurative Resektion eines Kardiakarzinoms unumgänglich [3, 19, 28, 38, 39]. Gerade beim diffusen Typ nach Laurén geht der Operateur bei transhiatalem Vorgehen ein nicht tolerierbar hohes Risiko ein, die notwendigen Sicherheitsgrenzen zu mißachten. Die diagonale Inzision im linken Oberbauch mit Verlängerung durch den Rippenbogen in den 9. Interkostalraum hinein hat sich uns bewährt (siehe Kap. 19 Abb. 18). Diese Schnittführung erlaubt eine sichere Tumorresektion unter Mitnahme des Lymphabflußgebiets. Mit Ausnahme des rechtsseitigen Kolons, das jedoch durch Schnitterweiterung ebenfalls mobilisierbar ist, steht jedes Ersatzorgan zwanglos zur Verfügung (Abb. 12). Die Anastomose kann unter direkter Sicht bis in Höhe des Aortenbogens angelegt werden. Die Anastomosierung mit der Nahtmaschine hat die intrathorakale Anastomose so sicher gemacht, daß das Risiko einer Anastomoseninsuffizienz heute gering ist [1, 3, 14, 30, 31, 43]. So sahen wir im Jahre 1983 bei 32 Gastrektomien mit Anwendung von Nahtmaschinen einmal (3%) eine Anastomoseninsuffizienz mit letalem Ausgang.

21.7 Prognose des Kardiakarzinoms

Die globale 5-Jahres-Überlebensrate aller diagnostizierten Kardiakarzinome beträgt $9 \pm 4\%$. Tumorstadium und Therapie sind die wichtigsten die Prognose beeinflussenden Faktoren [12, 26, 31].

21.7.1 Tumorabhängige Prognose

Die Überlebensraten zeigen den entscheidenden Einfluß des Tumorstadiums auf die Prognose (Tabelle 9). Im klinischen Stadium II und III beträgt die beobachtete 5-Jahres-Überlebensrate unter Einschluß der Operationsletalität 16% bzw 17%. Anhand des pathologischen Stadiums ist die prognostische Aussage differenzierter. Für das Stadium II ergeben sich 5-Jahres-Überlebensraten

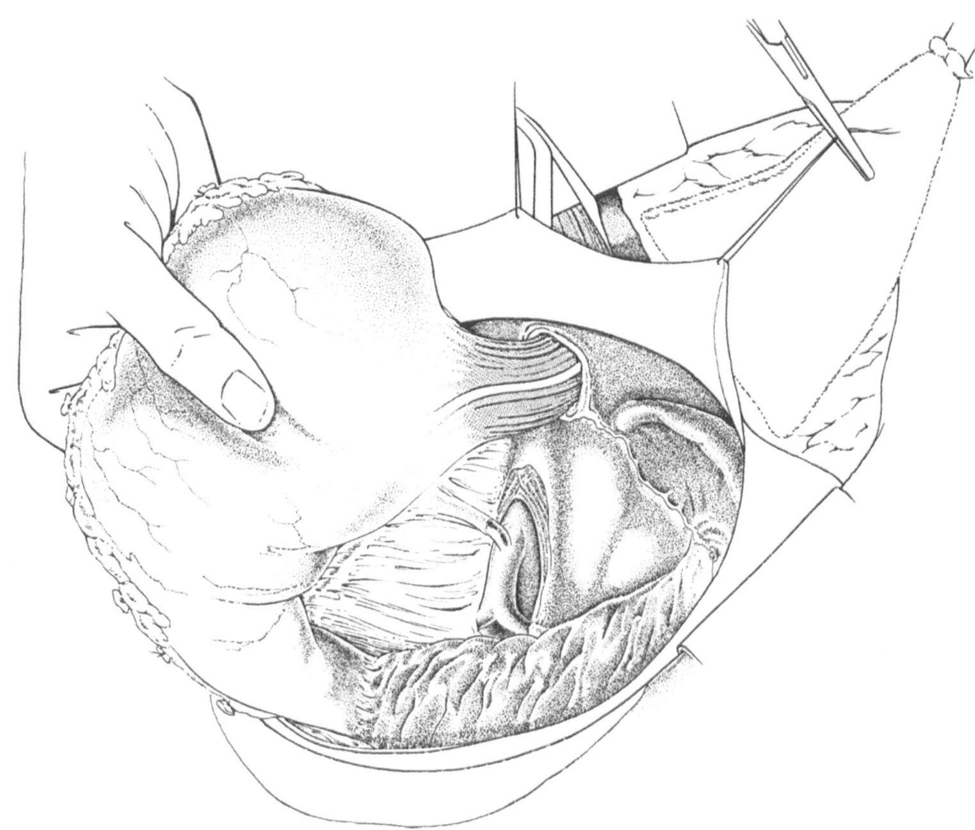

Abb. 12. Die diagonale Schnittführung gibt hervorragende Übersicht für die Tumorresektion sowohl im Abdomen wie im Thorax

Tabelle 9. Klinisches Stadium und kumulierte beobachtete Überlebensrate beim Kardiakarzinom, postoperative Letalität eingeschlossen (1967–1982/31.12.1983). Zahlen in Klammern jeweils bei n < 10

Klinisches Stadium	n	mediane Überlebenszeit (Monate)	Überlebensrate (in %)				
			1 Jahr	2 Jahre	3 Jahre	4 Jahre	5 Jahre
I	2	–	(50)	(50)	–	–	–
II	89	15,2 ± 2,4	57 ± 11	33 ± 10	25 ± 10	17 ± 9	16 ± 9
III	62	11,6 ± 1,7	48 ± 13	24 ± 11	17 ± 10	17 ± 10	17 ± 10
IV	40	5,6 ± 1,2	(25)	(10)	(3)	(3)	0

von 47%. Legt man die mediane Überlebenszeit in Monaten zugrunde, so trennen sich die einzelnen Stadien noch klarer (Tabelle 10).

Zur prognostischen Beurteilung empfiehlt sich die Unterteilung der kurativen Resektion in „absolut kurative" (in den einzelnen Lymphabflußgebieten jeweils der weitest vom Tumor entfernte Lymphknoten tumorfrei) und „relativ kurative Resektion" (weitest entfernte Lymphknoten tumorbefallen). Kann der Tumor absolut kurativ reseziert werden, so beträgt die beobachtete 5-Jahres-Überlebensrate 34% (Tabelle 10). Den Vorteil

einer, wenn auch nur relativ kurativen Resektion zeigt der Vergleich mit dem Kollektiv ohne Resektion: Zwar sind nach 3 Jahren alle Patienten verstorben, die Überlebensrate nach 1 Jahr beträgt jedoch bei relativ kurativer Resektion 42%, ohne Resektion aber nur 8%.

Diese tumorabhängigen prognostischen Daten lassen sich nur schwer mit den Angaben anderer Autoren vergleichen, da das Kardiakarzinom nur selten exakt definiert wird [33, 40] bzw. global zur Gesamtstatistik der Ösophaguskarzinome gerechnet wird [46, 49].

Tabelle 10. Prognose des Kardiakarzinoms in Abhängigkeit vom pathologischen Stadium. Kumulierte beobachtete Überlebensraten unter Einschluß der postoperativen Letalität. Zahlen in Klammern bei $n < 10$. (Chirurg. Univ.-Klinik Erlangen, 1967–1982/31.12.1983)

Pathologisches Stadium	n	Mediane Überlebenszeit (Monate)	Überlebensrate (in %)				
			1 Jahr	2 Jahre	3 Jahre	4 Jahre	5 Jahre
I	6	36,0± 4,9	(67)	(50)	(50)	(25)	(25)
II	25	26,3±12,9	80±16	52±21	47±21	47±21	47±21
III	130	11,3± 1,5	48± 9	26± 8	17± 7	12± 7	10± 7
IV	57	7,6± 1,1	35±13	14± 9	(8)	(4)	0
pT1	8	39,6± 5,1	(75)	(63)	(63)	–	–
pT2	121	14,3± 1,9	56± 9	30± 9	21± 8	18± 8	11± 8
pT3	30	8,0± 0,9	39±11	19± 9	11± 8	11± 8	11± 8
pT4	9	4,5± 4,5	33±31	(22)	(22)	0	0
Qualität der Resektion							
– absolut kurativ	78	24,0± 3,0	68±11	50±13	40±14	34±14	34±14
– relativ kurativ	81	10,3± 1,2	42±11	16± 9	7± 7	(5)	(5)

21.7.2 Therapieabhängige Prognose

Kurabilität und Komplikationsrate sind die wichtigsten Aspekte, die bei der Beurteilung der therapieabhängigen Prognose berücksichtigt werden müssen.

Von allen Patienten mit einem diagnostizierten Kardiakarzinom ist bei 64% eine Tumorresektion möglich, die bei 23% aller diagnostizierten Tumoren die Kategorie „absolut kurativ" erfüllt (Tabelle 11). Für alle Patienten, bei denen der Tumor reseziert werden konnte, beträgt die 5-Jahres-Überlebensrate 13% (Tabelle 12).

Korreliert man die Operationstechnik — orale Resektion und Gastrektomie — mit der Prognose, so erkennt man die Vorteile der operativen Entfernung des ganzen Magens (Tabelle 12). Zwar ist der Unterschied nicht statistisch signifikant, der

Tabelle 11. Kurabilität und Prognose beim Kardiakarzinom. (Chirurg. Univ.-Klinik Erlangen, n = 338, 1.1.1969 bis 31.12.1982)

Von	100	Patienten mit einem *Kardiakarzinom* ist
bei	64	eine *Tumorresektion* möglich, die
bei	23	*absolut kurativ* ist. Davon verlassen
etwa	20	Patienten die Klinik (postoperative *Letalität*)

Tabelle 13. Kumulierte, beobachtete globale 5-Jahres-Überlebensrate beim Kardiakarzinom in Abhängigkeit vom operativen Vorgehen bei kurativer Resektion. (O.E.S.O. = Organisation Internationale d'Etudes Statistiques pour les Maladies de l'Oesophage — International Organization for Statistical Studies on Diseases of the Esophagus, 1978–1980, n = 169)

Proximale Resektion	25%
Gastrektomie	49%

Tabelle 12. Prognose in Abhängigkeit vom Operationsverfahren unter Einschluß der postoperativen Letalität (Chirurg. Univ.-Klinik Erlangen, 1967–1982/31.12.1983). Zahlen in Klammern bei $n < 10$

Operationstechnik	n	Mediane Überlebenszeit (Monate)	Beobachtete kumulierte Überlebensrate in %				
			1 Jahr	2 Jahre	3 Jahre	4 Jahre	5 Jahre
Orale Resektion (alle)	129	9,4±1,5	43± 9	21± 7	14± 6	12± 6	12± 6
Gastrektomie (alle)	70	17,3±4,5	57±12	34±13	24±13	(14)	(14)
Orale Resektion (nur absolut kurativ)	40	20,3±3,6	63±15	42±16	33±15	30±16	30±16
Gastrektomie (nur absolut kurativ)	27	37,2±4,4	74±17	63±20	53±26	(40)	(40)
Alle Resektionen	199	11,2±1,3	48± 7	25± 6	17± 6	13± 6	13± 6

Tabelle 14. Einfluß der Operationstechnik auf die Kurabilität beim Kardiakarzinom (Erlangen, 1967–1982/31.12.1983)

Op-Technik	n	Absolut kurativ	Relativ kurativ	Palliativ
Orale Resektion	130	40(31%)[a]	53(41%)	37(28%)
Gastrektomie	88	40(45%)[a]	30(34%)	18(21%)
Total	218	80(36%)	83(37%)	55(27%)

[a] Unterschied der Raten absolut kurativer Resektion statistisch signifikant (p < 0,05)

Tabelle 15. Abstand Tumor — Resektionslinie bei oraler Resektion und Entfernung des ganzen Magens. (Chirurg. Univ.-Klinik Erlangen, 1967–1982)

Operationstechnik	n	Mittelwert des Abstandes in cm (gemessen am frischen, nichtausgespannten Resektionspräparat)	
		oral	aboral
Orale Resektion	129	2,2 ± 1,4	3,7 ± 2,5
Gastrektomie	70	2,3 ± 1,1	13,4 ± 3,4

Tabelle 16. Prognose des Kardiakarzinoms in Beziehung zu Tumortyp und Sicherheitsabstand. Die Unterschiede sind zwar nicht signifikant, der Trend spricht aber eindeutig für die Notwendigkeit einer langstreckigen Ösophagusresektion beim diffusen Typ. Sicherheitsabstand = Entfernung Tumor — Resektionslinie, makroskopisch am frischen, nichtausgespannten Resektionspräparat. (Chirurg. Univ.-Klinik Erlangen, 1967–1982/31.12.1983.) Zahlen in Klammern bei n < 10

Typus	Abstand in mm	n	Beobachtete kumulierte Überlebensrate in %		
			1 Jahr	2 Jahre	
Intestinalzelltyp	≤ 19	10	50 ± 32	(30)	Nicht signifikant
	≥ 20	119	52 ± 9	33 ± 9	
Diffuser Typ	≤ 39	14	29 ± 24	(7)	Nicht signifikant
	≥ 40	29	52 ± 17	27 ± 16	

Tabelle 17. Postoperative Komplikationen und Letalität. Die Häufigkeit der tödlichen Nahtinsuffizienz zeigt seit Anwendung von Nahtmaschinen sinkende Tendenz: 1983: 1/32 = 3%. (Chirurg. Univ.-Klinik Erlangen, 1967–1982)

Operationstechnik	Proximale Resektion (n = 130)	Gastrektomie (n = 88)
Ateminsuffizienz	22(17%)	13(15%)
Herzinsuffizienz	9 (7%)	1 (1%)
Exitus letalis (global)	19(15%)	15(17%)
Davon Nahtinsuffizienz	12 (9%)	5 (6%)

Trend aber doch recht eindeutig. Ähnliche Ergebnisse hat auch eine prospektive, nichtrandomisierte Studie der O.E.S.O. aus den Jahren 1980–1982 gezeigt [22] (Tabelle 13). Eine Erklärung wäre die statistisch signifikant höhere Rate absolut kurativ resezierter Karzinome bei Entfernung des ganzen Magens (Tabelle 14). Gerade dieser Aspekt bestätigt auch die Ansicht, beim Kardiakarzinom handele es sich um ein Magenkarzinom, das nach den Kriterien der Magenkarzinomchirurgie zu behandeln ist. Denn die oralen Resektionsgrenzen sind bei beiden Verfahren global nicht signifikant verschieden (Tabelle 15). Die Notwendigkeit einer langstreckigen Ösophagusresektion beim diffusen Typ, möglicherweise über die geforderte Grenze von 4 cm hinaus, ergibt sich aus der beobachteten kumulierten Überlebensrate (Tabelle 16). Werden diese Grenzen eingehalten, so ist die Prognose beim Intestinalzelltyp und beim diffusen Typ praktisch identisch.

Auch die Häufigkeit letaler Komplikationen spricht nicht gegen die Empfehlung, stets die Gastrektomie durchzuführen (Tabelle 17). Die Letalität bei beiden Verfahren ist zwar praktisch identisch, die Häufigkeit einer tödlichen Nahtinsuffizienz bei Gastrektomie vom Trend her jedoch geringer. Dies gilt vor allem, wenn Nahtmaschinen (Stapler) angewandt werden [14].

21.8 Das Kardiakarzinom, eine eigene Einheit

Das Adenokarzinom am ösophago-gastralen Übergang, das sog. Kardiakarzinom, nimmt unter den malignen Tumoren des Magens eine Sonder-

Tabelle 18. Kumulierte beobachtete Überlebensrate beim Kardiakarzinom und beim Plattenepithelkarzinom des unteren Ösophagus. (Chirurg. Univ.-Klinik Erlangen 1967–1982, 31.12.1983). Zahlen in Klammern bei n < 10

Histologie	Therapie	n	Überlebensrate				
			1 Jahr	2 Jahre	3 Jahre	4 Jahre	5 Jahre
Plattenepithelkarzinom	Palliation[a]	72	10 ± 7	1 ± 2	0	0	0
	Tumorresektion	41	27 ± 14	15 ± 12	(12)	(7)	(7)
Kardiakarzinom	Palliation[a]	116	8 ± 5	(1)	0	0	0
	Tumorresektion	199	48 ± 7	25 ± 6	17 ± 6	13 ± 6	13 ± 6

[a] Palliation = Tumorpertubation, Ernährungsfistel, Umgehungsanastomose

stellung ein. Hierfür sprechen verschiedene Gründe:

- Pathohistologisch ist es zweifelsfrei ein Magenkarzinom.
- Der Vergleich des Kardiakarzinoms mit dem Magenkarzinom aller anderen Lokalisationen im Hinblick auf Klassifikation und Tumorstadium zeigt jedoch signifikante Unterschiede.
- Auch epidemiologische Aspekte, wie z.B. die Geschlechtsverteilung, weisen Unterschiede auf.
- Der Prognosevergleich von Plattenepithelkarzinomen der unteren Speiseröhre und Kardiakarzinom zeigt die günstigere Lebenserwartung beim Kardiakarzinom (Tabelle 18).
- Das chirurgische Vorgehen hat in weiten Teilen Ähnlichkeit mit einem typischen Karzinom der Speiseröhre.

Diese Tatsachen legen es nahe, dem Kardiakarzinom eine Sonderstellung zuzuordnen und es als eine eigene Einheit zu betrachten. Nur so kann unseres Erachtens nach die Gefahr einer nichtkurativen Resektion mit zu geringem Sicherheitsabstand im Bereich der Speiseröhre, die angesichts einer Teilung in Thoraxchirurgie und Allgemeinchirurgie gegeben ist, vermieden und die Prognose dieses Karzinoms in Zukunft weiter verbessert werden.

Literatur

1. Adloff M, Arnaud JP, Allier JC (1981) Resection oesophagienne pour neoplasme. Utilisation des procedes de suture mechanique. Nouv Presse Med 9:2839
2. Aikat M (1980) Evaluation of brush cytology in the diagnosis of esophageal malignancy. Indian J Med Res 71:897
3. Akiyama H, Miyazono H, Tsurumaru M, Hashimoto C, Kawamura T (1979) Thoracoabdominal approach for carcinoma of the cardia of the stomach. Am J Surg 137:345
4. Albrecht M, Paquet KJ, Tholen W (1979) Endoskopische Plazierung von Celestin-Tuben bei inoperablen Oesophagus- und Cardiacarcinomen. Erfahrungen mit dem Eder-Puestow- und Nottingham-Gerät. Z Gastroenterol 17:771
5. Appelqvist P (1972) Carcinoma of the esophagus und gastric cardia. A restrospective study based on statistical and clinical material from Finland. Acta Chir Scand [Suppl 430]
6. Appelqvist P, Virkkula L, Kalima TV (1977) Esophageal signs after resection of the gastro-oesophageal junction. Endoscopic follow-up study. Int Surg 62:341
7. Atkinson M, Ferguson R, Oglivie AL (1979) Management of malignant dysphagia by intubation at endoscopy. J R Soc Med 72:894
8. Bertelsen S (1971) Palliative treatment of obstructing neoplasma of the esophagus and cardia by permanent intubation. Acta Chir Scand 137:165
9. Brown P, Hughes RG (1979) Late complications of endoscopic esophageal tube insertion. Br Med J II:970
10. Cederqvist C, Nielsen J, Berthelsen A, Hansen HS (1980) Adenocarcinom of the esophagus. Acta Chir Scand 146:411
11. Cooper JD, Grillo HC (1972) Analysis of problems related to cuffs on intratracheal tubes. Chest 62 [Suppl]:21
12. Denck H, Pridun N (1978) Zur Prognose des Kardiakarzinoms. Onkologie 1:197
13. Den Hartog-Jager FC, Bartelsman JF, Tytgat GN (1979) Palliative treatment of obstructing esophagogastric malignancy by endoscopic positioning of a plastic prothesis. Gastroenterology 77:1008
14. Dorsey JS, Esses S, Goldberg M, Stone R (1980) Esophagogastrectomy using the auto-suture EEA surgical stapling instrument. Ann Thorac Surg 30:308
15. Earlam R, Cunha-Melo JR (1980a) Esophageal squamous cell carcinoma: I. A critical review of surgery. Br J Surg 67:381
16. Earlam R, Cunha-Melo JR (1980b) Esophageal squamous cell carcinoma: II. A critical review of radiotherapy. Br J Surg 67:457
17. Earlam R, Cunha-Melo JR (1982) Malignant oesophageal strictures: A review of techniques for palliative intubation. Br J Surg 69:61
18. Earlam R, Cunha-Melo JR, Donnan SPB, Evans SJW (1982) The epidemiology of oesophageal cancer with

special reference to England and Wales. Ital J Gastroenterol 14:244
19. Gianella C, Vogt B (1980) Operative Zugänge beim Oesophaguskarzinom. Helv Chir Acta 47:519
20. Giedl J (1980) Klinische Bedeutung der histologischen Typenbestimmung beim Magenkrebs. MMW 122:205
21. Giedl J, Hermanek P, Husemann B (1980) Häufigkeit und Typ der lymphogenen Metastasierung des Magenkrebses. Langenbecks Arch Chir 350:191
22. Giuli R, Gignoux M, Thomsen C (1980) Discussion du thème Europeene. Résultats et valeur de la chirurgie d'exerese dans le cancer de l'oesophage. Report Introductif. Lyon Chir 76:145
23. Griffith JL, Davis JT (1980) A twenty-year experience with surgical management of carcinoma of the esophagus and gastric cardia. J Thorac Cardiovasc Surg 79:447
24. Groves LK, Rodriguez-Antunez A (1973) Treatment of carcinoma of the esophagus and gastric cardia with concentrated preoperative radiation followed by early operation. Ann Thorac Surg 15:333
25. Gütgemann A, Schreiber HW (1964) Das Magen- und Cardia-Karzinom. Enke, Stuttgart
26. Gunnlaugsson GH, Wychulis AR, Roland C, Ellis FH (1970) Analysis of the records of 1657 patients with carcinoma of the esophagus and cardia of the stomach. Surg Gynecol Obstet 130:997
27. Häring R, Weber D, Karavias T (1980) Die palliative Intubation maligner Oesophagusstenosen mit einem Spiraltubus: Indikation-Technik-Ergebnisse. Chirurg 51:651
28. Husemann B (1980) Der linksthorakale Zugang beim Carcinom am oesophagogastralen Übergang. Chirurg 51:584
29. Husemann B, Groitl H, Bödeker H (1979) Die Reflux-Oesophagitis nach Entfernung des unteren Oesophagus-Sphinkters bei linksthorakaler Fundektomie. Aktuel Gastrol 8:515
30. Husemann B, Gall FP, Bödeker H, Altendorf A (1983) Chirurgische Behandlung des Kardiakarzinoms. MMW 125:61
31. Knothe W von (1964) Früh- und Spätergebnisse der Resektionstherapie beim Oesophagus- und Kardiakarzinom. Thoraxchir 11:49
32. Kunath U, Fischer P (1984) Radikalität und Lebenserwartung beim operierten Oesophagus- und Cardiakarzinom. Dtsch Med Wochenschr 109:450
33. Logan A (1963) The surgical treatment of carcinoma of the esophagus und cardia. J Thorac Cardiovasc Surg 46:150
34. Lortat-Jacob JL, Richard CA, Fekete F, Testart J (1969) Cardiospasm and esophageal carcinoma: Report of 24 cases. Surgery 66:969
35. Maleki MF, Fleshler B, Achkar E (1979) Adenocarcinoma of the gastroesophageal junction presenting as achalasia. Clevel Clin Q 46:137
36. Marx B, Seifart W (1978) Palliativeingriffe beim fortgeschrittenen Kardiakarzinom. Zentralbl Chir 103:1217
37. Nakamura R, Inokuchi K, Sugimachi K (1975) Use of revascularized jejunum as a free graft for cervical esophagus. Jpn J Surg 5:92
38. Payne JH, Clagett OT (1948) Transthoracic gastric resection for lesions of cardia of stomach and lower part of esophagus. Surgery 23:912
39. Payne WS, Bernatz P (1976) One-stage resection and reconstruction for carcinoma of the esophagogastric junction. In: Varco RL, Delaney JP (eds) Surgery. Saunders, Philadelphia, p 593
40. Payne WS, Olsen AM (1974) The esophagus. Lea & Febiger, Philadelphia
41. Rossetti M, Barone C (1979) Adenokarzinome des thorakalen Oesophagus bei Refluxkrankheit. Helv Chir Acta 46:673
42. Saunders NR (1979) The celestin tube in the palliation of carcinoma of the esophagus and cardia. Br J Surg 66:419
43. Scheele J, Klüpfel P, Pesch HJ (1979) Vergleichende morphologische Untersuchungen verschiedener Anastomosentechniken bei transthorakalen Oesophagogastrostomien am Hund. Langenbecks Arch Chir 344:239
44. Schreiber HW, Eichfuss HP, Kortmann KB (1981) Palliativeingriffe an Speiseröhre und Magen. Chirurg 52:1
45. Siewert R, Lepsien G, Peiper HJ (1977) Das Karzinom von Oesophagus und Kardia. Internist (Berlin) 18:451
46. Skinner DB (1976) Esophageal malignancies. Experience with 110 cases. Surg Clin North Am 56:137
47. Turnbull ADM, Goodner JT (1968) Primary adenocarcinoma of the esophagus. Cancer 22:915
48. Wanzjan EN (1979) Unsere Erfahrungen in der chirurgischen Behandlung des Cardiakarzinoms. Zentralbl Chir 104:1630
49. Welvaart K, Zwaveling A (1980) Carcinoma of the oesophagus and gastric cardia. Clin Oncol 6:203

22 Maligne Tumoren des Pankreas und der periampullären Region

F.P. GALL und H. ZIRNGIBL

22.1 Karzinom des exokrinen Pankreas und der periampullären Region

22.1.1 Epidemiologische Daten

Es gibt zahlreiche Beobachtungen, die weltweit einen *Anstieg der Häufigkeit des Pankreaskarzinoms* verzeichnen. Es ist dabei schwer zu beurteilen, ob tatsächlich eine echte Zunahme vorliegt oder ob diese Zunahme auf die bessere Diagnostik und auf eine Alterszunahme der Bevölkerung zurückzuführen ist. Alle statistischen und epidemiologischen Untersuchungen sind jedoch mit dem Nachteil behaftet, daß die Diagnose Pankreaskarzinom nur in 50–70% histologisch bestätigt ist (GUDJONSSON et al. 1978; LEVIN et al. 1981). Nach LEVIN et al. (1981) hat das Pankreaskarzinom in den USA in den letzten 40 Jahren bei Männern von 7,7 auf 12,5, bei Frauen von 6,1 auf 8,6 Neuerkrankungen pro 100000 Einwohner und Jahr zugenommen. Je nach Rasse ist ein deutlicher Inzidenzunterschied zu beobachten. Bei weißen Männern findet man 11,9, bei schwarzen Männern 17,5, bei weißen Frauen 7,7 und bei schwarzen Frauen 11,8 Neuerkrankungen pro 100000 Einwohner und Jahr. In der Bundesrepublik Deutschland beträgt die jährliche altersadjustierte Inzidenzrate für Männer 3,5, für Frauen 3,3 Neuerkrankungen pro 100000. 1981 verstarben in unserem Lande 7163 Menschen durch ein Pankreaskarzinom, das entspricht knapp 5% aller Todesfälle an malignen Tumoren (158659 Personen) (Statistisches Bundesamt 1983).

Epidemiologische Untersuchungen zeigen, daß es *Länder mit niedriger, mittlerer und hoher Frequenz an Pankreaskarzinomen* gibt. Diese Unterteilung basiert auf den jährlichen altersadjustierten Mortalitätsraten in den verschiedenen Ländern. Da das Pankreaskarzinom zu den Tumoren mit der schlechtesten Prognose gehört, unterscheiden sich Mortalitäts- und Inzidenzraten nur unwesentlich.

Männer sind vom Pankreaskarzinom häufiger betroffen als Frauen. In Ländern mit relativ selte-

nem Vorkommen beträgt das Verhältnis etwa 2:1, in Ländern mit höherer Inzidenz ist das *Überwiegen des männlichen Geschlechts* wesentlich weniger ausgeprägt. Der *Altersgipfel der Erkrankung* liegt in der 7. und 8. Dekade; 70–80% aller Patienten sind 60 Jahre und älter. Etwa 1% erkrankt vor dem 40. Lebensjahr (Abb. 1).

Als Risikofaktoren für die Entstehung eines Pankreaskarzinoms wird in erster Linie der Nikotinabusus diskutiert. Als weitere exogene Noxe kann die eiweiß- und fettreiche Ernährung in westlichen Ländern gelten. Bei Frauen soll Diabetes das Auftreten eines Pankreasmalignoms ebenfalls begünstigen (BERG u. CONNELLY 1979; COHN u. HASTINGS 1981; FRAUMENI 1975; MOOLGAVKAR u. STEVENS 1981; WYNDER 1975). Auch die chroni-

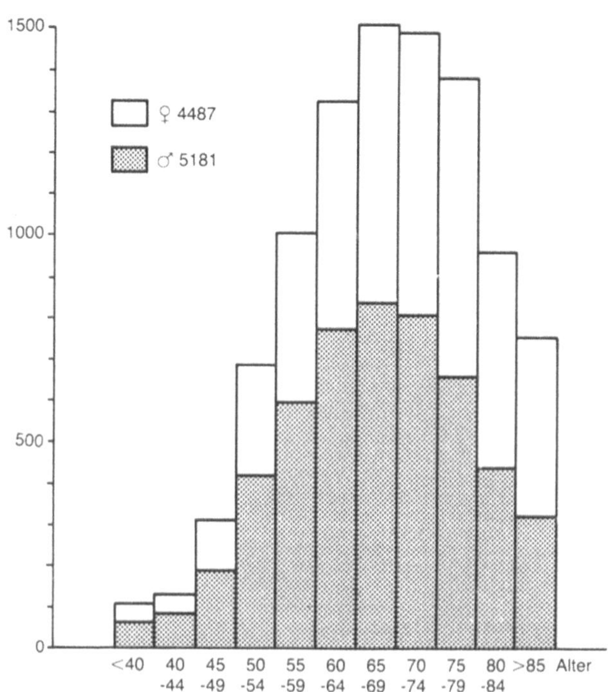

Abb. 1. Alters- und Geschlechtsverteilung beim Pankreaskarzinom. USA 1973–1977, n=9668. (Nach LEVIN et al. 1981)

sche Pankreatitis wird immer wieder als Risikofaktor diskutiert, obwohl es dafür keine gesicherten Beweise gibt. SARLES u. SAHEL (1976) fanden eine Koinzidenz von chronischer Pankreatitis und Karzinom von 2%, etwas höher scheint die Rate für die jedoch seltene hereditäre Form der Pankreatitis zu sein.

22.1.2 Unterscheidung: Periampulläres Karzinom — Pankreaskarzinom

Seit langem ist die unterschiedliche Prognose bei bestimmten Tumorlokalisationen in der Bauchspeicheldrüse bekannt. Bei den Karzinomen in der periampullären Region beträgt die 5-Jahres-Überlebensrate durchschnittlich 30%, dagegen überleben beim Pankreaskarzinom nur einige Prozent. In den USA wurde deshalb seit langem von klinischen Pathologen (ACKERMAN u. ROSAI 1974) die Abgrenzung der periampullären Karzinome vom eigentlichen Pankreaskarzinom gefordert. Diese Trennung setzt sich heute zunehmend durch

(COHN 1979; CUBILLA u. FITZGERALD 1976; GALL 1980; HERMANEK u. WÖRNER 1979; MOOSSA 1982).

Zu den periampullären Karzinomen (Abb. 2) zählen das Karzinom der Ampulle, des terminalen Choledochus, des Endstücks des Ductus Wirsungianus und des Duodenums in unmittelbarer Nachbarschaft der Papille. Für diese Differenzierung ist ausschließlich die Lokalisation, aber nicht das feingewebliche Bild des Tumors maßgebend. Die Zuordnung ist vielfach erst bei der Operation, in 10% nur am Resektat möglich (LONGMIRE u. TRAVERSO 1981; WARREN et al. 1975).

Die Relation Pankreaskarzinom/periampulläres Karzinom beträgt etwa 5:1 bis 10:1 (FORREST u. LONGMIRE 1979; HERMANEK u. WÖRNER 1979; MALAGELADA 1979; RÜCKERT u. KÜMMERLE 1979; TREDE 1982). Unter den resezierten Tumoren ist der Anteil periampullärer Karzinome jedoch wesentlich höher, da die Pankreaskarzinome zum Zeitpunkt der Diagnose meist wesentlich weiter fortgeschritten und daher häufiger inoperabel sind. Die günstigere Prognose des periampullären Karzinoms ist auf die bei Diagnosestellung geringere Tumorgröße — oft nur wenige Millimeter — sowie seltenere lymphogene und hämatogene Me-

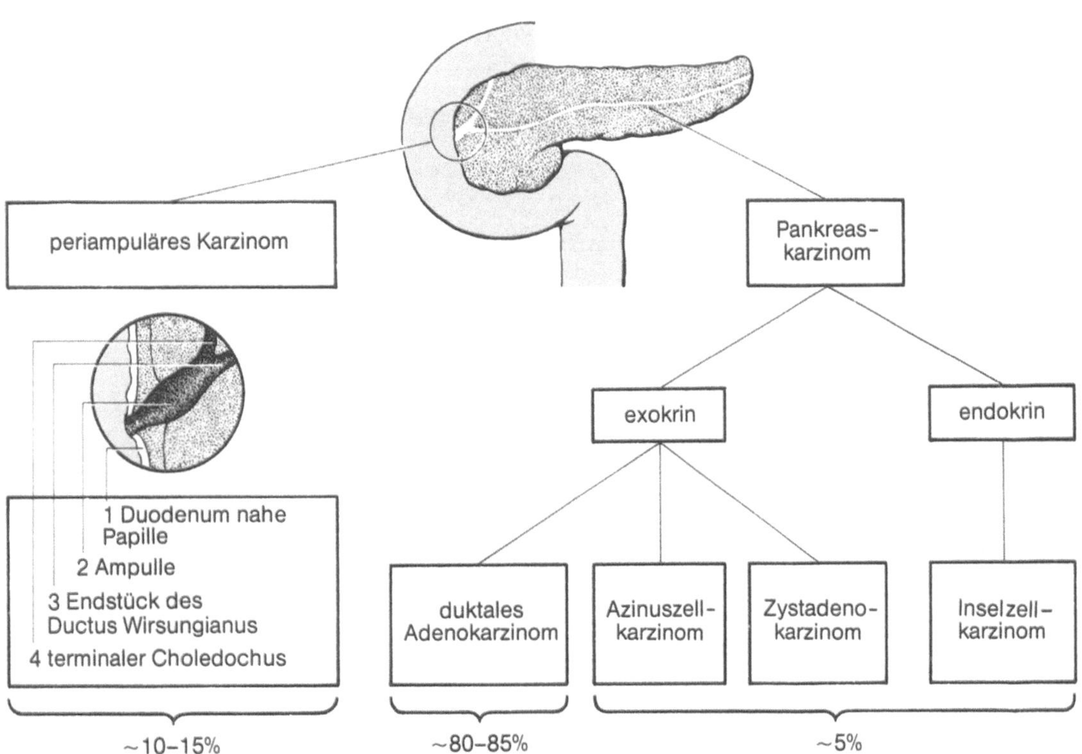

Abb. 2. Pankreaskarzinome und ihre Untergruppen, periampulläre Karzinome. (Aus HERMANEK 1984)

tastasierung zurückzuführen. Kurative Resektionen sind infolgedessen heute in 70–90% möglich. Außerdem finden sich bei den periampullären Karzinomen häufiger hochdifferenzierte papilläre Adenokarzinome mit günstigerem biologischen Verhalten. Die lymphogene Metastasierung erfolgt meist nur in die hinteren pankreatikoduodenalen Lymphknoten und nicht in multiple Lymphknotengruppen wie beim duktalen Pankreaskopfkarzinom (Cubilla et al. 1978; Cubilla u. Fitzgerald 1980; Hermanek 1984).

22.1.3 Histologisch-prognostische Klassifikation des Pankreaskarzinoms

Auch beim Pankreaskarzinom lassen sich histologisch Tumoren mit ganz unterschiedlicher Prognose definieren (Gall et al. 1981; Hermanek u. Wörner 1979; Hermanek 1986b) (Abb. 2):

1. duktale Pankreaskarzinome
2. exokrine Pankreaskarzinome mit günstigerer Prognose
   – Azinuszellkarzinom (azinäres Adenokarzinom)
   – Zystadenokarzinom
3. endokrine Pankreaskarzinome.

Diese prognostische Einteilung bezieht sich nur auf die häufigeren Tumorformen, nicht auf Raritäten. Das Zystadenokarzinom gehört zwar auch zu den duktalen Karzinomen, nimmt aber wegen der wesentlich günstigeren Prognose eine Sonderstellung ein. Die Häufigkeit der einzelnen Tumortypen und ihre unterschiedliche Prognose sind aus Tabelle 1 ersichtlich, dargestellt am Krankengut der Chirurgischen Universitätsklinik Erlangen. Die extrem schlechte Prognose der exokrinen Karzinome ist bedingt durch den hohen Anteil von über 95% duktaler Karzinome.

Tabelle 1. Unterschiede zwischen Pankreas- und periampullärem Karzinom. Histologisch-prognostische Klassifikation des Pankreaskarzinoms (Chir. Univ.-Klinik Erlangen 1961–1982). (Nur histologisch gesicherte Karzinome)

	Duktale Karzinome	Sonstige exokrine Karzinome[a]	Endokrine Karzinome[b]	Periampulläre Karzinome
Zahl der Patienten	399	4	18	86
Bei Diagnose Fernmetastasen	207(51,8%)	0	5(28%)	5(6%)
Resektionsquote	69(17,3%)	4	13(72%)	65(76%)
Überlebensraten[c] in %				
1 Jahr	13,4 ± 3,5		56,6 ± 23,9	51,3 ± 11,1
2 Jahre	6,4 ± 2,6		57,8 ± 24,4	40,7 ± 11,2
5 Jahre	1,8 ± 1,8		52,4 ± 28,2	27,5 ± 11,4
Mediane Überlebenszeit (Monate)	3,1		55,8	12,0
Zahl der Patienten mit Tumorentfernung	69	4	13	65
Tumorgröße Median in cm	3,10	6,00	6,00	2,20
Lymphknotenmetastasen				
nein	18(26%)	1	6(46%)	35(54%)
ja	47(68%)	3	4(31%)	25(38%)
fehlende Angabe	4 (6%)	–	3(23%)	5 (8%)
Kurative Operation				
ja	45(65%)	3	11(85%)	59(91%)
nein	20(29%)	1	2(15%)	4 (6%)
fehlende Angabe	4 (6%)	–	–	2 (3%)
Überlebensraten[c] nach kurativer Resektion in %				
1 Jahr	39,7 ± 11,9		70,4 ± 26,0	58,0 ± 12,5
2 Jahre	26,6 ± 11,3		71,4 ± 26,5	48,9 ± 13,0
5 Jahre	11,8 ± 11,2		62,2 ± 34,0	35,2 ± 13,8
Mediane Überlebenszeit (Monate)	8,4			18,9

[a] Azinuszellkarzinom, Zystadenokarzinom, papilläres low-grade-Karzinom
[b] Einschl. kombiniertes exo-endokrines Karzinom
[c] Berechnet nach „actuarial method", alterskorrigiert, postoperative Letalität nicht ausgeschlossen, mit 95% Vertrauensbereich

22.1.4 Klinische Pathologie

22.1.4.1 Klinische Pathologie des duktalen Pankreaskarzinoms

Makropathologie. Die bevorzugte Lokalisation des duktalen Pankreaskarzinoms ist die Kopfregion (70% aller Tumoren), obwohl in diesem Bereich nur etwa die Hälfte des Pankreasgewebes und auch der Zellen des Gangepithels vorkommen (ALLEN-MERSH 1982).

Auf der Schnittfläche ist der Tumor als mäßig scharf begrenzter, derber, weißer Knoten ohne Läppchenstruktur zu erkennen. Diffus infiltrierende Tumoren können aber auch im Tumorbereich einzelne normale Parenchymläppchen aufweisen. Um das Karzinom findet sich häufig eine peritumoröse Entzündung, zunächst vorwiegend ödematös, später chronisch und fibrosierend. Ähnlich wie bei der chronischen Pankreatitis kann es hierdurch zu einer diffusen Verhärtung kommen, so daß die Unterscheidung Tumor oder chronische Pankreatitis nach dem Tastbefund, aber auch auf der Schnittfläche — selbst für erfahrene Chirurgen und Pathologen — äußerst schwierig, oft unmöglich wird. Ohne Schnellschnittuntersuchung ist deshalb die Beurteilung der Resektionslinien bei partieller Duodenopankreatektomie mit einem Fehler von 18–45% infolge Zurücklassens unerkannter mikroskopischer Tumorreste behaftet (BROOKS u. CULEBRAS 1976; CASTELLANOS et al. 1976; COLLINS et al. 1966; FORREST u. LONGMIRE 1979; MONGÉ et al. 1964a; PIORKOWSKI et al. 1982; WARREN et al. 1975). Wenn das Karzinom den Ductus Wirsungianus oder größere Gänge hochgradig einengt oder verschließt, entsteht im dahinter gelegenen Pankreasbezirk eine chronisch-obstruktive Pankreatitis, die der experimentell erzeugten „Banting-Best-Pankreatitis" entspricht. Hinter dem Tumorverschluß kann das Gangsystem maximal dilatiert sein, kombiniert mit einer kompletten Atrophie des exokrinen Parenchyms, so daß nur noch das bindegewebige Stützgerüst, durch Fibrose und Sklerose vermehrt, erhalten bleibt. Der Tumorverschluß des Ductus Wirsungianus kann schließlich auch mit einer ausgedehnten hämorrhagisch-nekrotisierenden Pankreatitis in Korpus und Schwanz einhergehen.

Mit zunehmendem Wachstum durchbricht das Karzinom ventral und dorsal die Organkapsel und infiltriert in Nachbarstrukturen. Tumoren des Pankreaskopfes führen zur zirkumskripten Stenose des intrapankreatischen Ductus choledochus und zur Duodenalstenose. Geschwülste des Processus uncinatus können breitflächig in die Radix mesenterii oder in das Duodenum am Treitz-Band einbrechen. Durch direkte Infiltration über den Pankreasoberrand hinaus kann eine langstreckige Stenosierung der A. hepatica communis entstehen, der dorsale Ausbruch eine Einengung der A. mesenterica superior bedingen. Tumorkompression und Infiltration der V. portae und V. lienalis können zur portalen oder lienalen Hypertension Anlaß geben.

Duktale Karzinome des Pankreaskörpers und -schwanzes sind zum Zeitpunkt der Diagnose durchschnittlich größer, in der überwiegenden Mehrzahl bereits in die Umgebung vorgedrungen und haben vor allem bereits häufiger zur lymphogenen und hämatogenen Fernmetastasierung geführt (BAYLOR u. BERG 1973; CUBILLA et al. 1978b). Tumoren dieser Lokalisation werden in der Regel erst durch Rückenschmerzen infolge Invasion retroperitonealer Nerven oder durch die Symptome der Fernmetastasierung diagnostiziert.

Histopathologie. Die duktalen Adenokarzinome nehmen ihren Ausgang von den kleinen Speichelgängen. Diese allgemein verbreitete Ansicht ist in den letzten Jahren experimentell in Frage gestellt worden (BOCKMAN 1981; LONGNECKER et al. 1981; REDDY et al. 1979). Vielleicht sind diese Tumoren auch auf transformierte Azinuszellen zurückzuführen.

Beim duktalen Pankreaskarzinom sehen wir verschiedene histologische Varianten. Unterschiede bestehen in der zytologischen Architektur, in der strukturellen Differenzierung (tubulopapillär, tubulär, solid, groß- und kleindrüsig), in der Schleimbildung und in der Beschaffenheit des Stromas (desmoplastische oder szirrhöse Karzinome, Karzinome mit Osteoidbildung).

Die Klassifikation nach den Vorschlägen der WHO (GIBSON u. SOBIN 1978) und die Häufigkeit der einzelnen Typen in der Chirurgischen Universitätsklinik Erlangen sind in Tabelle 2 dargestellt.

Die WHO-Klassifikation sieht beim Adenokarzinom die Unterteilung in drei Differenzierungsgrade vor:

Gut differenziert: histologisch und zellulär dem Normalgewebe sehr ähnlich.

Schlecht differenziert: histologisch und zellulär Ähnlichkeit zum Normalgewebe nur mit Mühe oder nicht mehr erkennbar.

Tabelle 2. Klassifikation exokriner Pankreaskarzinome nach WHO (aus Gibson u. Sobin 1978). Häufigkeit im Krankengut der Chirurgischen Universitätsklinik Erlangen 1961–1982

Tumortyp	Definition	Häufigkeit (Erlangen)	
		alle Patienten (n = 399)	Patienten mit Tumorresektion (n = 69)
Duktale Pankreaskarzinome			
Adenokarzinom	Tumor, der wenigstens stellenweise drüsige oder papilläre Strukturen zeigt	348(87,2%)	65(89%)
Muzinöses Adenokarzinom	Adenokarzinom mit großen Mengen extrazellulären Schleims	14 (3,5%)	1 (1%)
Siegelringzellkarzinom	Adenokarzinom mit auffallendem Anteil an Siegelringzellen	3 (0,8%)	–
Adenosquamöses Karzinom	Adenokarzinom mit unzweifelhaften Anteilen eines Plattenepithelkarzinoms (Verhornung und/oder Interzellularbrücken)	2 (0,5%)	–
Plattenepithelkarzinom	Tumor mit ausschließlich plattenepithelialer Differenzierung (Verhornung und/oder Interzellularbrücken)	2 (0,5%)	–
Undifferenziertes Karzinom	Tumor, der nicht in die anderen Typen eingeordnet werden kann	26 (6,5%)	4 (3%)
Exokrine Karzinome mit günstiger Prognose			
Azinuszellkarzinom	Anordnung der Zellen ähnlich Azini des Pankreas, wenigstens z.T. zentral enges Lumen, keine Schleimbildung, Zellen zumindest stellenweise relativ groß, mit reichlich granuliertem Zytoplasma und runden Kernen	–	–
Zystadenokarzinom	Maligner, gewöhnlich multilokulär-zystischer Tumor, Zysten ausgekleidet von schleimbildendem Epithel, oft mit papillären Einfaltungen	3 (0,8%)	4 (3%)
Papilläres Low-grade-Karzinom	Bisher in WHO-Klassifikation nicht als eigene Tumorart vorgesehen	1 (0,3%)	1 (1%)

Mäßig differenziert: Tumoren, für die weder die Definition gut noch jene schlecht differenzierter Geschwülste zutrifft.

Liegen unterschiedliche Differenzierungen vor, müssen alle Differenzierungsgrade berücksichtigt und angeführt werden. Der Vorschlag des AJCC (American Joint Committee on Cancer 1983) sieht drei Malignitätsgrade vor (G1–G3). Im Gegensatz zur WHO soll bei Tumoren unterschiedlicher Differenzierung nur jeweils der ungünstigste Grad registriert werden. Eine etwas andere Gradeinteilung wurde von Klöppel et al. (1984) vorgeschlagen. Die Unterteilung der duktalen Karzinome in verschiedene Typen und die Bestimmung des Malignitätsgrades ist jedoch heute noch ohne praktische klinische Bedeutung. Denn unbeschadet dieser Unterteilungen ist bei allen duktalen Karzinomen die Prognose in gleicher Weise extrem ungünstig.

Duktale Pankreaskarzinome sind bei histologischer Stufenschnittuntersuchung der Bauchspeicheldrüse nicht selten mit papillären Epithelproliferationen, die Atypien aufweisen, vergesellschaftet, die als Vorstufen des Krebses aufgefaßt werden können (Cubilla u. Fitzgerald 1976; Klöppel et al. 1980).

Multizentrizität. Multizentrische Herde eines invasiven Karzinoms scheinen sehr selten vorzukommen. Viele Untersucher haben diesen Befund nie beobachtet (Klöppel et al. 1980; Matsui et al.

Tabelle 3. Ausbreitung des Tumors. (Nach HERMANEK 1986b)

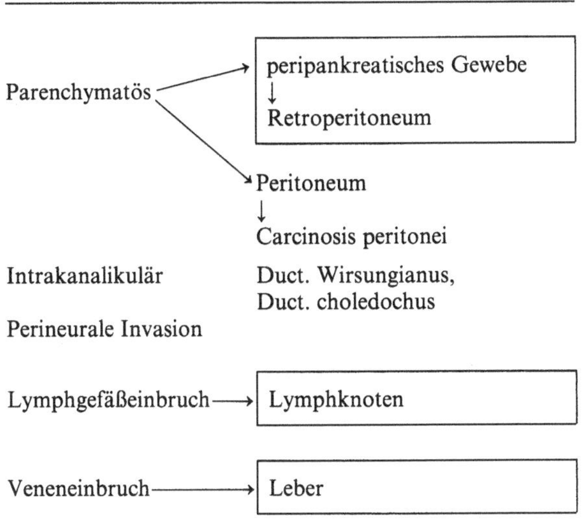

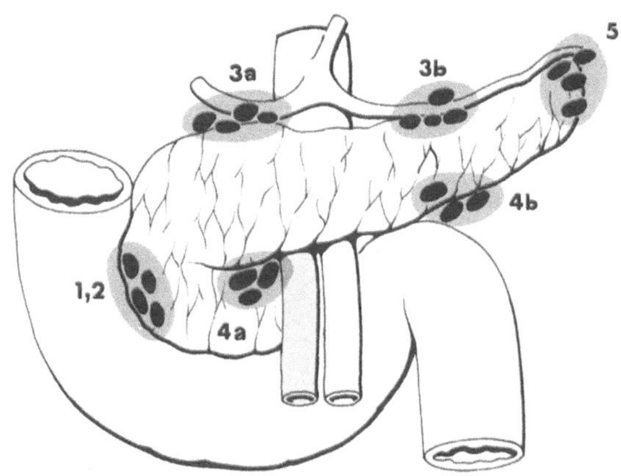

Abb. 3. Regionäre Lymphknoten. Erste Station. *1* anteriore duodenopankreatische Lymphknoten; *2* posteriore duodenopankreatische Lymphknoten; *3* suprapankreatische Lymphknoten: *a* Kopfbereich, *b* Körper-Schwanz-Bereich; *4* infrapankreatische Lymphknoten: *a* Kopfbereich, *b* Körper-Schwanz-Bereich; *5* lienale Lymphknoten; *6* subpylorische Lymphknoten (Lymphonodi gastroepiploici dextri) (in der Abbildung nicht eingezeichnet). (Aus HERMANEK 1984)

1979; STOLTE 1980), andere nur in wenigen Prozent. Im eigenen Krankengut ergab sich bei 2 von 69 resezierten duktalen Karzinomen (3%) eine Multizentrizität. Bei Angaben von 15–30% sind nichtinvasive atypische Proliferationen des Gangepithels einbezogen, die als Dysplasie oder als Carcinoma in situ bezeichnet werden können (EDIS et al. 1980; VAN HEERDEN et al. 1981; KOZUKA et al. 1979; LEVIN et al. 1978; MOOSSA 1982; PIORKOWSKI et al. 1982; TRYKA u. BROOKS 1979). Es mag sich hier um Krebsvorstufen handeln, aber ihre Dignität entspricht nicht der eines invasiven Karzinoms.

Lokale Tumorausbreitung (Tabelle 3). Wegen des geringen Durchmessers der Bauchspeicheldrüse kommt es selbst bei kleinen Tumoren schon frühzeitig zur Invasion des peripankreatischen Gewebes. Von größter Bedeutung ist die Ausbreitung nach dorsal in die Strukturen des Retroperitoneums und in die Adventitia der großen Gefäße (V. portae, V. und A. mesenterica superior, A. hepatica communis). Perineurale Infiltrationen kommen relativ häufig vor, sind aber prognostisch bei weitem nicht so schwerwiegend, wie Lymphgefäß- und Veneninvasion. Die peripankreatische Infiltration hängt neben der Tumorgröße auch vom Ort der Tumorentstehung in Beziehung zur Organkapsel ab. Die intrakanalikuläre Ausbreitung im Ductus pancreaticus überschreitet kaum mehr als 1–2 cm den makroskopisch sichtbaren Tumorrand (KLÖPPEL et al. 1979) und hat für die Wahl der

Resektionslinie bei partieller und subtotaler Duodenopankreatektomie eine gewisse Bedeutung. Zellverschleppungen im Biopsiekanal nach perkutaner Nadelbiopsie (SMITH et al. 1980) und im Kanal einer perkutanen Gallendrainage (KIM et al. 1982) sind extrem selten.

Lymphogene Metastasierung. Die lymphatische Versorgung der Bauchspeicheldrüse hat Anschluß an zahlreiche Lymphabflußstationen. Entsprechend ausgedehnt kann deshalb auch die lymphogene Metastasierung erfolgen. Bei den *regionären* Lymphknoten unterscheiden wir eine erste, pankreasnah gelegene Station (Abb. 3) und eine zweite Station, welche die regionären Lymphknoten entlang der A. mesenterica superior, die oberen paraaortalen Lymphknoten, die Lymphknotengruppe an der A. coeliaca und an der Leberpforte umfaßt (Abb. 4).

Die UICC-Klassifikation 1987 (Tabelle 5) nimmt diese Unterteilung der regionalen Lymphknoten nicht vor, in Japan (SATO et al. 1978) ist eine etwas unterschiedliche Klassifikation üblich.

Zur Gruppe der *juxtaregionären* Lymphknoten gehören die peripheren mesenterialen Lymphknoten, die unteren paraaortalen Lymphknoten, die Lymphknoten an der A. colica media und die mediastinalen Lymphknoten. Ihr Befall wird ab 1987 einer Fernmetastasierung gleichgesetzt.

Das duktale Pankreaskarzinom zeichnet sich durch eine hohe Frequenz von Lymphknotenmetastasen aus. Die Häufigkeit erreicht selbst bei

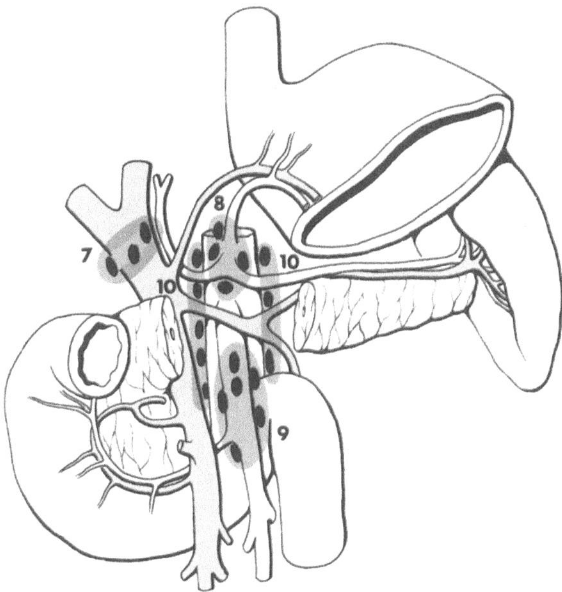

Abb. 4. Regionäre Lymphknoten. Zweite Station. *7* Lymphknoten an der Leberpforte; *8* cöliakale Lymphknoten; *9* Lymphknoten am Stamm der A. mesenterica superior; *10* obere paraaortale Lymphknoten. (Aus Hermanek 1984)

Tabelle 4. Duktales Pankreaskarzinom. Lymphogene Metastasierung in Abhängigkeit von Tumorgröße und lokaler Tumorausbreitung (Erlangen 1961–1982). Histologische Befunde bei Tumorresektion. Patienten mit fehlenden Angaben ausgeschlossen

		n	Lymphknoten-metastasen
Tumorgröße	bis 2,0 cm	7	4(57%)
	2,1–3,0 cm	25	16(64%)
	3,1–4,0 cm	10	9(90%)
	4,1–5,0 cm	6	5(83%)
	5,1–6,0 cm	7	6(86%)
	> 6.0 cm	11	8(73%)
Beschränkt auf Pankreas		9	4(44%)
Peripankreatische Ausbreitung		55	43(78%)

kleinen Tumoren bereits 50% und steigt mit zunehmender Tumorgröße und bei Invasion des peripankreatischen Gewebes auf 80–100% an (Tabelle 4). Der Befall der zweiten regionären Lymphknotenstation beträgt dabei etwa 30% (Gall et al. 1981; Hermanek u. Giedl 1986).

Entsprechend der überwiegenden Lokalisation duktaler Pankreaskarzinome in der Kopfregion (70%) finden sich natürlich auch in den duodenopankreatischen und infrapankreatischen Lymph-

knoten dieses Gebiets am häufigsten Metastasen. Lienale Lymphknotenmetastasen konnten bei dieser Tumorlokalisation bisher von uns nicht beobachtet werden.

Besonders zu beachten ist für den Operateur die Unzuverlässigkeit der makroskopischen Beurteilung der regionären Lymphknoten. In makroskopisch tumorfreien Lymphknoten wurden bei histologischer Untersuchung in etwa 50% Metastasen nachgewiesen (van Heerden et al. 1981).

Fernmetastasen. Die Fernmetastasierung erfolgt hämatogen und befällt am häufigsten die Leber. Gelegentlich können auch umschriebene Herde oder diffuse Infiltration in der Lunge die erste Manifestation eines Pankreaskarzinoms sein (Rossmann 1959). Histologisch gleichen diese adenokarzinomatösen Strukturen in der Lunge u.U. dem sog. Alveolarzellkarzinom, so daß die Unterscheidung zwischen primärem Lungentumor und Metastase oft nicht möglich ist. Die Peritonealkarzinose nach lokalem Tumordurchbruch durch das Peritoneum wird auch zur Fernmetastasierung gezählt.

Lymphogene und Fernmetastasierung lassen eine Abhängigkeit erkennen. Die Wahrscheinlichkeit bereits eingetretener Fernmetastasierung ist bei nachgewiesener Lymphknotenmetastasierung etwa doppelt so hoch (86%) wie bei tumorfreien Lymphknoten (47%) (Klöppel et al. 1979).

22.1.4.2 Klinische Pathologie exokriner Pankreaskarzinome mit günstiger Prognose

Das *Azinuszellkarzinom* ist mit 1% aller Pankreaskarzinome ein seltener Krebs der Bauchspeicheldrüse. Makroskopisch gleicht der Tumor dem duktalen Pankreaskarzinom. Histologisch sind die Tumorzellen in Azini mit kleinem zentralen Lumen angeordnet. Die Tumorzellen sind groß und polygonal, das Zytoplasma eosinophil granuliert, Schleimbildung fehlt. Neben den typischen azinären Strukturen können sich undifferenzierte Areale mit kleinen Rundzellen finden. Die Prognose hängt vom Differenzierungsgrad ab. Gut differenzierte Azinuszelltumoren und ihre Metastasen können lipolytische Fermente freisetzen und Gewebsnekrosen in der Subkutis, im Mesenterium, im großen Netz und im Fettmark der langen Röhrenknochen, sowie Arthralgien verursachen. Die früher als sog. metastasierende Adenome bezeichneten Tumoren sind heute den Azinuszellkarzinomen zuzuordnen.

Das *Zystadenokarzinom* hat eine duktale Genese. Die Häufigkeit beträgt 1% aller Karzinome der Bauchspeicheldrüse. Meist kommt es in multilokulärer zystischer Form vor, seltener einmal können diese Tumoren aber auch große einkammerige Zysten bilden. Bei multilokulärem Vorkommen sind die Zystenräume wechselnd groß, an der Innenseite papillär gestaltet, von wäßrigschleimigem bis gallertigem Inhalt erfüllt. Zystadenokarzinome lokalisieren sich hauptsächlich im Korpus- und Schwanzbereich. Das weibliche Geschlecht ist davon bevorzugt betroffen. Bei solitär-zystischer Tumorform ist die Unterscheidung von postpankreatitischen Pseudozysten makroskopisch nahezu unmöglich. Um Verwechslungen zu vermeiden, sollte deshalb jedes zystische Gebilde im Pankreas vor Anlage einer Zystojejunostomie intraoperativ durch Biopsien mit Schnellschnittuntersuchung histologisch überprüft werden, um sicher ein Karzinom ausschließen zu können.

Zystische schleimbildende Tumoren im Pankreas sind zu zwei Drittel benigne und zu einem Drittel maligne Neubildungen. Die Differenzierung kann schwierig sein und erfordert die Einbettung und Aufarbeitung vieler Gewebsblöcke, da Atypien und Infiltration des fibrösen Stromas oft nur an einzelnen Stellen der Zysten erkennbar sind. Wahrscheinlich entstehen die Karzinome auf dem Boden benigner muzinöser Zystadenome. Im Gegensatz zu diesen ist beim mikrozystischen (glykogenreichen oder serösen) Zystadenom maligne Entartung nicht zu erwarten.

22.1.4.3 Sonstige Malignome des exokrinen Pankreas

Nicht epitheliale Pankreasmalignome wie Fibro-, Lipo- oder Angiosarkome, neurogene Sarkome oder maligne fibröse Histiozytome sind Raritäten (BECKER 1973; CUBILLA u. FITZGERALD 1980).

22.1.4.4 Klinische Pathologie des periampullären Karzinoms

Makropathologie. Als periampulläre Karzinome werden zusammengefaßt die Karzinome der Ampulla Vateri, des terminalen Choledochus, des Endstücks des Ductus Wirsungianus und des Duodenums in unmittelbarer Nachbarschaft der Papille.

Makroskopisch lassen sich nach BLUMGART u. KENNEDY (1975) drei Typen unterscheiden:

Typ 1: polypoide Läsion der Ampulle
Typ 2: ulzeröse und stenosierende Läsionen
Typ 3: Mischformen.

Tumoren, die sich vorwiegend in der Ampulle entwickeln, lassen polypöse Läsionen entstehen, die oberflächlich noch weitgehend von intakter Schleimhaut überzogen sind [Ampullentyp (OI 1983) oder intraampullärer Typ (CUBILLA u. FITZGERALD 1980)]. Beim Duodenaltyp bzw. dem periampullären Typ ist auch die Schleimhautoberfläche vom Tumor befallen, so daß ausgesprochen feinzottige Strukturen entstehen, die makroskopisch kaum von einem gutartigen Adenom der Papille zu unterscheiden sind. Intra- und periampulläre Typen kommen häufig kombiniert vor und können sekundär zur Ulzeration der Duodenalschleimhaut führen. Neben dem Ampullen- und Duodenaltyp unterscheidet OI (1973) noch den Choledochustyp (Tumor des terminalen Ductus choledochus) und den Pankreastyp (Tumor des terminalen Ductus Wirsungianus).

Histopathologie. Die Klassifikation der periampullären Karzinome erfolgt nach den gleichen Kriterien, wie beim duktalen Karzinom (s. Seite 419 und Tabelle 2). Muzinöse Adeno-, adenosquamöse, Siegelringzell- und undifferenzierte Karzinome kommen in der periampullären Region nur selten vor. Periampulläre Karzinome sind ganz überwiegend Adenokarzinome von tubulärer, papillärer oder tubulopapillärer Struktur. Polypoide Ampullenkarzinome zeigen häufig einen hohen Differenzierungsgrad (MOOSSA 1982). Meist enthalten sie noch Residuen eines benignen, in der Regel villösen Adenoms (KOZUKA et al. 1981; SEIFERT 1982; VOLKHOLZ et al. 1981).

Gutartige, meist villöse Adenome der Papillenregion sind sehr viel seltener als das Karzinom. Sie gelten als präkanzeröse Läsionen. Beim Gardner-Syndrom kommen sowohl Adenome der Papille als auch Papillenkarzinome gehäuft vor (BUSSEY 1980).

Die definitive histologische Unterscheidung vom periampullären Karzinom ist außerordentlich schwierig. Infiltratives Wachstum ist oft erst nach langer Suche in vielen histologischen Schnitten nachweisbar. Endoskopische Zangenbiopsien, die nur benigne Adenomstrukturen erfassen, lassen keinesfalls die definitive Diagnose eines benignen Adenoms zu. Ähnlich wie bei polypoiden Läsionen

Tabelle 5. Ab 1.1.1987 gültige TNM/pTNM-Klassifikation und Stadieneinteilung des Pankreaskarzinoms (UICC)

Nicht anzuwenden bei endokrinen Pankreaskarzinomen und bei periampullären Karzinomen!!!

Lokalisation des Primärtumors

Pankreaskopf	rechts vom linken Rand der V. mesenterica superior (schließt Proc. uncinatus und Pankreashals ein)
Pankreaskörper	zwischen linkem Rand der V. mesenterica superior und linkem Rand der Aorta
Pankreasschwanz	links vom linken Rand der Aorta

Unterteilung der regionären Lymphknoten

Regionäre Lymphknoten sind die peripankreatischen Lymphknoten.
Sie werden in Gruppen unterteilt:

Gruppen	Untergruppen
1 obere	suprapankreatische Lymphknoten Kopfbereich suprapankreatische Lymphknoten Körperbereich
2 untere	infrapankreatische Lymphknoten Kopfbereich infrapankreatische Lymphknoten Körperbereich
3 vordere	vordere pankreatikoduodenale Lymphknoten pylorische Lymphknoten proximale mesenteriale Lymphknoten
4 hintere	hintere pankreatikoduodenale Lymphknoten Lymphknoten am Duct. choledochus proximale mesenteriale Lymphknoten
5 Milzlymphknoten	Lymphknoten am Milzhilus Lymphknoten am Pankreasschwanz

Befall aller anderen intraabdominalen Lymphknoten gilt als Fernmetastasierung

Klinische Klassifikation

T	*Primärtumor*
T X	Primärtumor kann nicht beurteilt werden
T 0	Kein Anhalt für einen Primärtumor
T 1	Tumor begrenzt auf Pankreas
T 1a	Tumor 2 cm oder weniger im größten Durchmesser
T 2a	Tumor mehr als 2 cm im größten Durchmesser
T 2	Tumor breitet sich direkt in Duodenum, Gallengänge und/oder peripankreatisches Gewebe aus
T 3	Tumor breitet sich direkt in Magen, Milz, Kolon und/oder benachbarte große Gefäße aus
N	*Lymphknoten*
N X	Regionäre Lymphknoten können nicht beurteilt werden
N 0	Keine regionären Lymphknotenmetastasen
N 1	Regionäre Lymphknotenmetastasen
M	*Fernmetastasen*
M X	Vorhandensein von Fernmetastasen kann nicht beurteilt werden
M 0	Keine Fernmetastasen
M 1	Fernmetastasen

pTNM Pathologische Klassifikation

Die Kategorien für pT, pN und pM entsprechen denen von T, N und M.
Zusätzliche Angabe von histopathologischem Grading (GX, G1, G2, G3 und G4) sowie R-Klassifikation (R0, R1, R2) wird empfohlen.

Stadiengruppierung

Stadium I	(p)T1,2	(p)N0	(p)M0	$(10=19\%)$[a]
Stadium II	(p)T3	(p)N0	(p)M0	$(2=4\%)$
Stadium III	jedes (p)T	(p)N1	(p)M0	$(38=72\%)$
Stadium IV	jedes (p)T	jedes (p)N	(p)M1	$(2=4\%)$

[a] Häufigkeit am Krankengut resezierter duktaler Karzinome 1978–1982 (n = 53, unklassifiziert 1 = 2%) (Chir. Univ.-Klinik Erlangen)

Tabelle 6. Ältere Stadieneinteilungen des Pankreaskarzinoms

---

1. Stadieneinteilung nach Hermreck et al. (1974)

I   lokalisierter Tumor
II peripankreatisches Gewebe befallen
III regionale Lymphknotenmetastasen
IV Fernmetastasen

2. Stadieneinteilung des National Cancer Institute USA (Cubilla et al. 1978a)

I   lokalisiert, auf Pankreas beschränkt
II regionale Lymphknotenmetastasen oder Befall von Nachbarorganen wie z.B. Duodenum
III Fernmetastasen und/oder juxtaregionale Lymphknotenmetastasen

3. Stadieneinteilung nach Hollender u. Meyer (1978)

I   lokalisierter Tumor ohne Lymphknotenmetastasen
II lokalisierter Tumor mit Befall regionaler Lymphknoten
III Befall von Nachbarorganen
IV Fernmetastasen

4. Erlanger Stadieneinteilung (Gall et al. 1981)

Fernmetastasen und/oder Residualtumor und/oder juxtaregionale Lymphknotenmetastasen[a]	St.IVb	19(36%)[c]
Weder Fernmetastasen noch Residualtumor noch juxtaregionale Lymphknotenmetastasen:		
Infiltration des peripankreatischen Gewebes oder von Nachbarorganen	St.IVa	29(55%)
Mehrere regionale Lymphknotengruppen befallen[b]	St.III	–
Eine regionale Lymphknotengruppe befallen oder intrapankreatischer Tumor mit mehr als 6 cm Durchmesser	St.II	3 (6%)
Keine Lymphknotenmetastasen, intrapankreatischer Tumor ≤ 6 cm Durchmesser	St.I	2 (4%)

5. Staging für Pankreas- und periampulläre Karzinome (nach Fortner 1981)

Stadium I	keine Fernmetastasen, keine Lymphknotenmetastasen
Stadium II	regionale Lymphknotenmetastasen, keine Fernmetastasen
Stadium III	juxtaregionäre Lymphknotenmetastasen[d] und/oder Fernmetastasen

---

[a] Juxtaregionale Lymphknoten sind distale mesenteriale und untere paraaortale Lymphknoten sowie solche an der A. colica media
[b] Als jeweils eine Gruppe regionaler Lymphknoten gelten: vordere duodenopankreatische, hintere duodenopankreatische, suprapankreatische, infrapankreatische, lienale, subpylorische Lymphknoten (Lnn. gastroepiploici dextri), Lymphknoten an der Leberpforte, zöliakale, obere

im Kolorektum kann nach der Zangenbiopsie keine endgültige Diagnose gestellt werden. Dazu ist immer die Totalbiopsie, entweder als Schlingenbiopsie oder als lokale chirurgische Exzision erforderlich.

Tumorausbreitung. Beim periampullären Karzinom erfolgt die Tumorausbreitung exophytisch in der Ampulle, im Duodenum oder intrakanalikulär im Ductus choledochus oder Wirsungianus, aber auch infiltrativ, besonders bei schlecht differenzierten Tumoren, in die Wand der Ampulle und der Gänge und in die benachbarte Duodenalwand sowie das Pankreasgewebe. Das periapankreatische und periduodenale Bindegewebe wird meist erst spät erreicht.

Periampulläre Tumoren sind wesentlich kleiner als duktale Karzinome. Von 65 resezierten periampullären Karzinomen der Jahre 1961–1982 waren 9% 1 cm oder kleiner, 34% 1,1–2 cm, 32% 2,1–3 cm und nur 17% mehr als 3 cm groß (exakte Messungen fehlten bei 8%).

Die lymphogene Metastasierung findet zunächst und fast ausschließlich in die vorderen und hinteren duodenopankreatischen Lymphknoten statt. Der Befall von Lymphknoten der Umgebung des Pankreaskörpers oder -schwanzes kommt bei operablen Patienten praktisch nicht vor. Auch intrakanalikuläre Ausbreitung in Richtung auf den Pankreaskörper, Multizentrizität und atypische Hyperplasien des Gangepithels im Pankreaskörper und -schwanz können bei der Operationsplanung außer acht gelassen werden.

Zum Zeitpunkt der Diagnose ist sowohl lymphogene als auch hämatogene Metastasierung seltener als bei Pankreaskarzinomen (s. Tabelle 1).

22.1.5 TNM/pTNM-Klassifikation und Stadieneinteilung

22.1.5.1 Pankreaskarzinom

Ab 1.1.1987 wird von der UICC eine TNM/pTNM-Klassifikation und Stadieneinteilung eingeführt (Tabelle 5). Verschiedene ältere Sta-

---

[c] mesenteriale und untere paraaortale Lymphknoten (s. Abb. 4 und 5)
[c] Häufigkeit im Krankengut resezierter duktaler Karzinome (Chir. Univ.-Klinik Erlangen 1978–1982, n = 53)
[d] Definition wie bei 4

Tabelle 7. TNM/pTNM-Klassifikation und Stadieneinteilung von Karzinomen der Ampulla Vateri ab 1.1.1987 (UICC und AJCC)

TNM-Klinische Klassifikation

T-Primärtumor

TX	Primärtumor kann nicht beurteilt werden
T0	Kein Anhalt für Primärtumor
Tis	Carcinoma in situ
T1	Tumor begrenzt auf die Ampulla Vateri
T2	Tumor infiltriert Duodenalwand
T3	Tumor infiltriert 2 cm oder weniger in das Pankreas
T4	Tumor infiltriert mehr als 2 cm in das Pankreas oder in andere benachbarte Organe

N-Regionäre Lymphknoten

Regionäre Lymphknoten sind:
Suprapankreatische Lymphknoten in Kopf- und Körperbereich
Infrapankreatische Lymphknoten in Kopf- und Körperbereich
Vordere pankreaticoduodenale Lymphknoten
Pylorische Lymphknoten
Proximale mesenteriale Lymphknoten
Hintere duodenopankreatische Lymphknoten
Lymphknoten am Ductus choledochus
Proximale mesenteriale Lymphknoten
(Befall von Milzlymphknoten und Lymphknoten um den Pankreasschwanz gilt als Fernmetastasierung)

NX	Regionäre Lymphknoten können nicht beurteilt werden
N0	Keine regionären Lymphknotenmetastasen
N1	Regionäre Lymphknotenmetastasen

M-Fernmetastasen

MX	Vorhandensein von Fernmetastasen kann nicht beurteilt werden
M0	Keine Fernmetastasen
M1	Fernmetastasen

pTNM-Pathologische Klassifikation

Die Kategorien pT, pN und pM entsprechen den Kategorien T, N und M.

Stadieneinteilung

Stadium			
0	Tis	N0	M0
I	T1	N0	M0
II	T2, 3	N0	M0
III	T1–3	N1	M0
IV	T4	jedes N	M0
	jedes T	jedes N	M1

dieneinteilungen sind — da noch oft verwendet — in Tabelle 6 zusammengestellt.

Als *Frühkarzinom* (MOOSSA u. LEVIN 1981) können wir Tumoren bezeichnen, die einen

– Durchmesser kleiner als 2 cm,
– keine Invasion des peripankreatischen Gewebes,
– keine Lymphknotenmetastasen und
– keine Fernmetastasen aufweisen.

Tabelle 8. pTNM-Klassifikation und pathologische Stadieneinteilung des periampullären Karzinoms. (Erlanger Klassifikation, nach GALL et al. 1981)

pT   *Primärtumor*

pT1	Größter Tumordurchmesser maximal 2 cm
pT2	Größter Tumordurchmesser mehr als 2 cm, Infiltration von Pankreasparenchym oder Duodenalwand nicht weiter als 20 mm von der Papillenspitze
pT3	Größter Tumordurchmesser mehr als 2 cm, Infiltration von Pankreasparenchym oder Duodenum weiter als 20 mm von der Papillenspitze
pT4	Diffuse Infiltration der Nachbarschaft

pN   *Regionäre Lymphknoten*

pN0	Keine regionären Lymphknotenmetastasen
pN1	Eine regionäre Lymphknotengruppe befallen[a]
pN2	Zwei oder mehr regionäre Lymphknotengruppen befallen[a]
pN4	Juxtaregionäre Lymphknotengruppen befallen[a]

pM   *Fernmetastasen*

pM0	Kein Anhalt für Fernmetastasen
pM1	Fernmetastasen

R   *Residualtumor*

R0	Kein Residualtumor
R1,2	Residualtumor histologisch oder makroskopisch

Stadieneinteilung

I	pT1,2	pN0	R0	pM0	17(39%)[b]
II	pT0–3	pN1	R0	pM0	14(32%)
III	pT0–3	pN2	R0	pM0	7(16%)
IVa	pT4	pN0–2	R0	pM0	2 (5%)
IVb	jedes pT	pN4	R0	pM0	3 (7%)
	jedes pT	jedes pN	R1,2	pM0	
	jedes pT	jedes pN	jedes R	pM1	

[a] Definition analog Klassifikation beim Pankreaskarzinom, s. Tabelle 6/4
[b] Häufigkeit am Krankengut der Chirurgischen Universitätsklinik Erlangen 1978–1982, n = 44, 1 Fall (2%) unklassifiziert

Nach der UICC-Klassifikation entsprechen Frühkarzinome pT1apN0pM0-Tumoren. In der Literatur wird über eine Häufigkeit von 0,8% (Cancer of the Pancreas Task Force 1981) bis 27% (MOOSSA u. LEVIN 1981) berichtet. In unserem Krankengut der Jahre 1960–1982 konnten nur 3 von 69 resezierten duktalen Pankreaskarzinomen (4%) diesem prognostisch günstigeren Stadium zugeordnet werden.

22.1.5.2 Periampulläres Karzinom

Auch für das periampulläre Karzinom wird erst ab 1.1.1987 eine TNM/pTNM-Klassifikation der

UICC eingeführt (Tabelle 7). In Erlangen verwenden wir (GALL et al. 1981) die in Tabelle 8 dargestellte pTNM-Klassifikation und eine hierauf und auf der Kurabilität (R-Klassifikation) beruhende pathologische Stadieneinteilung.

22.1.6 Diagnostik

22.1.6.1 Symptomatik

Symptomatik des Pankreaskarzinoms. Die Hauptsymptome des Pankreaskarzinoms sind Gewichtsabnahme, Oberbauchschmerzen, Ikterus und Rückenschmerzen (Tabelle 9).

Bereits in der Frühphase der Erkrankung kommt es zur Appetiteinschränkung, die zunächst zu einem unmerklichen Gewichtsverlust führt, der aber bis zur Diagnosestellung oft deutliche Ausmaße erreichen kann. Fettstühle, als Ausdruck einer exokrinen Pankreasinsuffizienz, werden erst nach Ausfall von über zwei Dritteln des exokrinen Parenchyms beobachtet.

Der Schmerz, in der Regel ein Spätsymptom, ist zumeist stetig und progressiv, lokalisiert sich im Epigastrium oder periumbilikal. Fast ein Drittel der Patienten klagt über heftige Rückenschmerzen, z.T. gürtelförmig und beim Pankreaskopftumor mit Ausstrahlung in das rechte Schulterblatt. Rückenschmerzen sind meist auf die Infiltration des Retroperitoneums und des Plexus solaris zurückzuführen und zeigen dann in der Regel Inoperabilität an.

Auch der Ikterus ist ein Spätsymptom. Er entwickelt sich meist ohne Kolik, häufig jedoch nicht ohne Schmerzen. Pankreaskopftumoren, die in unmittelbarer Nachbarschaft des retro- und intrapankreatischen Choledochus entstehen, können

hingegen, ähnlich wie beim Papillenkarzinom, frühzeitig durch Ikterus auffallen. Hat der Tumor den distalen Gallengang vollständig verschlossen, kommt es zum kompletten Aufstau mit tastbarer Vergrößerung der Gallenblase, dem Courvoisier-Zeichen.

Psychische Veränderungen mit depressiver Verstimmung finden sich manchmal als prämonitorische Zeichen Monate vor der klinischen Manifestation. Sie sind am ehesten als eine Reaktion auf die ungeklärten Oberbauchbeschwerden zu deuten. Thrombosen und Thrombophlebitiden gehören zu den häufigsten Paraneoplasien des Pankreaskarzinoms. Schüttelfrost, Fieber, Hämatemesis und Meläna sind seltene Symptome. Tryptische Hautnekrosen und Gelenkschmerzen kommen nur ausnahmsweise vor, werden aber auch bei entzündlichen Bauchspeicheldrüsenerkrankungen beobachtet (LUX u. LUTZ 1984).

Nach Auftreten der Erstsymptome suchen nur 15% der Patienten innerhalb 1 Monats ärztlichen Rat, während bei 85% die durch den Patienten verursachte Verzögerung bis zu 6 Monate beträgt. Eine Symptomdauer von mehr als 2 Jahren konnte bei 13% beobachtet werden (WARREN u. JEFFERSON 1973).

Die Diagnoseverzögerung durch den Arzt scheint ebenfalls nicht unbeträchtlich zu sein. MOOSSA u. DAWSON (1981) berichten, daß 70% der Patienten im Jahr vor der Diagnosestellung meist wegen Gallenwegserkrankungen durchuntersucht wurden.

Unterschiedliche Symptomatik der periampullären Karzinoms. Leitsymptom und zugleich Frühzeichen des periampullären Karzinoms ist der Ikterus. Oftmals sind die Patienten ansonsten beschwerdefrei, nur die gelbe Hautfarbe führt sie zum Arzt. Die restlichen Symptome sind wie beim Pankreaskarzinom letztlich uncharakteristisch, in jeweils etwa 30% ist mit Oberbauchschmerzen und Gewichtsabnahme zu rechnen.

Ein manifester Diabetes mellitus findet sich präoperativ nur bei etwa 7% der Patienten mit einem periampullären Karzinom, im Gegensatz zu 20–30% beim duktalen Pankreaskarzinom.

Gallensteinleiden in der Anamnese berichten die periampullären Karzinomträger 3mal häufiger (20% gegenüber 6%). 10–18% der Patienten mit periampullären Karzinomen wurden innerhalb von Monaten vor der definitiven Diagnose an den Gallenwegen operiert (MOOSSA u. DAWSON 1981; WISE et al. 1976).

Tabelle 9. Anamnese des Pankreaskarzinoms. Medizinische Univ.-Klinik Erlangen 1971–1981 (n = 143). (Nach LUX u. LUTZ 1984)

Symptome	(%)
Gewichtsverlust	89[a]
Oberbauchschmerzen	78
Appetitlosigkeit	64
Ikterus	54
„Leistungsknick"	39
Rückenschmerzen	27
Erbrechen	25
Diarrhöen	24
Cholezystektomie	13

[a] Im Mittel 9,5 kg

22.1.6.2 Verfahren zur Diagnosestellung

Laboruntersuchungen. Beim Pankreaskarzinom gibt es keine charakteristischen Veränderungen bei Laborbefunden. Nachzuweisen sind unspezifische Tumorzeichen, wie die Erhöhung der BKS oder der α-Globulinfraktion der Elektrophorese. Die Erhöhung der Transaminasen und des Bilirubins sind in der Regel Zeichen einer diffusen Metastasierung oder eines Verschlusses der Gallenwege. Die Erhöhung der Gamma-GT und alkalischen Phosphatase ohne Leberfunktionsstörungen oder Alkoholabusus können der Diagnose eines Pankreaskarzinoms um Monate vorausgehen.

Die Koinzidenz Diabetes und Pankreaskarzinom ist seit langem bekannt. Ein Drittel der Patienten hat einen manifesten Diabetes und ein anderes Drittel eine diabetische Stoffwechsellage. Die Bestimmung des Seruminsulins, des C-Peptids und des Glukagonspiegels kann bei 81% aller Patienten eine gestörte Glukosetoleranz nachweisen (Moossa u. Dawson 1981). 69% hatten die Störung weniger als 2 Jahre lang.

Tumormarker, immunologische und chemische Untersuchungen des Pankreassekrets (Moossa u. Levin 1981; Lux u. Lutz 1984). Beim Pankreaskarzinom können verschiedene tumorassoziierte Antigene wie CEA, AFP, Tennessee-Antigen und das onkofetale Pankreasantigen (POA) im Serum und auch im Pankreassaft erhöht sein. Insgesamt ist hierbei die diagnostische Aussage enttäuschend; ein wesentlicher Beitrag zur Differentialdiagnose zwischen Karzinom und chronischer Pankreatitis ist nicht zu erwarten; für die Frühdiagnose des Pankreaskarzinoms sind diese Verfahren nicht geeignet. Etwas günstiger dürfte CA 19-9 zu beurteilen sein (Klapdor et al. 1983), wenngleich die Erfahrungen hiermit noch beschränkt sind. Auch chemische Untersuchungen des Pankreassekrets (Laktoferrin, Trypsin, Proteine), der Leukozyten-Adhärenz-Hemm-Test und die Bestimmung der Pankreasribonuklease (RNase) im Serum können derzeit nicht als diagnostische Routineverfahren empfohlen werden.

Sonographie. Pankreastumoren sind ab einer Größe von 2 cm regelmäßig echographisch zu erkennen. Die Sensitivität der Echographie wird zwischen 77 und 94% angegeben (Feinberg et al. 1977; Lutz et al. 1980; Pollock u. Taylor 1981; Rettenmeier 1976; Weill 1982). Sie hängt im wesentlichen von der Erfahrung des Untersuchers ab.

Das typische echographische Bild eines Pankreaskarzinoms ist die umschriebene Vergrößerung des Pankreas, die sich aufgrund ihrer ziemlich gleichmäßigen echoarmen Struktur von dem dichteren normalen Pankreasgewebe und der Umgebung abhebt (Abb. 5). Während bei kleineren Tumoren die äußere Kontur rundlich ist, haben größere Tumoren eine unregelmäßige Form, gelegentlich mit Ausläufern. Große Tumoren können im Ultraschallbild zentral Nekrosezonen aufweisen.

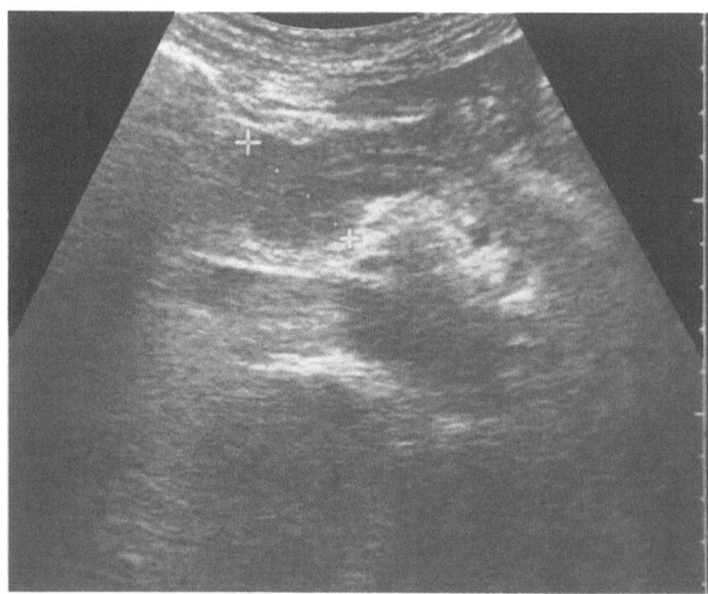

Abb. 5. Pankreaskopfkarzinom: Ultraschallbild. Echoarme Struktur der Pankreaskopfvergrößerung mit unscharfem Randsaum, deutliche Pankreasgangdilatation. (Für die Überlassung der Aufnahme danken wir Herrn Priv. Doz. Dr. N. Heyder, Medizinische Universitätsklinik Erlangen)

Der distale Gallengangsverschluß ist echographisch durch Erweiterung der extra-, später auch der intrahepatischen Gallenwege und den Gallenblasenhydrops zu erkennen. Der Pankreasgangverschluß kann indirekt durch die Erweiterung des Pankreasgangs bis zu 3 mm und mehr nachgewiesen werden. Schließlich weisen die meist echoarmen Metastasen in der Leber von vorn herein auf Malignität einer Pankreasveränderung hin.

Die differentialdiagnostische Abgrenzung umschriebener entzündlicher Veränderungen vom Karzinom der Bauchspeicheldrüse kann echographisch alleine nicht erfolgen, da sich beim Fehlen von Verkalkungen diese Veränderungen im Echobild weitgehend gleichen. Bekannt ist das gleichzeitige Vorkommen eines Pankreaskarzinoms mit Pseudozysten und entzündlichen Veränderungen in seiner Umgebung als Folge der Retentionspankreatitis.

Schwierigkeiten kann auch die Abgrenzung des Pankreaskarzinoms von den Tumoren der unmittelbaren Nachbarschaft verursachen. Gallengangskarzinome, Lymphknotenmetastasen, Karzinome des Antrum ventriculi und des rechten Colon transversum können in den Pankreaskopf infiltrieren und sind dann schwer von echten Pankreaskarzinomen zu unterscheiden.

Die Echographie ist nicht geeignet, verbindliche Aussagen zur Operabilität des Pankreaskarzinoms zu treffen. Die Infiltration um die großen Gefäße kann im Ultraschallbild durch eine ausgedehnte peritumoröse Entzündung vorgetäuscht werden.

Erste Berichte über endoskopische Ultraschalluntersuchungen sind hoffnungsvoll, die Aufdekkung auch kleinerer Läsionen im Kopfbereich scheint verbessert zu sein (STROHM et al. 1984; YASUDA et al. 1984).

Radiologische Untersuchungsmethoden. *Konventionelle radiologische Untersuchungsmethoden (MDP, i.v. Galle).* Die konventionellen Untersuchungsmethoden sind zur Diagnostik des Pankreaskarzinoms nur wenig hilfreich. Die Magen-Darmpassage kann über eine Ausweitung der duodenalen C-Schlinge auf einen Pankreaskopftumor hinweisen. Langstreckige oder atypische, tiefersitzende Duodenalstenosen müssen als indirekte Zeichen für das Vorliegen einer Pankreaskopfläsion gewertet werden. Die konventionelle Kontrastmitteldarstellung der Gallenwege, die ohnehin nur beim nichtikterischen Patienten anwendbar ist, ergibt nur selten diagnostisch verwertbare Befunde.

Pankreasangiographie. Die Treffsicherheit der selektiven Pankreasangiographie beträgt bei erfahrenen Untersuchern 90% (ROSCH u. KELLER 1981). Als diagnostische Hinweiszeichen sind dabei pathologische Tumorgefäße, Änderungen des normalen Verlaufs der Arterien sowie langstreckige Infiltration von Arterien oder der V. lienalis oder der V. portae zu betrachten. Während die Einengung der V. portae zunächst keine Kontraindikation für einen radikalen Eingriff darstellt, sprechen langstreckige Infiltrationen der A. hepatica communis und der A. mesenterica superior für Inoperabilität.

Wesentliche Beiträge zur diagnostischen Abklärung kann die selektive Pankreasangiographie liefern (WATANABE u. NISHIMURA 1977), wenn aus anatomischen Gründen eine ERCP nicht durchführbar ist oder der Tumor im Pankreasschwanzbereich liegt. Nach KÜMMERLE et al. (1976) ist ein angiographisch nachgewiesenes Pankreaskarzinom nur ausnahmsweise operabel. Vor resezierenden Eingriffen verlangen heute viele Chirurgen die selektive Pankreasangiographie, um Anomalien viszeraler Arterien bereits präoperativ zu erkennen.

Computertomographie. Pankreaskarzinome sind im Computertomogramm (Abb. 6) nachweisbar, wenn sie einen Durchmesser von über 1,5–2,0 cm aufweisen, zur Formveränderung des Organs führen oder wenn es zur Infiltration von benachbarten Organstrukturen gekommen ist (ROSENBERGER et al. 1979). Nach DIMAGNO et al. (1977) entspricht die Trefferquote der Computertomographie der der Sonographie oder liegt möglicherweise sogar noch darüber (MACKIE et al. 1979). Neben dem Nachweis einer diffusen Lebermetastasierung gelten große paraaortale oder parakavale Lymphknotentumoren oder die breitflächige Infiltration in das Retroperitoneum oder die Radix mesenterii als Kriterien der Inoperabilität. Jedoch kann auch anhand der computertomographischen Bildgebung allein die Frage der Operabilität meist nicht verbindlich geklärt werden.

Endoskopische retrograde Cholangiopankreatikographie (ERCP). Stenosen oder Tumorinfiltration des Duodenums als direkte, sowie isolierte Magenfundusvarizen als indirekte Zeichen können bei der endoskopischen Untersuchung auf das Vorliegen eines Pankreaskarzinoms hinweisen. Erst seit der Einführung der ERCP ist durch Kontrastmittelinjektionen in das pankreobiliäre Gangsystem eine

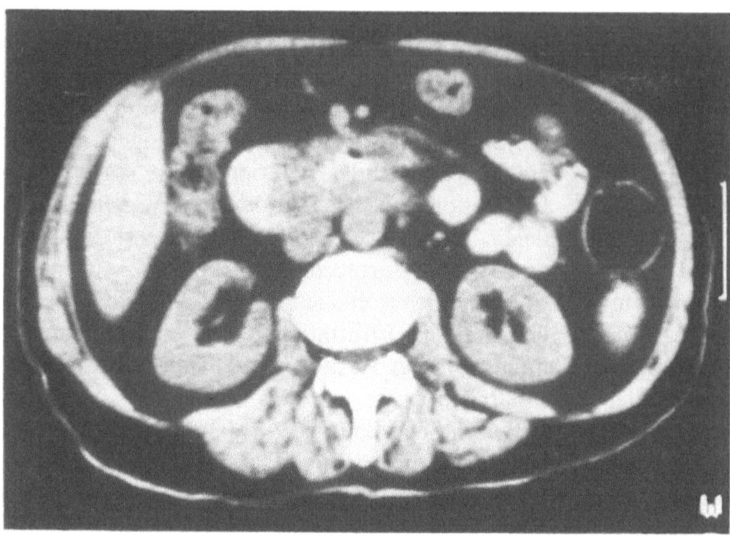

Abb. 6. Pankreaskopfkarzinom. Computertomographie: Fortgeschrittener, lokal inoperabler Tumor im Pankreaskopfbereich mit Infiltration der großen Gefäße

gute radiologische Diagnostik möglich geworden. Deshalb ist die ERCP bei begründetem Verdacht auf das Vorliegen eines Pankreaskarzinoms immer indiziert. Nach Lux u. Lutz (1984) konnte bei 143 Patienten mit einem Pankreaskarzinom nur 12mal eine Kontrastmittelinjektion des Pankreas- und Gallengangs nicht erreicht werden. In diesen Fällen genügte aber bereits der endoskopische Befund mit Nachweis von Tumorinfiltration in das Duodenum zur diagnostischen Sicherung. In 39% fand sich bei der ERP ein Gangabbruch, in 32% eine langstreckige irreguläre Stenose des Ductus Wirsungianus, 6% hatten eine Tumorzerfallshöhle und in 2% zeigt sich eine Gangimpression. Veränderungen am Gallengang wurden in 83% nachgewiesen. In 71% handelte es sich dabei um eine irreguläre Stenose, in 7% lag ein Gangabbruch des Choledochus vor.

Gangabbruch, Stenose und Zystenbildung kommen auch bei der chronischen Pankreatitis vor. Die Interpretation der gewonnenen Bilder als Karzinom oder chronische Pankreatitis muß selbstverständlich auch den klinischen Befund berücksichtigen. Als verläßliche Zeichen eines Pankreaskarzinoms können eine solitäre Stenose mit irregulären Konturen sowie das Fehlen poststenotischer Veränderungen insbesondere an den Nebenästen gelten (Anacker et al. 1975; Stadelmann et al. 1974). Allerdings finden sich isolierte Stenosen und Zystenbildung in 10% auch bei der chronischen Pankreatitis (Classen et al. 1974). Zirkumskripte Tumorstenosen an den Gallenwegen sind dann aber ein zusätzliches Hinweiszeichen auf das Vorliegen eines Pankreaskarzinoms, da im Rahmen

einer chronischen Pankreatitis in der Regel langstreckige Röhrenstenosen am distalen Choledochus zu beobachten sind. In Verbindung mit Anamnese und klinischen Befunden erlauben die tiefe Duodenoskopie und ERCP in über 90% die Diagnose eines Pankreaskarzinoms.

22.1.6.3 Treffsicherheit der diagnostischen Verfahren

Die Frage nach dem relativen Wert der verschiedenen Untersuchungsmethoden wurde von DiMagno et al. (1977) an 70 Patienten prospektiv untersucht. Dabei erwies sich die Sonographie zusammen mit der Pankreassekretionsanalyse als die beste Screening-Methode zum Nachweis einer benignen oder malignen Erkrankung der Bauchspeicheldrüse. Die Autoren empfehlen daher, bei Verdacht auf Pankreaskarzinom aufgrund der beiden Suchmethoden eine retrograde Pankreatikographie durchzuführen, die in knapp 90% eine definitive Diagnose ermöglicht. Der Pankreasszintigraphie und der Thermographie kommt in der Diagnostik des Karzinoms keine Bedeutung zu. Auch Mackie et al. (1979) halten die Sonographie für die beste nichtinvasive Methode. Für die weitere Differenzierung räumen auch sie der ERCP mit Pankreassaftabsaugung bzw. Zytologie einen hohen Stellenwert ein. Liang et al. (1981) haben in einer prospektiven Studie von 70 Patienten mit Pankreaskarzinom für die ERCP eine Sensitivität von 95% und für die Angiographie eine solche von 69% ermittelt. Ähnliche Werte wurden von Moossa

Tabelle 10. Sensitivität und Spezifität einzelner Untersuchungsmethoden

Diagnose	Diagnoseverfahren	LIANG et al. (1981)		YASUDA et al. (1984) Sensitivität		MOOSSA u. LEVIN (1981) Sensitivität resezierbare Fälle
		Sensitivität (%)	Spezifität (%)	>3 cm (%)	≤3 cm	(%)
„Pankreatopathie"	Ultraschall	74	84			
	Computertomographie	79	64			
	Szintigraphie	91	34			
	Thermographie	10	100			
„Pankreaskarzinom"	ERCP	95	90	97	6/8	88
	Angiographie	69	95	91	3/7	74
	Sonographie			64	0/9	90
	Computertomographie			71	2/7	64

und LEVIN (1981) sowie YASUDA et al. (1984) ermittelt (Tabelle 10).

Alle derartigen Angaben beziehen sich aber auf fortgeschrittene Karzinome mit extrem schlechter Prognose. Mit allen heute zur Verfügung stehenden Mitteln ist die Frühdiagnose des Pankreaskarzinoms nur in wenigen Fällen möglich (s.S. 426).

Frage. 20–30% falsch negative Befunde schränken die Aussagekraft dieser Methoden ein. Beim erfahrenen Untersucher sollten falsch positive Befunde nicht vorkommen (GUDJONSSON et al. 1978; GUDJONSSON u. SPIRO 1978; MALAGELADA 1979; MOOSSA u. DAWSON 1981; SEIFERT u. KLÖPPEL 1979).

22.1.6.4 Mikromorphologische Diagnose

Die mikromorphologische Diagnose gründet sich auf histologische und zytologische Untersuchungen. Welchen Verfahren man den Vorzug gibt, hängt hauptsächlich von der Erfahrung des Untersuchers ab.

Die präoperative Diagnose des *periampullären Karzinoms* erfolgt in der Regel durch Biopsien bei der Gastroduodenoskopie. Nur bei eindeutig malignem Befund ist die Zangenbiopsie diagnostisch verwertbar. Enthält die Zangenbiopsie nur Adenomanteile, ist zur definitiven Klärung die Schlingenbiopsie oder die chirurgische lokale Exzision erforderlich.

Zur Sicherung der präoperativen Diagnose wird beim *Pankreaskarzinom* die gastroduoendoskopische Zangenbiopsie nur bei Tumoreinbruch in Magen oder Duodenum erfolgreich sein. Die laparoskopische Zangenbiopsie bringt nur selten positive Befunde. An zytologischen Untersuchungen kommen die perkutane ultraschall- oder computergesteuerte Feinnadelbiopsie, die endoskopische Feinnadelbiopsie bei Laparoskopie oder Gastroduodenoskopie, die Pankreassaftzytologie über Duodenalsondierung oder Kanülierung des Ductus pancreaticus und die Bürstenzytologie des letzteren in

22.1.7 Operative Therapie

22.1.7.1 Primäre präoperative Therapieplanung: Vorgehen in Abhängigkeit von Tumorlokalisation, Ausdehnung und Alter des Patienten

Durch die bildgebenden Verfahren und die Endoskopie mit ERCP ist heute in der Regel eine Differenzierung zwischen periampullärem Karzinom und Pankreaskarzinom möglich. Da die Chemo- und Strahlentherapie beim Pankreas- und periampullären Karzinom selbst als palliative Therapiemaßnahmen wenig effektiv sind, ist in jedem Fall eine Radikaloperation anzustreben. Pankreasresektionen sind aber auch heute noch mit einem Operationsrisiko zwischen 5 und 15% belastet. Da die überwiegende Mehrzahl der Patienten bereits dem 6. und 7. Lebensjahrzehnt angehören, sollten diese großen operativen Eingriffe primär nur in kurativer Absicht unternommen werden. Patienten in hohem Alter kommen ebenso wie Patienten mit sonographisch oder computertomographisch gesichertem Verdacht auf Lebermetastasierung, juxtaregionärer Lymphknotenmetastasierung oder breitem Einbruch in das Retroperitoneum oder die Radix mesenterii für eine Radikaloperation nicht mehr in Frage. Der Nachweis der Kriterien der Inoperabilität sollte durch Feinnadelbiopsie versucht werden. Mißlingt dies, ist die explorative Laparotomie angezeigt. Der Nachweis der Infiltration in benachbarte Organe oder das Retroperitoneum allein aufgrund sonographischer oder computertomographischer Befunde reicht zur Feststellung der Inoperabilität nicht aus, weil sie nicht nur durch das Karzinom, sondern auch durch die begleitende peritumoröse Entzündung hervorgerufen werden kann.

Dem *mechanischen Ikterus* kommt in der präoperativen Planung eine besondere Bedeutung zu. Wegen der oftmals erheblichen Diagnoseverzögerung eines malignen Tumorverschlusses entwickeln diese Patienten massive Leberfunktions-, Gerinnungs- und Nierenfunktionsstörungen, die das Risiko einer sofortigen Radikaloperation deutlich erhöhen. Früher war man deshalb zur Laparotomie und präliminaren Gallengangsdrainage (T-Drainage, Choledochoduodenostomie oder Choledochojejunostomie) gezwungen. Die Radikaloperation wurde dann infolge der verursachten entzündlichen Verwachsungen oft erheblich erschwert. So wertvoll diese operativ angelegten Gallengangsdrainagen im Einzelfall zur Normalisierung von Leberfunktions- und Gerinnungsstörungen waren, so ließ sich doch ihr Einfluß auf das Absinken der operativen Letalität in retrospektiven Vergleichsgruppen mit und ohne präliminarer Gallengangsdrainage nicht eindeutig nachweisen (KÜMMERLE et al. 1976).

Zur präoperativen Gallengangsdrainage stehen uns heute die nichtoperativen Verfahren der endoskopischen transpapillären Einlage von bilioduodenalen Kathetern (Pigtail-Kathetern) oder nasobiliären Sonden und die perkutane transhepatische Drainage zur Verfügung. Grundsätzlich ist diesen Methoden heute der Vorzug vor den chirurgisch angelegten Gallengangsdrainagen zu geben.

Die perkutane transhepatische Biliodrainage ist mit einer Komplikationsrate von 10,1% und einer Letalität von 1,6% belastet (HAGENMÜLLER u. CLASSEN 1982). Die Komplikationen sind im wesentlichen Blutungen und bakterielle Infektionen.

Die endoskopisch implantierten bilioduodenalen Endoprothesen schneiden mit 3,8% Komplikationen bei gleicher Letalität (1,7%) etwas besser ab (HAGENMÜLLER u. SOEHENDRA 1983). Voraussetzung ist der endoskopische Zugang zur Papille, der durch Voroperationen (z.B. B II-Resektionen) oder tumorbedingte Duodenalstenosen erschwert oder gar unmöglich sein kann. Weiterhin gelingt

die Sondenimplantation um so seltener, je zentraler die Gallenwegsstenose lokalisiert ist.

Ein besonderer Befürworter der präliminaren nichtoperativen Gallengangsdrainage ist WIECHEL (1985), der mit diesem Vorgehen bei 74 radikalen Operationen periampullärer Karzinome keinen postoperativen Todesfall beobachtete. Jedoch findet man dazu im Schrifttum unterschiedliche Auffassungen. In neueren prospektiven Studien (GUNDRY et al. 1983; HATFIELD et al. 1982) konnte die Senkung der Operationsletalität durch eine präoperative Gallenwegsdekompression nicht schlüssig nachgewiesen werden.

Ein länger als 4 Wochen bestehender Ikterus mit Bilirubinwerten über 20 mg% und konsekutiver Leberinsuffizienz mit erheblicher Störung der Blutgerinnung erfordert nach allgemeiner Auffassung eine präoperative biliäre Drainage.

Die kurzdauernde Cholestase ist meist nur mit geringen Leberfunktions- und Gerinnungsstörungen vergesellschaftet, so daß wir in diesen Fällen vor der Radikaloperation grundsätzlich auf eine Gallengangsableitung, auch durch endoskopische Verfahren, verzichten.

22.1.7.2 Differentialindikationen zu den verschiedenen kurativen Operationsverfahren

Die Auswahl der resezierenden Methoden zur operativen Entfernung der Tumoren der Bauchspeicheldrüse und der periampullären Region wird vornehmlich durch die Tumorlokalisation bestimmt. Die resezierenden Operationsverfahren werden unterschieden in:

- die rechtsseitige Resektion, als partielle oder subtotale Duodenopankreatektomie
- die Totalexstirpation als konventionelle totale oder regionale totale Duodenopankreatektomie
- die Linksresektion, die aus Radikalitätsgründen meist als subtotale 4/5-Resektion zur Anwendung kommt und
- die Papillenexzision.

Partielle Duodenopankreatektomie. Die von A.O. WHIPPLE entwickelte einzeitige partielle Duodenopankreatektomie (WHIPPLE et al. 1935) ist heute die klassische Radikaloperation für die periampullären Karzinome. Da diese den Pankreaskopf nicht oder nur gering infiltrieren, garantiert die partielle Duodenopankreatektomie mit Durchtrennung der Bauchspeicheldrüse im Isthmusbereich linkslateral der V. portae einen genügend großen Sicherheitsabstand zum lateralen Resektionsrand. Aus Radikalitätsgründen wird aber im Gegensatz zur chronischen Pankreatitis beim Karzinom der Processus uncinatus komplett mitentfernt, weil nur so eine systematische regionale Lymphknotendissektion der 1. und 2. Lymphknotenstation entlang der A. mesenterica superior möglich ist. Liegt ein Pankreaskopfkarzinom vom duktalen Typ vor, verbietet sich der Einsatz der partiellen Duodenopankreatektomie, da infolge des ungenügenden Sicherheitsabstands zum linken Resektionsrand in über 30% Lokalrezidive beobachtet wurden (BROOKS u. CULEBRAS 1976; HICKS u. BROOKS 1971; IHSE et al. 1977; KNIGHT et al. 1978; LEVIN et al. 1978; MONGÉ et al. 1964a; REMINE et al. 1970).

Totale Duodenopankreatektomie. Bei partieller Duodenopankreatektomie wegen eines duktalen Pankreaskopfkarzinoms sind am lateralen Resektionsrand häufiger im mikroskopischen Bereich Tumorreste zurückgeblieben (s. oben). Aus diesem Grund waren die Spätergebnisse dieser Operationsmethode ungünstig. Deshalb wurde schon sehr früh für das duktale Pankreaskopfkarzinom die totale Duodenopankreatektomie empfohlen. Durch Totalentfernung der Bauchspeicheldrüse lassen sich selbstverständlich lokale Rezidive an der Resektionslinie vermeiden. Weil dabei das Gangsystem nicht eröffnet wird, ist eine mögliche Dissemination maligner Zellen durch Ausfließen des gestauten Bauchspeichels aus dem Ductus Wirsungianus ausgeschlossen. Als weiteres Argument für die Anwendung der Totalexstirpation ist die multizentrische Entstehung des Pankreaskarzinoms anzuführen, über die aber in unterschiedlicher Häufigkeit berichtet wird (s.S. 420). In unserem Krankengut konnte bisher ein multizentrisches invasives Pankreaskarzinom nur in 3% (2/69) beobachtet werden.

Das duktale Pankreaskarzinom kann in viele regionäre Lymphknotengruppen metastasieren. Eine ausreichende En-bloc-Dissektion aller regionärer Lymphknotenstationen wird durch die totale Duodenopankreatektomie wesentlich erleichtert.

Ein weiterer Vorteil der Totalexstirpation der Drüse ist der Wegfall der pankreatikojejunalen Anastomose, die wegen des oftmals brüchigen Pankreasgewebes leicht zur Nahtinsuffizienz mit der Gefahr der Peritonitis, zu Pankreasfisteln und zur Nekrose im Restorgan führen kann. Die lokale Tumorinfiltration der Pfortaderwand im retropankreatischen Abschnitt ist nur schwer von der peritumorösen entzündlichen Infiltration infolge begleitender Retentionspankreatitis zu unterscheiden. Ihr Vorliegen macht eine partielle Duodenopankreatektomie unmöglich. Dagegen läßt sich diese Tumorkomplikation bei totaler Duodenopankreatektomie durch Resektion der Pfortader am Ober- und Unterrand der Bauchspeicheldrüse und End-zu-End-Naht beherrschen.

Alle diese Vorteile, aus onkologischer Sicht wünschenswert, werden aber erkauft durch erhebliche Probleme bei der Diabeteseinstellung. Da beim pankreopriven Diabetes die Gegenregulation des Insulinspiegels durch Glukagon fehlt, kommt es häufiger zu gefährlichen Blutzuckerschwankungen, die zum hypoglykämischen Schock, u.U. mit tödlichem Ausgang, führen können.

Die Indikation zur totalen Duodenopankreatektomie ist heute nach unserer Auffassung gegeben

- beim großen duktalen Adenokarzinom des Pankreaskopfes, das weit in die Korpusregion infiltriert
- beim Korpuskarzinom mit Ausdehnung sowohl in die Kopf- als auch Schwanzregion
- bei Totalbefall des Organs
- bei nachgewiesener Tumorinfiltration zum retropankreatischen Pfortadersegment.

Subtotale Duodenopankreatektomie. Da die totale Duodenopankreatektomie trotz ihrer vermeintlichen Vorteile mit einem erhöhten postoperativen Risiko (s.S. 446) und einer höheren Frequenz postoperativer Komplikationen (VAN HEERDEN et al. 1981; HERTER et al. 1982; KÜMMERLE et al. 1984; RÜCKERT u. KÜMMERLE 1986) belastet ist, haben wir ihre Anwendung beim duktalen Pankreaskarzinom verlassen und entfernen diese Tumoren heute durch eine subtotale Duodenopankreatektomie mit Erhaltung eines kleinen linksseitigen Pankreasrestes. Dieses operative Verfahren sollte aber nur den Pankreaskopftumoren, die den Isthmus gerade erreichen oder nur geringfügig überschreiten, und den Geschwülsten des Processus uncinatus vorbehalten bleiben. Wird die Bauchspeicheldrüse am Übergang vom Korpus- zum Schwanzbereich durchtrennt, entsteht ein 4–5 cm großer Sicherheitsabstand zum linksseitigen Tumorrand, der ausreicht, um ein Zurücklassen von mikroskopischen Tumoranteilen an der Durchtrennungslinie zu vermeiden. Die Erhaltung von Pankreasschwanz und Milz hat keine Einschränkung des Radikalitätsprinzips zur Folge, weil nach Untersuchungen von Cubilla et al. (1978) sowie Hermanek u. Giedl (1986) beim Pankreaskopfkarzinom ein Befall der Lymphknotengruppe am Milzhilus nicht festgestellt werden konnte.

Die subtotale Resektion des Pankreas ist auch deshalb gerechtfertigt, weil die multifokale Entstehung des Pankreaskarzinoms selten (s.S. 420) und das Auftreten von Zweitkarzinomen im zurückgelassenen Pankreasrest praktisch zu vernachlässigen ist.

Die Erhaltung eines distalen Pankreasrestes bringt den Vorteil der Diabetesverhütung bei etwa zwei Drittel der Patienten, die präoperativ einen normalen Kohlenhydratstoffwechsel aufwiesen.

Die Versorgung des zurückgelassenen Pankreasstumpfes machen wir von der Konsistenz des Pankreasparenchyms abhängig. Liegt eine deutliche Fibrose infolge Retentionspankreatitis vor, wird nach Pankreasgangokklusion mit einer röntgenkontrastgebenden Prolaminlösung (Ethibloc) eine pankreatikojejunale Anastomose angelegt. Bei normaler, eher brüchiger Konsistenz des Pankreasparenchyms aber verzichten wir auf die Herstellung einer Anastomose, okkludieren das Gangsystem mit Ethibloc und verschließen die fischmaulförmig angelegte Resektionsfläche mit Einzelnähten. Dieser Blindverschluß des Pankreasstumpfes führte bei 2 von 20 Patienten über die eingelegte Zieldrainage zu einer vorübergehenden Pankreasfistel, die sich nach Tagen spontan wieder verschloß.

Mit der subtotalen Duodenopankreatektomie haben wir die Operationsletalität der Radikaloperation des Pankreaskopfkarzinoms im Vergleich zur Totalexstirpation ganz wesentlich reduzieren können (s.S. 446). Nach unseren Erfahrungen ist auch der postoperative Verlauf wesentlich unkomplizierter als nach der Totalexstirpation und unterscheidet sich kaum von dem der partiellen Duodenopankreatektomie.

Linksseitige Pankreasresektion. Selten wird ein Pankreaskarzinom in der Schwanz- oder Korpusregion so frühzeitig diagnostiziert, daß es durch eine subtotale Linksresektion kurativ entfernt werden kann. Kleinere Zystadenokarzinome oder endokrine Tumoren der Korpus- und Schwanzregion können die Durchführung einer linksseitigen Pankreasresektion erlauben. Bei der subtotalen Pankreaslinksresektion erfolgt die Durchtrennung des Pankreas rechts von der V. portae, so daß Pankreaskörper und -schwanz mit Milz und den dazugehörigen supra- und infrapankreatischen Lymph-

knoten bis zur V. portae entfernt werden können.

Papillenexzision. Ein kleineres periampulläres Karzinom vom duodenalen oder Ampullentyp kann bei älteren Patienten durch lokale Exzision (Papillenexzision) entfernt werden, wenn eine partielle Duodenopankreatektomie wegen eines erhöhten operativen Risikos nicht mehr in Frage kommt.

22.1.7.3 Intraoperative Diagnostik, lokale Inoperabilität und Resektabilität

Histologische und zytologische Sicherung der Diagnose. Die histologische Sicherung des Pankreastumors ist heute durch intraoperative Schnellschnittuntersuchung in Zusammenarbeit mit einem erfahrenen Tumorpathologen bei der überwiegenden Mehrzahl der Patienten möglich. Die Treffsicherheit beträgt in unserer Klinik 94% (Hermanek 1986a).

Die früher üblichen keilförmigen Biopsien aus dem Tumorbereich hat man heute verlassen, weil es danach häufiger zur Pankreasfistel, Pankreatitis und Blutung kommen kann, wenn die Exzisionsstelle nicht durch eine nachfolgende Resektion entfernt wird. Weil mit diesen keilförmigen Biopsien oft nur Randbezirke erfaßt werden, kann infolge einer hier vorliegenden Retentionspankreatitis die Karzinomdiagnose verfehlt werden. Nur Tumoren, die die Oberfläche des Pankreas deutlich vorwölben, lassen sich erfolgreich durch direkte Biopsie mit tangentialer Schnittführung zur weitgehenden Vermeidung von pankreasspezifischen Komplikationen histologisch sichern.

Zur Abklärung von Pankreaskopftumoren verwenden wir die transduodenale Stanzbiopsie mit einer Tru-Cut-Nadel. Der nach Kocher mobilisierte Pankreaskopf mit dem tumorösen Prozeß wird zwischen Daumen und Zeigefinger fixiert und dann mit der Tru-Cut-Nadel nach Durchstechen des Duodenums auf dem kürzesten Wege anpunktiert (Abb. 7). Mehrfachpunktionen zur Gewebsentnahme sind möglich, auch sie erhöhen nicht die Gefahr von Pankreasfisteln und Pankreatitis. Gelegentlich aber kommt es zur parenchymatösen Einblutung in das Organ. Tumoren der Pankreasschwanz- und Korpusregion werden direkt, wenn möglich unter Schonung des Ductus Wirsungianus, punktiert. Die negativen Befunde erklären sich durch kleine Tumoren, die der Chirurg bei

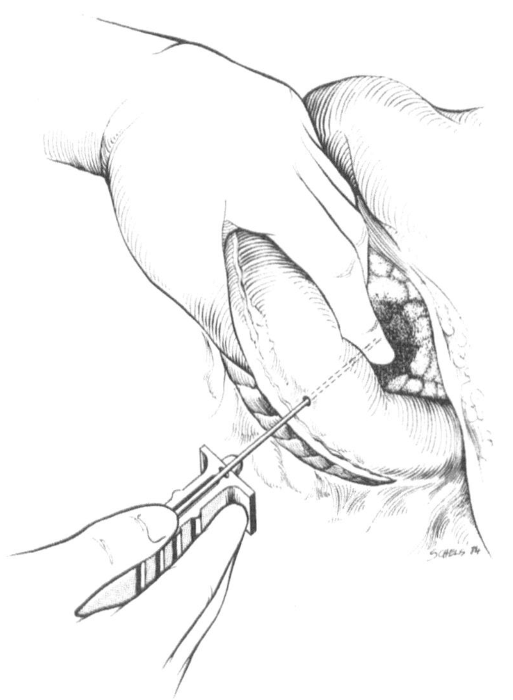

Abb. 7. Transduodenale Stanzbiopsie eines Pankreaskopftumors mit Tru-Cut-Nadel. (Aus GALL u. ZIRNGIBL 1984)

der Punktion verfehlt. Entgegen vielen Warnungen in der Literatur hat sich die Stanzbiopsie des Pankreas bei entsprechender Technik als ungefährlich und komplikationslos erwiesen (GEORGE et al. 1975; HERMANEK 1983, 1986a; ISAACSON et al. 1974; MOOSSA 1982; ROSAI 1981).

Die Feinnadelbiopsie zur zytologischen Diagnose wird von manchen Autoren (BODNER 1981; GUDJONSSON et al. 1978) bevorzugt, weil aufgrund des geringen Kalibers der Nadel ernsthafte Komplikationen nicht zu erwarten sind. Diese Methode setzt immer einen erfahrenen Untersucher voraus, nur dann sind vergleichbare Ergebnisse, wie bei der bioptischen Gewebsentnahme, zu erwarten. Nach einer Literaturzusammenstellung beträgt die Sensitivität der zytologischen Untersuchung im Durchschnitt 83,2%, die der bioptischen Entnahme zur Histologie 94,1% (HERMANEK 1984).

Vor einer partiellen oder totalen Duodenopankreatektomie sollte der Chirurg das Karzinom histologisch oder zytologisch nachweisen. Dies ist heute in der überwiegenden Mehrzahl der Fälle möglich. Nach mehrfachen Stanzbiopsien an verdächtiger Stelle entschließen wir uns in Einzelfällen auch ohne positive Karzinomdiagnose zur Pankreasresektion, da ein negativer Befund ein Karzi-

nom nicht sicher ausschließt (BOWDEN et al. 1965; FORREST u. LONGMIRE 1979; FORTNER 1981; GAMBILL 1970; HINES u. BURNS 1976; MOOSSA 1982; PORTER 1958; TREDE 1982; WARREN et al. 1962). Absolute Voraussetzung ist jedoch ein im Computertomogramm oder Sonogramm nachgewiesener Pankreaskopftumor, der bei bimanueller Palpation in seiner Lokalisation mit dem präoperativen Befund übereinstimmt und der zu Kompressionserscheinungen am Gallengang oder Ductus Wirsungianus — in der ERCP eindeutig dokumentiert — geführt hat. Wir verfügen über einige wenige Beobachtungen, daß bei Patienten wegen „gutartiger" histologischer Diagnosen in dieser Situation die Resektion unterblieb und dann der Patient 1 Jahr später an einem Karzinom der Bauchspeicheldrüse verstarb.

Ein großer tumoröser Pankreaskopfprozeß, der aufgrund des klinischen Beschwerdebilds, der präoperativen Diagnostik und der intraoperativen Befunde wahrscheinlich auf dem Boden einer chronischen Pankreatitis entstanden ist, bedarf nicht unbedingt der histologischen Abklärung, wenn ohnedies die Indikation zur Durchführung einer Pankreasresektion gegeben ist.

Bei den periampullären Karzinomen ist die intraoperative Sicherung der Diagnose weniger schwierig. Der Duodenaltyp wird nach Duodenotomie durch lokale Exzision eines ausreichend großen Tumoranteils nachgewiesen. Die histologische Sicherung des intraampullären Typs erfolgt ebenfalls nach Duodenotomie durch Direktpunktion des vorgewölbten Papillenbereichs. Beim distalen Choledochuskarzinom empfiehlt sich die Punktion nach Choledochotomie und intrakanalikulärer Nadelführung oder eine Gewebsentnahme mit einer Biopsiezange oder einem scharfen Löffel.

Resektabilität, lokale Inoperabilität. Die Kriterien der Resektabilität eines Pankreaskarzinoms werden unverkennbar von den bisher immer noch sehr ungünstigen Langzeitergebnissen der chirurgischen Therapie beeinflußt. Extreme therapeutische Zurückhaltung (CRILE 1970) und ultraradikale Resektion mit Ausräumung aller pankreatischen und juxtaregionären Lymphknoten vom Zwerchfell bis zur Iliacagabel (NAGAKAWA et al. 1982) und zusätzlicher Resektion des retropankreatischen Pfortadersegments und befallener Arteriensegmente (FORTNER 1973) stehen sich hier gegenüber. Trotz unterschiedlicher Beurteilung gibt es heute allgemein anerkannte Richtlinien für die Kontraindikation zur Radikaloperation.

Die Infiltration des Karzinoms, diffus oder lokal umschrieben, in extrapankreatische Nachbarstrukturen, stellt eine Kontraindikation für eine Resektion dar. Weil nach unserer Erfahrung umschriebene tumornahe Entzündungsprozesse eine Tumorinfiltration vortäuschen können, kann auf die histologische Sicherung solcher lokaler Penetrationen nicht verzichtet werden. Eine breitflächige Infiltration der Radix mesenterii, entlang der A. und V. mesenterica superior, die Ummauerung des Tripus Halleri oder ein unbeweglich im Retroperitoneum fixiertes Karzinom sind definitive Kriterien der Inoperabilität. Gleiches gilt für die diffuse Durchsetzung des Lig. hepatoduodenale mit Ummauerung der A. hepatica propria, der Pfortader und des Ductus choledochus. Liegt lediglich eine umschriebene Infiltration von Arterien vor, so sind in ausgewählten Fällen Pankreasresektionen mit segmentförmigen Exzisionen betroffener Arterien und Neuimplantation in die Aorta, Interposition einer Gefäßprothese oder Anastomosierung mit der transponierten A. lienalis durchgeführt worden (Fortner 1981). Der prognostische Wert im Hinblick auf längeres Überleben ist bisher nicht dokumentierbar, da größere Serien dieser erweiterten Operation fehlen. Man muß aber diese Methoden des Gefäßersatzes kennen, um bei zu spät erkannter Arterienbeteiligung eine nicht mehr abbrechbare Resektion auch planmäßig beenden zu können.

Die V. portae kann im retropankreatischen Abschnitt bei Tumoren des Kopfbereichs oder des Processus uncinatus von umschriebener Tumorinfiltration erfaßt oder durch Kompression mit und ohne Thrombose verschlossen sein. Der Nachweis einer solchen Wandinfiltration gilt für viele Chirurgen als Kriterium der Inoperabilität. Diese Tumorkomplikation aber kann im Rahmen einer totalen Duodenopankreatektomie ohne wesentliches Risiko durch Querresektion des retropankreatischen Pfortaderabschnitts und End-zu-End-Naht ohne Zwischenschaltung einer Kunststoffprothese beherrscht werden.

Die Entscheidung zur Erweiterung der Resektion bei Befall benachbarter Organe — Magen, Querkolon, Nebenniere — fällt erst nach histologischer Klassifikation des vorliegenden Karzinoms. Das duktale Karzinom mit weitgehend ungünstiger Prognose rechtfertigt eine Operationserweiterung meist nicht. Liegt histologisch ein Zystadeno-, ein azinäres oder ein endokrines Pankreaskarzinom mit geringerer Aggressivität vor, sollte die Indikation zur erweiterten En-bloc-

Resektion unter Mitnahme dieser Organe gestellt werden.

Die Beurteilung der regionären Lymphknoten zur Überprüfung der Resektabilität spielt heute keine entscheidende Rolle mehr. Der Nachweis eines metastatisch durchsetzten regionären Lymphknotens, der früher manchen Operateuren bereits genügte, eine Pankreasresektion abzulehnen, ist keine Kontraindikation zur Operation, wenn dieser im Rahmen der Lymphknotendissektion entfernbar ist. Bei Befall der juxtaregionären Lymphknoten sollte man, wenn nicht andere Gründe dafür sprechen, von einem resezierenden Verfahren Abstand nehmen. Hollender u. Marrie (1981) entschließen sich nur zur Resektion, wenn nicht mehr als 3 Lymphknoten in 4 definierten verschiedenen Gruppen vom Karzinom befallen sind. Weil die retropankreatischen Lymphknotengruppen während einer Duodenopankreatektomie erst relativ spät zugänglich sind, verzichten einige Autoren (Fortner 1981; Moossa 1982) und auch wir auf eine bioptische Überprüfung der regionären Lymphknoten, da sie heute in jedem Fall systematisch in Form der En-bloc-Resektion mitentfernt werden.

Regionäre Lymphknotenmetastasen, die unter Einschluß der Gefäße zu einem Konglomerattumor mit Fixierung im Retroperitoneum zusammengewachsen sind, stellen natürlich eine absolute Kontraindikation dar.

Bei histologisch gesicherten Leber- oder Peritonealmetastasen ist eine ausgedehnte Pankreasresektion nicht mehr gerechtfertigt. Die Entfernung von Lebermetastasen, auch wenn sie durch lokale Keilexzision oder Hemihepatektomie möglich wäre, hat keinen lebensverlängernden Effekt.

Resektionsquoten. In den letzten 2 Jahrzehnten hat sich eine deutliche Verbesserung der Resektabilität der *periampullären Karzinome* erreichen lassen. Der Ikterus ist ein Frühsymptom dieser Tumoren. Die Papillenregion ist durch Endoskopie und Biopsie diagnostisch leicht zugänglich, so daß weit fortgeschrittene Tumorstadien eigentlich recht selten beobachtet werden. 70–85% dieser Geschwülste können heute kurativ entfernt werden (Aston u. Longmire 1973; Coutsoftides et al. 1977; Gall et al. 1981; van Heerden et al. 1981; Hollender u. Marrie 1981; Nakase et al. 1977; Rükkert u. Kümmerle 1979; Williams et al. 1979).

Beim *duktalen Pankreaskarzinom* dagegen hat sich trotz neuer und verfeinerter diagnostischer Verfahren und zunehmender chirurgischer Erfahrung die Situation nur wenig verbessert. Der Einsatz der modernen bildgebenden Verfahren und der ERCP hat bisher die Frühdiagnose nicht wesentlich verbessert, so daß sich immer noch die überwiegende Mehrzahl dieser Patienten zum Zeitpunkt der Operation im weit fortgeschrittenen Tumorstadium befindet. Es ist deshalb nicht verwunderlich, daß die Resektionsquote für das duktale Pankreaskarzinom unabhängig von seiner Lokalisation nur zwischen 15 und 30% liegt (BJÖRCK et al. 1981; FORTNER 1984; GALL et al. 1981; HOLLENDER u. MARRIE 1981; KÜMMERLE et al. 1984; MOOSSA 1982; NAKASE et al. 1977; SHAPIRO 1975; TREDE 1982).

22.1.7.4 Zur Technik resezierender Operationsverfahren

Partielle Duodenopankreatektomie. Für die Radikaloperation der periampullären Karzinome ist sie die bevorzugte Operationsmethode. Dabei unterscheidet sich das taktische Vorgehen im Vergleich zu gutartigen Prozessen (chronische Pankreatitis) durch:

- histologische Sicherung und Abklärung der Resektabilität
- Verschiebung der Resektionslinie an den linken Pfortaderrand
- komplette Entfernung des Processus uncinatus
- regionale Dissektion der rechtsseitigen Lymphknotengruppen der 1. und 2. Station.

Kopfresektion. Nach Laparotomie ist zunächst durch sorgfältige Inspektion und Palpation das Vorliegen von Leber- und peritonealen Metastasen auszuschließen. Die Freilegung des Pankreaskopfes erfolgt nach Kocher, um eine dorsale Tumorpenetration abklären zu können. Nun wird die rechte Kolonflexur mobilisiert und die V. ileocolica aufgesucht, die als Leitschiene für die Präparation zum Zusammenfluß mit der V. mesenterica superior dienen kann. Die Eröffnung der Bursa omentalis und das Hochklappen des Magens sind die nächsten Schritte, die die Freilegung der V. portae am Unterrand der Bauchspeicheldrüse erleichtern. Auch die Präparation entlang der V. colica media bietet sich zur Darstellung der Pfortader an. Nach Unterbindung der V. gastroepiploica liegt dann die Vorderwand der Pfortader frei. Die retroperitoneale Auslösung des Pankreaskopfes ist mit einer sorgfältigen Blutstillung zu verbinden, da besonders ikterische Patienten zu flächenhaften Sickerblutungen mit beträchtlichem Blutverlust neigen.

Die Darstellung des retropankreatischen Pfortadersegments stellt den wichtigsten Akt der Exploration zur Bestimmung der Resektabilität dar. Der direkte Tumorkontakt zur Venenwand ist bei periampullären Karzinomen nur selten zu erwarten. Unter Anheben des unteren Pankreasrandes kann dieser Pfortaderabschnitt weitgehend unter Sicht durch stumpfe und scharfe Dissektion unter Beachtung der V. mesenterica inferior und V. lienalis bis zum Pankreasoberrand hin tunneliert werden. Intensive Adhäsionen zur Venenvorderwand müssen den Verdacht auf eine Tumorinfiltration erwecken. Dann besteht bei blinder, stumpfer Präparation leicht die Gefahr von Pfortadereinrissen mit schwer versorgbaren Blutungen. Schwieriger als die ventrale Adhärenz ist die dorsale Wandinfiltration bei Tumoren des Processus uncinatus zu beurteilen. Nach Ligatur der von rechts aus dem Processus uncinatus in die V. portae einmündenden Venen kann aber die dorsale Zirkumferenz der V. portae so weit freigelegt werden, daß bereits zu diesem Zeitpunkt ein Tumoreinbruch eindeutig nachzuweisen ist. Als letzter Schritt erfolgt die Prüfung des Lig. hepatoduodenale, das beim periampullären Karzinom nur sehr selten, beim Pankreaskopfkarzinom dagegen sehr häufig durch Tumorinvasion vom Pankreasoberrand her erreicht wird.

Dissektion der regionären Lymphknoten. Die partielle Duodenopankreatektomie kombinieren wir seit 1978 mit einer systematischen regionalen Dissektion aller Lymphknotengruppen der ersten und zweiten Station rechts der Aorta. Der zusätzliche Zeitaufwand ist gering, ein Einfluß auf das operative Risiko ist bisher bei uns nicht erkennbar. Die Dissektion im subhepatischen Raum wird nach 2/3-Resektion des Magens und Herüberklappen des unteren Magenstumpfes nach rechts-kaudal erleichtert. Nach Cholezystektomie und Darstellung des Ductus hepaticus communis — unter Beachtung einer aberrierenden, rechts dorsal vom Ductus choledochus verlaufenden A. hepatica dextra — beginnen wir die Lymphknotendissektion im Lig. hepatoduodenale an der Porta hepatis. Der Ductus hepaticus communis wird kranial der Zystikuseinmündung durchtrennt und die dorsal und ventral des Gallengangs bis zur Leberpforte hinaufreichende Lymphknotenkette nach kaudal abpräpariert. An der Ventralseite des Lig. hepatoduodenale erreicht man bei weiterer Dissektion

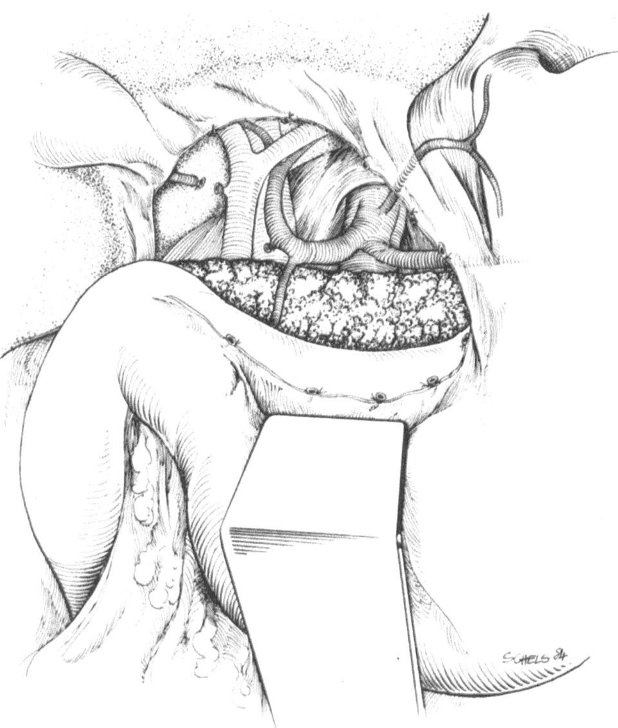

Abb. 8. Partielle Duodenopankreatektomie: Operationssitus nach Dissektion des Lig. hepatoduodenale, der A. hepatica communis und des Tripus halleri; A. gastrica dextra durchtrennt, Abgang der A. gastroduodenalis dargestellt

entlang der A. hepatica propria den Abgang der A. gastrica dextra und den Ursprung der A. gastroduodenalis, die ligiert und durchtrennt werden (Abb. 8). Auch die Lymphknoten am linken Rand des Lig. hepatoduodenale werden an der Leberpforte beginnend nach distal von der Pfortader abgelöst und unter Darstellung der A. hepatica communis bis zum Tripus Halleri in Kontinuität mit der oberen pankreatischen Lymphknotengruppe am Präparat belassen. Die Unterbindung der V. coronaria und die vollständige Freilegung des Tripus Halleri mit Entfernung der Lymphknotenstation entlang des rechten Zwerchfellschenkels vervollständigen die Präparation in dieser Region.

Die dorsale Dissektionsebene stellen die Vorderwand der V. cava und der Aorta dar (Abb. 9). Mit der Lymphknotendissektion kaudal des Pankreas beginnen wir in Höhe des Abgangs der A. mesenterica inferior und entfernen die paraaortalen und parakavalen Lymphknoten zunächst en bloc mit dem Präparat bis zur Höhe der linken V. renalis. Die A. mesenterica superior wird 0,5–1 cm kranial der linken Nierenvene erreicht. Ohne Gefahr einer Verletzung abgehender Seitenäste kann man ihren Stamm unter Hochziehen des Präparats nach links ventral zwanglos aus dem retroperitonealen Bindegewebe bis zum Eintritt in

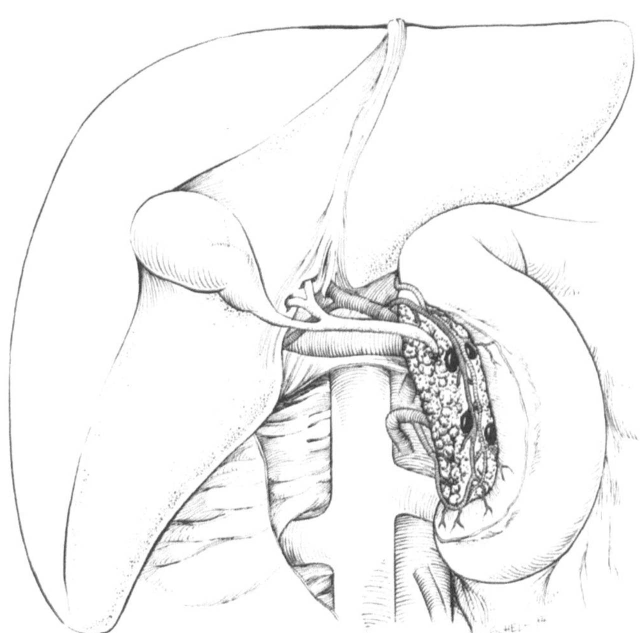

Abb. 9. Dorsale Dissektionsebene nach Ausräumung der parakavalen und paraaortalen Lymphknoten von der A. mesenterica inferior bis hinter das Lig. hepatoduodenale

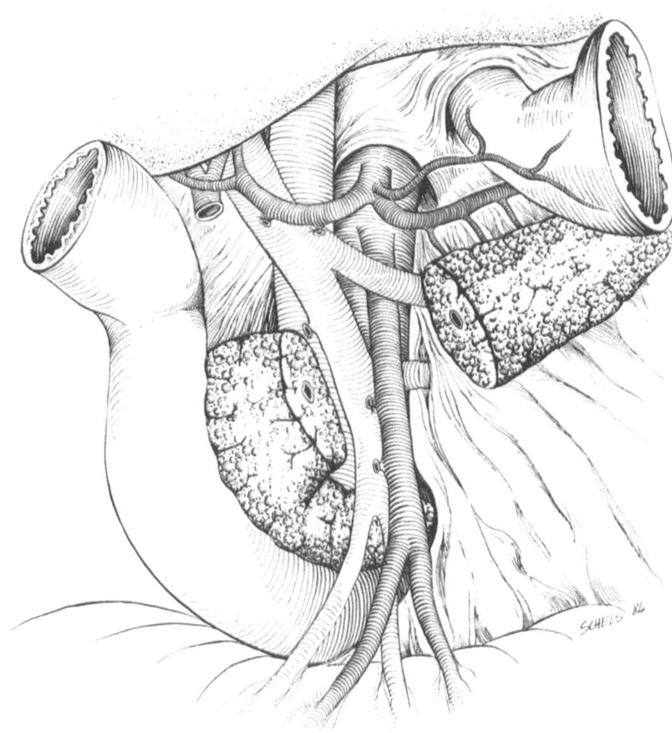

Abb. 10. Durchtrennung des Pankreas links der Pfortader, vollständiges Auslösen des Processus uncinatus nach Durchtrennung der pankreatikoduodenalen Äste

die Radix mesenterii an der dorsalen Zirkumferenz herauspräparieren. Die spätere ventrale Freilegung der Arterie wird dadurch wesentlich erleichtert. Die dorsale Dissektion wird nach Erreichen und Freilegung des Tripus Halleri von kaudal dorsal her beendet. Die Dissektion des Processus uncinatus erfordert zunächst die Durchtrennung des oberen Jejunums kaudal vom Treitz-Band und die Skeletierung des oberen Jejunums. Der so mobilisierte obere Dünndarm wird dann unter der Radix mesenterii hindurch nach rechts in den Oberbauch herübergezogen.

Die Durchtrennung des Pankreas erfolgt nach Anbringen von Umstechungsnähten am Ober- und Unterrand etwas links der Pfortader. Durch vorsichtige Verlagerung des Pankreaskopfes nach rechts kann jetzt die V. portae vom dorsalen Bindegewebe und dem Processus uncinatus abpräpariert werden. Dabei müssen von dorsal her einmündende Venen identifiziert und ligiert werden. Das Präparat ist jetzt kranial nur noch durch seine bindegewebigen Adhäsionen zur A. mesenterica superior und kaudal durch den die Arterie unterkreuzenden Processus uncinatus fixiert (Abb. 10). Der Arterienstamm wird durch Palpation lokalisiert und nach scharfer Durchtrennung des straffen Bindegewebes an der Vorderwand vom Ab

gang aus der Aorta bis in die Radix mesenterii freigelegt. Unter Zug am Präparat nach rechts werden die letzten Verbindungen entlang der A. hepatica communis bis zum Tripus Halleri und entlang der A. mesenterica superior schrittweise abdisseziert, wobei am rechten Rand der A. mesenterica superior auf den Abgang der A. pancreaticoduodenalis inferior (in der Regel 2 getrennte Äste) zu achten ist. Die endgültige Ablösung des Processus uncinatus, der in diesem Bereich die Mesenterialarterie unterkreuzt, bereitet nach Durchtrennung der pankreatikoduodenalen Äste meist keine Schwierigkeiten mehr.

Rekonstruktion des Gastrointestinaltrakts. Die Wiederherstellung erfolgt mit der retrokolisch hochgezogenen oberen Dünndarmschlinge nach der Methode von CHILD et al. (1978). Der schwächste Punkt dieser Rekonstruktion ist nach wie vor die pankreatikojejunale Anastomose. Während sie bei chronisch rezidivierender Pankreatitis infolge bindegewebiger fibröser Umwandlung der Bauchspeicheldrüse problemlos anzulegen ist, entstehen bei der Karzinomresektion aufgrund des normal weichen, brüchigen, oft nur 1,5–2 cm großen Pankreasquerschnitts im Bereich der Resektionslinie große technische Probleme.

Das Durchschneiden der Nähte kann postoperativ einer Nahtinsuffizienz Vorschub leisten. Die Frequenz postoperativer Insuffizienzen und Pankreasfisteln wird immer noch mit zwischen 10 und 20% angegeben (Bodner 1981; Edis et al. 1980; Forrest u. Longmire 1979; Papachristou u. Fortner 1981). Wegen der sehr günstigen Erfahrungen mit der Pankreasgangokklusion durch Prolamin (Ethibloc) bei der chronischen Pankreatitis haben wir zur Vermeidung dieser Komplikationen an der Pankreatikojejunostomie die Gangokklusion des Pankreasrestes auch in die Karzinomchirurgie eingeführt. Trotz dieses Vorgehens kam es in den letzten Jahren bei uns zu drei Nahtinsuffizienzen, die bei der operativen Revision auf eine umschriebene Pankreasnekrose zurückgeführt werden konnten, die sich über den Anastomosenbereich hinaus nur gering nach links in das sonst unauffällige Restorgan ausdehnte. Möglicherweise ist diese umschriebene Nekrose wegen des geringen dorsoventralen Durchmessers der Resektionsfläche auf eine durch die Einzelnähte entstandene örtliche Durchblutungsstörung zurückzuführen. Wir verzichten deshalb heute bei einem brüchigen und dünnen Pankreas völlig auf die Anlage einer Pankreatikojejunostomie und führen nach Gangokklusion den Blindverschluß des Pankreasstumpfes mit Einzelnähten durch. Der Nachteil der exokrinen Pankreasinsuffizienz infolge Gangokklusion kann als verhältnismäßig gering betrachtet werden, weil eine lebenslange Substitution durch Pankreasenzympräparate heute keine Schwierigkeiten mehr bereitet. Wahrscheinlich werden überdies die meisten Pankreas-Dünndarm-Anastomosen durch Narbenverschluß funktionslos, so daß langfristig mit einer Einbuße der exokrinen Funktion gerechnet werden muß.

Subtotale Duodenopankreatektomie. Das Pankreaskopfkarzinom vom duktalen Typ, das den Isthmusbereich über der Pfortader nicht oder nur wenig überschreitet, resezieren wir mit dieser Operationsmethode seit 1980 anstelle der totalen Duodenopankreatektomie. Sie bedeutet eine Erweiterung der partiellen Duodenopankreatektomie nach links. Nach unserer Auffassung ist sie anwendbar, wenn keine Tumorinfiltration der Pfortader oder V. lienalis besteht. Im Gegensatz dazu führt Fortner (1984) die subtotale Duodenopankreatektomie auch mit Pfortaderresektion durch, wobei allerdings bei 6 von 8 Patienten die Entfernung der Milz infolge venöser Stauung oder Kapseleinriß notwendig war.

Die Freilegung und Präparation des Pankreaskopfes erfolgt in der gleichen Weise wie bei der partiellen Duodenopankreatektomie, die Dissektion wird aber für die subtotale Resektion bis zum Übergang vom Korpus in den Schwanzanteil der Bauchspeicheldrüse fortgeführt. Die suprapankreatischen Lymphknoten werden bei der Freilegung der A. lienalis am Präparat belassen. Unter Anheben des Pankreasunterrands bereitet die Darstellung der V. lienalis und die Unterbindung der dünnen Seitenäste zur Bauchspeicheldrüse keine technischen Schwierigkeiten. Diesen Akt der Präparation kann man sich nach Tunnelierung der Pfortader durch Anschlingen der Bauchspeicheldrüse und Zug nach ventral erleichtern. Die laterale Organdurchtrennung erfolgt etwa in der Mitte zwischen dem Ursprung der A. lienalis und dem Milzhilus, so daß ein 4–5 cm langer Pankreasstumpf verbleibt (Abb. 11).

Nach rechtsseitiger Verlagerung des Pankreaspräparats wird unter Anheben der A. und V. lienalis auch die Ausräumung der Lymphknotenstationen entlang der A. mesenterica superior, am Tripus Halleri und entlang der Aorta vorgenommen.

Die Versorgung des distalen Pankreasstumpfes machen wir von der Konsistenz des Parenchyms abhängig. Bei normaler, eher brüchiger Konsistenz der Bauchspeicheldrüse verzichten wir auch hier auf eine Anastomosierung und führen einen Blindverschluß der Resektionsfläche nach Gangokklusion durch. Diese Nahtstelle wird durch eine nach links herausgeleitete Zieldrainage abgesichert. Zu vorübergehenden Pankreasfisteln, die sich jeweils in wenigen Tagen wieder spontan verschlossen haben, ist es dabei nur in 10% gekommen (2/20).

Totale Duodenopankreatektomie. Die totale Duodenopankreatektomie kombinieren wir mit einer regionalen Lymphknotendissektion, deren Grenzen in Abb. 12 schematisch dargestellt sind. Die Freilegung des Kopfbereichs gleicht dem operativtechnischen Vorgehen bei der partiellen Duodenopankreatektomie. Hier wird deshalb nur auf die linksseitige Pankreasdissektion eingegangen.

Nach Darstellung des Tripus Halleri und Unterbindung der A. lienalis am Abgang erfolgt unter Hochklappen des Magenstumpfes die Ausräumung der linkslateralen Lymphknoten vom Zwerchfellschenkel auf den Milzhilus zu, wobei das retroperitoneale Gewebe von der Aorta, vom linken Zwerchfellschenkel und der linken Nebennierenkapsel abgeschält wird. Die Mobilisation der linken Kolonflexur erleichtert den Zugang zum

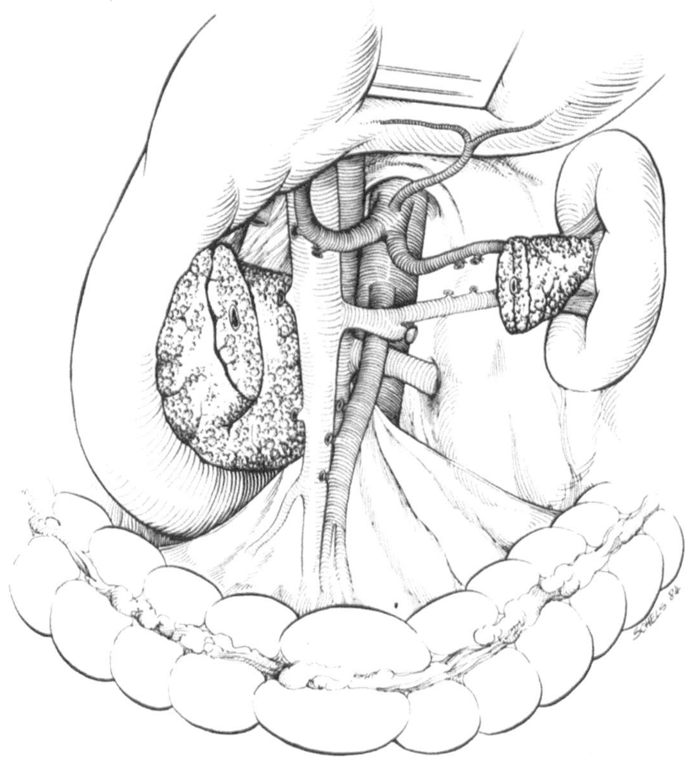

Abb. 11. Subtotale Duodenopankreatektomie: Operationssitus nach Durchtrennung des Pankreas und Dissektion der ersten und zweiten Lymphknotenstationen

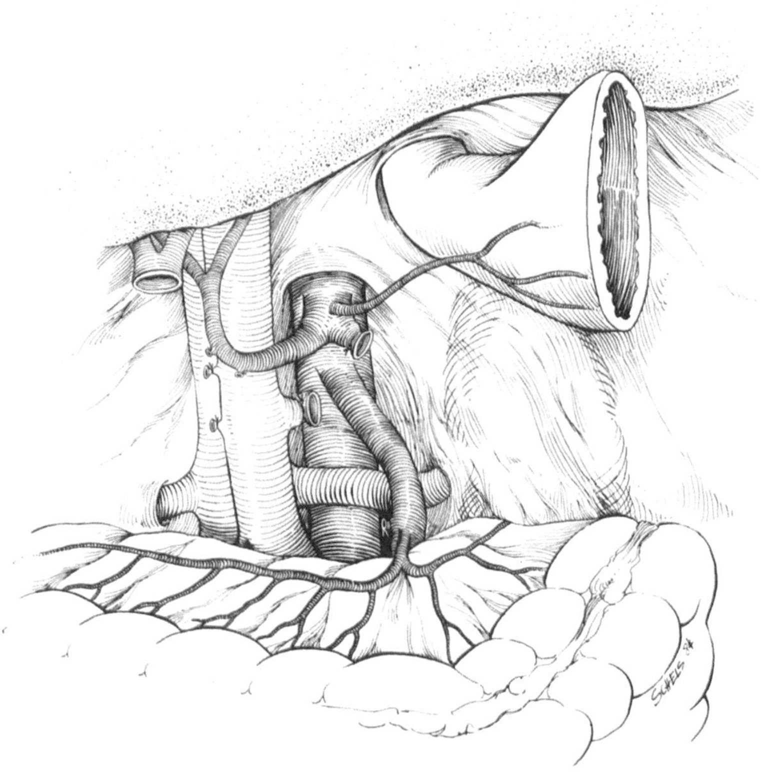

Abb. 12. Totale Duodenopankreatektomie: Schematische Darstellung der Grenzen der regionalen Lymphknotendissektion

Retroperitoneum. Schrittweise wird nun die Milz mit dem Pankreasschwanz von der Gerota-Faszie abpräpariert. Darunter erscheinen die linksseitige Niere, Nebenniere und V. renalis. Die supra- und infrapankreatischen Lymphknoten bleiben in Kontinuität mit dem Operationspräparat. Bei Ablösung der Bauchspeicheldrüse von der Nebennierenkapsel ist Vorsicht geboten. Durch Einriß kann es leicht zur diffusen Blutung kommen, wodurch eine Nebennierenexstirpation erforderlich werden kann.

Wenn die dorsale Präparation den linken Aortenrand erreicht hat, folgt die Dissektion entlang der A. mesenterica superior, die vorher bereits von rechts her aus ihren Verbindungen ausgeschält wurde. Die weitere Ablösung bis zur freigelegten V. portae bereitet dann keine großen Schwierigkeiten. Nach Ligatur der V. lienalis an ihrer Einmündung in die V. portae verlagert man das Operationspräparat nach rechts, um die Verbindungen des Pankreaskopfes zur V. portae und zur A. und V. mesenterica superior unter Sichtkontrolle abtrennen zu können.

Bei Tumoradhäsion im retropankreatischen Pfortaderabschnitt hängt nach Beendigung der rechts- und linksseitigen Dissektion die Bauchspeicheldrüse nur noch an der Pfortader. Zur Verhütung portaler Stauungsblutungen im Darmbereich wird während der Pfortaderresektion eine Gefäßklemme am Stamm der A. mesenterica superior zur passageren Zustromdrosselung angelegt. Die Pfortader wird nun nach proximaler und distaler Abklemmung am Ober- und Unterrand der Bauchspeicheldrüse durchtrennt und das Präparat entfernt. Unter Hochschieben des Mesenteriums läßt sich dann zwanglos eine End-zu-End-Anastomose der Pfortader herstellen. Eine Protheseninterposition war bei 20 von uns durchgeführten Duodenopankreatektomien mit Pfortaderresektion nie erforderlich.

Linksresektion. Zur Abklärung der Resektabilität erfolgt nach Eröffnung der Bursa omentalis und Mobilisation der linken Kolonflexur die Freilegung der Drüse in ganzer Ausdehnung. Nur selten sind Adenokarzinome des Pankreasschwanz- und korpusbereichs zum Zeitpunkt der Diagnose noch operabel. Häufig besteht bereits eine mehr oder weniger ausgeprägte peripankreatische Tumorinfiltration in das Retroperitoneum, kranial, kaudal und dorsal der Bauchspeicheldrüse.

Bei gegebener Operabilität erfolgt zunächst die Ablösung des großen Netzes vom Magen entlang

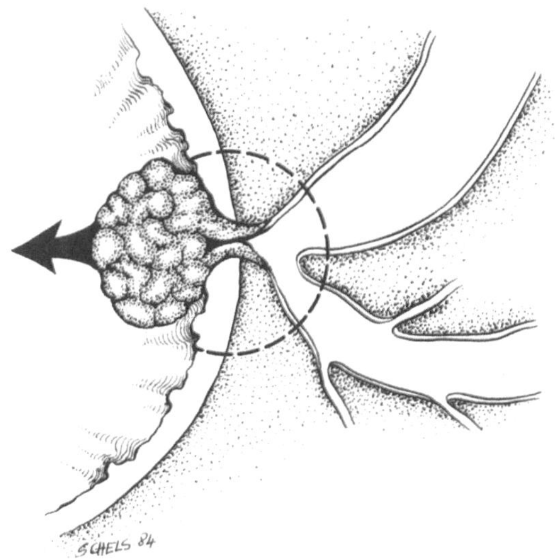

Abb. 13. Papillenexzision: Resektionsgrenze bei lokaler Exzision eines Papillentumors

der großen Kurvatur von der Kardia bis zum Pylorus mit Unterbindung der Aa. und Vv. gastricae breves und der A. gastroepiploica dextra. Nach Darstellung der A. hepatica communis und Aufsuchen des Tripus Halleri schließt sich die Unterbindung der A. lienalis am Stamm an. Nun wird das Retroperitoneum lateral der Milz inzidiert, die Milz hochgeklappt und der Pankreasschwanz von der Nierenkapsel abgelöst, die V. lienalis am Eintritt in die V. portae unterbunden und die Durchtrennung der Bauchspeicheldrüse rechts der V. portae vorgenommen.

Ausgedehnte peritumoröse Verschwielungen können manchmal die Präparation von links her außerordentlich erschweren. In diesem Fall ist es günstiger, die Bauchspeicheldrüse nach Freilegung der Pfortader im Isthmusgebiet zu durchtrennen, um einen besseren Zugang für die Ligatur der V. lienalis zu bekommen. Die A. lienalis wird anschließend dargestellt und am Abgang unterbunden und das Präparat von rechts nach links ausgeschält.

Zur Versorgung der Pankreasresektionsfläche wird eine isolierte Umstechungsligatur des Ductus Wirsungianus angelegt und die Resektionslinie selbst mit Einzelnähten verschlossen.

Papillenexzision. Das Duodenum wird nach Kocher-Mobilisation durch eine Längsinzision über der Papillenregion eröffnet. Der Tumor wird dann mit einer Klemme an seiner Basis gefaßt und durch ventralen Zug von der Duodenalhinterwand zeltförmig abgehoben. Mit dem Diathermiemesser erfolgt die zirkuläre Exzision des Tumors mit einem meist nur wenige Millimeter großen Sicherheitsabstand. Nach Entfernung des Tumors liegen dann die Lumina des gestauten Ductus choledochus und Ductus Wirsungianus frei, die mit Einzelnähten in die Duodenalöffnung eingenäht werden (Abb. 13).

22.1.7.5 Nichtresezierende Operationsverfahren

Wegen der anatomischen Beziehung des Pankreaskopfes zum Duodenum und zum distalen Choledochus entwickeln Tumoren dieser Region häufig biliäre und duodenale Kompressionssyndrome. Pankreaskopfkarzinome führen in 65–75% zum Verschlußikterus. Außerdem werden in 40–60% aller Pankreaskopftumoren zum Zeitpunkt der Diagnosestellung Duodenalstenosen (MOOSSA 1982) und in 5% eine komplette Obstruktion des Duodenums (SARR u. CAMERON 1982) beobachtet.

Palliative Umleitungsoperationen zur Beseitigung biliodigestiver und gastroenteraler Passagestörungen finden ihren Einsatz bei nachgewiesener Inoperabilität. Selten müssen Dünndarmstenosen distal vom Treitz-Band oder Stenosen des Querkolons durch entero-enterale Anastomosen umgangen werden. Die von CATTELL (1947) empfohlene palliative Entlastung des poststenotisch dilatierten Ductus Wirsungianus durch eine Pankreatikojejunostomie, die einen schmerzstillenden Effekt ausüben soll, hat bisher keine breite Anwendung gefunden.

Gallenwegsableitungen. Der Tumorverschluß führt zum mechanischen Ikterus mit unerträglichem Juckreiz, Cholangitis, Leberinsuffizienz und lebensbedrohlichen Blutungen infolge Koagulopathie (MOOSSA 1982). Für die chirurgische biliäre Dekompression steht eine Vielzahl von Operationsverfahren, die Anastomosen der extrahepatischen Gallenwege mit dem Magen, Duodenum oder dem oberen Jejunum herstellen, zur Verfügung. Davon sollte die *Cholezystogastrostomie* heute wegen des häufigen Refluxes von Nahrungsbestandteilen in die Gallenblase mit rezidivierender Cholangitis nicht mehr angewandt werden. Gegen die Anlage einer *Cholezysto-* oder *Choledochoduodenostomie* spricht die enge Nachbarschaft der Anastomose zum Tumor, die bei weiterem Tumorwachstum frühzeitig durch Stenosierung funktionslos werden kann.

Cholezystojejunostomie. Ein stark dilatierter kurzer Ductus cysticus, durch prä- oder intraoperative Cholangiographie bestätigt, ist Voraussetzung für diese Operationsmethode. Stellt sich der Ductus cysticus jedoch dünnkalibrig und geschlängelt dar, so ist der erwünschte Drainageeffekt über eine Gallenblasenanastomose meist unzureichend. Eine spätere Erweiterung des Ductus cysticus nach Dekompression der Gallenblase ist nicht zu erwarten. Überdies kann infolge aufsteigender Cholangitiden ein solcher Gallenblasengang leicht obliterieren. Auch ein bereits nachgewiesener Einbruch in das Lig. hepatoduodenale stellt eine Kontraindikation für diese Operationsmethode dar, weil bei fortschreitender Infiltration der tief einmündende Ductus cystikus frühzeitig vom Tumor blockiert wird.

Hepatikojejunostomie. Diesem Verfahren wird heute eindeutig der Vorzug gegeben, da man eine hohe Anastomose mit dem Ductus hepaticus communis oder der Hepatikusbifurkation mit einer hochgezogenen Roux-Dünndarmschlinge herstellen kann, deren Anlage durch die meist beträchtliche Dilatation der proximalen Gallengänge erleichtert wird. Diese hohe Anastomose garantiert außerdem einen entsprechend weiten Abstand vom oberen Tumorrand, so daß auch eine später einsetzende Infiltration des Lig. hepatoduodenale diese Anastomose viele Monate offen läßt.

Gastrojejunostomie. Die Indikation zur simultanen Anlage einer Gastrojejunostomie ist bei klinisch manifester Duodenalobstruktion oder intraoperativem Nachweis einer tumorösen Einengung des Duodenums immer gegeben. In der Literatur wird aber die Frage, ob nach Anlage einer biliodigestiven Anastomose wegen eines mechanischen Ikterus in jedem Fall auch eine Gastrojejunostomie angelegt werden sollte, unterschiedlich diskutiert. Einer Sammelstatistik von SARR u. CAMERON (1982) zufolge war nach biliärer Dekompression in 13% (2–50%) eine Relaparotomie wegen später auftretender Duodenalobstruktion erforderlich. Die gleichzeitige Anlage einer Gastrojejunostomie hatte keinen Einfluß auf die Operationsletalität. Nach alleiniger biliärer Dekompression betrug sie 18%, nach biliärer Dekompression und Gastrojejunostomie 17%. Besonders bei jüngeren Patienten mit einer möglichen längeren Überlebenszeit (DIAMOND u. FISHER 1975; FORREST u. LONGMIRE 1979; HERTER et al. 1982; MOOSSA et al. 1979; SARR u. CAMERON 1982) ist deshalb die simultane Anlage

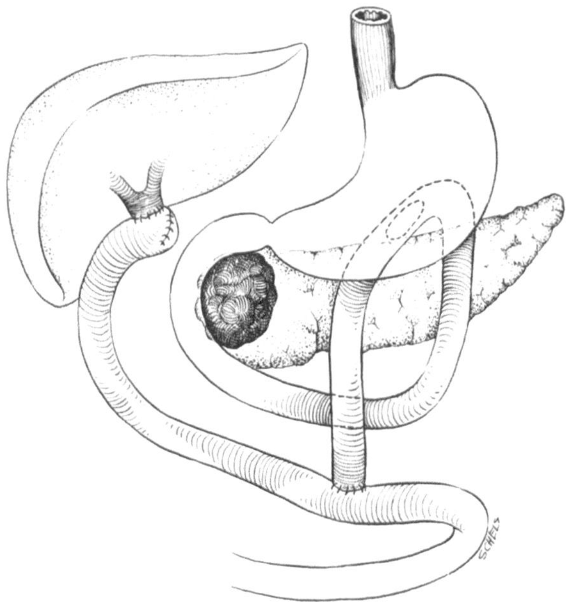

Abb. 14. Kombinierte biliodigestive und gastrojejunale Umleitungsoperation

einer Gastrojejunostomie zu empfehlen. Die Gefährdung des Patienten durch ein Anastomosenulkus wird im Laufe einer durchschnittlichen Überlebenszeit von 8,5 Monaten mit 3% als gering angegeben (Sarr u. Cameron 1982). Vielfach wird die Kombination der Gastroenteroanastomose mit einer trunkulären Vagotomie angeraten.

Zur Technik der kombinierten biliodigestiven und gastrojejunalen Umleitungsoperation. Als biliodigestive Anastomose bevorzugen wir beim inoperablen Pankreaskarzinom die Hepatikojejunostomie. Der Ductus hepaticus communis wird nach Entfernung der Gallenblase möglichst weit proximal durchtrennt. Der distale Gallengangsstumpf wird blind verschlossen. Etwa 50 cm distal des Treitz-Bandes wird der Dünndarm durchtrennt und retrokolisch zur Leberpforte hochgezogen. Die Anastomose wird mit dünnen resorbierbaren Nähten (4 × 0) ausgeführt, wobei die Naht am Dünndarm nur die Seromuskularis, am Gallengang dagegen alle Wandschichten erfaßt. Mit dieser Nahttechnik wird eine Strangulierung und Ischämie der Darmmukosa vermieden, die nach Knüpfen der Naht in den Gallengang prolabiert und die Anastomose abdeckt. Die ausreichend lang gewählte proximale Dünndarmschlinge wird dann ebenfalls retrokolisch hochgezogen und mit der Magenhinterwand in Längsrichtung breit anastomosiert. Anschließend wird der vom Magen ab-

führende Schenkel Y-förmig in die zum Gallengang hochgezogene Dünndarmschlinge implantiert (Abb. 14).

Endoskopische Gallengangsdekompression. Als Alternative zum chirurgischen Vorgehen gibt es heute für die biliäre Dekompression die endoskopisch gelegten nasobiliären Sonden, die bilioduodenalen Katheter (z.B. Pig-Tail-Katheter) und die endoskopische Papillotomie. Diese Verfahren haben den Vorzug der geringen primären Letalität (um 1,5–2%) (Hagenmüller u. Classen 1982; Hagenmüller u. Soehendra 1983; Riemann u. Demling 1985), sind aber mit dem Nachteil des häufigen Katheterwechsels infolge Okklusion und rezidivierender Cholangitis belastet. Diese Methoden gehören heute zum Routineprogramm eines erfahrenen Gastroenterologen. Sie ermöglichen nicht nur eine weitgehend problemlose präoperative Dekompression des Verschlußikterus (s.S. 432), sondern können manchem ikterischen Patienten, der aufgrund der Diagnostik zweifelsfrei inoperabel ist, eine Laparotomie ersparen. Ihre Gefahr besteht allerdings in einer zu großzügig gestellten Indikation. Nach unseren Erfahrungen wird heute von Internisten manchmal ohne Vorstellung der Patienten bei einem erfahrenen Chirurgen aus Altersgründen Inoperabilität postuliert und eine palliative Endoprothese eingelegt. Bei tatsächlich operablen Karzinomen kann so die Chance einer kurativen Radikaloperation vergeben werden. In vielen Fällen ist die Möglichkeit einer Radikaloperation erst bei Laparotomie definitiv auszuschließen.

22.1.7.6 Chirurgie des Lokalrezidivs und der Fernmetastasen

Beim duktalen Pankreas- und beim periampullären Karzinom entstehen lokale Rezidive entweder im zurückgelassenen Pankreasstumpf, in der Radix mesenterii oder im früheren Pankreaslager. Wegen der breiten Infiltration in das Retroperitoneum und benachbarte Organe haben Relaparotomien zur Beseitigung dieser Rezidive praktisch keine Aussicht auf Erfolg.

Wegen der allgemein schlechten Prognose der duktalen Pankreaskarzinome ist eine operative Entfernung von Fernmetastasen in der Leber oder Lunge nicht sinnvoll.

Metastatische Absiedlungen eines periampullären Karzinoms können entsprechend den Regeln der Metastasenchirurgie angegangen werden (soli-

Lungenkeilexzision). Der Eingriff soll jedoch ein minimales Operationsrisiko nicht überschreiten, da der Einfluß solcher Maßnahmen auf die Prognose bislang noch nicht abgeschätzt werden kann.

22.1.8 Nichtchirurgische Therapie

Das Karzinom des Pankreas und der periampullären Region ist bis heute ausschließlich durch chirurgische Behandlung heilbar. Während alleinige Radiotherapie bei *lokal inoperablen Tumoren ohne Fernmetastasen* keine nennenswerte Wirkungen zeigt (MOERTEL et al. 1976), ist durch kombinierten Einsatz von Radio- und Chemotherapie eine Verlängerung der medianen Überlebenszeit um einige Monate (auf 8–10 Monate) erreichbar, wobei auch etwaige Schmerzen oft gebessert werden. Zum Einsatz kommt 5-Fluorourazil, als Strahlendosis werden 40–60 Gy empfohlen (Gastrointestinal Tumor Study Group 1979; MACDONALD et al. 1982).

Bei *Fernmetastasen* kann eine Kombinationschemotherapie (z.B. FAM-Schema = 5-Fluorourazil + Doxorubicin + Mitomycin C oder SMF-Schema = Streptozotocin + Mitomycin C + 5-Fluorourazil) heute noch nicht allgemein empfohlen werden, weitere Studien sind erforderlich (SCHEITHAUER 1984). Dementsprechend kommt auch eine adjuvante Chemotherapie bislang nicht in Frage. Auch die postoperative Nachbestrahlung nach lokal unradikalen Operationen ist in ihrem Wert nicht gesichert. *Interstitielle Strahlentherapie* mit ^{125}J oder ^{192}Ir, teils durch perkutane transhepatische Drainage, teils bei Laparotomie appliziert, sowie auch die *intraoperative Bestrahlung* sind als neue Möglichkeiten noch in Erprobung und in ihrem Wert bislang nicht gesichert (HERSKOVIC et al. 1981; GUNDERSON et al. 1982; MOERTEL 1982).

Die *Schmerzbekämpfung* nimmt bei Patienten mit inoperablem, den Plexus hypogastricus infiltrierenden Karzinom eine bedeutende Stellung ein. Neben der intraoperativen Unterspritzung des Nervenplexus mit 5%igem Phenol oder 80%igem Alkohol (etwa 20 ml) stehen neurochirurgische Eingriffe (z.B. Chordotomie, ein- oder beidseitig) oder der Periduralverweilkatheter sowie die systemische Gabe von potenten Analgetika zur Verfügung.

kreaskarzinompatienten steht die Betreuung hinsichtlich des Kohlenhydratstoffwechsels und der Verdauung. Der Kohlenhydratstoffwechsel muß regelmäßig überwacht und ein Diabetes mellitus nach den bekannten Methoden eingestellt werden. Hier ergeben sich vor allem nach totaler Duodenopankreatektomie große Probleme.

Eine sofortige (nach Gangokklusion) oder langsam sich entwickelnde (nach Obstruktion einer pankreatikojejunalen Anastomose) exokrine Pankreasinsuffizienz ist durch ausreichende Enzymsubstitution auszugleichen. Am besten haben sich die Präparate Pankreon-Granulat und Kreon-Kapseln bewährt.

Zur Entdeckung von Lokalrezidiven und Fernmetastasen nach kurativer Operation und zur Verlaufsbeobachtung bei Chemo/Radiotherapie dienen neben der klinischen Untersuchung vor allem die Sonographie und die Computertomographie des Oberbauchs sowie die Röntgenuntersuchung der Lungen. Der Tumormarker CA 19-9 scheint für die Früherkennung von Rezidiven und für die Beurteilung des Ansprechens auf nichtchirurgische Behandlung hilfreich zu sein.

Alle Nachsorgeprogramme nach kurativer Operation haben mehr den Charakter von Verlaufskontrollen. Bei Rezidiven und Fernmetastasen kommt eine operative Behandlung nur in ganz seltenen Fällen in Frage und Chemo-/Radiotherapie ist derzeit nur im Rahmen klinischer Studien angezeigt.

22.1.10 Prognose

22.1.10.1 Postoperative Letalität

Im letzten Jahrzehnt ist eine deutliche Abnahme der postoperativen Letalität nach resezierenden Eingriffen beim periampullären und duktalen Karzinom festzustellen. Die Reduzierung wird dort deutlich, wo interessierte Chirurgen infolge Konzentration der Patienten mit größerer Erfahrung die früher häufigen, oft tödlichen Komplikationen, wie postoperative Pankreasfisteln und -nekrosen, sowie Nahtinsuffizienzen zunehmend vermeiden können.

Partielle Duodenopankreatektomie. In früheren großen Sammelstatistiken findet sich noch eine

Tabelle 11. Periampulläres Karzinom. Partielle Duodenopankreatektomie

Autor, Jahr		n	Operations-letalität in %	mittlere/ mediane Überlebenszeit in Monaten	5-Jahres-Überlebensrate in % (nach Ausschluß der Operations-letalität)
MONGÉ et al. (1964b)		120	18		24
SMITH (1973)		180	4		30
WARREN et al. (1975)		193	15		28
SATO et al. (1977)[a]		46	7		19
FORREST u. LONGMIRE (1979)[b]		30	13	44	21
RÜCKERT u. KÜMMERLE (1979)[c]		37	14		27
SELLNER u. JELLINEK (1979)		25	20		30
WILLIAMS et al. (1979)[a]		27	11		27
BJÖRCK et al. (1981)		26	15		27
COOPERMAN et al. (1981)		56	14	30	25
WALSH et al. (1982)		44	16		16
Durchschnittswert[d]		784	13,4	–	24,9
Chir. Univ.-Klinik Erlangen	1961–1977	18	22 ⎫	30,1	42±18%[e]
	1978–1982	32	13 ⎭		

[a] Mit 1 totalen Duodenopankreatektomie
[b] Mit 4 totalen Duodenopankreatektomien
[c] Mit 6 totalen Duodenopankreatektomien
[d] Berechnet als arithmetisches Mittel, ohne Gewichtung entsprechend Patientenzahl
[e] 95% Vertrauensbereich

Operationsletalität für die Pankreaskopfresektion von 20–25% (FISH u. CLEVELAND 1964; HERMANN 1979; LEVIN et al. 1978; SHAPIRO 1975), während in den 70iger Jahren eine Senkung der postoperativen Sterblichkeit nach partieller Duodenopankreatektomie auf etwa 15% zu erkennen ist. Aus dem Schrifttum ergibt sich für diese Operationsmethode eine durchschnittliche Sterblichkeit von 13,4% für periampulläre Karzinome und von 14,6% für das duktale Pankreaskarzinom (Tabelle 11 und 12). NAKASE et al. (1977) veröffentlichten eine Sammelstatistik aus 57 chirurgischen Kliniken Japans, in der die Operationsletalität nach partieller Duodenopankreatektomie eines periampullären Karzinoms 18,3% betrug.

Totale Duodenopankreatektomie. Für die totale Duodenopankreatektomie errechneten wir aus Angaben in der Literatur eine postoperative Letalität von durchschnittlich 18,6% (Tabelle 13). Die Operationserweiterung durch eine regionale Lymphknotendissektion scheint das operative Risiko nicht ungünstig zu beeinflussen, da FORTNER (1984) in seiner jüngeren Serie seit 1979 eine Letalität von 8% berichtet.

Subtotale Duodenopankreatektomie. An der Chirurgischen Universitätsklinik Erlangen wurde die subtotale Duodenopankreatektomie seit 1980 bei 37 Patienten (28 duktale und 9 große periampulläre Karzinome mit weiter Infiltration in den Pankreaskopf) durchgeführt. Postoperativ ist nur 1 Patient an einer Nahtinsuffizienz der Pankreatikojejunostomie gestorben (GALL 1986). Für diese Operationsmethode ergibt sich deshalb bei uns derzeit eine Letalität von 3%, sie ist damit wesentlich niedriger als bei totaler Pankreatektomie, bei der wir 1978–1982 eine Letalität von 22% (4/18) zu verzeichnen haben. In der Literatur gibt es bisher nur einen weiteren Bericht über die Letalität der subtotalen Pankreatektomie: FORTNER (1984) erwähnte 8 derartige Operationen ohne Todesfall. Wie wir ist FORTNER der Meinung, daß diese Operationsmethode der totalen Duodenopankreatektomie vorzuziehen ist.

Linksresektion. Dieser Eingriff, der als Standardverfahren bei der chronischen Schwanzpankreatitis eine durchschnittliche Operationsletalität von 5% aufweist (GEBHARDT 1984), kommt als therapeutischer Eingriff eines Pankreaskarzinoms dieser

Tabelle 12. Duktales Pankreaskopfkarzinom. Partielle Duodenopankreatektomie

Autor, Jahr		n	Operations-letalität in %	Mittlere/ mediane Überlebenszeit in Monaten	5-Jahres-Überlebensrate in % (nach Ausschluß der Operations-letalität)
ASTON u. LONGMIRE (1973)		39	10	15,4	6
SMITH (1973)		44	21		6
HERMRECK et al. (1974)		50	28	11,4	11
SHAPIRO (1975)		24	8	10,6	0
COUTSOFTIDES et al. (1977)		23	12	15,0	0
CHILD et al. (1978)		26	19		
FORREST u. LONGMIRE (1979)		50	12	16,2	4
EDIS et al. (1980)		124	16	10,0	5
BJÖRCK et al. (1981)		62	10		8
COOPERMAN et al. (1981)		27	11	15,0	11
VAN HEERDEN et al. (1981)		141	12		5
COHEN et al. (1982)		36	16	9,0	0
Durchschnitt[a]		646	14,6	12,8	5,1
Chir. Univ.-Klinik Erlangen	1961–1977	11	27 ⎫	14,8	16+21%[b]
	1978–1982	9	11 ⎭		

[a] Berechnet als arithmetisches Mittel, ohne Gewichtung entsprechend Patientenzahl
[b] 95% Vertrauensbereich

Tabelle 13. Duktales Pankreaskarzinom. Totale Pankreatektomie

Autor, Jahr		n	Operations-letalität in %	mittlere/ mediane Überlebenszeit in Monaten	5-Jahres-Überlebensrate in % (nach Ausschluß der Operations-letalität)
PLIAM u. REMINE (1975)		33	21		14
IHSE et al. (1977)		58	23	20	4
TRYKA u. BROOKS (1979)		25	12	24	18
EDIS et al. (1980)		38	16	10	3
COOPERMAN et al. (1981)		43	28	15	6
VAN HEERDEN et al. (1981)		51	14	13	2
MOOSSA u. LEVIN (1981)		45	9		
FORTNER (1984)[a]		35	26	13	0
Durchschnitt[b]		328	18,6	15,8	6,7
Chir. Univ.-Klinik Erlangen	1961–1977	2	(50) ⎫	7,1	0
	1978–1982	18	22 ⎭		

[a] Sog. regionale Duodenopankreatomie, meist total, in einigen Fällen subtotal
[b] Berechnet als arithmetisches Mittel, ohne Gewichtung entsprechend Patientenzahl

Region nur selten zum Einsatz. Die nur spärlichen Angaben in der Literatur weisen eine Operationsletalität von durchschnittlich 25% auf (COUTSOFTIDES et al. 1977; FORREST u. LONGMIRE 1979; HERTER et al. 1982; KNIGHT et al. 1978; LONGMIRE u. TRAVERSO 1981). Zu berücksichtigen sind jedoch die geringe Fallzahl und die große Streubreite. Wir haben nach linksseitiger 4/5-Resektion eines duktalen Pankreasschwanzkarzinoms von insgesamt 5 Patienten (1961–1982) keinen verloren.

Tabelle 14. Duktales Pankreaskarzinom: Umgehungsoperationen. Kein Patient überlebte 5 Jahre!

Autor, Jahr		n	Operations-letalität in %	Mittlere/ mediane Überlebenszeit in Monaten
BOWDEN et al. (1965)		114	5	5,0
HERMRECK et al. (1974)		172	24	5,0
HERTZBERG (1974)		148	13	6,8
SHAPIRO (1975)		24	4	8,1
BROOKS u. CULEBRAS (1976)		35	14	5,6
COUTSOFTIDES et al. (1977)		125	12	7,4
TREDE et al. (1977)		43	32	1,5
HOITSMA et al. (1978)		35	14	9,5
HOLLENDER (1978)		83	17	4,8
KNIGHT et al. (1978)		153	22	6,7
SATO et al. (1978)		59	19	4,5
FORREST u. LONGMIRE (1979)		103	20	5,5
JAIN et al. (1979)		92	22	7,0
MOOSSA et al. (1979)		31	7	6,0
REED et al. (1979)		101	13	7,7
SCHMID (1979)		33	9	4,8
TRYKA u. BROOKS (1979)		35	14	5,6
VAN HEERDEN et al. (1981)		151	6	6,0
ROSS u. JONAS (1980)		55	13	6,7
WANGSUWANPOR u. BESSE (1983)		68	12	8,0
Durchschnitt[a]		1160	14,0	6,1
Chir. Univ.-Klinik Erlangen	1961–1977	63	24 }	
	1978–1982	65	12 }	4,2
	1-Jahres-Überlebensrate		12 ± 6%[b]	
	2-Jahres-Überlebensrate		2 ± 3%[b]	

[a] Berechnet als arithmetisches Mittel, ohne Gewichtung nach Patientenzahl
[b] 95% Vertrauensbereich

Umgehungsoperationen. Auch nach Umgehungs-operationen ist im letzten Jahrzehnt eine Senkung des früher sehr hohen Operationsrisikos von 30–35% unverkennbar. In unserer Sammelstatistik von 1160 Umgehungsoperationen bei inoperablem Pankreaskarzinom betrug die postoperative Sterblichkeit 14,0% (Tabelle 14). Sie entspricht somit der Operationsletalität der partiellen Duodenopankreatektomie.

Explorative Laparotomie. Wurde der Eingriff lediglich als explorative Laparotomie bei inoperablen Tumoren durchgeführt, errechnet sich auch heute noch eine postoperative Letalität von 32,5% (Tabelle 15).

22.1.10.2 Langzeitprognose/Gesamtresultate

Zu den Spätergebnissen der kurativen Resektion des periampullären Karzinoms und des Pankreas-karzinoms gibt es in der Literatur zahlreiche Einzelberichte und größere Sammelstatistiken. Weil es bisher nur Richtlinien der WHO für die histologische Klassifizierung, aber keine einheitlichen Empfehlungen für Grading und Staging gibt, ist die Analyse der Spätergebnisse und vergleichende Wertung der verschiedenen Operationsmethoden auch heute noch nur unter Vorbehalt möglich.

Trotz aller Verbesserungen der diagnostischen und operativen Methoden liegt die 5-Jahres-Heilquote beim *Pankreaskarzinom* nach einer WHO-Studie unter 1% (AOKI u. OGAWA 1978). Zu ähnlich ungünstigen Ergebnissen kamen auch GUDJONSSON et al. (1978), die in einer Sammelstatistik aus der Literatur für 15000 Pankreaskarzinome eine absolute 5-Jahres-Überlebensrate von nur 0,4% ermittelt haben. Die Ursache dieser schlechten Prognose ist in der Tatsache zu suchen, daß 85–90% aller duktalen Pankreaskarzinome zum Zeitpunkt der Diagnose die Organgrenzen bereits

Tabelle 15. Duktales Pankreaskarzinom: Explorative Laparotomie. Kein Patient überlebte 5 Jahre!

Autor, Jahr		n	Operations-letalität in %	Mittlere/ mediane Überlebenszeit in Monaten
HERMRECK et al. (1974)		125	51	1,8
HERTZBERG (1974)		21	43	1,6
HINES u. BURNS (1976)		22	40	3,0
COUTSOFTIDES et al. (1977)		119	34	5,8
KNIGHT et al. (1978)		133	25	3,5
FORREST u. LONGMIRE (1979)		67	44	3,6
JAIN et al. (1979)		38	14	6,0
MOOSSA (1979)		74	8	2,5
REED et al. (1979)		28	7	6,0
Durchschnitt[a]		627	32,5	3,8
Chir. Univ.-Klinik Erlangen	1961–1977	117	31 ⎫	
	1978–1982	75	12 ⎭	3,2
	1-Jahres-Überlebensrate		8 ± 5% [b]	
	2-Jahres-Überlebensrate		4 ± 3% [b]	

[a] Berechnet als arithm. Mittel der Einzelwerte, ohne Gewichtung nach Patientenzahl
[b] 95% Vertrauensbereich

weit überschritten und metastasiert haben (CUBILLA et al. 1978; HERMANEK 1984; KÜMMERLE et al. 1976; LUX et al. 1978; TREDE et al. 1977). Da für Vorsorgeuntersuchungen keine Risikogruppen definiert sind und keine geeigneten Screeningmethoden zur Verfügung stehen, aber auch die neuen bildgebenden Verfahren sowie die Endoskopie den Prozentsatz der Frühkarzinome, die zur Operation eingewiesen werden, nicht erhöht haben, wird die Prognose des duktalen Pankreaskarzinoms vorerst weiter außerordentlich ungünstig bleiben.

Eine retrospektive Analyse des Krankenguts der Chirurgischen Universitätsklinik Erlangen für die Jahre 1964–1977 ergab, daß keiner von 186 Patienten mit einem exokrinen Pankreaskarzinom 5 Jahre überlebte (HERMANEK u. WÖRNER 1979). In der Zwischenzeit haben sich die Ergebnisse an unserer Klinik nur gering verbessert: so verzeichnen wir derzeit für alle Patienten mit duktalen Pankreaskarzinomen (operierten und nichtoperierten) eine 5-Jahres-Überlebensrate von 1,8%, nach kurativer Resektion immerhin von 11,8% (jeweils postoperative Letalität nicht ausgeschlossen) (s. Tabelle 1).

Die *Karzinome der periampullären Region* zeichnen sich durch eine deutliche bessere Prognose aus (s.S. 417). Da beim periampullären Karzinom der Ikterus ein Frühsymptom ist und die endoskopisch-bioptische Diagnostik eine breite, allgemeine Anwendung erfahren hat, werden die Karzinome dieser Region heute in der Regel bereits frühzeitig zur Operation überwiesen. Dies hat letztlich zu einer Steigerung der Resektionsraten auf 70–90% geführt (ASTON u. LONGMIRE 1973; COUTSOFTIDES et al. 1977; GALL et al. 1981; VAN HEERDEN et al. 1981; HOLLENDER u. MARRIE 1981; NAKASE et al. 1977; RÜCKERT u. KÜMMERLE 1979; WILLIAMS et al. 1979). Die 5-Jahres-Überlebensraten (postoperative Letalität nicht ausgeschlossen) liegen für alle Tumoren bei 25%, nach kurativer Resektion bei 35% (s. Tabelle 1).

22.1.10.3 Tumorabhängige Prognose

Die Prognose des *duktalen Pankreaskarzinoms* ist auch nach kurativer Entfernung mit 5-Jahres-Überlebensraten von 5–10% so schlecht, daß der Einfluß verschiedener möglicher prognostischer Faktoren nicht klar ersichtlich wird.

Lediglich die Lokalisation im Schwanz und Körper ist — verglichen mit jener im Kopf — prognostisch eindeutig ungünstiger. Tumoren, die durch Linksresektion behandelt werden konnten, zeigen in einer Sammelstatistik des Schrifttums eine 5-Jahres-Überlebensrate von 0% gegenüber einer solchen von 5,1% bei Tumoren des Kopfes, bei denen eine partielle Duodenopankreatektomie vorgenommen werden konnte; die durchschnittlichen Überlebenszeiten betrugen 11,4 Monate gegenüber 13,7 Monaten (GALL u. ZIRNGIBL 1984).

Ob eine frühzeitige Diagnose die ungünstige Prognose beim duktalen Pankreaskarzinom überhaupt verbessern kann, wird z.B. von EDIS et al. (1980) und HERTER et al. (1982) in Frage gestellt, die in ihrem Krankengut keinen Unterschied in der Überlebenszeit der resezierten frühen und fortgeschrittenen Tumoren beobachteten. Im Widerspruch dazu stehen unsere eigenen Ergebnisse, die der rechtzeitigen operativen Therapie deutliche Vorteile einräumen. Analysiert man alle kurativen Resektionen duktaler Karzinome, so ergibt sich für die Patienten im Tumorstadium pN0 (keine Lymphknotenmetastasen) eine mediane Überlebenszeit von über 60 Monaten. Der metastatische Befall einer oder zweier regionaler Lymphknotengruppen reduziert die mediane Überlebenszeit auf 9 bzw. 8 Monate.

Über günstige Resultate bei den bisher so selten diagnostizierten Frühkarzinomen berichteten MOOSSA u. LEVIN (1981). Bei 17 Patienten betrug die Überlebenszeit 7 Monate bis 9 Jahre, im Durchschnitt 28 Monate.

Gewisse Einflüsse auf die Prognose scheint auch das Grading zu besitzen (KLÖPPEL et al. 1984).

Beim *periampullären Karzinom* dürfte der Lokalisation prognostische Bedeutung zuzukommen. Aus der Literatur ergibt sich nach kurativer Operation für das Karzinom der Ampulla Vateri und für Karzinome des papillennahen Duodenums mit einer durchschnittlichen Überlebenszeit von 45,9 bzw. 41,3 Monaten eine bessere Prognose als beim Karzinom des distalen Choledochus (28,5 Monate). Entsprechend unterschiedlich sind die durchschnittlichen 5-Jahres-Überlebensraten mit 26,8%, 31,9% und 19,0% (GALL u. ZIRNGIBL 1984). Ähnliche Ergebnisse für die unterschiedlichen Tumorlokalisationen wurden auch in einer Sammelstatistik von HERMANN (1979) mitgeteilt.

22.1.10.4 Therapieabhängige Prognose

Duktales Pankreaskarzinom. *Partielle gegen totale Duodenopankreatektomie.* Die Diskussion partielle versus totale Duodenopankreatektomie für die Radikaloperation duktaler Pankreaskopfkarzinome kann auch anhand neuerer, in der Literatur mitgeteilter Spätresultate nicht eindeutig entschieden werden. Nach partieller Duodenopankreatektomie ergibt sich in unserer Literaturübersicht (s. Tabelle 12) eine Überlebenszeit von 12,8 Monaten,

nach totaler Duodenopankreatektomie (s. Tabelle 13) von 15,8 Monaten. Die 5-Jahres-Überlebensrate liegt nach partieller Resektion bei 5,1% und nach totaler Duodenopankreatektomie in etwa gleicher Größenordnung bei 6,7% (s. Tabellen 12 und 13).

Andere, in jüngerer Zeit veröffentlichte Sammelstatistiken weisen für die totale Duodenopankreatektomie 5-Jahres-Überlebensraten von 3–5% aus (BJÖRCK et al. 1981; GUDJONSSON et al. 1978; HERMANN 1979; NAKASE et al. 1977; SHAPIRO 1975).

Keine der beiden Operationsmethoden kann somit einen entscheidenden Vorteil hinsichtlich der Langzeitergebnisse bei vergleichbaren Tumortypen und ähnlicher Operationsletalität für sich verbuchen.

Einige Autoren (HERTER et al. 1982; PLIAM u. REMINE 1975) sahen jedoch bei der Diabeteseinstellung in 18–25% ernsthafte Schwierigkeiten nach der totalen Duodenopankreatektomie.

Regionale Duodenopankreatektomie. Welche Auswirkungen die sog. regionale totale Duodenopankreatektomie auf die Überlebenszeit der Patienten haben wird, läßt sich z.Zt. noch nicht abschätzen. FORTNER (1984) hat mit dieser Methode eine mediane Überlebenszeit von 15 Monaten erreicht. Die Steigerung der Resektionsquote durch ultraradikale Chirurgie bei fortgeschrittenen Tumoren hat die Überlebenszeit der operierten Patienten nicht verlängert. So konnten IHSE et al. (1977) und andere (BJÖRCK et al. 1981; BROOKS u. CULEBRAS 1976; REED et al. 1979; SATO et al. 1977; WARREN et al. 1975) nachweisen, daß die Überlebenszeit nach Resektion duktaler Pankreaskarzinome des Stadiums III nach HERMRECK et al. (1974) den Palliativmaßnahmen gleicht.

Subtotale Duodenopankreatektomie. Für die subtotale Duodenopankreatektomie können wir bisher noch keine Spätergebnisse mitteilen. Die mediane Überlebenszeit beträgt in unserem Krankengut von 35 Patienten 12 Monate und unterscheidet sich nicht von der totalen Duodenopankreatektomie. Zumindest ist vorläufig der Schluß möglich, daß diese Operationsmethode keine Einbußen in der Radikalität und keine negativen Auswirkungen auf die Überlebenszeit zur Folge hat.

Palliative Maßnahmen oder Tumorresektion? Die enttäuschend niedrigen Überlebensraten nach resezierenden Eingriffen haben einzelne Operateure veranlaßt, beim duktalen Pankreaskopfkarzinom nur palliative Operationen einzusetzen. Mehrere Autoren (CRILE 1970; FEDUSKA et al. 1971; HERTZBERG 1974; MONGÉ et al. 1964a; SHAPIRO 1975) haben in den Jahren 1964–1974 mitgeteilt, daß sich die durchschnittliche Überlebenszeit der palliativ operierten Patienten ohne Tumorresektion nicht von der der resezierten Patienten unterschied. Sie zogen daraus den Schluß, daß bei einem duktalen Pankreaskarzinom auch in einem resezierbaren Stadium den palliativen Maßnahmen der Vorzug zu geben sei. Die überwiegende Mehrzahl erfahrener Pankreasoperateure lehnt heute eine solche Empfehlung entschieden ab, weil den Patienten mit normalem Operationsrisiko und frühem Tumorstadium eine, wenn auch geringe, Chance einer kurativen Operation mit definitiver Heilung vorenthalten wird. Nach unserer Sammelstatistik zeigt der Vergleich der palliativen mit den resezierenden Eingriffen folgendes Ergebnis: während die Operationsletalität beider Verfahren sich nicht wesentlich unterscheidet (Umgehungsoperation 14,0%, partielle Duodenopankreatektomie 14,6%, totale Duodenopankreatektomie 18,6%, resezierende Verfahren zusammen 15,9%), beträgt die mittlere Überlebenszeit palliativer Umleitungsoperationen nur 6,1 Monate, der resezierenden Eingriffe jedoch wesentlich mehr: bei partieller Duodenopankreatektomie 12,8 Monate, bei totaler Duodenopankreatektomie 15,8 Monate, zusammengefaßt 13,8 Monate (s. Tabellen 12–14).

In einer Übersicht von MOOSSA et al. (1979), die die Ergebnisse von 18 amerikanischen Autoren 1979 analysiert haben, ergab sich für die Bypassoperation eine durchschnittliche Überlebenszeit von 4,3 Monaten, wobei kein Patient nach 5 Jahren noch am Leben war. Nach kurativen Tumorresektionen betrug die durchschnittliche Überlebenszeit 16,5 Monate, die 5-Jahres-Überlebensrate 18%. Auch die eigenen neueren Ergebnisse bestätigen, daß heute kurative Tumorresektionen den palliativen Verfahren eindeutig überlegen sind. Die mediane Überlebenszeit betrug bei 34 Patienten mit 1978–1982 kurativ resezierten duktalen Karzinomen 9,0 Monate, bei 64 Patienten mit Umgehungsoperationen im gleichen Zeitraum jedoch nur 3,6 Monate. Die alterskorrigierten 2-Jahres-Überlebensraten (postoperative Letalitäten nicht ausgeschlossen) betrugen 33±17% gegenüber 1±3%. In den letzten Jahren wurde deshalb den resezierenden Operationsmethoden von operablen Pankreaskarzinomen eindeutig der Vorzug gegeben.

Periampulläres Karzinom. Beim inoperablen periampullären Karzinom kann durch palliative Umleitungsoperationen eine durchschnittliche Überlebenszeit von 7,4 Monaten erreicht werden (NAKASE et al. 1977). Demgegenüber werden im Schrifttum nach partieller Duodenopankreatektomie Überlebenszeiten von 30–44 Monaten angegeben (s. Tabelle 11). Im eigenen Krankengut betrug die mediane Überlebenszeit für die 1960–1982 behandelten Patienten nach Umgehungsoperationen (n = 16) 6,7 Monate, nach partieller Duodenopankreatektomie (n = 50) 30,1 Monate.

22.2 Maligne Tumoren des endokrinen Pankreas

22.2.1 Allgemeines

Die malignen Tumoren des endokrinen Pankreas unterscheiden sich von den exokrinen Karzinomen in erster Linie durch die bessere Prognose. Zum Teil erklärt sich dies dadurch, daß die Diagnose in Folge hormoneller Symptomatik bei kleinen, auf das Organ beschränkten Tumoren gestellt wird. Aber auch Patienten mit Fernmetastasen können z.T. überraschend lange, manchmal etliche Jahre überleben. Die mittlere Überlebenszeit bei nachgewiesener Malignität beträgt 4 Jahre, Verläufe bis zu 19 Jahren sind mitgeteilt (CUBILLA u. HAJDU 1975).

Endokrine Malignome müssen klinisch nicht hormonell aktiv sein. Sie sind meist nur 2–3 cm groß, über das ganze Organ verteilt und nicht wie exokrine Karzinome im Kopfbereich gehäuft. Vielfach sind diese Tumoren wegen reicher Vaskularisation auffallend dunkelrot und weich, daher bei geringer Größe schwer zu palpieren. Infolge einer Pseudokapsel sind sie meist gut abgegrenzt. In 1% finden sich extrapankreatisch gelegene endokrine Tumoren mit Produktion von pankreastypischen Hormonen (Glukagon, Insulin), vor allem in der Duodenal- und Magenwand (STEFANINI 1974).

Die Abgrenzung zwischen benignen und malignen Tumoren stellt bei endokrinen Geschwülsten des Pankreas — ähnlich wie in anderen endokrinen Organen — ein besonderes Problem dar (KLÖPPEL 1981). Vielfach ist weder an Biopsien noch am komplett entfernten Tumor eine definitive Diagnose möglich, eindeutiger Beweis für Malignität ist ausschließlich der Metastasennachweis. Eine histologisch nachweisbare Gefäßinvasion ist als Hinweis auf Malignität zu werten (Cubilla u. Hajdu 1975). Mit der Größe des Tumors wächst die Gefahr der Metastasierung, jeder Tumor über 2 und insbesondere über 3 cm Durchmesser ist suspekt. Der Anteil maligner Geschwülste ist je nach Tumortyp unterschiedlich: die meisten Enterochromaffinzell-(EC-)Karzinoidtumoren und Somatostinome im Pankreas sind maligne, Glukagonome in etwa 60–80%, Gastrinome bei solitärem Vorkommen in 60%, bei Multiplizität in mehr als 90%, bei Auftreten im Rahmen der multiplen endokrinen Neoplasie in knapp 50%, Vipome in 40% und Insulinome in etwa 10%. Die Metastasierung erfolgt meist in regionäre Lymphknoten und in die Leber (Klöppel 1981). Neuerdings soll der immunhistologische Nachweis von HCG-α-Ketten die Möglichkeit bieten, auch ohne Metastasennachweis Malignität zu diagnostizieren (Heitz et al. 1983).

Maligne endokrine Tumoren des Pankreas sind selten, ihr Anteil beträgt etwa 1–3% aller malignen Tumoren des Pankreas und der periampullären Region. Eine Geschlechtsbevorzugung findet sich nicht, der Altersgipfel liegt in der 4. und 5. Dekade.

Die hereditäre sog. multiple endokrine Neoplasie (Adenomatose) Typ I (MEN I, MEA I, Wermer-Syndrom) ist durch synchrone und metachrone Entwicklung von Hyperplasien, Adenomen und auch malignen Tumoren in Nebenschilddrüse, endokrinem Pankreas und Adenohypophyse gekennzeichnet (Heitz u. Steiner 1981). In ihrem Rahmen finden sich auch maligne endokrine Pankreastumoren, am häufigsten vom Typ der Gastrinome (etwa 20%) (Wermer 1974).

22.2.2 Klassifikation

Das endokrine System des Pankreas besteht aus den Langerhans-Inseln, deren Hauptbestandteile die glukagonproduzierenden A-Zellen und die insulinproduzierenden B-Zellen sind. Daneben finden sich teils in den Inseln, teils in anderen Teilen des Pankreas, besonders in den Gängen verstreute hormonproduzierende Zellen des diffusen endokrinen Systems (Helle-Zellen-Organ, Feyrter 1938; entero-endokrine Zellen). Dieses und die Inseln werden heute als APUD-Zell-System (Amine Precursor Uptake and Decarboxylating) (Pearse 1969) zusammengefaßt. Für die Klassifikation endokriner Tumoren liefert die lichtmikroskopische Untersuchung nur sehr eingeschränkte Aussagen. Entscheidend ist heute neben dem klinisch-bioche-

Tabelle 16. WHO-Klassifikation maligner endokriner Pankreastumoren. (Nach Williams et al. (1980)

I. Inselzellkarzinome (Tumoren der ausschließlich oder fast ausschließlich in den Langerhans-Inseln vorkommenden Zellen)
  1. A-Zell-Karzinom (malignes Glukagonom)
  2. B-Zell-Karzinom (malignes Insulinom)

II. Maligne Tumoren des diffusen endokrinen Systems (maligne Karzinoide)
  (Tumoren von einzeln oder in kleinen Gruppen verstreuten, vorwiegend in den Gängen vorkommenden endokrinen Zellen)
  1. maligner G-Zell-Tumor (malignes Gastrinom, malignes G-Zell-Karzinoid)
  2. malignes EC-Zell-Karzinoid (malignes Enterochromaffin-Zell-Karzinoid, malignes klassisches Karzinoid, malignes Argentaffinom)
  3. andere maligne Karzinoide:
     a) maligner Verner-Morrison-Tumor (malignes Vipom, maligner D1-Zell-Tumor)
     b) maligner D-Zell-Tumor (malignes Somatostatinom)

III. Schlecht differenziertes endokrines Karzinom
  (maligner epithelialer Tumor mit wenig strukturellen Zeichen einer endokrinen Differenzierung, aber funktioneller endokriner Symptomatik, oft Produktion multipler Hormone einschließlich ektoper Hormone, histologisch kleinzellig ähnlich dem kleinzelligen Lungenkarzinom oder großzellig und solid oder drüsig)

Tabelle 17. Immunzytochemische Klassifikation maligner endokriner Tumoren des Pankreas. (Nach Klöppel et al. 1979)

Zelltyp	Hormon	Maligner Tumor
A	Glukagon	Malignes Glukagonom
B	Insulin	Malignes Insulinom
D	Somatostatin	Malignes Somatostatinom
D1	VIP (vasoaktives intestinales Polypeptid)	Malignes Vipom
G	Gastrin	Malignes Gastrinom
PP	Pankreatisches Polypeptid	Malignes PP-om
EC	Serotonin	Malignes Karzinoid
?	Ektopes ACTH	Ektoper ACTH-Tumor (Kortikotropinom)

Lichtmikroskopische Struktur bei Tumoren der A- und B-Zellen vom Typ des Inselzelltumors, bei anderen Tumoren vom Typ intestinaler Karzinoidtumoren

mischen Hormonnachweis (Radioimmunoassay im Serum) in erster Linie die Immunzytochemie, die die Bedeutung der Elektronenmikroskopie weitgehend eingeschränkt hat (HEITZ et al. 1982).

Die WHO-Klassifikation (WILLIAMS et al. 1980) ist in Tabelle 16 dargestellt, Tabelle 17 zeigt die vor allem auf Immunzytochemie beruhende Unterteilung. Allerdings ist bei derartigen Klassifikationen zu bedenken, daß nicht selten Tumoren immunhistologisch multihormonal aufgebaut sind. Dabei besteht zwischen den histologischen Befunden und der Klinik nicht immer Übereinstimmung (LARSSON et al. 1975), klinisch findet sich eine multihormonale Symptomatik nur selten.

Häufigste maligne endokrine Geschwulst ist das Insulinom, gefolgt vom Gastrinom. Die anderen Tumortypen sind wesentlich seltener. Multiple Geschwülste finden sich am häufigsten bei malignen Gastrinomen (25%), seltener bei Insulinomen (10%).

22.2.3 Diagnose

Die Symptomatik ist von der jeweiligen Hormonproduktion beherrscht, entsprechende diagnostische Tests kommen zum Einsatz (Tabelle 18). Hormonell inaktive Tumoren werden — da sie meist

Tabelle 18. Hormonelle Symptomatik und Diagnostik maligner endokriner Pankreastumoren

Tumortyp	Symptomatik	Diagnostik
Malignes Insulinom	Hypoglykämie: vorübergehende neurologische Symptome wie Apathie, Verwirrtheit, Bewußtseinstrübung, vorübergehende neurologische Herderscheinungen, psychische Veränderungen (Reizbarkeit, abnorme Verhaltens- oder Erregungszustände), permanentes neurologisches Defizit („stroke") Gastrointestinale Symptome: Hunger, Nausea, Erbrechen	Hypoglykämie hohe Seruminsulinspiegel Hungerversuch Insulinsuppressionstest Insulinprovokationstests (Tolbutamid, Glukagon, Kalzium-Glukose-Infusion)
Malignes Glukagonom	leichter Diabetes mellitus Erythema necrolytica migrans (anfänglich Flecken und Papeln, bald Bläschenbildung, Erosion, Abheilung mit hyperpigmentierter Narbenbildung) atrophische Glossitis und Stomatitis normochrome Anämie Gewichtsverlust	Serumglukagon
Malignes Gastrinom	rezidivierende therapieresistente Magen-Duodenal-Ulzera, oft mit Blutung, Perforation, Schmerzsymptomatik vom Typ der Ulkuskrankheit gastrale Hypersekretion, Erbrechen wäßrige Durchfälle Steatorrhö	Magensekretionsanalyse mit Pentagastrinstimulation (hohe Basalsekretion, geringer oder fehlender Anstieg der Säurewerte nach Stimulation) Serumgastrin (über 500 pg/ml) (normal 20–50 pg/ml) Stimulationstests (Sekretin, Kalzium, Glukagon)
Malignes EC-Zell-Karzinoid	Diarrhöen oder evtl. voll ausgeprägtes Karzinoidsyndrom (Flush, Koliken, Tachypnoe, Kardiopathie, Durchfälle) kolikartige Bauchschmerzen	5-Hydroxy-Indolessigsäure im Urin
Malignes Vipom Malignes PPom	WDHA-Syndrom (pankreatische Cholera): wäßrige Durchfälle, Hypokaliämie, Achlorhydrie	Serum-Vip Serum-Prostaglandin E,F Serum-PP
Malignes Somatostatinom	Diabetes mellitus Verdauungsstörungen wie Steatorrhö und Hypochlorhydrie oft Cholelithiasis	Serum-Somatostatin
Malignes Kortikotropinom	Cushing-ähnliche Bilder hypokaliämische Alkalose Osteoporose	Serum-ACTH

nicht im Kopfbereich lokalisiert sind — spät entdeckt und unterscheiden sich in der Symptomatik nicht von den exokrinen Tumoren.

Bei hormonell aktiven und biochemisch gesicherten Tumoren ist für die Operationsplanung der präoperative Nachweis der Tumorlokalisation von entscheidender Bedeutung. Sie verkürzt die Operationsdauer, senkt die Anzahl blinder Resektionen und die Häufigkeit postoperativer Komplikationen und die Operationsletalität.

Primär wird man die Lokalisation mit Sonographie und CT versuchen, die allerdings nur größere Tumoren erkennen lassen. Bei Tumoren, die in der Nähe des oberen Gastrointestinaltrakts oder im Pankreaskopf liegen, ist die endoskopische Ultraschalluntersuchung aufschlußreicher (Nachweis von Tumoren bis 5 mm). Die Angiographie mit selektiver Darstellung des Truncus coeliacus und der A. mesenterica superior sowie die selektive transhepatische Katheterisierung der Pankreasvenen mit Blutentnahme zur Hormonbestimmung (Abb. 15) sind die aussagekräftigsten Untersuchungen zur Tumorlokalisation.

Die Treffsicherheit der Angiographie wird bei den relativ großen Insulinomen mit 65–90% angegeben (EDIS 1976; PISTOLESI 1977; STEFANINI 1974), bei den durchschnittlich kleineren Gastrino-

men liegt sie nur zwischen 40 und 60% (GRAY 1970; THOMPSON 1975). Führt die Angiographie zu keinem Ergebnis, kann die transhepatische Katheterisierung der Pankreasvenen (INGEMANSSON 1977) versucht werden. Über einen perkutan transhepatisch plazierten Katheter wird via Pfortader aus verschiedenen Pfortader- und Milzvenenabschnitten Blut zur Bestimmung des jeweiligen Hormonspiegels entnommen. Ein deutlich erhöhter Hormonspiegel in einem der verschiedenen Abschnitte gibt Hinweise auf die Lokalisation des Tumors, die damit in etwa 70% feststellbar sein soll (GÜNTHER et al. 1981). Fallen alle Lokalisationsversuche negativ aus, ist stets an die Möglichkeit einer extrapankreatischen Tumorlage zu denken, mit der bei Insulinomen und Glukagonomen in 1–3%, bei Gastrinomen in 30%, bei Vipomen in 10–20% zu rechnen ist, dagegen liegt der Großteil der Enterochromaffinzell-Karzinoide außerhalb des Pankreas.

22.2.4 Therapie

22.2.4.1 Chirurgische Therapie

Die Therapie der Wahl ist für alle endokrinen malignen Tumoren die chirurgische Entfernung im Gesunden. Nach medianer Oberbauchlaparotomie sind die wesentlichen chirurgischen Schritte zur vollständigen Darstellung der Bauchspeicheldrüse die Eröffnung der Bursa omentalis, die Mobilisation des Duodenums in Form eines Kocher-Manövers bis hin zur Aorta abdominalis, die Inzision des Retroperitoneums am Pankreasunterrand und — um kleine retropankreatische Tumoren zu erkennen — die Mobilisation des Pankreasschwanzes von links-lateral nach Auslösen der Milz aus ihren bindegewebigen Verbindungen und Anhebung der Milz mitsamt des Pankreasschwanzes nach medial-ventral.

Insbesondere die regionären Lymphknoten, die Leber und das Duodenum sind sorgfältig zu explorieren. Von allen metastasenverdächtigen Läsionen werden Biopsien intraoperativ im Schnellschnittverfahren untersucht. Die exakte Darstellung und Palpation sämtlicher Pankreasabschnitte ist auch bei präoperativ erfolgter Lokalisationsdiagnostik angesichts des multifokalen Vorkommens insbesondere bei Gastrinomen und Insulinomen unbedingt erforderlich.

Kann ein Tumor weder gesehen noch getastet werden, so stellt die intraoperative Sonographie

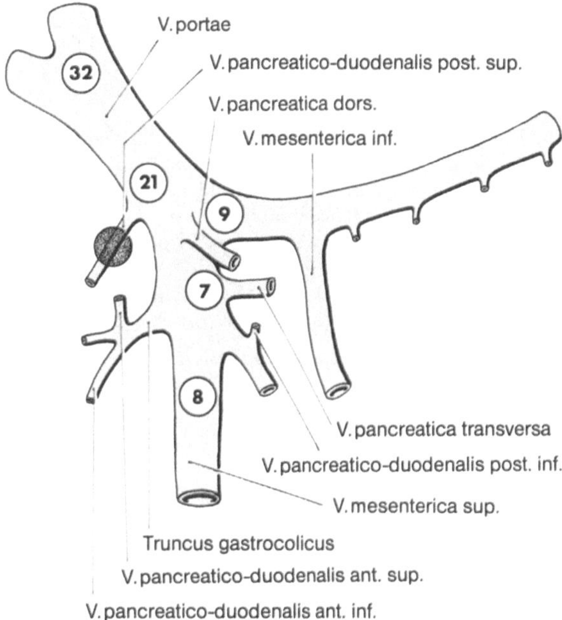

Abb. 15. Lokalisation eines Insulinoms im dorsalen oberen Quadranten der Pankreaskopfregion über selektive Pankreasvenenblutentnahme. Schraffierter Kreis: Tumor. Ziffern in weißen Kreisen: Insulingehalt in mcE/ml

eine neue Möglichkeit der Identifizierung kleiner Geschwülste im Pankreasgewebe dar. Weiterhin können okkulte Tumoren neuerdings durch die intraoperative Hormonschnellbestimmung nach selektiver Blutentnahme aus verschiedenen Pfortader- und Milzvenenabschnitten lokalisiert werden (TURNER et al. 1978).

Die Entfernung des Tumors kann bei kleinen, auf Malignität nicht verdächtigen Tumoren und bei nichtkurablen fernmetastasierten Tumoren durch Enukleation erfolgen. Allerdings ist hierbei mit Verletzungen des Pankreasgangs zu rechnen, was eine Drainage des Defekts in eine ausgeschaltete Roux-Y-Schlinge erfordert. Wird eine solche Gangläsion intraoperativ nicht erkannt, kann daraus eine persistierende Pankreasfistel resultieren (über 10%, STEFANINI 1974).

Bei allen Tumoren über 2–3 cm und mit Malignitätsverdacht und fehlender Fernmetastasierung sollten die Regeln der Tumorchirurgie zur Anwendung kommen. Entsprechend der Lokalisation wird endweder eine Linksresektion oder eine partielle Duodenopankreatektomie mit Lymphknotendissektion und Prolaminokklusion des verbleibenden Pankreas vorgenommen (s.S. 437). Bei lokaler Inoperabilität empfiehlt sich, zur Besserung der hormonalen Symptomatik und zur Erhöhung der Möglichkeiten einer internistischen Therapie eine Tumorverkleinerung anzustreben.

Beim malignen Gastrinom, bei dem eine komplette Entfernung des Primärtumors und etwaig vorhandener Metastasen nicht möglich ist, war früher die Gastrektomie zur Verhinderung schwerer Ulkuskomplikationen Verfahren der Wahl. Heute kann diese in der Regel durch die Medikation von H_2-Rezeptorantagonisten vermieden werden.

Die u.U. oft langsame Progredienz auch bei bestehenden Lebermetastasen läßt ein aggressives Vorgehen mit chirurgischer Resektion des Primärtumors und regionaler Lymphknotenmetastasen in Kombination mit lokaler Chemotherapie, evtl. auch Embolisation berechtigt erscheinen, definitive Empfehlungen sind allerdings bis heute nicht erarbeitet.

22.2.4.2 Medikamentöse Therapie

(BRENNAN u. MACDONALD 1982; BRODER u. CARTER 1973; MACDONALD et al. 1977; MOERTEL et al. 1980)

Die zytostatische Therapie ist bisher wenig befriedigend. Im allgemeinen wird Streptozotocin, neuerdings meist in Kombination mit 5-FU und z.T. auch mit Adriamycin und anderen verwendet.

Symptomatisch kommen bei inoperablen Tumoren und Fernmetastasen Medikamente zur Anwendung, die die pathologische Hormonsekretion hemmen bzw. ihre Auswirkungen lindern. Bei Insulinomen ist Diazoxid (300–500 mg/Tag) das Mittel der Wahl; es wird wegen gleichzeitiger Kochsalzretention mit einem milden Diuretikum kombiniert. Bei Glukagonomen kann Somatostatin zur Unterdrückung der Glukagonproduktion, bei EC-Karzinoidtumoren Parachlorphenylalanin (PCAC) versucht werden. Bei Vipomen werden Kortikosteroide, bei hohen Prostaglandin-E-Spiegeln Indomethacin angewandt.

Bei Gastrinomen haben sich H_2-Rezeptorantagonisten (Cimetidine, Ranitidin), evtl. in Kombination mit Anticholinergika zur Bekämpfung der Ulzera bewährt.

22.2.5 Prognose

Generell zeigen maligne endokrine Tumoren im Vergleich zu Karzinomen des exokrinen Pankreas eine bessere Prognose. Für maligne Insulinome wird eine mittlere Überlebenszeit nach Operation von etwa 3–4 Jahren angegeben (BRODER u. CARTER 1973). 80% der Patienten mit malignen Glukagonomen überleben mehr als 2 Jahre, 23% mehr als 5 Jahre (BINNICK et al. 1977; HIGGINS et al. 1979). Bei malignen Gastrinomen mit Lebermetastasen überleben 42% 5 Jahre und 30% sogar 10 Jahre (FOX et al. 1974). Patienten mit metastasiertem Vipom haben eine Lebenserwartung von etwa 12 Monaten. Für die anderen Tumortypen sind prognostische Angaben infolge ihrer Seltenheit kaum möglich.

Literatur
Zu 22.1. Karzinome des exokrinen Pankreas und der periampullären Region

Ackerman LV, Rosai J (1974) Surgical pathology. Mosby, St. Louis
Allen-Mersh TG (1982) Significance of the site of origin of pancreatic exocrine adenocarcinoma. J Clin Path 35:544–546
Anacker H, Weiss HD, Kramann B (1975) Das Pankreaskarzinom im endoskopischen retrograden Pancreatico-Cholangiogramm. Fortschr Röntgenstr 122:238–242
Aoki K, Ogawa H (1978) Cancer of the pancreas — international mortality trends. Wld Hlth Stat Rep 31:2–27

Aston SJ, Longmire WP (1973) Pancreatico-duodenal resection. Arch Surg 106:813–817

Baylor SM, Berg JW (1973) Cross classification and survival characteristics of 5000 cases of cancer of the pancreas. J Surg Oncol 5:335–357

Becker V (1973) Bauchspeicheldrüse, Inselapparat ausgenommen. Springer, Berlin Heidelberg New York

Berg JW, Connelly RR (1979) Updating the epidemiologic data on pancreatic cancer. Sem Oncol 6:275–284

Björck S, Svensson JO, Macpherson S, Edlund Y (1981) Cancer of the head of the pancreas and choledochoduodenal junction: A clinical study of 88 Whipple resections. Acta Chir Scand 147:353–359

Blumgart LH, Kennedy A (1975) Carcinoma of the ampulla of Vater and duodenum. Br J Surg 60:33–40

Bockman DE (1981) Cells of origin of pancreatic cancer: Experimental animal tumors related to human pancreas. Cancer 47:1528–1534

Bodner E (1981) Chirurgie des Pankreas: Das Pankreaskarzinom. Acta Chir Austr 4:94–100

Bowden L, McNeer G, Pack G (1965) Carcinoma of the head of the pancreas. Am J Surg 109:578–582

Brooks JR, Culebras JM (1976) Cancer of the pancreas. Am J Surg 131:516–520

Bussey HJR (1980) Polyposis syndromes. In: Wright R (ed) Recent advances in gastrointestinal pathology. Saunders, Philadelphia

Cancer of the Pancreas Task Force (1981) Staging of cancer of the pancreas. Cancer 47:1631–1637

Castellanos J, Manifacio G, Lillehei RC, Shatney CH (1976) Total pancreatectomy for ductal carcinoma of the head of the pancreas: Current status. Am J Surg 131:595–598

Cattell RB (1947) Anastomosis of the duct of Wirsung: its use in palliative operations for cancer of the head of the pancreas. Surg Clin North Am 27:636–643

Child III CG, Hinerman DL, Kauffman GL Jr (1978) Pancreaticoduodenectomy. Surg Gynecol Obstet 147:529–533

Classen M, Koch H, Wurbs D, Demling L (1974) Diagnostic and therapeutic aspects of ERCP. In: IIIrd Congr Intern Endosc Gastroint, Mexico

Cohen JR, Kuchta N, Geller N, Shires T, Dineen P (1982) Pancreaticoduodenectomy: A 40 year experience. Ann Surg 195:608–617

Cohn K Jr (1979) Introduction: Pancreatic cancer. Semin Oncol 6:273–274

Cohn I Jr, Hastings PR (eds) (1981) Pancreatic cancer. UICC Technical Report Series, vol 57. UICC, Geneva

Collins JJ Jr, Craighead JE, Brooks JR (1966) Rationale for total pancreatectomy for carcinoma of the pancreatic head. N Engl J Med 274:599–602

Cooperman AM, Herter FP, Marboe CA, Helmreich ZU, Perzin KH (1981) Pancreatoduodenal resection and total pancreatectomy. An institutional review. Surgery 90:707–712

Coutsoftides T, MacDonald J, Shibata HR (1977) Carcinoma of the pancreas and periampullary region: A 41 year experience. Ann Surg 186:730–733

Crile G (1970) The advantages of bypass operations over radical pancreatoduodenectomy in the treatment of pancreatic carcinoma. Surg Gynecol Obstet 130:1049–1053

Cubilla AL, Fitzgerald PJ (1976) Morphological lesions associated with human primary invasive nonendocrine pancreas cancer. Cancer Res 26:2690–2698

Cubilla AL, Fitzgerald PJ (1980) Surgical pathology aspects of cancer of the ampulla-head-of-pancreas region. In: Fitzgerald PJ, Morrison AB (eds) The pancreas. Williams & Wilkins, Baltimore

Cubilla AL, Fitzgerald PJ, Fortner JG (1978a) Pancreas cancer — duct cell adenocarcinoma: survival in relation to site, size, stage and type of therapy. J Surg Oncol 10:465–482

Cubilla AL, Fortner J, Fitzgerald PJ (1978b) Lymph node involvement in carcinoma of the head of the pancreas area. Cancer 41:880–887

Diamond D, Fisher B (1975) Pancreatic cancer. Surg Clin North Am 55:363–376

DiMagno EP, Malagelada JR, Taylor WF, Go VLW (1977) A prospective comparison of current diagnostic tests for pancreatic cancer. N Engl J Med 297:737–742

Edis AJ, Kiernan PD, Taylor WF (1980) Attempted curative resection of ductal carcinoma of the pancreas. Review of Mayo Clinic experience, 1951–1975. Mayo Clin Proc 55:531–536

Feduska NJ, Dent TL, Lindenauer SM (1971) Results of palliative operations for carcinoma of the pancreas. Arch Surg 103:330–334

Feinberg SB, Schreiber DR, Goodale R (1977) Comparison of ultrasound pancreatic scanning and endoscopic retrograde cholangiopancreaticograms; A retrospective study. J Clin Ultrasound 5:96–100

Fish JC, Cleveland BR (1964) Pancreaticoduodenectomy for periampullary carcinoma. Ann Surg 159:469–476

Forrest JF, Longmire WP Jr (1979) Carcinoma of the pancreas and periampullary region. Ann Surg 189:129–138

Fortner JG (1973) Regional resection of cancer of the pancreas: A new surgical approach. Surgery 73:307–320

Fortner JG (1981) Surgical principles for pancreatic cancer: Regional total and subtotal pancreatectomy. Cancer 47:1712–1718

Fortner JG (1984) Regional pancreatectomy for cancer of the pancreas, ampulla, and other related sites. Tumor staging and results. Ann Surg 199:418–425

Fraumeni JF Jr (1975) Cancer of the pancreas and biliary tract: Epidemiological considerations. Cancer Res 35:3437–3446

Gall FP (1980) Pankreaschirurgie. Entwicklung und Ergebnisse. Fortschr Med 98:1644–1651

Gall FP (1986) Chirurgie des duktalen Karzinoms. In: Gall FP, Groitl H (Hrsg) Fortschritte in der Pankreaschirurgie. Zuckschwerdt, München Bern Wien

Gall FP, Zirngibl H (1984) Chirurgische Therapie der Pankreastumoren. In: Gebhardt Ch (Hrsg) Chirurgie des exokrinen Pankreas. Thieme, Stuttgart New York

Gall FP, Hermanek P, Gebhardt CH, Meier H (1981) Erweiterte Resektion der Pankreas- und periampullären Karzinome: Regionale, totale und partielle Duodenopankreatektomie. Leber Magen Darm 11:179–184

Gambill EE (1970) Pancreatic and ampullary carcinoma: diagnosis and prognosis in relationship to symptoms, physical findings and relapse of time as observed in 255 patients. South Med J 63:1119–1124

Gastrointestinal Tumor Study Group (1979) A multi-institutional comparative trial of radiation therapy alone and in combination with 5-fluorouracil for locally unresectable pancreatic carcinoma. Ann Surg 189:205–208

Gebhardt Ch (1984) Chirurgische Therapie der chronischen

Pankreatitis. In: Gebhardt Ch (Hrsg) Chirurgie des exokrinen Pankreas. Thieme, Stuttgart New York

George P, Brown C, Gilchrist J (1975) Operative biopsy of the pancreas. Br J Surg 62:280–283

Gibson JB, Sobin LH (1978) Histological typing of tumours of the liver, biliary tract and pancreas. International Histological Classifikation of Tumours, No 20. WHO, Geneva

Gudjonsson B, Spiro HM (1978) Biopsy techniques in the diagnosis of pancreatic cancer. Gastroenterology 75:726–728

Gudjonsson B, Livstone EM, Spiro HM (1978) Cancer of the pancreas. Diagnostic accuracy and survival statistics. Cancer 42:2494–2506

Gunderson LL, Shipley WU, Suit HD et al. (1982) Intraoperative irradiation: A pilot study combining external beam photons with "boost" dose intraoperative electrons. Cancer 49:2259–2266

Gundry SR, Strodel WE, Knol JA, Eckhauser FE (1983) Efficacy of preoperative percutaneous biliary decompression in patients with obstructive jaundice. Gastroenterology 84. 1177 A

Hagenmüller F, Classen M (1982) Therapeutic endoscopie and percutaneous procedures. In: Popper H, Schaffner F (eds) Progress in liver disease, vol 8. Grune & Stratton, New York

Hagenmüller F, Soehendra N (1983) Nonsurgical biliary drainage. In: Classen M, Schreiber HW (eds) Biliary tract disorders. Clinics in Gastroenterology, vol 12. Saunders, Philadelphia London

Hatfield ARW, Tobias R, Girdwood AH et al. (1982) Is preoperative biliary drainage necessary in obstructive jaundice surgery? Gut 23:A 449

Heerden JA van, ReMine MH, Weiland LH, McIlrath DC, Ilstrup DM (1981) Total pancreatectomy for ductal adenocarcinoma of the pancreas. Mayo Clinic experience. Am J Surg 142:308–311

Hermanek P (1983) Intraoperative Diagnostik des Pankreaskarzinoms. Langenbecks Arch Chir 359:289–299

Hermanek P (1984) Pathologie der Pankreastumoren. In: Gebhardt Ch (Hrsg) Chirurgie des exokrinen Pankreas. Thieme, Stuttgart New York

Hermanek P (1986a) Intraoperative histologische Diagnostik. In: Beger HG, Bittner R (Hrsg) Das Pankreaskarzinom. Frühdiagnostisches und therapeutisches Dilemma. Springer, Berlin Heidelberg New York Tokyo

Hermanek P (1986b) Pathologie des Pankreaskarzinoms. In: Gall FP, Groitl H (Hrsg) Fortschritte in der Pankreaschirurgie. Zuckschwerdt, München Bern Wien

Hermanek P, Giedl J (1986) Lymphogene Metastasierung des Pankreas- und periampullären Karzinoms. Häufigkeit, Topographie. In: Beger HG, Bittner R (Hrsg) Das Pankreaskarzinom. Frühdiagnostisches und therapeutisches Dilemma. Springer, Berlin Heidelberg New York Tokyo

Hermanek P, Wörner U (1979) Pathologie des Pankreaskarzinoms und des periampullären Karzinoms. In: Chirurgie der Bauchspeicheldrüse Bericht über ein Symposium in Erlangen, Bd I. Braun-Dexon, Melsungen

Hermann RE (1979) Carcinoma of the pancreas and periampullary region. In: Egdahl RH (ed) Manual of surgery of the gallbladder, bile ducts, and exocrine pancreas. Springer, Berlin Heidelberg New York

Hermreck A, Thomas C, Friesen S (1974) Importance of pathologic staging in the surgical management of adenocarcinoma of the exocrine pancreas. Am J Surg 127:653–657

Herskovic A, Heaston D, Engler MJ, Fishburn RI, Jones RS, Noell KT (1981) Irradiation of biliary carcinoma. Radiology 139:219–222

Herter FP, Cooperman AM, Ahlborn TN, Antinori C (1982) Surgical experience with pancreatic and periampullary cancer. Ann Surg 195:274–281

Hertzberg J (1974) Pancreatico-duodenal resection and bypass operation in patients with carcinoma of the head of the pancreas, ampulla, and distal end of the common duct. Acta Chir Scand 140:523–527

Hicks RE, Brooks JR (1971) Total pancreatectomy for ductal carcinoma. Surg Gynecol Obstet 133:16–20

Hines LH, Burns RP (1976) 10 years experience treating pancreatic and periampullary cancer. Am Surg 42:441–447

Hoitsma HFW, Meijer S, Den Otter G (1978) Curative and palliative surgical treatment of pancreaticoduodenal adenocarcinoma. Arch Chir Neerl 30:151–161

Hollender LF (1978) Möglichkeiten und Grenzen der Pankreaschirurgie. Acta Chir Austr 1:84–88

Hollender LF, Marrie A (1981) Pancreascarcinom und periampulläres Carcinom. In: Allgöwer M, Harder F, Hollender LF, Peiper HJ, Siewert JR (Hrsg) Chirurgische Gastroenterologie, Bd II. Springer, Berlin Heidelberg New York

Hollender LF, Meyer Ch (1978) Operative Behandlung des Pankreaskarzinoms. Zbl Chir 103:1256–1263

Ihse J, Lilja P, Arnesjö B, Bengmark S (1977) Total pancreatectomy for cancer. Ann Surg 186:675–680

Isaacson R, Weiland LH, McIlrath DC (1974) Biopsy of the pancreas. Arch Surg 109:227–230

Jain JM, Brief DK, Nozick J (1979) Carcinoma of the pancreas: Fifteen years' experience. Am Surg 45:15–20

Kim WS, Barth KH, Zinner M (1982) Seeding of pancreatic carcinoma along the transhepatic catheter tract. Radiology 143:427–428

Klapdor R, Lehmann U, Bahlo M, Greten H, Ackeren H von, Dallek U, Kraas E (1983) Validity of CA 19-9 Ria for differential diagnosis of exocrine pancreatic carcinoma. 2nd Europ. Conference on Clinical Oncology, Amsterdam 2–5 November 1983, Abstracts. Koningin Wilhelmina Fonds, Amsterdam 1983

Klöppel G, Sosnowski J, Eichfuss H-P, Rückert K, Klapdor R (1979) Aktuelle Aspekte des Pankreaskarzinoms. Dtsch Med Wochenschr 104:1801–1805

Klöppel G, Bommer G, Rückert K, Seifert G (1980) Intraductal proliferation in the pancreas and its relationship to human and experimental carcinogenesis. Virchows Arch [Pathol Anat] 387:221–233

Klöppel G, Lingenthal G, Klapdor R, Kern HF, Rückert K, Bülow M von (1984) Morphologische Kriterien zum Wachstumsverhalten des Pankreaskarzinoms. Dtsch Med Wochenschr 109:702–708

Knight RW, Scarborough JP, Goss JC (1978) Adenocarcinoma of the pancreas. A ten-year experience. Arch Surg 113:1401–1404

Kozuka S, Sassa R, Taki T et al. (1979) Relation of pancreatic duct hyperplasia to carcinoma. Cancer 43:1418–1428

Kozuka S, Tsubone M, Yamaguchi A, Hachisuka K (1981) Adenomatous residue in cancerous papilla of Vater. Gut 22:1031–1034

Kümmerle F, Kirschner P, Mangold G (1976) Zur Klinik und Chirurgie des Pankreaskarzinoms. Dtsch Med Wochenschr 101:729–734

Kümmerle F, Trede M, Schwemmle K, Hollender LF (1984) Pankreaskopfcarcinom: Ist die totale Pankreatektomie noch das Verfahren der Wahl? Langenbecks Arch Chir 362:71–74

Levin B, ReMine WH, Hermann RE, Schein PS, Cohn I (1978) Panel: Cancer of pancreas. Am J Surg 135:185–191

Levin DL, Connelly RR, Devesa SS (1981) Demographic characteristics of cancer of the pancreas. Mortality, incidence and survival. Cancer 47:1456–1468

Liang V, Go W, Taylor WF, DiMagno EP (1981) Efforts at early diagnosis of pancreatic cancer. Cancer 47:1698–1703

Longmire WP Jr, Traverso LW (1981) The Whipple procedure and other standard operative approaches to pancreatic cancer. Cancer 47:1706–1711

Longnecker DS, Roebuck BD, Yager JD Jr, Lilja HS, Siegmund B (1981) Pancreatic carcinoma in azaserinetreated rates: Induction, classification and dietary modulation of incidence. Cancer 47:1562–1572

Lutz HTh, Ehler R, Heyder N, Reichel L (1980) Differentialdiagnostik der Pankreaserkrankungen mit Ultraschall. Ultraschall 1:12–25

Lux G, Lutz H (1984) Diagnostik von Pankreastumoren. In: Gebhardt Ch (Hrsg) Chirurgie des exokrinen Pankreas. Thieme, Stuttgart New York

Lux G, Schaffner O, Koch H, Rösch W, Stolte M (1977) Duodenoskopische Diagnose des Papillen- und Pankreaskarzinoms-Erfahrungen bei 100 Fällen. In: Lindner H (Hrsg) Fortschritte der gastroenterologischen Endoskopie, Bd 8. Witzstrock, Baden-Baden, S 159–163

Macdonald JS, Gunderson LL, Cohn I Jr (1982) Cancer of the pancreas. In: Vita VT de Jr, Hellmann S, Rosenberg StA (eds) Cancer, principles and practice of oncology. Lippincott, Philadelphia Toronto

Mackie LR, Cooper MJ, Lewis MH, Moossa AR (1979) Non-operative differentiation between pancreatic cancer and chronic pancreatitis. Am Surg 189:480–487

Malagelada J-R (1979) Pancreatic cancer. An overview of epidemiology, clinical presentation and diagnosis. Mayo Clin Proc 54:459–467

Matsui Y, Aoki Y, Ishikawa O, Iwanaga T, Wada A, Tateishi R, Kosaki G (1979) Ductal carcinoma of the pancreas. Rationales for total pancreatectomy. Arch Surg 114:722–726

Moertel CG (1982) Exocrine pancreas. In: Holland JF, Frei III E (eds) Cancer medicine. 2nd edn. Lea & Febiger, Philadelphia

Moertel CG, Lokich JJ, Childs DS, Schein PS, Lavin PT (1976) An evaluation of high dose radiation and combined radiation and 5-fluorouracil (5-FU) therapy for locally unresectable pancreatic carcinoma. Proc Am Soc Clin Oncol 17:244

Mongé JJ, Judd ES, Gage RP (1964a) Radical pancreatoduodenectomy: a 22 year-experience with the complications, mortality rate and survival rate. Ann Surg 160:711–722

Mongé JJ, Dockerty MB, Wollaeger EE, Waugh JM, Priestley JT (1964b) Clinicopathologic observations on radical pancreatoduodenal resection for periampullary carcinoma. Surg Gynecol Obstet 118:275–283

Moolgavkar SH, Stevens RG (1981) Smoking and cancers of bladder and pancreas: Risks and temporal trends. J Nat Cancer Inst 67:15–23

Moossa AR (1982) Pancreatic cancer. Approach to diagnosis, selection for surgery and choice of operation. Cancer 50:2689–2698

Moossa AR, Dawson PJ (1981) The diagnosis of pancreatic cancer. Pathobiol Annu 11:299–335

Moossa AR, Levin B (1981) The diagnosis of "early" pancreatic cancer. The University of Chicago experience. Cancer 47:1688–1697

Moossa AR, Lewis MH, Mackie CR (1979) Surgical treatment of pancreatic cancer. Mayo Clin Proc 54:468–474

Nagakawa T, Kurachi M, Konishi K, Miyazaki I (1982) Translateral retroperitoneal approach in radical surgery for pancreatic carcinoma. Jpn J Surg 12:229–233

Nakase A, Matsumoto Y, Uchida K, Honjo I (1977) Surgical treatment of cancer of the pancreas and the periampullary region. Ann Surg 185:52–57

Oi I (1973) Duodenoscopy in 14 cases of papillary cancer. In: Demling L, Classen M (eds) Endoscopy of the small intestine with retrograde pancreato-cholangiography. Thieme, Stuttgart

Papachristou DN, Fortner JG (1981) Pancreatic fistula complicating pancreatectomy for malignant disease. Br J Surg 68:238–240

Piorkowski RJ, Blievernicht SW, Lawrence W Jr, Madarlaga J, Horsley JS, Neifeld JP, Terz JJ (1982) Pancreatic and periampullary carcinoma. Experience with 200 patients over a 12 year period. Am J Surg 143:189–193

Pliam MB, ReMine WH (1975) Further evaluation of total pancreatectomy. Arch Surg 110:506–511

Pollock D, Taylor KJW (1981) Ultrasound scanning in patients with clinical suspicion of pancreatic cancer. Cancer 47:1662–1665

Porter MR (1958) Carcinoma of the pancreaticoduodenal area. Operability and choice of procedure. Ann Surg 148:711–724

Reddy JK, Scarpelli DG, Rao MS (1979) Experimental pancreatic carcinogenesis. In: Thatcher N (ed) Digestive cancer. Advances in medical oncology research and education, No 9. Pergamon, New York

Reed K, Vose PC, Jarstfer BS (1979) Pancreatic cancer: 30 year review (1947–1977). Am J Surg 138:929–933

ReMine WH, Priestley JT, Judd ES, King JN (1970) Total pancreatectomy. Ann Surg 172:595–604

Rettenmeier G (1976) Leistungsfähigkeit der Sonographie bei Erkrankungen der Bauchspeicheldrüse. In: Bartelheimer H, Classen M, Ossenberg FW (Hrsg) Die Untersuchung der Bauchspeicheldrüse. Thieme, Stuttgart

Riemann JF, Demling L (Hrsg) (1985) Endotherapie von Gallenwegserkrankungen. Thieme, Stuttgart New York

Rosai J (1981) Ackerman's surgical pathology, 6th edn. Mosby, St. Louis

Rosch J, Keller FS (1981) Pancreatic arteriography, transhepatic pancreatic venography and pancreatic venous sampling in diagnosis of pancreatic cancer. Cancer 47:1679–1684

Rosenberger J, Mödder U, Pichlmaier H, Friedmann G (1979) Die Computer-Tomographie des Pankreas. Münch Med Wochenschr 121:1037–1040

Ross H, Jonas RA (1980) The results of surgery for carcinoma of the pancreas. Aust NZJ Surg 50:454–458

Rossmann P (1959) Lungenmetastasen des Pankreaskrebses

mit klinischem Bild des Alveolarkrebses. Zentralbl Allg Pathol 99:301

Rückert K, Kümmerle F (1979) Das Papillenkarzinom. Chirurg 50:308–312

Rückert K, Kümmerle F (1986) Ergebnisse der totalen Duodenopankreatektomie als Regeloperation beim Pankreaskarzinom. In: Beger HG, Bittner R (Hrsg) Das Pankreaskarzinom. Frühdiagnostisches und therapeutisches Dilemma. Springer, Berlin Heidelberg New York Tokyo

Sarles H, Sahel J (1976) Die chronische Pankreatitis. In: Schwiegk H (Hrsg) Handbuch der inneren Medizin, Bd III/6: Pankreas. Springer, Berlin Heidelberg New York

Sarr MG, Cameron JL (1982) Surgical management of unresectable carcinoma of the pancreas. Surgery 91:123–133

Sato T, Saitoh Y, Noto N, Matsuno S (1977) Follow-up studies of radical resection for pancreaticoduodenal cancer. Ann Surg 186:581–588

Sato T, Saitoh Y, Noto N, Matsuno S (1978) Factors influencing the late results of operation for carcinoma of the pancreas. Am J Surg 136:581–586

Scheithauer W (1984) Chemotherapie des metastasierten Pankreaskarzinoms. Tumor-Diagnostik Therapie 5:44–48

Schmid P (1979) Palliative oder radikale Chirurgie beim pankreatikoduodenalen Karzinom. Helv Chir Acta 46:819–821

Seifert E (1982) Diagnostik und endoskopische Therapie der Papillentumoren. Schweiz Rdsch Med 71:394–396

Seifert G, Klöppel G (1979) Diagnostic value of pancreatic biopsy. Path Res Pract 164:357–384

Sellner F, Jelinek R (1979) Behandlungsergebnisse nach partieller Duodenopankreatektomie. Wien Med Wochenschr 23:682–685

Shapiro TM (1975) Adenocarcinoma of the pancreas: a statistical analysis of biliary bypass vs. Whipple resection in good risk patients. Ann Surg 182:715–721

Smith R (1973) Progress in the surgical treatment of pancreatic disease. Am J Surg 125:143–153

Smith FP, Macdonald JS, Schein PS, Ornitz RD (1980) Cutaneous seeding of pancreatic cancer by skinny-needly aspiration biopsy. Arch Intern Med 140:855

Stadelmann O, Safrany L, Löffler A et al. (1974) Endoscopic retrograde cholangiopancreaticography in the diagnosis of pancreatic cancer. Endoscopy 6:84–93

Statistisches Bundesamt Wiesbaden (1983) Todesursachen 1981. Gesundheitswesen, Fachserie 12, Reihe 4. Kohlhammer, Stuttgart Mainz

Strohm W-D, Kurtz W, Hagenmüller F, Classen M (1984) Diagnostic efficacy of endoscopic ultrasound tomography in pancreatic cancer and cholestasis. Scand J Gastroenterol [Suppl 102] 19:18–23

Trede M (1982) Pankreaskarzinom. In: Encke A, Jungbluth KH, Röher HD, Trede M (Hrsg) Aktuelle chirurgische Onkologie. Springer, Berlin Heidelberg New York

Trede M, Kersting KM, Hottmeister A (1977) Das Pankreaskarzinom. Münch Med Wochenschr 119:617–622

Tryka AF, Brooks JR (1979) Histopathology in the evaluation of total pancreatectomy for ductal carcinoma. Ann Surg 190:373–379

Volkholz H, Stolte M, Klöppel G (1981) Das villöse Adenom der Papilla Vateri — Vorläufer des Pankreaskarzinoms? Verh Dtsch Ges Path 65:375

Walsh DB, Eckhauser FE, Cronenwett JL, Turcotte JG,
Lindenauer SM (1982) Adenocarcinoma of the ampulla of Vater. Diagnosis and treatment. Ann Surg 195:152–157

Warren KW, Jefferson MF (1973) Carcinoma of the endocrine pancreas. In: Carcy LC (ed) The pancreas. Mosby, St. Louis

Warren KW, Cattell RB, Blackburn JP, Nora PF (1962) A long-term appraisal of pancreaticoduodenal resection for periampullary carcinoma. Ann Surg 155:653–662

Warren KW, Choe DS, Plaza J, Relihan M (1975) Results of radical resection for periampullary cancer. Ann Surg 181:534–540

Watanabe M, Nishimura Y (1977) Recent advance in the diagnostic and therapy of cancer of the pancreas and the biliary tract, with special reference to the significance of combined use of endoscopic retrograde cholangiopancreatography and selective celiac arteriography. Gastroenterol Jpn 12:88

Weill FS (1982) Ultraschalldiagnostik in der Gastroenterologie. Springer, Berlin Heidelberg New York

Whipple AO, Parsons WB, Mullins CR (1935) Treatment of carcinoma of the ampulla of Vater. Ann Surg 102:763–776

Wiechel K-L (1985) Perkutane transhepatische Drainage bei malignem Verschlußikterus. In: Riemann JF, Demling L (Hrsg) Endotherapie von Gallenwegserkrankungen. Thieme, Stuttgart New York

Williams JA, Cubilla A, Maclean BJ, Fortner JG (1979) Twenty-two year experience with periampullary carcinoma at Memorial Sloan-Kettering Cancer Center. Am J Surg 138:662–665

Wise L, Pizzinboro C, Dehner LP (1976) Periampullary cancer — a clinicopathological study of 62 patients. Am J Surg 131:141–148

Wongsuwanporn T, Basse E (1983) Palliative surgical treatment of sixty-eight patients with carcinoma of the head of the pancreas. Surg Gynecol Obstet 156:73–75

Wynder EL (1975) An epidemiological evaluation of the causes of cancer of the pancreas. Cancer Res 35:2228–2233

Yasuda K, Tanaka Y, Fujimoto S, Nakajima M, Kawai K (1984) Use of endoscopic ultrasonography in small pancreatic cancer. Scand J Gastroenterol [Suppl 102] 19:9–17

Literatur

Zu 22.2 Maligne Tumoren des endokrinen Pankreas

Binnick AN, Spencer SK, Dennison WL Jr, Horton ES (1977) Glucagonoma syndrome. Report of two cases and literature review. Arch Dermatol 113:749–754

Brennan MF, MacDonald JS (1982) Cancer of the endocrine system: The endocrine pancreas. In: Vita VT de Jr, Hellmann S, Rosenberg SA (eds) Cancer, principles and practice of oncology. Lippincott, Philadelphia Toronto

Broder LE, Carter SK (1973a) Pancreatic islet cell carcinoma. I. Clinical features of 52 patients. Ann Intern Med 79:101–107

Broder LE, Carter SK (1973b) Pancreatic islet cell carcinoma. II. Results of therapy with streptozotocin in 52 patients. Ann Intern Med 79:108–118

Cubilla A, Hajdu SI (1975) Islet cell carcinoma of the pancreas. Arch Pathol 99:204–207

Edis AJ, McIlrath DC, Heerden JA van, Fulton RE, Sheedy PF, John Service F, Dale AJD (1976) Insulinoma — Current diagnosis and surgical management. Curr Probl Surg 13:1–45

Feyrter F (1938) Über diffuse endokrine epitheliale Organe. Barth, Leipzig

Fox PS, Hofmann JW, DeCosse JJ, Wilson SD (1974a) The influence of total gastrectomy on survival in malignant Zollinger-Ellison syndrome. Ann Surg 180:558–565

Fox PS, Hofmann JW, Wilson SD, DeCosse JJ (1974b) Surgical management of the Zollinger-Ellison syndrome. Surg Clin North Am 54:395–407

Gray RK, Rosch J, Grollmann JH (1970) Arteriography in the diagnosis of islet cell tumors. Radiology 97:39–44

Günther R, Kümmerle F, Beyer J, Klose K, Kuhn FP, Rükkert K (1981) Lokalisationsdiagnostik von Inselzelltumoren durch Sonographie, Computertomographie, Arteriographie und selective transhepatische Blutentnahme. Fortschr Röntgenstr 135:657–662

Heitz PU, Steiner H (1981) Pluriglanduläre endokrine Regulationsstörungen. In: Doerr W, Seifert G (Hrsg) Spezielle pathologische Anatomie, Bd 14/II. Springer, Berlin Heidelberg New York

Heitz PU, Kasper M, Polak JM, Klöppel G (1982) Pancreatic endocrine tumors: immunocytochemical analysis of 125 tumors. Human Pathology 13:263–271

Heitz PU, Kasper M, Klöppel G, Polak JM, Vaitukaitis JL (1983) Glycoprotein-hormone alpha-chain production by pancreatic endocrine tumors: a specific marker for malignancy. Cancer 51:277–282

Higgins GA, Recant L, Fischman AB (1979) The glucagonoma syndrome: Surgically curable diabetes. Am J Surg 137:142–148

Ingemansson S, Kuhl C, Larsson LI, Lunderquist A, Nobin A (1977) Islet cell hyperplasia localized by pancreatic vein catheterization and insulin radioimmunoassay. Am J Surg 133:643–645

Klöppel G (1981) Endokrines Pankreas und Diabetes mellitus. In: Doerr W, Seifert G (Hrsg) Pathologie der endokrinen Organe. Spezielle pathologische Anatomie, Bd 14/I. Springer, Berlin Heidelberg New York

Klöppel G, Seifert G, Heitz PU (1979) Endokrine Pankreastumoren. Morphologie und Syndrome. Dtsch Med Wochenschr 104:1571–1577

Larsson L-I, Grimelius L, Hakanson R, Rehfeld JF, Stadil F, Holst J, Angervall L, Sundler F (1975) Mixed endocrine pancreatic tumors producing several peptide hormones. Am J Pathol 79:271–280

Macdonald JS, Widerlite L, Schein PS (1977) Biology, diagnosis and chemotherapeutic management of pancreatic malignancy. Adv Pharmacol Chemother 14:107

Moertel CG, Hanley JA, Johnson LA (1980) Streptozotocin alone compared with streptozotocin plus fluorouracil in the treatment of advanced islet-cell carcinoma. N Engl J Med 303:1189–1194

Pearse AGE (1969) The cytochemistry and ultrastructure of polypeptide hormone producing cells of the APUD series, and the embryologic, physiologic and pathologic implications of the concept. J Histochem Cytochem 17:303–313

Pistolesi GF, Frasson F, Fugazzola C, Taddei GT, Caresano A (1977) Angiographie diagnosis of endocrine tumors of the pancreas. Radiol Clin 46:401–421

Stefanini P, Carboni M, Patrassi N, Basoli A (1974) Betaislet cell tumors of the pancreas: results of a study on 1067 cases. Surgery 75:597–609

Thompson JC, Reeber DD, Villar HV, Fender HR (1975) Natural history and experience with diagnosis and treatment of the Zollinger-Ellison syndrome. Surg Gynecol Obstet 140:721–739

Turner RC, Morris RJ, Lee ECG, Harris EA (1978) Localization of insulinomas. Lancet I:515–518

Wermer P (1974) Multiple endocrine adenomatosis; multiple hormoneproducing tumours, a familial syndrome. Clin Gastroenterol 3:671–684

Williams ED, Siebenmann RE, Sobin LH (1980) Histological typing of endocrine tumours. International histological classification of tumours, No 23. WHO, Geneva

23 Maligne Tumoren der Leber

C. GEBHARDT

23.1 Epidemiologie

Primäre Malignome der Leber, unter denen mit etwa 90% das Leberzellkarzinom eine hervorragende Bedeutung hat (MOERTEL 1982), werden in den westlichen Ländern insgesamt selten gesehen. Im Saarland war die Häufigkeit bezogen auf 100000 Einwohner im Jahre 1981 bei der männlichen Bevölkerung nur 5,7, bei den Frauen nur 3,2 Beobachtungen auf 100000 (Statistisches Amt des Saarlandes, Saarbrücken).

Da das primäre Leberzellkarzinom ein Tumor des höheren Lebensalters ist, muß man beim Versuch des Inzidenzvergleichs verschiedener Länder und Regionen die unterschiedliche Altersverteilung der einzelnen Bevölkerungsgruppen berücksichtigen. Durch eine entsprechende Alterskorrektur können standardisierte Weltraten ermittelt werden, die z.B. in Hamburg für Frauen 1,6 ausmachen. Ähnliche Häufigkeitsangaben werden für die *weibliche Bevölkerung* anderer westlicher Länder, Südamerikas, der USA und Kanadas angegeben (s. Allgemeiner Teil, Kapitel 1, Tabelle A 9). Höhere Raten finden sich dagegen in Afrika südlich der Sahara und in Südostasien. Im Senegal steht das Leberzellkarzinom nach den Gebärmutterhals- und Brustkrebsen an 3. Stelle (Inzidenz 9,0). Gleich häufig (9,1) ist es in China, wo es allerdings nach dem Gebärmutterhals-, Magen-, Brust- und Bronchialkarzinom erst an 5. Stelle rangiert. In Japan werden Leberkarzinome seltener, jedoch immer noch doppelt so häufig wie in westlichen Ländern beobachtet. Eine besondere Situation findet sich in Singapur, wo die Inzidenz bei Chinesen 7,1, Malaien 3,1 und Indern 4,8 ausmacht.

Bei *Männern* werden durchwegs höhere Inzidenzraten festgestellt (s. Allgemeiner Teil, Kapitel 1, Tabelle A 8). Während für Hamburg ein Wert von 3,6 mitgeteilt wird, finden sich im Senegal, in China und Japan Raten von 25,6, 31,7 bzw. 11,9. In der chinesischen männlichen Bevölkerung liegt das Leberkarzinom nach Magen- und Lungenkarzinom an 3. Stelle.

Bezüglich des Geschlechts überwiegen bei den Leberkarzinomen die Männer. Bei 4031 Fällen der Japanischen Liver Cancer Study Group ist das Verhältnis Männer zu Frauen 4,24:1. Für das hepatozelluläre Karzinom wird sogar ein Wert von 5,07 gegenüber 2,15 für das cholangiozelluläre Karzinom angegeben (OKUDA u. Liver Cancer Study Group of Japan 1980). Auch bei den 935 Fällen des Queen Mary Hospitals in Hongkong überwiegen mit 5,6:1 die männlichen Patienten (LEE et al. 1982). Im eigenen Krankengut von nur 53 operativen Eingriffen wegen primärer Lebermalignome in den Jahren 1968 bis 1981 fand sich dagegen mit 29 Männern und 25 Frauen kein deutlicher Geschlechtsunterschied. Der Gipfel der Altersverteilung lag im 7. Lebensjahrzehnt. In der großen japanischen Statistik (OKUDA u. Liver Cancer Study Group of Japan 1980) beträgt das Durchschnittsalter bei hepatozellulärem Karzinom 55,5 und beim cholangiozellulären Karzinom 59,2 Jahre.

23.2 Ätiologie

Die unterschiedliche geographische Häufigkeitsverteilung ist höchstwahrscheinlich z.T. Folge *differenter Ernährungsweisen*. So ist der Reis, das Hauptnahrungsmittel in Südostasien, in weiten Bereichen mit Aspergillus flavus verseucht. Diese Schimmelpilze bilden als kanzerogene Metaboliten Aflatoxine, die aufgrund tierexperimenteller und humaner Studien die Entwicklung eines Leberzellkarzinoms auslösen können (LEVIN et al. 1976; LINSELL u. PEERS 1972). In Afrika sind besonders Pyrrolizidin-Alkaloide aus Senecio-Arten (ROHNER 1981) als natürlich vorkommende karzinogene Substanzen zu nennen. Hierzu gehört auch das Gemeine Kreuzkraut (senecio vulgaris), das Bestandteil naturheilkundiger Tees sein kann.

Auch *Parasiten* werden für die Ausbildung von Lebermalignomen angeschuldigt. In Japan, China und Mozambique handelt es sich um den Befall mit Schistosoma japonicum (Nakashima et al. 1975). Intrahepatische Cholangiokarzinome werden bei Infektion mit Leberegeln beobachtet. In Japan, China, Korea und Hongkong findet sich der chinesische Leberegel — Clonorchis sinensis —, während eine ähnliche Spezies — Opisthorchis viverrini — in Thailand nachweisbar ist (Nakashima et al. 1975). Im Gegensatz zu diesen Ländern sind Leberegelinfektionen in der Umgebung von Taipeh (Taiwan) und Indonesien selten — entsprechend sind hier auch Cholangiokarzinome Raritäten (Gibson u. Chan 1972).

Eine enge Verbindung besteht zur chronischen *Infektion mit Hepatitis-B-Viren*. Mehrere Untersuchungen konnten Integration von B-Virus-DNS in den Zellen von primären Leberzellkarzinomen nachweisen (Brechot et al. 1980, zit. in Lefkowitch 1981; Summers et al. 1978, zit. in Lefkowitch 1981; Lefkowitch 1981). Epidemiologische Daten ergeben eine häufige Koinzidenz von Hepatitis-B-Markern — HBs-Antigen und HBc-Antigen — und Leberzellkarzinomen (Lefkowitch 1981). So waren südafrikanische Bantu-Neger mit einem Leberzellkarzinom in 40% HBs-Antigen-positiv gegenüber 7% gesunder Kontrollen (Kew et al. 1974). Antikörper gegen HBc-Antigen sind in Afrika und Asien sogar in bis zu 90% bei Hepatomen nachweisbar (Kontrollen 30%) (Maupas et al. 1975), in den USA dagegen nur in 24 gegenüber 4% (Hoofnagle et al. 1973).

Auch die *Leberzirrhose* spielt eine bedeutende Rolle für die Karzinomentstehung. So entwickeln in Afrika und Südostasien 40–50% der Zirrhosepatienten ein primäres Leberzellkarzinom, dagegen nur 5–17% in Europa und in den Vereinigten Staaten von Amerika (Lopis u. Johannessen 1979; Shikata 1976). Andererseits kann man jedoch davon ausgehen, daß Patienten in westlichen Ländern mit einem nachgewiesenen Leberzellkarzinom nur in 30% der Fälle keine Zirrhose haben (Lefkowitch 1981).

Die Karzinomentwicklung hängt z.T. vom *Zirrhosetyp* ab. So findet sich in der Serie des Boston City Hospitals aus der Zeit von 1917–1968 (Purtilo u. Gottlieb 1973) eine Karzinomentwicklung bei 426 Patienten mit einer biliären Zirrhose in 2,3%, bei 2153 Patienten mit einer Alkoholzirrhose in 3%, bei 192 Patienten mit einer Hämochromatose in 11% und bei 312 Patienten mit einer postnekrotischen Zirrhose in 16%. Das Karzinomrisiko ist am höchsten bei HBs-Antigen-positiven Zirrhosen (Johnson et al. 1978; Szmuness 1978).

Leberzelldysplasien können der Malignomentstehung um Jahre vorausgehen. So sind Zirrhosepatienten ohne Dysplasie durchschnittlich 10 Jahre jünger als solche mit Dysplasie. Die letzteren sind wiederum im Schnitt 6 Jahre jünger als Patienten mit einem primären Leberzellkarzinom (Levin et al. 1976).

Angiosarkome, seltener auch Leberzellkarzinome, werden nach langjähriger *Vinylchloridexposition* (zur Produktion des Kunststoffs PVC) beobachtet (Block 1974; Creach u. Johnson 1974; Langbein et al. 1983). Auch das noch bis in die 60er Jahre verwendete radioaktive Röntgenkontrastmittel *Thorotrast* führt nach einer durchschnittlichen Latenzzeit von 26 Jahren (Ghussen et al. 1982) zu primären Malignomen u.a. der Leber (Koyosawa et al. 1983; Kojiro et al. 1982; MacMahon et al. 1947; Rubel u. Kamal 1982). Nach der Injektion wird das Kontrastmittel nicht mehr ausgeschieden, sondern im RES — insbesondere in Leber, Milz und Knochenmark — abgelagert und führt damit zu einer Dauerbestrahlung des umliegenden Gewebes.

Ein Zusammenhang zwischen der Einnahme von *Kontrazeptiva* und der Ausbildung gutartiger Lebertumoren (fokale noduläre Hyperplasie [FNH], Adenome) scheint heute gesichert (Giedl u. Gebhardt 1981), in zunehmendem Maß wird jedoch auch ein Bezug zu malignen Lebergeschwülsten diskutiert (Shar u. Kew 1982).

23.3 Pathologische Anatomie

Die primär malignen Lebertumoren können makroskopisch in 3 Gruppen unterteilt werden: noduläre, massive und diffuse Form (Higgins 1970). Der noduläre Typ macht etwa 65% aller Fälle aus und ist durch mehrere Knoten charakterisiert. Die massive Form (etwa 30%) imponiert durch eine hervorstechende Tumormasse, die gelegentlich kleinere Satellitenknoten aufweist. Diese Tumoren zeigen häufig Makroblutungen und Nekrosen. Der diffuse Typ, der nur in etwa 5% beobachtet wird, ist praktisch immer von einer Leberzirrhose begleitet und besteht aus multiplen kleinen Karzinomknoten, die über große Leberanteile oder die ganze Leber verstreut sind.

Mikroskopisch stehen die epithelialen Tumoren gegenüber den nichtepithelialen und Mischformen (Tabelle 1) eindeutig im Vordergrund. Im Krankengut der japanischen Studiengruppe über das

Tabelle 1. WHO-Klassifikation der primären malignen Lebertumoren. (Nach GIBSON u. SOBIN 1978)

A. Epitheliale Tumoren
  1. Hepatozelluläres Karzinom (Leberzellkarzinom)
  2. Cholangiokarzinom (intrahepatisches Gallengangkarzinom)
  3. Zystadenokarzinom der Gallengänge
  4. Kombiniertes hepatozelluläres und Cholangiokarzinom
  5. Hepatoblastom
  6. Undifferenziertes Karzinom .

B. Nichtepitheliale Tumoren
  Hämangiosarkom
  Embryonales Sarkom
  Andere

C. Sonstige maligne Tumoren
  Teratom
  Karzinosarkom
  Andere

D. Unklassifizierte Tumoren

Leberkarzinom (OKUDA u. Liver Cancer Study Group of Japan 1980) fanden sich bei 2806 eindeutig klassifizierten Tumoren in 85,9% hepatozelluläre und in 9,6% cholangiozelluläre Karzinome. Alle anderen Tumorformen haben damit nur eine untergeordnete Bedeutung. Im eigenen Krankengut handelte es sich in 68% der Fälle um hepatozelluläre und in 15% um cholangiozelluläre Karzinome.

Mikroskopisch haben die hepatozellulären Karzinome eine typisch trabekuläre, seltener auch pseudoglanduläre Anordnung, wobei die Trabekel durch Sinusoide getrennt sind. Gelegentlich ist eine Gallesekretion — entweder als intrazytoplasmatische Einschlüsse oder in dilatierten Kanalikuli — nachweisbar.

Cholangiokarzinome haben die gleiche histologische Struktur wie Karzinome der Gallenblase oder extrahepatischen Gallenwege. Im Gegensatz zum hepatozellulären Karzinom ist ein reiches Bindegewebsstroma charakteristisch (GIBSON u. SOBIN 1978).

Eine Tumorinvasion maligner Hepatome in Nachbarorgane ist selten, typisch jedoch das Einwachsen entlang und in größere Blutgefäße, was zu Thrombosen der Vv. hepaticae, V. portae und V. cava führen kann. Metastasen sind nur in 33–50% der sezierten Fälle nachweisbar, wobei in gleichem Maße Lymphknotenmetastasen der Porta hepatis und hämatogene Metastasen in den Lungen beobachtet werden (MOERTEL 1982)

23.4 TNM-/pTNM-Klassifikation und Stadieneinteilung

Seitens der UICC wurden bisher die Lebertumoren hinsichtlich Tumorausbreitung nicht klassifiziert. Ab 1.1. 1987 wird jedoch eine TNM-Klassifika-

Tabelle 2. TNM/pTNM-Klassifikation der primären Leberkarzinome (hepatozellulär und cholangiozellulär) ab 1.1. 1987 (UICC und AJCC)

TNM – Klinische Klassifikation
T-Primärtumor

TX	Tumor kann nicht beurteilt werden
T0	Kein Anhalt für Primärtumor
T1	Solitärer Tumor 2 cm oder weniger im größten Durchmesser ohne Gefäßinvasion
T2	Solitärer Tumor 2 cm oder weniger im größten Durchmesser mit Gefäßinvasion *oder* multiple Tumoren begrenzt auf einen Lappen, keiner mehr als 2 cm im größten Durchmesser, ohne Gefäßinvasion *oder* solitärer Tumor mehr als 2 cm im größten Durchmesser, ohne Gefäßinvasion
T3	Solitärer Tumor mehr als 2 cm im größten Durchmesser, mit Gefäßinvasion *oder* multiple Tumoren begrenzt auf einen Lappen, keiner mehr als 2 cm im größten Durchmesser, mit Gefäßinvasion *oder* multiple Tumoren begrenzt auf einen Lappen, einer davon mehr als 2 cm im größten Durchmesser, mit oder ohne Gefäßinvasion
T4	Multiple Tumoren in mehr als einem Lappen, *oder* Tumor(en) mit Befall eines größeren Astes der Vena portae oder Venae hepaticae

Anmerkung: Im Hinblick auf die T-Klassifikation wird die Leber durch die Ebene zwischen Gallenblase und Vena cava in 2 Lappen unterteilt.

N-Regionäre Lymphknoten
Regionäre Lymphknoten sind die Lymphknoten am Leberhilus (im Ligamentum hepatoduodenale).

NX	Regionäre Lymphknoten können nicht beurteilt werden
N0	Keine regionären Lymphknotenmetastasen
N1	Regionäre Lymphknotenmetastasen

M-Fernmetastasen

MX	Vorhandensein von Fernmetastasen kann nicht beurteilt werden
M0	Keine Fernmetastasen
M1	Fernmetastasen

p-TNM – Pathologische Klassifikation:
Die Kategorien pT, pN und pM entsprechen den Kategorien T, N und M.

Tabelle 3. Stadieneinteilung der primären Leberkarzinome (hepatozellulär und cholangiozellulär) ab 1.1. 1987 (UICC und AJCC)

Stadium I	T1	N0	M0
Stadium II	T2	N0	M0
Stadium III	T1	N1	M0
	T2	N1	M0
	T3	N0, 1	M0
Stadium IV A	T4	jedes N	M0
Stadium IV B	jedes T	jedes N	M1

tion und Stadieneinteilung eingeführt (Tabellen 2 und 3).

23.5 Symptomatik

Das Beschwerdebild von Leberkarzinompatienten ist in der Frühphase uncharakteristisch. Erste Symptome (Tabelle 4) sind geringe Bauchschmerzen, Völlegefühl und allgemeine Schwäche. Der im rechten Oberbauch lokalisierte Schmerz strahlt häufig in die Schulter aus und muß differentialdiagnostisch von einer basalen Pleuritis abgegrenzt werden (MOERTEL 1982). Im späteren Verlauf, d.h. bei Klinikaufnahme, stehen neben der Schmerzsymptomatik die körperliche Schwäche, der Ikterus und der tastbare Tumor im Vordergrund. Wenn der Tumor in die Lebervenen einwächst, kann es zum akuten Budd-Chiari-Syndrom mit Übelkeit, Erbrechen, Ikterus und rascher Lebervergrößerung kommen.

Nicht selten ist ein akutes Abdomen durch Perforation eines Hepatoms in die freie Bauchhöhle mit nachfolgender Blutung, ein Ereignis, das im Krankengut von LEE et al. (1982) in 13% der Fälle zur stationären Aufnahme führte. Auch bei den

508 Fällen des Siriraj Hospitals in Bangkok (CHEARANAI et al. 1983) war die spontane Ruptur in 12,4% Grund zur Klinikeinweisung. Begünstigt wird die Ruptur größerer Tumoren durch eine akute venöse Stauung bei Verschluß der Lebervenen.

Bei den Patienten, bei denen das Karzinom auf dem Boden einer Leberzirrhose entstanden ist, steht zunächst die Symptomatik der Zirrhose im Vordergrund und überdeckt anfängliche Tumorzeichen. Eine plötzliche Verschlechterung des Patienten ohne ersichtlichen Grund läßt jedoch an die Manifestation eines Hepatoms denken. Die Änderung des klinischen Bildes kann repräsentiert werden durch plötzliche Ikterusentwicklung, durch die Ausbildung eines Aszites, durch Schmerzen und Kachexie und durch eine rasche Zunahme der Hepatomegalie.

23.6 Diagnostik

Laboruntersuchungen sind wenig hilfreich, da sie bei kleineren Tumoren nicht pathologisch ausfallen und erst eine weitgehende Durchsetzung der Leber zur Erhöhung der alkalischen Phosphatase und der Transaminasen führt.

Die Röntgenübersichtsaufnahmen von Thorax und Abdomen können ein hochstehendes unregelmäßig begrenztes Zwerchfell und eine tiefstehende rechte Kolonflexur zeigen.

Die größte Effektivität für die Diagnostik eines Hepatoms wird durch Einsatz der Sonographie und Computertomographie erreicht. So ergab die Ultraschalluntersuchung im eigenem Krankengut in 79% ein richtiges Ergebnis.

Tabelle 4. Erste Krankheitssymptome und Symptomatik bei Klinikaufnahme

	Erste Symptome (in %) OKUDA u. Liver Cancer Study Group of Japan (1980) (n = 1896)	Symptome bei Klinikaufnahme (in %)		
		LEE et al. (1982) (n = 935)	LONGMIRE u. TOMPKINS (1981) (n = 144)	Erlangen (n = 53)
Abdominelle Schmerzen	27	100	40	49
Völlegefühl	16	–	–	4
Allgemeine Schwäche	14	–	42	36
Tastbarer Tumor	9	92	13	8
Anorexie	6	–	–	–
Fieber	5	–	–	11
Ikterus	3	32	24	30
Gewichtsverlust	1	72	37	–
Hepatomruptur	–	13	–	6
Andere	20	–	–	32

Gelegentlich können bei der Computertomographie Probleme auftreten, wenn der Tumor mit normalem Lebergewebe vergleichbare Dichtewerte aufweist. In diesen Fällen ist durch intravenöse Kontrastmittelinjektion eine Differenzierung möglich, da die Hepatome üblicherweise sehr viel reicher vaskularisiert sind (s. Allgemeiner Teil, Kapitel 3.3). Kann weder mit der Sonographie noch mit der Computertomographie ein sicherer Tumornachweis erbracht werden, ist eine Indikation zur Laparoskopie mit gezielter Gewebsentnahme gegeben.

Die selektive Angiographie des Truncus coeliacus und der A. mesenterica superior dient weniger tumordiagnostischen Zwecken als vielmehr der Aufdeckung atypisch verlaufender Aa. hepaticae (29% im eigenen Krankengut). Die Kenntnis dieser Varianten ist für die einzuschlagende Operationstaktik von Bedeutung. Als zusätzlichen Befund erhält man durch die Angiographie ein indirektes Splenoportogramm und damit Aussagen über die Durchgängigkeit der V. portae.

Bei Nachweis eines Tumors in der Leber muß die differentialdiagnostische Abgrenzung zwischen primärem Lebertumor und Lebermetastasen durch Ausschluß eines Primärtumors erfolgen. Auch mehrere intrahepatische Tumoren sind nicht beweisend für Metastasen, da das primäre Leberzellkarzinom häufig multilokulär auftritt.

Differentialdiagnostisch wertvoll ist die Bestimmung des α-Fetoproteins. 1963 wiesen ABELEV et al. (1963) im Serum von Mäusen mit chemisch induzierten Leberkarzinomen ein bestimmtes α-Globulin nach. Es zeigte sich, daß dieses Eiweiß identisch mit dem α-Fetoprotein war, das bei Feten und Neugeborenen nachweisbar ist. TARTARINOV (1965) entdeckte ein ähnliches Globulin im Serum von Patienten mit primärem Leberzellkarzinom. Klinische Untersuchungen haben dann gezeigt, daß α-Fetoprotein ein hervorragender Marker für hepatozelluläre Karzinome und für germinale Tumoren vom Typ des Dottersacktumors (endodermaler Sinustumor) und des Embryonalkarzinoms ist. Stärkere Erhöhungen werden nur selten auch bei anderen Erkrankungen beobachtet (s. im übrigen auch Allgemeiner Teil, Kapitel 3.4). Ein normales α-Fetoprotein (bis 40 ng/ml) schließt jedoch ein hepatozelluläres Karzinom nicht aus. So finden sich durchschnittlich nur in 50% pathologische Werte (LAWRENCE u. NEVILLE 1972). Im Krankengut der japanischen Studiengruppe (OKUDA u. Liver Cancer Study Group of Japan 1980) war das α-Fetoprotein bei 1107 hepatozellu-

lären Karzinomen in 77,6% und bei 73 cholangiozellulären Karzinomen nur in 19,2% auf über 200 ng/ml erhöht. Am häufigsten (93,8%) fand sich α-Fetoprotein bei 32 kindlichen Hepatoblastomen.

23.7 Frühdiagnose

Da Patienten mit symptomatischen Leberzellkarzinomen zum größten Teil nicht mehr heilbar sind, sollte versucht werden, durch Erfassung von Risikogruppen eine Frühdiagnose zu erreichen.

Hierzu gehört in unseren Breiten einmal die Gruppe mit Leberzirrhosen unterschiedlicher Genese, wobei die postnekrotische Zirrhose besonders schwerwiegend ist. Eine zweite Gruppe machen die nach einer Virus-B-Infektion dauerhaft HBs-Antigen-positiven Patienten aus, sie werden weltweit auf 120–176 Millionen geschätzt (ZUKKERMAN 1978, zit. in LEFKOWITCH 1981). In diesen Patientenkollektiven sollten routinemäßig α-Fetoprotein-Bestimmungen und sonographische Oberbauchuntersuchungen durchgeführt werden.

23.8 Therapie

Die Behandlung der Wahl ist die radikale chirurgische Tumorentfernung mit Lymphknotendissektion der Porta hepatis und des Lig. hepatoduodenale. Wenn man von kleineren Keilexzisionen absieht, kommen je nach Tumorgröße und Lokalisation die Hemihepatektomie rechts bzw. links (Resektionsfläche entsprechend der funktionellen Lappengrenze, also der Cava-Gallenblasenlinie), die Resektion des linkslateralen Segments (Resektion im Verlauf des Lig. falciforme hepatis) und die Trisegmentektomie rechts (rechter Lappen und mediales Segment des linken Lappens) zur Anwendung (Abb. 1). Kürzlich wurde von STARZL et al. (1982) auch eine linksseitige Trisegmentektomie angegeben (linker Lappen und anteriores Segment des rechten Lappens). Wenn die Restleber gesund ist, kann bis zu 75–80% der Lebermasse gefahrlos reseziert werden (LONGMIRE u. TOMPKINS 1981).

Die Resektionsbehandlung ist kontraindiziert bei nichtentfernbaren Metastasen, bei multilokulären Tumoren in beiden Leberlappen und bei großen Karzinomen, die das linkslaterale Segment in-

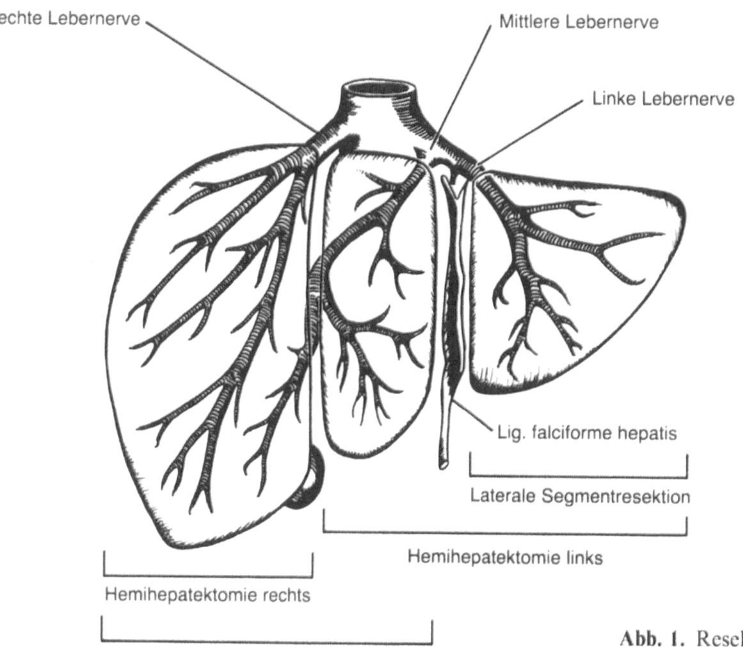

Abb. 1. Resektionsgrenzen der typischen anatomischen Leberresektionen. (Modifiziert nach Starzl et al. 1975)

filtrieren. Die Tumorinfiltration von V. portae oder V. cava zwingt zur rein palliativen Behandlung (Blumgart et al. 1979).

Das größte Problem stellt jedoch die in 70% begleitende Zirrhose dar. Ein infolge der Zirrhose auftretender und nicht ausschwemmbarer Aszites ist nach Lee et al. (1982) ein Zeichen, daß auch schon eine operative Exploration tödlich sein kann. Die gleichen Autoren empfehlen zur Überprüfung der Leberfunktion den Bromsulphthaleintest und werten ein Ausscheidungsdefizit von 10% und mehr nach 45 min als Kontraindikation zur Leberresektion. Gleiches gilt für einen niedrigen

Albuminwert unter 3%. Genauere Angaben zur funktionellen Reservekapazität der Leber lassen sich durch die Bestimmung der maximalen Verschwindensrate von Indiocyanin-Grün machen (Mizumoto et al. 1979), eine Methode, die besonders in Japan favorisiert wird (Tobe 1983).

Folge der häufig schon deutlich eingeschränkten Leberfunktion ist eine niedrige durchschnittliche Resektionsquote, die in einer eigenen Zusammen-

Tabelle 5. Resektionsquote des primären Lebermalignoms

Autor	Alle operierten Lebermalignome (n)	Resezierte Lebermalignome (n)
Bengmark et al. (1982)	99	21
Grundmann u. Pichlmaier (1983)	51	7
Lee et al. (1982)	935	165
Okuda u. Liver Cancer Study Group in Japan (1980)	1041	360
Erlangen (1968–81)	53	12
	2179	565(=25,9%)

Tabelle 6. Operationsletalität nach Leberresektionen wegen primärer Lebermalignome

Autor	Resektionen (n)	Operations-Letalität (n)
Adson u. Weiland (1981)	46	2
Bengmark et al. (1982)	21	3
Grundmann u. Pichlmaier (1983)	7	3
Iwatsuki et al. (1983)	43	4
Lee et al. (1982)	165	33
Okuda u. Liver Cancer Study Group in Japan (1980)	300	56
Smith (1979)	60	4
Thompson et al. (1983)	138	15
Wu et al. (1980, zit. in Iwatsuki et al. 1983)	181	16
Erlangen (1968–1981)	12	3
	973	139(=14,3%)

stellung (Tabelle 5) unter Einschluß der eigenen 53 Fälle bei 2179 Eingriffen nur 26% beträgt. Die Operationsletalität macht bei 973 resezierten Tumoren im Mittel 14% aus (Tabelle 6).

23.9 Lebertransplantation

Die Indikation zur Lebertransplantation stellt sich einmal bei Tumoren, die beide Leberlappen derart infiltrieren, daß auch mit einer Trisegmentektomie keine radikale Entfernung möglich ist. Die zweite Indikation ist die dekompensierte Leberzirrhose mit gleichzeitig bestehenden Hepatomen, die infolge der schlechten Leberfunktion nicht resezierbar sind.

Wichtigste Voraussetzung für die Transplantation ist das Fehlen von extrahepatischen Metastasen, da es ansonsten durch die notwendige Immunsuppression, d.h. die Unterdrückung der körpereigenen Abwehr postoperativ zu einem explosionsartigen Wachstum metastatischer Absiedlungen kommt (PENN 1978).

Insgesamt muß die Lebertransplantation zur Behandlung des primären Leberzellkarzinoms heute noch mit Zurückhaltung beurteilt werden. Die primäre Letalität beträgt im Krankengut von STARZL bei 24 Transplantationen 38% (IWATSUKI et al. 1982). Auch CALNE (1982) berichtet eine immer noch hohe operative Sterblichkeit von 36% bei Eingriffen in der Zeit seit 1979, wobei es sich jedoch nur 2mal um Hepatome und 12mal um Leberzirrhosen handelte.

Trotz scheinbar radikaler Tumorentfernung ist die Rezidivquote ungewöhnlich hoch und beträgt in den ersten 2 Jahren 60% (CALNE 1982). IWATSUKI et al. (1982) sahen 4–42 Monate postoperativ in 61,5% der Fälle Rezidive. Bei 10 entsprechenden Patienten fanden sich erstaunlicherweise 7mal Metastasen in der transplantierten Leber. Die einzigen Langzeitüberlebenden aus dem Krankengut von STARZL sind 2 Patienten, bei denen die Lebertransplantation wegen Leberzirrhose durchgeführt wurde und sich in der entnommenen Leber als Zufallsbefund kleine primäre Leberzellkarzinome fanden (IWATSUKI et al. 1982). Bei großen, weite Teile der Leber durchsetzenden Tumoren muß jedoch — auch ohne primären Metastasennachweis — von Mikrometastasen ausgegangen werden, die infolge der Immunsuppression zu einer raschen Tumorprogression führen.

IWATSUKI et al. (1982) berichten unter Ausschluß der hohen primären Letalität über eine 3-Jahres-Überlebensrate von 29% gegenüber 52% in einer anderen Patientengruppe (n = 30) mit Leberresektionen wegen primärer Malignome (hier postoperative Letalität eingeschlossen).

Die ideale Indikation zur Lebertransplantation ist damit die eine Resektion verbietende Leberzirrhose mit positivem α-Fetoprotein und radiologisch noch nicht nachzuweisendem Hepatom bzw. diagnostizierten Frühformen.

23.10 Palliative Therapie nichtresezierbarer Tumoren

Während sich die *systemische Chemotherapie* bisher nicht als effektiv erwiesen hat (PUTNAM u. FULLER 1982; RAMMING et al. 1980), bieten sich *lokale Maßnahmen* wie die intraarterielle Chemotherapie der A. hepatica, die arterielle Embolisation und die isolierte hypertherme Leberperfusion an. Da die malignen Lebertumoren zu etwa 90% arteriell und nur zu 10% portal venös versorgt werden (HEALEY u. SHEENA 1963), wird durch *gezielte intraarterielle Verabreichung* — entweder nach intraoperativer Einlage eines Katheters oder mit Hilfe der Seldinger-Technik über die A. femoralis — ein hoher Zytostatikaspiegel im Tumor erreicht. Infolge der Entgiftung verschiedener Chemotherapeutika in der Leber können hohe Dosen verabreicht werden, ohne eine systemische Toxizität befürchten zu müssen (LONGMIRE u. TOMPKINS 1981). Bei intraarterieller Infusion von Methotrexat und/oder 5-Fluorouralzil oder FUDR (5-Fluoro-2-deoxyuridin, Floxuridin) werden Remissionsraten von 50–75% berichtet (ANSFIELD et al. 1971; CADY u. OBERFIELD 1974; STEHLIN et al. 1974; WATKINS et al. 1970).

Auch die *Embolisation der A. hepatica* ist in der besonderen arteriellen Versorgung der Lebertumoren begründet und soll zu ischämischen Tumornekrosen führen. PATT et al. (1983) beobachteten bei 12 Patienten mit primärem Leberzellkarzinom, die mit intraarterieller Infusion von FUDR, Adriamycin und Mitomycin C (FUDRAM) behandelt wurden, eine vollständige und sieben partielle ($\geq 50\%$ Tumorreduktion) Remissionen. Durch die zusätzliche arterielle Embolisation erreichten sie eine Verlängerung der medianen Überlebenszeit von 6 auf 18 Monate. CHARNSANGAVEJ et al. (1983) behandelten eine Gruppe von 14 Patienten durch arterielle Zytostatikainfusion (FAM) und eine zweite Gruppe von 10 Patienten mit Embolisation der A. hepatica. Die Ergebnisse beider Gruppen waren vergleichbar: nach Chemotherapie fand sich eine partielle Remissionsrate von 71% gegenüber 67% nach Embolisation. Die entsprechenden Daten für die mediane Überlebenszeit sind 12,3 bzw. 17,4 Monate. Schultheis (1983) empfiehlt, beide Prinzipien im Sinne einer *Chemoembolisation* zu kombinieren. Er verwendet hierzu eine mit Hilfe der Kathetertechnik injizierbare Okklusionssubstanz (Ethibloc), die das Tumorkapillarbett verschließt und der Zytostatika beigefügt sind, die erst über Tage in der Leber freigesetzt werden. Bei bisher 7 klinischen Anwendungen konnten in allen Fällen beträchtliche Remissionen erreicht werden.

Erste ermutigende Ergebnisse werden auch nach *isolierter hyperthermer Leberperfusion* berichtet, wobei die Leber mit 40° C für eine Stunde perfundiert wird und als Zytostatikum 800–1000 mg 5-FU zugesetzt sind (Aigner et al. 1982).

Die *Radiotherapie* inoperabler Leberkarzinome hat bisher keinen überzeugenden lebensverlängernden Effekt gebracht (Moertel 1982). Entsprechend fanden sich in den kontrollierten Studien von Ong u. Chan (1976) und Falkson (1976) keine Unterschiede in den verschiedenen Behandlungsgruppen.

23.11 Prognose

Ohne chirurgische Therapie sind die Überlebensaussichten der Patienten mit primärem malignen Hepatom außerordentlich ungünstig. Im Krankengut des Queen Mary Hospitals Hongkong (Lee et al. 1982) beträgt die mediane Überlebenszeit bei 616 entsprechenden Fällen nur 1,1 Monat gegenüber 10 Monaten von 165 resezierten Patienten.

Tabelle 7. 5-Jahres-Überlebensraten (Actuarial Method) nach Resektionsbehandlung von Lebermalignomen (unabhängig von der histologischen Klassifikation)

	Resektionen (n)	5-Jahres-Überlebensrate, p.o. Letalität	
		eingeschlossen (%)	ausgeschlossen (%)
Lee et al. (1982)	165	20	
Fortner et al. (1981)	42		37
Adson u. Weiland (1981)	60		36
Iwatsuki et al. (1983)	43	46	
Thompson et al. (1983)	26	38	

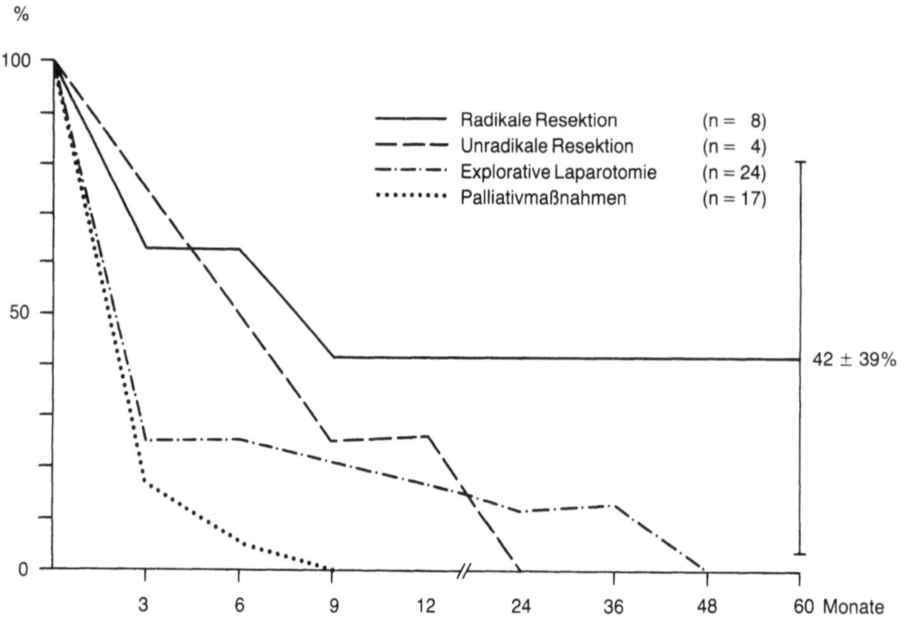

Abb. 2. Kumulative alterskorrigierte Überlebensraten im eigenen Krankengut (n = 53), postoperative Letalität eingeschlossen (1968–1981/31.12.1983), 95% Vertrauensbereich

Auch GEDDES u. FALKSON (1970) sahen bei 56 unbehandelten Patienten nur eine mediane Überlebenszeit von 2 Monaten.

Die japanische Studiengruppe über Leberkarzinome (OKUDA u. Liver Cancer Study Group of Japan 1980) beobachtete bei 1424 hepatozellulären Karzinomen — unabhängig von der durchgeführten Therapie — eine globale 5-Jahres-Überlebensrate von 2,4% und von 1,1% bei 175 cholangiozellulären Karzinomen. Am günstigsten war die Prognose mit 44,5% beim kindlichen Hepatoblastom. Die gleiche Tendenz fand sich nach Tumorresektion: das hepatozelluläre Karzinom hatte eine Überlebensrate von 11,8% nach 5 Jahren und das Hepatoblastom von 61,5%.

Daß mit Hilfe der Resektionsbehandlung durchaus günstige Resultate erreicht werden können, zeigt die Tabelle 7, in der kumulative 5-Jahres-Überlebensraten zwischen 20 und 46% aufgeführt sind. Dabei wurde jedoch nicht zwischen den einzelnen histologischen Tumortypen differenziert. Der niedrigste Wert von 20% fand sich in der Serie aus Hongkong (LEE et al. 1982). Gemeinsam mit den relativ niedrigen Überlebensraten der Japaner (OKUDA u. Liver Cancer Study Group of Japan 1980) stimmt dies mit der Beobachtung von FOSTER u. BERMAN (1977) überein, daß die 5-Jahres-Überlebensraten asiatischer Patienten deutlich niedriger als bei Nichtasiaten seien.

Im eigenen — allerdings kleinen — Krankengut von 53 operierten Patienten fanden sich nur nach radikaler Tumorresektion 5-Jahres-Überlebende. Die kumulative alterskorrigierte Überlebensrate betrug in dieser Gruppe unter Einschluß der Operationsletalität 42% (Abb. 2).

Literatur

Abelev GI, Perova SD, Khramkova N, Postnikova ZA, Irlin IS (1963) Production of embryonal — globulin by transplantable mouse hepatomas. Transplantation 1:174–180

Adson MA, Weiland LH (1981) Resection of primary solid hepatic tumors. Am J Surg 141:18–21

Aigner K, Walther H, Tonn JC, Krahl M, Wenzl A, Merker G, Schwemmle K (1982) Die isolierte Leberperfusion mit 5-Fluorouracil (5-FU) beim Menschen. Chirurg 53:571–573

Ansfield FJ, Ramirez G, Skibba JL, Bryan GT, Davis HL Jr, Wirtanen GW (1971) Intrahepatic arterial infusion with 5-fluorouracil. Cancer 28:1147–1151

Beahrs OH, Myers MH (eds) (1983) Manual for staging of cancer, 2nd ed. Lippincott, Philadelphia

Bengmark S, Hafström L, Jeppsson B, Sundquist MD (1982) Primary carcinoma of the liver: Improvement in sight? World J Surg 6:54–60

Block JB (1974) Angiosarcoma of the liver following vinyl chloride exposure. JAMA 229:53–54

Blumgart LH, Drury JK, Wood CB (1979) Hepatic resection for trauma, tumour und biliary obstruction. Br J Surg 66:762–769

Cady B, Oberfield RA (1974) Arterial infusion chemotherapy of hepatoma. Surg Gynecol Obstet 138:381–384

Calne RY (1982) Liver transplantation for liver cancer. World J Surg 6:76–80

Charnsangavej C, Chuang VP, Wallace S, Soo CS, Bowers T (1983) Work in progress: Transcatheter management of primary carcinoma of the liver. Radiology 147:51–55

Chearanai O, Plengvanit U, Asavanich C, Damrongsak D, Sindhvananda K, Boonyapisit S (1983) Spontaneous rupture of primary hepatoma: Report of 63 cases with particular reference to the pathogenesis and rationale treatment by hepatic ligation. Cancer 51:1532–1536

Creach JL, Johnson ML (1974) Angiosarcoma of the liver in the manufacture of polyvinyl chloride. J Occup Med 16:150–151

Falkson G (1976) The treatment of liver cancer. In: Cameron HM, Linsell DA, Warwick GP (eds) Liver cell cancer. Elsevier, New York

Fortner JG, Maclean BJ, Kim DK et al. (1981) The seventies evolution in liver surgery for cancer. Cancer 47:2162–2166

Foster JH, Berman MM (1977) Solid liver tumors. In: Foster JH, Berman MM (eds) Major problems in clinical surgery, vol 22. Saunders, Philadelphia, pp 1–342

Geddes EW, Falkson G (1970) Malignant hepatoma in the Bantu. Cancer 25:1271–1278

Ghussen F, Günther M, Mohr P, Nagel K, Peters PE (1982) Lebertumoren durch Thorotrast. Med Welt 33:1807–1809

Gibson JB, Chan WC (1972) Primary carcinomas of the liver in Hongkong. Some possible aetiological factors. Recent Results Cancer Res 39:107–118

Gibson JB, Sobin LH (1978) Histological typing of tumours of the liver, biliary tract and pancreas. WHO, Geneva

Giedl J, Gebhardt C (1981) Kontrazeptiva und gutartige Lebertumoren. Fortschr Med 99:165–170

Grundmann R, Pichlmaier H (1983) Leberresektion — Indikation, Möglichkeiten und Ergebnisse. Dtsch Ärztebl 80:44–49

Healey JEJ, Sheena KS (1963) Vascular patterns in metastatic liver tumors. Surg Forum 14:121–122

Higgins GK (1970) The pathologic anatomy of primary hepatic tumors. Recent Results Cancer Res 26:15–37

Holzberg R, Schmidt W, Wildhirt E (1983) Bedeutung der Laparoskopie für die Sicherung eines Leberzellkarzinoms bei Siderozirrhose. Leber Magen Darm 13:104–107

Hoofnagle JH, Gerety RJ, Barker LF (1973) Antibody to hepatitis-B-virus core in man. Lancet II:869–873

Iwatsuki S, Klintmalm GBG, Starzl TE (1982) Total hepatectomy and liver replacement (orthotopic liver transplantation) for primary hepatic malignancy. World J Surg 6:81–85

Iwatsuki S, Shaw BW Jr, Starzl TE (1983) Experience with 150 liver resections. Ann Surg 197:247–253

Johnson PJ, Krasner N, Portmann B, Eddleston ALWF, Williams R (1978) Hepatocellular carcinoma in Great Britain: Influence of age, sex, HBsAg status, and aetiology of underlying cirrhosis. Gut 19:1022–1026

Kew MC, Geddes EW, Macnab GM, Bersohn I (1974) Hepatitis-B-antigen and cirrhosis in Bantu patients with primary liver cancer. Cancer 34:539–541

Kiyosawa K, Akahane Y, Miyazaki Y et al. (1983) Resection of thorotrast — induced cholangiocarcinoma. Am J Gastroenterol 78:429–433

Kojiro M, Kawano Y, Kawasaki H, Nakashima T, Ikezaki H (1982) Thorotrast — induced hepatic angiosarcoma, and combined hepatocellular and cholangiocarcinoma in a single patient. Cancer 49:2161–2164

Langbein G, Permanetter W, Dietz A (1983) Hepatozelluläres Karzinom nach Vinylchloridexposition. Dtsch Med Wochenschr 108:741–745

Lapis K, Johannessen JV (1979) Pathology of primary liver cancer. J Toxicol Environ Health 5:315–355

Lawrence DJR, Neville AM (1972) Foetal antigens and their role in the diagnosis and clinical management of human neoplasms: A review. Br J Cancer 26:335–341

Lee NW, Wong J, Ong GB (1982) The surgical management of primary carcinoma of the liver. World J Surg 6:66–75

Lefkowitch JH (1981) The epidemiology and morphology of primary malignant liver tumors. Surg Clin North Am 61:169–180

Levin L, Riddell RH, Kirsner JB (1976) Management of precancerous lesions of the gastrointestinal tract. Clin Gastroenterol 5:827–853

Linsell CA, Peers FG (1972) The aflatoxins and human liver cancer. Recent Results Cancer Res 39:125–129

Longmire WP, Tompkins RK (1981) Manual of liver surgery. Springer, Berlin Heidelberg New York

MacMahon HE, Murphy AS, Bates MI (1947) Endothelial cells sarcoma of the liver following thorotrast injections. Am J Pathol 23:585–611

Maupas P, Werner B, Larouze B, Millman I, London WT, O'Connell A, Blumgart BS (1975) Antibody to hepatitis-B core antigen in patients with primary hepatic carcinoma. Lancet II:9–11

Mizumoto R, Kawarada Y, Noguchi T (1979) Pre-operative estimation of operative risk in liver surgery, with special reference to functional reserve of the remnant liver following major hepatic resection. Jpn J Surg 9:343–349

Moertel CG (1982) The liver. In: Holland JF, Frei III E (eds) Cancer medicine. Lea & Febiger, Philadelphia

Nakashima T, Okuda K, Kojro M, Sakamoto K, Kubo J, Shimokawa Y (1975) Primary liver cancer coincidence with Schistosomiasis japonica. Cancer 36:1483–1489

Okuda O, Liver Cancer Study Group of Japan (1980) Primary liver cancers in Japan. Cancer 45:2663–2669

Ong GB, Chan PKW (1976) Primary carcinoma of the liver. Surg Gynecol Obstet 143:31–38

Patt YZ, Chuang VP, Wallace S, Benjamin RS, Fuqua R, Mavligit GM (1983) Hepatic arterial chemotherapy and occlusion for palliation of primary hepatocellular and unknown primary neoplasms of the liver. Cancer 51:1359–1363

Penn I (1978) Tumors arising in organ transplant recipients. Adv Cancer Res 28:31–61

Purtilo DT, Gottlieb LS (1973) Cirrhosis and hepatoma occurring at Boston City Hospital (1917–1968). Cancer 32:458–462

Putnam CW, Fuller JK (1982) Liver tumors. In: Copeland III EM (eds) Surgical oncology. Wiley, New York

Ramming KP, Haskell CM, Tesler AS (1980) Gastrointestinal tract neoplasms. In: Haskell CM (ed) Cancer treatment. Saunders, Philadelphia

Rohner A (1981) Primäre Lebermalignome. In: Allgöwer M, Harder F, Hollender LF, Peiper H-J, Siewert JR (Hrsg) Chirurgische Gastroenterologie, Teil 2. Springer, Berlin Heidelberg New York

Rubel LR, Kamal GJ (1982) Thorotrast — associated cholangiocarcinoma. An epidemiologic and clinicopathologic study. Cancer 50:1408–1415

Schultheis K-H (1983) Chemoembolization: A new treatment for malignant tumors and metastases. Recent Results Cancer Res 86:46–47

Shar SR, Kew MC (1982) Oral contraceptives and hepatocellular carcinoma. Cancer 49:407–410

Shikata T (1976) Primary liver carcinoma and liver cirrhosis. In: Okuda K, Peters RL (eds) Hepatocellular carcinoma. Wiley, New York

Smith R (1979) Tumours of the liver. Ann R Coll Surg Engl 61:87–99

Starzl TE, Bell RH, Beart RW, Putman CW (1975) Hepatic trisegmentectomy and other liver resections. Surg Gynecol Obstet 141:429–437

Starzl TE, Iwatsuki S, Shaw B et al. (1982) Left hepatic trisegmentectomy. Surg Gynecol Obstet 155:21–27

Stehlin JS, Hafström L, Greeff PJ (1974) Experience with infusion and resection in cancer of the liver. Surg Gynecol Obstet 138:855–863

Szmuness W (1978) Hepatocellular carcinoma and the hepatitis B virus: Evidence for a causal association. Prog Med Virol 24:40–69

Tartarinov YS (1965) Content of embryo specific alphaglobulin in fetal and neonatal sera and sera from adult humans with primary carcinoma of the liver. Vopr Med Khim 11:20–24

Thompson HH, Tompkins RK, Longmire WP (1983) Major hepatic resection. A 25 year experience. Ann Surg 197:375–388

Tobe T (1983) Current status of surgical therapy for primary liver cancer in Japan. Jpn J Surg 13:86–89

Watkins E Jr, Khazei AM, Nahra KS (1970) Surgical basis for arterial infusion chemotherapy of dissiminated carcinoma of the liver. Surg Gynecol Obstet 130:581–605

24 Maligne Tumoren der Gallenblase

C. Gebhardt

24.1 Epidemiologie

Das erstmals von Maximilian de Stoll 1777 beschriebene Gallenblasenkarzinom gehört zu den seltenen Tumoren, obgleich es schon an 5. Stelle aller gastrointestinalen Karzinome steht (Holmes u. Mark 1971).

Aus den USA wird eine Häufigkeit von 2,5 Beobachtungen pro 100 000 Einwohner berichtet (Burdette 1957). Eine höhere Inzidenz findet sich in Hamburg, wo in den Jahren 1969–1972 für das männliche Geschlecht 5,4 und für das weibliche sogar 13,6 Fälle pro Jahr und 100 000 Einwohner registriert wurden (Waterhouse et al. 1976). Hierbei handelte es sich jedoch nicht ausschließlich um Karzinome der Gallenblase, sondern auch der extrahepatischen Gallengänge, die etwa ein Drittel ausmachen.

Ein sprunghafter Anstieg kann verzeichnet werden, wenn ausschließlich Sektions- oder Operationsstatistiken berücksichtigt werden. So fanden Piehler u. Crichlow (1978) in einer Sammelstatistik von 55 543 Autopsien in durchschnittlich 0,55% (0,18–0,81%) der Fälle ein Gallenblasenkarzinom. Bei 55 170 Gallenblasenoperationen betrug die Inzidenz sogar 1,91% (0,55–6,5%).

Besonders bevorzugt scheint sich das Gallenblasenkarzinom bei südwest-amerikanischen Indianern zu entwickeln (Richenbach 1967), bei denen es 6mal häufiger als bei der nichtindianischen Bevölkerung ist. Nach Sievers u. Marquis (1962) steht es hier an 2. Stelle aller gastrointestinalen Karzinome und der jüngste beobachtete Patient war ein 11jähriges Navajo-Mädchen (Rudolph u. Cohan 1972).

Das Gallenblasenkarzinom manifestiert sich im Verhältnis 3,2:1 signifikant häufiger beim weiblichen Geschlecht (Piehler u. Crichlow 1978; Spies 1983). Im eigenen Krankengut (1968–1981, 3 nicht operiert, 29 Tumorresektion, 26 Probelaparotomie oder Palliativeingriff, insgesamt 58 Patienten) fanden sich 18 männliche und 40 weibliche Patienten (p < 0,05).

Das durchschnittliche Lebensalter bei Diagnosestellung wird zwischen 64 und 70 Jahren angegeben (Andersson et al. 1976; Bergdahl 1980; Dittel et al. 1982; Grundmann u. Leichenich 1982; Hamrick et al. 1982; Holmes u. Mark 1971), wobei in der Sammelstatistik von Piehler u. Crichlow (1978) ein Mittelwert von 65,2 Jahren bei 1 728 Patienten mitgeteilt wird. Mit zunehmendem Lebensalter ist eine ansteigende Inzidenz zu beobachten. So fanden sich im 3. und 4. Lebensjahrzehnt nur 0,1 bzw. 1,5 und andererseits im 6. und 7. Lebensjahrzehnt 19,6 bzw. 37% aller Tumoren. Bezüglich der Altersverteilung ist kein signifikanter Unterschied zwischen beiden Geschlechtern festzustellen. Im eigenen Krankengut war das Durchschnittsalter 63,7 Jahre.

Das Gallenblasenkarzinom ist in $^3/_4$ aller Fälle mit einer Cholelithiasis vergesellschaftet (Arminski 1949; Jones 1982; Piehler u. Crichlow 1978), einzelne Statistiken berichten sogar eine Inzidenz von 88% (Hamrick et al. 1982; Holmes u. Mark 1971). Diese hohe Koinzidenz läßt die Vermutung zu, daß das Steinleiden ätiologisch für die Tumorentstehung verantwortlich zu machen sei. Dafür spricht auch die Beobachtung, daß die besonders mit Gallenblasenkarzinomen belasteten südwestamerikanischen Indianer 2- bis 3mal häufiger und in einem früheren Lebensalter Gallensteine aufweisen als die Restbevölkerung (Richenbach 1967; Sampliner u. O'Connell 1968; Sievers u. Marquis 1962). Andererseits haben epidemiologische Studien gezeigt, daß die Karzinomhäufigkeit in einer Gesellschaft mit niedriger Cholelithiasisinzidenz, wie etwa den Bantunegern, zu vernachlässigen ist (Moertel 1982). Besonders karzinomgefährdet mit einem Risiko von etwa 60% sollen Patienten mit einer Porzellangallenblase sein (Polk 1966).

Fortner u. Randall (1961) implantierten Gallensteine in die Gallenblase von 126 Katzen und fanden nach 4–5 Jahren in 3 Fällen ein Karzinom. Auch die Implantation von Methylcholanthrenkügelchen in die Gallenblasenwand von Hunden und Katzen führte zur Entwicklung eines Karzinoms (Fortner 1955; Fortner u. Leffall 1961).

Daß das Gallensteinleiden jedoch nicht allein für die Ätiologie verantwortlich gemacht werden kann, sondern höchstens begünstigend wirkt, zeigen mehrere Sektionsstatistiken mit einer Karzinominzidenz bei Gallensteinträgern — unabhängig vom Todesalter — von nur 1–3% (Piehler u. Crichlow 1978).

Wenckert u. Robertson (1966) verfolgten 781 Patienten mit nachgewiesenen aber unbehandelten Gallensteinen über 11 Jahre. Dabei fand sich nur in 3 Fällen die Entwicklung eines Karzinoms. Auch aus dem Kollektiv von Lund (1960), das bis zu 20 Jahren beobachtet wurde, kam es bei 526 Gallensteinsträgern nur 3mal zur Ausbildung eines Gallenblasenkrebses.

24.2 Pathologische Anatomie

Makroskopisch sieht man beim Gallenblasenkarzinom im noch lokalisierten Stadium nur eine diffuse Verdickung der Organwand — oft mit Infiltration in die direkte Umgebung. Selten findet sich ein ins Lumen gerichtetes polypoides oder papilläres Wachstum (Jones 1982; Moertel 1982; Piehler u. Crichlow 1978). Meistens entwickelt sich der Tumor primär im Gallenblasenfundus. Nach Moertel (1982) sind 55% aller Karzinome im Fundus, 30% im mittleren Anteil und 15% im Gallenblasenhals lokalisiert.

Histologisch handelt es sich vorwiegend um Adenokarzinome, die über 80% ausmachen (Tabelle 1), weniger häufig sind undifferenzierte Karzinome, das Plattenepithelkarzinom und das Adenoakanthom. Selten sind Karzinosarkome (Gibson u. Sobin 1978), Karzinoide (Bergdahl 1976) und Melanome (Peison u. Rabin 1976).

Die Adenokarzinome können in Abhängigkeit von ihrer Differenzierung in Malignitätsgrad 1 bis 3 unterteilt werden (Nevin et al. 1976).

Die Lymphabflußwege der Gallenblase und der Metastasierungsmodus des Gallenblasenkarzinoms sind ausführlich von Fahim et al. (1962) untersucht worden. Danach finden sich lymphatische Plexus, die die ganze Dicke der Gallenblasenwand durchziehen, ohne isolierte muköse oder subseröse Plexus zu bilden. Die Sammellymphgefäße verlaufen in der medialen und lateralen Wand. Der mediale Abfluß geht zum Zystikusknoten, der in dem spitzen Winkel zwischen Ductus

Tabelle 1. Histologische Klassifikation in Anlehnung an die Einteilung der WHO (Polk 1966), bei der jedoch das Adenoakanthom nicht aufgeführt ist. In der vorliegenden Darstellung keine Berücksichtigung der seltenen nichtepithelialen Tumoren (Granularzelltumor = Myoblastom und embryonales Rhabdomyosarkom = Sarcoma botryoides)

Histologische Klassifikation	Häufigkeit (aus Burdette 1957, n = 2091) (%)
Adenokarzinom	82,3
Undifferenziertes Karzinom	6,9
Plattenepithelkarzinom	3,3
Adenoakanthom	1,4
Carcinoma in situ	0,7
Mischtumoren, Karzinoide und Melanome	1,0
Unklassifizierte Tumoren	4,4

cysticus und Ductus hepaticus communis lokalisiert ist. Die lateralen Lymphwege ziehen ohne Unterbrechung direkt zu den Knoten des Ductus choledochus. Als Sammellymphknoten sind die oberen pankreatikoduodenalen Knoten zu bezeichnen, in die auch das Gallengangsystem und der rechte Leberlappen drainieren. Die nächsten Stationen sind 1. die paraaortalen Lymphknoten im Bereich des Truncus coeliacus und 2. über die hinteren pankreatikoduodenalen Knoten der Bereich der A. mesenterica superior.

Venös drainiert die Gallenblase größtenteils direkt in die Leber. So finden sich auf der lebernahen Seite der Gallenblase 2–20 Venen, die direkt auf kurzem Wege in den Lobus quadratus im Bereich des Gallenblasenbettes münden (Karlmark 1932). Hierdurch kann es bei hämatogener Metastasierung zu einem lokalen Befall des Lobus quadratus bei sonst freier Leber kommen.

Auf der peritonealen Seite der Gallenblase findet sich normalerweise nur eine Vene, die über die Venenplexus der extrahepatischen Gallenwege Anschluß an die Leber gewinnt. Nur selten beobachtet man eine direkte Verbindung zur V. portae.

In einer Zusammenstellung von 984 Patienten war in 45% eine regionale lymphogene Metastasierung und in 69% eine Tumorinfiltration der Leber festzustellen (Piehler u. Crichlow 1978). In einer weiteren Serie von 1611 Laparotomien war eine regionäre Metastasierung in 42% und ein Befall retroperitonealer Lymphknoten in schon 23% der Fälle nachweisbar (Vaittinen 1970).

Eine TNM-Klassifikation und Stadieneinteilung ist ab 1.1.1987 von der UICC vorgesehen (Tab. 2).

Tabelle 2. TNM/pTNM-Klassifikation und Stadieneinteilung von Gallenblasenkarzinomen ab 1.1.1987 (UICC und AJCC)

TNM-Klinische Klassifikation

T-Primärtumor

TX   Primärtumor kann nicht beurteilt werden
T0   Kein Anhalt für Primärtumor
Tis   Carcinoma in situ
T1   Tumor infiltriert Schleimhaut oder Muskulatur
    T1a Tumor infiltriert Schleimhaut
    T1b Tumor infiltriert Muskulatur
T2   Tumor infiltriert perimuskuläres Bindegewebe, aber nicht jenseits der Serosa oder in die Leber
T3   Tumor mit Perforation der Serosa und/oder Ausdehnung in ein Nachbarorgan (nicht mehr als 2 cm in die Leber)
T4   Tumor mit Ausdehnung in mehr als ein Nachbarorgan oder mehr als 2 cm in die Leber

Anmerkung: Nachbarorgane sind Leber, Magen, Duodenum, Kolon, Pankreas, Netz und extrahepatische Gallengänge

N-Regionäre Lymphknoten

NX   Regionäre Lymphknoten können nicht beurteilt werden
N0   Keine regionären Lymphknotenmetastasen
N1   Regionäre Lymphknotenmetastasen
    N1a Metastasen in Lymphknoten am Ductus cysticus, paracholedochal und/oder am Leberhilus (Lymphknoten des Ligamentum hepatoduodenale)
    N1b Metastasen in Lymphknoten um den Pankreaskopf, paraduodenal, um die Vena portae, an Arteria coeliaca und/oder in oberen mesenterialen Lymphknoten

M-Fernmetastasen

MX   Vorhandensein von Fernmetastasen kann nicht beurteilt werden
M0   Keine Fernmetastasen
M1   Fernmetastasen

pTNM-Pathologische Klassifikation
Die Kategorien pT, pN und pM entsprechen den Kategorien T, N und M.

Stadieneinteilung

Stadium 0	Tis	N0	M0
Stadium I	T1	N0	M0
Stadium II	T2	N0	M0
Stadium III	T1	N1	M0
	T2	N1	M0
	T3	jedes N	M0
Stadium IV	T4	jedes N	M0
	jedes T	jedes N	M1

Tabelle 3. Eigene Stadieneinteilung des Gallenblasenkarzinoms

	(p)M0 R0			R1/2
	(p)N0	(p)N1	(p)N2	(p)M1
(p)T1	Stad. I			Stad. IV
(p)T2	Stad. I	Stad. II		Stad. IV
(p)T3			Stad. III	Stad. IV
(p)T4			Stad. III	Stad. IV

(p)T1	Karzinom nur in Mukosa
(p)T2	Infiltration der Muskularis
(p)T3	Alle Wandschichten durchsetzt
(p)T4	Infiltration in Nachbarorgane
(p)N0	Keine Lymphknotenmetastasen
(p)N1	Metastasen im Zystikusknoten oder den Knoten des Ductus choledochus
(p)N2	Metastasen in der pankreatikoduodenalen Gruppe oder paraaortal
(p)M0	keine Fernmetastasen
(p)M1	Fernmetastasen
R0	kein Resttumor
R1	Resttumor mikroskopisch
R2	Resttumor makroskopisch
Klinische Klassifikation	TNM
Pathologische Klassifikation (*nach Tumorresektion*)	pTNM

Wir verwendeten bisher eine eigene Klassifikation und Stadieneinteilung, bei der auch die R-Klassifikation einging (Tabelle 3). Hierbei sind befallen bei T1 die Mukosa, bei T2 die Muskularis, bei T3 alle Wandschichten und bei T4 Nachbarorgane.

Bei kurativer Tumorentfernung und fehlenden Fernmetastasen liegt Stadium I–III vor. Vom Stadium I sprechen wir, wenn der Tumor maximal bis in die Muskularis infiltriert und noch keine Metastasen bestehen. Im Stadium II sind alle Wandschichten der Gallenblase durchsetzt, und es können regionäre Lymphknotenmetastasen vorhanden sein. Das Stadium III liegt vor, wenn der Tumor in Nachbarorgane infiltriert ist und/oder Metastasen in den Sammellymphknoten pankreatikoduodenal bzw. paraaortal nachweisbar sind. Das Stadium IV ist inkurablen Fällen mit Resttumor und Fernmetastasierung vorbehalten.

24.3 Symptomatik

Das Beschwerdebild des kurablen Gallenblasenkrebses ist uncharakteristisch und wird von der

Symptomatik des in den meisten Fällen gleichzeitig bestehenden Gallensteinleidens überdeckt. Damit sind die Gallenblasenkarzinome der Erlanger Stadien I und II fast ausschließlich Zufallsbefunde im Rahmen einer wegen Cholelithiasis durchgeführten Cholezystektomie.

Nach Moertel (1982) soll die Manifestation eines Karzinoms in einer Steingallenblase zu einer Änderung der bestehenden Symptomatik führen. Die zunächst nur sporadisch oder kolikartig auftretenden Schmerzen werden zu einem Dauerschmerz, der im Laufe der Zeit an Intensität zunimmt.

Objektiv faßbare Zeichen sind erst bei fortgeschrittenen Tumoren nachweisbar. Neben häufig geäußerten Schmerzen im rechten Oberbauch ist der Tumor nicht selten als derbe Resistenz zu tasten.

Bei Infiltration oder Kompression des Ductus hepatocholedochus durch den Tumor selbst oder durch Lymphknotenmetastasen kommt es zur Ausbildung eines Verschlußikterus. Häufige, jedoch auch uncharakteristische Symptome sind Übelkeit und Erbrechen.

24.4 Diagnostik

Entsprechend der unklaren Symptomatik der frühen Tumorstadien gelingt eine Diagnosestellung — wenn überhaupt — nur bei fortgeschrittenen Tumoren. Beim Verschlußikterus finden sich die blutchemischen Zeichen der extrahepatischen Cholestase. ERC und PTC zeigen eine Gallengangsstenosierung, wobei die Ausdehnung des Tumors mit der Sonographie (Olken et al. 1978) oder Computertomographie erfaßt werden kann. Auch eine Infiltration der Leber kann computertomographisch dokumentiert werden. Eine korrekte präoperative Diagnose wird in weniger als 5% der Fälle gestellt (Moertel 1982).

24.5 Therapie

Die operative Behandlung des Gallenblasenkarzinoms besteht in der Cholezystektomie mit Lymphdissektion des Lig. hepatoduodenale, die bei Nachweis positiver Lymphknoten links in Richtung A. hepatica communis und Tripus Halleri und rechts zu den retropankreatischen Lymphknoten bis in das Gebiet der A. mesenterica superior ausgedehnt werden sollte.

Wegen der direkten venösen Verbindungen der Gallenblase zur Leber im Gallenblasenbettbereich und der damit bestehenden Gefahr einer frühen lokalen hämatogenen Metastasierung in den Lobus quadratus soll außerdem eine keilförmige Exzision des Gallenblasenbettes mit einem Sicherheitsabstand von 3–5 cm (Jones 1982) vorgenommen werden. Eine Hemihepatektomie, wie sie verschiedentlich gefordert wird (Nevin et al. 1976), halten wir bei lokal radikal entfernbaren Tumoren (Erlanger Stadium I bis III) nicht für indiziert.

Von besonderer Wichtigkeit ist die Frage des Vorgehens bei Patienten, bei denen intraoperativ bei einer Gallensteinoperation das Karzinom nicht entdeckt, sondern erst postoperativ durch den Pathologen erkannt wurde. Handelt es sich hierbei um Tumoren im Stadium I (Erlanger Einteilung, s. Tabelle 3), erachten wir die durchgeführte Cholezystektomie als ausreichend. Anders ist die Situation bei Tumoren mit Durchsetzung aller Wandschichten der Gallenblase. In diesen Fällen sollte wegen der Gefahr der lokalen hämatogenen Absiedlung in die Leber und einer lymphogenen Metastasierung ins Lig. hepatoduodenale eine Relaparotomie mit Leberkeilexzision und Lymphknotendissektion erfolgen.

Patienten mit schon ausgeprägtem Ikterus sind in der Regel kurativ nicht mehr behandelbar. Auch eine palliative Resektion ist wegen der meistens bestehenden diffusen Infiltration in die Leberpforte nur selten durchführbar. Als Palliativmaßnahmen kommen in Frage eine Hepatikojejunostomie als Umgehungsanastomose oder das Aufbougieren der Gallengangsstenose mit anschließender Einlage eines Drains. Hierzu werden heute zunehmend endoskopische Verfahren, z.B. das transpapilläre Einführen eines Pig-tail-Katheters angewendet.

Wegen der erst im fortgeschrittenen Tumorstadium faßbaren Symptomatik ist die Resektionsquote des Gallenblasenkrebses sehr niedrig und liegt in der Literatur zwischen 10 und 30% (Moertel 1982; Piehler u. Crichlow 1978). Im eigenen Krankengut konnten 29 von 58 Fällen reseziert werden, allerdings war die Resektion nur bei 10 Patienten kurativ (R 0).

Adjuvante Behandlungsmaßnahmen wie Chemo- und Strahlentherapie haben — abgesehen von Einzelmitteilungen — bisher beim Gallenblasenkarzinom keine Bedeutung (Moertel 1982; Piehler u. Crichlow 1978; Vaittinen 1970).

24.6 Prognose

Wie bei anderen Tumoren sind die Überlebensraten im wesentlichen vom Tumorstadium abhängig. Hierzu paßt die Beobachtung, daß Zufallsbefunde im Rahmen der Cholelithiasisbehandlung mit relativ langen Überlebenszeiten korrelieren, da es sich hier meistens noch um lokalisiertes Tumorwachstum handelt. So fand sich in der Statistik von PIEHLER u. CRICHLOW (1978) bei entsprechenden 215 Patienten eine 5-Jahres-Überlebensrate von 14,9%, während aus dem Gesamtkollektiv von 5836 Gallenblasenkarzinomen nur 4,1% der Patienten überlebten.

Von den 32 Patienten aus dem Bericht von ANDERSSON et al. (1976) und BERGDAHL (1980), bei denen die Diagnose „Gallenblasenkarzinom" erst bei der postoperativen mikroskopischen Untersuchung gestellt wurde, fand sich in 11 Fällen das Tumorwachstum auf die Mukosa beschränkt, während bei den restlichen 21 Patienten alle Wandschichten durchsetzt waren. Bei den Mukosatumoren betrug die 5-Jahres-Überlebensrate 62%, während alle Patienten mit Durchsetzung aller Wandschichten innerhalb von $2^1/_2$ Jahren verstarben.

Auch bei den 5 von SELLNER et al. (1982) mitgeteilten Zufallsbefunden nach Cholezystektomie lebte nur der einzige Patient mit einem Mukosatyp länger als 5 Jahre.

NEVIN et al. (1976) haben 465 pathologisch-anatomisch ausreichend dokumentierte Tumoren aus dem eigenen Krankengut und der Literatur gesammelt, die nach unserer Stadieneinteilung klassifizierbar sind (Tabelle 4). Dabei findet sich für das Stadium I unter Ausschluß der postoperativen Letalität eine 5-Jahres-Überlebensrate von 94,4%, für Stadium II 9,9% und Stadium III 0%. Von unseren eigenen Patienten waren 6 im Stadium I, wovon 3 noch nach 5 Jahren lebten, während in den Stadien II bis IV keine 5-Jahres-Überlebende zu beobachten waren (Tabelle 4).

Diese Beurteilung stadienabhängiger Überlebenszeiten zeigt, daß auch für das scheinbar prognostisch ungünstige Gallenblasenkarzinom gute Resultate bei früher Diagnosestellung und adäquater Therapie erreicht werden können.

Literatur

Andersson A, Bergdahl L, Zeuchner E (1976) Karzinom der Gallenblase als unerwartete histologische Diagnose bei Cholezystitis und Gallensteinleiden. Zentralbl Chir 101:1314–1317

Arminski TC (1949) Primary carcinoma of the gallbladder; a collective review with the addition of twenty-five cases from the Grace Hospital, Detroit, Michigan. Cancer 2:379–398

Bergdahl L (1976) Carcinoid tumors of the biliary tract. Aust NZ J Surg 46:136–139

Bergdahl L (1980) Gallbladder carcinoma first diagnosed at microscopic examination of gallbladders removed for presumed benign disease. Ann Surg 191:19–22

Burdette WJ (1957) Carcinoma of the gallbladder. Ann Surg 145:832–847

Dittel KK, Kraft E, Riese L, Wiedemann H (1982) Therapie und Prognose bei 300 primären extrahepatischen Gallenwegskarzinomen. Langenbecks Arch Chir 358:473

Fahim RB, McDonald JR, Richards JC, Ferris DO (1962) Carcinoma of the gallbladder: A study of its modes of spread. Ann Surg 156:114–124

Fortner JG (1955) Carcinoma of the gallbladder: The experimental induction of primary cancer. Cancer 8:689–700

Fortner JG, Leffall LD (1961) Carcinoma of the gallbladder in dogs. Cancer 14:1127–1130

Fortner JG, Randall HT (1961) On the carcinogenicity of human gallstones. Surg Forum 12:155–157

Gibson JB, Sobin LH (1978) Histological typing of tumours of the liver, biliary tract and pancreas. WHO, Genf

Grundmann R, Leichenich A (1982) Diagnostik, Behandlung und Prognose maligner Tumoren der Leber und extrahepatischen Gallenwege in den letzten 22 Jahren. Chirurg 53:563–570

Hamrick RE, Jr, Liner FJ, Hastings PR, Cohn I Jr (1982) Primary carcinoma of the gallbladder. Ann Surg 195:270–273

Holmes SL, Mark JBD (1971) Carcinoma of the gallbladder. Surg Gynecol Obstet 133:561–564

Jones RS (1982) Cancer of the gallbladder and bile ducts. In: Copeland EM (ed) Surgical oncology. Wiley & Sons, New York Chichester

Karlmark E (1932) Die Lokalisationstendenz bei Metastasierung durch die Venen in die Leber. Acta Pathol Microbiol Scand [Suppl] 13:1–203

Lund J (1960) Surgical indications in cholelithiasis. Ann Surg 151:153–162

Tabelle 4. Prognose in Abhängigkeit von der Erlanger Stadieneinteilung (s. Tabelle 3). 5-Jahres-Überlebensraten, direkt berechnet, alle operierten Patienten (mit oder ohne Tumorresektion), Stichtag 1969–1977, postoperative Todesfälle ausgeschlossen

	NEVIN et al. (1976)	Erlangen
Stadium I	51/ 54 = 94,4%	3/ 6 = 50%
Stadium II	12/121 = 9,9%	0/ 7 = 0%[a]
Stadium III	0/278 = 0 %	0/ 7 = 0%
Stadium IV		0/23 = 0%

[a] 1-Jahres-Überlebensrate 71%

Moertel CG (1982) The gallbladder. In: Holland JF, Frei E III (ed) Cancer medicine. Lea & Febiger, Philadelphia

Nevin JE, Moran TJ, Kay S, King R (1976) Carcinoma of the gallbladder. Staging, treatment and prognosis. Cancer 37:141–148

Olken SM, Bledsoe R, Newmark H (1978) The ultrasonic diagnosis of primary cancer of the gallbladder. Radiology 129:481–482

Peison B, Rabin L (1976) Malignant melanoma of the gallbladder: Report of 3 cases and review of the literature. Cancer 37:2448–2454

Piehler JM, Crichlow RW (1978) Primary carcinoma of the gallbladder. Surg Gynecol Obstet 147:929–942

Polk HC (1966) Carcinoma and the calcified gallbladder. Gastroenterology 50:582–585

Richenbach D (1967) Autopsy incidence of disease among southwestern American Indians. Arch Pathol 84:81–85

Rudolph R, Cohan JJ (1972) Cancer of the gallbladder in an 11-year-old Navajo girl. J Pediatr Surg 7:66–67

Sampliner JE, O'Connell DJ (1968) Biliary surgery in the southwestern American Indian. Arch Surg 96:1–6

Sellner F, Jelinek R, Werner R (1982) Zur Problematik des Gallenblasenkarzinoms, das als unerwartete histologische Diagnose nach Cholezystektomie wegen Cholezystolithiasis festgestellt wird. Langenbecks Arch Chir 357:71–75

Sievers M, Marquis J (1962) The southwestern American Indian's burden, biliary disease. JAMA 182:570–573

Spies W (1983) Das Karzinom der Gallenblase und extrahepatischen Gallenwege. Med Dissertation, Universität, Erlangen

Vaittinen E (1970) Carcinoma of the gallbladder: A study of 390 cases diagnosed in Finland 1953–1967. Ann Chir Gynaecol Fenn [Suppl 168] 29:7–12

Waterhouse J, Muir C, Correa P, Powell J, Davis W (1976) Cancer incidence in five continents, vol III. International Agency for Research on Cancer, Lyon

Wenckert A, Robertson B (1966) The natural course of gallbladder disease. Gastroenterology 50:376–381

25 Maligne Tumoren der extrahepatischen Gallenwege

C. Gebhardt

25.1 Epidemiologie

Bei den extrahepatischen Gallenwegstumoren handelt es sich um Malignome der Hepatikusgabel, des Ductus hepaticus communis und des Ductus choledochus. Nicht berücksichtigt werden Tumoren der Gallenblase und der periampullären Region (s.S. 471 und S. 416).

Nach Renshaw (1922) wurde das erste primäre Karzinom des Ductus choledochus 1840 von Durand Fardel berichtet, während von Schüppel 1878 die erste Beschreibung eines Hepatikuskarzinoms stammt.

Die Häufigkeit dieser Tumoren ist gering und wird von Silverberg u. Grant (zit. nach Cooperman 1979) mit einem Fall pro 125000 Personen angegeben. Sako et al. (1957) fanden im Autopsiegut eine Frequenz von 0,01–0,46%.

Bei 14000 Eingriffen am Gallenwegsystem sahen Neibling et al. (1949) 41 Fälle, eine Inzidenz von 0,3%, während Goldenberg (1953) in einer 24jährigen Periode sogar in 1,8% der Eingriffe ein Gallenwegskarzinom feststellte.

Insgesamt kann jedoch davon ausgegangen werden, daß Malignome der Gallenblase 3mal häufiger auftreten (Thorbjarnarson 1959).

Bezüglich des Geschlechtsverhaltens sind männliche Patienten bei einer eigenen Zusammenstellung von 763 Fällen (Akwari u. Kelly 1979; Chitwood et al. 1982; Evander et al. 1980; Launois et al. 1979; Longmire et al. 1973; Sako et al. 1957; Todoroki et al. 1980; Voyles et al. 1983) im Verhältnis 1,4:1 häufiger als Frauen repräsentiert.

Die meisten Patienten sind zwischen 50 und 70 Jahre alt. Dabei besteht kein signifikanter Unterschied zwischen Frauen und Männern. Bei Sako et al. (1957) findet sich eine Spanne von 20–89, mit einem Durchschnittsalter von 59,2 Jahren.

Eine gleichzeitig bestehende Cholelithiasis wird im Gegensatz zum Gallenblasenkarzinom nur in 20,2% (Stewart et al. 1940) bis 38,7% (Sako et al. 1957) der Fälle angegeben. Wir selbst sahen im eigenen Krankengut (I/1968 bis XII/1981) bei 55 entsprechenden Patienten, von denen jedoch nur 50 operabel waren, in 49% ein zusätzliches Steinleiden. Wenn man berücksichtigt, daß nach Crump (1931) im hier interessierenden Lebensalter Routineautopsien bei Frauen in 38,5% und bei Männern in 27,4% Gallensteine ergeben, so kann ein Zusammenhang zwischen der Ätiologie des Gallenwegkarzinoms und der Cholelithiasis nicht angenommen werden.

Ein ätiologischer Zusammenhang scheint dagegen mit der Colitis ulcerosa zu bestehen, wobei für Kolitispatienten eine Inzidenz von Gallenwegkarzinomen zwischen 0,4 und 1,4% angegeben wird (Jones 1982). Ross u. Braasch (1973) fanden bei der Durchsicht von 103 Fällen eines Hepatikuskarzinoms 8 Patienten mit gleichzeitiger Colitis ulcerosa. Typischerweise entwickelt sich das Gallengangkarzinom bei Colitis-ulcerosa-Patienten über 20 Jahre früher als sonst üblich. Bei den 13 in der Mayo-Klinik beobachteten Fällen findet sich ein Durchschnittsalter von 38 Jahren (Akwari et al. 1975), und auch in der Sammelstatistik von Converse et al. (1970) war das Durchschnittsalter von 29 Patienten nur 39,8 Jahre. Eine Proktokolektomie schützt nicht vor der Entwicklung des Karzinoms. So werden von Akwari et al. (1975) und Ross u. Braasch (1973) je 3 Patienten beschrieben, die schon Jahre vor Entstehung des Gallengangskarzinoms wegen einer Colitis ulcerosa proktokolektomiert worden waren.

Aufgrund dieser Beobachtungen sollten Colitis-ulcerosa-Patienten, die pathologische Leberwerte im Sinne einer Cholestase entwickeln, dringend einer diagnostischen Abklärung der extrahepatischen Gallenwege zugeführt werden.

Neuerdings wurde auch auf einen möglichen Zusammenhang mit Salmonella-Infektionen hingewiesen. Entsprechend war die Todesursache von 471 beobachteten Typhusdauerausscheidern 5,7mal häufiger ein hepatobiliäres Karzinom als bei einer Kontrolle aus der Normalbevölkerung (Welton et al. 1979).

Es sollte auch die Entwicklung des Gallengangkarzinoms auf dem Boden gutartiger Papillome diskutiert werden, da verschiedene Berichte primär benigner Papillome mit fokalem Karzinom vorliegen (Cattel et al. 1962; Hultén 1960). Die seltene Papillomatose des Ductus hepatocholedochus kann als Präkanzerose aufgefaßt werden (Hoffmann et al. 1974; Neumann et al. 1976).

Schließlich muß auf den Zusammenhang zwischen Choledochuszysten und Gallenwegskarzinomen hingewiesen werden (Bloustein 1977; Flanagan 1977; Todani et al. 1977). Während angeborene Choledochuszysten weltweit selten sind, werden sie vermehrt in Japan beobachtet. Etwa $^2/_3$ der in der Literatur mitgeteilten Fälle stammen aus Japan. Von Yamaguchi (1980) liegt eine Analyse von 1433 japanischen Patienten vor. Dabei war es in 60 Fällen (4,2%) zur Entwicklung eines malignen Tumors gekommen, der 46mal von der Choledochuszyste selbst ausging und 13mal Gallenblase, Pankreas oder Duodenum betraf. Allein in 18 Fällen war vor der Ausbildung des Karzinoms eine biliodigestive Anastomose zur Therapie der Choledochuszyste angelegt worden. Daher sollten entsprechende Zysten unbedingt reseziert und nicht drainiert werden.

ledochus bis zum Duodenum, und das untere Drittel bezeichnet den retroduodenal verlaufenden Gallengang bis zum Eintritt in das Pankreas.

Bei Berücksichtigung dieser Einteilung finden sich in einer Zusammenstellung von 288 Tumoren, die neben Fällen der Literatur (Chitwood et al. 1982; Evander et al. 1980; Tompkins et al. 1981) auch 50 eigene operierte Patienten umfaßt, fast die Hälfte (49,3%) aller Karzinome im oberen Drittel. Im mittleren Abschnitt sind 19,1% und im unteren 16,3% der Tumoren lokalisiert (Abb. 1). In weiteren 15,3% ist eine klare Lokalisation nicht möglich, da entweder ein diffuses Wachstum vorliegt oder mehrere Gallengangsabschnitte betroffen sind (Chitwood et al. 1982; Evander et al. 1980; Tompkins et al. 1981). Gelegentlich soll auch eine multizentrische Tumorentstehung beobachtet werden (Moertel 1982; Tompkins et al. 1976).

Die histologische Klassifikation erfolgt nach den Vorschlägen der WHO (Gibson u. Sobin 1978) in gleicher Weise wie bei den Tumoren der Gallenblase. Davon etwas verschieden und vor allem detaillierter ist die vom American Joint Committee on Cancer eingeführte Einteilung (Tabelle 1)

25.2 Pathologische Anatomie

Um eine exakte Lokalisationsdiagnostik zu ermöglichen, haben Longmire et al. (1973) vorgeschlagen, die extrahepatischen Gallenwege in 3 Abschnitte zu unterteilen (Abb. 1). Dabei wird der Ductus hepaticus communis gemeinsam mit seinen beiden Hauptästen zum oberen Drittel gerechnet, der mittlere Abschnitt entspricht dem Ductus cho-

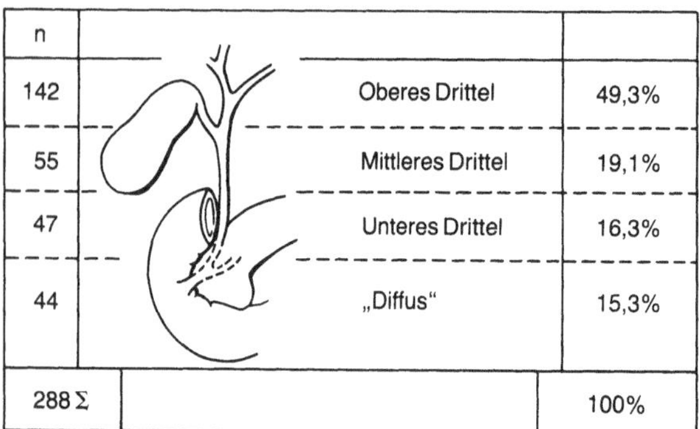

Abb. 1. Aufteilung der äußeren Gallenwege in 3 Abschnitte, wobei mit 49% die meisten Karzinome im oberen Drittel angetroffen werden (auf der Basis von 50 eigenen Patienten und den Angaben aus Chitwood et al. 1982; Evander et al. 1980; Tompkins 1981)

Tabelle 1. Histologische Einteilung der malignen Gallenwegstumoren nach dem American Joint Committee on Cancer. (Beahrs u. Myers 1983)

A. Maligne epitheliale Tumoren
  Adenokarzinom
  – gut differenziert
  – papillär
  – intestinaler Typ
  – pleomorph-riesenzellig
  – schlecht differenziert, kleinzellig
  – siegelringzellig
  – Klar-Zellen-Typ
  – kolloid
  – mit choriokarzinomähnlichen Stellen
  Plattenepithelkarzinom
  adenosquamöses Karzinom
  Haferzellkarzinom
  andere

B. Maligne mesenchymale Tumoren
  embryonales Rhabdomyosarkom (Sarcoma botryoides)
  Leiomyosarkom
  malignes fibröses Histiozytom
  andere

C. Verschiedene sonstige
  Karzinosarkom
  Karzinoidtumor
  malignes Lymphom
  malignes Melanom
  andere

Tabelle 2. TNM/pTNM-Klassifikation der Karzinome der extrahepatischen Gallengänge ab 1.1.1987 (UICC und AJCC)

TNM-Klinische Klassifikation

T-Primärtumor

T X	Primärtumor kann nicht beurteilt werden
T 0	Kein Anhalt für Primärtumor
T is	Carcinoma in situ
T 1	Tumor begrenzt auf Gallengangswand (Muskelwand)
	T 1 a Tumor begrenzt auf die Schleimhaut
	T 1 b Tumor infiltriert Muskulatur
T 2	Tumor infiltriert periduktales Bindegewebe
T 3	Tumor infiltriert Nachbarstrukturen (Leber, Pankreas, Duodenum, Gallenblase, Kolon, Magen)

N-Regionäre Lymphknoten

N X	Regionäre Lymphknoten können nicht beurteilt werden
N 0	Keine regionären Lymphknotenmetastasen
N 1	Regionäre Lymphknotenmetastasen
	N 1 a Metastasen in paracholedochalen und/oder hilären Lymphknoten (Lymphknoten im Ligamentum hepatoduodenale)
	N 1 b Metastasen in Lymphknoten um den Pankreaskopf, paraduodenal, um die Vena portae, an Arteria coeliaca und/oder in oberen mesenterialen Lymphknoten

M-Fernmetastasen

M X	Vorhandensein von Fernmetastasen kann nicht beurteilt werden
M 0	Keine Fernmetastasen
M 1	Fernmetastasen

Pathologische Klassifikation
Die Kategorien pT, pN und pM entsprechen den Kategorien T, N und M.

Tabelle 3. Stadieneinteilung ab 1.1.1987 (UICC und AJCC)

Klinische Stadien

Stadium 0	Tis	N0	M0
Stadium I	T1	N0	M0
Stadium II	T2	N0	M0
Stadium III	T1	N1	M0
	T2	N1	M0
Stadium IV A	T3	jedes N	M0
Stadium IV B	jedes T	jedes N	M1

Pathologische Stadien
Analog auf Grund von pTNM

Die erste regionäre Lymphstation sind die Knoten des Lig. hepatoduodenale, während die zweite Station im Bereich des Truncus coeliacus und der A. mesenterica superior lokalisiert ist.

Auch für die Gallenwegsmalignome wurde erst ab 1.1.1987 eine TNM-Klassifikation und Stadieneinteilung der UICC eingeführt (Tabelle 2 und 3).

25.3 Symptomatik

Klinisch manifestieren sich die Gallenwegskarzinome erst bei Auftreten einer Cholestasesymptomatik, so daß bei Diagnosestellung schon 90% der Patienten einen Verschlußikterus mit acholischen Stühlen haben (EVANDER et al. 1980; GRUNDMANN u. LEICHENICH 1982; SAKO et al. 1957; TOMPKINS et al. 1981). Neben der Gelbsucht wird über hartnäckiges Hautjucken geklagt, das nicht selten dem Ikterus vorausgeht (MOERTEL 1982). Rechtsseitige, teilweise kolikartige Oberbauchschmerzen werden nur in etwa 50% der Fälle berichtet (EVANDER et al. 1980; SAKO et al. 1957). Im eigenen Krankengut (55 Patienten) fanden sich als Hauptsymptome ebenfalls Ikterus (100%), Pruritus (24%) und Oberbauchschmerzen (51%).

25.4 Diagnostik

Blutchemisch sind die typischen Zeichen der Cholestase nachweisbar. Bei länger bestehendem Ikterus werden in Folge erniedrigter Quick-Werte Gerinnungsstörungen beobachtet.

Zur weiteren Diagnostik bzw. Differentialdiagnose bietet sich zunächst die Sonographie an, mit der neben dem Ausschluß einer Cholelithiasis auch

(BEAHRS u. MYERS 1983). Am häufigsten handelt es sich um Adenokarzinome (COOPERMAN 1979), die z.B. in der Sammelstatistik von SAKO et al. (1957) bei 424 histologisch klassifizierten Tumoren 417 Fälle ausmachten.

Oft findet sich ein papilläres ins Ganglumen gerichtetes Wachstum, das zu frühzeitiger Cholestase führt. Nach BRAASCH u. WARREN (1967) wachsen die Tumoren jedoch nicht selten über große Distanz submukös, wobei die wirkliche Ausdehnung bei der makroskopischen Inspektion nicht zu erkennen ist.

Metastasen, sowohl lymphogen als auch hämatogen in die Leber, werden bei Autopsien zwischen 46 und 77% angegeben (DOWDY 1969). Oft geht der Verschlußikterus — als sicheres klinisches Zeichen — jedoch der lymphogenen oder hämatogenen Tumorabsiedlung voraus.

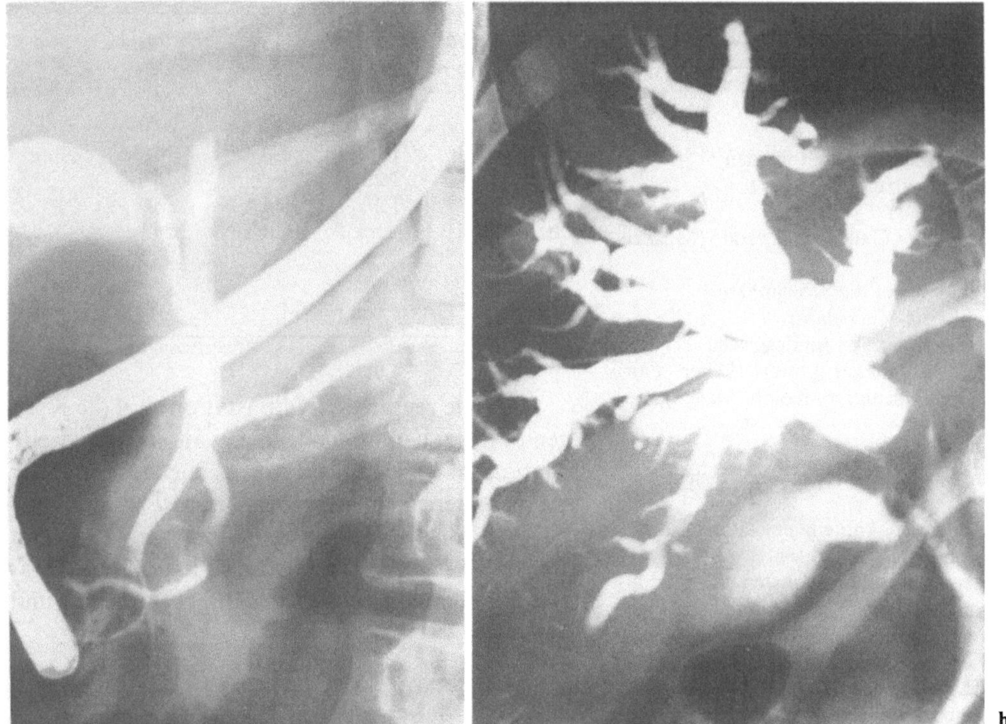

a

b

Abb. 2. Röntgenologische Darstellung der Tumorstenose (oberes Drittel) durch ERCP (**a**) und PTC (**b**)

dilatierte intra- oder extrahepatische Gallenwege verifiziert werden können.

Die genauere — insbesondere für die anzuwendende Operationstaktik — wichtige Lokalisationsdiagnostik der Stenose geschieht durch ERCP (SEIFERT et al. 1974) oder bei zentralen Tumoren durch Kombination mit der perkutanen transhepatischen Cholangiographie.

Während bei Tumoren des unteren Drittels das gesamte proximal davon gelegene Gallenwegsystem gestaut erscheint, ist bei zentralen Tumoren typischerweise nur eine intrahepatische Dilatation nachweisbar, während der distale Ductus hepatocholedochus und die Gallenblase zart sind (Abb. 2a, b).

Die selektive Angiographie der A. hepatica über die Darstellung des Truncus coeliacus oder bei Vorliegen einer A. hepatica aberrans auch der A. mesenterica superior hat weniger diagnostischen Wert als vielmehr Bedeutung für den Chirurgen, da die genaue Kenntnis eventueller Varianten für das intraoperative Vorgehen von Bedeutung ist (GEBHARDT et al. 1982). Einzig eine Tumorinfiltration des Gefäßes läßt Rückschlüsse auf eine wahrscheinliche Inkurabilität zu.

Differentialdiagnostisch muß bei Ausschluß eines Gallensteinleidens an gutartige distale Röhrenstenosen bei chronischer Pankreatitis und an iatrogene Gallengangsstrikturen nach Cholezystektomie oder Magenresektion gedacht werden. Auch das duktale Pankreaskopfkarzinom führt nicht selten zur Infiltration des unteren Gallengangdrittels. In diesen Fällen findet sich jedoch typischerweise auch ein Abbruch des Ductus pancreaticus etwa 4–5 cm präpapillär (Abb. 3).

Schwieriger ist die Abgrenzung zwischen sklerosierender Cholangitis (Abb. 4) und primärem Gallenwegskarzinom, die beide bei Colitis-ulcerosa-Patienten beobachtet werden und ein gleichartiges Bild bieten können. Bei den 25 von SMITH u. LOE (1965) berichteten Fällen mit sklerosierender Cholangitis hatten 6 gleichzeitig eine Colitis ulcerosa, — ebenso auch 3 von 8 Patienten, die CUTLER u. DONALDSON beobachteten (1969).

Obwohl Verläufe bekannt sind, bei denen die Diagnose einer sklerosierenden Cholangitis der Manifestation eines Gallengangkarzinoms um Jahre vorausging, kann ein pathogenetischer Zusammenhang z.Zt. noch nicht sicher angenommen werden (MOERTEL 1982).

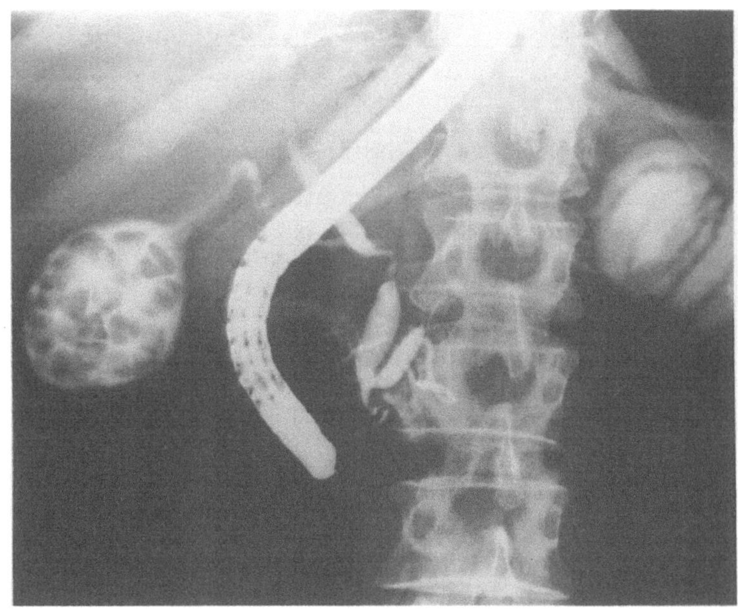

Abb. 3. ERCP bei duktalem Pankreaskarzinom. Typisch ist die Doppelstenose im Ductus choledochus und Ductus pancreaticus. Als Nebenbefund finden sich Gallenblasensteine

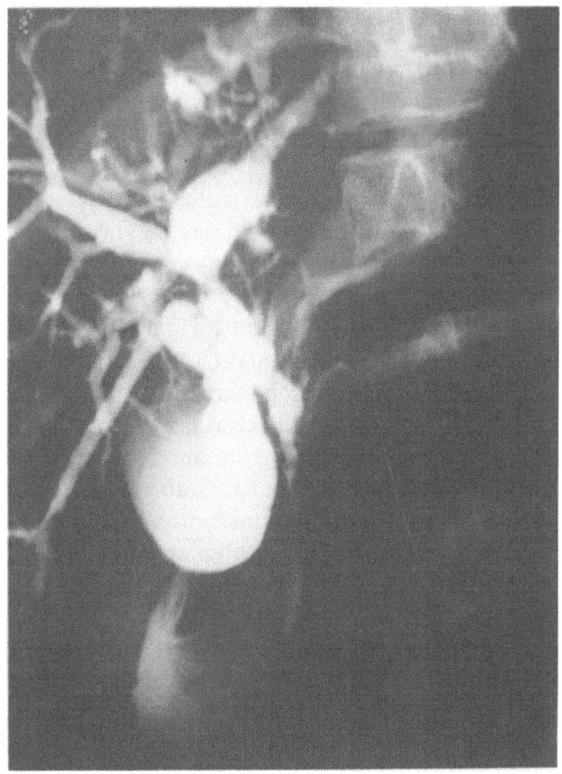

Abb. 4. Langstreckige distale Choledochusstenose und Stenose der Hepatikusgabel bei primär sklerosierender Cholangitis

25.5 Therapie

Die Behandlung der Malignome des Hepatocholedochus besteht im Versuch der Tumorexstirpation, was wegen fortgeschrittener Infiltration in die Umgebung oft nicht mehr gelingt. Entsprechend werden niedrige Resektionsquoten zwischen 16 und 53% mit einem Mittelwert von 35% berichtet (CHITWOOD et al. 1982; EVANDER et al. 1980; GRUNDMANN u. LEICHENICH 1982; KINAMI et al.

Tabelle 4. Resektionsquoten in Abhängigkeit von der Tumorlokalisation

Tumor-lokali-sation	Evan-der et al. (1980)	Kinami et al. (1982)	Tomp-kins et al. (1981)	Chir. Univ.-Klinik Erlangen (1968–1981)
Oberes Drittel	16/34 (47%)	12/56 (21%)	22/47 (47%)	8/29 (28%)
Mittleres Drittel	2/16 (13%)	15/19 (79%)	16/24 (67%)	3/9 (33%)
Unteres Drittel	3/4 (75%)	15/25 (60%)	12/18 (67%)	7/7 (100%)
Diffus	6/26 (23%)	–	0/6 (0%)	0/5 (0%)

1982; Longmire et al. 1973). Es bestehen jedoch erhebliche Unterschiede in Abhängigkeit von der Tumorlokalisation. So sind Karzinome in der Leberpforte verglichen mit weiter duodenalwärts lokalisierten Tumoren nur selten noch resezierbar (Tabelle 4).

Die Tumoren des distalen Drittels, bei denen unsere Resektionsquote 100% beträgt, können radikal durch eine partielle Duodenopankreatektomie entfernt werden. Dabei sollte gleichzeitig eine Dissektion der Lymphknoten des Lig. hepatoduodenale, der A. mesenterica superior und des Truncus coeliacus durchgeführt werden.

Die Karzinomlokalisation im mittleren Drittel erfordert bei Tumorkontakt zum Duodenum ebenfalls eine Duodenopankreatektomie. Weiter hiluswärts wachsende Geschwülste werden durch Resektion des Gallengangs mit anschließender Hepatikojejunostomie behandelt. Dabei werden auch die regionalen und Sammellymphknoten disseziert. Leider sind diese Tumoren aber häufig durch Infiltration der A. hepatica oder V. portae schon inkurabel.

Besondere Probleme stellen die Karzinome der Hepatikusgabel, die durch Infiltration der Leberpforte von vielen Chirurgen als nicht entfernbar betrachtet werden.

Von den 12 resezierten Tumoren aus dem Krankengut von Kinami et al. (1982) hatten 89% schon eine Beteiligung des periduktalen Gewebes, 75% eine direkte Infiltration der Leber, 50% eine Invasion der A. hepatica oder V. portae und 36% Lymphknotenmetastasen.

Solche Veränderungen sind kurativ nur dann angehbar, wenn sich die Malignomentwicklung auf den linken oder rechten Ductus hepaticus und Umgebung beschränkt. Unter diesen Umständen muß die Hepatikusresektion zur Hemihepatektomie ausgeweitet werden. So wurden 15 der 16 von Evander et al. (1980) resezierten Tumoren des rechten oder linken Ductus hepaticus mit einer gleichzeitigen Leberresektion kombiniert.

Besondere Anforderungen stellen die Karzinome der Hepatikusgabel, die auch als sog. Klatskin-Tumoren bezeichnet werden (Klatskin 1965). In frühen Stadien ist die Exzision der Hepatikusgabel und die anschließende Rekonstruktion mit einer ausgeschalteten Dünndarmschlinge durchzuführen (Fortner et al. 1976). Bei fortgeschrittenen Tumoren kann nur eine palliative Galleableitung angelegt werden, um den Ikterus zu beseitigen und ein kurzfristiges Leberversagen zu verhüten.

Während früher Palliativmaßnahmen wie Hepatikojejunostomien, die Einlage von T- oder Y-Drainagen oder eine über die Tumorstenose nach außen geführte transhepatische Dauerdrainage (Terblanche 1979) — von Goetze schon 1951 publiziert — nur durch Laparotomie mit einer Letalität bis zu 40% (Launois et al. 1979) möglich waren, bieten sich heute nichtoperative Verfahren an.

Es können hierbei äußere, perkutan eingelegte Drainagen und innere, endoskopisch plazierte Ableitungen unterschieden werden.

Mit beiden Methoden wird eine Dekompression des aufgestauten Gallenwegsystems und ein Rückgang des Ikterus erreicht. Wenn möglich sind jedoch die inneren Drainagen vorzuziehen, da nicht nur das für den Patienten lästige äußere Galleauffangsystem wegfällt, sondern durch den Abfluß der Galle in den Darm auch die Verdauungsfunktionen (Fettverdauung, fettlösliche Vitamine, enterohepatischer Kreislauf) normalisiert werden. Wenn der Tumor noch nicht zu einem kompletten Gangverschluß geführt hat, kann auch ein perkutan eingebrachter Katheter über die Stenose in den distalen Choledochus vorgeführt werden, wodurch ebenfalls eine innere Ableitung der Galle möglich wird.

Die perkutane Cholangiodrainage wurde bereits 1952 von Leger et al. empfohlen, setzte sich jedoch erst zunehmend durch, nachdem die diagnostische transkutane Cholangiographie von Tsuchiya (1966) und Okuda et al. (1974) technisch verbessert worden war. Voraussetzung für das endoskopische Vorgehen war die Entwicklung der ERCP und die endoskopische Papillotomie.

Von Wurbs et al. (1977, 1979) wurde zunächst die sog. nasobiliäre Verweilsonde entwickelt, die über seitliche Löcher ein Abfließen der Galle ins Dodenum ermöglichte. Soehendra u. Reynders-Frederix (1979) modifizierten dieses Verfahren zur Gallenwegendoprothese, die — ebenfalls endoskopisch transpapillär eingebracht — im Sinne eines verlorenen Drains lebenslang in situ verbleibt und die Tumorstenose überbrückt. Diese letzte Methode ist den anderen Verfahren vorzuziehen, da die Patienten am wenigsten belästigt werden.

25.6 Prognose

Die Prognose der Gallengangkarzinome hängt im wesentlichen davon ab, ob noch eine kurative operative Entfernung möglich ist. Unter diesen Umständen sind mediane Überlebenszeiten von etwa 30 Monaten zu erwarten (Tabelle 5). Die palliative Resektion ergibt dagegen im eigenen Krankengut nur 4,5 Monate, liegt damit jedoch noch über operativen Palliativmaßnahmen und explorativen Laparotomien mit 2,0 bzw. 1,8 Monaten (Abb. 5).

Die 4-Jahres-Überlebensrate betrug bei unseren kurativ resezierten Patienten 25%, während keiner 5 Jahre überlebte. Ähnliche Angaben werden auch von Evander et al. (1980) gemacht.

Nach Tompkins et al. (1981) soll auch die Tumorlokalisation von prognostischer Bedeutung sein. So betrugen die 5-Jahres-Überlebensraten im

Tabelle 5. Mediane Überlebenszeiten nach kurativer Tumorresektion. Postoperative Letalität nicht ausgeschlossen

Autor	Kurative Resektion (n)	mediane Überlebenszeit (Monate)
Akwari u. Kelly (1979)	4	33
Farnell u. Adson (zit. nach MacDonald et al. 1982)	33	30
Chirurg. Univ.-Klinik Erlangen	8	12
Chitwood et al. (1982)	13	19,8 (mittlere Überlebenszeit)

unteren Drittel 28%, im mittleren 12% und im oberen Drittel 0%. Eine entsprechende Verteilung weisen auch die medianen Überlebenszeiten auf. Auch in unserem Krankengut fanden sich die besten Ergebnisse bei distalen Choledochuskarzinomen (Tabelle 6). Die Unterschiede sind jedoch statistisch nicht signifikant.

Ursache dieser unterschiedlichen Prognose ist nicht eine differente Tumordignität, sondern Folge unterschiedlicher Resektionsquoten (s. Tabelle 4), die im mittleren und unteren Drittel am höchsten sind. Hier lokalisierte Tumoren sind in den meisten Fällen noch radikal durch eine partielle Duodenopankreatektomie entfernbar. Tumoren des

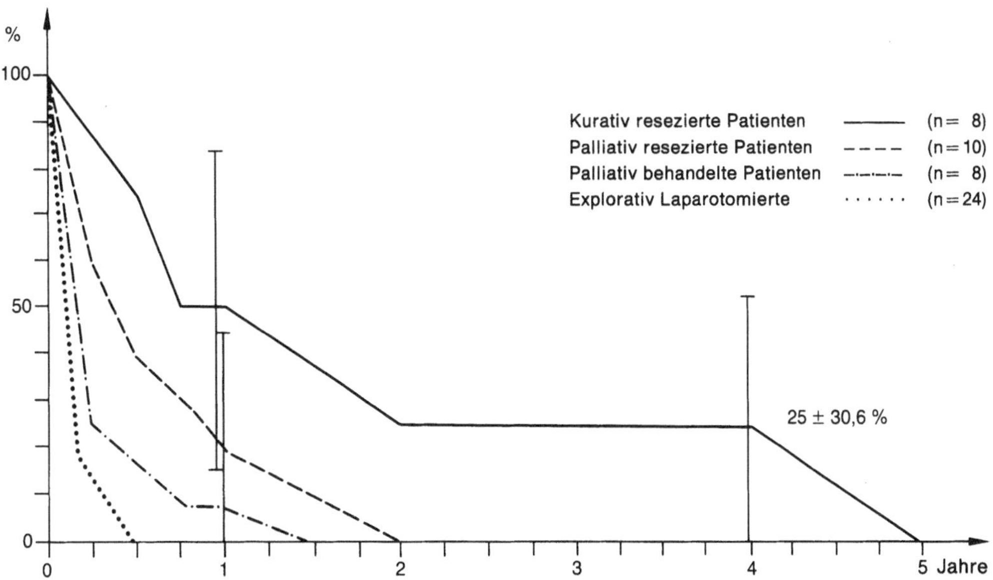

Abb. 5. Prognose in Abhängigkeit von Therapie. Eigenes Krankengut. Überlebenskurven, beobachtet, „actuarial method", postoperative Letalität nicht ausgeschlossen (1968–1981/31.12.1983)

Tabelle 6. Mediane Überlebenszeiten in Abhängigkeit von der Tumorlokalisation. Alle operierten Patienten (mit oder ohne Tumorresektion), postoperative Letalität nicht ausgeschlossen

Tumorlokalisation	Mediane Überlebenszeit (Monate)	
	Tompkins et al. (1981) (n = 89)	Chirurg. Univ.-Klinik Erlangen (n = 45)
Oberes Drittel	8,9 (n = 47)	3,0 (n = 29)
Mittleres Drittel	10,1 (n = 24)	4,5 (n = 9)
Unteres Drittel	21,1 (n = 18)	6,0 (n = 7)

oberen Drittels sind dagegen durch Infiltration der in direkter Nachbarschaft liegenden Gefäße (V. portae, A. hepatica) nicht selten schon inkurabel.

Aufgrund verschiedener Mitteilungen (Chitwood et al. 1982; Green et al. 1973; Pilepich u. Lambert (1978) soll die adjuvante oder palliative postoperative Bestrahlungsbehandlung einen günstigen Einfluß auf die Langzeitprognose haben. So fand sich bei den 17 von Chitwood et al. (1982) mitgeteilten Patienten, die 50–100 Gy über einen postoperativen Zeitraum von 4 Wochen erhalten hatten, eine durchschnittliche Überlebenszeit von 9,3 ± 2,6 Monaten.

Herskovic et al. (1981) schlugen kürzlich eine hochdosierte lokale Tumorbestrahlung vor. Sie plazierten in vorher eingebrachte perkutane transhepatische Drainagen ^{192}Ir-Seeds in Tumornähe, deren Strahlenradius 10 mm ausmachte. Bei einigen Patienten wurde zusätzlich eine externe Feldbestrahlung vorgenommen. 6 so behandelte Patienten hatten 3–13 Monate nach der internen Bestrahlung cholangiographisch keinen Residualtumor mehr. 1 Patient verstarb nach 4 Monaten an einer Sepsis, wobei die Autopsie keine Tumorreste ergab.

Im Gegensatz zur Strahlentherapie finden sich bisher nur wenig Berichte (Hall et al. 1979) über die evtl. Effizienz von Chemotherapeutika. Hier müssen weitere Ergebnisse noch abgewartet werden.

Literatur

Akwari OE, Kelly KA (1979) Surgical treatment of adenocarcinoma. Location: Junction of the right, left, and common hepatic biliary ducts. Arch Surg 114:22–25

Akwari OE, van Heerden JA, Foulk WT, Baggenstoss AH (1975) Cancer of the bile ducts associated with ulcerative colitis. Ann Surg 181:303–309

Beahrs OH, Myers MH (eds) (1983) Manual for staging of cancer. Lippincott, Philadelphia London

Bloustein PA (1977) Association of carcinoma with congenital cystic conditions of the liver and bile ducts. Am J Gastroenterol 67:40–46

Braasch JW, Warren KW (1967) Malignant neoplasma of the bile ducts. Surg Clin North Am 47:627–637

Cattel RB, Braasch JW, Kahn F (1962) Polypoid epithelial tumours of the bile ducts. N Engl J Med 266:57–61

Chitwood WR Jr, Meyers WC, Heaston DK, Herskovic AM, McLeod ME, Jones RS (1982) Diagnosis and treatment of primary extrahepatic bile duct tumors. Am J Surg 143:99–106

Converse CF, Reagen JW, De Cosse JJ (1970) Ulcerative colitis and carcinoma of the bile ducts. Am J Surg 121:39–45

Cooperman AM (1979) Carcinoma of the bile ducts. In: Hermann RE (ed) Manual of surgery of the gallbladder, bile ducts, and exocrine pancreas. Springer, Berlin Heidelberg New York

Crump C (1931) Incidence of gallstones and gall-bladder disease. Surg Gynecol Obstet 53:447–455

Cutler B, Donaldson GA (1969) Primary sclerosing cholangitis and obliterative cholangitis. Am J Surg 117:502–505

Dowdy GS Jr (1969) The biliary tract. Lea & Febiger, Philadelphia

Evander A, Fredlund P, Howels J, Ihse I, Bengmark S (1980) Evaluation of aggressive surgery for carcinoma of the extrahepatic bile ducts. Ann Surg 191:23–29

Flanagan DP (1977) Biliary carcinoma associated with biliary cysts. Cancer 40:880–883

Fortner JG, Kallum BO, Kim DK (1976) Surgical management of carcinoma of the junction of the main hepatic ducts. Ann Surg 184:68–73

Gebhardt C, Schepke P, Gall FP (1982) Bedeutung der präoperativen Zöliakographie für die Operationstaktik der Whippleschen Operation. Chir Praxis 30:117–124

Gibson JB, Sobin LH (1978) Histological typing of tumours of the liver, biliary tract and pancreas. WHO, Genf

Goetze O (1951) Die transhepatische Dauerdrainage bei der hohen Gallengangsstenose. Langenbecks Arch Chir 270:97–101

Goldenberg IS (1953) Carcinoma of the biliary tract. Am J Surg 86:292–300

Green W, Mikkelsen WP, Kernen JA (1973) Cancer of the common hepatic bile ducts, palliative radiotherapy. Radiology 109:687–690

Grundmann R, Leichenich A (1982) Diagnostik, Behandlung und Prognose maligner Tumoren der Leber und extrahepatischen Gallenwege in den letzten 22 Jahren. Chirurg 53:563–570

Hall SW, Benjamin RS, Murphy WK, Valdivieso M, Bodey GP (1979) Adriamycin, BCNU, Ftorafur chemotherapy of pancreatic and biliary tract cancer. Cancer 44:2008–2013

Herskovic A, Heaston D, Engler MJ, Fishburn RI, Jones RS, Noell KT (1981) Irradiation of biliary carcinoma. Radiology 139:219–222

Hoffmann E, Gebhardt C, Derra E Jr (1974) Seltene Indikationen zur Duodenopankreatektomie. Bruns Beitr Klin Chir 221:379–385

Hultén O (1960) On precancerous bile duct tumours. Acta Chir Scand 119:122–125

Jones RS (1982) Cancer of the gallbladder and bile ducts. In: Copeland EM III (ed) Surgical oncology. Wiley & Sons, New York Chichester

Kinami Y, Miyazaki I, Shinmura K, Nagakawa T (1982) An important problem of resection of the tumor for patients with upper bile duct carcinoma. 7. Weltkongress, CICD, Tokio, 6.–9.9.1982

Klatskin G (1965) Adenocarcinoma of the hepatic duct at its bifurcation within the porta hepatis. Am J Med 38:241–256

Launois B, Campion J-P, Brissot P, Gosselin M (1979) Carcinoma of the hepatic hilus. Surgical management and the case for resection. Ann Surg 190:151–157

Leger L, Zaras M, Arvay B (1952) Cholangiographie et drainage biliaire par ponction. Presse Med 60:936–939

Longmire WP, McArthur MS, Bastounis EA, Hiatt J (1973) Carcinoma of the extrahepatic biliary tract. Ann Surg 178:333–345

MacDonald JS, Gunderson LL, Adson MA (1982) Cancer of the hepatobiliary system. In: De Vita VT Jr, Hellman S, Rosenberg SA (eds) Cancer, principles and practice of oncology. Lippincott, Philadelphia Toronto

Moertel CG (1982) Extrahepatic bile ducts. In: Holland JF, Frei E III (eds) Cancer medicine. Lea & Febiger, Philadelphia

Neibling HA, Dockerty MB, Wangh JM (1949) Carcinoma of the extrahepatic bile ducts. Surg Gynecol Obstet 89:429–438

Neumann RD, LiVölsi VA, Rosenthal NS, Burrell M, Ball TJ (1976) Adenocarcinoma in biliary papillomatosis. Gastroenterology 70:779–782

Okuda K, Tanikawa K, Emura T (1974) Non surgical percutaneous transhepatic cholangiography — diagnostic significance in medical problems of the liver. Dig Dis 19:21–36

Pilepich MV, Lambert PM (1978) Radiotherapy of carcinomas of the extrahepatic biliary system. Radiology 127:767–770

Renshaw K (1922) Malignant neoplasms of extrahepatic biliary ducts. Ann Surg 76:205–221

Ross AP, Braasch JW (1973) Ulcerative colitis and carcinoma of the proximal bile ducts. Gut 14:94–97

Sako K, Seitzinger GL, Garside E (1957) Carcinoma of the extrahepatic bile ducts. Review of the literature and report of six cases. Surgery 41:416–437

Seifert E, Sáfrány L, Stender HS, Lesch P, Luska G, Misaki F (1974) Identification of bile duct tumours by means of endoscopic retrograde pancreato-cholangiography (ERCP). Endoscopy 6:156–162

Smith MP, Loe RH (1965) Sclerosing cholangitis. Am J Surg 111:239–242

Soehendra N, Reynders-Frederix V (1979) Palliative Gallengangsdrainage. Eine neue Methode zur endoskopischen Einführung eines inneren Drains. Dtsch Med Wochenschr 104:206–207

Stewart HL, Lieber MM, Morgan DR (1940) Carcinoma of the extrahepatic bile ducts. Arch Surg 41:662–713

Terblanche J (1979) Carcinoma of the proximal extrahepatic biliary tree. Surg Annu 11:249–265

Thorbjarnarson B (1959) Carcinoma of the bile ducts. Cancer 12:708–713

Todani T, Watanabe Y, Kobuchi K (1977) Carcinoma arising in the wall of congenital bile duct cysts. Jpn J Pediatr Surg 9:1169–1173

Todoroki T, Okamura T, Funkao K, Nishimura A, Otsu H, Sato H (1980) Gross appearance of carcinoma of the main hepatic duct and its prognosis. Surg Gynecol Obstet 150:33–40

Tompkins RK, Johnson J, Storm FK, Longmire WP Jr (1976) Operative endoscopy in the management of biliary tract neoplasms. Am J Surg 132:174–182

Tompkins RK, Thomas D, Wile A, Longmire WP (1981) Prognostic factors in bile duct carcinoma. Analysis of 96 cases. Ann Surg 194:447–455

Tsuchiya Y (1966) A new safer method of percutaneous transhepatic cholangiography. Jpn J Gastroenterol 66:438–442

Voyles CR, Bowley NJ, Allison DJ, Benjamin IS, Blumgart LH (1983) Carcinoma of the proximal extrahepatic biliary tree, radiologic assessment and therapeutic alternatives. Ann Surg 197:188–194

Welton JC, Marr JS, Friedman SM (1979) Association between hepatobiliary cancer and the typhoid carrier state. Lancet I:791–794

Wurbs D, Classen M (1977) Transpapillary longstanding tube for hepato-biliary drainage. Endoscopy 9:192–193

Wurbs D, Dammermann R, Classen M (1979) Die palliative nicht-chirurgische Gallenwegsdrainage. Dtsch Med Wochenschr 104:1831–1832

Yamaguchi M (1980) Congenital choledochal cyst. Analysis of 1433 patients in the Japanese literature. Am J Surg 140:653–657

26 Maligne Dünndarmtumoren

J. Tonak

26.1 Einleitung

26.1.1 Vorkommen

Primäre maligne Tumoren des Dünndarms sind außerordentlich selten. Obwohl die Schleimhautoberfläche des Dünndarms ca. 90% des gesamten Gastrointestinaltrakts ausmacht, finden sich hier nur 0,5–6% (Dorman et al. 1967; Hoffmann et al. 1971; Ostermiller et al. 1966; Rochlin u. Longmire 1961) aller Malignome des Verdauungstrakts. Im eigenen Krankengut beobachteten wir eine Häufigkeit von 1% (Tabelle 1).

Für die Seltenheit von primären Dünndarmmalignomen werden eine Reihe von Faktoren verantwortlich gemacht (Bone u. Wright 1973; Hoferichter u. Stahlgren 1963; Kümmerle u. Schier 1973; Otto et al. 1976; Shukla u. Elias 1976): So weist der Dünndarm einen weitgehend einheitlichen Durchmesser ohne Abknickungen mit rascher Passage des Chymus in alkalischem Milieu auf. Mukosaenzyme, die im Dünndarm in besonders hoher Konzentration vorliegen, sollen karzinogene Einflüsse abwehren (Lowenfels 1973). Der Dünndarm ist ein besonders immunkompetentes Organ und Hauptproduktionsstätte für Immunglobulin A. So wurde eine erhöhte Anzahl von Dünndarmmalignomen bei Patienten beobachtet, deren Immunsystem nach Behandlung mit Immunsuppressiva nach Nierentransplantation geschwächt worden war. Die Schwächung der Immunkompetenz wird auch für die Tatsache verantwortlich gemacht, daß Dünndarmmalignome häufig multilokulär und in Kombination mit anderen primären Malignomen des Gastrointestinaltrakts auftreten (Dorman et al. 1967; Godwin 1975; Moertel et al. 1961; Ostermiller et al. 1966; Treadwell u. White 1975).

26.1.2 Alters- und Geschlechtsverteilung

Malignome des Dünndarms manifestieren sich zumeist erst in höherem Lebensalter. Der Altersgipfel für Patienten mit Adenokarzinomen, Karzinoiden und Sarkomen liegt im 6. Lebensjahrzehnt, während Patienten mit Lymphomen etwa 10 Jahre jünger sind (Abb. 1). Von Sarkomen und malignen Lymphomen werden überwiegend Männer betroffen. Bei den Karcinoidtumoren und Karzinomen des Dünndarms ist keine signifikante Geschlechtsdisposition nachweisbar (Tabelle 2).

26.1.3 Präneoplasien

Präneoplasien des Dünndarms stellen die Adenome dar. Sie sind meist im Duodenum und oberen Dünndarm (die Adenome der Papilla Va-

Tabelle 1. Häufigkeit gastrointestinaler Malignome (Chirurgische Klinik Erlangen, 1.1.1969–31.12.1982)

	n	%
Ösophagus	371	9
Magen incl. Kardia	1501	34
Dünndarm (1.1.1970–31.12.1983)	60	1
Kolon/Rektum	2483	56
Summe	4415	100

Tabelle 2. Geschlechtsverteilung maligner Dünndarmtumoren nach Angaben des Schrifttums und eigenen Ergebnissen (n = 496). (Nach Godwin 1975; Haffner u. Semb 1969; Höhn 1979; Miles et al. 1978; Schippers et al. 1982; Schönleben et al. 1979; Spelsberg u. Schmidtler 1975)

	♂		♀	
	(n)	(%)	(n)	(%)
Karzinom	51	52	47	48
Karzinoidtumor	177	56	139	44
Sarkom	33	67	16	33
Malignes Lymphom	22	67	11	33
Summe	283	57	213	43

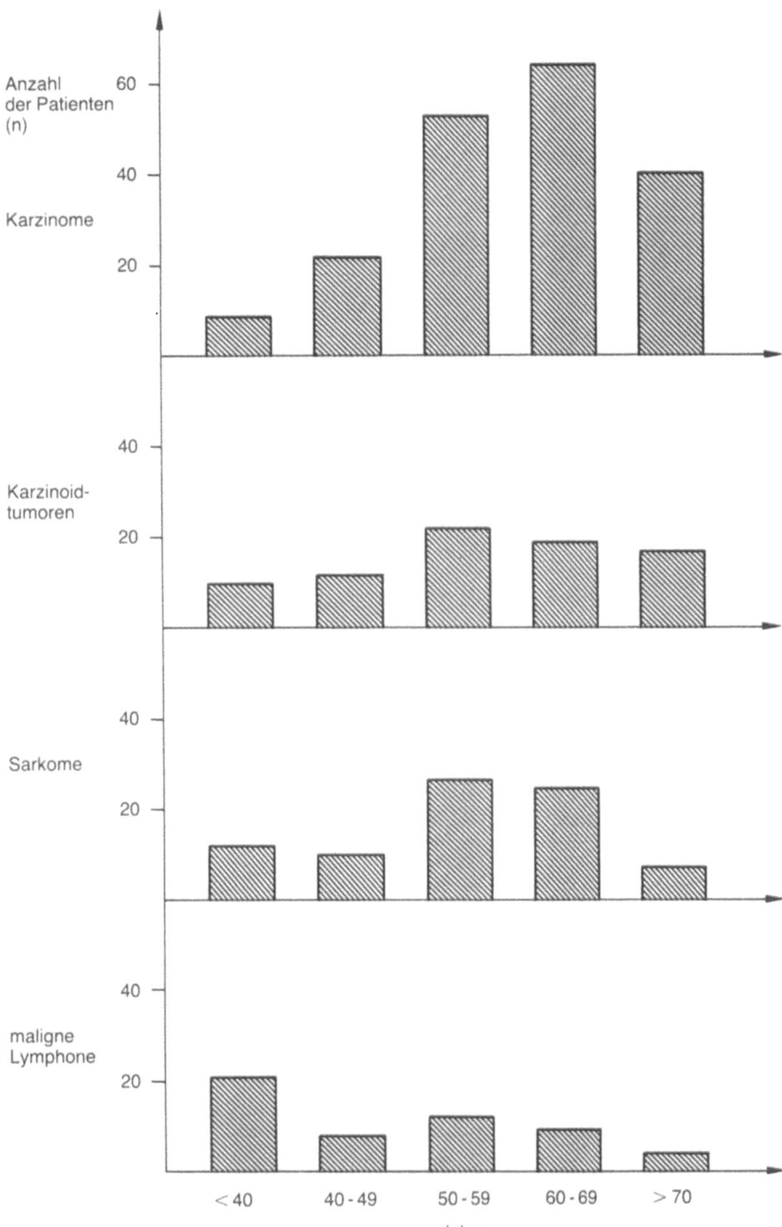

Abb. 1. Maligne Dünndarmtumoren und Altersverteilung nach Angaben des Schrifttums und eigener Ergebnisse. (Nach GRÖNNINGER u. GEORGI 1977; HAFFNER u. SEMB 1969; HÖHN 1979; SCHIPPERS et al. 1982; SCHÖNLEBEN et al. 1979; SPELSBERG u. SCHMIDTLER 1975; VUORI 1971) (n = 403)

teri sind hier nicht berücksichtigt, s. dazu Kap. 22) oder auch z.B. beim Gardner-Syndrom im Jejunum und Ileum lokalisiert. Ein erhöhtes Karzinomrisiko birgt die Enteritis regionalis Crohn des Dünndarms, vor allem in ausgeschalteten Schlingen, in sich (OTTENJANN et al. 1982; SILBERMAN et al. 1974). Mit einer Latenzzeit von 20–30 Jahren kann sich bei einer nichtbehandelten glutensensitiven Enteropathie (Sprue) oder bei der Dermatitis herpetiformis ein malignes Lymphom entwickeln.

26.2 Histologische Klassifikation

Die histologische Klassifikation der malignen Dünndarmtumoren erfolgt heute nach Empfehlungen der WHO (MORSON u. SOBIN 1976) (Tabelle 3). An der Spitze stehen die epithelialen Tumoren, in fallender Häufigkeit gefolgt von den Karzinoidtumoren, den Sarkomen und Lymphomen. Für die prognostische Beurteilung des Tumors ist bei den epithelialen Tumoren und bei den

Tabelle 3. Histologische Klassifikation maligner Tumoren des Dünndarms (WHO) und Häufigkeit nach Angabe des Schrifttums (n = 805) (unklassifizierte Tumoren ausgeschlossen). (Nach Croom u. Newsome 1975; Höhn 1979; Miles et al. 1978; Müller u. Geisbe 1978; Ostermiller et al. 1966; Pagtalunan et al. 1964; Rich 1977; Rochlin u. Longmire 1961; Sager 1978; Silberman et al. 1974; Spelsberg u. Schmidtler 1975)

	n	%
Epitheliale Tumoren	345	43
1. Adenokarzinom		
2. Muzinöses Adenokarzinom		
3. Siegelringzellkarzinom		
4. Undifferenziertes Karzinom		
5. Nichtklassifizierbares Karzinom		
Karzinoidtumoren	196	24
1. Argentaffin		
2. Nichtargentaffin		
3. Kombination		
Nichtepitheliale Tumoren (Sarkome)	139	17
1. Leiomyosarkom		
2. Andere		
Hämatopoetische und lymphoide Neoplasmen (maligne Lymphome)	125	16
1. Lymphosarkom		
2. Retikulosarkom		
3. Hodgkin-Lymphom		
4. Burkitt-Tumor		
5. Andere		
6. Nichtklassifizierbare		

Tabelle 4a. Häufigkeit von Metastasen beim Karzinoidtumor aller Lokalisationen in Abhängigkeit von der Tumorgröße nach Angaben des Schrifttums und eigenen Ergebnissen (1970–1983)

	Schrifttum[a] (n)	Eigene Ergebnisse (n)	Gesamt (%)
< 2 cm	44/277 (16%)	6/9 (67%)	17% (50 von 286)
> 2 cm	48/55 (87%)	11/12 (92%)	88% (59 von 67)

[a] Moertel et al. 1961; Morgan et al. 1974

Tabelle 4b. Prognose und Lokalisation von Karzinoidtumoren nach Godwin (1975) (Sammelstatistik) (n = 2837), kumulative 5-Jahres-Überlebensraten 1950–1969

Lokalisation	(%)
Magen	52
Dünndarm	54
Appendix	99
Kolon	52
Rektum	83
Lunge	87
Andere Lokalisationen	42
Alle Lokalisationen	82

Sarkomen auch die Bestimmung des Malignitätsgrads von Wichtigkeit. Bei den Hodgkin- und Non-Hodgkin-Lymphomen werden andere histologische Merkmale zur Klassifikation herangezogen (s. dazu Kap. 34). Diese Unterscheidung in verschiedene Lymphomtypen erlaubt nicht nur eine prognostische Aussage, sondern ist auch Grundlage für eine differenzierte internistische Therapie. Die Karzinoidtumoren weisen histologisch und strukturell Besonderheiten auf (Hermanek u. Decker 1981). Aus dem histologischen Bild des Tumors ist eine Aussage über Benignität und Malignität vielfach nicht möglich. So ist auch, wie von den meisten Autoren bestätigt (Godwin 1975; Hermanek u. Decker 1981; Moertel et al. 1961; Morgan et al. 1974), die Bestimmung des Malignitätsgrads hier ohne wesentliche Bedeutung. Zur Beurteilung der biologischen Dignität sind bei diesem Tumor die hormonelle Aktivität, die Lokalisation sowie die Tumorgröße zu berücksichtigen. Bei Karzinoidtumoren mit einem Tumordurchmesser von über 2 cm ist mit einer Metastasierung in ca. 90% der Fälle zu rechnen (Tabelle 4a). Neben der Tumorgröße scheint auch die Lokalisation bei diesen Malignomen die Prognose zu beeinflussen. Nach einer Sammelstatistik von Godwin (1975) beträgt die 5-Jahres-Überlebensrate beim Dünndarmkarzinoidtumor 54%. Die beste Prognose haben die Karzinoide der Appendix. Wahrscheinlich ist dies überwiegend durch die Tatsache bedingt, daß diese Tumoren oft frühzeitig unter dem Verdacht auf eine Appendizitis operiert werden und damit in einem frühen Tumorstadium und nur selten einen Durchmesser von über 1 cm aufweisen (Tabelle 4b).

Der Anteil der unklassifizierbaren malignen Dünndarmtumoren beträgt nach Angaben des Schrifttums 0–10% (Croom u. Newsome 1975; Höhn 1979; Pagtalunan et al. 1964; Spelsberg u. Schmidtler 1975).

26.3 TNM- und pTNM-Klassifikation

Für Dünndarmtumoren ist bislang keine TNM-Klassifikation entwickelt worden. Zur Beurteilung unserer Heilergebnisse haben wir eine herkömmliche Stadieneinteilung verwendet:

Tabelle 5. Tumorausbreitung zum Zeitpunkt der Operation [Chirurgische Klinik Erlangen 1970–1983 (n = 60)]

	Stadium I		Stadium II		Stadium III	
	n	%	n	%	n	%
Adenokarzinom	12	60	5	25	3	15
Karzinoidtumor	4	19	4	19	13	62
Sarkom	7	70	–	–	3	30
Malignes Lymphom	2	22	5	56	2	22
Summe	25	42	14	23	21	35

Stadium   I   – Primärtumor ohne Hinweis auf Metastasen

Stadium II   – Tumor mit regionären Metastasen

Stadium III   – Fernmetastasen.

Maligne Dünndarmtumoren werden häufig erst in einem fortgeschrittenen Stadium der Erkrankung diagnostiziert und behandelt. In unserem Krankengut hatten nur 42% der Patienten (25 von 60) keine Metastasen. Ein Drittel (21 von 60) hatten zum Zeitpunkt der Ersttherapie bereits Fernmetastasen (Tabelle 5). Dies entspricht auch den Angaben des Schrifttums (AKWARI et al. 1978; GODWIN 1975; GRÖNNINGER u. GEORGI 1977; HÖHN 1979; HOFERICHTER u. STAHLGREN 1963;

PAGTALUNAN et al. 1964), in dem über eine Metastasierungshäufigkeit bei Ersttherapie von 60–80% berichtet wird.

26.4 Anatomische Aspekte

Die Lokalisation eines primären Dünndarmmalignoms erlaubt gewisse Rückschlüsse auf den histologischen Typ. So finden sich Adenokarzinome überwiegend im Duodenum und im oberen Jejunum. Die Karzinoidtumoren des Dünndarms sind am häufigsten im terminalen Ileum lokalisiert, während die Lymphome und Sarkome sich in unserem Krankengut etwa gleich häufig auf alle Dünndarmabschnitt verteilen (Abb. 2). Ohne Berücksichtigung des Tumortyps ist fast die Hälfte aller Dünndarmmalignome im Ileum lokalisiert (Tabelle 6).

Die Karzinome des Dünndarms gleichen in ihrer Makroanatomie und auch histologisch weitgehend kolorektalen Karzinomen (OTTENJANN et al. 1982). Die Metastasierung erfolgt in der Regel primär lymphogen in die regionären Lymphknoten. Die unter den Sarkomen am häufigsten vorkommenden Leiomyosarkome (AKWARI et al. 1978; MILES et al. 1978; PAGTALUNAN et al. 1964) sind meist mehrere Zentimeter groß und neigen zu zen-

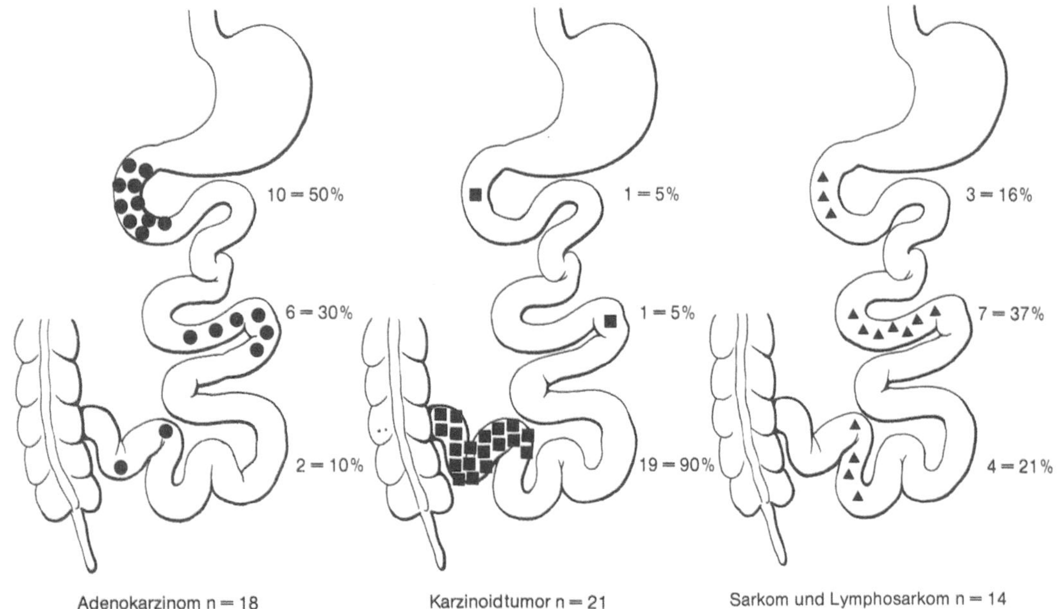

Abb. 2. Lokalisation von 53 Dünndarmmalignomen, Chirurgische Universitätsklinik Erlangen 1970–1983 (multiple oder Konglomerattumoren, die mehr als einen der 3 Dünndarmabschnitte betrafen, ausgeschlossen)

Tabelle 6. Lokalisation maligner Dünndarmtumoren nach Angaben des Schrifttums (Croom u. Newsome 1975; Höhn 1979; Miles et al. 1978; Müller u. Geisbe 1978; Ostermiller et al. 1966; Pagtalunan et al. 1964; Rochlin u. Longmire 1961; Sager 1978; Schippers et al. 1982; Silberman et al. 1974), ausgeschlossen multiple und unklassifizierte Tumoren (n = 700)

Lokalisation		n	%
Karzinom	Duodenum	106	35
	Jejunum	121	40
	Ileum	74	25
Karzinoidtumor	Duodenum	10	6
	Jejunum	12	7
	Ileum	149	87
Lymphom, Sarkom	Duodenum	25	11
	Jejunum	91	40
	Ileum	112	49
Alle Tumoren	Duodenum	141	20
	Jejunum	224	32
	Ileum	335	48

tralen Nekrosen und Blutungen. Sie gehen aus den Muskelschichten des Darms hervor und wachsen häufiger extraluminal als intraluminal. Die Häufigkeit einer primären lymphogenen Metastasierung ist in unserem Krankengut und bei anderen Untersuchungen gering. Die Sarkome metastasieren meist primär auf hämatogenem Wege in die Leber, obwohl Miles et al. (1978) bei 4 von 10 Patienten mit Leiomyosarkomen auch eine primäre lymphogene Metastasierung feststellten.

Maligne Lymphome befallen entweder primär oder sekundär den Dünndarm. Sie sind selbst bei lokalisiertem Vorkommen meist als generalisierte Erkrankung anzusehen und zu behandeln. Sie gehen aus den Lymphfollikeln innerhalb der Darmwand hervor. Ihre Ausdehnung erfolgt entweder entlang der Submukosa mit diffuser Darmwandinfiltration oder sie wachsen polypoid oft in beträchtlicher Größe heran.

Die Karzinoidtumoren des Dünndarms wurden früher als Tumoren der enterochromaffinen Zellen aufgefaßt und werden heute auf Grund immunhistologischer Befunde (neuronspezifische Enolase) zu den neuroendokrinen Tumoren gezählt. Die Mukosa bleibt trotz des häufig polypoiden Wachstums des Tumors in das Darmlumen meist intakt.

Lymphome und Karzinoidtumoren treten charakteristischerweise bis zu einer Häufigkeit von 40% multilokulär auf (Moertel et al. 1961; Morgan et al. 1974; Müller u. Geisbe 1978; Otto et al. 1976). Im eigenen Krankengut fanden wir bei 15% der Patienten (9 von 60) Mehrfachtumoren.

Im Gegensatz dazu kommen Adenokarzinome und Sarkome fast ausschließlich singulär vor (Kümmerle u. Schier 1973; Otto et al. 1976). Maligne Dünndarmtumoren sind auch bis zu einer Häufigkeit von 20% mit anderen Malignomen vergesellschaftet. Im eigenen Krankengut hatten 8 von 60 (13%) synchrone Zweitmalignome. Beim Karzinoidtumor fand Godwin (1975) in 16% der Patienten synchrone maligne Zweittumoren (38 von 245).

26.5 Diagnose

26.5.1 Symptomatik

Das Beschwerdebild primärer Dünndarmmalignome ist anfänglich meist uncharakteristisch (Croom u. Newsome 1975; Hoferichter u. Stahlgren 1963; Silberman et al. 1974; Spelsberg u. Schmidtler 1975). Erst mit zunehmendem Tumorwachstum führen Leibschmerzen, Gewichtsverlust, Blutungen oder ein tastbarer Tumor den Patienten zum Arzt. Eine Besonderheit in der klinischen Symptomatik weisen die Karzinoidtumoren auf. Diese Tumoren setzen Serotonin und andere Substanzen (Bradykinin, Prostaglandine, Kalzitonin, Histamin und andere) frei (Otto et al. 1976). Beim primären Karzinoid ohne Metastasen werden diese Substanzen in der Leber abgebaut und bedingen keine klinische Symptomatik. Anders ist dies, wenn Lebermetastasen dieses Tumors oder eine ausgedehnte lymphogene Metastasierung es ermöglichen, daß diese Substanzen in den Gesamtkörperkreislauf gelangen. Sie führen dann zum typischen klinischen Bild des Karzinoidsyndroms, dessen auffallendstes Symptom die anfallartig auftretende Hautrötung, vor allem im Gesicht- und Halsbereich darstellt. Daneben leiden diese Patienten auch an intermittierender Diarrhoe mit krampfartigen Bauchschmerzen; Bronchospasmen, eine Zyanose und Zeichen von Trikuspidal- oder Pulmonalstenose können hinzukommen (Otto et al. 1976).

26.5.2 Verfahren zur Diagnose

26.5.2.1 Röntgenuntersuchung

Die radiologische Untersuchung des Dünndarms stellt die Grundlage der Diagnostik bei diesen Tumoren dar. Karzinome treten gewöhnlich einzeln auf, und man findet sie oft in Form einer kurzen starren Einengung des Darms mit scharfer Begrenzung, angehobenen Rändern und ulzerierter Schleimhaut der Oberfläche. Manchmal stellen sie sich auch als kugelige polypös wachsende Füllungsdefekte dar (OTTENJANN et al. 198). Für maligne Lymphome ist die völlige Deformierung der Darmwand und Starre der befallenen Abschnitte mit Zerstörung des Schleimhautreliefs charakteristisch. Die röntgenologische Unterscheidung der malignen Dünndarmtumoren untereinander, aber auch die Abgrenzung gegenüber entzündlichen Darmerkrankungen, wie dem Morbus Crohn, kann außerordentlich schwierig sein. Bei der Differentialdiagnose kommt der Lokalisation der Veränderung ein entscheidendes Gewicht zu. Kleine Tumoren, insbesondere Karzinoidtumoren, entziehen sich häufig dem radiologischen Nachweis oder werden übersehen (MILES et al. 1968). Bei sorgfältiger Untersuchungstechnik können etwa $^2/_3$ der Tumoren radiologisch diagnostiziert, wenn auch nicht differenziert werden (GRÖNNINGER u. GEORGI 1977; MILES et al. 1978; SCHIPPERS et al. 1982; SHUKLA u. ELIAS 1976).

26.5.2.2 Endoskopie

Da die überwiegende Mehrzahl der Dünndarmmalignome proximal und distal der Flexura duodeno jejunalis bzw. im terminalen Ileum lokalisiert sind, besteht die Möglichkeit, dies in einem hohen Prozentsatz mittels einer proximalen Intestinoskopie bzw. Koloskopie mit Ileoskopie zu diagnostizieren. Ein wesentlicher Vorteil dieser endoskopischen Methoden ist auch in der Möglichkeit einer gezielten Biopsieentnahme zu sehen.

26.5.2.3 Sonstige Untersuchungsverfahren

Bei intestinalen Blutungsquellen, die endoskopisch oder radiologisch nicht lokalisierbar sind, kann die selektive Angiographie der A. mesenterica superior wertvolle Dienste leisten (GRÖNNINGER u. GEORGI 1977; SCHIPPERS et al. 1982). Bei malignen Dünndarmtumoren findet sich meist eine schnelle arterielle Füllung atypischer Gefäße und ein frühzeitiger venöser Abfluß. Zur Aufdeckung möglicherweise vorhandener Lebermetastasen besitzt die Sonographie oder Computertomographie einen hohen Stellenwert (s. dazu auch Kap. 3.3).

Unter den Laboruntersuchungen ist sicherlich der Nachweis okkulten Blutes im Stuhl zur Diagnostik am wichtigsten. Beim Karzinoidtumor mit Karzinoidsyndrom ist die vermehrte Ausscheidung von 5-Hydroxiindolessigsäure (Abbauprodukt von Serotonin) Hauptsymptom. Typisch sind Erhöhungen zwischen 60 und 1000 mg im 24-h-Urin (Normalwert 2–10 mg). Falsch erhöhte Werte (bis ca. 25 mg) finden sich auch bei der einheimischen oder tropischen Sprue, beim Morbus Whipple oder nach Genuß von Früchten, die reich an Serotonin sind (z.B. Bananen, Walnüsse, Ananas).

Die Laparoskopie ist zur Diagnostik von Dünndarmtumoren mit Ausnahme von weit fortgeschrittenen Fällen wenig geeignet. Bei dringendem klinischen Verdacht auf einen malignen Prozeß im Dünndarm ist eher eine großzügige Indikationsstellung zur diagnostischen Laparotomie angezeigt (SCHIPPERS et al. 1982).

26.6 Operative Therapie

26.6.1 Kurative Operationen

Bei der überwiegenden Mehrheit der Dünndarmmalignome ist eine radikale chirurgische Therapie, d.h. großzügige Resektion des tumortragenden Darmabschnitts, unter Mitnahme des Lymphabflußgebiets, erforderlich. Je nach Lokalisation kann damit eine Dünndarmteilresektion, eine Hemikolektomie rechts oder eine partielle Duodenopankreatektomie erforderlich werden. Ausnahmen ergeben sich beim Karzinoidtumor und bei den Lymphomen. Da die Lymphome in der Regel Systemerkrankungen darstellen, sind sie durch lokalchirurgische Maßnahmen nicht beherrschbar und bedürfen, falls sie wegen unbekannter Histologie oder lokaler Komplikationen operiert worden sind, einer Radio- und/oder Chemotherapie (s. dazu Kap. 34). Bei den Karzinoidtumoren ist aufgrund der Seltenheit von Metastasen bei kleinen Tumoren unter 2 cm eine lokale Entfernung im Gesunden die ausreichende chirurgische Therapie. Nur Tumoren mit einem Durchmesser von mehr als 2 cm bedürfen einer radikalen Operation, d.h. der Mitentfernung des Lymphabflußgebiets. Bei ungeklärter Dignität oder unbekanntem Tumortyp sollte der radikalen Operation der Vorzug gegeben werden (GRÖNNINGER u. GEORGI 1977; HÖHN 1979).

26.6.2 Indikation zu nichtkurativen Eingriffen

Da Dünndarmmalignome zum Zeitpunkt der Operation häufig nicht mehr radikal entfernbar sind, kommt der palliativen Chirurgie hier eine besonder Bedeutung zu. Mit Hilfe palliativer Resektionen können Obstruktionen, Blutungen und Perforation beherrscht und die Lebensqualität des Patienten zumindest für kurze Zeit verbessert werden (Akwari et al. 1978; Croom u. Newsome 1975; Hoferichter u. Stahlgren 1963). Bei langsam wachsenden Tumoren wie den Karzinoidtumoren sind palliative Operationen in besonderem Maße gerechtfertigt und sinnreich, da selbst bei erfolgter Fernmetastasierung jahrelange Überlebenszeiten möglich sind und durch die Entfernung größerer Tumorgewebsmengen eine wesentliche Verbesserung der endokrinen Symptomatik erreichbar ist.

26.7 Nichtchirurgische Therapie

Bei den malignen Dünndarmtumoren ist eine Radio- und/oder Chemotherapie vor allem bei den Lymphomen angezeigt. Bei den Sarkomen ist eine adjuvante Strahlentherapie in Betracht zu ziehen, wobei deren Möglichkeiten allerdings durch unerwünschte Nebenwirkungen am gesunden Darm eingeschränkt sind. Bei metastasierenden Karzinoidtumoren ist nach Untersuchung einzelner Autoren (Davis et al. 1973; Otto et al. 1976) eine systemische Chemotherapie oder die Gabe von Serotoninantagonisten zur Besserung der klinischen Symptomatik erfolgversprechend.

26.8 Nachsorge

Alle Patienten mit Malignomen des Dünndarms müssen regelmäßig nach den Richtlinien, wie sie auch für alle anderen Patienten mit bösartigen Erkrankungen des Gastrointestinaltrakts vorgesehen sind, nachuntersucht werden (s. dazu Kap. 13). Besonderheiten ergeben sich nur bei Patienten mit Karzinoidtumoren, bei denen eine regelmäßige Kontrolle der Menge von 5-Hydroxiindolessigsäure im 24-h-Urin angezeigt ist.

26.9 Prognose

Die Prognose maligner Dünndarmtumoren ist insgesamt nicht günstig (Tabelle 7). Wir konnten eine 5-Jahres-Überlebensrate von $43 \pm 11\%$ bei 51 Patienten erreichen. (9 von 60 Patienten sind weniger als 12 Monate nachbeobachtet.)

Innerhalb der verschiedenen Tumortypen haben die Karzinoidtumoren des Dünndarms mit einer 5-Jahres-Überlebensrate um 50% (Dorman et al. 1967; Pagtalunan et al. 1964; Schippers et al. 1982; Vuori 1971) die beste Prognose (Tabelle 7).

Bei Lymphomen und Sarkomen sowie Adenokarzinomen sind die 5-Jahres-Überlebensraten mit 10–40% wesentlich schlechter.

Diese ungünstige Prognose der Patienten mit malignen Dünndarmtumoren ist zumindest z.T. auch dadurch bedingt, daß die operative Behandlung dieser Tumoren mit einer hohen Letalität belastet ist. Nach größeren Statistiken und auch unseren Ergebnissen sterben etwa 20% aller Patien-

Tabelle 7. Dünndarmmalignome und Prognose, alle Stadien; Angaben des Schrifttums und eigene Ergebnisse; 5-Jahres-Überlebensraten[a]

	Karzinom	Karzinoid-tumor	Malignes Lymphom	Sarkom	Alle Tumoren
Dorman et al. (1967)	14% (n = 22)	57% (n = 14)	20% (n = 5)	10% (n = 9)	26% (n = 50)
Pagtalunan et al. (1964)[b]	22% (n = 88)	52% (n = 44)	40% (n = 35)	15% (n = 31)	36% (n = 198)
Schippers et al. (1982) (Sammelstatistik)	–	–	–	–	21% (n = 309)
Treadwell u. White (1975)	25% (n = 28)	47% (n = 19)	25% (n = 24)	25% (n = 16)	30% (n = 87)
Wilson et al. (1974)[c]	15% (n = 41)	30% (n = 23)	–	20% (n = 10)	20% (n = 74)
Vuori (1971)	25% (n = ?)	62% (n = ?)	27% (n = ?)	30% (n = ?)	32% (n = 155)
Eigene Ergebnisse (1970–1982)	31% (n = 17)	64% (n = 16)		31% (n = 18)	43% (n = 51)

[a] Ohne Berücksichtigung der statistischen Methode
[b] Klinikletalität ausgeschlossen
[c] Ausschluß von verlorenen Patienten

Tabelle 8. Klinikletalität und radikal operable Patienten mit malignen Dünndarmtumoren nach Angaben des Schrifttums (GRÖNNINGER u. GEORGI 1977; HILDEBRANDT 1978; MILES et al. 1978; MÜLLER u. GEISBE 1978; SPELSBERG u. SCHMIDTLER 1975; VUORI 1971) und eigene Ergebnisse (1970–1983)

Patienten	Schrifttum (n = 364)	Eigene Ergebnisse (n = 60)
Radikal operable Patienten	161/364 (44%)	27/60 (45%)
Klinikletalität	73/364 (20%)	8/60 (13%)

ten an der Operation. Eine wesentliche Ursache dafür ist sicherlich die Tatsache, daß die meisten Patienten erst in hohem Lebensalter mit zum Teil schweren Begleiterkrankungen und oft notfallmäßig wegen akuter Blutung oder Perforation operiert werden müssen (GRÖNNINGER u. GEORGI 1977; HILDEBRANDT 1978; HÖHN 1979; MILES et al. 1978; MÜLLER u. GEISBE 1978; SPELSBERG u. SCHMIDTLER 1975; VUORI 1971).

Bei uns starben 8 von 60 Patienten an der Operation, vier davon aufgrund einer Anastomoseninsuffizienz mit nachfolgender tödlicher Sepsis (Tabelle 8).

Die relativ günstigen Überlebensraten beim Dünndarmkarzinoidtumor werden nicht durch eine weniger weit fortgeschrittene Tumorausbreitung zum Zeitpunkt der Operation bedingt. So hatten 13 unserer 21 Patienten mit Karzinoidtumoren zum Zeitpunkt der Operation bereits Fernmetastasen. Die Prognose dieses Tumors wird damit wesentlich durch das relativ langsame Wachstum mitbestimmt. Daneben ist aber auch bei den Karzinoidtumoren und vor allem bei anderen Dünndarmmalignomen die Tumorausbreitung zum Zeitpunkt der Erstbehandlung von wesentlicher prognostischer Bedeutung. Der Wert des rechtzeitigen, d.h. lokal radikal chirurgischen Eingriffs auf den Verlauf einer bösartigen Erkrankung des Dünndarms wird deutlich, wenn man die Überlebensraten der Patienten, die noch kurativ (R0) operiert werden konnten, mit jenen bei Patienten vergleicht, bei denen der chirurgische Eingriff schon makroskopisch (R2) oder histologisch (R1) lokal unradikal erfolgte. In unserem Krankengut betragen die 5-Jahres-Überlebensraten für die erste Patientengruppe (n = 22) 70 ± 23%. Die 29 nichtkurativ operierten Patienten weisen mit 15 ± 20% eine signifikant schlechtere Überlebensrate auf (Abb. 3).

Über ähnlich günstige Ergebnisse bei radikal operierten Patienten haben auch andere Autoren (GRÖNNINGER u. GEORGI 1977; HÖHN 1979; MILES et al. 1978; SPELSBERG u. SCHMIDTLER 1975) berichtet.

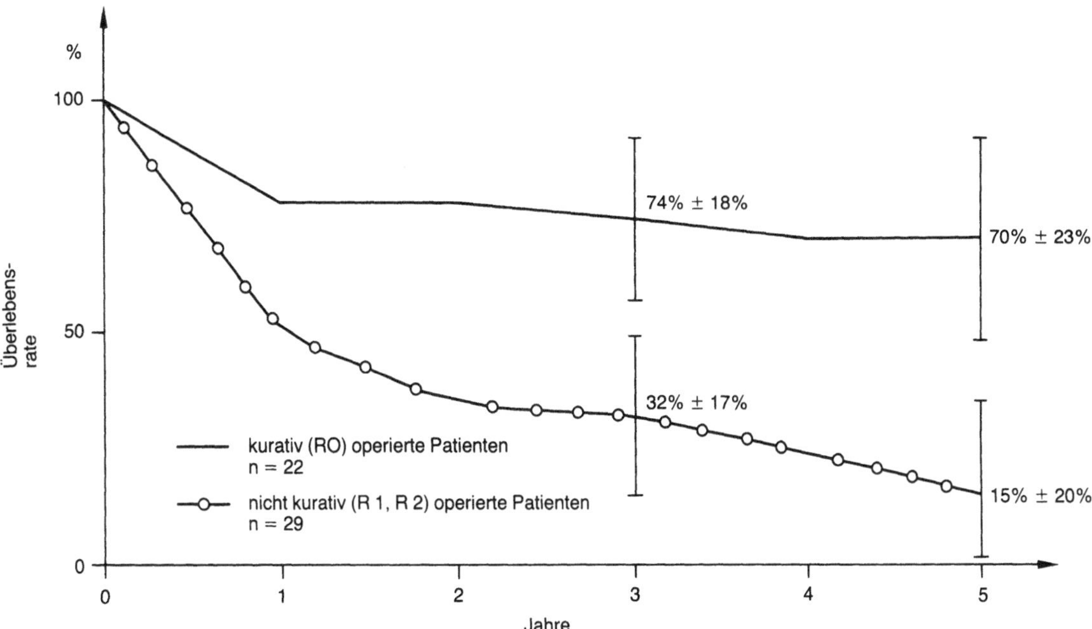

Abb. 3. 5-Jahres-Überlebensraten (BERKSON-GAGE) bei kurativ und nichtkurativ operierten Patienten mit malignen Dünndarmtumoren; Chirurgische Universitätsklinik Erlangen 1.1.1970–31.12.1982/31.12.1983; 95% Vertrauensgrenzen

26.10 Frühdiagnose und Vorsorge

Eine Verbesserung der Prognose bei Patienten mit malignen Dünndarmtumoren ist nur erreichbar, wenn diese Malignome zu einem früheren Zeitpunkt diagnostiziert werden. Frühsymptome, wie Änderung der Stuhlgewohnheiten, intermittierende Abdominalschmerzen oder der Nachweis von okkultem Blut im Darm, müssen Anlaß sein, eingehende diagnostische Maßnahmen durchzuführen. Kann hierbei die Diagnose nicht zweifelsfrei ermittelt werden, so sollte die Indikation zur Probelaparotomie großzügig gestellt werden.

Literatur

Akwari E, Dozois RR, Weiland LH, Beahrs OH (1978) Leiomyosarcoma of the small and large bowel. Cancer 42:1375

Bone G, Wright NA (1973) The rarity of small-bowel tumors: An alternative hypothesis. Lancet 1:618

Croom RD, Newsome JF (1975) Tumors of the small intestine. Am Surg 41:160

Davis I, Moertel CG, McIlrath DC (1973) The malignant carcinoid syndrome. Surg Gynecol Obstet 137:637

Dorman JE, Floyd CE, Cohn I (1967) Malignant neoplasms of the small bowel. Am J Surg 113:131

Godwin JD (1975) Carcinoid tumors. Cancer 36:560

Grönninger J, Georgi M (1977) Dünndarmtumoren — Klinik, Diagnostik und Therapie. Leber Magen Darm 7:75

Haffner JFW, Semb LS (1969) Malignant tumors of the small intestine. Acta Chir Scand 135:543

Hermanek P, Decker R (1981) Karzinoidtumoren des Gastrointestinaltraktes. In: Heberer G, Schweiberer L (Hrsg) Indikation zur Operation. Springer, Berlin Heidelberg New York, S 528

Hildebrandt J (1978) Primäre Dünndarmtumoren. Zentralbl Chir 103:722

Höhn D (1979) Primäre Dünndarm-Malignome. Fortschr Med 97:1029

Hoferichter J, Stahlgren LH (1963) Klinik und Behandlung der Dünndarmgeschwülste. Bruns Beitr Klin Chir 206:75

Hoffmann E, Jünemann A, Tarbiat S (1971) Maligne Dünndarmtumoren. Zentralbl Chir 96:7

Kümmerle F, Schier J (1973) Dünndarmtumoren. In: Demling L (Hrsg) Klinische Gastroenterologie, Bd I. Thieme, Stuttgart, S 418

Lowenfels AB (1973) Why are small-bowel tumors so rare? Lancet I:24

Miles RM, Crawford D, Duras S (1978) The small-bowel tumor problem. An assessment based on a twenty year experience with 116 cases. Ann Surg 189:732

Moertel GC, Sauer WG, Dockerty MB, Baggenstoss AH (1961) Life history of the carcinoid tumor of the small intestine. Cancer 14:901

Morgan JG, Marks C, Hearn D (1974) Carcinoid tumors of the gastrointestinal tract. Ann Surg 180:720

Morson BC, Sobin LH (1976) Histological typing of intestinal tumors. International histological classification of tumors. WHO, Genf

Müller G, Geisbe H (1978) Bösartige Tumoren des Dünndarmes. Zentralbl Chir 103:911

Ostermiller W, Joergenson EJ, Weibel L (1966) A clinical review of tumors of the small bowel. Am J Surg 111:403

Ottenjann R, Altaras J, Elster K, Hermanek P (1982) Atlas der Darmerkrankungen Dünndarm. Pharmazeutische Verlagsgesellschaft, München

Otto HF, Wanke M, Zeitlhofer J (1976) Tumoren des Dünndarmes. In: Doerr W, Seifert G, Uehlinger E (Hrsg) Darm und Peritoneum. Hernien. Springer, Berlin Heidelberg New York, (Spezielle pathologische Anatomie, Bd 2/2, S 279)

Pagtalunan JG, Mayo CW, Dockerty MB (1964) Primary malignant tumors of the small intestine. Am J Surg 108:13

Rich JD (1977) Malignant tumors of the intestine: A review of 37 cases. Am Surg 43:445

Rochlin DB, Longmire WP (1961) Primary tumors of the small intestine. Surgery 50:586

Sager GF (1978) Primary malignant tumors of the small intestine. A twenty-two year experience with thirty patients. Am J Surg 135:601

Schippers E, Langer S, Flosdorff W, Hilber U (1982) Das primäre Dünndarmmalignom. Chirurg 53:364

Schönleben K, Langhans P, Stegemann B, Wittrin G (1979) Primär maligne Dünndarmtumoren. Dtsch Ärztebl 26:1901

Shukla SK, Elias EG (1976) Primary neoplasm of the duodenum. Surg Gynecol Obstet 142:858

Silberman H, Crichlow RW, Caplan HS (1974) Neoplasms of the small bowel. Ann Surg 180:157

Spelsberg F, Schmidtler F (1975) Die Problematik und Klinik der Dünndarmmalignome. MMW 117:771

Treadwell TA, White RR (1975) Primary tumors of the small bowel. Am J Surg 130:749

Vuori JVA (1971) Primary malignant tumors of the small intestine. Acta Chir Scand 137:555

Wilson JM, Melvin DB, Gray GF, Thorbjarnarson B (1974) Primary malignancies of the small bowel: A report of 96 cases and review of the literature. Ann Surg 180:175

27 Maligne Tumoren des Kolons

M. SCHWEIGER und F.P. GALL

27.1 Epidemiologische Daten

Die Inzidenz von Kolonkarzinomen zeigt weltweit sehr große Unterschiede. Am häufigsten ist das Kolonkarzinom in den westlichen Industrieländern („Typ USA"), am geringsten in Agrarstaaten mit geringem sozio-ökonomischen Niveau („Typ Zentralafrika"). Die jährlichen standardisierten Inzidenzraten betragen in den USA um 30/100000, in Mitteleuropa zwischen 15 und 20/100000, in Japan und Osteuropa um 10/100000, in Afrika jedoch um 1/100000 (WATERHOUSE et al. 1982). In den letzten Jahrzehnten nimmt vor allen in Mitteleuropa das Kolonkarzinom beträchtlich zu, während in den anglo-amerikanischen Ländern eine gewisse Tendenz zur Abnahme besteht, ein Zeittrend, der sich von jenem beim Rektumkarzinom unterscheidet. Aus den USA wurde überdies in den letzten Jahrzehnten ein „Rechtstrend" des Kolonkarzinoms derart beobachtet, daß Tumoren im rechtsseitigen Kolon gegenüber solchen im linken Kolon relativ häufiger werden (SNYDER et al. 1977).

In der Mortalitätsstatistik steht das Kolonkarzinom (ohne Rektumkarzinom) derzeit beim männlichen Geschlecht nach Lungen-, Magen- und Prostatakarzinom an vierter Stelle der Krebstodesfälle, bei der Frau nach dem Mammakarzinom an zweiter Stelle (Bundesrepublik Deutschland 1981: Mortalität an Kolonkarzinom bei Männern 20,1/100000, bei Frauen 27,2/100000).

27.1.1 Alters- und Geschlechtsverteilung

Das Kolonkarzinom ist eine ausgesprochene Alterserkrankung. Die altersstandardisierten Inzidenzraten steigen annähernd logarithmisch an, so betrugen sie in den USA nach CUTLER u. YOUNG (1975) bei Männern und Frauen in annähernd gleicher Weise im Alter von 40–44 Jahren etwa 10/100000, bei 50–54 Jahren etwa 30/100000, bei 60–64 Jahren schon etwa 80–90/100000, bei 70–74 Jahren jedoch etwa 200/100000.

Im Gegensatz zum Rektumkarzinom ist die Geschlechtsverteilung beim Kolonkarzinom einigermaßen ausgeglichen.

Im Erlanger Krankengut (Erlanger Register kolorektaler Karzinome ERCRC 1969–1983, n = 1287) waren 53,5% der Patienten Männer, 46,5% Frauen. Der Medianwert des Alters betrug bei Männern und Frauen jeweils 64,0 Jahre. Bei beiden Geschlechtern war die Dekade 61–70 Jahre (37,4% männlich, 33,8% weiblich) am häufigsten vertreten. 20,8% der Männer bzw. 21,2% der Frauen waren 51–60, 23,7% bzw. 25,6% 71–80 Jahre alt. Im Alter bis 40 Jahre wurden nur 5,4% der männlichen bzw. 5,5% der weiblichen Patienten beobachtet.

27.1.2 Ätiologie

Nur bei weniger als 1% aller Kolonkarzinome sind genetische Faktoren entscheidend, und zwar bei den Tumoren auf dem Boden einer Adenomatose und in den sog. Krebsfamilien. In der ganz überwiegenden Zahl der Fälle stehen Umweltfaktoren weit im Vordergrund (WYNDER u. SHIGEMATUSA 1967), wie insbesondere auch aus Beobachtungen an Einwanderern von Gebieten mit niedriger Karzinominzidenz in Regionen erhöhter Karzinomhäufigkeit gezeigt haben.

Es wird heute von den meisten Epidemiologen angenommen, daß die modernen Ernährungsgewohnheiten maßgeblich für die Entstehung kolorektaler Karzinome sind. Armut an Ballaststoffen (mit längerer Dickdarmpassagezeit), tierisches Eiweiß, Fett und Cholesterin sollen einen positiven Einfluß auf die Karzinogenese haben (DRASAR u. IRVING 1973; REDDY u. WYNDER 1977; WYNDER u. SHIGEMATUSA 1967). Aflatoxine spielen keine Rolle (HILL 1981). Bakterienstoffwechselprodukte der Darmflora scheinen zusammen mit Gallesalzen karzinogene Substanzen zu bilden, die für die Genese kolorektaler Karzinome von großer Bedeutung sein können (HILL 1983).

Tabelle 1. Präkanzeröse Bedingungen und Läsionen im Kolon und Rektum. (Nach Hermanek u. Gall 1984)

I. Präkanzeröse Bedingungn

1. Eigenanamnese
   - früher entferntes kolorektales Karzinom
   - früher entferntes kolorektales Adenom
   - Karzinom von Corpus uteri, Ovar, Mamma, Harnblase
   - Ureterosigmoidostomie
2. Familienanamnese
   - kolorektale Karzinome bei Blutsverwandten
   - sog. Krebsfamilien
3. Chronische Colitis ulcerosa
4. Diskutiert, aber nicht definitiv gesichert
   - Morbus Crohn des Kolons und Rektums
   - Schistosomiasis intestinalis
   - Asbestexposition
   - juvenile Polypose
   - Zustand nach Cholezystektomie (bei Frauen)

II. Präkanzeröse Läsionen

1. Adenomatosis coli
2. Dysplasie bei entzündlichen Darmerkrankungen[a]
3. Kolorektales Adenom

[a] Heutige Nomenklatur (Riddell et al. 1983), nach früherer Bezeichnung nur schwere (nicht aber leichte oder mäßiggradige) Dysplasie

27.1.3 Präkanzerosen

Für Kolon- wie für Rektumkarzinome kennen wir eine Reihe von präkanzerösen Bedingungen und präkanzerösen Läsionen (Tabelle 1).

Patienten mit präkanzerösen Bedingungen stehen im Mittelpunkt der Krebsvorsorge (s.S. 516).

Bei präkanzerösen Läsionen stellt sich in erster Linie die Frage nach der Diagnostik, aber auch nach therapeutischen Eingriffen.

Bei der *Adenomatose* ist zunächst eine Abgrenzung gegenüber anderen Polyposen notwendig. Wir sprechen von Polypose dann, wenn mehr als 100 Polypen im Kolorektum vorliegen (Bussey 1975). Nicht jede Polypose ist eine Adenomatose. Es gibt auch nichtneoplastische Polyposen wie Peutz-Jeghers-Polypose, juvenile Polypose, entzündliche Polypose (bei Colitis ulcerosa oder M. Crohn), benigne lymphoide Polypose, hyperplastische Polypose u.a. Nur die Adenomatose (adenomatöse Polypose) ist eine Präkanzerose. Die Diagnose erfolgt durch Ektomie von mindestens 5–10 Polypen. Die Adenomatose kann mit extragastrointestinalen Veränderungen einhergehen (Gardner-Syndrom, Turcot-Syndrom). Relativ häufig findet man bei Adenomatosen auch polypoide Läsionen im Magen und Duodenum, wobei es sich im Magen meist um sog. Drüsenkörperzysten, im Antrum manchmal um Adenome, im Duodenum meist um Adenome handelt. Letztere sind für das erhöhte Risiko zu Duodenal- und periampullären Karzinomen verantwortlich.

Bei der Adenomatosis coli können die Polypen schon im Kindesalter auftreten. Eine maligne Entartung eines oder mehrerer Adenome vor der Pubertät ist selten, jedoch möglich. Daraus folgt, daß die Adenomatosis coli bei Diagnosestellung chirurgisch behandelt werden muß. Die Therapie besteht in der Kolektomie mit Proktomukosektomie und transanaler Anastomose mit Pouch (Goligher 1984; Reifferscheid u. Hartung 1984; Rothenberger et al. 1984), bei Patienten mit wenigen Adenomen im Rektum und gesicherter Möglichkeit sorgfältiger Nachbeobachtung auch in der Kolektomie mit Ileotransversostomie.

Die Rate der Karzinome bei Patienten mit bereits eingetretener Symptomatik liegt zwischen 50 und 70% (Bussey 1980; Giedl u. Altendorf 1982). Demgegenüber haben Patienten, die auf Grund von Verwandtenuntersuchungen erfaßt werden (Call-up-Gruppe) nur eine Karzinomhäufigkeit von 10–15%. Der Schlüssel in der Therapie der Adenomatose liegt demnach in der frühzeitigen Untersuchung der Blutsverwandten. Obwohl die Erkrankung in seltenen Fällen vor dem 10. Lebensjahr manifest wird, wird das Krebsrisiko erst nach der Pubertät relevant. Spätestens zu diesem Zeitpunkt sollte die erste Koloskopie erfolgen.

Die *Colitis ulcerosa* führt wegen ihres chronisch-rezidivierenden Verlaufs zu wiederholtem Epitheluntergang und anschließender Epithelregeneration. Auf Grund dieses häufigen Zellumbaus ist eine Karzinomentstehung bei einer lange bestehenden Colitis ulcerosa gut erklärbar. Selbst in Ländern mit einer hohen Inzidenz des kolorektalen Karzinoms haben Patienten mit einer chronischen Colitis ulcerosa ein 8- bis 30fach erhöhtes Risiko (Bayles u. Yardley 1983). Relevant wird ein Karzinomrisiko erst dann, wenn eine Colitis ulcerosa die rechte Kolonflexur erreicht hat und wenn sie mindestens 8–10 Jahre besteht (Hermanek u. Gall 1984). Fast immer entwickelt sich das Karzinom bei Colitis ulcerosa, wenn im Kolorektum herdförmige oder diffuse Epitheldysplasien vorhanden sind. Entsprechend den Vorschlägen einer internationalen Studiengruppe (Riddell et al. 1983) sprechen wir heute von Dysplasie ausschließlich dann, wenn eine unzweifelhaft neoplastische Veränderung des Dickdarmepithels vorliegt. Diese Dysplasie kann dabei Vorläufer, Ausläufer oder Mitläufer des Karzinoms sein. Als Vorläufer stellt die Dysplasie einen „Marker" für ein erhöhtes Krebsrisiko dar. Als Ausläufer ist die Dysplasie in direktem Zusammenhang mit einem bereits bestehenden Karzinom zu sehen, als Mitläufer findet sie sich entfernt von einem solchen an anderen Stellen des Dickdarms. Die Dysplasie in diesem Sinn schließt strukturelle Veränderungen (glandulär-adenomatöse und papilläre Proliferationen mit Mehrschichtigkeit des Epithels und Aussprossungen) und zytologische Abnormitäten (Zell- und Kernhyperchromasie, Verlust der polaren Anordnung der Kerne) ein. Nach dem Ausmaß der Dysplasie kann zwischen einer Low-grade- und einer High-grade-Dysplasie unterschieden werden. Die Dysplasie muß abgegrenzt werden von entzündlichen reaktiven Veränderungen in der aktiven und abklingenden Phase der Colitis ulcerosa (HERMANEK u. GIEDL 1984). Die Kenntnis dieser Dysplasien hat entscheidende Bedeutung für die Krebsvorsorge bzw. ist auch die Grundlage einer prophylaktischen Kolektomie bzw. Proktokolektomie (s.S. 517).

Das *kolorektale Adenom* entspricht makroskopisch einem „Polypen", d.h. einer umschriebenen Vorwölbung an der Schleimhaut. Polypen können bedeutungslose nichtneoplastische Prozesse zugrunde liegen, wie z.B. beim hyperplastischen Polyp, beim juvenilen Polyp, beim Peutz-Jeghers-Polyp, beim entzündlichen Polyp u.a., ebenso aber auch Adenome oder Karzinome. Endoskopisch und makroskopisch ist niemals mit Sicherheit festzustellen, welcher Art ein Polyp ist und ob sich in einem Adenom bereits ein Karzinom entwickelt hat. Makroskopische Form (gestielt, tailliert, sessil) und Größe geben gewisse Hinweise auf die Wahrscheinlichkeit, daß bereits ein Karzinom vorliegt. Karzinome bei Polypen unter 5 mm kommen praktisch nicht vor, bei Polypen zwischen 5 und 10 mm in weniger als 1%, bei Größen von 11–20 mm jedoch schon in 6,6% (HERMANEK u. GALL 1984). Bei jedem Polypen ist daher zunächst abzuklären, um welche Veränderung es sich handelt. Dabei besteht das Problem darin, daß auf die Schleimhaut beschränkte atypische drüsige Proliferationen — auch wenn sie noch so bösartig aussehen — nicht metastasieren und klinisch-biologisch ein Karzinom erst vorliegt, wenn die atypischen Wucherungen in die Submukosa infiltriert

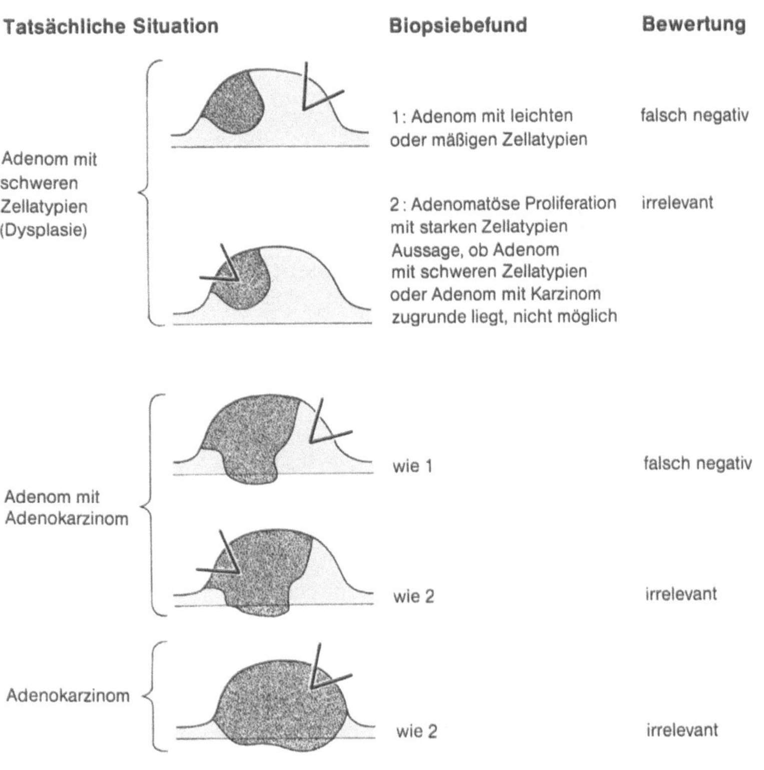

Abb. 1. Relevanz von Knipsbiopsien bei polypoiden Läsionen im Kolorektum. (Aus HERMANEK u. KARRER 1983)

sind. Mit der Zangenbiopsie von polypösen Bildungen erreichen wir aber die diagnostisch entscheidende Submukosa nicht (Abb. 1). Daher kann eine Zangen- oder Inzisionsbiopsie aus polypoiden kolorektalen Bildungen nur sagen, ob die Läsion nichtneoplastisch oder neoplastisch ist, sie kann aber im Fall einer neoplastischen Läsion keine Auskunft darüber geben, ob es sich nur um ein Adenom oder aber schon um ein Karzinom handelt. Daraus folgt, daß bei polypoiden Läsionen das Verfahren der Wahl die sog. totale Biopsie ist. Alternativ kann auch eine Schlingenbiopsie vorgenommen werden, bei der man Teile der Submukosa mitentfernen kann und die bei positivem Befund ausreichend für die Diagnose angesehen werden kann, bei negativem Befund allerdings von der Notwendigkeit der totalen Biopsie nicht enthebt. Die totale Biopsie erfolgt in idealer Weise als endoskopische Polypektomie mit der Diathermieschlinge. Diese ist bei kleinen Polypen nicht möglich, weil dann das Gewebe zur Gänze verkocht würde, in diesen Fällen muß man die Läsion makroskopisch komplett mit der Zange entfernen. Bei großen Polypen (Basis mehr als 2–3 cm) sind die verschiedenen Möglichkeiten der chirurgischen Polypektomie indiziert.

Die Entstehung von kolorektalen Karzinomen auf dem Boden von Adenomatose und entzündlichen Darmerkrankungen trifft für höchstens 1% aller Karzinome zu. Weit im Vordergrund steht jedoch die Entwicklung aus Adenomen, die sog. *Adenom-Karzinom-Sequenz.* Wenngleich diese Entwicklung nur z.T. direkt zu beweisen ist, kann doch auf Grund zahlreicher indirekter Argumente angenommen werden, daß der Großteil aller kolorektaler Karzinome aus Adenomen entsteht (HERMANEK 1984; HERMANEK u. GALL 1984; HERMANEK u. KARRER 1983). Die Beseitigung von Adenomen aus dem Kolorektum stellt daher auch eine Krebsprophylaxe dar.

27.2 Anatomische Aspekte

Das Kolon besteht aus 8 Abschnitten (Abb. 2):

- der Appendix,
- dem Zökum,
- dem Colon ascendens,
- der Flexura colica dextra (hepatica),
- dem Colon transversum,
- der Flexura colica sinistra (lienalis),
- dem Colon descendens
- und dem Sigma.

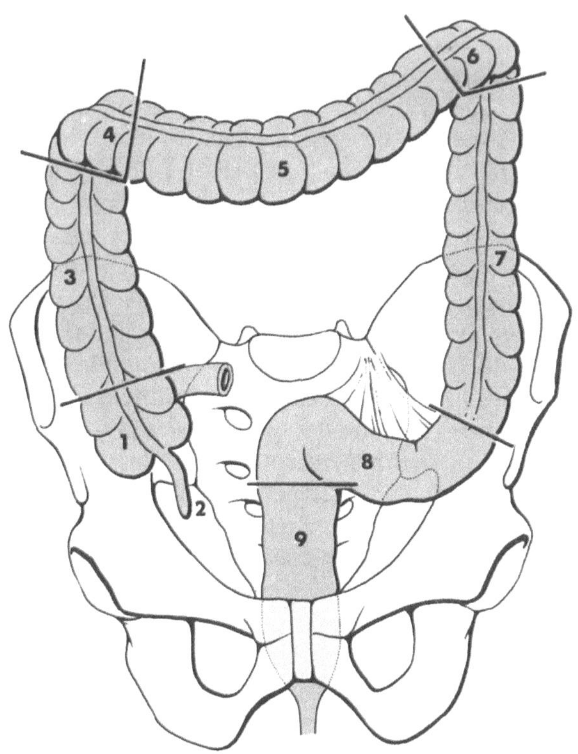

Abb. 2. Anatomie des Kolons und seine Lage zum Becken. (Aus HERMANEK u. KARRER 1983). *1* Zökum; *2* Appendix; *3* Colon ascendens; *4* Flexura colica dextra (hepatica); *5* Colon transversum; *6* Flexura colica sinistra (lienalis); *7* Colon descendens; *8* Sigma; *9* Rektum

Die Höhe der Valvula Bauhini (Ileozökalklappe) stellt die Grenze zwischen Zökum und Colon ascendens dar. Die Grenze zwischen Kolon und Rektum liegt topographisch etwa in Höhe des 3. Sakralwirbels. Dies entspricht gemäß der Viererregel von GOLIGHER (1984) einer rektoskopischen Höhe von etwa 16 cm. Anatomisch unterscheidet sich das Kolon vom Rektum durch seinen vollständigen Peritonealüberzug im Sigmabereich sowie durch das Vorhandensein von Appendices epiploicae und Taenien.

Die Schleimhaut des Dickdarms wird von der Submukosa durch die Muscularis mucosae abgegrenzt. Wesentlich ist, daß in der Lamina propria der Schleimhaut *keine Lymphgefäße* vorhanden sind (FENOGLIO et al. 1973). Deshalb kann im Dickdarm von einem infiltrativen Karzinom erst dann gesprochen werden, wenn atypisches Epithel in die Submukosa infiltriert hat und damit die Potenz zur Metastasierung entsteht.

Im Bereich des Kolons folgt der *Lymphabfluß* den jeweils zugehörigen Arterien. Zökum und Colon ascendens werden längs der A. ileocolica und

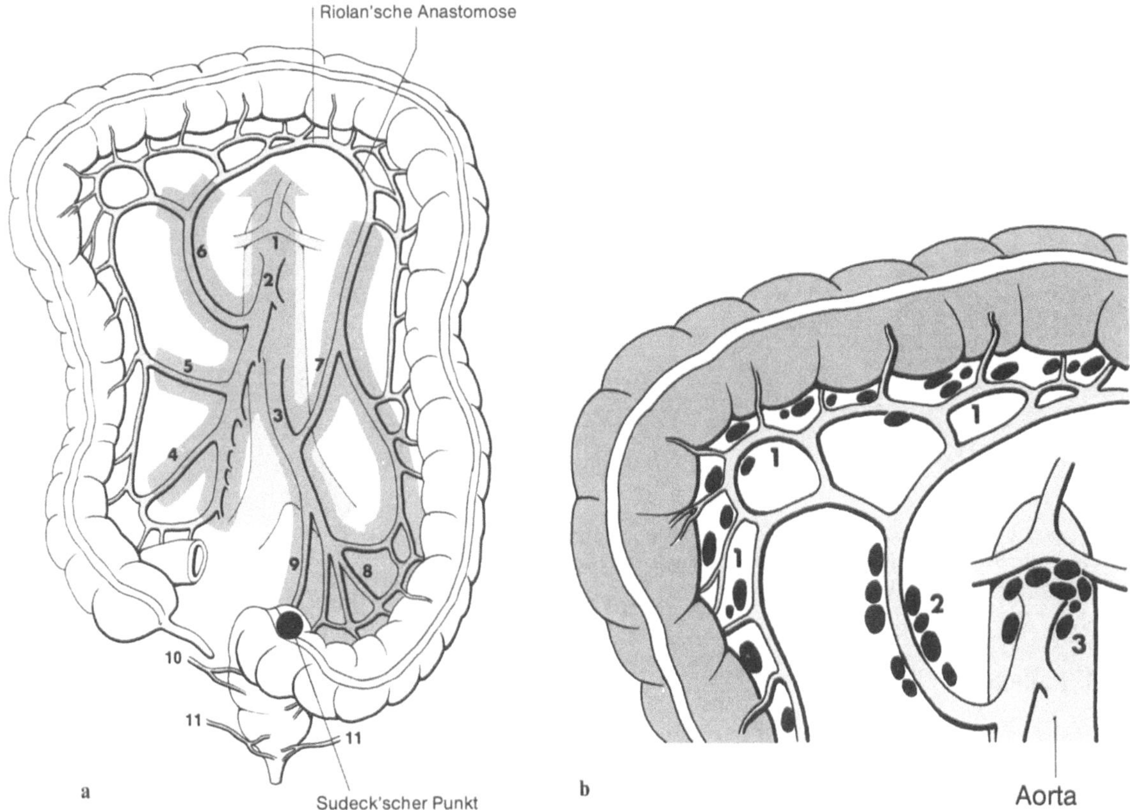

Abb. 3. a Gefäßversorgung und Lymphdrainage des Kolorektums. *1* Aorta; *2* A. mesenterica superior; *3* A. mesenterica inferior; *4* A. ileocolica; *5* A. colica dextra; *6* A. colica media; *7* A. colica sinistra; *8* Arteriae sigmoidales; *9* A. rectalis superior; *10* A. rectalis media; *11* A. rectalis inferior
b Lymphknotenstationen des Kolons. *1* parakolische Lymphknoten im Aufzweigungsgebiet der Hauptarterie; *2* intermediäre Lymphknoten am Stamm der Hauptarterie; *3* paraaortale Lymphknoten

der A. colica dextra, Querkolon entlang der A. colica media, Colon descendens und Sigma entlang der A. mesenterica inferior drainiert (Abb. 3a). Die Flexura colica dextra und sinistra haben sowohl einen Abfluß entlang der A. colica media als auch entlang der A. colica dextra bzw. sinistra. Die Lymphknotenstationen dieser Hauptarterien werden entsprechend ihrer Lokalisation in parakolische, intermediäre und paraaortale unterteilt (Abb. 3b).

In der *arteriellen Blutzufuhr* besteht zwischen den Versorgungsgebieten der A. mesenterica superior und inferior im Bereich der linken Flexur eine Verbindung, die *Riolan-Anastomose* (Abb. 3a). Fehlt diese Anastomose, wird nach Sigmaresektion mit hoher Ligatur der A. mesenterica inferior das Colon descendens nicht mehr ausreichend durchblutet, da die arterielle Versorgung durch die A. colica media dann nicht mehr gewährleistet ist.

Als weiterer kritischer Punkt in der arteriellen Durchblutung des Kolons wird der *sog. Sudeck-Punkt* (Abb. 3a) angesehen (GOLIGHER 1984). Im Gegensatz zum übrigen Kolon fehlt eine anastomosierende Arkade zwischen den Arteriae sigmoidales und der A. rectalis superior, die beide aus der A. mesenterica inferior entspringen. Wird bei einer Sigmaresektion mit Ligatur der A. mesenterica inferior nicht weit genug nach distal reseziert, besteht für die Anastomose eine verminderte Durchblutung des distalen Stumpfes mit der Gefahr einer Anastomoseninsuffizienz.

Der *venöse Abfluß* des Kolons folgt den gleichnamigen Arterien. Für die hämatogene Metastasierung ist von Bedeutung, daß das gesamte venöse Blut des Kolons über die V. mesenterica superior und die V. mesenterica inferior in die Pfortader abfließt, so daß die Leber das erste Metastasenfilter darstellt.

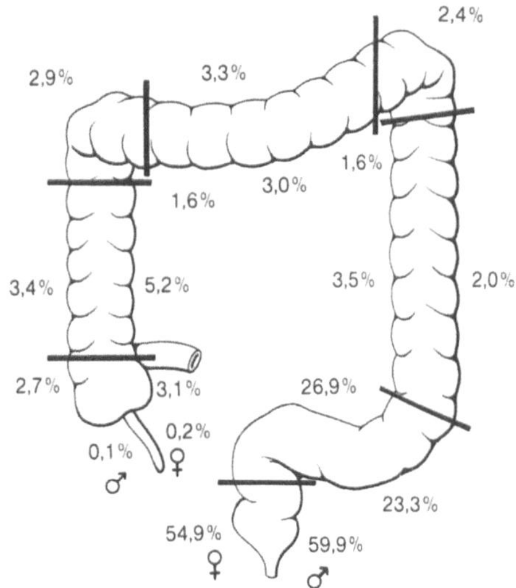

Abb. 4. Verteilung kolorektaler Karzinome. 2757 operierte und nichtoperierte Patienten: 1572 männliche (*außen*), 1185 weibliche (*innen*). (ERCRC 1969–82)

27.3 Pathologie

27.3.1 Tumorlokalisation

Die überwiegende Anzahl kolorektaler Karzinome befindet sich in unseren Breiten im Rektum (40–60%), gefolgt von den Sigmakarzinomen mit einer Häufigkeit von 20–30% (HERMANEK u. KARRER 1983). In den übrigen Kolonabschnitten bewegt sich die Häufigkeit zwischen 1 und 4% (Abb. 4).

27.3.2 Synchrone und metachrone Läsionen

Patienten mit einem kolorektalen Karzinom haben in etwa 4% gleichzeitig einen zweiten oder mehrere Primärtumoren im Dickdarm (synchrone Karzinome) (EKELUND u. PIHL 1974; HERMANEK u. KARRER 1983; LANGEVIN u. NIVATVONGS 1984; PFEIFFER 1984).

Die Frequenz zusätzlicher Polypen im Kolon und Rektum neben einem Karzinom ist mit 30–35% anzusetzen. In 25–30% handelt es sich dabei um Adenome, in 10–15% um hyperplastische Polypen (HERMANEK u. KARRER 1983).

Tritt nach kurativer Entfernung eines kolorektalen Karzinoms ein neuer primärer Krebs auf, spricht man von metachroner Läsion. Die Rate metachroner Karzinome beträgt 2–3% (HERMANEK u. KARRER 1983; PFEIFFER 1984).

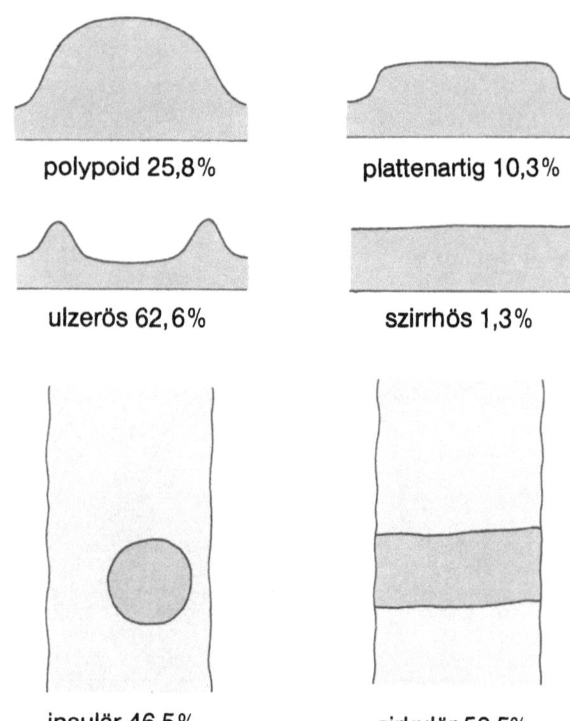

Abb. 5. Makroskopische Erscheinungsform des operativ entfernten Kolonkarzinoms (n = 1033 bzw. 1032) (bei 16 Patienten Einordnung in makroskopische Wuchsform nicht möglich und bei 17 Patienten Angaben hinsichtlich insulär und zirkulär fehlend). (ERCRC 1969–82)

27.3.3 Makroskopische Tumorformen

Kolorektale Karzinome weisen unterschiedliche makroskopische Wuchsformen auf. Diese Tatsache hat insofern Bedeutung, als die Erscheinungsbilder gewisse Rückschlüsse auf das biologische Verhalten des Tumors erlauben (Abb. 5). Polypoide Tumorformen metastasieren seltener, im Gegensatz zu der szirrhösen Form, der häufig das besonders bösartige Siegelringzellkarzinom zugrunde liegt (HERMANEK u. KARRER 1983).

27.3.4 Histologische Klassifikation

Gemäß den Vorschlägen der WHO (MORSON u. SOBIN 1976) werden im Kolon (wie auch im Rektum) folgende sechs Karzinomtypen unterschieden:

1. *Adenokarzinom.* Es ist mit 85% das häufigste Karzinom im Kolon.[1] In etwa 45% hat es zu einer lymphogenen Metastasierung geführt.

---

[1] Alle Zahlenangaben dieses Abschnittes stammen aus dem Erlanger Register kolorektaler Karzinome 1969–1982

2. *Muzinöses Adenokarzinom.* Seine Häufigkeit beträgt im Kolon 10–15%, die Rate lymphogener Metastasierung ca. 50%.

3. *Siegelringzellkarzinom.* Es macht nur 1% aller kolorektalen Karzinome aus und hat in etwa 70% Lymphknotenmetastasen gesetzt.

4. *Das Plattenepithelkarzinom* (Rarität).

5. *Adenosquamöses Karzinom* (Rarität).

6. *Undifferenziertes Karzinom.* Es zeigt weder Drüsen noch Schleimbildung noch sonstige Differenzierung, seine Häufigkeit beträgt weniger als 1%, mit Lymphknotenmetastasierung ist in etwa 70% zu rechnen.

Neben diesen Karzinomen gibt es im Kolon noch andere Malignome (Lymphome, Leiomyosarkome und andere), die im Erlanger Krankengut weniger als 1% aller malignen Tumoren ausmachen und hier nicht weiter berücksichtigt werden.

27.3.5 Malignitätsgrad (Grading)

Nach den Vorschlägen der WHO wird beim Adenokarzinom und beim muzinösen Adenokarzinom zwischen drei Differenzierungsgraden unterschieden:

a) Gut differenziert: Karzinom mit histologischen und zellulären Charakteristika, die normalem Epithel sehr ähnlich sind.

b) Mäßig differenziert: Karzinome, die in der Mitte von gut und schlecht differenziert liegen.

c) Schlecht differenziert: Karzinome mit histologischen und zellulären Charakteristika, deren Ähnlichkeit mit Normalepithel nur mit Mühe erkennbar ist.

Um eine einheitlichere Beurteilung zu ermöglichen, wurde von HERMANEK (1983a) eine semiquantitative Malignitätsgradbestimmung vorgeschlagen:

Malignitätsgrad 1: durchgehende Drüsenbildung, überwiegend hohe Zylinderzellen ohne stärkere Kernpolymorphie,

Malignitätsgrad 2: weder Malignitätsgrad 1 noch Malignitätsgrad 3,

Malignitätsgrad 3:
  a) wenigstens stellenweise starke Kernpolymorphie (Riesenkerne) *und* reichlich Mitosen, oder
  b) bei schwacher Vergrößerung (Objektiv 4, Okular 10) wenigstens in einem Gesichtsfeld überwiegend solid, mit nur gerade angedeuteter Drüsenbildung.

Die Malignitätsgradbestimmung hat insofern eine klinische Bedeutung, weil sie gewisse Hinweise auf die Tumorausbreitung zum Zeitpunkt der Diagnose gibt: so ist mit lymphogener Metastasierung bei Malignitätsgrad 1 nur in etwa 20–25%, bei Malignitätsgrad 3 aber in etwa 80% der Fälle zu rechnen. Tumoren mit Malignitätsgrad 3 sind fast nie auf die Submukosa begrenzt, haben vielmehr in 40% die Serosa erreicht oder sind noch weiter in die Umgebung infiltriert (Zahlen des Erlanger Registers kolorektaler Karzinome 1969–1982).

27.4 Stadienbestimmung (Staging)

27.4.1 Klinisches Staging (TNM-Klassifikation)

Die klinische Stadieneinteilung erfolgt nach dem international einheitlichen TNM-System (Tabellen 2 und 3). Hierbei werden prätherapeutische Untersuchungsergebnisse, wie klinische Untersuchungen, Endoskopie, Sonographie, Computertomographie und sonstige Röntgenuntersuchungen zur Fernmetastasenklassifikation herangezogen (SPIESSL et al. 1984; UICC 1978). Der Primärtumor wird erst intraoperativ hinsichtlich seiner Tiefeninfiltration beurteilt, ebenso die Lymphknoten.

27.4.2 Pathologisches Staging

Nach Entfernung des tumortragenden Darms mit seinem Lymphabflußgebiet erfolgt nach histologischer Aufarbeitung das pathologische Staging.

27.4.2.1 Dukes-Klassifikation

In den 30iger Jahren hat CUTHBERT DUKES vom St. Mark's Hospital London gleichzeitig mit WESTHUES in Erlangen eine Klassifikation der Rektumkarzinome entwickelt, die später analog auch auf Karzinome des Kolons angewandt wurde (DUKES 1932). Sie ist heute noch die am häufigsten verwendete pathologische Klassifikation. In ihrer ursprünglichen Version wird zwischen A-, B- und C-Fällen unterschieden (DUKES 1944; DUKES u. BUSSEY 1958). Die Einordnung in Dukes C erfolgt immer dann, wenn Lymphknotenmetastasen histologisch nachzuweisen sind (Abb. 6). Ist dies nicht der Fall, wird die Infiltrationstiefe des Tu-

Tabelle 2. TNM/pTNM-Klassifikation und Stadieneinteilung kolorektaler Karzinome. (Aus Spiessl et al. 1984; UICC 1982, mit Berücksichtigung der Erläuterungen der Deutschsprachigen TNM-Kommittees)

Prätherapeutische klinische Klassifikation: TNM

T	*Primärtumor*
T0	Kein Anhalt für einen Primärtumor
Tis	Präinvasives Karzinom (Carcinoma in situ)[a]
T1	Tumor beschränkt auf Mukosa[a] oder Mukosa und Submukosa
T2	Tumor mit Ausdehnung auf Muscularis propria oder bis Serosa[b]
T3	Tumor mit Ausdehnung auf unmittelbar angrenzende Strukturen[b]
T3a	ohne Fistelbildung
T3b	mit Fistelbildung
T4	Tumor mit Ausdehnung über die unmittelbar angrenzenden Organe und Gewebe hinaus
TX	Minimalerfordernisse zur Beurteilung des Primärtumors sind nicht erfüllt
N	*Regionäre und juxtaregionäre Lymphknoten*[c]
N0	Kein Anhalt für Befall regionärer Lymphknoten
N1	Befall regionärer Lymphknoten
N4	Befall juxtaregionärer Lymphknoten
NX	Die Minimalerfordernisse zur Beurteilung der regionären und/oder juxtaregionären Lymphknoten sind nicht erfüllt
M	*Fernmetastasen*
M0	Kein Anhalt für das Vorliegen von Fernmetastasen
M1	Fernmetastasen vorhanden
MX	Die Minimalerfordernisse zur Beurteilung von Fernmetastasen sind nicht erfüllt

Stadiengruppierung

T1	N0	M0	Stadium Ia
T2	N0	M0	Stadium Ib
T3,4	N0	M0	Stadium II
jedes T	N1	M0	Stadium III
jedes T	N4	M0	Stadium IV
jedes T	jedes N	M1	Stadium IV

Postoperative histopathologische Klassifikation: pTNM

Die Kategorien für pT (Primärtumor), pN (regionäre und juxtaregionäre Lymphknoten) und pM (Fernmetastasen) entsprechen jenen von T, N und M.
Die Stadieneinteilung erfolgt nach den entsprechenden pT-, pN- und pM-Kategorien analog zur klinischen Stadieneinteilung

Anmerkungen des DSK:
[a] Im Kolon werden präinvasive Karzinome und auf die Mukosa beschränkte Tumoren nach der von der WHO herausgegebenen International Histological Classification of Tumours No. 15 (Morson u. Sobin 1976) *nicht* als Karzinome, sondern als Adenome mit schweren Zellatypien bezeichnet.
[b] In den nicht von Serosa überkleideten Darmabschnitten zählt die Infiltration des unmittelbar an die Muscularis propria anschließenden Binde- und Fettgewebes nicht als

mors berücksichtigt: reicht der Tumor maximal in die Muscularis propria, liegt Dukes A vor, breitet sich der Tumor bereits über die Muscularis propria hinaus aus, handelt es sich um Dukes B. Die Anwendung der Dukes-Klassifikation ist nur möglich, wenn eine klassische chirurgische Radikaloperation mit Entfernung des regionalen Lymphabflußgebiets vorgenommen worden ist. Nachteile dieser Klassifikation sind, daß die Fernmetastasierung und die Infiltration in Nachbarorgane nicht mitberücksichtigt werden. Die Dukes-Klassifikation hat im Laufe der Jahre viele unterschiedliche Interpretationen und auch Modifikationen erfahren, etwa durch Kirklin et al. (1949) oder durch Astler u. Coller (1954). Dies ist beim Vergleich verschiedener Literaturangaben über Therapieergebnisse zu berücksichtigen.

27.4.2.2 pTNM-Klassifikation

Von seiten der UICC (1978) und des AJCC (1983) liegt eine pTNM-Klassifikation kolorektaler Karzinome und einer darauf fußenden pathologischen Stadieneinteilung vor (Tabellen 2 und 3). Hierbei sind auch Patienten einzuordnen, bei denen nur eingeschränkte Operationsverfahren zur Anwendung kommen. Auch die Fernmetastasierung ist in dieser Klassifikation berücksichtigt.

27.4.3 R-Klassifikation

Entsprechend den Vorschlägen des AJCC (1983) wird in der sog. R-Klassifikation („residual tumor") festgehalten, ob nach der definitiven chirurgischen Therapie im Organismus Residualtumor (Resttumorgewebe) zurückgeblieben ist oder nicht:

R0: kein Residualtumor,
R1: nur mikroskopisch nachzuweisender Residualtumor,

T3, sondern — als Analogen zur Infiltration der Subserosa — zu T2.
[c] Regionäre Lymphknoten: perikolische und perirektale Lymphknoten und Lymphknoten entlang der Aa. ileocolica, colica dextra, colica media, mesenterica inferior, colica sinistra, sigmoideae, rectalis superior.
Juxtaregionäre Lymphknoten: paraaortale und andere subdiaphragmatische intraabdominale Lymphknoten

Tabelle 3. TNM/pTNM-Klassifikation und Stadieneinteilung kolorektaler Karzinome. Gültig ab 1987. UICC und AJCC

TNM-Klinische Klassifikation

T-Primärtumor

TX   Primärtumor kann nicht beurteilt werden
T0   Kein Anhalt für Primärtumor
Tis   Carcinoma in situ
T1   Tumor infiltriert Submukosa
T2   Tumor infiltriert Muscularis propria
T3   Tumor infiltriert durch die Muscularis propria in die Subserosa oder in nicht peritonealisiertes perikolisches oder perirektales Gewebe
T4   Tumor mit Perforation des viszeralen Peritoneums oder mit direkter Ausbreitung in andere Organe oder Strukturen

Anmerkung: Direkte Ausbreitung in T4 schließt auch die Invasion anderer Segmente des Kolorektums auf dem Wege über die Serosa ein, z.B. die Invasion des Sigma durch ein Zoekalkarzinom.

N-Regionäre Lymphknoten

Regionäre Lymphknoten sind die perikolischen und perirektalen Lymphknoten und jene entlang der A. ileocolica, colica dextra, colica media, colica sinistra, mesenterica inferior und rectalis superior.

NX   Regionäre Lymphknoten können nicht beurteilt werden
N0   Keine regionären Lymphknotenmetastasen
N1   Metastasen in ein bis drei perikolischen bzw. perirektalen Lymphknoten
N2   Metastasen in vier oder mehr perikolischen bzw. perirektalen Lymphknoten
N3   Metastasen in Lymphknoten entlang eines benannten größeren Blutgefäßes

M-Fernmetastasen

MX   Vorhandensein von Fernmetastasen kann nicht beurteilt werden
M0   Keine Fernmetastasen
M1   Fernmetastasen

pTNM-Pathologische Klassifikation

Die pT-, pN- und pM-Kategorien entsprechen den T-, N- und M-Kategorien.

Stadieneinteilung

Stadium 0	Tis	N0	M0	
Stadium I	T1	N0	M0	Dukes A
	T2	N0	M0	
Stadium II	T3	N0	M0	Dukes B [a]
	T4	N0	M0	
Stadium III	jedes T	N1	M0	Dukes C [a]
	jedes T	N2, 3	M0	
Stadium IV	jedes T	jedes N	M1	(Dukes D)

[a] *Anmerkung:* Dukes B setzt sich zusammen aus einer Gruppe mit besserer (T3, N0, M0) und schlechterer (T4, N0, M0) Prognose, ebenso Dukes C (jedes T, N1, M0 und jedes T, N2–3, M0).

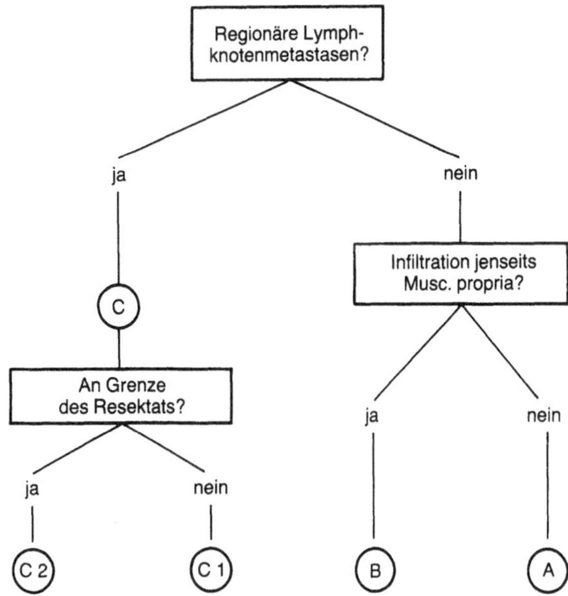

Abb. 6. Dukes-Klassifikation, Originalversion (DUKES 1932)

R2: schon makroskopisch feststellbarer Residualtumor (lokal oder Fernmetastasen).
Ab 1987 wird diese R-Klassifikation auch von der UICC empfohlen.

27.5 Diagnose

27.5.1 Symptomatik

Beim Kolonkarzinom ist — im Gegensatz zum Rektumkarzinom — die peranale Blutung nicht das Leitsymptom. Je weiter proximal sich der Tumor befindet, desto mehr tritt dieses Frühsymptom in den Hintergrund, und die Symptome weiter fortgeschrittener Tumoren mit Änderung der Stuhltätigkeit, wie Blähungen, Obstipation im Wechsel mit Diarrhö und Gewichtsverlust bestimmen das klinische Bild. Insbesondere bei Karzinomen im rechten Kolon ist die Anämie häufig erstes Zeichen der Erkrankung. In einem nicht unerheblichen Prozentsatz führen schwere Tumorkomplikationen wie Ileus, Perforation und massive Blutung die Patienten zum Arzt (Abb. 7). Bei Sigmakarzinomen kommt es in 10%, bei höhergelegenen Kolonkarzinomen in 15–20% zu solchen Tumorkomplikationen.

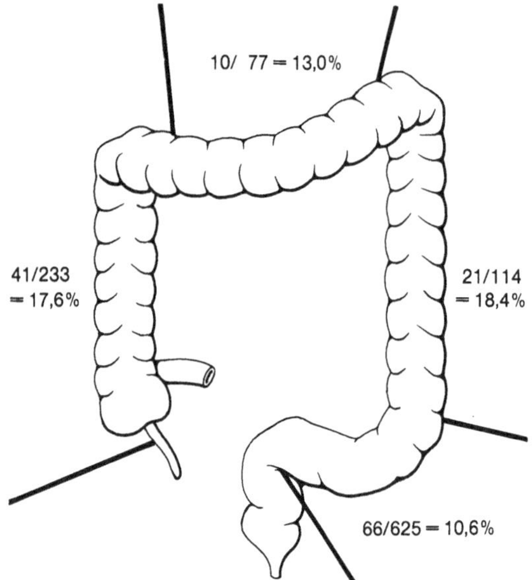

Abb. 7. Rate präoperativer Tumorkomplikationen (Ileus, Perforation, schwere Blutung) in Abhängigkeit von der Tumorlokalisation (n = 1049 Patienten mit kurativer oder palliativer Tumorresektion). (ERCRC 1969–82)

27.5.2 Verfahren zur Diagnose

Zeigen sich Symptome eines Kolonkarzinoms, ist die sofortige komplette Untersuchung des Dickdarms indiziert. Harmlose Erkrankungen, wie etwa Hämorrhoiden, können nur dann als Ursache der Symptomatik akzeptiert werden, wenn ein Malignom sicher ausgeschlossen ist. Als Methode der Wahl zur Erfassung von Kolonmalignomen und synchronen Läsionen muß heute die Koloskopie angesehen werden (Ottenjann et al. 1983). Die Röntgenuntersuchung des Kolons hat nur noch ihre Berechtigung, wenn sie nach dem Doppelkontrastverfahren durchgeführt wird.

Bei rein polypösen Tumoren, die endoskopisch abgetragen werden können, erfolgt die endgültige Diagnose und das weitere Vorgehen anhand der histologischen Begutachtung dieser „totalen Biopsie". Imponiert der Tumor makroskopisch als Malignom, so sind bei ulzeröser Tumorform mehrere tiefe Biopsien aus dem Ulkusgrund und aus dem Randwall zu entnehmen. Für die Beurteilung der Infiltrationstiefe muß auch die Submukosa erfaßt werden. Bei koloskopischen Biopsien ist zu berücksichtigen, daß wegen der kleinen Biopsiezangen manchmal unzureichendes Material resultiert. Daher sind hier neben multiplen Biopsien evtl. auch Entnahmen mit der Schlinge erforderlich.

In der Bewertung von Biopsien aus kolorektalen Tumoren muß immer bedacht werden, daß neben Karzinomgewebe auch Adenomanteile vorhanden sein können. Ein negativer Karzinombefund schließt demnach ein Malignom nicht aus. Solche Biopsien müssen bei makroskopischen Karzinomzeichen wiederholt werden. Bei rein polypoider Wachstumsform muß eine Entfernung in toto erfolgen, wenn möglich endoskopisch, sonst chirurgisch.

Bei hochgradigen Sigmastenosen gelingt es ab und zu nicht, Biopsien aus der Stenose zu erhalten. In solchen Fällen ist die Laparotomie indiziert. Die Differentialdiagnose zur stenosierenden Sigmadivertikulitis braucht präoperativ nicht abgeklärt zu werden. Sie ist irrelevant, da die Stenose selbst eine Operationsindikation darstellt. Hierbei ist zu berücksichtigen, daß die Divertikulitis gelegentlich mit einem Karzinom kombiniert sein kann [Chir. Univ.-Klinik Erlangen 1958–1983: bei 346 operativ behandelten Patienten mit Divertikulitis 12mal [3,5%] gleichzeitig Sigmakarzinom].

Ist die Diagnose eines Kolonkarzinoms gesichert, muß zum Ausschluß von synchronen Karzinomen oder Adenomen das ganze Kolonrektum am besten durch Koloskopie, evtl. durch Doppelkontrastuntersuchung abgeklärt werden. Kann dies wegen einer Stenose präoperativ nicht durchgeführt werden, wird intraoperativ koloskopiert.

27.5.3 Verfahren zum Staging

Da heute bei kolorektalen Karzinomen mit einzelnen Leber- oder auch Lungenmetastasen die Chance einer kompletten kurativen Tumorentfernung besteht, kommt dem präoperativen Staging eine wichtige Rolle zu. Obligate Verfahren bei jedem kolorektalen Karzinom sind die Sonographie der Leber und die Röntgenuntersuchung des Thorax in zwei Ebenen. Bringt die Lebersonographie einen verdächtigen Befund, wird sie durch Computertomographie mit Kontrastmittelgabe ergänzt. Bei verdächtigen Lungenbefunden müssen beide Lungenflügel geschichtet werden.

Die computertomographische Abklärung des Primärtumors im Hinblick auf seine etwaige Infiltration in die Nachbarschaft hat beim Kolonkarzinom nur untergeordnete Bedeutung, da solche Tumorausdehnungen i. allg. keine Kontraindikation für die Tumorresektion darstellen. Finden sich Hinweise auf eine Peritonealkarzinose, etwa ein Aszites, ist eine Laparoskopie mit histologischer

Sicherung der Karzinose und damit der Inkurabilität angezeigt. Der eindeutige Nachweis von Tumorzellen im Aszitespunktat ist ebenfalls beweisend für die Inkurabilität des Leidens.

Bei jedem kolorektalen Karzinom ist für die Beurteilung der Lage der Ureteren und deren etwaiger Stauung oder Kompression ein Ausscheidungsurogramm erforderlich. Informationen, die Rückschlüsse auf den Tumor erlauben, können hierbei zusätzlich gewonnen werden.

27.6 Therapieschema in Abhängigkeit von Histologie und Stadium

27.6.1 Primäre präoperative Therapieplanung

Beim Kolonkarzinom ist die präoperative Therapieplanung in Abhängigkeit vom histologischen Typ und Stadium des Tumors nicht von so entscheidender Bedeutung wie beim Rektumkarzinom, da die prinzipiell anzustrebende Tumorresektion in den allermeisten Fällen mit großen Sicherheitsabständen erfolgen kann, ohne daß mit einer gravierenden Einschränkung der Lebensqualität zu rechnen ist. Auch wenn isolierte Leber- und Lungenmetastasen vorhanden sind, wird man die Tumorresektion anstreben und operable Fernmetastasen entweder in gleicher Sitzung oder in einem späteren Eingriff chirurgisch angehen. Lediglich bei diffuser peritonealer Aussaat, präoperativ durch eine Laparoskopie oder Aszitespunktion gesichert, wird die Therapieplanung in Richtung „therapia minima" beeinflußt.

Die prätherapeutische Entscheidung zu einem eingeschränkten Operationsverfahren, d.h. Belassen des Lymphabflußgebiets, erfolgt beim Karzinom des Kolons weniger in Abhängigkeit von Histologie und Stadium. Sie wird viel häufiger vom Allgemeinzustand des Patienten beeinflußt. Nur in Ausnahmefällen kommt im Kolonbereich eine lokale Exzision bzw. eine tubuläre Resektion (GALL 1982b) in Frage. Im Sinne einer totalen Biopsie kann so transabdominell ein rein polypoider Tumor mit einem Durchmesser nicht größer als 3 cm entfernt werden, wenn er endoskopisch wegen seines breitbasigen Wachstums nicht entfernbar ist.

27.6.2 Intraoperative Entscheidung

Nach solchen eingeschränkten Verfahren muß intraoperativ nach gründlicher pathologischer Untersuchung des Operationspräparats im Schnellschnittverfahren die Frage über das weitere Vorgehen entschieden werden. Ist der Tumor lokal im Gesunden entfernt, der Tumordurchmesser nicht größer als 3 cm, der Malignitätsgrad 1 oder 2, der Tumor entweder nur in die Submukosa oder maximal gering in die Subserosa vorgedrungen und sind keine Lymphgefäßeinbrüche vorhanden, kann es bei der lokalen Tumorentfernung belassen werden (HERMANEK u. KARRER 1983), wenn durch eine Ausweitung des Eingriffs ein höheres Operationsrisiko zu erwarten ist.

Werden diese Kriterien nicht erfüllt, muß eine klassische radikale Krebsoperation mit Entfernung des Lymphabflußgebiets durchgeführt werden, falls keine allgemeinen Kontraindikationen diesem Vorgehen gegenüberstehen.

Findet man intraoperativ vereinzelt peritoneale Metastasen, die an verschiedenen Stellen des Bauchraums liegen und sich nicht zusammen mit dem Primärtumor entfernen lassen, kann nach histologischer Sicherung der Fernmetastasen ebenfalls auf einen radikalen Eingriff verzichtet werden. Zur Vermeidung lokaler Tumorkomplikationen, wie Perforation, Ileus und Verjauchung ist eine Resektion des Primärtumors in einem solchen Fall jedoch immer anzustreben. Das gleiche gilt bei chirurgisch nicht entfernbaren metastatischen Lymphknotenpaketen im Bereich der A. mesenterica superior.

Bei einer diffusen Peritonealkarzinose ist eine Tumorresektion nicht mehr indiziert. Eine histologische Sicherung der Peritonealkarzinose am parietalen oder viszeralen Peritoneum sollte jedoch immer erfolgen.

Ist der tumorbefallene Darmabschnitt intraoperativ mit benachbarten Organen verwachsen bzw. verbacken, kann dies durch peritumoröse Entzündung oder durch Tumorinfiltration bedingt sein. In diesen Fällen ist die radikale Resektion des Darmabschnitts en bloc mit den infiltrierten Organen anzustreben, ohne vorher Biopsien zu entnehmen. Hierdurch wird eine lokale Tumorzelldissemination verhindert. Unter allen Umständen ist ein Aufbrechen des Tumors zu vermeiden, da dann die Langzeitprognose durch die Tumordissemination erheblich verschlechtert wird.

Solitäre, oberflächliche Lebermetastasen, die präoperativ nicht bekannt waren, können nach histologischer Sicherung exzidiert werden. Einen ausgedehnten Eingriff, etwa eine Hemihepatektomie, sollte man wegen des erhöhten Risikos in einer zweiten Sitzung durchführen.

27.6.3 Entscheidungen nach Begutachtung des Tumorresektats

Nach eingeschränkten kurativen Tumorresektionen ist die histologische Schnellschnittuntersuchung intraoperativ für das weitere Vorgehen von entscheidender Bedeutung (s.S. 505). Das gleiche gilt für die Exzision von singulären Lebermetastasen, die histologisch im Gesunden entfernt werden müssen.

Die Frage, ob ausreichende Sicherheitsräume um den Tumor bestehen, ist auch beim Kolonkarzinom von ausschlaggebender Bedeutung. Zu beachten ist hierbei die Tumorinvasion in benachbarte Strukturen, was eine Ausweitung der Resektion erforderlich macht, und die Ausräumung der regionalen Lymphknotengebiete. Da auch eine retrograde Metastasierung im parakolischen Bereich möglich ist, sollte sich die Resektion weit in die benachbarten Organabschnitte erstrecken (s. Abb. 8 und 9 sowie Abb. 11–15).

Im Gegensatz zum Rektumkarzinom ist jedoch die Frage der Sicherheitsabstände beim Kolonkarzinom nicht von gleicher Brisanz, da i.allg. großzügig reseziert werden kann, ohne daß gravierende Einschränkungen der Lebensqualität zu erwarten sind.

Bei En-bloc-Resektionen mit teilweiser oder kompletter Entfernung tumorinfiltrierter Nachbarorgane muß intraoperativ im histologischen Schnellschnittverfahren die Frage der ausreichenden Entfernung im Gesunden beantwortet werden und notfalls eine Nachresektion erfolgen.

Obwohl die histologische Schnellschnittuntersuchung eine niedrige Fehlerquote erreicht hat, kann das Ergebnis des Paraffinschnitts in Einzelfällen ein differierendes Resultat ergeben. Ist vom intraoperativen Aspekt her gesehen die Chance einer Residualtumorentfernung gegeben, besteht die Indikation zur Relaparotomie und zur Tumornachresektion.

27.7 Operative Therapie

27.7.1 Differentialindikation zu verschiedenen kurativen Operationsverfahren

Die Indikation zur kurativen Tumorentfernung mittels eines eingeschränkten Verfahrens ist wesentlich strenger zu stellen als beim tiefsitzenden Rektumkarzinom, bei dem eine permanente Ko-

lostomie die Alternative darstellt. Die klinischen und histologischen Kriterien für dieses Vorgehen sind strengstens zu beachten (s.S. 505).

Außer diesen wenigen Ausnahmen einer eingeschränkten Therapie ist beim Kolonkarzinom die Radikaloperation indiziert, d.h. die Entfernung des Organabschnitts weit im Gesunden mit seinem Lymphabflußgebiet. Die chirurgische Therapie des Kolonkarzinoms hängt dabei von dessen Lokalisation und Infiltration in Nachbarorgane ab. Das Spektrum der chirurgischen Eingriffe, die dabei in Frage kommen, umfaßt die gesamte Abdominalchirurgie, einschließlich urologischer und gynäkologischer Operationsmethoden. Ausgedehnte Eingriffe, wie die Whipple-Operation mit Entfernung des Pankreaskopfes oder die totale Exenteration des kleinen Beckens mit permanenter Urostomie und Kolostomie, sind beim Kolonkarzinom selten indiziert und nur dann erlaubt, wenn eine vollständige Tumorresektion sicher möglich ist und wenn Fernmetastasen ausgeschlossen sind.

27.7.2 Operationsvorbereitung

Beim elektiven Eingriff hat sich in der Kolonchirurgie zur Darmvorbereitung die *orthograde Darmspülung* durchgesetzt. Diese kann entweder durch eine Spülung mit Ringer-Lösung über eine gastroduodenale Sonde erfolgen (Stock et al. 1977) oder durch eine sog. Salin-Lavage, bei der der Patient 4 l einer Elektrolytlösung trinken muß (Ottenjann et al. 1983). Die Kontraindikationen (Herzinsuffizienz, Niereninsuffizienz, stenosierender Tumor) sind bei beiden Verfahren gleich.

Der Wert einer *perioperativen Antibiose* ist unumstritten. Es sollte prä- und intraoperativ ein Breitbandantibiotikum, kombiniert mit Metronidazol, verabreicht werden (Anders et al. 1982; Herter u. Colacchio 1982; Keighley et al. 1976; Roland et al. 1984).

27.7.3 Operative Technik

Beim Kolonkarzinom sind die Prinzipien der onkologischen Chirurgie zu beachten. Hierzu gehört zunächst das Abriegeln des Tumors nach oral und aboral.

Die von Turnbull vorgeschlagene „No-touch-Technik" wird konsequent nur selten durchgeführt. Eine konsequente Durchführung ist jedoch ohne Erhöhung der postoperativen Letalität möglich. Bei dieser Technik wird zunächst die den Organabschnitt drainierende Vene am Stamm ligiert, danach die entsprechende Arterie ebenfalls am Stamm (JAGELMAN u. TURNBULL 1977). TURNBULL et al. (1967) konnten durch diese Maßnahme die 5-Jahres-Überlebensrate bei ihren Patienten auf 69% erhöhen. Andere Autoren (NICHOLLS 1982; STEARNS u. SCHOTTENFELD 1971) erzielten jedoch auch ohne „No-touch-Technik" die gleichen Ergebnisse.

In jedem Falle sollte jedoch zur Gewährleistung einer ausreichenden Entfernung des Lymphabflußgebiets die zugehörige Segmentarterie am Abgang der A. mesenterica superior bzw. der Aorta exakt dargestellt und ligiert werden. Im Gegensatz zu Massenligaturen können bei diesen radikulären Gefäßunterbindungen noch die Lymphknoten mitentfernt werden, die sich im Winkel zwischen diesen Arterien befinden.

Nach Entfernung des Tumors müssen die Bauchhöhle und die beiden Anastomosenschenkel mechanisch gespült werden. Hierzu eignet sich destilliertes Wasser. Dies hat zusätzlich einen zytotoxischen Effekt. Wechsel der Bauchtücher, der Handschuhe und der Instrumente gehören mit zu den allgemeinen Maßnahmen zur Verhütung einer Tumorverschleppung (GOLIGHER 1984).

Nach Resektion des tumortragenden Organabschnitts wird nach ausgiebiger Mobilisation der Anastomosenschenkel die Darmkontinuität durch eine End-zu-End-Anastomose wieder hergestellt. Dies geschieht i. allg. durch Handnaht, wobei sich die einreihige extramuköse Nahttechnik weitgehend durchgesetzt hat (GALL 1982a, b). Jedoch findet auch im Kolon die maschinelle Nahttechnik zunehmend Verwendung (CORMAN 1984; GOLIGHER 1984).

27.7.4 Typische Dickdarmresektionen

Im Bereich des Kolons ergibt sich für jede Tumorlokalisation entsprechend dem Lymphabflußgebiet entlang der versorgenden Arterien eine typi-

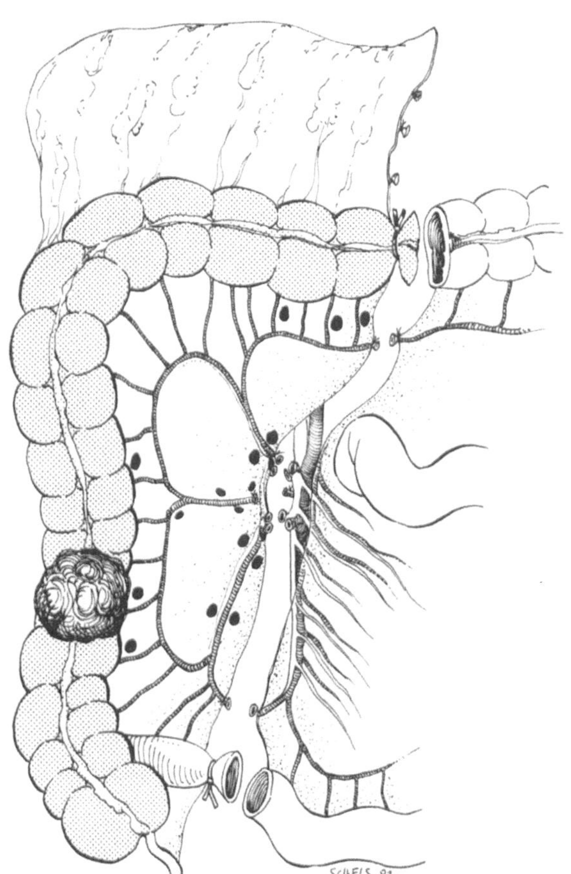

Abb. 8. Hemikolektomie rechts. (Aus GALL 1983)

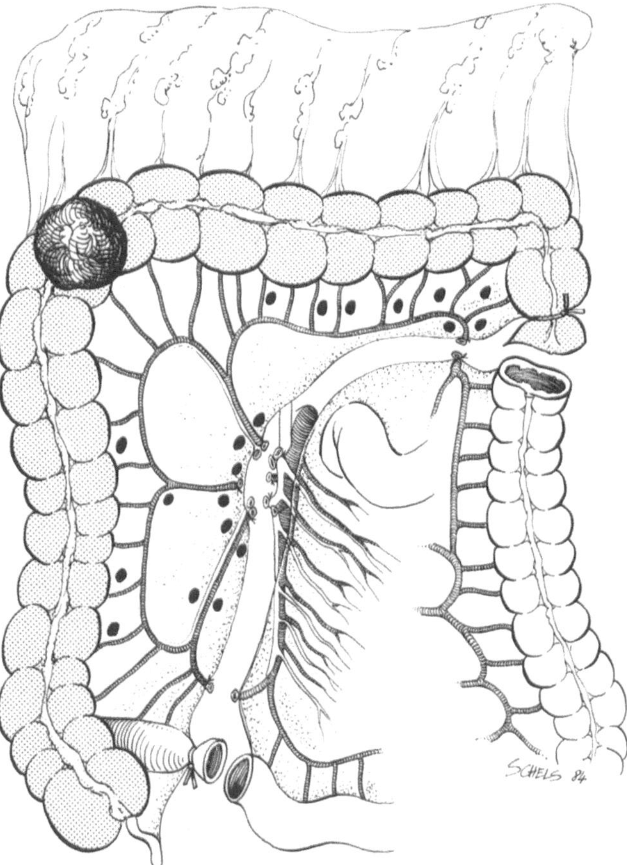

Abb. 9. Erweiterte Hemikolektomie rechts

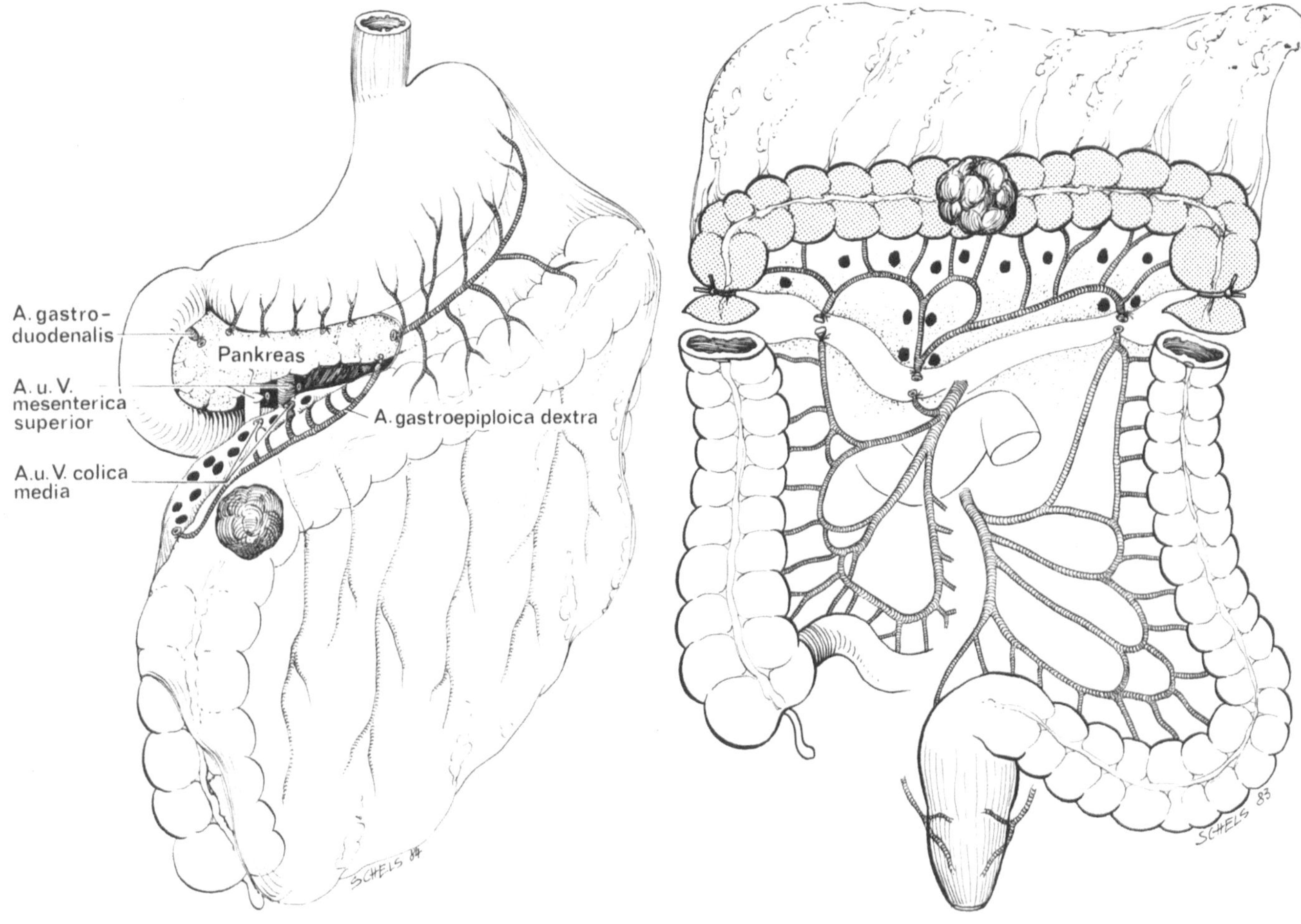

Abb. 10. Resektion der infrapylorischen Lymphknoten beim Karzinom an der rechten Kolonflexur

Abb. 11. Transversumresektion. (Aus Gall 1983)

sche Operationsmethode (Jagelman u. Turnbull 1977; Corman 1984; Gall 1983; Goligher 1984).

Karzinome des Zökums und des Colon ascendens werden durch eine Hemikolektomie rechts entfernt. Hierbei wird die A. ileocolica zusammen mit ihrer Lymphstraße reseziert. Die Dissektion erfolgt entlang der A. mesenterica superior. Um eine ausreichende Durchblutung des zuführenden Anastomosenschenkels zu erreichen, müssen etwa 10–15 cm des terminalen Ileums mitreseziert werden. Nach aboral sollte die Resektion das Lymphabflußgebiet der A. colica media bis zur Mitte des Colon transversum miterfassen (Abb. 8).

Für *Karzinome der rechten Flexur* ist eine erweiterte Hemikolektomie rechts (Abb. 9) erforderlich. Das rechte Hemikolon wird zusammen mit dem Colon transversum und dem Omentum majus bis zur linken Flexur reseziert. Die Durchblutung des abführenden Anastomosenschenkels erfolgt dann

über die A. mesenterica inferior. Da das Karzinom der rechten Kolonflexur auch infrapylorische Lymphknotenmetastasen setzen kann, empfiehlt sich die Dissektion dieser Region bis auf den Pankreaskopf. Als Leitschiene dient die A. gastroepiploica dextra, die mitreseziert wird (Abb. 10).

Beim *Karzinom in der Mitte des Querkolons* ist eine Querkolonresektion unter Mitnahme beider Flexuren und des großen Netzes möglich. Hierbei wird dann nur das Abflußgebiet der A. colica media reseziert (Abb. 11). Besser ist jedoch eine subtotale Kolektomie mit Ileosigmoidostomie, da hierbei wegen des möglichen retrograden Befalls der rechts- und linksseitigen Lymphknoten der Eingriff radikaler ist (Abb. 12).

Beim *Karzinom der linken Flexur* sind metastatische Lymphknoten im Bereich der A. mesenterica inferior und der A. colica media möglich (Hager 1983). Deswegen sollte hier eine erweiterte Hemi-

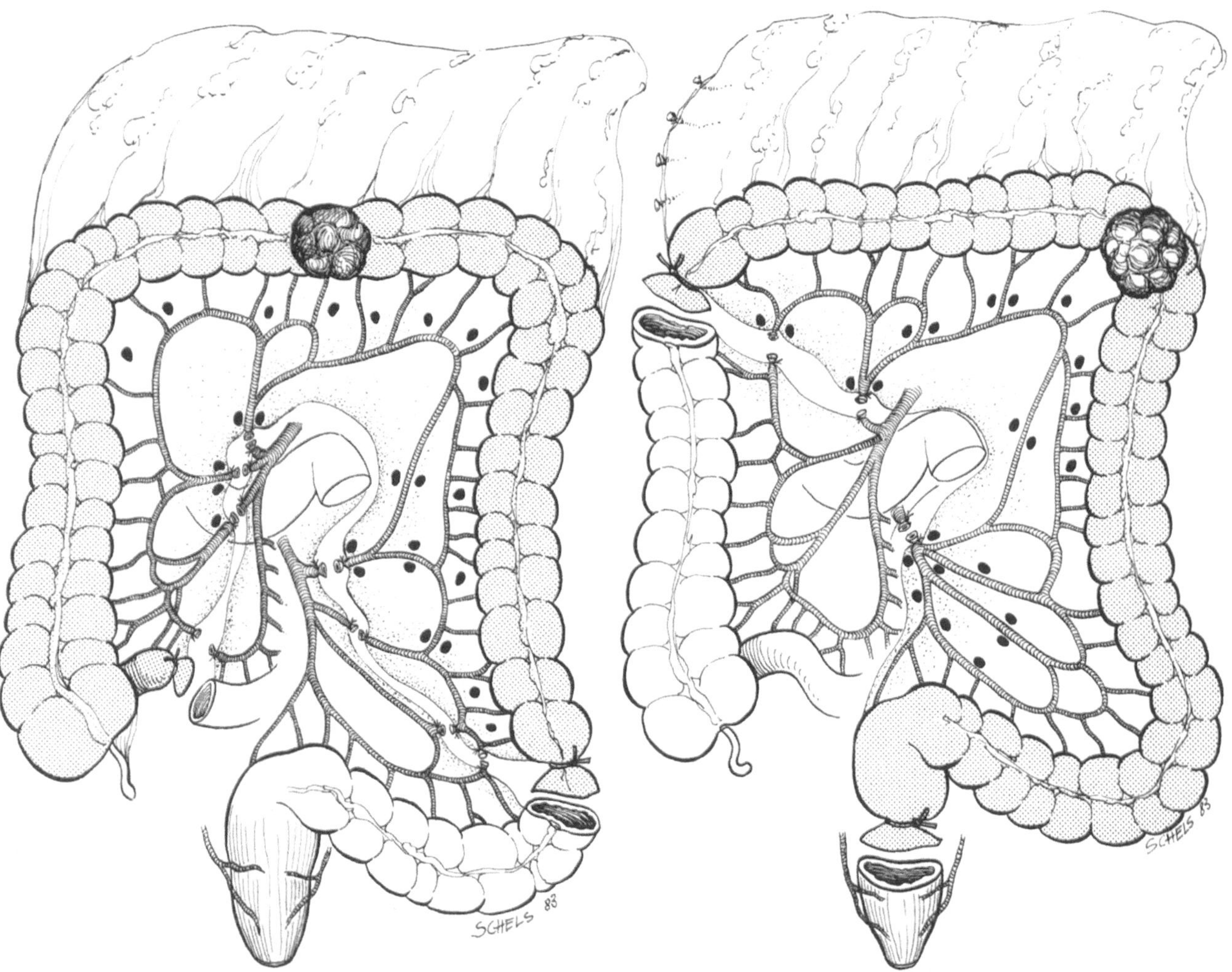

Abb. 12. Subtotale Kolektomie. (Aus GALL 1983)

Abb. 13. Erweiterte Hemikolektomie links. (Aus GALL 1983)

kolektomie links unter Mitnahme der A. mesenterica inferior und der A. colica media am Stamm erfolgen und eine Aszendorektostomie durchgeführt werden (Abb. 13).

Das *Karzinom des Colon descendens* wird durch eine Hemikolektomie links unter Mitnahme der A. mesenterica inferior am Stamm und des linken Astes der A. colica media entfernt (Abb. 14).

Beim *Sigmakarzinom* erfolgt bei Lokalisation in der Mitte eines normal- oder überlangen Sigmas die Sigmaresektion mit hoher Ligatur der A. mesenterica inferior und Deszendorektostomie kurz über der Peritonealumschlagsfalte (Abb. 15). Eine ausgiebige Mobilisation der linken Flexur bis in die Bursa omentalis ist selbstverständlich. Bei Tumorlokalisation im unteren Sigmadrittel oder nahe dem rekto-sigmoidalen Übergang ist eine typische anteriore Resektion, bei Lokalisation im proxima-

len Sigmadrittel oder nahe dem deszendo-sigmoidalen Übergang eine typische linksseitige Hemikolektomie, jeweils mit Unterbindung der A. mesenterica inferior am Ursprung angezeigt (GALL 1984).

27.7.5 Vorgehen im Notfall

Das Karzinom des Kolons führt häufig zu präoperativen gravierenden Tumorkomplikationen, wie Ileus und Perforation (FIELDING et al. 1979; WELCH u. DONALDSON 1974). Im Krankengut der Chirurgischen Universitätsklinik Erlangen betrug der Anteil dieser präoperativen Tumorkomplikationen im Sigma 10%, im übrigen Kolon 15–20% (s. Abb. 7).

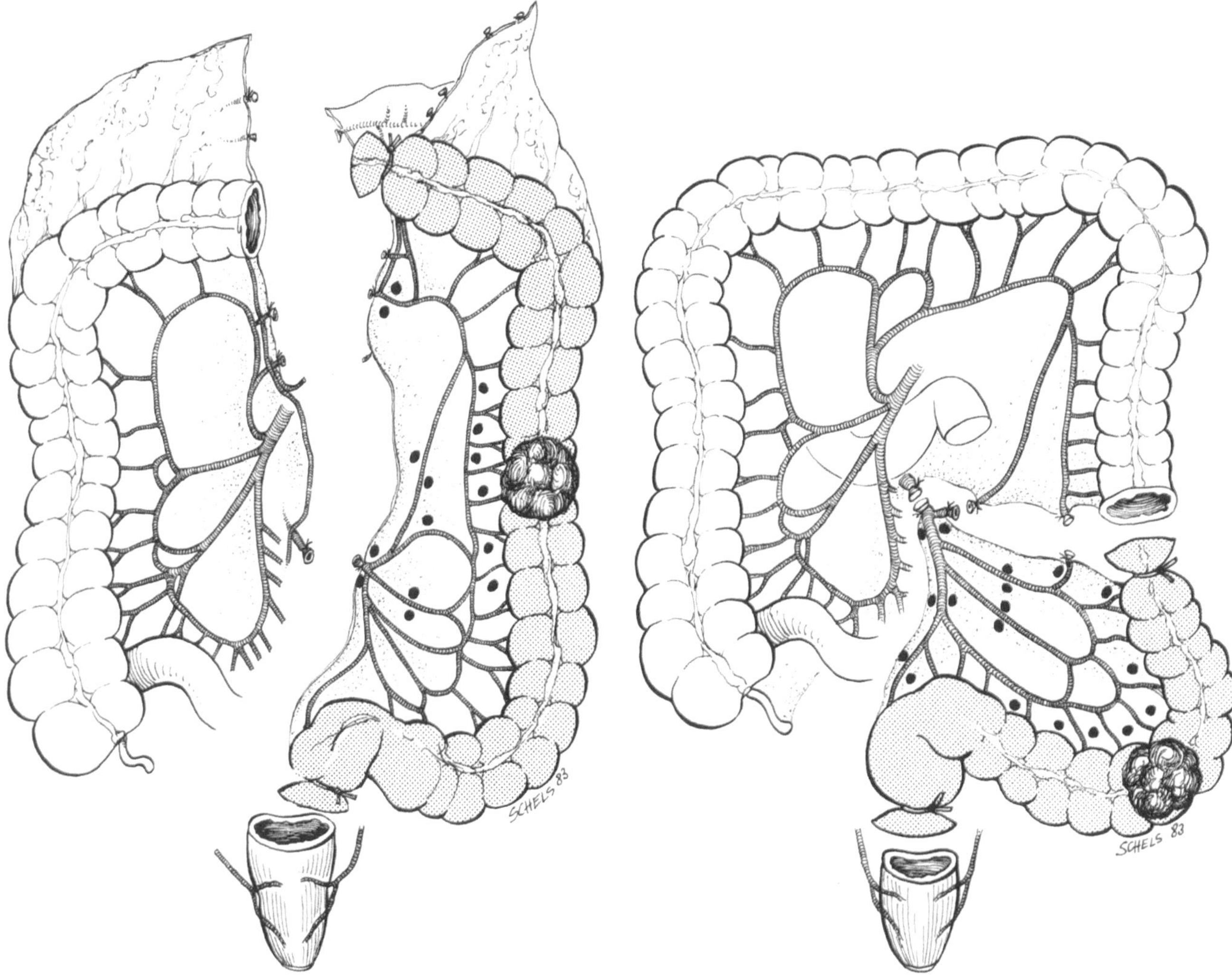

Abb. 14. Hemikolektomie links. (Aus Gall 1983)

Abb. 15. Sigmaresektion. (Aus Gall 1983)

Bei Notfalleingriffen wegen *Perforation* sollte die Tumorresektion ohne primäre Anastomosierung angestrebt werden.

Bei *Ileus* und Lokalisation des Karzinoms im rechten Kolon oder im Colon transversum kann eine primäre Anastomosierung durchgeführt werden, da das Kolon aboral des stenosierenden Tumors weitgehend sauber ist.

Bei stenosierenden Karzinomen im übrigen Bereich des Kolons ist die dreizeitige Operation das sicherste Verfahren. Eine Alternative zu diesem Vorgehen stellt die intraoperative Spülung des Kolons über eine Zökotomie mit primärer Anastomosierung dar (Dudley et al. 1980; Goligher 1984). Eine primäre Anastomosierung bei präoperativem Ileus sollte jedoch nach unserer Ansicht nur dann erfolgen, wenn die neue Darmverbindung durch einen Anus praeter entlastet wird, da das proximale Kolon wegen der vorangegangenen Distension weniger gut durchblutet ist.

27.7.6 Allgemeine Kontraindikationen

Beim Kolonkarzinom stellt das Alter des Patienten keine Kontraindikation dar. Vielmehr müssen Nebenerkrankungen, die im Alter an Häufigkeit zunehmen, in Betracht gezogen werden. Insbesondere eine schwere kardiopulmonale Insuffizienz kann eine relative Kontraindikation zu einem radikalen Eingriff darstellen, da bei diesen Erkrankungen das Operationsrisiko auf das 4fache ansteigt.

Ein Diabetes mellitus erhöht das operative Risiko eines Radikaleingriffes bei einem Kolonkarzinom nicht.

27.7.7 Lokale Inoperabilität

Beim Karzinom des Kolons besteht nur sehr selten eine lokale Inoperabilität, da infiltrierte Nachbarorgane durch eine Ausweitung der Operation meistens en bloc mitreseziert werden können. Eine Tumorinfiltration oder Ummauerung der A. mesenterica superior oder der Aorta kann man als lokale Inoperabilität betrachten. Eine Resektion dieser Gefäße mit nachfolgender Rekonstruktion halten wir wegen der infausten Prognose bei einem so fortgeschrittenen Karzinom und wegen des erhöhten Operationsrisikos nicht für indiziert. Bestehen Lymphknotenpakete im Bereich der A. mesenterica superior, bedeutet dies keine lokale Inoperabilität, wenn der Primärtumor problemlos zu resezieren ist.

27.7.8 Indikation zur nichtkurativen Operation

Beim Kolonkarzinom ist auch beim Vorhandensein von Fernmetastasen und bei zu erwartendem Zurückbleiben eines Residualtumors die Resektion des Primärtumors anzustreben, um einer Darmobstruktion, Perforation und Verjauchung durch den Tumor zuvorzukommen. Eine Ausnahme bildet die diffuse peritoneale Aussaat, da diese zu einer Motilitätsstörung und damit zu einer chirurgisch nicht beherrschbaren Atonie entsprechend einem Darmverschluß führt.

27.8 Chirurgie des Lokalrezidivs

Aufgrund der schlechten Prognose der Lokalrezidive hat WANGENSTEEN 1949 die sog. Second-look-Operation eingeführt, mit dem Ziel, das Lokalrezidiv in einem frühzeitigen Stadium entdecken und operativ entfernen zu können (WANGENSTEEN 1949, zit. nach CORMAN 1984). Zusammen mit GILBERTSEN konnte er 1962 über 10% kurative Rezidivresektionen berichten (GILBERTSEN u. WANGENSTEEN 1962). In der Folgezeit wurde die Second-look-Taktik wegen der Vielzahl „unnötiger Relaparotomien" und wegen der damit verbundenen Operationskomplikationen wieder verlassen (DE JODE 1982). In den letzten Jahren erlangte der „second look" durch die Entdeckung von tumorspezifischen Substanzen wie des karzinoembryonalen Antigens (CEA) (COOPER u. O'QUIGLEY 1982; GOLD u. FREEDMANN 1965; VON KLEIST 1982) er-

Tabelle 4. Chirurgische Therapieergebnisse beim Rezidiv des Kolonkarzinoms (ERCRC 1969–1981, minimale Nachbeobachtungszeit 2 Jahre)

Primärtumor	Rezidivrate	Lokalrezidiv kurativ resezierbar (R0)
Rechtes Kolon einschl. rechter Flexur	12% (13/108)	15% (2/13)
Linkes Kolon einschl. Transversum	8% (10/119)	10% (1/10)
Sigma	12% (45/372)	20% (9/45)
Insgesamt	11% (68/599)	18% (12/68)

5-Jahres-Überlebensrate (alterskorrigiert, postoperative Letalität eingeschlossen, actuarial method):

Alle Patienten mit Lokalrezidiven (n = 68)	16 ± 10%
Patienten mit kurativ resezierbarem Lokalrezidiv (n = 12)	78 ± 32%

neut Bedeutung. Steigt nach kurativer Tumorentfernung der CEA-Titer, kann nach Ausschluß von Fernmetastasen eine Relaparotomie erfolgen. MINTON et al. 1978 erzielten so eine 78%ige, METZGER et al. 1984 eine 56%ige Resektionsquote des Lokalrezidivs. Andere Autoren (STEELE et al. 1980; TONG et al. 1983) berichten über geringere Resektionsquoten von 23 bzw. 17%.

In der Literatur werden die Ergebnisse der chirurgischen Therapie des Kolonkarzinomrezidivs kaum berücksichtigt. In den Statistiken werden sie zusammen mit dem Rektumkarzinom aufgeführt. Wie schlecht die Prognose des rezidivierenden Kolonkarzinoms noch immer ist, zeigt Tabelle 4, in der die Ergebnisse des Krankenguts der Chirurgischen Universitätsklinik Erlangen dargestellt sind.

27.9 Chirurgie der Fernmetastasen und nichtchirurgische Therapie

Die Chirurgie der Fernmetastasen und die Chemotherapie beim Kolonkarzinom entsprechen im wesentlichen dem Vorgehen beim Rektumkarzinom. Beide werden im Kap. 28 abgehandelt. Die Strahlentherapie ist beim Kolonkarzinom ohne Bedeutung.

27.10 Nachsorge

Ziel einer konsequenten Nachsorge bei Patienten mit kurativ resezierten Kolonkarzinomen ist es,

Tabelle 5. Nachsorge nach kurativer Operation eines Kolonkarzinoms

Nachsorgeuntersuchung	Zeitpunkt nach Operation (Monate)													
	3	6	9	12	15	18	21	24	30	36	42	48	60	danach jährlich
Klinische Untersuchung BKS, kleines Blutbild, CEA	×	×	×	×	×	×	×	×	×	×	×	×	×	×
Rektosigmoidoskopie (falls Anastomose einsehbar)	×	×	×	×	×	×	×	×	×	×	×	×	×	×
Koloskopie oder Doppelkontrasteinlauf		×		×		×		×		×		×	×	×
Okkultblut-Test		×		×		×		×		×		×	×	×
Sonographie-Leber	×	×	×	×	×	×	×	×	×	×	×	×	×	×
Röntgen: Thorax		×		×			×	×	×	×	×	×	×

Lokalrezidive und auch Fernmetastasen in einem frühen Zeitpunkt zu entdecken, d.h. wenn sie noch chirurgisch behandelbar sind. Die bisher schlechte Prognose des Lokalrezidivs darf nicht zum Nihilismus führen, sind doch erfolgversprechende Tendenzen durch das sog. „CEA-Monitoring" vorhanden. Die Steigerung der Resektabilität von Rektumkarzinomrezidiven von 0% 1969–1974 auf 36% 1978–1980 im Erlanger Krankengut (SCHWEIGER 1983), die sich parallel einer konsequenten Tumornachsorge vollzog, berechtigt die Hoffnung auf einen ähnlichen Trend beim Kolonkarzinom. Neben diesen Aspekten schlägt die frühzeitige Entdeckung von metachronen Zweittumoren während der Nachsorge zu Buche.

In den ersten Jahren gilt die Aufmerksamkeit in der Nachsorge vor allem dem Lokalrezidiv und den Fernmetastasen, danach metachronen Adenomen und Karzinomen. Tabelle 5 zeigt schematisch die eingesetzten Untersuchungsmethoden und deren Frequenz während der Nachsorge. Insgesamt sollte ein Patient, der kurativ wegen eines Kolonkarzinoms operiert wurde, lebenslang nachbeobachtet werden. Da in den ersten beiden Jahren nach primärer Tumorentfernung das Auftreten von Tumorrezidiven am häufigsten ist, sind die Kontrolluntersuchungen in diesem Zeitraum engmaschiger durchzuführen (GOLIGHER 1984; HERMANEK u. KARRER 1983).

Wird ein erhöhter CEA-Titer zur Second-look-Indikation herangezogen, müssen immer nichtspezifische CEA-Erhöhungen, etwa durch Pankreatitis, Pneumonie und andere, ausgeschlossen werden (COOPER u. O'QUIGLEY 1982; VON KLEIST 1982).

27.11 Prognose

27.11.1 Postoperative Letalität

27.11.1.1 Elektive Eingriffe und Gesamtresultate

Bei Wahleingriffen verstarben im Erlanger Krankengut im Zeitraum 1969–1982 58 von 911, somit 6,4% der Patienten (Tabelle 6). Dabei konnte die postoperative Letalität beim Kolonkarzinom in den letzten Jahren deutlich gesenkt werden und liegt derzeit bei 3,1%. Bezogen auf elektive *und* Notfalleingriffe zusammengenommen, ergab sich für die Jahre 1978–1982 eine postoperative Letali-

Tabelle 6. Postoperative Letalität beim Kolonkarzinom. Abhängigkeit von gravierenden präoperativen Tumorkomplikationen. Berücksichtigt alle Patienten mit operativer Tumorentfernung (alle Operationsmethoden), kurativ und nichtkurativ (ERCRC 1969–1982)

Patientengruppe	Operationsletalität			
	1969–1977		1978–1982	
	(n)	(%)	(n)	(%)
Alle Patienten	61/549	11,1	23/500	4,6
Keine präoperativen Tumorkomplikationen	45/485	9,3	13/426	3,1
Gravierende präoperative Tumorkomplikation insgesamt	16/64	25	10/67	15
Perforation	5/21	24	5/21	24
Ileus	9/36	25	2/41	5

Tabelle 7. Postoperative Sterblichkeit nach Kolonkarzinomresektion anhand von ausgewählten Literaturbeispielen. Ohne Unterscheidung zwischen elektiven und Notfalloperativen

EVANS et al. (1979)	Sammelstatistik Literatur	6,6%
NICHOLLS (1982)	St. Mark's Hosp. London	2,5%
CORMAN (1984)	Lahey Clinic Boston	3,9%
DE JODE (1982)	Ergebnis eines District Hospitals; Durchschnittsalter der Patienten 78 Jahre, Anteil der Notfallresektionen 28%	11%

Tabelle 8. Operationsletalität bei präoperativen Komplikationen. (Angaben des Schrifttums)

Autor	Operationsletalität	
	(n)	(%)
SMIDDY u. GOLIGHER (1957)	54/231	23,4
HUGHES (1966)	14/119	11,8
CHAMPAULT et al. (1983) (Multicenter-Studie)	47/146	32,2
ADLOFF et al. (1984)	6/ 41	14,6
ADLOFF et al. (1984) — Literaturüberblick		27

tät von 4,6%. Diese Sterblichkeitsraten sind mit denen in der Literatur vergleichbar (Tabelle 7).

27.11.1.2 Notfalleingriffe

Die Karzinome des Kolons sind i.allg. um so weiter fortgeschritten, je proximaler sie sitzen (Abb. 16). Daraus resultiert eine höhere präoperative Tumorkomplikationsrate mit Ileus, Perforation oder schwerer Blutung (Abb. 7). Dies hat erheblichen Einfluß auf die postoperative Letalität.

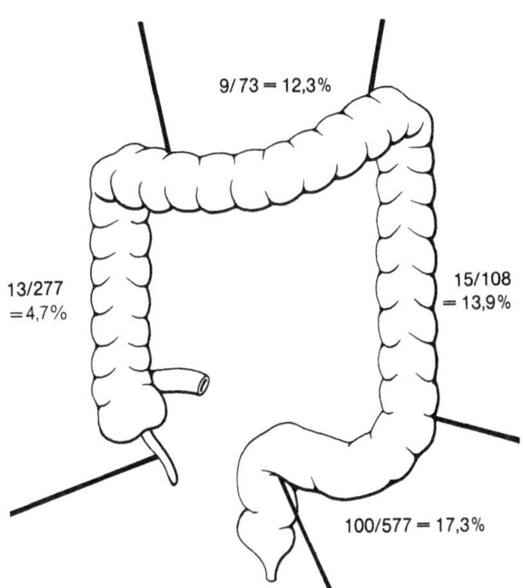

Abb. 16. Anteil der Dukes-A-Karzinome in den verschiedenen Kolonabschnitten. 1035 Patienten mit (kurativer und nicht kurativer) Tumorresektion und bestimmbarem Dukes-Stadium, davon 137 Patienten (13,2%) im Stadium Dukes A. (ERCRC 1969–82)

Im Erlanger Krankengut betrug die postoperative Sterblichkeit bei Vorliegen einer dieser schweren präoperativen Tumorkomplikationen in den letzten Jahren 15% (Tabelle 6). Als gefährlichste Komplikation erwies sich die (freie und gedeckte) Perforation mit einer Letalität von 24%.

Diese Zahlen stehen in Einklang mit den Angaben der Literatur (Tabelle 8).

27.11.1.3 Anastomoseninsuffizienz

Ein beachtlicher Teil der postoperativen Letalität ist durch das Auftreten von Anastomoseninsuffizienz bedingt. Deren Häufigkeit konnte in den letzten Jahren beträchtlich gesenkt werden (GALL et al. 1983) und beträgt derzeit um 5% (Tabelle 9). Die Anastomoseninsuffizienz ist im rechten Kolon gefährlicher als im linken Kolon (Letalität früher 78% gegenüber 35%, jetzt 33% gegenüber 19%). Der Grund für die höhere Letalität der rechtsseitigen Anastomoseninsuffizienz ist in deren höherer Rate an diffuser Peritonitis zu sehen. Tabelle 10 zeigt Angaben aus dem Schrifttum über die Häufigkeit von Anastomoseninsuffizienzen.

27.11.2 Langzeitergebnisse: 5-Jahres-Überlebensraten

An der Chirurgischen Universitätsklinik Erlangen wurde zwischen 1969 und 1982 bei 1166 Patienten erstmals ein Kolonkarzinom diagnostiziert. In 90% konnte der Primärtumor reseziert werden, in 82% war die Tumorresektion kurativ, d.h. nach der Operation blieb kein Residualtumor zurück (Tabelle 11).

Tabelle 9. Anastomoseninsuffizienz und Letalität nach Resektion von Kolonkarzinomen mit primärer Anastomose. (ERCRC 1969–1982; Tumorentfernung kurativ und nichtkurativ)

	Zeitraum	n	Insuffizienz (klinisch und radiologisch)	Hiervon mit diffuser Peritonitis	Letaler Verlauf
Rechtes Kolon einschl. Transversum	1969–77	158	9 (5,7%)	5 (56%)	7 (78%)
	1978–82	144	6 (4,2%)	2 (33%)	2 (33%)
Linkes Kolon (ab Flexura lienalis)	1969–77	362	46 (12,7%)	12 (26%)	16 (35%)
	1978–82	310	16 (5,2%)	3 (19%)	3 (19%)
Insgesamt	1969–77	520	55 (10,6%)	17 (31%)	23 (42%)
	1978–82	454	22 (4,8%)	5 (23%)	5 (23%)

Tabelle 10. Häufigkeit klinisch manifester Anastomoseninsuffizienzen bei elektiven Kolonresektionen (intraperitoneale Anastomosen). Angaben des Schrifttums

Studie	Autor	n	Anastomosen-insuffizienz	Davon letal
Prospektive Multicenter-Studie	Fielding et al. (1984)	1407	78 (5,5%)	24 (31%)
Prospektive kontrollierte Unicenter-Studien	Irvin et al. (1973)[a]	60	5 (8%)	5
	Everett (1975)	67	2 (3%)	–
	Matheson u. Irving (1975)	37	1 (3%)	1
	Goligher et al. (1977)	84	1 (1%)	–

[a] Unter Einschluß von 10 Patienten mit Notfalleingriffen

Tabelle 11. Tumorresektionsquoten beim Kolonkarzinom (alle Operationsmethoden einschließlich eingeschränkter Eingriffe). (ERCRC 1969–1982)

Resektionsart	Resektionsquote
Tumorresektion kurativ und palliativ (R 0/R 1/R 2)	1049/1166 (90,0%)
Tumorresektion kurativ (R 0)	bezogen auf alle Patienten 870/1166 (74,6%) bezogen auf Patienten mit Tumorresektion 870/1049 (82,9%)

Die 5-Jahres-Überlebensrate (unter Einschluß der Operationsletalität und alterskorrigiert nach der „actuarial method" berechnet) betrug für alle Patienten (nichtoperierte und operierte) 53,4±3,8% (Tabelle 12). Die 5-Jahres-Überlebensrate der kurativ resezierten Patienten lag bei

Tabelle 12. 5-Jahres-Überlebensraten beim Kolonkarzinom (actuarial method), alterskorrigiert, postoperative Sterblichkeit eingeschlossen. (ERCRC 1969–1982/31.12.83)

Patientengruppen	n	5-Jahres-Überlebens-rate
Alle Patienten	1166	53,4 ± 3,8%
Keine operative Tumorentfernung	117	0%
Nicht (sicher) kurative Tumorentfernung		
insgesamt	179	2,5 ± 2,8%
mit Fernmetastasen bei Diagnose	118	0%
ohne Fernmetastasen bei Diagnose	61	6,2 ± 7,0%
Kurative Tumorentfernung		
insgesamt	870	70,4 ± 4,4%
Dukes A	137	99,0 ± 7,9%
Dukes B	367	78,9 ± 6,6%
Dukes C	307	45,2 ± 7,5%

Tabelle 13. 5-Jahres-Überlebensraten nach kurativ reseziertem Kolonkarzinom in ausgewählten Literaturbeispielen

Autor	5-Jahres-Überlebensraten (%)		
	insgesamt	mit Lymphknotenbefall	ohne
Turnbull et al. (1967)	69	58	
Stearns u. Schottenfeld (1971)	69	53	
Welch u. Donaldson (1974)	50–59[a]		
Deschênes et al. (1978)	45		
Evans et al. (1979)		37	57
Phil et al. (1980)	76	60	
Ritchie (1981)	66	54	
Erlangen 1969–1982	70	45	84

[a] Je nach Lokalisation im Kolon

70,4% ± 4,4%. Bei den nichtkurativ resezierten Patienten ist die Langzeitprognose wesentlich ungünstiger: hier beträgt die 5-Jahres-Überlebensrate nur 2,5% (± 2,8%). Von den Patienten ohne Tumorresektion überlebte keiner 5 Jahre. Tabelle 13 zeigt einige Literaturangaben über 5-Jahres-Überlebensraten im Vergleich zu den Erlanger Ergebnissen.

27.11.3 Lokalrezidive

Unter Lokalrezidiv verstehen wir das Wiederauftreten des Tumors im Bereich des ehemaligen Primärtumors und/oder des regionalen Lymphabflußgebiets, wenn der Tumor früher ohne Zurücklassung eines makroskopisch oder mikroskopisch nachweisbaren Residualtumors kurativ entfernt werden konnte (R 0). Wir unterscheiden nicht zwischen Anastomosenrezidiv und regionalem intraabdominellen Rezidiv, da dies bei fortgeschrittenen Tumoren histologisch meist nicht differenzierbar ist. Im Gegensatz zum Rektumkarzinom sind Lokalrezidive beim Kolonkarzinom seltener, da allseits breite Sicherheitsabstände erzielt werden können. Lokalrezidive werden im neueren Schrifttum mit einer Häufigkeit von etwa 10–15% angegeben (Lewi et al. 1983: 50/444 = 11,3%; Bories-Azeau et al. 1984: 29/176 = 16,5%). Im Erlanger Krankengut war dies in 11% der Fall (s. Tabelle 4, S. 511).

Tritt ein Lokalrezidiv nach kurativer Entfernung eines Kolonkrebses auf, ist die Prognose sehr ernst (s. Tabelle 4). Malcolm et al. (1981) berichteten, daß nach Tumorentfernung im rechten Kolon alle Lokalrezidive entweder mit Fernmetastasen oder mit multiplen intraabdominalen Rezidiven verbunden waren.

Neben der 5-Jahres-Überlebensrate ist die Lokalrezidivrate ein Maßstab, an dem eine chirurgische Krebstherapie gemessen werden muß.

27.11.4 Tumorabhängige Prognose

Die Dukes-Klassifikation berücksichtigt Tiefeninfiltration und lymphogene Metastasierung. Im Krankengut der Chirurgischen Universitätsklinik Erlangen konnte bei Dukes A eine 5-Jahres-Überlebensrate von 99%, bei Dukes B von 79% und bei Dukes C von 45% erzielt werden (s. Tabelle 12).

Der Malignitätsgrad des Karzinoms hat direkt keinen Einfluß auf die 5-Jahres-Überlebensrate. Höhere Malignitätsgrade korrelieren jedoch mit einem höheren Ausbreitungsstadium und beeinflussen so die Prognose.

Die Prognose beim Kolonkarzinom ist nicht abhängig von der Lokalisation. Da die oral sitzenden Krebse jedoch im Durchschnitt weiter fortgeschritten sind (s. Abb. 16, S. 513), resultiert beim Karzinom des rechten Kolons eine schlechtere 5-Jahres-Überlebensrate. Schlüsselt man die Ergebnisse nach Lokalisation und Tumorstadium auf, zeigt sich, daß nur das Tumorstadium die Prognose bestimmt (Tabelle 14). Wegen der unterschiedlichen

Tabelle 14. 5-Jahres-Überlebensraten in Abhängigkeit von Dukes-Stadium und Lokalisation des Karzinoms nach kurativer Resektion (R 0). *Ohne* Einschluß der postoperativen Letalität, alterskorrigiert (actuarial method); Raten in Klammern gesetzt, wenn n zwischen 11 und 20; wenn n ≤ 10, Raten nicht berechnet. *Kein* signifikanter Unterschied nachweisbar. (ERCRC 1969–1982/31.12.83)

Tumorlokalisation	Dukes A	Dukes B	Dukes C
Appendix, Coecum, Colon ascendens, rechte Flexur	(77 ± 38%) (n = 13)	91 ± 13% (n = 80)	51 ± 16% (n = 68)
Colon transversum	./. (n = 8)	84 ± 24% (n = 24)	53 ± 31% (n = 20)
Linke Flexur und Colon descendens	(100–10%) (n = 15)	83 ± 17% (n = 46)	56 ± 24% (n = 25)
Sigma	100–4% (n = 98)	85 ± 9% (n = 185)	47 ± 10% (n = 175)

Operationsletalität (s.S. 512) in den verschiedenen Kolonabschnitten, muß für diese Analyse die postoperative Letalität ausgeschlossen werden.

27.12 Frühdiagnose und Vorsorge

Die hohe Rate von fortgeschrittenen Karzinomen in den Kolonabschnitten oral vom Sigma wirft die Frage der Frühdiagnose und der Vorsorge auf. Da erste Symptome beim Kolonkarzinom häufig Spätsymptome sind, bemüht man sich seit Jahren um Screening-Methoden, die diese Krebse in einem frühen asymptomatischen Stadium entdekken. Tumorspezifische Antigene wie das CEA haben hier die Erwartungen nicht erfüllt (REDDY u. WYNDER 1977).

Der Okkult-Blut-Test (FRÜHMORGEN 1984; WINAWER et al. 1980) hat ebenfalls seine Grenzen. Da Karzinome und insbesondere Adenome nur intermittierend bluten können, ist mit falsch-negativen Testresultaten zu rechnen. In einer Sammelstatistik von GNAUCK (1984) sowie HARDCASTLE u. VELLACOTT (1982) schwankte der Prozentsatz solcher falsch-negativen Tests auf okkultes Blut zwischen 5 und 60% bei Karzinomen und zwischen 28 und 85% bei Adenomen. DORAN et al. (1981) wiesen nach, daß sechs nacheinander durchgeführte Okkultblutteste nötig sind, um 90% vorher bekannter Karzinome nachzuweisen. Trotz dieser Ergebnisse hat der Okkultbluttest für das Massenscreening seine Bedeutung. Im Einzelfall darf ein negativer Befund jedoch nicht zu einer falschen Sicherheit verleiten.

Nach Empfehlung der American Cancer Society (EDDY 1980) wird bei asymptomatischen Personen mit durchschnittlichem Krebsrisiko ab dem 40. Lebensjahr jährlich eine vorsorgliche digitale rektale Untersuchung, ab dem 50. Lebensjahr zu-

sätzlich eine jährliche Okkultbluttestung sowie eine Rektosigmoidoskopie (am besten mit einem längeren flexiblen Gerät) zunächst zweimal in jährlichem Abstand, bei negativem Ergebnis dann alle 3 bis 5 Jahre vorgeschlagen. Europäische Gastroenterologen bevorzugen die komplette Koloskopie (HERMANEK u. KARRER 1983; OTTENJANN et al. 1983).

Ist ein Okkultbluttest positiv, muß natürlich das gesamte Kolon, am besten durch Koloskopie, abgeklärt werden. Das gleiche gilt für Personen, die karzinomtypische Symptome haben, wie makroskopisch feststellbares Blut beim Stuhlgang, Wechsel der Stuhlgewohnheiten, Meteorismus, Gewichtsverlust und unklare Anämie.

Für die Frühdiagnose kolorektaler Karzinome sind die Erfassung und die konsequente *Untersuchung der Risikogruppen* von besonderer Wichtigkeit. Als Risikogruppen sind die Patienten mit präkanzerösen Läsionen und Bedingungen (s.S. 496) anzusehen. Diese Patientengruppen sind besonders engmaschig nachzuuntersuchen. Wegen der großen Anzahl von Patienten, die diesen Risikogruppen angehören, wird von verschiedenen Autoren je nach Ausmaß des Risikos ein angepaßtes Untersuchungsschema mit größeren Zeitintervallen angegeben (HERMANEK u. KARRER 1983; MATEK 1985) (Abb. 17).

Wurde bei einer endoskopischen Polypektomie das Adenom histologisch nicht oder nicht sicher im Gesunden entfernt, wurde das Kolon nicht komplett bis ins Zökum inspiziert und/oder konnten kleinere Polypen nicht entfernt werden, ist eine endoskopische Nachuntersuchung nach 3–6 Monaten erforderlich.

Wurde bei einem Patienten mit *Adenomatosis coli* eine Kolektomie mit Ileorektostomie durchgeführt, ist der Rektumstumpf regelmäßig zu inspi-

Adenom			3 - 6 Mon.	1 J.	2 J.	3 J.	4 J.	5 J.
Adenom	solitär	tubulär tubulovillös	▨					
Adenom	solitär	villös	▨					
Adenom	multipel	nicht villös	▨					
Adenom	multipel	villös	▨					
nichtneoplastisch			▨					

Abb. 17. Vorsorgeuntersuchungen bei Zustand nach Polypektomie. Abhängigkeit von histologischem Befund und Zahl der Adenome. (Aus HERMANEK u. KARRER 1983)

▨ Nachuntersuchung nur wenn:
a) Entfernung nach histologischem Befund nicht oder nicht sicher im Gesunden,
b) bei Adenomentfernung Koloskopie bis zum Zökum nicht gelungen ist,
c) nicht sämtliche Polypen mit Durchmesser von 5 mm oder mehr entfernt und histologisch untersucht wurden,
d) nach Polypektomie das Koloskop nicht erneut bis zur Abtragungsstelle vorgeschoben und die distal der Abtragungsstelle gelegenen Darmabschnitte danach nicht nochmals inspiziert wurden.

▢ obligate Nachuntersuchung

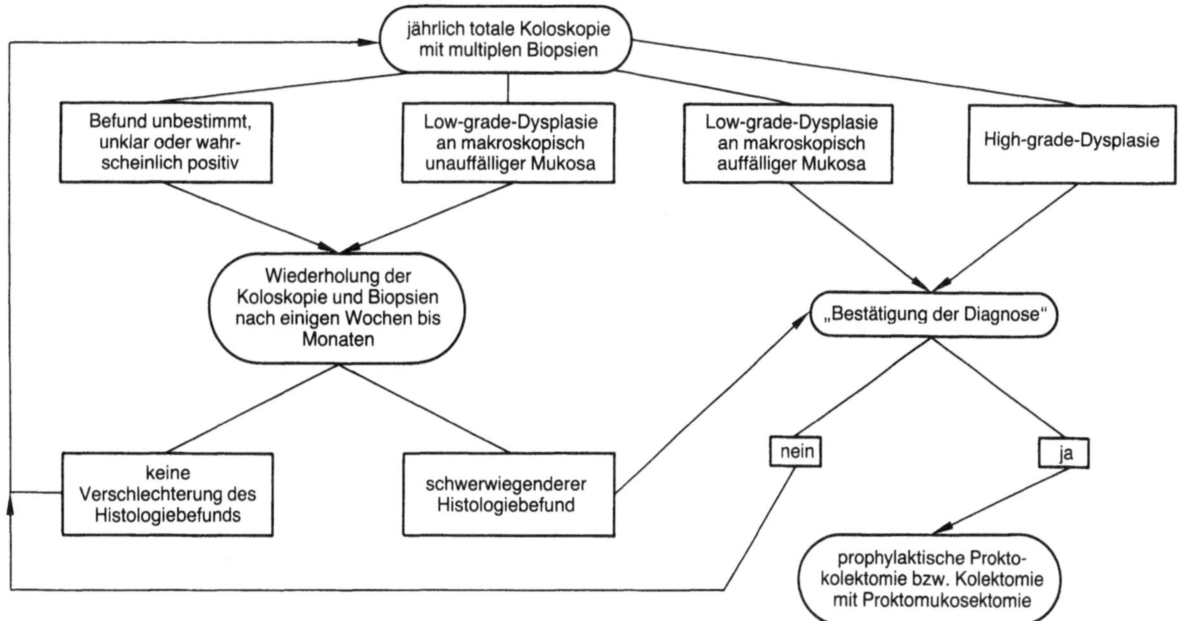

Abb. 18. Vorsorgeuntersuchungen bei Colitis ulcerosa mit Befall mindestens bis zur Flexura hepatica ab 7.–10. Jahr: Vorgehen in Abhängigkeit von histologischen Befunden entsprechend den Empfehlungen einer internationalen Arbeitsgruppe (RIDDELL et al. 1983)

zieren. Etwaige Polypen sind zu entfernen. Solange Polypen im Rektumstumpf vorhanden sind, sollte dies in 2monatlichen Abständen geschehen. Ist das Rektum frei, sollte trotzdem ein 3- bis 6monatliches Zeitintervall eingehalten werden, um die Patienten an die unbedingt nötigen Nachuntersuchungen zu gewöhnen und den Kontakt mit ihnen zu behalten.

Von einer internationalen Studiengruppe (RIDDELL et al. 1983) wurde neuerdings ein gegenüber früheren Usancen modifiziertes Überwachungsprogramm zur Krebsvorsorge bei *ausgedehnter Colitis ulcerosa* vorgeschlagen. In dieses Programm sollen Patienten einbezogen werden, bei denen mindestens die Hälfte bis zwei Drittel des Kolons befallen sind. Zunächst sind jährliche Rektosigmoidoskopien, ab dem 7. bis 10. Jahr jährliche totale Koloskopien vorgesehen. Die Biopsien sollen stets multipel entnommen werden, und zwar von allen makroskopisch auffälligen Läsionen (Plaques, knotige, verdickte oder zottige Areale, ungewöhnliche polypoide Läsionen), weiters von stenotischen Bezirken und auch „alle 10 cm" von makroskopisch unauffälliger Schleimhaut (sog. „flat mucosa"). Als Entnahmeorte wenig geeignet sind typische entzündliche Polypen sowie die Schleimhaut mit aktiver Entzündung. Die Konsequenzen der histologischen Befunde an derartigen Biopsien zeigt Abb. 18.

Insgesamt gesehen, haben wir durch die flexible Endoskopie (Koloskopie) eine potente Methode in die Hand bekommen, kolorektale Karzinome und deren Vorstadien mit hoher Sicherheit zu diagnostizieren und durch Beseitigung präkanzeröser Läsionen eine suffiziente Krebsvorsorge zu treffen. Mengenmäßig fällt insbesondere die endoskopische Polypektomie der Adenome ins Gewicht. Wegen der noch eingeschränkten Kapazität der Endoskopie kann jedoch diese potente Methode nicht auf breitester Basis durchgeführt werden. Kompromißlösungen wie der Okkultbluttest sind deshalb z.Zt. noch erforderlich.

Literatur

Adloff M, Arnaud JP, Ollier JC (1984) Emergency one-stage subtotal colectomy with anastomosis for obstructing carcinoma of the left colon. Dig Surg 1:37–40

American Joint Committee on Cancer (AJCC) (1983) Manual for staging of cancer, 2nd edn. Lippincott, Philadelphia London Mexico City New York St. Louis Sao Paulo Sydney

Anders A, Häring R, Hahn H, Nordhausen B, Rätzel G (1982) Die Antibiotikaprophylaxe in der Kolonchirurgie Chir Praxis 29:197–210

Astler VB, Coller FA (1954) The prognostic significance of direct extension of carcinoma of the colon and rectum. Ann Surg 130:846–852

Bayles TM, Yardley JH (1983) Risk of colorectal cancer

in ulcerative colitis. In: Alexander-Williams J, Binder HJ (eds) Gastroenterology; vol 3, large intestine. Butterworths London

Bories-Azeau L, Flaisler J, Bories-Azeau A (1984) Postoperative recurrences of colic cancer. Coloproctology 6:293

Bussey HJR (ed) (1975) Familial polyposis coli. John Hopkins University Press Baltimore, London

Bussey HJR (1980) Polyposis syndromes. In: Wright R (ed) Recent advances in gastrointestinal pathology. Saunders, London Philadelphia Toronto

Champault G, Adloff M, Arnaud JP et al. (1983) Les occlusions coliques. Etude rétrospective coopérative de 497 cas. J Chir (Paris) 120:47–56

Cooper EH, O'Quigley J (1982) Biochemical Markers. In: Duncan W (ed) Colorectal cancer. Recent results in cancer research. Springer, Berlin Heidelberg New York

Corman ML (ed) (1984) Colon and rectal surgery. Lippincott, Philadelphia

Cutler SJ, Young JL Jr (1975) Third national cancer survey: Incidence data. Natl Cancer Inst Monogr 41 Natl. Cancer Inst Bethesda

Deschênes L, Fabia J, Douville Y, Dufour C (1978) Survival in colorectal cancer. Can J Surg 21:254–256

Doran J, Arden-Jones JR, Hardcastle JD (1981) Patterns of bleeding in colorectal cancer — the effect of aspirin. Implications for faecal occult blood testing. Br J Surg 68:352

Drasar BS, Irving D (1973) Environmental factors in cancer of the colon and breast. Br J Cancer 27:167–172

Dudley HAF, Radcliff AG, McGeehan D (1980) Intraoperative irrigation of the colon to permit primary anastomosis. Br J Surg 67:80–81

Dukes CE (1932) The classification of cancer of the rectum. J Pathol Bact 35:323–332

Dukes CE (1944) The surgical pathology of rectal cancer. Proc R Soc Med 37:131–144

Dukes CE, Bussey HJ (1958) The spread of rectal cancer and its effect on prognosis. Br J Cancer 12:309–320

Eddy D (1980) ACS report in the cancer-related health checkup. CA 30:194–240

Ekelund GR, Pihl B (1974) Multiple carcinomas of the colon and rectum. Cancer 33:1630–1634

Evans ET, Vana J, Aronoff BL, Baker HW, Murphey GP (1979) Management and survial of carcinoma of the colon. Qual Rev Bull 5 (6):21–25

Everett WG (1975) A comparison of one layer and two layer techniques for colorectal anastomosis. Br J Surg 62:135–140

Fenoglio CM, Kaye GI, Lane N (1973) Distribution of human colonic lymphatics in normal, hyperplastic, and adenomatous tissue. Gastroenterology 64:51–66

Fielding CP, Stewart-Brown S, Besovsky L (1979) Largebowel obstruction caused by cancer: A prospective study. Br Med J 2:515–517

Fielding LP, Stewart-Brown S, Hittinger R, Blesovsky L (1984) Covering stoma for elective anterior resection of the rectum: An outmoded operation? Am J Surg 147:524–530

Frühmorgen P (Hrsg) (1984) Prävention und Früherkennung des kolorektalen Karzinoms. Springer, Berlin Heidelberg New York Tokyo

Gall FP (1982a) Technik und Ergebnisse der anterioren und tiefen anterioren Rektumresektion. In: Gall FP, Hermanek P, Schweiger M (Hrsg) Das Rektumkarzinom. Perimed, Erlangen

Gall FP (1982b) Die tubuläre Rectum- und Colonresektion. Chirurg 53:489–494

Gall FP (1983) Chirurgische Therapie — Kolonkarzinom. In: Hermanek P, Karrer K (Hrsg) Illustrierte Synposis kolorektaler Karzinome. Pharmazeutische Verlagsges, München

Gall FP (1984) Sigmakarzinom: Linkshemikolektomie oder Segmentresektion. Langenbecks Arch Clin 362:291–293

Gall FP, Hermanek P, Schweiger M (1983) Wandel und Fortschritt in der chirurgischen Behandlung kolorektaler Karzinome. Fortschr Med 101:1922–1928

Giedl J, Altendorf A (1982) Die familiäre Adenomatose — Ergebnisse des Erlanger Adenomatoseregisters. Verh Dtsch Ges Path 66:136–141

Gilbertsen VA, Wangensteen OH (1962) A summary of thirteen years experience with the second-look program. Surg Gynecol Obstet 114:438–442

Gnauck R (1984) Übersicht und Beweiskraft europäischer und amerikanischer Hämoccult-Studien. In: Frühmorgen P (ed) Prävention und Früherkennung des kolorektalen Karzinoms. Springer, Berlin Heidelberg New York Tokyo

Gold P, Freedmann S (1965) Demonstration of tumour specific antigens in human colonic carcinomata by immunological tolerance and absorption techniques. J Exp Med 121:439–462

Goligher J (1984) Surgery of the anus, rectum and colon, 5th edn. Tindall, London

Goligher JC, Lee PWG, Simpkins KC, Lintott DJ (1977) A controlled comparison of one- and two-layer techniques of suture for high and low colorectal anastomoses. Br J Surg 64:609–614

Hager T (1983) Das Karzinom der linken Kolonflexur. Coloproctology 5:128–139

Hardcastle JD, Vellacott KD (1982) Early diagnosis and detection. In: Duncan W (ed) Colorectal cancer. Recent results in cancer research, vol 83. Springer, Berlin Heidelberg New York

Hermanek P (1983a) Pathologische Begutachtung von Tumoren. perimed, Erlangen

Hermanek P (1983b) Prospective study on pTNM classification of colorectal carcinoma. J Exp Clin Cancer Res 3:277–281

Hermanek P (1984) Adenom-Karzinom-Sequenz und de novo-Entstehung des kolorektalen Karzinoms. In: Riemann JF (Hrsg) Fortschritte in der operativen Endoskopie. Kali-Chemie, Hannover (Die Gastroenterologische Reihe, Bd 20)

Hermanek P, Gall FP (1984) Präkanzerosen des Verdauungstraktes. In: Demling L (Hrsg) Klinische Gastroenterologie, 2. Aufl, Bd 2. Thieme, Stuttgart New York

Hermanek P, Giedl J (1985) Colitis ulcerosa: Dysplasie als Marker für ein erhöhtes Karzinomrisiko. Dtsch Ärztebl 82:2548–2553

Hermanek P, Karrer K (1983) Illustrierte Synopsis kolorektaler Tumoren. Pharmazeutische Verlagsges, München

Herter FP, Colacchio TA (1982) The influence of antibiotics on infection and anastomotic recurrence after colon resection for cancer. World J Surg 6:188–194

Hill MJ (1981) Metabolic epidemiology of large bowel cancer. In: De Cosse J, Sherlock P (eds) Gastrointestinal cancer. Nijhoff, London

Hill MJ (1983) Colonic bacteria diet and cancer. In: Alexander-Williams J, Binder HJ (eds) Gastroenterology; vol 3. Large intestine. Butterworths, London

Hughes ESR (1966) Mortality of acute large bowel obstruction. Br J Surg 53:593–594

Irvin TT, Goligher JC, Johnston D (1973) A randomized prospective clinical trial of single-layer and two-layer inverting intestinal anastomoses. Br J Surg 60: 457–460

Jagelman DG, Turnbull RB (1977) Colectomy for malignant disease of the colon: the "No Touch" isolation technique. In: Todd JP, Rodney Smith CR (eds) Operative surgery; colon, rectum and anus. Butterworths, London

Jode LR de (1982) Prospects in large bowel cancer. J R Soc Med 75:301–303

Keighley MRB, Grapp AR, Burdon DW, Cooke WT, Williams JA (1976) Prophylaxis against anaerobic sepsis in bowel surgery. Br J Surg 63:538–542

Kirklin JW, Dockerty MB, Waugh JM (1949) The role of the peritoneal reflection in the prognosis of carcinoma of the rectum and sigmoid colon. Surg Gynecol Obstet 88:326–331

Kleist S von (1982) Die klinische Bedeutung der CEA-Bestimmung bei kolorektalen Tumoren. In: Gall FP, Hermanek P, Schweiger M (Hrsg) Das Rektumkarzinom. perimed, Erlangen

Langevin JM, Nivatvongs S (1984) The true incidence of synchronous cancer of the large bowel. Am J Surg 147:330–333

Lewi HJE, Carter DC, Ratcliffe JG, McCardle CS (1983) Second laparotomy following curative resection for colorectal cancer. Ann R Coll Surg Engl 65:314–315

Malcolm AW, Perencevich NP, Olson RM, Chaffey JT, Wilson RE (1981) Analysis of recurrence patterns following curative resection for carcinoma of the colon and rectum. Surg Gynecol Obstet 152:131–136

Malik MOA, Zaki El Din ZA, El Massi SH (1976) Cancer of the alimentary tract in the Sudan. Cancer 37:2533–2542

Matek W (1985) Die Entwicklung kolorektaler Adenome. Thieme, Stuttgart New York (Gastroenterologie und Stoffwechsel, Bd 22)

Matheson NA, Irving AD (1975) Single layer anastomosis after rectosigmoid resection. Br J Surg 62:239–242

Metzger U, Bronz K, Siebenmann R, Seefeld U, Bühler H, Largiadèr F (1984) Die CEA-gesteuerte Indikation zur Rezidivoperation beim Dickdarmkarzinom. Helv Chir Acta 51:61–64

Minton JP, James KK, Hurtubese PE, Rinker L, Joyce S, Martin EW (1978) The use of serial carcino-embryonic antigen determinations to predict recurrence of carcinoma of the colon and the time for second look operation. Surg Gynecol Obstet 147:208–210

Morson BC, Sobin LH (1976) Histological typing of intestinal tumours. International histological classification of tumours, No 15. WHO, Geneva

Nicholls RJ (1982) Surgery. In: Duncan W (ed) Recent results in cancer research colorectal cancer. Springer, Berlin Heidelberg New York

Ottenjann R, Altaras J, Elster K, Hermanek P (1983) Atlas der Dickdarmerkrankungen, Dickdarm II und Analregion. Pharmazeutische Verlagsgesellschaft, München

Pfeiffer M (1984) Klinische und experimentelle Untersuchungen zur Syn- und Metachronizität kolorektaler Neoplasien. Habilitationsschrift, Universität Hamburg

Phil E, Hughes ESR, Mc Dermott FT, Milne BJ, Korner JMN, Price AB (1980) Carcinoma of the colon. Cancer specific long-term survival. A series of 615 patients treated by one surgeon. Ann Surg 192:114–117

Reddy BS, Wynder EL (1977) Metabolic epidemiology of colon cancer. Cancer 39:2533–2539

Reifferscheid M, Hartung R (1984) Präventivindikation bei gutartigen Colonerkrankungen. Chirurg 55:232–237

Riddell RH, Goldman H, Ransohoff DF et al. (1983) Dysplasia in inflammatory bowel disease: Standardized classification with provisional clinical applications. Hum Pathol 14:931–968

Ritchie JK (1981) Unveröffentlichte Daten. Zitiert bei Nicholls (1982)

Roland M, Bergan T, Andenaes K et al. (1984) Prophylactic regimens in colorectal surgery. Comparison between metronidazole used alone or in combination with either ampicillin or doxocycline. Scand J Gastroenterol [Suppl 90] 19:37–52

Rothenberger DA, Wong WD, Buls JG, Goldberg SM, Christenson CE (1984) Restorative proctocolectomy with ileal reservoir and ileoanal anastomosis for ulcerative colitis and familial polyposis. Dig Surg 1:19–26

Schweiger M (1983) Das lokale Rektumkarzinomrezidiv. Symposium CAO, Göttingen

Smiddy FG, Goligher JC (1957) Results of surgery in the treatment of cancer of the large intestine. Br Med J 1:793–796

Snyder DN, Heston JF, Meigs JW, Flanner JT (1977) Changes in the site distribution of colorectal carcinoma in Connecticut, 1943–73. Am J Dig Dis 22:791–797

Spiessl B, Hermanek P, Scheibe O, Wagner G (1984) TNM-Atlas. Illustrierter Leitfaden zur TNM/pTNM-Klassifikation maligner Tumoren. Springer, Berlin Heidelberg New York Tokyo

Stearns MW, Schottenfeld D (1971) Techniques for surgical management of the colon cancer. Cancer 28:165–171

Steele G Jr, Zamcheck N, Wilson R (1980) Results of CEA-initiated second-look surgery for recurred colorectal cancer. Am J Surg 139:544–548

Stock W, Hirt HJ, Schad KP, Pichelmaier H (1977) Die präoperative Darmkeimverminderung durch orthograde Dickdarmspülung. Chirurg 48:161–165

Tong D, Russell AH, Dawson LE (1983) Second laparatomy for proximal colon cancer: sites of recurrence and implication for adjuvant therapy. Am J Surg 145: 382–386

Turnbull RB, Kyle K, Watson FR, Spratt J (1967) Cancer of colon: The influence of the "No touch" isolation technic on survival rates. Ann Surg 166:420–427

UICC (1978) TNM Classification of malignant tumours, 3rd edn; enlarged and revised 1982. UICC, Geneva

Waterhouse J, Muir C, Shanmugaratnam K, Powell J (1982) Cancer incidence in five continents, vol IV. International Agency for Research on Cancer, Lyon (IARC Scientific Publication, No 42)

Welch JP, Donaldson GA (1974) Recent experience in the management of cancer of the colon and rectum. Am J Surg 127:258–266

Welch JP, Donaldson GA (1974) Perforative carcinoma of colon and rectum. Ann Surg 180:734–740

Winawer JS, Schottenfeld D, Sherlock P (eds) (1980) Colorectal cancer: Prevention, epidemiology and screening. Raven, New York

Wynder EL, Shigematusa T (1967) Environmental factors of cancer of the colon and rectum. Cancer 20:1520–1561

28 Maligne Tumoren des Rektums

F.P. GALL und J. SCHEELE

28.1 Epidemiologische Daten

28.1.1 Häufigkeit

Die Inzidenz des Rektumkarzinoms (jährliche Neuerkrankungen pro 100000 Einwohner) weist erhebliche geographische Schwankungen auf.

Besonders häufig und mit einem teilweise deutlichen Stadt/-Landgefälle (HAENSZEL u. DAWSON 1965) tritt der Mastdarmkrebs in westlichen Industriestaaten mit hoher Urbanisation (15–20/100000), weitaus seltener in Agrarstaaten mit geringem sozialökonomischem Niveau (Andenstaaten Südamerikas, Zentralafrika, um 1/100000) auf. Die eigentlichen Risikofaktoren stellen nicht der Industrialisierungsgrad oder dadurch bedingte Schadstoffbelastungen dar. So liegt beispielsweise im hochtechnisierten Japan mit seiner starken Urbanisation eine relativ niedrige, wenngleich in den letzten Jahren ansteigende Inzidenz von derzeit ca. 5/100000 vor (CORMAN 1984; HERMANEK u. KARRER 1983; HIRAYAMA 1979; WYNDER u. REDDY 1983). Ähnlich bestehen innerhalb der skandinavischen Länder trotz eines vergleichbaren Entwicklungsstands erhebliche Häufigkeitsunterschiede, mit einer besonders niedrigen Inzidenz in Finnland (WYNDER u. REDDY 1983).

Verglichen mit dem Kolonkarzinom sind die geographischen Häufigkeitsunterschiede für den Mastdarmkrebs etwas geringer. Sein Anteil an der Gesamtheit kolorektaler Karzinome ist in den meisten Ländern mit hoher Inzidenz relativ niedrig und angesichts einer weltweiten Zunahme des Dickdarmkrebses insgesamt rückläufig (CORMAN 1984; NELSON 1984; SLATER et al. 1984; SNYDER et al. 1977). In Westeuropa liegen derzeit ca. 40–60% aller kolorektalen Karzinome im Rektum. Die statistische Erkrankungswahrscheinlichkeit während des gesamten Lebens beträgt ca. 4% (NELSON 1984).

28.1.2 Alters- und Geschlechtsverteilung

Die Erkrankungshäufigkeit an Mastdarmkrebs steigt bei Männern und Frauen mit dem Lebensalter kontinuierlich, wenngleich schwächer als bei den übrigen Dickdarmkarzinomen an (CUTLER u. YOUNG 1975) (Tabelle 1). Angesichts der höheren Lebenserwartung in Industriestaaten erklärt diese starke Altersabhängigkeit auch einen Teil der geographischen Unterschiede.

Während beim rechtseitigen Kolonkarzinom ein ausgeglichenes Geschlechtsverhältnis besteht, liegt die Erkrankungswahrscheinlichkeit für ein linksseitiges Kolonkarzinom bei Frauen geringfügig, für ein Rektumkarzinom hingegen um ca. 20–40% niedriger als bei Männern (CUTLER u. YOUNG 1975). Insbesondere im Alter zwischen 30 und 50 Jahren soll das Erkrankungsrisiko der Frauen dank der endogenen, vornehmlich jedoch der im Rahmen der Empfängnisverhütung exogen zugeführten Sexualhormone deutlich verringert sein (MC MICHAEL u. POTTER 1980). Im Gegensatz hierzu fand das regionale Krebsregister Nordbaden zwischen 1971 und 1977 gerade in diesen jungen Altersgruppen eine höhere Erkrankungshäufigkeit bei Frauen (Tabelle 1), während die nach Weltstandard (WATERHOUSE et al. 1976) korrigierte Gesamtinzidenz für Männer mit 25,8/100000 gegenüber 16,2/100000 bei Frauen überwog (KAYSER et al. 1984).

Im eigenen Krankengut sind jedoch bisher Altersverteilung und Medianwert des Erkrankungsalters für beide Geschlechter identisch (Abb. 1).

Tabelle 1. Altersbezogene Erkrankungsinzidenz (n/100000/ Jahr) beim Rektumkarzinom. a: CUTTLER u. YOUNG 1975; b: KAYSER et al. 1984

Alter	Männer		Frauen	
	a	b	a	b
40–44 Jahre	4	8	2,5	12
50–54 Jahre	18	43	12	30
60–64 Jahre	50	115	20	72
70–74 Jahre	75	197	40	114

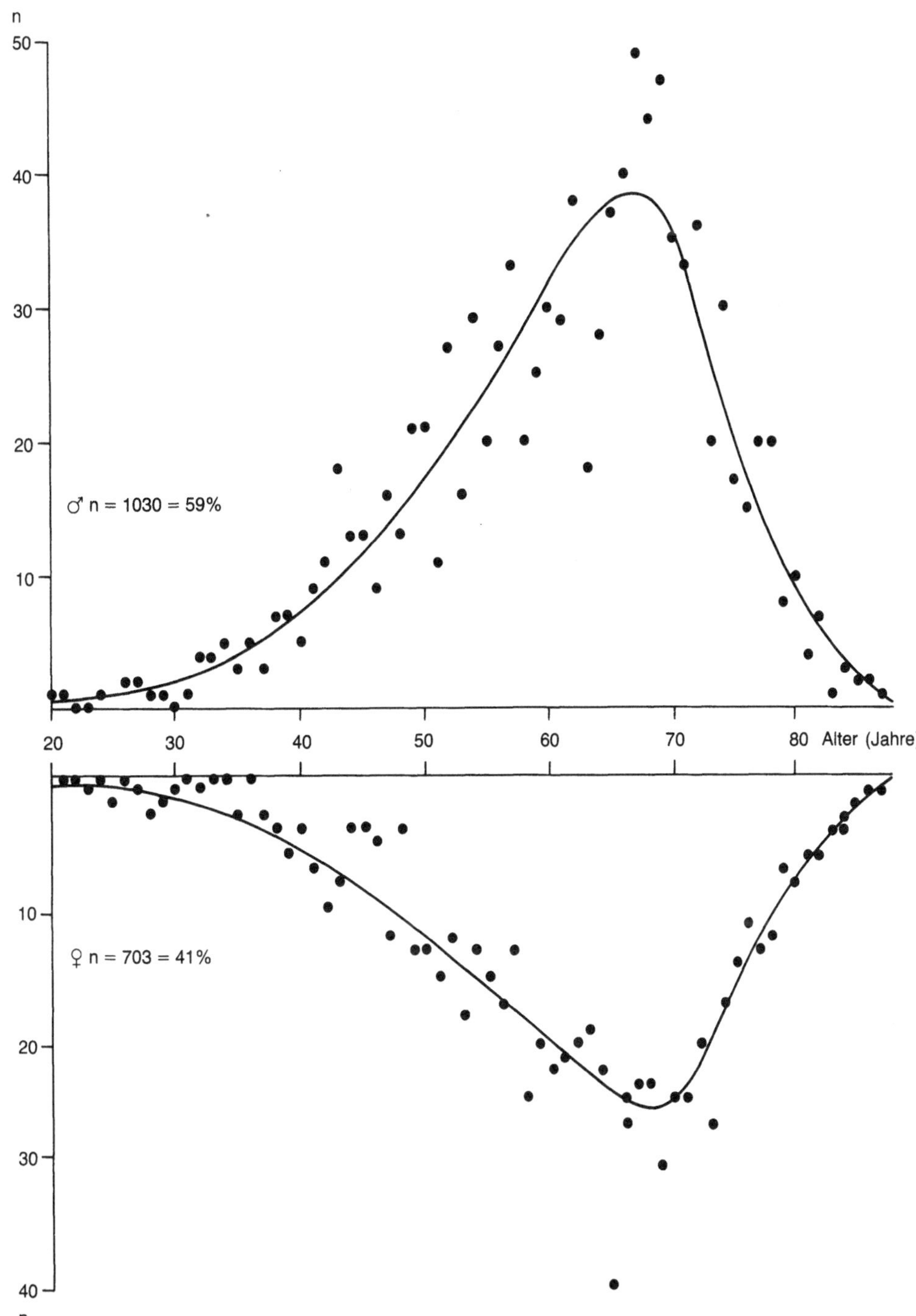

Abb. 1. Alters- und Geschlechtsverteilung. Operierte und nichtoperierte Patienten mit Rektumkarzinom. ERCRC 1969–1983 (n = 1733)

28.1.3 Risikofaktoren und Präkanzerosen

Ätiologie, Pathogenese und präkanzeröse Bedingungen bzw. Läsionen des Mastdarmkrebses entsprechen weitgehend denen des Kolonkarzinoms (s.S. 495). Die Auswirkung wesentlicher Risikofaktoren (Fettgehalt und Ballaststoffreichtum der Nahrung, protektiver Effekt von Karzinogenese-Inhibitoren wie Phenolen, Indolen, Isothiozyanaten, Askorbinsäure, Karotinoiden, Tocopherol oder Selen (DIAMOND et al. 1980; JANSSON et al. 1978; NELSON 1984; WYNDER u. REDDY 1983) ist jedoch geringer; dadurch wird neben der in westlichen Industriestaaten beobachteten globalen

Häufigkeitszunahme maligner Dickdarmtumoren auch das in Richtung proximaler Kolonkarzinome verschobene Verteilungsmuster erklärt.

28.2 Anatomische Aspekte

Das Rektum, der zwischen Sigma und Anus gelegene Endabschnitt des Dickdarms, unterscheidet sich durch strukturelle und onkologisch bedeutsame funktionelle Besonderheiten vom übrigen Kolon:

1. Tänien, Haustren und Appendices epiploicae kommen am Rektum nicht vor. Vielmehr besteht eine zirkuläre, ventral und dorsal etwas stärkere Längsmuskelschicht, deren Fasern analwärts Beziehung zum Steißbein, zur Blase und zur Prostata gewinnen (KÜHNEL 1983).

2. Ein Serosaüberzug liegt nur im oberen Rektumdrittel, maximal in der oberen Hälfte vor. Hier zieht sich das Peritoneum zunächst von den seitlichen, anschließend von den vorderen Wandabschnitten zurück. Im Gegensatz zum intraperitoneal gelegenen, an einem Mesenterium frei beweglichen Sigma liegt die obere Rektumhälfte daher retroperitoneal, die untere Hälfte extraperitoneal; der Serosaüberzug ist also unvollständig bzw. fehlt ganz.

3. Ähnlich wie die linke Kolonflexur stellt die untere Rektumhälfte einen Übergangsbereich hinsichtlich der arteriellen Blutzufuhr und des venösen Abstroms dar. Unter dem Gesichtspunkt der

hämatogenen Metastasierungswege ist zu berücksichtigen, daß hier das Zustromgebiet zur V. portae an das zur V. cava grenzt. Auch durch den unterschiedlichen Lymphabfluß besteht die Möglichkeit einer Metastasierung nach kranial, nach lateral und nach unten.

28.2.1 Anatomische Gliederung

Das Rektum geht gewöhnlich am Oberrand des dritten Sakralwirbels aus dem Colon sigmoideum hervor und endet am oberen Ende der Columnae anales (rectales, Morgagni), um hier in den Analkanal mit seiner Zone variabler Epithelauskleidung überzugehen (HERMANEK u. KARRER 1983).

Aus Gründen einer einheitlichen Terminologie und vergleichbarer Ergebnisse wird das Rektum in der Tumorchirurgie nicht nach dem anatomischen Wandaufbau, sondern nach der endoskopisch gemessenen Distanz von der Anokutanlinie definiert. Es erstreckt sich definitionsgemäß vom Oberrand des Analkanals bis zu einer endoskopischen Höhe von 16 cm, gemessen ab der Anokutanlinie.

Von einigen Autoren wurde die Ausdehnung des Rektums nach oral bedauerlicherweise abweichend definiert; die Grenze zum Sigma wird zwischen 15 und 18 cm ab der Ano-

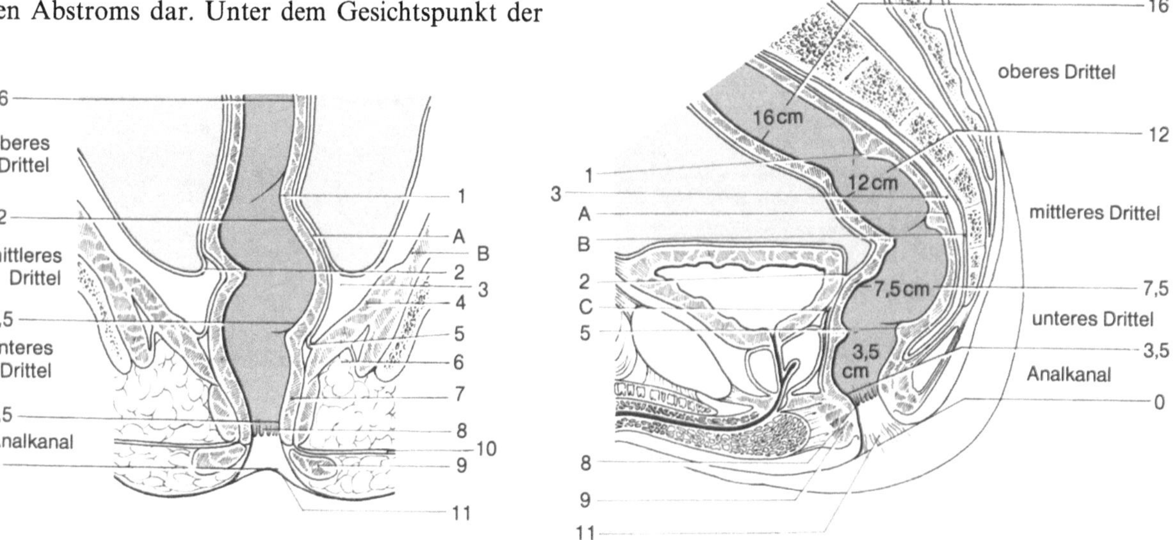

Abb. 2. Anatomische Verhältnisse in Frontal- und Seitenansicht. *1* obere Houston-Falte, *2* Kohlrausch-Falte (peritoneale Umschlagsfalte), *3* Spatium subperitoneale, *4* Levator, *5* untere Houston-Falte, *6* Fossa ischiorectalis, *7* M. sphincter ani internus, *8* Linea dentata, *9* M. sphincter ani externus, *10* Septum transversale, *11* Anokutanlinie, *A* Fascia rectalis, *B* Fascia pelvis parietalis (WALDEYER), *C* Fascia (Septum) prostata-peritonealis (DENONVILLIERS)

kutanlinie (MELLA et al. 1984; PIHL et al. 1981) bzw. 20 cm oberhalb der Linea dentata (CHUNG et al. 1983) angegeben.

Entsprechend dem Vorschlag von GOLIGHER (1984) wird dieses „chirurgische Rektum" in drei etwas unterschiedliche, wiederum endoskopisch definierte Drittel gegliedert, wobei die Grenzen 7,5 und 12 cm oberhalb der Anokutanlinie liegen (Abb. 2).

Die Drittelgrenzen sind nicht mit den drei semizirkulären Houston-Schleimhautfalten gleichzusetzen (SUGARBAKER et al. 1982); diese markieren vielmehr die Mitte des jeweiligen Rektumdrittels. Besonders wichtig ist die kräftige, rechtsgelegene Kohlrausch-Falte, da sie der Höhe des Peritonealumschlags entspricht. Daher sind transanale lokale Exzisionen, Elektroresektionen und -koagulationen oder kryochirurgische Verfahren oberhalb dieses Bereichs nur nach sorgfältigem Abwägen des Perforationsrisikos vertretbar.

28.2.2 Lagebeziehungen

Entgegen seinem Namen verläuft das Rektum nicht gerade, sondern weist sowohl in der sagittalen als auch in der transversalen Ebene eine S-förmige, durch seine Aufhängung im kleinen Bekken und die Beziehung zu benachbarten Strukturen bedingte Krümmung auf. Nach intraoperativer Mobilisierung und Streckung kann sich daher die Distanz zuvor festgestellter pathologischer Befunde zur Anokutanlinie beträchtlich ändern (WAGNER et al. 1978).

28.2.3 Faszienbeziehung

Das extraperitoneale Rektum ist an der vorderen Zirkumferenz unterhalb der peritonealen Umschlagsfalte von der Fascia pelvis visceralis (Denonvellier-Faszie) bedeckt, die bis zum Diaphragma urogenitale herunterreicht, dort umschlägt und beim Mann die Prostata, Samenblasen und Blasenboden bzw. bei der Frau die Hinterwand der Vagina überkleidet. Dieser Spalt ist ausgefüllt mit lockerem Bindegewebe und wird auch als Rezessus oder Denonvillier-Faszie bezeichnet.

Zu beiden Seiten und nach dorsal hin besteht zwischen dem eigentlichen Darmrohr und dem knöchernen Becken bzw. muskulären Beckenboden ein durch teils lockeres, teils zu derben Faserzügen verfestigtes Bindegewebe gefüllter Spaltraum. Die Grenze zum Darmrohr und damit die

Verbindung zur Adventitia des Mastdarms bildet die Fascia rectalis, ein Teil der alle Beckeneingeweide eng umhüllenden Fascia pelvis visceralis. Die tumorchirurgisch wichtige Grenze nach außen stellt die Fascia pelvis parietalis (Waldeyer-Faszie) dar. Sie kleidet die Konkavität des Os sacrum aus und geht dann in die Faszie der muskulären seitlichen Beckenwand und des muskulären Beckenbodens über (s. Abb. 2).

Der zwischen Fascia pelvis parietalis und visceralis oberhalb des Beckenbodens gelegene Spaltraum wird als Spatium subperitoneale bezeichnet. Sein lockeres Bindegewebe verdichtet sich zu septenartigen Faserzügen [Grenzlamellen (STELZNER 1976)]. Diese sind teils in sagittaler Richtung angeordnet und verbinden die einzelnen Beckenorgane untereinander, teils verlaufen sie in der Transversalebene zur Verankerung an der seitlichen Beckenwand (Paraproktien).

In der Tumorchirurgie ist es wichtig, exakt in dieser gefäßarmen Faszienschicht zu präparieren, da die Lymphabflußwege des Mastdarms innerhalb, die leicht verletzlichen und dann heftig blutenden präsakralen Venen außerhalb dieser Grenzschicht verlaufen.

28.2.4 Gefäßversorgung

28.2.4.1 Arterielle Blutzufuhr

Die unpaare A. rectalis superior, ein Hauptast der A. mesenterica inferior, teilt sich im lockeren Bindegewebe des Spatium subperitoneale an der Rückwand des Rektums in meist drei Endäste, die die Muskulatur bis knapp oberhalb des Beckenbodens und nahezu die gesamte Schleimhaut des Rektums versorgen und schließlich in den Hämorrhoidalplexus bei 3, 7 und 11 Uhr enden. Aus dem Zustromgebiet der A. iliaca interna erreichen zwei weitere paarige Gefäße als Aa. rectales mediae supralevatorisch und als Aa. rectales inferiores aus der A. pudenda interna infralevatorisch von der Seite her das Rektum. Die A. rectalis media versorgt die muskuläre Wand der unteren Ampulle und teilweise die Beckenbodenmuskulatur, die A. rectalis inferior Muskelwand und Schleimhaut des Analkanals sowie den M. sphincter ani externus (Abb. 3).

28.2.4.2 Venöser Abfluß

Das venöse Blut aus dem Rektum sammelt sich zunächst in einem relativ grobmaschigen submu-

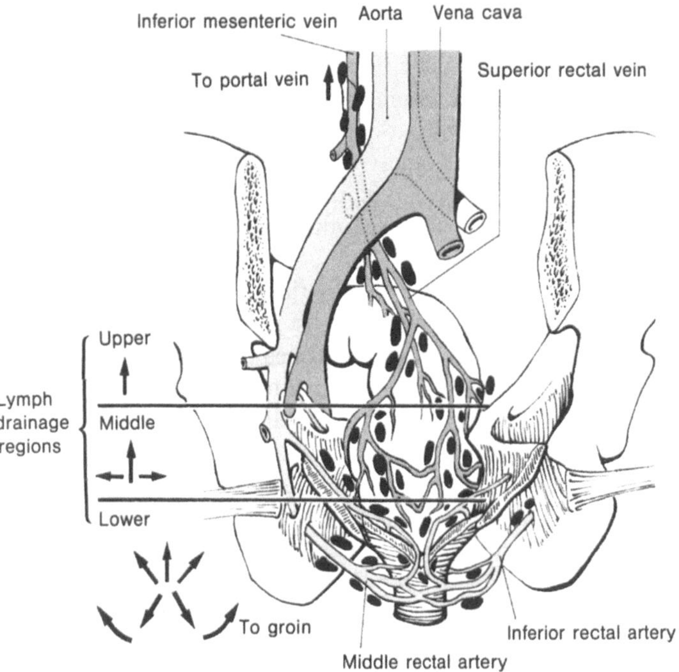

Abb. 3. Gefäßversorgung und Lymphabfluß

kösen Netzwerk, anschließend einem kräftig ausgebildeten perirektalen Venenplexus. Vom ampullären Anteil führen 2–3 Vv. rectales superiores das Blut über die V. mesenterica inferior zur Milzvene und von dort zum Pfortaderkreislauf; im Bereich der Levatorplatte sammeln die kranial gelegenen Vv. rectales mediae und die infralevatorischen Vv. rectales inferiores das Blut und führen es über die V. pudenda interna bzw. V. iliaca interna zur V. cava inferior. Vom mittleren und unteren Rektumdrittel bestehen zusätzlich Verbindungen zum Plexus venosus vertebralis (BATSON 1940), was die seltene direkte Metastasierung in die Wirbelsäule erklärt (BROWN u. WARREN 1938; SUGARBAKER et al. 1982).

28.2.5 Lymphabfluß

Die intramuralen Lymphgefäße des Rektums beginnen in der Submukosa. Nach elektronenmikroskopischen Untersuchungen reichen ihre Ausläufer bis unter die Basis der Krypten heran, ohne weiter lumenwärts in die Schleimhaut einzudringen (FENOGLIO et al. 1973). Hierauf basiert die unter therapeutischen Gesichtspunkten außerordentlich wichtige Abgrenzung eines kolorektalen

Karzinoms von einem (noch benignen und nicht metastasierungsfähigen) Adenom mit schweren Zellatypien.

In den drei Bindegewebsschichten, der Submukosa, zwischen Ring- und Längsmuskelschicht und Subserosa, formen die intramuralen Lymphgefäße überwiegend zirkulär angeordnete Netzwerke, die durch radiäre, die Wandschichten durchsetzende Äste verbunden werden (COLE 1913; FENOGLIO et al. 1973). Dies erklärt, daß sich kolorektale Karzinome überwiegend quer zur Darmachse ausbreiten und zu zirkulärem Wachstum tendieren, während die Tumorausbreitung in der Längsachse, auch in den intramuralen Lymphspalten, kaum mehr als 15–20 mm beträgt. Die extramuralen Lymphgefäße des Rektums zeigen drei Abflußrichtungen und drei regionäre Lymphknotenstationen. Die hauptsächliche, klinisch bei weitem relevanteste Abflußrichtung verläuft entlang der A. rectalis superior und mesenterica inferior über die retrorektal gelegenen Nodi lymphatici sacrales zu den paraaortalen Lymphknotenstationen (DUKES u. BUSSEY 1958). Vom mittleren und unteren Rektumdrittel und dem kranialen Anteil des Analkanals ziehen Lymphgefäße entlang der Vasa rectales mediae zu den Nodi lymphatici iliaci interni an der seitlichen Beckenwand und von hier weiter zu den paraaortalen Lymphknoten, während aus dem Bereich des Afters die Lymphe teils durch die Levatorplatte hindurch zur seitlichen Beckenwand, teils unter Ausbildung subkutaner Netze in die Inguinallymphknoten drainiert wird (s. Abb. 3).

Bei Blockade des Hauptabflußwegs entlang der A. rectalis superior kann jedoch infolge ausgedehnter Querverbindungen zwischen den genannten Lymphabflußsystemen und zusätzlicher Verbindungen mit Lymphgefäßen der Urogenitalorgane die Drainage nach lateral und inguinal an Bedeutung gewinnen.

28.3 Histologische Klassifikation und Malignitätsgradbestimmung

Die histologische Klassifikation des Rektumkarzinoms entspricht jener des Kolonkarzinoms (s.S. 500). Das muzinöse Adenokarzinom kommt im Rektum mit 5–10% etwas seltener vor als im Kolon (10–15%); sonst ergeben sich keine Häufigkeitsunterschiede gegenüber dem Kolon.

28.4 TNM- und pTNM-Klassifikation, Stadienbestimmung

28.4.1 Klinisches Staging (TNM-Klassifikation)

Die international gültige klinische TNM-Klassifikation für das Rektumkarzinom entspricht jener für das Kolonkarzinom (s.S. 501).

Eine einigermaßen zuverlässige Einschätzung der Infiltrationstiefe ist nur bei tiefsitzenden, digital erreichbaren Rektumtumoren möglich. Hier hat sich das „clinical staging" nach MASON (1975) bewährt (Tabelle 2).

Freie Beweglichkeit (CS I) bedeutet eine gute Verschieblichkeit sowohl in Längsachse als auch in Querachse des Darms und die Möglichkeit, den Tumor von der restlichen Darmwand etwas abzuheben.

Ist letzteres nicht mehr möglich, so liegt ein Stadium CS II vor, das für eine zumindest oberflächliche Infiltration der Muscularis propria spricht.

Das Stadium CS III — in der Originalarbeit (MASON 1977) mit „tetherd" (=am Zügel gehalten), einem Begriff aus der Reitersprache, definiert — läßt eine Infiltration über die Muscularis propria hinaus in das periproktale Gewebe vermuten.

Fixierte Tumoren (CS IV) sind verdächtig auf eine Infiltration von Nachbarstrukturen und sollten daher bei einem Tumorsitz an der Rektumhinterwand Anlaß zu einer Röntgenaufnahme des Kreuzbeins, günstiger einer Computertomographie des kleinen Beckens, bei Lokalisation an der Vorderwand zur Zystoskopie bzw. Spiegelung und Austastung der Scheide geben.

Die Treffsicherheit des Clinical Staging hängt stark von der persönlichen Erfahrung des Untersuchers ab. Sie schwankt — bezogen auf das spätere histologische Untersuchungsergebnis — zwischen 60 und 80% (HAGER et al. 1983b; MASON 1975; NICHOLLS et al. 1982).

Für höhersitzende, nichtpalpable kleine Karzinome, bei denen eine eingeschränkte Operation in Frage kommt, verspricht die intraluminale Sonographie eine exaktere Festlegung der Infiltrationstiefe (DRAGSTED u. GAMMELGAARD 1983; FEIFEL et al. 1984).

Tabelle 2. Clinical Staging von Rektumkarzinomen. (Nach MASON 1975)

Klinisches Stadium	Definition	Wahrscheinliche Korrelation zur Tiefeninfiltration
CS I	gut beweglich	Submukosa
CS II	beweglich	Muscularis propria
CS III	wenig beweglich	mäßig ausgedehnt periproktal
CS IV	fixiert	ausgedehnt periproktal, Infiltration der Umgebung

Eine Beurteilung der Lymphknoten ist präoperativ mit Lymphographie, Sonographie und Computertomographie möglich. Bei konventioneller Technik dieser drei Untersuchungsmethoden werden vorzugsweise massive paketartige Lymphknotenschwellungen — insbesondere im paraaortalen Bereich — erfaßt. Die Größe derartiger Lymphknoten sagt jedoch über die Dignität häufig wenig aus.

Aus diesem Grunde erscheint die routinemäßige Anwendung von Sonographie, Computertomographie oder Lymphographie (BUCCI et al. 1984) zur Beurteilung der paraaortalen Lymphknoten nicht erforderlich, zumal ihr Ergebnis für die Operationsplanung ohne wesentliche Relevanz ist.

28.4.2 Pathologisches Staging (pTNM-Klassifikation)

Nach Untersuchung des Tumorresektats wird die klinische TNM-Klassifikation durch die pathohistologische pTNM-Klassifikation ergänzt. Sie entspricht jener beim Kolonkarzinom (s.S. 502).

Beim statistischen Vergleich der intraoperativ gewonnenen TNM-Klassifikation mit der anschließenden pathohistologischen pTNM-Klassifikation ergeben sich summarisch folgende Fakten:

1. *Primärtumor.* Die klinische Beurteilung der Tumorausbreitung ist unsicher (HERMANEK u. KARRER 1983). Dies bedeutet, daß man sich bei Verdacht auf einen sehr kleinen Tumor einerseits vor einer Unterbehandlung (submuköse Exzision versus allschichtige Exzision), beim Verdacht auf lokale Inkurabilität andererseits vor nicht gerechtfertigter Resignation hüten muß.

2. *Lymphknoten.* Auch die intraoperativ-palpatorische Beurteilung des Lymphknotenbefalls weist erhebliche Fehlerquellen auf, wobei insbesondere zu häufig ein Tumorbefall juxtaregionaler Lymphknoten vermutet wird (HERMANEK u. KARRER 1983). Gerade auffallend große weiche Lymphknoten weisen vielfach nur eine starke reaktive Entzündung auf.

Neben der pTNM-Klassifikation ist auch die Einteilung nach DUKES (1932) weit verbreitet (s.S. 501).

28.4.3 Stadiengruppierung

Auch diese ist identisch jener beim Kolonkarzinom (s.S. 502 und 503).

28.5 Diagnose

28.5.1 Symptomatik

In der Regel verursachen Geschwülste des Rektums und des distalen Sigmoids eine Reihe von charakteristischen Symptomen. In seltenen Fällen verläuft die Geschwulstentstehung völlig symptomlos und wird rein zufällig bei einer Routineuntersuchung aus anderer Ursache entdeckt.

Das alarmierendste Symptom ist mit 75–80% die *rektale Blutung*. Meist von geringer Intensität wird sie sowohl als Beimengung im Stuhl oder als alleiniger Blutabgang beobachtet.

Die häufigste Ursache der rektalen Blutung ist das Hämorrhoidalleiden. Wegen mangelhafter Aufklärung und aus Angst interpretieren viele Patienten, bedauerlicherweise auch Ärzte, dieses wichtige Symptom zunächst als Hämorrhoidalblutung und verzögern dadurch um Wochen bis Monate die Diagnose. Bei rektaler Blutung ist ohne komplette diagnostische Abklärung die Annahme einer Hämorrhoidenblutung und deren Behandlung ein gravierender Fehler.

Auch das Persistieren einer rektalen Blutung nach sachgemäßer Injektionsbehandlung innerer Hämorrhoiden oder bei negativem Erstbefund erfordert eine Wiederholung aller diagnostischer Maßnahmen.

Änderungen der Stuhlgewohnheiten in Form von zunehmender Obstipation im Wechsel mit Diarrhö sind häufig zu beobachten. Besonders morgens nach dem Aufstehen erlebt der Patient einen heftigen Stuhldrang und -zwang, bei dem er nur wenig Schleim, Blut, eine geringe Menge Stuhl und übelriechende Winde entleert. Danach hat er das Gefühl der inkompletten Entleerung und wird schon eine Viertelstunde später durch erneuten Stuhldrang, wiederum begleitet mit einer ungenügenden Entleerung, überrascht. Diese Episoden können sich innerhalb der ersten Stunden des Tages 4- bis 5mal wiederholen, bis endlich ein ausreichender Stuhlgang erfolgt. Diese „morgendliche Diarrhö" kann sich aber auch über den ganzen Tag fortsetzen, so daß 10–12 Entleerungen pro Tag resultieren. Tatsächlich handelt es sich dabei um eine „unechte Diarrhö", weil der Patient nur Schleim und Blut absetzt und in der Regel obstipiert ist. Mit zunehmender Stenosierung verstärken sich Obstipation und abdominale Distension.

Jede Änderung der Stuhlgewohnheit, die mehr als 2–3 Wochen anhält, ist beim über 40jährigen Patienten hochgradig verdächtig und erfordert eine vollständige diagnostische Abklärung. Zusätzlicher Abgang von Blut und glasigem Schleim mit und ohne Stuhl, muß den Verdacht auf das Vorliegen einer Geschwulst weiter verstärken.

Zu *Schmerzen im Mastdarm* kommt es nach Infiltration des sakralen Plexus. Beim tiefsitzenden Karzinom, das den Analkanal oder die perianale Region infiltriert, können heftige Schmerzen bei der Defäkation, ähnlich wie bei der Analfissur, auftreten.

Bei *fortgeschrittenen Tumoren* kann es infolge Invasion in benachbarte Organe, z.B. die Blase, zur Zystitis oder Urethritis, bei der Perforation in die Blase zu Pneumaturie, bei Einbruch in die Vagina zu vermehrtem Ausfluß oder Ausbildung einer rektovaginalen Fistel mit Stuhl- und Windabgang per vaginam kommen. Bei entsprechendem Verdacht empfiehlt sich eine Austastung und Spiegelung der Scheide oder eine Zystoskopie.

Das *Allgemeinbefinden* ist zunächst relativ unbeeinträchtigt. Zu deutlichem Gewichtsverlust kommt es erst bei weit fortgeschrittenen Tumoren.

Kolorektale Tumoren können infolge Obstipation und Distension bei älteren Männern zur plötzlichen Entstehung einer *Leistenhernie* führen (Corman 1984). Tatsächlich haben auch wir in dieser Patientengruppe durch weitere Diagnostik in mehreren Fällen ein bisher symptomloses kolorektales Karzinom entdeckt.

28.5.2 Tumorkomplikationen

Der *komplette Darmverschluß* ist beim Rektumkarzinom eine seltene Komplikation. Während der Ileus beim Dickdarmkarzinom je nach Lokalisation des Tumors in 20–40% vorkommt, ist am Rektum nur mit einer Häufigkeit von 1,4% (Hermanek jr. et al. 1985) bis 4,2% (Goligher 1984) zu rechnen. Oft entwickeln sich die Symptome uncharakteristisch aus einer seit Wochen bestehenden chronischen Obstipation, die plötzlich in die totale Stuhl- und Windverhaltung übergeht, die nicht mehr wie früher auf die Verabreichung von Abführmitteln reagiert. Nach 2- bis 3tägiger Stuhl- und Windverhaltung setzen zunehmend Übelkeit und Erbrechen und eine Überblähung des Bauches ein.

Bei der klinischen Untersuchung fällt eine deutliche Distension des Abdomens, hauptsächlich an den Flanken auf, die ohne Bauchdeckenspannung einhergeht. Bei der Auskultation weist die Hyperperistaltik mit metallisch klingenden Darmgeräuschen auf den mechanischen Verschluß hin. Bei der rektalen Untersuchung ist beim Rektumkarzinom innerhalb der Reichweite des Fingers der Tumor als derbe Infiltration fühlbar, oder er kann, von oben durchhängend, als Verdickung getastet werden. Bei negativem Tastbefund erlaubt die Rektosigmoidoskopie und Biopsie eine sichere Lokalisation und durch Schnellschnittuntersuchung eine histologische Bestätigung der Diagnose. Die Abdomenübersichtsaufnahme im Stehen ist eine unerläßliche Routineuntersuchung. Um den Chirurgen das therapeutische Vorgehen zu erleichtern, empfiehlt sich die Durchführung eines Kontrasteinlaufs mit wasserlöslichem Kontrastmittel, um die Lokalisation des Tumorverschlusses genau bestimmen zu können.

Darmperforationen mit Peritonitis sind beim Rektumkarzinom mit 0,4% (HERMANEK jr. et al. 1985) bis 3,5% (GOLIGHER 1984) wesentlich seltener als beim Kolonkarzinom. Zwei verschiedene Entstehungsmechanismen sind dabei zu unterscheiden. Beim kompletten Darmverschluß kann es bei intakter Bauhin-Klappe infolge Zökumüberdehnung zur ischämischen Perforation und fäkulenten Peritonitis kommen. Aber auch ohne Darmverschluß kann sich im Tumor selbst eine freie Perforation mit Peritonitis oder bei Abdeckung eine lokalisierte Peritonitis mit Abszeß entwickeln.

Die Prognose der Patienten mit *akutem Darmverschluß, zökaler Perforation und fäkulenter Peritonitis* ist infolge der massiven bakteriellen Intoxikation, der Dehydration und des Elektrolytverlustes außerordentlich ungünstig. In der Mehrzahl der Fälle endet diese Form der Perforation tödlich, noch ehe der Chirurg eine explorative Laparotomie durchführen kann.

Die *Tumorperforation* mit diffuser Peritonitis *ohne Darmverschluß* zeichnet sich durch einen weniger progredienten Verlauf aus, so daß nach ausreichender Korrektur der Wasser- und Elektrolytverluste und Schockbekämpfung der Patient für eine explorative Laparotomie entsprechend vorbereitet werden kann.

Führt die Tumorperforation nur zur lokalen Peritonitis, kann bei Tumoren im Rektosigmoid leicht das Bild einer akuten Divertikulitis vorgetäuscht werden. Eine gewisse Differenzierung ergibt sich aus der Anamnese beim Bestehen von länger dauernden Änderungen der Stuhlgewohnheit, des Abgangs von Blut und Schleim und bei Gewichtsverlust, die auf einen Tumor hinweisen können.

28.5.3 Verfahren zur Diagnose und zum Staging

Die Sicherung der Diagnose hängt entscheidend von der korrekten Durchführung der digitalen Austastung und der Rektosigmoidoskopie ab. Diese zwei Untersuchungsverfahren sind obligat und sollten in der angeführten Reihenfolge durchgeführt werden. Zusätzlich muß stets das gesamte Kolon durch totale Koloskopie oder durch Röntgendoppelkontrasteinlauf abgeklärt werden.

Da nur etwa 40–50% aller Rektumkarzinome oder 20–25% aller kolorektalen Karzinome innerhalb der Reichweite des Untersuchungsfingers liegen, darf ein negativer digitaler Palpationsbefund natürlich nicht zum Ausschluß eines Tumors am Dick- und Mastdarm herangezogen werden. Obwohl heute die Sigmoidoskopie mit den flexiblen Geräten meist bis auf eine Länge von 45 cm gelingt, wird doch ein großer Abschnitt des übrigen Dickdarms von dieser Untersuchung ausgeschlossen, dessen Abklärung heute vorzugsweise durch die totale Koloskopie oder durch den Röntgendoppelkontrasteinlauf erfolgt (s.S. 504).

28.5.3.1 Digitale Untersuchung

Bei der digitalen Untersuchung sollte nicht nur die Größe des Tumors, sondern auch seine exakte Lage und Ausbreitung, seine Verschiebbarkeit und die Ausdehnung der Wandinfiltration bestimmt werden.

Je nach Länge des untersuchenden Fingers lassen sich 7–8 cm des unteren Rektums explorieren. Der untere Rand höhergelegener Tumoren kann manchmal durch Einsatz der Bauchpresse in die Reichweite der Fingerspitze gebracht werden.

Die typischen Merkmale des Rektumkarzinoms sind die Induration und der Randwall. Ein häufiger Befund ist das maligne Geschwür mit einem tiefen schüsselförmigen Geschwürsgrund und aufgeworfenem Rand. Der untere Rand stenosierender Tumoren ist vom Finger als zirkulärerer Ring zu tasten. Vom Grad der Stenose hängt es ab, ob die Spitze des Fingers in das zentrale Lumen oder über den oberen Rand hinaus vorgeführt werden kann. Hochsitzende zirkuläre Karzinome, deren untere Grenze eben mit dem Finger erreichbar ist, entsprechen in ihrem Palpationsbefund etwa der Cervix uteri. Polypoide Karzinome weisen eine unregelmäßige knotige Oberfläche von weicherer Konsistenz auf, in der Bezirke mit derber Induration und Oberflächenulzeration tastbar sind. Das

Frühkarzinom imponiert entweder als kleine polypoide derbe Läsion oder als induriertes umschriebenes Plateau mit flacher oder leicht konkaver Oberfläche.

Bei palpablen Tumoren müssen außerdem der Abstand zur Anokutanlinie, die Beziehung zur Cervix uteri, Scheidenhinterwand, Prostata und zur Spitze des Steißbeins bestimmt werden.

Mobilität und *Fixation* des Tumors sind entscheidende Kriterien im Hinblick auf die chirurgische Behandlung. Frühe Läsionen haben eine erstaunliche Verschiebbarkeit gegenüber der Muskulatur der Rektumwand. Bei tiefen ulzerierenden Tumoren kommt es durch direkte Infiltration oder infolge peritumoröser Entzündung zur Fixation an außerrektalen Strukturen (Prostata, Samenblasen, Blase und hintere Vaginalwand oder zum Kreuz- und Steißbein). Bei weit fortgeschrittenen zirkulären Tumoren kann durch allseitige peritumoröse Entzündung oder Infiltration der Eindruck einer steinharten Ausfüllung im Becken entstehen („frozen pelvis"). Trotzdem darf aufgrund einer solchen lokalen Fixation niemals ein Tumor als inoperabel erklärt werden, weil auch solche Karzinome, wenn nur eine peritumoröse Entzündung vorliegt, noch chirurgisch zu exzidieren sind (Goligher 1984).

Tumorausbreitung. In unmittelbarer Nachbarschaft der Tumorgrenzen zeigt eine diskrete, nur bei sorgfältiger Palpation erkennbare Wandinduration eine zusätzliche Umgebungsinfiltration an, die infolge submuköser Ausbreitung durch Befall der Lymphspalten und Venen, durch Infiltration der Muskelschicht oder durch extrarektale Ausbreitung entsteht. Selten sind pararektale Lymphknoten an der Rektumhinterwand gegen das Kreuzbein zu palpieren. Eine ausgedehnte Induration der lateralen Ligamente weist auf eine direkte Karzinominfiltration hin.

Am Ende der digitalen Untersuchung sollte auf Blut am untersuchenden Finger geachtet werden. Dunkles venöses Blut von einem eigenartig penetranten Geruch sollte auf das Vorliegen eines hochsitzenden Karzinoms hinweisen, das durch den untersuchenden Finger nicht erreicht werden konnte.

28.5.3.2 Rektosigmoidoskopie

Während früher in der Regel für diese Untersuchung nur starre Instrumente verwendet wurden, setzt sich heute zunehmend die Anwendung flexibler Fiberendoskope durch. Flexible Instrumente ermöglichen dem Untersucher die Überprüfung von Rektum, Sigma und Colon descendens bis 45 cm kranial der Anokutanlinie in einem Arbeitsgang.

Die Rektosigmoidoskopie erfolgt nach Entleerung der Ampulle durch ein vorher appliziertes Klistier in Linksseitenlagerung des Patienten mit etwas erhöhtem Gesäß. Die Untersuchung kann durch Blutung aus dem Tumor, aber auch durch Entleerung von Schleim und dünnflüssigem Stuhl aus dem oberen Kolon behindert werden. Die Verwendung eines Spül- und Absaugegeräts oder vorsichtiges Austupfen ist zur Sichtverbesserung dann absolut notwendig.

Für Karzinome in den oberen zwei Rektumdritteln ist die endoskopische Untersuchung eine unverzichtbare, diagnostische Maßnahme, da diese Tumoren außerhalb der Reichweite des tastenden Fingers liegen.

Je nach Wachstumsform entstehen typische endoskopische Erscheinungsbilder. Der hell- über düster- bis purpurrote untere Tumorrand ist leicht an seinem Farbunterschied von der normalen Mukosa zu unterscheiden. Typisch für das ulzerierende Karzinom ist der aufgeworfene Randwall, nach dessen Überwindung man Einblick in den unregelmäßig begrenzten Tumorkrater gewinnt, der mit grau-weißlichen Nekrosezonen belegt ist. Bei polypoiden Tumoren können bei geringster Berührung durch das Instrument Blutungen ausgelöst werden. Um bei stenosierenden Tumoren Adenome und Zweitkarzinome im übrigen Dickdarm ausschließen zu können, empfiehlt sich die Verwendung von Instrumenten mit dünnerem Kaliber (Kinderkoloskop).

Die wichtigste Information für die Entscheidung des Chirurgen im Hinblick auf Resektion oder Exstirpation ist die Höhenlokalisation des unteren Tumorrandes. Dieser Abstand des am weitesten nach distal reichenden Ausläufers der unteren Tumorzirkumferenz wird in Zentimetern von der Anokutanlinie angegeben. Bei großen polypoiden Tumoren können dabei Fehler entstehen, weil der untere Rand des durchhängenden Tumors die eigentliche Basis, die einige Zentimeter höher liegt, verdecken kann. Bei palpablen Tumoren muß der untere Tumorrand durch eine digitale Abtastung überprüft werden, damit eine weitere nach distal reichende intramurale Tumorausbreitung nicht übersehen wird (s. Abb. 9).

Bei Tumoren außerhalb der Reichweite des Fingers läßt sich mit dem Endoskop, durch Aufsetzen auf den unteren Tumorrand und Ausüben eines geringen Drucks in der Längsachse, ein Eindruck über die Verschiebbarkeit des Tumors gewinnen. Die deutliche Fixation fortgeschrittener Tumoren unterscheidet sich dabei eindrucksvoll von der Mobilität eines frühen Karzinoms.

Die Biopsie stellt den letzten Schritt der endoskopischen Untersuchung dar. Die Gewebsentnahme zur histologischen Untersuchung erfolgt durch multiple Zangenbiopsien aus zentralen Teilen und den Randbereichen des Tumors. Da sich eine sichere Karzinomdiagnose histologisch nur durch Infiltration der Submukosa stellen läßt, müssen derartige Gewebsproben auch tiefere Wandschichten miterfassen. Bei makroskopisch nicht eindeutigem Befund ist eine ausgedehnte Schlingenbiopsie erforderlich (HERMANEK u. KARRER 1983). Bei ausschließlicher Gewebsentnahme aus Tumorrandbezirken ist manchmal die Diagnose „invasives Karzinom" nicht zu stellen, weil die Biopsie ausschließlich noch vorhandene Adenomanteile erfaßt hat. Wiederholungsbiopsien bis zum eindeutigen Malignomnachweis sind unverzichtbar.

Große villöse Adenome lassen sich aufgrund des Palpations- und endoskopischen Befunds nicht von einem Karzinom unterscheiden. Eine besondere Bedeutung hat diese Differenzierung für Tumoren im unteren Rektumdrittel, weil beim Vorliegen eines fortgeschrittenen Karzinoms immer eine abdomino-perineale Exstirpation erforderlich, bei villösen Adenomen mit frühen Karzinomstadien aber eingeschränkte Operationsmethoden zur Kontinenzerhaltung (submuköse Exzision, transanaler Durchzug nach Parks) möglich sind.

Bei kleineren polypoiden Tumoren kann aus Inzisionsbiopsien keine sichere Beurteilung der Tumordignität erfolgen (s.S. 497). Bei ausschließlichem Nachweis benigner Veränderungen läßt sich ein invasives Karzinom an anderer Stelle nicht ausschließen. Aus diesem Grund sollte bei polypoiden Tumoren bis zu einer Größe von 3 cm Durchmesser eine totale Biopsie als endoskopische Polypektomie oder chirurgische lokale Exzision erfolgen.

Beim Mann ist bei einem schlecht differenzierten Adenokarzinom an der Rektumvorderwand differentialdiagnostisch ein infiltrierendes Prostatakarzinom wegen völlig unterschiedlicher therapeutischer Konsequenz auszuschließen (CORMAN 1984; FRY et al. 1979).

28.5.3.3 Ausschluß synchroner Neubildungen im Kolon

Für die Diagnose des Rektumkarzinoms ist der Doppelkontrasteinlauf praktisch ohne Bedeutung.

Auch für Tumoren im rektosigmoidalen Übergang und unteren Sigma hat sich der diagnostische Wert durch den Einsatz flexibler Endoskope weiter reduziert. Dieser Bereich ist bei der endoskopischen Untersuchung zuverlässiger beurteilbar als beim Bariumkontrasteinlauf (LEINICKE et al. 1977; PAGANA et al. 1984).

Beim Rektumkarzinom ist die Röntgenuntersuchung in Form des Barium-Doppelkontrasteinlaufs mit Luftinsufflation (LACKNER 1984) zum Ausschluß von Adenomen oder Zweitkarzinomen in den übrigen Dickdarmabschnitten gerechtfertigt, wenn eine totale Koloskopie undurchführbar ist oder erfahrene Untersucher nicht zur Verfügung stehen. Die diagnostische Aussagekraft der totalen Koloskopie ist der Röntgenuntersuchung überlegen. In Vergleichsstudien wurden ca. 30% der endoskopisch diagnostizierten Polypen und Frühkarzinome radiologisch nicht erfaßt (NAVA u. PAGANA 1982).

28.5.3.4 Röntgen-Thoraxaufnahme

Röntgenübersichtsaufnahmen der Lungen in zwei Ebenen dienen zum Ausschluß von Metastasen. Bei verdächtigen Strukturen ist die zusätzliche Durchführung einer konventionellen Röntgentomographie mit einem Schichtabstand von 0,5 cm oder eine Computertomographie der Lunge erforderlich.

28.5.3.5 Intravenöse Urographie

Früher gehörte die Urographie zur obligaten Voruntersuchung beim Rektumkarzinom. Nach unseren Erfahrungen ist jedoch ihr informativer Wert so gering, daß man auf ihre Anwendung im Regelfall verzichten kann. Nur bei sehr großen, fortgeschrittenen Tumoren, die das gesamte kleine Becken ausfüllen und vor Reoperation eines sakralen Rezidivs ist sie zur Abklärung operativ verursachter Harnleiterverlagerung oder tumorbedingter Abflußstörungen indiziert.

28.5.3.6 Computertomographie des kleinen Beckens

Für die operative Entfernung des Primärtumors ist diese Untersuchung nur in Ausnahmefällen bei sehr großen und fortgeschrittenen Tumoren erfor-

derlich, weil damit eine Infiltration zum Kreuz-
oder Steißbein, bei Tumoren der Rektumvorderwand eine Infiltration der Prostata oder Blase und
bei der Frau zum Uterus und zur Vagina nachgewiesen werden kann (Grabbe u. Bücheler 1984).

28.5.3.7 Ultraschallsonographie der Leber

Zum Zeitpunkt der Diagnose des Rektumkarzinoms muß man in 15–25% mit hämatogener Metastasierung in die Leber rechnen. Diese Angaben
beziehen sich auf intraoperative Befunde bei der
Laparotomie (Bengtsson et al. 1981; Finlay et al.
1982; Oxley u. Ellis 1969; Raute u. Trede 1983).

Mit der Ultraschallsonographie steht ein nicht-
invasives Verfahren zur Verfügung, um bereits
präoperativ Lebermetastasen mit einem Durchmesser größer als 1,5 cm zuverlässig zu erkennen.
Ihre Sensitivität beträgt 75% und die Spezifität
über 90% (Schölmerich et al. 1984). Beim Nachweis metastasenverdächtiger Strukturen ist eine
Computertomographie mit zusätzlicher intravenö-
ser Kontrastmittelgabe zur Abgrenzung von Häm-
angiomen angezeigt. Wenn bei diffuser Lebermetastasierung gleichzeitig mit der primären Tumorresektion ein Leberkatheter für eine intraarterielle
Chemotherapie eingelegt werden soll, empfiehlt
sich präoperativ eine selektive Zöliakographie und
Mesenterikographie zur Darstellung der Leberar-
terien.

28.5.3.8 Fakultative Untersuchungsmethoden

Die präoperative Bestimmung spezifischer *Tumormarker* (CEA, Tennessee-Antigen, TPA, CA 19-9)
spielt für die Entscheidung zur Primäroperation
keine Rolle. Ihr besonderer Wert liegt in der späteren Verlaufsbeobachtung (Aiginger u. Kuzmits
1983; Armitage et al. 1984; Boey et al. 1984; Szymendera et al. 1982). Vielfach wurde eine Beziehung zwischen präoperativem Serum-CEA und
der Prognose beschrieben (Blake et al. 1982;
Oehr u. Winkler 1984), da die Freisetzung dieses
in Tumorzellen immunhistochemisch nachweisbaren Markers einerseits von der Tumormasse, andererseits von der Zellaktivität und damit der Aggressivität des Tumors abhängt (Au et al. 1984).
Bisher ist allerdings unklar, ob dadurch die prognostische Trennschärfe pathohistologischer Parameter erreicht oder gesteigert werden kann.

Die *Ganzkörper-Knochenszintigraphie* mit ^{99m}Tc
ist angesichts der seltenen ossären Metastasierung

kolorektaler Karzinome vor dem Ersteingriff nicht
erforderlich. Beim präoperativen Nachweis von
Lebermetastasen, die durch simultane Leberresektion mit dem Primärtumor entfernt werden sollen,
ist diese Untersuchung jedoch empfehlenswert, um
eine gleichzeitige bereits bestehende Knochenmetastasierung ausschließen zu können.

28.6 Entwicklung der operativen Behandlung des Rektumkarzinoms

Für die operative Entfernung des Rektumkarzinoms sind in Laufe vieler Jahrzehnte zahlreiche
unterschiedliche Operationsmethoden entwickelt
worden, bis der heutige Stand der operativen Behandlung erreicht werden konnte.

28.6.1 Perineale Exzision

Für die Rektumexzision wurde erstmals der ausschließlich extraperitoneale Zugang von Faget
(zit. bei Rankin et al. 1932), Lisfranc (1826) und
Verneuil (zit. bei Rankin et al. 1932) empfohlen.
Erst Lockhart-Mummery (1920) hat dieses Verfahren zu einer Standardoperation weiterentwik-
kelt, indem er in der ersten Sitzung einen sigmoidalen Anus praeter vorschaltete und 2 Wochen später die extraperitoneale perineale Rektumexzision
vornahm. Aus heutiger Sicht ist der Nachteil dieses
Verfahrens in der ungenügenden Entfernung des
kranialen Lymphabflußgebietes zu sehen, da die
Unterbindung der A. rectalis superior etwa
5–7,5 cm unterhalb des Promontoriums durchgeführt werden mußte (Abb. 4). Die relativ einfache
Operation erreichte bis zu Beginn des 2. Weltkriegs
in den angloamerikanischen Ländern eine weite
Verbreitung. Die mit ihr erzielte Rate der Operabilität betrug um 50%, die postoperative Sterblichkeit 11% und die 5-Jahres-Überlebensrate
nach kurativen Eingriffen etwa 40%.

28.6.2 Sakrale Exzision

Von Kocher (1875, zit. bei Rankin et al. 1932)
erstmals angegeben, wurde dieses Vorgehen von
Kraske 1885 und 1886 technisch perfektioniert.
Bei dieser Methode konnte die extraperitoneale
Dissektion durch laterale Eröffnung des Perito-
neums bis zum Promontorium erweitert werden.

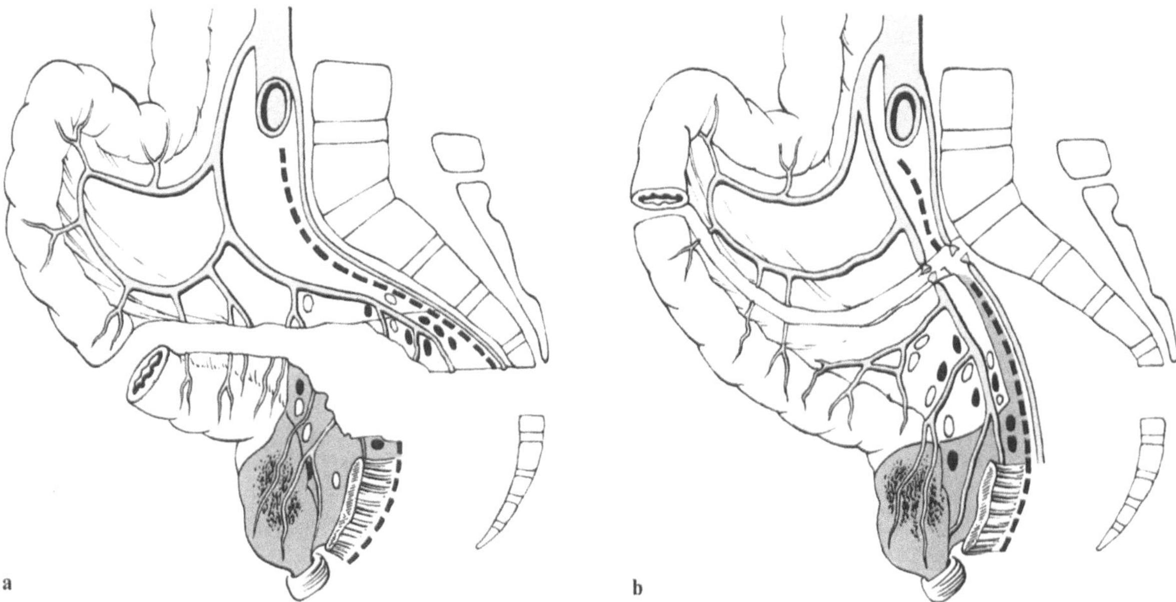

Abb. 4. Ausdehnung der perinealen und sakralen Rektumexzision. Hohe Rezidivraten infolge ungenügender Entfernung des kranialen Lymphabflußgebiets. **a** nach KRASKE, **b** nach MILES

KRASKE hat auch schon zwei technische Varianten zur Beendigung dieser Operation angegeben, nämlich die Amputation des Rektums, mit Anlage eines sakralen Anus praeter, und die Teilresektion mit End-zu-End-Anastomose unter Erhaltung des Analkanals. Etwa die Hälfte der sakralen Operationen wurden als Amputation mit sakralem Anus praeter durchgeführt. Da die Resektion mit End-zu-End-Anastomose damals noch recht häufig zu Kotfisteln und Anastomosendehiszenzen führte, hat HOCHENEGG 1888 als Alternativen zur End-zu-End-Naht die Invaginations- und die Durchzugsanastomosierung entwickelt. Perineale und sakrale Exzisionen unterschieden sich nur unwesentlich, bei der sakralen Exzision betrug die postoperative Letalität 11%, die Resektionsrate 58% und die 5-Jahres-Überlebensraten 30% (MANDL 1929).

28.6.3 Kombinierte abdomino-perineale Exzision (im deutschen Sprachgebiet Rektumexstirpation, auch Rektumamputation)

CZERNY (1888, zit. bei RANKIN et al. 1932) hat dieses Vorgehen erstmals angewandt, weil er eine geplante sakrale Exzision von sakral her alleine nicht beenden konnte. Bis zur Jahrhundertwende haben einzelne Chirurgen dem kombinierten Verfahren den Vorzug gegeben, wobei sie die abdominale Phase zuerst durchführten. Es ist jedoch das

unumstrittene Verdienst von ERNEST MILES (1908, 1926) die abdomino-perineale Operation aufgrund seiner histologischen Untersuchungen über die Ausdehnung der lymphatischen Metastasierung zu einer effektiven Radikaloperation ausgebaut zu haben. Seine Untersuchungen stützten sich in erster Linie auf Autopsiebefunde von Patienten mit fortgeschrittenen inoperablen Karzinomen. Aus diesen Befunden wurden drei verschiedene Zonen der lymphogenen Metastasierung abgeleitet:

1) die Zone der kranialen Ausbreitung, die aus den Lymphwegen entlang der A. rectalis superior und der A. mesenterica inferior besteht und die Mesorektum und die Basis des Mesosigmoids bis zur Aorta abdominalis einschließt,

2) die Zone der lateralen Ausbreitung über Lymphgefäße, die in den Paraproktien, zwischen der peritonealen Umschlagsfalte und dem Levator ani, zur seitlichen Beckenwand ziehen und in die Lymphonoduli iliaci interni einmünden,

3) die Zone der kaudalen Ausbreitung, die über Lymphgefäße den Sphinkterapparat durchsetzend zur Analhaut, in die Lymphknoten des ischiorektalen Fettkörpers und letztlich zu den Leistenlymphknoten führen.

MILES hat zwar die Bevorzugung der kranialen Lymphknotenmetastasierung erkannt, aber wegen der Autopsiebefunde an weit fortgeschrittenen Karzinomen die Bedeutung der kaudalen Metasta-

sierung, unabhängig vom Sitz des Tumors, weit
überschätzt. Seine Befunde führten zwangsläufig
zur Entwicklung einer ausgedehnten Operation
unter Mitnahme des ganzen Rektums, von Teilen
des unteren Sigmas mit Mesorektum und Mesosigma, einschließlich der Lymphknoten an der A.
mesenterica inferior, von Teilen des Beckenbodenperitoneums, des M. levator ani und des ischiorektalen Fettes einschließlich des Analkanals. Die En-
bloc-Entfernung dieser Strukturen hat Miles bis
ins Detail technisch erarbeitet, so daß die abdomino-perineale Exzision mit Recht als Miles-Operation bezeichnet werden kann. Der Nachteil dieses Eingriffs war die zunächst hohe Sterblichkeit
von 30% (Miles 1926), weil damals eine wirksame
Schockbekämpfung noch nicht zur Verfügung
stand. Deshalb hat sich diese Operation erst sehr
viel später, zu Ende der 30er Jahre, als Standardoperation durchgesetzt.

28.6.4 Sphinktererhaltende Rektumresektionen

Die erste Resektion mit Wiederherstellung der
Darmkontinuität wurde vermutlich von Reybard
in Lyon 1833 vorgenommen. Er soll eine Teilresektion des Sigmas durchgeführt haben, die der Patient ungefähr 10 Monate überlebte. Ausschließlich sakrale Rektumresektionen wurden von
Kraske 1885 und Hochenegg 1888 entwickelt
(s.S. 531). Maunsell hat 1892 eine abdominale
Resektion des Rektums in Kombination mit der
von Hochenegg angegebenen Durchzugsmethode
beschrieben, die erstmals von Weir 1901 durchgeführt wurde. Bei diesem Verfahren wurde nach abdominaler Rektumresektion der anorektale
Stumpf durch den Anus evertiert, das proximale
Kolon durch den evertierten distalen Stumpf nach
außen durchgezogen und die freien Enden beider
Stümpfe mit Einzelnähten aneinander anastomi-
siert. Nach Fertigstellung der Anastomose erfolgte
durch vorsichtigen Druck die Zurückverlagerung
der evertierten Stümpfe in das kleine Becken
(Abb. 5). Infolge einer hohen Anastomosenkom-
plikationsrate durch Fistelbildungen und Anastomoseninsuffizienzen scheint die Mortalität dieser
ersten Resektionsversuche beträchtlich gewesen zu
sein. Die hohe Frequenz septischer Komplikationen, für die es zur damaligen Zeit keine systemische Antibiotikatherapie gab und die Einführung
der abdomino-perinealen Exstirpation durch Miles hat die Weiterentwicklung kontinenzerhaltender resezierender Verfahren zunächst für einige
Jahrzehnte zum Stillstand gebracht. Erst die

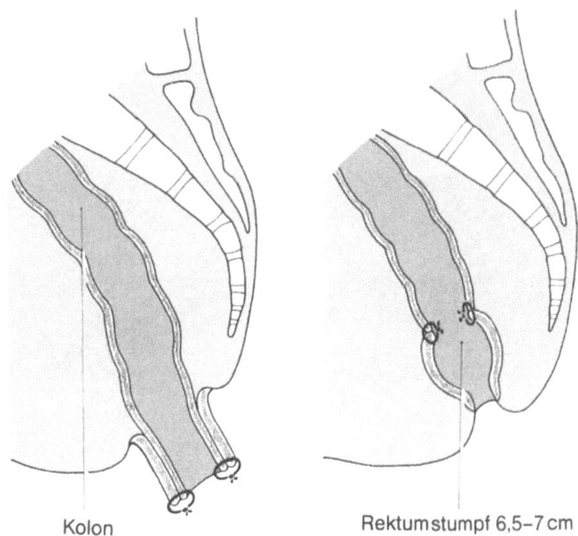

Abb. 5. Maunsell-Weir-Operation. Einzeitige abdomino-
anale Durchzugsresektion. (Nach Goligher 1984)

Untersuchungen von Westhues in Erlangen (1930
und 1934) und Dukes in London (1930), die voneinander unabhängig für operable Karzinome die
fast ausschließlich in kranialer Richtung erfolgende lymphatische Metastasierung nachwiesen,
haben dann in den 30iger und 40iger Jahren das
Interesse an sphinktererhaltenden Operationen
wiederbelebt und maßgeblich deren weitere Entwicklung beeinflußt. Das Hauptproblem für die
kontinenzerhaltenden Rektumresektionen stellten
dann die schweren septischen, oft tödlichen Komplikationen bei primärer Darmanastomosierung
dar. Zu ihrer Verhütung führte die technische Entwicklung zu verschiedenen Operationsmethoden,
die sich als
a) abdomino-anale Durchzugsresektion,
b) abdomino-sakrale Resektion und
c) anteriore und tiefe anteriore Resektion
hauptsächlich in bezug auf die primäre Anastomosierung unterscheiden (Stearns 1974).

28.6.4.1 Abdomino-anale Durchzugsresektionen

Erste Angaben stammen von Maunsell (1892)
und Weir (1901). Besonders Babcock (1939), Bacon (1945) und Black (1952) haben diese Verfahren wieder aufgegriffen, weiterentwickelt und in
den USA propagiert.

Bei der *von Bacon entwickelten Variante* wurde
nach Durchtrennung der analen Sphinkteren zunächst die Schleimhaut des kurzen rektalen
Stumpfes komplett ausgeschält, das proximale
Kolon nach außen durchgezogen und anschlie-

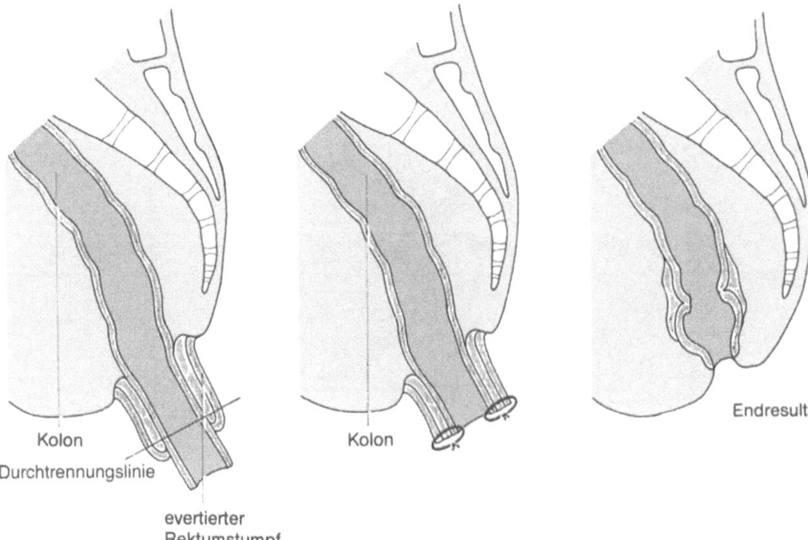

Abb. 6. Zweizeitige abdomino-anale Durchzugsresektion nach Turnbull-Cutait. (Nach GOLIGHER 1984)

ßend die Analsphinkteren wieder vernäht. Nach Abschluß der Wundheilung zwischen der Außenwand des durchgezogenen Kolons und des im Situs verbliebenen muskulären Rektumstumpfes erfolgte die Abtragung des nach außen überstehenden Kolons mit dem Diathermiemesser. Diese Operation verursachte eine erhebliche Traumatisierung des Analkanals und war deshalb mit einer hohen Inkontinenzrate belastet. Zur Vermeidung dieser Komplikation hat BLACK bei diesem Durchzugsverfahren auf die Schleimhautausschälung und Sphinkterdurchtrennung verzichtet, so daß die Einheilung des durchgezogenen Kolons in dem sehr umschriebenen Bereich der Resektionslinie am rektalen Stumpf erfolgte. Das Risiko dieses Vorgehens bestand in der Gefahr eines spontanen Zurückgleitens bei ungenügender Einheilung zum Zeitpunkt der späteren Abtragung des durch den analen Kanal herausgezogenen Kolons.

Die *Turnbull-Cutait-Operation* (Abb. 6) wurde unabhängig voneinander von TURNBULL u. CUTHBERTSON (1961) und von CUTAIT u. FIGLIONI (1961) entwickelt. In der ersten Sitzung erfolgte die Eversion des anorektalen Stumpfes, durch den das proximale Kolon mehr als 10 cm durchgezogen und an der Resektionslinie des anorektalen Stumpfes durch Naht fixiert wurde. Nach der Kürzung des vorgezogenen Kolons wurden beide Stümpfe für 14 Tage belassen, um eine sichere Einheilung zu erreichen. In der zweiten Sitzung wurden dann etwas proximal vom Rand des rektalen Stumpfes das Rektum und das vorgezogene Kolon amputiert und beide Schnittränder durch Einzelnähte vereinigt. Innerhalb von 7–10 Tagen erfolgte spontan die Inversion der Anastomose durch Retraktion ins kleine Becken. Während CUTAIT bei diesem Vorgehen keine postoperativen Komplikationen erlebte, wurde von anderen (HUGHES et al. 1962; GOLIGHER et al. 1965) über Nekrotisierung des durchgezogenen Kolons berichtet. Die funktionellen Ergebnisse dieses Verfahrens wurden maßgeblich von der Länge des Stumpfes beeinflußt. Bei einer Stumpflänge von weniger als 7 cm gab es erhebliche Probleme, selten war eine komplette Inkontinenz zu beobachten.

Die *abdomino-transanale Resektion mit koloanaler Anastomose* wurde erstmals von PARKS (1972) als Modifikation der Durchzugsresektion beschrieben. Nach tiefer Rektumdurchtrennung wird das in den Rektumstumpf hereingezogene proximale Kolon direkt mit dem Rand des anorektalen Stumpfes durch eine transanale End-zu-End-Naht vereinigt. Wegen der anfänglichen Schwierigkeiten hat PARKS später (PARKS u. NICHOLLS 1981) den Mukosazylinder aus dem anorektalen Stumpf ausgeschält, das proximale Kolon in den Muskelzylinder nach distal hereingezogen und den Kolonrand durch Einzelnähte mit der Linea dentata anastomosiert. Zum Schutz der Anastomose wurde immer eine protektive Kolostomie vorgeschaltet. Bei diesem Vorgehen war zwar ebenso wie bei der transsphinktären Resektion nach MASON eine sehr tiefe Resektion möglich, ihre generelle Anwendung aber wurde von der Entwicklung mechanischer Klammergeräte für tiefe Anastomosen überholt.

28.6.4.2 Abdomino-sakrale Resektionen

Diese Verfahren stellen eine Weiterentwicklung der ausschließlich sakralen Resektion (KOCHER,

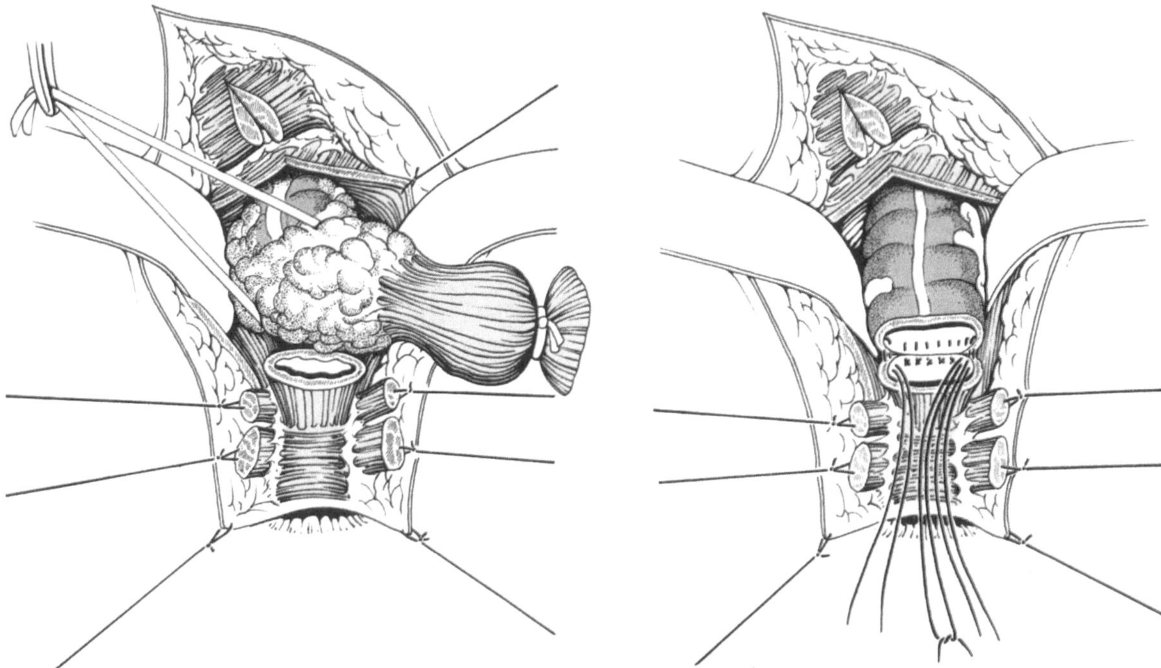

Abb. 7. Abdomino-transsphinktere Rektumresektion nach Y. MASON. (Nach GOLIGHER 1984)

KRASKE) dar und wurden hauptsächlich von FINSTERER (1941), GOETZE (1944) und D'ALLAINES (1956) eingesetzt. Dabei erfolgte die Mobilisation und Dissektion des Rektum und Sigma in gleicher Weise wie bei der Miles-Operation. Nach Verschluß des Abdomens wurde der Patient seitlich oder auf den Bauch gelagert und nach sakraler Eröffnung die Tumorresektion und die End-zu-End-Anastomose durchgeführt. Fisteln und Sepsis stellten eine besondere Belastung für diese Anastomosentechnik dar (GOETZE 1944; D'ALLAINES 1956). Nur von amerikanischen Chirurgen wie DONALDSON et al. (1966), LOCALIO u. ENG (1975), LOCALIO u. STAHL (1969), LOCALIO et al. (1978, 1983 a) und MARKS (1982, zit. bei GOLIGHER 1984) wurde dieses Verfahren mit ähnlich guten Ergebnissen wie die anteriore Resektion praktiziert.

MASON (1976, 1977) hat mit der abdomino-transsphinkteren Resektion (Abb. 7) eine Modifikation der abdomino-sakralen Resektion entwickelt. Die Mobilisation des intraabdominalen Rektums erfolgt durch eine Laparotomie, beim sakralen Akt wird der M. sphincter ani externus und Levator ani durchtrennt, das tiefe Rektum von dorsal mobilisiert und die distale Durchtrennung unmittelbar an der oberen Grenze des intakten M. sphincter ani internus durchgeführt. Nach der Resektion des tumorbetroffenen Rektumsegments ergeben sich bei diesem Zugang keine Schwierigkei-

ten für eine sehr tiefe rektale Anastomose. Anschließend müssen der Levator ani und der M. sphincter ani externus wieder rekonstruiert werden. In jüngster Zeit wird dieses Verfahren von ALLGÖWER (1982) für spezielle Indikationen empfohlen.

28.6.4.3 Abdominelle oder anteriore Resektion

Diskontinuitätsresektion. HARTMANN (1921) hat dieses Vorgehen bei Karzinomen im oberen Rektum und Rektosigmoid als Diskontinuitätsresektion mit Blindverschluß des Rektumstumpfes und Ausleiten zur terminalen Kolostomie entwickelt. Unter Verzicht auf die primäre Anastomose ließen sich dabei die schwierigen Anastomosenprobleme mit gefährlichen, septischen Komplikationen verhüten. Bei hochsitzenden Tumoren konnte der Verschluß des Rektums noch intraperitoneal, bei Tumoren an der peritonealen Umschlagsfalte als sog. erweiterte Hartmann-Operationen mit extraperitonealem Rektumverschluß vorgenommen werden.

Anteriore Resektion mit primärer Anastomosierung. Bei Tumoren im oberen Rektumdrittel und am Rektosigmoid wurden nach der Hartmann-Operation relativ selten lokale Rezidive am eingestülpten Rektumstumpf beobachtet, so daß die Gefahr einer sekundären Tumorstenosierung der Anastomose durch Rezidive gering erschien. Da das intraperitoneale Rektum anterolateral zu zwei Dritteln vom Peritoneum überzogen ist, konnten die bei primärer abdominaler Anastomosierung zu erwartenden Anastomosenkomplikationen weitaus geringer als bei abdomino-sakraler Resektion angesetzt werden. Bei der Entwicklung und Einführung der abdominalen anterioren Resektion hat sich besonders DIXON (1948) große Verdienste erworben.

Als *hohe anteriore Resektion* wurden das Verfahren zunächst vor allem für die operative Entfernung hochsitzender Tumoren im Rektum bzw. rektosigmoidalen Übergang eingesetzt. Um mit dieser Operationstechnik auch tiefsitzende Rektumkarzinome unter der peritonealen Umschlagsfalte resezieren zu können, wurde die Methode später zur *tiefen anterioren Resektion* weiterentwickelt. Dazu mußte unter Eröffnung des Peritoneums und nach Durchtrennung der Paraproktien eine komplette Mobilisation des Rektums bis zum Beckenboden, ähnlich wie bei der abdomino-perinealen Exstirpation, vorgenommen werden. Heute wird von tiefer anteriorer Resektion gesprochen, wenn die Anastomose unter der peritonealen Umschlagsfalte liegt.

Die Einführung und generelle Anwendung sehr tiefer anteriorer Resektionen und die Verminderung ihrer Morbidität wurde wesentlich durch die Entwicklung zirkulärer Klammernahtgeräte — des russischen SPTU- und des amerikanischen EEA-Staplers — unterstützt. Mit ihrer Anwendung ist die tiefe anteriore Resektion mit noch tieferer Resektionslinie als bei Handnaht möglich (BEART u. KELLY 1981; GOLIGHER 1979; HEALD u. LEICESTER 1981; KREMER 1982; THIEDE et al. 1981; VEZERIDIS et al. 1982).

28.6.5 Eingeschränkte Operationsverfahren zur Tumorentfernung (lokale Tumorexzision, endoskopische Polypektomie) und Tumordestruktion (Elektrokoagulation, Kryotherapie, Laserchirurgie)

Während die klassischen Operationen des Rektumkarzinoms die En-bloc-Resektion von Tumor und Lymphabflußgebiet weit im Gesunden erfordern, wird bei der eingeschränkten operativen Therapie nur der Primärtumor mit engem Sicherheitsabstand — unter Belassung des Lymphabflußgebiets — entfernt. Die Indikation für derartige lokale Verfahren wurde ursprünglich auf sehr

alte Patienten mit erhöhtem Operationsrisiko (WITTOESCH u. JACKMAN 1958) und auf inkurable Fälle eingegrenzt (CASTRINI et al. 1984; COLACCHIO et al. 1981), auch um bei Tumorsitz im unteren Drittel die Belästigung eines permanenten Anus praeters nach abdomino-perinealer Exstirpation zu vermeiden.

Nach genauer Definition pathohistologischer Kriterien früher Tumorformen wurde die lokale Tumorexzision auch als kuratives Verfahren eingesetzt und zwar bei jenen frühen Tumorstadien von niedrigem Malignitätsgrad und geringer Infiltrationstiefe, bei denen das Risiko, an lymphogener Metastasierung zu sterben, geringer ist als die operative Letalität der klassischen Radikaloperation (HAGER et al. 1983a; LOCK et al. 1978; MORSON et al. 1977, 1984; SCHEELE et al. 1984a; STEARNS et al. 1981).

Bei Tumoren mit einem Durchmesser der Basis von nicht mehr als 1–2 cm bietet sich die endoskopische Abtragung mit der Diathermieschlinge an. In anderen Fällen sind chirurgische Methoden anzuwenden; für Tumoren unmittelbar oberhalb des analen Kanals ist dabei das einfachste Verfahren die peranale Exzision nach PARKS, während bei Läsionen in 8–12 cm die Rectotomia posterior (KRASKE) oder die transsphinktere Exzision (MASON) wegen des besseren Zugangs vorzuziehen ist.

Die *Elektrokoagulation*, erstmals von STRAUSS et al. (1935) empfohlen, erfordert oft 5–8 Sitzungen bis zum völligen Verschwinden des Tumors. Abhängig von Größe und Stadien des Tumors konnten auch beim invasiven Karzinom damit 5-Jahres-Überlebensraten von 45–68% erzielt werden (BURES u. REHAK 1984; CRILE u. TURNBULL 1972; EISENSTAT et al. 1982; MADDEN u. KANDALAFT 1971; WITTOESCH u. JACKMAN 1958). Grundsätzlich ist eine Tumordestruktion auch durch *Kryotherapie* möglich, doch wurde diese bisher meist in palliativer Zielsetzung eingesetzt (PFEIFFER 1984; SCHÖLZELL u. LANGER 1981; WALZEL 1983). Neuerdings wird teils in palliativer, teils sogar in kurativer Absicht bei schlechtem Allgemeinzustand die *Laserchirurgie* angewendet (KIEFHABER 1985).

28.7 Therapieschema in Abhängigkeit von Histologie und Stadium

Die chirurgische Therapie des Rektumkarzinoms ist ein Paradigma für die moderne Entwicklung der Onkologie: Erfolgte vor 15 oder 20 Jahren an den meisten Orten die Therapie nach Art einer Einbahnstraße, nämlich durch Rektumexstirpation, ist in den letzten Jahren an allen großen tumorchirurgischen Zentren eine zunehmende Tendenz zu einer differenzierten, dem Einzelfall angepaßten Verfahrenswahl unverkennbar (CORMAN 1984; DE COSSE 1981; GALL u. HERMANEK 1980; GALL 1982b, 1983b; GOLIGHER 1984; NICHOLLS et al. 1979).

Zur kurativen chirurgischen Therapie des Rektumkarzinoms stehen nach dem gegenwärtigen Entwicklungsstand als alternative Operationsmethoden klassische Radikaloperationen und sog. eingeschränkte Verfahren zur Verfügung (Abb. 8).

Als *klassische Radikaloperationen* kommen in erster Linie die abdomino-perinale Rektumexstirpation und die anteriore oder tiefe anteriore Resektion in Frage, beides Operationsmethoden, in denen der Tumor weit im Gesunden und en bloc mit dem Lymphabflußgebiet entfernt wird. Der Unterschied zwischen den beiden Verfahren besteht ausschließlich im Ausmaß der Entfernung von Gewebe in Richtung Anus.

Die *eingeschränkten Verfahren* begnügen sich mit der Entfernung des Tumors in engen Grenzen oder mit seiner Destruktion durch Hitze oder Kälte, sie belassen aber das regionale Lymphabflußgebiet und sind daher in kurativer Absicht nur bei frühen Stadien des Karzinoms mit einer zu vernachlässigenden Gefahr bereits bestehender lymphogener Metastasierung durchführbar.

Für eine differenzierte chirurgische Therapie des Rektumkarzinoms stehen somit im wesentlichen drei verschiedene Operationsmethoden zur Verfügung:

1. die abdomino-perineale Rektumexstirpation mit dauerndem Anus praeter (im angloamerikanischen Sprachraum als abdomino-perineale Rektumexzision bezeichnet),
2. die sphinktererhaltende anteriore oder tiefe anteriore Resektion,
3. die rektumerhaltende endoskopische oder chirurgische lokale Tumorexzision.

Für alle drei Verfahren ist die Effektivität als kurative Operation aus onkologischer Sicht eindeutig bewiesen. Erfolg und Mißerfolg werden im Einzelfall maßgeblich von der richtigen Selektion beeinflußt. Die wichtigsten Gesichtspunkte für die Auswahl dazu sind in Tabelle 3 zusammengestellt, genaue Kenntnisse auf diesen Gebieten sind absolute Voraussetzung für die operative Behandlung des Rektumkarzinoms.

Tabelle 3. Gesichtspunke zur Verfahrenswahl beim Rektumkarzinom. (Nach GALL u. HERMANEK 1980)

1	Topographie des Rektums	
2	Mechanismus der Analkontinenz	
3	Histopathologisches Grading und Staging	Prä- und intraoperative Beurteilung durch erfahrenen klinischen Pathologen absolute Voraussetzung!
4	Ausbreitungswege des Rektumkarzinoms	
5	Metastasierungsfrequenz	
6	Operationsrisiko	
7	Individuelle Lebenserwartung	

Hauptsächlich geht es bei der differenzierten Therapie um drei Fragen:

1. Klassische Radikaloperation oder eingeschränktes Verfahren?
2. Wenn klassische Radikaloperation, abdomino-perineale Exstirpation oder anteriore (tiefe anteriore) Resektion?
3. Wenn eingeschränktes Verfahren, welche der verschiedenen Möglichkeiten?

Diese Fragen werden noch keineswegs einheitlich beantwortet. Sowohl die prinzipielle Berechtigung als auch die Indikationsgrenzen eingeschränkter Verfahren sind noch kontrovers (CASTRINI et al. 1984; CRIADO u. WILSON 1981; GRIGG et al. 1984). Ähnlich wird auch die Differentialindikation zwischen anteriorer Resektion und Exstirpation recht unterschiedlich gestellt. Teils wird die kontinenzerhaltende Resektion nahezu stets empfohlen (HEALD et al. 1982), wenn eine anschließende Anastomosierung technisch möglich erscheint, teils wird sie auf Tumoren des oberen Rektumdrittels eingegrenzt. Andere Autoren halten die generelle Indikation zur Exstirpation für vertretbar (ZÄNGL 1979), ja für notwendig (MACLENNAN et al. 1976).

Klassische Radikaloperation		Eingeschränkte Verfahren	
Entfernung des Tumors weit im Gesunden en bloc mit dem Lymphabflußgebiet		Entfernung oder Destruktion des Tumors mit engem Sicherheitsabstand	
abdomino-perineale Rektumexstirpation (Rektumexzision)	anteriore/tiefe anteriore Resektion	1. operative Endo-skopie	Polypektomie mit Schlinge
		2. chirurgische lokale Exzision	submukös — transanal; disc excision — posterior (perineal); tubuläre Resektion — abdominal; Segment-resektion
		3. Tumordestruktion	Elektrokoagulation Kryotherapie Lasertherapie

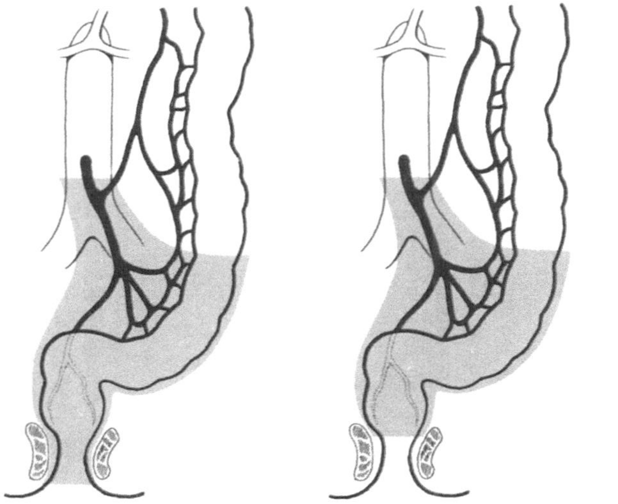

Abb. 8. Differenzierte chirurgische Therapie des Rektumkarzinoms

Im folgenden soll unser Vorgehen dargestellt werden. Da beim heutigen Patientengut in 85–90% die klassische Radikaloperation erforderlich ist, soll zunächst zur Differentialindikation Rektumexstirpation versus anteriore oder tiefe anteriore Resektion Stellung genommen und sodann Indikationen und Verfahrenswahl bei eingeschränkten Verfahren besprochen werden.

28.7.1 Abdomino-perineale Exstirpation oder anteriore/tiefe anteriore Resektion?

Für die klassischen Radikaloperationen sind ausreichende kraniale und kaudale Sicherheitsabstände zur Entfernung sowohl der intramuralen Tumorausbreitung als auch der lymphatischen Metastasierung zwingend erforderlich. Weil die klassische Radikaloperation die Entfernung des kranialen regionalen Lymphabflußgebiets einschließen muß, ist in Übereinstimmung mit allen Untersuchern der abdominale Zugang notwendig. Diese Voraussetzungen erfüllen die abdomino-perineale Exstirpation und sphinktererhaltenden Resektionen, auch wenn sie — wie die anteriore und tiefe anteriore Resektion — ausschließlich transabdominal durchgeführt werden.

Die abdomino-perineale Exstirpation war früher die Standardoperation für alle Rektumkarzinome. Mit der Entwicklung der sphinktererhaltenden Resektionen in den letzten 30 Jahren wurde ihre Anwendung immer seltener. Ihre Indikation beschränkt sich derzeit vornehmlich auf fortgeschrittene Karzinome im unteren Drittel.

28.7.1.1 Ausbreitung des Rektumkarzinoms nach distal

Der entscheidende onkologische Gesichtspunkt für die Differentialindikation zwischen Exstirpation und sphinktererhaltender Resektion ist die distale Tumorausbreitung. Denn beide Verfahren unterscheiden sich — korrekte operative Methodik vorausgesetzt — ausschließlich darin, wieviel Gewebe distal des Tumors mitentfernt wird. Es ist also in erster Linie zu klären, wie weit der Tumor sich jenseits des makroskopisch erkennbaren Tumorrandes in scheinbar unauffälligem Gewebe nach distal zu ausbreitet.

Intramurale Ausbreitung nach distal. Für die Entwicklung der sphinktererhaltenden Resektionen war die Ausdehnung der mikroskopischen intramuralen Tumorausbreitung in den Lymphgefäßen und Gewebsspalten der Submukosa, Muscularis und Subserosa bzw. Adventitia viel wichtiger als die Beurteilung des makroskopischen Tumorrandes. Die ersten Angaben darüber stammen von Handley (1913), der besonders in der Submukosa eine sehr ausgedehnte Ausbreitung, mehrere Zentimeter unterhalb des tastbaren Tumorrandes, nachwies. Diese Befunde konnten zunächst nicht von anderen Untersuchern (Cole 1913; Monsarrat u. Williams 1913; Leitch 1926, zit. bei Miles 1926) bestätigt werden, die nur eine minimale mikroskopische Infiltration von wenigen Millimetern nachweisen konnten. In den von Westhues (1934) durchgeführten Untersuchungen hatte die mikroskopische intramurale Tumorausbreitung niemals den Abstand 15–20 mm distal des unteren Tumorrandes überschritten, während Black u. Waugh (1948) in der Regel sogar ein noch geringeres Ausmaß an mikroskopischer Ausbreitung angaben.

Um diese mikroskopische Tumorausdehnung bei einer sphinktererhaltenden Resektion sicher entfernen zu können, haben Quer et al. (1953) einen distalen Sicherheitsabstand von 25 mm postuliert, aber darauf hingewiesen, daß sich bei anaplastischen Tumoren die intramurale Ausbreitung weit darüber hinaus über mehrere Zentimeter ausdehnen kann. Diese Befunde wurden durch Grinnel (1954) bei weit fortgeschrittenen Tumoren bestätigt. Auch bei den etwas günstigeren Tumorstadien hatte er manchmal noch mikroskopische Tumornester im Abstand von 40 mm vom makroskopischen Tumorrand entfernt gefunden und deshalb den Sicherheitsabstand für sphinktererhaltende Resektionen auf 5 cm erweitert. Andere Angaben zu diesem Problem stammen von Penfold (1974). Er hat eine intramurale Tumorausbreitung oder Befall perirektaler Lymphknoten distal des unteren Tumorrandes nur in 8,8% gefunden. Bei Tumoren von niedrigem Malignitätsgrad beschränkte sich die distale intramurale Ausbreitung fast ausschließlich auf einen Abstand von 2–3 cm. Dagegen konnte bei Tumoren von hohem Malignitätsgrad, die später alle an Lokalrezidiven verstarben, in einigen Fällen eine distale Ausbreitung von bis zu 6 cm beobachtet werden. Aufgrund dieser etwas gegensätzlichen Informationen aus den verschiedenen Untersuchungen haben Chirurgen bisher auch den distalen Sicherheitsabstand bei sphinktererhaltenden Resektionen unterschiedlich definiert.

Dem Vorschlag GRINNEL's (1954) folgend wurde dieser zunächst auf 4–5 cm distal vom unteren Tumorrand ausgedehnt. Gestützt auf günstige Spätergebnisse sphinktererhaltender Resektion von MANSON et al. (1976), LOCALIO u. ENG (1975) und KILLINGBACK (1981, zit. bei GOLIGHER 1984) wurde dieser distale Sicherheitsabstand auf 2–3 cm verkürzt. GOLIGHER (1984), der früher eine Sicherheitszone von 4–5 cm einhielt, hat später einen Abstand von 2,5–3 cm, bei Tumoren von niedrigem Malignitätsgrad von nur 1,5–2 cm als ausreichend empfunden.

In diesem Zusammenhang muß darauf hingewiesen werden, daß früher dieser Abstand nur vom Operateur intraoperativ, meist unter Streckung und Zug am Rektum eher grob geschätzt als exakt gemessen wurde. Dabei wurde außer acht gelassen, daß nach Untersuchungen von HERMANEK u. GALL (1981) ein intraoperativ gemessener Abstand von 5 cm nach Wegfall der natürlichen Wandspannung am frisch entnommenen Präparat sich auf 3 cm verkürzt. Die Beobachtung, daß intraoperativ ein eben noch als ausreichend angenommener Sicherheitsabstand von 2 cm am Resektat auf wenige Millimeter zusammenschrumpft, gehört zu den unangenehmen Überraschungen eines jeden Operateurs und beweist eindeutig, daß die intraoperative Abstandmessung ein sehr unzuverlässiges Kriterium darstellt.

Bei Wiedereinführung der anterioren Resektion wurde an unserer Klinik in etwa 50% ein distaler Sicherheitsabstand von 2,5–3 cm unterschritten. In diesem Kollektiv sind später lokale Rezidive in 34% (s. Tabelle 11, S. 566) aufgetreten, die nach unserer Auffassung den Vorteil der anterioren Resektion, nämlich Sphinktererhaltung, zu Ungunsten der 5-Jahres-Überlebensraten erheblich belasteten. Wie MANSON et al. (1976) und KILLINGBACK (1981, zit. bei GOLIGHER 1984) haben wir dann versucht, die Inzidenz der lokalen Anastomosenrezidive unterschiedlichen Sicherheitsabständen zuzuordnen. In Untersuchungen von MANSON und KILLINGBACK ergab sich dabei keine eindeutige Abhängigkeit von Rezidivfrequenz und unterschiedlichen Sicherheitsabständen von 1–5 cm. Unsere eigenen Untersuchungen (HERMANEK et al. 1985) aber bestätigten eine solche Korrelation, wobei die lokale Rezidivrate bei Sicherheitsabständen von 3 cm und mehr, gemessen ohne Zug am frisch entnommenen Präparat, auf 14% sank und die 5-Jahres-Überlebensrate für alle so behandelten Patienten 76% betrug.

Für die anteriore Resektion von Tumoren im oberen Rektumdrittel kann ein ausreichender Sicherheitsabstand von 3 cm und mehr, gemessen am frischen Resektat ohne Zug, in der Regel problemlos eingehalten werden. Für Tumoren an der Grenze des mittleren zum unteren Drittel erhöht das Erzwingen einer geplanten tiefen anterioren Resektion mit Unterschreiten des adäquaten Sicherheitsabstands das Rezidivrisiko beträchtlich. Der angestrebte Vorteil der verbesserten Lebensqualität geht dabei eindeutig zu Lasten einer höheren Rezidivrate und einer beträchtlichen Reduzierung der 5-Jahres-Überlebensrate. Bei Tumoren dieser Lokalisation kann die Entscheidung zwischen Resektion und Exstirpation erst intraoperativ erfolgen (s.S. 541).

Lymphogene Metastasierung nach distal. Unabhängig voneinander haben der Pathologe DUKES in London (1930) und der Chirurg WESTHUES in Erlangen (1930 und 1934) durch ihre Befunde über die Ausbreitungswege der lymphogenen Metastasierung die pathologisch-anatomischen Voraussetzungen für sphinktererhaltende Resektionen erarbeitet. Ihre Untersuchungen basierten ausschließlich auf Operationspräparaten nach abdomino-perinealer Exstirpation. Diese Untersuchungen unterschieden sich in einigen wichtigen Gesichtspunkten von den Ergebnissen von MILES (s.S. 531). WESTHUES (1934) hat nach sorgfältiger Dissektion von 74 Operationspräparaten 210 Lymphknotenmetastasen pararektal im Tumorbereich und entlang der A. rectalis superior und A. mesenterica inferior und nur eine einzige Lymphknotenmetastase distal vom unteren Tumorrand mit einem Abstand von 2 cm festgestellt. Auch in DUKES' Untersuchungen wurde die fast ausschließlich nach kranialwärts gerichtete Metastasierung festgestellt, die zunächst die pararektalen Lymphknoten dorsal in der Nachbarschaft des Tumors betrifft und sich dann nach kranial, entlang der A. rectalis superior und A. mesenterica inferior ausbreitet.

Die retrograde Ausbreitung in den perirektalen Lymphgefäßen und -knoten war im Gegensatz zu den Beobachtungen von MILES dagegen sehr viel seltener und nur bei karzinomatöser Blockade der kranialen Lymphknoten zu verzeichnen. Diese Befunde hat DUKES (DUKES u. BUSSEY 1958) später durch sorgfältige Untersuchungen an 1 500 Operationspräparaten bestätigt. Ein Befall der kaudalen Lymphknoten ließ sich dabei nur in 6,5% nachweisen, wobei zwei Drittel der betroffenen Lymphknoten innerhalb 6 mm und ein Drittel 20 mm und

mehr distal vom unteren Tumorrand in insgesamt
nur 2% aller Präparate lokalisiert waren (GOLIG-
HER et al. 1951). Die Inzidenz der retrograden lymphatischen Metastasierung wird in den Untersuchungen von GLOVER u. WAUGH (1945) sogar noch
geringer angegeben.

28.7.1.2 Präoperative Selektion

Tumorlokalisation. Die wichtige Entscheidung zwischen sphinktererhaltender Resektion oder abdomino-perinealer Exstirpation ist zunächst maßgeblich von der Tumorlokalisation vorausbestimmt.

Im oberen Drittel sowie am rektosigmoidalen
Übergang und im oberen Anteil des mittleren Drittels, also im Bereich des intraabdominalen Rektums, hat sich bei fortgeschrittenen Tumoren mit
einem unteren Tumorrand zwischen 9,5 und 16 cm
die operative Indikation — von wenigen Ausnahmefällen abgesehen — vollständig zugunsten der
sphinktererhaltenden Resektion verschoben.

Im unteren Rektumdrittel sind fortgeschrittene
Tumoren mit einem unteren Tumorrand tiefer als
5–6 cm von der Anokutanlinie offensichtlich für
eine sphinktererhaltende Resektion ungeeignet
und können nur noch durch eine abdomino-perineale Exstirpation kurativ entfernt werden.

Für Karzinome im untersten Abschnitt des mittleren Drittels und im oberen Abschnitt des unteren
Drittels, deren unterer Tumorrand 6–9,5 cm von
der Anokutanlinie entfernt ist, wird die Indikation
noch kontrovers diskutiert. Ob bei diesen tiefsitzenden Tumoren eine sphinktererhaltende Resektion möglich ist, entscheidet sich meist erst intraoperativ, wenn das Rektum komplett bis zum Bek-
kenboden mobilisiert ist und sich nach Aufheben
der natürlichen Krümmungen (Abb. 9) streckt, so
daß der untere Tumorrand mehrere Zentimeter
nach kranial hochrückt. Bei schlanken Frauen mit
weitem Becken läßt sich dann eine tiefe anteriore
Resektion mit adäquatem Sicherheitsabstand mit
manueller Anastomosennaht meist ohne technische Schwierigkeiten durchführen, während sich
bei Männern mit engem Becken oder Adipositas
in dieser Situation schon so erhebliche technische
Schwierigkeiten ergeben, daß früher häufig eine
von der Tumorlokalisation her mögliche tiefe anteriore Resektion durch eine abdomino-perineale
Exstirpation ersetzt werden mußte. Nur für sehr
erfahrene Operateure ließ sich bei diesen Grenzfäl-
len durch Anwendung eines abdomino-analen
Durchzugverfahrens oder der abdomino-sakralen

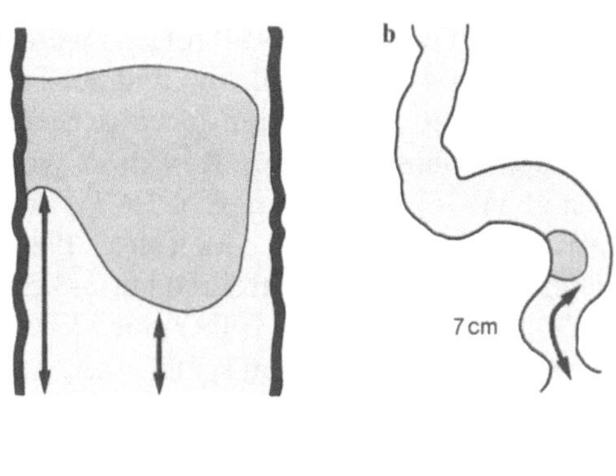

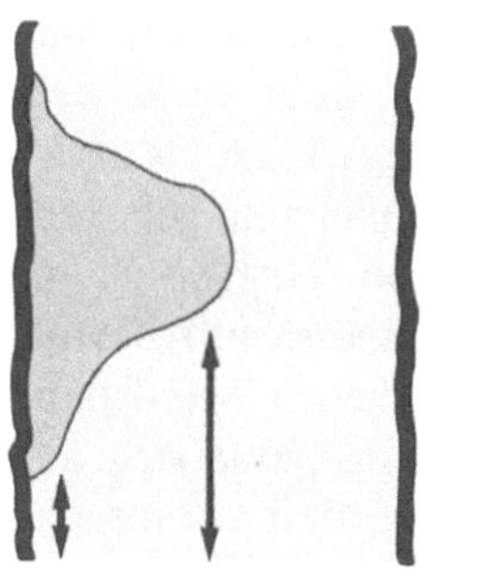
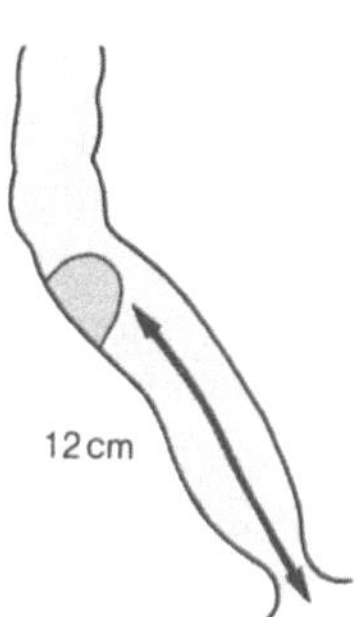

Abb. 9. Präoperative Wahl zwischen Sphinktererhaltung
und Rektumexstirpation? **a** (links) Fehlerquellen der endoskopischen Höhenlokalisation, **b** (rechts) Änderung des Tu-
morabstandes zur Anokutanlinie nach Mobilisation. (Aus
HERMANEK u. KARRER 1983)

Resektion die Exstirpation mit permanentem Anus
praeter vermeiden. Seit Einführung der zirkulären
Nahtklammergeräte hat sich für diese Tumorlokalisation eine neue Alternative eröffnet, weil nach
sehr tiefen anterioren Resektionen die primäre Anastomosierung auch mit sehr kurzem Rektumstumpf maschinell unabhängig von der Weite des
Beckens, dem Geschlecht oder einer Adipositas
durchführbar ist.

Fixation des Tumors. Sie galt früher als ein prognostisch sehr ungünstiges Zeichen. Weil der Nachweis der aufgehobenen Verschieblichkeit gegen angrenzende extrarektale Strukturen vielfach einer
karzinomatösen Infiltration gleichgesetzt wurde,
sind manchmal Patienten wegen dieses Befundes
von einer operativen Behandlung ausgeschlossen
worden. Tatsächlich aber ist diese Tumorfixation
nur in etwa 40% auf eine direkte karzinomatöse
Invasion zurückzuführen, beim Rest aber durch
peritumoröse Entzündung bedingt (GALL et al.

1985). Nach unserer Erfahrung handelt es sich in diesen Fällen durchaus nicht selten um große Tumoren im günstigen Dukes-Stadium B. Da die digitale Untersuchung auf Tumorverschieblichkeit auch für erfahrene Untersucher in einem Drittel der Fälle mit falschen Ergebnissen belastet ist (s.S. 528), darf die wichtige Frage der Resektabilität keinesfalls vom Palpationsbefund allein abhängig gemacht werden.

Malignitätsgrad des Tumors. Die Ausbreitung der lymphogenen Metastasierung scheint eindeutig vom Malignitätsgrad abhängig zu sein. Es gibt Hinweise (GRINNELL 1954; PENFOLD 1974; QUER et al. 1953), daß sich bei schlecht differenzierten oder undifferenzierten Tumoren die retrograde Metastasierung weit über das normale Maß hinaus ausdehnen kann. Für die sphinktererhaltende Resektion ergibt sich bei intraperitonealer Tumorlokalisation daraus keine Einschränkung, weil die erforderliche Erweiterung des distalen Sicherheitsabstands auf 6–7 cm immer eingehalten werden kann. Wegen des Risikos der ungewöhnlich weiten lymphogenen Metastasierung lehnen GOLIGHER (1984) und CORMAN (1984) bei tiefsitzenden, schlecht differenzierten und undifferenzierten Tumoren sphinktererhaltende Resektionen ab, weil dabei eine höhere Frequenz lokaler Rezidive an der Anastomose zu erwarten sei. Tatsächlich ist diese wichtige Frage noch nicht eindeutig geklärt. Bei tiefsitzenden, schlecht differenzierten Tumoren haben ELLIOT et al. (1982) keine wesentlichen Unterschiede der 5-Jahres-Überlebensraten nach anteriorer Resektion und Exstirpation feststellen können. EKELUND et al. (1982)(zit. nach GOLIGHER 1984) dagegen berichten über eine hohe Lokalrezidivrate nach anteriorer Resektion bei tiefsitzenden Tumoren mit hohem Malignitätsgrad. In unserem eigenen Krankengut lassen sich in einer prospektiven Studie (HERMANEK u. GALL 1981) keine signifikanten Unterschiede der Lokalrezidivrate in Abhängigkeit vom Malignitätsgrad nachweisen, wenn der Sicherheitsabstand 3 cm und mehr, gemessen am frischen Resektat ohne Zug, betrug. Auf Grund dieser Befunde haben wir deshalb auch Tumoren des Malignitätsgrades 3 nicht von der tiefen anterioren Resektion ausgeschlossen, wenn ein entsprechender distaler Sicherheitsabstand eingehalten werden konnte.

Grenzen der präoperativen Entscheidung. Für die Radikaloperation kann die Entscheidung abdomino-perineale Exstirpation versus sphinktererhaltende Resektion für Tumoren im intraperitonealen Rektum und im distalen Bereich des unteren Rektumdrittels anhand der klinischen Auswahlkriterien bereits präoperativ mit großer Sicherheit herbeigeführt werden. Für die extraperitonealen Tumoren besonders im Grenzbereich des mittleren und unteren Rektumdrittels ist dies aus drei Gründen jedoch nicht möglich:
1. die endoskopische Höhenlokalisation weist erhebliche Fehlerquellen auf (s. Abb. 9),
2. der Distanzgewinn nach Mobilisation des Rektums mit Beseitigung der sagittalen und transversalen Krümmungen ist im Einzelfall nicht sicher vorher bestimmbar und
3. in Abhängigkeit von der intraoperativen Schnellschnittuntersuchung sind unterschiedliche Radikalitätskriterien anzuwenden.

28.7.1.3 Intraoperative Entscheidungen

Die intraoperative Entscheidung zur kontinenzerhaltenden Resektion solle nur dann getroffen werden, wenn der Tumor nach dem Palpationsbefund 5 cm im Gesunden abgesetzt werden kann. Bei histologischem Nachweis einer Lymphabflußblokkade ist ein noch größerer Sicherheitsabstand anzustreben.

Ähnlich wie nach einer lokalen Tumorexzision sollte auch bei der sphinktererhaltenden tiefen anterioren Resektion die ausreichende Radikalität durch eine intraoperative pathohistologische Untersuchung kontrolliert werden (Abb. 10). Die entscheidenden Beurteilungskriterien sind
1. der makroskopische aborale Sicherheitsabstand, gemessen am frischen Operationspräparat ohne Zug,
2. die histologische Kontrolle des aboralen Resektionsrandes auf Tumorbefall und
3. die orientierende Untersuchung tumornaher und tumorferner Lymphknoten.

Die Resektion ist der Exstirpation prognostisch gleichwertig bei einem aboralen Sicherheitsabstand von mehr als 3 cm, gemessen am frischen Resektat ohne Zug, histologisch tumorfreiem Resektionsrand und ungestörtem Lymphabfluß nach kranial entlang der A. mesenterica inferior.

Eine sofortige Umwandlung zur Rektumexstirpation ist demgegenüber bei einem makroskopischen Sicherheitsabstand von 1 cm oder weniger, histologisch nachweisbarer Tumorinfiltration am Resektionsrand oder bei Blockade des kranialen Lymphabflusses erforderlich, wenn ein Sicher-

Sphinktererhaltung versus Rektumexstirpation/intraoperative Selektion

1. Wenn nach Mobilisation in situ ein aboraler Sicherheitsabstand von etwa 5 cm möglich erscheint: Resektion

2. Intraoperative histologische Untersuchung des Resektates

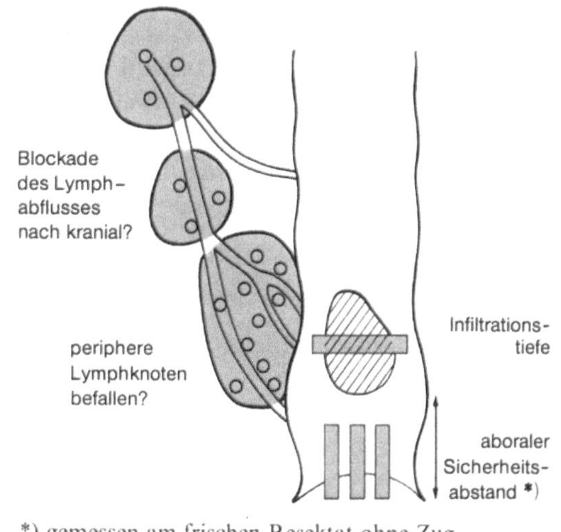

*) gemessen am frischen Resektat ohne Zug

3. Intraoperative Berechnung des Lokalrezidivrisikos nach biometrischem Modell (Hermanek et al. 1981)

berücksichtigte Faktoren:

1. Entfernung des Tumors zur Anokutanlinie	präoperativ
2. Tumordurchmesser	
3. zirkulär/insulär	intraoperativ makroskopisch
4. makroskopischer Typ	
5. Infiltrationstiefe	
6. lymphogene Metastasierung	intraoperativ
7. Lokalisation der Metastasen	histologisch

4. Intraoperative Entscheidung

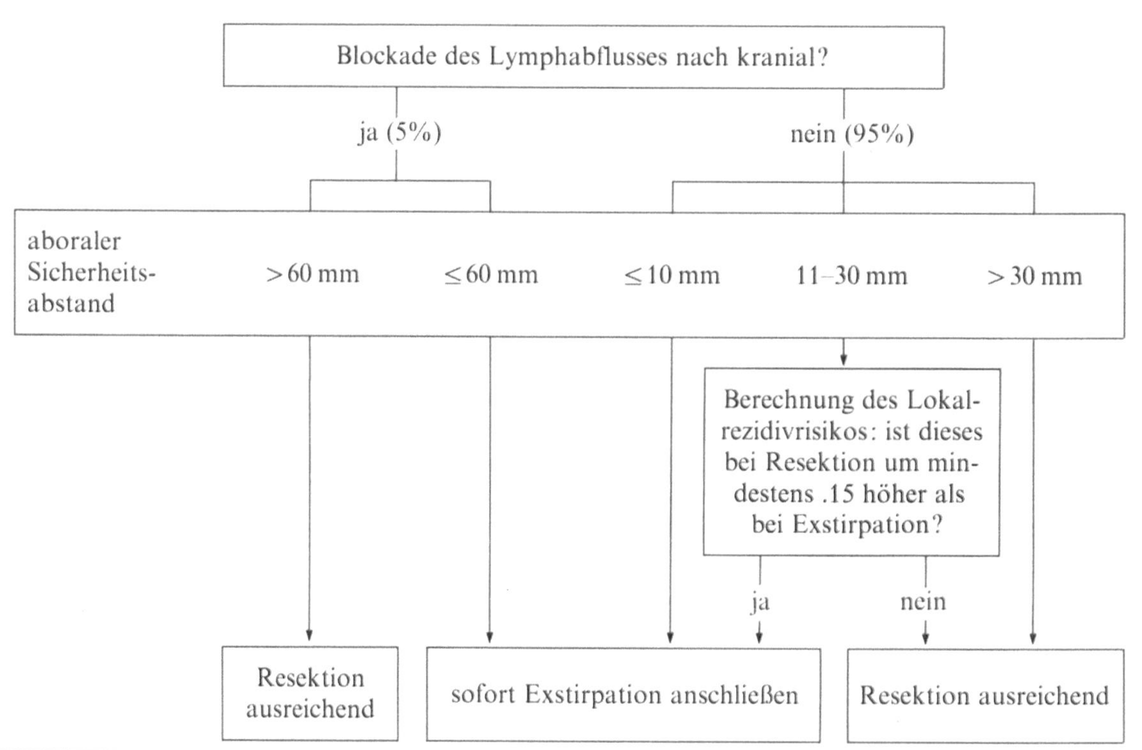

heitsabstand von 6 cm — gemessen am Resektat ohne Zug — unterschritten wird.

Die Lymphabflußblockade ist hierbei keinesfalls gleichzusetzen mit Metastasen in mehreren tumorfernen Lymphknoten. Der Begriff Lymphabflußblockade umschreibt vielmehr die sehr seltene Situation (ca. 5–10% aller Dukes-C-Fälle) (GRINNEL 1966; HERMANEK u. KARRER 1983) mit einer vollständigen Tumordurchsetzung zahlreicher zentraler Lymphknoten (mit Tumornachweis in lateral oder aboral ziehenden Lymphgefäßen oder diesen nachgeschalteten Lymphknoten).

Bei ungestörtem Lymphabfluß, histologisch tumorfreiem Resektionsrand und makroskopischem Sicherheitsabstand von 2–3 cm — gemessen am frischen Resektat ohne Zug — orientieren wir unser weiteres Vorgehen anhand einer intraoperativen multivariaten Analyse über das zu erwartende Lokalrezidivrisiko (HERMANEK et al. 1981). Bei diesem, durch retrospektive Analyse unseres Krankenguts entwickelten und inzwischen in prospektiver Überprüfung stehenden biometrischen Modell werden neben der präoperativ gemessenen Distanz zwischen Tumorunterrand und Anokutanlinie makroskopische wie histologische intraoperative Befunde (Abb. 10) in einen entsprechend vorprogrammierten Taschenrechner eingegeben und ausgewertet bzw. die Resultate in Tabellen abgelesen. Ergibt sich im Einzelfall für die Resektion im Vergleich zur Exstirpation ein wesentlich höheres Rezidivrisiko, so wird die Resektion in gleicher Sitzung zur Exstirpation erweitert. Bei nur geringem Risikounterschied ($\leq 0{,}15$) wird der Eingriff als anteriore Resektion beendet.

28.7.1.4 Entscheidungen nach definitiver Begutachtung des Tumorresektats

Wenn dem Operateur intraoperativ keine zuverlässige histologische Schnellschnittuntersuchung zur Verfügung steht, können sich aus dem endgültigen pathohistologischen Gutachten des Tumorresektats einschneidende Änderungen des eingeschlagenen Therapieplans ergeben. Der histologische Nachweis von Tumorbefall der distalen Resektionslinie zwingt bei tiefer anteriorer Resektion zur Umwandlung in eine abdomino-perineale Exstirpation, weil dabei eine adäquate Nachresektion des Rektumstumpfes mit erneuter End-zu-End-Anastomose kaum mehr möglich ist. Auf die Wichtigkeit der genauen Beurteilung des Tumorresektats noch intraoperativ sei nochmals hingewiesen, weil sich später die meisten Chirurgen bei ungenügenden Sicherheitsabständen oder Blockade des kranialen Lymphabflusses kaum zu einer Reintervention entschließen können.

Zunehmende Bedeutung dürfte die endgültige histologische Begutachtung für die Entscheidung über zusätzliche nichtchirurgische Therapiemodalitäten, insbesondere eine lokale Nachbestrahlung nach Rektumexstirpation gewinnen (s.S. 558).

28.7.2 Klassische Radikaloperation oder eingeschränkte Verfahren?

Beim heutigen Patientengut kommen nur 10–15% der Rektumkarzinome für eingeschränkte Verfahren in Frage. Die lokale Tumorexzision aus onkologischer Sicht erscheint dann als kurative Maßnahme gerechtfertigt, wenn die regionalen Lymphknoten tumorfrei sind. Ohne histologische Untersuchung der Lymphknoten am Resektionspräparat nach klassischer Radikaloperation ist dies nicht zu klären. Das statistische Risiko bereits bestehender Lymphknotenmetastasen läßt sich jedoch auf Grund klinischer und insbesondere pathohistologischer Kriterien recht zuverlässig abschätzen (Abb. 11, Tab. 4). Wie beim Kolonkarzinom müssen außer Tumorgröße, makroskopischer Wuchsform und klinischer Stadieneinteilung dabei histologischer Typ, Malignitätsgrad und Eindringtiefe als histologische Auswahlkriterien besonders berücksichtigt werden (HAGER et al. 1983a; HERMANEK et al. 1979; MASON 1975; MORSON et al. 1977; SCHEELE et al. 1984a).

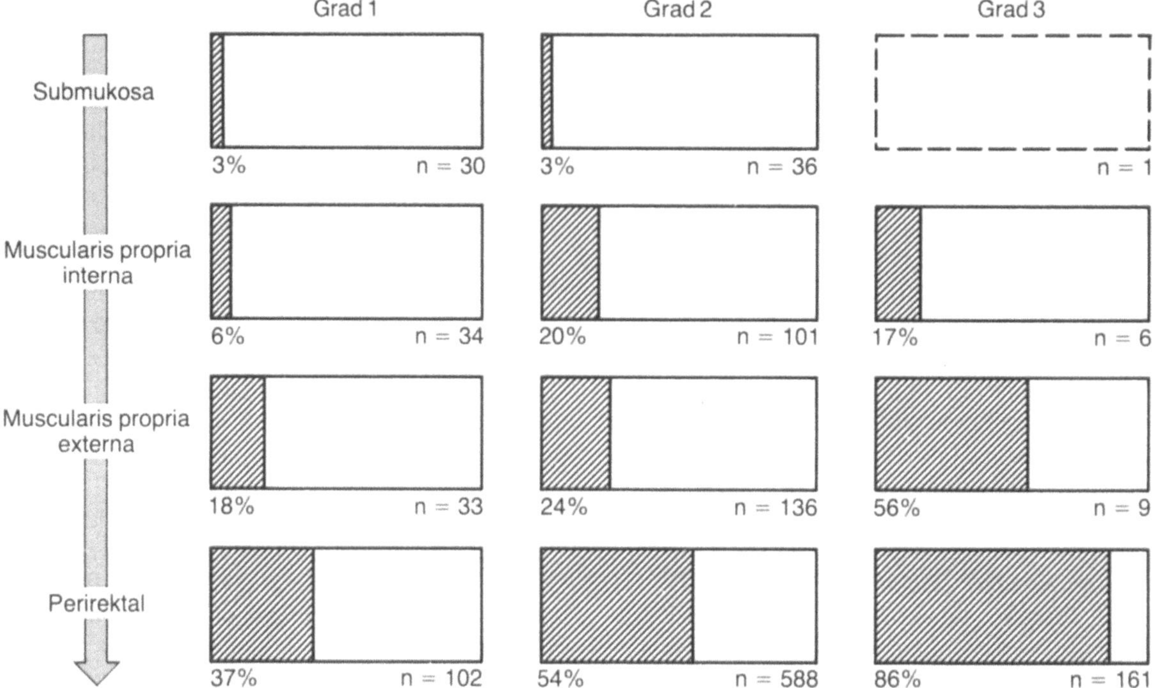

Abb. 11. Häufigkeit lymphogener Metastasierung des Rektumkarzinoms in Abhängigkeit von Infiltrationstiefe und histologischem Malignitätsgrad. Patienten mit klassischer Radikaloperation (n = 1237). Chirurgische Universitätsklinik Erlangen 1969–1983. (Aus SCHEELE et al. 1984a)

Tabelle 4. Häufigkeit von Lymphknotenmetastasen in Abhängigkeit von Tumorgröße, makroskopischer Wuchsform und histologischen Befunden. Patienten mit klassischer Radikaloperation kolorektaler Karzinome. (Chirurgische Universitätsklinik Erlangen 1969–1983)

Tumorgröße bis 30 mm, polypoid oder plattenartig, low risk (Adeno- oder muzinöses Adenokarzinom, Malignitätsgrad 1 oder 2, keine Lymphgefäßeinbrüche)	Infiltration nur Submukosa	2/64 = 3%
	Infiltration in Muscularis propria oder geringer Befall von Subserosa/ Adventitia	9/92 = 10%
Alle anderen Tumoren		1090/2226 = 49%

Tumorgröße und -wuchsform. Für die lokale Tumorexzision kommen nur polypoide und plateauartige Läsionen mit ebener oder leicht konkaver Oberfläche bis zu einer Größe von 3 cm in Frage. Kleine ulzeröse Karzinome, die unter das normale Schleimhautniveau eindringen, sind davon auszuschließen, weil infolge tiefer Infiltration der Wandschichten mit einer viel zu hohen Frequenz an Lymphknotenmetastasen gerechnet werden muß.

Klinisches Stadium. Nur kleine Tumoren, die sicher in der Rektumwand mobil und gut verschieblich sind, also dem klinischen Stadium I und II nach MASON angehören, sind für die lokale Exzision geeignet. Die fixierten Läsionen des klinischen Stadiums III und IV dürfen wegen der durch die tiefe Wandinfiltration verursachten erhöhten lymphogenen Metastasierung nicht einbezogen werden.

Die angeführten klinischen Kennzeichen berechtigen zur Durchführung einer lokalen Exzision. Auf eine präoperative Sicherung der histologischen Diagnose verzichten wir bei derartigen Läsionen, weil aus den Inzisionsbiopsien eine verläßliche Beurteilung vielfach nicht möglich ist. Ein negativer Biopsiebefund schließt ein invasives Karzinom an anderer Stelle nicht aus und erlaubt meist keine Differenzierung zwischen einem Adenom mit schweren Zellatypien und einem echten invasiven Karzinom, das die Muscularis mucosae

Tabelle 5. Histologische Einteilung des Rektumkarzinoms. (Nach HERMANEK 1977)

High risk	Adenokarziom/muzinöses Adenokarzinom Malignitätsgrad 3
	Siegelringzellkarzinom
	Undifferenziertes pleomorphes Karzinom
	Lymphgefäßeinbruch
Low risk	Alle anderen Karzinome

durchbrochen und so Anschluß an die Lymphgefäße der Submukosa gefunden hat (HERMANEK u. KARRER 1983). Daher sollte die bei tiefsitzenden Läsionen bedeutsame Entscheidung zwischen rektumerhaltender lokaler Tumorexzision und klassischer Radikaloperation zunächst anhand der makroskopischen und palpatorischen Untersuchung des Primärtumors, also auf Grund klinischer Kriterien getroffen und die Läsion als „totale Biopsie" im Ganzen entfernt werden.

Für die lokale Exzision eines Rektumtumors muß die Frage der ausreichenden Radikalität möglichst bereits durch eine intraoperative Schnellschnittuntersuchung, die anschließend durch eine definitive pathohistologische Untersuchung an Paraffinstufenschnitten erweitert wird, überprüft werden. Entscheidende Kriterien dafür sind die Entfernung im Gesunden, Infiltrationstiefe und Malignitätsgrad. Hier hat HERMANEK (1977) die Einteilung in Low-risk- und High-risk-Tumoren vorgeschlagen (Tabelle 5). Alle High-risk-Tumoren stellen eine absolute Kontraindikation für die kurative lokale Tumorexzision dar (HERMANEK u. BARRER 1983, SCHEELE et al. 1984a).

Die Entfernung im Gesunden stellt die Kardinalforderung an jedes eingeschränkte Operationsverfahren eines Karzinoms dar. Eine korrekte histologische Beurteilung ist aber nur dann möglich, wenn das Präparat völlig unverletzt, d.h. ohne jeden Einriß und mit einem zirkulären Saum unauffälliger Rektumwand um den Tumorrand zum Pathologen gelangt (HAGER et al. 1983a; HERMANEK u. KARRER 1983; MORSON et al. 1977; SCHEELE et al. 1984a). Vor einem evtl. Versand muß das Exzisionspräparat auf einer Korkplatte aufgespannt und fixiert werden. Für eine intraoperative Schnellschnittuntersuchung ist die Markierung einander entsprechender Punkte am Exzidat und belassener Rektumwand sinnvoll, da dann nach zu knapp oder nicht (sicher) im Gesunden vorgenommener Entfernung in Einzelfällen eine semizirkuläre Nachexzision mit nochmaliger intraoperati-

ver histologischer Überprüfung erfolgen kann. Sofern sich in diesem Nachexzidat kein Tumor mehr nachweisen läßt, gilt das Kriterium Entfernung im Gesunden als erfüllt.

Bei großen gestielten Adenomen, die sich endoskopisch nicht in toto entfernen lassen, kann zunächst der Polypenkopf mit der Schlinge abgetragen werden. Der Polypenstiel muß jedoch anschließend in toto mit einem durchgehenden Saum gesunden Gewebes entfernt, geborgen und besonders gekennzeichnet eingesandt werden (HERMANEK u. KARRER 1983).

Alle nicht oder nicht sicher im Gesunden entfernten Malignome erfordern ausnahmslos eine klassische Radikaloperation, die insbesondere nach transabdominaler lokaler Exzision möglichst in gleicher Sitzung angeschlossen werden sollte.

Bei komplett entfernten Low-risk-Tumoren entscheidet die Infiltrationstiefe über das weitere Vorgehen. Wird ausschließlich die Submukosa infiltriert (pT1), so ist keine weitere Operation erforderlich. Bei Infiltration auch der Muscularis propria oder *geringgradigem* Befall der Subserosa bzw. des perirektalen Fettgewebes fordern einige Autoren die generelle Operationserweiterung (GOLIGHER 1984); wir selbst streben in diesen Fällen eine individuelle Entscheidung unter Berücksichtigung von Lebensalter, Allgemeinzustand und Risiko einer klassischen Radikaloperation an (Abb. 12). Angesichts der unterschiedlichen Häufigkeit bereits vorhandener Lymphknotenmetastasen (Abb. 11) mag als Faustregel gelten, daß bei einem Karzinom vom Malignitätsgrad 1 mit ausschließlicher Infiltration der inneren Ringmuskelschicht auf die klassische Radikaloperation meist verzichtet werden kann, während sie bei Tumoren vom Malignitätsgrad 2 mit Infiltration der äußeren Längsmuskelschicht notwendig ist und nur bei erheblich erhöhtem Operationsrisiko, sehr alten Patienten oder bei anderweitig reduzierter Lebenserwartung unterbleiben sollte.

Werden Subserosa bzw. perirektales Fettgewebe mäßiggradig oder ausgedehnt infiltriert, so ist jedes lokale Verfahren unzureichend; auch bei älteren Patienten sollte in diesen Fällen daher stets eine klassische Radikaloperation angestrebt werden.

Komplett entfernte benigne Tumoren erfordern selbstverständlich keine weitere Behandlung. Wurde hingegen ein Adenom ohne Nachweis eines infiltrativen Karzinoms nicht (sicher) im Gesunden entfernt, so ist je nach Lokalisation, Adenomtyp und klinischem Zustand des Patienten entwe-

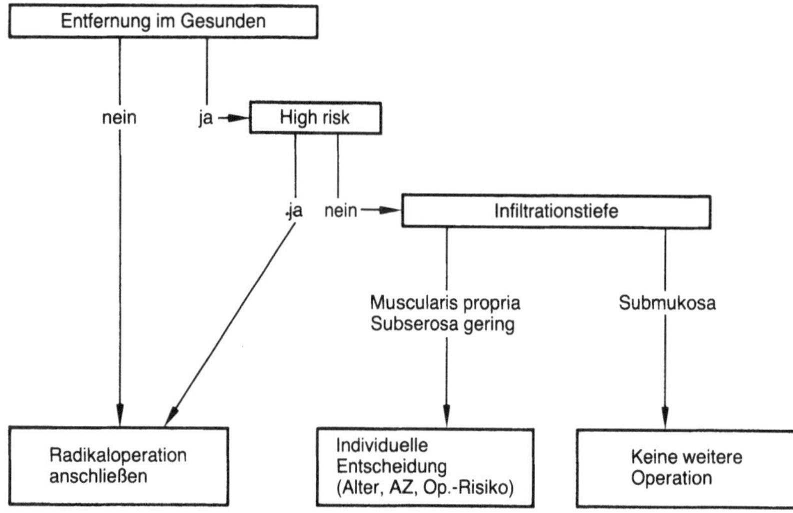

Abb. 12. Intra- und postoperative histologische Kontrolle nach eingeschränkten Operationsverfahren (endoskopische Polypektomie, chirurgische lokale Exzision) beim Rektumkarzinom. (Aus SCHEELE et al. 1984a)

der eine Nachexzision oder eine engmaschige endoskopische Kontrolle erforderlich (MATEK 1985). Die Nachexzision sollte insbesondere bei einem nicht im Gesunden entfernten „Adenom mit schweren Zellatypien" angestrebt werden, da im belassenen Tumorrest möglicherweise ein infiltratives Wachstum und somit in Wirklichkeit ein Karzinom vorliegen kann.

Für die lokale Tumorexzision ist — unabhängig von der intraoperativen Entscheidung — jedoch eine exakte Kontrolle der Befunde im Paraffinschnitt von besonderer Bedeutung. Gelegentlich ergibt sich gerade bei Stufenschnitten ein abweichender Befund mit klinischer Konsequenz. Als Beispiel sei das nachträgliche Auffinden von Lymphgefäßeinbrüchen oder Infiltration in tiefere Wandschichten genannt. In einer derartigen Situation sollte die erforderliche klassische Radikaloperation möglichst innerhalb von 4 Tagen angeschlossen werden.

28.7.3 Methodenwahl bei eingeschränkter Therapie

Während früher auch von Chirurgen als lokale Therapie häufiger die Elektrokoagulation zum Einsatz kam, wird seit einigen Jahren der lokalen Tumorexzision entweder mit peranalem oder posteriorem Zugang der Vorzug gegeben, weil dabei dem Pathologen ein intaktes Tumorpräparat für die histologische Untersuchung übergeben werden kann. Dieser Vorteil besteht auch gegenüber der Kryo- und Lasertherapie.

Die endoskopische Polypektomie kann ohne Narkose erfolgen, da die Rektumschleimhaut oberhalb der Linea dentata nicht sensibel versorgt

ist. Dennoch sollte sie im Rektum nur dann angewendet werden, wenn der Tumor dadurch in toto und mit hoher Wahrscheinlichkeit im Gesunden entfernbar erscheint. Im Gegensatz zur koloskopischen Polypektomie empfiehlt sich hierbei die Verwendung eines starren, weitlumigen Rektoskops. Gestielte Polypen werden mit der Diathermieschlinge, kleine sessile Polypen besser mit einer großen Biopsiezange entfernt.

Die chirurgische lokale Exzision ist indiziert, wenn die Basis eines Polypen bzw. der Stiel einen Durchmesser von 1–2 cm übersteigt.

Die Auswahl der verschiedenen chirurgischen Methoden wird vornehmlich durch technische Gesichtspunkte bestimmt und soll daher im Abschnitt über die Operationsmethoden besprochen werden (s.S. 553).

28.8 Operative Therapie

28.8.1 Operationsvorbereitung

Der Dickdarm ist von oral nach aboral zunehmend durch aerobe und anaerobe Keime besiedelt. Daher drohen besonders nach Eingriffen am Rektum in der großen Wundhöhle im kleinen Becken eitrige Lokalkomplikationen, die zu schweren bis lebensbedrohlichen und tödlichen Zuständen führen können. Diese Risiken können durch eine gründliche Darmreinigung und flankierende perioperative Antibiotikatherapie verringert werden. Die Durchführung erfolgt in gleicher Weise wie beim Kolonkarzinom (s.S. 506).

28.8.2 Technik der anterioren und tiefen anterioren Resektion

Der beste abdominelle Zugang ist die mediane Laparotomie, rechts um den Nabel herum, wobei sich die Inzision meist bis zum Xyphoid ausdehnt. Alle linksseitigen Schnittführungen, auch die links um den Nabel herumgezogene mediane Laparotomie vermeiden wir, um eine vielleicht doch erforderliche permanente Kolostomie nicht zu behindern.

Routinemäßig erhält der Patient einen suprapubischen Zystofix-Katheter, wodurch sich die früher häufigen postoperativen Komplikationen der ableitenden Harnwege deutlich vermindert haben.

Exploration. Bei der *Exploration des Abdomens* müssen zunächst die Resektabilität des Primärtumors abgeklärt und juxtaregionäre abdominale Lymphknoten- sowie Lebermetastasen ausgeschlossen werden.

Bei frei im Becken beweglichen Tumoren gibt es wohl kaum Zweifel über die Resektabilität des Primärtumors. Beim Vorliegen einer umschriebenen Tumorfixation dürften für die Exzision dann keine Schwierigkeiten entstehen, wenn die übrigen Darmabschnitte im Tumorbereich frei beweglich erscheinen. Bei Frauen lassen sich die Probleme der fixierten Rektumkarzinome durch Operationserweiterung unter gleichzeitiger Mitnahme von Uterus, Adnexen und Scheidenhinterwand meist erfolgreich lösen. Bei Tumoren mit starrer Fixation, die zunächst als nicht mehr entfernbar erscheinen, ist immer der Versuch einer Probeauslösung aus dem kleinen Becken durch eine Dissektion vom Gesunden her zu versuchen.

Je erfahrener der Chirurg ist, um so seltener wird er einen geplanten Eingriff wegen lokaler Inoperabilität im kleinen Becken abbrechen, außer es handelt sich um das klassische Bild des „frozen pelvis".

Dissektion. Vor Beginn der Dissektion sollte das Darmlumen proximal und distal vom Tumor mit einem Nabelschnurbändchen abgeriegelt werden, um eine Tumorzellverschleppung zu verhüten. Bei extraperitonealen Tumoren kann die distale Abriegelung erst später nach kompletter Mobilisation des Rektums durchgeführt werden.

Als nächster Schritt erfolgt dann das *Aufsuchen des Ureters* an der Überkreuzungsstelle der A. iliaca communis. Der Ureter liegt hier dorsal der Gerota-Faszie und medial der V. spermatica oder ovarica. Das Anschlingen des Ureters und die Beachtung des Verlaufs während der operativen Dissektion schützt vor Verletzungen.

Für die *Mobilisation der linken Flexur* wird zunächst das Mesosigma von links her bis zum linken Aortenrand vollständig von der Gerota-Faszie abgelöst, das große Netz vom linken Querkolon abgetrennt, die Bursa omentalis major eröffnet und die Verbindungen zur Milz und zum Pankreasunterrand komplett durchtrennt. Nur diese erweiterte Mobilisation garantiert ein ausreichend langes Kolon für die tiefe anteriore Resektion, das dann auch spannungslos die Kreuzbeinhöhle ausfüllt. Obwohl manchmal die Notwendigkeit der Mobilisation der linken Flexur angezweifelt wird, halten wir sie für essentiell bei jeder anterioren Resektion. Verzichtet man darauf, resultiert eine zu wenig ausgedehnte Darmresektion.

Zur hohen Unterbindung der A. und V. mesenterica inferior wird das Peritoneum rechts zwischen Aorta und V. cava inferior vom Duodenum nach kaudal inzidiert. Die Ablösung des mesenterialen Ansatzes wird dabei unter Mitnahme der aortalen Lymphknoten entlang der Aorten- und Cavavorderwand durchgeführt (Abb. 13). Beim Mann sollten die gut sichtbaren Wurzeln des sympathischen präsakralen Plexus geschont werden, was ohne Einschränkung der Radikalität möglich ist. Für die hohe radikuläre Unterbindung der A. mesenterica inferior ist die einwandfreie Darstellung des Abgangs erforderlich. Bei ungenügender Ablösung des Mesokolons von der Gerota-Faszie kann blindes Unterfahren der Arterie zur Verletzung des linken Ureters führen. Vor Knoten der Unterbindung muß durch Herüberklappen des Mesokolons nach rechts der Verlauf des Ureters noch einmal identifiziert werden.

Die hohe Ligatur der A. und V. mesenterica inferior wird nicht allgemein vorgenommen und kontrovers diskutiert (GOLIGHER 1984; GRINNELL 1965; MORGAN u. GRIFFITHS 1959; PEZIM u. NICHOLLS 1984; SUGARBAKER u. CORLEW 1982). Wenngleich die hohe Ligatur den Radikalitätsprinzipien der Tumorchirurgie entspricht, ist ihr therapeutischer Wert bislang nicht definitiv gesichert.

Wir verzichten auf die hohe Ligatur bei hohem Alter und schlechtem Allgemeinzustand, bei technischen Schwierigkeiten infolge erheblicher Adipositas oder offensichtlich palliativer Resektion infolge Lebermetastasen. Die Gefäße werden dann in Höhe der Aortenbifurkation unterhalb des Abgangs der ersten Sigmaarterie ligiert.

Die Durchtrennung von Mesokolon und Kolon erfolgt distal des Versorgungsgebiets der A. colica

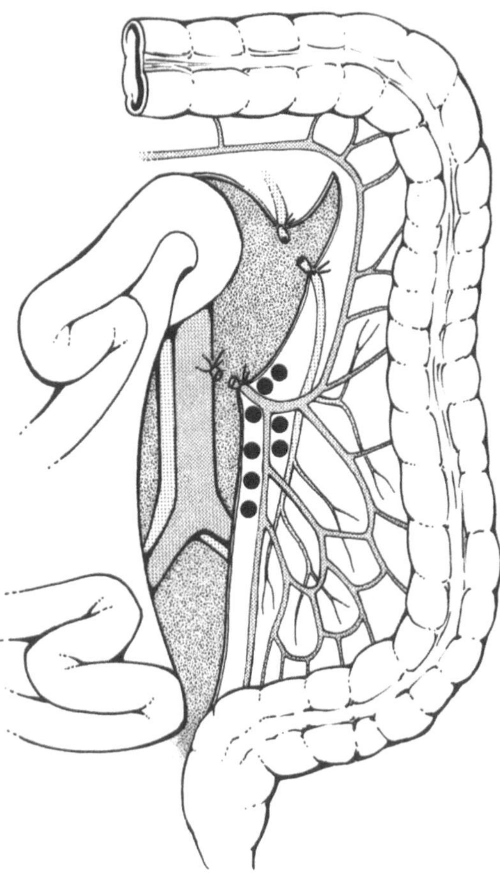

Abb. 13. Operationssitus nach Dissektion. (Aus Gall 1982c)

sinistra (Abb. 14). Zur Verbesserung der arteriellen Durchblutung des proximalen Kolonstumpfes
erhalten wir uns durch eine spezielle Dissektionstechnik eine zweite Gefäßarkade, die aus A. colica
sinistra ascendens, dem Stamm der A. mesenterica
inferior und der A. colica sinistra oder der ersten
Sigmaarterie besteht (Abb. 14). Der Vorteil dieser
Technik liegt in der Verbesserung der Durchblutung am oralen Kolonschenkel und im zusätzlichen Längengewinn für die sehr tiefe Rektumresektion. Weil bei dieser Dissektion das perivaskuläre Bindegewebe mit den Lymphknoten vom
Stamm der A. mesenterica inferior komplett entfernt wird und nur bei der seltenen Blockade der
proximalen Lymphknoten (unter 5%) ein retrograder Befall der parakolischen Lymphknoten im
Mesosigma in 0,3% vorkommt, resultiert daraus
keine Einschränkung der Radikalität.

Mobilisation des Rektums beim Mann. In der zweiten Phase des Eingriffs erfolgt die Mobilisation

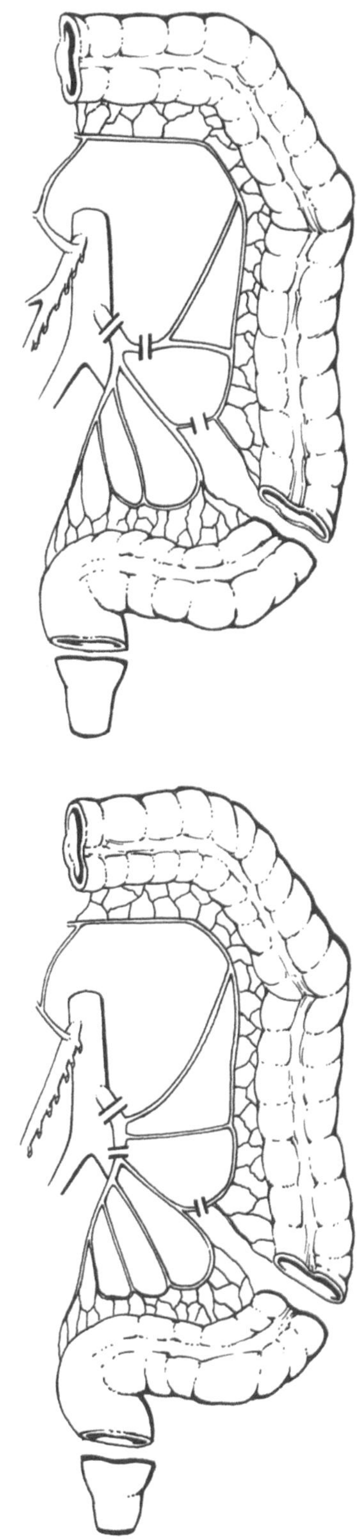

Abb. 14. Erhaltung der A. colica sinistra ascendens. (Aus Gall 1982c)

des Rektums mit Vorbereitung des Rektumstumpfes für die spätere Anastomosierung. Das Rektum wird zunächst von dorsal her mobilisiert. Beim Tumor am rektosigmoidalen Übergang reicht die dorsale Mobilisation bis herunter zur peritonealen Umschlagsfalte oft aus, um einen distalen Sicherheitsabstand von 5 cm oder mehr in situ einhalten zu können. Für alle übrigen Tumoren ist aber die komplette vordere und hintere Mobilisation bis zum anorektalen Übergang und Durchtrennung der Paraproktien erforderlich. Die hintere Dissektion zur Auslösung des Rektums aus der Kreuzbeinhöhle beginnt zwischen der Fascia pelvis visceralis und parietalis (Waldeyer-Fascie). In der richtigen Schicht kann sie vom Promontorium bis zum Steißbein unter Zug des Rektums nach ventral entweder scharf mit der Schere oder stumpf mit der Hand ohne größeren Blutverlust durchgeführt werden. Die anteriore Auslösung des Rektums wird im Rezessus der Denoviellier-Faszie durchgeführt. Bei vorsichtiger Präparation dieser Schicht können Verletzungen der Samenblasen und Blutungen aus der Blasenhinterwand und Prostata meist vermieden werden.

Nach Beendigung der vorderen und hinteren Mobilisation hängt das Rektum nur noch an den seitlichen Paraproktien, in denen die Aa. rectales mediae verlaufen. Vor Durchtrennung der Paraproktien wird der Verlauf des Ureters genau identifiziert, weil hier eine von drei möglichen Verletzungsstellen liegt.

Bei konventioneller Technik werden die Paraproktien am Ansatz der seitlichen Beckenwand schrittweise unter Anlegen von Klemmen durchtrennt. Gegen eine große Massenligatur zu ihrer Versorgung gibt es Vorbehalte, weil dabei zuviel Gewebe an der seitlichen Beckenwand stehen bleibt und dadurch die laterale Radikalität eingeschränkt wird.

Erweiterte laterale iliakale Lymphdissektion. Hierbei unterbleibt die Durchtrennung der Paraproktien. Nach Identifizierung des Ureters wird das gesamte perivaskuläre Binde- und Fettgewebe mitsamt den Lymphknoten von der A. iliaca externa unter Schonung der A. iliaca interna und ihrer Äste sowie des N. obturatorius von der seitlichen Beckenwand und dem M. obturatorius internus bis zum Beckenboden abgelöst.

Es gibt Hinweise — besonders aus Japan (Hojo u. Koyama 1982; Koyama et al. 1982) —, daß bei extraperitonealen Rektumtumoren die Ausräumung der lateralen Beckenlymphknoten in Kombination mit der abdomino-perinealen Exstirpation oder anterioren Resektion die Frequenz der lokalen Rezidive vermindert und die 5-Jahres-Überlebensraten erhöht. Weil aber diesen Vorteilen beträchtliche Nachteile infolge einer hohen Inzidenz an Blasenentleerungsstörungen und sexuellen Problemen gegenüberstehen (Sugarbaker u. Corlew 1982), haben wir uns, wie die meisten westlichen Zentren, bisher nicht zur lateralen Lymphknotendissektion entschließen können.

Verhütung einer Tumorzellimplantation. Hierfür wird bei extraperitonealen Karzinomen nach der Mobilisation das Rektum distal vom Tumor abgeklemmt und mit einem peranal eingeführten Katheter mit 1 l Aqua bidest. ausgespült, um abgeschilferte maligne Zellen zu zerstören.

Tumorentfernung. Bei der anterioren Resektion zur Entfernung von Tumoren im oberen Rektumdrittel ergeben sich in der Regel für die Einhaltung eines *adäquaten distalen Sicherheitsabstands* keine Probleme. In gleicher Höhe wie die Rektumwand muß dazu auch das Mesorektum unter vorsichtiger Ablösung von der Beckenwand zwischen Klemmen durchtrennt und ligiert werden.

Bei sehr tiefer Resektion unmittelbar über dem anorektalen Übergang verdünnt sich das Mesorektum so stark, daß seine Durchtrennung gleichzeitig mit dem Rektum erfolgen kann, wobei anschließend spritzende Gefäße durch Umstechungen oder durch Diathermie versorgt werden. Ob dann eine geplante tiefe anteriore Resektion durch eine Anastomosierung beendet oder in eine abdomino-perineale Exstirpation umgewandelt werden muß, entscheiden wir intraoperativ nach Beurteilung des Resektionspräparats (s.S. 541).

Wiederherstellung der Kontinuität. Im allgemeinen wird eine End-zu-End-Anastomosierung bevorzugt. Unter den zahlreichen manuellen Nahtverfahren hat sich die einreihige extramuköse schichtgerechte Naht mit resorbierbarem Nahtmaterial am besten bewährt (Scheele et al. 1984b). Bei Frauen mit weitem Becken sind dann auch sehr tiefe Anastomosen problemlos herzustellen, während sich bei Adipositas und bei Männern dabei erhebliche Schwierigkeiten ergeben können. Aus diesen Gründen werden für die anteriore Resektion zunehmend häufiger und bevorzugt zirkuläre *Klammernahtgeräte* eingesetzt. Ihre Insuffizienzraten sind denen der manuellen Nahttechnik vergleichbar (Adloff et al. 1980; Beart u. Kelly

1981; Brennan et al. 1982; Detry et al. 1984). Als wesentlicher Vorteil wird jedoch angeführt, daß kontinenzerhaltende Resektionen durch Verwendung von Klammergeräten auch dann noch gelingen, wenn die Anastomosierung mit der manuellen Nahttechnik nicht mehr möglich ist. Das Erzwingen sehr tiefer anteriorer Resektionen darf aber nicht zu onkologisch unvertretbaren Kompromissen führen. Berichte über erhöhte Lokalrezidivquoten bei Verwendung von Klammernahtgeräten (Anderberg et al. 1983; Hurst et al. 1982) stimmen bedenklich.

Bei tiefer Resektion am Übergang zum Analkanal kann als Alternative zur End-zu-End-Anastomose eine *transanale Anastomose* (Gemsenjäger 1984; Parks 1972) zur Kontinenzerhaltung eingesetzt werden. Alle koloanalen Anastomosen, ob sie ohne oder mit Eversion des Rektumstumpfes durchgeführt werden, sind mit einer erhöhten Insuffizienzrate belastet. Bei Eversion des Rektumstumpfes gibt es außerdem vermehrt Kontinenzprobleme durch eine direkte Schädigung des Sphinkterapparats (Localio et al. 1978).

Einzelne Autoren empfehlen zur besseren Darstellung des unteren Rektums die Resektion des Schambeins mit unilateraler Mobilisation der Blase (Ackerman et al. 1979). Dieses Vorgehen bedeutet eine beträchtliche Operationserweiterung und ist unseres Erachtens seit Einführung der zirkulären Klammernahtgeräte auch immer vermeidbar.

Vorgehen bei der Frau. Die *abdominelle Dissektion bei der Frau* unterscheidet sich vom Vorgehen beim Mann hinsichtlich der vorderen Auslösung. Durch Hochnähen des Uterus und der Adnexe mit Haltenähten an die vordere Rektusscheide verbessert sich der Zugang für die vordere Mobilisation. Bei kräftigem Zug von Uterus und Zervix mit einem langen Retraktor wird zwischen hinterem Scheidengewölbe und der Rektumvorderwand eine seichte Rinne gut sichtbar, durch die die vordere Umschneidung des Peritoneums verläuft. In der richtigen Schicht kommt man in den obliterierten Rezessus der Denovillier-Faszie, die anterior die Scheidenhinterwand bis fast zum Beckenboden und posterior die Rektumvorderwand und die Paraproktien umgibt. Die Dissektion kann in diesem Rezessus stumpf oder mit der Schere leicht bis herunter zum Beckenboden vorgenommen werden, wobei seitlich noch die Paraproktien an der vorderen Beckenzirkumferenz abgeschoben und weit lateral durchtrennt werden müssen.

Eine *simultane Hysterektomie und Adnexentfernung* in Kombination mit der Exzision der Rektumgeschwulst ist bei Frauen mit Vorderwandtumoren des intraperitonealen Rektums erforderlich, wenn der Tumor durch breitflächige Adhäsionen mit dem Genitale verwachsen ist.

Die Dissektion beginnt nach Darstellung beider Ureteren mit der Durchtrennung der V. ovarica und des Ligamentum rotundum. Dann wird der Uterus nach dorsal gezogen und das Peritoneum zwischen Blase und Zervix von rechts nach links inzidiert sowie die Inzision auf beiden Seiten nach dorsal entlang vom Mesorektum und vom Mesosigma nach kranial zur Aortenbifurkation fortgesetzt. Der Ureter wird auf jeder Seite an der Beckenwand nach kaudal weiterverfolgt, bis er in den Ureterkanal, der durch die Überkreuzung der uterinen Gefäße entsteht, eintritt. Nach Unterbindung der A. und V. uterina kann der Ureter lateral neben dem oberen Scheidengewölbe entlang bis zu seinem Eintritt in die Blase verfolgt werden. Als nächster Schritt wird die Blase von der Zervix und der Vorderwand der Vagina abgeschoben. Es schließt sich dann die dorsale Mobilisation des Rektums an, so daß nach Durchtrennung der Paraproktien die Auslösung von Uterus und Rektum vom Abdomen her beendet ist.

Nach querer Durchtrennung der Scheide kann entweder eine tiefe anteriore Resektion oder eine abdomino-perineale Exstirpation, auch mit Enbloc-Resektion der Scheidenhinterwand, angeschlossen werden.

28.8.3 Protektive Kolostomie

In den 30er Jahren wurde der anterioren Resektion prinzipiell eine präliminare transversale Kolostomie vorgeschaltet. Mit zunehmender Erfahrung und effektiverer Kolonvorbereitung, auch unter Einsatz von Antibiotika, wurde dieses Vorgehen dann durch die simultane transversale Kolostomie am Ende der Resektion ersetzt. Später beschränkte sich ihre Anwendung auf jene Fälle, bei denen die Anastomosierung ausgesprochen schwierig oder die Kolonvorbereitung ungenügend war. Mit zunehmender Erfahrung konnte aber auch bei sehr tiefen anterioren Resektionen auf eine routinemäßige Vorschaltung einer protektiven Kolostomie verzichtet werden.

Zur Entlastung der Rektumanastomose gibt es mehrere Möglichkeiten — die transversale Kolostomie, die Zökostomie oder die Loop-Ileostomie.

Bei eingetretener Insuffizienz ist die gewünschte vollständige Ableitung von Stuhl und Winden am besten durch die blockierenden Verfahren zu erreichen.

Bei ungenügender Darmvorbereitung infolge stenosierender Tumoren hat sich uns in jüngster Zeit die intraoperative Darmlavage bewährt. Durch Einführen eines Katheters in das Zökum und Einbinden eines dicklumigen Schlauchs mehrere Zentimeter distal der vorher bestimmten Kolonresektionslinie, läßt sich der Darm mit 4–5 l Kochsalzlösung von Stuhlresten in kurzer Zeit völlig freispülen, so daß anschließend auf die Anlage einer protektiven Kolostomie verzichtet werden kann.

28.8.4 Technik der abdomino-perinealen Rektumexstirpation

Die meisten Fehler bei der Auswahl der Kolostomieöffnung an den Bauchdecken entstehen, wenn sie erst auf dem Operationstisch und bei eröffnetem Bauch erfolgt und dann meist zu tief, zu weit lateral und in den Hautfalten angelegt wird. Die richtige Lage der Kolostomieöffnung muß deshalb bereits präoperativ im Stehen und Liegen unter Berücksichtigung der Dicke und Wölbung der Bauchdecken ausgewählt und markiert werden. Bei uns erfolgt dies einen Tag vor der Operation durch erfahrene Stomatherapeuten. Bei dieser Gelegenheit wird der Patient außerdem in einem längeren Gespräch ausführlich über die Probleme des Anus praeter unterrichtet und ihm deren zuverlässige Beherrschung durch eine differenzierte Stomaversorgung mit verschiedenen technischen Systemen, auch unter Einsatz der Darmirrigation, dargestellt. Besonderen Wert legen wir dabei auf eine individuelle Unterrichtung, weil sie nach unserer Erfahrung erheblich zur Verminderung von Streß und Angst vor der Operation beiträgt.

Zu Beginn der Operation wird der Anus nach Einbringen eines Tupfers in das Rektum durch zwei Tabaksbeutelnähte dicht verschlossen. Neben dem routinemäßigen Zystofixkatheter, den wir wie bei anteriorer Resektion anlegen, verzichten wir aber bei abdomino-perinealer Exstirpation nicht auf die zusätzliche Einlage eines Blasenkatheters, weil dabei die Harnröhre leichter zu tasten und bei der pelvinen Dissektion weniger gefährdet ist.

Das früher an unserer Klinik übliche Vorgehen mit Umlagerung für den sakralen Akt in Goetze-Lagerung, haben wir seit vielen Jahren zugunsten der synchron kombinierten Rektumexstirpation in der Lloyd-Davies-Lagerung verlassen. Der Vorteil der synchronen Technik besteht in der geringeren Belastung für den Patienten und in der Verkürzung der Operationszeit.

Die Eröffnung des Abdomens erfolgt durch eine mediane Laparotomie rechts vom Nabel, die 5 cm nach kranial verlängert wird.

Nach Überprüfung der Operabilität wird das Rektum auch hier zur Verhütung einer Tumorzellverschleppung proximal vom Tumor durch ein Nabelschnurbändchen abgeriegelt.

Der intraabdominale Akt der Rektumexstirpation entspricht weitgehend dem Vorgehen bei der tiefen anterioren Resektion, wobei jedoch einige Abweichungen zu berücksichtigen sind.

Bei der Durchtrennung der kongenitalen Adhäsionen am unteren Sigma, die in 75% der Fälle vorkommen, besteht die Gefahr der Verletzung des hinteren Peritoneums, so daß daraus beim Beckenbodenverschluß erhebliche Schwierigkeiten entstehen. Durch Herüberklappen und Zug des Sigmas nach rechts sowie Einschneiden der kongenitalen Verwachsungen direkt am Ansatz zum Mesokolon lassen sich solche Peritonealverletzungen immer vermeiden.

Die Mobilisation von Sigma und Colon descendens erfolgt durch Ablösung von der Gerota-Faszie bis zur Aorta und ist nur bis etwa zur Mitte des linken Hemikolons erforderlich. Für eine adäquate Lymphknotendissektion wird auch hier eine hohe radikuläre Unterbindung der A. mesenterica inferior durchgeführt.

Die Durchtrennung des sigmoidalen Mesokolons und Kolons erfolgt proximal der A. colica sinistra. Über die arterielle Randarkade ist dabei stets eine ausreichende Durchblutung an der späteren Kolostomie gewährleistet.

Die Auslösung des Rektums aus dem kleinen Becken geschieht mit der gleichen Technik wie bei der tiefen anterioren Resektion (s.S. 548 und 550).

Perineale Dissektion beim Mann. Die Umschneidung des Anus erfolgt mit elliptischer Inzision in 2 cm Abstand vom Analkanal. Es besteht keine Notwendigkeit, das Steißbein aus Radikalitätsgründen oder der besseren Übersicht wegen zu resezieren. Besonderer Wert ist auf eine komplette Ausräumung der Fossa ischiorectalis mit vollständiger Entfernung des Fettgewebekörpers und der darin befindlichen Lymphknoten zu legen. Der M. levator ani wird dann lateral vom Übergang zu seinem ischiokokzygealen Anteil von dorsal nach ventral durchtrennt. Weil zu diesem Zeitpunkt der abdominale Operateur das Rektum bereits nach Durchtrennung der Paraproktien komplett bis zum Beckenboden mobilisiert hat, hängt das Rektum nur noch ventral an der Beckenbodenmuskulatur, dem M. pubococcygeus, puborectalis und rectourethralis, an der Urethra und Prostata. Weil Rektum und Urethra in diesem Bereich nur durch eine 1,5–2 cm breite Gewebsbrücke getrennt sind, führt bei der anterioren Ablösung der geringste Fehler nicht nur zur Verletzung der Urethra, sondern auch zur Eröffnung des Rektums. Außerdem kann es an dieser Stelle bei unvorsichtiger Dissektion besonders leicht zum Tumoreinriß kommen, so daß damit ein lokoregionäres Rezidiv vorprogrammiert ist.

Perineale Dissektion bei der Frau. Sie unterscheidet sich von der Dissektion beim Mann nur an der vorderen Zirkumferenz, wo die Vagina von der Rektumvorderwand getrennt werden muß. Tumorstadium und -lokalisation bestimmen die Entscheidung zur Mitentfernung der Vaginalhinterwand. Bei kleinen, lokalisierten Tumoren an der Rektumhinterwand kann auf eine Resektion der Scheidenhinterwand verzichtet werden. Dagegen sollte bei Tumoren der Rektumvorderwand und bei allen Geschwülsten mit Fixation zur Scheide grundsätzlich eine En-bloc-Resektion von Rektum und Scheidenhinterwand durchgeführt werden (ENQUIST u. BLOCK 1966).

Für kleine Tumoren im kaudalen Abschnitt des unteren Rektumdrittels ist lediglich eine Exzision des unteren Drittels oder der unteren Hälfte der Scheidenhinterwand erforderlich, dagegen muß bei ausgedehnten und mehr proximalen Läsionen die Dissektion der Vaginalhinterwand in toto bis in das hintere Scheidengewölbe vorgenommen werden. Blutungen aus dem Resektionsrand der Scheide lassen sich am besten durch eine fortlaufende Naht entlang der Resektionsränder vermeiden. Nach komplettem Verschluß der perinealen Wunde wird die sakrale Höhle über eine breite Laschendrainage durch die Vagina und Vulva nach außen drainiert. In der Regel kommt es dabei zu einer komplikationslosen Wundheilung mit rascher Regeneration der Vagina, welche sich dann kaum vom Normalbefund unterscheidet.

Die früher häufigen *Probleme der perinealen Wunde* (SCHWEIGER u. SCHELLERER 1978) lassen sich heute durch einen primären Wundverschluß in Kombination mit Dauerabsaugung der sakralen Höhle, die extraperitoneal zum linken Unterbauch herausgeleitet wird, vermeiden.

Nach Herausziehen des Kolons zur Kolostomie wird das Beckenperitoneum durch fortlaufende Naht geschlossen, wenn diese Naht spannungslos zuverlässig gelingt. Hierbei ist auf den Verlauf des Ureters zu achten, weil dies der dritte kritische Punkt für Ureterverletzungen ist. Die Alternative zum Nahtverschluß des Beckenbodenperitoneums ist bei primärem perinealen Wundverschluß das Offenlassen des Peritoneums, das zu keinen erkennbaren Nachteilen führt.

28.8.5 Permanente Kolostomie

Die Lebensqualität eines Patienten nach abdomino-perinealer Exstirpation wird entscheidend von der richtigen Position und dem komplikationslosen Einheilen der Kolostomie beeinflußt. Falsch plazierte Kolostomien und Fehler bei der Anlage können nicht nur erhebliche Schwierigkeiten bei der Stomaversorgung bereiten, sondern auch zu Spätkomplikationen — Stenose, Fistel, Hernie, Prolaps — führen (WINKLER 1983).

Zur Kolostomieanlage werden die Haut und die Subkutis an vorher markierter Stelle durch eine zirkuläre Exzision bis auf die Aponeurose entfernt, die entweder kreuzförmig eingeschnitten oder kreisförmig exzidiert wird. Bei korrekter Position der Kolostomie liegt dann der äußere Bereich der Rektusscheide mit dem M. rectus abdominis frei, der in der Längsrichtung gespalten und nach beiden Seiten retrahiert wird. Bei der früher üblichen kreuzförmigen Inzision von M. obliquus internus und transversalis bei zu weit lateraler Kolostomie und bei zu großzügiger querer Muskeldurchtrennung des M. rectus abdominis ist eine parastomale Hernie vorprogrammiert. Der Kanal in der Bauchdecke soll gerade die Passage von zwei Fingern ermöglichen.

Das durch diese Öffnung durchgezogene Kolon soll zwanglos ohne Siphon- oder Schlingenbildung anlaufen. Die laterale Lücke neben dem durchgezogenen Kolonschenkel muß zur Verhütung einer lateralen parastomalen Hernie mit einer Tabaksbeutelnaht aus nichtresorbierbarem Nahtmaterial zwischen dem lateralen Peritoneum und dem Mesosigma zuverlässig verschlossen werden. Diese Naht ist in der Regel zur Fixation des durchgezogenen Kolonschenkels ausreichend. Wenn eine zusätzliche Verankerung erforderlich erscheint, soll sie nur zwischen zwei bis drei Appendices epiploicae und der Externusaponeurose durchgeführt werden. Nähte, die die Kolonwand mitfassen, können zur umschriebenen Nekrose und zur Entwicklung subkutaner Kotfisteln führen. Bei ungenügender arterieller Versorgung des distalen Kolonstumpfes entstehen zirkuläre Wandnekrosen, die eine Relaparotomie und Kolonnachresektion erfordern. Vor dieser Komplikation schützt die zuverlässige Überprüfung der arteriellen Durchblutung am vorgezogenen Kolonstumpf.

Nach Verschluß der Bauchdecken wird der Kolonstumpf etwa 1 cm über dem Hautniveau nachamputiert und mit Einzelnähten primär an die Hautinzision angenäht, wodurch sich in der überwiegenden Mehrzahl eine Heilung per primam erreichen läßt.

Eine kontinente Kolostomie zur Verhütung des unkontrollierten Wind- und Stuhlabgangs, dem für den Patienten gravierendsten Problem der Rektumexstirpation, steht trotz zahlreicher Versuche derzeit für eine generelle Anwendung noch nicht zur Verfügung.

Mit dem Erlanger Magnetverschluß (FEUSTEL u. HENNIG 1975) konnte nur in etwa 30% eine dauerhafte und funktionell befriedigende Kontinenz erzielt werden. Trotz primärer Einheilung des implantierten Magnetringes kam es später in mehr als der Hälfte zur Infektion und Abstoßung, die zur Explantation zwang. Versuche, durch eine verbesserte Patientenselektion dieses Problem zu beherrschen, blieben bisher erfolglos.

Für das von SZINICZ (1980) entwickelte implantierbare luft- oder wassergefüllte Silastikverschlußsystem gelten die gleichen Vorbehalte der Verträglichkeit und Abstoßung des Implantats. Seine klinische Erprobung an einem größeren Patientenkollektiv steht bisher noch aus.

Durch frei transplantierte glatte Darmmuskulatur haben SCHMIDT et al. (1979) einen Sphinkterersatz an der Kolostomie zu erreichen versucht. Das Muskeltransplantat soll dabei die wesentliche Aufgabe des Sphinkters, nämlich einen Dauertonus über 24 h aufrechtzuerhalten, übernehmen. Da eine willkürliche und reflektorische Erschlaffung dieses Muskeltransplantats fehlt, muß bei der Stuhlentleerung durch Applikationen eines Klistiers der Dauertonus des Transplantats überwunden werden. Zwischen den durch Klistiere ausgelösten Darmentleerungen soll es zu keinem Stuhl- oder Windabgang kommen. Ob letzteres generell zutreffend ist, scheint fraglich, weil einige Patienten über intermittierenden, explosivartigen Windabgang klagen. Mehr als 85% der Patienten beurteilen ihre Kontinenz als zufriedenstellend (SCHMIDT 1982).

Bei Patienten, bei denen es nur nach Applikationen eines großen Klistiers zur gewünschten Darmentleerung kommt, besteht kein Vorteil mehr zur konventionellen Kolostomie, bei der durch morgendliche Darmirrigation in vielen Fällen über 24–48 h eine Stuhlentleerung ausbleibt.

28.8.6 Technik der eingeschränkten Operationsverfahren

Die eingeschränkte operative Therapie des Rektumkarzinoms, also die Entfernung des Tumors mit engem Sicherheitsabstand und der Belassung des Lymphabflußgebiets ist über drei Zugangswege möglich: peranal, perineal-posterior und transabdominal.

Peranale Verfahren. Die endoskopische Polypektomie mit Diathermieschlinge kommt nur bei polypoiden Tumoren in Frage, deren Basis nicht größer als 1–2 cm ist. Im Gegensatz zur koloskopischen Polypektomie empfiehlt sich hier die Verwendung eines starren weitlumigen Rektoskops.

Die peranale chirurgische lokale Exzision polypoider Läsionen im unteren Drittel kann in Form einer submukösen Exzision oder als allschichtige Exzision (sog. „disc excision") erfolgen.

Die submuköse Exzision ist nur bei einem gut beweglichen, nach dem makroskopischen Befund vermutlich benignen Tumor (z.B. kleiner weicher villöser Tumor) bzw. bei kleinen Tumoren des klinischen Stadiums I gerechtfertigt. Hierbei wird in der submukösen Schicht zunächst eine vasokonstriktive Lösung eingespritzt [5 I.E. Ornipressin auf 50 ml NaCl 0,9%, Adrenalinabkömmlinge sind bei Operationen in Allgemeinnarkose wegen der Gefahr schwer beeinflußbarer Herzrhythmusstörungen kontraindiziert]; die eigentliche Exzision kann dann weitgehend blutungsfrei erfolgen. Zur Vermeidung einer späteren Nachblutung ist jedoch eine sehr subtile Blutstillung und ein querverlaufender Verschluß des Schleimhautdefekts notwendig.

Bei Verdacht auf tieferreichende Wandinfiltration (klinisches Stadium II) muß von vornherein eine allschichtige Exzision einschließlich einer schmalen Zone perirektalen Fettgewebes vorgenommen werden. Dabei ist ein zirkulärer Abstand vom äußeren Tumorrand von mindestens 1 cm in situ erforderlich. Zur Vermeidung einer Tumorzellimplantation in das Exzisionsbett ist die Verwendung eines Diathermiemessers für die Exzision zu empfehlen.

Perineale Verfahren. Tumoren im mittleren Rektumdrittel lassen sich am besten über eine Rectotomia posterior entfernen. Der Patient liegt dazu mit 60° gebeugten und leicht abgespreizten Hüftgelenken auf dem Bauch (Goetze-Lagerung). Die Schnittführung verläuft bei der Operation nach KRASKE (1885) in der Medianlinie und reicht vom sakrokokzygealen Übergang bis auf 2 cm an die Anokutanlinie. Alternativ wurde inzwischen eine quer verlaufende, die Mittellinie kreuzende Hautinzision beschrieben. Nach Entfernung des Steißbeins und Längsspaltung der Beckenbodenmuskulatur entsteht ein ca. 9 × 5 cm großes Operationsfeld, über das sich die Rektumhinterwand vom Oberrand des Analkanals bis in ca. 12 cm Höhe darstellen läßt. Bei Tumoren an der Rektumhinterwand sollte die Eröffnung des Rektums unter digitaler bzw. endoskopischer Kontrolle erfolgen, um einen Schnitt durch das Tumorgewebe sicher zu vermeiden. Nach der zirkulären Tumorexzision, die mit einem Abstand von 1 cm durch alle Wandschichten erfolgt, empfiehlt sich ein Querverschluß des entstandenen Wanddefekts. Tumoren der Rektumvorderwand werden nach dorsaler Längseröffnung exzidiert. Der Vorderwanddefekt wird quer vernäht, die Inzision der Rektumhinterwand kann dann ohne Stenosierungsgefahr längs geschlossen werden.

Bei der Operation nach MASON (1970), die eigentlich auf den amerikanischen Chirurgen BEVAN (1917) zurückgeht, verläuft die Schnittführung am lateralen Rand von Sakrum und Steißbein unter Einkerbung des M. glutaeus maximus. Nach Durchtrennung der zuvor mit Fäden markierten Mm. puborectalis, sphincter ani externus und internus wird das untere und mittlere Rektum in der Längsrichtung eröffnet, so daß im Vergleich zum Verfahren von KRASKE eine größere Übersicht besteht. Dieser Zugang empfiehlt sich insbesondere bei ausgedehnteren weder transanal noch durch die nachfolgend beschriebenen transabdominalen Verfahren lokal entfernbaren villösen Adenomen, bei einem Tumorsitz zwischen 6 und 11 cm. Wenngleich die Gefahr postoperativer Wundheilungsstörungen und Fistelbildung gegenüber dem Verfahren nach KRASKE erhöht ist, ist nach Abschluß der Heilung meist eine normale Kontinenz zu erwarten (CRIADO et al. 1981).

Transabdominale Verfahren. Läsionen im intraperitonealen Rektum können in gleicher Weise wie am Kolon nach medianer Unterbauchlaparotomie über eine Rectotomia anterior exzidiert werden.

Entsprechend dem bei der Operation nach KRASKE dargestellten Vorgehen sollte bei Tumorsitz im Bereich der Vorderwand der Darm möglichst unter endoskopischer Kontrolle eröffnet werden.

Bei ausgedehnteren, insbesondere semizirkulären bis zirkulären Tumoren von fraglicher Dignität im oberen bis mittleren Rektumdrittel kann anstelle der (tiefen) anterioren Resektion eine kurzstreckige, auf das Darmrohr selbst beschränkte sog. „tubuläre Resektion" (GALL 1982a) durchgeführt werden. Bei diesem Operationsverfahren werden die retrorektal verlaufenden Äste der A. rectalis superior und das Mesorektum geschont, so daß eine optimale Durchblutung beider Darmschenkel resultiert. Angesichts der aufwendigen Präparation mit darmwandnaher, subtiler Koagulation bzw. Ligatur multipler feiner Radiärgefäße erscheint diese Resektionsform jedoch nur in einer Ausdehnung bis zu maximal 10 cm sinnvoll. Oberhalb der peritonealen Umschlagsfalte gelegene Läsionen erfordern meist keine komplette Mobilisierung des Rektums. In diesen Fällen besteht bei jungen Männern ein wesentlicher Vorteil der tubulären Resektion gegenüber der Radikaloperation darin, daß die sympathische und parasympathische Innervation der Beckenorgane erhalten bleibt und dadurch Potenzstörungen nahezu sicher vermieden werden. Dennoch sollte diese tubuläre Resektion bei einem bereits präoperativ histologisch gesicherten Karzinom Ausnahmefällen (Frühkarzinomen) vorbehalten bleiben.

28.8.7 Vorgehen im Notfall

Ileus und Perforation sind beim Rektumkarzinom selten (s.S. 526), das Vorgehen hierbei gleicht jenem beim Kolonkarzinom.

28.8.8 Allgemeine Kontraindikationen

Wesentliche Entscheidungskriterien für oder gegen die Entfernung eines Rektumkarzinoms sind die lokale Tumorausbreitung, das Ausmaß einer hämatogenen oder intraabdominalen Metastasierung, das Vorliegen stenosebedingter subjektiver Beschwerden bzw. radiologische Hinweise auf einen drohenden Ileus und nicht zuletzt die Ausdehnung und das Risiko des erforderlichen Eingriffs.

Das Lebensalter spielt bis etwa zum 60. Lebensjahr dagegen eine untergeordnete Rolle (Abb. 15). Die Gesamtletalität steigt in höheren Altersgrup-

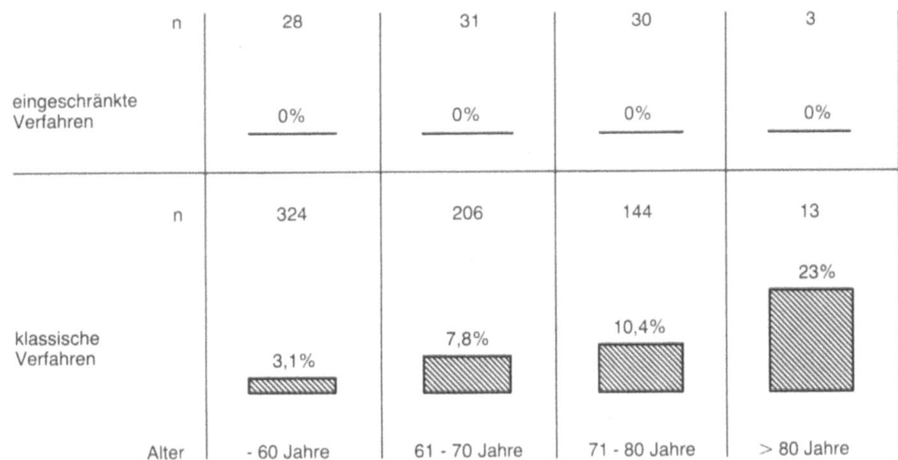

Abb. 15. Postoperative Letalität nach eingeschränkten Verfahren (endoskopische Polypektomie, lokale chirurgische Exzision, tubuläre und Segmentresektion) und nach klassischer Radikaloperation (anteriore und tiefe anteriore Resektion, Rektumexstirpation) in Abhängigkeit vom Alter. (ERCRC 1978–1983)

pen an; dies ist bedingt einerseits durch Zunahme allgemeiner Begleiterkrankungen wie Diabetes mellitus, kardiopulmonale und Nierenfunktionsstörungen, anderseits durch eine wesentliche geringere Kompensationsfähigkeit im Falle postoperativer Lokalkomplikationen.

Zurückhaltend muß die Indikation zur Entfernung eines Rektumkarzinoms jedoch dann gestellt werden, wenn multiple, nichtresektable hämatogene Fernmetastasen in mehreren Organen oder eine diffuse Peritonealkarzinose vorliegen. Nur bei deutlicher Stenose empfiehlt sich in diesen Fällen eine sparsame Segmentresektion, um den sonst erforderlichen Anus praeter sigmoideus zu vermeiden. Die Inkurabilität sollte aber immer bioptisch gesichert werden.

Bei großen Tumoren mit Kontakt zu benachbarten Organen ist die Frage der lokalen Inoperabilität weder durch präoperative klinische Untersuchungen noch durch den makroskopischen und palpatorischen Befund bei Operationsbeginn eindeutig zu klären. Häufig besteht eine erhebliche peritumoröse Entzündung, die sowohl klinisch als auch im Computertomogramm die Tumorinfiltration benachbarter Organe vortäuschen kann. Auch wenn eine solche Tumorinvasion nicht histologisch bewiesen ist, sollte ein lokal radikaler Eingriff angestrebt werden. Hierzu werden die möglicherweise infiltrierten Nachbarstrukturen sparsam im Gesunden en bloc mit dem Primärtumor entfernt.

Als typische Formen einer derartigen lokalen Operationsausweitung sind die En-bloc-Resektion adhärenter Dünndarmschlingen, eines dem Tumor anhaftenden Uterus bzw. seiner Adnexe und die partielle Entfernung der Scheiden- oder Harnblasenrückwand zu nennen. Obwohl die spätere histologische Aufarbeitung häufiger eine entzündliche als eine tumoröse Infiltration nachweist, sollten derartige Adhäsionen zur Vermeidung einer intraoperativen Tumordissemination möglichst nicht „probeweise" abgelöst werden. Lediglich bei schwerwiegenden Konsequenzen, etwa bei der Entfernung der gesamten Scheide einer jungen Frau oder vollständiger Mitentfernung der Blase wegen Infiltration des Blasenbodens ist die Operationsausweitung nur nach histologischer Sicherung der direkten Tumorinfiltration und nach Ausschluß hämatogener Fernmetastasen, also bei der Chance auf einen kurativen Eingriff indiziert.

28.8.9 Indikation zu nichtkurativen Operationen

Von den meisten Autoren wird beim Rektumkarzinom auch die nichtkurative Resektion eines lokal operablen Tumors empfohlen. Diese Haltung wird mit einer verlängerten Überlebenszeit, einer besseren Ausgangssituation für eine palliative Zusatztherapie und mit der Vermeidung drohender tumorbedingter Komplikationen begründet (HERMANEK jr. 1983; JOHNSON et al. 1981; SCHLAG et al. 1984). Der Entschluß zu einer solchen Palliativoperation wird um so leichter fallen, je eher eine kontinenzerhaltende Resektion, auch mit etwas verringertem Sicherheitsabstand, möglich erscheint. Sofern jedoch eine abdomino-perineale Exstirpation notwendig ist, stellen Bestrahlung, Kryotherapie, Elektrokoagulation oder Lasertherapie weniger belastende, nicht verstümmelnde und prognostisch vielfach gleichwertige Alternativen dar.

28.8.10 Chirurgie des Lokalrezidivs

28.8.10.1 Entstehung und Diagnose

Nach kurativer Entfernung eines Rektumkarzinoms ist — abhängig vom Tumorstadium, histologischem Typ, Malignitätsgrad und therapeutischem Vorgehen — in ca. 10–30% aller Patienten mit einem lokalen Tumorrezidiv zu rechnen (Hermanek et al. 1982, 1985; Pihl et al. 1981). Als pathogenetische Ursachen eines solchen erneuten Tumorwachstums sind drei Mechanismen denkbar:

1. das makroskopisch und histologisch nichterkannte Zurücklassen von Tumoranteilen, insbesondere in Lymphspalten von Darmwand und perirektalem Fettgewebe;
2. die Implantation intraoperativ abgeschilferter oder disseminierter Tumorzellen oder Tumorzellverbände an der Anastomose oder im perirektalen Gewebe;
3. die (wahrscheinlich seltene) Entwicklung eines erneuten Primärtumors im Rektum.

Da eine genaue Unterscheidung im Einzelfall nur selten möglich ist, bezeichnet man als lokales Rektumkarzinomrezidiv das Wiederauftreten von Tumor im kleinen Becken nach einer makroskopisch und histologisch als lokal radikal eingestuften Voroperation.

Morphologisch sind Rezidive an der Nahtlinie nach anteriorer Rektumresektion bzw. lokaler Exzision von solchen des perirektalen Gewebes — gegebenenfalls mit sekundärem Einwachsen in die Anastomose — zu unterscheiden. Die erstgenannte Form ist wesentlich früher erkennbar und daher prognostisch weitaus günstiger.

Dennoch ist selbst bei lokal radikaler Reoperation fortgeschrittener Rezidive häufig weder anhand des intraoperativen Befunds noch nach pathohistologischer Aufarbeitung des Resektats eine klare Zuordnung der Entstehungsursache möglich. Die Konsequenz aus der sicher in vielen Fällen primär extraluminalen Rezidiventwicklung besteht darin, eine Rektumanastomose im Rahmen der

Tumornachsorge nicht nur zu inspizieren, sondern — soweit erreichbar — gründlich abzutasten. Liegen umschriebene Verhärtungen der Anastomose vor, so ist eine tiefgreifende Zangenbiopsie vorzunehmen, bei extraluminalen Verhärtungen eine gezielte Stanzbiopsie mit der Tru-Cut-Nadel.

Gerade bei sehr kleinen, wenige Wochen oder einige Monate postoperativ bemerkten, gegen Darmwand und umgebendes Becken gleichermaßen gut verschieblichen Knötchen darf man keinesfalls im Vertrauen auf ein „Nahtgranulom" auf die histologische Untersuchung verzichten; denn diese Frühfälle bieten noch am ehesten die Chance einer kurativen Reintervention.

Etwa die Hälfte aller Lokalrezidive tritt im ersten postoperativen Jahr, knapp 90% innerhalb von 24 Monaten auf (Hermanek et al. 1982; Pahlman u. Glimelius 1984). Daher kommt besonders engmaschigen Kontrolluntersuchungen während dieses Zeitraums entscheidende Bedeutung zu.

28.8.10.2 Chirurgische Therapie des Lokalrezidivs

Nur etwa 25% aller beobachteten Lokalrezidive eines Rektumkarzinoms können kurativ nachoperiert werden. Der hohe Anteil nicht mehr heilbarer Patienten wird wesentlich dadurch bedingt, daß in ca. 40% zusätzliche hämatogene Fernmetastasen oder eine diffuse peritoneale Aussaat vorliegen (Herfarth 1983; Hermanek et al. 1982; Schweiger 1983). Dies macht eine umfassende präoperative Metastasensuche durch Röntgen-Thoraxaufnahmen, Sonographie oder Computertomographie der Leber und Knochenszintigraphie erforderlich.

Der Nachweis einer diffusen Tumoraussaat ist eine Kontraindikation zur Reoperation. Eine stenosebedingte Darmobstruktion läßt sich durch wiederholte Elektroresektionen, Tumorkoagulation, Kryo- oder Lasertherapie oft lange Zeit verhüten, so daß der sonst erforderliche Anus praeter vermieden werden kann (Christiansen u. Kirkegaard 1983). Den bei dieser lokalen Tumorzerstörung frei werdenden Abbauprodukten wird zusätzlich ein hemmender Einfluß auf die weitere Tumorprogredienz zugeschrieben (Strauss et al. 1965).

Sind hämatogene Fernmetastasen ausgeschlossen oder — bei jüngeren Patienten — kurativ resezierbar, so bietet die erneute chirurgische Intervention — evtl. in Kombination mit adjuvanten Zusatzmaßnahmen — im Vergleich zu allen anderen Therapieverfahren günstigere Heilungsaussichten.

Die präoperative Diagnostik zur Bestimmung der lokalen Tumorausbreitung erfordert neben der Endoskopie eine Computertomographie des kleinen Beckens, eine Röntgenaufnahme des Kreuzbeins in zwei Ebenen mit zusätzlichen Schichtaufnahmen, eine Ausscheidungsurographie und eine Untersuchung von Scheide und Harnblase. Eine wesentliche Verbesserung bei hoher, digital nicht erreichbarer Anastomose scheint durch die intraluminale Sonographie möglich (FEIFEL et al. 1984).

Die operative Taktik wird zum einen von der Höhenlokalisation und lokalen Tumorausbreitung, zum anderen von der vorangegangenen Erstoperation bestimmt. Nach endoskopischer Polypektomie oder lokaler chirurgischer Exzision sind die retrorektalen Grenzlamellen und der reguläre Lymphabfluß nach kranial entlang der A. mesenterica inferior noch erhalten. Diese Tumorrezidive können — wenn ausreichend beweglich — nach gleichen Radikalitätskriterien wie primäre Rektumkarzinome reoperiert werden.

Nach kontinenzerhaltender klassischer Krebsoperation mit Ausräumung des kranialen Lymphabflußgebiets muß mit einer lymphogenen Tumorausbreitung in Richtung seitliche Beckenwand, bei tiefem Anastomosensitz auch in Richtung Leistenlymphknoten gerechnet werden. Eine kontinenzerhaltende Nachresektion wird hier nur bei kleinen, gut beweglichen Rezidiven und einem Tumorsitz oberhalb 8 cm sinnvoll sein. Diese Situation liegt dann vor, wenn sich nach anteriorer Resektion eines Sigmakarzinoms ein Anastomosenrezidiv im Rektum entwickelt hat. In jedem Fall sollte dabei eine ausgiebige Dissektion der lateralen Lymphabflußregion vorgenommen werden.

Anastomosenrezidive nach tiefer anteriorer Resektion erfordern demgegenüber in der Regel eine abdomino-perineale Rektumexstirpation, die aber nur bei Aussicht auf einen kurativen Eingriff vorgenommen werden sollte.

Nach Rektumexstirpation auftretende Lokalrezidive konnten bisher aufgrund der späten Diagnosestellung nur in sehr wenigen Fällen radikal nachoperiert werden (POLK u. SPRATT 1979; ROSEMANN u. MINTON 1983; THIEDE et al. 1984). Die breitere Anwendung der Computertomographie könnte diese Situation in Zukunft bessern (CASTRINI et al. 1984). Neuerliche Operationen sind nur sinnvoll, wenn das Lokalrezidiv örtlich umschrieben ist und keinen Kontakt zur seitlichen oder hinteren knöchernen Beckenwand aufweist.

28.8.11 Chirurgie von Fernmetastasen

Beim Rektumkarzinom kommen hämatogene Fernmetastasen synchron mit dem Primärtumor oder metachron vor. Sie können auf ein Organ beschränkt sein oder mehrere Systeme betreffen und als solitäre, multiple jedoch resezierbare oder diffuse Tumorabsiedlungen vorliegen.

Bevorzugte Metastasierungsorte sind — in Übereinstimmung mit dem Kolonkarzinom — Leber und Lunge. Während jedoch beim Kolonkrebs Metastasen in diesen beiden Organen im Verhältnis 6:1 auftreten, beträgt das Verhältnis beim Rektumkrebs nur 2:1, nach manchen Untersuchungen nahezu 1:1 (PIHL et al. 1981). Tochtergeschwülste in anderen Organen, etwa den Ovarien, dem Gehirn oder dem Skelett treten beim Rektumkrebs häufiger als beim Kolonkarzinom (PIHL et al. 1981), jedoch in jeweils unter 5% aller Patienten mit metastasierendem kolorektalen Karzinom und meist im Rahmen einer generalisierten Tumoraussaat auf (CORMAN 1984).

Bisher bietet bei Metastasen kolorektaler Karzinome nur die komplette chirurgische Entfernung eine Chance auf Dauerheilung. Im Falle isolierter bzw. auf einen Lappen begrenzter Metastasen wurden hierbei sowohl an der Leber als auch an der Lunge günstigere 5-Jahres-Überlebensraten erzielt als beim primären Leberzell- bzw. Lungenkarzinom. Indikationen zur Metastasenresektion, Technik und Ergebnisse sind im Kap. 7.2 (s.S. 141) dargestellt.

Wenn bei der Operation des Primärtumors bereits Metastasen bestehen, kann man in gleicher Sitzung Keilexzisionen aus der Leber oder Segmentresektionen vornehmen. Größere Leberresektionen oder Lungenresektionen sollten als Zweiteingriff nach 3–5 Wochen erfolgen.

28.9 Nichtchirurgische Therapie

28.9.1 Adjuvante Therapie

28.9.1.1 *Immuntherapie*

Tierexperimentelle Untersuchungen an der Ratte deuten den möglichen Nutzen einer perioperativen unspezifischen Immunstimulation zum Ausgleich der operationsbedingten Immundepression an; die bei unbehandelten Tieren nach Einspritzen von Tumorzellen in die Pfortader obligate rasche Entwicklung von Lebermetastasen konnte durch Laevamisol-Injektion bei 20% der Tiere unterbunden, bei weiteren 40% reduziert werden (Weese et al. 1984). Auch in einigen klinischen Studien wurde bei fortgeschrittenen Karzinomen mit Lymphknoten- oder Lebermetastasen eine Verlängerung von tumorfreiem Intervall und medianer Überlebenszeit beschrieben (Gill 1981; Mavligit et al. 1976). Der sichere Nachweis einer Prognoseverbesserung ist jedoch bisher nicht gelungen. Auch Versuche, durch Immunstimulation die Toxizität einer gleichzeitigen Chemotherapie zu verringern, sind derzeit noch nicht beurteilbar (Hermanek u. Karrer 1983).

28.9.1.2 Strahlenbehandlung

Vor allem angesichts der nicht unbeträchtlichen Gefahr von Lokalrezidiven (s.S. 566) nach operativer Behandlung wurde seit Jahren eine *postoperative Strahlentherapie* diskutiert und z.T. auch in klinischen Studien erprobt (Cummings et al. 1983; Ernst u. Brust 1984; Horiot 1983; Hoskins et al. 1980; James 1979; Janoray et al. 1983; Localio et al. 1983b; Withers et al. 1977). Im allgemeinen wird die Nachbestrahlung bei weit fortgeschrittenen Tumoren mit lymphogenen Metastasen und/oder ausgedehnter Infiltration in perirektales Gewebe empfohlen, weil bei solchen Tumoren die Lokalrezidivgefahr besonders hoch ist. Die Dosis beträgt 45–50 Gy, die Bestrahlung sollte zur Vermeidung von Wundheilungsproblemen erst 4–6 Wochen postoperativ begonnen werden. In mehreren Publikationen wird über eine deutliche Reduktion der Lokalrezidivrate berichtet (Cummings et al. 1983; Hoskins et al. 1980; McDonald u. Heald 1983; Withers et al. 1980), in anderen Studien jedoch verneint (Duncan et al. 1984). Mit zum Teil erheblichen Komplikationen wie chronischen Harnwegsinfekten, Diarrhö, Strahlenschäden am anastomosierten Darm und an Dünndarmschlingen muß gerechnet werden. Bei den positiven Berichten waren die Vergleichskollektive mit alleinchirurgischer Therapie durchwegs durch eine auffallend hohe Lokalrezidivrate gekennzeichnet, so daß es sich um Vergleiche mit Serien handelt, bei denen nicht alle Möglichkeiten der chirurgischen Therapie ausgeschöpft waren. Auch eine eindeutige Verbesserung der Überle-

bensraten konnte bisher trotz des vereinzelt festgestellten günstigen Trends (McDonald u. Heald 1983) nicht nachgewiesen werden (Duncan et al. 1984).

An unserer Klinik wird die Indikation zur postoperativen Nachbestrahlung bei intraoperativer Tumorzelldissemination im kleinen Becken durch Einriß des Rektums bei abdomino-perinealer Exstirpation gestellt. Derartige Einrisse sind mit einem hohen Lokalrezidivrisiko verbunden und stellen deshalb immer eine Indikation zur postoperativen Strahlentherapie dar (s. Tabelle 11).

Die *präoperative Bestrahlung* hat sich nicht durchsetzen können (Hawley 1982; James 1979). Theoretischen Vorteilen (s.S. 192) steht der Nachteil einer nicht exakt möglichen Selektion geeigneter Patienten und das Problem des durch höhere Strahlendosen bewirkten sog. „down-staging" (Morson u. Bussey 1967) gegenüber. Nach 40–50 Gy kommt es bei einem Teil der Fälle neben einer deutlichen Verkleinerung des Primärtumors auch zu einer Reduktion der später histologisch nachweisbaren Lymphknotenmetastasen. Ein solches „down-staging" kann vermieden werden, wenn präoperativ nur mit 5 Gy (zur Lymphgefäßverödung) bestrahlt wird und postoperativ im Falle von Lymphknotenmetastasen und/oder ausgedehnter perirektaler Infiltration auf 45–50 Gy aufgesättigt wird (sog. Sandwich-Technik) (Mc Donald u. Heald 1983; Winkler 1982).

28.9.1.3 Chemotherapie

Das Auftreten hämatogener Fernmetastasen nach lokal radikaler Operation eines Rektumkarzinoms war Anlaß, immer wieder eine adjuvante Chemotherapie zu fordern (Chung et al. 1983; Pihl et al. 1981; Rich et al. 1983). Entsprechende Studien haben in der Mehrzahl keine signifikante Verbesserung von tumorfreiem Intervall oder Überlebensraten gezeigt (Gastrointestinal Tumor Study Group 1984; Heim 1984; Higgins et al. 1984; Petrelli u. Mittelman 1984; Yorkshire Gastrointestinal Tumor Group 1984). An unserer Klinik konnte jedoch in einer Pilotstudie durch eine sehr aggressive systemische Chemotherapie eine Prognoseverbesserung bei Rektumkarzinomen vom Dukes-Stadium C1 erreicht werden (Wopfner, unveröffentlicht).

Eine adjuvante portalvenöse postoperative Infusion von 5-Fluorouracil führte zwar zu einer Reduzierung metachroner Lebermetastasen, aber eine Verbesserung der Überlebensrate konnte nur für selektive Patientengruppen im Stadium Dukes B nachgewiesen werden (TAYLOR 1981, 1984).

28.9.2 Chemotherapie manifester Fernmetastasen

Das kolorektale Karzinom gehört zu den wenig chemosensiblen Tumoren. Nach systemischer Gabe von 5-Fluorouracil lassen nur 15–20% der Patienten einen zumindest passageren Therapieerfolg erkennen. Kombinationen mehrerer Zytostatika führen zu einer erhöhten Toxizität; eine Verbesserung der Ansprechquote ist jedoch bisher statistisch nicht nachzuweisen. Aus diesem Grunde erscheint der Versuch einer systemischen Chemotherapie nur bei diffuser Metastasierung mit rascher Tumorprogredienz indiziert (HARTWICH 1978). Bei Versagen der initialen Monotherapie mit 5-Fluorouracil kann in diesen Fällen auch ein Kombinationsschema versucht werden (KEMENY et al. 1983; SCHLAG et al. 1984).

Nichtresektable Lebermetastasen stellen bei vielen Patienten die einzige, oft für längere Zeit im Vordergrund stehende Krankheitsmanifestation dar. In den letzten Jahren wurden daher neben der systemischen Chemotherapie unterschiedliche Verfahren für die regionale Chemotherapie entwickelt (s. Kap. 9, S. 169).

Die medikamentöse Basis derartiger Therapieversuche bilden Antimetaboliten vom Typ des 5-Fluorouracils (5-FU). Von diesem Präparat werden ca. 50% bei der ersten Leberpassage absorbiert. Dadurch ist gegenüber der intravenösen Applikation eine Dosissteigerung bei geringerer systemischer Toxizität und erheblich höherer Konzentration des Zytostatikums möglich. Dank des nur partiellen „First-pass-Effekts" wird auch eine systemische Wirksamkeit gegen extrahepatische (Mikro-) Metastasen aufrecht erhalten.

Das alternativ verwendete 5-Fluoro-2′-deoxyuridin (FUDR) wird bei der ersten Leberpassage zu 95–98% extrahiert. Weil daher nahezu keine extrahepatische Wirkung erzielt wird, ist gelegentlich die Kombination mit einem systemisch wirksamen Präparat (z.B. Mitomycin C) erforderlich. FUDR hat eine geringere Toxizität als 5-FU. Trotzdem wurden in bis zu 50% schwere chemische Hepatitiden bzw. eine sklerosierende Cholangitis beobachtet, die zur Dosisreduktion zwingen.

Für die regionale Chemotherapie diffuser Lebermetastasen gibt es unterschiedliche Verfahren zur Katheterapplikation. Die wiederholte Kanülierung der A. hepatica mit der Seldinger-Technik führte in bis zu 30% zu Intimaläsionen und Thrombosen. Aus diesem Grund wird heute eine operative Katheterplazierung bevorzugt. Durch gleichzeitige Ligatur der A. gastrica dextra und prophylaktische Cholezystektomie können extrahepatische Nebenwirkungen reduziert werden. Bei typischer arterieller Versorgung der Leber, die in 40% vorkommt, kann durch Rekonstruktion eines gemeinsamen arteriellen Stammes oder Verwendung mehrerer Katheter eine komplette Chemotherapie aller Metastasen sichergestellt werden (BALCH u. URIST 1984).

Die anfangs implantierten transkutanen Katheter wiesen eine erhebliche Komplikationsrate infolge von Dislokation, Thrombose der A. hepatica oder Katheterinfektion auf. Diese technischen Probleme werden weitgehend durch voll implantierbare Einspritzsysteme (Port), nahezu vollständig durch Verwendung interner Pumpen (Infusaid-Pumpe) vermieden.

An der eigenen Klinik wurde bis Ende 1983 ein externer, doppellumiger Ballonkatheter in die A. hepatica propria plaziert. Er zeichnete sich durch niedrige Kosten, einfache Handhabung und die Möglichkeit einer ausschließlich ambulanten Therapie durch den Hausarzt aus. Zweimal wöchentlich wurden 500–750 mg 5-FU als Bolus eingespritzt. Durch Blockierung des Ballons konnte während dieser Zeit die Strömungsgeschwindigkeit verringert und somit die Kontaktzeit des Zytostatikums bei der Erstpassage verlängert werden. Trotz relativ häufiger Funktionsstörungen ließ sich im Rahmen einer Pilotstudie gegenüber unbehandelten Patienten mit vergleichbarem Tumorstadium eine Verlängerung der medianen Überlebenszeit um 9 Monate erreichen (WOPFNER 1983; SCHEELE et al. 1985).

Auch von anderen Autoren werden günstige Ergebnisse der regionalen Chemotherapie von Lebermetastasen kolorektaler Karzinome berichtet (BENGMARK u. JEPPSSON 1983; PETTAVEL 1983). Dennoch handelt es sich hier keinesfalls um ein etabliertes Therapieverfahren. Zwar weist die regionale Chemotherapie gegenüber der intravenösen Applikation eine höhere lokale Ansprechrate bei geringeren systemischen Nebenwirkungen auf; eine bessere Überlebensrate ist jedoch bisher nicht erwiesen (KEMENY, pers. Mitteilung 1984). Ebenso sind Art und Applikationsmodus des günstigsten Zytostatikums, sinnvolle Kombinationsschemata und das Ausmaß des prognostischen Gewinns gegenüber dem Spontanverlauf noch umstritten.

Die eingreifendste Form der lokalen Zytostatikabehandlung besteht in der isolierten Organperfusion. Durch diese etwa einstündige hochdosierte Chemotherapie soll eine möglichst massive initiale Tumorzerstörung erreicht werden, anschließend ist eine Erhaltungstherapie in der oben dargestellten Weise unverzichtbar (AIGNER et al. 1984a, b, c). Eine Überlegenheit dieser Methode gegenüber den sonstigen Verfahren der regionalen Chemotherapie hinsichtlich der Überlebenszeit konnte bisher statistisch nicht nachgewiesen werden.

28.9.3 Strahlenbehandlung nach nichtkurativer Operation, bei Fernmetastasen und Lokalrezidiven

Nach lokal unradikaler chirurgischer Resektion kann die Strahlentherapie zu einer erheblichen Schädigung und teilweisen Vernichtung verbliebenen Tumorgewebes und zu einer Verlangsamung des Tumorwachstums führen. Dauerheilungen sind bei makroskopisch verbliebenen Tumorresten nur in extremen Ausnahmefällen zu erreichen.

Erste Mitteilungen über kombinierte lokale Chemotherapie und Bestrahlung bei diffusen Lebermetastasen (BARONE et al. 1979) lassen derzeit noch keine allgemeine Empfehlung zu.

Eine wichtige Aufgabe kommt der Bestrahlung bei tumorbedingten Schmerzen, insbesondere nach Einwachsen eines Rezidivs ins Kreuzbein bzw. bei Knochenmetastasen zu. Sie läßt in ca. 75% der Fälle eine deutliche Schmerzlinderung oder sogar Schmerzbefreiung erwarten (CUMMINGS et al. 1983).

28.9.4 Strahlenbehandlung als Alternative zur Operation?

PAPILLON berichtete 1975 und 1982 über die Ergebnisse der endorektalen Bestrahlung bei 207 Patienten. 74% überlebten 5 Jahre rezidivfrei, Lokalrezidive wurden in 11% beobachtet, die tumorbedingte Letalität betrug 11%. Trotz dieser günstigen, an anderen Orten bisher nicht reproduzierbaren Ergebnisse kann diese Methode nicht allgemein empfohlen werden, weil die für die endorektale Strahlentherapie geeigneten frühen Tumorstadien durch eingeschränkte Operationsmethoden nahezu ohne Letalität und mit noch größerer Sicherheit behandelt werden können (s.S. 541, 572).

Die primäre Megavolttherapie unselektierter Patienten führte nur bei beweglichen Tumoren in 38%, bei fixierten in nur 2% zu einer kompletten und dauerhaften Tumorrückbildung. Bei chirurgisch nicht entfernbaren Rektumkarzinomen oder nach externer Strahlentherapie wird eine 5-Jahres-Überlebensrate von etwa 10% beschrieben (WANG u. SCHULZ 1982). Angesichts dieser ungünstigen Langzeitergebnisse ist daher die externe Bestrahlung als Alternative zur chirurgischen Therapie bei resezierbaren Tumoren nicht akzeptabel. In Einzelfällen kann nach externer Bestrahlung fixierter Tumoren eine Tumorregression erreicht werden, die dann einen sekundären chirurgischen Eingriff erlaubt, er sollte 4 bis 6 Wochen nach Strahlentherapie durchgeführt werden, da dann die biologische Wirkung nachläßt und infolge der radiogenen Fibrose und Gefäßschäden technische Schwierigkeiten und postoperative Komplikationen häufiger zu befürchten sind (CUMMINGS et al. 1983).

28.10 Nachsorge

Nach kurativer Entfernung eines Rektumkarzinoms werden an unserer Klinik alle Patienten in ein konsequentes Nachsorgeprogramm aufgenommen (Tabelle 6). Da Lokalrezidive in über 90% während der ersten 24 Monate auftreten, sind endoskopische und palpatorische Kontrollen während dieser Zeit in vierteljährlichen Abständen erforderlich. Nach abdomino-perinealer Rektumexstirpation scheint durch die Computertomographie des kleinen Beckens eine frühere Erkennung lokoregionärer Rezidive und eine bessere Beurtei-

Tabelle 6. Nachsorgeschema nach kurativer Operation eines Rektumkarzinoms

1. Klinische Untersuchung, BKS, kleines Blutbild, CEA, Sonographie Leber, bei Sphinktererhaltung und eingeschränkten Verfahren Rektosigmoidoskopie	1. u. 2. Jahr 3. u. 4. Jahr danach	alle 3 Monate alle 6 Monate jährlich
2. CT Becken Rö-Thorax	1.–4. Jahr danach	alle 6 Monate jährlich
3. Koloskopie		Nach Normalbefund bei präoperativer oder einige Monate postoperativ durchgeführter totaler Koloskopie Wiederholung alle 3 Jahre

lung der Operabilität möglich zu sein (GRABBE u. BÜCHELER 1984). Nach anteriorer Resektion oder lokaler Exzision wird neuerdings eine frühzeitigere Erfassung kleiner perirektaler Rezidive durch die intrarektale Sonographie angestrebt.

Hämatogene Fernmetastasen treten weniger häufig in der frühen postoperativen Phase auf, werden gelegentlich aber auch nach vielen Jahren noch beobachtet. Die Untersuchungsintervalle können ab dem dritten postoperativen Jahr auf 6 Monate, ab dem sechsten Jahr auf 12 Monate ausgedehnt werden.

Da alle Patienten mit operierten kolorektalen Karzinomen lebenslang ein erhöhtes Risiko metachroner Adenome oder Karzinome des Restkolons aufweisen, ist zeitlebens eine komplette Kolondiagnostik in mindestens 3jährlichen Abständen zu empfehlen. Dabei ist die Koloskopie angesichts der gerade bei initialen Läsionen weitaus höheren Treffsicherheit (Tabelle 7) und der Möglichkeit einer gleichzeitigen Therapie der in Doppelkontrasttechnik durchgeführten Röntgenuntersuchung eindeutig vorzuziehen (NAVA u. PAGANA 1982).

Während spezifische Tumormarker für das präoperative Staging eines histologisch nachgewiesenen Rektumkarzinoms von geringer Aussagekraft sind, zeichnet sich in der Nachsorge eine zunehmende Bedeutung durch Entwicklung immer spezifischerer Bestimmungsmethoden, speziell in Zusammenhang mit monoklonalen Antikörpern ab (AIGINGER u. KUZMITS 1983). Neben dem sekundären Auftreten pathologischer Werte nach zwischenzeitlicher Normalisierung scheint auch der zeitliche Trend von diagnostischer Bedeutung

Tabelle 7. Diagnostische Treffsicherheit der radiologischen Doppelkontrastuntersuchung im Vergleich zur Endoskopie (=100%) in der Nachsorge kolorektaler Karzinome. (Nach NAVA u. PAGANA 1982)

	Maligne (n=24)	Benigne (n=62)	<1 cm (n=29)	Gesamt (n=86)
Endoskopie	100%	100%	100%	100%
Rö. ohne Kenntnis der endoskopischen Befunde	67%	27%	21%	38%
Rö. mit Kenntnis der endoskopischen Befunde	75%	42%	28%	52%

(BOEY et al. 1984). Durch Kombination mit diesem „CEA-Monitoring" gewann auch die wegen vieler unnötiger Relaparotomien bereits wieder verlassene Second-look-Operation an neuer Aktualität (GILBERTSEN u. WANGENSTEEN 1962; STEELE et al. 1980). In Zukunft dürfte auch die Immunszintigraphie zur Früherkennung und Lokalisation von Lokalrezidiven und Fernmetastasen von Bedeutung werden (MACH et al. 1984).

28.11 Prognose

28.11.1 Postoperative Letalität

Die postoperative Letalität nach Wahleingriffen schwankt für Rektumexstirpation und anteriore Resektion gleichermaßen um 5% (Tabellen 8 und 9). Todesfälle nach endoskopischer Polypektomie und lokaler chirurgischer Exzision sind extrem selten (s. Abb. 15) (GRIGG et al. 1984).

Etwa ein Viertel der Todesfälle nach klassischer Radikaloperation wird durch septische Lokalkomplikationen (Anastomoseninsuffizienz, Infektion der sakralen Höhle nach Exstirpation, intraabdominale Abszesse, ausgedehnte Wundheilungsstörungen) verursacht. Die Mehrzahl aber wird durch allgemeine Begleiterkrankungen ausgelöst

Tabelle 8. Operationsletalität bei Rektumexstirpation

Autor	n	Todesfälle (%)
MAYO et al. (1958)	689	4,1
LINDER (1971)	–	12
DEUCHER u. BLESSING (1973)	328	8,5
REIFFERSCHEID u. WEISHAUPT (1974)	–	11,9
KÜHLMAYER u. DOBERAUER (1978)	197	9,6
KRAFFT-KINZ u. KRONBERGER (1980)	113	3,5
STELZNER (1981)	135	1,4
STÖTTER u. HARTEL (1982)	195	15
SCHIESSEL et al. (1983)	90	6,7
GOLIGHER (1984)[a]	876	6,7
Eigene Resultate		
1969–1977	396	6,6
1978–1983	283	5,3

[a] Persönliche Serie

Tabelle 9. Operationsletalität bei (tiefer) anteriorer Resektion wegen Rektumkarzinom

Autor	n	Letalität (%)
Dixon (1948)	426	4,2
Linder (1971)	–	12
Deucher u. Blessing (1973)	143	10,5
Reifferscheid u. Weisshaupt (1974)	–	8,6
Kühlmayer u. Doberauer (1978)	222	9,0
Stelzner (1981)	123	4,8
Beahrs (1982)	902	2
Heberer et al. (1982)	157	4,5
Probst u. Ungeheuer (1982)	133	3,0
Reifferscheid (1983a) Umfrage 17 deutsche Univ.-Kliniken	1813	3,1
Schiessel et al. (1983)	111	4,5
Goligher (1984)[a]	655	6,3
Eigene Resultate 1969–1977	300	6,3
1978–1983	404	7,2

[a] Persönliche Serie

(Abb. 16a), wobei ältere Menschen besonders gefährdet sind (Abb. 16b).

Die Anastomoseninsuffizienz ist mit einer Letalität von ca. 25% belastet und für etwa 60% der postoperativen Todesfälle nach anteriorer und tiefer anteriorer Resektion verantwortlich (Abb. 17a). Hieraus erklärt sich auch die höhere Letalität nach besonders tiefer kontinenzerhaltender Resektion (Goligher 1984). Mit zunehmendem Alter steigt die Letalität der Anastomoseninsuffizienz besonders an (Abb. 17b).

Bei Noteingriffen infolge akuter Tumorblutung, Ileus, gedeckter oder freier Perforation ist wegen einer Zunahme septischer Komplikationen mit einer Letalität von 20–25% zu rechnen (Deucher et al. 1975; Hermanek jr. et al. 1985; Irvin et al. 1984). Bei solchen Notfalleingriffen sind ältere Patienten besonders gefährdet (Irvin et al. 1984) (Abb. 18). Durch einen Verzicht auf eine primäre Anastomosierung am nichtvorbereiteten Dickdarm ließ sich dabei das Risiko reduzieren (Hermanek jr. et al. 1985; ReMine u. Dozois 1981).

28.11.2 Postoperative Morbidität

Die postoperative Morbidität umfaßt operative Komplikationen, funktionelle Störungen und Spätdefekte.

28.11.2.1 Postoperative Komplikationen

Nachblutungen sind bei subtiler Operationstechnik und gezielter Substitution von Gerinnungsdefekten heute relativ selten, bei adipösen Patienten oder intraoperativer Verletzung der präsakralen Venen jedoch nicht absolut vermeidbar. Stärkere Blutungen äußern sich durch eindeutige Sanguination über die Drainagen, den sonographischen Nachweis freier Flüssigkeit bzw. größerer Koagel oder eine instabile Kreislaufsituation. Hier ist eine möglichst frühzeitige Relaparotomie erforderlich, um die bei längerem Zuwarten massive Gerinnungsstörung zu vermeiden.

Weit häufiger sind *primär septische Komplikationen*, sei es als oberflächliche subkutane Wundinfektion, als Abszeß in der sakralen Höhle nach abdomino-perinealer Exstirpation oder infolge einer Nahtinsuffizienz nach tiefer anteriorer Resektion.

Lokalisierte Eiteransammlungen ohne begleitende Nahtinsuffizienz werden breit nach außen drainiert.

Die diffuse Peritonitis erfordert stets eine Relaparotomie. Die gesamte Bauchhöhle wird durch wiederholtes Auswaschen mit großen Flüssigkeitsvolumina gereinigt. In mehreren Studien hat sich die sog. „programmierte Relaparotomie" bewährt. Unabhängig vom klinischen Befund wird hierbei die Bauchhöhle alle 2–3 Tage erneut eröffnet und gespült, bis sich bei einer Relaparotomie ein reizloser Lokalbefund zeigt.

Nach einer kontinenzerhaltenden Resektion ist eine diffuse Peritonitis stets verdächtig auf eine Nahtinsuffizienz. Häufiger deutet sich bei zunächst unauffälligem Verlauf eine Insuffizienz durch Temperaturerhöhung, Leukozytose und lokale Druckempfindlichkeit an. Der Gastrographineinlauf bringt dann die Bestätigung und Aufschluß über das Ausmaß und den Grad der Insuffizienz.

Für ein kleines, gut abgegrenztes Leck mit geringem Kontrastmittelaustritt und minimaler entzündlicher Allgemeinreaktion genügt meist die vorübergehende Nahrungskarenz mit parenteraler Ernährung.

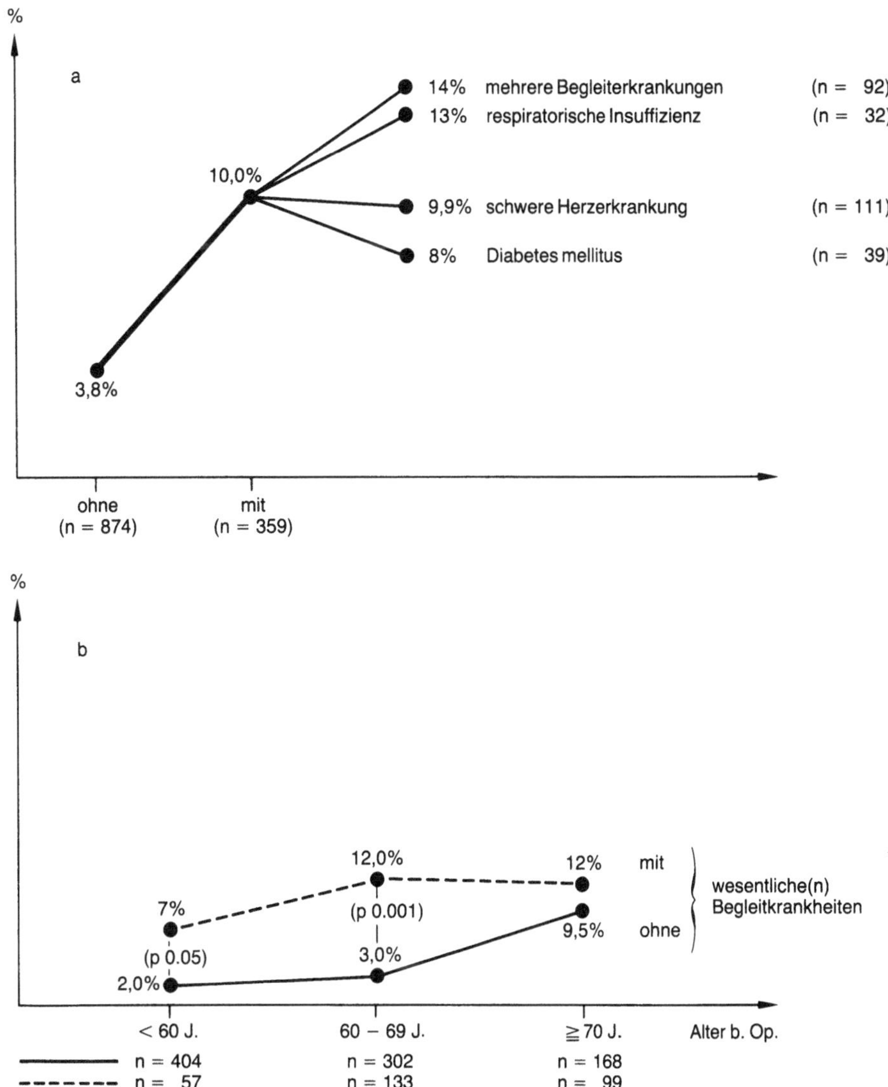

Abb. 16a, b. Beeinflussung der postoperativen Letalität durch Begleiterkrankungen (**a**) und Alter (**b**). Patienten mit operativer Tumorentfernung. Chirurgische Universitätsklinik Erlangen 1969–1981. (Nach GALL 1983a)

Bei einem größeren Kontrastmittelaustritt ohne freien Anschluß an die Bauchhöhle schalten wir stets einen blockierenden Anus praeter vor. In der Regel heilt dabei die Insuffizienz nach 2–3 Monaten ab.

Anastomoseninsuffizienzen mit freiem Austritt des Kontrastmittels in die Bauchhöhle werden durch große oder zirkuläre Defekte infolge ischämischer Wandnekrose am Kolon verursacht. Dabei besteht so gut wie immer eine diffuse Peritonitis. Die protektive Kolostomie ist in dieser Situation immer ineffektiv. Zur definitiven Ausschaltung der Infektionsquelle muß die Anastomose aufgehoben werden. Bei ausreichend langem Rektumstumpf empfiehlt sich die Umwandlung in eine Hartmann-Situation. Bei zu kurzem Stumpf, der einen späteren Wiederanschluß nicht zuläßt, ist dagegen aus vitaler Indikation die Umwandlung in eine Rektumexstirpation mit intersphinkterer Entfernung des Analkanals und definitiver Kolostomie vorzuziehen.

Die *postoperative Darmatonie* mit den klinischen und radiologischen Zeichen eines Ileus kann gerade nach einer Rektumexstirpation in Einzelfällen über 2 Wochen andauern. Durch konsequentes Ableiten des Magensaftes über eine nasogastrale Sonde läßt sich dabei die Relaparotomie häufig umgehen, wenn durch Gastrographin eine freie Dünndarmpassage nachweisbar ist. Ein Stopp des Kontrastmittels weist auf ein mechanisches Hin-

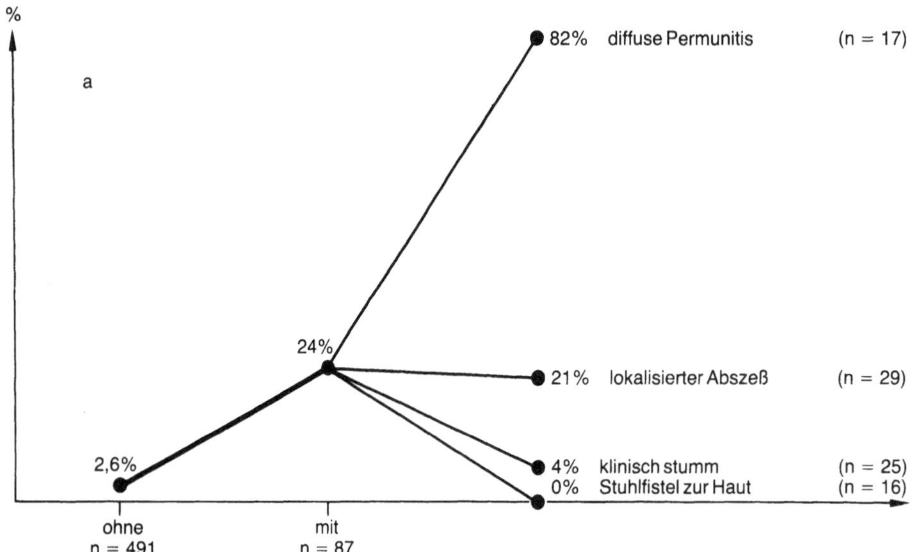

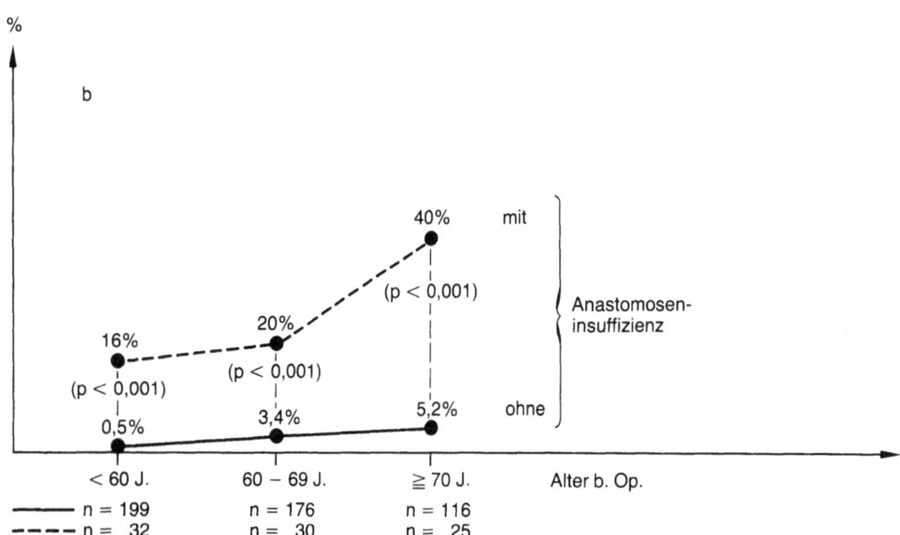

Abb. 17a, b. Operationsletalität bei Anastomoseninsuffizienz (**a**). Abhängigkeit vom Alter (**b**). Patienten mit anteriorer und tiefer anteriorer Resektion. Chirurgische Universitätsklinik Erlangen 1969–1981. (Nach GALL 1983a)

dernis, meist infolge *Einklemmung einer Dünndarmschlinge* in einer Lücke im Verschluß des Beckenbodens hin und erfordert eine Relaparotomie.

28.11.2.2 Frühe postoperative Funktionsstörungen

Neben den allgemeinen Folgen großer abdominalchirurgischer Eingriffe treten nach tiefer anteriorer Resektion und abdominoperinealer Exstirpation nahezu regelmäßig eine mehrtägige Blasenatonie und — insbesondere bei Männern — in 20–30% eine neurogene Blasenentleerungsstörung auf

(EFTAIHA u. ABCARIAN 1978; FOWLER 1973; GERSTENBERG et al. 1980; WINKLER u. SCHLOSSER 1975). Aus diesem Grunde empfiehlt sich bei allen Patienten die intraoperative Anlage eines suprapubischen Zystofixkatheters. Im Gegensatz zur transurethralen Dauerableitung wird dadurch eine retrograde Blaseninfektion verhütet und das Risiko einer durch Reizung der Harnröhre bedingten Miktionsstörung beim Mann stark reduziert. Zudem ist es wesentlich einfacher, am Anfang der zweiten postoperativen Woche ein kontinuierliches Harnblasentraining mit schrittweisem Übergang auf Spontanmiktion vorzunehmen.

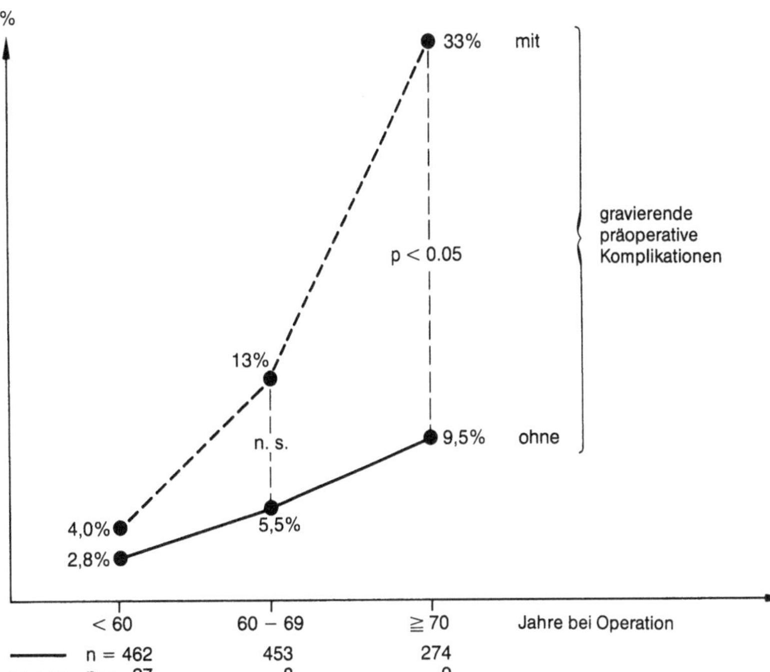

Abb. 18. Operationsletalität in Abhängigkeit von gravierenden präoperativen Tumorkomplikationen und Alter. Patienten mit operativer Tumorentfernung. Chirurgische Universitätsklinik Erlangen 1969–1981. (Nach GALL 1983a)

In Einzelfällen kann die neurogene Blasenentleerungsstörung über mehrere Wochen anhalten. Wir haben bei solchen Patienten den suprapubischen Katheter belassen und unter wöchentlicher urologischer Kontrolle ein ambulantes Blasentraining durchgeführt. Bei älteren Männern sollte jedoch zuvor eine postoperativ dekompensierte transurethral resezierbare Prostatahyperplasie ausgeschlossen werden (GERSTENBERG et al. 1980).

28.11.2.3 Spätkomplikationen

Narbige Anastomosenstenosen treten in Abhängigkeit von der verwendeten Nahttechnik unterschiedlich häufig auf. Nach maschineller Anastomosierung und mehrreihiger Handnaht sind sie häufiger nachweisbar, bereiten jedoch funktionell nur selten Beschwerden. Symptomatische Stenosen sind meist die Folge einer postoperativ nicht bemerkten umschriebenen Nahtinsuffizienz mit sekundärer Fibrose. Die Behandlung besteht in wiederholten Dilatationen, die bei tiefen Anastomosen digital, bei höhergelegenen mit Hegarstiften erfolgen kann. Bei zirkumskripten Stenosen läßt sich durch Einschneiden des Narbenringes mit Diathermie und anschließende Dilatation ein befriedigendes Ergebnis erreichen. Langstreckige Stenosen erfordern eine Nachresektion, wobei sich

uns das abdomino-anale Durchzugsverfahren nach PARKS (s.S. 533) bewährt hat.

Darmentleerungsstörungen, gelegentlich in Kombination mit *Inkontinenz* sind anfangs nach tiefer anteriorer Resektion häufig zu beobachten. Die Rate derartiger Probleme ist der Länge des erhaltenen Rektumstumpfes nahezu umgekehrt proportional. Sie beruht in der Frühphase nach sehr tiefen Resektionen auf dem Verlust der ampullären Reservoirfunktion, ist jedoch bei intakter Puborektalisschlinge und normaler Sensibilität des Analkanals nahezu stets innerhalb von 12 Monaten reversibel (IWAI et al. 1983). Die Behandlung sollte sich auf ein Sphinktertraining (Biofeedback) und diätetische Maßnahmen beschränken.

Eine spezifische Folge der ausgedehnten Lymphknotendissektion ist der gelegentlich komplette und permanente *Potenzverlust* bei Männern (WEINSTEIN u. ROBERTS 1977; WINKLER 1974). Die paraaortale Ausräumung hat nahezu zwangsläufig eine retrograde Ejakulation zur Folge und sollte daher bei jungen Männern mit kleinen Tumoren unterbleiben. Der bei ca. 50% aller bzw. 20–30% der unter 50jährigen Patienten beobachtete, weitaus gravierendere komplette oder partielle Erektionsverlust (DANZI et al. 1983; FAZIO et al. 1980) ist meist durch Verletzung der parasympathischen Fasern an der lateralen Beckenwand oder im Bereich der Denonvilliers-Faszie an der Rückseite von Prostata und Samenblase bedingt. Nur bei hochsitzenden Tumoren läßt sich die Rate dieser schwerwiegenden Beeinträchtigung durch sorgfältige, schichtgerechte Präparation an kritischen Stellen auf die mit 3% deutlich geringere Rate bei benignen Erkrankungen reduzieren (Bauer et al. 1983; Danzi et al. 1983; Kronborg et al. 1974).

28.11.3 Lokalrezidive

Lokalrezidive nach Rektumkarzinomoperationen werden im Schrifttum in stark wechselnder Häufigkeit berichtet (Tabelle 10). Zum Teil liegt dies auch an der Methodik. Exakte Zahlen können nicht erwartet werden, wenn die Quote der Patienten ohne Information mehr als 10% beträgt. Postoperativ oder innerhalb der ersten 3 Monate verstorbene Patienten sollten nicht mitberücksichtigt werden, und es dürfen nur Patienten einbezogen werden, die mindestens 2 Jahre nachbeobachtet sind (s. Kap. 14). Im eigenen Krankengut (Tabelle 11) hat sich in den letzten Jahren durch konsequente Einhaltung der Radikalitätskriterien eine deutlich erkennbare Reduktion der Lokalrezidive ergeben.

Entscheidendster Faktor für die Entstehung der Lokalrezidive ist nach eigenen Erfahrungen die intraoperative Tumordissemination durch Einriß im Tumorbereich während der Operation. Unter den

Tabelle 10. Häufigkeit von Lokalrezidiven nach allein chirurgischer Therapie. (Neuere Literaturangaben)

Autoren	Alle Patienten	Patienten ohne Lymphknotenmetastasen	Patienten mit Lymphknotenmetastasen
I. Sammelstatistik 1972–1977			
Heberer u. Zumtobel (1982)	451/1988 = 23%	174/1104 = 16%	277/884 = 31%
II. Literatur 1978–1984			
Gilbert (1978)	44/122 = 36%	19/ 80 = 24%	25/ 42 = 60%
Doci et al. (1979)	13/ 90 = 14%	3/ 52 = 6%	10/ 38 = 26%
Rao et al. (1981)	65/204 = 32%	–	–
Hoyo u. Koyama (1982)			
konventionelle Operation	27/ 72 = 38%	7/ 28 = 25%	20/ 44 = 45%
Operation mit erweiterter Dissektion	15/ 94 = 16%	3/ 46 = 7%	12/ 48 = 25%
Junghanns (1983)	41/205 = 20%	–	–
Localio et al. (1983a)	49/360 = 14%	21/249 = 8%	28/111 = 25%
Pheils et al. (1983)	19/193 = 10%	6/108 = 6%	13/ 85 = 15%
Rich et al. (1983)	43/142 = 30%	21/ 98 = 21%	22/ 44 = 50%
Schiessel et al. (1983)	29/154 = 19%	13/110 = 12%	16/ 44 = 36%
Kutzner et al. (1984)	31/160 = 19%	–	–
Pilipshen et al. (1984)	69/236 = 29%	30/148 = 20%	39/ 88 = 44%
Summe	445/2032 = 22%	123/919 = 13%	185/544 = 34%

Tabelle 11. Lokalrezidivquote im eigenen Krankengut. Operationen 1969–1981, Mindestbeobachtungsdauer 2 Jahre, Patienten, die in den ersten 3 postoperativen Monaten verstarben, ausgeschlossen. 70 Patienten (7,2%) ohne hinreichende Angaben nicht berücksichtigt

	1969–1971	1972–1976	1977–1978	1979–1981
Gesamt-Lokalrezidivrate	20/104 = 19%	110/328 = 34%	43/186 = 23%	40/282 = 14%
Tumoreinriß bei Operation	3/ 6 = 50%	30/ 56 = 54%	14/ 32 = 44%	4/ 28 = 14% [a]
Kein Tumoreinriß bei Operation				
anteriore und tiefe anteriore Resektion	3/17 = 18%	45/133 = 34%	19/ 99 = 19%	22/155 = 14%
Exstirpation	14/80 = 18%	33/124 = 27%	3/29 = 10%	10/ 59 = 17%
eingeschränkte Verfahren	0/ 1	2/ 13 = 15%	6/23 = 26%	4/ 38 = 11%

[a] In dieser Periode erfolgte nach Tumoreinriß bei Rektumexstirpation fast immer Nachbestrahlung

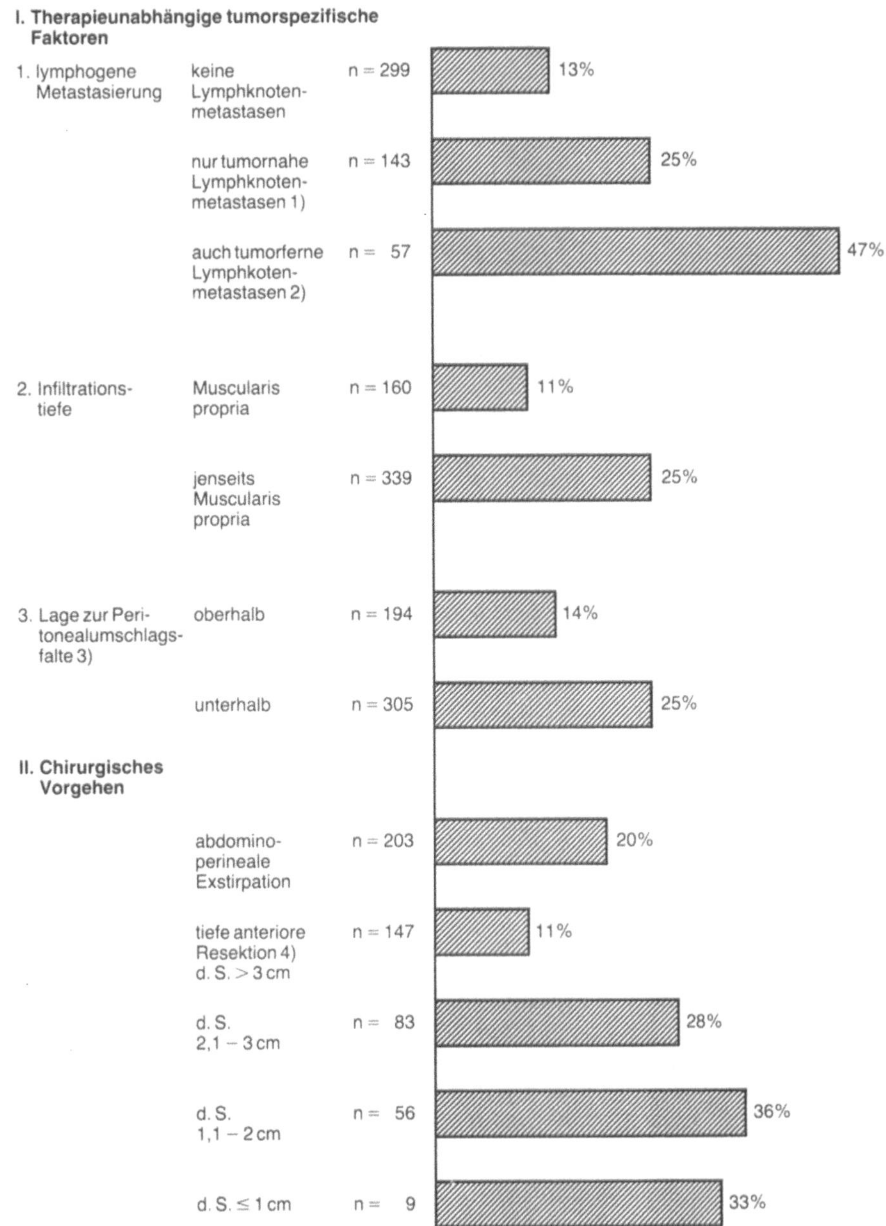

Abb. 19. Faktoren für das Zustandekommen von Lokalrezidiven nach klassischer Radikaloperation. Nach Ausschluß der Patienten mit intraoperativer Tumordissemination, der Patienten mit Frühkarzinomen (Infiltration nur in die Submukosa — bei keinem der Patienten mit Frühkarzinomen, die durch klassische Radikaloperation behandelt wurden, wurde ein Lokalrezidiv beobachtet), der Patienten, die in den ersten 3 Monaten nach der Operation verstorben sind, und von 34 Patienten mit unbekanntem Tumorstatus (6,4% aller Patienten). Chirurgische Universitätsklinik Erlangen 1969–1981, Beobachtungszeit mindestens 2 Jahre, median 84 Monate. — 1) *Tumornahe Lymphknoten:* Lymphknoten im Bereich der Verzweigung der A. rectalis superior und media; 2) *tumorferne Lymphknoten:* Lymphknoten entlang des Stamms der A. rectalis superior und der A. mesenterica inferior; 3) *Tumoren,* die teils *oberhalb,* teils *unterhalb* der Peritonealumschlagsfalte liegen, werden nach dem größeren Tumoranteil eingeordnet; 4) *d.S.:* distaler Sicherheitsabstand, gemessen am frischen Resektat ohne Zug

Patienten, bei denen dies vermieden werden kann, wird die Lokalrezidivhäufigkeit nach den Ergebnissen einer multivariaten biometrischen Analyse einer prospektiven Studie (HERMANEK et al. 1985) von drei therapieunabhängigen Faktoren und vom chirurgischen Vorgehen beeinflußt (Abb. 19). Diese Analyse zeigt die große Bedeutung eines adäquaten Sicherheitsabstands bei der anterioren

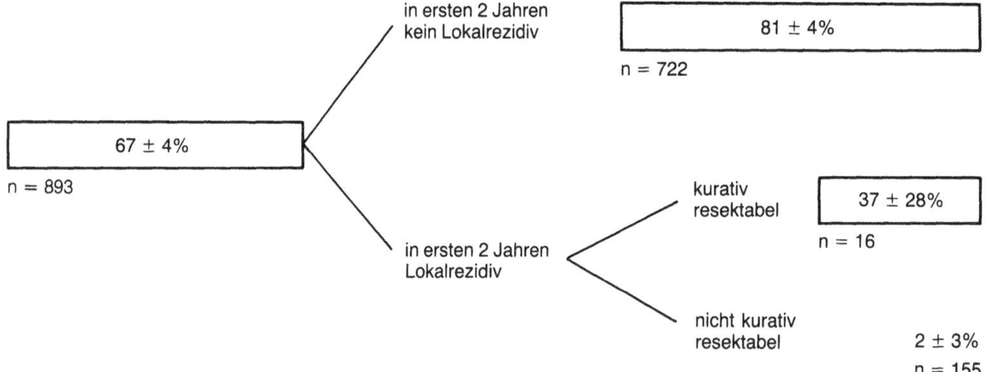

Abb. 20. Einfluß des Lokalrezidivs auf die Langzeitprognose. Patienten mit kurativer Ersttherapie, alle Operationsmethoden. Ausgeschlossen Patienten mit unbekanntem Tumorstatus und Patienten, die innerhalb der ersten 3 Monate nach Erstoperation verstorben sind. (Chirurgische Universitätsklinik Erlangen 1969–1981, Beobachtungszeit mindestens 2 Jahre, median 82 Monate)

und tiefen anterioren Resektion. Eine niedrige Lokalrezidivrate kann nur erzielt werden, wenn der aborale Sicherheitsabstand, gemessen am frischen Resektat ohne Zug, mehr als 3 cm beträgt, was in etwa 5 cm in situ entspricht. Neuerdings wurden geringere Sicherheitsabstände als ausreichend erklärt (POLLET u. NICHOLLS 1983; WILLIAMS et al. 1983). Jedoch beruhen diese Untersuchungen nicht wie bei uns auf prospektiven, sondern auf retrospektiven Studien, und die Meßbedingungen waren nicht uniform oder nicht klar definiert. Überdies ergeben sich aufgrund der ganz auffallend niedrigen Rezidivraten ernstliche Zweifel hinsichtlich des „follow-up".

Das Auftreten eines Lokalrezidivs beeinflußt die Langzeitprognose entscheidend (Abb. 20). Daraus ergibt sich die für den Chirurgen wichtige Konsequenz: Die Erstoperation des Rektumkarzinoms muß unter strenger Einhaltung aller onkologischen Kriterien so gestaltet werden, daß die Gefahr eines Lokalrezidivs möglichst gering ist (SCHLAG u. HOHENBERGER 1984; THIEDE et al. 1984)

28.11.4 Langzeitprognose

Tumorbedingte Todesfälle treten beim Rektumkarzinom fast immer innerhalb der ersten 5 Jahre nach Diagnose auf, daher ist die 5-Jahres-Überlebensrate der wichtigste Parameter für die Beurteilung der Prognose.

28.11.4.1 Gesamtresultate

An der Chirurgischen Universitätsklinik Erlangen wurde zwischen 1969 und 1982 bei 1591 Patienten

Tabelle 12. Resektabilität bei 1591 Patienten mit Ersterkrankung an Rektumkarzinom. (Chirurgische Universitätsklinik Erlangen 1969–1982)

Tumorresektion, kurativ und nichtkurativ	1399/1591 = 87,9%
endoskopisch	18/1591 = 1,1%
operativ	1381/1591 = 86,8%
Tumorresektion, kurativ	
bezogen auf alle Patienten	1172/1591 = 73,7%
bezogen auf Patienten mit Tumorresektion	1172/1399 = 83,8%
Tumordestruktion (Elektrokoagulation, Kryotherapie)	44/1591 = 2,8%

erstmals ein Rektumkarzinom diagnostiziert. Bei 1,1% konnte der Primärtumor endoskopisch, bei 86,8% operativ entfernt werden. Bei 73,7% aller Patienten war die Tumorresektion kurativ, d.h. nach der Operation blieb kein Residualtumor zurück (Tabelle 12).

Die 5-Jahres-Überlebensrate (unter Einschluß der Operationsletalität nach der „actuarial method" berechnet) betrug für alle Patienten (nichtoperierte und operierte) beobachtet 39,3 ± 2,7% [1] und alterskorrigiert 47,3 ± 3,2%.

28.11.4.2 Tumorabhängige Prognosefaktoren

Für die Prognose am entscheidensten ist das *Tumorstadium* zum Zeitpunkt der Diagnose, im einzelnen bestimmt durch die kontinuierliche Tumorausbreitung in der Darmwand und Umgebung, die

---

[1] Der 5-Jahres-Überlebensrate ist jeweils die doppelte Standardabweichung entsprechend dem 95%-Vertrauensbereich beigefügt.

Tabelle 13. Einfluß von tumorabhängigen Faktoren auf die Prognose. Patienten mit kurativer Tumorentfernung, alterskorrigierte 5-Jahres-Überlebensraten mit 95%-Vertrauensbereich, Operationsletalität nicht ausgeschlossen. (Chirurgische Universitätsklinik Erlangen 1969–1982)

Einflußfaktor	n	5-Jahres-Überlebensrate
Infiltrationstiefe		
Submukosa	123	98± 8%
Muscularis propria	334	72± 7%
Subserosa/Adventitia bzw. periproktales Gewebe	674	49± 5%
Serosadurchbruch oder Nachbarorgane	36	11±13%
Lymphogene Metastasierung		
tumorfreie Lymphknoten	643	71± 5%
Lymphknoten befallen	432	39± 6%
1–3 tumornahe[a] Lymphknoten befallen	170	55±11%
mehr als 3 tumornahe Lymphknoten befallen	107	34±11%
tumorferne[b] Lymphknoten befallen	154	26± 9%
Fernmetastasen nein	1151	61± 4%
ja[c]	21	30±23%
Dukes-Stadium A	306	81± 7%
B	327	60± 8%
C1[d]	278	46± 8%
C2[d]	150	24± 9%

[a] Tumornahe Lymphknoten: Lymphknoten im Bereich der Verzweigung der A. rectalis superior und media
[b] Tumorferne Lymphknoten: Lymphknoten entlang des Stammes der A. rectalis superior und an der A. mesenterica inferior
[c] Patienten mit synchroner Entfernung von Fernmetastasen im Gesunden (R0)
[d] Erlanger Modifikation: C1 Lymphknotenmetastasen nur tumornahe, C2 tumorferne Lymphknotenmetastasen. (Nach HERMANEK u. ALTENDORF 1981)

lymphogene Metastasierung und die Fernmetastasierung. Tabelle 13 zeigt den Einfluß dieser Faktoren bei Patienten mit kurativer Operation. In den letzten Jahren hat sich eine Besserung der Ergebnisse erzielen lassen (Abb. 21).

Auch die *Lokalisation des Tumors* ist von Bedeutung (Tabelle 14). Während sich Tumoren oberhalb der Umschlagsfalte praktisch gleich jenen des Kolons verhalten, sind bei den unterhalb der Umschlagsfalte gelegenen Tumoren geringere 5-Jahres-Überlebensraten festzustellen (KIRKLIN et al. 1949). Als Erklärung bietet sich an, daß im Gegensatz zu höhergelegenen Karzinomen bei diesen Tumoren bei der üblichen Operationstechnik die

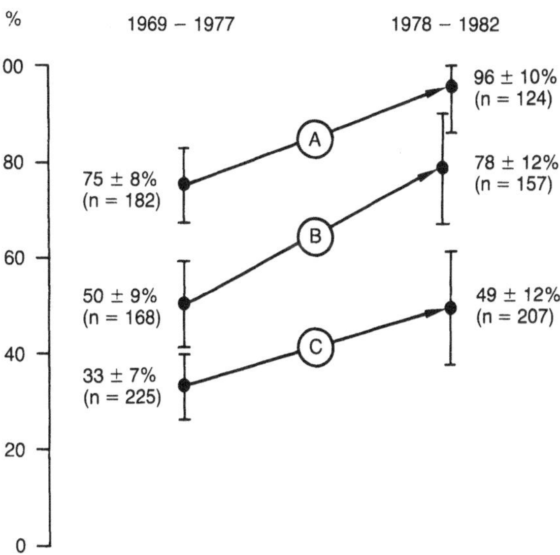

Abb. 21. Vergleich der Ergebnisse bei den 1969–1977 und bei den 1978–1982 kurativ operierten Patienten. Unterteilung nach Dukes-Stadium. Alterskorrigierte 5-Jahres-Überlebensraten, „actuarial method", postoperative Letalität nicht ausgeschlossen. (Chirurgische Universitätsklinik Erlangen.) Die 5-Jahres-Überlebensraten für die Periode 1978–1982 unterscheiden sich statistisch signifikant (p < 0,01) von jenen der Periode 1969–1977

Tabelle 14. Einfluß der Lokalisation auf die Prognose. Nur Patienten mit kurativer Operation, alterskorrigiert, 5-Jahres-Überlebensraten mit 95% Vertrauensbereich, Operationsletalität nicht ausgeschlossen. (Chirurgische Universitätsklinik Erlangen 1969–1982)

	Kolon	Rektum oberhalb Peritonealumschlagsfalte	Rektum unterhalb Peritonealumschlagsfalte
Alle Patienten	70±4% (n=870)	67±7% (n=381)	56±5% (n=728)
Dukes A	99±8% (n=137)	90±12% (n=89)	76±9% (n=209)
Dukes B	79±8% (n=367)	66±12% (n=150)	52±9% (n=204)
Dukes C insgesamt	45±8% (n=307)	36±10% (n=189)	27±6% (n=378)
Dukes C1	58±10% (n=190)	49±14% (n=106)	36±8% (n=217)
Dukes C2	23±11% (n=104)	18±13% (n=75)	17±7% (n=159)

Lymphabflußgebiete nach lateral und distal belassen werden.

Die oft betonte schlechtere Prognose des Rektumkarzinoms bei *jüngeren Patienten* (MOORE et al. 1984; RIGHBY et al. 1983; SUGARBAKER et al. 1982) ist global auch am eigenen Krankengut nachzuweisen. Sie beruht überwiegend auf einem höheren Anteil fortgeschrittener Tumorstadien (HERMANEK u. KARRER 1983).

Ähnliches gilt für den *histologischen Typ* und den *histologischen Malignitätsgrad*. Die Häufigkeit von Infiltration jenseits der Muscularis propria, lymphogener und hämatogener Metastasierung ist bei Siegelringzellkarzinomen und undifferenzierten Karzinomen größer als bei Adenokarzinomen und muzinösen Adenokarzinomen. In gleicher Weise unterscheiden sich Tumoren mit hohem Malignitätsgrad von jenen mit niedrigem Malignitätsgrad (HERMANEK u. KARRER 1983). Innerhalb gleicher Tumorstadien ergeben sich bei unterschiedlichem histologischen Tumortyp und Malignitätsgrad jedoch keine signifikanten Unterschiede in den 5-Jahres-Überlebensraten.

28.11.4.3 Therapieabhängige Prognose

Patienten ohne operative oder endoskopische Tumorentfernung und ohne Tumordestruktion (Elektrokoagulation, Kryo- oder Lasertherapie) haben fast keine Chance, 5 Jahre zu überleben (Tabelle 15). Von entscheidendem Einfluß ist, ob die Tumorentfernung kurativ oder nichtkurativ erfolgt: Die entsprechenden 5-Jahres-Überlebensraten betragen 60% gegenüber 15%, die medianen Überlebenszeiten 64,8 gegenüber 13,6 Monaten.

Bei kurativer Tumorentfernung durch Resektion wird die Langzeitprognose (Abb. 22a) außerdem entscheidend von einer *intraoperativen Tumorzelldissemination durch Tumoreinrisse* beeinflußt. Bei Rektumexstirpation ist der Einfluß von Tumoreinrissen auf die Prognose (Abb. 22b) nur auf einem niedrigeren Niveau signifikant. Dies ist wahrscheinlich durch die Tatsache erklärt, daß wir bei diesen Patienten mit Tumoreinriß eine Nachbestrahlung durchführen.

Für den Beweis der Effektivität des derzeitigen differenzierten Therapiekonzepts für die operative Behandlung sind zwei Fragen von besonderer Bedeutung:

a) Ist die sphinktererhaltende tiefe anteriore Resektion im Hinblick auf die Langzeitprognose ein berechtigtes Verfahren, wenn ja unter welchen Bedingungen?

b) In welchen Situationen haben eingeschränkte Verfahren unter Belassung des Lymphabflußge-

Tabelle 15. Langzeitprognose in Abhängigkeit von Resektabilität, Kurabilität und Fernmetastasierung. Alterskorrigierte 5-Jahres-Überlebensraten (mit 95% Vertrauensbereich) und mediane Überlebenszeiten. Operationsletalität nicht ausgeschlossen. (Chirurgische Universitätsklinik Erlangen 1969–1982)

	n	5-Jahres-Überlebensraten	Mediane Überlebenszeit in Monaten
Alle Patienten	1591	47 ± 3%	36,0
Weder Tumordestruktion noch Tumorentfernung	148	1 ± 3%	5,6
Tumordestruktion	44	8 ± 11%	12,0
Nichtkurative Tumorentfernung	227	15 ± 6%	13,6
Kurative Tumorentfernung	1172	60 ± 4%	64,8
Bei Diagnose keine Fernmetastasen			
weder Tumordestruktion noch Tumorentfernung	58	5 ± 8%	6,6
Tumordestruktion	38	10 ± 14%	16,5
nichtkurative Tumorentfernung	130	27 ± 9%	18,6
kurative Tumorentfernung	1152	61 ± 4%	66,7
Bei Diagnose Fernmetastase			
weder Tumordestruktion noch Tumorentfernung	90	0%	5,2
Tumordestruktion	6	0%	6,0
Nichtkurative Tumorentfernung	97	0%	8,2
Kurative Tumorentfernung	20	31 ± 24%	27,4

biets eine der klassischen Radikaloperation vergleichbare Prognose?

Bei *Vergleich von anterior und tiefer anteriorer Resektion und abdomino-perinealer Rektumexstirpation* ergibt sich aus dem Schrifttum für das sphinktererhaltende Verfahren eine günstigere Prognose als für die Exstirpation (Tabelle 16). Dies ist aber durch die unterschiedliche Patientenselektion bedingt (HERMANEK u. KARRER 1983).

Die sphinktererhaltenden Resektionen weisen auch in unserem Krankengut für Tumoren sowohl

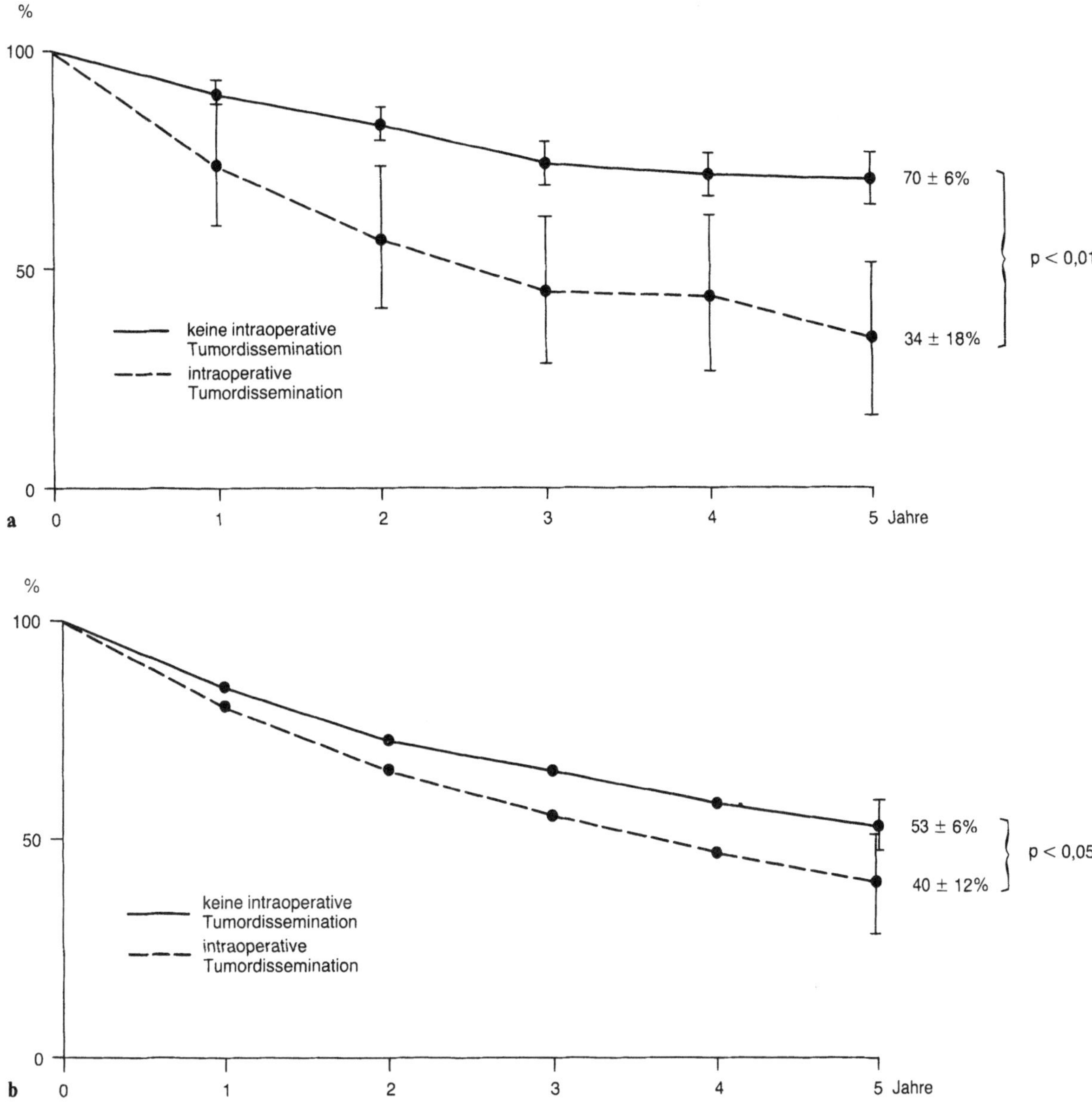

Abb. 22a, b. Langzeitprognose nach kurativer Operation. Beeinflussung durch intraoperative Tumordissemination (Einriß des Tumors, Schnitt durch Tumorgewebe); **a** anteriore und tiefe anteriore Resektion, **b** Rektumexstirpation. Alterskorrigierte Überlebenskurven, „actuarial method", postoperative Letalität nicht ausgeschlossen. Bei signifikanten Unterschieden ist der 95%ige Vertrauensbereich eingezeichnet. (Chirurgische Universitätsklinik Erlangen 1969–1982)

im oberen als auch mittleren Rektumdrittel eine höhere 5-Jahres-Überlebensrate als die abdominoperineale Rektumexstirpation auf. Die Exstirpation schneidet für die Karzinome im unteren Drittel etwas besser ab als die tiefe anteriore Resektion. Obwohl die Unterschiede für beide Operationsmethoden nur für alle Tumoren — unabhängig von ihrer Lokalisation — statistisch signifikant sind, zeigt uns diese Trendumkehr im unteren Rektumdrittel die Indikationsgrenze für die tiefe anteriore

Resektion auf, die nicht bedenkenlos überschritten werden kann (Abb. 23).

Von entscheidender Bedeutung für die Prognose ist auch die Einhaltung eines ausreichenden *Sicherheitsabstands* nach aboral (Abb. 24). Dieser Einfluß des aboralen Sicherheitsabstands konnte von anderen Autoren, z.B. POLLET u. NICHOLLS (1983) und WILLIAMS et al. (1983) nicht bestätigt werden. Eine wesentliche Ursache dürfte darin liegen, daß diese Untersuchungen nicht prospektiv waren und

Tabelle 16. Ergebnisse nach sphinktererhaltender Operation und nach Rektumexstirpation. 5-Jahres-Überlebensraten des Schrifttums

Autoren	Sphinkter-erhaltung	Rektum-exstirpation
MAYO et al. (1958)	60% (n = 428)	53% (n = 317)
NICHOLLS et al. (1979)	73% (n = 81)	57% (n = 106)
BEAHRS (1982)	73% (n = 346) hoch 71% (n = 556) tief	
STELZNER (1981)	64% (n = 122)	57% (n = 118)
LOCALIO et al. (1983a)	66% (n = 195) anterior 63% (n = 89) abdominosakral	43% (n = 76)
REIFFERSCHEID (1983b)[a]	51% (n = 168)	48% (n = 89)

[a] Nur Tumoren in 6–10 cm Höhe

hierbei z.T. nicht einheitliche Meßmethoden angewandt wurden (vgl. S. 538).

Bei Einhaltung entsprechender Selektionskriterien führen die *eingeschränkten Verfahren* und die klassische Radikaloperation in unserem Krankengut bei vergleichbaren Patientengruppen zu praktisch gleichen Langzeitergebnissen (Tabelle 17). Ähnliche Ergebnisse sind von einigen Zentren publiziert (KNOCH 1984; MORSON et al. 1977, 1984),

jedoch nicht unwidersprochen geblieben (COLACCHIO et al. 1981).

Bei lokal unradikal exzidierten Karzinomen oder sog. High-risk-Karzinomen (s.S. 545) haben wir und andere eine eklatante Häufung von Lokalrezidiven und tumorbedingten Todesfällen beobachtet, so daß in einer derartigen Situation unbedingt eine klassische Radikaloperation anzustreben ist.

28.12 Vorsorge und Frühdiagnose

Das Rektumkarzinom zeichnet sich gegenüber vielen anderen Malignomen durch eine relativ günstige Gesamtprognose aus. Dennoch läßt sich eine Dauerheilung bei unselektierten Patienten in weniger als 50% der Fälle erreichen. Der beste, wenngleich in einer Konsumgesellschaft wohl nahezu utopische Weg einer Prognoseverbesserung bestünde darin, durch Reduzierung von Risikofaktoren — Einschränkung des Fett- und Fleischanteils der Nahrung bei erhöhtem Ballaststoffgehalt (WYNDER u. REDDY 1983) — die Erkrankungshäufigkeit zu mindern. Inwieweit es dabei aber bei Gleichbleiben der Gesamtkarzinominzidenz zu einem Anstieg anderer, unter Umständen ungünstiger verlaufender Karzinome käme, bleibt offen.

Wesentlich realistischer erscheint die vorsorgliche Suche nach kolorektalen Adenomen und Karzinomfrühstadien durch breitgestreute Screeningverfahren bei asymptomatischen Personen, vor allem bei erhöhtem Erkrankungsrisiko infolge prä-

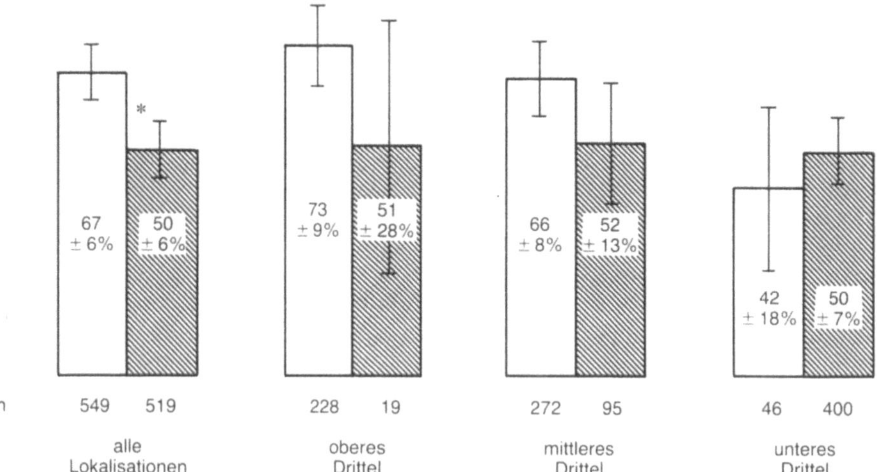

Abb. 23. 5-Jahres-Überlebensraten in Abhängigkeit vom Operationsverfahren. Kurative Eingriffe unterteilt nach Tumorlokalisation. *Linke Säulen* anteriore und tiefe anteriore Resektion, *rechte Säulen* (schraffiert) Rektumexstirpation. Alterskorrigierte Überlebensraten berechnet nach der „actuarial method", postoperative Letalität nicht ausgeschlossen, mit 95%igem Vertrauensbereich. Statistisch signifikanter Unterschied (p < 0,01) durch *) gekennzeichnet

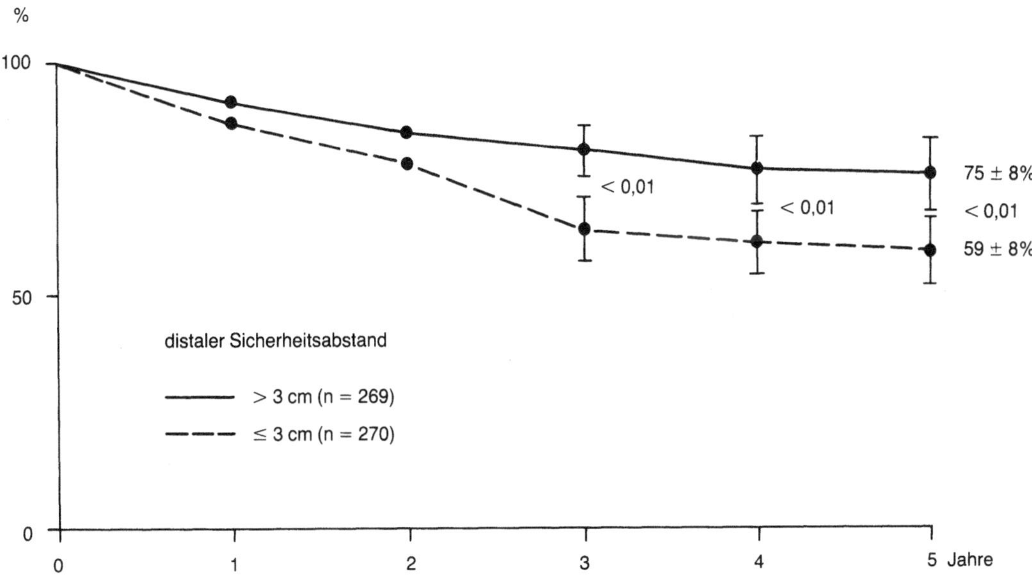

Abb. 24. Überlebenskurven bei kurativer anteriorer Resektion in Abhängigkeit vom distalen Sicherheitsabstand, gemessen im frischen Resektat ohne Zug. Berechnung nach „actuarial method" mit Alterskorrektur, postoperative Letalität nicht ausgeschlossen, mit 95%igem Vertrauensbereich. Bei statistisch signifikanten Unterschieden ist der Vertrauensbereich eingezeichnet

Tabelle 17. Langzeitprognose bei eingeschränkten Verfahren. Alterskorrigierte 5-Jahres-Überlebensraten mit 95% Vertrauensbereich, Operationsletalität nicht ausgeschlossen. (Chirurgische Universitätsklinik Erlangen 1969–1982)

Infiltrations-tiefe	Submukosa	Musc. propria	Musc. propria oder gering Subserosa
1. Klassische Chirurgie			
n	65	319	394
5-Jahres-Überlebensraten	100−5%	71±7%	70±7%
Mediane Überlebenszeit in Monaten	nicht def.	92,7	90,4
2. Eingeschränkte Operationsverfahren: „low risk" im Gesunden			
n	52	19	20
5-Jahres-Überlebensraten	84±17%	76±35%	76±35%
Mediane Überlebenszeit in Monaten	nicht def.	85,2	85,3
3. Empfohlene Erweiterung zur klassischen Chirurgie nicht durchgeführt			
n	16	13	13
5-Jahres-Überlebensraten	92±36%	29±34%	29±34%
Mediane Überlebenszeit in Monaten	75,6	22,2	22,2

kanzeröser Bedingungen oder Läsionen. Für das Rektumkarzinom ergeben sich besonders günstige Voraussetzungen, weil ein großer Teil der Tumoren digital oder durch einfache Rektosigmoidoskopie erreichbar ist. Das Vorgehen im einzelnen ist detailliert im Abschnitt „Kolon" dargestellt (s.S. 516).

Literatur

Ackerman NB, Lynch S, Marbarger P, Patil UB (1979) Improved exposure for excision of rectal carcinomas: Initial experiences with a pubic resection technique. Ann Surg 190:543–548

Adloff M, Arnaud J-P, Beehary S (1980) Stapled vs. sutured colorectal anastomoses. Arch Surg 115:1436–1438

Aiginger R, Kutzmits R (1983) Tumormarker. In: Denk H, Karrer K (Hrsg) Chirurgische Onkologie. Edition Medizin, Weinheim Deerfield Beach/Florida Basel, pp 79–91

Aigner KR, Link KH, Schwemmle K (1984a) Die intermittierende arterielle Kurzinfusion zur lokalen Chemotherapie von Tumoren und Metastasen der Leber. Chirurg 55:494–498

Aigner KR, Tonn JC, Walther H, Link KH, Schwemmle K (1984b) The isolated liver perfusion technique for high-dose chemotherapy of metastases from colo-rectal cancer. Two years clinical experience. In: Velde CJH van der, Sugarbaker PH (eds) Liver metastases; basic aspects, detection and management. Nijhoff, Boston Dudrecht Lancaster

Aigner K, Walther H, Tonn JC, Link KH, Schoch P, Schwemmle K (1984c) Die isolierte Leberperfusion bei fortgeschrittenen Metastasen kolorektaler Karzinome. Onkologie 7:13–21

Allgöwer M (1982) Sphincter splitting approach to the rectum. Am J Surg 145:5–7

Anderberg B, Enblad P, Sjödahl R, Wetterfors J (1983) Recurrent rectal carcinoma after anterior resection and rectal stapling. Br J Surg 70:1–4

Armitage NC, Davidson A, Tsikos D, Wood CB (1984) A study of the reliability of carcinoembryonic antigen blood levels in following the course of colorectal cancer. Clin Oncol 10:141–147

Au FC, Stein BS, Gennaro AR, Tyson RR (1984) Tissue CEA in colorectal carcinoma. Dis Colon Rectum 27:16–18

Babcock WS (1939) Experiences with resection of the colon and the elimination of colostomy. Am J Surg 46:186–203

Bacon HE (1945) Evolution of sphincter muscle preservation and re-establishement of continuity in the operative treatment of rectal and sigmoidal cancer. Surg Gynecol Obstet 81:113–127

Balch CM, Urist MM (1984) Intraarterielle Chemotherapie mit einer implantierbaren Infusionspumpe bei Lebermetastasen colorectaler Tumoren und Hepatomen. Chirurg 55:485–493

Barone RM, Byfield JE, Frankel S (1979) Combination infusional 5-Fluorouracil and radiation therapy for the treatment of metastatic carcinoma of the colon to the liver. Dis Colon Rectum 22:376–382

Batson OV (1940) The function of vertebral veins and their role in the spread of metastases. Ann Surg 112:138–149

Bauer JJ, Gelernt IM, Salky B, Kreel I (1983) Sexual dysfunction following proctocolectomy for benign disease of the colon and rectum. Ann Surg 197:363–367

Beahrs OH (1982) Die tiefe anteriore Rektumresektion. In: Gall FP, Hermanek P, Schweiger M (Hrsg) Das Rektumkarzinom. Perimed, Erlangen

Beart RW, Kelly KA (1981) Randomized prospective evaluation of the EEA stapler for colorectal anastomoses. Am J Surg 141:143–147

Bengmark S, Jeppsson B (1983) Die kombinierte Behandlung von Lebertumoren mit intermittierender Desarterialisierung und intraarterieller Zytostatikainfusion. In: Schwemmle K, Aigner K (eds) Vascular perfusion in cancer therapy. Springer, Berlin Heidelberg New York Tokyo

Bengtsson G, Cansson G, Hafstrom L, Jousson PE (1981) Natural history of patients with untreated liver metastases from colorectal cancer. Am J Surg 141:586–589

Bevan AD (1917) Carcinoma of the rectum — treatment by local excision. Surg Clin North Am 1:1233–1239

Bezzi M, Tucci G, Ramacciato G, Angelini L, Fegiz G (1983) Low third stapled colorectal anastomoses for mid rectal cancer. J Exp Clin Cancer Res 4:385–388

Black BM (1952) Combined abdomino-endo-rectal resection: Technical aspects and indications. Arch Surg 65:406–416

Black WA, Waugh IM (1948) The intramural extension of carcinoma of the descending colon, sigmoid and rectosigmoid. Surg Gynecol Obstet 87:457–464

Blake KE, Dalbow MH, Concannon JP, Hodgson SE, Headings JJ (1982) Clinical significance of the preoperative plasma carcinoembryonic antigen (CEA) level in patients with carcinoma of the large bowel. Dis Colon Rectum 25:24–32

Boey J, Cheung HC, Lai CK, Wong J (1984) A prospective evaluation of serum carcinoembryonic antigen (CEA) levels in the management of colorectal carcinoma. World J Surg 8:279–286

Brennan SS, Pickford JR, Evans M, Pollock AV (1982) Staples or sutures for colonic anastomoses, a controlled clinical trial. Br J Surg 69:722–724

Brown CW, Warren S (1938) Visceral metastasis from rectal carcinoma. Surg Gynecol Obstet 66:611–621

Bucci L, Salfi R, Meraviglio F, Mazzeo F (1984) Rectal lymphoszintigraphy. Dis Colon Rectum 27:370–375

Bures Z, Rehak F (1984) Elektrokoagulation in der operativen Behandlung des tiefen Rektumkarzinoms. Colo-proctology 6:164–165

Castrini G, Pappalardo G, Morbarhan S, Correnti FS, Trention P, Verdi A, Pitasi F, Peruzzi D (1984) Die Chirurgie des Rektumkarzinoms. Colo-Proctology 6:29–32

Christiansen J, Kirkegaard P (1983) Treatment of recurrent rectal cancer by electroresection/coagulation after low anterior resection. Dis Colon Rectum 26:656–657

Chung CK, Stryker JA, Demuth WE Jr (1983) Patterns of failure following surgery alone for colorectal carcinoma. J Surg Oncol 22:65–70

Colacchio TA, Forde KA, Scantlebury VP (1981) Endoscopic polypectomy: Inadequate treatment for invasive colorectal carcinoma. Ann Surg 194:704–707

Cole PPT (1913) The intramural spread of rectal carcinoma. Br Med J 1:431–433

Corman ML (ed) (1984) Colon and rectal surgery. Lippincott, Philadelphia

Cosse JJ de (ed) (1981) Large bowel cancer. Clinical surgery international, vol I. Churchill Livingstone, Edinburgh London Melbourne New York

Criado FJ, Wilson TH (1981) Posterior transsphincteric approach for surgery of the rectum: The Bevan operation. Dis Colon Rectum 24:145–150

Crile G Jr, Turnbull RB Jr (1972) The role of electrocoagulation in the treatment of carcinoma of the rectum. Surg Gynecol Obstet 135:391–396

Cummings BJ, Rider WD, Harwood AR, Keane TJ, Thomas GM (1983) Radical external beam radiation therapy for adenocarcinoma of the rectum. Dis Colon Rectum 26:30–36

Cutait DE, Figlioni FJ (1961) A new method of colorectal anastomosis in abdomino-perineal resection. Dis Colon Rectum 4:335–342

Cutler SJ, Young JL Jr (eds) (1975) The third national cancer survey: Incidence data. Cancer morbidity. Nat Cancer Inst Monogr 41:1–454

d'Allaines F (1956) Die chirurgische Behandlung des Rektumkarzinoms. Barth, Leipzig

Danzi M, Perulano GP, Abate S, Galifano G (1983) Male sexual function after abdominoperineal resection of rectal cancer. Dis Colon Rectum 26:665–668

Detry R, Kestens PJ, Secchi M (1984) Experience with the EEA stapler for colorectal anastomosis: Early and late results. Dig Surg 1:2–5

Deucher F, Blessing H (1973) Resultate der abdominalen und transanalen sphinktererhaltenden Eingriffe beim Rektosigmoidkarzinom. Schweiz Med Wochenschr 103:769–775

Deucher F, Oesch I, Blessing H (1975) Komplikationen nach Operationen am Dickdarm. Chirurg 46:374–378

Diamond L, O'Brien TG, Baird WM (1980) Tumor promoters and the mechanism of tumor promotion. Adv Cancer Res 32:1–74

Dixon CF (1948) Anterior resection for malignant lesions of the upper part of the rectum and lower part of the sigmoid. Ann Surg 128:425–442

Doci R, Bozzetti F, Gennari C (1979) Anterior vs. abdomino-perineal resection for cancer of the rectum and rectosigmoid. In: Reis L von der (ed) Large bowel cancer. Karger, Basel

Donaldson GA, Rodkey GV, Behringer GE (1966) Resection of the rectum with anal preservation. Surg Gynecol Obstet 123:571–580

Dragsted J, Gammelgaard J (1983) Endoluminal ultrasonic scanning in the evaluation of rectal cancer. A preliminary report of 13 cases. Gastrointest Radiol 6:367–369

Dukes CE (1930) The spread of cancer of the rectum. Br J Surg 17:643–648

Dukes CE (1932) The classification of cancer of the rectum. J Pathol Bacteriol 35:323–332

Dukes CE, Bussey HJR (1958) The spread of rectal cancer and its effect on prognosis. Br J Cancer 12:309–320

Duncan W, Smith AN, Freedman LS et al. (1984) The evaluation of low dose preoperative x-ray therapy in the management of operable rectal cancer: Results of a randomly controlled trial. Br J Surg 71:21–25

Eftaiha M, Abcarian H (1978) Management of perineal wounds after proctocolectomy: A retrospective study of 50 cases in which treatment by the open technique was used. Dis Colon Rectum 21:287–291

Eisenstat TE, Deak ST, Rugin RJ, Salvati EP (1982) Five year survival in patients with carcinoma of the rectum treated by electrocoagulation. Am J Surg 143:127–132

Elliott MS, Todd IP, Nicholls RJ (1982) Radical restorative surgery for poorly differentiated carcinoma of the midrectum. Br J Surg 69:273–274

Enquist IF, Block IR (1966) Rectal cancer in the female: Selection of proper operation based upon anatomic studies of rectal lymphatics. Prog Clin Cancer 2:73–85

Ernst E, Brust V (1984) Stellenwert der Strahlentherapie. In: Winkler R (Hrsg) Ano-rektale Kontinenz: Grundlagen, pathologische Vorgaben, technische Möglichkeiten, Bewertung. Zuckschwerdt, München Bern Wien

Fazio VW, Fletcher J, Montague D (1980) Prospective study of the effect of resection of the rectum on male sexual function. World J Surg 4:149–152

Feifel G, Hildebrand U, Kock B, Alcin C (1984) The ultrasonic imaging of the rectum. In: Givel J-C, Saegesser F (eds) Colo-proctology. Springer, Berlin Heidelberg New York Tokyo

Fenoglio CM, Kaye GI, Lane N (1973) Distribution of human colonic lymphatics in normal, hyperplastic, and adenomatous tissue: Relationsship to metastases from small carcinoma in pedunculated adenomas with two case reports. Gastroenterology 64:51–66

Feustel H, Hennig G (1975) Kontinente Colostomie durch Magnet-Verschluß. Dtsch Med Wochenschr 100:1063–1064

Finlay JG, Meek DR, Gray HW, Duncan JG, McArdle CS (1982) Incidence and detection of occult hepatic metastases in colorectal carcinoma. Br Med J 284:803–805

Finsterer H (1941) Zur chirurgischen Behandlung des Rektumkarzinoms. Arch Klin Chir 202:15–83

Fowler JW (1973) Bladder function following abdomino-perineal excision of the rectum for carcinoma. Br J Surg 60:574–576

Fry DE, Amin M, Harbrecht PJ (1979) Rectal obstruction

secondary to carcinoma of the prostate. Ann Surg 189:486–492

Gall FP (1982a) Die tubuläre Rectum- und Colonresektion. Chirurg 53:489–494

Gall FP (1982b) Technik und Ergebnisse der anterioren und tiefen anterioren Rektumresektion. In: Gall FP, Hermanek P, Schweiger M (eds) Das Rektumkarzinom. Perimed, Erlangen

Gall FP (1982c) Kontinenzerhaltende Eingriffe beim Rektumkarzinom. In: Lange J, Theisinger W (eds) Aktuelle Therapie des Rektumkarzinoms. Thieme, Stuttgart New York

Gall FP (1983a) Risiken der chirurgischen Behandlung der Krebskrankheit am Beispiel des colorectalen Carcinoms. Langenbecks Arch Chir 361:283–287 (Kongressbericht)

Gall FP (1983b) Chirurgische Therapie — Rektumkarzinom. In: Hermanek P, Karrer K (Hrsg) Illustrierte Synopsis kolorektaler Karzinome. Pharmazeutische Verlagsges., München

Gall FP, Hermanek P (1980) Therapie des Rektumkarzinoms, kontinenzerhaltende Resektion — Exstirpation — lokale Exzision. Dtsch Ärztebl 77:939–947

Gall FP, Tonak J, Altendorf A, Kuruz U (1985) Indikation und Ergebnisse erweiterter Resektionen beim kolorektalen Karzinom. Langenbecks Arch Chir 366:445–450

Gastrointestinal Tumor Study Group (1984) Adjuvant therapy of colon cancer — results of a prospectively randomized trial. New Engl J Med 310:737–743

Gemsenjäger E (1984) Zur Operationstechnik der abdomino-transanalen Rectumentfernung. Chirurg 55:670–676

Gerstenberg TC, Nielsen ML, Clausen S, Blaabjerg J, Lindenberg J (1980) Bladder function after abdomino-perineal resection of the rectum for anorectal cancer. Ann Surg 191:81–86

Gilbert SG (1978) Symptomatic local tumor failure following abdomino-perineal resection. Int J Radiat Oncol Biol Phys 4:801–807

Gilbertsen VA, Wangensteen OH (1962) A summary of thirteen years experience with the second-look program. Surg Gynecol Obstet 114:436–442

Gill G (1981) Immunotherapy. In: Cosse JJ de (ed) Large bowel cancer. Churchill-Livingstone, Edinburgh London Melbourne New York

Glover RP, Waugh JM (1946) Retrograde lympatic spread of carcinoma of the „rectosigmoid region"; its influence on surgical procedures. Surg Gynecol Obstet 82:434–448

Goetze O (1944) Die abdominosakrale Resektion des Mastdarmes mit Wiederherstellung der natürlichen Kontinenz. Arch Klin Chir 206:293–337

Goligher JE (1979) Use of circular stapling device for the construction of the anastomosis in abdomino-transanal resection. Br J Surg 66:501–504

Goligher J (1984) Surgery of the anus, rectum and colon. 5th edn. Tindall, London

Goligher JC, Dukes CE, Bussey HJR (1951) Local recurrences after sphincter-saving excisions for carcinoma of the rectum and rectosigmoid. Br J Surg 39:199–211

Goligher JC, Duthie HC, Dombal FT de, Watts JM (1965) The pull-through abdominoanal excision for carcinoma of the middle third of the rectum: A comparison with low anterior resection. Br J Surg 52:323–334

Grabbe E, Bücheler E (1984) Radiologischer Beitrag zum präoperativen Staging beim Rektumkarzinom und seinem Rezidiv. In: Winkler R (Hrsg) Ano-rektale Kontinenz:

Grundlagen, pathologische Vorgaben, technische Möglichkeiten, Bewertung. Zuckschwerdt, München Bern Wien

Grigg M, McDermott FT, Pihl EA, Hughes ESR (1984) Curative local excision in the treatment of carcinoma of the rectum. Dis Colon Rectum 27:81–83

Grinnell RS (1954) Distal intramural spread of carcinoma of the rectum and rectosigmoid. Surg Gynecol Obstet 99:421–430

Grinnell RS (1965) Results of ligation of inferior mesenteric artery at the aorta in resection of carcinoma of the descending and sigmoid colon and rectum. Surg Gynecol Obstet 120:1031–1036

Grinnell RS (1966) Lymphatic block with the atypical and retrograde lymphatic metastasis and spread in carcinoma of the colon and rectum. Ann Surg 163:272–280

Haenszel W, Dawson EA (1965) A note on the mortality from cancer of the colon and rectum in the United States. Cancer 16:265–272

Hager T, Gall FP, Hermanek P (1983a) Local excision of cancer of the rectum. Dis Colon Rectum 26:149–152

Hager T, Hermanek PJ, Göhl J, Hermanek P (1983b) Präoperatives Staging des Rektumkarzinoms. Colo-Proctology 5:285–288

Handley WS (1913) The dissemination of rectal cancer. Br Med J 1:584

Hartmann H (1921) Nouveau procédé d'ablation des cancers de la partie terminale du colon pelvien. Cong Franc Chir 30:411–416

Hartwich G (1978) Chemotherapie kolorektaler Karzinome. Dtsch Med Wochenschr 103:1463–1465

Hawley PR (1982) Adjuvante praeoperative Bestrahlung. In: Gall FP, Hermanek P, Schweiger M (Hrsg) Das Rektumkarzinom. Perimed, Erlangen

Heald RJ, Leicester RJ (1981) The low stapled anastomosis. Dis Colon Rectum 24:437–444

Heald RJ, Husband EM, Ryall RDH (1982) The mesorectum in rectal cancer surgery — the clue to pelvic recurrence? Br J Surg 69:613–616

Heberer G, Zumtobel V (1982) Radikale und palliative Chirurgie fortgeschrittener Tumoren des Rektum. Verh Dtsch Krebsges 3:261–266

Heberer G, Denecke H, Pratschke E, Teichmann R (1982) Anterior and low anterior resection. World J Surg 6:517–524

Heim ME (1984) Möglichkeiten der Chemotherapie beim Dickdarmkarzinom. MD-GBK 43:35–38

Herfarth Ch (1983) Lokoregionäre Rezidive, Operative Therapie. CAO/AIO Symposium Göttingen

Hermanek P (1977) On the diagnosis of colorectal polyps. Beitr Pathol 161:203–205

Hermanek P, Altendorf A (1981) Classification of colorectal carcinomas with regional lymphatic metastases. Pathol Res Pract 173:1–11

Hermanek P, Gall FP (1981) Der aborale Sicherheitsabstand bei der sphinktererhaltenden Rektumresektion. Chirurg 52:25–29

Hermanek P, Karrer K (Hrsg) (1983) Illustrierte Synopsis kolorektaler Tumoren. Pharmazeutische Verlagsges., München

Hermanek P, Altendorf A, Gunselmann W (1979) Pathomorphologische Aspekte zu kontinenzerhaltenden Therapieverfahren beim Mastdarmkrebs. In: Reifferscheid M, Langer S (Hrsg) Der Mastdarmkrebs. Schließmuskelerhaltende Therapieverfahren und ihre Indikationsgrenzen. Thieme, Stuttgart New York

Hermanek P, Gunselmann W, Altendorf A, Gall FP, Horbach L (1981) Vorhersage von Lokalrezidiven nach Operationen von Carcinomen des mittleren Rektumdrittels. Langenbecks Arch Chir 354:133–146

Hermanek P, Gall FP, Altendorf A (1982) Lokalrezidive nach Rectumcarcinom. Entstehung, Diagnose, Prognose. Langenbecks Arch Chir 356:289–298

Hermanek P, Gall FP, Guggenmoos-Holzmann, I, Altendorf A (1985) Pathogenesis of local recurrence after surgical treatment of rectal carcinoma. Dig Surg 2:7–14

Hermanek PJ Jr (1983) Palliative chirurgische Therapie beim kolorektalen Karzinom. CAI/AIO Symposium Göttingen

Hermanek PJ Jr, Altendorf A, Link W (1985) Das kolorektale Karzinom im Ileus. In: Häring R (Hrsg) Der chirurgische Notfall. Edition medizin, Weinheim Deerfield Beach Basel

Higgins GA, Amadeo JH, McElhinney J, McCaughan JJ, Keehn RJ (1984) Efficacy of prolonged intermittent therapy with combined 5-Fluorouracil and methyl-CCNU following resection for carcinoma of the large bowel. Cancer 53:1–8

Hirayama T (1979) Diet and cancer. Nutr Cancer 1:67–81

Hochenegg J (1888) Die sakrale Methode der Exstirpation von Mastdarmkrebsen nach Prof. Kraske. Wien Klin Wochenschr 1:254–272

Hojo K, Koyama Y (1982) The effectiveness of wide anatomical resection and radical lymphadenectomy for patients with rectal cancer. Jpn J Surg 12:111–116

Horiot JC (1983) Rectal carcinoma — preoperative and postoperative radiotherapy. Vortrag ESSO-Workshop Amsterdam, November 1983

Hoskins B, Gunderson L, Dosoretz D, Galdabini J (1980) Adjuvant postoperative radiotherapy in carcinoma of the rectum and rectosigmoid. Int Radiat Oncol Biol Phys 6:1379–1380

Hughes ESR, Cuthbertson AM, Carden ABG (1962) Pullthrough operations for carcinoma of the rectum. Med J Aus 2:907–909

Hurst PA, Prout WG, Kelly JM, Bannister JJ, Walker RT (1982) Local recurrence after low anterior resection using the staple gun. Br J Surg 69:275–276

Irvin GL, Horsley JS, Caruna JA (1984) The morbidity and mortality of emergent operations for colorectal disease. Ann Surg 194:598–601

Iwai N, Hashimoto K, Kaneda H, Kojima O, Nishioka B, Majima S (1983) Anal sphincter function and rectal reservoir after sphincter saving operations for carcinoma of the rectum. Jpn J Surg 13:420–425

James RD (1979) When should radiotherapy be given for rectal cancer. Dis Colon Rectum 22:455–458

Janoray P, Faivre J, Milan C, Horiot JC, Klepping C, Koeklin M, Ledorze C (1983) La radiotherapie postoperative des cancers the rectum. Gastroenterol Clin Biol 7:451–456

Jansson B, Jacobs MM, Griffin AC (1978) Gastrointestinal cancer: Epidemiology and experimental studies. In: Schrauser GN (ed) Inorganic and nutritional aspects of cancer. Plenum Press, New York

Johnson WR, MacDermot FT, Pihl E, Milne BJ, Price AB, Hughes ESR (1981) Palliative operative management in rectal carcinoma. Dis Colon Rectum 24:606–609

Junghanns K (1983) Das Rezidiv nach sphinktererhaltender Operation des tiefsitzenden Rektumkarzinoms. In: Reifferscheid M (Hrsg) Rektumkarzinom. Sphinktererhaltende Operationsverfahren. Indikation, Technik und Prognose. Thieme, Stuttgart New York

Kayser K, Burkhardt H-U, Bleyl U et al. (1984) Bevölkerungsbezogene Daten in Nordbaden über bösartige Geschwülste des Magen-Darm-Traktes. Onkologie 7:4–12

Kemeny N, Yagoda A, Braun D (1983) Metastatic colorectal carcinoma. Cancer 51:20–24

Kiefhaber P (1985) Endoskopische Laser-Chirurgie in der Behandlung gastrointestinaler Tumoren. 5. Kongreß Dtsch Ges Endoskopie Erlangen, 22./23.3.1985

Kirklin JW, Dockerty MB, Waugh JM (1949) The role of the peritoneal reflexion in the prognosis of carcinoma of the rectum and the sigmoid colon. Surg Gynecol Obstet 88:326–331

Knoch H-G (1984) Das kleine Rektumkarzinom. Coloproctology 6:26–28

Koyama Y, Moriya Y, Hojo K (1982) Problems in surgical treatment of rectal cancer. Jpn J Cancer Clin 28:632–638

Krafft-Kinz J, Kronberger L (1980) Die Therapie des Rektumkarzinoms. Wien Med Wochenschr 130:61–66

Kraske P (1885) Zur Exstirpation hochsitzender Mastdarmkrebse. Verh Dtsch Ges Chir 14:464–474

Kraske P (1886) Zur Exstirpation hochsitzender Mastdarmkrebse. Arch Klin Chir 33:563–573

Kremer K (1982) Die maschinelle Naht. In: Gall FP, Hermanek P, Schweiger M (Hrsg) Das Rektumkarzinom. Perimed, Erlangen

Kronborg O, Kramhoeft J, Backer O, Sprechler M (1974) Early complications following operations for cancer of the rectum and anus. Dis Colon Rectum 17:741–749

Kühlmayer R, Doberauer B (1978) Erfahrungen mit der Kontinenzerhaltung bei der chirurgischen Behandlung von 498 Rektumkarzinomen. Wien Klin Wochenschr 90:636–639

Kühnel W (1983) Anatomie des Rektums. In: Reifferscheid M (Hrsg) Rektumkarzinom: sphinktererhaltende Operationsverfahren; Indikation, Technik und Prognose. Thieme, Stuttgart New York

Kutzner J, Brückner R, Kempf P, Roesler A, Bolenz R (1984) Ergebnisse der präoperativen Strahlentherapie beim Rektumkarzinom. Tum Diagn Ther 5:7–12

Lackner K (1984) Radiologische Diagnostik des Dickdarmkrebses. MD-GBK 43:28–31

Leinicke JL, Dodds WJ, Hogan WJ, Stewart ET (1977) A comparison of colonoscopy and roentgenography for detecting polypoid lesions of the colon. Gastrointest Radiol 2:125–128

Linder F (1971) Colon- und Rectumcarcinome. Langenbecks Arch Chir 329:302–311

Lisfranc J (1826) Memoire sur l'excision de la partie inferieure du rectum de venne carcinoma tense. Rev Med Franc 2:380

Localio SA, Eng K (1975) Malignant tumours of the rectum. In: Ravitch MM (ed) Current problems in surgery. Year Book Medical Publishers, Chicago

Localio SA, Eng K, Coppa GF (1983a) Abdominosacral resection for midrectal cancer. Ann Surg 198:320–324

Localio SA, Nealon W, Newall J, Valensi Q (1983b) Adjuvant postoperative radiation therapy for Dukes'C adenocarcinoma of the rectum. Ann Surg 198:18–24

Localio SA, Eng K, Gouge TH, Ranson JHC (1978) Abdominosacral resection for carcinoma of the mid-rectum — ten years experience. Ann Surg 188:475–480

Localio SA, Stahl WM (1969) Simultaneous abdominotranssacral resection and anastomosis for midrectal cancer. Am J Surg 117:282–289

Lock MR, Cairns DW, Ritchie JK, Lockhart-Mummery HE (1978) The treatment of early colorectal cancer by local excision. Br J Surg 65:346–349

Lockhart-Mummery JP (1920) Resection of the rectum for cancer. Lancet 1:20–21

MacLennan G, Stogryn RD, Voitk AJ (1976) Abdominoperineal resection. Treatment of choice for carcinoma of the rectum. Cancer 38:953–956

Mach J-P, Grob J-P, Buchegger F et al. (1984) Radiolabeled antibodies for the detection of cancer: new approaches to improve the sensitivity and specifity of immunoscintigraphy. In: Velde CJH van der, Sugarbaker PH (eds) Liver metastases; Basic aspects, detection and management. Nijhoff, Boston Dordrecht Lancaster

Madden JL, Kandalaft S (1971) Electrocoagulation in the treatment of cancer of the rectum: A continuing study. Ann Surg 174:530–538

Mandl F (1929) Über 1000 sakrale Mastdarmkrebsexstirpationen. (Aus dem Hochenegg'schen Material). Dtsch Z Chir 219:3–40

Manson PN, Corman ML, Collier JA, Veidenheimer MC (1976) Anastomotic recurrence after anterior resection for carcinoma: Lahey Clinic experience. Dis Colon Rectum 19:219–224

Mason AY (1970) Surgical access to the rectum — a transsphincteric exposure. Proc R Soc Med 63:91–94

Mason AY (1975) Malignant tumors of the rectum: Local excision. Clin Gastroenterol 4:582–593

Mason AY (1976) Cancer of the colon and the rectum: Carcinoma of the lower two thirds of the rectum. Dis Colon Rectum 19:11–14

Mason AY (1977) Transsphincteric surgery for lower rectum cancer. In: Malt R, Robinson F (eds). Surg Techn Illust 2:71–90

Matek W (1985) Die Entwicklung kolorektaler Adenome. Thieme, Stuttgart New York (Gastroenterologie und Stoffwechsel, Bd. 22)

Maunsell HW (1892) A new method of excising the two upper portions of the rectum and the lower segment of the sigmoid flexure of the colon. Lancet 2:473–476

Mavligit GM, Burgess MA, Seibert GB (1976) Prolongation of postoperative disease-free interval and survival in human colorectal cancer by B.C.G. or B.C.G. and 5-Fluorouracil. Lancet 1:171–185

Mayo CW, Laberge MY, Hardy WM (1958) Five-year survival after anterior resection for carcinoma of the rectum and recto-sigmoid. Surg Gynecol Obstet 106:695–698

McDonald PJ, Heald RJ (1983) A survey of postoperative function after rectal anastomosis with circular stapling devices. Br J Surg 70:727–729

McMichael AJ, Potter JD (1980) Reproduction endogenous and exogenous sex hormones and colorectal cancer: A review and hypothesis. J Natl Cancer Inst 65:1201–1206

Mella O, Dahl O, Horn A, Morild I, Odland G (1984) Radiotherapy and resection for apparently inoperable rectal adenocarcinoma. Dis Colon Rectum 27:663–666

Miles WE (1908) A method of performing abdominoperineal excision for carcinoma of the rectum and the terminal portion of the pelvic colon. Lancet 2:1812–1813

Miles WE (1926) Cancer of the rectum. Harrison, London

Monsarrat KW, Williams IJ (1913) Intramural extension in rectal cancer. Br J Surg 1:173–182

Moore PA, Dilawari RA, Fidler WJ (1984) Adenocarcinoma of the colon and rectum in patients less than 40 years of age. Am Surg 50:10–14

Morgan CN, Griffith JD (1959) High ligation of the inferior mesenteric artery during operations for carcinoma of the distal colon and rectum. Surg Gynecol Obstet 108:641–650

Morson BC, Bussey HJ (1967) Surgical pathology of rectal cancer in relation to adjuvant radiotherapy. Br J Radiol 40:161–165

Morson BC, Bussey HJR, Samoorian S (1977) Policy of local excision for early cancer of the colorectum. Gut 18:1045–1050

Morson BC, Whiteway JE, Jones EA, Macrae FA, Williams CB (1984) Histopathology and prognosis of malignant colorectal polyps treated by endoscopic polypectomy. Gut 25:437–444

Nava HR, Pagana TJ (1982) Postoperative surveillance of colorectal carcinoma. Cancer 49:1043–1047

Nelson RL (1984) Is the changing pattern of colorectal cancer caused by selenium deficiency? Dis Colon Rectum 27:459–461

Nicholls RJ, Ritchie JK, Wadswoth JK, Parks AG (1979) Total excision or restorative resection for carcinoma of the middle third of the rectum. Br J Surg 66:625–627

Nicholls RJ, Mason AY, Morson BC, Dixon AK, Fry IK (1982) The clinical staging of rectal cancer. Br J Surg 69:404–409

Oehr P, Winkler C (1984) Diagnostische und prognostische Bedeutung von CEA und TPA bei kolo-rektalen Karzinomen. MD-GBK 43:23–25

Oxley EM, Ellis H (1969) Prognosis of carcinoma of the large bowel in the presence of liver metastases. Br J Surg 56:149–152

Pagana TJ, Ledesma EJ, Mittelman A, Nava HR (1984) The use of colonoscopy in the study of synchronous colorectal neoplasms. Cancer 53:356–359

Pahlman L, Glimelius B (1984) Local recurrence after surgical treatment for rectal carcinoma. Acta Chir Scand 150:331–335

Papillon J (1975) Endocavitary irradiation of early rectal cancers for cure. A series of 186 cases. Cancer 36:696–701

Papillon J (1982) Rectal and anal cancers. Conservative treatment by irradiation — an alternative to radical surgery. Springer, Berlin Heidelberg New York

Parks AG (1972) Transanal technique in low rectal anastomosis. Proc R Soc Lond [Med] 65:47–48

Parks AG, Nicholls RJ (1981) Sphincter preserving operations. In: de Cosse JJ (ed) Large bowel cancer. Churchill-Livingstone, Edinburgh London Melbourne New York

Penfold CB (1974) A comparison of restorative resection of carcinoma of the middle third of the rectum with abdomino-perineal excison. Aust NZ J Surg 44:354–356

Pettavel J (1983) Arterial infusion chemotherapy for hepatic metastases. In: Schwemmle K, Aigner K (eds) Vascular perfusion in cancer therapy. Springer, Berlin Heidelberg New York Tokyo

Petrelli NJ, Mittelman A (1984) An analysis for chemotherapy for colorectal carcinoma. J Surg Oncol 25:201–206

Pezim ME, Nicholls RJ (1984) Survival after high or low ligation of the inferior mesenteric artery during curative surgery for rectal cancer. Ann Surg 260:729–733

Pfeiffer M (1984) Electro- und/oder Kryotherapie sowie Bestrahlung zur Kontinenzerhaltung. In: Winkler R (Hrsg) Ano-rektale Kontinenz: Grundlagen, pathologische Vorgaben, technische Möglichkeiten, Bewertung. Zuckschwerdt, München Berlin Wien

Pheils MT, Chapuis PH, Newland RC, Colquhon K (1983) Local recurrence following curative resection for carcinoma of the rectum. Dis Colon Rectum 26:98–102

Pihl E, Hughes ESR, McDermott FT, Price AB (1981) Recurrence of carcinoma of the colon and rectum at the anastomotic suture line. Surg Gynecol Obstet 153:495–496

Pilipshen STJ, Heilweil M, Quan StHQ, Sternberg StS, Enker WE (1984) Patterns of pelvic recurrence following definitive resections of rectal cancer. Cancer 53:1354–1362

Polk H, Spratt JS (1979) The results of treatment of perineal recurrence of cancer of the rectum. Cancer 43:952–955

Pollett WG, Nicholls RJ (1983) The relationship between the extent of distal clearance and survival and local recurrence rates after curative anterior resection for carcinoma of the rectum. Ann Surg 198:159–163

Probst M, Becker H, Ungeheuer E (1982) Die anteriore Rektumresektion. Konservative Nahttechnik und maschinelle Anastomosierung im Vergleich. Langenbecks Arch Chir 356:213–217

Quer AE, Dahlin DC, Mayo CW (1953) Retrograde intramural spread of carcinoma of the rectum and rectosigmoid. Surg Gyn Obstet 96:24–30

Rankin FW, Bargen JA, Buie LA (1932) The colon, rectum and anus. Saunders, Philadelphia

Rao AR, Kagon AR, Chan PM, Gilbert HA, Nussbaum H, Hintz BC (1981) Patterns of recurrence following curative resection alone for adenocarcinoma of the rectum and sigmoid colon. Cancer 48:1492–1495

Raute M, Trede M (1983) Metastasenchirurgie im Bereich der Abdominalorgane. Chirurg 54:505–512

Reifferscheid M (1983a) Die colorectalen kontinenzerhaltenden Eingriffe bei den Geschwülsten. Langenbecks Arch Chir 361 (Kongreßbericht):615–618

Reifferscheid M (1983b) Tiefe anteriore Rektumresektion (TAR). In: Reifferscheid M (ed) Rektumkarzinom. Sphinktererhaltende Operationsverfahren, Indikation, Technik und Prognose. Thieme, Stuttgart New York

Reifferscheid M, Weishaupt S (1974) Die Chirurgie des Mastdarmkrebses in heutiger Sicht. Chirurg 45:444–451

ReMine SG, Dozois RR (1981) Hartmann's procedure. Arch Surg 116:630–633

Reybard JF (1833) Memoire sur une tumeur cancereuse affectant l'iliaque du colon. Ablation de la tumeur et de l'intestin. Bull Acad Roy de Med 296

Rich T, Gunderson LL, Lew R, Galdibini JJ, Cohen AM, Donaldson G (1983) Patterns of recurrence of rectal cancer after potentially curative surgery. Cancer 52:1317–1329

Righby CS, Subramony C, Kukora JS (1983) Carcinoma of the colon and rectum in adolescents and young adults. Surg Gastroenterol 2:283–288

Rosemann JM, Minton JP (1983) Aggressive surgery for management of recurrent intraabdominal carcinoma. J Surg Oncol 23:107–109

Scheele J, Gall FP, Hermanek P (1984a) Lokale Tumorentfernung beim Rektumkarzinom. In: Winkler R (Hrsg) Anorektale Kontinenz. Grundlagen, pathologische Vorgaben, technische Möglichkeiten, Bewertung. Zuckschwerdt, München Bern Wien

Scheele J, Groitl H, Pesch H-J (1984b) Auto-Suture oder Handnaht? Tierexperimentelle Untersuchungen zum Einfluß der Anastomosentechnik auf die Wundheilung am Verdauungstrakt am Beispiel des Hundekolons. Colo-Proctologie 6:65–76

Scheele J, Gall FP, Wopfner F, Altendorf A, Hoferichter S (1985) Chirurgische Behandlung von Lebermetastasen kolorektaler Karzinome. Fortschr Med 103:577–583

Schiessel R, Wunderlich M, Kovats E, Rauhs R (1983) Sphinktererhaltung beim Rektumkarzinom. Möglichkeiten und Grenzen der vorderen Resektion. Wien Klin Wochenschr 95:769–773

Schlag P, Herrmann R, Kuttig H (1984) Palliative Maßnahmen bei Kolon- und Rektumkarzinom. MMW 126:454–458

Schlag P, Hohenberger P (1984) Anastomosen- und perikolisches Rezidiv nach anteriorer Rektumresektion. In: Winkler R (Hrsg) Ano-rektale Kontinenz. Grundlagen, pathologische Vorgaben, technische Möglichkeiten, Bewertung. Zuckschwerdt, München Bern Wien

Schmidt E, Bruch HP, Greulich M, Romen W, Rothhammer A (1979) Kontinente Colostomie durch freie Transplantation autologer Dickdarmmuskulatur. Chirurg 50:96–100

Schmidt E (1982) Der Würzburger Muskel. In: Gall FP, Groitl H (Hrsg) Entzündliche Erkrankungen des Dünn- und Dickdarmes. Perimed, Erlangen, S 27

Schoelmerich J, Volk BA, Neuner C, Froelich J, Gerok W (1984) Aussagefähigkeit der Sonographie bei Lebermetastasen. Dtsch Med Wochenschr 109:326–329

Schölzell E, Langer S (1981) Die Kryotherapie des Mastdarmkrebses. Helv Chir Acta 48:867–872

Schweiger M, Schellerer W (1978) Die primäre Heilung der sakralen Wunde nach Proktektomie — ein lösbares chirurgisches Problem. Langenbecks Arch Chir 346:53–57

Schweiger M (1983) Ergebnisse der chirurgischen Behandlung von lokoregionären Rezidiven beim Rektumkarzinom. Symposium CAO/AIO Göttingen

Slater GI, Haber RH, Aufses AH Jr (1984) Chanching distribution of carcinoma of the colon and rectum. Surg Gynecol Obstet 158:216–218

Snyder DN, Heston JF, Meigs JW, Flanner JT (1977) Chances in the site distribution of colorectal carcinoma in Connecticut, 1943–1973. Am J Dig Dis 22:791–797

Stearns MW (1974) The choice among anterior resection, the pull-through, and abdomino-perineal resection of the rectum. Cancer 34:969–971

Stearns M, Sternberg SS, de Cosse JJ (1981) Local treatment of rectal cancer. In: de Cosse JJ (ed) Large bowel cancer. Churchill-Livingstone, Edinburgh London Melbourne New York

Steele G Jr, Zamcheck N, Wilson R (1980) Results of CEA-initiated second look surgery for recurrent colorectal cancer. Am J Surg 139:544–548

Stelzner F (1976) Indikationsgrenzen für kontinenzerhaltende Eingriffe beim Rektumkarzinom. Therapiewoche 26:6652–6655

Stelzner F (1981) Moderne Radikaloperationen und Ergebnisse — Bedeutung der Kontinenzerhaltung. Krankenhausarzt 54:288–290

Stötter L, Hartel E (1982) Abdomino-perineale Rektumamputation. Indikation, Technik und Ergebnisse. In: Lange J, Theisinger W (Hrsg) Aktuelle Therapie des Rektumkarzinoms. Thieme, Stuttgart New York

Strauss AA, Strauss SF, Crawford RA, Strauss HA (1935) Surgical diathermy of carcinoma of the rectum: its clinical end results. JAMA 104:1480–1484

Strauss AW, Appel M, Saphir O, Rabinowitz AJ (1965) Immunologic resistence to carcinoma produced by electrocoagulation. Surg Gynecol Obstet 121:988–996

Sugarbaker PH, Corlew S (1982) Influence of surgical techniques on survival in patients with colorectal cancer. Dis Colon Rectum 25:545–557

Sugarbaker PH, Macdonald JS, Gunderson LL (1982) Colorectal cancer. In: de Vita VT Jr, Hellmann S, Rosenberg SA (eds) Cancer. Principles and practice of oncology. Lippincott, Philadelphia Toronto

Szinicz G (1980) A new implantable sphincter prothesis for artificial anus. Int J Artif Organs 3:358–362

Szymendera JJ, Nowacki MP, Szawlowski AW, Kaminska JA (1982) Predictive value of plasma CEA levels: Preoperative prognosis and postoperative monitoring of patients with colorectal carcinoma. Dis Colon Rectum 25:46–52

Taylor I (1981) Adjuvant chemotherapy. In: de Cosse JJ (ed) Large bowel cancer. Churchill Livingstone, Edinburgh London Melbourne New York

Taylor I (1984) Adjuvant chemotherapy for colo-rectal cancer. In: Velde CJH van der, Sugarbaker PH (1984) Liver metastases: Basic aspects, detection and management. Nijhoff, Boston, Dordrecht, Lancaster

Thiede A, Jostarndt L, Troidl H (1981) Der Wert der zirkulären maschinellen Colon- und Rektumanastomose (EEA): Eine prospektive Studie an 91 Patienten. Chirurg 52:30–35

Thiede A, Dommes M, Hamelmann H (1984) Das lokoregionäre Rezidiv nach operativer Behandlung des Rektumkarzinoms. In: Winkler R (Hrsg) Ano-rektale Kontinenz. Grundlagen, pathologische Vorgaben, technische Möglichkeiten, Bewertung. Zuckschwerdt, München Bern Wien

Turnbull RB Jr, Cuthbertson AM (1961) Abdomino-rectal pull-through resection for cancer and for Hirschsprung's disease. Cleveland Clin Q 28:109–115

Vezeridis M, Evans JT, Mittelmann A, Ledesma EJ (1982) EEA stapler in low anterior anastomosis. Dis Colon Rectum 22:364–367

Wagner W, Schellerer W, Hermanek P (1978) Rektoskopische Höhenlokalisation des Rektumkarzinoms. MMW 120:215–218

Walzel C (1983) Kryochirurgische Tumorbehandlung. In: Denck H, Karrer K (Hrsg) Chirurgische Onkologie. Edition Medizin, Weinheim, Deerfield Beach/Florida, Basel

Wang CC, Schulz MD (1982) The role of radiation therapy in the management of carcinoma of the sigmoid, rectosigmoid and rectum. Radiology 79:1–5

Waterhouse J, Muir C, Correa P, Powels J (eds) (1976) Cancer incidence in five continents. IARC Sci Publ 3:1–584

Weese JL, Gilbertson EM, Syrjala SE, Starling JR (1984) Prevention of rat colon cancer metastases by perioperative immunostimulation. Surgery 96:420–426

Weinstein M, Roberts M (1977) Sexual potency following surgery for rectal carcinoma. A follow up of 44 patients. Ann Surg 165:295–300

Weir RF (1901) An improved method of treating high-seated cancers of the rectum. JAMA 37:801–804

Westhues H (1930) Über die Entstehung und Vermeidung des lokalen Rektumkarzinom-Rezidivs. Arch Klin Chir 161:582–624

Westhues H (1934) Die pathologisch-anatomischen Grundlagen der Chirurgie des Rektumkarzinoms. Thieme, Leipzig

Williams NS, Dixon MF, Johnston D (1983) Reappraisal of the 5 centimeter rule of distal excision for carcinoma of the rectum: a study of distal intramural spread and of patient's survival. Br J Surg 70:150–154

Winkler R (1974) Potenzstörungen nach Rektumoperationen. Langenbecks Arch Chir 336:155–161

Winkler R, Schlosser GA (1975) Urologische Komplikationen nach Rectumexstirpation. Langenbecks Arch Chir 338:235–242

Winkler R (1982) Präoperative Bestrahlung beim Rektumkarzinom. In: Lange J, Theissinger W (Hrsg) Aktuelle Therapie des Rektumkarzinoms. Thieme, Stuttgart New York

Winkler R (1983) Stomatherapie. Thieme, Stuttgart New York

Withers HR, Romsdahl MM, Saxton JP (1980) Postoperative radiotherapy for cancer of the rectum and rectosigmoid. Int J Radiat Oncol Biol Phys 6:1380

Wittoesch JH, Jackman RJ (1958) Results of conservative management of cancer of the rectum in poor risk patients. Surg Gynecol Obstet 107:648–650

Wopfner F (1983) Intrahepatische Chemotherapie unter kurzzeitiger arterieller Blockung bei disseminierten Lebermetastasen. In: Häring R (Hrsg) (1983) Chirurgie der Leber. Edition Medizin, Weinheim Deerfield Beach/Florida, Basel

Wynder EL, Reddy BS (1983) Dietary fat and fibre and colon cancer. Semin Oncol 10:264–272

Yorkshire Gastrointestinal Tumour Group (1984) Chemotherapy after palliative resection of colorectal cancer. Br J Surg 71:283–286

Zängl A (1979) Bewährtes und Problematisches in der Therapie des kolo-rektalen Karzinoms. Wien Med Wochenschr 129:696–698

29 Maligne Tumoren der Analregion

T. Hager und P. Hermanek

90–95% der malignen Tumoren der Analregion sind Karzinome. Nach der Lokalisation unterscheiden wir zwischen Karzinomen des Analrandes und solchen des Analkanals. Die sehr seltenen, in Analfisteln entwickelten Karzinome, nehmen ebenso wie die malignen Melanome klinisch eine Sonderstellung ein. Bei Säuglingen und Kindern kommen gelegentlich perianale Rhabdomyosarkome vor, die klinisch und biologisch den peripheren Weichteilsarkomen zuzuordnen sind. Raritäten sind Leiomyosarkome des M. sphincter ani internus, Liposarkome der Fossa ischiorectalis oder maligne Lymphome der Analregion.

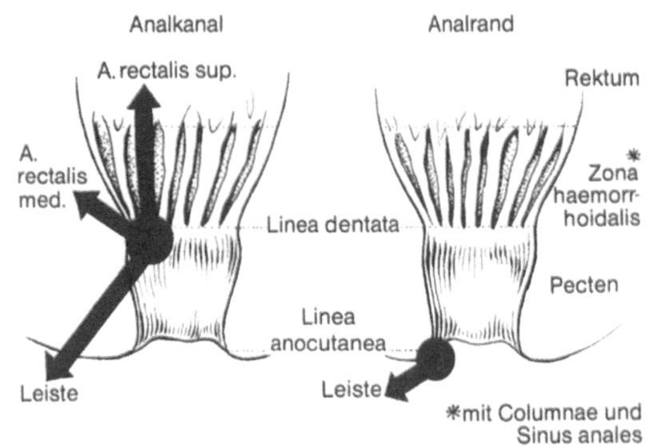

Abb. 1. Anatomie der Analregion. Unterschiedliche lymphogene Metastasierung bei Tumoren des Analkanals und des Analrandes

29.1 Analkarzinome (Karzinome des Analkanals und des Analrandes)

29.1.1 Anatomische Aspekte

Die Analregion wird in Analkanal und Analrand („anal verge", „anal orificium") unterteilt. Die Grenze zwischen Analkanal und Analrand ist die Linea anocutanea, an der das Anoderm (Plattenepithel ohne Haare und ohne Anhangsdrüsen) in die äußere Haut (Epidermis mit Anhangsgebilden) übergeht. Der Analrand umfaßt die an die Linea anocutanea angrenzende Haut in einer Ausdehnung von 5–6 cm (SAWYERS 1972). Von einzelnen Autoren wird noch eine weitere Unterteilung in Tumoren des Analrandes und perianale Tumoren vorgenommen (BEAHRS u. WILSON 1976; GEBBERS u. LAISSUE 1984).

Der Analkanal ist anatomisch gegen das Rektum durch die oberen Ränder der Morgagni-Falten (Columnae anales) bzw. die obere Grenze der Zona haemorrhoidalis abgegrenzt (Abb. 1). Als chirurgischer (funktioneller) Analkanal wird das Gebiet zwischen Linea anocutanea und dem sog. Levatorring (Übergang des M. sphincter ani externus in den M. levator ani bzw. den M. puborectalis) bezeichnet. Der chirurgische Analkanal ist länger als der anatomische und mißt beim Mann zwischen 3,2–5,3 cm (im Mittel 4,4 cm) und bei der Frau zwischen 3,0–5,0 cm (im Mittel 4,0 cm).

Der untere Teil des Analkanals (Pecten) zeigt Anoderm, im oberen Teil (Zona haemorrhoidalis, kloakogene Zone, Transitionalzone, „junctional zone") finden wir variable Epithelauskleidung mit geschichtetem Zylinderepithel, Übergangsepithel ähnlich dem Urothel, Plattenepithel und Schleimhaut wie im Rektum. Von ihr gehen auch die Analdrüsen (Analgänge, Proktodäaldrüsen, „anal ducts") aus.

Der *Lymphabfluß* erfolgt bei Tumoren des Analrandes in die Leistenregion. Die meisten Tumoren des Analkanals liegen an der Linea dentata und oberhalb davon in der Zona haemorrhoidalis. Die Ausbreitungstendenz ist dabei nach kranial gerichtet, so daß bei fortgeschrittenen Tumoren das untere Rektum oft mitbefallen ist. Bei Tumoren der Vorderwand des Analkanals ist in etwa 20% mit Vaginalwandinfiltration zu rechnen (WELCH u. MALT 1977). Von der Zona haemorrhoidalis erfolgt der Lymphabfluß nach kranial zu den perirektalen Lymphknoten und jenen an der A. rectalis superior und A. mesenterica inferior, sowie nach lateral zu den Obturatoria- und iliakalen Lymphknoten. Von Tumoren des distalen Abschnitts des Analkanals erfolgt der Lymphabfluß

Tabelle 1. Unterschiede zwischen Karzinomen des Analkanals und des Analrandes. (Nach Morson u. Dawson 1977 und Frost et al. 1984)

	Karzinom des Analkanals	Karzinom des Analrandes
Häufigkeit in westlichen Ländern	3/4	1/4
Durchschnittsalter	55–60 Jahre	55–60 Jahre
Geschlechtsrelation männlich/weiblich	2:3	4:1
Histologie	1. Plattenepithelkarzinom	90% Plattenepithelkarzinom
	2. Basaloides Karzinom (Häufigkeitsverteilung in Literatur wechselnd)	10% Basalzellkarzinom (Basaliom)
Lymphogene Metastasierung	nach kranial, nach lateral, nach inguinal	nach inguinal
	häufig (40%, bei Mitbefall des Rektums 67%)	selten (10–15%)

vor allem nach lateral, seltener nach kranial und inguinal (Gebbers u. Laissue 1984).

Die Häufigkeit lymphogener Metastasierung ist beim Analrandkarzinom wesentlich geringer als bei Tumoren des Analkanals (Tabelle 1). Selten (unter 10%) sind Lymphknotenmetastasen bei Tumoren mit geringer Infiltration (nur Submukosa bzw. nur Dermis) und bei Tumorgrößen von nicht mehr als 2 cm (Frost et al. 1984).

29.1.2 Epidemiologische Daten

In den westlichen Ländern entfällt ein Analkarzinom auf 25–33 Rektumkarzinome. Nach den Angaben des Schrifttums sind unter allen Tumoren von Kolon, Rektum und Analregion 2,5–5% in der Analregion lokalisiert (Falterman et al. 1974; Cortese 1975; Quan 1983). Die an der Chirurgischen Universitätsklinik Erlangen 1969–1983 beobachteten Neuerkrankungen an malignen Tumoren waren 1 323mal (42,1%) im Kolon, 1 764mal (56,2%) im Rektum und 54mal (1,7%) in der Analregion lokalisiert.

Analkanal- und Analrandkarzinome zeigen epidemiologische Unterschiede (Tabelle 1). In Brasilien und Indien kommt das Karzinom des Analrandes wesentlich häufiger vor als in westlichen Ländern.

Analkarzinome finden sich bei Angehörigen niedriger sozialer Klassen häufiger (Peters et al. 1984), wobei ungenügende Hygiene und damit verbundene chronische Entzündungen angeschuldigt werden (Quan 1983). Neuere Untersuchungen sprechen für eine Beziehung zwischen analem Geschlechtsverkehr und Analkarzinom bzw. seinen Vorstufen (Cooper et al. 1979; Rotterdam u. Sommers 1981; Daling et al. 1982).

Nur selten werden in der Analregion *präkanzeröse Läsionen* gesehen. Es kommen in Frage

1. Dysplasie und Carcinoma in situ: Nur in einem Teil der Fälle erkennt man dabei endoskopisch hellere Gebiete im Analkanal, sie werden sonst als Zufallsbefunde bei der histologischen Untersuchung von Hämorrhoiden oder Condylomata accuminata diagnostiziert.

2. M. Bowen: Nur selten perianal vorkommend, makroskopisch unregelmäßig begrenzte flache, z.T. nässende Läsion, klinisch leicht mit einem Ekzem zu verwechseln. Der Übergang in ein Karzinom zeigt sich durch beginnende Exulzeration an.

3. Extramammärer M. Paget: Äußerst selten perianal und dann meist bei älteren Personen. Vom Aspekt her handelt es sich um eine ekzemähnliche flache, manchmal leicht erhabene graue Veränderung. Die Läsion bleibt lange intraepithelial, im Spätstadium kann sich ein infiltrativ wachsendes Karzinom entwickeln.

Extreme Seltenheiten sind Analrandkarzinome auf dem Boden einer perianalen Hidradenitis suppurative (M. Verneuil) (Black u. Woods 1982) oder Analkanalkarzinome bei Lymphogranuloma venereum (Stearns u. Quan 1970).

Die vorwiegend am Analrand auftretenden *Condylomata acuminata* (Feigwarzen) sind und bleiben in der ganz überwiegenden Mehrzahl der Fälle gutartig. Nur ausnahmsweise finden sich in ihrem Bereich präkanzeröse Veränderungen vom Typ eines Carcinoma in situ. Differentialdiagnostisch sind regressive Epithelatypien nach vorausgegangener lokaler Podophyllin-Behandlung und die erst in den letzten Jahren näher definierte bowenoide Papulose der Anogenitalregion abzugrenzen (Wade u. Ackerman 1979; Grouls 1983).

Das *Riesenkondylom* („giant condyloma", Buschke-Löwenstein-Tumor) breitet sich flächenhaft

Tabelle 2. Histologische WHO-Klassifikation der malignen Tumoren der Analregion. (Aus MORSON u. SOBIN 1976)

Analkanal

  I. Epitheliale maligne Tumoren
     1. Plattenepithelkarzinom
     2. Basaloides Karzinom (kloakogenes Karzinom)
     3. Mukoepidermoidkarzinom
     4. Adenokarzinom
        a) Adenokarzinom vom Rektumtyp
        b) Adenokarzinom der Analdrüsen
        c) Adenokarzinom in anorektalen Fisteln
     5. Undifferenziertes Karzinom
     6. Unklassifiziertes Karzinom

 II. Nichtepitheliale maligne Tumoren (Leiomyosarkom, andere)

III. Malignes Melanom

IV. Unklassifizierte maligne Tumoren

Analrand

  I. Epitheliale maligne Tumoren
     1. Plattenepithelkarzinom
     2. Basalzellkarzinom (Basaliom)
     3. Andere

 II. Morbus Bowen

III. (extramammärer) Morbus Paget

IV. Nichtepitheliale maligne Tumoren

 V. Unklassifizierte maligne Tumoren

Tabelle 3. Krankengut der Chirurgischen Universitätsklinik Erlangen 1969–1983. Nur Ersterkrankungen

42 Patienten	mit Karzinomen des Analkanals 32 weiblich, 10 männlich
	Histologie: 30 Plattenepithelkarzinom, 9 basaloides Karzinom, 1 adenosquamöses Karzinom, 1 Adenokarzinom, 1 muzinöses Adenokarzinom in Analfistel
	Histologischer Malignitätsgrad bei Plattenepithel- und basaloidem Karzinom: 9 Grad 1, 19 Grad 2, 10 Grad 3, 1 unbestimmt
	Therapie: 32 kurative Rektumexstirpation, 3 kurative lokale Exzision, 5 nichtkurative Tumorentfernung, 2 keine Tumorentfernung
10 Patienten	mit Karzinomen des Analrandes 3 weiblich, 7 männlich
	Histologie: 9 Plattenepithelkarzinom (davon 5 Grad 1, 3 Grad 2, 1 Grad 3), 1 Basalzellkrebs
	Therapie: 5 kurative Rektumexstirpation, 4 kurative lokale Exzision, 1 keine Tumorentfernung
1 Patient	mit malignem Melanom des Analkanals
1 Patient	mit Rhabdomyosarkom der Analregion

im Analkanal, aber auch im unteren Rektum aus und kann nach dem makroskopischen Aspekt als Karzinom angesehen werden, ist aber eine histologisch gutartige und nichtmetastasierende Läsion.

29.1.3 Histologische Klassifikation und Malignitätsgradbestimmung

Die histologische Klassifikation erfolgt nach den Vorschlägen der WHO (Tabelle 2). Das basaloide Karzinom (in den USA meist kloakogenes Karzinom oder „transitional carcinoma") stellt eine morphologische Variante des Plattenepithelkarzinoms dar. Klinisch und biologisch finden sich Unterschiede zwischen basaloiden und Plattenepithelkarzinomen höchstens insofern, als die Verteilung auf Malignitätsgrade bei basaloiden Karzinomen i. allg. ungünstiger ist (FROST et al. 1984). Das basaloide Karzinom ist ein echter metastasierender Tumor und muß daher streng vom Basaliom (Basalzellkrebs) abgegrenzt werden, bei dem ja Metastasierung praktisch nicht vorkommt. Die Angaben über den Anteil basaloider Karzinome unter den Analkanalkarzinomen wechseln zwischen zwei Drittel (MORSON u. DAWSON 1979) und 20% (FROST et al. 1984). Im eigenen Krankengut (Tabelle 3) entfielen 9 basaloide Karzinome auf 30 Plattenepithelkarzinome. Für die Prognose ist weniger die Unterteilung in Plattenepithel- und basaloide Karzinome, als vielmehr die Malignitätsgradbestimmung maßgeblich (MORSON u. DAWSON 1979; OTTO et al. 1979).

29.1.4 TNM/pTNM-Klassifikation, Stadieneinteilung

Für Tumoren des Analkanals und des Analrandes liegt vorerst nur von der UICC (1982), nicht aber vom AJCC eine TNM/pTNM-Klassifikation vor (Tabelle 4/1). Ab 1.1.1987 wird eine vereinheitlichte Klassifikation von UICC und AJCC gelten (Tabelle 4/2). Eine komplexere pathologische Stadieneinteilung, die neben Tumorgröße, Tiefeninvasion und Metastasierung auch den histologischen Malignitätsgrad berücksichtigt, stammt von FROST et al. (1984) (Tabelle 5).

29.1.5 Diagnose

Zu den klinischen Symptomen zählen Juckreiz, Brennen, Druckgefühl, lokaler Schmerz, Schleim-

Tabelle 4. TNM/pTNM-Klassifikation und Stadieneinteilung von Tumoren des Analkanals und des Analrandes

---

1. UICC-Klassifikation 1978/1982 (mit ergänzenden Bemerkungen des DSK). (Aus Spiessl et al. 1984)

Analkanal

T   Primärtumor

T is   Präinvasives Karzinom (Carcinoma in situ)

T 1   Tumor mit Ausdehnung bis zu einem Drittel des Gesamtumfangs oder der Länge des Analkanals, ohne Infiltration des äußeren Schließmuskels

T 2   Tumor mit Ausdehnung auf mehr als ein Drittel des Gesamtumfangs oder der Länge des Analkanals *oder* Infiltration des äußeren Schließmuskels

T 3   Tumor mit Ausdehnung auf das Rektum oder die Haut, jedoch nicht auf andere benachbarte Strukturen

T 4   Tumor mit Ausdehnung auf andere benachbarte Strukturen

N   Regionäre Lymphknoten (perirektale Lymphknoten und Lymphknoten distal des Abgangs der A. mesenterica inferior)

N 0   Kein Anhalt für Befall regionärer Lymphknoten

N 1   Befall regionärer Lymphknoten

M   Fernmetastasen

M 0   Kein Anhalt für Fernmetastasen

M 1   Fernmetastasen

pT, pN, pM entsprechend T, N, M

Analrand (Anus)

T   Primärtumor

T is   Präinvasives Karzinom (Carcinoma in situ)

T 1   Tumor mißt 2 cm oder weniger in seiner größten Ausdehnung und wächst rein oberflächlich oder exophytisch (als solche werden Tumoren klassifiziert, bei denen nur die oberflächlichen Lagen des Stratum papillare infiltriert werden, die Grenze zum Stratum reticulare aber nicht erreicht wird)

T 2   Tumor mißt in seiner größten Ausdehnung mehr als 2 cm, jedoch nicht mehr als 5 cm *oder* Tumor mit minimaler Infiltration in die Dermis (als solche wird die Infiltration des Stratum papillare mit Erreichen der Grenze zum Stratum reticulare bezeichnet)

T 3   Tumor mißt in seiner größten Ausdehnung mehr als 5 cm *oder* Tumor mit tiefer Infiltration der Dermis (diese liegt vor, wenn die Infiltration in das Stratum reticulare oder in die Subkutis reicht)

T 4   Tumor mit Ausdehnung auf Muskel, Knochen etc.

N   Regionäre Lymphknoten (inguinale Lymphknoten)

N 0   Kein Anhalt für Befall regionärer Lymphknoten

N 1   Befall beweglicher unilateraler Lymphknoten

N 2   Befall beweglicher bilateraler Lymphknoten

N 3   Fixierte Lymphknoten

M   Fernmetastasen

M 0   Kein Anhalt für Fernmetastasen

M 1   Fernmetastasen

Tabelle 4 (Fortsetzung)

M   Fernmetastasen

pT, pN, pM: entsprechend T, N und M (als pN 3 werden Lymphknotenmetastasen eingestuft, die histologisch ausgeprägtes perinoduläres Wachstum in Verbindung zu benachbarten metastatisch befallenen Lymphknoten und/oder mit Infiltration in benachbarte sonstige Strukturen, wie z. B. Muskulatur oder Gefäße, zeigen)

2. UICC-Klassifikation 1987 (auch von AJCC angenommen), gültig ab 1.1.1987

Analkanal

TNM-Klinische Klassifikation

T-Primärtumor

TX   Primärtumor kann nicht beurteilt werden

T 0   Kein Anhalt für Primärtumor

T is   Carcinoma in situ

T 1   Tumor 2 cm oder weniger im größten Durchmesser

T 2   Tumor mehr als 2 cm, aber nicht mehr als 5 cm im größten Durchmesser

T 3   Tumor mehr als 5 cm im größten Durchmesser

T 4   Tumor jeder Größe mit Infiltration benachbarter Organe (z.B. Vagina, Urethra oder Harnblase) (Befall der Sphinktermuskulatur allein wird nicht als T4 klassifiziert)

N-Regionäre Lymphknoten

Regionäre Lymphknoten sind die perirektalen und die inguinalen Lymphknoten.

NX   Regionäre Lymphknoten können nicht beurteilt werden

N 0   Keine regionären Lymphknotenmetastasen

N 1   Metastasen in perirektalen Lymphknoten

N 2   Metastasen in inguinalen Lymphknoten einer Seite

N 3   Metastasen in perirektalen und inguinalen Lymphknoten und/oder in bilateralen inguinalen Lymphknoten

M-Fernmetastasen

M X   Vorhandensein von Fernmetastasen kann nicht beurteilt werden

M 0   Keine Fernmetastasen

M 1   Fernmetastasen

pTNM-Pathologische Klassifikation

Die Kategorien pT, pN und pM entsprechen den Kategorien T, N und M.

Stadieneinteilung

Stadium 0	T is	N 0	M 0
Stadium I	T 1	N 0	M 0
Stadium II	T 2, 3	N 0	M 0
Stadium III A	T 1–3	N 1	M 0
	T 4	N 0	M 0
Stadium III B	T 4	N 1	M 0
	jedes T	N 2, 3	M 0
Stadium IV	jedes T	jedes N	M 1

Tabelle 4 (Fortsetzung)

Analrand

Die Klassifikation der Analrandkarzinome entspricht jener der Hautkarzinome.

TNM-Klinische Klassifikation

T-Primärtumor

T X   Primärtumor kann nicht beurteilt werden
T 0   Kein Anhalt für Primärtumor
T is   Carcinoma in situ
T 1   Tumor 2 cm oder weniger im größten Durchmesser
T 2   Tumor mehr als 2 cm, aber nicht mehr als 5 cm im größten Durchmesser
T 3   Tumor mehr als 5 cm im größten Durchmesser
T 4   Tumor infiltriert tiefe extradermale Strukturen, z.B. Knorpel, Skelettmuskel oder Knochen

N-Regionäre Lymphknoten

Regionäre Lymphknoten sind die inguinalen Lymphknoten (beidseitig).

N X   Regionäre Lymphknoten können nicht beurteilt werden
N 0   Keine regionären Lymphknotenmetastasen
N 1   Regionäre Lymphknotenmetastasen

M-Fernmetastasen

M X   Vorhandensein von Fernmetastasen kann nicht beurteilt werden
M 0   Keine Fernmetastasen
M 1   Fernmetastasen

pTNM-Pathologische Klassifikation

Die Kategorien pT, pN und pM entsprechen den Kategorien T, N und M.

Stadieneinteilung

Stadium 0	T is	N 0	M 0
Stadium I	T 1	N 0	M 0
Stadium II	T 2, 3	N 0	M 0
Stadium III	T 4	N 0	M 0
	jedes T	N 1	M 0
Stadium IV	jedes T	jedes N	M 1

Tabelle 5. Pathologische Stadieneinteilung von Karzinomen des Analkanals und des Analrandes (nach FROST et al. 1984). Anwendbar nur nach Rektumexstirpation

Metastasierung	Primärtumor	Stadium	5-Jahres-Überlebensrate
keine	bis 2 cm groß *und* nur oberflächliche Invasion (Submukosa, Dermis) *und* Malignitätsgrad 1 oder 2	A	~100%
keine	größer als 2 cm *oder* tiefe Invasion (Muskulatur, Fettgewebe, Subkutis) *oder* Malignitätsgrad 3	B	~ 80%
Lymphknotenmetastasen[a]	alle Typen	C	~ 45%
Satelliten oder Intransitmetastasen oder Fernmetastasen	alle Typen	D	~ 0%

[a] Als Lymphknotenmetastasen gelten der histologische Nachweis, aber auch klinisch-präoperativ positive (perirektale oder inguinale) Lymphknoten bei histologisch negativem Befund, sofern eine Vorbestrahlung erfolgte

abgang und Blutung. Erst im Spätstadium treten Schmerzen im Bereich des gesamten Beckens und zunehmende Obstruktion oder auch Diarrhöen auf, wenn es zur Ausbildung von Stenosen im Bereich des Analkanals gekommen ist.

Die Diagnostik der Tumoren der Analregion fußt auf drei Pfeilern, nämlich der Inspektion, der digitalen Palpation und der Endoskopie. Die Inspektion muß sehr sorgfältig erfolgen, auf kleinste Veränderungen ist zu achten, wenn man Präkanzerosen der Analregion entdecken will. Ebenso wichtig ist die Palpation der Perianalregion, des Analrandes, des Analkanals und der Rektumampulle.

Für die Endoskopie des Analkanals ist das Anoskop sehr wichtig. Mit dem starren Rektoskop werden Tumoren des Analkanals gar nicht selten übersehen. Bisweilen lassen sich diese Tumoren erst bei der Inversionskoloskopie darstellen.

Trotz der i. allg. relativ einfachen Diagnostik werden nicht wenige Analkarzinome erst relativ spät diagnostiziert. Die Diagnose kann erschwert sein durch begleitende Analekzeme, durch ein gleichzeitig vorhandenes chronisches Hämorrhoidalleiden oder Analfissuren. In jedem Fall eines „chronischen Ekzems" oder einer „therapierefraktären Analfissur" sollen Gewebsproben entnommen werden, ebenso bei jeder unklaren knotigen Veränderung und bei jedem nicht völlig typischen Analbefund.

Zur Realisierung einer Frühdiagnose trägt auch der Grundsatz bei, alles aus der Anorektalregion operativ entfernte Gewebe zur histologischen Untersuchung einzusenden, auch wenn es sich „nur" um Hämorrhoiden, Fissuren oder Fisteln ohne klinischen Verdacht auf Malignität handelt.

Immer wieder werden dann für den Kliniker überraschende Karzinombefunde erhoben und gerade bei diesen Zufallsbefunden liegen meist Frühstadien vor, bei denen die lokale Exzision ein adäquates Therapieverfahren und die Prognose sehr günstig ist.

Nach histologisch erfolgter Diagnose eines Analkarzinoms wird man durch Sonographie der Leber und Lungenübersichtsaufnahmen in zwei Ebenen nach Fernmetastasen suchen. Weitere Untersuchungen zum Staging sind meist entbehrlich.

29.1.6 Therapie

Die Therapie der Karzinome der Analregion unterliegt derzeit einem Wandel. Während früher die allein chirurgische Therapie weit im Vordergrund stand, werden heute zunehmend kombinierte Therapieverfahren angewandt.

Für die *allein chirurgische Behandlung* kam die lokale Exzision oder die Rektumexstirpation in Frage. Die lokale Exzision schien unter nachstehenden Bedingungen indiziert (Cortese 1975;

Beahrs u. Wilson 1976; Gamstätter et al. 1977; Welch u. Malt 1977; Quan 1983):

1. Tumorgröße bis 2 oder 2,5 cm,
2. Tumor mobil,
3. Leistenlymphknoten klinisch negativ,
4. Linea dentata tumorfrei,
5. histologischer Malignitätsgrad 1 oder 2.

Die lokale Exzision wurde demnach vornehmlich bei Tumoren des Analrandes und bei einer nur kleinen Zahl (max. 20%) der Analkanalkarzinome vorgenommen.

Das moderne Konzept der *multimodalen Therapie* der Analkarzinome umfaßt präoperative Chemotherapie, präoperative Bestrahlung und Operation. Es geht auf Nigro et al. (1974, 1981) zurück und wurde dann vor allem am Memorial Sloan-Kettering Cancer Center New York angewandt (Newman u. Quan 1976; Wanebo et al. 1981; Michaelson et al. 1983). Das dort übliche Schema und das etwas differente Vorgehen von Nigro (1984) zeigt die Tabelle 6. Die früher am Memorial bei Nachweis von Residualtumor am Operationspräparat angeschlossene postoperative Chemothe-

Tabelle 6. Multimodale Therapie der Analkarzinome

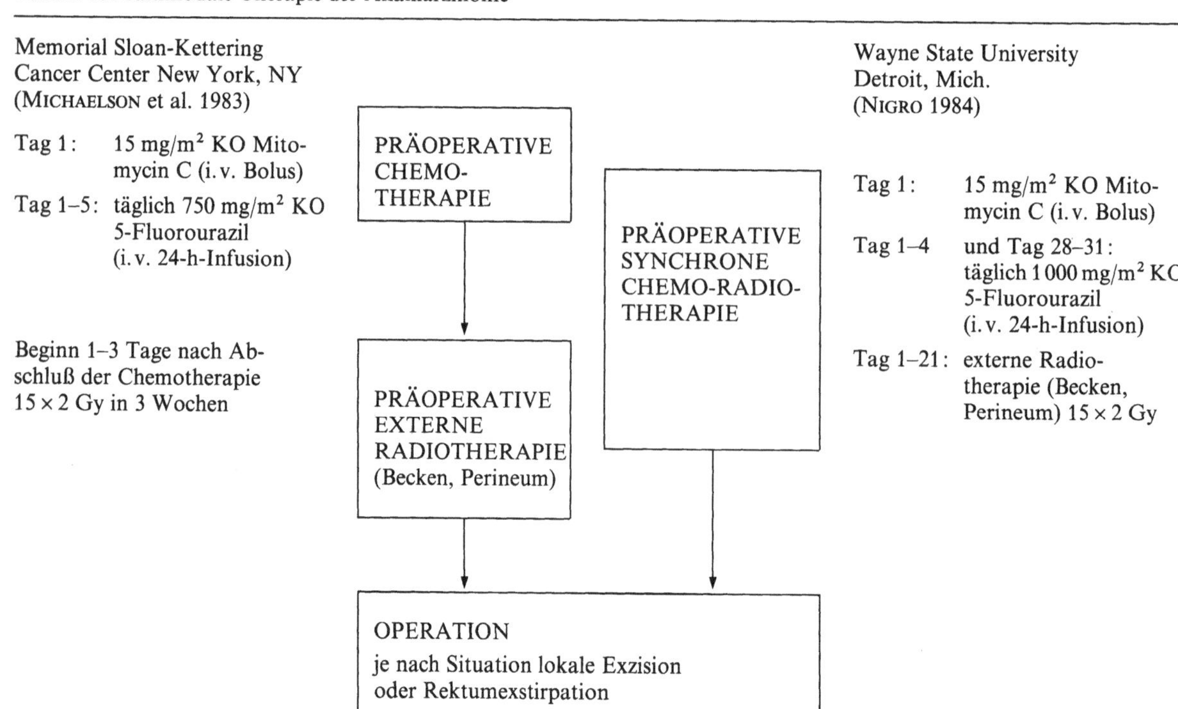

rapie hat sich als wertlos erwiesen (MICHAELSON et al. 1983).

Zur Differentialindikation zwischen lokaler Exzision und Rektumexstirpation nach entsprechender Vorbehandlung sollten nach deren Abschluß tiefe Biopsien aus der Narbe bzw. Verhärtungen vorgenommen werden: nur bei etwa der Hälfte der Patienten läßt sich dann noch vitaler Tumor nachweisen. Die histologischen Befunde gehen dabei nicht immer der makroskopischen „response" parallel. Wenn histologisch noch vitales Tumorgewebe nachzuweisen ist oder wenn präoperativ ein Mitbefall des Rektums oder der Vagina nachweisbar war oder wenn der Tumor ursprünglich mehr als 5 cm groß war, sollte eine Rektumexstirpation erfolgen (NIGRO et al. 1981; MICHAELSON et al. 1983; NIGRO 1984). Bei Tumoren der Vorderwand sollte dabei stets auch die hintere Vaginalwand mitentfernt werden (GAMSTÄTTER et al. 1977; FROST et al. 1984). Noch unklar ist, ob die Dissektion der Obturatorialymphknoten und der iliakalen Lymphknoten (empfohlen von STEARNS u. QUAN 1970) eine Verbesserung der Ergebnisse bringt.

Dieses kombinierte Verfahren bedarf noch der definitiven Überprüfung, die Nachbeobachtungszeiten sind bisher noch zu kurz und das Krankengut zu klein (NIGRO et al. 1981; MICHAELSON et al. 1983; QUAN 1983; NIGRO 1984). Mit der vorerst berechneten 5-Jahres-Überlebensrate von 78% scheint aber dieses Therapieschema zum Verfahren der Wahl zu werden.

Eine *Vorbehandlung allein mit Strahlen* brachte ebenso keine Verbesserung der Ergebnisse gegenüber allein-chirurgischer Therapie wie die *postoperative Nachbestrahlung* (FROST et al. 1984). Die *alleinige Strahlentherapie* (extern, interstitiell oder kombiniert) (HINTZ et al. 1978; GREEN et al. 1980) wird heute nur selten angewandt, die z. T. sehr günstigen Resultate (PAPILLON 1982; MARTI et al. 1984) konnten meist nicht reproduziert werden.

Die früher diskutierte elektive (prophylaktische) *Leistendissektion* bei Karzinomen der Analregion wird heute durchwegs abgelehnt. Eine Dissektion sollte nur dann durchgeführt werden, wenn palpatorisch Verdacht auf metastatisch befallene Leistenlymphknoten besteht und die Entnahme eines solchen Lymphknotens Metastasen zeigt. Bei positiven Leistenlymphknoten sollte die Behandlung des Primärtumors immer in einer Rektumexstirpation bestehen, sofern nicht Fernmetastasen vorliegen (FROST et al. 1984).

29.1.7 Prognose

In der Literatur werden die Ergebnisse für Analkanal- und Analrandkarzinome vielfach zusammengefaßt: die 5-Jahres-Überlebensraten liegen zwischen 30% (GAMSTÄTTER et al. 1977) und 60% (FROST et al. 1984).

Bei Karzinomen des Analrandes werden 5-Jahres-Überlebensraten zwischen 50 und 75% angegeben (BEAHRS u. WILSON 1976; MORSON u. DAWSON 1979), bei Karzinomen des Analkanals zwischen 30 und 60% (MOELLER u. SAKSELA 1970; FAILES u. MORGAN 1973; BEAHRS u. WILSON 1976; MORSON u. DAWSON 1979). Im Erlanger Krankengut der Jahre 1969–1982 betrug die 5-Jahres-Überlebensrate bei 40 Patienten mit Karzinomen des Analkanals 53±21%, nach kurativer Tumorentfernung (34 Patienten) 67±22% (alterskorrigiert, postoperative Letalität nicht ausgeschlossen). Die Ergebnisse bei 9 Patienten mit Karzinomen des

Tabelle 7. Tumorabhängige Prognosefaktoren bei Analkarzinomen

	5-Jahres-Überlebensraten	
	Analkanal und Analrand[a]	Analkanal[b]
Klinisches Stadium:		
lokalisiert	66%	
klinisch lymphogene Metastasierung	38%	
Fernmetastasen	11%	
Tumorgröße		
bis 3 cm	78%	
3–5 cm	55%	
über 5 cm	40%	
Invasionstiefe:		
oberflächlich (Submukosa, Dermis)	75%	
tief (Muskulatur, Fettgewebe, Subkutis)	48%	
Histologischer Malignitätsgrad:		
G 1		~80%
G 2	67%	~50%
G 3	49%	~30%
Lymphogene Metastasierung (histologisch nachgewiesen):		
nein	74%	
ja	40%	

[a] FROST et al. (1984)
[b] MORSON u. DAWSON (1979)

Analrandes lagen in etwa der gleichen Größenordnung.

Die Abhängigkeit der Prognose vom pathologischen Stadium nach Frost et al. (1984) zeigt Tabelle 5. In Tabelle 7 sind weitere tumorabhängige Prognosefaktoren zusammengestellt. Zwischen Plattenepithel- und basaloidem Karzinom scheinen keine prognostischen Unterschiede zu bestehen, wenn gleiche Malignitätsgrade vorliegen (Stearns u. Quan 1970; Morson u. Dawson 1979; Singh et al. 1981; Frost et al. 1984). Von Frost et al. (1984) wurde bei Frauen eine günstigere Prognose beobachtet als bei Männern (5-Jahres-Überlebensraten 62% gegenüber 50%).

29.2 Analfistelkarzinom

Karzinome in anorektalen Fisteln sind sehr selten (Getz et al. 1981; Jones u. Morson 1984). Sie entstehen meist im Bereich der inneren Öffnung der Analfistel an der Linea dentata, manchmal fällt schleimiges Material in den Fisteln und Abszessen auf, während sich im Rektum und Analkanal keine auffällige Läsion zeigt. Nur bei weiter fortgeschrittenen Fällen findet sich eine indurierte tumorartige Veränderung im Bereich der inneren Fistelöffnung. Oft wird die Diagnose nur durch histologische Untersuchung von Gewebe, das bei der Fisteloperation gewonnen wird, gestellt. Histologisch handelt es sich um muzinöse Adenokarzinome mit überreichlicher extrazellulärer Verschleimung. Die Therapie ist chirurgisch und besteht in der abdomino-perinealen Rektumexstirpation.

29.3 Malignes Melanom

5–10% aller malignen Tumoren der Analregion sind maligne Melanome (Morson u. Dawson 1979; Bolivar et al. 1982; Quan 1983). Die Analregion stellt nach Haut und Auge die dritthäufigste Melanomlokalisation dar, 1–3% aller malignen Melanome kommen hier vor. Das Erkrankungsalter entspricht mit rund 60 Jahren jenem bei Rektum- und Analkarzinomen. Die Tumoren entstehen im Analkanal in der Zona haemorrhoidalis und breiten sich vorwiegend nach kranial in das Rektum aus. Die Veränderung stellt sich meist als polypoide Formation dar. Die Schwarzfärbung ist nicht obligat, etwa die Hälfte der Melanome sind amelanotisch. Kleine, nicht stärker pigmentierte Melanome können hypertrophen Papillen oder thrombosierten und fibrosierten Hämorrhoiden ähneln. Eine grundsätzliche histologische Untersuchung aller operativ entfernten „Hämorrhoiden" oder „Analpolypen" ist daher erforderlich. Histologisch liegt der sog. Schleimhauttyp des malignen Melanoms („mucosal lentiginous type") vor.

Die Therapie ist eine chirurgische, die lokale Exzision kommt für kleine und dünne (unter 1,5 oder 2,0 mm) Melanome in Frage (Schwandner et al. 1984), sonst ist die Rektumexstirpation Verfahren der Wahl, bei dicken Melanomen ist auch die elektive Leistendissektion zu empfehlen. Da überwiegend späte Stadien diagnostiziert werden, ist die Prognose wesentlich ungünstiger als bei Melanomen der Haut. 5 Jahre werden von nur 5–12% der Patienten überlebt (Bolivar et al. 1982; Quan 1983; Schwandner et al. 1984).

Literatur

Beahrs OH, Wilson SM (1976) Carcinoma of the anus. Ann Surg 184:422–428

Black SB, Woods JW (1982) Squamous cell carcinoma complicating hidradenitis suppurativa. J Surg Oncol 19:25–26

Bolivar JC, Harris JW, Branch W, Sherman RT (1982) Melanoma of the anorectal region. Surg Gynecol Obstet 154:337–341

Cooper HS, Patchefsky AS, Marks G (1979) Cloacogenic carcinoma of the anorectum in homosexual men: an observation of four cases. Dis Colon Rectum 12:557–558

Cortese AF (1975) Surgical approach for treatment of epidermoid anal carcinoma. Cancer 36:1869–1875

Daling JR, Weiss NS, Klopfenstein LL, Cochran LE, Chow WH, Daifuku R (1982) Correlates of homosexual behaviour and the incidence of anal cancer. JAMA 247:1988–1990

Failes D, Morgan BP (1973) Squamous-cell carcinoma of the anus. Dis Colon Rectum 16:397–401

Falterman KW, Hill CB, Markey JC, Fox JW, Cohn I Jr (1974) Cancer of the colon, rectum, and anus: a review of 2313 cases. Cancer 34:951–959

Frost DB, Richards PC, Montague ED, Giacco GG, Martin RG (1984) Epidermoid cancer of the anorectum. Cancer 53:1285–1293

Gamstätter G, Kurock W, Seitz W (1977) Das Analkarzinom — Klinik, Therapie und Prognose. Leber Magen Darm 7:123–129

Gebbers JO, Laissue JA (1984) Karzinome der Analregion: Ausbreitung und Metastasierung. Verh Dtsch Ges Path 68:279–302

Getz SB, Ough YD, Paterson RP, Kovalcik PJ (1981) Mucinous adenocarcinoma developing in chronic anal fistula. Dis Colon Rectum 24:562–566

Green IP, Schaupp WC, Cantril ST, Schall G (1980) Anal carcinoma: current therapeutic concepts. Am J Surg 140:151–156

Grouls V (1983) Die bowenoide Papulose. Pathologe 4:149–153

Hintz BL, Charyulu KKN, Sudarsanam A (1978) Anal carcinoma: basic concepts and management. J Surg Oncol 10:141–150

Jones EA, Morson BC (1984) Mucinous adenocarcinoma in anorectal fistulae. Histopathology 8:279–292

Marti M-C, Pipard G, Peytremann R (1984) Multidisciplinary approach of anal canal epidermoid carcinoma. In: Givel J-C, Saegesser F (eds) Colo-Proctology. Springer, Berlin Heidelberg New York Tokyo

Michaelson RA, Magill GB, Quan SHQ, Leaming RH, Nikrui M, Stearns MW (1983) Preoperative chemotherapy and radiation therapy in the management of anal epidermoid carcinoma. Cancer 51:390–395

Möller C, Saksela E (1970) Cancer of the anus and anal canal. Acta Chir Scand 136:340–348

Morson BC, Dawson IMP (1979) Gastrointestinal Pathology, 2nd edn. Blackwell, Oxford London Edinburgh Melbourne

Morson BC, Sobin LH (1976) Histological typing of intestinal tumours. International histological classification of tumours, No 15. WHO, Geneva

Newman HK, Quan SHQ (1976) Multi-modality therapy for epidermoid carcinoma of the anus. Cancer 37:12–19

Nigro ND (1984) An evaluation of combined therapy for squamous cell cancer of the anal canal. Dis Colon Rectum 27:763–766

Nigro ND, Vaitkevicius VK, Considine B (1974) Combined therapy for cancer of the anal canal: a preliminary report. Dis Colon Rectum 17:354–356

Nigro ND, Vaitkevicius VK, Buroker T, Bradley GT, Considine B (1981) Combined therapy for cancer of the anal canal. Dis Colon Rectum 24:73–75

Otto HF, Gebbers J-O, Winkler R (1979) Untersuchungen zur Ultrastruktur der transitionalen cloacogenen Carcinome der recto-analen Grenzregion. Virchows Arch [Pathol Anat] 381:223–239

Papillon J (1982) Rectal and anal cancers. Springer, Berlin Heidelberg New York

Peters RK, Mack TM, Bernstein L (1984) Parallels in the epidermiology of selected anogenital carcinomas. JNCI 72:609–615

Quan SHQ (1983) Carcinoma of the Anus. Int Adv Surg Oncol 6:323–335

Rotterdam H, Sommers SC (1981) Biopsy diagnosis of the digestive tract. Raven, New York

Sawyers JL (1972) Squamous cell cancer of the perianus and anus. Surg Clin North Am 52:935–941

Schwandner GK, Betzler M, Götze V (1984) Das Melanom im Anorectum. Chirurg 55:168–170

Singh R, Nime F, Mittelman A (1981) Malignant epithelial tumors of the anal canal. Cancer 48:411–415

Spiessl B, Hermanek P, Scheibe O, Wagner G (1984) TNM-Atlas. Illustrierter Leitfaden zur TNM/pTNM Klassifikation maligner Tumoren. Springer, Berlin Heidelberg New York Tokyo

Stearns MW, Quan SHQ (1970) Epidermoid carcinoma of the anorectum. Surg Gynecol Obstet 131:953–957

UICC (1982) TNM Classification of malignant tumours. 3rd edn. UICC, Geneva 1978, enlarged and revised 1982

Wade TR, Ackerman AB (1979) The effects of podophyllum resin on condylomata accuminata. Arch Dermatol 15:1349–1356

Wanebo HJ, Futrell W, Constable W (1981) Multimodality approach to surgical management of locally advanced epidermoid carcinoma of the anorectum. Cancer 47:2817–2826

Welch JP, Malt RA (1977) Appraisal of the treatment of carcinoma of the anus and anal canal. Surg Gynecol Obstet 145:837–841

Weiterführende Literatur

Hintz BL, Charyulu KKN, Sudarsanam A (1978) Anal carcinoma: basic concepts and management. J Surg Oncol 10:141–150

Morson BC, Dawson IMP (1979) Gastrointestinal Pathology, 2nd edn. Blackwell, Oxford London Edinburgh Melbourne

Ottenjann R, Altaras J, Elster K, Hermanek P (1984) Atlas der Darmerkrankungen — Dickdarm II und Analregion. Pharmazeutische Verlagsgesellschaft, München

Quan SHQ (1978) Anal and para-anal tumors. Surg Clin North Am 58:591–603

Quan SHQ (1983) Carcinoma of the anus. Int Adv Surg Oncol 6:323–335

Spratt JS (ed) (1984) Neoplasmas of the colon, rectum, and anus. Saunders, Philadelphia London Toronto Mexico City Rio de Janeiro Sydney Tokyo

30 Maligne Tumoren der Mamma

J. DOBROSCHKE und K. SCHWEMMLE

30.1 Epidemiologische Daten

30.1.1 Häufigkeit

Das Mammakarzinom ist die häufigste Krebsneubildung bei Frauen. Von 14 Frauen bekommt eine, das heißt 7,1%, ein Mammakarzinom. In der Bundesrepublik Deutschland erhöhten sich die Sterbefälle von 10073 im Jahre 1970 auf 12805 im Jahre 1981 (Abb. 1). Diese steigende Tendenz ist in nahezu allen westlichen Zivilisationsländern zu beobachten. In Japan dagegen und den meisten Entwicklungsländern besteht eine unverändert niedrige Mortalitätsrate. Diese beträgt (altersadjustiert pro 100000, Werte von 1976–1977) in Japan 5,7, in Deutschland 25,1, in den USA 27,3. Die höchsten Mortalitätsraten Europas finden sich in Dänemark (33,8), in England und Wales (33,6), in Nordirland (33,0), Irland (32,0) und in den Niederlanden (31,5) (American Cancer Society 1982).

Die fettreiche Ernährung scheint in der Epidemiologie des Mammakarzinoms eine wichtige Rolle zu spielen. Fettverbrauch und Häufigkeit des Mammakarzinoms stehen in verschiedenen Ländern in einer direkten Beziehung zueinander. Adipositas, Hypertonie und ein präklinischer Diabetes treten bei Mammakarzinom-Patientinnen gehäuft auf (PAPAIOANNOU 1974; WYNDER 1968).

Beim Mann kommt das Mammakarzinom sehr viel seltener vor. Nur etwa 1% der malignen Tumoren der Brustdrüse betreffen das männliche Geschlecht (BÄSSLER 1978).

30.1.2 Erkrankungsalter

Das Durchschnittsalter der Patientinnen, die an einem Mammakarzinom erkranken, liegt bei 57 Jahren. 75% aller Mammakarzinome treten nach dem 40. Lebensjahr auf. Kurven zur Altersverteilung weisen zwei Altersgipfel auf: ein prämenopausales Häufigkeitsmaximum bei 45–49 Jahren und ein postmenopausales bei 65 Jahren (DE WAARD et al. 1964).

30.1.3 Risikofaktoren

Zu den Risikofaktoren gehört die familiäre Belastung. Frauen, deren Mutter oder Schwester prämenopausal an einem Mammakarzinom erkrankt waren, tragen ein 2- bis 3mal höheres Risiko. Sind Mutter *und* Schwester vor der Menopause erkrankt, erhöht sich das Risiko auf das 9fache.

Patientinnen, die bereits einseitigen Brustkrebs hatten, tragen ein etwa 8faches Risiko für die zweite Brust. Dies gilt besonders, wenn das Erstkarzinom vor der Menopause auftrat. 10 Jahre danach haben etwa 16% der Frauen ein zweites Karzinom (OTTO u. ENGLER 1979).

Der Einfluß der Östrogene auf die Entstehung eines Mammakarzinoms wird diskutiert. Wenngleich eine direkte Beziehung zwischen einer Langzeitbehandlung mit Östrogenen und der Entstehung eines Neoplasmas nicht bewiesen ist, gilt es als unbestritten, daß das Risiko für Frauen nach frühzeitiger Ovarektomie deutlich geringer ist.

Die Anzahl der Menstruationszyklen ist mit der Entstehung eines Mammakarzinoms in Zusammenhang zu bringen. Frauen mit einer langen

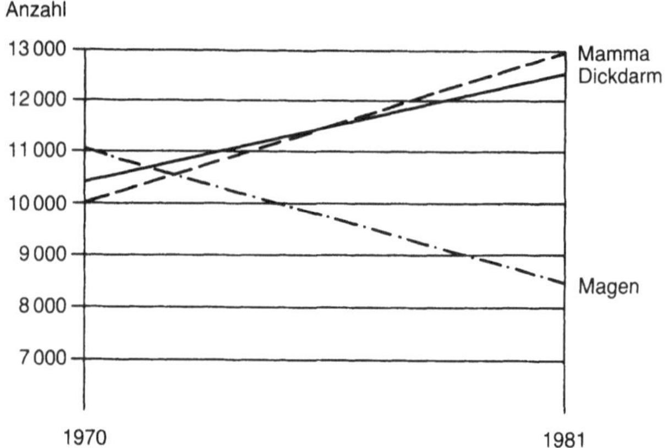

Abb. 1. Sterbefälle der Frauen an Mamma-, Dickdarm- und Magenkarzinom in der Bundesrepublik Deutschland. (Angaben des Statistischen Bundesamtes)

Menstruationsdauer, d. h. einer frühen Menarche und späten Menopause, tragen ein etwa 2faches Risiko. Nulliparae und Frauen mit später Erstschwangerschaft scheinen auch häufiger zu erkranken als junge Multiparae.

Eine protektive Wirkung der Laktationsdauer auf die Karzinogenese liegt nicht vor (MacMahon et al. 1970).

30.1.4 Präkanzerosen

Zu den Präkanzerosen zählt man die proliferierende Mastopathie mit Zellatypie und das Carcinoma lobulare in situ, mit Einschränkung auch Papillome.

Die einfache Mastopathie und die proliferierende Mastopathie ohne Atypien weisen kein erhöhtes Krebsrisiko auf (PRECHTEL et al. 1982). Bei der Mastopathie mit atypischer Proliferation ist das Entartungsrisiko nach 13 Jahren etwa doppelt so hoch (HUTCHINSON et al. 1980; PRECHTEL et al. 1982). Dies rechtfertigt noch kein prophylaktisch-operatives Vorgehen, verpflichtet jedoch zur sorgfältigen Betreuung.

Retromamilläre Papillome („adenoma of the nipple") stellen keine Präkanzerose dar. Die duktalen Papillome aber tragen ein erhöhtes Entartungsrisiko, insbesondere dann, wenn sie multipel auftreten. Besteht zusätzlich eine Proliferation mit Zellatypien, ist eine prophylaktische Operation dringend angezeigt. Als kleinster Eingriff kommt hier evtl. die subkutane Mastektomie in Frage, in der Regel aber eine einfache Mastektomie.

Beim sog. Carcinoma lobulare in situ sind die Epithelproliferationen an die natürlichen Grenzen der Gänge und Läppchen gebunden. In solchen Fällen ist immer eine prophylaktische Operation erforderlich, da auf dem Boden dieser Zellveränderungen ein invasives Karzinom entstehen kann. Der hohen Multizentrizität von 90% beim Carcinoma lobulare in situ und dem bilateralen Auftreten in etwa 20% ist bei der therapeutischen Planung Rechnung zu tragen (BÄSSLER 1975; SIEWERT et al. 1981).

30.2 Anatomische Aspekte

30.2.1 Topographie und Aufbau

Die weibliche Brust liegt auf der vorderen Thoraxwand zwischen der 2. und 6. Rippe. Zur Hälfte

bedeckt sie den M. pectoralis major und zu je einem Viertel den M. serratus anterior und den M. rectus abdominis. Größe und Form variieren beträchtlich in Abhängigkeit von Drüsenkörper und Fettgewebe. Der Drüsenkörper ist von Fettgewebe umgeben und durchsetzt. Die Ligg. suspensoria mammae (Cooper-Bänder) durchdringen — von der Subkutis ausgehend — die Brustdrüse und fixieren sie auf der Thoraxwand. Die Drüse ist gegen das umgebende Fettgewebe nicht scharf begrenzt; insbesondere im axillären Bereich kann der sog. Spence-Ausläufer um den M. pectoralis major herum bis in die Axilla hineinreichen.

Der Drüsenkörper besteht normalerweise aus 12–20 Drüsenlappen, die sich in Läppchen unterteilen und radiär angeordnet sind. Die Ausführungsgänge dieser Drüsenlappen vereinigen sich unter der Mamille zu den Ducti lactiferi.

30.2.2 Blutversorgung

Die Blutversorgung erfolgt durch Äste der A. thoracica interna und der A. thoracica lateralis. Ebenso sind perforierende Äste der Interkostalarterien beteiligt. Die Mamille ist zum überwiegenden Teil dem Zuflußgebiet der A. thoracica interna angeschlossen. Dies sollte bei mamillenerhalten-

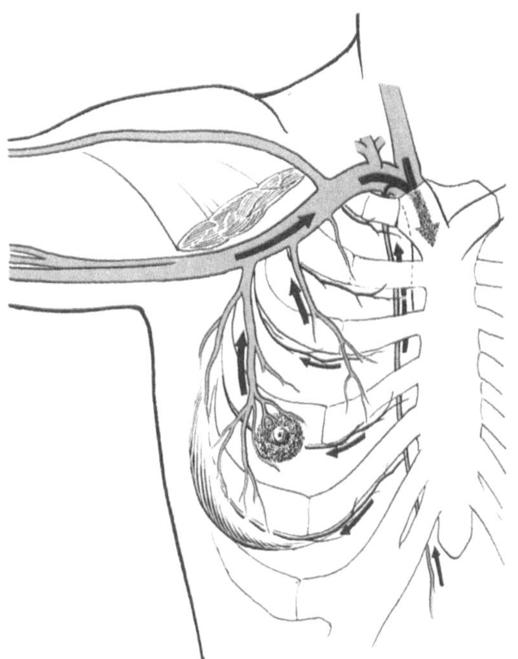

Abb. 2. Venöser Abfluß der Brustdrüse

den Operationen beachtet werden. Der venöse Abfluß erfolgt über die Vv. thoracicae laterales in die V. axillaris, über Interkostalvenen in die V. azygos und über die V. thoracica interna in die V. subclavia (Abb. 2).

30.2.3 Lymphabfluß

Der Lymphabfluß folgt im wesentlichen den venösen Bahnen. Man unterscheidet zwischen der axillären Bahn, der intramuskulären Bahn und der medialen interkostalen Abflußbahn. Die kutanen Lymphgefäße entleeren sich in den subkutanen Lymphplexus, der entlang der Cooper-Bänder zu den großen Lymphgefäßen führt. Diese verlaufen lateral am Pektoralisrand zu den axillären Lymphknoten, transmuskulär zu den zwischen M. pectoralis major und minor liegenden Rotter-Lymphknoten oder durch die Interkostalräume medial zu den Lymphonoduli sternales entlang der V. thoracica interna (mammaria interna). In Höhe des ersten Interkostalraums besteht eine lymphogene Verbindung zur Gegenseite. Die Lymphe der Thoracica-interna-Bahn läuft zu den supraklavikulären Lymphknoten und von hier aus direkt in die V. subclavia (Abb. 3).

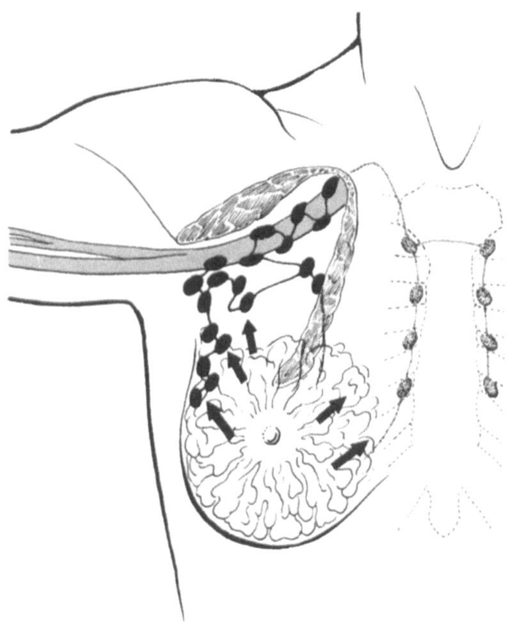

Abb. 3. Lymphabfluß und Lymphknotenstationen der Brust

30.2.4 Chirurgisch bedeutsame Nerven

Für den Chirurgen ist die Kenntnis des Verlaufs des N. thoracodorsalis und des N. thoracicus longus von Bedeutung. Letzterer tritt unter der V. axillaris hervor und verläuft an der lateralen Thoraxwand auf dem M. serratus anterior, den er versorgt, nach unten. Dahinter liegt der N. thoracodorsalis zusammen mit der A. und V. thoracodorsalis. Sie ziehen an der hinteren Begrenzung der Axilla auf den Vorderrand des zu versorgenden M. latissimus dorsi. Beide Nerven müssen geschont werden, um die entsprechenden Muskelfunktionen aufrecht zu erhalten.

30.3 Histologische Klassifikation und Malignitätsgrad

Die histologische Klassifikation der Mammakarzinome wird nach der WHO (1981) unterteilt in nichtinvasive Karzinome und invasiv wachsende Karzinome. Innerhalb dieser beiden Gruppen werden sie nach ihrem Entstehungsort, also duktal oder lobulär, und nach ihrer speziellen Differenzierungsform unterschieden (Tabelle 1).

Der histologische Haupttyp ist das *invasive duktale Karzinom*. Es macht etwa drei Viertel aller Mammakarzinome aus. Zur Kennzeichnung wird noch der Wachstumstyp, also solide oder szirrhös,

Tabelle 1. Histologische Klassifikation der Mammakarzinome nach WHO 1981

I. Nichtinvasive Karzinome
  1. intraduktales Karzinom
  2. lobuläres Carcinoma in situ

II. Invasive Karzinome
  1. invasives duktales Karzinom
     (Synonyme: Carcinoma simplex, szirrhöses Karzinom)
  2. invasives duktales Karzinom mit überwiegend intraduktaler Komponente
  3. invasives lobuläres Karzinom
  4. muzinöses Karzinom
  5. medulläres Karzinom
  6. papilläres Karzinom
  7. tubuläres Karzinom
  8. adenoid-zystisches Karzinom
  9. sekretorisches Karzinom
  10. apokrines Karzinom
  11. Karzinom mit Metaplasie
  12. andere

III. Paget-Erkrankung der Mamille

hinzugefügt. Andere Gewebsdifferenzierungen können am invasiven duktalen Karzinom als Mischkomponenten beteiligt sein. Ein Drittel der duktalen Karzinome sind Mischtypen.

Befindet sich der überwiegende Teil der Tumormasse intraduktal, wird er auch als sog. Milchgangskarzinom bezeichnet. Diese Tumoren finden sich häufig multizentrisch in den größeren, zentral gelegenen, mamillennahen Milchgängen. Kennzeichnend für sie ist eine serös-blutige Absonderung aus der Mamille.

Das *lobuläre Karzinom* macht etwa 10% der Mammakarzinome aus und kommt gehäuft multizentrisch und bilateral vor.

Von den übrigen *besonders differenzierten Formen* des Mammakarzinoms sind noch das medulläre, das papilläre und das tubuläre erwähnenswert. Das *medulläre Karzinom* kommt in etwa 4% vor, ist meist scharf begrenzt und hat bei geringerer Metastasierungsrate eine etwas günstigere Prognose. Das *papilläre Karzinom* ist in seiner reinen Form sehr selten. Als Mischtyp kommt es bis zu 4% vor. Die Metastasierungsrate liegt unter 10% und verbessert dadurch deutlich die Überlebenszeit. Das *tubuläre Karzinom* (1% aller Fälle) hat ebenfalls eine sehr gute Prognose. Ebenfalls günstiger ist die Prognose des *muzinösen Karzinoms* (BÄSSLER 1978; SIEWERT et al. 1981).

Beim *Morbus Paget der Mamille* handelt es sich um eine Ausbreitung eines Mammakarzinoms im Epithel der Milchgänge und in der Epidermis der Mamille. Das zugrundeliegende Karzinom ist meist ein intraduktales Karzinom, seltener ein invasives duktales Karzinom mit überwiegend intraduktaler Ausbreitung.

Das *inflammatorische Karzinom* ist keine histologisch definierte Tumortype, vielmehr eine besondere klinische Erscheinungsform eines duktalen Karzinoms mit rascher Mammavergrößerung, Ödem und Hyperämie infolge ausgedehnter Lymphgefäßinvasion.

Weniger zur Therapieplanung, jedoch zur Abschätzung der Prognose ist die Bestimmung des Differenzierungsgrads eines Mammakarzinoms von Bedeutung. Entsprechend der UICC (1978) unterteilt man in drei Differenzierungsgrade:

G1 hoher Grad der Differenzierung
G2 mittlerer Grad der Differenzierung
G3 geringer Grad der Differenzierung oder undifferenzierter Tumor
GX Differenzierungsgrad kann nicht bestimmt werden.

Ab 1987 schlägt die UICC für undifferenzierte Karzinome den Code G4 vor.

Zur Beurteilung dieser Einteilung werden im wesentlichen Kerngröße, Mitoserate, Nucleoli, Chromatingehalt und Vorkommen tubulärer bzw. adenomatöser Strukturen berücksichtigt (BLACK u. ASIRE 1969; BLOOM u. RICHARDSON 1957; STEGNER et al. 1981).

30.4 TNM- und pTNM-Klassifikation, Stadieneinteilung

Die erste Klassifikation der UICC für maligne Tumoren erfolgte 1954 für die Karzinome der Brustdrüse. Diese Klassifikation wurde mehrfach geändert. Die letzte Fassung aus dem Jahre 1978 (Tabelle 2a, Abb. 4) gilt bis 1986. Eine neue Klassifikation (Tabelle 2b) tritt 1987 in Kraft.

Aus den TNM- bzw. pTNM-Kategorien lassen sich die Stadien des Mammakarzinoms ableiten.

Früher übliche Klassifikationen der Ausbreitung des Mammakarzinoms (Steinthal, Portmann, Columbia Classification) (HAAGENSEN 1971) sind heute weitgehend verlassen.

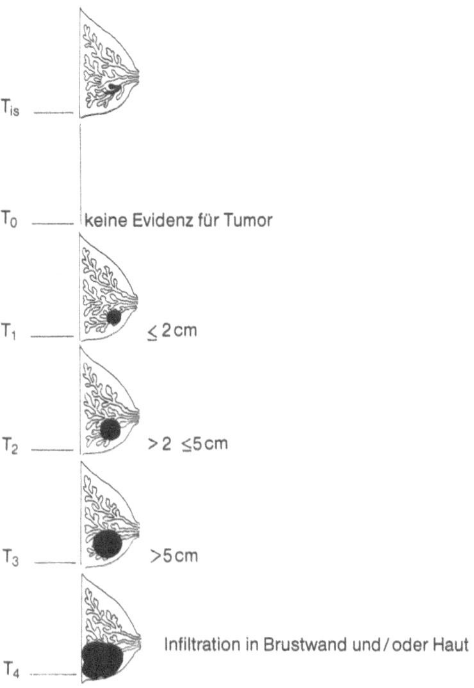

Abb. 4. Übersicht über die T-Zuordnung der TNM-Klassifikation (UICC 1978, 1987)

Tabelle 2a. TNM/pTNM-Klassifikation und Stadieneinteilung der UICC (1978)

Regeln zur Klassifikation:

Die Klassifikation gilt nur für Karzinome. Histologische Diagnosesicherung ist erforderlich, nichtverifizierte Fälle müssen getrennt erfaßt werden. Im Falle multipler simultaner Tumoren wird der Tumor mit der höchsten T-Kategorie registriert.

Minimalerfordernisse zur Bestimmung der T-, N- und M-Kategorien:

T-Kategorien: Klinische Untersuchung. Mammographie und ähnliche diagnostische Verfahren sind zulässig, aber nicht unbedingt erforderlich. Mammographische Größenmessung hat den Vorrang gegenüber der Zirkelmessung, die Methode ist anzugeben.

N-Kategorien: Klinische Untersuchung.

M-Kategorien: Klinische Untersuchung und Röntgendiagnostik.

Prätherapeutische klinische Klassifikation: TNM

T	*Primärtumor* (Übersicht s. Abb. 4)
T is	Präinvasives Karzinom (Carcinoma in situ), nicht-infiltrierendes intraduktales Karzinom oder Morbus Paget der Mamille ohne nachweisbaren Tumor. *Anmerkung:* Der Morbus Paget, kombiniert mit einem nachweisbaren Tumor, wird entsprechend der Größe des Tumors klassifiziert
T0	Kein Anhalt für einen Primärtumor
T1	Tumor mißt in seiner größten Ausdehnung 2 cm oder weniger
T1a	ohne Fixation an die darunterliegende Pektoralisfaszie und/oder an den Muskel
T1b	mit Fixation an die darunterliegende Pektoralisfaszie und/oder an den Muskel
T2	Tumor mißt in seiner größten Ausdehnung mehr als 2 cm, jedoch nicht mehr als 5 cm
T2a	ohne Fixation an die darunterliegende Pektoralisfaszie und/oder an den Muskel
T2b	mit Fixation an die darunterliegende Pektoralisfaszie und/oder an den Muskel
T3	Tumor mißt in seiner größten Ausdehnung mehr als 5 cm
T3a	ohne Fixation an die darunterliegende Pektoralisfaszie und/oder an den Muskel
T3b	mit Fixation an die darunterliegende Pektoralisfaszie und/oder an den Muskel. *Anmerkung:* Einziehungen der Haut oder Einziehung der Mamille oder andere Hautveränderungen außer denjenigen, die unter T4b aufgeführt sind, können in T1, T2 oder T3 vorkommen, ohne die T-Klassifikation zu beeinflussen.
T4	Tumor jeglicher Größe mit Infiltration in die Brustwand oder Haut
T4a	Fixation an der Brustwand
T4b	Mit Ödem, Infiltration oder Ulzeration der Haut der Brust (einschließlich Apfelsinenhaut) oder mit Satellitenhautknoten der gleichen Brust
T4c	Beides. *Anmerkung:* Brustwand schließt die Rippen, die Interkostalmuskeln und den vorderen Serratusmuskel mit ein, nicht aber die Pektoralmuskulatur.

Tabelle 2a. (Fortsetzung)

	Anmerkung: Inflammatorische Karzinome sollten als separate Gruppe aufgeführt werden.
TX	Minimalerfordernisse zur Beurteilung des Primärtumors liegen nicht vor.
N	*Regionäre Lymphknoten* Als regionäre Lymphknoten gelten die axillären, infraklavikulären und supraklavikulären Lymphknoten.
N0	Keine palpablen homolateralen axillären Lymphknoten
N1	Bewegliche homolaterale axilläre Lymphknoten
N1a	Die Lymphknoten werden als nicht befallen betrachtet
N1b	Die Lymphknoten werden als befallen betrachtet
N2	Homolaterale axilläre Lymphknoten, die untereinander oder an andere Strukturen fixiert sind und als befallen betrachtet werden
N3	Homolaterale supra- oder infraklavikuläre Lymphknoten, die als befallen betrachtet werden, oder Armödem. *Anmerkung:* Ein Armödem kann durch Behinderung des Lymphabflusses verursacht werden; Lymphknoten brauchen dabei nicht palpabel zu sein
NX	Die Minimalerfordernisse zur Beurteilung der regionären Lymphknoten liegen nicht vor.
M	*Fernmetastasen*
M0	Kein Anhalt für Fernmetastasen
M1	Fernmetastasen vorhanden
MX	Die Minimalerfordernisse zur Feststellung von Fernmetastasen liegen nicht vor. *Anmerkung:* Die M1-Kategorie kann wie folgt spezifiziert werden:

Lunge:	PUL	Knochenmark:	MAR
Knochen:	OSS	Pleura:	PLE
Leber:	HEP	Peritoneum:	PEr
Hirn:	BRA	Haut:	SKI
Lymphknoten:	LYM	andere:	OTH

Postoperative histopathologische Klassifikation: pTNM

pT	*Primärtumor*
pTis	Präinvasives Karzinom (Carcinoma in situ)
pT0	Kein Anhalt für einen Primärtumor bei der histologischen Untersuchung des Resektats
pT1a, pT1b	entsprechen T1a, T1b und sind folgendermaßen unterteilt: (i) Tumor mißt, 0,5 cm oder weniger (ii) Tumor mißt mehr als 0,5 cm, jedoch nicht mehr als 1 cm (iii) Tumor mißt mehr als 1 cm, jedoch nicht mehr als 2 cm
pT2a, pT2b	entsprechen T2a, T2b
pT3a, pT3b	entsprechen T3a, T3b
pT4a, pT4b, pT4c	entsprechen T4a, T4b, T4c
pTX	Die Ausdehnung des Primärtumors kann nicht beurteilt werden.

Tabelle 2a. (Fortsetzung)

pN	*Regionäre Lymphknoten*
pN0	Kein Anhalt für regionäre Lymphknotenmetastasen
pN1	Metastasen in beweglichen homolateralen axillären Lymphknoten
pN1a	Mikrometastasen 0,2 cm oder weniger in einem oder mehreren Lymphknoten
pN1b	Makrometastasen in einem oder mehreren Lymphknoten

  (i) Metastase größer als 0,2 cm in 1 bis 3 Lymphknoten (kleiner als 2 cm)

  (ii) Metastase größer als 0,2 cm in 4 oder mehr Lymphknoten (kleiner als 2 cm)

  (iii) Metastase mit Ausdehnung über die Kapsel eines Lymphknotens hinaus (kleiner als 2 cm)

  (iv) positiver Lymphknoten 2 cm oder größer.

pN2	Befall der homolateralen axillären Lymphknoten, entweder untereinander oder an benachbarte Strukturen fixiert
pN3	Befall der homolateralen supraklavikulären oder infraklavikulären Lymphknoten.

Anmerkung: Befall homolateraler Lymphknoten längs der A. thoracica interna kann in die pN3-Kategorie einbezogen werden. Dies ist eigens anzugeben.

pNX	Das Ausmaß der Metastasierung kann nicht beurteilt werden.

pM   *Fernmetastasen*

Die pM-Kategorien entsprechen den M-Kategorien

Stadieneinteilung

Stadium I	T1a, b	N0, 1a	M0
Stadium II	T0, 1a, b	N1b	M0
	T2a, b	N0, 1a	M0
	T2a, b	N1b	M0
Stadium IIIA	T3a, b	N0, 1	M0
	T1a bis 3b	N2	M0
Stadium IIIB	T1a bis 3b	N3	M0
	T4a, b, c	jedes N	M0
Stadium IV	jedes T	jedes N	M1

Tabelle 2b. TNM/pTNM-Klassifikation und Stadieneinteilung der UICC, gültig ab 1.1.1987

TNM — Klinische Klassifikation

T — Primärtumor

TX	Primärtumor kann nicht beurteilt werden
T0	Kein Anhalt für Primärtumor
Tis	Carcinoma in situ: intraduktales Karzinom oder lobuläres Carcinoma in situ oder M. Paget der Mamille ohne nachweisbaren Tumor

Anmerkung: Der M. Paget kombiniert mit einem nachweisbaren Tumor wird entsprechend der Größe des Tumors klassifiziert.

T1	Tumor 2 cm oder weniger im größten Durchmesser

  T1a 0,5 cm oder weniger

  T1b Mehr als 0,5 cm, aber nicht mehr als 1 cm

  T1c Mehr als 1 cm, aber nicht größer als 2 cm

T2	Tumor mehr als 2 cm, aber nicht mehr als 5 cm im größten Durchmesser

Tabelle 2b. (Fortsetzung)

T3	Tumor mehr als 5 cm im größten Durchmesser
T4	Tumor jeder Größe mit direkter Ausdehnung auf Brustwand oder Haut

Anmerkung: Die Brustwand schließt die Rippen, die Interkostalmuskeln und den vorderen Serratusmuskel mit ein, nicht aber die Pectoralismuskulatur

T4a	Ausdehnung auf die Brustwand
T4b	Ödem (einschließlich Apfelsinenhaut), Ulzeration der Brusthaut oder Satellitenmetastasen der Haut der gleichen Brust
T4c	Beide der obigen Kriterien
T4d	Entzündliches Karzinom

Anmerkung: Einziehungen der Haut oder Einziehung der Mamille oder andere Hautveränderungen außer denjenigen, die unter T4 aufgeführt sind, können in T1, T2 oder T3 vorkommen, ohne die T-Klassifikation zu beeinflussen.

Anmerkung: Die Tumorgröße ist eine Messung der *invasiven* Komponente, z.B. wird ein 4 cm großer in situ-Tumor mit einer 0,5 cm großen invasiven Komponente als T1a klassifiziert.

Anmerkung: Im Falle multipler simultaner Tumoren in einer Brust soll zur T-Klassifikation der Tumor mit der höchsten T-Kategorie berücksichtigt werden. Bei simultanen bilateralen Mammakarzinomen soll jeder Tumor unabhängig voneinander klassifiziert werden.

N — Regionäre Lymphknoten

Regionäre Lymphknoten sind:

1) *Ipsilaterale axilläre und interpektorale (Rotter'sche) Lymphknoten:* Lymphknoten entlang der Vena axillaris und ihrer Äste; sie können in folgende Level unterteilt werden:

  i) Level I (untere Axilla): Lymphknoten lateral des lateralen Randes des M. pectoralis minor

  ii) Level II (mittlere Axilla): Lymphknoten zwischen medialem und lateralem Rand des M. pectoralis minor und interpektorale (Rotter'sche) Lymphknoten

  iii) Level III (apikale Axilla): Lymphknoten medial des medialen Randes des M. pectoralis minor, einschließlich der als subklavikulär, infraklavikulär oder apikal bezeichneten Lymphknoten

Anmerkung: Intramammäre Lymphknoten werden als axilläre Lymphknoten klassifiziert.

2) *Ipsilaterale Lymphknoten an der Art. mammaria interna:* Lymphknoten in den Interkostalräumen entlang des Randes des Brustbeines in der endothorakalen Faszie

NX	Regionäre Lymphknoten können nicht beurteilt werden
N0	Keine regionären Lymphknotenmetastasen
N1	Metastasen in 3 oder weniger ipsilateralen axillären Lymphknoten, keine mehr als 3 cm im größten Durchmesser

  N1a Nur Mikrometastasen (keine mehr als 0,2 cm im größten Durchmesser)

  N1b Wenigstens eine Metastase mehr als 0,2 cm, aber nicht mehr als 3 cm im größten Durchmesser

Tabelle 2b. (Fortsetzung)

N2	Metastasen in 4 oder mehr ipsilateralen axillären Lymphknoten *und/oder* in einem ipsilateralen axillären Lymphknoten, größer als 3 cm im größten Durchmesser, *oder* in ipsilateralen Lymphknoten an der Arteria mammaria interna
	N2a Metastasen in 4 oder mehr ipsilateralen axillären Lymphknoten *oder* in einem ipsilateralen axillären Lymphknoten, größer als 3 cm im größten Durchmesser
	N2b Metastasen in ipsilateralen Lymphknoten an Arteria mammaria interna

M — Fernmetastasen

MX	Vorhandensein von Fernmetastasen kann nicht beurteilt werden
M0	Keine Fernmetastasen
M1	Fernmetastasen

pTNM — Pathologische Klassifikation

pT — Primärtumor

Die pathologische Klassifikation erfordert die Untersuchung des Primärtumors ohne makroskopisch erkennbaren Tumor an den Resektionsrändern.
Die pT-Kategorien entsprechen den T-Kategorien.

pN — Regionäre Lymphknoten

Die pathologische Klassifikation erfordert die Entfernung der unteren axillären Lymphknoten (Level I). Eine solche enthält im allgemeinen 6 oder mehr Lymphknoten.
Die pN-Kategorien entsprechen den N-Kategorien.

pM — Fernmetastasen

Die pM-Kategorien entsprechen den M-Kategorien

Stadieneinteilung

Stadium 0	Tis	N0	M0
Stadium I	T1	N0	M0
Stadium IIA	T0	N1	M0
	T1	N1	M0
	T2	N0	M0
Stadium IIB	T2	N1	M0
	T3	N0	M0
Stadium IIIA	T3	N1	M0
	T1	N2	M0
	T2	N2	M0
	T3	N2	M0
Stadium IIIB	T4	jedes N	M0
Stadium IV	jedes T	jedes N	M1

Anmerkung: Die Prognose der Patienten mit N1a ist ähnlich jener der Patienten mit N0.

30.5 Klinik des Mammakarzinoms

30.5.1 Tastbare und sichtbare Veränderungen

Das klinische Erscheinungsbild eines Mammakarzinoms ist in erster Linie bestimmt von der Knotenbildung in der Brust. Bevor ein Tumor tastbar wird, durchläuft er eine okkulte, präklinische Phase von 5–8 Jahren (Bässler 1978; Herfarth 1979). Bereits zu dieser Zeit ist eine Mikrometastasierung nicht auszuschließen. Erst im letzten Drittel seines Bestehens ist der Tumor klinisch faßbar. Beim derzeitigen Auflösungsvermögen der Mammographie lassen sich im Idealfall Tumoren von 0,35 cm Durchmesser darstellen. Palpabel ist ein Knoten in der Regel erst ab einer Größe von 1 cm, bei großen Brüsten erst ab 2 cm Durchmesser. Wegen der derben Konsistenz läßt sich ein Knoten vom übrigen Drüsenkörper meist recht gut differenzieren. In einer durch Mastopathie veränderten Brustdrüse kann die Unterscheidung jedoch schwierig sein.

Bindegewebsentwicklung und nachfolgende Schrumpfung beziehen nicht selten die Cooper-Bänder mit ein. Dadurch kommt es als äußeres Zeichen eines Mammakarzinoms zur bekannten Retraktion der Haut bzw. der Mamille. Bei ausgedehnteren Prozessen kann eine sichtbare Verkleinerung der gesamten Brust resultieren.

Die selteneren, in ihrer Konsistenz eher weichen Mammakarzinome imponieren dagegen durch eine Vorwölbung der Brustkontur. Die Unterscheidung von gutartigen Tumoren ist hierbei häufig nicht einfach.

Sind die lymphangischen Abflußwege entlang der Ligg. suspensoria durch Tumorausbreitung blockiert, kann es zu einer ödematösen Veränderung der darüberliegenden Hautareale kommen. Die so entstandene Apfelsinenhaut gilt als besonders sicheres klinisches Malignomzeichen.

Eine einseitig blutig-seröse oder milchige Sekretion aus der Mamille außerhalb von Gravidität und Laktation wird zwar überwiegend von Milchgangspapillomen verursacht, die Sekretion kann aber auch durch ein Malignom bedingt sein und verpflichtet daher zur sorgfältigen diagnostischen Abklärung. Läßt sich zusätzlich ein Tumor tasten, besteht kaum ein Zweifel an der Karzinomdiagnose.

Das inflammatorische Mammakarzinom muß als Sonderform der disseminierten lymphangischen Infiltration betrachtet werden. Dieses Symptom kommt in nur etwa 1–2% der Mammakarzinome vor. Es ist gekennzeichnet durch eine flächenhafte, entzündlich erscheinende Infiltration der Haut. Sie ist fleckförmig gerötet und hyperämisch. Der Prozeß breitet sich schnell aus und kann u.U. die Gegenseite mit erfassen.

Eine Überflutung der Brustdrüse mit Tumorzellen findet man beim sog. diffusen Karzinom, bei dem ein palpabler Tumor fehlt und der ganze Drüsenkörper eine vermehrte Konsistenz und eine geringe Verschieblichkeit gegen die Thoraxwand aufweist.

Das Leitsymptom des Morbus Paget ist ein einseitiges Ekzem der Mamille, das nässen kann oder Krusten bildet. Es handelt sich dabei um eine intraepitheliale Krebsmanifestation eines häufig nicht tastbaren mamillennahen intraduktalen Karzinoms. Jedes einseitige Mamillenekzem bedarf daher dringend einer histologischen Abklärung. Die Prognose ist schlechter, wenn neben der ekzematösen Veränderung auch ein palpabler Tumor vorliegt.

30.5.2 Lokalisation

Das primäre Mammakarzinom betrifft im eigenen Patientengut mit 44% den oberen äußeren Quadranten. 19% liegen im retromamillären Bereich, 9% im oberen inneren Quadranten. In der unteren Hälfte der Brust kommt das Karzinom seltener vor, im unteren inneren Quadranten werden etwa 5% gefunden, im unteren äußeren Quadranten etwa 10%. Bei 11% war eine Zuordnung nicht möglich bzw. handelte es sich um diffuse, die ganze Drüse durchsetzende Tumoren (Abb. 5).

30.5.3 Multizentrizität

Für das therapeutische Vorgehen ist die Kenntnis des multizentrischen Auftretens von Mammakarzinomen von Bedeutung. Nach einer Untersuchung von FISHER et al. (1975) fand sich in 22% der untersuchten Brüste ein multizentrisches Tumorwachstum. Nur etwa ein Fünftel dieser Zweitherde war im selben Quadranten lokalisiert. Angaben über multifokales Wachstum reichen sogar bis zu 54% (PRECHTEL et al. 1982).

Der Brustkrebs neigt auch dazu, bilateral aufzutreten. Die sorgfältige histologische Untersuchung von Gewebe aus der kontralateralen Brust (Biopsie oder kontralaterale Reduktionsplastik bei Mastektomie) zeigt, daß in fast 10% invasive und in 15% In-situ-Karzinome auf der Gegenseite gefunden werden (OBER 1982). Beim Carcinoma lobulare ist die Häufigkeit kontralatraler Läsionen noch höher (über 50%).

30.5.4 Metastasierung

Von größter prognostischer Bedeutung ist naturgemäß das Ausmaß der Metastasierung. Während

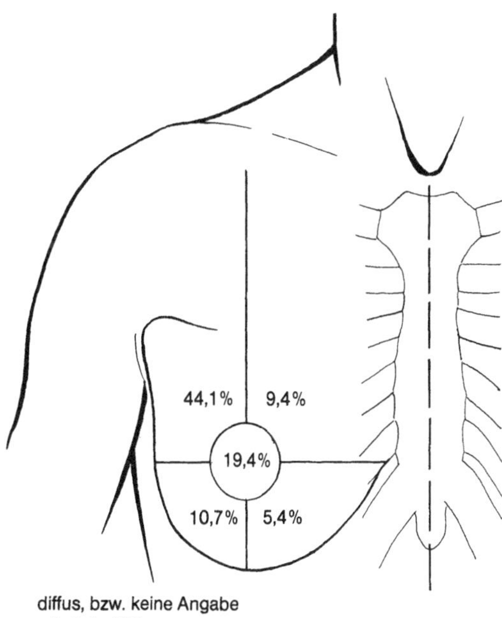

Abb. 5. Lokalisation der malignen Mammatumoren im eigenen Krankengut (n = 299)

man früher davon ausging, daß einer hämatogenen Metastasierung in der Regel der regionäre Befall der Lymphknoten vorgeschaltet ist, nimmt man heute eine frühzeitige primäre hämatogene Aussaat an (Abb. 6). Diese Ansicht wird durch die Tatsache unterstrichen, daß bei einer lokalen radikalen Behandlung auch bei fehlenden Lymphknotenmetastasen etwa 25% der Patienten später an Fernmetastasen sterben.

Dennoch bleiben die lymphogene Metastasierung und ihr Ausmaß für die Therapieplanung und Prognose von Bedeutung. Größe und vor allem Anteil der Lymphknotenmetastasen beeinflussen die rezidivfreie Überlebensrate. Sind mehr als vier Lymphknoten befallen, sinkt die Heilungschance rapide, insbesondere wenn sie mehr als 2 cm Durchmesser aufweisen (FISHER et al. 1979). Größe des Primärtumors und Lymphknotenbefall bestimmen gemeinsam die Prognose (KINNE u. DE COSSE 1981; NEMOTO et al. 1981). Bei Tumoren bis 1 cm Durchmesser muß in 15%, bei Tumoren mit 2 cm Durchmesser in 50%, bei Tumoren über 5 cm Durchmesser in 80% mit Lymphknotenmetastasen gerechnet werden.

Die lymphogene Aussaat erfolgt in erster Linie in die Axilla. Interpektorale und intrathorakale Lymphknotenmetastasen sind seltener. Bei fehlendem Befall der Axillalymphknoten kommen sie nur in 2–10% vor. Bestehen in der Axilla positive

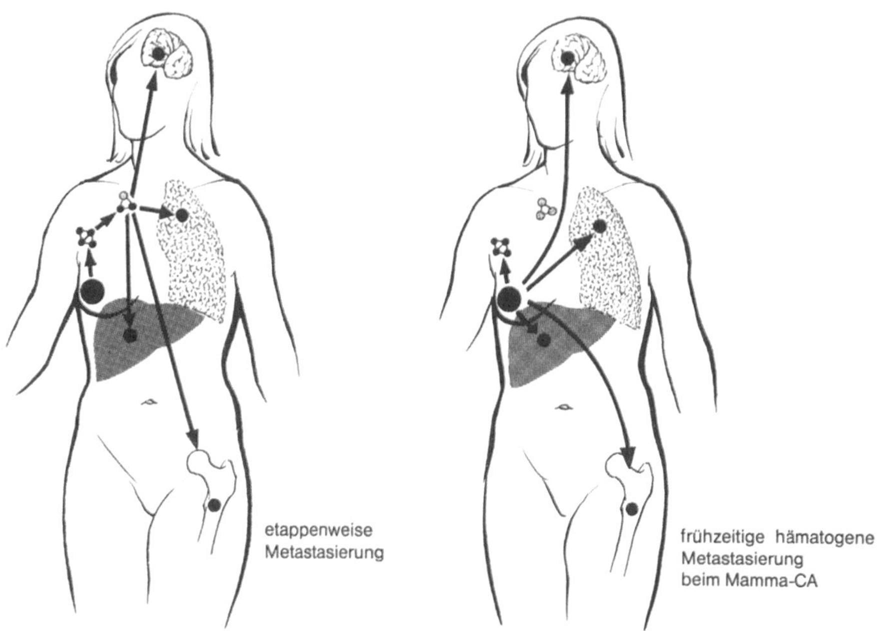

Abb. 6. *Links:* Früher angenommene etappenweise, zuerst lymphogene, dann hämatogene Metastasierung. *Rechts:* Heute angenommene frühzeitige hämatogene Metastasierung

Lymphknoten, so muß man allerdings bei jeder 5. Patientin mit Metastasen im interpektoralen Strang rechnen (Schremmer u. Peek 1976), wobei die Lokalisation des Primärtumors natürlich von Bedeutung ist.

Das Zeitintervall zwischen dem klinisch erfaßbaren Auftreten des Primärtumors und der Metastasierung hat ebenfalls prognostische Bedeutung. Liegt es unter 2 Jahren, ist die Prognose schlecht, man spricht von sog. High-risk-Patienten. Bei einem Zeitraum von über 2 Jahren liegt eine günstigere Prognose vor (Low-risk-Patienten) (s. S. 609).

30.5.5 Mamillenbefall

Neben der multifokalen Krebsentstehung im Drüsenkörper kommt es in etwa 15% der Fälle zu einem Befall der Mamille. Die Häufigkeit steigt mit der Größe des Tumors (Kochem 1981).

30.6 Diagnostik

Die klinische Untersuchung und die Mammographie sind unzweifelhaft die wichtigsten Maßnahmen zur Erkennung eines Mammakarzinoms.

30.6.1 Klinische Untersuchung

Bei der Anamneseerhebung soll gezielt nach Risikofaktoren gefragt werden.

Die Inspektion erfaßt Asymmetrien, Hautveränderungen und die oben beschriebenen Phänomene wie Retraktion und Vorwölbung.

Die Palpation soll grundsätzlich in verschiedenen Körperhaltungen (sitzend, liegend) mit einer Hand und bimanuell erfolgen. Pathologische Resistenzen müssen nach Größe, Konsistenz, Lokalisation und nach ihrer Verschieblichkeit zur Unterlage und zur Haut beschrieben werden. Es gehört weiterhin die Austastung der Axillen sowie der supra- und infraklavikulären und zervikalen Lymphstationen dazu. Bei suspekten Resistenzen muß deren Größe, ihre Verschieblichkeit zueinander und zum umgebenden Gewebe beachtet werden.

30.6.2 Mammographie

Die beste Methode zur Entdeckung eines Mammakarzinoms ist z. Zt. unbestritten die Mammographie. Die Sicherheit der Aussage liegt bei einem erfahrenen Untersucher über 85% (Barth u. Prechtel 1982; Frischbier u. Lohbeck 1977). Als Malignitätskriterien gelten:

– Verdichtungsfiguren, insbesondere mit unscharfer Randbegrenzung,
– sternförmige Verschattungen,
– Mikrokalk in ausreichender Flächenbelegung,
– sichtbares Kutisödem und Mamillenretraktion.

Unter Anwendung einer Zugkomponente (Elastographie) können Dehnungs- und Spannungskonzentrationen ebenfalls einen Hinweis auf ein Karzinom geben, ohne daß ein sichtbarer Tumor vorhanden sein muß. Um Dichteunterschiede in der Grundstruktur beurteilen zu können, sollte die Mammographie immer beidseitig durchgeführt werden.

Bei einem glatt begrenzten Tumor mit dem Verdacht auf eine Zyste empfiehlt sich die Punktion mit zytologischer Untersuchung und dem *Pneumozystogramm*. Bei glatter Begrenzung der Zyste kann auf weitere Diagnostik verzichtet werden, sofern sich der Hohlraum nach 6 Wochen nicht wieder aufgefüllt hat. Blutiges Sekret, unregelmäßige Zystenwand, positive Zytologie und „Nachlaufen" der Zyste innerhalb von 6 Wochen bedürfen unbedingt einer histologischen Abklärung.

Besteht anamnestisch oder bei der Untersuchung eine Sekretion aus der Mamille, sollte eine *Galaktographie* angeschlossen werden. Selbstverständlich wird gewonnenes Sekret ebenfalls zytologisch untersucht.

30.6.3 Thermographie
(FRISCHBIER u. LOHBECK 1977)

Die Thermographie konnte sich auf breiter Ebene nicht durchsetzen. Diese Untersuchung macht sich die Temperatursteigerung im Bereich des Tumors zunutze. Von der Brust wird entweder mit Kontaktthermographie oder Telethermographie ein Temperaturverteilungsmuster angefertigt. Der Tumor imponiert dann als warmer bis heißer Bezirk.

Diese Untersuchung kann ergänzende Informationen bringen, ist aber in ihrer Aussagekraft allein unzureichend. Objektiv und aussagekräftig scheint die *Differentialthermographie* zu sein: man erhält ein computergesteuertes Gradientenbild der Temperaturdifferenzen benachbarter Gewebsstrukturen (HAAS et al. 1981).

Für die Prognose kann die Thermographie und Differentialthermographie wertvolle Hinweise geben. Zunehmende Wärmeabstrahlung geht mit einer Verschlechterung der Prognose einher.

Einen besonderen Stellenwert hat die Differentialthermographie in der Nachsorge. Da sich Temperaturdifferenzen der Brustwand feststellen lassen, können lokale Rezidive u.U. leichter aufgedeckt werden. Zu beachten ist, daß man nach abgeschlossener Wundheilung einen Ausgangsbefund erstellt.

30.6.4 Xeroradiographie
(FRISCHBIER u. LOHBECK 1977)

Die Xeroradiographie sollte nicht als konkurrierendes Untersuchungsverfahren zur Mammographie gesehen werden, sondern als eine ergänzende Methode. Sie ist gekennzeichnet durch eine scharfe Wiedergabe starker Dichteunterschiede. So sind Mikroverkalkungen oft besser darstellbar. Allerdings kommt es z.B. bei größeren Kalkansammlungen gehäuft zu Artefakten. In der Darstellung von umschriebenen Verdichtungsherden ist die Xeroradiographie der modernen Mammographie eindeutig unterlegen.

30.6.5 Sonographie (FRIEDRICH 1982)

Die Entwicklung neuer Schallköpfe mit feinerem Auflösungsvermögen hat eine weitere Verbesserung der Aussagekraft der Ultraschalluntersuchung der Brust gebracht. Dennoch darf dieses Verfahren ebenfalls nicht als konkurrierende Untersuchungsmethode zur Mammographie gesehen werden, sondern als ergänzende. In der Diagnostik und Kontrolle zystischer Prozesse hat die Sonographie eine gewisse Überlegenheit, nicht jedoch in der Aufdeckung maligner Veränderungen. Wie keine andere Untersuchungsmethode ist sie angewiesen auf die große Erfahrung des persönlich untersuchenden Arztes. Nicht handbetriebene Ultraschallscanner bedürfen noch weiterer Entwicklung und Schulung des sie bedienenden Personals. Ob dann ein Vorteil gegenüber anderen Untersuchungsmethoden zu erreichen ist, muß abgewartet werden.

30.6.6 Punktionszytologie

Häufig wird die klinische Untersuchung und Mammographie noch mit der Punktionszytologie zur sog. Triplediagnostik erweitert (HERFARTH 1977). Wir führen die Punktion nur bei Verdacht auf eine Zyste durch. Bei soliden Tumoren lehnen wir sie ab, wegen der weiterbestehenden Unsicherheit im Falle eines negativen Befunds.

30.6.7 Zusätzliche Untersuchungen

Da Mammakarzinome häufig in Lunge und Knochen metastasieren, sollte vor Therapiebeginn eine Thoraxaufnahme in zwei Ebenen und gegebenenfalls eine Röntgenuntersuchung des Körperachsen-Skeletsystems und/oder Knochenszintigraphie durchgeführt werden. Bei pathologischen Leberwerten ergänzen wir die Untersuchung durch eine Computertomographie.

30.6.8 Diagnostische Exzision

Ergeben die klinische Untersuchung oder die Mammographie einen verdächtigen Befund, hat eine sofortige Abklärung durch operative Probeexzision und histologische Untersuchung zu erfolgen. Wird die Probeexzision mit der definitiven Therapie verbunden, so erfolgt die Untersuchung des exzidierten Präparats im Gefrierschnitt. Finden sie zweizeitig statt, so wird das Präparat im Paraffinschnitt begutachtet. Welches das vorteilhaftere Verfahren ist, hängt ab von den räumlichen Gegebenheiten, der Erfahrung des Pathologen, dem histologischen Typ und einem daraus resultierenden differenzierten Behandlungsschema. In Zweifelsfällen ist die Diagnose am Paraffinschnitt der Schnellschnittuntersuchung vorzuziehen.

Bei positivem Palpationsbefund und negativer Mammographie ist die histologische Abklärung ebenso notwendig wie bei einem verdächtigen Mammographiebefund ohne tastbaren Tumor. In solchen Fällen wird die Treffsicherheit der operativen Gewebsentnahme durch eine präoperative Markierung durch den Radiologen (Nadel, Farbstoffinjektion) erleichtert. Das Operationspräparat sollte vor der histologischen Untersuchung geröntgt und mit den präoperativen Mammographien verglichen werden, um sicher zu sein, daß tatsächlich der verdächtige Bezirk entfernt wurde. Der Schnitt zur Probeexzision muß so gelegt sein, daß er bei einer evtl. folgenden Ablatio mammae ebenso wie das Tumorbett mitentfernt wird. Bei kleinen, zentral sitzenden Tumoren führen wir in der Regel einen Mamillenrandschnitt durch. Bei einem großen oder peripher sitzenden Knoten bevorzugen wir einen radiären Schnitt.

Eine Diagnostikübersicht ist in Abb. 7 zusammengestellt. Mammaamputationen nur auf Grund klinischer Diagnosen sind nicht erlaubt, auch nicht

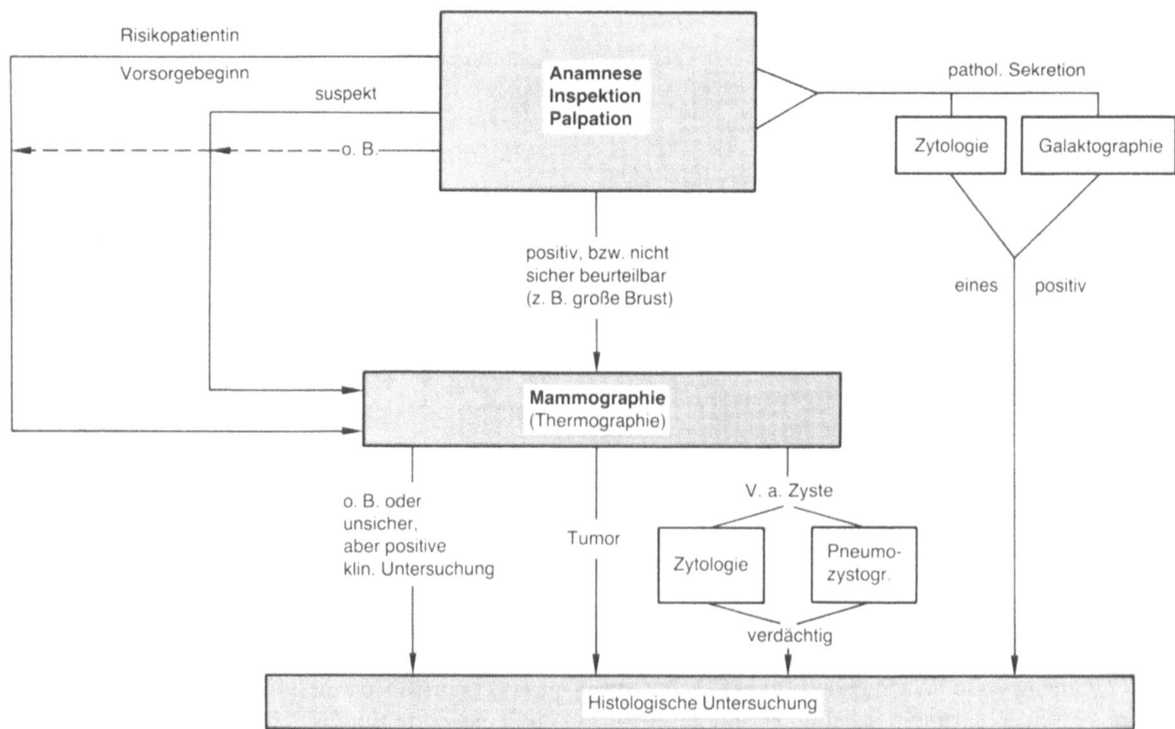

Abb. 7. Diagnostik beim Mammakarzinom

auf Grund „eindeutiger" Mammographiebefunde; auf eine histologische Verifikation der Diagnose kann nicht verzichtet werden.

30.7 Therapeutische Möglichkeiten

Bei keinem anderen Organkrebs ist die interdisziplinäre Zusammenarbeit zwischen dem Chirurgen, dem Pathologen, dem Radiotherapeuten und dem internistischen Onkologen so häufig gefordert wie beim Mammakarzinom. Die Operation, gegebenenfalls unterstützt durch die Bestrahlung, steht zumindest unter kurativer Absicht eindeutig im Vordergrund der Behandlung. Chemotherapie und endokrine Behandlung werden als adjuvante Therapiemöglichkeiten oder in fortgeschrittenen Stadien angewandt.

30.7.1 Operationsmethoden

Die Verfahren reichen von der lokalen Exzision bis zur radikalen Mammaamputation und sog. ultraradikalen Eingriffen (Tabelle 3).

30.7.1.1 Lokale Exzision

Bei der lokalen Exzision wird von einem Mamillenrandschnitt oder Radiärschnitt der tastbare Tumor in toto, aber ohne großen Sicherheitsabstand exstirpiert. Dabei besteht die Gefahr, daß mögliche Tumorausläufer nicht miterfaßt werden und daher die Exzision de facto nicht im Gesunden

Tabelle 3. Operative Verfahren zur Behandlung des Mammakarzinoms

---

Lokale Exzision (CRILE)

Lumpektomie (ATKINS)

Quadrantenresektion

Subkutane Mastektomie

Einfache Mastektomie (MC WHIRTER)

Modifizierte radikale Mastektomie (PATEY)

Radikale Mammaamputation (ROTTER-HALSTED)

Erweiterte radikale Mammaamputation:
    Lymphadenektomie an A. thoracica interna (HANDLEY-THACKRAY)
    Lymphadenektomie supra- und infraklavikulär (WANGENSTEEN)

---

erfolgt. Die Revision der Axilla ist von solch einem Schnitt aus nicht möglich.

30.7.1.2 Lumpektomie

Bei der Lumpektomie wird der Tumor großzügig mit umliegendem Gewebe und darüberliegendem Hautareal entfernt. Befindet sich der Tumor im oberen äußeren Quadranten, kann man von diesem Schnitt aus diagnostisch die Axilla mitrevidieren. Radikalität im Sinne einer klassischen Krebsoperation ist bei diesem Verfahren jedoch ebenfalls nicht gegeben.

30.7.1.3 Quadrantenresektion

Die Quadrantenresektion kann nur als Erweiterung der Lumpektomie betrachtet werden. Es erfolgt ebenfalls die Mitentfernung des quadrantenbedeckenden Hautgebiets. Ohne erneuten Hautschnitt ist die Axilladissektion nur bei Tumoren der äußeren Mammahälfte möglich.

30.7.1.4 Subkutane Mastektomie

Von einem submamillären bogenförmigen Schnitt aus wird der Drüsenkörper exstirpiert. Da die Brustdrüse als Anhangsgebilde der Haut nicht scharf vom Fettgewebe abgegrenzt ist, gelingt auch bei subtiler Technik keine vollständige Entfernung.

Nach groben Schätzungen bleiben 5–20% des Drüsengewebes, vor allem im Bereich der Mamille und des Proc. axillaris zurück. Die Radikalität eines solchen Eingriffs ist somit äußerst fraglich. Auch als prophylaktische Operationsmethode bei einer der oben genannten Präkanzerosen scheint sie nicht ausreichend zu sein, da der verleibende Drüsenkörperrest sehr schwer zu kontrollieren ist. Einzige Ausnahme ist die duktale Papillomatose.

30.7.1.5 Einfache Mastektomie

Die einfache Mastektomie bedeutet die komplette Entnahme des Drüsenkörpers mit dem darüberliegenden Hautareal und Mamille. Das beste kosmetische Ergebnis erzielt man durch eine quere Inzision nach STEWART. Die Mm. pectorales major und minor bleiben unberührt. Vom gleichen Schnitt aus kann die Achselhöhle revidiert werden.

30.7.1.6 Modifizierte radikale Mastektomie
(Auchincloss 1963; Handley 1965; Patey u. Dyson 1948)

Die modifizierte radikale Mastektomie (Patey, Auchincloss) umfaßt die komplette Entfernung des Drüsenkörpers unter Mitnahme der darüberliegenden Haut und Mamille und der Pektoralisfaszie, sowie eine Axilladissektion, die jedoch die V. axillaris nicht überschreitet. Zum Einstieg in die Axilla kann der M. pectoralis minor entfernt oder eingekerbt werden (Patey). Die Revision der interpektoralen Lymphknoten ist obligat. Die Entnahme des Präparats erfolgt nicht unbedingt en bloc. Wir beginnen nach Umschneidung der Brust mit der Axilladissektion. Dabei wird zunächst der Unterrand der V. axillaris dargestellt. Um Armödeme zu vermeiden, sollte man das Gefäß nicht aushülsen. Von hier aus werden die Lymphknoten zwischen M. subscapularis und M. pectoralis minor möglichst in einem Präparat entfernt. Kranialer und lateraler Rand des Präparats werden mit je einem Faden markiert, um dem Pathologen die topographische Zuordnung zu ermöglichen. Die Entnahme des Interpektoralstrangs erfolgt in der Regel getrennt. Abschließend wird die Brustdrüse einschließlich der Pektoralisfaszie entfernt. Sitzt der Tumor dem M. pectoralis major auf, so wird er ebenfalls entfernt. Die Wundhöhle wird mit zwei geschlossenen Saugeinheiten drainiert, die Wunde mit fortlaufender Naht primär verschlossen.

30.7.1.7 Radikale Mammaamputation
(Halsted 1894)

Die radikale Mammaamputation nach Rotter und Halsted ist gekennzeichnet durch eine En-bloc-Entnahme der Brustdrüse, der regionalen Lymphstationen und beider Pektoralismuskeln. Meist wird sie von einer diagonalen Inzision bis in die Axilla hinein vorgenommen. Die Brustdrüse wird weit umschnitten, der Sicherheitsabstand hat Vorrang vor dem primären Wundverschluß. Die Präparation beginnt im peripheren Gebiet, d.h. in der Axilla.

Nach der Hautinzision bis auf die Muskelfaszie wird der M. pectoralis major an seiner Oberarminsertion durchtrennt und entlang des Sulcus deltoideo-pectoralis, in dem die V. cephalica verläuft, gespalten. Der M. pectoralis minor wird ebenfalls an seinem Ansatzpunkt am Processus coracoideus durchtrennt. Die Achselhöhle liegt frei und das Lymphfettgewebe wird auch oberhalb der V. axillaris subtil entfernt. Der M. pectoralis major wird an seinem medialen Ansatz inzidiert und das gesamte Präparat en bloc von der Brustwand abgelöst. Nach Einlegen zweier Drainagen wird die Wunde vernäht. Gelingt der primäre Verschluß nicht, wird der verbleibende Defekt mit Spalthaut- oder Schwenklappenplastik versorgt.

Durch die Entfernung der beiden Brustmuskeln entsteht eine deutliche Veränderung der Thorax-Schulter-Kontur. Ein späterer plastischer Wiederaufbau ist erschwert oder unmöglich.

Eine zusätzliche Dissektion der Mammariakette über parasternale Rippenknorpeldurchtrennungen oder über eine Sternotomie wird kaum mehr praktiziert.

30.7.1.8 Postoperative Komplikationen

Mit Ausnahme des postoperativen Lymphödems im Arm sind die Komplikationen nach chirurgischen Eingriffen an der Mamma nicht schwerwiegend. Wundheilungsstörungen treten besonders dann auf, wenn die Wunde unter Spannung verschlossen wurde. Sie granulieren in der Regel gut und können später plastisch gedeckt werden.

Nicht allzu selten tritt postoperativ besonders im Axillabereich eine Lymphfistel auf. Diese Komplikation kann langwierig sein. Serombildungen im Axillabereich können initial punktiert werden. Rezidivieren sie, empfiehlt sich die sekundäre Einlage einer Drainage mit hohem Sog. Die Höhle verklebt dann erfahrungsgemäß recht schnell.

In der ersten postoperativen Phase ist eine krankengymnastische Betreuung mit Bewegungsübungen des Schultergelenks erforderlich, um bleibende Bewegungseinschränkungen zu vermeiden.

Später auftretende Narbenkontrakturen können ebenfalls zu Bewegungseinschränkungen im Schultergelenk führen. Sie werden durch plastisch-chirurgische Maßnahmen korrigiert. Salbenbehandlung und Massagen lehnen wir ab.

Die schwerwiegendste Komplikation ist das Lymphödem des Arms. Es ist bedingt durch die Zerstörung der Lymphabflußwege, besonders entlang der V. axillaris. Nach alleiniger Operation wurde für diese Komplikation eine Frequenz von 8–16% angegeben (Siewert et al. 1981). Noch häufiger kommt es zu einem Armödem, wenn postoperativ bestrahlt wird. Die Bestrahlung verhindert die Kollateralbildung von Lymphbahnen und schädigt noch bestehende Lymphgefäße. Bei der heute vermehrt angewandten modifizierten radikalen Mastektomie, bei der die vollständige Freilegung der V. axillaris vermieden wird, spielt das Lymphödem eine wesentlich geringere Rolle.

Das Auftreten eines späten postoperativen Armödems kann auch durch Metastasenbildung in der Axillaspitze bedingt sein. Die Zunahme des Armumfangs nach Jahren ist erster Hinweis für eine solche Metastasierung.

Bei extremen Lymphödemen kann es zur Entwicklung eines malignen Lymphangioendothelioms (Lymphangiosarkom, Stewart-Treves-Syndrom, Postmastektomie-Angiosarkom) kommen. Bei diesen prognostisch sehr ungünstigen Tumoren hilft nur die frühzeitige Exartikulation (SIEWERT et al. 1981).

Die Therapie des Armödems erfolgt in der Regel konservativ durch Hochlagerung, Massagen, komprimierende Verbände oder intermittierend komprimierende Manschetten. In schweren Fällen, die z.T. mit starken Schmerzen einhergehen, bleibt als letzter Ausweg die Operation. Die Spätergebnisse bei diesen Operationen können nicht als zufriedenstellend bezeichnet werden, die Indikation zum operativen Eingriff ist daher streng zu stellen. Partielle oder totale Lymphangiektomie mit Retransplantation der Spalthaut, haben in der Regel ein schlechtes kosmetisches Resultat. Auch die Einlage von Silikonschläuchen bis in die Thoraxwand, die neue Lymphabflußwege schaffen soll (SCHRUDDE 1980), hat bisher auf breiter Ebene nicht die in sie gesetzten Erwartungen erfüllt.

Postoperative Komplikationen führen in der Regel nicht zum Tode. Die sehr geringe Operationsletalität, die in unserem Patientengut (n = 285) bei 1,4% liegt, geht zu Lasten allgemeiner Begleiterkrankungen. Haupttodesursache sind kardiales und pulmonales Versagen oder Tumorkachexie.

30.7.2 Strahlentherapie

Bei bestimmten Krankheitsstadien hat die Strahlentherapie im Behandlungskonzept eine wesentliche Bedeutung. In den allermeisten Fällen wird sie als eher adjuvante Therapie eingesetzt. Trotz der gegenüber älteren Bestrahlungstechniken weniger belastenden Megavolttechnik ist der Nutzen einer postoperativen Bestrahlung abzuwägen.

Zielgebiete der Strahlentherapie sind das thorakale Operationsgebiet, der Klavikular- und Axilla-

bereich und die parasternalen Lymphknoten der homo- und evtl. kontralateralen Seite.

Die Strahlendosis sollte nach den Berechnungen von FLETCHER (1974) zwischen 40 und 50 Gy liegen.

Wenn eine postoperative Strahlentherapie durchgeführt wird, beginnen wir sie nach abgeschlossener Wundheilung 6 Wochen nach der Operation.

30.7.3 Chemotherapie

Die Chemotherapie wird in zweierlei Absicht eingesetzt: zur palliativen Behandlung eines bereits generalisierten Leidens und als prophylaktische Therapie. Diese adjuvante Chemotherapie soll das Auftreten von Rezidiven und Fernmetastasen verhindern oder bereits vorhandene Mikrometastasen eliminieren. Allgemein gilt der Grundsatz: je kleiner die Tumormasse, um so effektiver die Chemotherapie.

Die Monochemotherapie wurde weitgehend von der Polychemotherapie abgelöst, die bei größerer Effektivität gleichzeitig verträglicher geworden zu sein scheint. Tabelle 4 zeigt die derzeit gebräuchlichen Schemata der Polychemotherapie (SENN 1981).

Die Chemotherapie sollte nie gleichzeitig mit der Strahlentherapie kombiniert werden. Die durch die Zytostase bewirkte depressive Markhemmung gefährdet die Wirkung der Bestrahlung.

30.7.4 Hormontherapie

Endokrine Behandlungsverfahren als adjuvante Therapie bei Mammakarzinom werden seit über 80 Jahren angewandt. Man unterscheidet zwischen ablativen und additiven Verfahren. Zu den ablativen Maßnahmen gehört die Ovarektomie, die Adrenalektomie und die Hypophysektomie; zu den additiven Verfahren die Gabe von Androgenen und Östrogenen in hoher Dosierung.

Bei nur etwa 25% der so behandelten Patientinnen kam es zu Remissionen. Eine generelle Behandlung mit den genannten Verfahren konnte sich daher nicht durchsetzen, zumal Morbidität und Komplikationen nicht gering sind.

Durch die Bestimmung der Steroidhormonrezeptoren im Tumorgewebe ist es möglich, die Patientinnen besser zu selektieren, die von einer hormonellen Behandlung profitieren.

Tabelle 4. Übersicht über die derzeit angewandten Zytostatikakombinationen. (Nach Senn 1981)

Akronym	Zytostatika (-kombinationen)	Dosierung/ Applikation	Verabreichung Tag(e)	Zyklus-wiederholung	Dauer des Adjuvans-Programms
CMF	Cyclophosphamid	100 mg/m^2 oral	1–14	Tag 29	12 Monate
	Methotrexat	40 mg/m^2 i.v.	1 und 8		
	Fluorouracil	600 mg/m^2 i.v.	1 und 8		
LMF	Chlorambucil	4 mg/m^2 oral	1–14	Tag 29	6 Monate
	Methotrexat	5–7,5 mg oral	1–3, 8–10		
	Fluorouracil	500–750 mg oral	1 und 8		
CVFM	Cyclophosphamid	400 mg i.v.	1 und 8	Tag 29	6 Monate
	Vincristin	0,65 mg i.v.	1 und 8		
	Fluorouracil	500 mg i.v.	1		
	Methotrexat	37,5 mg i.v.	8		
PAM	L-Phenylalanin-Mustard (Melphalan)	5 mg/m^2 oral	1–5	Tag 43	24 Monate
FAC	Fluorouracil	400 mg/m^2 i.v.	1 und 8	Tag 29	24 Monate
	Adriamycin[a]	40 mg/m^2 i.v.	1		
	Cyclophosphamid	400 mg/m^2 i.v.	1		
AC	Adriamycin	30 mg/m^2 i.v.	1	Tag 22	3–8 Zyklen
	Cyclophosphamid	150 mg/m^2 oral	2–6		

[a] Nach Gesamtdosis von 300 mg Adriamycin Übergang auf modifiziertes CMF-Schema

Bei diesen Rezeptoren handelt es sich um Proteine, die ein oder mehrere Hormone mit hoher Affinität binden. Die intrazelluläre Wirkung der Steroide ist an die Anwesenheit dieser Rezeptoren gebunden. Fehlen sie, ist ein Hormoneffekt nicht zu erwarten. Allerdings garantiert auch der Nachweis von Hormonrezeptoren nicht unbedingt eine Hormonauswirkung in der Zelle (Maass u. Jonat 1982).

Beim Mammakarzinom haben z.Zt. die Östrogenrezeptoren (ER) und die Progesteronrezeptoren (PR) Bedeutung. Das Ausmaß der Rezeptorbindung wird im Femtomol pro mg Zytosolprotein angegeben. Der Grenzwert zwischen rezeptorpositiv und -negativ liegt beim Östrogenrezeptor bei 10 fmol/mg, beim Progesteronrezeptor bei 20 fmol/mg. Tumoren mit sehr hohem Rezeptorgehalt werden prognostisch günstiger bewertet als solche mit niedrigeren Werten.

Für Östrogenrezeptoren besteht eine deutliche Abhängigkeit vom Alter und Menopausenstatus. Mit zunehmendem Alter steigt der ER-Gehalt an. Bei jungen prämenopausalen Frauen gibt es weniger östrogenrezeptorpositive Fälle. Bei den Progesteronrezeptoren spielt dies offensichtlich keine Rolle.

Nur ca. 35% der Patientinnen unter 50 Jahre haben positive ER-Rezeptoren, bei den über 50jährigen Patientinnen sind es 78%. Progesteron-

Tabelle 5. Prognostische Einteilung in Abhängigkeit von Östrogengehalt und Menopausenstatus

Gruppe I	niedrige Proliferation	ER +/ postmenopausal
Gruppe II	mittlere Proliferation	ER −/ postmenopausal ER +/ prämenopausal
Gruppe III	hohe Proliferation	ER −/ prämenopausal

rezeptoren finden sich bei 33% der jungen und ca. 44% der älteren Patientinnen (Klinga et al. 1982).

Zwischen dem Differenzierungsgrad eines Tumors und dem Rezeptorenstatus scheint ein Zusammenhang zu bestehen. Bei undifferenzierten Karzinomen findet man häufig negative Steroidrezeptoren (Fisher et al. 1980b; Silvestrini et al. 1979).

Die Berücksichtigung von Menopausenstatus und Rezeptorgehalt erlaubt eine prognostische Aussage. Die Patientinnen lassen sich in drei Gruppen unterteilen, deren Risiko ansteigt (Tabelle 5).

Die Bestimmung der Steroidrezeptoren erfolgt aus dem frischen Primärtumor oder dessen Metastasen. Vom Tumor sollten etwa 0,5 g, besser 1,0 g repräsentatives Gewebe nicht histologisch aufgearbeitet, sondern unverzüglich gekühlt und dann

Tabelle 6. Häufigkeit der Hormonrezeptoren im Primärtumor. (Nach Bohnet u. Weber 1980)

Hormone	Rezeptor für	Häufigkeit
Proteohormone	Prolaktin	30% positiv
	Wachstumshormon	12% positiv
	Insulin	80% positiv
Steroidhormone	Östrogen	65% positiv
	Progesteron	40% positiv
	Androgen	50% positiv
	Cortisol	5% positiv

ohne Unterbrechung der Kühlkette zur Rezeptorbestimmung in ein Speziallabor gesandt werden. Erfolgt die definitive Bearbeitung nach einigen Stunden, genügt Kühlung auf etwa $+4°$ C, bei Bearbeitung innerhalb 1 Woche muß auf $-10°$ C, bei Bearbeitung erst zu späterem Zeitpunkt auf $-70°$ C gekühlt werden.

Die Kenntnis der Hormonrezeptoren führte zur Entwicklung rezeptorblockierender Substanzen. Als ER-Hemmer stehen Clomifen, Nafoxidin und Tamoxifen zur Verfügung, für die Blockade der Androgenrezeptoren das Cyproteronazetat und das Chlormadinonazetat. Von diesen Substanzen hat bisher Tamoxifen klinischen Einsatz gefunden. Antiprogesterone und Antisteroide sind noch nicht klinisch erprobt.

Die Häufigkeit und Verteilung der Hormonrezeptoren geht aus Tabelle 6 hervor (Bohnet u. Weber 1980).

30.8 Therapieschema

1976 gab die Deutsche Gesellschaft für Chirurgie Empfehlungen zur Behandlung des Mammakarzinoms heraus, 1977 erschienen Empfehlungen des Ausschusses Onkologie der Deutschen Gesellschaft für Gynäkologie und Geburtshilfe. Zwischen beiden bestehen z. T. gravierende Unterschiede. Über das therapeutische Vorgehen beim Mammakarzinom bestehen bis heute etliche kontroverse Meinungen, insbesondere auch in Hinblick auf die häufiger diagnostizierten „Frühfälle" (Kindermann 1977; Ober 1975; Veronesi 1977). Allgemein zeigt sich die Tendenz zu einer differenzierten Therapie, die so radikal wie nötig und so schonend wie möglich sein soll. Dazu ist eine enge Kooperation von chirurgisch, chemotherapeutisch und radiotherapeutisch erfahrenen Ärzten sowie Histopathologen unerläßlich. Eine gewisse Stan-

dardisierung der Diagnostik und Therapie wurde von einer interdisziplinären Arbeitsgruppe im Auftrag der Deutschen Krebsgesellschaft vorgeschlagen (Bastert et al. 1985).

Soll die Therapie unter kurativer Absicht stattfinden, hat die Operation nach wie vor absolute Priorität. Bestrahlung, Chemotherapie und Hormontherapie kommen ein adjuvanter oder palliativer Charakter zu. Es ist jedoch nicht zu übersehen, daß in letzter Zeit die Bestrahlung unter kurativer Absicht eingesetzt wird (Harder et al. 1979; Sauer 1981; Spitalier et al. 1977).

Die Auswahl des Operationsverfahrens und die Kombination mit anderen Behandlungsmöglichkeiten sind durch folgende Kriterien bestimmt:

- Größe des Tumors
- Lokalisation des Tumors
- Verschieblichkeit des Tumors
- Distanz zu benachbarten Strukturen
- Histologie
- Lymphknotenbefall
- Fernmetastasierung
- Alter und Allgemeinzustand der Patientin
- Wunsch der Patientin.

Durch das präoperative Staging fällt zunächst die Entscheidung, ob eine kurative Therapie möglich ist, ob der Eingriff palliativen Charakter hat oder ob ein Behandlungsverfahren ohne Operation in palliativer Absicht durchgeführt wird.

Ist die Entscheidung zu einem kurativen Verfahren gefallen, ist für die Ausdehnung des Eingriffs der intraoperative Befund maßgebend. Dazu ist eine histologische Sicherung unerläßlich. Dies ist in der Regel im Gefrierschnitt möglich. In etwa 75% der Fälle handelt es sich um invasive duktale Karzinome. Bei hoch differenzierten Formen und vor allem bei Frühstadien kann die Beurteilung jedoch schwieriger sein. In Zweifelsfällen, die eine Änderung der operativen Strategie bedeuten würden, ist es ratsam, den Paraffinschnitt abzuwarten (Ackermann u. Katzenstein 1977; Kindermann u. Ober 1977).

Die Planung des eventuellen adjuvanten Programms durch Bestrahlung, Chemotherapie, Hormontherapie richtet sich nach der endgültigen histologischen Diagnose am Tumorresektat.

30.8.1 Wahl der Operationsmethode

Grundsätzlich kann man die operativen Verfahren in drei Gruppen unterteilen:

1) Eingeschränkte Operationen (Exzision, Lumpektomie, Quadrantenresektion, einfache Mastektomie).
2) Modifiziert — radikale Operationen (Patey und Auchincloss)
3) Radikale bis ultraradikale Operationen (Rotter, Handley, Wangensteen, Haagensten).

Vor einigen Jahren war die radikale Mammaamputation nach Rotter und Halsted die Methode der Wahl. Etwa 75% aller Chirurgen bevorzugten dieses Verfahren. Jetzt hat diese Behandlungsform der modifiziert-radikalen Mastektomie Platz gemacht. Drei Viertel der Chirurgen operieren heute nach dieser Methode. Die Gründe liegen zum einen in der zunehmenden Zahl kleinerer Tumoren und zum anderen in der Kenntnis über die frühzeitige hämatogene Metastasierung. Die Tatsache, daß 75% der an einem Mammakarzinom verstorbenen Patientinnen kein lokales Rezidiv hatten, bewertet die radikale Mammaamputation als Überbehandlung. Zudem haben mehrere prospektive Untersuchungen gezeigt, daß die radikale Amputation gegenüber der modifizierten radikalen Mastektomie keine besseren Ergebnisse brachte (Fisher 1977).

Eingeschränkte, z.T. brusterhaltende Operationen werden der chirurgisch-onkologischen Radikalität nicht gerecht (Nöthiger 1981). Gerade beim Mammakarzinom findet man häufig Tumoren mit einer äußerst unscharfen Invasionsfront. Ein ausreichender Sicherheitsabstand ist deshalb erforderlich. Der bekannten frühzeitigen lymphogenen Metastasierung auch kleinerer Tumoren kann nur mit einer Axilladissektion begegnet werden. Nur bei T1-Tumoren mit geringer Metastasierungstendenz (papilläres, tubuläres, muzinöses Karzinom) kann sie unterbleiben. Die Multizentrizität und der Mamillenbefall sind ebenfalls Argumente gegen eingeschränkte Operationen.

Andererseits kann der modernen Hochvolttherapie mit geringeren Strahlenschäden in diesem oberflächlichen Bereich ein durchaus kurativer Effekt nicht abgesprochen werden. Einige Verlaufsbeobachtungen unterstützen die Berechtigung zu eingeschränkten Operationen mit anschließender Hochvoltbestrahlung (Harder et al. 1979; Sauer 1981; Spitalier et al. 1977). Die meisten Studien sind entweder unkontrolliert oder infolge zu kurzer Beobachtung der Patienten nicht aussagekräftig; definitive Aussagen über den Therapieerfolg sind beim Mammakarzinom nur an Hand der 10-Jahres-Überlebensraten möglich. Daher können

diese Verfahren z.Zt. nicht generell empfohlen werden. Dieser Behandlungsmodus ist auf eine optimale Bestrahlungseinheit angewiesen und sollte nur im Rahmen kontrollierter Studien angewandt werden.

In Anlehnung an die UICC-Klassifikation kann man das Mammakarzinom nach operativen Gesichtspunkten in vier Kategorien einteilen:

1. das präinvasive Karzinom (Tis)
2. das kleine invasive Karzinom (T0 bis T1)
3. das kurativ-operable Karzinom (T1, T2, evtl. T3)
4. das nur palliativ operable Karzinom (T3?, T4).

Die Tabelle 7 zeigt eine Übersicht unseres chirurgischen Therapieschemas.

Die *präinvasiven Karzinome* bedürfen der operativen Behandlung, auch wenn es sich dabei streng genommen nicht (noch nicht) um echte Karzinome handelt. Beim lobulären Carcinoma in situ ist die Mastektomie erforderlich, da es in der Regel multifokal wächst. Das Präparat muß vom Pathologen sorgfältig auf mögliches invasives Wachstum untersucht werden, da dann außer der Mastektomie auch eine Axilladissektion erfolgen muß. Wegen des gehäuften bilateralen Auftretens ist beim lobulären Krebs eine großzügige Probeexzision im oberen äußeren Quadranten der Gegenseite angezeigt. Beim nichtinvasiven duktalen Karzinom genügt die einfache Mastektomie. Eine Probeexzision auf der Gegenseite ist nicht erforderlich.

Bei *kleinen invasiven Karzinomen (T1)* begnügen wir uns mit einer eingeschränkten Operation, wenn es sich um einen histologischen Typ mit geringer Metastasierungstendenz handelt: tubuläres Karzinom, papilläres Karzinom oder muzinöses Karzinom. Diese Geschwülste sind in ihrer reinen Form jedoch sehr selten.

Eingeschränkte Operationen können eventuell beim sog. „minimal breast cancer" eines duktalen Karzinoms (pT1i, d.h. 0,5 cm) angewandt werden, insbesondere bei guter Differenzierung (G1). Allerdings muß die Operation dann durch eine Bestrahlung ergänzt werden (Ober 1979; Thomsen 1982). Wir konnten uns diesem Prinzip bisher noch nicht anschließen.

Bei *duktalen invasiven Karzinomen der Kategorien T1 und T2,* evtl. auch T3, erfolgt eine modifizierte radikale Mastektomie. Beim Sitz eines Tumors auf der Muskelfaszie ist der M. pectoralis major ebenso mitzuentfernen wie bei interpektoralem Lymphknotenbefall. Die Axilladissektion muß

Tabelle 7. Chirurgische Verfahrenswahl (klinische TNM-Klassifikation nach UICC 1978, s. Tabelle 2a)

Stadium	Histologischer Typ	Operation
T is	Carcinoma lobulare in situ	einfache Mastektomie und Biopsie der Gegenseite
	nichtinvasives duktales Karzinom	einfache Mastektomie
T1a N0 M0	duktales Karzinom	Operation nach PATEY
	tubuläres Karzinom papilläres Karzinom muzinöses Karzinom	eingeschränkte Operation möglich
T2a N0 M0	alle Typen	Operation nach PATEY
T1b N0 M0 T2b N0 M0	alle Typen alle Typen	Operation nach PATEY unter Mitnahme des M. pectoralis
T1–2(–3) N+ M0	alle Typen	Operation nach PATEY
T3 N+ M0	alle Typen	einfache Mastektomie und Axillaausräumung
T4 N+ M0	alle Typen	nur bei lokalen Komplikationen einfache Mastektomie oder Operation nach PATEY
	diffuses Karzinom	Operation kontraindiziert
alle T, alle N, M1	alle Typen	bei lokalen Komplikationen einfache Mastektomie

sorgfältig erfolgen. Das Ausmaß einer evtl. Metastasierung ist für die Prognose und weitere Therapieplanung von Bedeutung. Diese Aussage ist jedoch nur möglich, wenn ausreichend Lymphknoten entfernt wurden und sie der Pathologe sorgfältigst untersucht und das Ausmaß des Befalls detailliert mitteilt (z. B. 4 von 15 Lymphknoten befallen).

Auch bei *großen Tumoren (T3)* kann die modifiziert-radikale Mastektomie durchaus kurativen Zielsetzungen entsprechen, besonders wenn es sich um voluminöse Brüste handelt.

Bei *weit fortgeschrittenen Erkrankungen* (T4, Stadium IV) hat die Operation nur palliativen Charakter. Wir führen sie nur bei drohenden Komplikationen (Verjauchung oder Blutung) oder auf Wunsch der Patientin durch und beschränken uns auf eine einfache Mastektomie, gegebenenfalls mit Tumorreduktion befallener Lymphknoten der Axilla.

Das *inflammatorische und das diffuse Karzinom* stellen eine Kontraindikation zur Operation dar. Die Überschwemmung des Operationsgebiets mit Tumorzellen führt in der Regel zu nicht heilenden Wunden. Eine postoperative Bestrahlung wäre entweder gar nicht möglich oder ihre Chancen wegen der Minderdurchblutung sehr schlecht.

30.8.2 Strahlentherapie

Eine präoperative Bestrahlung wird heute in der Regel als Routinemaßnahme nicht mehr durchge-

führt. Die kurzfristige Vorbestrahlung mit 15–20 Gy innerhalb von 3 Tagen mit sofortiger Operation und Nachbestrahlung (LINDNER et al. 1977) hat keinen Vorteil gegenüber der alleinigen Nachbestrahlung gebracht. Eine Langzeitvorbestrahlung mit 45 Gy über 5–6 Wochen und anschließender Operation (WALLGREN et al. 1980) hat bisher auch keine eindeutige Verbesserung der 10-Jahres-Überlebensrate erreicht. Möglicherweise läßt sich in den ersten Jahren die Rezidivhäufigkeit geringgradig verringern. Zu bedenken ist jedoch, daß in einem vorbestrahlten Operationspräparat das histopathologische Staging nicht mehr aussagekräftig und die Hormonrezeptorbestimmung äußerst unsicher ist.

Die postoperative Bestrahlung ist als Ergänzung der lokoregionalen Behandlung durchaus sinnvoll. Die Indikationsstellung sollte jedoch streng erfolgen. Sie ist abhängig von der Art des chirurgischen Eingriffs, vom Tumorstadium und der Lokalisation des Primärtumors. Es gilt der Grundsatz: je radikaler operiert wird, um so weniger Gewicht kommt der Bestrahlung zu. Wird konservierend operativ vorgegangen, muß sich die Strahlentherapie aggressiver gestalten. Bei radikal oder „ultraradikal" operierten Patienten scheint ihre Effektivität fraglich, da durch die weitgehende Entfernung der Weichteile und die Spannungsverhältnisse im Operationsgebiet eine Hypoxie im Gewebe besteht und somit die Strahlenresistenz steigt.

Bei nichtinvasiven Mammakarzinomen und pT1-Tumoren in der lateralen Brusthälfte ohne

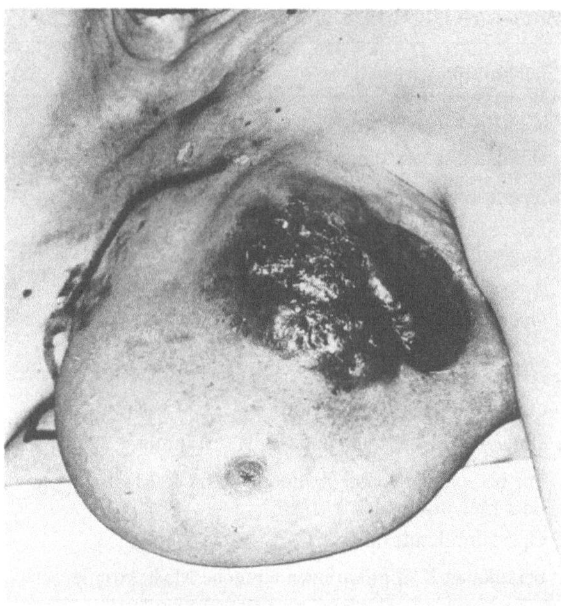

Abb. 8. Exulzeriertes Mammakarzinom bei einer 76jährigen Patientin vor Behandlung

Lymphknotenmetastasen ist eine postoperative Bestrahlung zwecklos. Sitzt aber der Tumor der Muskelfaszie auf oder findet er sich in dem medialen Quadranten oder ist er größer als 2 cm im Durchmesser, bestrahlen wir auch bei negativem Lymphknotenstatus. Bei nachgewiesener Lymphknotenmetastasierung ist eine postoperative Bestrahlung obligat.

Die Zielgebiete sind die Thoraxwand, die axillären und supraklavikulären Lymphwege und die retrosternalen Lymphknoten. Eine Bestrahlung der Thoraxwand ist indiziert, wenn es sich um einen großen Tumor handelte, der Tumor in den Muskel infiltriert war oder bis nahe an die Resektionsgrenze reichte. Das axilläre und supraklavikuläre Zielgebiet wird miterfaßt, wenn der Tumor größer als 2 cm ist oder im Resektionspräparat positive Lymphknoten gefunden wurden. Die retrosternalen Lymphknoten werden bei Tumoren der inneren Mammahälfte und bei positivem Axillabefund mitbestrahlt.

Weit fortgeschrittene lokale Prozesse, insbesondere dann, wenn ein operativer Eingriff nicht indiziert ist (diffuses und inflammatorisches Karzinom), führen wir einer primären Strahlentherapie zu. In vielen Fällen kann ein solcher „inoperabler Tumor" dann doch noch operiert werden. Aber auch die alleinige Bestrahlung kann eine lokale Rezidivfreiheit auch über längere Zeit erreichen (Abb. 8 und 9).

Bei Fernmetastasierung kann durch eine symptomatische Bestrahlung ein schmerzfreies Intervall erzielt werden. Erwähnt seien hier schmerzverursachende Knochenmetastasen und das V. cava superior-Syndrom mit oberer Einflußstauung.

30.8.3 Chemotherapie[1]

30.8.3.1 Adjuvante Chemotherapie

Die adjuvante Chemotherapie gehört noch nicht zur Standardtherapie in der Behandlung des Mammakarzinoms. Gemessen wird der Erfolg dieser Behandlung im allgemeinen an Remissionsdauer und Überlebenszeit bzw. Überlebensraten.

---

[1] Vgl. hierzu auch Kap. 8, S. 154

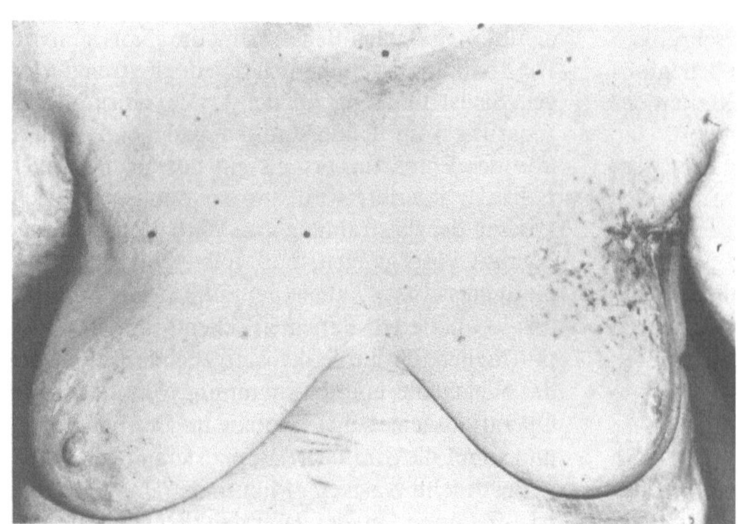

Abb. 9. Dieselbe Patientin 4 Jahre nach alleiniger Strahlentherapie

Die Auswahl der Patientinnen, die Zytostatika und Zytostatikakombinationen, sowie der Therapiebeginn werfen noch Fragen auf. Als adjuvante Therapie scheint es sinnvoll, unmittelbar nach der Operation zu beginnen. Eine kurzfristige, aggressivere Chemotherapie scheint effektiver zu sein als eine lang andauernde niedrig dosierte Behandlung. In den meisten derzeit laufenden Studien wird die adjuvante Zytostase auf Patientinnen mit positiven Axillalymphknoten beschränkt (SENN 1981). Sinnvoll scheint dieses Vorgehen besonders bei dezenter lymphogener Metastasierung (ein bis drei Lymphknoten positiv) (FISHER et al. 1979; GÜNTHER 1982). Einige Arbeitsgruppen behandeln erst bei mehr als vier positiven Lymphknoten. Nach den bisherigen Erfahrungen scheinen in bezug auf die Remissionsraten hauptsächlich prämenopausale Patientinnen zu profitieren (QUEISSER 1980; SENN 1981).

Bei Kranken mit eingechränkter Knochenmark- und Nierenfunktion, gesteigerter Infektanfälligkeit und bei fehlender Compliance verbietet sich die adjuvante Chemotherapie. Auf die Problematik einer Kombination mit Strahlentherapie wurde bereits hingewiesen (siehe Seite 603).

Die angegebenen Teil- und Vollremissionen zwischen 50 und 70% ermutigen. 4- und 5-Jahres-Überlebensraten zeigen eine signifikante Differenz zu Kontrollgruppen (BONADONNA et al. 1976; FISHER et al. 1979; 1980a). Erst die endgültige Auswertung einiger prospektiver Studien nach 10 Jahren wird den Wert der adjuvanten Chemotherapie darstellen können.

30.8.3.2 Chemotherapie beim fortgeschrittenen Mammakarzinom

Die zytostatische Behandlung als „letzte Möglichkeit" findet ihre Indikation beim metastasierenden Mammakarzinom mit einer ungünstigen Prognose, d.h. bei sog. High-risk-Patientinnen (Tabelle 8). Immerhin lassen sich bei den schnell wachsenden unreifen Karzinomen Teilremissionen in etwa 50% erzielen. Die akute klinische Symptomatik wie Atemnot, Kapselschmerz der Leber oder Knochenschmerzen können u.U. für mehrere Wochen ausgeschaltet werden.

30.8.4 Hormontherapie

Bei Fernmetastasierung hat die Hormontherapie heute ihren festen Platz im Therapieschema. Von

Tabelle 8. Prognostische Bewertung des metastasierenden Mammakarzinoms. (Nach SENN 1975, unveröffentlicht)

Low risk:	1. Reiner Skeletmetastasierungstyp mit freiem Intervall über 2 Jahre.
	2. Patientinnen mit unverdächtiger kontralateraler Mamma bei freiem Intervall über 2 Jahre und entweder nur kontralateralem karzinomatösen Pleuraerguß oder nur kontralateralem axillären oder supraklavikulären Lymphknoten.
	3. Patientinnen mit maximal 2 der folgenden Kriterien:
	Viszerale Metastasierung in einem einzigen Organ und freies Intervall über 4 Jahre.
	Radiologisch und/oder szintigraphisch isolierte Skeletmetastasierung und freies Intervall über 2 Jahre.
	Isolierte Hautmetastase und/oder homolateraler zytologisch nachgewiesener positiver Pleuraerguß und freies Intervall über 2 Jahre.
	Homolaterale, axilläre/supraklavikuläre/zervikale Lymphknotenmetastasierung und freies Intervall über 2 Jahre.
High risk:	Alle nicht unter „low risk" fallenden Patientinnen, z.B. alle mit freiem Intervall unter 2 Jahren oder Befall der kontralateralen Mamma oder Skeletbefall, kombiniert mit anderen Metastasen usw.
	Alle Patientinnen mit vorausgegangener zytostatischer Chemotherapie.

großer Bedeutung hierbei ist die Bestimmung der Hormonrezeptoren im Tumorgewebe. Man unterscheidet ablative und additive Behandlungsverfahren.

Von den *ablativen endokrinen Behandlungsmethoden* kommt nur noch die Ovarektomie bei prämenopausalen Frauen mit positiven Östrogenrezeptoren in Frage. Die operative Ovarektomie ist der Röntgenkastration immer vorzuziehen, da der therapeutische Effekt sofort eintritt. Adrenalektomie und Hypophysektomie finden heute keine Anwendung mehr.

Bei den *additiven Behandlungsverfahren* hat sich die Anti-Östrogen-Behandlung mit Tamoxifen gegenüber der hochdosierten Östrogentherapie durchgesetzt. Bei postmenopausalen Frauen mit Fernmetastasen und östrogen-progesteron-positiven Rezeptoren kommt es unter dieser Therapie in bis zu 77% zu Remissionen (Tabelle 9). Da die endokrine Behandlungsform mit Tamoxifen nahezu nebenwirkungsfrei ist, sollte sie bei

Tabelle 9. Remissionsraten unter endokriner Therapie in Abhängigkeit vom Rezeptorstatus. (Nach Maass u. Jonat 1982)

Rezeptor-status	ER+/PR+	ER+/PR−	ER−/PR+	ER−/PR−
Remissions-rate	87/113 77%	33/121 27%	6/13 46%	12/111 11%

ER: Östrogenrezeptor, PR: Progesteronrezeptor

postmenopausalen Low-risk-Patientinnen mit positiven Östrogenrezeptoren der zytotoxischen Chemotherapie vorgezogen werden. Ob eine Lebensverlängerung durch die Behandlung mit Tamoxifen möglich ist, bleibt abzuwarten. Gegebenenfalls kann die endokrine Behandlung bei High-risk-Patientinnen mit positiven Rezeptoren der primären Chemotherapie ergänzend zugesetzt werden (Fisher et al. 1981). Als Dosis wird in der Regel 40 mg Tamoxifen/Tag angegeben.

Da bei einer Erhöhung der Dosis in Einzelfällen ein gegenteiliger Effekt beobachtet wurde, also eine Stimulierung der Rezeptoren, wurde in einigen Studien die Tagesdosis auf 20 mg reduziert. Nach den bisherigen Empfehlungen wird die Therapie so lange fortgesetzt, wie die Remission andauert. Beim Absetzen kann es zu einem Reboundeffekt kommen (Jehn et al. 1979).

Spricht die Anti-Östrogen-Therapie nicht an, sollte eine chemotherapeutische Behandlung versucht werden. Andere hormonelle Maßnahmen sind jedenfalls nicht sinnvoll.

30.9 Behandlung des lokalen Rezidivs

Bei etwa 15–25% der Patientinnen treten innerhalb der ersten 10 Jahre Lokalrezidive im Operationsgebiet oder/und in der homolateralen Axilla auf. Aber auch nach 10 und 20 Jahren ist noch mit deren Entstehung zu rechnen. Überwiegend (ca. 80%) treten diese Rezidive innerhalb der ersten 5 Jahre auf, mit dann schlechterer Prognose. Man muß davon ausgehen, daß die Hälfte dieser Patienten zum Zeitpunkt des lokalen Rezidivs auch Fernmetastasen hat. Nur ein Fünftel überlebt die nächsten 5 Jahre. Tritt das lokale Rezidiv erst 10 Jahre und später nach der Erstbehandlung auf, ist die Prognose günstiger, sie entspricht dann in etwa der eines primären Mammakarzinoms.

Ein lokales Rezidiv sollte chirurgisch entfernt werden. Bei großflächigeren Exzisionen, die nicht primär geschlossen werden können, sind plastische Maßnahmen angezeigt (Verschiebelappen, gestielte Omentumplastik). Das weitere Vorgehen richtet sich danach, ob bereits Fernmetastasen bestehen. Lassen sich diese nicht nachweisen, wird die loko-regionäre Bestrahlung angeschlossen.

Wichtig ist es, auch im lokalen Rezidiv die Hormonrezeptoren bestimmen zu lassen, da sie nicht unbedingt mit dem Status des Primärtumors übereinstimmen müssen. Ein primär rezeptornegativer Tumor kann sich im Rezidiv als positiv erweisen. Ein solcher Wechsel des Rezeptormusters wird gelegentlich auch unter Chemotherapie beobachtet.

30.10 Behandlung von Fernmetastasen

Im Mittelpunkt der Therapie der Fernmetastasen stehen Hormon- und Chemotherapie. Eine Übersicht zeigt Abb. 10.

Die *Chirurgie der Fernmetastasen* beim Mammakarzinom spielt eine untergeordnete Rolle, da die Prognose dann wesentlich ungünstiger ist als bei vielen anderen Tumoren (z.B. kolorektales Karzinom, hypernephroides Nierenkarzinom). Die häufigste Lokalisation von Fernmetastasen beim Mammakarzinom sind der Häufigkeit nach Skeletsystem, Lunge bzw. Pleura visceralis, Leber, Nebennieren und Gehirn.

Pathologische Frakturen werden selbstverständlich durch Osteosynthese versorgt. Sonstige Knochenmetastasen werden nach ihren Symptomen behandelt. Schmerzen können durch Bestrahlung gelindert werden.

Mit der operativen Entfernung von Lungen- und Lebermetastasen bei Karzinomen und Sarkomen ist man heute allgemein aggressiver geworden. Beim Mammakarzinom, das schon relativ frühzeitig systemischen Charakter hat, sollte die Indikation dazu nur gestellt werden, wenn es sich wirklich nur um eine Solitärmetastase handelt und andere Organmetastasen sorgfältig ausgeschlossen wurden. Prognostisch ist eine Lungenmetastase beim Mammakarzinom (Cava-Typ) günstiger zu bewerten als eine Lebermetastase. Die Entscheidung zur chirurgischen Entfernung fällt leichter bei einer kleinen Metastase, operationstechnisch günstiger Lokalisation und einem langen Zeitintervall zwischen Erstbehandlung und Diagnose der Metastase.

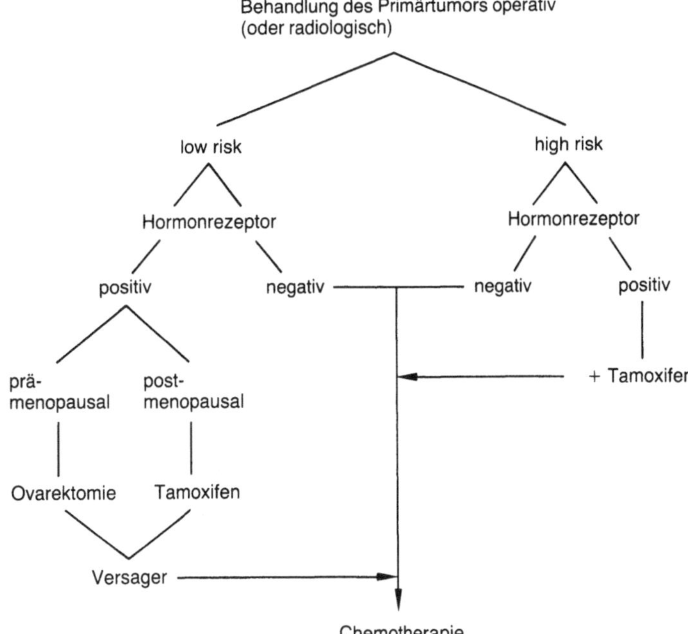

Abb. 10. Therapie des Mammakarzinoms mit Fernmetastasen

Solitäre Gehirnmetastasen sollten immer entfernt werden, wenn sie Symptomatik zeigen (Kopfschmerzen, neurologische Ausfälle). Die Entfernung gelingt meist ohne wesentliches Risiko, da diese Herde überwiegend subkortikal liegen. Bestehen neben einer solitären Gehirnmetastase noch andere Fernmetastasen, ist die Symptomatik in Abwägung mit dem Allgemeinzustand der Patientin entscheidend, ob eine operative Behandlung noch sinnvoll erscheint. Bei multiplen intrazerebralen Metastasen ist die Operation kontraindiziert. Mit Dexamethason kann in solchen Fällen noch über mehrere Wochen Schmerzfreiheit erreicht und eine evtl. psychische und neurologische Störung vorübergehend beseitigt werden. Die durchschnittliche Überlebenszeit nach der operativen Entfernung einer solitären Hirnmetastase beträgt 6–9 Monate.

Rezidivierende Ergüsse bei Pleurakarzinose können durch Radio-Gold-Instillation verhindert werden. Der Patientin bleiben dadurch u.U. wiederholte Punktionen oder eine Thoraxdrainage erspart.

30.11 Nachsorge

Die postoperative Nachsorge verfolgt mehrere Ziele: frühzeitige Erkennung eines lokalen Rezidivs bei kurativ operierten Patientinnen, Kontrolle der anderen Brust, Diagnose von Fernmetastasen und nicht zuletzt die psychische Führung der Patientin.

Da zwei Drittel der lokalen Rezidive in den ersten 2 Jahren auftreten, sollte die Kontrolluntersuchung während dieser Zeit engmaschig und regelmäßig erfolgen: im 1. und 2. postoperativen Jahr vierteljährlich, im 3. bis 5. Jahr halbjährlich, danach jährlich. Da auch nach 10 Jahren noch ein lokales Rezidiv bzw. Fernmetastasen auftreten können und der Risikofaktor des bilateralen Karzinoms bestehen bleibt, muß die Patientin lebenslang betreut werden.

Die Basis eines jeden Untersuchungstermins bilden eine detaillierte Zwischenanamnese, die klinische und laborchemische Untersuchung. In regelmäßigen Abständen werden diese Methoden durch die Röntgenkontrolle des Thorax, die Skeletszintigraphie und die Mammographie der verbliebenen Brust ergänzt. Über weitere diagnostische Maßnahmen, Computertomographie des Schädels oder anderer Organe ist je nach Symptomatik und Diagnostik im Einzelfall zu entscheiden.

Die klinische Untersuchung beinhaltet die Inspektion und Palpation des Operationsgebiets und der anderen Brust, einschließlich deren Lymphabflußwege, sowie die Bestimmung des Körpergewichts und vergleichende Messungen des Armumfangs. Laborchemische Untersuchungen: Blutbild,

Tabelle 10. Nachuntersuchungen bei Mammakarzinom

Zeitplan:		Programme
1. und 2. Jahr:	vierteljährlich	A-B-A-C im Wechsel
3. bis 5. Jahr:	halbjährlich	A-C im Wechsel
ab 6. Jahr:	jährlich	B-C im Wechsel
Programm A:	Zwischenanamnese	
	Klinische Untersuchung	
	Laboruntersuchungen	
Programm B:	Zwischenanamnese	
	Klinische Untersuchung	
	Laboruntersuchungen	
	Röntgen des Thorax	
	Mammographie (Differentialthermo-graphie)	
	Lebersonographie	
Programm C:	Programm B, zusätzlich:	
	Knochenszintigraphie	
	evtl. Röntgen des Achsenskelets	
	bei Hormontherapie gynäkologische Untersuchung	

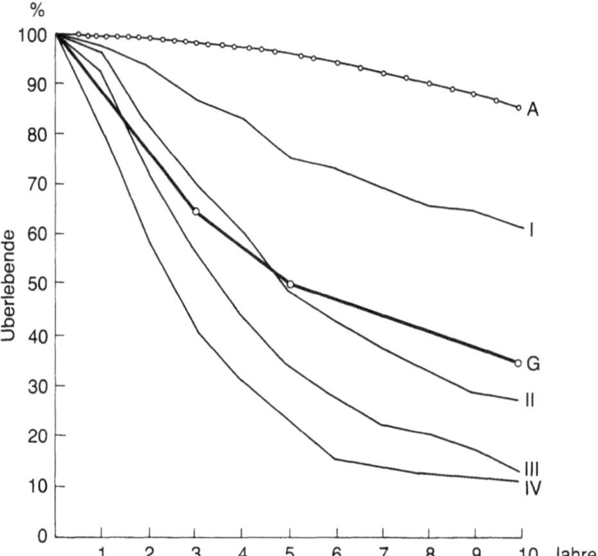

Abb. 11. Überlebensraten beim Mammakarzinom in Abhängigkeit vom Stadium. (Nach Zinser 1972.) *A* Absterbekurve der altersgleichen Normalbevölkerung; *G* alle Stadien; *I bis IV* einzelne Stadien (UICC 1978)

BKS, Elektrolyte, Harnstoff, Kreatinin, SGOT, SGPT, Gamm-GT, alkalische und saure Phosphatase, Elektrophorese, Harnsäure.

Eine Röntgenaufnahme des Thorax in beiden Ebenen ist in den ersten beiden Jahren halbjährlich und danach jährlich zu empfehlen.

Die Mammographie der verbliebenen Brust erfolgt bis zum 10. Jahr jährlich und danach in 2jährigen Abständen. Eine routinemäßige Skeletszintigraphie sollte bis zum 5. postoperativen Jahr jährlich und danach in 2jährigen Abständen durchgeführt werden. Sie ist bei dem geringsten Verdacht durch eine Achsenskeletröntgenuntersuchung zu ergänzen.

Tabelle 10 zeigt eine Übersicht über den Nachsorgeplan.

Bei guter Zusammenarbeit mit dem Hausarzt kann selbstverständlich ein Teil des Nachsorgeprogramms von ihm durchgeführt werden.

Im Rahmen der Nachsorge taucht bei vielen Patienten immer wieder die Frage des plastischen Wiederaufbaues der Brust auf. Bei Patienten mit Karzinomen im Stadium I ist diese Operation schon nach 6 Monaten bis 1 Jahr zu empfehlen, wogegen man bei höheren Stadien wenigstens 2 Jahre abwarten sollte. Die Durchführung erfolgt durch einen Spezialisten.

30.12 Prognose

Die mittlere Überlebenszeit bei unbehandeltem Mammakarzinom beträgt vom Auftreten der er-

sten Symptome bis zum Tod 35–40 Monate (Bässler 1978). Der Differenzierungsgrad des Tumors und das Alter der Patientin spielen für den zeitlichen Ablauf eine Rolle. So wird für unbehandelte Tumoren von mittlerem Differenzierungsgrad eine durchschnittliche Überlebenszeit von 22 Monaten angegeben, für Tumoren von hohem Differenzierungsgrad jedoch eine solche von 47,3 Monaten (Kraft u. Block 1962).

Vor Beginn der Halsted-Ära betrug die 5-Jahres-Überlebensrate des behandelten Mammakarzinoms 16%. Nach Einführung radikaler Operationsmethoden stieg die Heilungschance auf 30% im Jahre 1930. Seitdem ist eine kontinuierliche Verbesserung der Überlebensraten zu verzeichnen. Nach einer Literaturübersicht aus dem Jahre 1972 (Zinser 1972) beträgt die 5-Jahres-Überlebensrate aller behandelten Mammakarzinome 50% und die 10-Jahres-Überlebensrate etwa 35% (Abb. 11).

Nach neueren Arbeiten werden 5-Jahres-Überlebensraten von 69% und 10-Jahres-Überlebensraten von 50% angegeben (Ariel 1979). Für diese Verbesserung der Heilungschance ist nicht nur ein moderner werdendes Behandlungskonzept verantwortlich, sondern vor allem die zunehmende Zahl der frühen Stadien. Für Patientinnen mit Tumoren des Stadiums I werden 5-Jahres-Überlebensraten von 82% und 10-Jahres-Überlebensraten von 60% angegeben. Im Stadium II betragen sie 64% bzw. 47%. Von Patientinnen im Stadium III leben nach 5 Jahren nur noch 31% und nach 10 Jahren nur noch 17%.

Tabelle 11. 10-Jahres-Überlebensraten nach operativer Therapie in Abhängigkeit von Tumorgröße und Lymphknotenstatus (Literaturzusammenstellung: ARIEL 1979; FISHER et al. 1980c; KINNE u. DE COSSE 1981; NEMOTO et al. 1981)

Prognostischer Faktor	10-Jahres-Überlebensraten
Tumorgröße	
unter 1 cm	68%
6 cm und größer	35%
Regionäre Lymphknoten	
tumorfrei	60%
1–3 befallen	54%
mehr als 3 befallen	23%

Die Größe des Tumors und der Lymphknotenstatus beeinflussen die Heilungschancen entscheidend (Tabelle 11).

Prognose und Operation. Die 10-Jahres-Überlebensrate der durch eine modifiziert-radikale Mastektomie in kurativer Absicht behandelten Patientinnen, d.h. das Stadium I und II einschließlich der pT3 pN1 pM0-Tumoren, beträgt an einem größeren Patientengut um 60% (BRIAN et al. 1980; FISHER et al. 1980a; LEIS 1980; NEMOTO et al. 1981). Mit Lokalrezidiven ist bei etwa 8% der Patientinnen zu rechnen.

Vergleichsweise wird bei der Durchführung der radikalen Mammaamputation eine 10-Jahres-Überlebensrate von 61% und eine Rezidivquote von 7,7% angegeben (URBAN 1978). Eingeschränkte chirurgische Maßnahmen und Behandlung durch Radiotherapie (bei nur teilweiser chirurgischer Therapie im Falle von ausgedehnten Lokalrezidiven) haben 10-Jahres-Überlebensraten zwischen 45 und 51% (Tabelle 12). Auch eine noch

größere Ausdehnung der Operation mit Ausräumung der Mammaria-interna-Lymphknoten bringt keine Verbesserung der Resultate. Hier wird eine 5-Jahres-Überlebensrate von 57% angegeben (VERONESI u. VALAGUSSA 1981).

30.13 Frühdiagnose

Durch die Tatsache, daß das Mammakarzinom bereits relativ früh metastasiert, kommt die lokale Sanierung durch operative Maßnahmen häufig zu spät. Adjuvante systemische Behandlungsverfahren lassen nach den bisherigen Behandlungsergebnissen eine nur geringe Erhöhung der Heilziffern erwarten. Die entscheidende Möglichkeit, die noch immer hohe Mortalität beim Mammakarzinom zu senken, liegt nach unserem heutigen Kenntnisstand in der Früherkennung dieses Krebses. Der Verdacht auf das Vorliegen eines Mammakarzinoms wird hierzulande in 80% durch Selbsttastung der Patientin gestellt, d.h. zu einem Zeitpunkt, da der Tumor schon wenigstens 1–2 cm im Durchmesser mißt. In nur 10% wird der Tumor bei einer klinischen Untersuchung durch einen Arzt und in nur 10% durch die routinemäßige Mammographie entdeckt. Diese Tatsache zeigt, wie weit wir noch von einer wirklichen Früherkennung des Mammakarzinoms entfernt sind.

Erste Schritte zu einer verbesserten Vorsorgeuntersuchung sind eine breite Aufklärung der Patientinnen über Risikofaktoren und äußere klinische Zeichen, einschließlich der Erlernung der Selbstuntersuchung, der Abbau der Bedenken vor der Mammographie und die konsequente Betreuung risikoreicher Patientinnen.

Die Mammographie stellt z.Zt. nach wie vor die effektivste Untersuchungsmethode zur Erken-

Tabelle 12. Vergleichende Übersicht der 10-Jahres-Überlebensraten bei unterschiedlichen Therapieverfahren unter kurativer Absicht. (Nach LEIS 1980)

Operationsmethode, Autor	Zahl der Patienten	10-Jahres-Überlebensrate	Lokalrezidivhäufigkeit
Modifizierte radikale Mastektomie (New York Medical College, LEIS 1980)	846	63%	7,8%
Radikale Mastektomie (HALSTED) (Memorial Sloan-Kettering, URBAN 1978)	564	61%	7,7%
Eingeschränkte Chirurgie (Cleveland Clinic, CRILE 1975)	453	45%	7,0%
Primäre Bestrahlung (Foundation Curie, CALLE et al. 1978)	514	51%	St. I: 12% St. II: 55%[a]

[a] 33% der Tumoren im Stadium II wurden sekundär mastektomiert

nung okkulter Malignome dar. Die Strahlenbelastung konnte durch Entwicklung der Streustrahlenraster und Lowdose-Filme deutlich reduziert werden (Strasser 1979). In Verbindung mit der Thermographie ist die Trefferquote noch größer, der Aufwand aber auch gestiegen. Ob die Differentialthermographie als Prä-Screening auf breiter Ebene eingesetzt werden kann, muß abgewartet werden.

Eine Untersuchung zur Früherkennung des Brustkrebses (klinische Untersuchung und Mammographie) sollte bei Frauen zwischen 30 und 40 Jahren je nach Risikofaktoren (s. S. 590) in 2- bis 5jährigem Abstand erfolgen. Bei 40- bis 50jährigen Patientinnen genügt ein Intervall von 2 Jahren. Kommen Risikofaktoren hinzu, sollte allerdings wie bei Patientinnen, die das 50. Jahr überschritten haben, jährlich untersucht werden (Frischbier u. Lohbeck 1977).

Es gibt Hinweise, daß eine routinemäßige Vorsorgeuntersuchung zu einer Verbesserung der Resultate führen kann (Anderson et al. 1980). Demgegenüber ist kaum damit zu rechnen, daß mit den Behandlungsmöglichkeiten, die uns z.Zt. zur Verfügung stehen, eine weitere Verbesserung der Prognose erreicht werden kann.

Literatur

Ackermann LV, Katzenstein AL (1977) The concept of minimal breast cancer and the pathologist's role in the diagnosis of "early carcinoma". Cancer 39:2755

American Cancer Society (1981) Cancer-facts and figures 1982. American Cancer Society, New York

Anderson J, Fagerberg G, Lundgren B, Tabar L (1980) Breast cancer screening in Sweden. Radiologe 20:608

Ariel JM (1979) Results of treating 1178 patients with breast cancer by radical mastectomy and postoperative irradiation where metastases to axillary lymph nodes occurred. J Surg Oncol 12:137

Auchincloss H (1963) Significance of location and number of axillaris metastases in carcinoma of the breast. Ann Surg 158:37

Bässler R (1975) Zur Definition und Dignität des Carcinoma in situ der Brustdrüse. Österr Z Onkol 2:125

Bässler R (1978) Pathologie der Brustdrüse. Springer, Berlin Heidelberg New York (Spezielle pathologische Anatomie, Bd 11)

Barth V, Prechtel K (1982) Pathologie und Radiologie der Brustdrüse. In: Diethelm L, Heuck F, Olsson O, Strnad F, Vieten H, Zupppinger A (Hrsg) Mammatumoren. Springer, Berlin Heidelberg New York (Handbuch der medizinischen Radiologie, Bd 19/2)

Bastert G, Nagel A, Rauschecker H, Sauer R, Schauer A (1985) Basisempfehlungen zur Diagnostik, Therapie und Nachsorge beim Mammakarzinom. Dtsch Ärzteblatt 82:2258

Black MM, Asire AJ (1969) Palpable axillary lymph nodes in cancer of the breast. Structure and biologic considerations. Cancer 23:251

Bloom HJG, Richardson WW (1957) Histological grading and prognosis in breast cancer. Br J Cancer 11:359

Bohnet HG, Weber H (1980) Endokrine Therapie nur bei hormonrezeptorpositivem Brustkrebs sinnvoll. Med Klin 75:818

Bonadonna G, Brusamolino E, Valagussa P et al. (1976) Combination chemotherapy as an adjuvant treatment in operable breast cancer. N Engl J Med 294:405

Brian DD, Melton LJ, Goellner JR, Williams RL, O'Fallon WM (1980) Breast cancer incidence, prevalence, mortality, and survivorship in Rochester, Minnesota 1935 to 1974. May Clin Proc 55:355

Calle R, Pilleron JP, Schlienger P, Viloq JR (1978) Conservative management of operable breast cancer by primary radiotherapy. Cancer 42:2045

Crile G Jr (1975) Results of conservative treatment of breast cancer at 10 and 15 years. Ann Surg 181:26

Deutsche Gesellschaft für Chirurgie (1976) Praxis der Krebsbehandlung in der Chirurgie. I. Das Mammakarzinom. Beilage zu Heft 3

Deutsche Gesellschaft für Gynäkologie und Geburtshilfe (1977) Zur gegenwärtigen Situation der Diagnostik und Behandlung des Mammakarzinoms. Empfehlungen des Ausschusses Onkologie. Gynakol Geburtshilfe 1/1:29

De Waard F, Baanders-van Halewijn EA, Huizinga J (1964) The bimodal age distribution of patients with mammary carcinoma: Evidence for the existence for two types of human breast cancer. Cancer 17:141

Fisher ER, Gregorio R, Redmond C, Vellios F, Sommers SC, Fisher B (1975) Pathologic findings from the national surgical adjuvant breast project (Protocoll No 4). I. Observations concerning the multicentricity of mammary cancer. Cancer 35:247

Fisher B (1977) Surgery of primary breast cancer. In: William L, McGuirn MD (eds) Breast cancer-advances in research and treatment. Churchill Livingstone, Edinburgh

Fisher B, Redmond C and NSABP (1979) Breast cancer studies of the NSABP. In: Jones SF, Salmon SE (eds) Adjuvant therapy of cancer II. Grune & Stratton, New York

Fisher B, Redmond C, Fisher ER (1980a) The contribution of recent NSABP clinical trials of primary breast cancer therapy to an understanding of tumor biology — An overview of findings. Cancer 46:1009

Fisher ER, Redmond C, Lin H et al. (1980b) Correlation of estrogen receptor and pathologic characteristics of invasive breast cancer. Cancer 45:349

Fisher B, Slack N, Katrych D, Wolmark N (1980c) Ten-years follow-up results of patients with carcinomas of the breast in a cooperative clinical trial evaluating surgical adjuvant chemotherapy. Surg Gynecol Obstet 140:528

Fisher B and NSABP (1981) Treatment of primary breast cancer with chemotherapy and tamoxifen. N Engl J Med 305:1

Fletcher GH (1974) Clinical dose response curves of subclinical aggregates of epithelial cells and its practical application in the management of human cancer. In: Friedman

M (ed) Biological and clinical basis of radiosensitivity. Thomas, Springfield

Friedrich M (1982) Ultraschalluntersuchung der Mamma. Dtsch Med Wochenschr 107:341

Frischbier HJ, Lohbeck HU (1977) Frühdiagnostik des Mammakarzinoms. Thieme, Stuttgart

Günther B (1982) Das Mammakarzinom — aktuelle Aspekte und Kontroversen. Dtsch Arztbl 47:29

Haagensen CD (1971) Diseases of the breast, 2nd edn. Saunders, Philadelphia London Toronto

Haas R, Wollnik H, Kassen F, Kraus R (1981) Quantitative tumor identification by differential thermography. Senologia 6:203

Halsted WS (1894) The results of operation for the cure of cancer of the breast performed at the John Hopkins Hospital from June 1889 to Januar 1894. Arch Surg 20:497

Handley RS (1965) The technic and results of conservative radical mastectomie (Patey's operation). Prog Clin Cancer 1:462

Harder F, Hünig R, Egger E (1979) Die Mamma-Amputation: eine heilige Kuh? Ther Umsch 36:34

Herfarth C (1977) Mammakarzinom — Wertigkeit diagnostischer Verfahren. Langenbecks Arch Chir 345:45

Herfarth C (1979) Ziele der operativen Therapie. MMW 121:1438

Hutschinson WB, Thomas DB, Hamlin WB, Roth GJ, Peterson AV, Williams B (1980) Risk of breast cancer in women with benign breast disease. J Natl Cancer Inst 65:13

Jehn U, Sauer H, Wilmanns W (1979) Zum gegenwärtigen Stand der internistischen Therapie des Mammakarzinoms. Klin Wochenschr 57:913

Kindermann G (1977) Über Definition, Diagnostik und Behandlung der sogenannten „Frühfälle" des Mammakarzinoms. Geburtshilfe Frauenheilkd 37:829

Kindermann G, Ober KG (1977) Radikalitätseinschränkung bei der chirurgischen Behandlung des Mammakarzinoms? In: Schmähl D (Hrsg) Behandlung und Nachbehandlung des Mammakarzinoms. Thieme, Stuttgart

Kinne DW, de Cosse JJ (1981) New developments in the management of breast disease. Surg Annu 13:163

Klinga K, Kaufmann M, Runnebaum B, Kubli K (1982) Steroidhormonrezeptoren beim Mammakarzinom. Dtsch Med Wochenschr 107:313

Kochem H-G (1981) Ist eine brusterhaltende Therapie beim Mammakarzinom gerechtfertigt? Gynakol Rundsch [Suppl] 21:161

Kraft RO, Block GE (1962) Mammary carcinoma in the aged patient. Ann Surg 156:981

Leis HP (1980) Modified radical mastectomy: Definition and role in breast cancer surgery. Int Surg 65:211

Lindner H, Gfirtner H, Breit A, Schedel F (1977) Präoperative Bestrahlung bei Mammakarzinomen. In: Schmähl D (Hrsg) Behandlung und Nachbehandlung des Mammakarzinoms. Thieme, Stuttgart New York

Maass H, Jonat W (1982) Endokrine Behandlungsverfahren. In: Bohnet H (Hrsg) Brustkrebs und Brustrekonstruktion. Thieme, Stuttgart New York

MacMahon B, Lin TM, Lowe CR et al. (1970) Lactation and cancer of the breast. A summary of an international study. Bull WHO 42:185

Nemoto T, Vana J, Natarajan N, Bedwani R, Mettlin C (1981) Observation on short-term and long-term surveys of breast cancer by the American college of surgeons. I. Significance of the number of axillary nodes and II. Estrogen receptor assay in U.S. in 1977. Int Adv Surg Oncol 4:209

Nöthiger F (1981) Problematik der brusterhaltenden Operationen beim Mammakarzinom. Gynäkol Rundsch 21:34

Ober KG (1975) Chirurgie des Brustkrebses. Arch Gynäkol 219:106

Ober KG (1979) Operative Behandlung der frühen Neoplasie und der frühen Carcinome der weiblichen Brust. Verh Dtsch Krebsges 2:117

Ober KG (1982) The opposite breast — a model that may help us to understand breast cancer. Clin Oncol 1:401

Otto R, Engler V (1979) Zum Problem des multifokalen Mammakarzinoms. Schweiz Med Wochenschr 109:752

Papaioannou AN (1974) The etiology of human breast cancer. Endocrine, genetic, viral, immunologic and other considerations. Springer, Berlin Heidelberg New York

Patey DH, Dyson WH (1948) The prognosis of carcinoma of the breast in relation to the type of operation performed. Br J Cancer 2:7

Prechtel K, Schmidt H, Gehm O (1982) Langzeitbeobachtungen von Frauen mit bioptisch gesicherten Mastopathien unterschiedlicher Schweregrade. In: Bohnert H (Hrsg) Brustkrebs und Brustrekonstruktion. Thieme, Stuttgart New York

Queisser W (1980) Adjuvante Chemotherapie des Mammakarzinoms. Fortschr Med 98:286

Sauer R (1981) Die primäre Radiotherapie des Mammakarzinoms. Strahlentherapie 157:71

Schremmer C-N, Peek U (1976) Häufigkeit und Verteilung von Lymphknoten und Metastasen in den regionären axillären Lymphozentren beim Brustdrüsenkrebs der Frau. Dtsch Gesundheitswes 31:779

Schrudde J (1980) Eine Methode zur Verbesserung des Lymphabflusses. Z Plast Chir 3:133

Senn HJ (1981) Adjuvante Chemotherapie beim Mammakarzinom. Dtsch Med Wochenschr 106:1626

Siewert R, Schauer A, Nagel G, Frischkorn R, Droese M, Rauscheker H, Wander HE (1981) Mammakarzinom. In: Zenker R, Deucher F, Schink W (Hrsg) Chirurgie der Gegenwart. Urban & Schwarzenberg, München Wien Baltimore

Silvestrini R, Daidone MG, Di Fronzo G (1979) Relationship between proliferative activity and estrogen receptors in breast cancer. Cancer 44:665

Spitalier J, Brandone H, Aym Y, Amalric R, Santamaria F, Seigle J (1977) Cesium therapy of breast cancer. A five-year report on 400 consecutive patients. Int J Radiat Oncol Biol Phys 2:231

Stegner H-E, Bahnsen J, Fischer E (1981) Tumorgrading beim Mammakarzinom anhand licht- und elektronenmikroskopischer Kriterien. Pathol Res Pract 173:159

Strasser E (1979) Sind Vorsorgeuntersuchungen auf Brustkrebs sinnvoll? Wien Med Wochenschr 129:653

Thomsen K (1982) Limits in conservative surgery in early breast cancer. Clin Oncol 1:411

UICC (1978) TNM Klassifizierung der malignen Tumoren und allgemeine Regeln zur Anwendung des TNM-Systems. Springer, Berlin Heidelberg New York

Urban JA (1978) Selective radical surgical treatment for primary breast cancer. In: Gallager HS, Leis HP, Snyderman RK, Urban JA (eds) The breast. Mosby, St Louis

Veronesi H (1977) Conservative treatment of breast cancer.

A trial in progress at the cancer institute of Milan. World J Surg 1:324

Veronesi H, Valagussa P (1981) Inefficancy of internal mammary nodes dissection in breast cancer surgery. Cancer 47:170

Wallgren A, Arner O, Bergström J et al. (1980) The value of preoperative radiotherapy in operable mammary carcinoma. Int J Radiat Oncol Biol Phys 6:287

WHO (1981) Histological typing of breast tumours, 2nd edn. WHO, Genf

Wynder EL (1968) Current concepts of the etiology of breast cancer. In: Forrest APM, Kunkler PB (eds) Prognostic factor in breast cancer. Livingstone, Edinburgh

Zinser H-K (1972) Das Mammakarzinom. Diagnose und Differentialdiagnose. Thieme, Stuttgart New York

Weiterbildende Literatur

Bässler R (1978) Pathologie der Brustdrüse. Springer, Berlin Heidelberg New York (Spezielle pathologische Anatomie, Bd 11)

Bohnet HG (Hrsg) (1982) Brustkrebs und Brustrekonstruktion. Thieme, Stuttgart New York

Coombes RC, Powles TJ (1981) Breast cancer management: The experience of the Combined Breast Clinic, St. George's Hospital and the Royal Marsden Hospital. Grune & Stratton, New York

Feiereis H, Grewe HE, Johannigmann J, Kaiser P, Schmid MA, Siebert W (Hrsg) (1983) Brustkrebs der Frau. Marseille, München

Gallager HS, Leis HP Jr, Snyderman RK, Urban JA (eds) (1978) The breast. Mosby, St. Louis

Gesellschaft zur Bekämpfung der Krebskrankheiten Nordrhein-Westfalen (1980) Mammakarzinom. Mitteilungsdienst Heft 30. April 1980

Haagensen CD (1971) Diseases of the breast, 2nd edn. Saunders, Philadelphia

Haagensen CD, Bodian C, Haagensen DE Jr (1981) Breast cancer — risk and detection. Saunders, Philadelphia

Heuson JC, Mattheiem WH, Rozencweig M (eds) (1976) Breast cancer. Raven, New York (Progress in cancer. Research and treatment, vol 2)

Hoogstraten B, McDivitt RW (eds) (1981) Breast cancer. CRC Press, Chicago

Schmähl D (Hrsg) (1977) Behandlung und Nachbehandlung des Mammakarzinoms. Thieme, Stuttgart

Siewert R, Schauer A, Nagel G, Frischkorn R, Droese M, Rauschecker H, Wander HE (1981) Mammakarzinom. In: Zenker R, Deucher F, Schink W (Hrsg) Chirurgie der Gegenwart. Urban & Schwarzenberg, München Wien Baltimore

William L, McGuirn MD (eds) (1977) Breast cancer — advances in research and treatment. Churchill-Livingstone, Edinburgh

31 Malignes Melanom der Haut

J. Tonak

31.1 Epidemiologie

31.1.1 Häufigkeit des Melanoms

Die Häufigkeit des malignen Melanoms steigt weltweit an (Elwood u. Lee 1975). In Queensland/ Australien ist zwischen den Jahren 1966 und 1976 die Erkrankungshäufigkeit von 17 auf 33 Fälle/ 100000 Einwohner/Jahr angestiegen (Davis 1981). Aus Norwegen berichtet Magnus (1973) zwischen den Jahren 1955 und 1970 eine Zunahme um 264%. Neben der Anzahl der Erkrankungsfälle ist auch die Melanomsterblichkeit in den letzten Jahren sprunghaft gewachsen. Wagner u. Becker (1982) haben die Melanomsterblichkeit in Deutschland und 9 anderen zentraleuropäischen Ländern näher analysiert. In dieser Untersuchung konnte gezeigt werden, daß die durchschnittliche Sterberate beim malignen Melanom bei Männern von 0,49/100000 Einwohner im Jahre 1956 auf 1,62/100000 Einwohner im Jahre 1975 angestiegen ist. Bei Frauen stieg sie von 0,41 auf 1,19/100000 Einwohner/Jahr. Diese Steigerungsraten waren die höchsten unter allen malignen Tumoren (Tabelle 1). Von dieser erheblichen Häufigkeitszunahme ist jedoch nur die weiße Rasse und hier besonders die hellhäutigen rothaarigen Menschen keltischen Ursprungs betroffen. Bei dunkelhäutigen Individuen ist das maligne Melanom außerordentlich selten und tritt dann in der Regel nur an wenig pigmentierten Stellen, wie z.B. der Fußsohle, auf (Briele u. Das Gupta 1979).

31.1.2 Risikofaktoren

31.1.2.1 Sonnenlicht

Epidemiologische Untersuchungen (Elwood u. Lee 1975; Magnus 1973) legen nahe, daß das Sonnenlicht von erheblichem Einfluß auf die Entstehung des malignen Melanoms ist. Der ultraviolette Anteil ist hierbei nicht nur Stimulus zur Bildung von Melanin, das seinerseits UV-Photonen zu absorbieren vermag, sondern auch Ursache für Schäden an der DNS der vitalen Epidermiszelle und den Melanozyten (Jung 1982). Werden diese DNS-Schäden ungenügend oder nicht repariert, so können Genveränderungen auftreten, die schrittweise zur Umwandlung in eine Krebszelle führen. Davis (1981) diskutiert einen Solarzirkulationsfaktor, der bei genetisch disponierten Menschen die Umwandlung von Melanozyten und Nävi in maligne Melanomzellen anregt.

Als klinischer Beweis für den wesentlichen Einfluß des Sonnenlichts auf die Hautkrebsentstehung sind die Erbkrankheiten vom Formenkreis des Xeroderma pigmentosum anzuführen, bei denen das Reparaturvermögen von Lichtschäden eingeschränkt oder defekt ist. Bei starker Sonnenbe-

Tabelle 1. Alterskorrigierte Sterberaten in Zentraleuropa bei Männern und Frauen. (Nach Wagner u. Becker 1982)

Organ	Sterberate (in %)					
	1956		1975		%-Änderung	
	♀	♂	♀	♂	♀	♂
Lungenkarzinom	5,75	38,27	7,62	70,86	+ 32,5	+ 85
Magenkarzinom	34,07	57,40	18,50	37,78	− 45,7	− 34
Kolorektales Karzinom	19,63	24,96	22,37	30,83	+ 14,0	+ 25,5
Malignes Melanom	0,41	0,49	1,19	1,62	+190,0	+230,0

strahlung bekommen diese Menschen Hautkrebse und maligne Melanome signifikant häufiger als Personen ohne eine derartige Erkrankung (Briele u. Das Gupta 1979).

31.1.2.2 Pigmentnävi

Maligne Melanome können sich auf normaler Haut oder auf verschiedenen präexistenten pigmentierten Veränderungen entwickeln. Nach Milton (1977) und Heite (1981) geben 2/3 der Melanompatienten an, daß sie eine Veränderung eines seit vielen Jahren bei ihnen bestehenden Pigmentmales bemerkt hätten. Illig et al. (1983) und Paul (1980) vertreten die begründete Meinung, daß dies in erster Linie auf einer Fehlinterpretation der Patientenanamnese beruht, da die langsame Frühphase des Melanoms mit Pigmentnävi verwechselt würde. Tatsächlich finden sich bei der histologischen Untersuchung von malignen Melanomen nur in etwa 10–20% der Fälle Reste von Nävuszellnävi (Gartmann 1982; McGovern 1970).

Trotz dieser Zusammenhänge kann der Nävuszellnävus nicht als Präkanzerose angesehen werden (Hornstein u. Weidner 1979). Sein Entartungsrisiko ist in bezug zur Häufigkeit seines Vorkommens außerordentlich gering (unter 1:1 000 000). Darüber hinaus haben epidemiologische Untersuchungen (Beardmore 1972; Briele u. Das Gupta 1979) ergeben, daß die Häufigkeit des Auftretens von malignen Melanomen weder mit der Häufigkeit von Nävuszellnävi noch mit der Melanozytendichte bestimmter Körperregionen in statistischem Zusammenhang steht.

Eine Ausnahme stellt der angeborene Riesennävus dar, auf dessen Boden in ca. 10% aller Fälle maligne Melanome auftreten. Reed et al. (1965) beobachtete 55 Patienten mit Riesennävuszellnävi, bei denen sich sogar in 17 Fällen im späteren Verlauf maligne Melanome entwickelten. Im Gegensatz zu den Nävuszellnävi sollten daher diese Riesennävuszellnävi nicht nur aus kosmetischen, sondern vor allem auch aus Gründen einer echten Melanomprophylaxe möglichst frühzeitig chirurgisch entfernt werden.

Ungeklärt ist noch, ob auch die kleinen angeborenen Nävi ein erhöhtes Entartungsrisiko haben oder nicht (Illig et al. 1983; Konz 1983).

31.1.2.3 Vererbung

Im Schrifttum wurde wiederholt über familiäre Häufungen beim malignen Melanom berichtet (Greene u. Fraumeni 1979; Mc Govern 1970). In diesen Familien treten maligne Melanome in früherem Lebensalter und auch multipel auf. Anderson et al. (1967) berichteten über 22 Familien, in denen bei 67 Angehörigen maligne Melanome auftraten. In diesen Familien soll das gehäufte Auftreten von Melanomen einem autosomal dominanten Faktor mit unvollständiger Penetranz zuzuschreiben sein (Greene u. Fraumeni 1979). Nach einer Literaturzusammenstellung von Greene u. Fraumeni (1979) sind etwa 2% aller malignen Melanome genetischen Ursprungs. Bei sorgfältiger Anamnese soll der Prozentsatz bis 10% ansteigen.

Einen Sonderfall familiärer gehäufter maligner Melanome mit dem gleichzeitigen Auftreten multipler atypischer und unruhiger Nävuszellnävi stellt das B-K-Molsyndrom dar. (Benannt nach den Anfangsbuchstaben der erstbeobachteten zwei Familien.)

Hundeiker (1980), der als erster in Deutschland eine derartige Familie publizierte, weist darauf hin, daß sich die Pigmentmale beim B-K-Molsyndrom klinisch und histologisch von gewöhnlichen Nävuszellnävi unterscheiden. Im angelsächsischen Sprachbereich wird von „Precursor Mol" gesprochen (Greene u. Fraumeni 1979). Bei diesen Patienten kommen die atypischen Male mit ihren unregelmäßigen Begrenzungen und starken Pigmentunterschieden innerhalb einer Läsion besonders am Kopf und im oberen Rumpfbereich vor. Mitglieder dieser Familien bedürfen einer regelmäßigen dermatologischen Kontrolluntersuchung. Alle verdächtigen Läsionen sollten bei diesen Menschen prophylaktisch exzidiert werden.

31.1.2.4 Hormonelle Einflüsse

Nach klinischen und experimentellen Untersuchungen haben auch hormonelle Faktoren auf die Entstehung und den Verlauf von Nävuszellnävi und malignen Melanomen Einfluß (Ariel 1980; Beral et al. 1978; Lund u. Stobbe 1949; Pack 1948). Für einen Zusammenhang mit hormoneller Aktivität spricht auch die Tatsache, daß das Melanom vor der Pubertät außerordentlich selten und es auch kein typischer Krebs des höheren Lebensalters ist (siehe Abb. 1).

Die Stimulation der Melaninbildung durch Östrogen und Progesteron ist seit langem bekannt (Snell u. Bischitz 1960). Unklar ist, ob diese Hormone auch dafür verantwortlich sind, daß Frauen häufiger als Männer an Melanomen er-

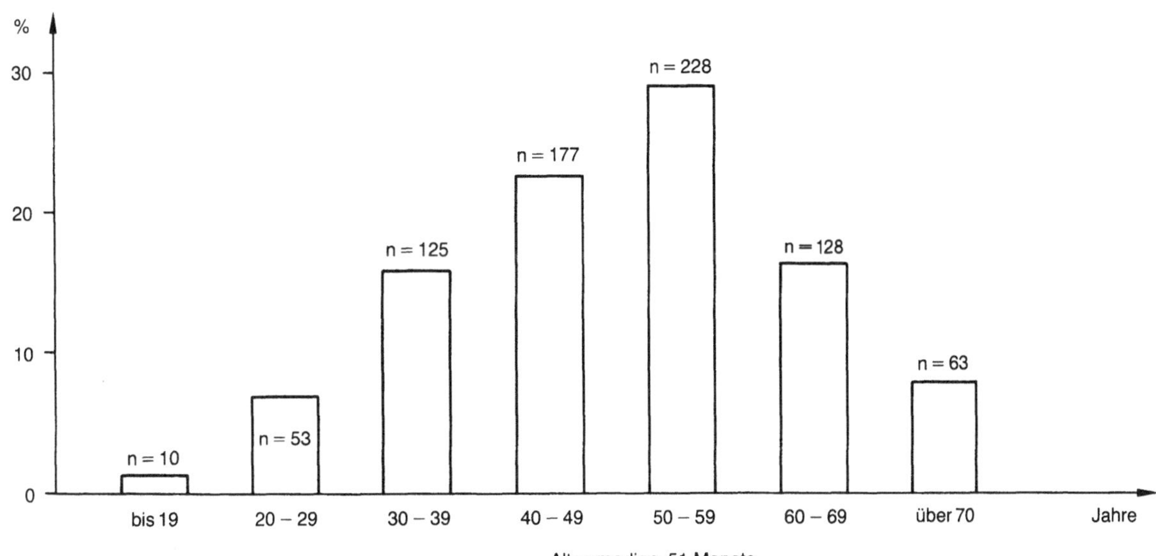

Abb. 1. Altersverteilung bei 784 Patienten mit malignen Melanomen

Tabelle 2. Geschlechtsverteilung maligner Melanome nach Angaben des Schrifttums

	♂ (%)	♀ (%)	n
WHO 1979 (VERONESI u. CASCINELLI 1979b)	42	58	4707
DAVIS (1976)	44	56	1187
LARSEN u. GRUDE (1978)	38	62	669
Erlangen 1983	38	62	784

kranken (Tabelle 2). Erstaunlicherweise sterben jedoch weniger Frauen an ihrem Melanom als Männer (Tabelle 1).

31.1.2.5 Schwangerschaft

Lange Zeit dachte man auch, daß die Schwangerschaft einen Einfluß auf den Verlauf eines malignen Melanoms nimmt (HERSEY et al. 1977; PACK u. SCHARNAGEL 1951). Untersuchungen aus Australien (MC GOVERN 1977) haben jedoch gezeigt, daß hier keine Zusammenhänge bestehen. LEE u. HILL (1970) haben in England und Wales die Melanomsterblichkeit bei verheirateten und nichtverheirateten Frauen untersucht. Sie fanden zwischen beiden Gruppen keinen Unterschied in der Häufigkeit von malignen Melanomen. Obwohl es zu diesem Thema nur relativ wenig Untersuchungen gibt, sind wir mit anderen Autoren (JUNG 1979; SHIU et al. 1976) und nach eigener klinischer Er-

fahrung der Ansicht, daß eine Schwangerschaft vor oder während des Auftretens eines malignen Melanoms im klinischen Stadium I keinen Einfluß auf die Prognose hat.

Anders scheint es bei Tumoren zu sein, die zum Zeitpunkt der Schwangerschaft bereits metastasiert haben. Bei diesen Frauen raten wir zu einer Schwangerschaftsunterbrechung, nicht nur, weil es nach Untersuchungen von SHIU et al. (1976) zu einem rascheren Fortschreiten der Erkrankung bei der Mutter kommen kann, sondern vor allem auch deswegen, weil es eine diaplazentare Übertragung von Melanomzellen auf die Feten gibt (HEITE u. KALDEN 1972).

31.1.3 Präneoplasie

31.1.3.1 Lentigo maligna

Eine echte Präneoplasie des malignen Melanoms stellt die Lentigo maligna (Synonym: Morbus Dubreuilh) dar. Klinisch tritt sie als flacher, unregelmäßig pigmentierter Fleck, besonders an den lichtexponierten Hautregionen, wie im Gesicht und am Kopf, bei älteren Menschen auf (HORNSTEIN u. WEIDNER 1979). Die Lentigo maligna kann über Jahrzehnte hin bestehen, bis an einer oder mehreren Stellen gleichzeitig ein infiltratives Wachstum auftritt. Im Anfangsstadium findet sich histologisch nur eine Hyperpigmentierung der basalen und suprabasalen Epidermisschichten

(HORNSTEIN u. WEIDNER 1979). Im späteren Verlauf werden mit zunehmender Entzündung im Papillarkörper auch Nester von atypischen Melanozyten in den unteren Epidermislagen erkennbar.

Die Erkennung und frühzeitige Exzision dieser Läsionen stellt eine echte Melanomprophylaxe dar. Bei größerer Ausdehnung des Herdes und bei älteren Menschen kann auch eine oberflächliche Röntgenbestrahlung empfohlen werden.

31.1.3.2 Pagetoides Melanoma in situ

In den 70er Jahren wurde von McGOVERN (1970) und anderen (MISHIMA u. MATSUNAKA 1975) eine weitere prämaligne Pigmentzellwucherung als sog. pagetoides Melanoma in situ beschrieben.

Diese Präneoplasie kommt im Gegensatz zur Lentigo maligna an allen Hautregionen vor. HORNSTEIN u. WEIDNER (1979) beschreiben die Veränderung als oft bogig begrenzt und leicht erhaben. Der einheitlichen Melaninpigmentierung sind blau-graue oder violette Farbtöne beigemischt. Histologisch ist es durch intraepidermale Gruppen pagetoider Melanozyten gekennzeichnet.

31.2 Anatomische Aspekte

Maligne Melanome sind Neoplasien, die von dem melaninbildenden Zellsystem der Haut abstammen. Diese Pigmentzellen (Melanozyten) bilden keine festen Zellverbände und finden sich in lockerer, individueller Verteilung in der Haut, der Uvea sowie der Lepto- und Pachymeninx. Maligne Melanome treten weit überwiegend im Bereich der sichtbaren Haut auf. Die Tumoren des Auges seien als eigene Entität unberücksichtigt. In sehr seltenen Fällen finden sich auch maligne Melanome im Bereich der Schleimhäute des Mundes, der Vagina und des Analkanals (CLARK et al. 1975; KRAUSS 1978; KRAUSS et al. 1980). Versprengte Melanozyten sollen Ausgangspunkt für extrem seltene Lokalisationen von primären malignen Melanomen im Bereich des Gastrointestinaltrakts oder des Urogenitalsystems sein (CLARK et al. 1975).

Die Metastasierung des malignen Melanoms erfolgt in ca. 90% der Fälle primär lymphogen (DE VITA u. FISHER 1976). Nur 10% der Patienten bekommen im Laufe der Erkrankung primär Fernmetastasen.

Der Lymphabfluß und damit die lymphogene Metastasierung richtet sich regelhaft nach anatomischen Gegebenheiten der abführenden Lymphgefäße und ihrer Sammelstationen (TONAK et al. 1983). Bei Extremitätenmelanomen stellen die Lymphknoten in Axilla und Leiste die erste Lymphknotenstation dar. Erstaunlicherweise finden sich bei distal von Knie oder Ellenbogen gelegenen Primärtumoren nur in sehr seltenen Ausnahmefällen primäre lymphogene Metastasen im Bereich der Ellenbeuge oder des Kniegelenks, obwohl auch hier Lymphknoten vorhanden sind.

Variabler und vielfältiger sind die Lymphabflußverhältnisse bei Melanomen des Rumpfes. So haben hier Tumoren bestimmter Lokalisation nicht nur ein, sondern zwei oder mehrere Lymphabflußgebiete. Beispielsweise kann die Lymphdrainage eines malignen Melanoms am Nabel sowohl in beide Leisten als auch in beide Axillen erfolgen (TONAK et al. 1983 a).

31.3 Histologische Klassifikation

31.3.1 Melanomtyp

Die moderne Klassifikation des malignen Melanoms geht auf CLARK et al. (1969) und McGOVERN (1970) zurück. Diese Unterteilung berücksichtigt vor allem die initiale Wachstumsphase des Melanoms, entweder in horizontaler oder senkrechter Richtung (radial growth phase und vertical growth phase). Die Klassifikation ist heute allgemein anerkannt und es werden im wesentlichen 4 Haupttypen unterschieden:

1. Lentigo maligna-Melanome (LMM)
2. Superficial spreading-Melanome (SSM)
3. Noduläre Melanome (NM)
4. Akral-lentiginöse Melanome (ALM).

Diese 4 Melanomtypen sind klinisch und makroskopisch mit Wahrscheinlichkeit, definitiv aber nur histologisch zu bestimmen.

31.3.1.1 Lentigo maligna-Melanom

Das Lentigo maligna-Melanom entwickelt sich stets sekundär auf einer meist lang vorbestehenden Lentigo maligna bei älteren Menschen, vorzugsweise an lichtexponierten Stellen wie im Gesicht und am Hals. Klinisch imponiert ein unterschiedlich pigmentierter, meist großflächiger Herd, in dem sich ein oder mehrere schwärzliche Knötchen

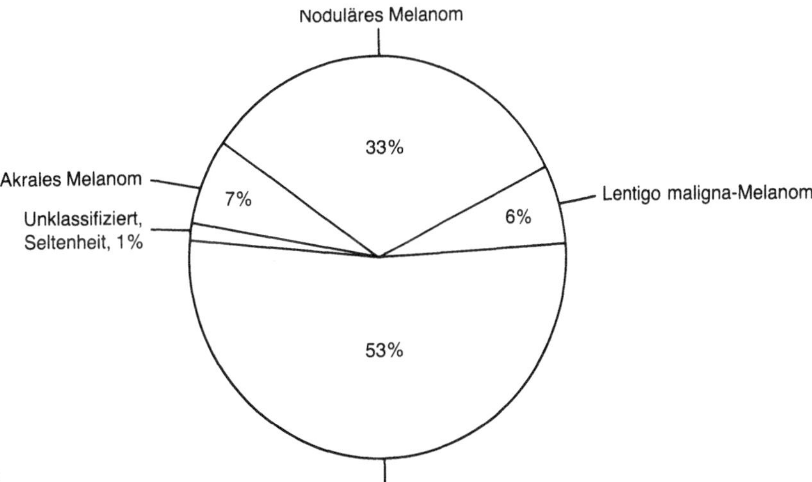

Abb. 2. Verteilung der Melanomtypen (n = 649)

als Zeichen des Übergangs in ein invasives malignes Melanom erheben. Histologisch findet sich an den Rändern des Tumors eine grenzflächenbetonte Vermehrung und Segregation atypischer, dentritisch verzweigter Melanozyten, die die unteren Lagen der meist deutlich atrophischen Epidermis einnehmen (HERMANEK 1981). Eine aktinische Elastose ist obligat. Kernatypien sind stark ausgeprägt.

31.3.1.2 Superficial spreading-Melanom

Das Superficial spreading-Melanom ist der häufigste Melanomtyp und macht in unserem Krankengut 53% aus (Abb. 2). Es ist charakterisiert durch ein biphasisches Wachstumsverhalten, in dem es sich zunächst intra- und subepidermal radial ausbreitet und später in ein vertikales, rascheres Tumorwachstum umschlägt (CLARK et al. 1975). Histologisch finden sich bei diesem Melanomtyp besonders in den Randpartien atypische, pagetoide Melanozyten. Die Epidermis ist in der Regel hyperplastisch. Klinisch charakteristisch sind für diesen Melanomtyp innerhalb der Läsion umschriebene Aufhellungen und partielle Rückbildungen als Hinweis für eine mögliche zytotoxische Immunreaktion.

31.3.1.3 Noduläres Melanom

Das noduläre Melanom weist keine radiale intraepidermale Wachstumsphase auf. Es ist durch ein primäres vertikales Wachstum gekennzeichnet

(CLARK et al. 1975). Histologisch findet sich keine seitliche intraepidermale Komponente. Bei großen, stark pigmentierten und häufig bereits exulzerierten Tumoren ist die klinische Diagnose einfach. Schwieriger ist die Erkennung klinisch amelanotischer exophytischer Melanome.

31.3.1.4 Akral-lentiginöses Melanom

Das akral-lentiginöse Melanom nimmt eine Art Zwischenstellung zwischen Lentigo maligna- und Superficial spreading-Melanom ein. In der Zellanordnung ähnelt es mehr dem Lentigo maligna-Melanom, zytologisch finden sich Züge beider Typen. Die Epidermis ist hyperplastisch, eine aktinische Elastose fehlt. Oft sieht man ausgeprägte regressive Veränderungen, die die Diagnose gelegentlich sehr erschweren oder gar unmöglich machen (HERMANEK 1981). Das akral-lentiginöse Melanom kommt an der Fußsohle, an den Handflächen und subungual vor, aber nicht jeder Tumor dieser Lokalisation entspricht einem akral-lentiginösen Melanom.

31.3.1.5 Unklassifizierbares Melanom und seltene Melanomtypen

Bei einigen malignen Melanomen gelingt auch erfahrenen Pathologen die Zuordnung zu den erwähnten Melanomtypen nicht. Sie machen in unserem Krankengut unter 1% aus. Daneben gibt es auch seltene Melanomtypen, wie der maligne blaue Nävus und das Melanom auf dem Boden

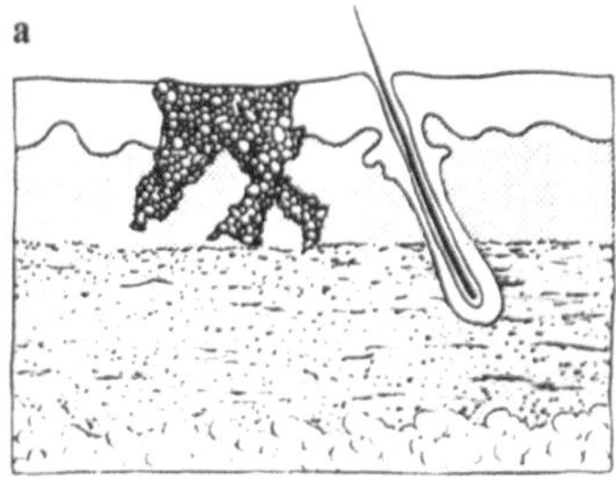
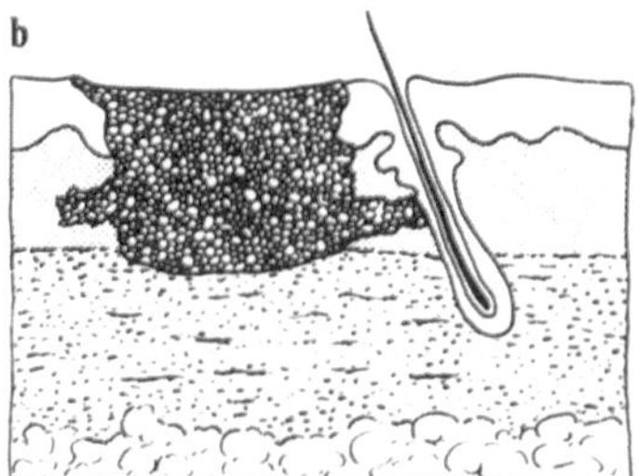
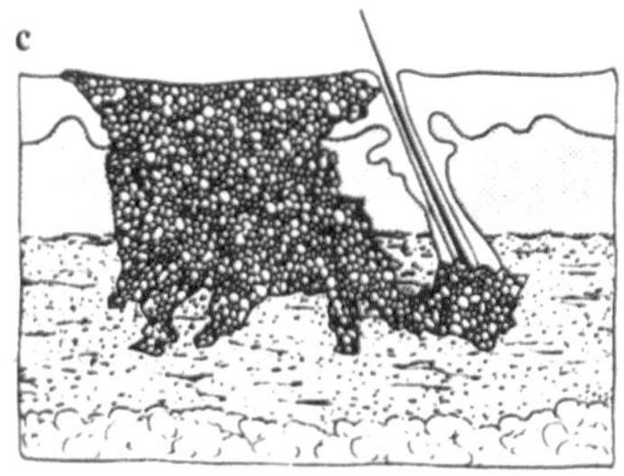
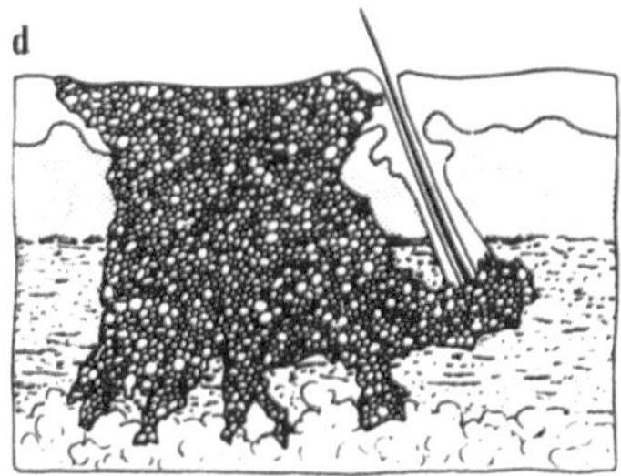

Abb. 3a–d. Mikrostadien beim malignen Melanom (aus Hermanek 1981)
a Mikrostadium 2, Ausbreitung bis ins Stratum papillare,
b Mikrostadium 3, Ausbreitung bis an das Stratum reticulare,
c Mikrostadium 4, Ausbreitung bis in das Stratum reticulare,
d Mikrostadium 5, Ausbreitung bis in die Subkutis

des pigmentierten Riesennävus. Selten entstehen auch maligne Melanome in den Schleimhäuten der Körperöffnungen (Mund, Nase, Vagina, Analkanal). Sie sind gesondert zu dokumentieren und ihre klinische Bedeutung ist aufgrund ihrer Seltenheit gering; ihre Prognose jedoch ist sehr ungünstig.

31.3.2 Mikrostadium und Tumordicke

Die Kenntnis der unterschiedlichen Melanomtypen hat sicherlich viel zur klinischen Diagnostik und zum Verständnis der Pathologie des Tumors beigetragen. Für die Prognose ist aber die Unterteilung in Melanomtypen nur zweitrangig (Hermanek 1981; Hermanek et al. 1976).

In den letzten 10 Jahren hat sich herausgestellt, daß die Prognose des malignen Melanoms weitgehend von der kontinuierlichen Tiefenausdehnung des Tumors in die Haut abhängt (Balch et al. 1978, 1979; Day et al. 1981, 1982a, b, c; Tonak et al. 1985; Wanebo et al. 1975). Sie kann in zwei verschiedenen Formen beurteilt werden:

1. Man kann feststellen, bis zu welcher Schicht der Hauttumor vorgedrungen ist [stratigraphische Unterteilung, „levels" nach Clark et al. (1969) oder Mikrostadien] (Abb. 3).
2. Man kann unter dem Mikroskop mit dem Okularmikrometer den größten vertikalen Durchmesser des Tumors ausmessen (Tumordicke nach Breslow 1970) (Abb. 4).

31.3.3 TNM-Klassifikation

Für die Feststellung der Tumorausbreitung zum Zeitpunkt der Diagnose sind heute das TNM-System und die darauf beruhenden Stadieneinteilungen maßgebend.

31.3.3.1 Prätherapeutische klinische Melanom-Klassifikation

Eine klinische präoperative verbindliche Stadieneinteilung des malignen Melanoms gibt es derzeit nicht. Die von der WHO — International Mela-

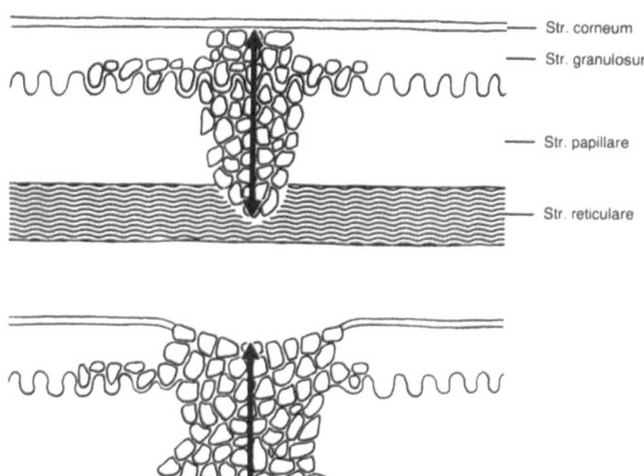

Abb. 4. Bestimmung der Tumordicke. (Aus Hermanek 1983)

Tabelle 3. Derzeitige TNM/pTNM-Klassifikation und Stadieneinteilung des malignen Melanoms der Haut (SPIESSL et al. 1985)

TNM Prätherapeutische klinische Klassifikation

T Primärtumor

Eine Klassifikation wird zur Zeit nicht empfohlen

N Regionäre Lymphknoten

Regionäre und juxtaregionäre Lymphknoten sind die der Lage des Primärtumors entsprechenden Lymphknoten.

N 0   Kein Anhalt für Befall regionärer Lymphknoten
N 1   Befall regionärer Lymphknoten
N 4   Befall juxtaregionärer Lymphknoten
N X   Minimalerfordernisse zur Beurteilung der regionären Lymphknoten sind nicht erfüllt

Anmerkung: Die Kategorien N2 und N3 werden nicht angewendet. Die Kategorie N4 trifft nicht bei den Extremitäten zu. Kontralaterale Lymphknoten werden als M1 klassifiziert.

M Fernmetastasen

M 0   Kein Anhalt für Fernmetastasen
M 1   Fernmetastasen vorhanden
M X   Minimalerfordernisse zur Beurteilung von Fernmetastasen sind nicht erfüllt

pTNM Postoperative histopathologische Klassifikation

pT Primärtumor

Vorbemerkung des DSK: Die pT-Klassifikation des malignen Melanoms erfolgt auf Grund zweier histologischer Kriterien:
1) Clark's „level",
2) Tumordicke als größter vertikaler Durchmesser in mm, nach Breslow.
Melanomzellen innerhalb des Epithels der Anhangsgebilde (Haare, Talgdrüsen) werden nicht berücksichtigt.
Auf Grund beider Beurteilungen ergibt sich dann die definitive pT-Kategorie. Bei Diskrepanzen zwischen Tumordicke und „level" richtet sich das pT nach dem jeweils ungünstigsten Befund.

pT is   Atypische Melanozytenhyperplasie (nicht maligne) („level I")
pT 0   Kein Anhalt für Primärtumor
pT 1   Tumor infiltriert das Str. papillare („level II") *und* ist nicht dicker als 0,75 mm
pT 2   Tumor infiltriert die Haut bis zur retikulären Dermis („level III") und/oder hat eine Dicke von mehr als 0,75 bis 1,50 mm
pT 3   Tumor infiltriert retikuläre Dermis („level IV") und/ oder hat eine Dicke von mehr als 1,50 bis 3,00 mm
pT 4   Tumor ist in das subkutane Fettgewebe eingedrungen („level V") und/oder hat eine Dicke von mehr als 3,00 mm
pT X   Das Ausmaß des Befalls kann nicht beurteilt werden

Anmerkung: Bei Vorhandensein eines oder mehrerer Satellitenknoten oder einer „Intransit-Metastase" können die Kategorien wie folgt unterteilt werden:
a = Satellitenknoten innerhalb der unmittelbar angrenzenden oder regionären Zone des Primärtumors

Tabelle 3 (Fortsetzung)

b = In-Transit-Metastasen: lokalisiert zwischen Primärtumor und regionären Lymphknoten

pN Regionäre Lymphknoten
Die pN-Kategorien entsprechen den N-Kategorien

pM Fernmetastasen
Die pM-Kategorien entsprechen den M-Kategorien.

Stadieneinteilung

Stadium I a	pT 1, pT 2	pN 0	pM 0
Stadium I b	pT 3, pT 4	pN 0	pM 0
Stadium II	jedes pT a, pT b	pN 0	pM 0
	jedes pT	pN 1	pM 0
	jedes pT a, pT b	pN 1	pM 0
Stadium III	jedes pT	pN 4	pM 0
	jedes pT a, pT b	pN 4	pM 0
Stadium IV	jedes pT	jedes pN	pM 1
	jedes pT a, pT b	jedes pN	pM 1

noma Group — ausgearbeitete Einteilung nach klinischen Gesichtspunkten konnte sich bisher nicht durchsetzen (VERONESI u. CASCINELLI 1979 b).

DREPPER et al. (1980) haben eine neue klinische T-Klassifikation vorgeschlagen; erste Erfahrungen damit stehen noch aus.

Eine ganz neue Möglichkeit bietet die präoperative Bestimmung der Invasionstiefe des Melanoms mit Hilfe eines Ultraschallgerätes (BREITBART u. REHPENNING 1983). Vielleicht wird damit in Zukunft eine praktikable klinische Klassifikation möglich.

31.3.3.2 pT-Klassifikation

Von der Unio Internationalis Contra Cancrum (1978) wurde vorgeschlagen, für die pT-Klassifikation des malignen Melanoms sowohl das Mikrostadium als auch die Tumordicke (Tabelle 3) zu benützen. Die Einstufung erfolgt nach dem jeweils ungünstigeren Parameter. Das American Joint Committee on Cancer (AJCC) hat 1983 eine etwas andere pT-Klassifikation vorgeschlagen. Ab 1987 wird wieder eine einheitliche Klassifikation gelten (Tab. 4), in die auch früher klassifizierte Tumoren überführt werden können.

31.3.3.3 N- und M-Klassifikation, Stadieneinteilung

Auch die derzeitige N/pN- und die M/pM-Klassifikation der UICC (Tab. 3) und des AJCC weichen

Tabelle 4. TNM/pTNM-Klassifikation und Stadieneinteilung des malignen Melanoms der Haut, gültig ab 01.01.1987 (UICC)

TNM Klinische Klassifikation

T Primärtumor

Die Ausdehnung des Tumors wird nach Exzision bestimmt, siehe pT

N Regionäre Lymphknoten

Zur Definition regionärer Lymphknoten siehe nachstehende Liste. Metastasen in anderen als den aufgelisteten regionären Lymphknoten werden als M1 klassifiziert.

N X   Regionäre Lymphknoten können nicht beurteilt werden

N 0   Keine regionären Lymphknotenmetastasen

N 1   Metastase(n) in regionären Lymphknoten, keine mehr als 3 cm im größten Durchmesser

N 2   Metastase(n) in regionären Lymphknoten, mehr als 3 cm im größten Durchmesser, und/oder In-Transit-Metastasen

    N 2a   Metastase(n) mehr als 3 cm im größten Durchmesser

    N 2b   In-Transit-Metastasen

    N 2c   Metastase(n) mehr als 3 cm im größten Durchmesser *und* In-Transit-Metastasen

Anmerkung: In-Transit-Metastasen sind Metastasen der Haut oder Subkutis mehr als 2 cm vom Primärtumor und nicht jenseits der regionären Lymphknoten.

M Fernmetastasen

M X   Das Vorhandensein von Fernmetastasen kann nicht beurteilt werden

M 0   Keine Fernmetastasen

M 1   Fernmetastasen

    Diese Kategorie kann unterteilt werden:

    M 1a   Befall von Haut, Subkutis oder Lymphknoten jenseits des primären Lymphabflußgebietes (jenseits der regionären Lymphknoten)

    M 1b   Viszerale Metastasen

pTNM Pathologische Klassifikation

PT Primärtumor

pT X   Primärtumor kann nicht beurteilt werden

pT 0   Kein Anhalt für Primärtumor

pT is   Melanoma in situ (Level I) (atypische Melanozytenhyperplasie, schwere Melanozytendysplasie, keine invasive maligne Läsion)

pT 1   Tumordicke nicht mehr als 0,75 mm und Infiltration des Stratum papillare (Level II)

pT 2   Tumordicke mehr als 0,75 mm, aber nicht mehr als 1,5 mm und/oder Infiltration bis zur Grenze zwischen Stratum papillare und Stratum reticulare (Level III)

pT 3   Tumordicke mehr als 1,5 mm, aber nicht mehr als 4,0 mm und/oder Infiltration des Stratum reticulare (Level IV). pT 3 kann wie folgt unterteilt werden:

    pT 3a   Tumordicke mehr als 1,5 mm, aber nicht mehr als 3,0 mm

    pT 3b   Tumordicke mehr als 3,0 mm, aber nicht mehr als 4,0 mm

Tabelle 4 (Fortsetzung)

pT 4   Tumordicke mehr als 4,0 mm und/oder Infiltration der Subkutis (Level V) und/oder Satelliten innerhalb 2 cm vom Primärtumor

    pT4 kann wie folgt unterteilt werden:

    pT4a   Tumordicke mehr als 4,0 mm und/oder Infiltration der Subkutis (Level V)

    pT4b   Satelliten innerhalb 2 cm vom Primärtumor

Anmerkung: Bei Diskrepanzen zwischen Tumordicke und Level richtet sich die pT-Kategorie nach dem jeweils ungünstigsten Befund

pN Regionäre Lymphknoten und pM Fernmetastasen

Die pN- und pM-Kategorien entsprechen den N- und M-Kategorien

Stadieneinteilung

Stadium I	pT 1	N 0	M 0
	pT 2	N 0	M 0
Stadium II	pT 3	N 0	M 0
Stadium III	pT 4	N 0	M 0
	jedes pT	N 1,2	M 0
Stadium IV	jedes pT	jedes N	M 1

Definition regionärer Lymphknoten

(1)	Lokalisation des Primärtumors	Regionäre Lymphknoten ipsilateral
	Kopf und Hals (a)	präaurikulär, zervikal und supraklavikulär
	Thorax (b)	axillär
	Arm (c)	epitrochlear und axillär
	Abdomen, Flanken und Gesäß (d)	inguinal
	Bein (e)	popliteal und inguinal
	Analrand und perianale Haut (f)	inguinal

(2)   Für Primärtumoren in der Grenzzone zwischen den Regionen (a) bis (e) sind die Lymphknoten, die die Regionen an beiden Seiten der Grenzzone drainieren, als regionär anzusehen. Die nachstehenden 4 cm breiten Gebiete sind als Grenzzonen zu betrachten:

zwischen	entlang
rechts und links (a) und (b)	Mittellinie Clavicula-Acromion-oberer Schulterblattrand
(b) und (c)	Schulter-Achselhöhle-Schulter
(b) und (d)	vorne: Mitte zwischen Nabel und Rippenbogen hinten: untere Grenze der Brustwirbelsäule (mittlere transversale Achse)
(d) und (e)	Leiste-Trochanter-Glutealfalte

Tabelle 5. Aussage des Pathologen bei Exzision eines malignen Melanoms. (Nach HERMANEK 1983)

	Tumorausbreitung	Histomorphologie
Obligatorisch	Entfernung zu Resektionslinien	Melanomtyp
	Satelliten	Regressionszeichen
	In-Transit-Metastasen	
	Tumordicke	
	Mikrostadium	
Wünschenswert	Tumorgröße (Fläche)	Mitoseaktivität Umgebungsreaktion

Tabelle 6. Häufigkeit okkulter Lymphknotenmetastasen (N 0, pN 1) bei Patienten mit elektiver Dissektion

Tumordurchmesser (mm)	Erlangen 1967–1983		Sammelstatistik[a]	
	n	%	n	%
≤ 0,76	–	–	0 von 14	0
0,76–1,9[b]	3 von 69	5	15 von 213	7
1,51–3,99[b]	14 von 130	11	49 von 294	17
> 3,0[b]	27 von 113	24	73 von 193	38

[a] DAY et al. 1981, 1982a, b, c; FORTNER et al. 1981; HERMANEK 1981; VERONESI u. CASCINELLI 1979a; VERONESI et al. 1982

[b] Aufgrund der von den einzelnen Autoren unterschiedlich gewählten Stufen der Tumordicke ergeben sich Überschneidungen bei der Einordnung in die 4 verschiedenen Gruppen der Tumordicke

in wesentlichen Punkten voneinander ab. Wir haben bisher zur Analyse unserer Heilergebnisse und zur Gewährleistung einer internationalen Vergleichbarkeit die UICC-Klassifikation angewandt. Die ab 1987 gültige einheitliche Klassifikation und zugehörige Stadieneinteilung ist in Tab. 4 dargestellt.

31.3.4 Pathohistologisches Gutachten beim malignen Melanom

In Tabelle 5 ist zusammengestellt, zu welchen Fragen heute ein pathohistologisches Gutachten über ein exzidiertes malignes Melanom Stellung nehmen soll. Besonders gekennzeichnet sind jene Fragen, die für die Therapiewahl unerläßlich sind und die daher als obligatorische Aussagen des Pathologen bezeichnet werden müssen (HERMANEK 1983). Nur wenn diese Fragen im pathohistologischen Gutachten verbindlich beantwortet werden, ist eine adäquate, d.h. der individuellen Situation angepaßte Therapie möglich.

31.3.5 High-risk- und Low-risk-Melanom

Zwischen der Tumordicke des primären malignen Melanoms und der Häufigkeit regionaler Lymphknotenmetastasen besteht eine direkte Beziehung (Tabelle 6). Bei oberflächlichen Melanomen ist die Inzidenz tumorbefallener Lymphknoten gering. Sie steigt mit zunehmender Dicke des Tumors an. Es ist damit aufgrund der histologischen Untersuchung des Primärtumors möglich, Gruppen von Patienten herauszufinden, bei denen ein hohes Risiko für eine Metastasierung besteht („high risk") und bei denen nur sehr selten regionale Metastasen zu finden sind („low risk") (HERMANEK 1983; TONAK et al. 1980).

Diese Unterscheidung ist von großer praktischer klinischer Bedeutung, da einerseits nicht nur damit besonders gefährdete Patienten herausgefunden werden können, bei denen zusätzliche Behandlungsmaßnahmen erforderlich sind, sondern auch jene Patienten, bei denen die Prognose ausgezeichnet ist und die vor einer mit erheblichen Nebenwirkungen belasteten zusätzlichen Therapie bewahrt werden können (Abb. 5).

Die Frage, wo die Grenze zwischen High-risk- und Low-risk-Tumoren zu ziehen ist, kann heute noch nicht in jedem Fall und bei jedem Melanom eindeutig festgelegt werden. Bei den gewählten Stufen der Tumordicke handelt es sich um empirisch ermittelte Werte. Wir ziehen heute die Grenze zwischen High- und Low-risk-Melanomen bei einer Tumordicke bis 1,5 mm oder größer als 1,5 mm. Andere Autoren wählten die Grenze bezüglich der Tumordicke bei 1 mm (VERONESI u. CASCINELLI 1979a), bei 1,2 (FORTNER et al. 1981), bei 1,5 (HOLMES et al. 1977; LEJEUNE 1981) oder bei 2 mm (CASCINELLI et al. 1980). Nach unseren jetzigen Erfahrungen bedürfen diese festgestellten Grenzen einer weiteren genaueren Überprüfung und Stützung an noch größeren Patientenzahlen, bis sich eine einheitliche Grenze festlegen läßt. Die zusätzliche Bestimmung des sog. prognostischen Index von SCHMÖCKEL et al. (1983), bei dem es sich um ein Produkt von Tumordicke und mitotischem Index handelt, bietet gegenüber der alleinigen Bestimmung der Tumordicke nach unserer Meinung keine wesentlichen Vorteile, da die Mitoseaktivität in ganz hohem Maße mit der Tumordicke korreliert ist (HERMANEK 1981).

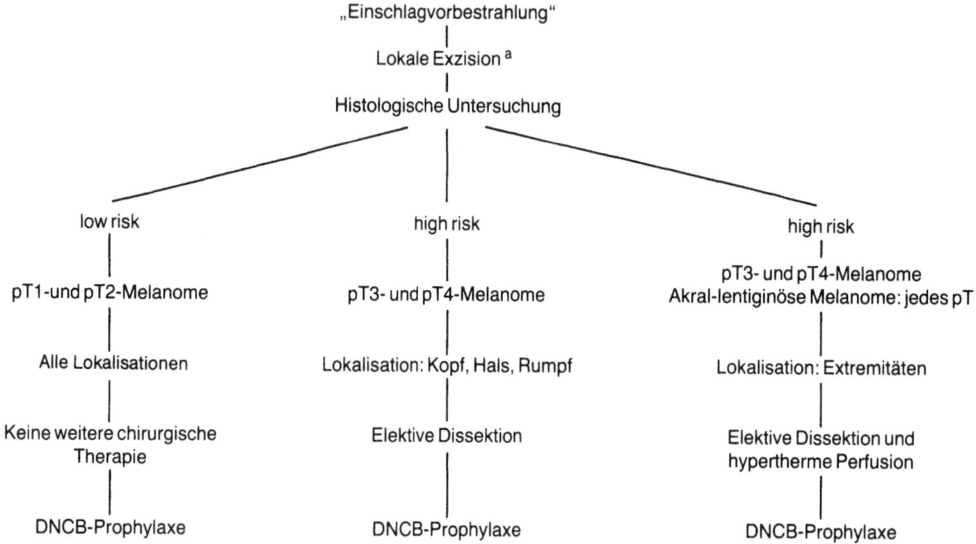

Abb. 5. Erlanger Therapieschema für maligne Melanome, klinisches Stadium I, 1983, pT-Klassifikation der UICC. (ᵃ Hinsichtlich Sicherheitsabstand s.S. 628)

Eine Sonderstellung scheint das akral-lentiginöse Melanom einzunehmen. Nach unseren Erfahrungen (Tonak u. Hermanek 1983) besitzt dieser Melanomtyp bereits in sehr frühen Stadien eine hohe Metastasierungsneigung und ist ohne Berücksichtigung der Tumordicke als High-risk-Tumor einzustufen.

31.4 Diagnose

31.4.1 Klinik und Untersuchungsverfahren

Obwohl das maligne Melanom in den meisten Fällen auf der äußeren Haut entsteht und damit der direkten Betrachtung mit dem Auge zugänglich ist, kann die klinische Diagnose bei diesem Tumor außerordentlich schwierig sein. Selbst erfahrene Dermatologen geben zu, daß sie sich bei der präoperativen Diagnose in einem Drittel der Fälle täuschen. Wir kennen über 60 Veränderungen der Haut, die einem malignen Melanom der Haut täuschend ähnlich sehen können (Hornstein 1981). So zeigt Abb. 6 ein absolut gutartiges sog. benignes juveniles Melanom, das klinisch von dem daneben abgebildeten nodulären Melanom kaum unterscheidbar ist (Abb. 7). Abb. 8 zeigt kein akral-lentiginöses Melanom mit Satellitenmetastasen, sondern ein subunguales und ein subepidermales Hämatom. Der 23jährigen Patientin war kein Trauma erinnerlich. Trotz dieser Unsicherheiten gibt es klini-

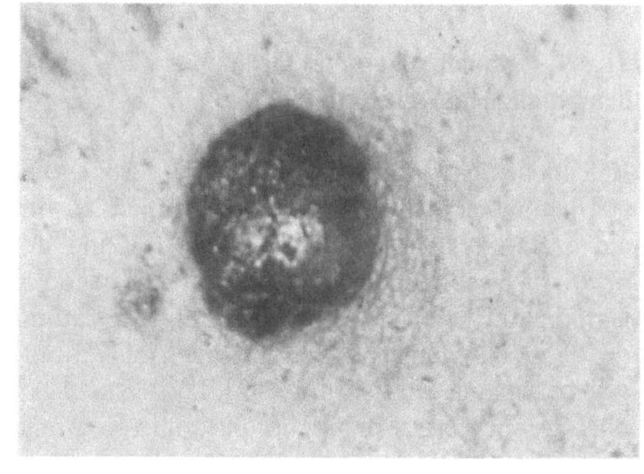

Abb. 6. Benignes juveniles Melanom. (Synonym: Spitz-Nävus)

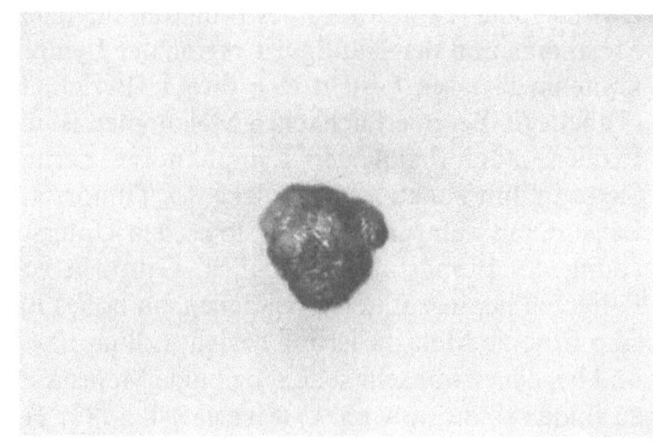

Abb. 7. Noduläres malignes Melanom

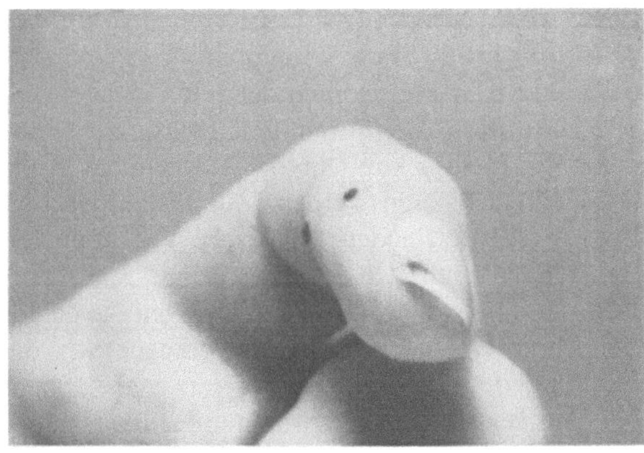

Abb. 8. Subunguales und subepidermales Hämatom, linker Zeigefinger. *Kein* akral-lentiginöses Melanom

Tabelle 7. Häufigkeit klinischer Symptome beim malignen Melanom. (Nach HEITE 1981 und HORNSTEIN 1981)

Klinische Symptome	%
Größenzunahme	80
Farbänderung	60
Mißempfindungen	50
Ulzeration	50
Satellitenherde	10
Lymphknotenschwellungen	10
In-Transit-Metastasen	2

sche Verdachtskriterien, die Anlaß sein müssen, derartige Tumoren zu exzidieren und einer histologischen Untersuchung zuzuführen.

HEITE (1981) hat das Krankengut der Deutschen Arbeitsgemeinschaft „Malignes Melanom" hinsichtlich dieser Frage untersucht. In über 90% aller Patienten wurde eine Größenzunahme des Herdes angegeben (Tabelle 7). Daneben sind die häufigsten Hinweise auf eine eingetretene maligne Entartung Pigmentveränderungen, Blutung oder Ulzeration und Mißempfindungen, wie Juckreiz.

Patienten mit einer melanomverdächtigen Läsion sind gründlich klinisch zu untersuchen. Die Inspektion und Palpation der regionalen Lymphabflußgebiete ist hierbei von besonderer Bedeutung.

Da die Lunge häufigster Sitz hämatogener Fernmetastasen ist, sollte bei jedem Patienten auch eine Brustkorbübersichtsaufnahme in 2 Ebenen vor der Therapie durchgeführt werden.

Soweit die Möglichkeit gegeben ist, kann eine computertomographische Untersuchung des Gehirns und der Leber als zweit- bzw. dritthäufigstem Sitz von Fernmetastasen das präoperative Staging sinnvoll ergänzen.

31.4.2 Diagnostische Lymphographie

Die vielerorts noch geübte Lymphographie zum Nachweis okkulter Lymphknotenmetastasen lehnen wir aus verschiedenen Gründen ab. Zum einen ist die Untersuchung selbst nicht gefahrlos, zum anderen ist die diagnostische Treffsicherheit zu gering, da selbst von geübten Untersuchern 30% falsch positive bzw. falsch negativen Resultate angegeben werden (ARIEL 1974).

31.4.3 Lymphoszintigraphie

Während bei Extremitätenmelanomen die erste Lymphknotenstation eindeutig definiert ist, können bei Rumpfmelanomen zwei oder mehrere Lymphabflußgebiete in Betracht kommen (TONAK et al. 1983a). Als eine wertvolle Hilfe zur Bestimmung des Lymphabflußgebiets hat sich bei diesen Melanomen in den letzten Jahren die Lymphoszintigraphie erwiesen. Bei dieser Methode wird nach subkutaner oder intrakutaner Injektion von ^{99}Tc-markiertem Antimon-Sulfid-Kolloid noch vor der Exzision des Primärtumors oder nach Exzisionsbiopsie die drainierende Lymphknotenstation mit Hilfe einer Gamma-Kamera dargestellt. Auf der Grundlage des lymphoszintigraphischen Befunds kann somit eine elektive Lymphknotendissektion bei Rumpfmelanomen gezielt eingesetzt und die Anzahl unnötiger elektiver Dissektionen vermindert werden (FEE et al. 1978; HOLMES et al. 1977; MUNZ et al. 1982).

31.4.4 Probeexzision/Exzisionsbiopsie

Nach klinischer Diagnosestellung, die stets in Zusammenarbeit mit einem Dermatologen erfolgen sollte, wird die lokale Exzision des Primärtumors durchgeführt. Die histopathologische Begutachtung des Primärtumors mit Bestimmung des Mikrostadiums und des vertikalen Tumordurchmessers bestimmt das weitere Vorgehen (vgl. Abb. 5).

Inzisionsbiopsien oder Probeexzisionen beim malignen Melanom werden von den meisten Dermatologen und Chirurgen als gefährlich abgelehnt (DAVIS et al. 1976; HEITE 1981; HORNSTEIN 1981; McKIE et al. 1972). Man befürchtet, daß es durch die Inzisionsbiopsie oder Probeexzision zu einer massiven Einschwemmung von Tumorzellen in die Lymph- und Blutgefäße kommt und damit das Auftreten von lokoregionalen oder Fernmetastasen provoziert wird. Einen weiteren gewichtigen Einwand gegen die Inzisionsbiopsie sehen wir in der Tatsache, daß an den entnommenen Gewebspartikeln häufig eine definitive histologische Diagnose nicht zu stellen ist.

Vor allem in den USA wird vereinzelt die Meinung vertreten, daß die Inzisionsbiopsie beim malignen Melanom unbedenklich sei. Diese Ansicht stützt sich vor allem auf eine Untersuchung von Eppstein u. Linden aus dem Jahre 1969, die bei 115 Patienten mit vorangegangener Biopsie keine Verschlechterung der Prognose im Vergleich zu sofort definitiv behandelten chirurgischen Patienten feststellen konnten. Gegen die Untersuchung muß eingewandt werden, daß der Begriff Biopsie nicht näher erläutert ist, es also nicht klar ist, ob eine Exzisionsbiopsie (= knappe vollständige Exzision im Gesunden) oder tatsächlich eine Inzisionsbiopsie (= Entnahme von Teilen des Tumors) gemeint ist. Außerdem erfolgte bei den meisten der 115 Patienten die definitive chirurgische Therapie innerhalb weniger Tage, ein Umstand, der in unserem Lande selten gegeben ist. So erleben wir immer wieder, daß nach Inzisionsbiopsien 4 Wochen und mehr bis zur definitiven chirurgischen Therapie vergehen. Es wäre somit denkbar, daß eine Inzisionsbiopsie die Prognose desto weniger verschlechtert, je früher die definitive chirurgische Therapie erfolgt. Wir führen bei Melanomverdacht keine Probebiopsie, sondern eine Exzisionsbiopsie (= knappe Exzision im Gesunden) durch. Sofern die Möglichkeit einer intraoperativen Schnellschnittuntersuchung besteht, kann die Nachexzision in derselben Sitzung (= einzeitiges, aber zweistufiges Vorgehen) erfolgen. Andernfalls sollte die definitive chirurgische Therapie nach wenigen Tagen (längstens 4 Wochen) erfolgen. Eine Verschlechterung der Prognose haben wir und andere (Eldh 1979) bei einem derzeitigen zweizeitigen Vorgehen (Zeitintervall bis maximal 4 Wochen) in unserem Krankengut (Gall u. Tonak 1981) nicht feststellen können.

31.5 Operative Therapie

31.5.1 Primärtumor

Die weite lokale Exzision des primären malignen Melanoms mit einem in situ gemessenen Sicherheitsabstand von 5 cm ist in Deutschland die allgemein anerkannte Grundlage der Behandlung.

Diese weite lokale Exzision ist vor allem bei tief eingedrungenen Primärtumoren entsprechend pT 3- und pT 4-Melanomen der UICC-Klassifikation zu fordern. Der durch diese Exzision entstandene Hautdefekt kann in der Regel nicht mehr primär verschlossen werden. Zur Defektdeckung bieten sich verschiedene plastische Verfahren an. An den Extremitäten haben wir mit Spalthauttransplantaten sehr gute Erfahrungen gemacht. Bei Tumoren des Rumpfes bevorzugen wir die Deckung des Defektes durch Verschiebelappen, oder wir versuchen einen primären Hautverschluß, soweit dies die anatomische Lokalisation zuläßt. Die Forderung nach einer weiten lokalen Exzision findet ihre Einschränkung bei besonderen Lokalisationen, wie z.B. im Gesicht. Bei Tumoren der Finger und Zehen sind Teilamputationen erforderlich. Die Amputationshöhe richtet sich nach dem Sitz des Primärtumors und nach funktionellen Gesichtspunkten (Gall u. Tonak 1981).

1977 haben Breslow u. Macht erstmals darauf hingewiesen, daß bei ganz dünnen Melanomen mit einem Tumordurchmesser von unter 0,76 mm möglicherweise keine weite lokale Exzision erforderlich ist, sondern auch geringere Sicherheitsabstände zur Behandlung völlig ausreichend sind.

Wir können diese Ergebnisse anhand einer retrospektiven Untersuchung aus unserem Krankengut bestätigen. So verfügen wir über 64 Patienten mit Tumoren von weniger als 0,76 mm Durchmesser. Vergleicht man die Überlebensraten dieser Patienten, getrennt nach den vom Pathologen am frischen Präparat ohne Zug gemessenen minimalen Sicherheitsabständen, so ergibt sich, daß bei diesen Melanomen, selbst wenn der Sicherheitsabstand unter 2 cm beträgt, die Prognose ausgezeichnet ist, die 5-Jahres-Überlebensraten betragen fast 100% (Abb. 9).

Ein gleiches Bild ergibt sich, wenn aus unserem retrospektiven Krankengut auch noch die Melanome bis zu einer Dicke von 1,5 mm hinzugenommen werden. Auch diese haben selbst bei geringen minimalen Sicherheitsabständen Überlebenschancen von nahezu 100%. Außerdem ist bei keinem der insgesamt 141 Patienten ein Lokalrezidiv aufgetreten.

Aufgrund dieser Ergebnisse nehmen wir von der weiten lokalen Exzision bei oberflächlichen Melanomen bis zu einem Tumordurchmesser von 1,5 mm seit 1982 Abstand. Doch auch bei „dünnen" (bis 1,5 mm) Melanomen sollte ein minimaler Sicherheitsabstand von 2 cm nicht unterschritten werden (Tonak et al. 1985).

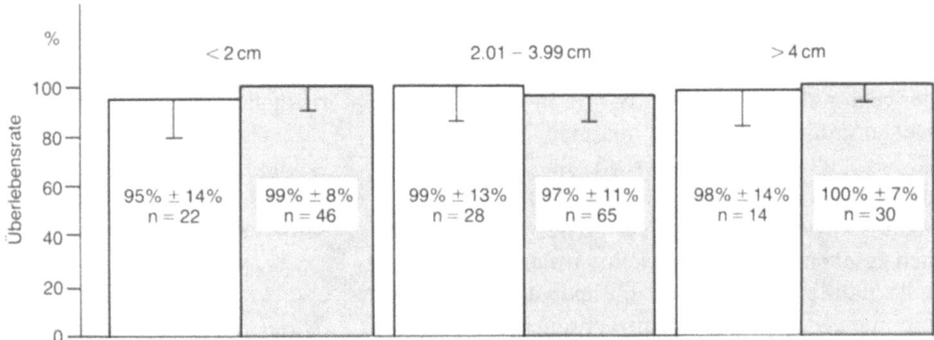

Abb. 9. Alterskorrigierte 5-Jahres-Überlebensraten bei Melanompatienten vom klinischen Stadium I in Abhängigkeit vom minimalen Sicherheitsabstand (gemessen vom Pathologen am frischen Präparat ohne Zug). Weiße Säulen: Tumor bis 0,75 mm dick. Graue Säulen: Tumoren bis 1,50 mm dick (einschließlich der nur bis 0,76 mm dicken Tumoren). 1967–1981/31.12.82. (Nach Tonak et al. 1985)

31.5.2 Chirurgische Therapie der regionalen Lymphknoten

Der Wert einer therapeutischen Dissektion bei klinischem Verdacht auf regionale Lymphknotenmetastasen wird von niemandem bezweifelt, die Indikation zur elektiven Lymphknotendissektion beim malignen Melanom jedoch seit langem kontrovers beurteilt (Tonak et al. 1980).

Da zwischen der Tumordicke nach Breslow und der Häufigkeit regionärer Lymphknotenmetastasen eine direkte Beziehung besteht, nehmen wir zur Frage der elektiven Lymphknotendissektion einen differenzierten Standpunkt ein.

Bei oberflächlichen Melanomen, entsprechend pT 1 nach UICC, ist die Häufigkeit okkulter regionaler Metastasen so gering und die Heilungschancen des Patienten mit alleiniger lokaler Exzision so groß, daß bei diesen Tumoren nach unserer Meinung eine Indikation zur elektiven Lymphknotendissektion nicht besteht. Im Gegensatz dazu beträgt die Häufigkeit von okkulten Lymphknotenmetastasen bei pT 3- und pT 4-Tumoren nach eigenen Untersuchungen und nach Angaben des Schrifttums bis zu 40% (s. Tabelle 6). In diesen Fällen halten wir eine elektive Lymphknotendissektion in jedem Fall für gerechtfertigt. Hinsichtlich der pT 2-Tumoren (bis 1,5 mm) haben wir die Indikation zur Lymphknotendissektion zunächst bei den Melanomen der Extremitäten und später auch bei den Melanomen des Rumpfes neu überdacht (Tonak u. Hermanek 1983). Aufgrund der Ergebnisse bei Melanomen bis zu einem Tumordurchmesser von 1,5 mm und der Seltenheit (unter 10%) okkulter, histologisch nachgewiesener Metastasen, halten wir bei diesen Tumoren eine elektive Lymphknotendissektion für nicht mehr erforderlich (Tonak et al. 1985).

31.5.2.1 Komplikationen der Lymphknotendissektion

Wie jeder operative Eingriff so ist auch die elektive Dissektion nicht frei von Komplikationen und Nebenwirkungen. Gegen die Operation werden vor allem die relativ häufigen Wundheilungsstörungen und ein längerer Krankenhausaufenthalt ins Feld geführt. Die Häufigkeit von Wundheilungsstörungen nach Dissektionen beträgt in unserem Krankengut bei 491 Eingriffen 23% (113/491) (Tabelle 8). Hierbei ist zu berücksichtigen, daß nach Lymphknotendissektion an Hals und Axilla diese Komplikationen nur 4% (1/25) bzw. 8% (18/215) betragen und damit kaum die Infektionsrate bei anderen vergleichbaren chirurgischen Eingriffen in diesem Bereich übersteigen. Für die hohe Zahl an Sekundärheilungen nach Leistendissektion sind verschiedene Faktoren verantwortlich. Eine Minderung der Infektionshäufigkeit erscheint uns mit

Tabelle 8. Komplikationen nach 491 regionalen Lymphknotendissektionen 1967–1981/31.12.1982. (Nach Tonak et al. 1983)

	Durchgeführte Dissektionen			
	Hals	Axilla	Leiste	Gesamt
n	25 (5%)	215 (44%)	251 (51%)	491 (100%)
Wundheilungsstörungen	1 (4%)	18 (8%)	94 (37%)	113 (23%)
Lymphfisteln, Serome	0 (0%)	50 (23%)	108 (43%)	158 (32%)
Lymphödeme über 1 Jahr postoperativ	0 (0%)	4 (2%)	14 (6%)	18 (4%)

einer besonders schonenden Operationstechnik durchaus möglich zu sein. Die nach Entfernung der regionalen Lymphknoten frei in das Wundgebiet einmündenden Lymphbahnen führen häufig zu Seromen und Lymphfisteln. Bei 23% (50/215) unserer Axilla- und 43% (108/251) unserer Leistendissektionen haben wir derartige Komplikationen gesehen. Solange sich keine Infektion hinzugesellt, handelt es sich zwar um lästige, jedoch nicht um schwerwiegende Beeinträchtigungen. Ein besonderes Problem stellen Ödeme der Extremitäten nach Dissektion dar. Bleibende Lymphödeme der Arme nach alleiniger Axilladissektion bilden eher die Ausnahme (bei uns 2%, 4/215). Chronische Stauungszustände der Beine, die länger als 1 Jahr bestehen, haben wir bei 14 von 251 Patienten feststellen müssen. Zur Vermeidung dieser Folgezustände ist das konsequente Tragen eines Zweizuggummistrumpfes nach Maß für 2–3 Monate Grundvoraussetzung dafür, daß sich ein suffizienter Lymphkollateralkreislauf ausbilden kann. Bei chronischen Lymphödemen der Extremitäten führen wir eine konservative Therapie nach den Richtlinien von Földi (zit. nach Tonak et al. 1983a) durch.

31.5.2.2 Therapeutische endolymphatische Radionuklidtherapie

Anfang der 70er Jahre wurde als Alternative zur elektiven Lymphknotendissektion bei High-risk-Melanomen die „heiße Lymphographie" empfohlen (Drepper et al. 1981). Die lokalen Komplikationen dieser Behandlung (Radioulzera, Radiodermatitis und Lymphödem) sind in ihrer Häufigkeit und Schwere denen nach elektiver Lymphknotendissektion vergleichbar. Therapeutisch erbrachte diese Behandlungsform keine Verbesserung gegenüber der chirurgischen Lymphknotendissektion (Drepper et al. 1981). Der wesentlichste Nachteil liegt nach unserer Meinung in der bei dieser Therapie fehlenden histologischen Untersuchung der Lymphknoten.

31.5.3 Hypertherme Extremitätenperfusion

Wir haben 1975 als erste in Deutschland die hypertherme Extremitätenperfusion beim malignen Melanom als Routinemethode eingeführt (Tonak 1981; Tonak et al. 1983b).

Mit einigen Modifikationen führen wir die Operation nach Angaben von Creech et al. (1958) und Schraffordt Koops et al. (1977) durch. Das verwendete Zytostatikum ist Melphalan. Bei regional metastasierenden Melanomen verwenden wir zusätzlich Actinomycin D.

Die hypertherme Perfusion wird bei unseren Patienten meist zusammen mit der elektiven Lymphknotendissektion durchgeführt.

31.5.3.1 Ergebnisse der hyperthermen Perfusion

Zwischen 1975 und 1982 haben wir 230 Perfusionen beim malignen Melanom durchgeführt. Bei 118 Patienten mit pT3- und pT4-Melanomen ohne regionale, histologisch nachgewiesene Metastasen konnten wir mit dieser adjuvanten Behandlung 5-Jahres-Überlebensraten von 86±9% erreichen (Tonak et al., 1984). Bei regional metastasierenden malignen Melanomen (n = 82) liegen die Ergebnisse mit 41±16% noch deutlich über den Heilergebnissen, die mit alleiniger chirurgischer Therapie nach unseren bisherigen Erfahrungen erreichbar waren (Abb. 10).

Insbesondere bei metastasierenden malignen Melanomen mit Satellitosis konnten wir mit Perfusion in der Hälfte der Fälle ein völliges Verschwinden der Metastasen, zumindest auf Zeit, erzielen (Tonak et al. 1984). Bei 20 von 41 Patienten mit Satellitosis kam es zu einer völligen Rückbildung der Metastasen. Allerdings traten diese bei 8 der 20 Patienten nach 3 bis 4 Jahren erneut auf.

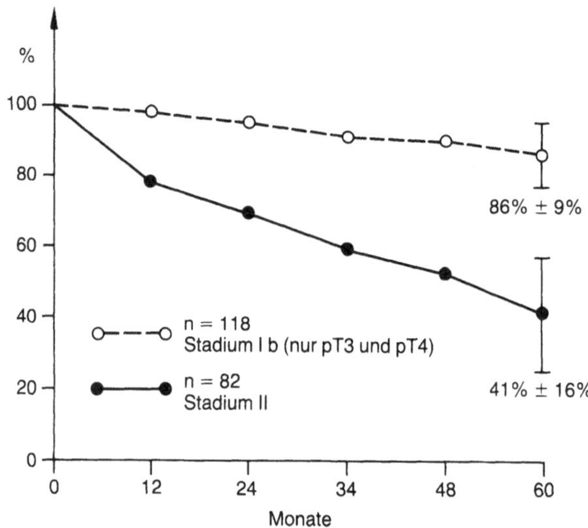

Abb. 10. Alterskorrigierte 5-Jahres-Überlebensraten bei 200 adjuvant perfundierten Patienten 1975–1982/31.12.83. (Nach Tonak et al. 1984) UICC-Klassifikation 1978 (Tabelle 3)

Tabelle 9. Komplikationen durch hypertherme Perfusion bei 251 Patienten mit malignen Melanomen (n = 230) und Weichteilsarkomen (n = 21) Dez. 1975 – 31.12.1983 (Nach TONAK et al. 1984)

Komplikationen	n	(%)
Nachblutung mit Nachoperation	1	0,3
Arterielle Thrombose	3	1
Lymphödem (>1 Jahr)	18	7
Neurologische Störung (dauernde Lähmung N. peroneus oder femoralis)	4	2
Ausgedehnte Gewebsnekrosen (Amputation)	1	0,3
Todesfälle 1 Nachblutung 14 Tage nach Operation 1 Lungenembolie 10 Tage nach Operation 1 Lungenembolie 14 Tage nach Operation	3	1

31.5.3.2 Komplikationen nach Perfusion

Die hypertherme Perfusion ist mit einer Reihe charakteristischer Nebenwirkungen belastet, deren Schwere von der Dauer der Perfusion, der erreichten Gewebetemperatur, der Menge des verabreichten Zytostatikums und individuellen Gegebenheiten abhängen. Mit wachsender Erfahrung konnten wir diese Komplikationen wesentlich vermindern und haben in den letzten 3 1/2 Jahren keine dauernden Gesundheitsstörungen nach Perfusion mehr gesehen. Vor 4 Jahren mußten wir einer jungen Frau 12 Wochen nach Perfusion wegen ausgedehnter Nekrosen das rechte Bein amputieren. 3 Patienten verloren wir durch die Operation; davon 2 Patienten durch eine fulminante Lungenembolie (Tabelle 9).

31.5.4 Chirurgie von Fernmetastasen

Die Prognose des malignen Melanoms ist besonders ungünstig, wenn Fernmetastasen vorliegen. In unserem Krankengut sind die meisten Patienten in diesem Tumorstadium innerhalb von 2 Jahren verstorben (s. Abb. 12). Beeindruckt von den Ergebnissen bei anderen Organtumoren (s. Kap. 7.2) haben wir auch beim malignen Melanom im Falle von solitären Fernmetastasen eine chirurgische Intervention vorgenommen. Bei unseren Patienten, bei denen entweder solitäre Lungen- oder Gehirnmetastasen entfernt wurden, konnte jedoch in keinem Fall der tödliche Verlauf der Erkrankung verhindert werden. Obwohl auch im Schrifttum (GOODMAN u. KARAKOUSIS 1981) keine günstigen Ergebnisse mitgeteilt werden, sollte im Falle von solitären Fernmetastasen eine chirurgische Intervention in Betracht gezogen werden.

31.6 Nichtchirurgische Therapie

31.6.1 Immuntherapie

Das maligne Melanom ist seit langem ein Beispiel dafür, daß immunologische Abwehrmechanismen den Verlauf einer Melanomerkrankung beeinflussen können (KOKOSCHKA u. MICKSCHE 1977). PULVERTAFT (zit. nach KOKOSCHKA u. MICKSCHE 1977) erbrachte 1965 durch den Nachweis von spezifischen Antikörpern im Serum von Melanompatienten den ersten Hinweis auf eine tumorspezifische Immunreaktion beim malignen Melanom. LEWIS et al. (1976) wies nach, daß Antikörper im Serum von Melanompatienten im klinischen Stadium I autologe Tumorzellen in der Kultur abzutöten vermögen.

Neben diesen humoralen antikörperabhängigen Immunreaktionen sind beim malignen Melanom durch In-vivo- und In-vitro-Methoden auch zellvermittelte Immunreaktionen nachgewiesen worden (LEWIS 1977; McKIE et al. 1972). Diese Immunogenität der Melanomzelle kann bekannte klinische Phänomene, wie z.B. die komplette oder partielle Regression des Tumors oder die gelegentlich über Jahrzehnte dauernde Latenzzeit bis zum Auftreten von Metastasen zumindest z.T. erklären.

Basierend auf diesen Kenntnissen hat es in den letzten Jahren nicht an Versuchen gefehlt, durch eine lokale oder systemische Immunotherapie die Prognose des malignen Melanoms günstig zu beeinflussen (KOKOSCHKA u. MICKSCHE 1977). Wesentliche klinische Bedeutung hat als nichtspezifische immunadjuvante Therapie der Tuberkulose-Impfstoff BCG (Bacillus Calmette-Guerin) erlangt (MACHER 1972, 1981). Nach zunächst vielversprechenden Berichten (GUTTERMAN et al. 1975; MACHER 1981) stellte sich jedoch in der prospektiv randomisierten Studie der WHO (VERONESI et al. 1982a) heraus, daß die adjuvante BCG-Therapie ohne wesentliche therapeutische Wirksamkeit ist. So wurde zwischenzeitlich dieses Therapieverfahren vielerorts und auch von uns wieder aufgegeben.

Unter den synthetischen adjuvanten Immuntherapeutika findet derzeit das Dinitrochlorbenzol (DNCB) breite klinische Anwendung. Seine Wirksamkeit ist bis heute nicht bewiesen, da bei jeder adjuvanten Immuntherapie große Fallzahlen und lange Beobachtungszeiten notwendig sind (Macher 1981). DNCB stellt ein hochpotentes Allergen dar, das eine T-Zellstimulation, eine Mobilisierung des Phagozytensystems und anderer Abwehrreaktionen hervorruft (Weidner u. Djawari 1979). DNCB wird prophylaktisch nach Exzision des Melanoms sowie nach Abheilen der Operationsnarbe epifokal appliziert, bis eine immunologische Entzündungsreaktion auftritt. Später möglicherweise auftretende epidermotrope Melanommetastasen werden mit DNCB in Schwellenkonzentration so weit behandelt, bis die Metastasen sich vollständig zurückbilden. Nach ersten erfolgversprechenden Berichten (Weidner u. Djawari 1979) ist die Behandlung besonders günstig bei oberflächlichen Tumoren. Alle unsere melanomoperierten Patienten erhalten derzeit eine präventive DNCB-Sensibilisierung und postoperative epifokale Applikation im Operationsbereich.

31.6.2 Chemotherapie

Das maligne Melanom zeigt insgesamt nur eine geringe Ansprechrate auf Chemotherapeutika. Die durchschnittlich erreichte Ansprechrate in zahlreichen Therapiestudien liegt bei etwa 20–30% (Bellet et al. 1979; Costanzi 1983). Durch Chemotherapie konnte beim metastasierenden malignen Melanom bisher noch in keinem dokumentierten Falle eine Heilung erreicht werden (Macher 1983). Trotz dieser niedrigen Ansprechraten stellt die systemische Zytostatikatherapie beim disseminierten malignen Melanom die einzig reelle Chance des Patienten auf eine Lebensverlängerung dar. Als Substanz der Wahl gilt heute das Dacarbacin (DTIC), das als Monotherapeutikum Anwendung findet (Macher 1983). In dem Bemühen, die Ansprechrate des Melanoms zu erhöhen, wurden in zahlreichen Studien die verschiedensten Zytostatika in Kombination mit oder ohne DTIC versucht (Macher 1983). Eine wesentliche Verbesserung der Situation ist jedoch auch damit bisher nicht erreicht worden, obwohl in einzelnen kleineren Serien Remissionsraten von über 30% beispielsweise mit der Kombination Bleomycin, Vincristin, CCNU und DTIC berichtet wurden (Ahn u. Morton 1982). Wir selbst haben mit der systemischen Monotherapie mit DTIC oder Cisplatin bei mehreren jüngeren Patienten mit multiplen Fernmetastasen keinen Erfolg gesehen.

Eine adjuvante Chemotherapie bei kurativ operierten Patienten lehnen wir in Übereinstimmung mit den meisten Dermatologen, Chirurgen und Internisten ab. Viele Patienten, die allein durch Operation geheilt sind, würden dadurch einer mit erheblichen Nebenwirkungen belasteten Therapie unterzogen, deren mögliche Spätfolgen heute noch nicht abschätzbar sind (Macher 1983). Auch wurde der therapeutische Wert einer adjuvanten Therapie beim malignen Melanom noch in keiner Studie bewiesen. Eine WHO-Studie von 1982 (Veronesi et al. 1982a) ergab zwischen den nur operierten Patienten und den Patienten mit zusätzlicher DTIC-Monotherapie keine signifikanten Unterschiede, sowohl hinsichtlich der Überlebenszeit, als auch hinsichtlich des tumorfreien Intervalls.

31.6.3 Radiotherapie

Das maligne Melanom galt lange Zeit als besonders strahlenresistent. Obwohl neuere Untersuchungen (Krappel et al. 1983; Overgaard 1980; Strauss et al. 1981; Trott et al. 1981) doch eine mäßige Strahlenempfindlichkeit bewiesen haben, ist die Strahlentherapie des primären malignen Melanoms zu Recht verlassen worden. Einerseits wurde nach Bestrahlung das Aufschießen von Satellitenmetastasen innerhalb des Bestrahlungsfelds beobachtet (Illig u. Paul 1974), andererseits erlaubt die oft fehlende histologische Diagnose keine Beurteilung der Heilergebnisse. An der Dermatologischen Universitätsklinik in Erlangen wird eine besondere Form der Strahlentherapie beim primären malignen Melanom als sog. Einschlagvorbestrahlung heute noch durchgeführt. Sie ist als Ergänzung der unmittelbar darauffolgenden chirurgischen Therapie anzusehen. Durch eine hohe Röntgen-Einzeldosis (40–60 Gy) soll eine subletale Schädigung der Tumorzellen erreicht werden. Die unmittelbar auf die Bestrahlung folgende Exzision mit einer Zeitdifferenz von maximal 2 h kommt einer radiogenen Hyperämie des Melanomstromas und einer möglichen Tumorzellaussaat bzw. lymphovasalen Tumorzellverschleppung zuvor (Tonak et al. 1981).

Mancherorts wird heute noch eine prophylaktische Bestrahlung des Lymphabflußgebiets sogar ohne Berücksichtigung der Tumorausbreitung

(Mikrostadium und Tumordicke) durchgeführt. Bis heute wurde in keiner Untersuchung der Nutzen derartiger Maßnahmen auf die Tumorerkrankung überzeugend belegt. Wir lehnen daher diese Therapiemodalität insbesondere auch im Hinblick auf die immer noch vorhandenen Komplikationen der Strahlentherapie ab (TONAK et al. 1983a).

Einen gesicherten therapeutischen Platz hat die Strahlentherapie beim malignen Melanom, wenn inoperable Metastasen vorliegen. Die Bestrahlung erfolgt heute überwiegend mit schnellen Elektronen, manchmal auch in Kombination mit ^{60}Co-Gamma-Strahlung. KRAPPEL et al. (1983) konnte bei 20 von 44 Melanommetastasen (45%) eine vollständige Rückbildung und lokale Rezidivfreiheit von mehr als 2 Jahren erreichen.

Neue Möglichkeiten der Radiotherapie eröffnen sich, wenn diese mit der Hyperthermie kombiniert wird (DIETZEL 1978). Über erfolgreiche klinische Anwendungen liegen erste Mitteilungen vor (FAZEKAS u. NERLINGER 1981; HERBST u. SAUER 1983). In Erlangen haben HERBST u. SAUER (1983) bei 136 Patienten mit verschiedenen weit fortgeschrittenen, meist inoperablen Tumoren mit einer hyperthermen Strahlentherapie in 63% Voll- oder Teilremissionen erreichen können. Insbesondere bei gemeinsam behandelten Melanompatienten haben wir erstaunlich günstige Ergebnisse dieser Kombinationstherapie gesehen, die uns zu einer weiteren Anwendung ermutigen.

31.6.4 Sonstige Therapieverfahren

Kombinationsbehandlungen von Immuno-, Strahlen- und Radiotherapie in den verschiedensten Modalitäten sind Gegenstand zahlreicher, noch laufender, prospektiv randomisierter Studien. Bei der International Cancer Research Data Bank waren 1983 allein 61 derartige Studien registriert. Einen ganz neuen Therapieversuch stellt die Behandlung mit dem Anti-Östrogen-Präparat Tamoxifen dar. Nach einer Mitteilung von RÜMKE (1982) entsprach die Ansprechrate der mit diesem Präparat behandelten Patienten fast der einer systemischen Chemotherapie mit DTIC.

31.7 Nachsorge

Alle unsere Melanompatienten werden in enger Zusammenarbeit mit der Dermatologischen Klinik in zunächst 3monatigen Abständen nachuntersucht. Die Untersuchung umfaßt die Erhebung eines gründlichen klinischen Status sowie eine Röntgenübersichtsaufnahme der Lunge in 2 Ebenen. Nach 2 Jahren werden die Intervalle auf 6 Monate verlängert. Nach 5 Jahren erfolgt jährlich eine Nachuntersuchung, nach 10 Jahren beenden wir die Nachbeobachtung.

31.8 Prognose

31.8.1 Gesamtresultate

Die Diagnose malignes Melanom wurde bis vor wenigen Jahren auch in Fachkreisen mit einer katastrophalen Prognose, fast einem Todesurteil, gleichgesetzt. Vergleicht man hierzu die Heilergebnisse aller Patienten, die bei uns wegen verschiede-

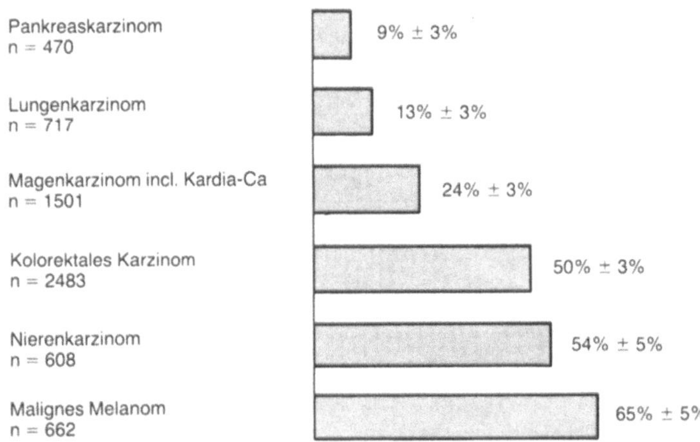

Abb. 11. Behandlungsergebnisse bei 6 verschiedenen Organtumoren, alle Stadien, alle Patienten, bei denen ein maligner Tumor diagnostiziert wurde (alle behandelten und auch nichtbehandelten Patienten, postoperative Letalität eingeschlossen)

Tabelle 10. 5-Jahres-Behandlungsergebnisse beim malignen Melanom

Autor	Methodik	Alle Stadien	Klinisches Stadium I
DAVIS (1981)	ÜR Berkson-Gage	80% (n = 1316)	–
VAN DER ESCH et al. (1981)	ÜR Kaplan-Meier	–	~70% (n = 699)
MAGNUS (1977)	ÜR „relative cumulative"	–	~70% (n = 2061)
VERONESI u. CASCINELLI (1979 b) (WHO)	ÜR Kaplan-Meier	53% (n = 4707)	–
TONAK et al. (1976)	ÜR Berkson-Gage	50% (n = 201)	58% (n = 160)
Erlangen (1983)	ÜR Berkson-Gage	65% (n = 662)	79% (n = 491)

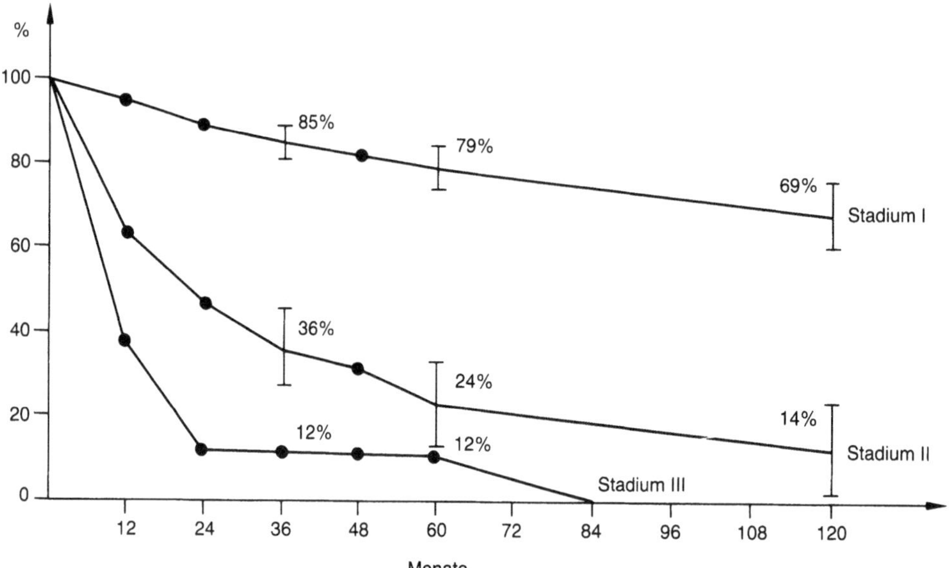

Abb. 12. Prognose und klinisches Stadium. Stadium I: klinisch kein Hinweis für Metastasen einschließlich dissezierte Patienten mit oder ohne histologische Lymphknotenmetastasen (n = 441); Stadium II: klinisch regionäre Metastasen (Lymphknoten, Satelliten, in-transit-Metastasen) (n = 150); Stadium III: klinisch Fernmetastasen (n = 21). Alterskorrigierte Daten, 95% Vertrauensgrenzen

ner Organtumoren behandelt wurden (Abb. 11), so zeigt sich, daß das maligne Melanom die beste Prognose unter den ausgewählten Malignomen aufweist. Es darf darauf hingewiesen werden, daß diese Darstellung die Gesamtergebnisse aller Patienten umfaßt, bei denen ein maligner Tumor diagnostiziert wurde, wobei alle behandelten und nichtbehandelten Patienten eingeschlossen sind. Das maligne Melanom ist damit keineswegs ein prognostisch so ungünstiger Tumor, wie auch heute noch vor allem in Laienkreisen angenommen wird.

Wie bei anderen Malignomen hängt auch beim malignen Melanom die Überlebenschance des Patienten entscheidend davon ab, ob zum Zeitpunkt der Erstoperation bereits Metastasen bestehen. Bei Patienten (n = 491) im herkömmlichen klinischen Stadium I (= kein klinischer Hinweis auf regionale Lymphknoten oder Fernmetastasen) betragen die 5-Jahres-Überlebensraten in unserem Krankengut 79% ± 5%. Wir liegen damit mit unseren Ergebnissen im oberen Bereich der Literaturangaben (Tabelle 10). Außergewöhnlich günstige Ergebnisse werden aus Queensland/Australien mit 5-Jahres-Überlebensraten von 80% bei Patienten aller Stadien mitgeteilt. Allerdings ist in diesem Krankengut der Anteil der dünnen und damit prognostisch besonders günstigen Melanome besonders hoch.

Im klinischen Stadium II (n = 150) sinken die Überlebensraten auf 24% ± 10% ab. Bei bestehenden Fernmetastasen ist die Prognose infaust und nur 2 Patienten in unserem Krankengut (n = 21) haben 2 Jahre überlebt (Abb. 12).

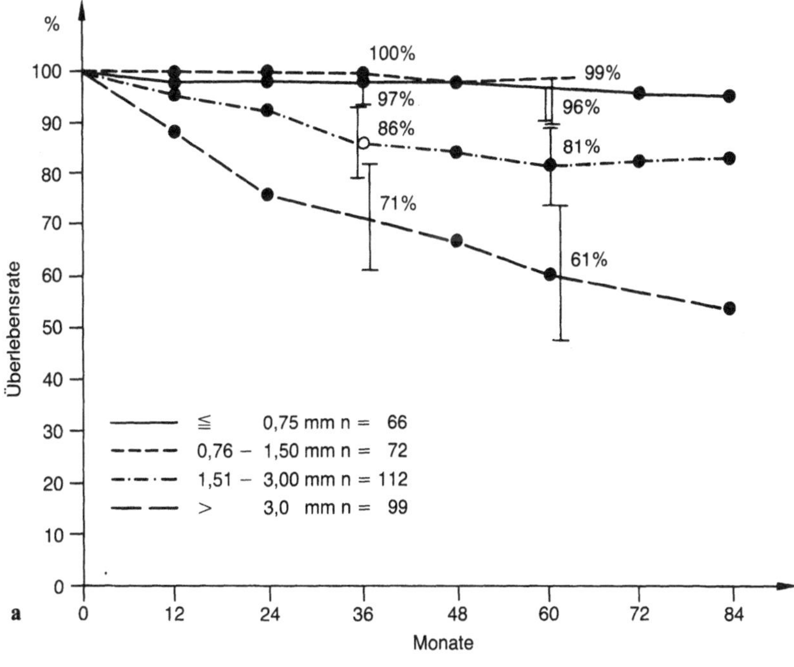

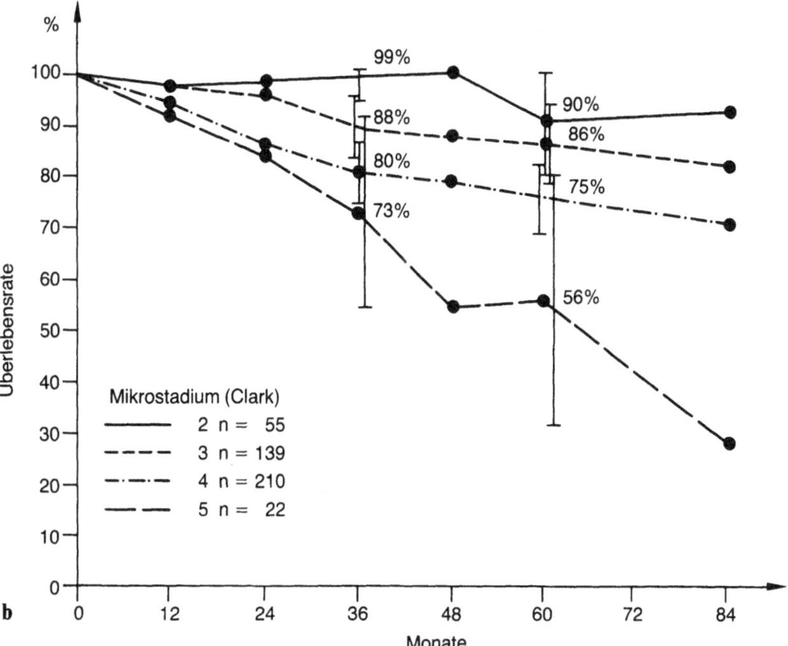

Abb. 13a–f. Alterskorrigierte Überlebensraten und 6 prognostische Faktoren bei 426 Patienten vom klinischen Stadium I. **a** Tumordicke, **b** Mikrostadium, **c** Ulzeration, **d** Melanomtyp, **e** Geschlecht, **f** Lokalisation. Nicht alle Befunde regelmäßig erhoben, daher Summe der Fälle teilweise weniger als 426

31.8.2 Prognostische Faktoren beim malignen Melanom

Beim malignen Melanom ist eine Reihe von Faktoren bekannt, die die Prognose der Erkrankung beeinflussen. So ist nicht nur die Tumorausdehnung zum Zeitpunkt der Diagnose, sondern auch das Geschlecht, die Lokalisation (WEIDNER 1981), das Alter, der Melanomtyp, die Ulzeration, die histologische Umgehungsreaktion und andere histologische Parameter für die Prognose von Bedeutung. Zur Untersuchung der Wertigkeit dieser Faktoren wurden in den letzten Jahren mehrere multifaktorielle Analysen veröffentlicht (BALCH 1978, 1979; DAY et al. 1981, 1982a, b, c; TONAK et al. 1985). Es stellte sich hierbei heraus, daß beim Primärtumor die Ausmessung des vertikalen Tumordurchmessers nach BRESLOW eine überragende progno-

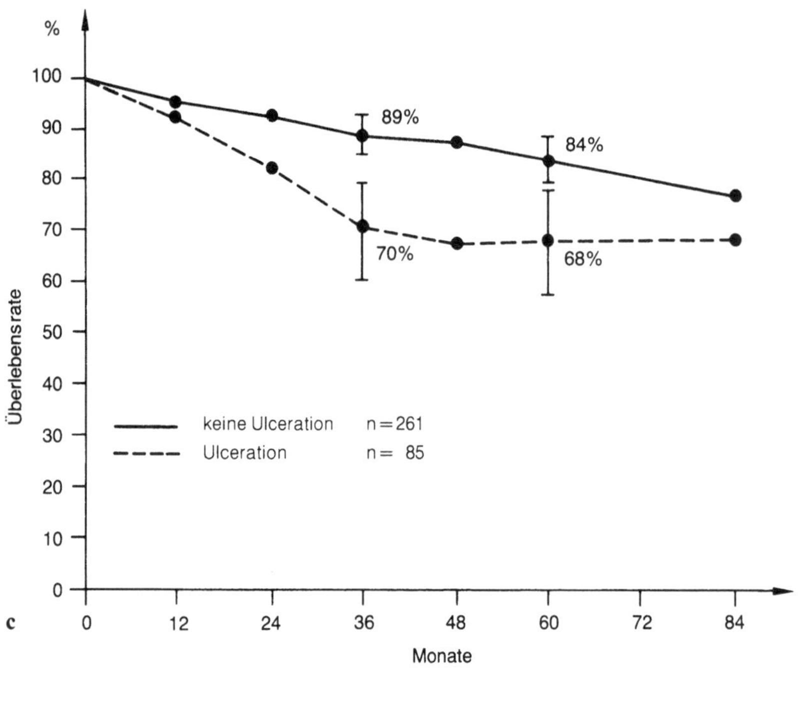

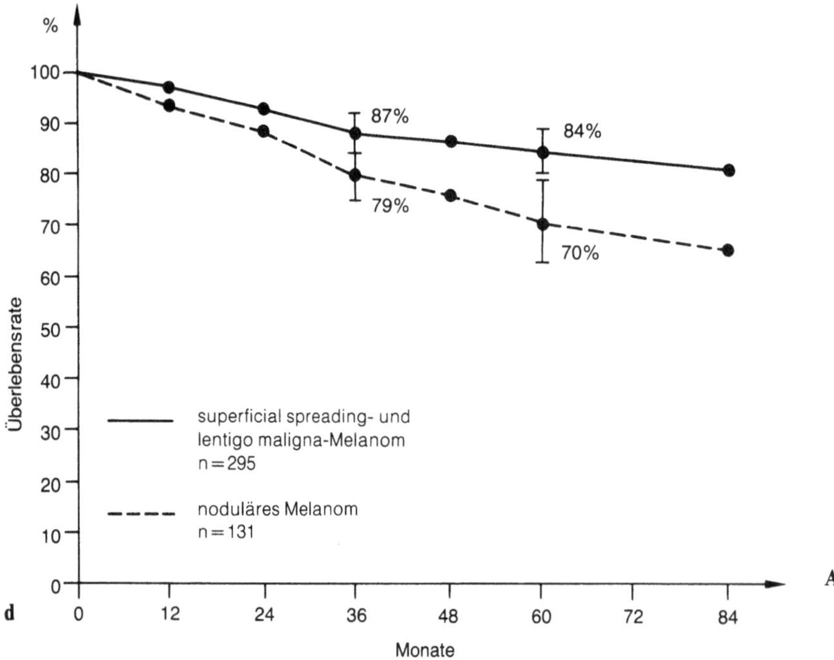

Abb. 13c, d. Legende s.S. 635

stische Bedeutung besitzt. Daneben ist auch das Geschlecht und vor allem die Lokalisation des Primärtumors von erheblichem Einfluß auf die Überlebenschance des Patienten (Abb. 13). In einer eigenen multifaktoriellen Regressionsanalyse (To-NAK et al. 1985) bei 426 Patienten vom klinischen Stadium I, die an unserer Klinik zwischen 1967 und 1981 behandelt wurden, erwies sich der verti-kale Tumordurchmesser als stärkster prognostischer Faktor (Tabelle 11). Der Faktor Geschlecht beeinflußte darüber hinaus die Prognose etwa gleich stark wie der Faktor Lokalisation.

Bei Berücksichtigung des Tumordurchmessers nach Breslow, des Geschlechts und der Topographie konnte die Prognose hinreichend beschrieben werden. Die darüber hinaus geprüften Faktoren,

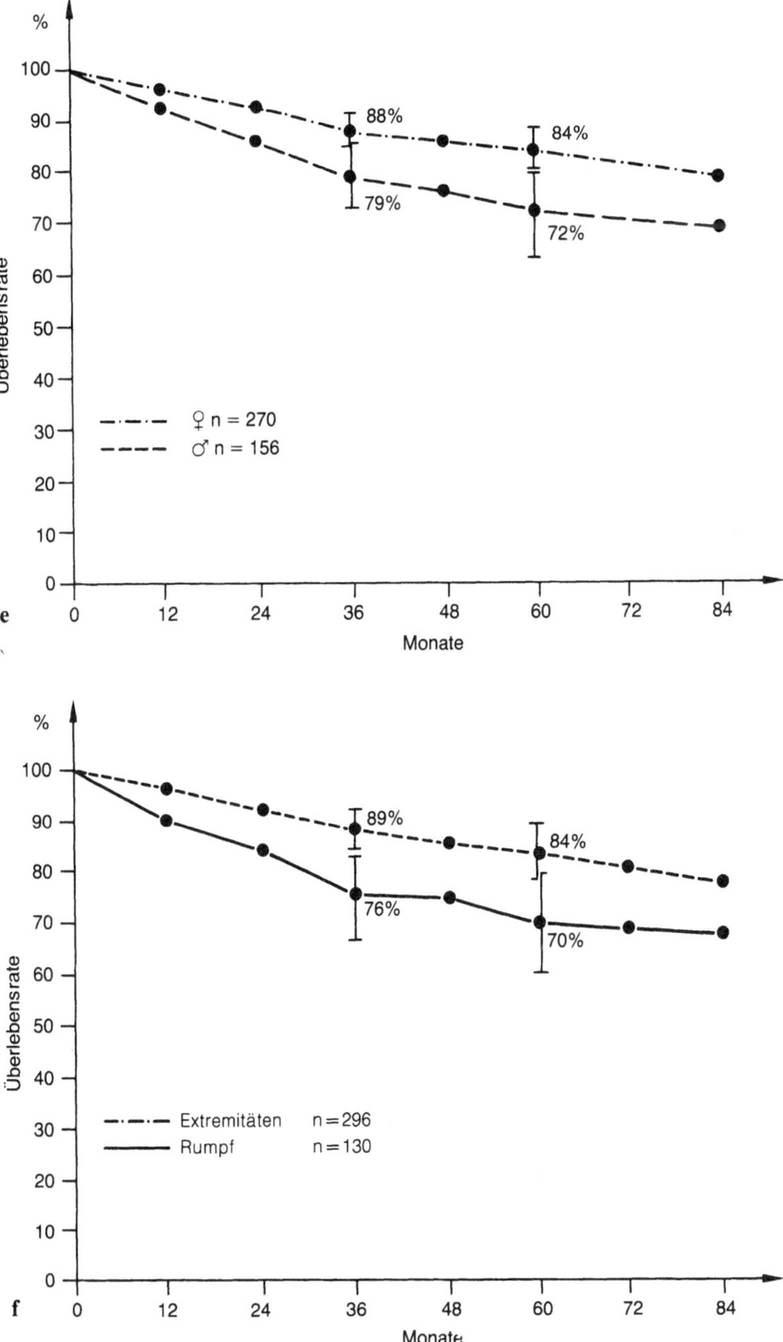

Abb. 13e, f. Legende s.S. 635

wie Mikrostadium, Ulzeration und Melanomtyp, erwiesen sich für die Prognose als nicht relevant.

31.8.3 Therapieabhängige Prognose

Die Prognose des malignen Melanoms ist auch entscheidend von einer sachgemäßen chirurgischen Therapie des Primärtumors abhängig. In einer früheren Untersuchung (TONAK et al. 1981) konnten wir zeigen, daß von 9 Patienten, bei denen eine *inadäquate Vorbehandlung* in Form von Abschleifen, Abbinden, Abätzen oder Probeexzisionen vorgenommen worden war, 6 innerhalb von 3 Jahren verstarben. Über ähnliche Ergebnisse berichteten auch RAMPEN et al. (1980). Dies zeigt, daß beim

Tabelle 11. Ergebnisse einer multifaktoriellen Analyse bei 426 Patienten mit Melanomen vom klinischen Stadium I, 1967–1981 (31.12.82). (Nach Tonak et al. 1985)

Faktor	χ^2	FG	p
1. Tumordicke	41,30	4	0,001
2. Lokalisation	4,47	1	0,01
3. Geschlecht	9,81	1	0,05
4. Mikrostadium	4,52	3	n.s.
5. Melanomtyp	0,48	2	n.s.
6. Ulzeration	0,57	1	n.s.

geringsten Verdacht auf ein malignes Melanom jede Manipulation an diesem Tumor vermieden werden soll und allein die komplette Exzision im Gesunden angezeigt ist (Heite 1981; Hornstein 1981).

Cascinelli et al. (1980) haben in einer Untersuchung nachgewiesen, daß die Lokalrezidivhäufigkeit bei 364 Patienten mit Melanomen bei einem Tumordurchmesser von über 2 mm, die mit einem *Sicherheitsabstand* von nur 1 cm entfernt wurden, auf 13% anstieg. Bei einem Sicherheitsabstand von 3 cm und mehr betrug die Lokalrezidivhäufigkeit 3%. Bei 229 Patienten mit Melanomen die dünner als 2 mm waren, traten in 8% Lokalrezidive auf, wenn der Tumor mit einem Sicherheitsabstand von 1 cm entfernt wurde. Bei Abständen von 3–5 cm fanden sich nur 1% Lokalrezidive.

So muß die lokale Exzision auch bei oberflächlichen Melanomen mit einem Tumordurchmesser von unter 1,5 mm mit einem ausreichenden Sicherheitsabstand erfolgen. Der minimale Sicherheitsabstand sollte 3 cm in situ und 2 cm vom Pathologen am frischen Präparat ohne Zug gemessen an keiner Stelle unterschreiten. Bei tiefer eingedrungenen Melanomen (über 1,5 mm Tumordurchmesser) sollte nach wie vor ein Sicherheitsabstand von 5 cm nach allen Seiten in situ eingehalten werden.

Umstritten ist nach wie vor der therapeutische *Wert der elektiven Lymphknotendissektion* bei tiefer eingedrungenen Melanomen (über 1,5 mm) (Balch et al. 1985).

Während Regressionsanalysen in retrospektiven Untersuchungen von Day (1982b) und Balch (1979) signifikant bessere Ergebnisse mit elektiver Dissektion bei Melanomen mit einer Tumordicke zwischen 1,5 und 3,99 mm ergeben haben, steht dem die prospektiv randomisierte Studie der WHO von 1977 (Veronesi et al. 1977) entgegen, die keine signifikanten Unterschiede bei Patienten mit und ohne elektive Dissektion erbracht hat. Unsere eigenen Ergebnisse sprechen für den therapeutischen Wert der elektiven Lymphknotendissektion (Tonak et al. 1980, 1981, 1983a).

Da zur Beurteilung des Werts adjuvanter Behandlungsverfahren große Fallzahlen erforderlich sind, können diese Fragen nur in multizentrischen prospektiven Untersuchungen beantwortet werden. So beteiligen wir uns derzeit an 2 randomisierten Studien der WHO über den Wert der adjuvanten hyperthermen Perfusion bei Extremitätenmelanomen und die elektive Lymphknotendissektion bei Rumpfmelanomen mit einem Tumordurchmesser von über 2 mm.

31.9 Frühdiagnose und Vorsorge

Früherkennung und Frühbehandlung des malignen Melanoms stellen die entscheidenden Forderungen dar, um die Prognose der Erkrankung wesentlich zu verbessern. Voraussetzung ist, daß sowohl die Ärzte als auch die Öffentlichkeit besser über pigmentierte Tumoren informiert werden. Beispielhaft in der Welt ist das von Davis geleitete australische „Queensland-Melanoma-Project". In diesem Staat Australiens wurde 1963 neben der Einrichtung eines zentralen Tumorregisters eine Aufklärungskampagne gestartet, die sich sowohl an Ärzte, als auch an die breite Öffentlichkeit richtete. Der Anteil der Frühfälle vom Mikrostadium 2 einschließlich des Melanoma in situ konnte von 27,5% zwischen den Jahren 1963–1965 auf 52,1% im Jahre 1977 gesteigert werden. Nur 5% der über 1000 in diesem Register bis 1976 gesammelten Patienten wiesen zum Zeitpunkt der Erstbehandlung Lymphknotenmetastasen auf (Davis 1981; Davis et al. 1976). In unserem Krankengut von 1969–1979 (Tonak et al. 1983) betrug dieser Anteil 28% (135 von 474). Das Queensland-Melanoma-Project hat damit gezeigt, daß es möglich ist, das Melanom in einem sehr frühen biologischen Stadium zu diagnostizieren und damit exzellente Behandlungsergebnisse zu erreichen.

Angeregt durch dieses Queensland-Melanoma-Project haben wir uns in Erlangen bemüht, die Früherkennung des malignen Melanoms durch Vorträge, Symposien, Merkblätter und beispielsweise auch eine Telefonberatung (Dermatologische Klinik) zu verbessern.

Illig in Gießen hat eine vorbildliche Aufklärungskampagne, die sich vor allem an die Öffent-

Tabelle 12. Häufigkeit „dünner" Melanome ($<1,5$ mm $\varnothing$) im Gesamtkrankengut der letzten 15 Jahre an 3 Behandlungszentren

Zeitraum	Münster-Hornheide (n. DREPPER u. TILKORN, persönliche Mitteilung) (%)	Erlangen (%)	Gießen[a] (n. ILLIG et al. 1983)	
			Zeitraum	%
1967–1972	33	9	1966–1971	31
1973–1974	36	19		
1975–1976	46	27	1972–1977	34
1977–1979	50	29	1978–1979	54
1980–1981	60	32	1980–1981	58
1982	–	48		

[a] Incl. „In-situ"-superficial spreading-Melanome

lichkeit richtete, durchgeführt (ILLIG et al. 1983). Er konnte innerhalb der ersten 14 Monate unter 1000 Ratsuchenden, die auf diese Aktion hin in die Klinik kamen, immerhin 60 neue Melanome entdecken; Anzeichen, daß diese Bemühungen insgesamt nicht vergeblich sind, zeigt die Statistik von Münster-Hornheide, Gießen und unserem eigenen Krankengut (Tabelle 12). So betrug bei uns im Jahre 1982 der Anteil der dünnen Melanome bis zu einem Tumordurchmesser von 1,5 mm bereits fast 50%. Es ist zu hoffen, daß sich dieser Trend durch weitere gemeinsame Anstrengungen verstärkt und auch in Deutschland bald Heilergebnisse wie in Australien vorzuweisen sind.

Literatur

Ahn SS, Morton DL (1982) Preliminary results of BOLD for disseminated melanoma. Proc Am Soc Clin Oncol 1:179

American Joint Committee on Cancer (1983) Manual for staging of cancer, 2nd edn. Lippincott, Philadelphia

Anderson DE, Smith JL, McBride CM (1967) Hereditary aspects of malignant melanoma. JAMA 200:741

Ariel IM (1974) The use of lymphangiography in melanoma. Surgery 76:654

Ariel IM (1980) Theories regarding the cause of malignant melanoma. Cancer 150:907

Balch CM, Murad TM, Soong SJ, Ingalls AL, Halpern NB, Maddox WA (1978) A multifactorial analysis of melanoma I. Prognostic histopathological features comparing Clark's and Breslow's staging methods. Ann Surg 188:732

Balch CM, Soong SJ, Murad TM, Ingalls AL, Maddox WA (1979) A multifactorial analysis of melanoma II. Prognostic factors in patients with stage I melanoma. Surgery 86:343

Balch CM, Cascinelli N, Milton GW, Sim FH (1985) Elective lymph node dissection: Pros and Cons. In: Balch CM, Milton GW (eds) Cutaneous melanoma. Lippincott, New York

Beardmore GC (1972) The epidemiology of malignant melanoma in Australia. In: McCarthy WH (ed) Melanoma and skin cancer. Government Printer, Sydney, p 39

Bellet RE, Mastrangelo MJ, Berd D, Lustbader E (1979) Chemotherapy of metastatic malignant melanoma. In: Clark WH, Goldman LJ, Mastrangelo MJ (eds) Human malignant melanoma. Grune & Stratton, New York, p 325

Beral V, Ramcharan S, Faris R (1978) Malignant melanoma and oral contraceptive use among woman in California. Br J Cancer 36:804

Breitbart EW, Rehpenning W (1983) Möglichkeiten und Grenzen der Ultraschalldiagnostik zur in vivo Bestimmung der Invasionstiefe des malignen Melanoms. Z Hautkr 58:975

Breslow A (1970) Thickness, cross-sectional areas and depth of invasion in the prognosis of cutaneous melanoma. Ann Surg 172:902

Breslow A (1975) Tumor thickness, level of invasion and node dissection in stage I cutaneous melanoma. Ann Surg 182:572

Breslow A, Macht SD (1977) Optimal size of resection margin for thin cutaneous melanoma. Surg Gynecol Obstet 145:691

Briele HA, Das Gupta TK (1979) Natural history of cutaneous malignant melanoma. World J Surg 3:255

Cascinelli A, van der Esch EP, Breslow A, Morabito A, Bufalino R (1980) Stage I melanoma of the skin: The problem of resection margins. Eur J Cancer 16:1079

Clark WH Jr, From L, Bernardino EA, Mihm MC (1969) The histogenesis and biologic behaviour of primary human malignant melanomas of the skin. Cancer Res 29:705

Clark WH Jr, Ainsworth AM, Bernardino EA, Yang CA, Mihm MC Jr, Reed RJ (1975) The developmental biology of primary human malignant melanomas. Semin Oncol 2:83

Costanzi JJ (1983) The chemotherapy of human malignant melanoma. In: Costanzi JJ (ed) Malignant melanoma I. Nijhoff, The Hague Boston London, p 259

Creech O Jr, Krementz ET, Ryan RF, Winblad JN (1958) Chemotherapy for cancer. Ann Surg 148:616

Davis NC (1981) Queensland Melanom-Project. Ein Modell zur Früherkennung. In: Weidner F, Tonak J (Hrsg) Das maligne Melanom der Haut. Perimed, Erlangen, S 51

Davis NC, McLeod GR, Beardmore GL, Little JH, Quinn RL, Holt J (1976) Primary cutaneous melanoma: A report from the Queensland melanoma project. American Cancer Society, New York

Day CL, Sober AJ et al. (1981) A prognostic model for clinical stage I melanoma of the lower extremity. Surgery 89:599

Day CL, Mihm MC et al. (1982a) Prognostic factors for melanoma patients with lesions 0.76–1.69 mm in thickness. Ann Surg 195:30

Day CL, Mihm MC et al. (1982b) Prognostic factors for

640   J. TONAK

patients with clinical stage I melanoma of intermediate thickness (1.51–3.99 mm). Ann Surg 195:35

Day CL, Lew LA et al. (1982c) A multivariate analysis of prognostic factors for melanoma patients with lesions >3.65 mm in thickness. Ann Surg 195:44

De Vita VT Jr, Fisher RI (1976) Natural history of malignant melanoma as related to therapy. Cancer Treat Rep 60:153

Dietzel F (1978) Thermo-Radio-Therapie. Urban & Schwarzenberg, München Wien Baltimore

Drepper H, Lindemann M, Obst D (1980) A new classification of malignant melanoma proposed according to the TNM-system. J Cancer Res Clin Oncol 96:223

Drepper H, Tilkorn H, Peters A, Peters PE (1981) Die endolymphatische Radionuklidtherapie (ELRT). In: Weidner F, Tonak J (Hrsg) Das maligne Melanom der Haut. Perimed, Erlangen, S 119

Eldh J (1979) Excisional biopsy and delayed wide excision versus primary wide excision of malignant melanoma. Scand J Plast Reconstr Surg 13:341

Elwood JM, Lee JAH (1975) Recent data on the epidemiology of malignant melanoma. Semin Oncol 2:149

Eppstein E, Linden G (1969) Biopsy and prognosis of malignant melanoma. JAMA 208:1369

Fazekas JT, Nerlinger RE (1981) Localized hyperthermia adjuvant to irradiation in superficial recurrent carcinomas: A preliminary report on 46 patients. Int J Radiat Oncol Biol Phys 7:1457

Fee HJ, Robinson DS, Sample WF, Graham LS, Hohnes EC, Morton DL (1978) The determination of lymph shed by colloidal gold scanning in patients with malignant melanoma: A preliminary study. Surgery 84:626

Fortner JG, McLean BJ, Rosen PP (1981) Die prophylaktische Lymphknotendissektion. In: Weidner F, Tonak J (Hrsg) Das maligne Melanom der Haut. Perimed, Erlangen, S 125

Gall FP, Tonak J (1981) Die chirurgische Therapie des malignen Melanoms. In: Weidner F, Tonak J (Hrsg) Das maligne Melanom der Haut. Perimed, Erlangen, S 103

Gartmann H (1982) Differentialdiagnose von Frühformen des malignen Melanoms. Z Hautkr 57:471

Goodman PL, Karakousis CP (1981) Symptomatic gastrointestinal metastases from malignant melanoma. Cancer 48:1058

Greene MH, Fraumeni JF (1979) The hereditary variant of malignant melanoma. In: Clark WH, Goldman LJ, Mastrangelo MJ (eds) Human malignant melanoma. Grune & Stratton, New York, p 139

Gutterman JU, Mavligit G, Reed R, Richman S, McBride CE, Hersh EM (1975) Immunology and immunotherapy of human malignant melanoma: Historic review and perspectives for the future. Semin Oncol 2:155

Heite H-J (1981) Epidemiologie und Prognose. In: Weidner F, Tonak J (Hrsg) Das maligne Melanom der Haut. Perimed, Erlangen, S 11

Heite H-J, Kalden G (1972) Metastasierung bösartiger Tumoren, insbesondere des malignen Melanoms, in Plazenta und Kind. MMW 114:1909

Herbst M, Sauer R (1983) Zur Tumorbehandlung mit Hyperthermie und Radiotherapie. Strahlentherapie 159:93

Hermanek P (1981) Histologie und Klassifikation. In: Weidner F, Tonak J (Hrsg) Das maligne Melanom der Haut. Perimed, Erlangen, S 63

Hermanek P (1983) Pathohistologische Begutachtung von Tumoren. Perimed, Erlangen

Hermanek P, Hornstein OP, Tonak J, Weidner F (1976) Malignes Melanon — Invasionstiefe und Melanomtyp. Beitr Pathol 157:269

Hersey P, Morgan G, Stone DE et al. (1977) Previous pregnancy as a protective factor against death from melanoma. Lancet I:451

Holmes EC, Clark W, Morton DL, Eilber FR (1976) Regional lymph node metastases and the level of invasion of primary melanoma. Cancer 37:199

Holmes EC, Moseley HS, Morton DL, Clark W, Robinson D, Urist MM (1977) A rational approach to the surgical management of melanoma. Ann Surg 186:481

Hornstein OP (1981) Klinik und Diagnose. In: Weidner F, Tonak J (Hrsg) Das maligne Melanom der Haut. Perimed, Erlangen, S 27

Hornstein OP, Weidner F (1979) Tumoren der Haut. In: Doer W, Seifert G, Uehlinger E (Hrsg) Histopathologie der Haut. Springer, Berlin Heidelberg New York (Spezielle pathologische Anatomie, Bd 7, S 93)

Hundeiker M (1980) Histologische Diagnose des „B-K-Mole-Syndroms". Familiäre Melanome und atypische disseminierte Pigmentmäler. Pathologe 1:164

Illig L, Paul E (1974) Grundsätzliches zur Klinik und Histologie des malignen Melanoms. Med Welt 25:1017

Illig L, Paul E, Hundeiker M (1983) Public and professional melanoma education. Z Hautkr 58:73

International Cancer Research Data Bank (1983) Compilation of experimental cancer therapy protocol summaries, 7th edn. DHEW Publication No. (NIH) 83-1116. Bethesda, Maryland, p 483

Jung EG (1979) Melanom und Schwangerschaft. Aktuel Dermatol 5:11

Jung EO (1982) Licht und Hautkrebse. Sitzungsbericht der Heidelberger Akademie der Wissenschaften. Springer, Berlin Heidelberg New York

Kokoschka EM, Micksche M (1977) Immunologie und Therapie des malignen Melanoms. Wien Klin Wochenschr 89:612

Konz B (1983) Nävi und maligne Melanome. In: Braun-Falco O, Burg G (Hrsg) Fortschritte der praktischen Dermatologie und Venerologie, Bd 10. Springer, Berlin Heidelberg New York Tokyo, p 251

Krappel W, Rohloff R, von Lieven H (1983) Strahlentherapie und postoperative Strahlentherapie von Melanommetastasen. In: Braun-Falco O, Burg G (Hrsg) Fortschritte der praktischen Dermatologie und Venerologie, Bd 10. Springer, Berlin Heidelberg New York Tokyo, S 292

Krauss J (1978) Über das Melanozytoblastom der ano-rektalen Region und des Rektums. Dtsch Gesundheitswes 33:1530

Krauss J, Woraschk H-J, Woraschk A, Reiss CJ (1980) Primäre maligne Melanome seltener Lokalisationen. Maligne Melanome des weiblichen Genitale und der Urethra. Dtsch Gesundheitswes 35:65

Larsen TE, Grude TH (1978) A retrospective histological study of 669 cases of primary cutaneous malignant melanoma in clinical stage I. Acta Pathol Microbiol Scand [A] 86:437

Lee JAH, Hill GB (1970) Marriage and fatal malignant melanoma in females. Am J Epidemiol 91:48

Lejeune FJ (1981) Der Wert der prophylaktischen Lymphknotendissektion. In: Weidner F, Tonak J (Hrsg) Das maligne Melanom der Haut. Perimed, Erlangen, S 133

Lewis MG (1977) Immunology and immunotherapy of malignant melanoma. In: Milton GW (ed) Malignant melanoma of the skin and mucous membrane. Livingstone, Edinburgh London New York, p 102

Lewis MG, Proctor JW, Thomson DMP, Rowden G, Phillips TM (1976) Cellular localization of immunoglobulin within human malignant melanomas. Br J Cancer 33:620

Lund HZ, Stobbe GD (1949) The natural history of the pigmented nevus. Am J Pathol 25:1117

Lynch HT, Lynch J, Lynch P (1977) Mangement and control of familial cancer. In: Mulvihill JJ, Miller RW, Fraumeni JF (eds) Progress in cancer research and therapy, vol 3. Raven, New York, p 235

Macher E (1972) Immunologische Aspekte beim malignen Melanom. Arch Dermatol Forsch 244:234

Macher E (1981) Die Immuntherapie mit BCG. In: Weidner F, Tonak J (Hrsg) Das maligne Melanom der Haut. Perimed, Erlangen, S 152

Macher E (1983) Chemotherapie beim malignen Melanom. In: Braun-Falco O, Burg G (Hrsg) Fortschritte der praktischen Dermatologie und Venerologie, Bd 10. Springer, Berlin Heidelberg New York Tokyo, S 279

Magnus K (1973) Incidence of malignant melanoma of the skin in Norway, 1955–1970. Variations in time and space and solar radiation. Cancer 32:1275

Magnus K (1977) Prognosis in malignant melanoma of the skin. Significance of stage of disease, anatomical site, sex, age and period of diagnosis. Cancer 40:389

McGovern VJ (1970) The classification of melanoma and its relationship with prognosis. Pathology 2:85

McKie R, Spild WGS, Thomas CE, Cochran AJ (1972) Cell-mediated immunity in patients with malignant melanoma. Br J Dermatol 87:523

Milton GW (1977) Malignant melanoma of the skin and mucous membrane. Livingstone, Edinburgh London New York

Mishima Y, Matsunaka M (1975) Pagetoid premalignant melanosis and melanoma: Differentiation from Hutchinson's melanotic freckle. J Invest Dermatol 65:434

Munz DL, Altmeyer P, Holzmann H, Encke A, Hör G (1982) Der Stellenwert der Lymphoszintigraphie in der Behandlung maligner Melanome der Haut. Dtsch Med Wochenschr 107:86

Overgaard J (1980) Radiation treatment of malignant melanoma. Int J Radiat Oncol Biol Phys 6:41

Pack GT (1948) A clinical study of pigmented nevi and melanomas. In: Miner RW, Gordon M (eds) The biology of melanomas, vol IV. New York Academy of Science, New York, p 52

Pack GT, Scharnagel IM (1951) The prognosis for malignant melanoma in the pregnant woman. Cancer 4:324

Paul E (1980) Growth dynamics of malignant melanomas. Arch Dermatol 116:182

Rampen FHJ, van Houten WA, Hop WCJ (1980) Incisional procedures and prognosis in malignant melanoma. Clin Exp Dermatol 5:313

Reed WB, Becker SW Jr, Becker SW Jr et al. (1965) Giant pigmented nevi, pigmented nevi, melanoma and leptomeningeal melanocytosis. Am Med Assoc Arch Dermatol 91:100

Rümke P (1982) Tamoxifen in post-menopausal women. EORTC Melanoma Group Meeting, Glasgow, Oct 29–30. (report)

Schmöckel C, Bockelbrink A, Bockelbrink H, Koutsis J, Braun-Falco O (1983) Low- and high-risk malignant melanoma — I. Evaluation of clinical and histological prognosticators in 585 cases. Eur J Cancer Clin Oncol 19:227

Schraffordt Koops H, Oldhoff J, van der Ploeg E, Vermey A, Eibergen R, Beekhuis H (1977) Some aspects of the treatment of primary malignant melanoma of the extremities by isolated regional perfusion. Cancer 39:27

Shiu MH, Schottenfeld D, Maclean B, Fortner JG (1976) Adverse effect of pregnancy on melanoma. Cancer 37:181

Snell RS, Bischitz PG (1960) The effect of estrogen and progesterone on melanin pigmentation. J Invest Dermatol 35:73

Spiessl B, Hermanek P, Scheibe O, Wagner G (1985) TNM-Atlas. Springer, Berlin Heidelberg New York Tokyo

Strauss A, Dritschilo A, Nathanson L, Piro AJ (1981) Radiation therapy of malignant melanomas. Cancer 47:1262

Tonak J (1981) Die hypertherme Zytostatikaperfusion beim malignen Melanom. In: Nagel G, Sauer R, Schreiber HW (Hrsg) Aktuelle Onkologie, Bd 1. Zuckschwerdt, München

Tonak J, Hermanek P (1983) Die unterschiedliche Prognose von Rumpf- und Extremitätenmelanomen. Lebensversicherungsmedizin 35:61

Tonak J, Hermanek P, Hornstein OP, Weidner F (1976) Therapie des malignen Melanoms der klinischen Stadien I und II. Dtsch Med Wochenschr 101:435

Tonak J, Hermanek P Groitl H (1978) Malignant melanoma — microstages and individualized therapy. Aust NZJ Surg 48:282

Tonak J, Gall FP, Hermanek P (1980) Die prophylaktische Lymphknotendissektion beim malignen Melanom. Dtsch Med Wochenschr 105:1782

Tonak J, Weidner F, Hoferichter S, Altendorf A (1981) Erlanger Therapieschema. Grundlagen. Ergebnisse und Behandlung von Rezidiven. In: Weidner F, Tonak J (Hrsg) Das maligne Melanom der Haut. Perimed, Erlangen, S 177

Tonak J, Gall FP, Hermanek P (1983a) Chirurgische Therapie von Lymphknotenmetastasen. Chirurg 54:561

Tonak J, Hohenberger W, Göhl J (1983b) Hypertherme Perfusion — Indikation, Durchführung und Ergebnisse. In: Braun-Falco O, Burg G (Hrsg) Fortschritte der praktischen Dermatologie und Venerologie, Bd 10. Springer, Berlin Heidelberg New York Tokyo, S 284

Tonak J, Hohenberger W, Göhl J (1984) Die isolierte hypertherme Extremitätenperfusion bei malignen Melanomen und Weichteilsarkomen. Chirurg 55:499

Tonak J, Hermanek P, Weidner F, Guggenmoos-Holzmann I, Altendorf A (1985) Malignant melanoma in Germany. In: Balch CM, Milton GW (eds) Cutaneous melanoma. Lippincott, New York

Trott KR, von Lieven H, Kummermehr J, Skopal D, Lukacs S, Braun-Falco O (1981) The radiosensitivity of malignant melanomas. Part II: Clinical studies. Int J Radiat Oncol Biol Phys 7:15

Unio Internationalis Contra Cancrum (UICC) (1978) TNM classification of malignant tumors, 3rd edn. UICC, Geneva

Van der Esch EP, Cascinelli N, Preda F, Morabito A, Bufalino R (1981) Stage I melanoma of the skin: Evaluation of prognosis according to histologic characteristics. Cancer 48:1668

Veronesi U et al. (1977) Inefficacy of immediate node dissection in stage I melanoma of the limbs. N Engl J Med 297:627

Veronesi U, Cascinelli N (1979a) Surgical treatment of malignant melanoma of the skin. World J Surg 3:279

Veronesi U, Cascinelli N (1979b) Das Melanom der Haut. Schweizerische Krebsliga, Bern

Veronesi U, Adamus J, Aubert C et al. (1982a) A randomized trial of adjuvant chemotherapy and immunotherapy in cutaneous melanoma. N Engl J Med 307:913

Veronesi U, Adamus J, Bandiera DC et al. (1982b) Delayed regional lymph node dissection in stage I melanoma of the skin of the lower extremities. Cancer 49:2420

Wagner G, Becker N (1982) Die Krebssterblichkeit in Mitteleuropa. Dtsch Arztebl 79:41

Wallace DC, Beardmore GL, Exton LA (1973) Familial malignant melanoma. Ann Surg 177:15

Wanebo HJ, Woodruff J, Fortner JG (1975) Malignant melanoma of the extremities: A clinicopathologic study using levels of invasion (microstage). Cancer 35:666

Weidner F (1981) 8-year-survival in malignant melanoma related to sex and tumor location. Dermatologica 162:51

Weidner F, Djawari D (1979) Adjuvante DNCB — Immuntherapie beim malignen Melanom. Z Hautkr 54:436

32 Maligne Weichteiltumoren

J. Tonak

32.1 Definition

Der Begriff des Weichteilsarkoms wurde zunächst im angelsächsischen Schrifttum (Pack u. Ariel 1958; Stout u. Lattes 1967; Enzinger et al. 1969) eingeführt und hat sich zwischenzeitlich auch in Mitteleuropa weitgehend durchgesetzt. In Anlehnung an den englischen Namen werden diese Tumoren in neuester Zeit in Deutschland auch als Weichgewebssarkome (Kern u. Bruch 1981) bezeichnet. Unter dem Begriff Weichteilsarkome werden Tumoren zusammengefaßt, die ein völlig unterschiedliches biologisches Verhalten zeigen, aber auch histologisch durch eine außerordentliche Erscheinungsvielfalt und Besonderheiten gekennzeichnet sind. Histogenetisch sind sie überwiegend mesodermaler Herkunft (Stout 1953). Für ihre Abgrenzung als eigene Gruppe von anderen bösartigen Tumoren sind vor allem praktisch-klinische Gesichtspunkte maßgebend. Wir verstehen unter Weichteilsarkomen maligne Geschwülste des Bindegewebes, der Muskulatur, der Kreislauforgane, des Nervengewebes, des Koriums der Haut, der Subkutis und des Stützgewebes, sofern sie nicht vom Skelet (Knochen, einschließlich Periost und Knochenmark, Gelenkinnenraum), vom lymphoretikulären Gewebe und speziellen Organen ausgehen. Ausgeschlossen sind die malignen Tumoren der Dura mater und des Gehirns.

32.1.1 Häufigkeit, Alters- und Geschlechtsverteilung

Weichteilsarkome sind insgesamt selten. Im eigenen Krankengut (Hermanek 1977) fanden sich in einem Zeitraum von 5 Jahren unter 1594 Weichteiltumoren nur 26 ($=1,6\%$) Weichteilsarkome. Im Einsendegut von Kirchner u. Wünsch (1981) betrug die Häufigkeit von Neuerkrankungen an Weichteilsarkomen zwischen 1972 und 1976 nur 0,07% (151 von 221 100). Die Inzidenz dieser Tumoren liegt weltweit (Waterhouse et al. 1982) bei etwa 1–2 Erkrankungsfällen/100 000 Einwohner/Jahr.

Weichteilsarkome können in jedem Lebensalter auftreten und zeigen keinen konstanten altersabhängigen Anstieg, wie die epithelialen malignen Geschwülste. Auch Kinder können bereits an diesen Tumoren erkranken, der Anteil der Weichteilsarkome unter den bösartigen Neubildungen im Kindesalter beträgt etwa 6–8% (Birch et al. 1980; Young 1975). Verschiedene Tumortypen bevorzugen bestimmte Lebensalter. So findet sich das Rhabdomyosarkom überwiegend bei Kindern und Heranwachsenden (Enzinger u. Weiss 1983). Nach Ott u. Schunk (1982) sollen Gewebszonen erhöhter Wachstumsleistung bzw. gesteigerter Zellteilungstätigkeit eine Sarkomentstehung begünstigen. Synovial- und Fibrosarkome treten vor allem zwischen dem 20. und 40. Lebensjahr auf, während das maligne fibröse Histiozytom am häufigsten jenseits des 45. Lebensjahrs beobachtet wird (Abb. 1).

Die meisten Weichteilsarkome lassen keine geschlechtsabhängige Häufigkeitsverteilung erkennen. Im eigenen Krankengut betrug der Anteil der Männer und Frauen je 50% (Tabelle 1). In größeren Statistiken, wie der Studie des Task Force of Soft Tissue Sarcomas of America (Russell et al. 1977), wird ein ganz geringes Überwiegen des männlichen gegenüber dem weiblichen Geschlecht festgestellt. Dies wird mit der etwas größeren Körpermasse der Männer begründet (Ott u. Schunk 1982). Nach Crawford et al. (1970) kommen bei Negern Weichteilsarkome wesentlich häufiger bei Frauen als bei Männern (Verhältnis 2:1) vor.

32.1.2 Risikofaktoren

Im Gegensatz zu den epithelialen Geweben sind die Weichteile vor Umwelteinflüssen und kanzerogenen Noxen wesentlich geschützter. Dies erklärt die relative Seltenheit der von den Weichteilen ausgehenden Tumoren (Bauer 1963; Ott u. Schunk 1982).

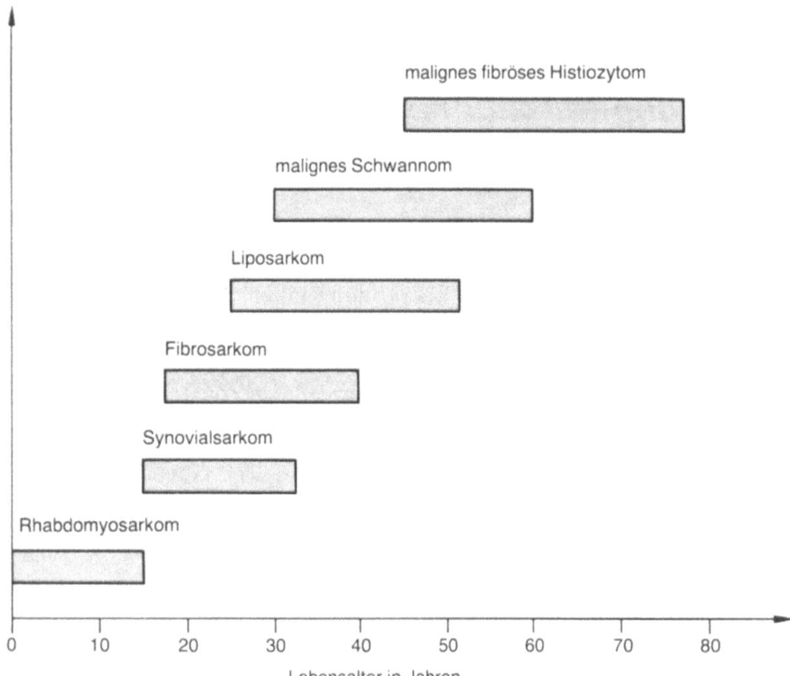

Abb. 1. Häufigstes Erkrankungsalter und Weichteilsarkomtyp. (Nach Enzinger u. Weiss 1983)

Tabelle 1. Geschlechtsverteilung bei Patienten mit Weichteilsarkomen, alle Lokalisationen

	♂	♀
Russell et al. (1977)	53%	47%
	n = 638	n = 572
Chir. Univ.-Klinik Erlangen	50%	50%
(1959–1983)	n = 127	n = 127

Es sind nur wenige Substanzen bekannt, die menschliche Sarkome auslösen können. Hinlänglich gesichert ist der Zusammenhang zwischen dem Auftreten von Sarkomen und der Exposition von Asbest, Thorotrast, Chlorophenol und dessen Derivaten (Underwood u. Huck 1978; Hardell 1979; Eriksson et al. 1981).

Eine virale Genese ist in Tierexperimenten bewiesen, jedoch nicht ohne weiteres auf den Menschen übertragbar (Weber u. Müller 1983).

Ionisierende Strahlen sind durchaus in der Lage, Sarkome auszulösen (Pinkston 1982). Nach Enzinger u. Weiss (1983) treten diese Tumoren meist als pleomorphe Fibrosarkome oder als maligne fibröse Histiozytome im bestrahlten Gebiet nach 4 oder mehr Jahren auf.

Zusammenhänge zwischen angeborenen oder erworbenen Immundefekten und dem Auftreten von Sarkomen, vor allem des Kaposi-Sarkoms, wurden in jüngster Zeit bei an AIDS (Acquired Immune Deficiency Syndrome) erkrankten Personen berichtet (Gross 1983).

In der Vergangenheit wurde meist aufgrund von Einzelbeobachtungen ein Zusammenhang zwischen chronischer Irritation oder Trauma und der Entstehung von Sarkomen diskutiert. Gesicherte Zusammenhänge scheinen nur in wenigen Ausnahmefällen zu bestehen (Enzinger u. Weiss 1983).

Die früher häufig postulierte maligne Entartung benigner Weichteiltumoren ist, wie wir heute wissen, außerordentlich selten (Hermanek 1977). Eine Ausnahme macht die Neurofibromatose Recklinghausen, bei der es in ca. 5% der Patienten zum Auftreten von Sarkomen kommt (Guccion u. Enzinger 1979).

Bekannt ist auch die Entwicklung eines Lymphangiosarkoms auf dem Boden einer jahrzehntelang bestehenden Lymphstauung der Extremitäten (Stewart u. Treves 1948; Sordillo et al. 1981).

32.1.3 Pseudomaligne Veränderungen

Unter den Weichteiltumoren gibt es pseudomaligne Tumoren, deren wesentliche klinische Bedeutung darin liegt, daß sie sehr leicht als Sarkome diagnostiziert werden und eine entsprechende Überbehandlung erfahren (Tabelle 2). 10% aller

Tabelle 2. Pseudomaligne Veränderungen der Weichteile. (Nach HERMANEK 1977)

Pseudomaligne Veränderungen	Verwechslungsmöglichkeit

Fasciitis nodularis
Juveniles Aponeurosenfibrom
Abdominale Fibromatose
  (Desmoid)
Aggressive Fibromatose
  (extraabdominales Desmoid)
	Fibrosarkom

Atypisches Fibroxanthom	malignes fibröses Histiozytom, Fibrosarkom
Myositis proliferans	Rhabdomyosarkom
Myositis ossificans	Osteosarkom

im schwedischen Krebsregister als Weichteilsarkome erfaßten Fälle mußten bei der Nachuntersuchung als pseudosarkomatöse Läsionen eingestuft werden (DAHL u. ANGERVALL 1977).

Im Krankengut der Chirurgischen Univ.-Klinik Erlangen (HERMANEK 1977) fanden sich unter 1594 Weichteiltumoren maligne und pseudomaligne Veränderungen in gleicher Häufigkeit von 1,6% (n = 26). Pseudomaligne Veränderungen haben bestimmte Charakteristika (HERMANEK 1974). So ist bei der Fasciitis nodularis charakteristisch, daß sie vor allem an der oberen Extremität durch ein rasches, schmerzhaftes Wachstum auffällt. In einer Literaturzusammenstellung von FLESCH u. HERMANEK (1976) war dieser Tumor offensichtlich ohne Kenntnis der Klinik vom Pathologen in 35% der Fälle fälschlich als maligne diagnostiziert worden. Bei der histologischen Untersuchung pseudomaligner Veränderungen ist es besonders wichtig, eine zusammenfassende Bewertung aller histologischen Einzelkriterien durchzuführen. Die richtige Diagnose ergibt sich in der Regel dann, wenn Klinik und Histologie übereinstimmen (HERMANEK 1977).

WEBER u. MÜLLER (1983) subsumieren die pseudomalignen Veränderungen unter dem von ZOLLINGER (1946) eingeführten Begriff der semimalignen Tumoren. Man versteht darunter lokal destruktiv und infiltrativ wachsende Geschwülste mit hochgradiger Rezidivneigung, jedoch ohne Metastasenbildung. Die UICC und das AJCC kennen diesen Begriff nicht. Auch wir raten von einer weiteren Verwendung im klinischen Sprachgebrauch ab. Die Unterscheidung zwischen gut- und bösartig wird allein an der Fähigkeit eines Tumors zu metastasieren beurteilt.

32.2 Anatomische Aspekte

Nach der Topographie unterscheiden wir zwischen äußeren peripheren und inneren zentralen Weichteilsarkomen. Die inneren Weichteilsarkome umfassen die Tumoren des Retroperitoneums und des Mediastinums (Tabelle 3). Diese inneren Weichteilsarkome machen etwa 10–15% aller maligner Weichteiltumoren aus (Tabelle 4). Ihre Abgrenzung von den peripheren äußeren Weichteilsarkomen ist durchaus sinnvoll, da sie durchwegs eine schlechtere Prognose haben, als die peripheren Tumoren (s. Abb. 16). Manche Autoren (KUJATH et al. 1983) reihen unter die mediastinalen und retroperitonealen malignen Tumoren auch die malignen Lymphome oder die embryonalen Tumoren

Tabelle 3. Anatomische Definition der Weichteilsarkome[a]

	Innere zentrale Weichteilsarkome[b]	Äußere Weichteilsarkome[c]
Lokalisation	Mediastinum Retroperitoneum	Kopf Hals Rumpf (außen) Extremitäten

[a] Weichteile: alle nichtepithelialen, extraskelettären Gewebe mit Ausnahme des retikuloendothelialen Systems, der Glia und der Stützgewebe spezifischer Organe und Eingeweide
[b] Innere zentrale Weichteilsarkome: Tumoren der Faszien, Aponeurosen, Muskulatur, Sehnen, peripheren Nerven, Gefäße, der periartikulären Gewebe und des Fettgewebes
[c] Äußere periphere Weichteilsarkome: wie zentrale Weichteilsarkome, zusätzlich Tumoren des Koriums und der Subkutis

Tabelle 4. Weichteilsarkome und Lokalisation nach Angaben des Schrifttums und eigenes Krankengut 1959–1983

Lokalisation	Schrifttum (RUSSELL et al. 1977)		Eigenes Krankengut	
	n	%	n	%
Kopf, Hals	177	14,7	11	4
Mediastinum	9	1	6	2
Rumpf (außen)	218	18	58	23
Retroperitoneum	157	13	35	14
Obere Extremitäten	161	13	29	11
Untere Extremitäten	484	40	113	45
Unbekannt bzw. mehrere Regionen	4	0,3	2	1
Summe	1210	100	254	100

Tabelle 5. Lokalisation und Weichteilsarkomtyp. (Nach Russell et al. 1977)

Lokalisation	Fibro-sarkome	Malignes fibröses Histiozytom	Lipo-sarkome	Rhabdomyo-sarkome	Leiomyo-sarkome	Synovial-sarkome	Summe
	(n = 231)	(n = 127)	(n = 221)	(n = 232)	(n = 78)	(n = 84)	(n = 973)
Kopf, Hals	37 (16%)	9 (7%)	10 (5%)	80 (35%)	2 (3%)	1 (1%)	139 (14%)
Mediastinum	3 (1%)	1 (1%)	1 (1%)	1 (1%)	1 (1%)	–	7 (1%)
Rumpf	39 (17%)	18 (14%)	41 (19%)	44 (19%)	19 (24%)	9 (11%)	170 (17%)
Retroperitoneum	19 (8%)	12 (9%)	33 (15%)	12 (5%)	39 (50%)	1 (1%)	116 (12%)
Extremitäten	133 (58%)	87 (69%)	136 (62%)	95 (41%)	17 (22%)	73 (87%)	541 (56%)

aus den Resten des Urogenitaltrakts ein. Wir halten eine derartige Vermischung nicht für gerechtfertigt, da die malignen Lymphome meist eine generalisierte Erkrankung darstellen, deren Therapie schwerpunktmäßig nicht chirurgisch, sondern internistisch ist. Auch die embryonalen urogenitalen Tumoren unterscheiden sich in ihrem klinischen und biologischen Verhalten von den Weichteiltumoren und sollten daher als eigene Entität geführt werden.

Die topographische Verteilung der Weichteilsarkome entspricht in etwa der volumenmäßigen Verteilung der Ursprungsgewebe (Weber u. Müller 1983). So finden sich Leiomyosarkome überwiegend retroperitoneal, Liposarkome überwiegend am Oberschenkel und am Rumpf, während Synovialsarkome besonders häufig an der unteren Gliedmaße anzutreffen sind (Tabelle 5).

In ihrem lokalen Wachstumsverhalten weisen die malignen Weichteiltumoren gegenüber anderen bösartigen Geschwülsten Besonderheiten auf. Das klassische Kriterium der Malignität, das infiltrierende Wachstum, ist bei malignen Weichteiltumoren häufig unzuverlässig. Bei vielen eindeutig malignen Geschwülsten erkennt der Chirurg eine Abkapselung. Dies ist besonders für das tiefergelegene Fibrosarkom, die Liposarkome und das maligne Schwannom typisch, kommt aber auch relativ häufig beim Synovialsarkom vor. Diese Kapsel der Weichteilsarkome ist eine Pseudokapsel (Hermanek 1977; Schauer u. Altmannsberger 1983). Sie entsteht durch Druck des umgebenden Gewebes, d.h. sie enthält histologisch Tumorgewebe. In vielen Fällen breiten sich aber die Tumoren auch in Einzelzellen und kleinen Zellnestern einige Zentimeter über die makroskopisch sicht- und tastbaren Tumorgrenzen hinaus aus.

Die Ausbreitung erfolgt hierbei überwiegend entlang an Faszienflächen, Muskelsepten und peri-

Tabelle 6. Häufigkeit primärer lymphogener Metastasen bei den 6 häufigsten Weichteilsarkomen nach Angaben des Schrifttums und eigene Ergebnisse 1959–1983

Tumortyp	Schrifttum	Eigene Ergebnisse (nur dissezierte Patienten mit äußeren Weichteilsarkomen, n = 66)
Fibrosarkom	0,5[a]–8%[b]	3 von 11
Malignes fibröses Histiozytom	12%[c]	5 von 10
Liposarkom	0–3%[d]	3 von 9[j]
Rhabdomyosarkom	33[e]–74%[f]	5 von 11
Synovialsarkom	10[g]–23%[h]	2 von 20
Malignes Schwannom	unter 1%[i]	0 von 5

[a] Pritchard et al. (1974)
[b] Stout (1953)
[c] Enzinger u. Weiss (1983)
[d] Brasfield u. DasGupta (1970)
[e] Lloyd et al. (1983)
[f] Enzinger u. Shiraki (1969)
[g] Shiu et al. (1979)
[h] Cadman et al. (1965)
[i] Ghosh et al. (1973)
[j] Überwiegend pleomorphe oder rundzellige Liposarkome

neuralem Bindegewebe (Enzinger u. Weiss 1983). Beim Rhabdomyosarkom und beim malignen Schwannom kommt auch ein multizentrischer Ursprung vor, der bei der operativen Therapieplanung mitberücksichtigt werden muß.

Weichteilsarkomen wurde lange nachgesagt, daß sie meist sehr frühzeitig hämatogen metastasieren. Diese Meinung ist in zweierlei Hinsicht nicht richtig. Wir kennen einerseits Weichteilsarkome, die sehr spät metastasieren, und andererseits gibt es Sarkome, die sehr frühzeitig Metastasen setzen. Auch die Metastasierungswege sind völlig unterschiedlich. So kennen wir z.B. das alveoläre Rhabdomyosarkom, das nach einer Untersuchung von ENZINGER u. SHIRAKI (1969) in 74% der beobachteten Fälle (n = 110) primär lymphogen metastasierte. Im Gegensatz dazu treten beim malignen Schwannom und Fibrosarkom Lymphknotenmetastasen sehr selten auf (Tabelle 6).

Wir haben bei 66 Patienten in unserem Krankengut eine Lymphknotendissektion oder Lymphknotenbiopsie vorgenommen und fanden bei 23 (35%) Patienten lymphogene Metastasen. Die Dissektion wurde in früheren Jahren überwiegend bei klinischem Verdacht durchgeführt. Dies erklärt die relativ große Häufigkeit von Lymphknotenmetastasen bei unseren Patienten.

32.3 Klassifikation

32.3.1 Histologische Klassifikation

Die histologische Klassifikation geht auf einen Vorschlag der WHO aus dem Jahre 1969 (ENZINGER et al. 1969) zurück und hat sich zwischenzeitlich weitgehend durchgesetzt. Die Differenzierung erfolgt histogenetisch, d.h. nach Abstammung der Tumorzellen vom Ursprungsgewebe (Tabelle 7). Davon wird eine Gruppe von Weichteilsarkomen abgegrenzt, deren Histogenese noch unbestimmt ist, wie z.B. der maligne Granularzelltumor, das Klarzellsarkom der Sehnen und Aponeurosen, das

Tabelle 7. Histologische Klassifikation und Häufigkeit von Weichteilsarkomen. (Nach WHO 1969, modifiziert)

Tumortyp	Subtypen	Häufigkeit Schrifttum (RUSSELL et al. 1977)	Eigenes Krankengut (1959–1983) alle Lokalisationen (n = 254)
Fibrosarkom		19% (n = 231)	15% (n = 39)
Malignes fibröses Histiozytom [a]	pleomorph myxoid riesenzellig entzündlich angiomatös	11% (n = 128)	13% (n = 34)
Liposarkom	gut differenziert myxoid rundzellig pleomorph entdifferenziert	18% (n = 221)	20% (n = 51)
Rhabdomyosarkom	embryonal alveolär pleomorph Mischtyp	19% (n = 234)	9,5% (n = 24)
Leiomyosarkom		7% (n = 79)	4% (n = 9)
Synovialsarkom [b]	monophasisch-spindelzellig monophasisch-epitheloid biphasisch	7% (n = 84)	16% (n = 41)
Malignes Schwannom	Triton-Tumor glandulär epitheloid	5% (n = 60)	9,5% (n = 24)
Seltene Sarkome [c]		4% (n = 57)	7% (n = 18)
Unklassifizierte Tumoren		10% (n = 121)	6% (n = 14)

[a] Varianten: Riesenzelltyp (früher maligner Riesenzelltumor der Weichteile), xanthomatöser Typ (malignes Xanthogranulom, malignes fibröses Histiozytom mit ausgeprägter entzündlicher Komponente)
[b] Epitheloides Sarkom, synovialer Typ des Klarzellsarkoms und Chordoidsarkom stellen wahrscheinlich Varianten des Synovialsarkoms dar (zusammenfassender Begriff „Tendosynovialsarkom"); das Chordoidsarkom wird z.T. auch als Variante des extraskelettären Chondrosarkoms angesehen
[c] Dermatofibrosarcoma preotuberans, Hämangiosarkom, Lymphangiosarkom, malignes Hämangioperizytom, malignes Neuroepitheliom, malignes Mesenchymom, alveoläres Weichteilsarkom, maligner Granularzelltumor, extraskelettäres Chondrosarkom (myxoid, mesenchymal), extraskelettäres Osteosarkom, extraskelettäres Ewing-Sarkom (z.T. zu Rhabdomyosarkomen gerechnet), Kaposi-Sarkom, melanotischer Typ des Klarzellsarkoms

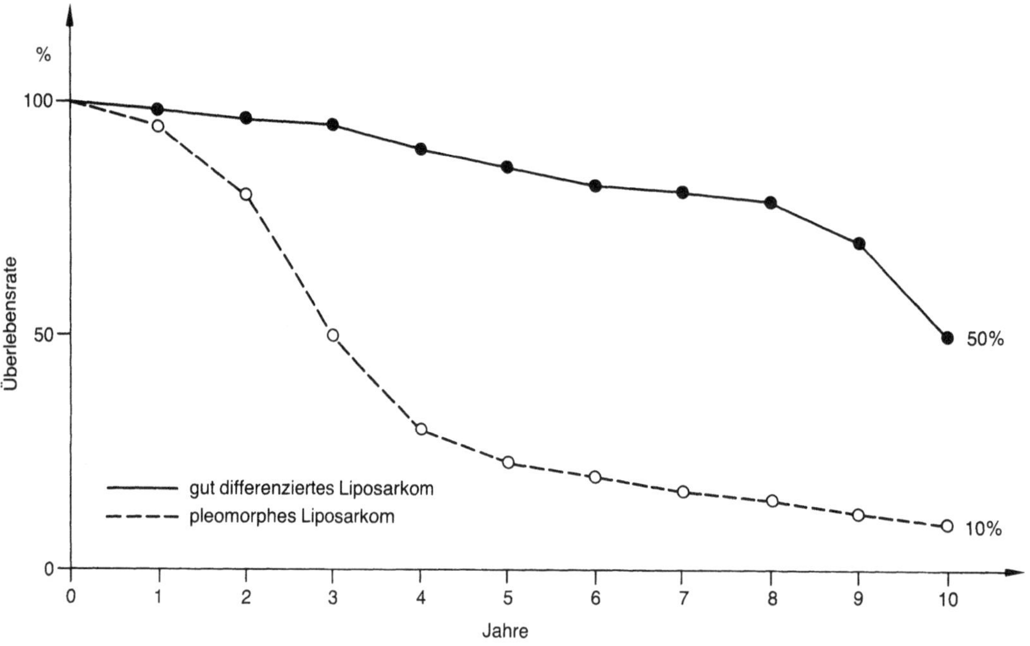

Abb. 2. Prognose von gut differenzierten und pleomorphen Liposarkomen. (Nach Enzinger u. Winslow 1962)

alveoläre Weichteilsarkom, sowie das extraskeletale Ewing-Sarkom. Die letzte der Tumorgruppen umfaßt Weichteilsarkome, bei denen wegen der geringen Differenzierung eine weitere Zuordnung nicht möglich ist. Seit 1969 sind an dieser Klassifikation einige Änderungen vorgenommen worden. Wohl die wesentlichste ist, daß das maligne fibröse Histiozytom als eigene Tumorgruppe erkannt und histologisch exakt definiert werden konnte. Dieser Tumortyp wurde früher in den meisten Fällen als polymorphzelliges Fibrosarkom deklariert (Schauer u. Altmannsberger 1983).

Für die Prognose und das klinische Verhalten der Weichteilsarkome ist nicht nur der histogenetische Typ, sondern auch die Unterteilung in Subtypen innerhalb histogenetisch gleichartiger Malignome von Bedeutung. Dies gilt insbesondere für Liposarkome und Rhabdomyosarkome (Abb. 2). Innerhalb des histogenetisch gleichen Tumortyps bestehen je nach Subtyp (z.B. myxoides Liposarkom und pleomorphes Liposarkom) wesentliche Unterschiede in der Prognose, Lokalrezidivrate, sowie der Tendenz zur lymphogenen oder hämatogenen Metastasierung (Enzinger u. Weiss 1983). Beim malignen Schwannom ist von Bedeutung, ob es sich um ein solitäres Sarkom (Fünf-Jahres-Überlebensraten um 75%) oder um ein Sarkom bei gleichzeitigem Morbus Recklinghausen handelt (Fünf-Jahres-Überlebensraten ca. 30%) (D'Agostino et al. 1963; Ghosh et al. 1973).

32.3.2 TNM-Klassifikation, Grading and Staging

Zur Bestimmung der Tumorausdehnung ist seit 1.1.1979 von der UICC (1978/1982) eine neue Klassifikation nach dem TNM-System eingeführt, die 1987 geringfügig geändert wird.

Ähnlich wie bei anderen Tumoren wird auch bei Weichteilsarkomen zwischen einer klinischen Klassifikation vor operativer Behandlung (TNM) und der Klassifikation aufgrund pathohistologischer Untersuchungen nach chirurgischer Therapie (pTNM) unterschieden (Tabelle 8).

Im Gegensatz zur Stadiengruppierung anderer Malignome wird bei den Weichteilsarkomen als ganz gewichtiger Faktor der histologische Malignitätsgrad des Tumors mitberücksichtigt (Tabellen 9 und 10). Die definierten Stadien stellen damit eine kombinierte Grad-Stadium-Einteilung dar. Die Zuordnung eines Tumors in die drei Malignitätsgrade (gut — mäßig — schlecht differenziert) unterliegt einer gewissen Subjektivität. Berücksichtigt werden Zellreichtum, Zellpolymorphie, Mitoseaktivität, die Menge intrazellulärer Substanzen wie Kollagen oder Verschleimung, sowie neuerdings auch das Vorhandensein von Nekrosen (Costa et al. 1984; Trojani et al. 1984). Für Fibrosarkome wurden von Pritchard et al. (1974) eine 4stufige Gradeinteilung vorgeschlagen, die sich jedoch nicht durchsetzen konnte.

Tabelle 8. TNM/pTNM-Klassifikation der Weichteilsarkome Erwachsener. (Nach UICC 1978/1982 und AJCC 1983)

Prätherapeutische klinische Klassifikation

T   Primärtumor

A. Klassifikation bis 31.12.1986

T0   Kein Anhalt für Primärtumor
T1   Tumor 5 cm oder kleiner
T2   Tumor mehr als 5 cm
T3   Jede Tumorgröße, klinisch oder radiologisch Befall von Knochen, größeren Gefäßen oder größeren Nerven

B. Klassifikation ab 1.1.1987

T0   Kein Anhalt für Primärtumor
T1   Tumor 5 cm oder kleiner
T2   Tumor mehr als 5 cm

N   Lymphknoten

N0   Keine regionären Lymphknotenmetastasen
N1   Befall regionärer Lymphknoten

F   Fernmetastasen

M0   Keine Fernmetastasen
M1   Fernmetastasen

Postoperative histopathologische Klassifikation
pT, pN, pM: Die Kategorien entsprechen T, N, M

Tabelle 9. Postoperative Tumordifferenzierung (Grading) bei Weichteilsarkomen. (Nach UICC 1978/1982 und AJCC 1983)

Tumor	Differenzierung
G1	gut differenziert
G2	mäßig gut differenziert
G3	schlecht differenziert
G4	undifferenziert (ab 1.1.1987)
GX	nicht beurteilbar

Die Zuordnung der Tumoren in die Stadien I–III erfolgt nach dem jeweiligen Malignitätsgrad, zusätzlich wird mit „A" oder „B" angegeben, ob der Tumor kleiner als 5 cm oder größer als 5 cm ist. Unbeschadet der Tumorgröße oder des Malignitätsgrads werden Patienten mit Lymphknotenmetastasen in das Stadium IIIC bzw. ab 1987 IVA eingeordnet.

Bei den UICC- und AJCC-Stadien wird die Kurabilität hinsichtlich der Kontrolle des Primärtumors (R-Klassifikation) nicht berücksichtigt. HERMANEK hat 1977 eine Unterteilung in zwei Patientengruppen vorgeschlagen, die sich in der Klinik sehr bewährt hat (Tabelle 11). Hierbei wird eine komplizierte Aufgliederung von Tumoren vermieden und allein aus praktisch-klinischen Gründen

Tabelle 10. Kombinierte Grad- und Stadieneinteilung (pTNM) der Weichteilsarkome. (Nach AJCC 1983; UICC 1978/1982)

Stadieneinteilung bis 31.12.1986

Stadium IA   G1, pT1, N0, M0
              Tumor: Malignitätsgrad 1, Tumordurchmesser unter 5 cm

Stadium IB   G1, pT2, N0, M0
              Tumor: Malignitätsgrad 1, Tumordurchmesser über 5 cm

Stadium IIA   G2, pT1, N0, M0
              Tumor: Malignitätsgrad 2, Tumordurchmesser unter 5 cm

Stadium IIB   G2, pT2, N0, M0
              Tumor: Malignitätsgrad 2, Tumordurchmesser über 5 cm

Stadium IIIA G3, pT1, N0, M0
              Tumor: Malignitätsgrad 3, Tumordurchmesser unter 5 cm

Stadium IIIB G3, pT2, N0, M0
              Tumor: Malignitätsgrad 3, Tumordurchmesser über 5 cm

Stadium IIIC jedes G, pT1 od. pT2, pN1, M0
              Tumor: jeder Malignitätsgrad, jede Tumorgröße, histologisch Lymphknotenmetastasen

Stadium IVA   jedes G, pT3, jedes N, M0
              Tumoren mit Befall von Knochen, größeren Gefäßen oder größeren Nerven, jeder Malignitätsgrad, jede Tumorgröße, mit und ohne LK-Befall

Stadium IVB   G1–3, pT1–pT3, pN0, pN1, M1
              Fernmetastasen

Stadieneinteilung ab 1.1.1987

Stadium IA bis IIIB unverändert,
              G4 wird IIIA oder IIIB zugeordnet (Stadium IIIC entfällt)

Stadium IVA   jedes G, jedes T, pN1, M0
              Tumor: jeder Malignitätsgrad, jede Tumorgröße, histologisch Lymphknotenmetastasen

Stadium IVB   jedes G, jedes T, jedes N, M1
              Fernmetastasen

Klassifikation nach präoperativer Behandlung (ypTNM)
Wenn vor chirurgischer Therapie eine Vorbehandlung bzw. Radio- oder Chemotherapie stattfand, so wird der pTNM-Klassifikation y vorgesetzt, z.B. ypT1 oder ypN0

Klassifikation von Rezidivtumoren (rTNM bzw. rpTNM)
Der TNM- bzw. pTNM-Klassifikation wird r vorgesetzt z.B. rT1 N0 M0 oder rpT2 N0 M0

zwischen prognostisch günstigem und prognostisch ungünstigem Tumor unterschieden. Eine ähnliche Unterteilung publizierte HAJDU 1979. Diese Einteilungen simplifizieren, sind jedoch für den Chirurgen leicht anwendbar und werden zunehmend gebraucht (CASTRUP 1983).

Tabelle 11. Prognostische Einteilung peripherer Weichteilsarkome. Erlanger Einteilung. (Nach Hermanek et al. 1985)

low risk	Größter Tumordurchmesser 5 cm oder kleiner, keine Infiltration von Knochen, größeren Gefäßen oder größeren Nerven (pT1) Keine regionären Lymphknotenmetastasen (N0 od. pN0) Keine Fernmetastasen (M0) Histologischer Malignitätsgrad 1 od. 2 (G1, 2) Primärtumor komplett beseitigt (R0)
high risk	Sonstige Tumoren, sofern keine Fernmetastasen (M0) und Primärtumor komplett beseitigt (R0)
inkurabel	Fernmetastasen (M1) und/oder Primärtumor nicht kontrollierbar (R1, 2)

Für kindliche Weichteiltumoren, deren Prognose sich von denen der Erwachsenen trotz gleicher Tumortypen häufig wesentlich unterscheidet, haben UICC und AJCC eine gesonderte TNM/pTNM-Klassifikation und Stadieneinteilung vorgesehen. Hierbei wird auf ein Grading verzichtet und bei der pT- und pN-Klassifikation auch das Ausmaß der Tumoroperation mitberücksichtigt (Tabelle 12).

32.4 Diagnose

32.4.1 Symptomatik

Kardinalsymptom des Weichteilsarkoms ist der tastbare, anfänglich schmerzlose Tumor, der den Patienten zum Arzt führt. Beschwerden stellen sich in der Regel erst ein, wenn Nerven, Gefäße und Nachbarorgane tangiert werden (Stock u. Ghussen 1979).

32.4.2 Verfahren zur Diagnose

32.4.2.1 Biopsie

Da die klinische Untersuchung die Dignität und Art des Tumors nicht hinreichend sicher beurteilen läßt, ist die histologische Untersuchung ausschließliche Grundlage der Diagnose. Jeder Weichteiltumor sollte dabei so lange als maligne angesehen werden, bis das Gegenteil histologisch bewiesen ist (Kern 1977). Kleine Tumoren sollten daher durch Exzisionsbiopsie im Gesunden entfernt werden. Bei größeren, nicht ohne weiteres entfernbaren Geschwülsten sollte erst die Dignität

Tabelle 12. TNM-Klassifikation und Stadieneinteilung kindlicher Weichteilsarkome. (Nach UICC 1978/1982)

Klinische Klassifikation vor chirurgischer Behandlung

T0	kein Anhalt für Primärtumor
T1	Tumor auf Ausgangsorgan oder -gewebe beschränkt
T1a	größter Durchmesser 5 cm oder weniger
T1b	größter Durchmesser mehr als 5 cm
T2	Tumor hat benachbarte Organe oder Gewebe befallen oder Tumor mit begleitendem malignen Erguß
T2a	größter Durchmesser 5 cm oder weniger
T2b	größter Durchmesser mehr als 5 cm
N0	keine regionären Lymphknotenmetastasen
N1	regionäre Lymphknotenmetastasen
M0	keine Fernmetastasen
M1	Fernmetastasen

Klinische Stadieneinteilung (provisorisch)

Stadium I	T1	N0	M0
Stadium II	T2	N0	M0
Stadium III	jedes T	N1	M0
Stadium IV	jedes T	jedes N	M1

Histopathologische Klassifikation nach Operation (pTNM)

pT0	kein Tumornachweis bei histologischer Untersuchung des Operationspräparats
pT1	Tumor auf Ausgangsorgan oder -gewebe beschränkt, Exzision komplett, Ränder histologisch tumorfrei
pT2	Tumor mit Invasion jenseits des Ausgangsorgans oder -gewebes, Exzision komplett, Ränder histologisch tumorfrei
pT3	Tumor mit Invasion jenseits des Ausgangsorgans oder -gewebes, Exzision inkomplett
pT3a	mikroskopischer Residualtumor
pT3b	makroskopischer Residualtumor oder maligner Erguß
pT3c	chirurgische Exploration, Tumor nicht reseziert
pN0	histologisch tumorfreie Lymphknoten
pN1a	Befall regionärer Lymphknoten, die als vollständig entfernt betrachtet werden
pN1b	Befall regionärer Lymphknoten, die als unvollständig entfernt betrachtet werden
pNX	regionäre Lymphknoten wurden nicht reseziert oder unzureichende Information über den pathologischen Befund
pM	analog M

Histopathologische Stadieneinteilung

Stadium I	pT1	pN0	pM0
Stadium II	pT2	pN0, pN1a	pM0
	pT1	pN1a	pM0
Stadium IIIA	pT3a	pN0, pN1a	pM0
Stadium IIIB	jedes pT	pN1b	pM0
	pT3b, c	jedes pN	pM0
Stadium IV	jedes pT	jedes pN	pM1

durch eine Inzisionsbiopsie abgeklärt werden. Die Inzision ist hierbei so zu legen, daß sie wegen der Gefahr von Implantationsmetastasen bei der nachfolgenden Operation mitentfernt werden kann. Es muß darauf geachtet werden, daß die Biopsie ausreichend groß ist, damit der Pathologe repräsentatives Material erhält. Am besten ist es, wenn die Biopsiestelle vorher mit dem Pathologen besprochen wird. Feinnadelbiopsien mit anschließender zytologischer Untersuchung sind bei Verdacht auf Weichteilsarkom kontraindiziert. Maligne und pseudomaligne Veränderungen können zytologisch nicht voneinander unterschieden werden. Eine genaue histologische Diagnose von Weichteilsarkomen ist dem Pathologen nur möglich, wenn er umfassende klinische Angaben erhält.

32.4.2.2 Konventionelle Röntgenuntersuchung

Für die Therapieplanung ist die präoperative Bestimmung der Tumorausdehnung von großer Wichtigkeit. Die konventionelle Röntgenuntersuchung mittels Weichstrahltechnik gibt bereits gewisse Hinweise auf Größe, Lokalisation, Tumorart und Beziehung zu Nachbarstrukturen.

Verkalkungen sind hierbei kein Beweis für Benignität. So weisen Synovialsarkome, maligne fibröse Histiozytome und Liposarkome nicht selten (in ca. 10–30% der Fälle) amorphe Verkalkungen auf (LINDELL et al. 1981).

32.4.2.3 Xeroradiographie

Mittels Xeroradiographie lassen sich Grenzlinien und Feinstrukturen besser als mit konventioneller Röntgentechnik darstellen (WEBER u. MÜLLER 1983). Eine Dignitätsbeurteilung ist jedoch weder mit herkömmlicher Methode noch mit Xeroradiographie hinlänglich verläßlich möglich.

32.4.2.4 Ultraschall

Die Ultraschalluntersuchung hat sicherlich wesentlich zur Verbesserung der präoperativen Diagnostik beigetragen. Mit ihr können solide und zystische Prozesse sicher unterschieden werden. Tumorgrößenbestimmungen sind beliebig oft wiederholbar möglich. Damit hat die Ultraschalluntersuchung wesentliche Bedeutung in der Beurteilung des Therapieerfolgs nach Radio- oder Chemotherapie.

32.4.2.5 Computertomographie

Als derzeit bestes diagnostisches Verfahren bei Weichteilsarkomen ist die Computertomographie anzuführen (NEIFELD et al. 1982). Sie ist besonders zuverlässig in der Analyse der Beziehungen zu benachbarten Strukturen und damit entscheidendes Hilfsmittel bei der operativen Therapieplanung. Der vermehrte Einsatz der Computertomographie bei unklaren abdominellen Beschwerden läßt auch erhoffen, daß innere Weichteilsarkome in Zukunft in früheren Stadien diagnostiziert und behandelt werden können.

32.4.2.6 Angiographie

Die Angiographie ist bei Gefäßtumoren und stärker vaskularisierten Weichteilsarkomen eine wertvolle Hilfe bei der Wahl des Biopsieortes. Es können damit Probeexzisionen aus zentralen Nekrosen oder aus Einblutungen vermieden werden. Daneben sind aufgrund des Gefäßverlaufs („pathologische Gefäße") gewisse Hinweise auf die Dignität eines Tumors möglich. Die Gefäßdarstellung läßt darüber hinaus die Lage des Tumors zu den Hauptgefäßen klar erkennen und ist damit für die Operationsplanung von wesentlicher Bedeutung.

32.4.2.7 Lymphographie

Die häufig geübte Lymphographie bei Weichteilsarkomen der unteren Extremitäten halten wir für entbehrlich. Die Indikation zu einer elektiven Lymphknotendissektion wird sich nicht nach dem unsicheren Ergebnis der Lymphographie, sondern nach der statistischen Häufigkeit einer primären lymphogenen Metastasierung des Tumors richten. Mikrometastasen sind durch Lymphographie in der Regel nicht erkennbar, Makrometastasen werden selbst von Geübten in ca. 15% der Fälle fehlinterpretiert (MUSUMECI et al. 1977). Bei massivem Befall der regionären Lymphknoten ist die Untersuchungsmethode durch die Palpation oder bei retroperitoneal gelegenen Tumoren durch die Computertomographie ersetzbar. Die Armlymphographie hat wegen technischer Schwierigkeiten und problematischer anatomischer Besonderheiten keine klinische Bedeutung (WEBER u. MÜLLER 1983).

32.4.2.8 Szintigraphie

Die Szintigraphie dient meist dem Nachweis oder dem Ausschluß multipler Fernmetastasen und ist zur präoperativen Bestimmung der Tumorausbreitung empfehlenswert. Eine gute Affinität zu malignen Weichteiltumoren hat hier besonders ^{67}Ga-Zitrat (TEATES et al. 1978). Zum Nachweis von Orten verstärkten Knochenumbaus, wie z.B. Metastasen, ist die Skeletszintigraphie mit ^{99}Tc-markierten Phosphorverbindungen ein geeignetes Verfahren (SUBRAMANIAN et al. 1975).

32.5 Operative Therapie

32.5.1 Allgemeine Operationstaktik

Die Chirurgie steht im Mittelpunkt aller therapeutischen Bemühungen bei den allermeisten Weichteilsarkomen. Die chirurgische Entfernung des Tumors weit im Gesunden ist Grundvoraussetzung für die Wahrung der Überlebenschance des Patienten. Werden bei der Erstbehandlung Fehler gemacht, sinkt die Heilungschance des Patienten dramatisch. KERN (1978) hat die Grundprinzipien formuliert, nach denen ein maligner Weichteiltumor operiert werden sollte:
1. Der Chirurg sollte den Tumor bei der Operation nicht zu sehen bekommen.
2. Zur Seite ist ein Sicherheitsabstand von 4 cm und in die Tiefe von 2 cm einzuhalten.
3. Nach vorausgegangener Biopsie muß diese Stelle en bloc mit dem Tumor entfernt werden.
4. Bei Sitz des Tumors an Faszien oder Muskulatur ist die befallene Muskelgruppe vom Ursprung bis zum Ansatz zu entfernen.

32.5.2 Amputation
— radikale Weichteilteilresektion

Die große Gliedmaßenamputation galt lange Zeit als die Therapie der Wahl für die meisten Weichteilsarkome der Extremitäten. Diese Situation hat sich zwischenzeitlich grundlegend geändert. Neuere Untersuchungen haben gezeigt (SUIT et al. 1975; SIMON et al. 1979; EILBER et al. 1980; MARK-

HEDE et al. 1982), daß die radikale Weichteilresektion mit Gliedmaßenerhaltung in der Lage ist, annähernd gleich gute Ergebnisse zu liefern wie die Amputation, sowohl hinsichtlich der Lokalrezidivhäufigkeit als auch hinsichtlich des tumorfreien Überlebens.

Die Frage Amputation oder radikale Weichteilresektion stellt sich daher heute nicht mehr prinzipiell, sondern graduell (CASTRUP 1983).

Eine Amputation halten wir auch heute noch bei Tumoren für unumgänglich, bei denen aufgrund ihrer Größe ausgedehnte, gleichzeitige Resektionen von Knochen, Nerven und Blutgefäßen erforderlich sind. Die Amputationshöhe richtet sich nach dem Sitz des Primärtumors, wobei in der Regel oberhalb (= stammnahe) des Gelenks amputiert wird, unterhalb dessen der Tumor lokalisiert ist. Das heißt, bei Tumoren des Fußes folgt in der Regel eine Unterschenkelamputation, bei Tumoren des Unterschenkels eine Oberschenkelamputation und bei Tumoren des Oberschenkels je nach Sitz entweder eine Exartikulation im Hüftgelenk oder eine Hemipelvektomie.

Der isolierte Befall von Knochen, Nerven oder Hauptblutgefäßen ist heute keine zwingende Indikation zur großen Gliedmaßenamputation, da diese Strukturen durch moderne Rekonstruktionsverfahren zumindest bei einzelnem Befall ersetzbar sind (LAWRENCE et al. 1983; SIMON et al. 1979).

Bei der radikalen Weichteilresektion ist stets die Haut über dem Tumor mitzuentfernen. Bei größeren Tumoren wird daher nicht selten eine Hauttransplantation in geeigneter Form erforderlich sein. Der minimale seitliche Sicherheitsabstand sollte in situ 4 cm nicht unterschreiten. Auch zur Tiefe hin sollte ein Mindestabstand von 2 cm eingehalten werden. Dies fällt dem Chirurgen erfah-

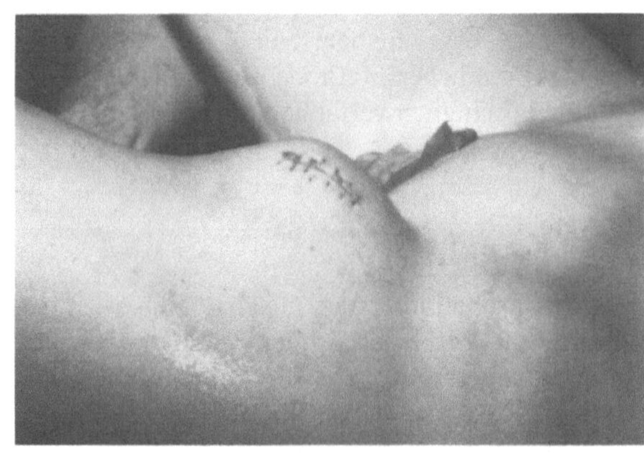

Abb. 3. Malignes fibröses Histiozytom bei einer 40jährigen Frau mit vorausgegangener Probebiopsie

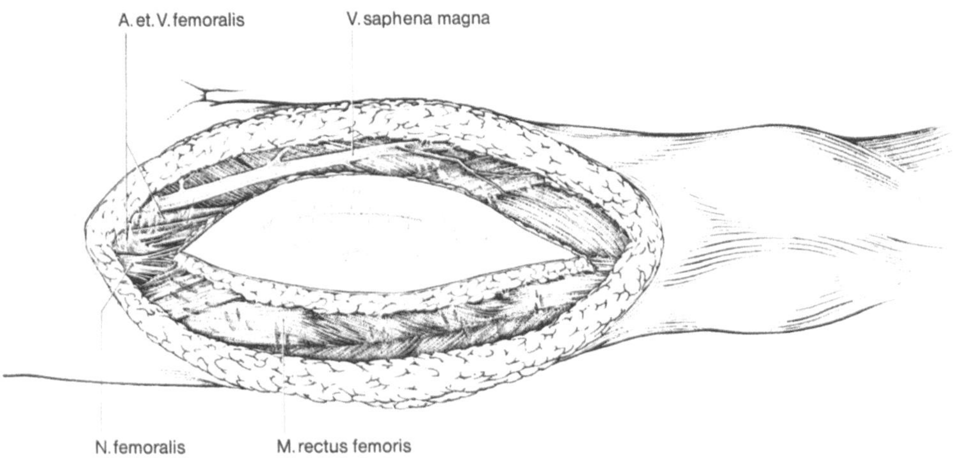

Abb. 4. Der Tumor wird mit weitem Sicherheitsabstand umschnitten; die Leistenbeugengefäße werden dargestellt. (Nach LAWRENCE et al. 1983)

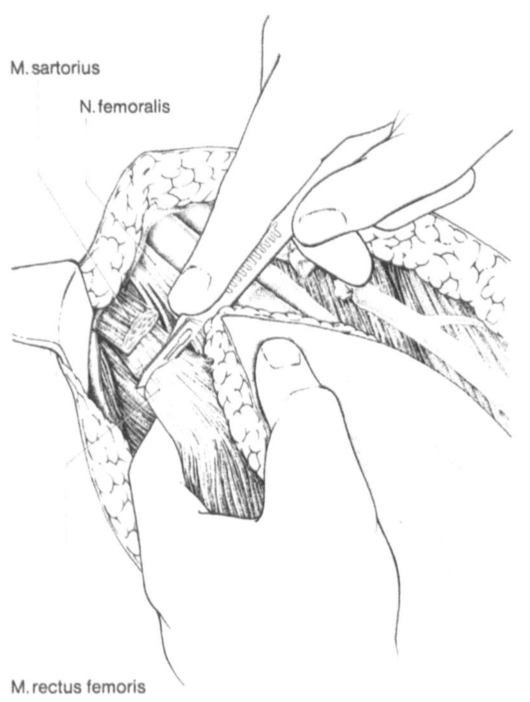

Abb. 5. Die tumorinfiltrierten Mm. rectus und sartorius werden am Ansatz durchtrennt. (Nach LAWRENCE et al. 1983)

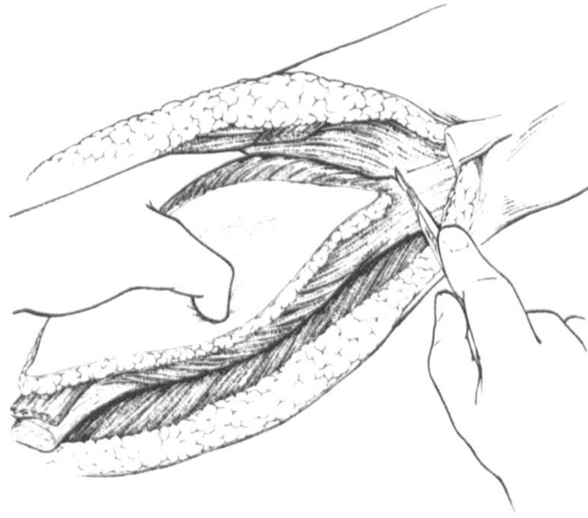

Abb. 6. Die Resektion wird mit Durchtrennung der Patellarsehne vervollständigt. (Nach LAWRENCE et al. 1983)

rungsgemäß besonders schwer, und die geforderten Sicherheitsabstände werden am häufigsten zur Tiefe hin nicht eingehalten. Da sich Weichteiltumoren häufig über den makroskopisch sichtbaren Tumorrand hinaus ausbreiten, kontinuierlich, aber auch diskontinuierlich an Bindegewebssepten, Muskeln, Nerven und Sehnen, ist dieser große Sicherheitsabstand unbedingt erforderlich. Bei Sitz des Tumors in einer Muskelgruppe sollte diese vom Ursprung bis zum Ansatz mitentfernt werden (BOWDEN u. BOOHER 1958). Besonders maligne Schwannome neigen zur Ausbreitung in Längsrichtung der Nerven und sind daher besonders langstreckig zu resezieren.

Zur Seite hin muß bei radikaler Exzision mindestens „eine Barriere" (SHIU et al. 1979) gesunder Aponeurosen, Muskelsepten oder das Periost das Präparat begrenzen (Abb. 3–7).

Narben nach vorausgegangener Probeexzision oder unradikalen Exzisionen müssen in jedem Fall en bloc mitentfernt werden. Bei Tumoren der Brust- und Bauchwand sind alle Schichten mitzuresezieren und müssen gegebenenfalls rekonstruiert werden. Genügend weite Sicherheitsabstände sind bei Tumoren des Kopfes, des Halses,

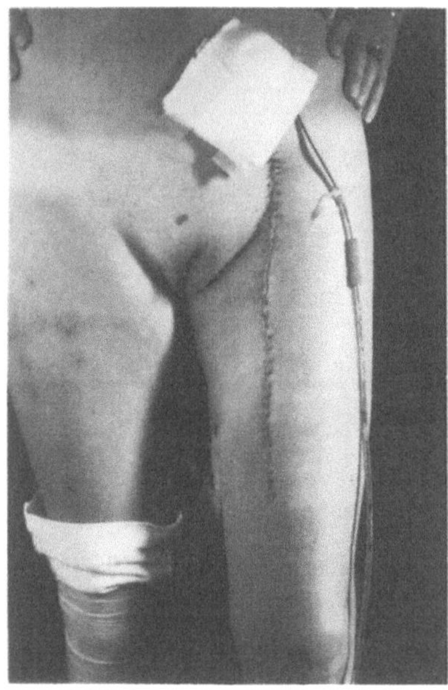

Abb. 7. Operationswunde der gleichen Patientin wie in Abb. 3

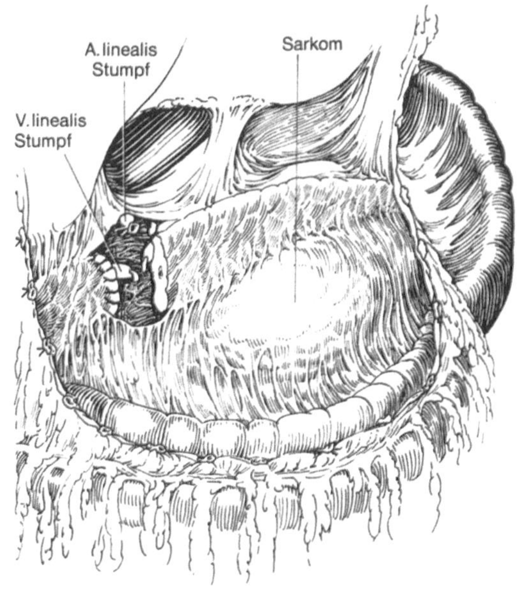

Abb. 8. Retroperitoneales Weichteilsarkom, zwischen Pankreasunterrand und Mesocolon transversum gelegen. Das Pankreas wird über der Pfortader durchtrennt. (Nach Lawrence et al. 1983)

im Mediastinum und Retroperitoneum meist nicht möglich.

Bei den Tumoren *des Retroperitoneums* sollte nach unseren Erfahrungen häufiger eine erweiterte Resektion mit Entfernung benachbarter Strukturen und großer Organe, die nicht unmittelbar le-

bensnotwendig sind, zur Verbesserung der schlechten Prognose dieser Tumoren angewandt werden. (Abb. 8–10).

Von operationstaktischer Wichtigkeit ist hierbei, daß am Tumor adhärente Strukturen nicht abpräpariert, sondern en bloc mitreseziert werden.

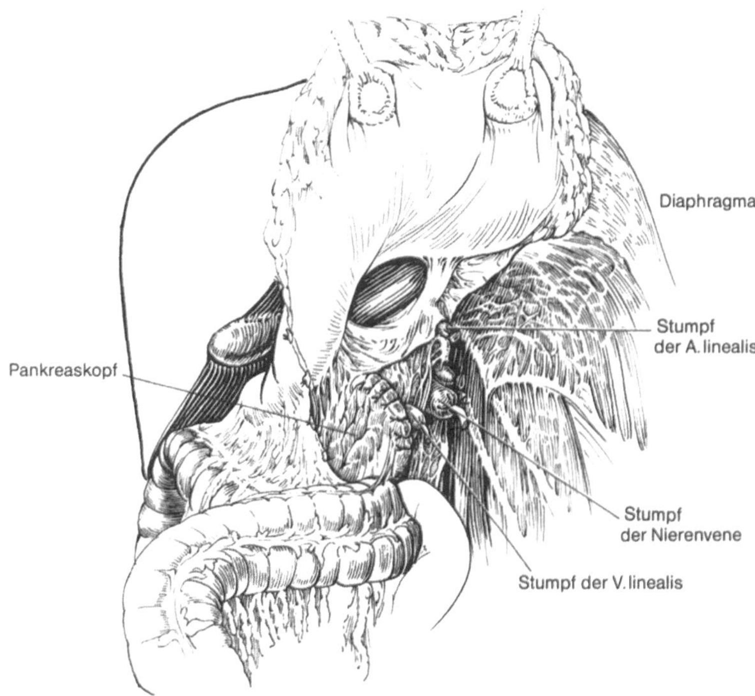

Abb. 9. Operationssitus nach Entfernung des Tumors mit erweiterter Resektion. (Nach Lawrence et al. 1983)

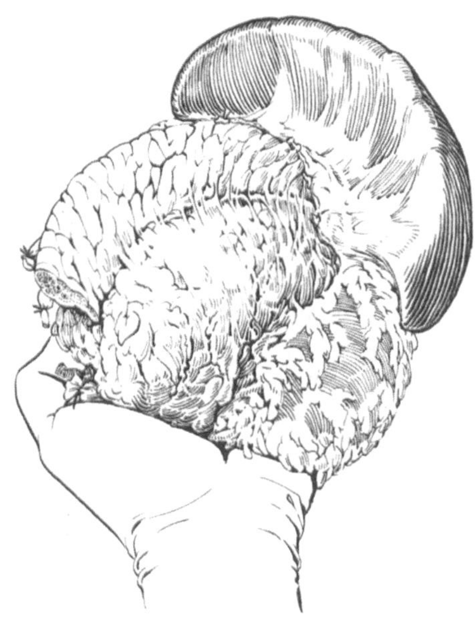

Abb. 10. Resektionspräparat mit linksseitigem Pankreas, Niere und Milz. (Nach LAWRENCE et al. 1983)

So ist bei einem Sarkom, das zwischen dem Unterrand des Pankreas und dem Mesocolon transversum lokalisiert ist, häufig eine subtotale Pankreaslinksresektion mit Splenektomie, eine Nephrektomie und meist auch eine Hemikolektomie links en bloc erforderlich. Bei Tumoren im Bereich des rechten Oberbauchs wird zur radikalen Entfernung nicht selten eine Pankreaskopfresektion, eine Nephrektomie und Entfernung des rechten Hemikolons notwendig werden. FORTNER (1981) konnte mit diesen erweiterten Operationen bei retroperitonealen Weichteilsarkomen eine beachtliche Resektionsquote von 50% erreichen.

32.5.3 Lokale Exzision mit beschränktem Sicherheitsabstand (= konservative Exzision)

Wenn ein maligner Weichteiltumor zwar klinisch und histologisch (R 0) im Gesunden entfernt wird, jedoch hierbei die bei der radikalen Weichteilresektion geforderten Sicherheitsabstände nicht eingehalten werden, so sprechen wir von einer konservativen oder lokalen Exzision mit beschränktem Sicherheitsabstand. Diese konservative Exzision hat in den letzten Jahren zunehmend an Bedeutung gewonnen, vor allem bei sehr aggressiven Malignomen, deren Prognose überwiegend durch eine sehr frühzeitige Fernmetastasierung bestimmt wird und

Tabelle 13. Indikation zur elektiven Lymphknotendissektion bei Weichteilsarkomen (Univ.-Klinik Erlangen 1984)

Elektive Dissektion	ja	nein
Rhabdomyosarkom	×	
Synovialsarkom	×	
Malignes fibröses Histiozytom	×	
Liposarkom		×
Fibrosarkom		×
Malignes Schwannom		×

bei denen eine erfolgversprechende adjuvante Therapie möglich ist.

32.5.4 Lymphknotenchirurgie

Da Weichteilsarkome in sehr unterschiedlicher Häufigkeit lymphogen metastasieren (s. Tabelle 6), muß sich auch die Indikation zur Lymphknotendissektion nach dem Typ des vorliegenden Sarkoms richten. So wird bei Fibrosarkomen, malignen Schwannomen oder Liposarkomen nur sehr selten eine Lymphknotendissektion in Betracht kommen, in Einzelfällen nur dann, wenn klinisch der Verdacht auf eine regionale lymphogene Metastasierung besteht (= therapeutische Dissektion). Bei Tumoren mit bekannt häufiger lymphogener Metastasierung, wie dem Synovialsarkom oder dem Rhabdomyosarkom, wird diese auch prophylaktisch zur Verbesserung der Überlebenschancen des Patienten erforderlich werden. Bei Sitz des Tumors nahe an der ersten Lymphknotenstation wird eine En-bloc-Resektion, d.h. kontinuierliche Dissektion durchgeführt. Bei peripherer Lokalisation des Tumors wird die Dissektion diskontinuierlich vorgenommen (TONAK et al. 1983) (Tabelle 13).

32.5.5 Chirurgie des Rezidivs

Lokalrezidive nach Operationen von Weichteilsarkomen sind häufig Folge einer ungenügenden chirurgischen Primärtherapie. Ca. 85% treten in den ersten 2 Jahren nach Erstbehandlung auf (CANTIN et al. 1968). Bei Lokalisation an den Extremitäten und nach sorgfältigem Ausschluß von Fernmetastasen sollte zumindest bei prognostisch ungünstigen Tumoren eine große Gliedmaßenamputation vorgenommen werden (SHIU et al. 1979).

Die 5-Jahres-Überlebensraten von Patienten mit Lokalrezidiven und radikaler Zweitchirurgie be-

Tabelle 14. Behandlungsergebnisse von 41 Patienten mit Lokalrezidiven bei Erstbehandlung. Unterteilung nach Art des chirurgischen Zweiteingriffs (nur Extremitätentumoren) (Chir. Univ.-Klinik Erlangen 31.1.1959–31.12.1982/31.12. 1983). Median der Nachbeobachtungszeit 78 Monate

Behandlung	n	Später erneut Lokalrezidiv
Nachexzision	26	8 von 26 (31%)
Amputation	15	0 von 15 (0%)

tragen nach Angaben des Schrifttums noch 50–60% (Cantin et al. 1968; Suit et al. 1975). 41 Patienten kamen bereits mit einem Lokalrezidiv der Extremitäten zu uns. In 26 Fällen wurde eine Nachexzision, in 15 Fällen eine Amputation vorgenommen. Die Ergebnisse sprechen für die Durchführung einer Amputation, wenn ein Lokalrezidiv auftritt, dies gilt insbesondere dann, wenn es sich um High-risk-Tumoren handelt (Tabelle 14).

Guiliano et al. (1982) berichteten über besonders günstige Ergebnisse bei 38 Patienten mit Lokalrezidiven, die überwiegend (35 von 38) mit weiter Nachexzision allein oder in Kombination mit Radio-Chemotherapie behandelt wurden. Die 5-Jahres-Überlebensraten der so behandelten Patienten betrug 76%. Nur bei 3 Patienten war eine Amputation durchgeführt worden.

Allerdings lagen in dem Krankengut von Giuliano in über der Hälfte der Fälle prognostisch besonders günstige Tumoren vor. Die Untersuchung zeigt jedoch, daß bei Rezidiven von Low-grade-Tumoren stets zu prüfen ist, ob diese nicht doch durch eine radikale Weichteilresektion hinreichend chirurgisch behandelt werden können. Dies gilt insbesondere dann, wenn die Ersttherapie nicht den Regeln entsprach.

32.5.6 Chirurgische Therapie von Fernmetastasen

Solitäre Fernmetastasen können je nach Situation durch lokale Exzision oder Lobektomie von Leber oder Lunge entfernt werden. Die Prognose dieser Patienten hängt von verschiedenen Faktoren ab (s. Kap. 7.2). Nach einer Literaturzusammenstellung von Lawrence et al. (1983) überleben immerhin ca. 30% der kurativ an Fernmetastasen operierten Patienten 5 Jahre. Die Indikation zur Resektion von Fernmetastasen sollte daher großzügig gestellt werden, und selbst ein beidseitiger Lungenbefall ist keine Kontraindikation für eine Operation.

32.6 Nichtchirurgische Therapie

32.6.1 Strahlentherapie

Weichteilsarkome galten lange Zeit als strahlenresistent und schienen mit wenigen Ausnahmen einer Radiotherapie nicht zugänglich zu sein. Diese Beurteilung gründete sich einmal auf die Tatsache, daß sich Weichteilsarkome im Gegensatz zu den Karzinomen auf eine Strahlentherapie oft nur allmählich über einen mehrmonatigen Zeitraum hin zurückbilden und klinische Reaktion zeigen, und zum anderen auf die Tatsache, daß die konventionelle Röntgenbestrahlung keine genügende Eindringtiefe ohne Überschreitung der Hauttoleranz zuließ (Franke et al. 1983).

Mit der Einführung der Megavolttherapie, wie Gammastrahlen, ultraharten Röntgenstrahlen, Kreisbeschleunigern (Betatron) und Linearbeschleunigern sowie von schnellen Elektronen in die klinische Strahlentherapie besteht die Möglichkeit, hohe Dosen auch in tiefergelegene Tumoren zu bringen und in jedem Körperabschnitt homogen zu verteilen, ohne unzumutbare Strahlenfolgen in benachbartem gesunden Gewebe zu riskieren. So kann heute jedes Weichteilsarkom mit moderner Radiotherapie erfolgversprechend behandelt werden (Martin et al. 1977; Lindberg 1980; Carabell u. Goodmann 1981; Franke et al. 1982).

Behandlungsergebnisse aus dem M.D. Anderson-Hospital in Houston und dem Massachussetts General Hospital in Boston (Suit u. Russell 1977; Lindberg et al. 1981) haben ergeben, daß eine postoperative Nachbestrahlung mit einer Herddosis von 50–65 Gy nach Exzision von Weichteilsarkomen mit beschränktem Sicherheitsabstand in der Lage ist, bezüglich Lokalrezidiv und Fernmetastasierungsrate gleiches zu leisten, wie die radikale Weichteilresektion oder Amputation (Tabelle 15a und b).

Einige Autoren (Morton et al. 1976; Eilber et al. 1980; Giuliano et al. 1982) empfehlen die Durchführung der Radiotherapie präoperativ. Eine derartige präoperative Therapie setzt eine histologische Diagnose voraus und kommt daher für kleinere Tumoren, deren Diagnose mittels Exzisionsbiopsie gestellt wird, nicht in Frage, sondern nur dann, wenn zur Diagnose Stanz- oder Inzisionsbiopsien durchgeführt wurden (Suit 1978). Je nach Ansprechen kann die Entscheidung zwischen ablativer Chirurgie und Extremitätenschonung bzw. Ausmaß der Operation erleichtert werden.

Tabelle 15a. Lokale Tumorkontrolle und Überlebensraten von Patienten mit Weichteilsarkomen nach beschränkter Exzision und postoperativer Strahlentherapie. (Nach Suit u. Russell 1977)

	Lokale Tumorkontrolle[a]	Tumorfreies Überleben[b]
Stadium I A	12/12	11/12
Stadium I B	8/ 9	7/11
Stadium II A	20/26	16/27
Stadium II B	14/19	7/26
Stadium III A	5/ 5	3/ 8
Stadium III B	4/ 8	2/16
	63/79 (80%)	46/100 (46%)

[a] Nachbeobachtungszeit 24–130 Monate
[b] Nachbeobachtungszeit 40 Monate

Tabelle 15b. Lokalrezidivhäufigkeit bei Patienten mit Weichteilsarkomen nach konservativer Chirurgie und postoperativer Strahlentherapie. (Nach Lindberg et al. 1981)

	Tumordurchmesser	
	<5 cm	>5 cm
Malignitätsgrad 1	2/32 (6,3%)	4/31 (12,9%)
Malignitätsgrad 2	5/48 (10,4%)	23/75 (31%)
Malignitätsgrad 3	6/19 (31,6%)	13/48 (27,1%)

Die Operation soll frühestens 4–6 Wochen nach Abschluß der Vorbestrahlung erfolgen. Nach Vorbestrahlung erfordern operatives Vorgehen und postoperative Nachbehandlung besondere Vorsichtsmaßnahmen (Martin et al. 1977). In Deutschland wird die Vorbestrahlung i. allg. abgelehnt (Weber u. Müller 1983). Für den Chirurgen ist es nach Bestrahlung sicherlich sehr schwierig, eindeutige Tumorgrenzen zu erkennen, und wir können derzeit die routinemäßige Vorbestrahlung nach heutigem Wissensstand nicht generell empfehlen.

Die Strahlensensibilität einzelner Tumortypen kann heute noch nicht allgemein gültig definiert werden. Eine hohe Strahlenempfindlichkeit weisen das Kaposi-Sarkom, das embryonale Rhabdomyosarkom und das myxoide Liposarkom auf. Sehr gering ist nach wie vor die Sensibilität von Fibrosarkomen und Synovialsarkomen. Neue Aspekte wurden durch die Anwendung von Neutronenstrahlen bei der Behandlung von Weichteil-

sarkomen eröffnet. Ergebnisse aus London (Catterall u. Bewley 1980) und Hamburg (Franke 1983) zeigten, daß selbst große Weichteilsarkome sich mit größerer Wahrscheinlichkeit zurückbilden als durch eine hochdosierte Megavoltbestrahlung. Allerdings sind die Nebenwirkungen in Form von Nekrosen und subkutanen Fibrosen so erheblich, daß die Anwendungsmöglichkeit eingeschränkt wird.

Versuche, die Strahlenempfindlichkeit von Weichteilsarkomen durch adjuvante Maßnahmen wie Hyperthermie (Herbst u. Sauer 1983), Hypoxie (Suit 1975; Karakousis et al. 1979; Karakousis 1982) oder strahlensensibilisierende Substanzen (Dische 1978) zu steigern, befinden sich noch in der klinischen Erprobung, und allgemeine Empfehlungen können noch nicht ausgesprochen werden.

32.6.2 Chemotherapie

32.6.2.1 Chemotherapie von Weichteilsarkomen bei Erwachsenen

Aufgrund zahlreicher Untersuchungen kann heute nicht mehr bezweifelt werden, daß Weichteilsarkome auf Chemotherapie ansprechen und in ihrem Verlauf günstig beeinflußt werden. Nach anfänglicher Verwendung von Monotherapien, vor allem von Adriamycin, wurde das am M.D. Anderson-Hospital in Houston (Gottlieb 1974) entwickelte Kombinationsschema CyVADIC (Cyclophosphamid, Adriamycin, Vincristin und Dacarbacin) weltweit angewandt. Nach den Erfahrungen der South West Oncology Group und des M.D. Anderson-Hospital konnten damit Ansprechraten von fast 50% erreicht werden (Yap et al. 1980; Sutow 1981). Andere (Bonadonna u. Santoro 1982; Karakousis 1982; Hossfeld et al. 1983) konnten diese günstigen Ergebnisse nicht nachvollziehen, obwohl auch sie reproduzierbare Ansprechraten bis über 20% beobachteten. Bis heute werden zahlreiche weitere Variationen kombinierter Chemotherapieverfahren, auch mit anderen Substanzen und Dosisänderungen, erprobt (Tabelle 16).

Seeber (1984) empfiehlt zum jetzigen Zeitpunkt bei metastasierenden Weichteilsarkomen eine sog. flexible Sequentialtherapie. Sie beginnt probatorisch mit einer Adriamycin-DTIC-Kombination oder mit hochdosiertem Ifosfamid plus/minus Etoposid in individualisierten Zeitintervallen. Im Falle

Tabelle 16. Chemotherapieregime und Ansprechraten bei metastasierenden Weichteilsarkomen von Erwachsenen. (*A* Adriamycin, *DIC* Dacarbazin, *CY* Cyclophosphamid, *V* Vincristin, *DACT* Actinomycin D)

Chemotherapie	Houston[a]		Boston[b]		Hamburg/Essen[c]	
	Anzahl der Patienten	Ansprechrate (%)	Anzahl der Patienten	Ansprechrate (%)	Anzahl der Patienten	Ansprechrate (%)
A	97	31	–	–	–	–
ADIC	707	48	–	–	11	45
CYVADIC	229	45	–	–	62	21
CYVADACT	224	56	–	–	–	–
CYADIC (=CAD)	–	–	23	56	–	–

[a] Sutow u. Maurer (1981)
[b] Blum et al. (1980)
[c] Hossfeld et al. (1983)

fehlender, unbefriedigender oder sistierender Wirksamkeit wird auf die jeweilige Alternative umgewechselt. Die Vorteile eines derartigen Therapieregimes sind darin zu sehen, daß Informationen über die individuelle Empfindlichkeit des Sarkoms gewonnen werden können und im sequentiellen Einsatz voll wirksame Dosen der verschiedenen Chemotherapeutika Verwendung finden.

Auch Hossfeld et al. (1983) empfehlen eine ähnliche, individuelle, flexible Chemotherapie.

Aufgrund der Ergebnisse der Chemotherapie bei therapeutischem Einsatz kann erwartet werden, daß diese bei Mikrometastasen als adjuvante Chemotherapie noch wirksamer sein kann. Die Indikation zum adjuvanten Einsatz der Chemotherapie ergibt sich bei vielen Weichteilsarkomen mit zunehmendem Malignitätsgrad und fortschreitender Tumorgröße mit ansteigender Wahrscheinlichkeit okkulter hämatogener Fernmetastasen.

Neuere Untersuchungen von DasGupta et al. (1982), Antmann et al. (1983) und Rosenberg et al. (1983) unterstreichen den Wert einer adjuvanten Chemotherapie.

Die Chemotherapie von Weichteilsarkomen ist noch nicht standardisiert. Es konnten jedoch Richtlinien erarbeitet werden. Aufgrund der Seltenheit der Weichteilsarkome ist es bisher noch nicht möglich gewesen, eine Unterteilung der Chemotherapieregime je nach Histologie zu erproben. Dies wird nur in großen multizentrischen Studien möglich sein, die auch in Deutschland möglichst bald eingerichtet werden sollten, um zu echten therapeutischen Fortschritten zu kommen (Seeber 1984). Die neuesten Ergebnisse mit adjuvanter Chemotherapie der oben zitierten Autoren sind nach unserer Meinung so überzeugend, daß heute in den Stadien III C und IV A eine adjuvante Chemotherapie durchgeführt werden sollte.

32.6.2.2 Chemotherapie im Kindesalter

Die adjuvante Chemotherapie bei Weichteilsarkomen von Kindern ist ein klassisches Beispiel dafür, wie sehr die Prognose durch eine Kombination verschiedener Therapieverfahren verbessert werden kann. Dies gilt insbesondere für das Rhabdomyosarkom. Während bis in die 60iger Jahre selbst nach ablativer Chirurgie nur ca. 10% der jungen Patienten überlebten, betragen heute nach Kombinationstherapie die 5-Jahres-Überlebensraten um 80% (Treuner et al. 1984). Leider sprechen nicht alle kindlichen Weichteilsarkome gleich gut auf Chemotherapie an.

Gut empfindlich sind neben dem Rhabdomyosarkom auch die extraossären Ewing-Sarkome und die undifferenzierten Sarkome (Tabelle 17). Mäßig empfindlich sind Synovial- und Hämangiosarkome, während maligne Schwannome und Fibrosarkome kaum auf Chemotherapie ansprechen, wobei sich allerdings die letzteren prognostisch wesentlich von den Fibrosarkomen der Erwachsenen unterscheiden. Kongenitale und in den ersten 5 Lebensjahren auftretende Fibrosarkome, die die überwiegende Anzahl bei Kindern ausmachen, haben nach kompletter chirurgischer Exzision eine ausgezeichnete Prognose (5-Jahres-Überlebensraten 80–90% nach Enzinger u. Weiss 1983) und bedürfen keiner weiteren Therapie.

Tabelle 17. Häufigkeit und Empfindlichkeit von kindlichen Weichteilsarkomen auf Chemotherapie. (Nach TREUNER et al. 1984)

Empfind-lichkeit	Tumortypen	Häufigkeit (nach NEIFELD et al. 1980)
Gut empfindlich	Rhabdomyosarkome	43%
	Extraossäre Ewingsarkome	7%
	Maligne Mesenchymome	selten
	Undifferenzierte Sarkome	selten
Mäßig empfindlich	Synovialsarkome	6%
	Hämangiosarkome	7%
	Liposarkome	3%
Selten empfindlich	Fibrosarkome	20%
	Neurofibrosarkome	3%

Bereits 1972 wurde in den USA die Intergroup Rhabdomyosarcoma Study (IRS) ins Leben gerufen, die zum Ziel hat, verschiedene Therapieverfahren und Kombinationen hinsichtlich ihrer Wirksamkeit zu untersuchen (MAURER et al. 1981). Auch wurde eine eigene klinische Stadieneinteilung des kindlichen Rhabdomyosarkoms erarbeitet, die zwischenzeitlich weltweit akzeptiert wurde. Diese Stadieneinteilung berücksichtigt vor allem auch, ob der Tumor im Gesunden entfernt wurde oder nicht (s. Tabelle 12).

In zwei großen Studien der IRS mit über 1000 Kindern stellte sich heraus, daß heute eine adjuvante Chemotherapie bei jedem Rhabdomyosarkom durchgeführt werden muß, da damit die Prognose wesentlich verbessert werden kann (MAURER et al. 1981).

Im Stadium I (komplett entfernter Tumor ohne Lymphknotenmetastasen) wurden 5-Jahres-Überlebensraten von 87% erreicht.

Eine präoperative Chemotherapie ist immer dann indiziert, wenn der Tumor nicht oder nur unter Verlust wichtiger Organe entfernt werden kann. Als erfolgversprechendste Chemotherapiekombination wird heute Ifosfamid, Actinomycin D und Vincristin angewandt (TREUNER et al. 1984). Auf eine adjuvante Strahlentherapie wird bei Tumoren im Stadium I verzichtet (KING et al. 1981). Sie wird nur durchgeführt, wenn der Tumor nicht oder lokal unradikal reseziert wurde, wobei ihr Wert beim Rhabdomyosarkom des Kindes noch nicht geklärt ist. Von der Deutschen Gesellschaft für Pädiatrische Onkologie wurde zwischenzeitlich eine kooperative Weichteilsarkomstudie (CWS 81) ins Leben gerufen. In diese Studie wurden bis 1983 105 Kinder mit Rhabdomyosarkomen eingebracht. Die 3-Jahres-Überlebensraten betragen 80% (TREUNER et al. 1984).

Jedes lokal im Gesunden entfernte Rhabdomyosarkom wird 16 Wochen lang nach diesem Schema

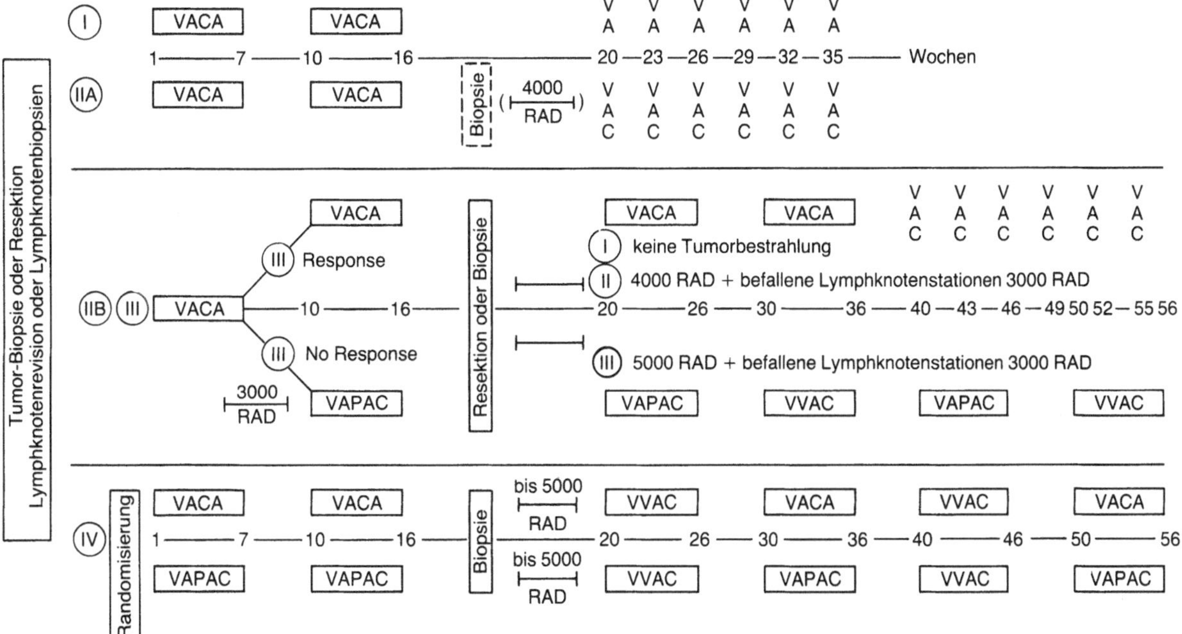

Abb. 11. Therapieschema bei kindlichen Weichteilsarkomen der Cooperativen Weichteilsarkom-Studie (CWS 81) der Deutschen Gesellschaft für Pädiatrische Onkologie

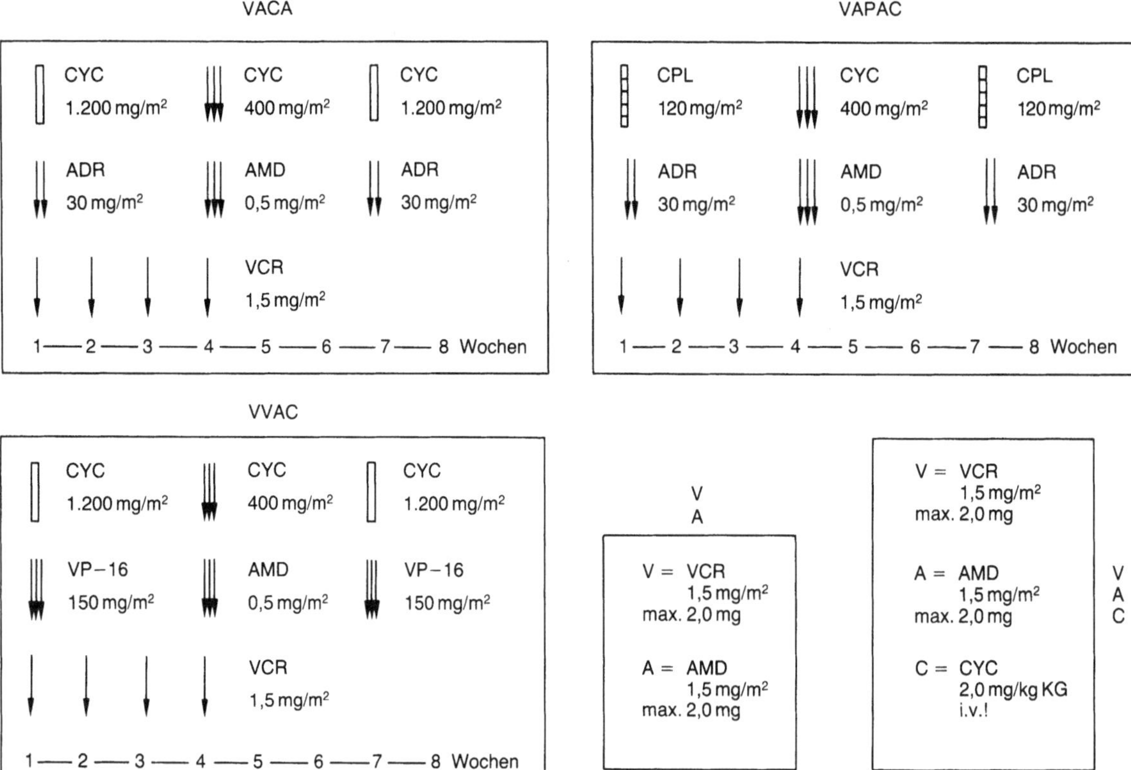

Abb. 12. Chemotherapie, Dosis und Zeitplan der Cooperativen Weichteilsarkom-Studie (CWS 81) *ADR:* Adriblastin, *AMD:* Actinomycin D, *CPL:* Cis-Platinum (Platinex), *CYC:* Cyclophosphamid (Endoxan), *VCR:* Vincristin, *VP-16:* Vepesid

mit der Chemotherapiekombination VACA (Abb. 11) nachbehandelt. Nach einer 4wöchigen Pause erfolgt eine nochmalige 16wöchige Chemotherapie mit Vincristin und Actinomycin D. Bei lokal unradikal operierten Tumoren oder Lymphknotenmetastasen wird eine adjuvante Strahlentherapie des Tumorbetts und des Lymphabflußgebiets bei histologischem Nachweis von Lymphknotenmetastasen durchgeführt. Je nach Stadium oder Ansprechen auf die initiale Chemotherapie wird diese variiert (Abb. 11 und 12).

32.6.3 Sonstige nichtchirurgische Therapie

32.6.3.1 Hypertherme Extremitätenperfusion

Eine besondere Form der Kombination von Chemotherapie mit Chirurgie stellt die regionale hypertherme Perfusion dar.

Hierbei wird eine tumorbefallene Extremität mit Hilfe einer Herz-Lungen-Maschine isoliert mit Zytostatika durchspült und gleichzeitig erwärmt. (Beschreibung der Methode s. Kap. 31.) Als Zytostatika werden Melphalan und Actinomycin D ver-

Tabelle 18. Therapieergebnisse bei Weichteilsarkomen der Extremitäten nach konservativer Chirurgie und adjuvanter hyperthermer Perfusion einschließlich 4 Patienten mit lokal unradikaler Exzision (R_1). Nachbeobachtungszeit 12–76 Monate, Median 37 Monate (Erlangen 1.1.76–31.12.82/31.12.83)

	n	Malignitätsgrad			Tumorgröße	
		I	II	III	< 5 cm	> 5 cm
Verstorbene Patienten	7/21	1/5	2/10	4/6	1/6	6/15
Lokalrezidiv	5/21	1/5	0/10	4/6	1/6	4/15
Überlebende tumorfrei	14/21	4/5	8/10	2/6	5/6	9/15

wendet. Die Perfusion wird teils als erste Therapiemaßnahme vorgenommen, teils zwischen Tumorexzision und Nachbestrahlung. Durch diese Therapiekombination kann bei extremitätenerhaltenden Vorgehen die Rezidivhäufigkeit gesenkt und auch die Überlebensrate erhöht werden (GHUSSEN u. NAGEL 1984; TONAK et al. 1984) (Tabelle 18).

Diese Operationsmethode stellt ein eingreifendes Verfahren dar. Mit einer Letalität von etwa

1% muß gerechnet werden, umfängliche Gewebsnekrosen und dauernde Nervenschäden können auftreten (Häufigkeit etwa 2%) (TONAK et al. 1984).

32.6.3.2 Intraarterielle Chemotherapie

Adriamycin kann präoperativ als intraarterielle Dauertropfinfusion verabreicht werden (MORTON et al. 1976; EILBER et al. 1977). Nach ersten Berichten erscheinen die Ergebnisse bei Knochensarkomen und auch bei Weichteilsarkomen günstig. KARAKOUSIS et al. (1979) wenden ein, daß diese Therapie bei großen Tumoren die Lokalrezidivhäufigkeit nicht vermindert, und empfehlen stattdessen eine intraarterielle Chemotherapie mit Unterbrechung der normalen Blutversorgung („Tourniquet-Infusion Chemotherapy"). Die diesbezüglichen Erfahrungen sind jedoch gering und wurden von SUIT u. RUSSELL (1977) nicht bestätigt. Wir haben an unserer Klinik (SCHEPKE et al. 1982) bei großen, primär inoperablen Weichteilsarkomen der Extremitäten und des Beckens eine superselektive präoperative Chemotherapie angewandt.

Erste Ergebnisse sind ermutigend. Gegenüber der regionalen isolierten Perfusion haben diese Methoden den Vorteil der mehrmaligen Wiederholbarkeit, allerdings auch den Nachteil, daß es bei gutem Ansprechen des Tumors zu ausgedehnten Nekrosen und sekundär entzündlichen Veränderungen kommen kann, so daß eine Tumorexstirpation nicht mehr möglich ist.

32.6.3.3 Immuntherapie und Chemoimmuntherapie

Heute können noch keine diesbezüglichen Empfehlungen gegeben werden. Diese Therapieformen befinden sich noch im experimentellen Stadium (SINKOVICS et al. 1977).

32.7 Therapiehinweise/Multimodale Therapie

32.7.1 Grundsätzliche Therapierichtlinien

Aufgrund der histologischen Vielfalt und der Individualität der Einzelverläufe gibt es bei malignen Weichteiltumoren keine detaillierten verbindlichen Behandlungsschemata. Trotzdem ist es möglich, nach heutigem Kenntnisstand Therapierichtlinien und Behandlungsgrundsätze anzugeben, die das praktisch-therapeutische Vorgehen erleichtern und übersichtlich machen können.

Die primäre Therapieplanung wird von einigen Faktoren entscheidend beeinflußt. Neben Histologie sind vor allem die Lokalisation und die Ausbreitung der Tumors zum Zeitpunkt der Erstbehandlung von großer Wichtigkeit. Vor der Operation eines jeden Weichteilsarkoms ist mit Hilfe moderner Untersuchungsverfahren die Tumorausbreitung möglichst genau zu bestimmen.

Hierzu gehört insbesondere der Ausschluß von Fernmetastasen mit Computertomographie (CT), die Szintigraphie und die Röntgenschichtaufnahme oder CT beider Lungen, sofern der Verdacht auf Lungenmetastasen besteht. Sind Fernmetastasen hinlänglich sicher ausgeschlossen, erfolgt die chirurgische Primärtherapie, die ihrerseits im wesentlichen von der Größe des Tumors und der Lokalisation abhängt. Unser Vorgehen in Erlangen zeigt Abb. 13. Hierin kommt zum Ausdruck, daß bei Tumoren mit niedrigem Malignitätsgrad vom Stadium I und II, die durch ablative Chirurgie oder radikale Weichteilresektion behandelt wurden, keine Zusatztherapie erforderlich ist.

Nur bei Tumoren höheren Malignitätsgrades und/oder eingeschränkter Chirurgie halten wir adjuvante Verfahren zur Verbesserung der Prognose des Patienten für angezeigt.

32.7.2 Therapie von histologischen Sonderformen

32.7.2.1 Rhabdomyosarkom

Das Rhabdomyosarkom tritt überwiegend bei jugendlichen Patienten bis zum 20. Lebensjahr auf. Es zeichnet sich durch eine besondere Empfindlichkeit sowohl gegen Bestrahlung als auch gegen Zytostatika aus. Bei Kindern gilt das gleiche für kleinzellige undifferenzierte Sarkome und die sehr seltenen extraskelettären Ewing-Sarkome. Bei Kindern sollte die Behandlung nach dem Schema der „Kooperativen Weichteilsarkomstudie 81" erfolgen (s. Abb. 11 und 12). Dieses Therapieregime sieht neben der Chirurgie eine adjuvante Chemotherapie und gegebenenfalls eine Strahlentherapie vor. Die chirurgische Exzision sollte im Gesunden erfolgen. Auf weite Sicherheitsabstände kann verzichtet werden. Auch bei Erwachsenen scheint die Wirksamkeit der adjuvanten Chemotherapie bei Rhabdomyosarkomen zwischenzeitlich so hinläng-

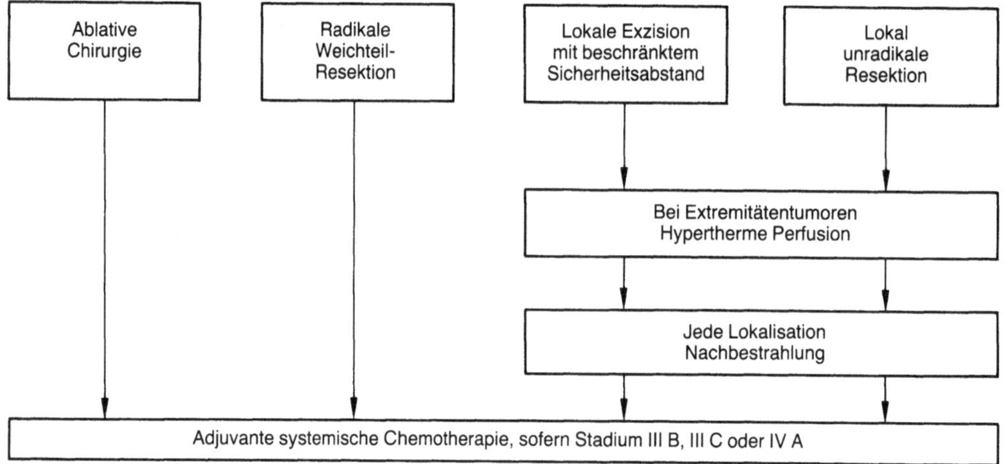

Abb. 13. Therapierichtlinien bei Weichteilsarkomen (Chir. Univ.-Klinik Erlangen 1984)

lich gesichert, daß bei jedem Rhabdomyosarkom auch eine adjuvante Chemotherapie durchgeführt werden sollte.

32.7.2.2 Dermatofibrosarcoma protuberans

Dieser sehr seltene, meist oberflächlich gelegene Tumor ist rein chirurgisch zu behandeln (GLÄSER 1974). Dieses Sarkom metastasiert extrem selten. Aufgrund der Schwierigkeit, die Tumorgrenzen makroskopisch zu bestimmen, sind jedoch Lokalrezidive außerordentlich häufig und eine Kontrolle der Radikalität durch intraoperative Schnellschnitthistologie besonders wichtig (HERMANEK et al. 1985). Die Prognose ist bei gesicherter Entfernung im Gesunden ausgezeichnet. Auch Rezidive können mit guter Heilungschance erneut chirurgisch behandelt werden.

32.7.2.3 Lymphangiosarkom (Stewart-Treves-Syndrom)

Dieser sehr seltene Tumor entsteht ausschließlich an den Extremitäten mit chronischer Lymphstauung, überwiegend an den oberen Extremitäten nach radikaler Mastektomie (oder an den unteren Extremitäten nach Lymphknotendissektion). Nach Mastektomien ist ein Stewart-Treves-Syndrom in weniger als 0,5% der Patienten beobachtet worden (SORDILLO et al. 1981). Ursächlich sind neben Störungen der Lymphzirkulation offensichtlich auch venöse Abflußbehinderungen und entzündliche Faktoren von Bedeutung (WEIDNER

1973). Nach vielen Jahren (bis zu 25) treten in der chronisch ödematös veränderten Haut kleine Knötchen auf, die sich rasch ausbreiten und auch auf den Stamm übergreifen. Das weit fortgeschrittene Tumorstadium erlaubt meist keine radikale chirurgische Therapie mehr. Auch Strahlentherapie und Zytostatika sind wenig erfolgversprechend. Die Prognose ist extrem schlecht, nur wenige Patienten überleben 5 Jahre.

32.7.2.4 Kaposi-Sarkom

Dieses in den westlichen Ländern selten vorkommende Sarkom weist eine hohe Strahlensensibilität auf. Es wird nur in Ausnahmefällen, meist als Zufallsbefund chirurgisch entfernt. Die häufig multifokalen Herde werden besser durch eine kombinierte Strahlen- und Chemotherapie angegangen.

32.8 Nachsorge

Nach chirurgischer Behandlung von Weichteilsarkomen verbleiben nicht selten dauernde Gesundheitsstörungen, die von funktionsbeeinträchtigenden Narben bis zum vollständigen Gliedmaßenverlust reichen können. Es ist besonders wichtig, den Patienten vor der Operation bereits auf die zu erwartenden Funktionsbehinderungen hinzuweisen und im unmittelbaren Anschluß an die Operation mit der physikalischen Rehabilitation zu beginnen. Die bei der radikalen Weichteilresektion mitentfernte Muskelmasse hinterläßt ein funktionelles

Defizit. Durch eine intensive krankengymnastische Nachbehandlung und Gehschulung kann beispielsweise der Verlust des M. quadriceps oder des M. gastrocnemius und des M. soleus soweit ausgeglichen werden, daß der Patient ohne Zuhilfenahme weiterer orthopädischer Hilfsmittel eine ausreichende Funktion der Extremität wiedererlangen kann. Nach Amputation größerer Gliedmaßenabschnitte sind unverzüglich nach Abschluß der Wundheilung orthopädische Hilfsmittel oder Prothesen anzupassen, und nach ca. 4–6 Wochen ist eine stationäre Gehschulung durchzuführen. Dies geschieht besonders günstig auch an eigens hierfür eingerichteten Rehabilitationszentren, in die der Patient nach Abschluß der chirurgischen Behandlungsmaßnahmen verlegt werden kann. Detaillierte Hinweise können dem Buch „Die Rehabilitation Behinderter" (Hrsg. Bundesarbeitsgemeinschaft für Rehabilitation 1984) entnommen werden.

Da bei Weichteilsarkomen Lokalrezidive meist frühzeitig entdeckt und noch erfolgreich behandelt werden können, ist eine intensive regelmäßige Nachsorge vor allem während der ersten 2 Jahre nach der Ersttherapie erforderlich. Die Nachuntersuchungen sollten in zunächst 3monatigen Abständen durchgeführt werden. Neben einer klinischen Untersuchung sollten auch eine Röntgenuntersuchung des Brustkorbs in 2 Ebenen und eine Ultraschalluntersuchung oder Computertomographie der Leber in diesen Zeitabständen durchgeführt werden. Bei mediastinalen oder retroperitonealen Weichteilsarkomen ist die Früherkennung eines Rezidivs mit Computertomographie noch vor allen anderen diagnostischen Untersuchungsverfahren möglich.

Nach 2 Jahren können die Untersuchungsintervalle auf 6 Monate und nach 5 Jahren auf 12 Monate ausgedehnt werden. Nach 10 Jahren endet die Nachbeobachtung.

32.9 Prognose

32.9.1 Postoperative Letalität

Da es sich bei der operativen Entfernung von Weichteilsarkomen meist um periphere äußere Eingriffe handelt, ist die postoperative Letalität gering. Wir haben in unserem Krankengut nur 1 Patienten durch die Operation verloren. Im Schrifttum finden sich für periphere äußere Weich-

teilsarkome keine Angaben. Bei retroperitonealen Weichteilsarkomen gibt FORTNER et al. (1981) eine Operationsletalität von 8% an. Nach großen Gliedmaßenamputationen ist vor allem bei älteren Menschen mit einer Letalität von mehr als 10% zu rechnen.

32.9.2 Gesamtergebnisse

Die Prognose von Weichteilsarkomen ist insgesamt nicht günstig. Nach größeren Sammelstatistiken überleben 40–50% aller behandelten Patienten 5 Jahre. In unserem Krankengut betrug die 5-Jahres-Überlebensrate („actuarial method") für Weichteilsarkome aller Lokalisationen 46% ± 7% (Tabelle 19). Bei einzelnen Tumorarten konnte durch den Einsatz adjuvanter Behandlungsverfahren ein wesentlicher Fortschritt erzielt werden. Als Beispiel sei das Rhabdomyosarkom aufgeführt, bei dem heute durch den adjuvanten Einsatz von Radio- und Chemotherapie wesentlich höhere 5-Jahres-Überlebensraten erreicht werden, als noch vor 20 Jahren (s.S. 658).

Wie bei anderen bösartigen Tumoren wird auch bei Weichteilsarkomen die Prognose vom Tumorstadium bestimmt (Abb. 14). Vorhandene Lymphknoten- oder Fernmetastasen vermindern die Überlebenschance entscheidend (Abb. 15). Von unseren 22 Patienten mit Fernmetastasen überlebten nur zwei 3 Jahre.

Nach einer retrospektiven Untersuchung aus dem Memorial Hospital in New York (CANTIN et al. 1968) bekamen 24% (91 von 382) kurativ behandelte Patienten mit primären Weichteilsar-

Tabelle 19. Prognose von Weichteilsarkomen, alle Stadien, alle Lokalisationen

Autor	Anzahl der Patienten	5-Jahres-Überlebensrate ohne Berücksichtigung der statistischen Methode (%)
SUIT (1975)	100	50
RUSSELL et al. (1977)	1215	41
LINDBERG et al. (1981)	168	61
KARAKOUSIS (1982)	251	45
MARKHEDE (1982)	97	59
Eigenes Krankengut (1959–1982/31.12.83)	230	46 ± 7

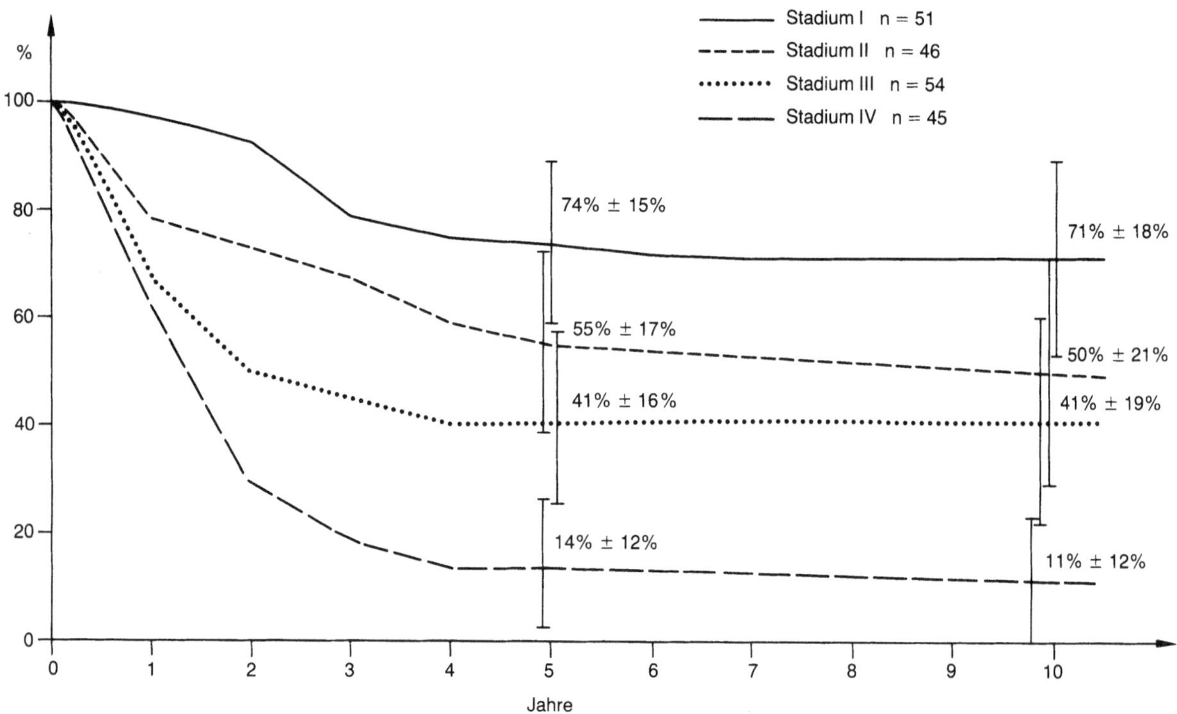

Abb. 14. Prognose und Stadium (UICC 1978/82); alterskorrigierte Daten (actuarial method) mit 95%-Vertrauensbereich (Erlangen 1.1.1959–31.12.1982/31.12.83, nur äußere Weichteilsarkome)

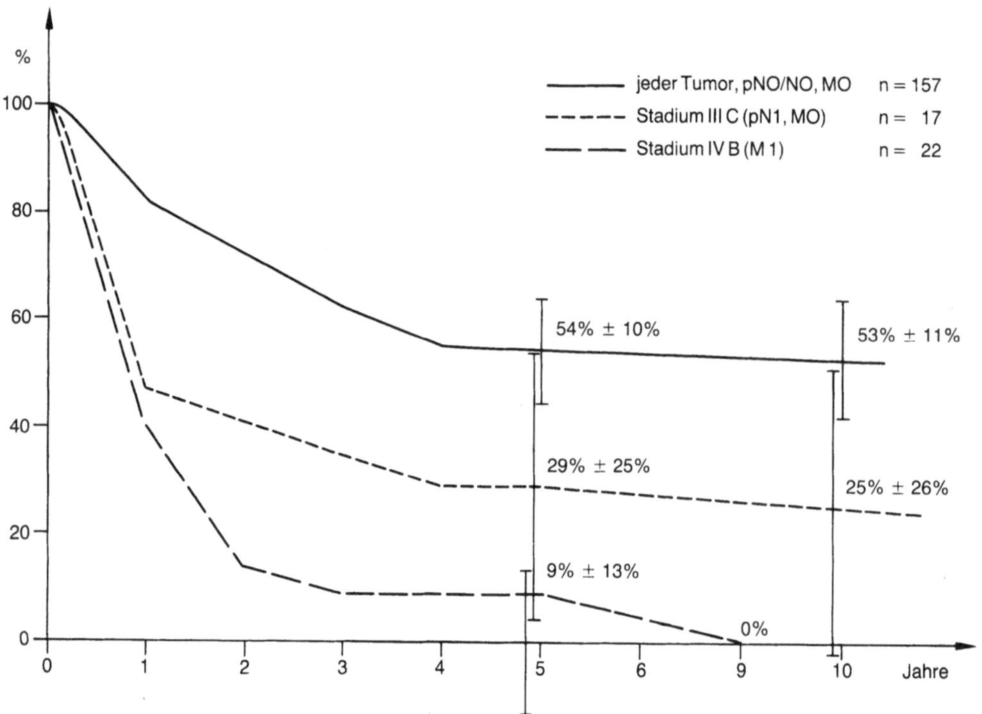

Abb. 15. Prognose und Tumorausbreitung (UICC-Klassifikation 1978/82); alterskorrigierte Daten (actuarial method) mit 95%-Vertrauensbereich (Erlangen 1.1.1959–31.12.1982/31.12.83, nur äußere Weichteilsarkome)

komen im späteren Verlauf Fernmetastasen, ohne daß sich vorher ein Lokalrezidiv zeigte. Man darf daher annehmen, daß bei diesen Patienten die Fernmetastasen zum Zeitpunkt der Ersttherapie bereits okkult vorhanden waren und der weitere Verlauf nicht von der Radikalität der chirurgischen Therapie des Primärtumors abhing. In unserem Krankengut beträgt dieser Anteil 26% (34 von 128). Immerhin verbleiben auch bei potentiell kurablen Weichteilsarkomen ca. 80% der Patienten, deren weiteres Schicksal entscheidend von der Art der chirurgischen Primärtherapie abhängt. Wichtigste Aufgabe bei diesen Patienten ist es, die Ersttherapie so zu gestalten, daß kein Lokalrezidiv auftritt. Mit dem ersten Lokalrezidiv verschlechtert sich die Prognose entscheidend. Nach Ergebnissen aus dem Schrifttum (CANTIN et al. 1968; SIMON et al. 1978) und unserer Klinik (BECK et al. 1977) hatten mehr als 50% der Patienten, die Fernmetastasen bekommen, bereits ein Lokalrezidiv hinter sich. Durchschnittlich verdoppelt sich das Risiko eines Patienten, an Fernmetastasen zu sterben, mit dem Auftreten des ersten Lokalrezidivs.

32.9.3 Tumorabhängige Prognose

Die Prognose von Weichteilsarkomen wird durch eine Reihe von tumorabhängigen Faktoren wesentlich bestimmt. Einer der wesentlichsten Faktoren, der sowohl die Prognose als auch die Art der chirurgischen Therapie beeinflußt, ist die *Tumorgröße*. In der pTNM-Klassifikation wird sie bei den einzelnen Stadien durch Hinzufügung des Buchstabens „A" für Tumoren unter 5 cm und „B" für Tumoren über 5 cm mitberücksichtigt. Nach Angaben des Schrifttums und unseren eigenen Ergebnissen (Tabelle 20) betragen die 5-Jah-

Tabelle 20. Tumorgröße und Prognose (5-Jahres-Überlebensraten bei Weichteilsarkomen)

	Tumorgröße	
	< 5 cm	> 5 cm
HAJDU et al. (1977)	74% (n = 39)	25% (n = 97)
Erlangen 1.1.1959–31.12.1982/ 31.12.1983 nur äußere Weichteilsarkome	79% ± 13% (n = 59) p < 0,01	38% ± 12% (n = 98)

res-Überlebensraten von Patienten mit Tumoren unter 5 cm über 70% und jenen Patienten mit Tumoren über 5 cm Durchmesser etwa 30–40%.

Als wesentliche Ursachen für den prognostischen Einfluß der Tumorgröße sind die Tatsachen anzusehen, daß größere Tumoren einerseits weniger häufig mit ausreichendem Sicherheitsabstand entfernt werden können und andererseits diese Tumoren in einem höheren Prozentsatz als kleinere Tumoren Nachbarstrukturen wie Gefäße, Knochen oder Nerven infiltrieren.

Von entscheidender prognostischer Bedeutung ist bei den Weichteilsarkomen auch die *Lokalisation des Primärtumors*. Generell kann gesagt werden, daß je stammnäher ein Weichteilsarkom lokalisiert ist, desto schlechter ist die Prognose (SUIT et al. 1975; SIMON et al. 1979; LAWRENCE et al. 1983). Unsere 87 Patienten, bei denen der Tumor proximal des Ellenbogen- bzw. Kniegelenks lokalisiert war, haben eine schlechtere Prognose als jene, bei denen der Tumor distal dieses Gelenks lokalisiert ist (Abb. 16). Besonders ungünstig ist die Prognose bei Patienten mit retroperitonealen Weichteilsarkomen (FORTNER et al. 1981; STORM et al.

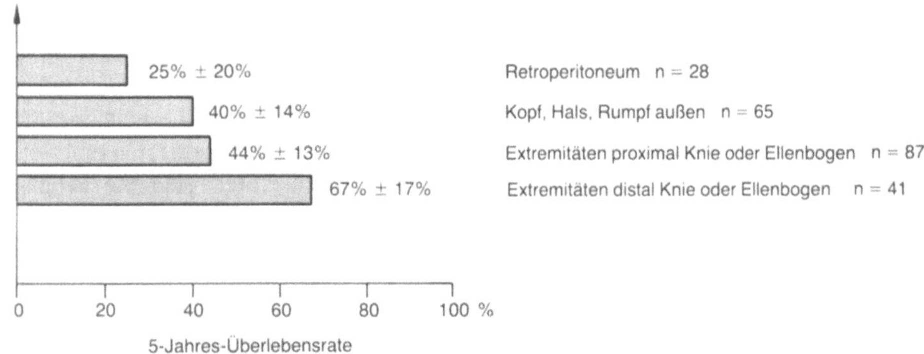

Abb. 16. Lokalisation und Prognose. Alle Stadien, ausgeschlossen synchrone Mehrfachtumoren; alterskorrigierte Daten (actuarial method) mit 95%-Vertrauensbereich (Erlangen 1.1.59–31.12.82/31.12.83)

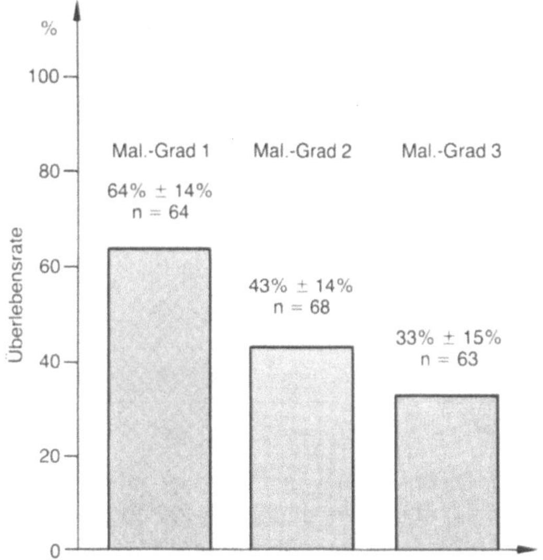

Abb. 17. Prognose und Malignitätsgrad. Alle Stadien; alterskorrigierte Daten (actuarial method) mit 95%-Vertrauensbereich (Erlangen 1.1.1959–31.12.1982/31.12.1983, nur äußere Weichteilsarkome)

Tabelle 21. Prognose (5-Jahres-Überlebensraten), Weichteilsarkomtyp und Malignitätsgrad (nach Russell et al. 1977). Nur Patienten des Stadiums I–III

Tumortyp	Malignitätsgrad		
	1	2	3
Fibrosarkom	73% (n = 65)	33% (n = 15)	43% (n = 36)
Malignes fibröses Histiozytom	85% (n = 12)	72% (n = 29)	22% (n = 45)
Liposarkom	78% (n = 57)	59% (n = 17)	35% (n = 48)
Malignes Schwannom	80% (n = 10)	50% (n = 4)	17% (n = 6)

1981; Kujath et al. 1983). Die prognostische Bedeutung der Lokalisation wird entscheidend von der Tumorgröße mitbestimmt. Ein kleiner Tumor, peripher an Zehen oder Fingern lokalisiert, wird in der Regel früher diagnostiziert als beispielsweise ein Liposarkom des Retroperitoneums, das meist erst dann entdeckt wird, wenn es Verdrängungserscheinungen von Nachbarorganen hervorruft.

Bei einigen Weichteilsarkomen ist auch das *Lebensalter* des Patienten von Einfluß auf die Überlebenschance. So haben Fibro-, Lipo- und Rhabdomyosarkome bei Kindern eine wesentlich bessere Prognose als bei Erwachsenen (King u. Clatworthy 1981; Enzinger u. Weiss 1983). Bei Rhabdomyosarkomen ist dies überwiegend dadurch bedingt, daß dieser Tumor bei Kindern besser auf adjuvante Therapieverfahren als bei Erwachsenen anspricht. Die meisten anderen Sarkome weisen kein altersbedingtes unterschiedliches biologisches Verhalten auf.

In der von Russell et al. (1977) veröffentlichten Klassifikation von Weichteilsarkomen, die sich auf 1215 Patienten stützt, wurde der *Malignitätsgrad* des Primärtumors für die Prognose als so entscheidend erkannt, daß die Einordnung der Patienten in die ersten drei Stadien je nach Differenzierungsgrad bestimmt wurde. Ohne Berücksichtigung des Tumortyps und der Tumorgröße unterscheiden sich die 5-Jahres-Überlebensraten von Patienten mit Tumoren vom Malignitätsgrad 1 von jenen mit Tumoren des Malignitätsgrades 2 und 3 (Abb. 17). Innerhalb gleichen Malignitätsgrades spielt der histologische Typ des Sarkoms eine untergeordnete Rolle; so haben gut differenzierte Fibrosarkome, Liposarkome und maligne fibröse Histiozytome eine annähernd gleiche Prognose (Tabelle 21). Das unterschiedliche biologische Verhalten der einzelnen Weichteilsarkomtypen ist wesentlich dadurch beeinflußt, daß innerhalb der verschiedenen Arten die Häufigkeit von gut, mäßig und schlecht differenzierten Tumoren verschieden ist (Russell et al. 1977).

Da bei Weichteilsarkomen eine Fülle von Faktoren die Prognose beeinflussen, wurde an unserer Klinik eine vereinfachte Klassifikation (s.S. 649 und Tab. 11) vorgeschlagen (Hermanek 1977). In der Praxis hat sich diese sehr bewährt. Die drei Patientengruppen zeigen signifikante Unterschiede in den Überlebensraten (Abb. 18).

32.9.4 Therapieabhängige Prognose

Die Prognose eines Weichteilsarkoms hängt ganz entscheidend von der sachgemäßen chirurgischen Ersttherapie ab. Aus zahlreichen retrospektiven Studien geht hervor, daß die Lokalrezidivhäufigkeit vom Sicherheitsabstand abhängt (Tabelle 22). Mit dem Auftreten eines ersten Lokalrezidivs verschlechtert sich die Prognose der Patienten entscheidend. Wesentlichstes Ziel des Chirurgen muß es daher sein, die Entfernung des Primärtumors so vorzunehmen, daß kein Lokalrezidiv folgt. Je nach Lokalisation und Größe des Tumors bietet hierfür die radikale Weichteilresektion oder die Amputation die besten Voraussetzungen für einen erfolgreichen Ersteingriff.

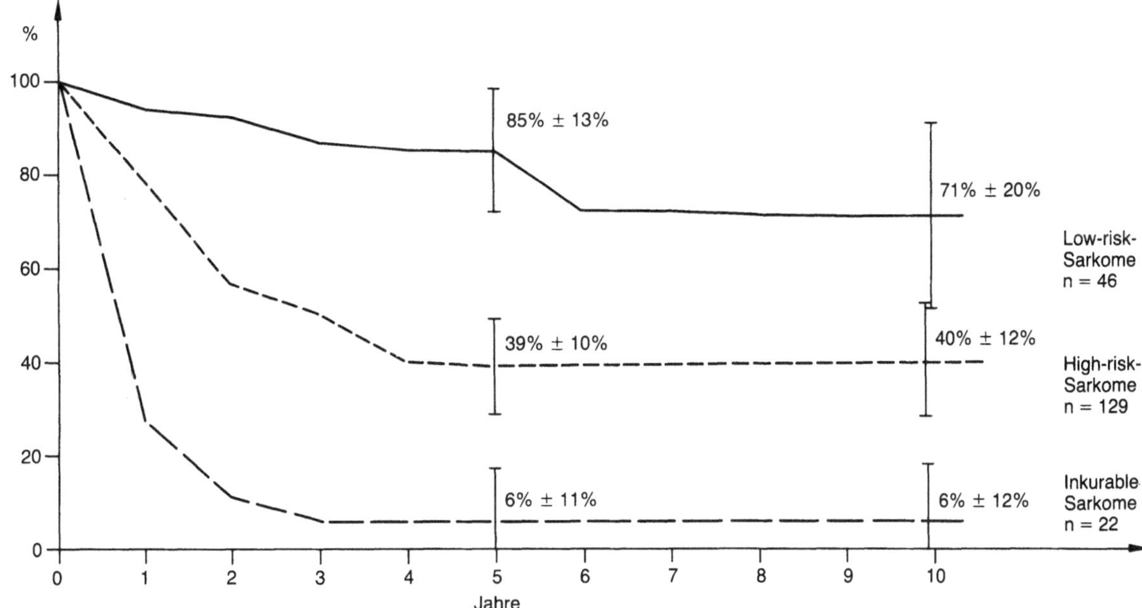

Abb. 18. Prognose äußerer Weichteilsarkome. Prognostische Einteilung Erlangen (s. Tab. 11, S. 650). Alterskorrigierte Daten mit 95%-Vertrauensbereich (Erlangen 1.1. 1959–31.12.1982/31.12.83)

Tabelle 22. Lokalrezidivhäufigkeit nach Radikalität des chirurgischen Ersteingriffs. Angaben des Schrifttums und eigene Ergebnisse

Autor	Lokale Exzision mit beschränktem Sicherheitsabstand	Weite lokale Exzision bzw. radikale Weichteilresektion	Amputation
CLARK et al. (1957)	64% (55/88)	10% (7/71)	–
BOWDEN u. BOOHER (1958)	16% (6/37)	–	–
SHIEBER u. GRAHAM (1962)	87% (40/46)	39% (9/23)	–
CANTIN et al. (1968)	42% (n ?)	30% (n ?)	18% (n ?)
SHIU et al. (1979)	18% (5/28)	–	4% (2/46)
MARKHEDE (1982)	76% (16/21)	8% (5/63)	–
Eigenes Krankengut[a]	22% (17/79)	8% (5/18)	0% (0/32)

[a] 1959–1982/31.12.83, nur äußere Weichteilsarkome, Entfernung im Gesunden (R0)

Bei Patienten, bei denen eine adäquate chirurgische Ersttherapie des Primärtumors aus welchen Gründen auch immer nicht möglich war oder bei denen prognostisch ungünstige Tumoren vorlie-

Tabelle 23. Lokalrezidivhäufigkeit bei äußeren Weichteilsarkomen mit und ohne Nachbestrahlung (Chir. Univ.-Klinik Erlangen 1959–1982/31.12.1983). Nur radikal operierte Patienten (R0)

Anzahl der Patienten	Lokalrezidivhäufigkeit	
	ohne Nachbestrahlung	mit Nachbestrahlung
129	14/92 (15%)	8/37 (21%)
Davon Patienten mit High-risk-Tumoren (n = 89)	5/63 (8%)	6/26 (23%)
Exzision mit beschränktem Sicherheitsabstand	51/92 (56%)	28/37 (76%)
Tumorgröße über 5 cm	48/92 (52%)	32/37 (87%)

gen, gewannen adjuvante Behandlungsverfahren in den letzten Jahren zunehmend an Bedeutung. An erster Stelle ist hier die adjuvante Bestrahlung anzuführen.

Untersuchungen aus Houston (LINDBERG et al. 1981) haben ergeben, daß mit postoperativer Bestrahlung die Prognose entscheidend verbessert werden kann. Anhand des eigenen Krankenguts können wir diese Ergebnisse nicht bestätigen (Tabelle 23). Allerdings überwiegen in den Gruppen der Patienten, die nachbestrahlt wurden, die prognostisch ungünstigeren und mit nur beschränktem Sicherheitsabstand entfernten Tumoren bei weitem, so daß aus diesem Ergebnis nicht geschlossen werden darf, die Nachbestrahlung sei ohne Effekt.

Die Ergebnisse weiterer Autoren (Suit 1978; Leibel et al. 1982; Wood et al. 1984) sprechen für den Wert einer postoperativen Nachbestrahlung.

Der Nutzen einer adjuvanten (prophylaktischen) systemischen Chemotherapie bei Erwachsenen ist heute beim Rhabdomyosarkom hinlänglich gesichert. Rosenberg et al. (1983) und andere (s.S. 658) konnten in neuesten Untersuchungen auch bei anderen Sarkomen den Wert einer adjuvanten Chemotherapie unterstreichen. Obwohl noch größere prospektive randomisierte Studien ausstehen, kann nach unserer Meinung bereits zum jetzigen Zeitpunkt eine prophylaktische Chemotherapie in den Stadien III und IV A empfohlen werden.

Bei Weichteilsarkomen von Kindern ist der Wert einer adjuvanten Chemotherapie für das Rhabdomyosarkom, das extraskelettäre Ewing-Sarkom und die undifferenzierten Sarkome weitgehend gesichert. Die kooperative Weichteilsarkomstudie der Deutschen Gesellschaft für pädiatrische Onkologie wird nach ersten Ergebnissen (Treuner et al. 1984) den Wert der adjuvanten Chemotherapie im Kindesalter weiter untermauern.

Die regionale intraarterielle Chemotherapie wird seit vielen Jahren angewandt, aber es sind hierzu noch keine randomisierten Studien durchgeführt worden. Wir haben seit 1977, ermutigt durch die Behandlungsergebnisse von McBride (1974) und Schraffordt Koops et al. (1976), die hypertherme Extremitätenperfusion bei 21 Patienten mit Weichteilsarkomen der Extremitäten eingesetzt.

Die beobachtete Lokalrezidivhäufigkeit bei kurativ operierten Patienten (n=17) betrug 11%. Ähnliche Ergebnisse wurden von Ghussen u. Nagel (1984) publiziert.

Zur Abklärung des therapeutischen Werts dieses Behandlungsverfahrens sind noch größere Patientenzahlen und längere Nachbeobachtungszeiträume erforderlich.

32.10 Frühdiagnose und Vorsorge

Wie bei den meisten bösartigen Erkrankungen ist die Früherkennung und Frühbehandlung auch bei Weichteilsarkomen die entscheidende Forderung, um zu einer wesentlichen Verbesserung der Prognose dieser Tumoren zu kommen. Es ist zu hoffen, daß durch den vermehrten Einsatz von Ultraschall und Computertomographie insbesondere auch die Prognose von retroperitonealen Weichteilsarkomen, die hierdurch in einem früheren Stadium diagnostiziert werden, entscheidend verbessert werden kann.

Daneben ist zu fordern, daß jeder Weichteiltumor chirurgisch entfernt und bis zum Beweis des Gegenteils als maligne anzusehen ist. Die auch heute noch mancherorts geübte Verlaufsbeobachtung suspekter tumoröser Veränderungen ist absolut kontraindiziert. Nur die frühzeitige chirurgische Entfernung wird helfen, die Prognose von Weichteilsarkomen in Zukunft zu verbessern.

Eine Vorsorge ist bei den allermeisten Weichteilsarkomen nicht möglich. Eine Ausnahme macht die Neurofibromatose Recklinghausen. Patienten mit dieser Erkrankung sollten regelmäßig untersucht werden, um eine sarkomatöse Umwandlung möglichst frühzeitig zu erkennen.

Literatur

American Joint Committee for Cancer (1983) Manual for staging of Cancer. AJCC Chicago Lippincott, Philadelphia

Antmann KH, Blum RH, Wilson RE et al. (1983) Survival of patients with localized high-grade soft tissue sarcoma with multimodality therapy — a matched control study. Cancer 51:396–401

Bauer KH (1963) Das Krebsproblem, 2. Aufl. Springer, Berlin Göttingen Heidelberg

Beck H, Bötticher R, Hermanek P (1977) Chirurgische Behandlung und Therapieergebnisse bei Weichteiltumoren. Chirurg 48:692–695

Birch JM, Marsden HB, Swindell R (1980) Incidence of malignant disease in childhood: a 24 — year review of the Manchester childrens tumor registry data. Br J Cancer 42:215–223

Blum RH, Corson JM, Wilson RE, Greenberger JS, Canellos GP, Frei E (1980) Successful treatment of metastatic sarcomas with Cyclophosphamide, Adriamycin and DTIC (CAD). Cancer 46:1722–1726

Bonadonna G, Santoro A (1983) Bone and soft tissue sarcomas. In: Pinedo HM, Chabner BA (eds) Cancer chemotherapy. Elsevier, Amsterdam New York Oxford, p 430

Bowden L, Booher RL (1958) The principles and techniques of resection of soft parts for sarcoma. Surgery 44:963–977

Brasfield RO, DasGupta TK (1970) Liposarkoma. CA 20:2–9

Bundesarbeitsgemeinschaft für Rehabilitation (1984) Die Rehabilitation Behinderter. Deutscher Ärzte-Verlag, Köln

Cadman NL, Soule EH, Kelly PJ (1965) Synovial sarcoma: An analysis of 134 tumors. Cancer 18:613–627

Cantin J, McNeer GP, Chu FC, Booker RJ (1968) The problem of local recurrence after treatment of soft tissue sarcoma. Ann Surg 168:47–53

Carabell SC, Goodmann RL (1981) Radiation therapy for soft tissue sarcoma. Sem Oncol 8:201–206

Castrup HJ (1983) Chirurgie maligner Weichteilgewebstumoren. Chirurg 54:639–642

Catterall M, Bewley D (1980) Fast neutrons in the treatment of cancer. Academic Press, London

Clark RL Jr, Martin RG, White EC, Old JW (1957) Clinical aspects of soft tissue tumors. Arch Surg 74:859–870

Costa J, Wesley RA, Glatstein E, Rosenberg SA (1984) The grading of soft tissue sarcomas. Results of a clinico-histopathologic correlation in a series of 163 cases. Cancer 53:530–541

Crawford M, Chung EB, Leffall LD, White JE (1970) Soft part sarcomas in negroes. Cancer 26:503–506

D'Agostino AN, Soule EH, Miller RH (1963) Sarcomas of the peripheral nerves and somatic soft tissues associated with multiple neurofibromatosis (von Recklinghausen's disease). Cancer 16:1015–1027

Dahl J, Angervall L (1977) Pseudosarcomatous lesions of the soft tissues reported as sarcoma during a 6-year period (1958–1963). Acta Pathol Microbiol Scand [A] 85:917–928

DasGupta TK, Patel MK, Chaudhuri PK, Briele HA (1982) The role of chemotherapy as an adjuvant to surgery in the initial treatment of primary soft tissue sarcomas in adults. J Surg Oncol 19:139–144

Dische S (1978) Hypoxiccell sensitizers in radiotherapy. Int J Radiat Oncol Biol Phys 4:157

Eilber FR, Townsend CM, Weisenburger ThW, Mirra JM, Morton DL (1977) A clinicopathologic study: Preoperative intraarterial adriamycin and radiation therapy for extremity soft tissue sarcomas. In: Management of primary bone and soft tissue tumors. Proc 21st Annual Clin Conf on Cancer 1976 at the University of Texas System Cancer Center, Houston. Year Book Medical Publishers, Chicago London

Eilber FR, Mirra JJ, Grant TT, Weisenburger T, Morton DL (1980) Is amputation necessary for sarcomas? A seven year experience with limb salvage. Ann Surg 192:431–437

Enzinger FM, Shiraki M (1969) Alveolar rhabdomyosarcoma. An analysis of 110 cases. Cancer 24:18–24

Enzinger FM, Weiss SW (1983) Soft tissue tumors. Mosby, St. Louis Toronto London

Enzinger FM, Winslow DJ (1962) Liposarcoma: A study of 103 cases. Virchows Arch [Pathol Anat] 335:367–388

Enzinger FM, Lattes R, Torloni H (1969) Histological typing of soft tissue tumors. International histological classification of tumors. WHO Geneva

Eriksson M, Hardell L, Berg NO, Möller T, Axelson O (1981) Soft tissue sarcomas and exposure to chemical substances: a cases — referent study. Br J Ind Med 38:27–33

Flesch R, Hermanek P (1976) Fasciitis nodularis. Fortschr Med 94:627–629

Fortner JG, Martin S, Hajdu S, Turnbull A (1981) Primary sarcoma of the retroperitoneum. Semin Oncol 8:180–184

Franke HD, Heß A, Brasson F, Lierse W (1982) Clinical results after irridiation of intracranial tumors, soft tissue sarcomas and thyreoid cancer with fast neutrons in Hamburg-Eppendorf. In: Kärcher KH, Kogelnik HD, Reinartz G (eds) Progress in radio-oncology. Raven Press, New York

Franke HD, Langendorff G, Schmidt R, Böcker W (1983) Strahlentherapie Weichgewebssarkome. Chirurg 54:652–659

Ghosh BC, Ghosh L, Huvos AG (1973) Malignant schwannoma: A clinicopathologic study. Cancer 31:184–191

Ghussen F, Nagel K (1984) Die regionale hypertherme Cytostaticaperfusion als Alternative bei der Behandlung von malignen Weichgewebstumoren der Extremitäten. Chirurg 55:505–507

Giuliano AE, Eilber FR, Morton D (1982) The management of locally recurrent soft tissue sarcoma. Ann Surg 196:87–91

Gläser A (1974) Mesenchymale Weichteilgeschwülste. In: Gläser A (Hrsg) Klinische Pathologie der Geschwülste. Fischer, Stuttgart

Gottlieb JA (1974) Combination of chemotherapy for metastatic sarcoma. Cancer Chemother Rep 58:265–270

Groß R (1983) AIDS — Neue Krankheit oder plurikausales Syndrom? Dtsch Ärztebl 26:1–3

Guccion JG, Enzinger FM (1979) Malignant schwannoma associated with von Recklinghausen's neurofibromatosis. Virchows Arch [Pathol Anat] 383:43–49

Hajdu SI, Shiu MH, Fortner JG (1977) Tendosynovial sarcoma — a clinicopathological study of 136 cases. Cancer 39:1201–1217

Hardell L, Sandström A (1979) Case-control study: soft tissue sarcomas and exposure to phenoxyacetic acid or chlorphenols. Br J Cancer 39:711–717

Herbst M, Sauer R (1983) Zur Tumorbehandlung mit Hyperthermie und Radiotherapie. Strahlentherapie 159:93–98

Hermanek P (1974) Klinische Pathologie der Haut- und Weichteiltumoren. Chirurg 45:293–308

Hermanek P (1977) Klinische Pathologie der Weichteiltumoren. Chirurg 48:685–691

Hermanek P, Beck H, Sauer R, Karrer K (1985) Weichteilsarkome. In: Gross R, Schmidt CG (Hrsg) Klinische Onkologie. Thieme, Stuttgart New York

Hossfeld DK, Lempidakis S, Seeber S (1983) Chemotherapie maligner Weichgewebstumoren. Chirurg 54:649–651

Karakousis CP (1982) Soft tissue sarcomas. An update. Curr Surg 18:5–11

Karakousis CP, Raa U, Holtermann OA, Kanter PM, Holyoke ED (1979) Tourniquet infusion chemotherapy in extremities with malignant lesions. Surgery 149:481–490

Kern E (1977) Chirurgische Behandlung maligner Weichteiltumoren. Dtsch Ärztebl 27:1757–1764

Kern E (1978) Die malignen Weichteiltumoren — Probleme kombinierter Therapie. Langenbecks Arch Chir 347:77–82 (Kongreßbericht)

Kern E, Bruch HP (1981) Chirurgie und Nachsorge von Weichgewebssarkomen. Langenbecks Arch Chir 355:133–139 (Kongreßbericht)

King DR, Clatworthy HW Jr (1981) The pediatric patient with sarcoma. Sem Oncol 8:215–221

Kirchner Th, Wünsch PH (1981) Weichgewebstumoren. Bioptische Diagnostik und statistische Analyse. Urban & Schwarzenberg, München

Kujath, Bruch HP, Wünsch HP (1983) Primär retroperitoneale Tumoren. Diagnose — Therapie — Prognose. Chirurg 54:643–648

Lawrence W, Neilfeld JP, Terz JJ (1983) Manual of soft tissue tumor surgery. Springer, New York Berlin Heidelberg Tokyo

Leibel SA, Tranbaugh RF, Wara WM, Beckstead JH, Bovill EG Jr, Phillips TL (1982) Soft tissue sarcomas of the extremities. Cancer 50:1076–1083

Lindberg RD (1980) Soft tissue sarcoma. In: Fletcher GH (ed) Textbook of Radiotherapy, 3rd edn. Lea & Febiger, Philadelphia, pp 922–942

Lindberg RD, Martin RG, Romsdahl MM, Barkley HT (1981) Conservative surgery an postoperative radiotherapy in 300 adults with soft tissue sarcomas. Cancer 47:2391–2397

Lindell MM, Wallace S, Santos LA de, Bernardino ME (1981) Diagnostic technique for the evaluation of the soft tissue sarcoma. Sem Oncol 8:160–171

Lloyd RV, Hajdu SI, Knapper WH (1983) Embryonal rhabdomyosarcoma in adults. Cancer 51:557–565

Markhede G, Angervall L, Stener B (1982) A multivariate analysis of the prognosis after surgical treatment of malignant soft tissue tumors. Cancer 49:1721–1733

Martin RG, Lindberg RD, Russell WO (1977) Radiotherapy and surgery in the management of soft tissue sarcoma. In: Management of primary bone and soft tissue tumors. Proc 21st Ann. Clin. Conf. on Cancer 1976 at the University of Texas System Cancer Center, Houston. Year Book Medical Publishers, Chicago London

Maurer HM, Donaldson M, Gehan EA et al. (1981) (for the IRS commitee) The intergroup rhabdomyosarcoma study: Update — November, 1978. Natl Cancer Inst Monogr 56:61

McBride CM (1974) Sarcomas of the limbs. Results of adjuvant chemotherapy using isolation perfusion. Arch Surg 109:304–308

Morton DL, Eilber FR, Townsend CM Jr, Grant TT, Mirra J, Weisenburger TH (1976) Limb salvage from a multidisciplinary treatment approach for skeletal and soft tissue sarcomas of the extremity. Ann Surg 184:268–278

Musumeci R, Bombarda A, Cataldo I, Fontana F, Petrillo R, Zanini M (1977) Lymphographic evaluation in bone and soft tissue sarcomas. Tumori 63:283–288

Neifeld JP, Berg JW, Godwin D, Salzberg AM (1980) A retrospective epidemiologic study of pediatric soft tissue sarcomas. Presented at the Annual Meeting of the American Academy of Pediatrics, October 1980

Neifeld JP, Walsh JW, Lawrence W (1982) Computed tomography in the management of soft tissue tumors. Surg Gynecol Obstet 155:535–540

Ott G, Schunck R (1982) Weichteilsarkome. In: Encke A, Jungbluth KH, Röher H-D, Trede M (Hrsg) Aktuelle chirurgische Onkologie. Springer, Berlin Heidelberg New York

Pack GT, Ariel JM (1958) Tumors of the somatic tissues. Cassell, London Toronto Melbourne Wellington

Pinkston JA, Sekine J (1982) Postirradiation sarcoma (malignant fibrous histiocytoma) following cervix cancer. Cancer 49:433–438

Pritchard DJ, Soule EH, Taylor WF, Ivins JC (1974) Fibrosarcoma — A clinicopathologic and statistical study of 199 tumors of the soft tissue of the extremities and trunk. Cancer 33:888–897

Rosenberg SA, Tepper J, Glattstein J (1983) Prospective randomized evaluation of adjuvant chemotherapy in adults with soft tissue sarcomas of the extremities. Cancer 52:423–434

Russell WO, Cohen J, Enzinger F et al. (1977) A clinical and pathological staging system for soft tissue sarcomas. Cancer 40:1562–1570

Schauer A, Altmannsberger H-M (1983) Pathologie maligner Weichgewebstumoren. Chirurg 54:629–638

Schepke P, Beck H, Wopfner F, Hohenberger W, Schmid H (1982) Präoperative superselektive Chemotherapie maligner Knochen- und Weichteiltumoren. Langenbecks Arch Chir 358:515–516 (Kongreßbericht)

Schraffordt Koops H, Eibergen R, Oldhoff J, van der Ploeg E, Vermey A (1976) Isolated regional perfusion in the treatment of soft tissue sarcomas of the extremities. Clin Oncol 2:245–255

Seeber S (1984) Konzepte zur Chemotherapie von Weichteilsarkomen im Erwachsenenalter. Verh Dtsch Krebsges 5:817–821

Shieber W, Graham P (1962) An experience with sarcomas of the soft tissues in adults. Surgery 52:295–298

Shiu MH, MacCormack PM, Hajdu S, Fortner JG (1979) Surgical treatment of tendosynovial sarcoma. Cancer 43:889–897

Simon MA, Spanier SS, Enneking WF (1979) Management of adult soft tissue sarcomas of the extremities. Surg Annu 11:363–402

Sinkovics JG, Plager C, McMurtrey MJ, Romero JJ, Romsdahl MMC (1977) Immunotherapy of human sarcomas. In: Management of primary bone an soft tissue tumors. Proc. 21st Ann. Clin. Conf. on Cancer 1976 at the University of Texas System Cancer Center Houston. Year Book Medical Publishers, Chicago London

Sordillo PP, Chapman R, Hajdu SJ, Magill GB, Golbey RB (1981) Lymphangiosarcoma. Cancer 48:1674–1699

Stewart FW, Treves N (1948) Lymphangiosarcoma in postmastectomy lymphedema; a report of six cases in elephantiasis chirurgica. Cancer 1:64–81

Stock W, Ghussen F (1979) Praxis der Krebsbehandlung in der Chirurgie. Beilage zu Mitt Dtsch Ges Chir 6

Storm FK, Eilber FR, Mirra J, Morton DL (1981) Retroperitoneal sarcomas: a reappraisal of treatment. J Surg Oncol 17:1–7

Stout AP (1953) Tumors of the soft tissues. In: Stout AP (ed) Atlas of tumor pathology, vol II/5. Armed Forces Institute of Pathology, Washington

Stout AP, Lattes R (1967) Tumors of the soft tissues. Atlas of tumor pathology, 2nd series, Fasc 1. Armed Forces Institute of Pathology, Washington

Subramanian G, McAfee JG, Blair RJ, Kallfelz FA, Thomas FD (1976) Technetium 99 m — Methylene Diphosphonate a — superior agent for skeletal imaging: comparison with other technetium complexes. J Nucl Med 16:744–755

Suit HD (1975) Soft tissue sarcoma. In: Fletcher GH (ed) Textbook of radiotherapy, 2edn. Lea & Febiger, Philadelphia

Suit HD (1978) Sarcoma of soft tissue. CA 28:284–295

Suit HD, Russell WO (1977) Soft part tumors. Cancer 39:830–836

Suit HD, Russell WO, Martin RG (1975) Sarcoma of soft tissue: clinical and histopathologic parameters and response to treatment. Cancer 35:1478–1483

Sutow WW, Maurer HM (1981) Chemotherapy of sarcomas — A Perspektive. Semin Oncol 8:207–214

Teates CD, Bray ST, Williamson BRJ (1978) Tumor detection with 67-Ga-citrate. Literature survey (1970–78). Clin Nucl Med 3:456–460

Tonak J, Gall FP, Hermanek P (1983) Die chirurgische Therapie von Lymphknotenmetastasen: Hals, Axilla, Leiste. Chirurg 54:561–568

Tonak J, Hohenberger W, Göhl J (1984) Die isolierte hypertherme Extremitätenperfusion bei malignen Melanomen und Weichgewebssarkomen. Chirurg 53:499–504

Treuner J, Buck J, Niethammer D (1984) Chemotherapie der Weichteilsarkome im Kindesalter. Verh Dtsch Krebsges 5:807–815

Trojani M, Contesso G, Coindre JM et al. (1984) Soft tissue sarcomas of adults; study of pathological prognostic variables and definition of a histopathological grading system. Int J Cancer 33:37–42

UICC (1982) TNM classification of malignant tumors, 3rd edn 1978 enlarged and revised. Harmer MH (ed). UICC Geneva

Underwood JC, Huck P (1978) Thorotrast associated hepatic angiosarkoma with 36 years latency. Cancer 42:2610–2612

Waterhouse J, Muir C, Shanmugaratnam K, Powell J (eds) (1982) Cancer incidence in five continents, vol IV. IARC Scientific Publications No 42, Lyon

Weber U, Müller K (1983) Periphere Weichteiltumoren. Thieme, Stuttgart New York

Weidner F (1973) Beitrag zum Angiosarkom bei Lymphödem nach Mastektomie. Folia Angiol 21:99–104

Wood WC, Suit HD, Mankin HJ, Cohen AM, Proppe K (1984) Radiation and conservative surgery in the treatment of soft tissue sarcoma. Am J Surg 147:537–541

Yap BS, Baker LH, Sinkovics JG et al. (1980) Cyclophosphamide, Vincristine, Adriamycin, and DTJC (CY-VADJC) combination chemotherapy for the treatment of advanced sarcomas. Cancer Treat Rep 64:93

Young JL, Miller RW (1975) Incidence of malignant tumors in US children. J Pediatr 85:254–258

33 Maligne Knochentumoren

H. Beck, F. Hennig, H.J. Schmid und P. Hermanek

33.1 Histologische Klassifikation

Maligne Knochentumoren zeigen je nach histologischem Bild beträchtliche Unterschiede im biologischen Verhalten, in der Empfindlichkeit gegenüber Strahlen- und Chemotherapie und in der Prognose. Daher muß am Anfang jeder Diskussion über maligne Knochentumoren die histologische Klassifikation stehen.

Diese erfolgt heute auf der Basis der Vorschläge der WHO (Schajowicz et al. 1972) und zwischenzeitlich notwendig gewordener geringer Modifikationen und Ergänzungen. Diese Klassifikation ist in Tabelle 1 zusammengestellt.

Sechs Tumortypen kommen häufiger vor, stellen sozusagen die Haupttypen dar (Abb. 1). Sie sind nachstehend nach chirurgischen Gesichtspunkten geordnet:

a) Tumoren mit Dominanz der chirurgischen Therapie

1. Osteosarkom. Maligner Tumor, der (wenigstens stellenweise) Knochen oder Osteoid direkt durch die Tumorzellen bildet; nach dem histologischen Bild kann zwischen vorwiegend osteoblastischen, vorwiegend chondroblastischen, vorwiegend fibroblastischen Formen und einer teleangiektatischen Variante unterschieden werden: eine Sonderstellung nimmt wegen der schlechten Prognose das sehr seltene multifokale (multizentrische) Osteosarkom („sklerosierende osteogene Sarkomatose") ein.

Tabelle 1. Histologische Klassifikation maligner Knochentumoren. WHO-Klassifikation (Schajowicz et al. 1972) mit Modifikationen von Schajowicz (1981) (diese durch * gekennzeichnet). Haupttypen durch Kursivdruck hervorgehoben

Gruppe	Tumortyp
Knochenbildende Tumoren	*Osteosarkom* (osteogenes Sarkom) Juxtakortikales Osteosarkom Malignes Osteoblastom*
Knorpelbildende Tumoren	*Chondrosarkom* Juxtakortikales Chondrosarkom Mesenchymales Chondrosarkom „clear cell chondrosarcoma"*
Tumoren des Knochenmarks	*Ewing-Sarkom* *Malignes Lymphom* (Reticulo-, Lymphosarkom) *Myelom*
Gefäßtumoren	Angiosarkom
Andere Tumoren des Bindegewebes	*Fibrosarkom* Liposarkom Malignes Mesenchymom Malignes fibröses Histiozytom* Undifferenziertes Sarkom
Andere Tumoren	Chordom Adamantinom langer Knochen

2. Chondrosarkom. Maligner Tumor, dessen Tumorzellen Knorpel, nicht aber Knochen oder Osteoid bilden; 95% der Chondrosarkome entstehen zentral im normalen Knochen (primäre zentrale oder gewöhnliche Chondrosarkome), 5% entwickeln sich sekundär, und zwar entweder zen-

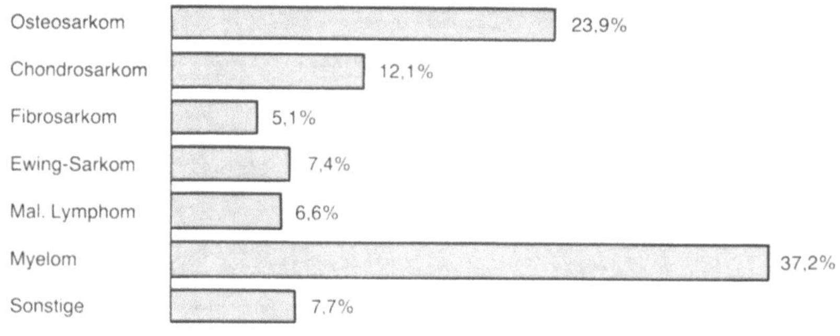

Abb. 1. Häufigkeit der verschiedenen histologischen Typen maligner Knochentumoren (n = 7702). (Nach Daten von Dahlin 1978, Schajowicz 1981 und Grundmann et al. 1982)

tral auf dem Boden multipler Enchondrome (Ollier- oder Mafucci-Syndrom) oder peripher (exzentrisch), sehr selten auf dem Boden eines solitären Osteochondroms, häufiger bei multipler Osteochondromatose.

3. Fibrosarkom. Maligner Tumor mit Bündel kollagener Fasern und fehlender sonstiger histologischer Differenzierung, insbesondere Fehlen von Knorpel oder Knochenbildung.

b) Tumoren mit Dominanz der Chemo- und Strahlentherapie

4. Ewing-Sarkom. Tumor mit dicht liegenden kleinen Zellen mit runden Kernen, ohne deutliche Zytoplasmagrenzen und ohne prominente Kernkörperchen, kein interzelluläres Netzwerk von Retikulinfasern.

5. Malignes Lymphom (in WHO-Klassifikation als Retikulosarkom bezeichnet). Primär im Knochen vorkommende Tumoren, die histologisch Lymphomen anderer Lokalisation gleichen, die Subklassifikation ist noch in Diskussion (sekundärer Befall der Knochen bei primär extraossären Lymphomen wird hier nicht berücksichtigt).

6. Myelom. Tumor mit plasmazellulären Elementen verschiedener Reife, einschließlich atypischer Formen, oft mit abnormen Eiweißkörpern in Blut und Urin, gelegentlich mit Amyloid oder Paramyloid im Tumorgewebe oder anderen Organen.

Alle anderen Tumorformen sind Seltenheiten. Bei manchen der malignen Knochentumoren wurde ein *histologisches Grading* vorgeschlagen. Wichtig ist dieses heute in erster Linie beim Chondrosarkom und beim Fibrosarkom (Tabelle 2), weil es für die Therapiewahl von Bedeutung ist. Beim Myelom kommt dem Grading wohl nur prognostische Bedeutung zu.

In Hinblick auf die Wahl des chirurgischen Vorgehens, insbesondere ob extremitätenerhaltende oder ablative Chirurgie, ist eine Unterteilung in *Tumoren niedriger und hoher Aggressivität* nützlich (Tabelle 3).

Nach präoperativer (neoadjuvanter) Chemotherapie des Osteosarkoms ist die *Beurteilung der Chemotherapiewirkung (Grading der Response)* für die Wahl der postoperativen Chemotherapie wichtig. Dies erfolgt entweder nach den Kriterien von ROSEN et al. (1982) oder nach SALZER-KUNTSCHIK et al. (1983) (Tabelle 4).

Im Knochen kommen auch Geschwülste vor, bei denen eine Einordnung in benigne oder maligne auf Grund histologischer Kriterien bei der

Tabelle 2. Histologisches Grading maligner Knochentumoren. (Nach SCHAJOWICZ 1981)

Chondrosarkom

Malignitätsgrad	Grad 1 (niedrig)	Grad 2 (mittel)	Grad 3 (hoch)
Unterschiede in Kerngröße	gelegentlich	häufig	stark
Zweikernigkeit	selten	häufig	reichlich
Vielkernige Riesenzellen	nein	fehlend oder selten	gelegentlich bis häufig
Verkalkung	häufig	gelegentlich, aber nur leicht	nein

Fibrosarkom

Grad 1 (gut differenziert):
reichlich kollagene Fasern, spindelige Zellen in „Fischzuganordnung", nur geringe Zellatypien, nur gelegentlich hyperchromatische Kerne, kaum Mitosen

Grad 2 (mäßig differenziert):
weder Grad 1 noch Grad 3

Grad 3 (schlecht differenziert):
zellreich, wenig kollagene Fasern, ausgeprägte Zellatypien, häufig hyperchromatische Kerne, reichlich Mitosen

Myelom

Grad 1 (gut differenziert):
Tumorzellen weitgehend uniform, sehr ähnlich typischen (reaktiven) Plasmazellen, nur gelegentlich zweikernige Zellen, zwischen Tumorzellen spärlich Kapillaren und Retikulinfasern

Grad 2 (mäßig differenziert):
weder Grad 1 noch Grad 3 (noch weitgehend ähnlich reaktiven Plasmazellen, aber doch deutliche Unterschiede in Größe und Chromatingehalt der Kerne)

Grad 3 (schlecht differenziert):
deutliche Zell- und Kernpolymorphie, oft große vielkernige Zellen und Zellen mit bizarren Kernen, reichliche Vaskularisation

Diagnose nicht ohne weiteres möglich ist und bei denen sich der biologische Charakter letztlich erst aus dem Verlauf klärt: *Tumoren fraglicher Dignität.* Hierzu gehören der relativ häufige Riesenzelltumor sowie die sehr seltenen, von den Blutgefäßen ausgehenden Tumortypen Hämangioendotheliom und Hämangioperizytom.

Tabelle 3. Unterteilung maligner Knochentumoren in Tumoren niedriger und hoher Aggressivität. Teilweise in Anlehnung an ENNEKING et al. (1980) sowie ROSENBERG et al. (1982). Häufige Tumortypen durch Kursivdruck hervorgehoben, multiples bzw. generalisiertes Myelom nicht berücksichtigt, da nicht chirurgisch behandelt

Niedrige Aggressivität	Hohe Aggressivität
Juxtakortikales Osteosarkom	*Osteosarkom*
Malignes Osteoblastom	
Chondrosarkom G1,2	*Chondrosarkom G3*
Juxtakortikales Chondrosarkom	Mesenchymales Chondrosarkom
Fibrosarkom G1,2	*Fibrosarkom G3*
	Angiosarkom
	Malignes fibröses Histiozytom
	Undifferenziertes Sarkom
Solitäres Myelom	*Ewing-Sarkom*
	Malignes Lymphom
Chordom	
Adamantinom der langen Knochen	

33.2 Epidemiologie

Die altersstandardisierten Inzidenzraten pro Jahr und 100 000 werden meist zwischen 0,5 und 2 angegeben. Bei Personen in der zweiten Lebensdekade stehen maligne Knochentumoren an 3. bis 4. Stelle unter allen bösartigen Tumoren.

Von den durch maligne Tumoren verursachten Todesfällen sind nur 0,5–1% durch primäre Knochentumoren bedingt.

Maligne Knochentumoren befallen bevorzugt die Bevölkerungsgruppe bis 40 Jahre, eine Tatsache, die in der sehr eingängigen „Vierziger-Regel" ihren praktischen Niederschlag findet: „Bei einem Patienten unter 40 Jahren kann man einen primären Knochentumor in Betracht ziehen, bei einem Patienten über 40 Lebensjahre muß man zuerst eine Metastase ausschließen" (REMAGEN 1974). Der Altersgipfel liegt zwischen dem 10. und 20. Lebensjahr, wobei die geschlechtsspezifische Altersverteilungskurve für weibliche Tumorträger ihren Gipfel mehr in der ersten, die für männliche Patienten mehr in der zweiten Hälfte dieser Dekade aufweist. Im gesamten Patientengut zeigt sich eine deutliche zahlenmäßige Dominanz des männlichen Geschlechts (DOMINOK u. KNOCH 1982). Die einzelnen Tumortypen haben eine unterschiedliche Alters- und Geschlechtsverteilung (Abb. 2 und 3).

Im klinischen Krebsregister der Chirurgischen Universitätsklinik Erlangen wurden in den Jahren 1969–1983 unter insgesamt 12 706 Patienten mit malignen Tumoren 84 (0,7%) Patienten mit malignen Knochentumoren registriert. Die epidemiologischen Daten und die histologische Klassifikation zeigt Tabelle 5.

33.3 Risikofaktoren und Vorerkrankungen

Die kausale Pathogenese maligner Knochentumoren ist weitgehend unklar. Einen Zusammenhang von Tumormanifestation und Knochenwachstum macht die Tatsache wahrscheinlich, daß eine Reihe von Knochenmalignomen ihre Manifestationsgipfel bezüglich des Lebensalters zum jeweils geschlechtsspezifischen letzten Knochenreifungszeit-

Tabelle 4. Beurteilung des Effekts einer präoperativen Chemotherapie beim Osteosarkom (Grading der Response). (Nach SALZER-KUNTSCHIK et al. 1983)

HUVOS, New York	SALZER-KUNTSCHIK, Wien	Zusammenfassung
IV: keine vitalen Tumorzellen	I: keine vitalen Tumorzellen	
	II: einzelne vitale Tumorzellen oder eine vitale Tumorinsel kleiner als 5 mm	„response" bzw. „good response"
III: weniger als 10% vitales Tumorgewebe	III: weniger als 10% vitales Tumorgewebe	
II: mehr als 50% Tumornekrosen	IV: 10–50% vitales Tumorgewebe	„bad response" bzw. „non response"
I: wenig oder gar kein Effekt der Chemotherapie	V: mehr als 50% vitales Tumorgewebe	
	VI: kein Effekt der Chemotherapie	

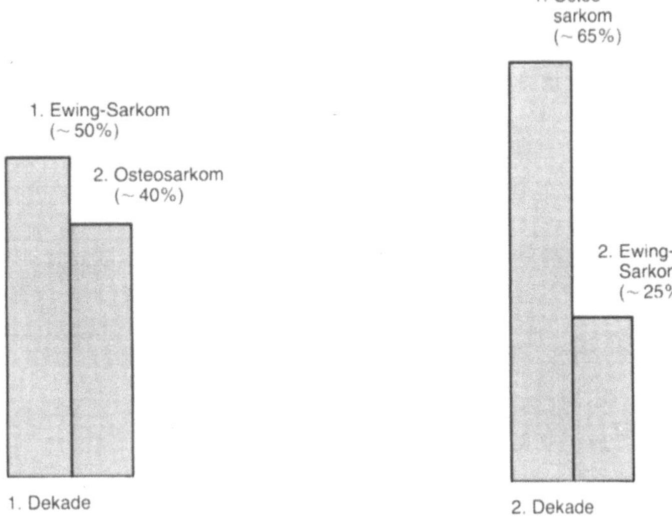

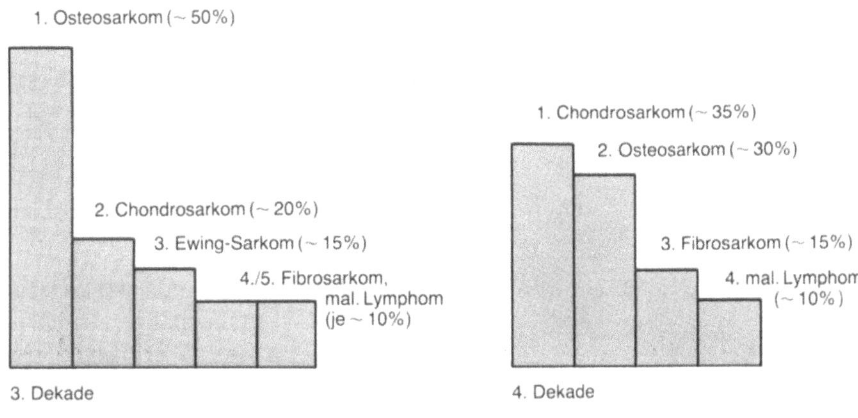

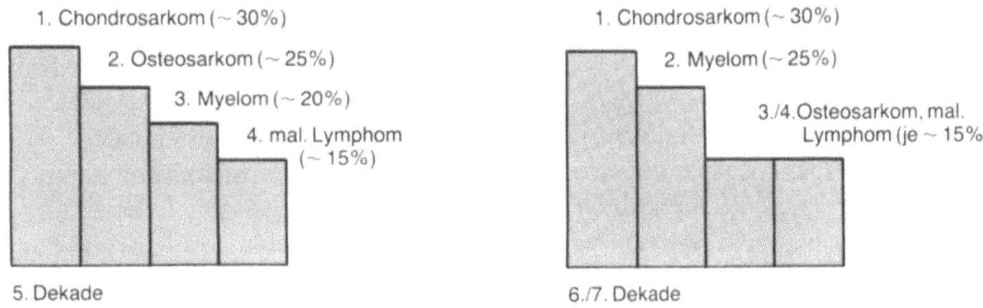

Abb. 2. Vorkommen der Haupttypen maligner Knochentumoren in den verschiedenen Altersklassen. (Nach Daten von DAHLIN 1978 und SCHAJOWICZ 1981)

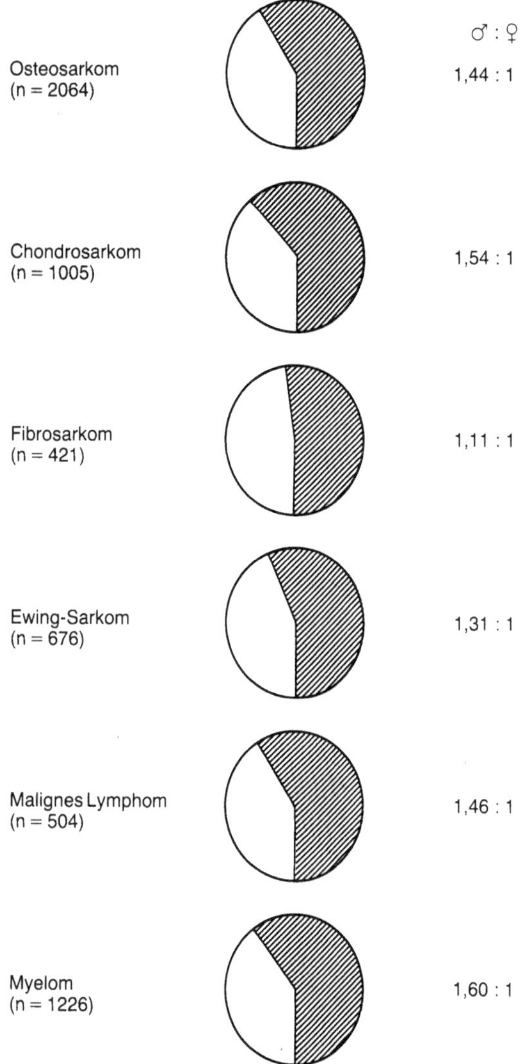

Abb. 3. Geschlechtsverteilung der Haupttypen maligner Knochentumoren. (Nach Daten von DAHLIN 1978, HUVOS 1979 und SCHAJOWICZ 1981)

punkt hat (HEMS 1970; LARSSON u. LORENTZON 1974), lokalisatorisch im Ort des stärksten Längenwachstums (Femur) und bezüglich des Bevölkerungsdurchschnitts bei den körperlich großen Individuen (FRAUMENI 1967).

Genetische Faktoren scheinen möglich zu sein, so wird z.B. das Ewing-Sarkom fast ausschließlich bei der weißen Rasse angetroffen (FRAUMENI 1975). Über vereinzelte Familien mit Knochentumorhäufung bei mehreren Verwandten wurde berichtet (HUVOS 1979; SCHAJOWICZ 1981).

Oft glauben die Patienten an ein Trauma als Ursache für maligne Knochentumoren. Nach der Diagnose wird in der Regel nach irgendwelchen Bagatelltraumen gefahndet, die eine Erklärung für

Tabelle 5. Maligne Knochentumoren, Krankengut der Chirurgischen Universitätsklinik Erlangen 1969–1983. 84 Patienten

Geschlecht: 51 (61%) männlich, 33 (39%) weiblich.
Alter bei Diagnose: minimal 2 Jahre, maximal 79 Jahre, Median 29 Jahre, 42 Patienten (50%) in ersten drei Dekaden

Histologischer Typ		Lokalisation
Osteosarkom	34 (40%)	18 Femur, 7 Becken, 3 Tibia, 3 Humerus, 2 Rippen und Sternum, 1 Schädel
Chondrosarkom	25 (30%)	10 Rippen und Sternum, 6 Femur, 5 Becken, 2 Schultergürtel, 2 Humerus
Fibrosarkom	1 (1%)	Tibia
Ewing-Sarkom	10 (12%)	2 Becken, 2 Tibia, je 1 Wirbelsäule, Schultergürtel, Rippen, Femur, Fibula, Humerus
Malignes Lymphom	2 (2%)	2 Schultergürtel
Myelom	2 (2%)	1 solitär Rippe, 1 multipel
Sonstige[a]	10 (12%)	

[a] Sonstige:

2 juxtakortikales Osteosarkom	Femur, Humerus
1 malignes Osteoblastom	Schultergürtel
1 malignes fibröses Histiozytom	Femur
1 Angiosarkom	Schultergürtel
4 Chordom	sakrokokzygeal
1 undifferenziertes Sarkom	Schultergürtel

den Tumor darstellen sollen. Sichere Kausalzusammenhänge zwischen Trauma und Tumor sind kaum zu erbringen. Auch eine Entwicklung auf dem Boden chronischer Entzündungen ist fraglich. Die Annahme der Entstehung maligner Knochentumoren auf Grund der Verwendung von Osteosynthesematerial ist abzulehnen (DOMINOK u. KNOCH 1982).

Bei nur wenigen malignen Knochentumoren ist die Entstehung auf dem Boden präexistenter Veränderungen feststellbar, nämlich beim Morbus Paget und beim sog. Strahlensarkom.

Sarkom bei Morbus Paget (PRICE u. GOLDIE 1969; IMMENKAMP 1983). Die Häufigkeit der Sarkomentstehung hängt vom Ausmaß der zu Grunde liegenden Erkrankung ab: bei fortgeschrittenem polytopen Morbus Paget wird in 5–20% von Sarkomen berichtet, bezieht man alle Fälle von Morbus Paget, auch die weitgehend asymptomatischen ein, so ist nur in etwa 2% mit Sarkomentwicklung zu rechnen. Es handelt sich vorwiegend um maligne Knochentumoren des älteren Menschen, nach

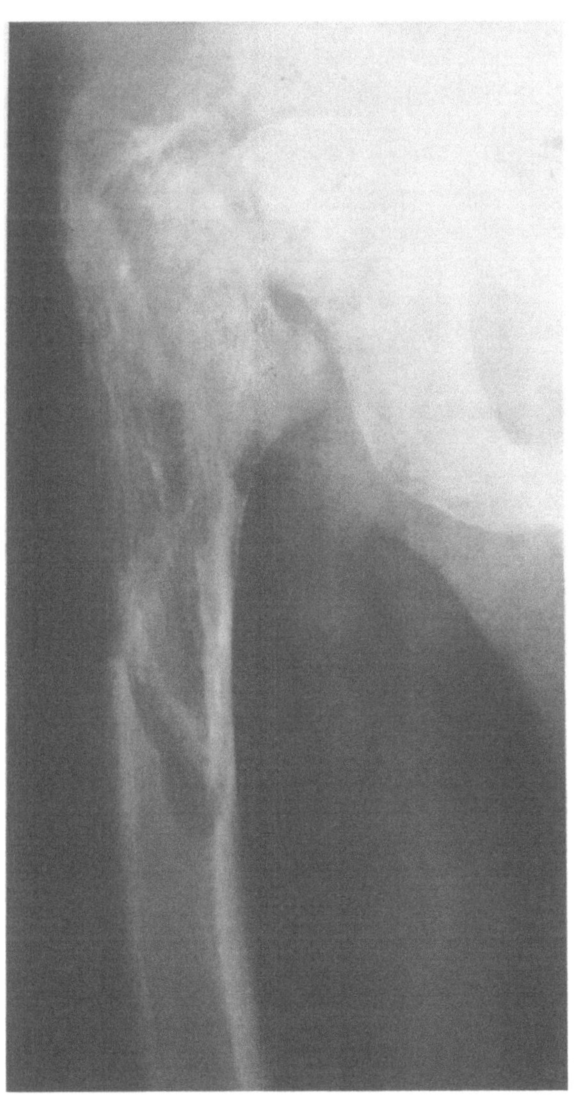

Abb. 4. Bei Morbus Paget entstandenes Osteosarkom des Schenkelhalses mit pathologischer Fraktur (75jähriger Patient)

dem 50. Lebensjahr, unter den Tumoren überwiegen Osteosarkome, an zweiter Stelle folgen Fibrosarkome. Vorwiegende Lokalisationen sind Femur (Abb. 4), Humerus, Tibia und Becken. In 20–30% der Fälle finden sich multiple Herde, wohl als Zeichen einer multizentrischen Entstehung. Die Prognose dieser Sarkome ist wesentlich schlechter als jener, die nicht bei einem Morbus Paget entstehen. Nur ganz ausnahmsweise überleben Patienten bei monosteotischem Befall.

Strahlensarkom (KIM et al. 1978). Ein solches kann diagnostiziert werden, wenn der früher malignomfreie, einer Bestrahlung ausgesetzte Knochen nach einer jahrelangen Latenz ein histologisch gesichertes Sarkom aufweist. Mindeststrahlendosen von 12–30 Gy werden für notwendig gehalten, die symptomlose Latenzperiode beträgt für Erwachsene 3–12 (bis 20) Jahre, für Kinder 9–10 Jahre. Neben der exogenen Strahlenbelastung können Knochenmalignome auch durch eine „endogene Strahlenbelastung" verursacht werden. Osteosarkome wurden gehäuft bei Malern beobachtet, die mit ^{226}Ra-haltigen Farben arbeiteten und den Pinsel abzulecken pflegten. Die meisten Strahlensarkome sind Osteo- und Fibrosarkome, selten finden sich Chondrosarkome.

33.4 Lokalisation

Knochentumoren haben charakteristische Lokalisationen. Dies gilt zunächst für den Befall bestimmter Knochen. Die an den einzelnen Lokalisationen hauptsächlich vorkommenden Tumortypen sind aus Abb. 5 zu ersehen.

Innerhalb langer Röhrenknochen (Abb. 6) sind Osteosarkome und Fibrosarkome überwiegend in der Metaphyse (besonders in Kniegelenknähe), Chondrosarkome in Meta- oder Epiphyse, Ewing-Sarkome vorwiegend in der Diaphyse und Riesenzelltumoren vorwiegend in der Epiphyse lokalisiert.

33.5 Diagnose

33.5.1 Symptome

Es gibt keine charakteristische Symptomatik maligner Knochentumoren. Anfänglich geben die Patienten leichte, oft intermittierende Schmerzen an. Tastbare Schwellung und bei gelenknaher Lokalisation Bewegungseinschränkung sind Spätsymptome, ebenso pathologische Frakturen. Beim Ewing-Sarkom finden sich bisweilen subfebrile Temperaturen, Leukozytose und erhöhte Blutsenkungsgeschwindigkeit, dies täuscht gemeinsam mit der oft vorhandenen Weichteilschwellung entzündliche Veränderungen vor. Die Schmerzen können sich beim Ewing-Sarkom bis zu unerträglichen Ruhe- und Nachtschmerzen steigern. Symptomlose Tumoren werden gelegentlich sozusagen zufällig bei einer Röntgenuntersuchung nach einem Trauma entdeckt.

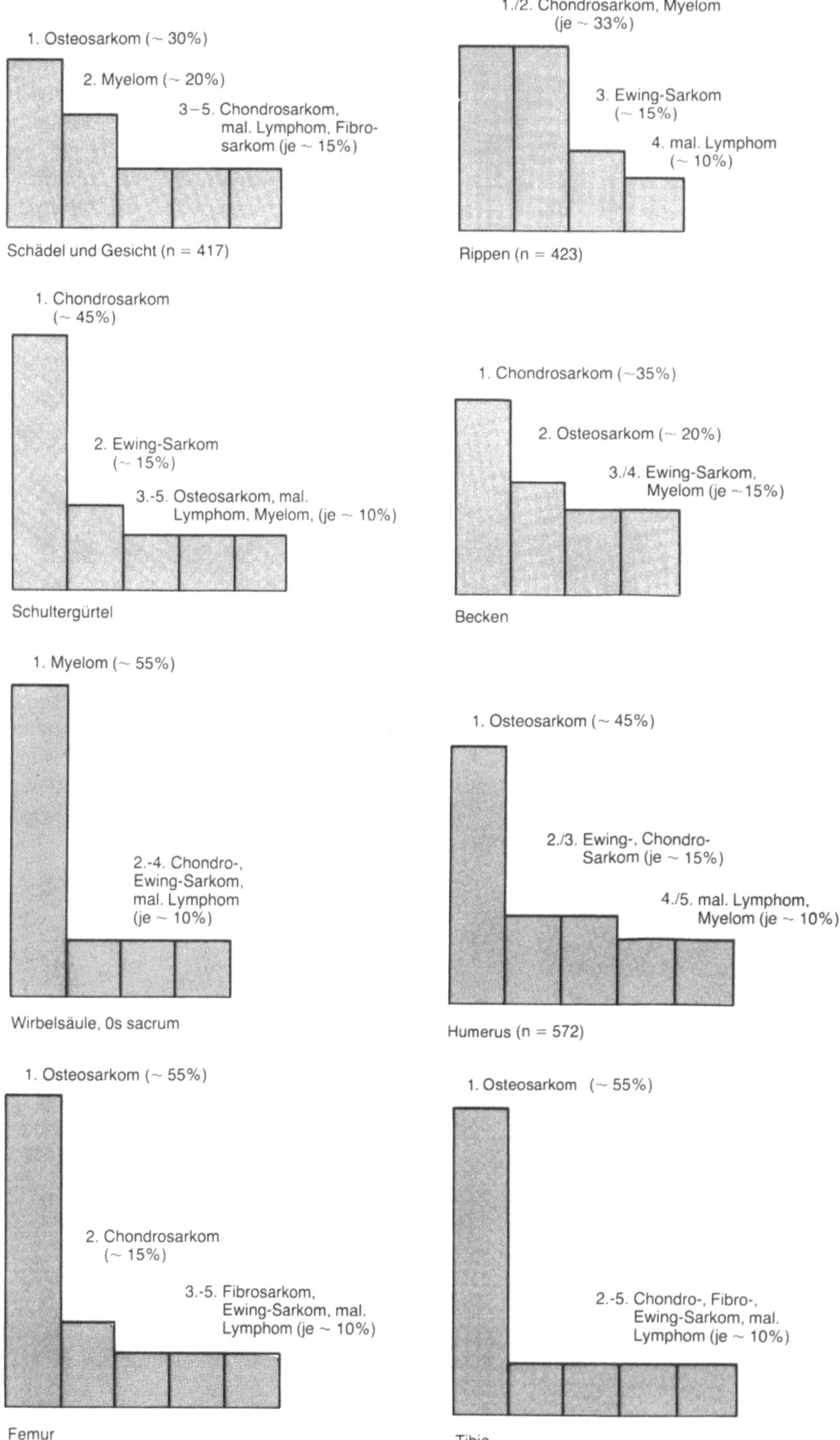

Abb. 5. Vorkommen der Haupttypen maligner Knochentumoren in verschiedenen Lokalisationen. (Nach Daten von Dahlin 1978, Huvos 1979, Schajowicz 1981 und Adler 1983)

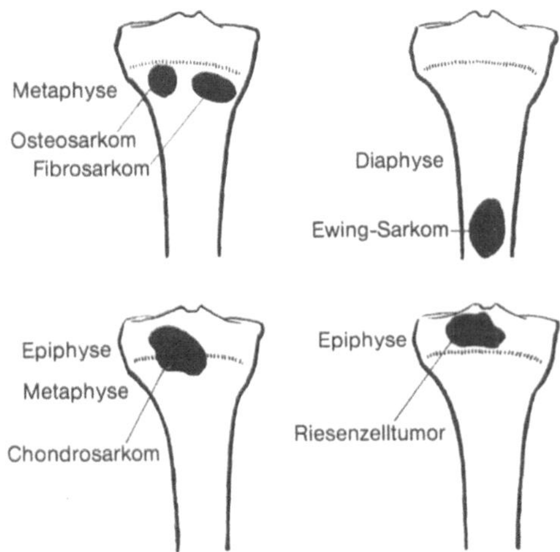

Abb. 6. Charakteristische Lokalisation von Knochentumoren in langen Röhrenknochen

33.5.2 Untersuchungsverfahren

Die Röntgendiagnostik spielt bei krankhaften Veränderungen am Skelet eine entscheidende Rolle. Sie deckt zunächst die Knochenerkrankung auf und bestimmt nach Ausnützung aller ihrer Möglichkeiten das weitere Vorgehen durch Festlegung der Tumorausdehnung und des Tumorsitzes. Sie schafft die Voraussetzungen für eine repräsentative Probegewebsentnahme. Die radiologischen Veränderungen sind im Einzelfall weder beweisend für Malignität noch für eine bestimmte Tumorart. Grundphänomene sind Osteolyse und Osteosklerose, vielfach nebeneinander in wechselnder Verteilung. Neben oft kleinherdigen Osteolysen („Mottenfraß") findet man große osteolytische Bezirke, in anderen Fällen zeigt das tumoröse Areal starke Unterschiede in der Dichte bzw. im Kalkgehalt. Der maligne Tumor ist in der Regel unscharf begrenzt. Bei primärer zentraler Lokalisation findet man periostale Reaktionen, Zerstörung der Kortikalis und extraossäre Ausbreitung.

Unter den Periostreaktionen sind zu erwähnen:
- zwiebelschalenartige Periostreaktion: reaktiv neugebildetes Knochengewebe in parallel zur Kortikalis angeordneten Schichten (z.B. beim Ewing-Sarkom);
- sog. Spiculae: senkrecht zur Kortikalis verlaufende strahlige subperiostale Knochenneubildung (z.B. beim Osteosarkom, aber durchaus nicht spezifisch für dieses);
- sog. Strahlenkranz (Sonnenstrahlenbild): Weichteilinfiltrate mit feinwolkiger schleierartiger Verschattung, die zur Peripherie an Intensi-

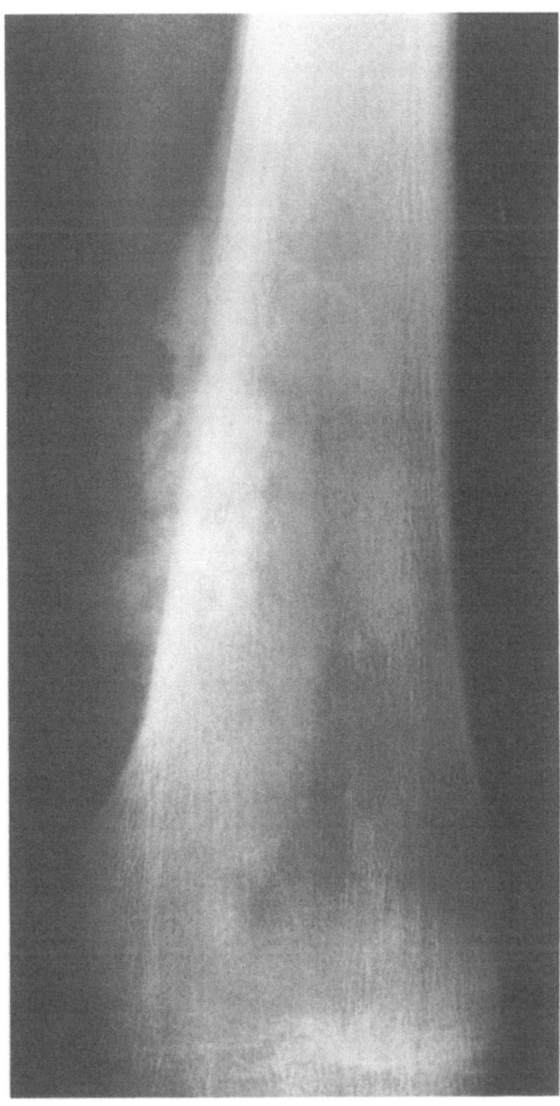

Abb. 7. Osteosarkom des distalen Femur mit sog. Strahlenkranz (13jähriger Patient)

tät abnimmt (häufig bei Osteosarkom, aber nicht spezifisch) (Abb. 7);
- Codman-Dreieck: periossaler Sporn am Rande des extraossären Tumoranteils (Abb. 8), ebenfalls nicht spezifisch für Osteosarkom.

Klinische Beschwerden werden immer zunächst zu einer Übersichtsaufnahme des betroffenen Knochens in zwei Ebenen führen. Diese Information allein reicht jedoch nicht aus. *Schichtaufnahmen* liefern weitere Auskünfte, aber für die Beurteilung der lokalen intra- und extraossären Tumorausbreitung steht heute die *Computertomographie* (Abb. 9) im Vordergrund (MÜLLER u. FISCHEDICK 1983). Im Vergleich zur Angiographie erfaßt sie

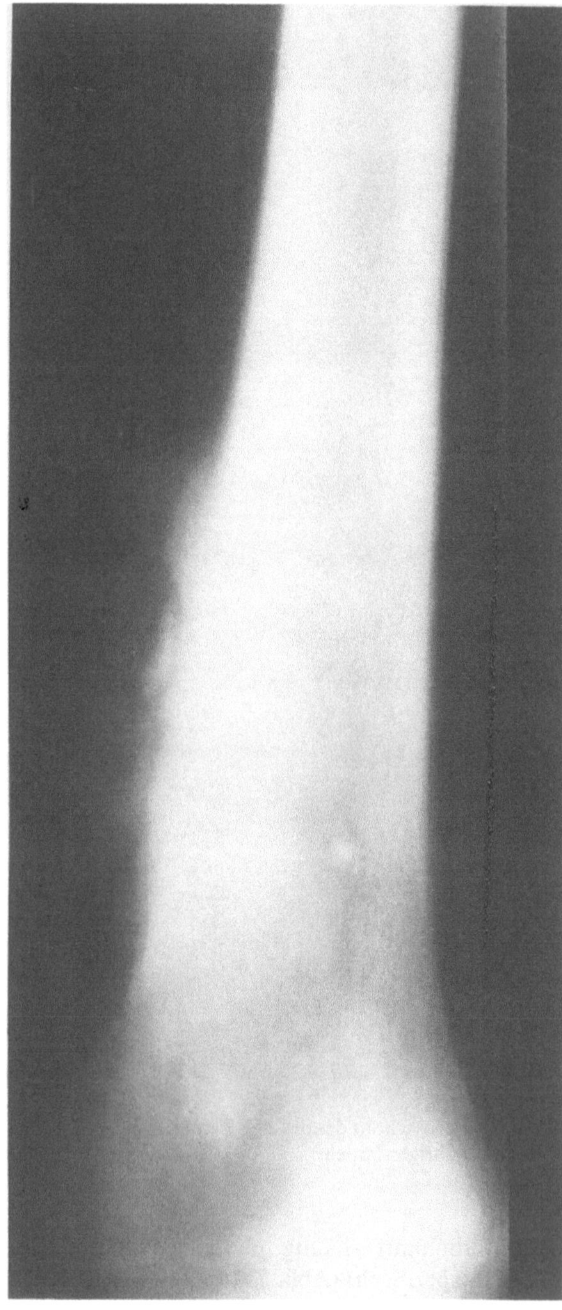

Abb. 8. Schichtaufnahme eines Osteosarkoms des distalen Femurs, typisches Codman-Dreieck (13jähriger Patient)

auch gering vaskularisierte Tumoren und gegenüber den Schichtaufnahmen bietet sie exaktere Aussagen. Die Computertomographie eignet sich auch gut für den Nachweis von „skip lesions", die allerdings auch durch die *Szintigraphie* (mit ^{99m}Tc-markierten Poly- und Diphosphaten) gut darstellbar sind. Die Szintigraphie weist als Ganz-

körperszintigraphie auch auf mögliche Knochenmetastasierungen bzw. auf einen multifokalen Tumorbefall hin (Abb. 10).

Der Hauptwert der *Angiographie* liegt heute in der Information zur Gewinnung repräsentativen vitalen Tumorgewebes (Lechner 1978; Müller u. Fischedick 1983) und damit zur Erleichterung der histologischen Diagnose (Abb. 11 und 12). Die Angiographie ist auch unerläßlich für die allerdings noch in Diskussion stehende selektive intraarterielle Chemotherapie (s.S. 688).

Biopsie (Simon 1982; Becker et al. 1983; Immenkamp 1983). Am Ende aller diagnostischen Bemühungen steht die Entnahme von Tumorgewebe zur mikroskopischen Diagnose. Als Verfahren der Wahl muß dabei die *offene Biopsie* gelten. Vor Therapiebeginn muß heute die Kenntnis des Tumortyps und z.T. auch des histologischen Malignitätsgrades stehen. Die Gefahr einer systemischen Dissemination durch die Biopsie konnte nie erwiesen werden (Price et al. 1975; Broström et al. 1979). Biopsien erst nach Bestrahlung oder Chemotherapie vorzunehmen, ist abzulehnen, da hierdurch u.U. eine sichere Diagnose unmöglich wird, z.B. beim Ewing-Sarkom oder malignen Lymphomen. Bei der offenen Biopsie besteht aber die Möglichkeit lokaler Komplikationen, insbesondere der lokalen Tumordissemination und der Wundheilungsstörung, so daß die Forderung zu erheben ist, daß die Biopsie von Erfahrenen und nicht vom jüngsten Assistenten durchgeführt wird. Der Ort der Gewebeentnahme sollte im Einvernehmen mit dem Radiologen und Pathologen gemeinsam festgesetzt werden, denn nur so kann aus dem oft inhomogenen Knochentumor mit oft erheblichen reaktiven Veränderungen repräsentatives Gewebe gewonnen werden. Vor allem ist Entnahme aus vitalen aktiv wachsenden Arealen, die durch die Angiographie darstellbar sind, zu empfehlen. Die Inzision sollte so gelegt werden, daß die spätere definitive Operation nicht beeinträchtigt wird und die Haut- und Weichteile mit dem Biopsiegebiet komplett mitentfernt werden können. Der Eingriff sollte möglichst weit weg vom Gefäßnervenbündel ausgeführt werden. Muskelsepten sollten vermieden (Verschleppungsgefahr!), vielmehr die Muskel in Längsrichtung direkt durchtrennt werden. Größere Hämatome sollten unbedingt verhütet werden, da dann die Gefahr der Ausbreitung in benachbarte Strukturen mit lokaler Tumordissemination besteht. Die Biopsie sollte 1 × 1 cm groß sein. Wenn das Material nicht sofort nativ dem Pathologen übergeben werden kann, sollten zu-

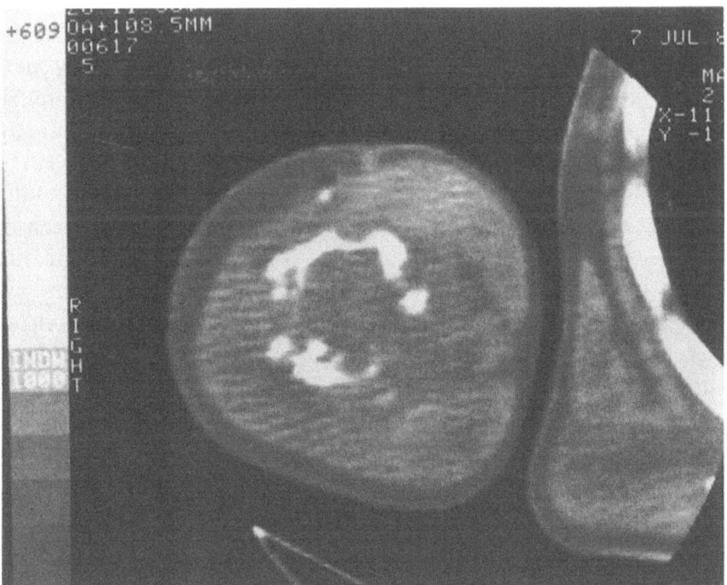

Abb. 9. Computertomogramm des rechten Oberarms bei malignem fibrösen Histiozytom: Zerstörung der Kortikalis mit Tumorausdehnung in die Weichteile (23jähriger Patient)

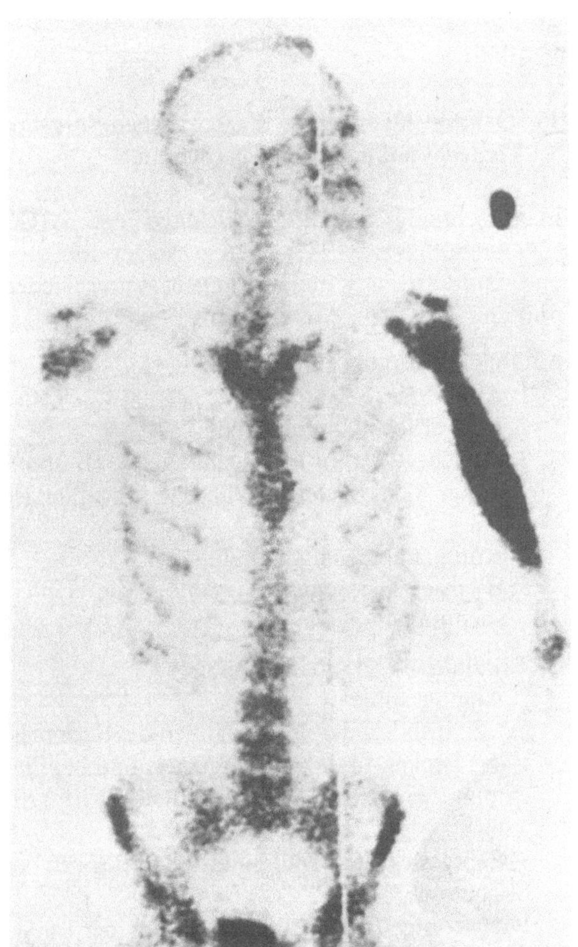

Abb. 10. Szintigramm bei Osteosarkom des linken Oberarms

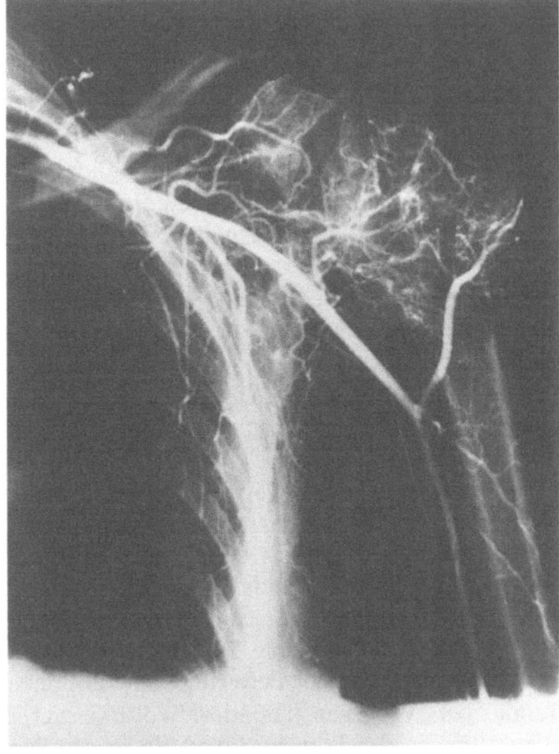

Abb. 11. Angiographie eines Riesenzelltumors des linken Humeruskopfes, arterielle Phase (47 Jahre alte Patientin)

nächst vom frischen Gewebe Tupf- und Abstrichpräparate zur zytologischen Beurteilung (Imprintzytologie) angefertigt und erst dann das Gewebe nach vorheriger Rücksprache mit dem Pathologen

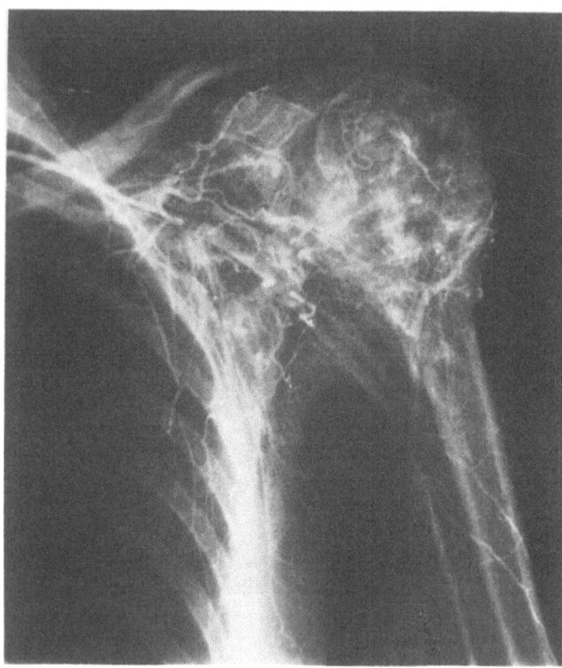

Abb. 12. Angiographie eines Riesenzelltumors des linken Humeruskopfes, venöse Phase, gleicher Patient wie Abb. 11

fixiert werden, damit u.U. auch Spezialfärbungen (GRUNDMANN u. ROESSNER 1983) möglich sind. Die intraoperative Sichtung des entnommenen Gewebes durch den Pathologen ist wünschenswert, wenn auch wegen der Besonderheiten des Gewebes mitunter die Schnellschnittdiagnose nicht möglich ist. Bei kleineren Tumoren, deren Resektion keine großen funktionellen Schäden nach sich zieht, sollte unseres Erachtens immer eine Totalentfernung im Gesunden im Rahmen der diagnostischen Gewebsentnahme erfolgen.

Die Beurteilung von Biopsien sollte grundsätzlich nur nach Einsichtnahme in die Röntgenbefunde und nach Kenntnis der Klinik vorgenommen werden. Entsprechende Erfahrungen des Pathologen mit der an sich seltenen Tumorart sind unerläßliche Voraussetzung. Besondere Schwierigkeiten bieten sich in der Bewertung der Biopsiebefunde bei Vorliegen chondroid differenzierter Strukturen in der Biopsie. Einesteils ist die Diagnose hochdifferenzierter Chondrosarkome an Biopsien deshalb häufig erschwert, weil in derartigen Tumoren oft auf weite Strecken nahezu keine histologisch und zytologisch faßbaren Kriterien der Malignität zu erkennen, diese vielmehr oft auf umschriebene Areale beschränkt sind, die in der Biopsie nicht getroffen sein müssen. Andernteils

muß beim Befund chondroider maligner Strukturen in Betracht gezogen werden, daß manche Osteosarkome auf großen Strecken chondroide Differenzierung zeigen. Es ist daher möglich, daß in derartigen Osteosarkomen in der Biopsie lediglich ein chondroider maligner Tumor gesehen wird, tatsächlich aber ein Osteosarkom vorliegt, das sich in der Biopsie dem Nachweis entzieht.

Zur mikroskopischen Diagnostik steht auch die Stanz- und die Feinnadelbiopsie zur Verfügung (SCHAJOWICZ u. DERQUI 1968). Bei der *Stanzbiopsie (Grobnadelbiopsie)* wird Material zur histologischen Untersuchung, bei der *Feinnadelbiopsie* nur zytologisches Untersuchungsmaterial gewonnen. Die exakte Diagnostik ist oft mit Problemen verbunden, die geringe Materialmenge und die fragliche Repräsentanz sind zu berücksichtigen. Bei chirurgisch schwer zugänglichen Tumoren und schlechtem Allgemeinzustand des Patienten können diese Verfahren jedoch von Erfahrenen versucht werden, da eine anschließende offene Biopsie bei Versagen der Methode immer noch möglich ist.

33.5.3 Empfehlungen zum diagnostischen Vorgehen bei Verdacht auf malignen Knochentumor

In Anlehnung an die Vorschläge des AJCC (BEAHRS u. MYERS 1983) kann zwischen obligaten und fakultativen Untersuchungen unterschieden werden.

A. Obligate Untersuchungen
1. Anamnese
2. Körperliche Untersuchung
3. Übliche Laboruntersuchungen (Blutsenkung, Leukozyten, alkalische Phosphatase u.ä.)
4. Röntgenübersichtsaufnahmen
5. Biopsie: histologische (zytologische) Untersuchung

B. Fakultative Diagnostik
1. Angiographie
2. CT: insbesondere bei Läsionen des Stammes, des Becken- und Schultergürtels und bei Planung von extremitätenerhaltenden Eingriffen.
3. Bei gesicherter Malignität vor Beginn der Therapie:
   a) Röntgenstandarduntersuchung der Lunge
   b) CT des Thorax oder Lungentomographie
   c) Ganzkörperszintigraphie.

33.6 Staging

Von seiten der UICC liegt bisher keine TNM/pTNM-Klassifikation maligner Knochentumoren vor. Ab 1.1.1987 wird die in Tabelle 6 dargestellte Klassifikation und Stadieneinteilung gelten.

Tabelle 6. TNM-Klassifikation und Stadieneinteilung maligner Knochentumoren. UICC und AJCC 1987

Die Klassifikation gilt für alle primären malignen Tumoren außer für juxtakortikales (parossales) Osteosarkom, juxtakortikales Chondrosarkom und multiples Myelom.

TNM Klinische Klassifikation

T Primärtumor

TX	Primärtumor kann nicht beurteilt werden
T0	Kein Anhalt für Primärtumor
T1	Tumor überschreitet Corticalis nicht
T2	Tumor infiltriert jenseits Corticalis

N Regionäre Lymphknoten

NX	Regionäre Lymphknoten können nicht beurteilt werden
N0	Keine regionären Lymphknotenmetastasen
N1	Regionäre Lymphknotenmetastasen

M Fernmetastasen

MX	Vorhandensein von Fernmetastasen kann nicht beurteilt werden
M0	Keine Fernmetastasen
M1	Fernmetastasen

pTNM Pathologische Klassifikation
Die pT-, pN- und pM-Kategorien entsprechen den T-, N- und M-Kategorien.

G Histopathologisches Grading

G1	Gut differenziert
G2	Mäßig differenziert
G3	Schlecht differenziert
G4	Undifferenziert

Anmerkung: Ewing-Sarkom und primäres Lymphom des Knochens werden als G4 klassifiziert.

Stadiengruppierung

Stadium IA	G1, 2	T1	N0	M0
Stadium IB	G1, 2	T2	N0	M0
Stadium IIA	G3, 4	T1	N0	M0
Stadium IIB	G3, 4	T2	N0	M0
Stadium III	nicht definiert			
Stadium IVA	jedes G	jedes T	N1	M0
Stadium IVB	jedes G	jedes T	jedes N	M1

33.7 Therapiemöglichkeiten

33.7.1 Chirurgie

33.7.1.1 Maligne Tumoren der Extremitäten

Bei malignen Knochentumoren der Extremitäten war früher die komplette Entfernung des befallenen Knochens in Form einer Amputation im proximal anschließenden Knochen oder einer Exartikulation die Regel. Dieses Prinzip klassischer Chirurgie hat in den letzten Jahren gewisse Modifikationen erfahren und zwar einerseits durch Amputation innerhalb des befallenen Knochens, andererseits durch die Einführung der sog. extremitätenerhaltenden Chirurgie („limb preservation" oder „limb salvage").

Bei der Beurteilung chirurgischer Eingriffe an Knochentumoren sollte man in Anlehnung an Enneking et al. (1980) vom Konzept der Kompartimente ausgehen. Für den intraossären Tumor ist das entsprechende Kompartiment der gesamte befallene Knochen, begrenzt durch die Kortikalis und den Gelenkknorpel. Eine Invasion jenseits der Kortikalis in die Weichteile oder in den Gelenkinnenraum bedeutet extrakompartimentale Ausbreitung. In Hinblick auf die Ausdehnung und auf das Kompartiment kann der kurative chirurgische Eingriff in vier Gruppen unterteilt werden (Tabelle 7).

Tabelle 7. Klassifikation chirurgischer Eingriffe bei malignen Knochentumoren der Extremitäten. (Nach Enneking et al. 1980)

Ausmaß des Eingriffs	Extremitätenerhaltung („limb preservation")	Ablative Chirurgie
Weit (Resektionslinie im gesunden Gewebe, aber innerhalb des befallenen Kompartiments)	Weite lokale Exzision	Amputation im Gesunden durch den befallenen Knochen
Radikal (Entfernung des gesamten befallenen Kompartiments)	Radikale Entfernung des gesamten Knochens (z.B. Fibula)	Radikale Disartikulation oder Amputation durch den proximal anschließenden Knochen

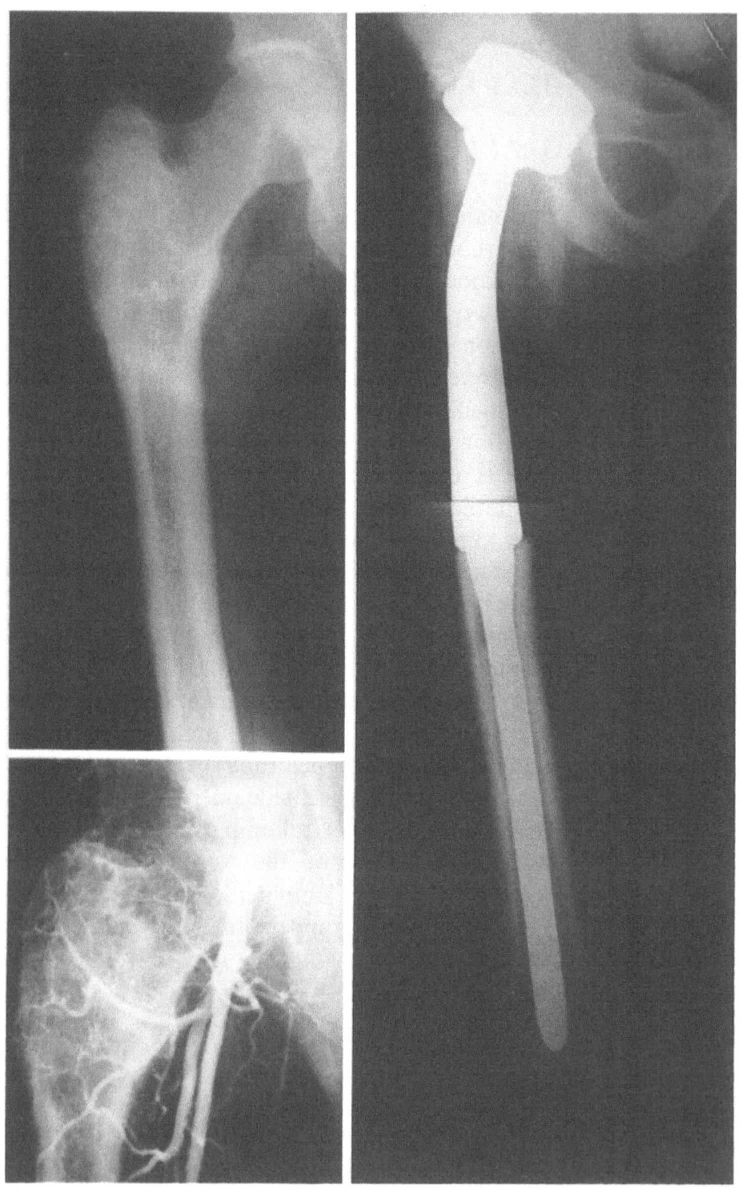

Abb. 13. Chondrosarkom des rechten Oberschenkels bei 47jährigem Patienten. Tumorresektion und „limb preservation" durch Verwendung einer Judet-Hüftpfanne und einer Trochanter-Ersatzprothese

22.7.1.2 Ablative Chirurgie oder Extremitätenerhaltung?

Voraussetzung einer extremitätenerhaltenden Operation ist die Möglichkeit chirurgischer Radikalität, der Tumor muß lokal im Gesunden entfernt werden. Innerhalb des Knochens sollte proximal und distal ein Sicherheitsabstand von 5–10 cm (bezogen auf die mit CT oder Szintigraphie festgestellten Tumorgrenzen) eingehalten werden. Das Gebiet der Biopsie in Weichteilen und Haut muß en bloc mitentfernt sein. Das Gefäßnervenbündel muß frei sein. Wesentlich ist auch die Mitberück-

sichtigung der Tumoragressivität (vgl. Tabelle 3). Vor allem die extraossale Ausbreitung begrenzt die Möglichkeit der Extremitätenerhaltung. Dies gilt auch nach präoperativer Chemotherapie. Auch wenn sich „der Tumor verkleinert", bedeutet das nicht, daß der Tumor das extraossale Kompartiment nicht mehr erfaßt hat, vielmehr nur, daß dieser Anteil sich verkleinert hat. Gerade in der Peripherie des Tumors bleiben auch nach Ansprechen auf die Chemotherapie am ehesten vitale Tumorzellen zurück und können bei nicht hinreichender Radikalität zum Ausgangspunkt von Lokalrezidiven werden, mit deren Auftreten die Heilungschancen praktisch endgültig geschwunden sind.

Die modernen Untersuchungstechniken mit CT, Szintigraphie und Angiographie zeigen uns präoperativ die Tumorausdehnung im Knochen mit größerer Sicherheit als früher. „Skip lesions" sollen ausgeschlossen sein. Wenn bei zunächst geplanter extremitätenerhaltender Chirurgie während der präoperativen Chemotherapie keine klinische Reaktion erkennbar ist oder der Tumor sogar progredient ist, wird man sich in der Regel für die ablative Chirurgie entscheiden. Jedenfalls sollte extremitätenerhaltende Chirurgie nur dort vorgenommen werden, wo die Möglichkeit der intraoperativen Überprüfung der Radikalität durch Schnellschnitthistologie gegeben ist.

Aus all diesen Gründen muß die Entscheidung zum extremitätenerhaltenden Eingriff stets sehr sorgfältig getroffen werden. Überall hat man im ersten Enthusiasmus Resektionen vorgenommen, die den Grundsätzen der Radikalität nicht entsprachen (HUVOS 1979; ROSEN et al. 1982; IMMEN-KAMP 1983). Gerade diese Erfahrungen (10–15% Lokalrezidive!) zeigen die Wichtigkeit der Beibehaltung der chirurgischen Radikalitätsprinzipien. Die Extremitätenerhaltung darf nicht zu Lasten der Radikalität erfolgen!

Für die extremitätenerhaltende Chirurgie waren besonders bedeutungsvoll die wesentlichen Verbesserungen der endoprothetischen Versorgung (CHAO u. IVINS 1983; KOTZ 1983) (Abb. 13–15) und auch verfeinerte operative Verfahren wie Umkehrplastiken mit Kniearthrodese (SCHWEIBERER u. SEILER 1982) oder Rotationsplastiken (SALZER et al. 1981).

33.7.1.3 Exartikulation oder Amputation durch den befallenen Knochen?

Die Forderung, den gesamten Knochen zu entfernen, bzw. den proximal anschließenden Knochen zu amputieren, beruht vor allem auf der Vorstellung von sog. „skip lesions" (skip areas, skip metastases), d.h. also des Vorkommens von isolierten Tumorherden im befallenen Knochen, entfernt vom Tumor und von diesem durch normales Knochengewebe getrennt. Die tatsächliche Häufigkeit solcher „skip lesions" bei den einzelnen Tumortypen steht noch in Diskussion (ENNEKING u. KAGAN 1978). Solche „skip lesions" sind aber heute sicherlich durch die modernen Untersuchungsverfahren (Szintigraphie, CT) wesentlich sicherer zu erfassen,

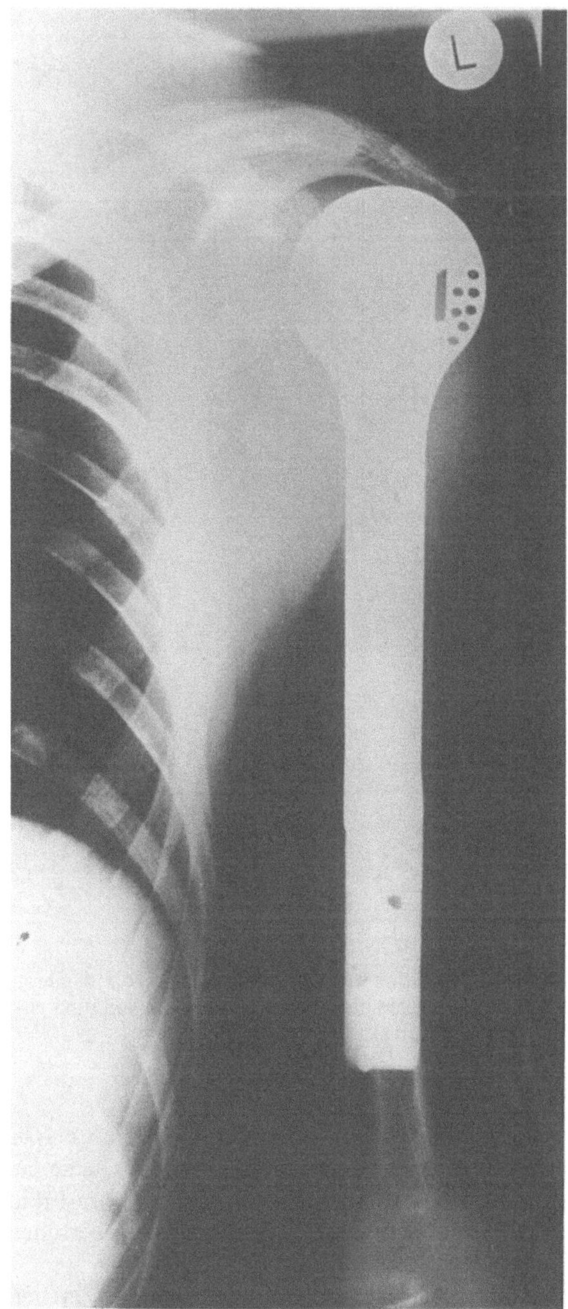

Abb. 14. Juxtakortikales Osteosarkom bei 15 Jahre altem Patienten: proximale Humerusresektion, Extremitätenerhaltung durch Ersatzprothese

so daß bei negativen diesbezüglichen Befunden dieses Argument heute weitgehend vernachlässigt werden kann.

Ist wegen der Tumorausbreitung, z.B. wegen nachgewiesener proximaler „skip lesions" bei einem Tumor des distalen Femurs, eine Exartikula-

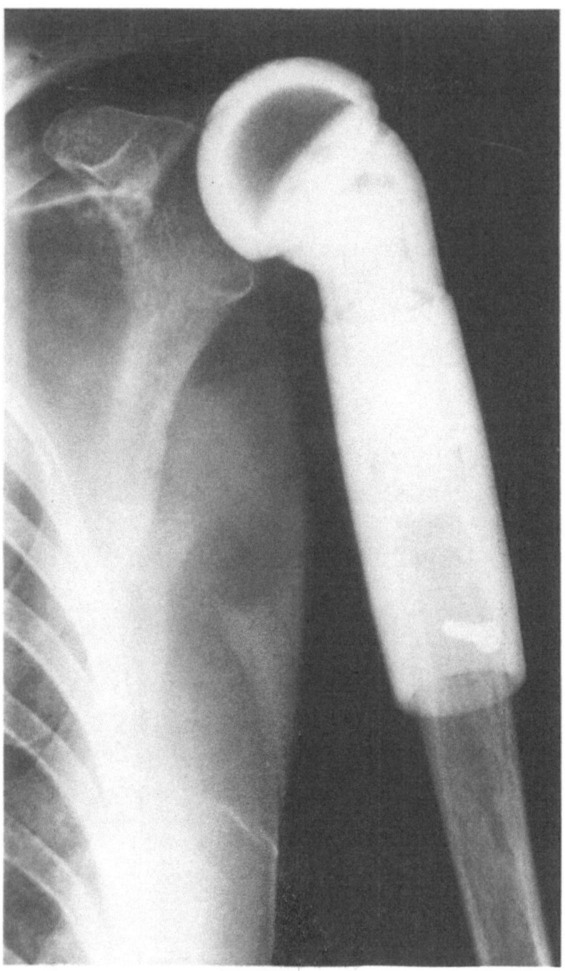

Abb. 15. Resektion eines Riesenzelltumors bei 47jähriger Patientin. Extremitätenerhaltung durch Implantation einer Keramik-Humeruskopf-Ersatzprothese

tion im Hüftgelenk notwendig, kann man bei Bewahrung eines langen Muskelmantels eine am Stumpfende mit Pallacos verdickte Moore-Endoprothese implantieren und dann eine Oberschenkelprothese anpassen.

Für die Amputation des befallenen Knochens ist die kontinuierliche intramedulläre Ausbreitung des Tumors maßgeblich. Zumindest in manchen Serien wurden z.B. bei Oberschenkelamputation wegen Osteosarkoms des distalen Femurs in 15% Stumpfrezidive berichtet (HUVOS 1979). Jenseits der Ausbreitung in der Kortikalis ist in 40% der Fälle mit einer intramedullären Ausdehnung von 5–7,5 cm zu rechnen (SEYDEL et al. 1973). Nach SALZER u. SALZER-KUNTSCHIK (1969) ist beim Osteosarkom bei einer Amputation 5 cm oberhalb der radiologisch nachgewiesenen Tumorgrenze mit

dem Vorhandensein von Tumorzellen an der Resektionslinie nicht mehr zu rechnen. Die Amputation sollte daher 5–10 cm proximal der präoperativ mit CT oder Szintigraphie bestimmten Tumorgrenze liegen, die Resektionslinien im Markraum sollten durch intraoperative Schnellschnittuntersuchung auf Tumorfreiheit überprüft werden. Bei relativ hochliegenden Amputationen am Femur kann der Stumpf durch ein hochgeklapptes Knochenstück aus der Tibia verlängert werden (IMMENKAMP 1983).

33.7.1.4 Tumoren von Stamm, Gesicht und Schädel

Am Stamm, Gesicht und Schädel sind der radikalen chirurgischen Therapie Grenzen gesetzt, die auch mitbestimmend sind für die schlechtere Prognose von Tumoren dieser Lokalisation. Bei Tumoren des Schultergürtels ist neben der klassischen interskapulothorakalen Amputation bei Tumoren geringer Aggressivität auch deren Modifikation nach Tikhoff-Linberg (Entfernung des Schultergürtels en bloc mit oberer Portion des Humerus bei Erhaltung des übrigen Teils des Arms und des Gefäßnervenbündels) zu erwägen (MARCOVE et al. 1977).

Bei Tumoren der Rippen umfaßt die radikale chirurgische Operation die En-bloc-Mitentfernung der oben und unten angrenzenden Rippen und der Pleura. Nur bei kleineren Tumoren niedriger Aggressivität, z.B. bei Chondrosarkomen Malignitätsgrad 1 und 2 mit Durchmesser bis max. 4 cm, kann eine lokale Exzision mit Ablösung von der Pleura vorgenommen werden.

33.7.1.5 Metastasenchirurgie

Zunehmende Bedeutung gewinnt auch beim Knochensarkom die operative Entfernung von Metastasen, insbesondere beim Osteosarkom in Kombination mit systemischer Chemotherapie (s.S. 688).

33.7.1.6 Palliative Chirurgie

Palliativ chirurgische Maßnahmen bei weit fortgeschrittenen Tumoren ergeben sich in erster Linie bei Spontanfrakturen und umfassen vor allem Osteosynthesen und Auffüllung von Knochendefekten mit Kunststoffen wie Pallacos. Ausnahmsweise sind auch bei Inkurabilität Amputationen erforderlich, z.B. bei unbeherrschbaren Schmerzen, Blutungen, Ulzeration oder Infektion.

33.7.2 Möglichkeiten der Strahlentherapie

Die Strahlensensibilität der häufigen malignen Knochentumoren ist sehr unterschiedlich: am empfindlichsten sind Ewing-Sarkom, malignes Lymphom und Myelom, weniger empfindlich sind Osteosarkome anzusehen, Fibro- und vor allem Chondrosarkome müssen als weitgehend strahlenunempfindlich betrachtet werden.

In kurativer Absicht wird die alleinige Strahlentherapie kaum noch durchgeführt. Die Hauptindikationen stellen heute in Verbindung mit Chemotherapie das Ewing-Sarkom, das maligne Lymphom und das generalisierte Myelom. Bei inoperablen oder metastasierten Tumoren kann die Bestrahlung als palliative Maßnahme eingesetzt werden. Die prä- oder postoperative Bestrahlung ist heute zu Gunsten der Kombination von Chirurgie und Chemotherapie weitgehend in den Hintergrund getreten.

33.7.3 Möglichkeiten der Chemotherapie

Die Chemotherapie hat ganz wesentliche Fortschritte in der Behandlung maligner Knochentumoren gebracht. Da jede Chemotherapie die größten Erfolge bei geringer Tumormasse besitzt, wird heute Chemotherapie ganz überwiegend nur in Kombination mit Chirurgie oder mit Strahlentherapie vorgenommen. Sie erfolgt dabei teils als präoperative (sog. neoadjuvante) Chemotherapie, teils nach kurativer Tumorentfernung als adjuvante Chemotherapie mit dem Ziel, etwaig bereits vorhandene, aber nicht diagnostizierbare Mikrometastasen in den Lungen zu bekämpfen. Analog kann adjuvante Chemotherapie auch nach kurativer Bestrahlung von Ewing-Sarkomen oder malignen Lymphomen eingesetzt werden. Auch Patienten mit Fernmetastasen werden heute mit Polychemotherapie mit Erfolg behandelt. Die Empfindlichkeit gegenüber Chemotherapie ist vom histologischen Tumortyp abhängig: von den häufigeren Tumortypen sind Chondrosarkome kaum empfindlich, auch bei den gut und mäßig differenzierten Fibrosarkomen ist die Ansprechrate sehr gering, während bei Osteosarkom, Ewing-Sarkom, malignem Lymphom und Myelom eine ausgeprägte Empfindlichkeit gegenüber Chemotherapie besteht.

33.7.4 Multimodale Therapie

Chondrosarkom und Fibrosarkom werden heute im wesentlichen allein chirurgisch behandelt. Kombinierte Therapieschemata sind *der* große Fortschritt bei Osteo- und Ewing-Sarkom sowie beim malignen Lymphom und Myelom. Die Schemata sind noch keineswegs definitiv festgelegt und standardisiert. Vielfach laufen größere Multicenterstudien, die sich mit der Erarbeitung besserer Therapieschemata beschäftigen.

33.8 Therapieschemata bei den Haupttypen maligner Knochentumoren

33.8.1 Osteosarkom
(HUVOS 1979; JAFFE 1979; KATZNELSSON u. NERUBAY 1982; ROSEN et al. 1982, 1983)

Die Therapie des Osteosarkoms ist durch die moderne Polychemotherapie grundsätzlich geändert worden. Die rein chirurgische Therapie ließ früher eine 5-Jahres-Überlebensrate von nur 20% erwarten, die in der letzten Zeit an der Mayo-Clinic allerdings deutlich verbessert werden konnte (TAYLOR et al. 1978).

In England wurde z.T. propagiert (CADE 1955; LEE u. MACKENZIE 1964), primär zu bestrahlen und eine Amputation erst nach 6–8 Monaten vorzunehmen, sofern in der Zwischenzeit keine Lungenmetastasen aufgetreten sind. Die Resultate waren ähnlich jenen der rein chirurgischen Therapie.

An der wesentlichen Verbesserung der Resultate durch die moderne Polychemotherapie kann heute nicht mehr gezweifelt werden, allerdings gibt es noch verschiedene Möglichkeiten ihrer Anwendung.

Wenn keine Lungenmetastasen nachweisbar sind, wird heute im wesentlichen nach zwei Prinzipien vorgegangen:

a) primäre chirurgische Therapie (sei es ablativ, sei es extremitätenerhaltend) und daran anschließend adjuvante Chemotherapie, wobei verschiedene Programme verwendet werden, in erster Linie Methotrexat in hoher Dosis sowie Adriamycin,

b) präoperative (neoadjuvante) systemische Chemotherapie, dann radikale chirurgische Therapie (ablativ oder extremitätenerhaltend), dann adjuvante systemische Chemotherapie.

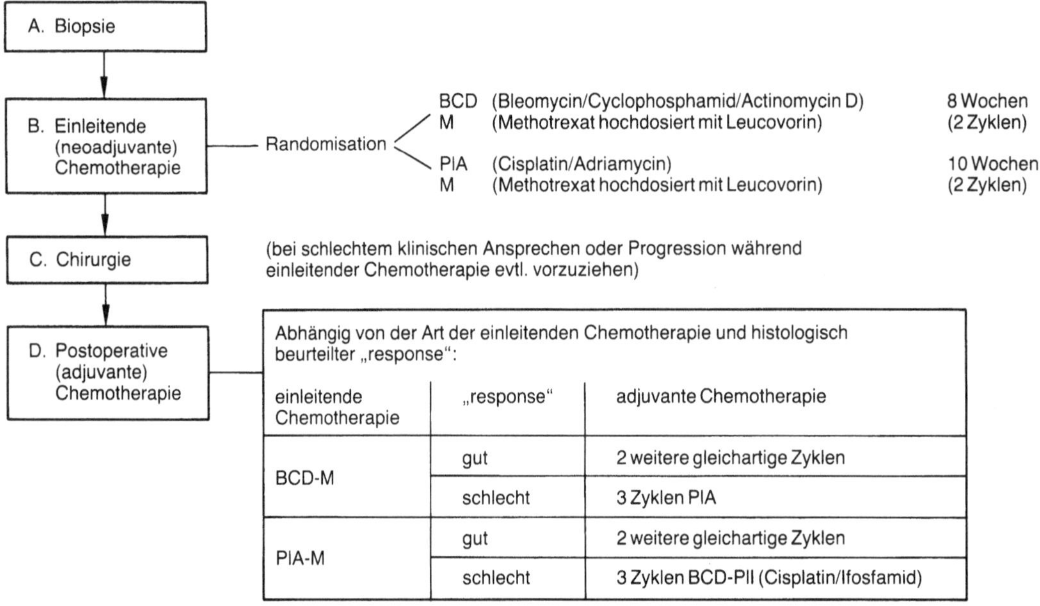

Abb. 16. Kooperative Osteosarkomstudie (COSS 82) der Deutschen Gesellschaft für Pädiatrische Onkologie in Zusammenarbeit mit der Arbeitsgemeinschaft Knochentumoren und dem Wiener Knochengeschwulstregister (4. Fassung November 1983)

Der Wert einer präoperativen selektiven bzw. supraselektiven Chemotherapie (SCHEPKE u. WOPFNER 1982) muß noch definitiv geklärt werden.

Der große Vorteil der präoperativen Chemotherapie liegt darin, daß die Antwort des Tumors, beurteilt auf Grund der histologischen Regression, wesentliche Hinweise für die postoperative Chemotherapie liefert. Wenn eine Resektion mit prothetischer Versorgung geplant ist, ergibt sich hierdurch überdies Zeit für die Anfertigung einer individuellen Prothese.

An der Chirurgischen Universitätsklinik Erlangen wird derzeit in Zusammenarbeit mit der Universitäts-Kinderklinik Erlangen nach dem Protokoll COSS 1982 vorgegangen (Abb. 16).

Extremitätenerhaltende Chirurgie beim Osteosarkom ist angesichts der hohen Aggressivität des Tumors nur bei relativ kleinen Tumoren, die auf den Knochen beschränkt sind, indiziert. Die Amputation ist immer noch Verfahren der Wahl (HUVOS 1979). Gerade weil durch die moderne Polychemotherapie die früher alle chirurgischen Maßnahmen stark limitierenden Lungenmetastasen in wesentlichem Maße beherrschbar geworden sind, kommt der radikalen chirurgischen Behandlung des Primärtumors größere Bedeutung denn je zu (ROSEN et al. 1982; IMMENKAMP 1983). Die u.U. durch die präoperative Chemotherapie erreichbare, auch starke Verkleinerung des Primärtumors

ist kein hinreichend sicherer Hinweis dafür, daß der Tumor etwa komplett devitalisiert ist. Daher ist eine Einschränkung der Sicherheitsgrenzen nicht akzeptabel.

Treten im weiteren Verlauf Lungenmetastasen auf, werden diese nach Möglichkeit operativ entfernt, jeweils gefolgt von weiterer Polychemotherapie. Die Indikation zur Resektion ist gegeben, wenn der Primärtumor komplett chirurgisch entfernt wurde und keine Metastasen in anderen Organen vorliegen. Selbst multiple Metastasen sollen entfernt werden, auch durch multiple Keilexzisionen auf beiden Seiten. Gerade diese aggressive Therapie der Lungenmetastasen hat mit dazu beigetragen, die Prognose des Osteosarkoms zu verbessern. Während früher die mediane Überlebenszeit nach Auftreten von Lungenmetastasen nur 2,9 Monate betrug und nur 5% der Patienten 3 Jahre überlebten, ist heute nach Resektion der Metastasen und Chemotherapie mit 3-Jahres-Überlebensraten von 45% und 5-Jahres-Überlebensraten von 27% zu rechnen (BEATTIE et al. 1975; MARCOVE et al. 1975).

Sind bei der Diagnose des Osteosarkoms bereits einzelne oder mehrere Lungenmetastasen vorhanden, wird primär mit systemischer Polychemotherapie begonnen. Danach wird der Primärtumor chirurgisch radikal behandelt, und es werden die Metastasen, auch wenn sie multipel vorliegen, vor allem durch Keilexzision chirurgisch entfernt, wiederum schließt sich systemische Chemotherapie an.

Die Bestrahlung von Lungenmetastasen ist ohne wesentlichen Effekt, da eine entsprechende Dosierung infolge Nebenwirkungen auf das Lungengewebe nicht möglich ist (CALDWELL 1976; RAB et al. 1976).

Bei inoperablem Primärtumor (Schädelbasis, Wirbelsäule, Becken) oder diffuser Metastasierung wird Chemotherapie in Kombination mit Strahlentherapie angewandt.

Zusätzliche Immuntherapie in ihren verschiedenen Möglichkeiten (HUVOS 1979) ist in ihrem Wert noch nicht geklärt.

33.8.2 Chondrosarkom

Die Behandlung des Chondrosarkoms aller histologischen Malignitätsgrade ist eine chirurgische Therapie (Abb. 17). Die lokale Resektion kann bei niedrigem und mittlerem Malignitätsgrad und bei intakter Kortikalis vorgenommen werden. Der Tumor wird hierbei weit im Gesunden in toto entfernt. Das Chondrosarkom zeigt eine große Neigung zu Implantationsmetastasen. Bei vorausgegangener Biopsie muß daher das Biopsiegebiet en bloc mitentfernt werden. In den distalen Extremitätenabschnitten wird bei Einhaltung der Grundsätze der Radikalität aus operationstechnischen Gründen öfter eine Amputation notwendig werden.

Chemotherapeutische Maßnahmen sind beim Chondrosarkom erfolglos (HOEFFKEN et al. 1977). Als Palliativmaßnahme bei chirurgisch nicht erzielbarer Radikalität kommt die Strahlentherapie zum Einsatz, wegen der geringen Strahlenempfindlichkeit sind Dosen von 60–80 Gy anzustreben, die jedoch oft wegen der erheblichen Begleitschädigung vor allem im Wirbel- und Schädelbasisbereich nicht erreicht werden können. Nicht entfern-

Grad	Cortex intakt	Cortex durchbrochen
1	Tumorresektion mit prothetischem Ersatz bzw. Knochen-transplantat	Amputation bzw. Exartikulation
2		
3		

Abb. 17. Chirurgische Therapie des Chondrosarkoms in Abhängigkeit von histologischem Malignitätsgrad und Tumorausbreitung. (Aus SCHAJOWICZ 1981)

bare Metastasen sollten mit Dosen von 50 Gy bestrahlt werden (HELLRIEGEL u. WOLLGENS 1970). Die Applikation von radioaktivem Schwefel (^{35}S), der sich schwerpunktmäßig im Chondroitinsulfat des Knorpels einlagert, ist von fraglichem Wert, gleiches gilt für die Kryochirurgie (MARCOVE et al. 1977; MAYER et al. 1978).

33.8.3 Fibrosarkom

Von SCHAJOWICZ (1981) wird das Vorgehen vom histologischen Differenzierungsgrad abhängig gemacht. Tumoren von niedrigem oder mittlerem Malignitätsgrad mit nur beschränkter Ausbreitung in die Weichteile können im Gesunden en bloc reseziert werden, bei Tumoren von hohem Malignitätsgrad bzw. bei ausgedehnter Weichteilinfiltration ist radikale ablative Tumorchirurgie indiziert. Die Mayo-Clinic empfiehlt letzteres Vorgehen generell für das Fibrosarkom. Bei Tumoren vom Malignitätsgrad 3 ist postoperative Chemotherapie wie beim Osteosarkom indiziert (HUVOS 1979). Strahlentherapie findet allenfalls als palliative Maßnahme ihren Einsatz.

33.8.4 Ewing-Sarkom

Die alleinige Strahlentherapie wie auch alleinige chirurgische Therapie hat früher nur zu 5-Jahres-Überlebensraten von unter 10% geführt. Erst der Einbezug der modernen Polychemotherapie hat eine wesentliche Verbesserung auf 50% und mehr gebracht, zugleich ist die früher in der lokalen Behandlung führende Strahlentherapie gegenüber der chirurgischen Behandlung in den Hintergrund getreten (PRITCHARD et al. 1975; LEWIS et al. 1977; ROSEN et al. 1981). Trotz Strahlentherapie des gesamten Knochens (40–60 Gy) ist bei spezieller histologischer Untersuchung in mehr als der Hälfte der Fälle ein Residualtumor zu finden (TELLES et al. 1978). In etwa 50% der Fälle treten Lokalrezidive auf, die in der Regel den letalen Ausgang in Folge schneller Metastasierung nach 6–9 Monaten ankündigen. Gegen die Strahlentherapie spricht auch die nach Bestrahlung im Kindesalter kaum zu vermeidende Wachstumsstörung und die Gefahr späterer sekundärer radioinduzierter maligner Tumoren. Daher wird heute die operative Behandlung zunehmend als Verfahren der Wahl angesehen. Dies gilt für alle Patienten unter 12 Jahren, für Tumoren des Fußes, der Fibula, des

Beckens, der Rippen und der Skapula. Bei Tumoren der proximalen Tibia und des distalen Femurs ist die Amputation zu bevorzugen, bei Tumoren im proximalen Femur die Resektion mit Endoprothese zu erwägen. Die Strahlentherapie ist aber nach wie vor Verfahren der Wahl bei Befall der oberen Extremitäten, der Schädelknochen und der Wirbelkörper. Wenn die chirurgische Therapie aus anatomischen Gründen nur bedingt radikal erfolgen kann, wie z.B. im Becken und in der Thoraxwand, empfiehlt sich Vorbestrahlung mit mittlerer Dosis.

Die Chemotherapie erfolgte zunächst als adjuvante Therapie, noch bessere Resultate wurden durch präoperative (neoadjuvante) Chemotherapie, nachfolgende lokale Behandlung und danach weitere Chemotherapie erzielt. Die Art der postoperativen Chemotherapie wird dabei von der Response auf die präoperative Therapie abhängig gemacht (Rosen et al. 1981).

Das derzeitige Vorgehen an der Chirurgischen Universitätsklinik Erlangen in Zusammenarbeit mit der Universitäts-Kinderklinik Erlangen folgt dem CESS-81-Protokoll (Tabelle 8).

Tabelle 8. Kooperative Ewing-Sarkom-Studie (CESS 81) der Deutschen Gesellschaft für Pädiatrische Onkologie (Protokollfassung Oktober 1982)

A. Biopsie

B. Einleitende (neoadjuvante) Chemotherapie
    Zyklus I   (Woche 1–9):
                Phase 1: Cyclophosphamid — Adriamycin — Vincristin
                Phase 2: Cyclophosphamid — Actinomycin D
                Phase 3: Cyclophosphamid — Adriamycin
    Zyklus II: wie Zyklus I
              (Woche 10–18)

C. Lokaltherapie
    (bei nachweisbarer Tumorprogression während B sofortige Durchführung!)
    Individuell in Abhängigkeit von Tumorlokalisation und Lebensalter zu wählende Alternativen:
    1. Radiotherapie mit Randomisation 80 Gy versus 46 Gy
    2. Operation (makroskopisch radikal) ohne vollständige Entfernung des befallenen Knochens und Nachbestrahlung 36 Gy
    3. Operation (makroskopisch radikal) mit vollständiger Entfernung des befallenen Knochens (keine Nachbestrahlung)

D. Weitere Chemotherapie
    Zyklus III   wie Zyklus I
    Zyklus IV   wie Zyklus I

Lungenmetastasen sollten, wenn der Primärtumor lokal unter Kontrolle ist und wenn Lokalisation und Allgemeinbefinden dies zulassen, reseziert werden. Eine Strahlentherapie der Lungenmetastasen ist sinnlos, da die tumorletale Strahlendosis auch hier über der Lungentoleranzdosis liegt (Pearlman 1975).

33.8.5 Malignes Lymphom

Auch das maligne Lymphom des Knochens erfordert multimodale Therapie. Das Vorgehen ist allerdings noch nicht in dem Maße standardisiert wie beim Osteosarkom oder beim Ewing-Sarkom. Einerseits wird Radiotherapie, gefolgt von Operation und adjuvanter Polychemotherapie empfohlen (Wollner et al. 1975; Rosen 1976), andererseits chirurgische Primärtherapie (in der Regel als Resektion mit sparsamen Sicherheitsgrenzen), gefolgt von Bestrahlung der verbleibenden Teile des befallenen Knochens und der regionären Lymphknoten sowie Chemotherapie (wie beim Ewing-Sarkom) (Schajowicz 1981). Amputationen kommen nur ausnahmsweise bei sehr ausgedehnten Tumoren oder bei Rezidiven in Frage.

33.8.6 Myelom (Ludwig 1982)

Das *multiple bzw. generalisierte Myelom* ist Domäne der Chemo- und Radiotherapie (siehe Kap. 34, Seite 710). Für die Chemotherapie kommen vorwiegend Phenylalaninmustard (Alkeran, Melphalan), Zyklophosphamid, Vincristin, BCNU und Kortison in Frage. Chirurgische Maßnahmen werden nur bei pathologischen Frakturen bzw. funktionsungünstigen Skeletdeformitäten im Sinne der Stabilisierung eingesetzt.

Das *solitäre Myelom* soll primär im Gesunden reseziert werden (Tomory et al. 1970). Chemotherapie und Bestrahlung kommen postoperativ dann zum Einsatz, wenn engmaschige laborchemische Kontrollen ein Rezidiv bzw. eine Aussaat vermuten lassen (Hoeffken et al. 1977). Von einigen Autoren wird auch die generelle chemotherapeutische und radiologische Nachbehandlung empfohlen (Rodriguez et al. 1972). Eine Entscheidungshilfe für eines der beiden Therapieverfahren kann die histologische Differenzierung des Tumors geben. Bei chirurgisch nichtresezierbaren Tumoren kommt primär die Strahlentherapie zum Einsatz (30–50 Gy) und wird gefolgt von Chemotherapie.

33.9 Prognose

Die 6 Haupttypen maligner Knochentumoren zeichnen sich durch unterschiedliche Prognosen aus. Die globalen 5-Jahres-Überlebensraten und die gesicherten und diskutierten prognostischen Faktoren für jeden Tumortyp sind in Tabelle 9 zusammengestellt.

33.10 Nachsorge

In der Nachsorge stehen zunächst Rehabilitation und psychische und soziale Betreuung des Patienten ganz im Vordergrund.

Hinsichtlich der Tumorkrankheit selbst ist nach lokalen Resektionen die Gefahr des Lokalrezidivs im Auge zu behalten, auch das Auftreten von „skip lesions" proximal des Primärtumors. Frühe Erkennung von Lungenmetastasen ist heute besonders wichtig, da im Zeitalter der modernen Polychemotherapie auch wiederholte chirurgische Entfernung von Lungenmetastasen durchaus indiziert und lebensverlängernd sein kann (s.S. 688). Die Nachuntersuchungen sollen in den ersten 2–3 Jahren vor allem im Hinblick auf Lungenmetastasen alle 3 Monate erfolgen.

Die Nachsorge hat auch Spätkomplikationen nach Chemo- und Strahlentherapie zu erfassen und zu behandeln. Unter den Strahlenspätschäden seien Fibrose an Haut- und Weichteilen und Wachstumsstörungen erwähnt, als Spätfolgen bei

Tabelle 9. Prognose der Haupttypen maligner Knochentumoren. (In Anlehnung an Literaturzusammenstellungen bei SPJUT et al. (1971), HUVOS (1979) und SCHAJOWICZ (1981)

Tumortyp	5-Jahres-Überlebensraten aller diagnostizierter Patienten	Prognostische Faktoren	
		Gesichert	Noch in Diskussion
Osteosarkom	Rein chirurgisch: 10–20% Chirurgie + Chemotherapie: 50(–80)% (nach vorläufiger Erfahrung, definitive Zahlen mit modernen Schemata noch nicht verfügbar)	Tumorlokalisation: a) am Kiefer wesentlich bessere Prognose b) bei Tumoren des Stammes und der stammnahen Teile von Femur und Humerus ungünstiger als bei peripherer Lokalisation	Vorwiegende histologische Komponente (vorwiegend fibro-, osteo-, chondroblastisch) Histologisches Grading Alter und Geschlecht Tumorgröße
Chondrosarkom	58–80% (10-Jahres-Überlebensraten 35–70%)	Histologischer Malignitätsgrad: G1: 90% G2: 80% G3: 30%	Radiologische Graduierung (CAMPANACCI 1975) Lokalisation: stammnahe ungünstiger als peripher (REMAGEN 1974)
Fibrosarkom	25–35%	Histologischer Malignitätsgrad	
Ewing-Sarkom	Ohne Chemotherapie: 0–10% moderne Chemotherapie und Chirurgie und/oder Radiotherapie: 50%	Lokalisation: Extremitäten günstiger als Stamm Klinische Symptomatik: hohe Blutsenkung und Allgemeinerscheinungen ungünstig	
Malignes Lymphom (primär)	40–50%		
Myelom a) multipel	10% (2-Jahres-Überlebensrate 50%)	Ungünstige Faktoren: auch extraskelettärer Befall (Stadium III) histologischer Grad 3 IgA-Produktion	
b) solitär	50–60%		

Chemotherapie kommen Nierenfunktionsstörungen (Cisplatin, Iphosphamid), hämorrhagische Zystitis (Zyklophosphamid), Leberparenchymschäden (Methotrexat, Vincristin), Lungenfibrosen (Bleomycin) in Frage. Kardiomyopathien nach Adriamycin treten meist schon während der laufenden Therapie auf.

33.11 Seltene Tumoren

33.11.1 Juxtakortikales (parossales) Osteosarkom

Charakteristika: Vorwiegend an Knochenoberfläche entwickelt und hochdifferenziert, Markraum nur in Spätstadien befallen, vorwiegend in der dritten Dekade, über 50% am distalen Femur, zweithäufigste Lokalisation proximaler Humerus.
Therapie: Nur chirurgisch, En-bloc-Resektion im Gesunden.
Prognose: Wesentlich besser als bei Osteosarkom, 5-Jahres-Überlebensraten 70–80%.
Abgrenzung: An Knochenoberfläche entstehende Osteosarkome von hohem Malignitätsgrad sollen nach WHO und SCHAJOWICZ (1981) nicht zu den juxtakortikalen Osteosarkomen, sondern zu den klassischen Osteosarkomen gerechnet werden („periphere Osteosarkome"); am Memorial Sloan Kettering Center werden diese High-grade-Tumoren allerdings auch zu den juxtakortikalen Osteosarkomen gezählt (HUVOS 1979).

33.11.2 Malignes Osteoblastom

Charakteristika: Histologisch teils wie benignes Osteoblastom, teils Bilder wie bei Osteosarkom mit Kernatypien und vermehrten Mitosen; bessere Prognose, z.T. als „aggressives Osteoblastom" bezeichnet, im Schrifttum wird noch diskutiert, ob es sich wirklich um einen Sondertyp handelt.
Therapie: Chirurgisch, En-bloc-Resektion.

33.11.3 Juxtakortikales (parossales) Chondrosarkom

Charakteristika: Chondrosarkom, das an Knochenoberfläche entwickelt ist, durchwegs gut differenziert, ausgedehnte Areale enchondraler Ossifikation, lokalisiert am Schaft der großen Röhrenknochen, meist des Femurs, überwiegend Männer, Prognose besser als übliches Chondrosarkom.
Therapie: Chirurgisch, En-bloc-Resektion.

33.11.4 Mesenchymales (schlecht differenziertes) Chondrosarkom

Charakteristika: Sehr selten, histologisch neben chondromatös differenzierten Arealen undifferenzierte spindelzellige und vor allem kleinrundzellige Abschnitte, z.T. Gebiete mit hämangioperizytomähnlichen Strukturen; Vorzugslokalisation: Rippen, Schädel und Kiefer, Becken, Wirbelsäule; Alter: meist zweite und dritte Dekade; leichtes Überwiegen der Frauen; Prognose wesentlich schlechter als bei Chondrosarkom.
Therapie: Ablative Chirurgie, postoperative adjuvante Chemotherapie.

33.11.5 Hellzelliges („clear cell") Chondrosarkom

Charakteristika: Runde helle Tumorzellen, daneben Riesenzellen und auch Osteoidbildung. Sehr selten. Vorkommen in jedem Lebensalter bei Erwachsenen, Männer bevorzugt, Lokalisation vor allem proximaler Femur- und Humeruskopf, relativ günstiger Verlauf.
Therapie: Chirurgisch, En-bloc-Resektion.

33.11.6 Angiosarkom (malignes Hämangioendotheliom)

Charakteristika: Maligner Gefäßtumor, in 80% solitär (unifokal, vorwiegend Tibia, Rippe, Femur, Becken), in 20% multizentrisch (multifokal), Vorkommen in allen Lebensaltern.
Differentialdiagnose: Teleangiektatische Variante des Osteosarkoms.
Prognose: Bei solitären Läsionen ähnlich Osteosarkom, bei multizentrischen Formen wesentlich bessere Prognose!
Therapie: Chirurgisch, En-bloc-Resektion oder Amputation.

33.11.7 Liposarkom

Charakteristika: Sehr selten, histologisch wie analoger Tumor der Weichteile, ein Teil publizierter Fälle heute als malignes fibröses Histiozytom oder

als malignes Mesenchymom anzusehen, Hauptlokalisation Tibia, bevorzugt Männer, Alter meist um 30 Jahre, Prognose schlecht.
Therapie: Chirurgisch, Amputation.

33.11.8 Malignes Mesenchymom

Charakteristika: Maligner Tumor mit verschiedenen Differenzierungen (meist Kombination von Lipo- und Osteosarkom, evtl. auch andere Komponenten), Prognose schlecht.
Therapie: Chirurgisch.

33.11.9 Malignes fibröses Histiozytom

Histologie: Tumoren mit spindelzelliger fibroblastischer Komponente (in „storiformer" Anordnung) und histiozytärer Komponente (Zellen mit Speicherung von Lipiden, Hämosiderin, Erythrozyten), erst in den letzten Jahren zunehmend diagnostiziert, früher als anaplastische Fibrosarkome, Osteosarkome oder undifferenzierte Sarkome geführt.
Altersverteilung: Relativ breit gestreut, Durchschnittsalter wesentlich höher als bei Osteosarkom.
Vorzugslokalisation: Distaler Femur, proximale Tibia, proximale Fibula, Humerus, Rippe, Schädel- und Gesichtsknochen, meist Metaphyse.
Prognose: Angaben des Schrifttums bisher widersprüchlich.
Therapie: Wie bei Osteosarkom.

33.11.10 Undifferenziertes Sarkom

In der WHO-Klassifikation als pleomorpher spindelzelliger Tumor ohne spezifische Differenzierung definiert. Heute meist den malignen fibrösen Histiozytomen zugeordnet.

33.11.11 Chordom

Histologie: Maligner Tumor, der sich aus Resten der Chorda dorsalis entwickelt, in Läppchen angeordnete große, stark vakuolisierte („physaliphore") Zellen und mukoide Zwischensubstanz.
Häufigkeit: Etwa 1% aller malignen Knochentumoren.
Lokalisation: 50% sakrokokzygeal, 35% sphenookzipital, 15% andere Teile der Wirbelsäule.

Geschlechtsverteilung: Bei sakrokokzygealen Tumoren deutliche Bevorzugung des männlichen Geschlechts.
Vorzugsalter: Bei sphenookzipitaler Lokalisation 20–50 Jahre, im Durchschnitt 35 Jahre, bei sakrokokzygealer Lokalisation durchschnittlich 10 Jahre später.
Therapie: Chirurgische Exzision, wenn möglich im Gesunden, sonst möglichst weitgehende Tumorreduktion, postoperative Nachbestrahlung (40–70 Gy), Chemotherapie noch im Versuchsstadium.
Prognose: Langsam wachsend, vorwiegend lokal infiltrierend, selten und spät Metastasen; 5-Jahres-Überlebensrate 50–60%, 10-Jahres-Überlebensrate 20%, auch nach 5 und 10 Jahren noch Metastasierung und Tod an Tumor möglich.

33.11.12 Adamantinom der langen Röhrenknochen (malignes Angioblastom, dermaler Einschlußtumor)

Charakteristika: Histologisch spindelzellig-angioblastische und epitheliale Komponente, die letztere zeigt Ähnlichkeit mit Ameloblastomen der Kieferknochen und Basalzelltumoren; meist in Tibia, Durchschnittsalter 35 Jahre, bei Frauen meist 11–30 Jahre, bei Männern 31–50 Jahre, bei Männern etwas häufiger als bei Frauen.
Therapie: Kurettage unzureichend, bei En-bloc-Resektion oft Lokalrezidive, auch wenn im Gesunden („skip lesions"!), am sichersten ablative Chirurgie.
Prognose: 5-Jahres-Überlebensrate 70%, selten und spät Metastasen.

33.12 Anhang: Knochentumoren fraglicher Dignität

Als Tumoren fraglicher Dignität werden Geschwülste bezeichnet, deren biologisches Verhalten (benigne oder maligne, Metastasierung) aus dem histologischen Bild nicht mit Sicherheit bestimmt werden kann. Hierzu zählen im Knochen:
1. seltene Gefäßtumoren, die keine klaren histologischen Zeichen der Malignität aufweisen und daher als intermediär oder „indeterminate" bezeichnet werden: Hämangioendotheliom, Hämangioperizytom,
2. die häufigeren Riesenzelltumoren.

33.12.1 Hämangioendotheliom

Charakteristika: Seltener, aggressiver, gelegentlich metastasierender Tumor, histologisch solide Zellstränge, Gefäßräume, keine histologischen Zeichen der Malignität, überwiegend bei Männern, keine deutliche Altersbevorzugung.

Lokalisation: Lange Röhrenknochen, z.T. multizentrisch vorkommend.

Prognose: Unvorhersehbar, bei multiplen Läsionen besser als bei solitären Veränderungen!

Therapie: En-bloc-Resektion, bei multiplen Läsionen in einer Extremität Amputation, Radiotherapie in Diskussion.

33.12.2 Hämangioperizytom

Charakteristika: Sehr seltener aggressiver und teilweise metastasierender Tumor, histologisch Gefäßräume mit einreihiger Lage von Endothelien, umgeben von proliferierenden perizytären (perithelialen) Elementen. Prognose unvorhersehbar.

33.12.3 Riesenzelltumor (Osteoklastom)

Charakteristika: Aggressiver Tumor mit reichlich vaskularisiertem Gewebe, plumpe spindelige bis ovale Zellen und zahlreiche gleichmäßig verteilte Riesenzellen vom Osteoklastentyp. In etwa 50% Lokalrezidive, in etwa 10% Umwandlung in Sarkom, Metastasen möglich auch ohne histologische Zeichen der Malignität.

Häufigkeit: 5–10% aller primären Knochentumoren, 10–15% aller malignen Knochentumoren.

Geschlechtsverteilung: Im Gegensatz zu Osteo- und Chondrosarkom Überwiegen von Frauen im Verhältnis 1,5:1.

Alter: Fast immer 15 Jahre und älter (Vorsicht bei Diagnose Riesenzelltumor bei Kindern bzw. unter 15 Jahre alten Patienten!!), etwa 50% der Patienten zwischen 20 und 40 Jahre, Altersgipfel dritte Dekade.

Lokalisation: Häufigste Lokalisation distaler Femur, obere Tibia (50% der Tumoren in der Knieregion!), weiters oberer Humerus, unterer Radius; fast immer in Epiphyse lokalisiert, sekundäre Ausbreitung auf Metaphyse, Einbruch in Gelenk möglich.

Grading: Ohne Wert, weil ohne Hinweis auf biologisches Verhalten!

Differentialdiagnose: Hyperparathyreoidismus (Osteodystrophia fibrosa generalisata cystica von Recklinghausen, sog. brauner Tumor, resorptives Riesenzellgranulom), aneurysmatische Knochen-

zyste, riesenzellhaltige Areale in verschiedensten benignen und malignen Knochentumoren, Riesenzellreaktionen der kurzen Röhrenknochen von Hand und Fuß, reparatives Riesenzellgranulom der Kiefer.

Therapie: Heute zunehmend aggressivere Initialtherapie.

Verfahren der Wahl: komplette En-bloc-Resektion mit Versorgung durch Knochenspäne oder Prothese. Bei Kurettage (mit oder ohne Kauterisierung) in 35–60% Lokalrezidive. Noch in Diskussion steht der Wert der Kryochirurgie nach Kurettage (Marcove et al. 1978) und der Auffüllung mit Acrylzement (Persson u. Wouters 1976). Bestrahlung kontraindiziert (spätere Malignomentwicklung).

Literatur

Adler C-P (1983) Knochenkrankheiten. Thieme, Stuttgart New York

Beahrs OH, Myers MH (eds) (1983) American Joint Committee on Cancer: Manual for staging of cancer, 2nd edn. Lippincott, Philadelphia

Beattie EJ Jr, Martini N, Rosen G (1975) The management of pulmonary metastases in children with osteogenic sarcoma with surgical resection combined with chemotherapy. Cancer 35:618–621

Becker W, Bokelmann D, Brandeis W, Linder F (1983) Praxis der Krebsbehandlung in der Chirurgie. Empfehlungen der Deutschen Gesellschaft für Chirurgie. Knochentumoren. Beilage zu Mitteilungen der Deutschen Gesellschaft für Chirurgie, Heft 4

Broström LA, Harris MA, Simon MA, Cooperman DR, Nilsonne U (1979) The effect of biopsy on survival of patients with osteosarcoma. J Bone Joint Surg [Br] 61:206–212

Cade S (1955) Osteogenic sarcoma. A study based on 133 patients. JR Coll Surg Edinb 1:79–111

Caldwell WL (1976) Elective whole lung irradiation. Radiology 120:659–666

Chao EYS, Ivins JC (eds) (1983) Tumor prostheses for bone and joint reconstruction. Thieme, Stuttgart New York

Dahlin DC (1978) Bone tumors, 3nd edn. Thomas, Springfield

Dominok GW, Knoch H-G (1982) Knochengeschwülste und geschwulstähnliche Knochenerkrankungen, 3. Aufl. Fischer, Jena

Enneking WF, Kagan A (1978) Transepiphyseal extension of osteosarcoma — incidence, mechanism and implications. Cancer 41:1526–1537

Enneking WF, Spanier SS, Goodman MA (1980) A system for the surgical staging of musculoskeletal sarcoma. Clin Orthop 153:106–120

Fraumeni JF Jr (1967) Stature and malignant tumors of bone in childhood and adolescence. Cancer 20:967–973

Fraumeni JF Jr (1975) Bone cancer, epidemiologic and etiologic considerations. Front Radiat Ther Oncol 10:17–27

Grundmann E, Roessner A (1983) Moderne Methoden zur histologischen Diagnose von Knochentumoren. GBK Mitteilungsblatt 11/40:13–17

Grundmann E, Roessner A, Edel G, Immenkamp M (1983) Das Knochengeschwulstregister Westfalen 1973–1982. GBK Mitteilungsblatt 11/40:3

Hellriegel W, Wollgens P (1970) Sarkome der Bewegungs- und Stützorgane. In: Scherer E (Hrsg) Strahlentherapie — Radiologische Onkologie. Springer, Berlin Heidelberg New York

Hems G (1970) Aetiology of bone cancer and some other cancers. Br J Cancer 24:208–214

Höffken K, Seeber S, Gallmeier WM, Bruntsch U, Hessfeld DK, Schmidt CG (1977) Chemotherapie maligner Knochentumoren. Chirurg 48:274–279
Huvos AG (1979) Bone tumors. Diagnosis, treatment and prognosis. Saunders, Philadelphia London Toronto
Immenkamp M (1983) Fortschritte der operativen Behandlung bei Knochentumoren. GBK-Mitteilungsblatt 11/40:21–26
Jaffe N (ed) (1979) Bone tumors in children. PSG Publishing, Littleton
Katznelson A, Nerubay J (eds) (1982) Osteosarcoma: New trends in diagnosis and treatment. Liss, New York
Kim JH, Chu FC, Woodard HQ, Melamed MR, Huvos A, Cantin J (1978) Radiation-induced soft-tissue and bone sarcoma. Radiology 129:501–508
Kotz R (1983) Possibilities and limitations of limb-preserving therapy for bone tumors today. J Cancer Res Clin Oncol [Suppl] 106:68–76
Larsson SE, Lorentzon R (1974) The incidence of malignant primary tumours in relation to age, sex and site. A study of osteogenic sarcoma, chondrosarcoma and Ewing's sarcoma diagnosed in Sweden from 1958–1968. J Bone Joint Surg [Br] 56:534–540
Lechner G (1978) Angiographie und Knochentumor. Z Orthop 116:480–486
Lee ES, Mackenzie DH (1964) Osteosarcoma. A study of the value of preoperative megavoltage radiotherapy. Br J Surg 51:252–274
Lewis RJ, Marcove RC, Rosen G (1977) Ewing's sarcoma — functional effects of radiation therapy. J Bone Joint Surg [Am] 59:325–331
Ludwig H (1982) Multiples Myelom. Diagnose, Klinik und Therapie. Springer, Berlin Heidelberg New York
Marcove RC, Martini N, Rosen G (1975) The treatment of pulmonary metastasis in osteogenic sarcoma. Clin Orthop 111:65–70
Marcove RC, Lewis MM, Huvos AG (1977) En bloc upper humeral interscapulo-thoracic resection. The Tikhoff-Linberg procedure. Clin Orthop 124:219–228
Marcove RC, Weis LD, Vaghaiwalla MR, Pearson NR, Huvos AG (1978) Cryosurgery in the treatment of giant cell tumors of bone. Cancer 41:957–969
Mayer K, Pentlow KS, Marcove RC (1978) Sulfur-35 therapy of chondrosarcoma and chondroma. In: Spencer RP (ed) Therapy in nuclear medicine. Grune & Stratton, New York
Müller R-P, Fischedick E-R (1983) Die erweiterte radiologische Diagnostik bei Knochentumoren. Angiographie, Computertomographie, Szintigraphie. GBK-Mitteilungsblatt 11/40:8–13
Pearlman AW (1979) Ewing's sarcoma — growth rate and tumor lethal dose. Front Radiat Ther Oncol 10:48–62
Persson B, Wouters HW (1976) Curettage and acryl cementation in surgery of giant cell tumors of bone. Clin Orthop 120:125–133
Price CHG, Goldie W (1969) Paget's sarcoma of bone. J Bone Joint Surg [Br] 51:205–224
Price CHG, Zhuber K, Salzer-Kuntschik M et al. (1975) Osteosarcoma in children. A study of 125 cases. J Bone Joint Surg [Br] 57:341–345
Pritchard DJ, Dahlin DC, Dauphine RT, Taylor WF, Beabout JW (1975) Ewing's sarcoma. A clinico-pathological and statistical analysis of patients surviving five years or longer. J Bone Joint Surg [Am] 57:10–16
Rab GT, Ivins JC, Childs DS Jr, Cupps RE, Pritchard DJ (1976) Elective whole lung irradiation in the treatment of osteogenic sarcoma. Cancer 38:939–942
Remagen W (1974) Knochentumoren: Diagnostische Probleme und methodische Möglichkeiten. Verh Dtsch Ges Pathol 58:219–235
Rodriguez LH, Finkelstein B, Schullenberger CC, Alexanian R (1972) Bone healing in multiple myeloma with melphalan chemotherapy. Ann Intern Med 76:551–556
Rosen G (1976) Management of malignant bone tumors in children and adolescents. Pediatr Clin North Am 23:183–213
Rosen G, Caparros B, Nirenberg A et al. (1981) Ewing's sarcoma: Ten-year experience with adjuvant chemotherapy. Cancer 47:2204–2213
Rosen G, Caparros B, Huvos AG et al. (1982) Preoperative chemotherapy for osteogenic sarcoma: Selection of postoperative adjuvant chemotherapy based upon the response of the primary tumor to preoperative chemotherapy. Cancer 49:1221–1230
Rosen G, Marcove RC, Huvos AG et al. (1983) Primary osteogenic sarcoma: Eight-year experience with adjuvant chemotherapy. J Cancer Res Clin Oncol [Suppl] 106:55–67
Rosenberg SA, Suit HD, Baker LH, Rosen G (1982) Sarcomas of the soft tissue and bone. In: DeVita VT Jr, Hellman S, Rosenberg SA (eds) Cancer. Principles and practice of oncology. Lippincott, Philadelphia Toronto
Salzer M, Salzer-Kuntschik M (1969) Vergleichende röntgenologisch-pathologisch-anatomische Untersuchungen von Osteosarkomen im Hinblick auf die Amputationshöhe. Arch Orthop Unfallchir 65:322–326
Salzer M, Knah K, Kotz R, Kristen H (1981) Treatment of osteosarcomata of the distal femur by rotation-plasty. Arch Orthop Trauma Surg 99:131–136
Salzer-Kuntschik M, Delling G, Beron G, Sigmund R (1983) Morphological grades of regression in osteosarcoma after polychemotherapy — Study COSS 80. J Cancer Res Clin Oncol [Suppl] 106:21–24
Schajowicz F (1981) Tumors and tumorlike lesions of bone and joints. Springer, Berlin Heidelberg New York
Schajowicz F, Derqui JC (1968) Puncture biopsy in lesions of the locomotor system. Review of results in 4050 cases including 941 vertebral punctures. Cancer 21:531–548
Schajowicz F, Ackerman LV, Sissons HA (1972) Histological typing of bone tumours. International histological classification of tumours No 6. WHO, Geneva
Schepke P, Wopfner F (1982) Superselektive arterielle Tumorangiographie und Chemotherapie. Röntgenblätter 5:141–144
Schweiberer L, Seiler H (1982) Die Umkehrplastik bei Osteolysen im Kniegelenksbereich. Z Orthop 11:130–135
Seydel HG, Kim YH, Nouye W (1973) Intramedullary extension of osteogenic sarcoma. JAMA 224:903
Simon MA (1982) Biopsy of musculoskeletal tumors. J Bone Joint Surg [Am] 64:1253–1257
Spjut HJ, Dorfman HD, Fechner RE, Ackerman LV (1971) Tumors of bone and cartilage. Atlas of tumor pathology, 2nd edn, fasc. 5. AFIP, Washington
Taylor WF, Ivins JC, Dahlin DC, Edmonson JH, Pritchard DJ (1978) Trends and variability in survival from osteosarcoma. Mayo Clin Proc 53:695–701
Telles NC, Rabson AS, Pomeroy TC (1978) Ewing's sarcoma. An autopsy study. Cancer 41:2321–2329
Tumory I, Riskó T, Kovács L, Nyúl-Tóth P (1970) Die operative Behandlung des Wirbelsäulenplasmacytoms. Z Orthop 107:520–525
Wollner N, Burchenal JH, Lieberman PH, Exelby PR, d'Angio GJ, Murphy ML (1975) Non-Hodgkin's lymphoma in children. Med Pediatr Oncol 1:235–263

Weiterführende Literatur

Adler C-P (1983) Knochenkrankheiten. Thieme, Stuttgart, New York
Dahlin DC (1978) Bone tumors. 3rd ed. Thomas, Springfield
Frommhold W, Gerhardt P (Hrsg) (1980) Knochentumoren. Klinisch-radiologisches Seminar Band 10. Thieme, Stuttgart, New York
Huvos AG (1979) Bone tumors. Diagnosis, treatment and prognosis. Saunders, Philadelphia, London, Toronto
Murray JA, Sutow WW, Martin RG, Fernandez C, Holland JF (1982) Bone and cartilage tumors. In: Holland JF, Frei E (eds) Cancer medicine. 2nd ed. Lea & Febiger, Philadelphia
Rosenberg StA, Suit HD, Baker LH, Rosen G (1982) Sarcomas of the soft tissue and bone. In: DeVita VT Jr, Hellman S, Rosenberg StA (eds) Cancer. Principles & practice of oncology. Lippincott, Philadelphia, Toronto
Schajowicz F (1981) Tumors and tumorlike lesions of bones and joints. Springer, New York, Heidelberg, Berlin
Uhthoff HK (ed) (1984) Current concepts of diagnosis and treatment of bone and soft tissue tumors. Springer, Berlin, Heidelberg, New York, Tokyo 1984

34 Maligne Lymphome
(Morbus Hodgkin und Non-Hodgkin-Lymphome)

W. Hohenberger und H.J. König

34.1 Epidemiologische Daten

Epidemiologische Untersuchungen zu den Lymphomen lassen, bedingt durch uneinheitlichen Gebrauch der Nomenklatur, aber auch durch deren Änderungen infolge neuer Erkenntnisse, internationale und zeitliche Vergleiche nur bedingt zu.

Die *Inzidenz* aller maligner Veränderungen des lymphoretikulären Systems betrug im Saarland von 1979–1981 bei Männern 19,7 und bei Frauen 16,4. Die leukämischen Formen hatten hierbei einen Anteil von 31,5% bei den Männern und 28% bei den Frauen (Tabelle 1). Zusammen sind damit Lymphome im Saarland bei Männern die siebthäufigste bösartige Neubildung, bei Frauen stehen sie an achter Stelle.

Im internationalen Vergleich schwanken die Häufigkeitsangaben zu den verschiedenen Lymphomformen beträchtlich (Tabelle 2). Hierbei werden für Männer fast überall höhere Inzidenzangaben gemacht. Lediglich für das multiple Myelom

liegen für beide Geschlechter annähernd gleich hohe Inzidenzziffern vor.

In den ersten beiden Lebensjahrzehnten sind weltweit Lymphome mit Abstand der häufigste bösartige Tumor. Mit zunehmendem Alter nimmt die Inzidenz der Lymphome ebenfalls zu. In verschiedenen Ländern wird eine zweigipfelige Häufigkeitskurve für den M. Hodgkin mit dem ersten Maximum im 2. und 3. Lebensjahrzehnt festgestellt (DeVita u. Hellman 1982). Insgesamt scheint die Inzidenz der Lymphome kontinuierlich zuzunehmen.

In der Bundesrepublik Deutschland verstarben im Jahr 1981 4483 Männer und 4430 Frauen an einer bösartigen Neubildung des lymphatischen und hämatopoetischen Gewebes. Damit stehen alle Lymphome, zusammengefaßt mit den Leukämien, in der *Mortalitätsstatistik* bösartiger Tumoren bei den Männern mit 15,3 an 5. Stelle und bei den Frauen an 4. Stelle mit 13,8. Im einzelnen sind die Mortalitätsziffern für die verschiedenen Lymphomformen in Tabelle 3 dargestellt (Statistisches Bundesamt Wiesbaden 1983).

Tabelle 1. Inzidenz maligner lymphoretikulärer Veränderungen im Saarland von 1979–1981 (Statistisches Amt des Saarlandes 1984)

Krankheitsbild	Männlich	Weiblich
Maligne (Non-Hodgkin-)Lymphome	8,2	6,8
Morbus Hodgkin	3,0	1,5
Multiples Myelom	2,3	2,6
Lymphatische Leukämie	3,6	2,7

Tabelle 2. Inzidenzraten maligner Lymphome im internationalen Vergleich mit Angabe der höchsten und niedrigsten Rate (standardisierte Weltraten). (Aus Waterhouse et al. 1982)

Krankheitsbild	Männer	Frauen
Lymphosarkom etc.	0,8–8,5	0,9–6,3
Morbus Hodgkin	0,5–4,9	0,3–3,7
Multiples Myelom	0,2–7,4	0,2–5,9
Lymphatische Leukämie	0,5–7,9	0,0–4,5
Andere Leukämien	0,0–3,5	0,0–2,4

Tabelle 3. Mortalität der Lymphome in der Bundesrepublik Deutschland 1981 (Todesfälle pro 100000) (Statistisches Bundesamt Wiesbaden 1983). Die hier aufgeführten Diagnosen beziehen sich auf alte Bezeichnungen, wobei auch Erkrankungen einbezogen sind, welche den Lymphomen der modernen Klassifikationen nicht zuzurechnen sind

Krankheitsbild	Männer	Frauen
Leukämie	8,4	7,6
Sonstige Neubildungen des lymphatischen und histiozytären Systems	2,6	2,3
Morbus Hodgkin	2,0	1,7
Multiples Myelom und sonstige immunproliferative Neubildungen	1,6	1,6
Lymphosarkom und Retikulumzellsarkom	0,7	0,6
Summe	15,3	13,8

Tabelle 4. Erkrankungen mit erhöhter Inzidenz eines malignen Lymphoms. (Aus DeVita u. Hellman 1982)

Klinefelter-Syndrom
Chediak-Higashi-Syndrom
Ataxie-Teleangiektasie-Syndrom
Wiscott-Aldrich-Syndrom
„Swiss-type"-Agammaglobulinämie
Immundefektsyndrom
Erworbene Hypogammaglobulinämie
Nierentransplantatempfänger
Sjögren-Syndrom
Rheumatoide Arthritis
Systemischer Lupus erythematodes

Tabelle 5. Histologische Klassifikation des Morbus Hodgkin nach Lukes et al. (1966b) (Rye-Konferenz). Die Zahlen rechts geben die jeweilige Häufigkeit im Krankengut des NCI wieder. (Aus DeVita u. Hellman 1982)

Typ	(%)
1. Lymphozytenreicher Typ	16
2. Noduläre Sklerose	35
3. Mischtyp	33
4. Lymphozytenarmer Typ	16

Die *Ätiologie* der Lymphome ist unbekannt. In den letzten Jahren wurde die infektiöse Genese des M. Hodgkin vielfach diskutiert, wobei vor allem der Mononukleose besondere Bedeutung beigemessen wurde (DeVita u. Hellman 1982). Auch bei anderen Lymphomen wurden Virusinfektionen in ätiologischen Zusammenhang mit der Entstehung dieser Tumoren gebracht. Bisher ist jedoch das Burkitt-Lymphom in Ostafrika der einzige Tumor, bei dem es gewisse Hinweise auf eine Assoziation mit dem Epstein-Barr-Virus gibt. Im übrigen sind nur bei Tieren ätiologische Beziehungen zu Virusinfektionen gesichert.

Ein *erhöhtes Lymphomrisiko* besteht nach derzeitiger Kenntnis nur bei den in Tabelle 4 wiedergegebenen Krankheiten. In den letzten Jahres hat das Auftreten von verschiedenen Formen maligner Lymphome als therapiebedingte Zweittumoren nach Zytostatikatherapie besondere Aufmerksamkeit gefunden (Krikorian et al. 1979; Gerhartz 1982; Armitage et al. 1983; Henne u. Schmähl 1985). Daneben wurde der Exposition mit einer Vielzahl von Medikamenten sowie chemischen Substanzen, wie z.B. Chloramphenicol, Antikonvulsiva und Benzolderivate sowie der Strahlenbelastung ein vermehrtes Lymphomrisiko zugeschrieben.

34.2 Histologische Klassifikation und Malignitätsgradbestimmung

Die Abgrenzung des M. Hodgkin von den übrigen malignen Lymphomen ist weltweit unumstritten.

34.2.1 Morbus Hodgkin

Die derzeitige allgemein akzeptierte Klassifikation des M. Hodgkin geht auf die Einteilung von Lukes

et al. (1966a) zurück. Diese Klassifikation wurde später in der sog. Rye-Klassifikation vereinfacht (Lukes et al. 1966b), welche nun sowohl von Klinikern wie auch Pathologen angewandt wird (Tabelle 5).

Der lymphozytenreiche Typ des M. Hodgkin überwiegt bei Männern und in den jüngeren Altersgruppen unter 35 Jahren. Er ist häufiger lokalisiert und asymptomatisch, und die Prognose ist relativ gut. Patienten mit lymphozytenarmem Typ sind meist älter, symptomatisch und weisen häufiger zum Zeitpunkt der Diagnose bereits eine fortgeschrittene Erkrankung auf. Die noduläre Sklerose findet sich häufiger bei Frauen als bei Männern und meistens im Adoleszenten- oder jugendlichen Erwachsenenalter.

Lennert beschreibt als weiteren Typ des M. Hodgkin die epitheloidzellige Lymphogranulomatose (=lymphoepitheloides Lymphom oder sog. Lennert-Lymphom) (Lennert 1981). Dieser Tumortyp wurde neuerdings in den USA („Working Formulation", Rosenberg et al. 1982) den malignen Non-Hodgkin-Lymphomen hohen Malignitätsgrades zugerechnet.

34.2.2 Non-Hodgkin-Lymphome

Für die Klassifikation der Non-Hodgkin-Lymphome gibt es eine verwirrende Fülle von Vorschlägen (Rappaport 1966; Bennett et al. 1974; Dorfman 1974; Lukes u. Collins 1975; Mathé et al. 1976). Zu den histologisch-zytologischen Gesichtspunkten sind neuerdings funktionelle und immunologische Kriterien (Zellmarkeranalyse) getreten. Heute werden im wesentlichen zwei Klassifikationen verwendet: In Deutschland und verschiedenen europäischen Ländern die Kiel-Klassifikation (Gérard-Marchant et al. 1974; Lennert et al. 1975; Lennert 1976, 1981), in den USA die 1982 publizierte „Working Formulation of Non-Hodgkin-Lymphoma for Clinical Usage" (Tabelle 6).

Tabelle 6. Histologische Klassifikation der Non-Hodgkin-Lymphome

a) Kiel-Klassifikation (nach Lennert 1981). a) Lymphknotenregister Kiel 1973–1976 (n = nicht angegeben) (nach Lennert 1981); b) prospektive klinische Multicenterstudie der „Kieler Lymphgruppe" (n = 1127) (nach Brittinger et al. 1984) („borderline cases" und unklassifizierte Lymphome nicht angeführt, daher Summe der % Angaben nicht 100%)

Tumortyp	Häufigkeit in %		Äquivalent in der „Working Formulation"
	a	b	
I. Lymphome von niedrigem Malignitätsgrad (insges. 72,1)	(insges. 69,4)		
1. lymphozytisch			
a) B-Zell-Typ: B-chronische lymphatische Leukämie (B-CLL)	17,3	19,3	low grade, kleinzellig, lymphozytisch, übereinstimmend mit CLL (Aa)
B-Prolymphozytenleukämie	0,05	0,7	
Haarzellenleukämie	1,0	3,5	
b) T-Zell-Typ: T-chronische lymphatische Leukämie (T-CLL)	0,25	0,4	low grade, kleinzellig, lymphozytisch, übereinstimmend mit CLL (Aa)
Mycosis fungoides u. Sézary-Syndrom	0,8	–	Mycosis fungoides
T-Zonenlymphom	1,3	1,0	high grade, großzellig, immunoblastisch, polymorph (Hc)
2. lymphoplasmozytisch/-zytoid (LP-Immunozytom)			
a) lymphoplasmozytisch		3,3	Low grade, kleinzellig, lymphozytisch, plasmazytoid (Ab)
b) lymphoplasmozytoid	17,8	11,3 } 18,9	
c) polymorph		4,1	intermediate grade, diffus, gemischtzellig (F)
3. plasmozytisch	0,8	–	extranoduläres Plasmazytom
4. zentrozytisch	10,0	7,7	intermediate grade, diffus, kleinzellig (cleaved cells) (E) oder diffus, großzellig, cleaved cells (Ga)
5. zentroblastisch/zentrozytisch			
a) follikulär ± diffus		12,5	low grade, follikulär, überwiegend kleinzellig (cleaved cells) (B) oder low grade, follikulär, gemischtzellig (C) oder intermediate grade, follikulär, überwiegend großzellig (D)
	22,8	13,9	
b) diffus (zusätzlich Angabe ± Sklerose)		1,2	intermediate grade, diffus, gemischtzellig (F) oder intermediate grade, diffus, großzellig (cleaved cells) (Ga)
II. Lymphome von hohem Malignitätsgrad (insges. 27,9)	(insges. 30,3)		
1. zentroblastisch	5,5	13,9	intermediate grade, diffus, großzellig (non-cleaved cells) (Gb)
2. lymphoblastisch			
a) Burkitt-Typ (B)	2,1	1,0	high grade, kleinzellig (non-cleaved cells), Burkitt-Typ (Jb)
b) „Convoluted-cell-type" (T)	5,8 } 12,1	1,8 } 5,3	high grade, lymphoblastisch, convoluted cell (Ia)
c) unklassifiziert	4,2	2,6	high grade, lymphoblastisch, non-convoluted (Ib)
3. immunoblastisch	10,3	7,4	high grade, großzellig, immunoblastisch, plasmazytoid oder hellzellig (Ha, b)

Tabelle 6. (Fortsetzung)
b) Working Formulation of Non-Hodgkin's Lymphoma for Clinical Usage. (ROSENBERG et al. 1982)

I. Niedriger Malignitätsgrad	Äquivalent in der Kiel-Klassifikation
A. kleinzellig lymphozytisch	
a) übereinstimmend mit chronischer lymphatischer Leukämie	low grade, lymphozytisch, CLL
b) plasmazytoid	low grade, lymphoplasmozytisch/-zytoid
B. follikulär, überwiegend kleinzellig („cleaved cells")[a]	
C. follikulär, gemischtzellig (kleine „cleaved cells" und große Zellen)[a]	low grade, zentroblastisch/zentrozytisch, follikulär ± diffus
II. Intermediärer Malignitätsgrad	
D. follikulär, überwiegend großzellig[a]	
E. diffus, kleinzellig („cleaved cells")[b]	low grade, zentrozytisch
F. diffus, gemischtzellig (kleine und große Zellen)[c]	low grade, zentroblastisch/zentrozytisch, diffus oder low grade, lymphoplasmozytisch/-zytoid, polymorph
G. diffus, großzellig[b]	
a) „cleaved cells"[d]	low grade, zentroblastisch/zentrozytisch, diffus oder zentrozytisch
b) „non-cleaved cells"[d]	high, grade, zentroblastisch
III. Hoher Malignitätsgrad	
H. großzellig immunoblastisch	
a) plasmazytoid	
b) hellzellig	high grade, immunoblastisch
c) polymorph	low grade, lymphozytisch, T-Zonenlymphom
d) polymorph mit epitheloidzelliger Komponente	Lennert-Lymphom (lymphoepitheloides Lymphom)
I. lymphoblastisch	
a) convoluted cell	high grade, lymphoblastisch, „convoluted-cell-type"
b) non-convoluted cell	high grade, lymphoblastisch, unklassifiziert
J. kleinzellig (non-cleaved cell)	
a) ohne näheren Zusatz	high grade, lymphoblastisch, unklassifiziert
b) Burkitt-Typ	high grade, lymphoblastisch, Burkitt-Typ
IV. Sonstige	
1. Mischformen	–
2. Mycosis fungoides	low grade, lymphozytisch, Mycosis fungoides
3. histiozytisch	–
4. extramedulläres Plasmazytom	low grade, plasmozytisch
5. unklassifizierbar	–
6. andere	–

[a] Wenn diffuse Areale und/oder Sklerose vorkommen, soll dies angegeben werden
[b] Wenn Sklerose vorkommt, soll dies angegeben werden
[c] Wenn Sklerose und/oder eine epitheloidzellige Komponente vorkommt, soll dies angegeben werden
[d] Einordnung nach überwiegendem Zelltyp

Die Häufigkeit der verschiedenen Lymphomformen im Kieler Register und in der prospektiven klinischen Multicenterstudie der „Kieler Lymphomgruppe" ist in Tabelle 6a wiedergegeben.

Eine kurze Zusammenfassung wesentlicher klinischer Unterschiede zwischen Lymphomen niederen und hohen Malignitätsgrades zeigt Tabelle 7.

Tabelle 7. Wesentliche Merkmale von Lymphomen niedrigen und hohen Malignitätsgrades. (Aus Rivas u. Oliva 1982)

Merkmale	Niedriger Malignitätsgrad	Hoher Malignitätsgrad
Wachstums-verhalten	langsam	rasch progredient
Vorkommen	ca. 3/4	ca. 1/4
Diagnose-stellung	meist erst im Stadium des disseminierten Befalls	häufig im Früh-stadium
Alter	bevorzugt Erwachsene (>20 Jahre)	gehäuft Kinder und hohes Alter
Knochenmark-befall	häufig	meist nur bei leukämischem Verlauf
Prognose	relativ günstig	meist ungünstig
Therapeutisches Ansprechen	schlecht	gut, jedoch hohe Rezidivquote

Tabelle 8. Ann-Arbor-Klassifikation des Morbus Hodgkin

a) Fassung der UICC 1978/1982 mit Änderungen 1985/1986

Stadium I: Befall einer einzelnen Lymphknotenregion (I) *oder* lokalisierter Befall eines einzelnen extralymphatischen Organs oder Bezirks (IE)

Stadium II: Befall von zwei oder mehr Lymphknotenregionen auf der gleichen Zwerchfellseite (II) *oder* lokalisierter Befall eines einzelnen extralymphatischen Organs oder Bezirks und seiner regionalen Lymphknoten mit oder ohne Befall anderer Lymphknotenregionen auf der gleichen Zwerchfellseite (IIE) Anmerkung: Die Anzahl der befallenen Lymphknotenregionen sollte angegeben werden (z.B. II$_3$)

Stadium III: Befall von Lymphknotenregionen auf beiden Seiten des Zwerchfells (III), gegebenenfalls zusätzlich lokalisierter Befall eines einzelnen extralymphatischen Organs oder Bezirks (IIIE) *oder* gleichzeitiger Befall der Milz (IIIS) *oder* gleichzeitiger Befall von beiden (extralymphatisches Organ + Milz, IIIES)

Stadium IV: Disseminierter (multifokaler) Befall eines extralymphatischen Organs und/oder Befall eines extralymphatischen Organs ohne regionalen Lymphknotenbefall, aber mit Befall anderer Lymphknotenregionen. Anmerkung: Wenn ein Patient unter Stadium IV klassifiziert wird, sollte der befallene Bezirk anhand der Symbole (s.S. 702) gekennzeichnet werden.

Tabelle 8 (Fortsetzung)

b) Modifikation nach Desser et al. (1977)

Stadium I, II und IV wie oben

Stadium III wird nach Lokalisation der befallenen Lymphknoten unterteilt in:

Stadium III$_1$: Befall von Lymphknotenregionen beiderseits des Zwerchfells, im Abdomen aber nur obere Gruppen, d.h. Milz und Lymphknoten am Truncus coeliacus, am Milzhilus und an der Leberpforte

Stadium III$_2$: Befall von Lymphknotenregionen beiderseits des Zwerchfells, Lymphknoten auch paraaortal, iliakal oder mesenterial befallen.

c) Unterteilung des Stadiums II nach Musshoff und Schmidt-Vollmer (1975)

Stadium II$_1$: befallene Lymphknoten benachbart

Stadium II$_2$: befallene Lymphknoten nicht benachbart

34.3 Stadienbestimmung
(UICC 1982; AJCC 1983; Spiessl et al. 1984)

Eine TNM-Klassifikation wird weder für den M. Hodgkin noch für die Non-Hodgkin-Lymphome als klinisch praktikabel erachtet.

34.3.1 Ann-Arbor-Klassifikation

Für den M. Hodgkin wird inzwischen weltweit die auf die Ann-Arbor-Konferenz zurückgehende Stadieneinteilung benutzt (Tabelle 8a). Sie wird von der UICC und dem AJCC gleichlautend definiert. Klinisch bisweilen gebrauchte Modifikationen nach Desser et al. (1977) sowie nach Musshoff u. Schmidt-Vollmer (1975) sind in den Tabellen 8b und c dargestellt.

Je nachdem, welche Untersuchungsmethoden zur Stadieneinteilung herangezogen werden, unterscheidet man zwischen klinischer und pathologischer Stadieneinteilung. Hierzu liegen von der UICC (1982) folgende Empfehlungen vor:

Klinische Stadieneinteilung (cS)

Das klinische Staging gilt zwar als unvollständig, ist jedoch leicht anwendbar und reproduzierbar. Hierbei sind bestimmend: Anamnese, klinische und röntgenologische Untersuchung, Blutuntersuchung sowie das Ergebnis der Erstbiopsie. Die Knochenmarkpunktion muß in einem klinisch oder radiologisch nichtbefallenen Knochenbereich durchgeführt werden. Zusätzliche diagnostische Methoden wie Lymphographie oder szintigraphische Untersuchungen und Sonographie sind meist zweckmäßig. Sie sind anzuwenden, wenn sie die Genauigkeit der Befunderhebung vor der definitiven Behandlung verbessern.

Klinischer Anhalt für einen Leberbefall ist gegeben, wenn entweder eine Vergrößerung der Leber und wenigstens ein pathologischer Wert der alkalischen Phosphatase im Blutserum und zwei verschiedene pathologische Leberfunktionstests *oder* ein pathologisches Leberszintigramm, umschriebene Veränderungen in der Sonographie und ein pathologischer Leberfunktionstest vorliegen. Klinischer Anhalt für einen Milzbefall ist gegeben bei palpapler Milzvergrößerung, bestätigt durch Sonographie, Röntgenuntersuchung oder Szintigraphie oder durch ein Milzszintigramm mit eindeutig radionuklidfreien Bereichen [Anmerkung des DSK (Spiessl et al. 1984): Bei Leberbefall ist immer auch ein Milzbefall anzunehmen].

Lymphatische und extralymphatische Erkrankung

1. Lymphatische Gewebe sind:

Lymphknoten	Waldeyer-Rachenring
Milz	Appendix
Thymus	Peyer-Plaques

Die Lymphknoten sind in Regionen zusammengefaßt: es können eine (1) oder mehrere (2, 3 usw.) befallen sein. Die Milz wird mit S gekennzeichnet (Anmerkung des DSK: Die Bezeichnung N ist vorbehalten für Befunde an Lymphknoten, die bei der Staging-Laparotomie gewonnen wurden).

2. Extralymphatische Organe oder Gewebe (E) sind:

Lunge:	PUL	oder L
Knochen:	OSS	oder O
Leber:	HEP	oder H
Hirn:	BRA	
Knochenmark:	MAR	oder M
Pleura:	PLE	oder P
Haut:	SKI	oder D
Peritoneum:	PER	
Andere:	OTH	

Lungenbeteiligung beschränkt auf einen Lungenlappen oder perihiläre Ausdehnung mit homolateraler Lymphadenopathie oder einseitiger Pleuraerguß mit oder ohne Lungenbeteiligung, jedoch mit hilärer Lymphadenopathie werden als lokalisierte extralymphatische Erkrankung angesehen. Eine Leberbeteiligung gilt stets als diffuse extralymphatische Erkrankung.

A- und B-Symptomatik

Jedes Stadium wird in die Kategorien A (Fehlen von Allgemeinsymptomen) und B (Vorhandensein von Allgemeinsymptomen) unterteilt. Zu den Allgemeinsymptomen zählen unerklärbarer Gewichtsverlust von mehr als 10% des Körpergewichts in den vorhergehenden 6 Monaten, unerklärbares Fieber über 38° C und Nachtschweiß. (Beachte: Pruritus und kurze, durch Infektionen erklärbare Fieberepisoden qualifizieren nicht für die B-Kategorie.)

Pathologische Stadieneinteilung (pS)

Die pathologisch-anatomische Stadieneinteilung (pS) stützt sich auf zusätzliche Daten[1] und ist deshalb genauer. Sie sollte, wenn immer angezeigt und möglich, angewendet werden. Die verschiedenen Organ- und Gewebesymbole sind je nach dem histopathologischen Untersuchungsergebnis mit — (minus) oder + (plus) zu kennzeichnen. N + bzw. N — wird nur für Lymphknoten verwendet, die bei der Staging-Laparotomie gewonnen werden. Die Definition der vier pathologischen Stadien entspricht jener der vier klinischen Stadien, berücksichtigt aber die zusätzlichen Informationen, die nach Laparotomie erhalten werden. Splenektomie, Leber-, Lymphknoten- und Knochenmarkbiopsien sind zur Festlegung des pathologischen Stadiums erforderlich.

---

[1] Gewonnen durch die Staginglaparotomie an intraabdominalen Organen und Lymphknoten sowie durch andere Organbiopsien (z.B. Knochenmark, Lunge u.a.) (Anmerkung des DSK: Spiessl et al. 1984).

Zur Erläuterung sei als Beispiel angeführt:

cS: $\text{II A}_{(2)}$ pS: III S + N + H − M −.

Tabelle 9. Stadieneinteilung der chronisch-lymphatischen Leukämie (CLL) nach Rai et al. 1975

Stadium 0:	Lymphozytose im peripheren Blut und Knochenmark (absolute Lymphozytenzahl = 15000 im peripheren Blut und mehr als 40%ige Lymphozyteninfiltration im Knochenmark)
Stadium I:	Lymphozytose wie bei Stadium 0 und vergrößerte Lymphknoten
Stadium II:	Lymphozytose und Splenomegalie oder Hepatomegalie oder Hepatosplenomegalie
Stadium III:	Lymphozytose mit Anämie (unabhängig von der Pathogenese) (Hämoglobin 11 g/dl oder Hämatokrit 33%). Lymphknoten, Milz oder Leber können zusätzlich vergrößert sein
Stadium IV:	Lymphozytose mit Thrombozytopenie (Thrombozyten < 100000/mm^3). Anämie und Organvergrößerung können zusätzlich vorhanden sein

Tabelle 10. Stadieneinteilung des Myeloms nach Durie u. Salmon 1975

Stadium I:	Hämoglobin 10/100 dl Serumkalzium normal Keine oder höchstens eine röntgenologisch nachweisbare Osteolyse Geringe Myelomproteinkonzentration im Serum: IgG < 5 g/dl, IgA < 3 g/dl Bence-Jones-Ausscheidung im Urin 4/24 h
Stadium II:	Patienten, die weder die Kriterien von I noch III erfüllen
Stadium III:	Hämoglobin 8,5 g/dl Serumkalzium 12 mg/dl Fortgeschrittene röntgenologisch nachweisbare Osteolysen Hohe Myelomproteinkonzentration im Serum: IgG > 7 g/dl, IgA > 5 g/dl Bence-Jones-Proteinausscheidung im Urin 12/24 h

Zusatzkriterien für alle Stadien:
A: normale Nierenfunktion,
B: gestörte Nierenfunktion

Diese Klassifikation beruht auf folgenden Befunden: klinischer Befall zweier Lymphknotenregionen oberhalb des Zwerchfells, keine Allgemeinsymptome. Bei der Staginglaparotomie Befall der Milz und abdominaler Lymphknoten, Leber- und Knochenmarkbiopsien frei.

Die Ann-Arbor-Klassifikation wird vielfach auch für Non-Hodgkin-Lymphome verwendet. Hierbei ist es jedoch wichtig zu beachten, daß jedes Staging sinnvoll nur bei Patienten mit gleichem histologischen Malignitätsgrad durchzuführen ist.

34.3.2 Andere Stadieneinteilungen

Für einige der Non-Hodgkin-Lymphome sind neben der Ann-Arbor-Klassifikation weitere Stadieneinteilungen in Gebrauch (Tabellen 9 und 10). Darüber hinaus existieren noch Vorschläge zur Stadieneinteilung des lymphoblastischen Lymphoms vom Burkitt-Typ (Ziegler 1977) und zu den lymphoblastischen Lymphomen des Kindes- und jüngeren Erwachsenenalters (Murphy 1978).

34.4 Diagnose

34.4.1 Symptomatik

In mehr als 80% der Lymphome Erwachsener ist die klinisch faßbare schmerzlose Lymphknotenvergrößerung das Leitsymptom. Meistens sind als erstes die Hals- und supraklavikulären Lymphknoten befallen. Etwa 20% der Patienten mit einem Non-Hodgkin-Lymphom und ungefähr 40% mit einem M. Hodgkin klagen über Allgemeinsymptome wie Fieber, Nachtschweiß, Gewichtsverlust oder Juckreiz (DeVita u. Hellman 1982).

Bei etwa 1/3 der Patienten mit Non-Hodgkin-Lymphomen führen extranodale Läsionen mit ihren Symptomen zur Diagnose, z.B. Hautknoten, Tonsillenbefall mit Globusgefühl und Dysphagie, gastrointestinale Lymphome mit uncharakteristischen abdominellen Beschwerden (z.B. Diarrhöen und Blutnachweis im Stuhl) oder Knochenschmerzen durch Manifestationen im Skelett. Bei manchen sind Allgemeinsymptome wie Fieber, Gewichtsverlust und Nachtschweiß die einzigen Krankheitszeichen. Der für den M. Hodgkin charakteristische Alkoholschmerz, der in einem oder mehreren befallenen Lymphknoten in weniger als 5% der Fälle auftreten kann, wird bei den Non-Hodgkin-Lymphomen nicht beobachtet. Einige weitere charakteristische Befunde sind in Tabelle 11 aufgeführt. Gastrointestinale lokalisierte Non-Hodgkin-Lymphome werden gelegentlich unter der Diagnose eines Karzinoms des betreffenden Organs operiert.

Eine Übersicht über die verschiedenen klinischen Befunde und den Befall extranodaler Organe bei Non-Hodgkin-Lymphomen zeigt Tabelle 12.

34.4.2 Verfahren zur Diagnose

Die Diagnose eines malignen Lymphoms erfolgt anhand der kompletten Entfernung eines vergrö-

Tabelle 11. Unterschiede klinischer Befunde beim Morbus Hodgkin und bei Non-Hodgkin-Lymphomen. (Aus DeVita u. Hellman 1982)

Befunde	Morbus Hodgkin	Non-Hodgkin-Lymphome
Lymphknotenbefall	zentripetal, vorwiegend axiale Lymphknoten	zentrifugal, voneinander entfernt liegende Stationen
Befall epitrochleärer LK, Waldeyer-Rachenring, Hoden und gastrointestinal	seltener	häufiger
Mediastinalbefall	in ca. 50%	in ca. 20%, häufiger bei T-Zell-Lymphomen im 2. und 3. Lebensjahrzehnt
Abdomineller Lymphknotenbefall	ungewöhnlich bei asymptomatischen Patienten, aber häufiger bei älteren Patienten und/oder Allgemeinsymptomen	häufig
Lokalisierte Erkrankung	in ca. 50% und mehr Befall benachbarter Lymphknotenstationen	<10%
Knochenmarkbefall	ungewöhnlich	häufig
Leberbefall	ungewöhnlich; wenn vorhanden, dann gewöhnlich Milz ebenfalls befallen; selten ohne Allgemeinsymptome	häufig bei nodulären Lymphomen, selten bei diffusen

Tabelle 12. Klinische Befunde bei Non-Hodgkin-Lymphomen. (Nach Lennert 1981)

Lymphomtyp	Leitsymptome	Häufigste extranodale Manifestation	%
B-CLL	Lymphknotenvergrößerung	Waldeyer-Rachenring	46
		Haut	19
		Speicheldrüsen	11
T-CLL	Hautinfiltrate Splenomegalie		
Haarzellenleukämie	Splenomegalie Panhämozytopenie		
Mykosis fungoides	Hautinfiltrate		
Sezary-Syndrom	Erythrodermie Lymphknotenschwellung		
T-Zonenlymphom	Lymphknotenschwellung		
LP-Immunzytom	Langsam sich ausbreitende Lymphknotenschwellung, gelegentlich Splenomegalie	Haut	22
		Auge	21
		Magen-Darm-Trakt	20
		Waldeyer-Rachenring	17
mL zentrozytisch	Generalisierte Lymphome	Waldeyer-Rachenring	33
		Magen-Darm-Trakt	29
		Haut	24
mL zentroblastisch/zentrozytisch	Zervikale und inguinale Lymphome, teilweise auch ungewöhnliche Lokalisation, z.B. epitrochleär, kaum mediastinal, B-Symptome selten	Waldeyer-Rachenring	37
		Magen-Darm-Trakt	16
		Haut	17
mL lymphoblastisch B-Typ	Tumor im Abdomen, Tumor des Kieferknochens, Mediastinaltumor selten, leukämischer Verlauf selten	Waldeyer-Rachenring	35
		Magen-Darm-trakt	5
		Haut	14
T-Typ	80% Mediastinaltumor, im weiteren leukämischer Verlauf bei 80%	Waldeyer-Rachenring	21
		Thymus	15
		Pleura	15
		Hoden	15
Unklassifiziert	Meist als akute lymphatische Leukämie (Infektionen, Knochenschmerzen, Petechien, Schleimhautblutungen)	Magen-Darm-trakt	31
		Waldeyer-Rachenring	19
		Haut	15
mL immunoblastisch	Gehäuft nach Immunsuppression und bei Autoimmunkrankheiten, zervikaler Lymphknotenbefall	Waldeyer-Rachenring	32
		Magen-Darm-Trakt	22
		Haut	21
mL zentroblastisch	Lymphome, selten leukämisches Blutbild	Waldeyer-Rachenring	37
		Magen-Darm-Trakt	23
		Haut	17

ßerten Lymphknotens (Exzisionsbiopsie) mit anschließender histologischer Untersuchung. Die inguinalen Lymphknoten sind wegen der in dieser Region unspezifischen Veränderungen weniger gut geeignet (Schaadt et al. 1984). Feinnadelaspirationsbiopsien von Lymphknoten sind niemals adäquat für die Erstdiagnose eines Lymphoms (DeVita u. Hellman 1982). Auch Biopsien aus lymphatischen Infiltrationen von nichtlymphatischen Organen sind i. allg. nicht ausreichend für eine Differenzierung von Non-Hodgkin-Lymphomen (Schaadt et al. 1984).

Bei der Gewinnung der Biopsie ist wichtig, das Präparat nicht zu quetschen. Außerdem ist zu empfehlen, von Lymphknoten sofort nach der Entnahme Tupf- und Ausstrichpräparate auf einem Objektträger anzufertigen. In unklaren Fällen sind immunologische Untersuchungstechniken erforderlich, wozu meist eine zweite Biopse unumgänglich ist. Elektronenmikroskopische Untersuchungen führen nur in seltenen Fällen diagnostisch über die technisch perfekte Lichtmikroskopie hinaus (Lennert 1981).

Gelegentlich muß, um zur Diagnose zu kommen, eine Probethorakotomie oder -laparotomie vorgenommen werden.

34.4.3 Verfahren zum Staging (Tabelle 13)

Besonders bei den Hodgkin-Lymphomen, aber auch bei den Non-Hodgkin-Lymphomen ist eine exakte Erhebung der Tumorausdehnung notwendig, da die Behandlung in Abhängigkeit vom Stadium differenziert erfolgt. Wie rigoros die diagnostischen Maßnahmen betrieben werden, ist jedoch im Einzelfall festzulegen und hängt von der therapeutischen Konsequenz ab. Beim Fehlen von Kontraindikationen muß der Arzt den Nachweis erbringen, daß sein Patient nicht an einem potentiell heilbaren Lymphom leidet. Wie beim M. Hodgkin werden auch bei den Non-Hodgkin-Lymphomen die besten therapeutischen Resultate durch die Primärbehandlung zum Zeitpunkt der initialen Präsentation erzielt. Dies setzt eine zuverlässige Kenntnis des histopathologischen Typs und des Krankheitsstadiums des Lymphoms voraus.

Die Stadieneinteilung beginnt mit der genauen Erhebung der Anamnese, um Symptome zu erfassen, die ein B-Stadium bedingen (Nachtschweiß, Fieber, Gewichtsverlust). Bei der körperlichen Untersuchung ist vor allem auf eine sorgfältige Palpation aller Lymphknotenstationen zu achten.

Tabelle 13. Untersuchungen zum Staging und zur Therapieüberwachung

A. Obligatorische Untersuchungen
1. Detaillierte Anamnese
2. Klinische Untersuchung unter Einschluß des Waldeyer-Rachenrings
3. Sonographie des Abdomens
4. Laboruntersuchungen:
   a) hämatologischer Status (Hämoglobin, Hämatokrit, Erythrozyten, Leukozyten, Thrombozyten, Differentialblutbild, Quick-Test, partielle Thromboplastinzeit, Blutsenkungsreaktion)
   b) Serumlaborwerte (Elektrolyte, Glukose, Eiweißelektrophorese, Harnstoff, Bilirubin, Harnsäure, Kreatinin, alkalische Phosphatase, GOT, GPT, γ-GT, LDH, Cholinesterase)
   c) Immunelektrophorese, quantitative Bestimmung des Immunglobulins, Coombs-Test
5. Histologische Untersuchung von Lymphknoten oder extranodalen Läsionen
   a) Lymphknotenexzision zervikal, supraklavikulär, axillär oder inguinal (evtl. auch an den Extremitäten)
   b) Mediastinoskopie mit Lymphknotenbiopsie, wenn nur hiläre/mediastinale Adenopathien vorhanden sind
   c) Stanzbiopsie verdächtiger Lymphome im Bereich des Waldeyer-Rachenrings
   d) Biopsie anderer zugänglicher extranodaler Läsionen (z.B. Haut, Mamma, Magen, Testes, Schilddrüse, Pleura)
6. Röntgenologische Untersuchungen:
   a) Thorax (pa und seitlich, Tomographie von Mediastinum und Hili bzw. CT, wenn Lymphknotenvergrößerung nachweisbar)
   b) CT des Abdomens
   c) bipedale Lymphographie
7. Knochenszintigramm
8. Bilaterale Knochenmarkbiopsien aus dem Becken mittels Jamshidi-Nadel oder Myelotomie

B. Obligatorische Untersuchungen bei gewissen Situationen
1. Endoskopie:
   a) Gastroskopie bei Befall des Waldeyer-Rachenrings und bei klinischem Verdacht auf Lymphombefall des Magens und des Duodenums
   b) Koloskopie (Dickdarmbefall)
2. Röntgenuntersuchung des Magen-Darm-Trakts (Wandstarre oder Impression des Magens, Duodenalstenose, Befall des Dünndarms, Dickdarmstenose)
3. Ausscheidungsurogramm (Verlagerung oder Stenosierung der Ureteren)
4. Lumbalpunktion (bei Kindern und jungen Erwachsenen < 30 Jahren mit lymphoblastischem Lymphom sowie bei klinischem Hinweis auf Befall des ZNS)
5. Laparoskopie mit multiplen Leberbiopsien (bei klinischem Verdacht auf Leberbefall)
6. Staging-Laparotomie
7. Explorative Thorakotomie (nur bei einem mit allen anderen Verfahren nicht zu sichernden Lymphom)

Weiterhin muß nach intraabdominellen Organvergrößerungen (Hepatosplenomegalie, intraabdominelle Konglomerattumoren) gesucht werden. Auch die sorgfältige Inspektion der Haut ist wegen der nicht seltenen kutanen Manifestation erforderlich. Darüber hinaus darf die Inspektion des Waldeyer-Rachenrings nicht unterbleiben. Äußerlich zugängliche vergrößerte Lymphknoten oder extranodale Läsionen müssen biopsiert werden, wenn sich dadurch das Stadium im betroffenen Fall ändern sollte.

34.4.3.1 Serumlaboruntersuchungen

Zuverlässige Indikation für die Krankheitsaktivität beim M. Hodgkin sind die Blutsenkungsgeschwindigkeit, erhöhte Werte von alkalischer Serumphosphatase, α_2-Globulin sowie eine Lymphopenie (HUHN 1982).

Bei den Non-Hodgkin-Lymphomen kann lediglich der Nachweis von Lymphomzellen im Differentialblutbild als eindeutiger Beweis für die leukämische Verlaufsform dienen. Der Nachweis eines Paraproteins im Serum macht eine B-Zell-Neoplasie wahrscheinlich (SCHAADT et al. 1984). Alle anderen Laborbefunde sind unspezifisch und nicht ausreichend für den Nachweis der Existenz oder Organmanifestation eines Lymphoms. Ein normales Blutbild spricht nicht gegen einen Knochenmarkbefall. Nur 37% der Patienten mit Knochenmarkinfiltrationen wiesen Blutbildveränderungen auf (COLLER et al. 1979).

34.4.3.2 Sonographie

Die Sonographie des Abdomens ist für den Patienten nicht belastend und ermöglicht es, in Ergänzung des klinischen Befunds Vergrößerungen der Milz und der Leber zu objektivieren bzw. Herdbefunde zu erfassen. Für die Beurteilung intraabdomineller Lymphknotenvergrößerungen ist dieses Verfahren nicht ausreichend.

34.4.3.3 Röntgenologische Untersuchungen

Die Röntgenuntersuchung des Thorax in zwei Ebenen ist obligat. Bei bis zu 26% der Patienten mit Non-Hodgkin-Lymphomen können damit pathologische Veränderungen nachgewiesen werden (CHABNER et al. 1980). Bei nicht eindeutigem Be-

fund im Bereiche des Mediastinums und der Lungenhili müssen Schichtaufnahmen entweder in Form der konventionellen Tomographie oder eines Computertomogramms angeschlossen werden. Hierbei ist jedoch bei der Computertomographie des Thorax besondere Erfahrung notwendig, um Vergrößerungen der mediastinalen Lymphknoten richtig zu werten. Im Falle des Nachweises von Pleuraergüssen müssen diese punktiert und zytologisch untersucht werden.

Die bipedale Lymphographie hat sich zur Beurteilung der iliakalen und paraaortalen Lymphknoten sowohl beim M. Hodgkin wie auch bei den Non-Hodgkin-Lymphomen bewährt. Zur Diagnose eines Lymphoms bei im übrigen negativen Befunden ist sie nicht geeignet (DUNNICK u. CASTELLINO 1979). Die bipedale Lymphographie gehört an sich zu den obligaten Untersuchungen. Sie wird auch nach wie vor von vielen Untersuchern dem Computertomogramm vorgezogen, da ihr Vorteil darin liegt, daß ein Befall nichtvergrößerter Lymphknoten durch Kontrastmittelaussparungen erkennbar ist. Eine ganze Reihe Untersucher — vor allem Röntgenologen — führt eine Lymphographie jedoch erst dann durch, wenn das Computertomogramm negativ verlief, obwohl derzeit objektive Daten über den Stellenwert dieser Untersuchung als Stagingmaßnahme bei Lymphomen noch nicht vorliegen.

Das Computertomogramm kann nur vergrößerte Lymphknoten erfassen. In solchen Fällen ist es allerdings in der Beurteilung der paraaortalen Lymphknoten kranial der Nierenhili und der mesenterialen Lymphknoten der Lymphographie überlegen.

34.4.3.4 Knochenmarkhistologie

Eine bilaterale Knochenmarkbiopsie aus dem Bekken mittels der Jamshidi-Nadel muß ebenso stets durchgeführt werden (JAMSHIDI u. SWAIM 1971). Falls durch die Untersuchung des peripheren Bluts ein leukämischer Verlauf bereits nachgewiesen ist, reicht die einseitige Biopsie aus.

34.4.3.5 Laparoskopie, Leberbiopsie

Die laparoskopisch gezielte Entnahme mehrerer Leberbiopsien ist der Leberblindpunktion überlegen (HUHN 1982). Sie ist dann durchzuführen, wenn nicht bereits durch andere Untersuchungsmethoden ein Stadium IV nachgewiesen wurde.

34.4.3.6 Weitere Untersuchungen

In gewissen Situationen sind auch eine Reihe weiterer Untersuchungen angezeigt (Tabelle 13).

Da bei Befall des Waldeyer-Rachenrings in 20% der Magen ebenfalls betroffen ist, sollte im positiven Falle immer eine Gastroskopie folgen (Hayat 1984). Darüber hinaus werden röntgenologische und endoskopische Untersuchungen des Magen-Darm-Trakts nur bei der gezielten Suche nach Lymphomen eingesetzt.

Die Lumbalpunktion ist obligat beim lymphoblastischen Lymphom — bei allen übrigen Typen nur, wenn der begründete Verdacht auf einen Befall des zentralen Nervensystems besteht.

Die Cavographie und die Leber-Milz-Szintigraphie liefern i. allg. gegenüber Sonographie und CT keinen weiteren Beitrag zum Staging der Lymphome und werden heute kaum mehr angewandt.

34.4.3.7 Staginglaparotomie

Die Staginglaparotomie wurde 1969 von Glatstein beim *M. Hodgkin* zu Forschungszwecken eingesetzt. Mittlerweile wird sie nur dann durchgeführt, wenn hiervon therapeutische Entscheidungen abhängen. Dies bedeutet, daß die Indikation zur Staginglaparotomie beim M. Hodgkin zum Ausschluß oder Nachweis der infradiaphragmalen Tumorausbreitung besteht, d.h. in den klinischen Stadien I und II. Aufgrund zahlreicher Analysen in den letzten Jahren hat sich jedoch eine eher zurückhaltende Einstellung zur Staginglaparotomie ergeben. So sollte bei den Patienten, die ein erhöhtes Risiko eines Leberbefalls tragen, vor der Laparotomie eine Laparoskopie mit zahlreichen Leberbiopsien durchgeführt und im positiven Falle von einer Laparotomie abgesehen werden (Hermanek 1984).

Ein Leberbefall ist häufiger bei:

1. hochparaaortalen positiven Lymphknoten aufgrund des Lymphangiogramms und des Computertomogramms,
2. Splenomegalie,
3. lymphozytenarmen oder gemischtzelligem M. Hodgkin,
4. Vorhandensein von B-Symptomen,
5. erhöhter alkalischer Phosphatase.

Insgesamt ist in konsekutiven Serien in rund 1/3 der laparotomierten Fälle mit einem Milzbefall zu rechnen (Kaplan 1980).

Für die *Non-Hodgkin-Lymphome* ist der Stellenwert der Staginglaparotomie deutlich niedriger anzusetzen als beim M. Hodgkin, weil bei diesen Tumoren allein die Unterscheidung zwischen Stadium I und allen anderen wesentlich ist, da die letzteren fast durchwegs chemotherapeutisch behandelt werden. Aus diesen Gründen sollte die explorative Laparotomie als *diagnostische* Maßnahme bei Non-Hodgkin-Lymphomen auf die wenigen Fälle beschränkt bleiben, bei denen das Ergebnis zu einer unmittelbaren therapeutischen Konsequenz führen würde.

34.4.3.8 Technik der Staginglaparotomie

Die Staginglaparotomie erfolgt über eine ausgiebige mediane Laparotomie. Das Abdomen wird nach vergrößerten Lymphknoten, befallenen Darmabschnitten und Knoten in der Leber abgesucht. Folgende operative Maßnahmen schließen sich nun an:

- Ausgiebige Keilexision aus dem rechten Leberlappen und je drei Nadelbiopsien aus beiden Leberlappen sowie zusätzlich Biopsie makroskopisch verdächtiger Läsionen in der Leber
- Lymphknotenbiopsien rechts und links paraaortal und parailiakal beidseits
- Biopsie je eines Lymphknotens aus dem Ligamentum hepatoduodenale, über der A. hepatica communis, dem Truncus coeliacus und zentral über der A. lienalis
- Entfernung der Milz zusammen mit den Milzhilus-Lymphknoten
- Exzision mindestens eines Lymphknotens aus dem Dünndarmmesenterium
- Entnahme weiterer Lymphknoten, wenn sie außerhalb dieser Stationen makroskopisch verdächtig erscheinen
- Mobilisierung beider Ovarien, evtl. mit Durchtrennung des Ligamentum suspensorium ovarii und Verlagerung in den Douglas-Raum, wo sie mit Einzelnähten fixiert werden. Mit dieser Maßnahme sollen sie zusammen mit den Tuben im Falle einer evtl. Strahlentherapie aus dem Bestrahlungsfeld herausgenommen werden.

Die Lage der Ovarien, die Entnahmestellen aller Lymphknoten sowie der Bereich der Stümpfe der Milzgefäße werden jeweils mit Metallklips markiert, mit Ausnahme am Mesenterium, da hier wegen der Inkonstanz der Position eine Markierung überflüssig erscheint und evtl. durch Überlagerung mit den retroperitonealen Klips störend sein kann (Seufert 1983).

34.4.3.9 Postoperative Komplikationen

Die postoperative Letalität nach einer Staginglaparotomie liegt in erfahrenen Kliniken unter 1% (DeVita u. Hellman 1982, Zusammenstellung bei Seufert 1983). Postoperative Komplikationen sind überwiegend Folgen der Splenektomie, wie subphrenischer Abszeß oder Pankreasschwanzfisteln, und pulmonale Komplikationen, wie Pleuraempyem, Pleuraerguß und Atelektasen. Die Häufigkeit dieser Komplikationen liegt zwischen 10 und 20%, z.T. auch darüber.

34.4.3.10 Spätfolgen des Milzverlustes

Die Milz ist ein immunologisch wichtiges Organ, dessen Funktion hinsichtlich der Abwehr von Infektionskrankheiten nicht immer von den anderen lymphoretikulären Organen des Körpers übernommen werden kann (Hohenberger et al. 1985). Als Folge davon treten sowohl bei Kindern wie auch bei Erwachsenen in nicht vorhersehbarer Weise mit einer gewissen statistischen Häufigkeit oft noch viele Jahre nach der Splenektomie tödlich verlaufende Fälle der sog. Postsplenektomiesepsis auf. Die Häufigkeit derartiger Verläufe wird nach Entfernung der Milz wegen eines M. Hodgkin auf bis zu 5% eingeschätzt. Diese Tatsache hat dazu geführt, die Notwendigkeit der Splenektomie im Rahmen einer Staginglaparotomie zu überdenken. Allerdings lassen Resektionen der Milz unterschiedlichen Ausmaßes keine ausreichende Aussage darüber zu, inwieweit der entfernte Milzanteil repräsentativ für das gesamte Organ ist. Diese Fragestellung wird derzeit im Rahmen einer Therapiestudie (Hodgkin 1985) der Deutschen Arbeitsgemeinschaft für Leukämieforschung und -behandlung im Kindesalter (Leiter G. Schellong, Münster) geprüft.

34.4.3.11 Vorteile der Splenektomie

Verschiedentlich wird diskutiert, ob die Exstirpation der Milz durch die Minderung der Tumormasse bessere Voraussetzung für die anschließende Chemotherapie schaffe. Nach den bisherigen Erkenntnissen scheint dies jedoch bei Patienten ohne Hyperspleniesyndrom nicht der Fall zu sein. Allerdings kann die Reduktion des notwendigen Strahlenfelds Strahlenfolgen an den angrenzenden Organen verringern.

34.4.3.12 Stadienänderung nach Staginglaparotomie

Als Ergebnis der Staginglaparotomie müssen 16–32% der präoperativ als klinische Stadien I und II klassifizierten Hodgkin-Lymphome in das pathologische Stadium III oder IV abgeändert werden (Seufert 1983). Am häufigsten wurde dies notwendig bei ausschließlich supraklavikulärem Befall (38%), niemals jedoch im klinischen Stadium I mit axillärem oder mediastinalem Befall (Kaplan et al. 1973). Lymphozytenreiche und nodulär-sklerosierende Hodgkin-Lymphome wiesen seltener einen abdominellen Befall auf als die anderen Tumortypen.

34.5 Aufgaben der Chirurgie bei der Therapie maligner Lymphome

Während operative Maßnahmen beim Morbus Hodgkin nur zu Stagingzwecken ergriffen werden, haben sie bei Non-Hodgkin-Lymphomen des Gastrointestinaltrakts gelegentlich auch therapeutischen Charakter. Nicht selten werden jedoch Non-Hodgkin-Lymphome unter der Annahme eines Karzinoms (vor allem des Magens und des Dickdarms) operiert.

Bei Non-Hodgkin-Lymphomen des Gastrointestinaltrakts handelt es sich in den meisten Fällen zum Zeitpunkt der Diagnose bereits um ein generalisiertes Tumorstadium. Wahrscheinlich in weniger als 10% liegt ein isolierter Organbefall vor. Bei diesen Lymphomen ist im Stadium I und II, ohne B-Symptome, die chirurgische Resektion indiziert. Wurde ein Tumor ohne Kenntnis der definitiven histologischen Diagnose reseziert, so müssen postoperativ die entsprechenden Stagingmaßnahmen zur exakten Tumorstadienfestlegung vorgenommen werden. Anschließend ist über etwaige weitere chemotherapeutische oder radiotherapeutische Maßnahmen zu entscheiden (s. 34.6).

Ungeklärt ist die Frage, ob auch im Stadium III oder IV in Einzelfällen und sofern es der Allgemeinzustand des Patienten erlaubt, die Resektion von Tumormassen des Gastrointestinaltrakts sinnvoll ist. Alle diesbezüglichen Überlegungen müssen in erster Linie zu erwartende Komplikationen des notwendigen Operationsverfahrens berücksichtigen. Ist mit hinreichender Sicherheit für den Patienten eine solche Maßnahme unter den gegebenen Umständen (Erfahrung des Chirurgen, allgemeine und lokale Operabilität) zu bejahen, so plädieren wir für die Resektion gastrointestinaler Lymphome.

Ungeklärt ist auch noch die Frage, ob maligne Lymphome nach allgemein onkologisch-chirurgischen Gesichtspunkten operiert werden müssen, d.h. mit Einhaltung eines entsprechenden Sicherheitsabstands und mit Entfernung der regionären Lymphknoten. Zumindest die Entfernung der Lymphknoten der ersten Stationen erscheint alleine aus dem Grund vernünftig, da sie eine exaktere Stadieneinteilung des „Primärtumors" ermöglicht.

Allgemein anerkannt ist die Indikation zur Splenektomie bei der Haarzell-Leukämie. Ungeklärt ist bei dieser Tumorform allerdings der Zeitpunkt der Splenektomie, d.h. ob sie erst dann erfolgen soll, wenn ein Hyperspleniesyndrom gravierend wird, bzw. mechanische Auswirkungen der Splenomegalie den Patienten behindern. Aus letzterem Grund kann gelegentlich auch bei anderen malignen Lymphomen die Splenektomie indiziert sein, wenn die Splenomegalie trotz suffizienter Chemotherapie persistiert. Alternativ ist in diesen Fällen auch die lokale Bestrahlung der Milz zu diskutieren. Beim Burkitt-Lymphom wird heute eine chirurgische Reduktion abdominaler Tumormassen vor der Chemotherapie empfohlen.

34.6 Nichtchirurgische Therapie

Die Fortschritte, die bei der Behandlung maligner Lymphome in den letzten Jahren erzielt werden konnten, beruhen vor allem auf der konsequenten stadiengerechten Therapieplanung sowie auf der engen Zusammenarbeit zwischen Pathologen, internistischen, chirurgischen und radiologischen Onkologen.

34.6.1 Morbus Hodgkin

Die Behandlung des M. Hodgkin erfolgt ausschließlich in Abhängigkeit vom Tumorstadium (Tabelle 14). Die in Tabelle 14 angegebenen Behandlungsschemata werden derzeit z.T. modifiziert im Sinne von Kombinationsbehandlungen bereits in frühen Stadien mit bekanntermaßen schlechterer Prognose angewandt. Es ist zu erwarten, daß dadurch zukünftig weiterhin die Prognose des M. Hodgkin verbessert werden kann.

Tabelle 14. Behandlung des Morbus Hodgkin in Abhängigkeit vom Tumorstadium

IA, IIA	Strahlentherapie/extended field
IB, IIB, III$_1$A	Strahlentherapie/total nodal
Sonderfälle:	bei massivem intrathorakalen Befall, großem Mediastinaltumor oder hilärem Lungenbefall Mitbestrahlung der Lunge oder alternativ Kombinationstherapie (Chemo- und Strahlentherapie)
III$_2$A, IIIB	Chemotherapie, anschließend Strahlentherapie (total nodal)
IV	Chemotherapie
Sonderfälle:	bei großen Lymphomen anschließend an Chemotherapie lokale Strahlentherapie

Chemotherapie:	Standardschemata:	
1. MOPP	Mustargen, Oncovin, Procarbazin, Prednison	
COPP	Cyclophosphamid, Oncovin, Procarbazin, Prednison	
2. ABVD	Adriamycin, Bleomycin, Vinblastin, DTIC	
3. CEP	CCNU, Etoposid, Prednimustin	

Strahlentherapie:

Extended-field-Bestrahlung
Bestrahlung des Primärbefalls mit allen angrenzenden Lymphknoten:
Bei Primärbefall oberhalb des Zwerchfells in Form der Mantelfeldbestrahlung (Mediastinum, zervikal, axillär, supra- und infraklavikulär)
Bei Befall unterhalb des Zwerchfells als „umgekehrtes Y-Feld" (paraaortal bis Zwerchfellhöhe, iliakal, inguinal)
Total-nodal-Bestrahlung:
Alle Lymphknotenregionen werden bestrahlt (Mantelfeld *und* umgekehrtes Y-Feld)

Das wirksamste und bisher am besten untersuchte ist das von DeVita 1964 eingeführte MOPP-Schema (DeVita u. Serpick 1967), dem mittlerweile das COPP-Schema gleichzusetzen ist (Ersatz von Mustargen durch Cyclophosphamid). Bei Versagen des MOPP-Schemas ist in ca. 50% der Fälle noch das von Bonadonna et al. (1977) inaugurierte ABVD-Schema wirksam. In jüngster Zeit wird als Schema der dritten Wahl das CEP-Schema eingesetzt. Diese Behandlungsschemata werden bis zur Vollremission durchgeführt, wobei die starre Vorschrift, sechs Zyklen zu verabreichen, mittlerweilen verlassen ist. Nach Erreichen der Vollremission (Re-Staging) werden im allgemeinen zwei, gelegentlich auch mehr Zyklen verordnet.

34.6.2 Non-Hodgkin-Lymphome (König 1984)[1]

34.6.2.1 Chronische lymphatische Leukämie

Primär lediglich Beobachtung des Krankheitsverlaufs. Behandlungsbedürftigkeit bei:
- rascher Progredienz (rasches Lymphknoten-, Milzwachstum)
- behandlungsbedürftiger Anämie (Hämoglobin < 8 g/dl)
- behandlungsbedürftiger Thrombozytopenie (Thrombozyten $< 100\,000/cm^3$) oder
- zunehmender Infektanfälligkeit.

Chemotherapieschema intermittierend:
1. Chlorambucil, evtl. in Kombination mit Prednison.
2. Cyclophosphamid, eventuell in Kombination mit Prednison.

Lokale Bestrahlung bei umschriebenen Lymphomen.

34.6.2.2 Haarzell-Leukämie

Primär lediglich Beobachtung, keine Therapie. Splenektomie bei Hyperspleniesyndrom. Chemotherapie bei der selteneren aggressiven Form (hoher Anteil der Haarzellen im peripheren Blut, ausgeprägte Knochenmarkinfiltration mit deutlicher peripherer Panzytopenie und pathologischem Chromosomenmuster der Haarzellen): kontinuierlich Chlorambucil.

34.6.2.3 Immunozytisches NHL (außer Myelom)

Stadium I und II:	Extended-field-Bestrahlung Gastrointestinalbefall: chirurgische Exzision

Stadium I E, II E:	Exzision und/oder Bestrahlung. Wenn therapeutische Strahlendosis (über 36 Gy) nicht anwendbar, adjuvante Chemotherapie (COP)
Stadium III, IV:	Chlorambucil, (Prednison) (evtl. COP, COPP).

34.6.2.4 Solitäres Plasmazytom (siehe auch Kap. 33, Seite 690)

Lokale Exzision und/oder lokale Bestrahlung.

34.6.2.5 Multiples Myelom (siehe auch Kap. 33, Seite 690)

Stadium I (nach Durie u. Salmon 1975, s. Tabelle 10):	Melphalan-Prednison-Stoßtherapie.
Stadium II:	Kombination aus Melphalan, Prednison, Cyclophosphamid.
Stadium III:	Chemotherapieschema VCAP.

34.6.2.6 Rein zentrozytisches NHL

Stadium I, II$_1$ [2]	Extended-field-Bestrahlung
Stadium I E	Extended-field-Bestrahlung und/oder Exzision gastrointestinaler Läsionen und/oder Chemotherapie (CHOP)
Stadium II$_2$ [2]	Total-nodale Bestrahlung
Stadium II$_1$E, II$_2$E [2]	Chemotherapie (CHOP) Extended-field-Bestrahlung
Stadium III, IV	Chemotherapie (CHOP) Bestrahlung bei massivem Lymphknotenbefall oder extralymphatischer Infiltration.

34.6.2.7 Zentrozytisch-zentroblastisches NHL

Stadium I, II	Extended-field-Bestrahlung Exzision gastrointestinaler Läsionen

---

[1] Chemotherapieschemata — nachfolgend verwendete Kurzbezeichnungen:

COP	Cyclophosphamid, Oncovin, Prednison
COPP	Cyclophosphamid, Oncovin, Procarbacin, Prednison
VCAP	Oncovin, Cyclophosphamid, Adriamycin, Prednison
CHOP	Cyclophosphamid, Adriamycin, Oncovin, Prednison
COMP	Cyclophosphamid, Oncovin, Methotrexat, Prednison
BACOP	Bleomycin, Adriamycin, Cyclophosphamid, Oncovin, Prednison

[2] Stadium II$_1$, II$_2$, II$_1$E, II$_2$E nach Musshoff u. Schmidt-Vollmer 1975, s. Tabelle 6c

Stadium I E, II E	Exzision und/oder Bestrahlung. Wenn kurative Strahlendosis nicht erreichbar: adjuvante Chemotherapie (COPP)
Stadium III, IV	Chemotherapie (COPP) Bestrahlung großer Tumormassen oder E-Stadien

34.6.2.8 Lymphoblastisches NHL/T-Zell- und Non-T-Non-B-Zell-Typ

a) Unter 30 Jahre:
   Behandlung wie akute lymphatische Leukämie
b) Über 30 Jahre:

Stadium I, I E, II$_1$[3]	Extended-field-Bestrahlung
Stadium II$_1$E, II$_2$	Chemotherapie (CHOP) und Extended-field-Bestrahlung
Stadium II$_2$E[3], III, IV	Chemotherapie (CHOP) und Bestrahlung der Hauptmanifestationsorte sowie ZNS-Prophylaxe (Methotrexat intrathekal, Schädelbestrahlung)

34.6.2.9 Lymphoblastisches NHL/B-Zell-Typ (= Burkitt-Typ)

Aufgrund ausgeprägter Generalisationstendenz auch in frühen lokalisierten Stadien primäre Kombination von Chemotherapie und lokalisierter Strahlentherapie:
- Resektion (Reduktion) abdomineller Tumormassen
- Induktionsbehandlung mit Chemotherapie (COMP) und ZNS-Prophylaxe
- Konsolidationsbehandlung in fortgeschrittenen Stadien mit Bestrahlung des gesamten Abdomens (21 Gy) innerhalb von 2–3 Wochen und Fortführung der Chemotherapie (COMP), bei ZNS-Befall Schädelbestrahlung mit 25 Gy und intrathekale Chemotherapie
- Erhaltungstherapie mit 6-Mercaptopurin und Methotrexat

34.6.2.10 Immunoblastisches NHL

Stadium I und II$_1$[4]	Lokale Strahlenbehandlung
Stadium II$_1$E[4]	Chemotherapie (BACOP) und lokale Nachbestrahlung Bei Befall des gastrointestinaltrakts Resektion und lokale Nachbestrahlung
Stadium II$_2$[4]	Total-nodale Bestrahlung
Stadium II$_2$E[4]	Chemotherapie (BACOP) und Nachbestrahlung
Stadium III und IV	Chemotherapie (BACOP) und lokale Strahlenbehandlung massiver Lymphome und E-Stadien

34.6.2.11 Zentroblastisches NHL

Gleiche Behandlung wie rein zentrozytisches NHL (s.S. 710).

34.6.2.12 Akute lymphatische Leukämie (ALL)

Während alle übrigen leukämischen Verläufe der Non-Hodgkin-Lymphome entsprechend dem jeweiligen Stadium IV behandelt werden, nimmt die ALL hinsichtlich der Therapie eine Sonderstellung ein.

Grundsätzlich sind neben der spezifischen Therapie supportive Maßnahmen in gleicher Weise wichtig.

a) *Supportive Maßnahmen* (Beginn sofort nach der Diagnose):
   - Isolation des Patienten
   - Harnsteinprophylaxe mit Allopurinol
   - Darmkeimreduzierung (Colistin, Bactrim, Ampho-Moronal)
   - Haut- und Schleimhautprophylaxe (Mundspülung mit Hexoral und Ampho-Moronal-Suspension, Ampho-Moronal-Lutschtabletten, Canesten-Salbe in Anal- und Genitalregion)
   - Gezielte antibiotische Behandlung von Infektionen
   - Substitution von Blutbestandteilen
   - Substitution von Gerinnungsfaktoren
   - Sonstige Maßnahmen (Immunglobuline, Vitamin-K-Zufuhr).

---

[3] Stadium II$_1$, II$_2$, II$_1$E, II$_2$E nach Musshoff u. Schmidt-Vollmer 1975, s. Tabelle 6c

[4] Stadium II$_1$, II$_2$, II$_1$E, II$_2$E nach Musshoff u. Schmidt-Vollmer 1975, s. Tabelle 6c

b) *Spezifische Therapie:*
Die spezifische Therapie gliedert sich in *Induktionsbehandlung, Konsolidation* nach Erreichen der kompletten Remission und *Erhaltungstherapie.*

Induktion: Vincristin und Prednisolon, evtl. zusätzlich Adriamycin oder L-Asparaginase (weitere mögliche Zytostatika: 6-Mercaptopurin, Cytarabin und Cyclophosphamid)
Konsolidation: Wiederholung der Induktionsbehandlung; ZNS-Hoden-Prophylaxe: ZNS-Bestrahlung mit 24 Gy und intrathekal Methotrexat sowie Hodenbestrahlung mit 24 Gy
Erhaltungstherapie: Methotrexat und 6-Mercaptopurin, evtl. Wiederholung der Induktionstherapie.

34.7 Nachsorge

Die meisten Lymphome werden erst im generalisierten Tumorstadium diagnostiziert. Aus diesem Grunde erfolgt die Behandlung ganz überwiegend zytostatisch, durch Strahlentherapie oder in Kombination von beiden. Chirurgische Maßnahmen reichen nur ausnahmsweise als alleinige Therapie aus. Daher sind für diese Tumoren in der Regel die Gesichtspunkte der medizinisch-onkologischen Nachsorge maßgebend. Während bei manchen Lymphomen (z.B. chronisch-lymphatische Leukämie) eine spezifische Therapie primär u.U. überhaupt nicht notwendig ist, wird in anderen Fällen (z.B. lymphoblastische Leukämie bei Kindern) von vornherein die Therapie über einen Zeitraum von mehr als 2 Jahren geplant. Insofern gehen häufig Überwachung des Patienten während der Therapie, Rezidivsuche nach deren Abschluß und Tumornachsorge fließend ineinander über. Dies letztlich auch deshalb, weil bei vielen Lymphomen lediglich eine Remission unterschiedlichen Ausmaßes erreicht werden kann und die Therapieplanung in Abhängigkeit von der weiteren Entwicklung neu bedacht werden muß.

Das weitere Vorgehen ist verschiedentlich auch abhängig von dem Ergebnis von Kontrolluntersuchungen (Re-Staging). Die jeweilige Diagnostik umfaßt die gleichen Maßnahmen wie vor Beginn der Therapie (s. Tabelle 13). Hierbei ist besonderes Augenmerk auf diejenigen Organe oder Regionen zu richten, die initial von der Erkrankung befallen waren (SCHAADT et al. 1984). Der Umfang der Stagingmaßnahmen sollte auf die weniger eingrei-

Tabelle 15. Beurteilung des Behandlungserfolgs einer systematischen Behandlung. (Nach SENN u. NAGEL 1976)

Komplette Remission	Vollständiges Verschwinden pathologisch vergrößerter Lymphknoten, Leber- und Milzvergrößerung sowie aller extranodulären Tumorherde *und* Normalisierung krankheitsbedingter pathologischer Laborbefunde *und* Verschwinden tumorbedingter Symptome wie Schmerz, Pruritus, Schwitzen, Schwäche usw., „Normalisierung" des Körpergewichts
Partielle Remission	Rückgang meßbarer Tumorherde um mindestens 50% Flächenmaß sowie Rückgang von Organvergrößerungen um mindestens 50% *und* Deutliche Besserung tumorbedingter Symptome sowie von Laborbefunden Bei gewissen weniger chemo- bzw. hormonsensiblen Tumoren werden auch bereits Tumorreduktionen von mindestens 25% Flächenmaß als partielle Remission eingestuft
Stationäres Verhalten	Weniger als 25- bzw. 50%ige Flächenreduktion meßbarer Tumorherde *oder* Keine quantifizierbare Veränderung von tumorbedingten Symptomen und pathologischen Laborwerten
Progression	Unter der Therapie fortschreitendes Tumorwachstum *oder* Mehr als 25- bzw. 50%ige Vergrößerung (Flächenmaß) von vorbestehenden Tumorherden bzw. Auftreten neuer Tumormanifestationen nach mindestens 4 Wochen Behandlung *oder* Deutliche Verschlimmerung subjektiver Parameter und Laborwerte

fenden Verfahren eingeschränkt werden, die jeweils zur Erhebung des Tumorstadiums notwendig sind. Darüber hinaus müssen sie besonders unter dem Aspekt evtl. therapeutischer Konsequenzen geplant werden. Die folgenden Aufgaben gehören zur Überwachung bzw. Nachsorge von malignen Lymphomen:

34.7.1 Beurteilung von Progression bzw. Ansprechen des Tumors auf die Therapie (Remission) (Tabelle 15)

Der Therapieerfolg wird durch Beobachtung der Größenentwicklung der Tumormasse kontrolliert.

Je nach Lokalisation sollte die am wenigsten eingreifende diagnostische Methode angewendet werden (Lymphknotenpalpation, Thoraxröntgenaufnahme, Sonographie des Abdomens usw.) (Schaadt et al. 1984).

34.7.2 Erfassung von Nebenwirkungen während der (zytostatischen und Strahlen-) Behandlung

Die Nebenwirkungen von Zytostatika hängen im einzelnen von der Art der verwendeten Substanz und deren Dosierung ab. Sie sind sehr vielfältig, weswegen die Anwendung von Zytostatika ausschließlich in die Hand des erfahrenen Onkologen, im Falle der Lymphome des internistischen Onkologen, gehört.

34.7.3 Erfassung von langfristigen Folgen der Behandlung (Tabelle 16)

Während der Zytostatikatherapie und in den ersten Jahren danach ist mit 4,4% therapiebedingten oder — mitverursachten Todesfällen zu rechnen. Nach alleiniger Chemotherapie wurden in den folgenden Jahren bis zu 5% nichtlymphatische Leukosen beobachtet. Dieses Risiko ist besonders hoch bei einem Alter über 40 Jahren zum Zeitpunkt der Diagnose. Auch andere Zweitmali-

Tabelle 16. Langfristige Therapiefolgeschäden maligner Lymphome. (Aus Borum 1980 und Delbrück 1984)

Bestrahlung	
Halsbereich	Hypothyreose in ca. 50%, klinisch manifest in 3–4%
Waldeyer-Rachenring	Atrophie der Speicheldrüsen, Zahnkomplikationen
Thorax	Pneumonitis, Lungenfibrose, Perikarditis, Myokarditis
Umgekehrtes Y-Feld	Oligo-/Azoospermie; vorzeitige Menopause
Zytostase	
Alkylantien COPP, MOPP	Leukämie bis 5% Amenorrhö, Oligo-/Azoospermie
Bleomycin	Interstitielle Pneumonie
Kombinationstherapie und spontan bei Lymphomen hohen Malignitätsgrades	Infektanfälligkeit (Tuberkulose)
Kortikoide	Aseptische Knochennekrosen
Splenektomie	Postsplenektomiesepsis

Tabelle 17. Überwachungs- und Nachsorgeschema bei malignen Lymphomen (in Anlehnung an Schaadt et al. 1984). Untersuchungsprogramm: Anamnese, körperliche Untersuchung, Laboruntersuchungen (s. Tabelle 13), Röntgen-Thorax pa und seitlich, Sonografie des Abdomens, Skelettszintigramm. Bei gastrointestinalen Lymphomen: endoskopische Kontrolle des Lokalbefunds (Art und Zeitfolge s. jeweiliges Organkapitel)

Zeitplan	Lymphome	
	niedriger Malignität	hoher Malignität
1. Jahr	alle 3 Monate	alle 6 Wochen
2. Jahr	halbjährlich	alle 3 Monaten
3. Jahr	halbjährlich	halbjährlich
4. Jahr	jährlich	halbjährlich
5. Jahr	jährlich	halbjährlich
ab 6. Jahr	jährlich	jährlich

gnome treten mit erhöhter Inzidenz auf (Gassmann et al. 1982; Pedersen-Bjergaard 1982; Armitage et al. 1983; Henne u. Schmähl 1985). Neben der an sich erhöhten Infektionsanfälligkeit bei Lymphompatienten ist nach Entfernung der Milz mit einer zusätzlichen Gefährdung durch kapselbildende Bakterien zu rechnen (Hohenberger et al. 1985), welche in bis zu 5% zu einer tödlichen Postsplenektomiesepsis führen können. Diese Sepsis wird in etwa der Hälfte der Fälle durch Pneumokokken verursacht. Nur gegen diese Bakterien ist derzeit eine Vakzine verfügbar. Bei elektiv durchgeführter Splenektomie wegen eines Lymphoms sollte daher jeder Patient etwa 4 Wochen vor der geplanten Operation geimpft werden (Pneumovax). Eine Langzeitprophylaxe mit Antibiotika ist nicht sinnvoll.

34.7.4 Erfassung eines Rezidivs

Nach Abschluß der Therapie oder bei Lymphomen, die primär nicht behandlungsbedürftig sind, müssen regelmäßige Kontrolluntersuchungen durchgeführt werden (Tabelle 17). Diese Untersuchungen müssen im Einzelfall evtl. erweitert werden, wenn weitere Tumormanifestationen vermutet werden.

34.8 Prognose

34.8.1 Morbus Hodgkin

Auch beim M. Hodgkin kann man davon ausgehen, daß nahezu alle Patienten nach einem rezidiv-

Tabelle 18. Prognose des Morbus Hodgkin in Abhängigkeit vom histologischen Typ

a) 5-Jahres-Überlebensraten für jeweils alle Stadien

	HORTON (1977) (%)	LENNERT (1984) (%)
Lymphozytenreich	50–60	~95
Nodulär-sklerosierend	45–55	~82
Mischtyp	15–25	~64
Lymphozytenarm	10–20	~27

b) Rezidivrate und Letalität im Stadium I A und II A. (Aus DEVITA u. HELLMANN 1982)

	n	Rezidive	Todesfälle
Lymphozytenreich	22	1 (5%)	0
Nodulär-sklerosierend	102	10 (10%)	2 (2%)
Mischtyp	68	15 (22%)	7 (10%)

freien Intervall von mehr als 5 Jahren geheilt sind. WELLER et al. (1976) beobachteten nur noch 4% von 243 Rezidiven nach einem rezidivfreien Intervall von mehr als 5 Jahren.

34.8.1.1 Tumorabhängige Prognose

Die Prognose des M. Hodgkin wird ganz entscheidend beeinflußt von Stadium und histologischem Typ (Tabellen 18 und 19). Zwischen beiden bestehen dabei signifikante Beziehungen: Die meisten lymphozytenreichen und nodulär-sklerosierenden Formen befinden sich bei Diagnose in den Stadien I und II, die meisten lymphozytenarmen Erkrankungen jedoch in den Stadien III und IV.

Durch die Fortschritte der Therapie haben sich die großen Unterschiede in der Prognose je nach histologischem Typ und Stadium z.T. beträchtlich verringert. Heute sind es vor allem 4 Faktoren, die die Prognose erheblich verschlechtern:

a) Stadium IV,
b) lymphozytenarmer Typ,
c) Allgemeinsymptome,
d) Alter über 50 Jahre (KAPLAN 1980).

Die Prognoseverschlechterung im höheren Alter wird vor allem dadurch erklärt, daß die Nebenwirkungen der Therapie dann häufiger und gravierender sind und dadurch die therapeutischen Möglichkeiten limitiert werden.

Tabelle 19. Prognose des Morbus Hodgkin in Abhängigkeit vom Tumorstadium. (Nach DEVITA u. HELLMAN 1982 und HUHN 1982)

Stadium	5-Jahres-Überlebensrate	
	(%)	rezidivfrei (%)
I A	95	90
II A	90	80
I B, II B	85–90	70
III A	70–80	50–60
III B, IV	60–70	50

Tabelle 20. Einfluß des Mediastinalbefalls auf die Prognose des Morbus Hodgkin im Stadium I A und II A. (Aus DEVITA u. HELLMAN 1982)

Mediastinalbefall	Anzahl	Rezidive	
	(n)	(n)	(%)
Ohne Mediastinalbefall	85	1	1
Mediastinalbefall <1/3 Thoraxdurchmesser	124	4	3
alleiniger Mediastinalbefall	50	1	2
zusätzliche Läsion	74	3	4
Mediastinalbefall >1/3 Thoraxdurchmesser	92	16	17
alleiniger Mediastinalbefall	25	10	40
zusätzliche Läsionen	67	6	9

Die Ausdehnung eines evtl. Mediastinalbefalls nimmt ebenfalls Einfluß auf die Prognose (Tabelle 20).

34.8.1.2 Therapieabhängige Prognose

Der M. Hodgkin gehört neben den Hodenkarzinomen und den kindlichen Leukämien zu den malignen Erkrankungen, deren Letalität im Laufe der letzten 25 Jahre durch Verbesserungen der Therapie um etwa die Hälfte abgenommen hat.

Das am besten untersuchte Therapieschema beim M. Hodgkin ist das von DEVITA inaugurierte MOPP-Schema. Hiermit wurden in der Vergangenheit Vollremissionen in 48–85% erzielt. Die Rezidivrate war nicht unter 8–60% zu senken (GASSMANN et al. 1982).

Hingegen konnten mit dem Bonadonna-Schema (ABVD) noch in 50% der MOPP-resistenten Patienten Vollremissionen erreicht werden (HUHN 1982).

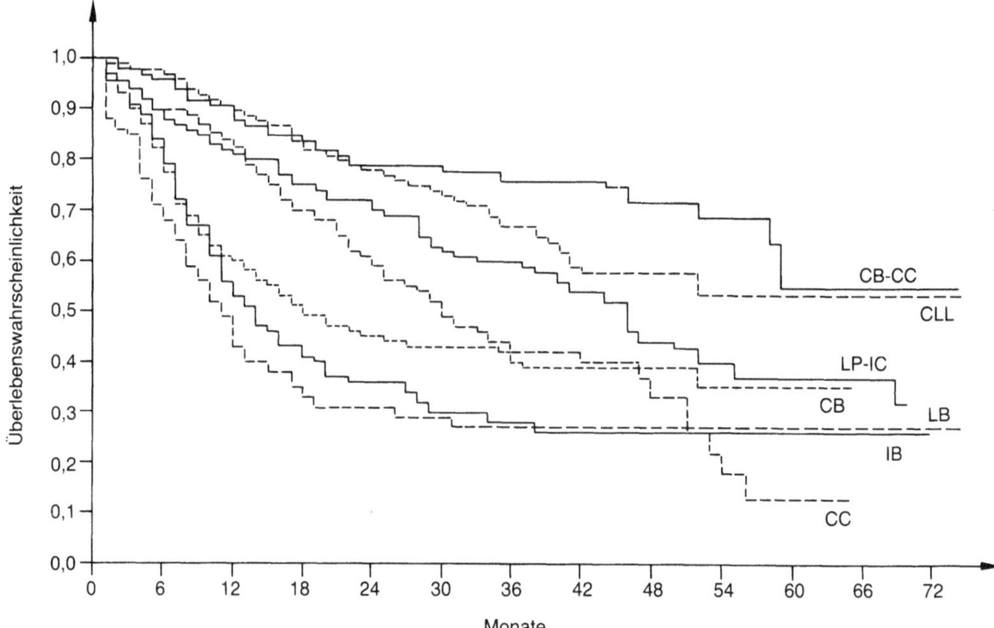

Abb. 1. Überlebenskurven von 978 Patienten mit verschiedenen Non-Hodgkin-Lymphomen. *CLL* chronische lymphatische Leukämie: n = 221, *LP-IC* LP-Immunozytom: n = 213, *CC* zentrozytisches Lymphom: n = 87, *CB-CC* zentroblastisch-zentrozytisches Lymphom: n = 157, *CB* zentroblastisches Lymphom: n = 157, *IB* immunoblastisches Lymphom: n = 83, *LB* lymphoblastisches Lymphom: n = 60. (Aus Brittinger 1983)

In jüngster Zeit wurden mit dem CEP-Regime noch in 30–50% bei MOPP- und ABVD-vorbehandelten Patienten Vollremissionen erzielt.

Mit den derzeit in Studien überprüften Schemata (primär MOPP und ABVD im Wechsel, CEP bzw. CEP und ABVD im Wechsel) ist eine weitere Verbesserung dieser Ergebnisse zu erwarten.

34.8.2 Non-Hodgkin-Lymphome

Insgesamt ist die Prognose der Non-Hodgkin-Lymphome schlechter als die des M. Hodgkin. Zwischen den verschiedenen Tumortypen gibt es jedoch beträchtliche Unterschiede. So können z.B. chronisch-lymphatische Leukämien über Jahre hinweg nach Diagnosestellung stationär bleiben, während die Heilungsrate immunoblastischer Lymphome unter 20% liegt.

Bei einzelnen Lymphomen bestehen auch erhebliche prognostische Unterschiede je nach Alter. Die ebenfalls insgesamt schlechte Prognose lymphoblastischer Lymphome trifft z.B. nicht zu für die T-Zell-Lymphome trotz leukämischen Verlaufs *bei Kindern*. Hier beträgt die Rate der kompletten Remissionen über 60% (Lennert 1981).

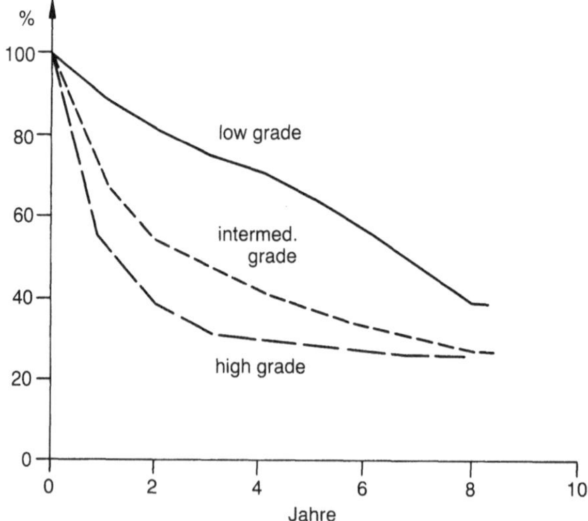

Abb. 2. Alterskorrigierte Überlebensraten in Abhängigkeit vom Malignitätsgrad maligner Non-Hodgkin-Lymphome entsprechend der „Working Formulation". Low grade: n = 389, intermediate grade: n = 427, high grade: n = 198. (Aus Rosenberg et al. 1982)

In Abb. 1 sind die Überlebensraten der häufigsten malignen Lymphome auf Grund der Daten einer prospektiven Multicenterstudie der Kieler Lymphomgruppe dargestellt (Brittinger 1983).

Tabelle 21. Prognose maligner Non-Hodgkin-Lymphome. Nomenklatur der „Working-Formulation". Nicht alterskorrigierte Überlebensraten (n = 1014). (Aus ROSENBERG et al. 1982)

	Tumortyp	n	Mediane Überlebenszeit (in Jahren)	5-Jahres-Überlebensrate (in %)	Rate der kompletten Remission (in %)	Mittlere Zeit zwischen kompletter Remission und Rezidiv (in Jahren)
high grade	Lymphozytisch, kleinzellig	41	5,8	59	61	5,4
	Follikulär, vorwiegend kleinzellig, „cleaved cells"	259	7,2	70	73	5,0
	Follikulär, gemischtzellig	89	5,1	50	65	5,2
intermediate grade	Follikulär, vorwiegend großzellig	44	3,0	45	61	8,0
	Diffus, kleinzellig, „cleaved cells"	79	3,4	33	56	2,1
	Diffus, gemischtzellig	77	2,7	38	69	4,3
	Diffus, großzellig	227	1,5	35	59	8,4
high grade	Großzellig, immunoblastisch	91	1,3	32	53	3,5
	Lymphoblastisch	49	2,0	26	69	1,1
	Kleinzellig, „noncleaved cells"	58	0,7	23	48	7,7

Neueste 1984 publizierte Zahlen (BRITTINGER et al. 1984) zeigen ähnliche Ergebnisse.

Die auf den Ergebnissen der NCI-Studie fußende und in der „Working Formulation" niedergelegte Unterteilung in Lymphome von niedriger, intermediärer und hoher Malignität beruhte auf den unterschiedlichen Überlebensdaten dieser drei Gruppen (Abb. 2, Tabelle 21). Innerhalb dieser Gruppen weisen die histologisch diffus wachsenden Lymphome eine schlechtere Prognose auf als diejenigen, welche neoplastische Follikel bilden (DEVITA u. HELLMANN 1982). Auch unter Berücksichtigung zytologischer Kriterien bestehen erhebliche Unterschiede, ebenso in Abhängigkeit vom Tumorstadium.

Hinsichtlich der Wertung der einzelnen klinischen und histologischen prognostischen Faktoren zeigen erste multivariate statistische Analysenverfahren noch diskrepante Ergebnisse (DEVITA u. HUBBARD 1982; ROSENBERG et al. 1982; BRITTINGER 1983; HORWICH u. PECKHAM 1983).

Die Prognose gastrointestinaler Lymphome scheint weniger vom Tumortyp beeinflußt zu sein als vielmehr von der Tumorausdehnung und der lokalen Kurabilität durch chirurgische Maßnahmen. Die zusätzliche postoperative Chemotherapie und/oder Bestrahlung verbessert offenbar darüber hinaus die Prognose von Lymphomen dieser Lokalisation (RADASZKIEWICZ u. DRAGOSICS 1980).

Literatur

American Joint Committee on Cancer (1983) Manual for staging of cancer. 2nd ed. Lippincott, Philadelphia London Mexico City New York St. Louis Sao Paulo Sidney

Armitage JO, Dick FR, Goeken JA, Foucar MK, Gingrich RD (1983) Second lymphoid malignant neoplasms occurring in patients treated for Hodgkin's disease. Arch Intern Med 143:445–450

Bennett MH, Farrer-Brown G, Henry K, Jellife AM (1974) Classification of non-Hodgkin's lymphomas (Letter to the Editor). Lancet II:405–406

Bonadonna G, Zucali R, DeLena M, Valagussa P (1977) Combined chemotherapy (MOPP or ABVD)-radiotherapy approach in advanced Hodgkin's disease. Cancer Treatm Rep 61:769–777

Borum K (1980) Increasing frequency of acute myeloid leukemia complicating Hodgkin's disease. A review. Cancer 46:1247–1252

Brittinger G (für die Kieler Lymphomgruppe) (1983) Klinik der malignen Non-Hodgkin-Lymphome, speziell der chronischen lymphatischen Leukämie. Verh Dtsch Ges Pathol 67:494–516

Brittinger G, Bartels H, Common H et al. (Kiel lymphoma study group) (1984) Clinical and prognostic relevance of the Kiel classification of non-Hodgkin lymphomas. Results of a prospective multicenter study by the Kiel lymphoma study group. Hematol Oncol 2:269–306

Chabner BA, Fisher RJ, Young RC, DeVita VT (1980) Staging of non-Hodgkin's lymphoma. Semin Oncol 7:285–291

Coller BS, Chabner BA, Gralnick HR (1979) Frequencies and pattern of bone marrow involvement in the non-Hodgkin's lymphomas. Observations on the value of bilateral biopsies. Am J Hematol 3:105–119

Delbrück H (1984) Therapiefolgestörungen bei Patienten mit malignen Non-Hodgkin-Lymphomen. Klinikarzt 13:1087–1100

Desser RK, Golomb HM, Ultmann JE et al. (1977) Prognostic classification of Hodgkin's disease in pathologic stage III, based on anatomic considerations. Blood 49:883–893

DeVita VT, Serpick A (1967) Combination chemotherapy in the treatment of advanced Hodgkin's disease. Proc Am Assoc Cancer Res 8:13

DeVita VT Jr, Hellman S (1982) Hodgkin's disease and the non-Hodgkin's lymphoma. In: DeVita VT Jr, Hellman S, Rosenberg SA (eds) Principles and practice of oncology. Lippincott, Philadelphia Toronto

DeVita VT Jr, Hubbard SM (1982) The curative potential of chemotherapy in the treatment of Hodgkin's disease and non-Hodgkin's lymphomas. In: Rosenberg SA, Kaplan HS (eds) Malignant lymphomas, etiology, immunology, pathology, treatment. Academic Press, New York

Dorfman RF (1974) Classification of non-Hodgkin's lymphomas (Letter to the Editor). Lancet I:1295–1296

Dunnick NR, Castellino RA (1979) Lymphography in the search for occult lymphoma. In: Malek P, Bartos V, Weissleder H, Witte MH (eds) Lymphology. Thieme, Stuttgart

Durie BGM, Salmon SE (1975) A clinical staging system for multiple myeloma. Correlation of measured myeloma cell mass with presenting clinical features, response to treatment and survival. Cancer 36:842–854

Gassmann W, Schmitz N, Löffler H (1982) Praxis der Chemotherapie mit dem De Vita-Protokoll. Dtsch Med Wochenschr 107:1063–1069

Gérard-Marchant R, Hamlin I, Lennert K, Rilke F, Stansfeld AG, Van Unnik JAM (1974) Classification of non-Hodgkin's lymphomas (Letter to the Editor). Lancet II:406–408

Gerhartz D (1982) Zweitmalignome unter zytostatischer Therapie. Lebensversicherungsmedizin 34:110–113

Glatstein E, Guemsey JM, Rosenberg SA, Kaplan HS (1969) The value of laparotomy and splenectomy in the staging of Hodgkin's disease. Cancer 24:709–718

Hayat M (1984) Zitiert nach persönlicher Mitteilung von Hermanek P (1984)

Henne T, Schmähl D (1985) Occurence of second primary malignancies in man — a second look. Cancer Treatment Reviews 12:77–94

Hermanek P (1984) Persönliche Mitteilungen vom Liaison-Meeting von AJCC und UICC, New York, November 1984

Hohenberger W, Kalden JR, Djawari D, Simon M Jr (1985) Immunologische Untersuchungen zu den Folgen des Milzverlustes. Langenbecks Arch Chir [Suppl] 31–34

Horton J (1977) The lymphomas. In: Horton J, Hill GS (eds) Clinical oncology. Saunders, Philadelphia. Zit. bei Fritsch H, Kuttig H (1982) Maligne Lymphome. In: Ott G, Kuttig H, Drings P (Hrsg) Standardisierte Krebsbehandlung, 2. Aufl. Springer, Berlin Heidelberg New York

Horwich A, Peckham M (1983) „Bad risk" non-Hodgkin lymphomas. Semin Hematol 20:35–56

Huhn D (1982) Diagnostik und Therapie des Morbus Hodgkin. Dtsch Med Wochenschr 107:1597–1602

Jamshidi K, Swaim WE (1971) Bone marrow biopsy with unaltered architecture: A new biopsy device. J Lab Clin Med 77:335–342

Kaplan HS, Dorfman RF, Nelsen TS, Rosenberg SA (1973) Staging laparotomy and splenectomy in Hodgkin's disease: Analysis of indications and patterns of involvement in 285 consecutive, unselected patients. Natl Cancer Inst Monogr 36:291–301

Kaplan HS (1980) Hodgkin's disease: unfolding concepts concerning its nature, management and prognosis. Cancer 45:2439–2474

König H (1984) Leitfaden für den onkologisch tätigen Arzt. Perimed, Erlangen

Krikorian JG, Burke JS, Rosenberg SA, Kaplan HS (1979) The occurence of non-Hodgkin's lymphoma following therapy for Hodgkin's disease. N Engl J Med 300:452–458

Lennert K (1976) Klassifikation und Morphologie der Non-Hodgkin-Lymphome. In: Löffler H (Hrsg) Maligne Lymphome und monoklonale Gammopathien, Hämatologie und Bluttransfusion, Bd 18. Lehmann, München

Lennert K (1981) Histopathologie der Non-Hodgkin-Lymphome (nach der Kiel-Klassifikation). Springer, Berlin Heidelberg New York

Lennert K (1984) Lymphknoten. In: Eder M, Gedigk P (Hrsg) Lehrbuch der allgemeinen Pathologie und der pathologischen Anatomie, 31. Aufl. Springer, Berlin Heidelberg New York Tokyo

Lennert K, Mohri N, Stein H, Kaiserling E (1975) The histopathology of malignant lymphoma. Br J Haematol 31 [Suppl]:193–203

Lukes RJ, Butler JJ, Hicks EB (1966a) Natural history of Hodgkin's disease as related to its pathologic picture. Cancer 19:317–344

Lukes RJ, Collins RD (1975) New approach to the classification of the lymphomata. Br J Cancer 31 [Suppl II]:1–28

Lukes RJ, Craver LF, Hall TC, Rappaport H, Rubin P (1966b) Report of Nomenclature Committee. Cancer Res 26:1311

Mathé G, Rappaport H, O'Connor GT, Torloni H (1976) Histological and cytological typing of neoplastic diseases of haematopoietic and lymphoid tissues. International histological classification of tumours, No. 14. WHO, Geneva

Murphy SB (1978) Childhood non-Hodgkin's lymphoma. N Engl J Med 299:1446–1448

Musshoff K, Schmidt-Vollmer H (1975) Prognosis of non-Hodgkin's lymphomas with special emphasis on the staging classification. Z Krebsforsch 83:323–341

Pedersen-Bjergaard J, Larsen SO (1982) Incidence of acute nonlymphocytic leukemia, preleukemia and acute myeloproliferative syndrome up to 10 years after treatment of Hodgkin's disease. N Engl J Med 307:965–971

Radaszkiewicz T, Dragosics B (1980) Primary lymphomas of the gastrointestinal tract. Pathol Res Pract 169:353–365

Rai KR, Sawitzky A, Cronkite EP, Chanane AD, Levy RN, Pasternack BS (1975) Clinical staging of chronic lymphocytic leukemia. Blood 46:219–234

Rappaport H (1966) Tumors of the hematopoietic system. In: Atlas of tumor pathology. Sect. III, Fasc. 8. Armed Forces Institute of Pathology, Washington

Rivas C, Oliva H (1982) Non-Hodgkin-Lymphome: Eine Übersicht. Klinik Journal 1–2:30–41

Rosenberg SA, Berard CW, Brown BW Jr et al. (1982) National Cancer Institute sponsored study of classifications of non-Hodgkin's lymphomas. Summary and description of a working formulation for clinical usage. Cancer 49:2112–2135

Schaadt M, Plaumann L, Diehl V (1984) Diagnostik der Non-Hodgkin-Lymphome. Dtsch Med Wochenschr 109:221–225

Senn H-J, Nagel GA (1976) Praktische Durchführung der Therapie mit Hormonen oder Zytostatika. In: Brunner KW, Nagel GA (Hrsg) Internistische Krebstherapie. Springer, Berlin Heidelberg New York

Seufert RM (1983) Chirurgie der Milz. Enke, Stuttgart

Spiessl B, Hermanek P, Scheibe O, Wagner G (1984) TNM-Atlas. Springer, Berlin Heidelberg New York Tokyo

Statistisches Amt des Saarlandes (1984) Saarländische Krebsdokumentation 1979–1981. Saarbrücken

Statistisches Bundesamt Wiesbaden (Hrsg) (1983) Gesundheitswesen, Fachserie 12, Reihe 4. Todesursachen 1981. Kohlhammer, Stuttgart Mainz

UICC (1982) TNM classification of malignant tumours, 3rd edn by M. Harmer. UICC, Geneva 1978; revised and enlarged 1982

Waterhouse J, Muir C, Shanmugaratnam K, Powell J (eds) (1982) Cancer incidence in five continents, Vol IV. International Agency for Research on Cancer, Lyon 1982

Weller SA, Glatstein E, Kaplan HS, Rosenberg SA (1976) Initial relapses in previously treated Hodgkin's disease. Results of second treatment. Cancer 37:2840–2846

Ziegler JL (1977) Treatment results of 54 American patients with Burkitt's lymphoma are similar to the African experience. N Engl J Med 297:75–80

Weiterführende Literatur

Begemann H (Hrsg) (1982) Non-Hodgkin-Lymphome. In: Schwiegk H (Hrsg) Handbuch der Inneren Medizin. Blut und Blutkrankheiten, Teil 7. Springer, Berlin Heidelberg New York 1982

Begemann H, Kaboth W (1974) Die Lymphogranulomatose. In: Schwiegk H (Hrsg) Handbuch der Inneren Medizin. Blut und Blutkrankheiten, Teil 5. Springer, Berlin Heidelberg New York

Cavalli F, Bonadonna G, Rozencweig M (eds) (1985) Malignant lymphomas and Hodgkin's disease: Experimental and therapeutic advances. Kluwer Academic Publ, Dordrecht

Ford RJ jr, Fuller LM, Hagemeister FB (eds) (1984) Hodgkin's disease and non-Hodgkin's lymphomas. New perspectives in immunopathology, diagnosis, and treatment. Raven Press, New York

Kaplan HS (1980) Hodgkin's disease, 2nd edn. Harvard University Press, Cambridge, Mass

Lennert K (1978) Malignant lymphomas other than Hodgkin's disease. In: Uehlinger E (ed) Handbuch der speziellen pathologischen Anatomie und Histologie, Bd I, Teil 3, Bandteil B. Springer, Berlin Heidelberg New York

Rosenberg SA, Kaplan HS (eds) (1982) Malignant lymphomas — etiology, immunology, pathology, treatment. Bristol Myers Cancer Symposia, Vol 3. Academic Press, New York

Sotto JJ, Vrousos C, Sotto MF, Vincent F (eds) (1985) Non-Hodgkin's lymphomas: New techniques and treatments. Karger, Basel München Paris London New York Sydney

Stacher A, Höcker P (Hrsg) (1979) Lymphknotentumoren. Pathophysiologie, Klinik und Therapie. Urban & Schwarzenberg, München Wien Baltimore

35 Maligne Tumoren des Kindesalters

G.-H. WILLITAL und P. HÜMMER

35.1 Epidemiologische Gesichtspunkte

In der Liste der Todesursachen stehen bei Kindern
zwischen dem 1. und 14. Lebensjahr die Krebserkrankungen an zweiter Stelle hinter den Unfällen.
Häufigkeit, Alters- und Geschlechtsverteilung
maligner Tumoren des Kindesalters, wie sie in der
Literatur angegeben werden, gehen aus Abb. 1
und Tabelle 1 hervor.

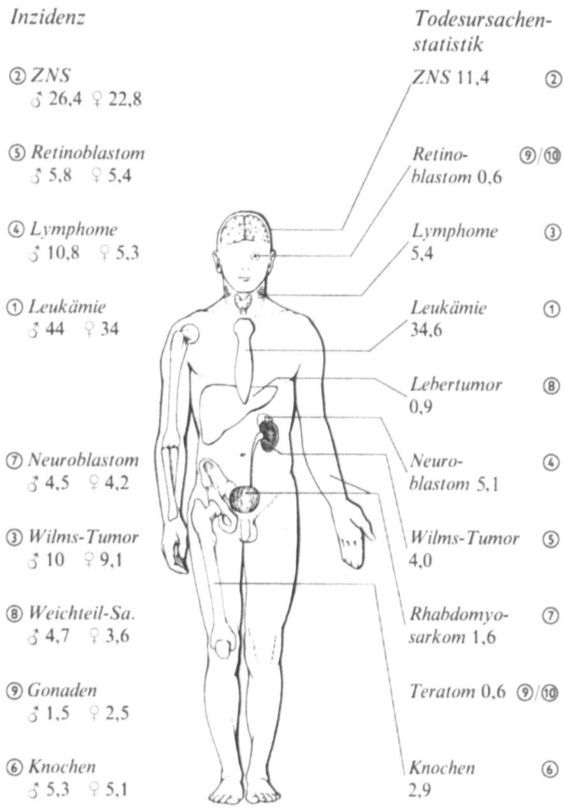

Abb. 1. Häufigkeit kindlicher Malignome, Neuerkrankungen und Sterbefälle bis zum 15. Lebensjahr. *Links:* Inzidenz:
Zahl neuerkrankter Kinder pro 1 Million und Jahr, Zahlen
aus USA 1969–1971 und aus Finnland 1953–1970 (nach
GRUNDMANN u. MÜLLER 1980). *Rechts:* Todesursachenstatistik: Zahl verstorbener Kinder pro 1 Million und Jahr, Zahlen aus USA 1960–1966 (nach MILLER 1969). In Kreisen
jeweilige Rangordnung

35.2 Übersicht über Besonderheiten in Ätiologie und Therapie kindlicher Tumoren

35.2.1 Leukosen (30–40%)

Ätiologie
1. Chemische Substanzen (Benzolabkömmlinge?)
2. Ionisierende Strahlen während der Schwangerschaft
3. Viren?
4. Genetische Faktoren:
   a) Chromosomenaberrationen (Down-, Kline-
      felter-, Pätau-Syndrom),
   b) Erbkrankenheiten mit erhöhtem Risiko
      (Ataxia teleangiectatica Louis-Bar, Bloom-
      Syndrom, Fanconi-Anämie, Agranulozytose
      Kostmann,   Wiskott-Aldrich-Syndrom,
      Agammaglobulinämie Bruton, kombinierte
      Immundefizienz, Phakomatosen).

Therapie.
Nicht chirurgisch. Kombinations-Chemotherapie
2–3 Jahre. Remissionseinleitung durch Prednison
und Vincristin 4–6 Wochen. Dauertherapie: 6-
Mercaptopurin und Amethopterin (s. auch Kap.
34, S. 697).

35.2.2 Hirntumoren (15–25%)

Ätiologie
1. Chemische Substanzen (tierexperimentell:
   Äthylnitrosoharnstoff diaplazentar; Hirntumo-
   ren nach Leukämie-Chemotherapie).
2. Genetische Faktoren:
   a) Chromosomenanomalien (Turner-Syndrom,
      Retinoblastom bei 13q-Syndrom)
   b) Phakomatosen (Neurofibromatose v. Reck-
      linghausen; Riesenzellastrozytom bei tuberö-
      ser Sklerose).

Therapie
1. Medulloblastom: Totalexstirpation, postoperativ Megavolt- und Kombinationschemotherapie

Tabelle 1. Alters- und Geschlechtsverteilung kindlicher Malignome. Altersverteilung nach Daten von JONES u. CAMPBELL (1976). Altersgipfel und Geschlechtsverteilung nach Angaben von BERRY (1981), GRUNDMANN u. MÜLLER (1980), LAMPERT (1980), RAVITCH et al. (1979). Zusätzlich verwendet unveröffentlichte Daten der Chir. Univ.-Klinik Erlangen (1984)

Tumorart	Altersverteilung		Altersgipfel	Geschlechtsverteilung ♂:♀
	Jahre	(%)		
Leukosen	0–4	49%	2–5 Jahre	1,1 bis 1,3:1
	5–9	30%		
	10–14	21%		
Gehirn	0–4	44%	Medulloblastom:	Medulloblastom: 2:1
	5–9	30%	2–8 Jahre;	Insgesamt: 1:1
	10–14	26%	Kleinhirnastrozytom: 5–15 Jahre	
Lymphome	0–4	20%	Non-Hodgkin: 3–12 Jahre	Non-Hodgkin: 2–3:1
	5–9	38%	(3–5 Jahre bzw. 6–8 Jahre)	
	10–14	42%	Hodgkin: 2$\frac{1}{2}$–15 Jahre	Hodgkin: 1,5–3:1
Wilms-Tumor	0–4	81%	0–5 Jahre	0,97–1,1:1
	5–9	18%	Durchschnitt 3,6 Jahre bei Diagnose	
	10–14	1%		
Hypernephrom			a) Schulalter	
			b) Hauptgipfel 60 Jahre	
Neuroblastom	0–4	84%	0–2 Jahre: 50–60%	1,1:1
	5–9	11%	0–8 Jahre: 95%	
	10–14	5%		
Weichteil-Sarkom	0–4	40%	2–6 Jahre	1–1,3:1
	5–9	34%	Rhabdomyo-Sarkom 6 Jahre	
	10–14	26%	Lipo-Sarkom 0–2 Jahre	
Knochen-Sarkom	0–4	5%	Osteo-Sarkom: 10–20 Jahre	1–1,1:1
	5–9	27%	♂: 14$\frac{1}{2}$ Jahre, ♀: 13$\frac{1}{2}$ Jahre	
	10–14	68%	Ewing-Sarkom: 4–25 Jahre	
Schilddrüse			10–14 Jahre	1:2 bis 1:3
Hepatoblastom			0–3 Jahre	1,5:1
Hepatokarzinom			a) 2–4 Jahre, b) 11–15 Jahre	10:1
Hoden, embryonales Ca			$\frac{1}{2}$–2 Jahre	–
Teratom			50% 1. Lebenstag	1:3

(Amethopterin, Vincristin, Cyclophosphamid, Hirnödem: Glukokortikoide).

2. Kleinhirnastrozytom: Totalexstirpation ist Mittel der Wahl.
3. Ependymom: Radikalentfernung nicht immer möglich, postoperativ Strahlentherapie.
4. Hirnstammgliom: Hochvolttherapie, keine Operation.
5. Kraniopharyngeom: Hohe Operationsletalität. Tumorverkleinerung, postoperativ Strahlentherapie.
6. Retinoblastom: Enukleation des Auges. Bilaterale Form: Enukleation einseitig, Bestrahlung kontralateral. Adjuvante Chemotherapie bei intrakranieller Beteiligung. Erhaltungsversuche des Auges: Lichtkoagulation, ^{60}Co-Implantation.

35.2.3 Maligne Lymphome (um 10%)

Ätiologie
1. Immunmangelkrankheiten (Hypogammaglobulinämie, Lymphozytenstörung).
2. Onkogene Viren (Burkitt-Lymphom: Epstein-Barr-Virus).

Therapie
Siehe Kap. 34, S. 697.

35.2.4 Wilms-Tumor (10–15%)

Ätiologie
1. Dysontogenetische Geschwulst, fehlerhafte Organlage als Tumorursache vermutet. Assoziierte

Fehlbildungen! Differenzierungsentgleisung in frühem Stadium der Nierenentwicklung? Entstehung aus persistierendem Blastem der Nachniere.
2. Genetischer Faktor:
   a) Häufung bei Edwards-Syndrom (Trisomie 18)
   b) familiäres Vorkommen vereinzelt, gehäuft bei bilateralem Tumor.
      Hypothese nach Knudson u. Strong (1972): zwei nacheinander ablaufende Mutationen.
Näheres s. Abschn. Wilms-Tumor, S. 722.

35.2.5 Neuroblastom (5–15%)

Ätiologie
1. Chemische Substanzen (experimentell Nitrosoverbindungen; transplazentare Übertragung von Diphenylhydantoin)
2. Onkogene Viren?
3. Genetische Faktoren
   a) familiäre Häufung selten
   b) Chromosomenanomalien: Pätau-Syndrom (Trisomie 13).
Näheres s. Kap. 32, S. 731.

35.2.6 Weichteilsarkome (5–8%)
(am häufigsten Rhabdomyosarkome)

Ätiologie
Genetischer Faktor? Onkogene Viren?
Näheres s. Kap. 32, S. 643.

35.2.7 Knochensarkome (um 5%)

Ätiologie
1. Dysontogenetische Formen (Keimversprengung)?
2. Ionisierende Strahlen (Osteosarkom)
3. Onkogene Viren (Osteosarkom experimentell durch Kombination radioaktiven Strontiums mit RNS-Viren)
4. Genetischer Faktor?
   a) Vereinzelt familiäre Häufung des Osteosarkoms
   b) Ewing-Sarkom bei Zwillingen
   c) Assoziation des Osteosarkoms mit Osteogenesis imperfecta
   d) maligne Entartung kartilaginärer Exostosen.

Therapie
Siehe Kap. 33, S. 672.

35.2.8 Hepatoblastom (0,5–1%)

Ätiologie
1. Chemische Substanzen (Vinylchlorid?)
2. Dysontogenetischer Tumor?
3. Immunmechanismus?

Therapie
50% lokal resezierbar. Strahlen- und Chemotherapie bei primär inoperablem Tumor zur Tumorreduktion, danach „second look". Strahlentherapie von Tumorresten und Metastasen.
Näheres s. auch Kap. 23, S. 461.

35.2.9 Hepatozelluläres Karzinom (unter 1%)

Ätiologie
1. Zirrhose nach Gallengangsatresie oder frühkindlicher Hepatitis
2. Stoffwechselstörungen: Glykogenspeicherkrankheit, M. Niemann-Pick, hereditäre tubuläre Dysplasie de Toni-Fanconi.

Therapie
Nur kurative Resektion aussichtsreich. Näheres s. auch Kap. 23, S. 461.

35.2.10 Schilddrüsenkarzinom (0,5–1%)

Ätiologie
1. Häufung in Struma-Endemiegebieten
2. Strahlenbehandlung der Halsregion (Thymushyperplasie, Tonsillen, Adenoide, Haut).

Therapie
Chirurgische Therapie wie bei Erwachsenen, aber größere Bedeutung der „neck dissection" (häufiger Lymphknotenmetastasen); Radiojodtherapie nur bei Inoperabilität und Metastasen (Risiken: Leukämie, Lungenfibrose), dann auch externe Strahlentherapie zu erwägen (Ravitch et al. 1979). Keine Resektion der infiltrierten Trachea bei papillären Karzinomen. Näheres s. auch Kap. 18, S. 292.

35.2.11 Sakrokokzygeales malignes Teratom (etwa 2%)

Ätiologie
1. Chromosomenanomalie: Klinefelter-Syndrom (XXY)
2. Häufung von Zwillingen in der Familie; abortive Zwillingsform?
3. Abstammung vom Hensen-Primitivknoten oder von Keimdrüsenanlagen?

Therapie. Exstirpation einschließlich Steißbeinresektion, Erhaltung des Beckenbodens. Postoperativ Radio- und Chemotherapie bei allen malignen Formen. Tumorrest: „second look" nach Tumorschrumpfung. Zugang perineal oder abdominoperineal je nach Typ.

35.3 Nephroblastom (Wilms-Tumor)

35.3.1 Epidemiologie

Die Wahrscheinlichkeit, daß ein lebend geborenes Kind später an einem Wilms-Tumor erkranken wird, liegt bei 1:10000 bis 1:50000 (D'ANGIO et al. 1980; BACHMANN et al. 1980; LAMPERT 1980; SIEBER et al. 1979). Die Zahl der Neuerkrankungen pro Kopf der Bevölkerung und Jahr wird auf 1–2 Fälle pro 1 Million geschätzt, wobei Rasse, geographische und Umweltbedingungen keinen wesentlichen Einfluß haben. Die meisten Statistiken lassen keine Geschlechtsbevorzugung erkennen, nur einzelne Autoren geben eine leichte Knabenwendigkeit an.

In westlichen Ländern liegt der Altersgipfel bei Diagnose in der zweiten Hälfte des 4. Lebensjahres. Über das Auftreten des Tumors bereits in Fetalzeit und Neugeborenenperiode wurde wiederholt berichtet. 50% der Erkrankungen manifestieren sich bis zum dritten, 80% bis zum fünften, mehr als 90% bis zum siebten Lebensjahr. Bis 1980 fanden sich in der Weltliteratur nur 170 Fälle von Erkrankungen im Erwachsenenalter (BABAIAN et al. 1980).

Von allen malignen Tumorerkrankungen des Kindesalters entfallen etwa 10% (5,5–13%) auf den Wilms-Tumor. Mehr als 95% der malignen kindlichen Nierentumoren werden als Nephroblastom klassifiziert. Über familiäres Auftreten mit Häufung assoziierter Fehlbildungen und bilatera-

len Auftretens wurde gelegentlich berichtet (KNUDSON u. STRONG 1972; WIKSTRÖM et al. 1982). In der US National Wilms' Tumor Study hatten 46 von 547 Kindern mit Wilms-Tumoren assoziierte Fehlbildungen: bevorzugt war der Urogenitaltrakt (4% der Kinder) mit Hufeisenniere, Doppelungen des oberen Harntrakts, Hypospadie und Kryptorchismus. Bei 3% bestand eine Hemihypertrophie, bei 1% Aniridie (D'ANGIO et al. 1980). Der Wilms-Tumor kommt ferner gehäuft bei Trisomie 18, Mikrozephalie, im Rahmen des Beckwith-Wiedemann-Syndroms, sowie assoziiert mit multiplen Tumoren (Rhabdomyosarkom, Neuroblastom, Fibrosarkom) und Hamartomen vor (HAAS et al. 1982; NAKAMURA et al. 1981).

Die linke Niere ist etwas häufiger als die rechte betroffen. In wenigen Fällen wurden multiple sowie extrarenale Tumoren beschrieben. Die Häufigkeit bilateralen Auftretens wird mit 2–19% angegeben (BOLKENIUS et al. 1977; WIKSTRÖM et al. 1982). Die bilaterale Erkrankung läßt sich in 2 von 6 Fällen bereits bei der Erstoperation nachweisen, bei einem Drittel der Patienten während der nächsten 6–15 Monate. Bei bilateralen Formen scheint häufiger als bei unilateralen eine genetische Disposition zu bestehen (KNUDSON u. STRONG 1972).

35.3.2 Pathologisch-anatomische Gesichtspunkte (ASHLEY 1978; JONES u. CAMPBELL 1976)

Die grauweiße — zunächst innerhalb der Nierenkapsel gelegene — Tumormasse geht meist vom oberen oder unteren Nierenpol aus. Die seltene multizentrische Form zeigt diffus über das Nierenparenchym verstreute Herde. Die Nierenoberfläche erscheint deformiert. Oft finden sich Nekrosehöhlen und Einblutungen, selten multiple Zysten. Gegenüber dem normalen Nierengewebe ist der Tumor meist durch eine fibröse Kapsel scharf abgegrenzt. Wird diese durchbrochen, so kommt es fortschreitend zur Zerstörung der Nierenrinde und zum Verschluß des Kelchsystems, dann zur Infiltration der perirenalen Faszie und des Fettgewebes. Die Nebennieren sind gewöhnlich einbezogen, während Leber, Darm und Wirbelsäule selten — oder spät — direkt infiltriert werden. Sehr selten breitet sich der Tumor auch direkt über Zwerchfell und Pleura auf die benachbarte Lunge aus.

Die Ausbreitung in V. renalis und V. cava inferior ist nicht von einer bestimmten Tumorgröße abhängig. Lymphogene Metastasen finden sich zuerst in den perihilären Lymphknoten, dann in der paraaortalen Kette. Erst spät ist ein bilateraler Befall der retroperitonealen Lymphknoten festzustellen. Hämatogene Metastasen zeigen sich — in Form einzelner oder multipler Rundherde — vor und nach der Operation am häufigsten in den Lungen. Sekundär erfolgt von diesen aus eine Metastasierung in andere Organe, insbesondere Gehirn, Knochen und Leber, meist jedoch in der Endphase der Erkrankung. Lebermetastasen können daneben auch über die V. portae entstehen.

Jereb et al. (1980) berichten über die Metastasenhäufigkeit bei 300 Kindern aus der europäischen S.I.O.P.-Studie: von 255 Kindern mit normalen Lymphknoten wiesen 21% Metastasen in den Lungen, 4% in der Leber, 6% im sonstigen Bauchraum, 3% in den Knochen und 5% mit anderer Lokalisation auf. Bei Lymphknotenbefall (55 Kinder) fanden sich dagegen in 53% Lungen-, 11% Leber-, 9% sonstige abdominale, 7% Knochen- und 11% sonstige Metastasen.

Die Häufigkeit von Metastasen zum Zeitpunkt der Diagnose wird mit 10–30% angegeben; weitere 30% der Kinder entwickeln sie in der Folgezeit, 90% davon innerhalb der ersten 24 Monate (Bachmann et al. 1980; Sieber et al. 1979).

35.3.3 Pathohistologie
(Ashley 1978; Sieber et al. 1979)

Der klassische Wilms-Tumor setzt sich aus epithelialen und mesenchymalen Anteilen zusammen, die unterschiedlich ausgereift sind und Differenzierung zu tubulären und glomerulären Elementen aufweisen können. Histogenetisch handelt es sich um einen embryonalen Tumor, der nach heute vorherrschender Meinung von undifferenziertem metanephrogenen Gewebe abstammt.

Allgemein wird heute die Klassifikation der Wilms-Tumoren nach Beckwith u. Palmer (1978) verwendet (Tabelle 2). Dabei werden die Tumorstruktur und das Vorliegen von Anaplasie und sarkomatösen Strukturen bewertet.

Unter Berücksichtigung der klinischen Ergebnisse wurden in der US National Wilms' Tumor Study zwei Gruppen herausgestellt, nämlich solche mit prognostisch günstiger Histologie (weder Anaplasie noch sarkomatöser Charakter) und andere mit ungünstiger Histologie (Anaplasie oder Sarkomstrukturen): von 427 Patienten der ersten NWTS-Studie zeigten nur 25 anaplastische und 24 sarkomatöse Züge, die restlichen 378 (88,5%) ei-

Tabelle 2. Histologische Klassifikation der Wilms-Tumoren nach Beckwith u. Palmer 1978

A. Tumorstruktur:
 1. vorwiegend epithelial
 2. vorwiegend blastemal
 3. vorwiegend stromal:
    a) rhabdomyosarkomatös
    b) klarzellig
    c) hyalinisierend
 4. Mischtyp

Einordnung als „vorwiegend" erfolgt, wenn mehr als 65% einer speziellen Komponente zugehören, in allen anderen Fällen Klassifikation als Mischtyp.

„Epithelial": tubuläre Strukturen (mit oder ohne Lumen), glomeruläre Strukturen, selten auch Plattenepithel, schleimbildendes Epithel oder basaliomähnliche Strukturen

„Blastemal": dicht liegende rundliche Zellen mit spärlich Zytoplasma, ähnlich anderen kleinzelligen kindlichen Tumoren

„Stromal":
a) differenzierte Komponente: fibröses Gewebe, chondroide oder myxoide Strukturen, hyalin-osteoidähnliche Bilder, Fettgewebe, quergestreifte Muskulatur
b) undifferenzierte Komponente: zellreiche spindelige Areale

B. Anaplasie

Angaben über Anaplasie sind bei vorwiegend epithelialen, vorwiegend blastemalen Typen und bei Mischtypen erforderlich!

Anaplasie wird diagnostiziert, wenn in einem Gesichtsfeld bei stärkerer Vergrößerung sämtliche der drei folgenden Kriterien gegeben sind:
a) Kerne mit mindestens 3fachem und größerem Durchmesser wie umgebende Kerne desselben Typs,
b) deutliche Hyperchromasie vieler dieser Kerne,
c) pathologische Mitosen

Bei Vorliegen einer Anaplasie wird weiters unterschieden zwischen
a) fokaler Anaplasie: in weniger als 10% der untersuchten Gesichtsfelder
b) diffuse Anaplasie: in mehr als 10% der untersuchten Gesichtsfelder

Anaplasie fast nie bei Kindern in den ersten 2 Lebensjahren!

C. Sarkomatöse Strukturen

Beim vorwiegend stromalen Typ ist zusätzlich anzugeben, ob sarkomatöse Strukturen vorliegen, d.h. ob der Tumor hauptsächlich oder ausschließlich aus schlecht differenzierten bzw. undifferenzierten Stromazellen besteht

„Tumor mit ungünstiger Histologie"

= Tumor mit Anaplasie und/oder sarkomatösen Strukturen

Tabelle 3. Grading des Nephroblastoms nach LAWLER et al. 1975

Gruppe 0	keine Tubuli
Gruppe +	weniger als ein Tubulus pro 4–5 Gesichtsfeldern (bei mittlerer Vergrößerung)
Gruppe + +	zwischen + und + + +
Gruppe + + +	sehr viele Tubuli (fast das gesamte Tumorgewebe ist an der Tubulusbildung beteiligt)
Unklassifizierbar	zu kleine Tumorproben z.B. bei Nadelbiopsien oder ausgedehnten regressiven Veränderungen nach Vorbestrahlung

nen „günstigen" histologischen Befund (D'ANGIO et al. 1980).

Die Deutsche Gesellschaft für Pädiatrische Onkologie fordert zusätzlich auch ein Grading nach LAWLER et al. (1975) (Tabelle 3). Differentialdiagnostisch ist vom Nephroblastom das *kongenitale mesoblastische Nephrom* abzugrenzen. Es wurde erstmals von BOLANDE et al. (1967) als Sonderform des Nephroblastoms beschrieben. Nach UGARTE et al. (1981) ist das mesoblastische Nephrom bei Kindern unter 3 Monaten der häufigste Typ des primären Nierentumors. Es handelt sich dabei um eine benigne nicht metastasierende Tumorform, histologisch aus vorwiegend mesenchymalen Elementen zusammengesetzt, vom Wilms-Tumor streng zu unterscheiden (SHEN u. YUNIS 1980).

35.3.4 TNM- und pTNM-Klassifikation, Stadieneinteilung

Tabelle 4 zeigt die seit 1982 gültige, ab 1987 gering geänderte UICC-Klassifikation, die auch vom

Tabelle 4. TNM/pTNM-Klassifikation des Nephroblastoms. (UICC 1982, mit ab 1987 gültigen Änderungen)

Prätherapeutische klinische Klassifikation: TNM
Minimalerfordernisse: klinische Untersuchung, Urographie, Standardröntgenuntersuchungen

T	*Primärtumor*	
T0	kein Anhalt für Primärtumor	
T1	einseitiger Tumor, Größe einschließlich Niere 80 cm² oder kleiner (berechnet als Produkt der vertikalen und horizontalen Dimension des Röntgenschattens von Tumor und Niere)	

Tabelle 4 (Fortsetzung)

T2	einseitiger Tumor von mehr als 80 cm² Größe (einschließlich Niere)
T3	einseitiger Tumor, vor Behandlungsbeginn rupturiert
T4	beidseitiger Tumor
N	*Regionäre Lymphknoten* (die Beurteilung der N-Kategorien wird nicht als relevant angesehen; regionäre Lymphknoten sind die hilären, paraortalen und parakavalen Lymphknoten zwischen Zwerchfell und Aortenbifurkation; Befall anderer Lymphknoten gilt als Fernmetastasierung)
N0	keine regionären Lymphknotenmetastasen
N1	regionäre Lymphknotenmetastasen
M	*Fernmetastasen*
M0	keine Fernmetastasen
M1	Fernmetastasen

Postoperative histopathologische Klassifikation: pTNM (nach Operation)

pT	*Primärtumor*
pT0	am Resektat kein Tumor auffindbar
pT1	vollständig abgekapselter intrarenaler Tumor, komplette Resektion mit histologisch tumorfreien Rändern
pT2	Tumor überschreitet die Kapsel oder das Nierenparenchym, komplette Resektion (Überschreitung von Kapsel oder Nierenparenchym schließt ein: Kapselriß, mikroskopisch Tumor außerhalb der Nierenkapsel, mikroskopisch bestätigte Tumorverwachsungen, Infiltration von oder Thrombusbildung innerhalb renaler Gefäße außerhalb der Niere, Infiltration des Nierenbeckens oder des Ureters oder des peripelvinen Fettgewebes
pT3	Tumor überschreitet die Kapsel oder das Nierenparenchym, inkomplette Resektion *oder* prä- oder intraoperative Tumorruptur
pT3a	mikroskopischer Residualtumor im Tumorbett
pT3b	makroskopischer Residualtumor oder Tumordissemination und/oder maligner Aszites
pT3c	chirurgische Exploration, Tumor nicht reseziert
pT4	bilaterale Tumoren
pN	*Regionäre Lymphknoten*
pN0	kein Anhalt für Befall bei histologischer Untersuchung der regionären Lymphknoten
pN1	regionäre Lymphknotenmetastasen
pN1a	unter der Annahme, daß befallene Lymphknoten vollständig entfernt wurden
pN1b	unter der Annahme, daß befallene Lymphknoten unvollständig entfernt wurden
pNX	keine chirurgische Entfernung der regionären Lymphknoten oder unzureichende Information über den pathologischen Befund
pM	*Fernmetastasen*
pM0	keine Fernmetastasen
pM1	Fernmetastasen

Tabelle 5. Stadieneinteilung der Nephroblastome. (UICC 1982)

Klinische Stadieneinteilung

Stadium I	T1	N0	
Stadium II	T2		M0
Stadium III	T1,2	N1	
	T3	jedes N	
Stadium IV A	T1,2,3	jedes N	M1
Stadium IV B	T4	jedes N	jedes M

Postoperative histopathologische Stadieneinteilung

Stadium I	pT1	pN0,X	pM0
Stadium II	pT2	pN0,1a	pM0
	pT1	pN1a	
Stadium III A	pT3a	pN0,1a	pM0
Stadium III B	pT3b,c	jedes pN	pM0
	pT1,2,3a	pN1b	
Stadium IV A	pT1,2,3a, 3b,3c	jedes pN	pM1
Stadium IV B	pT4	jedes pN	jedes pM

Tabelle 6. Stadieneinteilung des Nephroblastoms nach U.S. National Wilms' Tumor Study (NWTS). (Nach D'Angio et al. 1976)

I	Tumor auf die Niere begrenzt, komplett reseziert. Oberfläche der Nierenkapsel intakt. Keine Tumorruptur vor oder während der Operation. Resektionsränder tumorfrei
II	Tumor überschreitet die Niere, aber komplett reseziert. Lokale Tumorausbreitung in perirenale Weichteile; oder paraaortale Lymphknotenmetastasen. Extrarenale Nierengefäße infiltriert oder Tumorthrombus enthaltend. Resektionsränder tumorfrei
III	Nichthämatogener Resttumor, auf Abdomen begrenzt. Eine oder mehrere der folgenden Bedingungen gegeben: 1. Tumorbiopsie oder -ruptur vor oder während der Operation 2. peritoneale Absiedelungen 3. extraparaaortaler Lymphknotenbefall 4. Tumor inkomplett resezierbar wegen lokaler Infiltration vitaler Strukturen
IV	Hämatogene Metastasen über Gruppe III hinausgehend, z.B. Lunge, Leber, Knochen, Gehirn
V	Bilaterale Nierenbeteiligung zu Beginn oder später

AJCC und der SIOP (Société Internationale d'Oncologie Pédiatrique) anerkannt ist. In Tabelle 5 ist die darauf fußende Stadieneinteilung dargestellt.

Oft wird noch die Stadieneinteilung der US National Wilms' Tumor Study (NWTS) verwendet (Tabelle 6). Deren Stadien I, II und V entsprechen den entsprechenden pathologischen Stadien der UICC, jedoch bestehen in Stadium III und IV kleinere Unterschiede.

35.3.5 Diagnose des Wilms-Tumors

35.3.5.1 Symptome

Die Häufigkeit klinischer Symptome wird von den meisten Autoren in folgender Größenordnung angegeben:

- Symptomloser Bauchtumor: 50–70%
- Hämaturie, meist Mikrohämaturie (prognostisch ungünstig): 10–30%
- Uncharakteristische Bauchschmerzen, evtl. Fieber: 20–25%
- Erbrechen mit oder ohne Durchfall: 10–25%
- Albuminurie und Pyurie: 10–15%
- Gewichtsverlust: 10–15%
- Hypertonie, meist leichtgradig: 10–90%
- Polyzythämie: Einzelfälle
- Hämoperitoneum durch Tumorruptur, Venenruptur: Einzelfälle.

Das Erstsymptom stellt meist der als Zufallsbefund festgestellte aufgetriebene Bauch dar. Als Ursachen der Hypertonie werden Ischämie durch Kompression der A. renalis, Reninproduktion durch den Tumor, ferner arteriovenöse Shuntbildungen im Tumor diskutiert. Die Hypertonie wird in der Regel durch die Nephrektomie beseitigt. Auch sekundärer Hyperaldosteronismus mit Hypokaliämie kann bei Wilms-Tumoren vorkommen.

35.3.5.2 Verfahren zur Diagnose; präoperatives Staging; Differentialdiagnose

Zur Diagnose des Wilms-Tumors und differentialdiagnostischen Abklärung werden die folgenden Verfahren empfohlen:

Ausführliche klinische Untersuchung
Labordiagnostik
- Blutbild, Thrombozytenzahl
- Gerinnungsstatus
- Bilirubin, alkalische Phosphatase, Transaminasen, Stickstoffwerte im Serum
- α_1-Fetoprotein im Serum (normal)
- Katecholamine im Urin (normal)
- Erythropoetinaktivität im Plasma und Urin gesteigert bei Wilms-Tumor, Rezidiv und Metastasen (Murphy u. Rickham 1970)
- Urinstatus (Hämaturie?)
- Knochenmarkaspiration.

Ultraschalldiagnostik mit Fragestellung der Tumorlokalisation, Abgrenzung von Nachbarorganen, Tumorgröße und -konsistenz. Tumorfahndung bei Risikopatienten (Familienanamnese? Spezielle Syndrome: Beckwith-Wiedemann, Hemihypertrophie u.a.). Ferner Anwendung zur postoperativen Verlaufskontrolle.

Röntgendiagnostik, konventionelle
- Abdomenübersicht: Lage, Größe, Verkalkungen?
- Skelet bei Neuroblastomverdacht
- Ausscheidungsurographie (sichelförmige Deformierung und Büschelung der Kelche polwärts, Medialverdrängung des Ureters)
- Thoraxaufnahme obligat (Metastasen?)
- Selektive Nierenangiographie (pathologische Gefäße, Topographie, kontralaterale Niere)
- Fakultativ: Cavogramm (Tumorinvasion), Lymphogramm (Metastasen).

Axiale Computertomographie (Tumorgröße, Lokalisation, Beziehung zu Nachbarorganen, Befall der kontralateralen Niere): Bei eindeutigem Befund erübrigt sich die Angiographie. Computertomographie und Ultraschalluntersuchung erlauben ein präoperatives Staging (ALZEN u. GUTJAHR 1982).

35.3.6 Therapieschema in Abhängigkeit von Histologie und Stadium

35.3.6.1 Primäre präoperative Therapieplanung

Die Tumordiagnose als Grundlage präoperativer Therapieplanung, insbesondere einer Vorbehandlung, läßt sich vor der Operation nicht in jedem Fall sichern; mit einer Fehlerrate von etwa 5% ist zu rechnen (D'ANGIO et al. 1976). Als Argumente für eine präoperative Bestrahlung werden angeführt:
- Möglichkeit der Tumorverkleinerung
- Tumorruptur soll seltener erfolgen (LEMERLE et al. 1976b).

Neben der Diagnoseunsicherheit sprechen jedoch folgende Gesichtspunkte gegen eine Vorbestrahlung (HAAS et al. 1982):
- Zeitpunkt der Bestrahlung — prä- oder postoperativ — hatte in der National Wilms' Tumor Study keinen signifikanten Einfluß auf die Überlebensrate
- Das Strahlenfeld ist präoperativ nicht stadiengerecht anzupassen
- Nach Vorbestrahlung ist definitive Stadieneinteilung unmöglich.

Bei unilateralem Wilms-Tumor stellt die Therapie der Wahl heute die Tumornephrektomie mit postoperativer stadiengerecht modifizierter Strahlen- und Chemotherapie dar.

Die Empfehlungen der Deutschen Gesellschaft für Pädiatrische Onkologie zur Durchführung einer präoperativen Chemotherapie und Telekobaltbestrahlung sind in Tabelle 7/1 zusammengestellt.

Eine weitere Indikation zur präoperativen Chemotherapie und Vorbestrahlung des „chirurgisch ungünstigeren Tumors" kann sich bei angiographischem Nachweis eines bilateralen Wilms-Tumors ergeben (BACHMANN et al. 1980). Das Therapiekonzept zielt hierbei auf die Erhaltung von möglichst viel funktionsfähigem Nierenparenchym und Vermeidung der beidseitigen Nephrektomie ab.

Bei solitären Lungenmetastasen kann die präoperative Planung deren Exzision in gleicher Sitzung mit der Nephrektomie einbeziehen.

35.3.6.2 Intraoperative Entscheidungen

Intraoperativ sind Maßnahmen zur genauen Feststellung des Tumorstadiums zu ergreifen:
- Beurteilung der Leber
- Beurteilung der kontralateralen Niere durch Inspektion und Palpation
- Beurteilung und Staging-Biopsie der paraaortalen Lymphknoten
- Markierung der Resektionsgrenzen und Entnahmestellen von Biopsien.

Liegt ein *bilateraler Wilms-Tumor* vor, so ist unter Berücksichtigung der Nierenfunktion zu wählen zwischen einer der folgenden Möglichkeiten (WASILJEW et al. 1982; WILLIAMS 1978):
- Nephrektomie, Heminephrektomie kontralateral, postoperative Chemo- und Radiotherapie. Einige Autoren (BACHMANN et al. 1980) schlagen zunächst die Operation des kleineren Tumors (Nierenteilresektion), danach des größeren (Heminephrektomie oder Nephrektomie) vor.
- „Bench surgery" mit Tumorexzision und Autotransplantation des Nierenrestes, postoperativ Chemo- und Strahlentherapie.
- Bilaterale Tumorexzision oder bilaterale Heminephrektomie; Chemo- und Strahlentherapie.
- Bilaterale Nephrektomie, gefolgt von Chemotherapie und Nierentransplantation. Diese Möglichkeit wird von den meisten Autoren wegen des höheren Operationsrisikos und der

Tabelle 7. Therapie des Wilms-Tumors in Abhängigkeit von NWTS-Stadien und Histologie. Empfehlungen der Deutschen Gesellschaft für Pädiatrische Onkologie, Protokoll GPO-WTS 80/81

---

1. Präoperative Strahlen-Chemotherapie

Indikation:
bei Kindern unter 2 Jahren: Tumorgröße mehr als 20fache altersbezogene Nierengröße *und* eindeutige Lungenmetastasen

bei Kindern über 2 Jahren: Tumorgröße mehr als 10fache altersbezogene Nierengröße oder eindeutige Fernmetastasen (außer 1–3 Metastasen in einer Lunge) oder eindeutige Infiltration in Nachbarorgane, so daß primäre Operation unmöglich erscheint

Durchführung:
Chemotherapie:
Aktinomycin D am Tag 1 bis 5 (je 15 µg/kg KG i.v.)
Vincristin am Tag 1, 8 und evtl. 15 (je 0,05 mg/kg KG i.v.)
Strahlentherapie gleichzeitig 12–15 Gy, sofern Patienten über 2 Jahre alt

2. Postoperative Strahlentherapie

Indikation: stets, ausgenommen: a) Stadium I, b) Stadium II ohne Lymphknotenmetastasen, sofern Kinder unter 2 Jahre alt

Durchführung: Beginn 7 Tage postoperativ, opponierende Stehfelder anterior und posterior, bei Kindern bis 2 Jahre 25 Gy, über 2 Jahre 30 Gy in 3 Wochen, bei Anaplasie oder sarkomatösen Anteilen in Stadien II–IV und Alter über 2 Jahre 40 Gy in 4–5 Wochen

3. Postoperative Chemotherapie

Indikation: in allen Stadien, beginnend am Operationstag oder am 1.–4. postoperativen Tag, Schemata je nach Stadium wechselnd

Stadium I:
5-Tage-Zyklus ACD-VCR in Woche 1, 7, 13, 19 und 25
Tag 1–5: Aktinomycin D je 15 µg/kg IG i.v.
Tag 1 und 5 Vincristin je 0,05 mg/kg KG i.v.

Stadium II ohne Lymphknotenmetastasen:
zunächst 6wöchiger ACD-VCR-Zyklus
Tag 1–5 Aktinomycin D je 15 µg/kg KG i.v.
Tag 1, 8, 15, 22, 29 und 36 Vincristin je 0,05 mg/kg KG i.v.

danach insgesamt acht 5-Tage-Zyklen ACD-VCR in Woche 7, 13, 19, 25, 31, 37, 43 und 49, Ablauf und Dosierung wie analoger Zyklus in Stadium I

Stadium II mit Lymphknotenmetastasen, Stadium III und IV und alle Tumoren mit Anaplasie oder sarkomatösen Strukturen (sofern über 2 Jahre alt)
insgesamt 5 Chemotherapiezyklen von 10 Wochen Dauer mit Aktinomycin D, Vincristin und Adriamycin, jeweils unmittelbar anschließend (Tag 71 = Tag 1 des zweiten Zyklus usw.)
Tag 1, 8, 15, 22, 19: Vincristin je 0,05 mg/kg KG i.v.
Tag 1–5 und 36–40: Aktinomycin D je 15 µg/kg KG i.v.
Tag 43, 50, 57, 64: Adriamycin 1,0 mg/kg KG i.v.

Nachteile der Immunsuppression nur als Ultima ratio angesehen.
- Nur Biopsie beidseits, Radio- und Chemotherapie, „second look" nach Tumorverkleinerung.

35.3.6.3 Entscheidungen nach histopathologischer Begutachtung des Tumorresektats

Der definitive Plan für die stadiengerechte adjuvante Therapie kann erst nach histopathologischer Begutachtung des Tumorresektats aufgestellt werden. Nach den Erfahrungen der NWTS (D'ANGIO et al. 1980, 1981; SIEBER et al. 1979) wird in allen NWTS-Stadien chemotherapiert, in den NWTS-Stadien II–IV nachbestrahlt. Bei Kindern bis zum 2. Lebensjahr wird z.T. auf Chemotherapie verzichtet, da hierdurch keine Besserung der Resultate erreicht werden dürfte (KOCH u. BETTEX 1982). Die mögliche Restriktion der Chemo- und Strahlentherapie bei günstiger Histologie (keine Anaplasie, keine sarkomatösen Strukturen) ist u.a. Gegenstand einer weiteren NWTS-Studie (D'ANGIO et al. 1980).

Das Vorgehen entsprechend den Empfehlungen der Deutschen Gesellschaft für Pädiatrische Onkologie ist in Tabelle 7/2 und 3 dargestellt. Bei bilateralem Nierentumor hängt das weitere Vorgehen von den intraoperativ getroffenen Entscheidungen ab (s.S. 726).

Ergibt die histologische Untersuchung ein mesoblastisches Nephrom, ist nach Nephrektomie keine weitere Maßnahme (weder Strahlen- noch Chemotherapie) angezeigt.

35.3.7 Zur operativen Therapie des Wilms-Tumors
(SIGEL et al. 1981)

35.3.7.1 Operationstechnik

Bei der Tumornephrektomie halten wir folgende Maßnahmen für besonders wichtig:
- Transabdominaler Zugang (Längsschnitt).
- Mediokolische Freilegung des Retroperitonealraums, rechts unter Mobilisierung des Colon ascendens, links unter Durchtrennung der A. mesenterica inferior, sowie Schonung der Gerota-Faszie.
- Devaskularisierung der Tumorniere, wobei die Arterie vor der Vene durchtrennt oder abgeklemmt werden muß.

- Cavotomie und Gefäßnaht bei ausgedehnten Tumorzapfen.
- Lymphdissektion en bloc von der Zwerchfellkuppe bis zur Gabelung der Aorta, Fadenmarkierung der Grenzen für den Pathologen.
- Präparation in der richtigen Schicht zwischen Peritoneum und Gerota-Faszie unter Mitnahme der Nebenniere. Keinesfalls Eröffnung des Tumors!
- Abtrennung des Harnleiters, der ovarialen bzw. testikulären Gefäße beckennahe.
- Variante: Laterokolische Herausnahme der mediokolisch devaskularisierten Tumorniere.
- Eingriffserweiterung: In seltenen Fällen ist die Mitresektion infiltrierter Nachbarorgane (Pankreasschwanz, Zwerchfell, große Kurvatur des Magens, Kolonsegment) erforderlich.

35.3.7.2 Lokale Inoperabilität

Sehr selten ergeben sich Schwierigkeiten bei Infiltration des Duodenums oder der Leber oder bei Bilateralität.

35.3.7.3 Chirurgie des Rezidivs

Lokalrezidive des Wilms-Tumors haben nach wie vor eine ernste Prognose (JONES u. CAMPBELL 1976). Unser Therapiekonzept geht dahin, nach operativer Entfernung des Rezidivs oder operativer Tumorverkleinerung erneute Strahlen- und Chemotherapie für 24 Monate zu empfehlen.

35.3.7.4 Chirurgie von Fernmetastasen

Solitäre Fernmetastasen (Lunge, Leber) des Wilms-Tumors werden baldmöglichst exstirpiert. Die meist peripher lokalisierten Lungenmetastasen lassen sich häufig durch Keil- oder Segmentresektion beseitigen. Nur ausnahmsweise wird die Lobektomie erforderlich. Selten ist die Opferung eines ganzen Lungenflügels — bei multiplen Metastasen — gerechtfertigt. In jedem Fall werden weitere Strahlenbehandlung (bis zu 15 Gy) und Chemotherapie über 2 Jahre empfohlen.

Nach Resektion von Lebermetastasen wird ebenfalls eine Strahlentherapie (20–25 Gy) durchgeführt.

35.3.8 Chemotherapie

Zur Chemotherapie werden in erster Linie Actinomycin D, Vincristin and Adriamycin verwendet, daneben werden z.T. auch Cyclophosphamid und Doxorubicin eingesetzt. Unterschiedliche Therapieschemata sind angegeben (D'ANGIO et al. 1981; CASSADY et al. 1973; SIEBER et al. 1979), die Empfehlungen der Deutschen Gesellschaft für Pädiatrische Onkologie sind in Tabelle 7 dargestellt.

35.3.9 Strahlentherapie
(D'ANGIO et al. 1981; HAAS et al. 1982; JAFFE et al. 1980; JONES u. CAMPBELL 1976; LAMPERT 1980)

Während die präoperative Strahlentherapie noch unterschiedlich beurteilt wird, ist die postoperative Radiotherapie heute ein fester Therapiebestandteil. Sie unterbleibt nur im NWTS-Stadium I und bei Kindern unter 2 Jahren auch im Stadium II ohne Lymphknotenmetastasen (Tabelle 7).

In der Radiotherapie sind gravierende Nebenwirkungen dosisbegrenzend und insbesondere in folgenden Bereichen zu erwarten:
- Wirbelsäule (Kyphose, Skoliose) nach mehr als 15–61 Gy.
- Nieren (progrediente Insuffizienz). Schäden nach mehr als 20 Gy unvermeidlich.
- Lungentoleranz 20 Gy, bei Kombination mit Chemotherapie nur 14 Gy. In diesem Bereich drohen auch Brustkorbdeformitäten und Weichteilveränderungen.
- Über sekundäre Malignome wurde berichtet nach 2–85 Gy. Kumulative Wahrscheinlichkeit 17% über 5–25 Jahre.

Die Strahlentherapie (Megavolt, Telekobalt) soll 3–10 Tage postoperativ beginnen. Beginn erst am 10. Tag bringt keine Nachteile (D'ANGIO et al. 1980). Die Einstellung der Bestrahlungsfelder wird durch intraoperative Silberclipmarkierung erleichtert. Die Bestrahlung erfolgt in opponierenden Stehfeldern (anterior, posterior). Die gesunde Niere wird abgeschirmt, damit eine Dosis von 15 Gy, bei der Leber 25 Gy in 3 Wochen nicht überschritten wird. Hinsichtlich Dosierung s. auch Tabelle 7.

Das Strahlenfeld bezieht das Nierenlager als Tumorbett ein und auch die Wirbelsäule in Höhe des Tumorbetts in voller Breite. Die Bestrahlung des Gesamtabdomens erfolgt heute nur mehr ausnahmsweise, z.B. bei stärkerer Tumorzellaussaat nach Tumorruptur.

Nichtoperable Metastasen werden nicht nur chemotherapiert, sondern auch bestrahlt (Lunge 12–15 Gy in 2–3 Wochen; Leber, Knochen 25–40 Gy in 3–4 Wochen). Der operativen Entfernung von Lungenmetastasen werden Nachbestrahlung und Chemotherapie angeschlossen (s.S. 727).

35.3.10 Nachsorge

Bei der Nachsorge ist zu unterscheiden zwischen a) diagnostischen Maßnahmen während und nach Beendigung der adjuvanten Therapie mit dem Ziel, Wirkungen und Nebenwirkungen zu objektivieren und b) Untersuchungen zur rechtzeitigen Erkennung von Lokalrezidiven und Fernmetastasen.

35.3.10.1 Maßnahmen während der adjuvanten Therapie
(HAAS et al. 1982)

– Blutbild (Hb, HK, Leukozyten, Thrombozyten) vor jeder zytostatischen Behandlung. Stärkere Leukopenien (unter $1000/mm^3$) sind bei ca. 3%, Thrombopenien bei ca. 15% zu erwarten, in den Tumorstadien III und IV häufiger. Wiederanstieg der Leukozytenzahl (erforderlich: über 2000) wird durch Unterbrechung der Chemotherapie bei fortgesetzter Strahlentherapie erreicht.
– BKS; Urinstatus, Leberfermente monatlich. Passagere Lebervergrößerung und Leberfunktionsstörungen unter Kombinationstherapie traten in der N.W.T.S.-1-Serie in 6% der Fälle auf (D'ANGIO et al. 1976). Andere Autoren beobachteten keine Veränderungen an Leber und Nieren (HAAS et al. 1982).
– Kardiologische Überwachung unter Adriamycintherapie.
– Immunstatus, insbesondere Störung der zellulären Immunabwehr. Kontrollen: Lymphotoxinsekretion.
– Skolioseprophylaxe nach Bestrahlung, Krankengymnastik. Manifestation von Wirbelsäulenveränderungen erst nach Jahren zu erwarten.
– Ausscheidungsurogramm bzw. Computertomogramm bzw. Ultraschalluntersuchung nach 6, 12, 24 Monaten.
– Leberszintigramm nach 3 Monaten (Stadium III, IV), ferner nach 1, 2, 3 Jahren.

– Röntgen-Thorax im ersten Jahr alle 6 Wochen, im zweiten alle 3 Monate.

35.3.10.2 Maßnahmen nach Beendigung der Therapie

– Laborkontrollen (Blutbild, BKS, Kreatinin, Urinsediment, Immunstatus) alle 6 Monate. Störungen der Immunabwehr wurden bis zu 3,8 Jahre nach Ende der Therapie beobachtet (HAAS et al. 1982)
– Ausscheidungsurogramm jährlich.
– Ultraschall (kontralaterale Niere, Tumorbett, Nachbarorgane, Lymphknoten) jährlich.
– Röntgen-Thorax jährlich.
– Skeletübersicht jährlich.
– Bilateraler Tumor: Lebenslange Überwachung wegen des erhöhten Risikos sekundärer Malignome in der bestrahlten Region (WIKSTRÖM et al. 1982).

35.3.11 Prognose des Wilms-Tumors

Eine Reihe von Faktoren, die Mehrzahl davon tumor- oder therapieabhängig, hat für die Prognose des Wilms-Tumors möglicherweise Bedeutung.

35.3.11.1 Unmittelbar postoperative Letalität

Über die Sterblichkeit nach Tumornephrektomie im Kindesalter, auf Operation oder adjuvante Therapie bezogen, finden sich im Schrifttum wenige Angaben. GREEN u. JAFFE (1979) berichteten über den Verlauf bei 176 Kindern; 3 davon starben intraoperativ, 1 weiteres im postoperativen Schock, 2 starben später an Komplikationen der Chemotherapie (Thrombozytopenie bzw. Sepsis).

35.3.11.2 Gesamtresultate

Von 427 Kindern der ersten National Wilms' Tumor Study (1969–1973) lebten nach 2 Jahren noch 357 (83,6%), davon 319 (74,7%) rezidivfrei (BECKWITH u. PALMER 1978). LAMPERT (1980) gibt aufgrund einer Sammelstatistik folgende Überlebensraten nach 2 Jahren an (Literatur und eigenes Krankengut 1960–1973, n = 155):

– Stadium I: 93%
– Stadium II: 50%

- Stadium III: 19%
- Stadium IV: 36%
- Stadium V: 43%
- Insgesamt: 97/155 (63%).

BRESLOW et al. (1978) berichteten über Langzeitergebnisse bei 429 Kindern der N.W.T.S.-Serie, bei denen primär keine Fernmetastasen bestanden hatten; 72,7% waren 5 Jahre postoperativ rezidivfrei.

Dauer der Rezidivfreiheit. Von 113 Wilms-Tumor-Rezidiven beobachteten BRESLOW et al. (1978) im ersten postoperativen Jahr bereits 83 (73%), während der ersten 25 Monate 110 (97%). Daher kann nach 2jähriger Rezidivfreiheit mit großer Wahrscheinlichkeit eine Dauerheilung vorausgesagt werden (LAMPERT 1980).

35.3.11.3 Tumorabhängige Prognose

Von Tumorseite wird die Prognose vorwiegend durch den histologischen Malignitätsgrad und das Tumorstadium bestimmt.

Histologie (Malignitätsgrad). Als prognostisch ungünstig erwies sich die Anwesenheit *ausgeprägter Zellatypien (Anaplasie)* sowie die Zusammensetzung aus *vorwiegend sarkomatösem Stroma*. Dagegen ist ein hoher Volumenanteil differenzierten Gewebes, insbesondere tubuläre Differenzierung, als günstig anzusehen (BECKWITH u. PALMER 1978; BERRY 1981; D'ANGIO et al. 1980, 1981).

Aus der von BECKWITH u. PALMER (1978) untersuchten Serie starben von 25 Patienten mit Anaplasie und 24 mit sarkomatösen Läsionen 28 (57,1%) am Tumor, von 378 Patienten mit „günstiger Histologie" nur 26 (6,9%). Nach einer retrospektiven Studie über 248 Patienten, über die LEMERLE et al. (1976a) berichteten, spielt eher der Typ der Differenzierung, weniger das Volumen differenzierten Gewebes eine Rolle.

Der *histologische Typ* des Tumors hat, wenn es sich nicht um die sarkomatöse Variante handelt, in prognostischer Hinsicht wahrscheinlich keine Bedeutung: BECKWITH u. PALMER (1978) fanden keinen signifikanten Unterschied in den Überlebensraten bei vorwiegend blastemalen, epithelialen und gemischten Tumoren. Bei „rhabdoiden" Tumoren (ca. 2%) fanden D'ANGIO et al. (1980) gehäuft Hirnmetastasen, bei der Clear-cell-Variante (unter 3%) bevorzugt die sonst bei Wilms-Tumoren ungewöhnlichen Skeletmetastasen.

Lymphknotenbeteiligung. Bei der 1. N.W.T.S.-Studie (LEAPE 1978) bestätigte der Pathologe in 96% der Fälle die Diagnose des Chirurgen „N-negativ", während er bei 39,3% der als N-positiv beurteilten Fälle keinen Lymphknotenbefall fand.

72% der Patienten ohne Lymphknotenbeteiligung waren nach 2 Jahren krankheitsfrei, 56,7% bei Hiluslymphknotenbefall, 33,3%, wenn Hilus- und paraaortale Lymphknoten Metastasen aufwiesen.

Die 2. N.W.T.S.-Studie (D'ANGIO et al. 1981) bestätigte diese Tendenz; die Zweijahresüberlebensrate betrug 82% bei Metastasenfreiheit, 54% bei Nachweis primärer Lymphknotenbeteiligung. Die retrospektive S.I.O.P.-Studie weist in die gleiche Richtung: Nach JEREB et al. (1980) lebten nach 2 Jahren von 109 Patienten ohne primären Lymphknotenbefall 76 (70%) rezidivfrei, von 9 weiteren mit primärer Lymphknotenbeteiligung nur 2 (22%).

Sonstige Faktoren. Als prognostisch ungünstig gelten außerdem folgende Faktoren:
- Fernmetastasen bei Therapiebeginn und direkte Infiltration in Nachbarorgane verschlechtern die Heilungsrate (LEAPE 1978; SIEBER et al. 1979).
- Tumorgröße bzw. -gewicht über 375 g (BRESLOW et al. 1978; LEAPE 1978).
- Nierenkapselpenetration (BRESLOW et al. 1978; JONES u. CAMPBELL 1976; LEAPE 1978).
- Gefäßinvasion hat nach neueren Untersuchungen nur geringen Einfluß auf Überlebensraten (LEAPE 1978; SIEBER et al. 1979).

Das Lebensalter beeinflußt nach neueren Literaturangaben die Prognose innerhalb der Tumorstadien nicht (D'ANGIO 1980; HAAS et al. 1982; LAMPERT 1980; SIEBER et al. 1979).

35.3.11.4 Therapieabhängige Prognose

Adjuvante Strahlentherapie. Die Nachbestrahlung des Tumorbetts steigerte die Heilungsrate insgesamt von 30 auf etwa 50% (BACHMANN et al. 1980). Ein Einfluß der Feldgröße und der Höhe der Strahlendosis auf die Lokalrezidivrate und Metastasierung ist bisher nicht klar erwiesen.

Bei Kindern unter 2 Jahren im Tumorstadium I, die nach Nephrektomie mit Actinomycin D behandelt wurden, erwies sich die zusätzliche Strahlentherapie als überflüssig; mit und ohne Bestrahlung fanden sich 4 Jahre später nahezu identische Überlebens- und Heilungsraten (D'Angio et al. 1976, 1980, 1981). Green u. Jaffe (1979) sahen im Stadium T 1 N 0 M 0 bei Kindern unter 2 Jahren keine Verbesserung der exzellenten Prognose durch postoperative Strahlen- und Chemotherapie. Bei älteren Kindern des Stadiums I erbrachte die N.W.T.S. eine Verbesserung der Heilungsrate von 57 auf 76% sowie der Überlebensrate (4 Jahre) von 81 auf 98% durch Nachbestrahlung (D'Angio et al. 1980).

Adjuvante Chemotherapie. Neben Tumornephrektomie und Strahlenbehandlung wird heute grundsätzlich die Chemotherapie durchgeführt, die eine weitere Steigerung der Heilungsraten auf insgesamt über 80% brachte. Die Kombination von Actinomycin D und Vincristin führte dabei zu besseren Ergebnissen als die Monotherapie (D'Angio et al. 1976; Green u. Jaffe 1979).

Im Stadium I spielt es keine Rolle, ob die Chemotherapie 15 oder nur 6 Monate lang durchgeführt wird (D'Angio et al. 1980). Nach 2 Jahren leben 88–95% der Kinder ohne Rezidiv.

In fortgeschrittenen Stadien (II, III, IV) ließ sich durch zusätzliche Anwendung von Adriamycin eine signifikante Verbesserung der Zweijahresraten von 63 auf 77% erzielen (D'Angio et al. 1980).

Haas et al. (1982) konnten durch Chemotherapie eine erhebliche Verbesserung der Überlebensraten von insgesamt 25% auf 69% (42 Monate nach Diagnosestellung) erreichen; lediglich im Stadium III fanden sie keinen Einfluß. Die Häufigkeit der Fernmetastasierung wurde durch Einführung der Chemotherapie erheblich gesenkt.

Sonstige Faktoren. Unterschiedlich wird die Bedeutung intraoperativer Tumorruptur, kompletter oder inkompletter Tumorentfernung und radikaler Lymphdissektion für die Wahrscheinlichkeit beurteilt, rezidivfrei zu überleben (Jereb et al. 1980; Leape 1978; Sieber et al. 1979).

35.4 Neuroblastom

35.4.1 Epidemiologie

Das Neuroblastom ist der zweithäufigste maligne Bauchtumor nach dem Wilms-Tumor. 5–15%, im Mittel 7–8%, aller malignen Tumoren im Kindesalter sind Neuroblastome. 100 Kinder erkranken jährlich in der Bundesrepublik an einem Neuroblastom. Sie kommen in allen Altersstufen im Kindesalter vor, sowohl im Neugeborenenalter als auch im Schulkindesalter. Es gibt kongenitale Neuroblastome; sie sind vergesellschaftet mit einem Hydrops und mit einer Tumorembolie in den Plazentagefäßen. Eine Invasion in die Plazenta findet jedoch nicht statt. Nach Angaben von Jones u. Campbell (1976) sind 83% aller Kinder mit einem Neuroblastom jünger als 5 Jahre und 35% jünger als 2 Jahre. Ein Drittel der Kinder sind Säuglinge, ein Drittel unter 4 Jahre und ein Drittel älter als 3 Jahre (Bachmann 1979; Evans et al. 1971). Im Erwachsenenalter kommt der Tumor praktisch nicht vor. Jungen sind häufiger betroffen als Mädchen. Die Ätiologie ist unbekannt, eine familiäre Häufung mit Berichten über Zwillinge, bei denen beide Kinder ein Neuroblastom hatten, ist außergewöhnlich selten, aber bekannt.

35.4.2 Pathologisch-anatomische Gesichtspunkte

Neuroblastome können grundsätzlich überall da entstehen, wo das Neuralrohr früher lokalisiert war, d.h. von der hinteren Schädelgrube bis zum Steißbein. Der Tumor tritt vorwiegend (50–70%) intraabdominell auf, in 10–15% ist er thorakal zu finden. In gut 10% der Fälle bleibt die Lokalisation des Primärtumors unbekannt (Tabelle 8).

Im Abdomen gehen die Neuroblastome meist von den Nebennieren aus, seltener vom Sympathi-

Tabelle 8. Lokalisation der Neuroblastome in Prozent

Lokalisation	Bachmann (1979) (n = 1580)	Jones u. Campbell (1976) (n = 144)
Abdomen	55	72
in Nebenniere	37	
im Sympathikus	18	
Thorax	13	13
Hals	5	0,5
Becken	4	2
Kopf	2	0,5
Andere seltene Lokalisationen	9	12
Unbekannt	12	

kus und liegen dann medial und paravertebral im Retroperitoneum. Im Thorax sind die Neuroblastome paravertebral im hinteren Mediastinum lokalisiert. Supradiaphragmale Neuroblastome können sich entweder durch das Zwerchfell nach unten retroperitoneal in das Abdomen erstrecken oder im hinteren Mediastinum nach oben vorwachsen. Im Becken ist die häufigste Tumorlokalisation retroperitoneal im lateralen und im posterioren präsakralen Bereich. Von hier aus erfolgt selten eine Invasion in das Rückenmark. Im Halsbereich können Neuroblastome vorkommen, aber auch hier ist ihre Lokalisation selten (5%). Im Wirbelkanal (extradural) findet man Neuroblastome relativ selten. Sie führen zu einer Kompression des Rückenmarks. Sehr seltene Lokalisationen sind die hintere Schädelgruppe und der Bulbus olfactorius.

Die Neuroblastome haben einen charakteristischen makroskopischen Befund: sie haben in der Regel eine rötliche Farbe, ihre Konsistenz ist weich und zerreißlich, sie enthalten häufig Nekrosezonen und Abschnitte mit Kalzifikationen. Bei 50% aller Neuroblastome können Verkalkungen radiologisch gesehen werden. Die Gefäße des Tumors sind äußerst fragil, Spontanblutungen kommen häufig vor. Zerreißliche Tumorareale können bei der Operation rupturieren und bluten. Daneben finden sich auch Abschnitte von etwas festerer Konsistenz, weißlichem Aussehen und lobulierter Konfiguration mit fibrillärem Stroma.

Neuroblastome der Nebenniere sind in der Regel relativ groß, mit einer Kapsel umgeben und gut beweglich. Es gibt aber auch sehr kleine Neuroblastome, umgeben von paraaortalen Lymphknoten, die dann als eine knotige retroperitoneale Masse imponieren. Im Thorax können solche Neuroblastome paravertebral um die Aorta lokalisiert von multiplen Lymphknoten umgeben sein.

Neuroblastome wachsen lokal infiltrierend, sie führen zu Lymphknotenmetastasen und durch hämatogene Aussaat zu Fernmetastasen:
1. Lokale Infiltration: In der Regel bleiben die Tumoren gekapselt, Tumoren, die von der Nebenniere ausgehen, wachsen jedoch oft mehr infiltrativ. Größere Blutgefäße werden selten infiltriert, sondern eher umwachsen und sekundär komprimiert.
2. Lymphknotenmetastasen finden sich vor allem paraaortal und supraklavikulär links.
3. Hämatogene Aussaat: sie erfolgt
   a) relativ frühzeitig in das Knochenmark,
   b) in den Knochen (Metastasierung Typ Hutchinson), besonders Orbita, Schädel und lange Röhrenknochen, häufiger nach dem 2. Lebensjahr,
   c) in die Leber (Metastasierung Typ Pepper), vor allem bei Kindern unter 2 Jahren, entweder knotig oder diffus,
   d) in die Haut (Metastasierung Typ Smith), wobei die Knötchen oft ein bläuliches Aussehen haben und als „blueberry" bezeichnet werden.

Pulmonale Metastasen sind relativ selten, können aber in terminalen Stadien auftreten.

35.4.3 Pathohistologie

Neuroblastome sind embryonale Tumoren. Sie entstehen aus Zellen des sympathischen Nervensystems und gehen am häufigsten vom autonomen Nervensystem und vom Nebennierenmark aus. Die Bezeichnung „Neuroblastom" ist ein klinischer Sammelbegriff, der Tumoren verschiedener Entwicklungsstadien umfaßt. Im Rahmen der Entwicklung von Sympathoblasten zu Sympathikusganglienzellen kann eine maligne Entartung auftreten. Serienschnitte der Nebenniere von Neugeborenen zeigen, daß Neuroblastomzellnester (sog. Neuroblastoma in situ) viel häufiger vorkommen als manifeste Neuroblastome bei Kindern. Es muß also eine spontane Regression durch bisher noch nicht bekannte Einflüsse geben. Spontanremissionen von Neuroblastomen gibt es aber auch bei älteren Kindern. Die Häufigkeit der Spontanremission liegt zwischen 2 und 4% der Neuroblastome, wenn man die In-situ-Tumoren

Tabelle 9. Histologisches Grading des Neuroblastoms

---

1. Grading nach Hughes et al. (1974)
Malignitätsgrad 1: Mischbild aus undifferenzierten und reifen Ganglienzellen
Malignitätsgrad 2: Mischbild aus undifferenzierten Zellen und einigen Zellen mit partieller Differenzierung in Ganglienzellen[a]
Malignitätsgrad 3: ausschließlich undifferenzierte Zellen (Rosetten möglich)

2. Anaplasiekriterien nach Harms u. Wilke (1979)
Neben typischem Neuroblastomgewebe auch Tumoranteile ohne histologische Neuroblastomkriterien vorhanden, hierbei große und polymorphe Zellen mit reichlich, häufig auch atypischen Mitosen

---

[a] Gekennzeichnet durch bläschenförmige Kerne, erkennbare Nukleoli und Zunahme der Zytoplasma-Kern-Relation

Tabelle 10. TNM/pTNM-Klassifikation des Neuroblastoms (UICC 1982, mit geringfügigen ab 1987 gültigen Änderungen)

Prätherapeutische klinische Klassifikation TNM		*Postoperative histopathologische Klassifikation pTNM* (nach Operation)	
T	*Primärtumor*	*pT*	*Primärtumor*
	(da es häufig unmöglich ist, zwischen dem Primärtumor und den angrenzenden Lymphknoten zu differenzieren, bezieht sich die T-Angabe auf die gesamte Masse. Falls es unklar ist, ob Multizentrizität oder Metastasen vorliegen, wird letzteres angenommen; die Tumorgröße wird klinisch und/oder röntgenologisch gemessen, für die Klassifikation soll der größere Meßwert herangezogen werden)	pT0	kein Tumor bei der histologischen Untersuchung des Resektats
		pT1	vollständige Entfernung des Tumors, Ränder histologisch tumorfrei
		pT2	entfällt
T0	kein Anhalt für Primärtumor	pT3	Residualtumor
		pT3a	mikroskopischer Residualtumor
T1	einzelner Tumor, in seiner größten Ausdehnung 5 cm oder weniger	pT3b	makroskopischer Residualtumor
		pT3c	chirurgische Exploration, Tumor nicht entfernt
T2	einzelner Tumor, in seiner größten Ausdehnung größer als 5 cm, aber höchstens 10 cm	pT4	multizentrischer Tumor
T3	einzelner Tumor, mehr als 10 cm in seiner größten Ausdehnung	*pN*	*Regionäre Lymphknoten pN*
T4	gleichzeitig auftretende multizentrische Tumoren	pN0	kein Tumornachweis bei histologischer Untersuchung von Lymphknoten
N	*Regionäre Lymphknoten* (Halsbereich: zervikale und supraklavikuläre Lymphknoten, Brustkorb: intrathorakale und infraklavikuläre Lymphknoten, Bauch- und Beckenregion: intraabdominale und Beckenlymphknoten einschl. Lymphknoten an Art. iliaca externa)	pN1	regionäre Lymphknotenmetastasen
		pN1a	unter der Annahme, daß befallene Lymphknoten komplett entfernt wurden
		pN1b	unter der Annahme, daß befallene Lymphknoten nicht komplett entfernt wurden
N0	keine regionären Lymphknotenmetastasen	pNX	regionäre Lymphknoten nicht entfernt oder unzureichende Information über pathologischen Befund
N1	regionäre Lymphknotenmetastasen		
M	*Fernmetastasen*	*pM*	*Fernmetastasen PM*
M0	keine Fernmetastasen	pM0	keine Fernmetastasen
M1	Fernmetastasen	pM1	Fernmetastasen

ausschließt. Spontanremissionen erfolgen am häufigsten bei Kindern, die jünger als 12–15 Monate sind. Man kennt eine teilweise oder komplette Ausreifung der Neuroblastome zu einem gutartigen Ganglioneurom. Dies kommt bei thorakalen Neuroblastomen häufiger vor als bei Neuroblastomen anderer Lokalisation.

Nach dem histologischen Bild lassen sich drei prognostisch differente Malignitätsgrade nach HUGHES et al. (1974) unterscheiden (Tabelle 9). 50% aller Neuroblastome entfallen in die Gruppe des Malignitätsgrades 3. Zusätzlich empfiehlt die Deutsche Gesellschaft für Pädiatrische Onkologie Angaben über die Anaplasie nach HARMS u. WILKE (1979).

35.4.4 TNM-Klassifikation und Stadieneinteilung

Seitens der UICC (1982) liegt eine TNM/pTNM-Klassifikation (Tabelle 10) und eine darauf fußende Stadieneinteilung (Tabelle 11/1) vor. Aus klinischen Gründen ist die Stadieneinteilung nach EVANS et al. (1971) (Tabelle 11/2) nach wie vor von Bedeutung, insbesondere im Hinblick auf das hauptsächlich bei Säuglingen vorkommende Stadium IV-S. In diesem Stadium besteht trotz Fernmetastasen eine überraschend günstige Prognose. Die Stadien nach UICC (1982) und nach EVANS et al. (1971) sind nicht miteinander vergleichbar.

Auch die Stadieneinteilung von PINKEL et al. (1968) (Tabelle 11/3) kann für die Wahl der Therapieverfahren herangezogen werden.

35.4.5 Diagnose

Die Symptomatik unterscheidet sich nach der Tumorlokalisation und dem Vorhandensein von Metastasen (Tabelle 12).

Tabelle 11. Stadieneinteilung des Neuroblastoms

1. UICC (1982, mit geringfügigen ab 1987 gültigen Änderungen)

Klinische Stadieneinteilung (nach TNM-Klassifikation s. Tabelle 10)

Stadium I	T1	N0	M0
Stadium II	T2	N0	M0
Stadium III	T1,2	N1	M0
	T3	jedes N	M0
Stadium IVA	T1,2,3	jedes N	M1
Stadium IVB	T4	jedes N	jedes M

Pathologische Stadieneinteilung (nach pTNM-Klassifikation s. Tabelle 10)

Stadium I	pT1	pN0	pM0
Stadium II	pT1	pN1a	pM0
Stadium IIIA	pT3a	pN0,pN1a	pM0
Stadium IIIB	pT3b,c	jedes pN	pM0
	pT1,3a	pN1b	pM0
Stadium IVA	pT1, 3a,b,c	jedes pN	pM1
Stadium IVB	pT4	jedes pN	jedes pM

2. Evans et al. (1971)

Stadium I	Tumor auf Ausgangsorgan begrenzt
Stadium II	Tumor infiltriert in die Umgebung, überschreitet aber nicht die Mittellinie (einschließlich Lymphknotenbefall der gleichen Seite)
Stadium III	Tumor über die Mittellinie hinausgewachsen und/oder in Lymphknoten auch der Gegenseite
Stadium IV	Metastasen in andere Organe (Knochen, Leber, Haut, nichtregionäre Lymphknoten)
Stadium IV–S	Lokaler Tumorbefund entspricht Stadium I oder II, jedoch isolierte Metastasierung in Leber, Haut oder Knochenmark (ohne radiologisch nachweisbare Skeletmetastasen!)

3. Pinkel et al. (1968)

Stadium I	lokalisiert, komplett resezierbar
Stadium II	regional
Stadium IIIA	teilresezierbar
Stadium IIIB	inoperabel
Stadium IV	diffus
Stadium IVA	mit Weichteilmetastasen
Stadium IVB	mit Knochenmetastasen

35.4.5.1 Leitsymptome

Abdominelles Neuroblastom. Hier liegt meist ein sichtbarer, tastbarer, höckriger Tumor, ähnlich wie beim Wilms-Tumor, vor. Im Gegensatz zum Wilms-Tumor überschreitet aber das Neuroblastom relativ frühzeitig die Mittellinie. Bauchschmerzen, die plötzlich und heftig auftreten, sind charakteristisch. Auch intraabdominelle Blutungen durch einen rupturierten Tumor mit Schock sind bekannt.

Thorakales Neuroblastom. Leitsymptome sind:
a) Husten, Stridor, Dyspnoe, Dysphagie,
b) Beim Einwachsen in den Wirbelkanal (Sanduhrgeschwülste) kommt es zu neurologischen Ausfallserscheinungen.

Bei Kindern unter 3 Jahren mit Verschlechterung der Beweglichkeit der Extremitäten, Sensibilitätsstörung und Motilitätsstörung in beiden Armen muß ein Neuroblastom ausgeschlossen werden.

Intrakranielles Neuroblastom. Aufgrund der Lokalisation des Tumors im Bereich des N. olfactorius kommt es zu einer behinderten Nasenatmung, Nasenblutungen und Geruchsstörungen. Im fortgeschrittenen Stadium kann das Neuroblastom in die Orbita vorwachsen oder metastasieren und dann zu Sehstörungen und zu einem Exophthalmus beiderseits führen. Es kommen auch Ekchymosen der Ober- und Unterlider vor.

Zervikales Neuroblastom. Leitsymptome sind tastbare, zervikale Lymphknoten, Kompressionen und Infiltration im Bereich der zervikalen Grenzstrangganglien mit einem Horner-Symptomenkomplex.

Blutungen des Ober- und Unterlids als Folge von Neuroblastommetastasen im periorbitalen Be-

Tabelle 12. Symptomatik des Neuroblastoms bei 976 Patienten. (Nach BACHMANN 1979)

		(%)
Symptome des Primärtumors	Unklares Fieber	23,1
	Anämie	10,1
	Bauchtumor	39,0
	Hämaturie	0,8
Symptome von Fernmetastasen	Skelet	31,3
	Lymphknoten	26,8
	Schädel	17,8
	Leber	14,9
	Exophthalmus	13,8
	Lungen	10,9
	Ekchymose und Ptose	6,3
	Haut	5,6
	Niere	2,4
	Neurologische Symptome	5,1

reich werden oft als traumatische Blutungen fehlgedeutet. Auch Knochenschmerzen bei ossären Neuroblastommetastasen werden oft fälschlicherweise als rheumatisches Fieber fehlinterpretiert. Knochenschmerzen machen immer ein Röntgenbild notwendig. Symptome, die unter dem Begriff „malignant malaise" zusammengefaßt sind, sind völlig unzuverlässig (KÄSER et al. 1974).

Auch das Fieber ist unzuverlässig, da bei Neuroblastomen, Wilms-Tumoren und Ewing-Sarkomen, Leukämie und M. Hodgkin Temperaturerhöhungen vorkommen können: die Ursache des Fiebers kann eine Nekrose oder ein Infarkt innerhalb des Tumors sein.

35.4.5.2 Blutuntersuchungen — Zytologie

60% aller Kinder mit einem Neuroblastom zeigen eine Anämie und eine Thrombozytopenie. Im Blutausstrich kann man Tumorzellen finden. Charakteristisch ist die Lagerung in Rosetten, die nackten Kerne liegen dicht nebeneinander. Eine Agranulozytose ist ein Zeichen dafür, daß verbreitete Metastasen im Knochenmark vorliegen.

35.4.5.3 Ultraschall- und Röntgenuntersuchung

Die abdominale Ultraschalluntersuchung ist eine sichere, nichtinvasive und nicht strahlenbelastende diagnostische Methode. Röntgenübersichtsaufnahmen können Verkalkungen oder Organverlagerungen sowohl im Abdomen als auch im Thorax zeigen. Die Angiographie wird heute weitgehend durch die computertomographische Untersuchung ersetzt, die Tumorlokalisation, Tumorgröße und -infiltration in die Umgebung feststellt. Das intravenöse Pyelogramm zeigt Veränderungen der Niere und Kompression des Nierenbeckens und der Ureteren.

35.4.5.4 Nachweis von Katecholaminen bzw. Katecholaminmetaboliten

Bei 90% aller Kinder mit einem Neuroblastom findet man im 24-h-Sammelurin erhöhte Werte von Katecholaminen und Katecholaminmetaboliten. Katecholamine sind Abbauprodukte von Adrenalin und Noradrenalin. Wichtig ist der Nachweis der Metaboliten Vanillinmandelsäure, Homovanillinmandelsäure und Dopamin. Der verläßlichste Parameter für Metastasen und Rezidive ist der erhöhte Dopaminspiegel im Urin. Einen Überblick über die Verläßlichkeit biochemischer Urinuntersuchungen und über die Differentialdiagnose gibt Tabelle 13.

35.4.5.5 Histologie

Sie ist die entscheidendste Untersuchung, um die Diagnose Neuroblastom zu stellen und eine entsprechende Behandlung einzuleiten. Histologisches Material kann man vom Primärtumor (Tumorexstirpation), von Lymphknoten oder von Knochenbiopsien gewinnen.

35.4.5.6 Metastasen

65% aller Kinder mit einem Neuroblastom haben bereits Metastasen zum Zeitpunkt der Erstdiagnostik. Vorausgegangen sind oft unspezifische Allgemeinsymptome (GROSFELD et al. 1978). Die Knochenszintigraphie (mit ^{99}Tc) sollte immer durchgeführt werden, um Knochenmetastasen durch Aktivitätsanreicherung festzustellen. Veränderungen am Schädel und in den Diaphysen der langen Röhrenknochen mit oft symmetrischem Befall und mottenfraßähnlichen Herden mit periostalen Reaktionen sind Kennzeichen einer generalisierten Metastasierung.

Tabelle 13. Differentialdiagnose des Neuroblastoms durch Bestimmung der Katecholamine und Katecholaminmetaboliten

Tumortyp	Gesamt-katecholamine	Dopa, Dopamin	Nor-adrenalin	Adrenalin	Vanillin-mandelsäure	Homovanillin-mandelsäure
Neuroblastom	+	+	+	0	+	+ +
Ganglioneurom	+				+	±
Phäochromozytom	+ + oder + + +	0	+	+	+ +	±
Nephroblastom	normal	0	0	0	0	0

35.4.6 Therapie

35.4.6.1 Multimodale Therapie

Daß die Therapie des Neuroblastoms stadienabhängig gestaltet werden soll, steht heute außer Diskussion. Allerdings sind die angegebenen Therapieschemata unterschiedlich. Dabei geht man meistens von den Evans-Stadien aus. Vor allem die Indikationen zur Strahlentherapie wechseln; Unterschiede bestehen auch hinsichtlich des Einsatzes der Chemotherapie in den Evans-Stadien I und II sowie in den Chemotherapieschemata (EVANS et al. 1976; HAYES u. MAUER 1976; HELSON 1982 zit. nach SINKS 1982; SINKS 1982; SIMONE et al. 1982; WINKLER 1978). Das Vorgehen entsprechend den Empfehlungen der Deutschen Gesellschaft für Pädiatrische Onkologie ist in der Tabellen 14 und 15 dargestellt.

35.4.6.2 Zur chirurgischen Therapie

Die komplette Tumorentfernung ist anzustreben, sollte aber bei weit fortgeschrittenen Tumoren nicht erzwungen werden. Erweiterte Operationen mit Mitentfernung von verschiedenen Nachbarorganen sind nicht indiziert. Bei lokal nichtresezierbaren Tumoren soll sich der Ersteingriff auf die Biopsien beschränken, ebenso bei Fernmetastasen (Stadium IV). Nach konservativer Tumorverkleinerung (Chemo- und teilweise Strahlentherapie) wird eine Second-look-Operation empfohlen. Läßt sich der Tumor nicht komplett im Gesunden entfernen, sollen die Resektionsgrenzen mit Clips markiert werden, um die postoperative Bestrahlung zu erleichtern. Bei jeder Operation sollen regionale Lymphknoten mitentfernt werden, auch wenn sie makroskopisch unauffällig erscheinen, bei abdominaler Lokalisation auch kontrolateral paraaortal.

Besonderheiten des thorakalen Neuroblastoms. Die Kapsel ist leicht vulnerabel, der Hauptanteil des Tumors ist halb flüssig und von geringer Konsistenz und kann durch Absaugen entfernt werden. Eine Exzision im Gesunden ist nur in den seltensten Fällen möglich. Eine Ausnahme bilden die gekapselten, differenzierten Tumoren. Man sollte immer so viel Tumormaterial wie möglich entfernen. Mehr als bei allen anderen Tumoren sollte hier auch eine inkomplette oder subtotale Tumorexzision durchgeführt werden; sie ist akzeptabel.

Tabelle 14. Stadiengerechte Therapie des Neuroblastoms. Empfehlungen der Deutschen Gesellschaft für Pädiatrische Onkologie

Evans-Stadium	Lymphknotenbefall	Vorgeschlagene Therapie
I	/	nur Operation
II	nein	nur Operation
II	ja	Operation – postoperative Chemotherapie (3 Zyklen Cyclophosphamid-Adriamycin[a]) und Bestrahlung[b]
III	nein	Operation – postoperative Chemotherapie [wie in Protokoll NB 82 (s. Tabelle 15) jedoch nur erste 4 Zyklen] und Bestrahlung[b] – falls unkomplette Tumorentfernung „Second look Operation"
III	ja	Protokoll NBL 82 (s. Tabelle 15)
IV	/	Protokoll NBL 82 (s. Tabelle 15)
IV-S	/	Operation des Primärtumors – Low-dose-Radiotherapie der Leber- oder Hautmetastasen[c] – bei ungenügender Rückbildung Cyclophosphamid[d]
IV Säuglinge		Chemotherapie nur wenn älter als 6 Monate !!! ($\frac{1}{2}$ bis evtl. $\frac{2}{3}$ der Regeldosis)
Intraspinales Neuroblastom		bei Rückenmarkkompression frühe Laminektomie, bei minimalen neurologischen Ausfällen Bestrahlung[e], paravertebraler Teil soll immer operativ entfernt werden, Chemotherapie nur bei Befall regionärer Lymphknoten

[a] Tag 1–7 Cyclophosphamid täglich 150 mg/m^2 KO oral
Tag 1   Adriamycin 35 mg/m^2 KO
dieser Zyklus in Woche 1, 4 und 7
[b] Tumorbett 30 Gy
[c] 3mal 1,5 Gy
[d] Tag 1–5 je 5 mg/kg KG, evtl. nach 21 Tagen Pause Wiederholung
[e] 20–35 Gy

Bei den mediastinalen Neuroblastomen ist eine spontane Regression häufiger möglich. In jedem Fall ist eine Frühoperation indiziert, auch wenn die Diagnose operativ unsicher ist. Lokalisierte Tumoren können gewöhnlich komplett entfernt werden, jedoch hat es sich herausgestellt, daß Tumoren, die röntgenologisch als klar umgrenzte Tumoren erscheinen, intraoperativ häufig doch eine Infiltration aufweisen. Häufig kommt es zu Adhäsionen an der Aorta und an der V. cava.

Tabelle 15. Therapie des metastasierten Neuroblastoms (Evans-Stadium IV) bei über 1 Jahr alten Patienten. Protokoll NBL 82 der Deutschen Gesellschaft für Pädiatrische Onkologie

Regel:	Primäroperation
	↓
	Chemotherapie[a]
	↓
	second look, wenn bei Erstoperation inkomplette Entfernung[b]
	↓
	weitere Chemotherapie[a]

Wenn Primärtumor wahrscheinlich nicht lokal resezierbar[c]:

Chemotherapie[a]
↓
verzögerte Erstoperation[d]
↓
Chemotherapie[a]

Fallweise Indikation zur zusätzlichen Strahlentherapie:

a) wenn kein Ansprechen des Primärtumors auf Chemotherapie[e]

b) bei lokalen Komplikationen wie retroorbitalen oder intrakraniellen Metastasen[f] oder solitären Knochenmetastasen[g]

---

[a] Beginn am 4. postoperativen Tag
zunächst insgesamt 10 alternierende Zyklen ACVD und PCVm (je 5)

Zyklus ACVD:	Tag 1:	Adriamycin 35 mg/m² KO i.v.
	Tag 1–7:	Cyclophosphamid je 150 mg/ m² KO iv oder oral
	Tag 8:	Vincristin 1,5 mg/m² KO i.v.
	Tag 1–4:	Dacarbazin je 250 mg/m² KO als 30-min-Infusion
Zyklus PCVm:	Tag 1–5:	cis-Platin je 20 mg/m² KO als 15-min-Infusion
	Tag 1–5:	Cyclophosphamid je 200 mg/ m² KO iv oder oral
	Tag 5:	VM 26 (Vumon) 100 mg/m² KO als 30-min-Infusion
	Tag 1–20 (im Zyklus 2 und 4) bzw.	
	Tag 1–27 (Zyklus 6,8,10): Magnesium täglich 7 mg/kg KG oral	
Zyklusdauer:	in ersten 4 Zyklen 3 Wochen, danach 4 Wochen	
	nach 10. Zyklus (PCVm) Dauertherapie, falls Voll- oder Teilremission:	
	alle 4 Wochen Cyclophosphamid (jeweils am Tag 1–7 je 150 mg/m² KO oral) über 1 Jahr hindurch	

[b] 14 Tage nach letzter Zytostatikagabe des 5., evtl. des 7. Zyklus

[c] Untersuchung mit Sonographie, Urographie und evtl. CT, besonders bei median gelegenen Tumoren, vorher Sicherung der Diagnose durch Nachweis eines Knochenmarkbefalls, erhöhte Katecholaminmetaboliten im Urin oder histologischen Befund an Metastasen

[d] 14 Tage nach letzter Zytostatikagabe des 3., evtl. 5. Zyklus

[e] 25–30 Gy

[f] 30 Gy

[g] 20 Gy

35.4.6.3 Andere noch nicht etablierte Therapiemodalitäten

Eine unspezifische Immuntherapie mit BCG wurde im Evans-Stadium III und IV zur Verlängerung der Remissionsdauer diskutiert (NECHELES et al. 1978).

Bei Patienten mit schlechter Prognose kann, sofern nach Chemotherapie eine Vollremission erreicht wurde, eine Behandlung mit Knochenmarktransplantation versucht werden.

35.4.7 Prognose

Neben dem Ausbreitungsstadium spielt das Alter der Kinder eine wichtige Rolle. Säuglinge — auch im Stadium IV S — haben eine bessere Prognose als ältere Kinder. Einen Überblick über die Prognose bei 1182 Patienten aus dem Schrifttum gibt Tabelle 16.

Die Prognose der Neuroblastome hängt auch von der Lokalisation ab, intrathorakale Tumoren verhalten sich günstiger. So betrug die 2-Jahres-Überlebensrate am Children's Hospital in Philadelphia (DUCKETT 1979, zit. nach DE KERNION 1984) für thorakale Tumoren (aller Stadien) 65%,

Tabelle 16. Prognose des Neuroblastoms. Abhängigkeit von Evans-Stadien und Alter. Prozentsatz der 2 Jahre tumorfrei Überlebenden. (Nach Daten einer Sammelstatistik von WINKLER 1978)

Evans-Stadien	Alter bei Diagnose			
	bis 1 Jahr	1–2 Jahre	mehr als 2 Jahre	alle Altersstufen
I	86% (n=65)	60% (n=40)	63% (n=65)	71% (n=170)
II	82% (n=35)	73% (n=15)	12% (n=32)	53% (n=82)
III	43% (n=7)	50% (n=4)	12% (n=34)	20% (n=45)
IV	35% (n=108)	3% (n=116)	3% (=404)	9% (n=628)
IV–S	73% (n=48)	50% (n=2)	28% (n=14)	67% (n=64)
alle Stadien	64% (n=306)	27% (n=177)	14% (n=549)	31% (n=1182)

Anmerkung: Die Summen der Patientenzahlen in den Spalten und Zeilen stimmen z.T. nicht überein, da Angaben über Alter und Stadien z.T. fehlen.

für abdominale Neuroblastome jedoch nur 23%. Hauptgrund ist die bessere Stadienverteilung bei intrathorakalen Erkrankungen, ein weiterer Grund liegt darin, daß bei intrathorakalen Neuroblastomen eine Ausreifung zu benignen Ganglioneuromen am häufigsten vorkommt.

Die Prognose bei Mädchen ist i. allg. besser als bei Jungen (häufigere histologische Ausreifung bei Mädchen).

Für die weitere Prognosefindung hat sich im Behandlungsverlauf eine Bestimmung von Vanillinmandelsäure und Gesamtkatecholaminen (HERTL et al. 1980; LAMPERT 1979; MARSDEN u. STEWARD 1976) bewährt.

35.4.8 Nachsorge

Während der postoperativen Chemo- und Radiotherapie kommt es auf die Beachtung folgender Parameter an:
- Thrombozytenwerte sollen im zyklusfreien Intervall über 50 000 ansteigen
- Leukozytenzahl soll während der Behandlung nicht unter 2 000 absinken. Von diesem Wert ab soll eine Reduzierung der Gesamtchemotherapie oder aber eine vorübergehende Unterbrechung der Chemotherapie durchgeführt werden
- Bei hämorrhagischer Zystitis soll Endoxan vorübergehend abgesetzt werden
- Kardiologische Kontrollen bei Adriblastintherapie (maximale Dosierung 550 g/m^2), insbesondere bei Thorax- und Leberbestrahlung
- Kontrolle der Blutgerinnungsfaktoren I bis XIII
- Kontrolle des Differentialblutbildes
- Kontrolle der Nierenfunktion
- Kontrolle der Leberfermente
- Besonders zu beachten ist, daß Zytostatika auch zu einer vorübergehenden Darmparalyse führen können
- Kontrolle des Knochenmarkausstrichs bei initialem Knochenmarkbefall. Bei Zeichen der Toxizität (Lymphopenie, Knochenmarkdepression, Hämaturie, Nausea und Erbrechen, Verstopfung, Neuritis, motorische Schwächen) soll eine Reduzierung bzw. temporäre Absetzung der Medikamente durchgeführt werden (JAFFE 1976).

Die regelmäßige Nachkontrolle behandelter Kinder mit Neuroblastomen ist außerordentlich wichtig, um Rezidive und Fernmetastasen möglichst frühzeitig zu erkennen. Dazu dienen in den ersten zwei postoperativen Jahren

a) Kontrolle der Katecholaminausscheidung im Urin alle 2 Monate,

b) alle 2 Monate Ultraschalluntersuchung, fallweise CT oder bei intrathorakaler Lokalisation Lungenübersicht.

Im 3. bis 5. Jahr sind viertel- bis halbjährliche Kontrollen der Katecholaminausscheidung im Urin und die übrigen Untersuchungen halbjährlich bis jährlich zu empfehlen. Liegt ein Tumorrezidiv vor, so sollte immer eine Tumorentfernung oder wenigstens Verkleinerung angestrebt werden. Dies ist in fast allen Fällen bei entsprechendem kinderchirurgischen Vorgehen möglich. Daran schließt sich eine intensive Strahlen- und Chemotherapie an.

Literatur

1. Zu Epidemiologie und Übersicht

Berry CL (ed) (1981) Paediatric pathology. Springer, Berlin Heidelberg New York

Grundmann E, Müller K-M (1980) Häufigkeit und Ursachen von Tumorkrankheiten im Kindesalter. In: Bachmann KD, Ewerbeck H, Joppich G, Kleihauer E, Rossi E, Stalder GR (Hrsg) Pädiatrie in Praxis und Klinik, Bd II. Thieme, Stuttgart New York

Jones PG, Campbell PE (eds) (1976) Tumors of infancy and childhood (by the staff of the Royal Children's Hospital Melbourne). Blackwell, Oxford

Knudson AG, Strong LC (1972) Mutation and cancer — neuroblastoma and pheochromocytoma. Am J Hum Genet 24:514–532

Lampert F (1980) Krebs im Kindesalter, 5. Aufl. Urban & Schwarzenberg, München

Miller RW (1969) Fifty-two forms of childhood cancer: United States mortality experience, 1960–1968. J Pediatr 75:685–689

Ravitch MM, Welch KJ, Benson CD, Aberdeen E, Randolph JG (eds) (1979) Pediatric surgery, 3rd edn, vol 1 and 2. Year Book Medical Publ., Chicago London

2. Zu Nephroblastom

Alzen G, Gutjahr P (1982) Präoperative Wilmstumorbehandlung (Stadium III): Die Rolle der Sonographie. Kinderarzt 13:348–353

Ashley DJB (1978) Evan's histological appearances of tumours. Churchill Livingstone, Edinburgh

Babaian RJ, Skinner DG, Waisman J (1980) Wilms tumor in the adult patient. Cancer 45:1713–1719

Bachmann KD, Goldschmidt H, Kuffer F (1980) Nephroblastom. In: Pädiatrie in Praxis und Klinik, Bd II. Thieme Stuttgart New York

Beckwith JB, Palmer NF (1978) Histopathology and prognosis of Wilms' tumor. Results from the First National Wilms' Tumor Study. Cancer 41:1937–1948

Berry Cl (ed) (1981) Paediatric pathology. Springer Berlin Heidelberg New York

Bolande RP, Brough AJ, Izant RJ (1967) Congenital mesoblastic nephroma of infancy. Pediatrics 40:272–278

Bolkenius M, Brandeis WE, Daum R, Geiger H, Ludwig J, Röhl L, Ulmer H (1977) Kasuistischer Beitrag zum Therapieschema des doppelseitigen Wilms-Tumors. Z Kinderchir 20:320–329

Breslow NE, Palmer NF, Hill LR, Burning J, D'Angio GJ (1978) Wilms' tumor: Prognostic factors for patients without metastases at diagnosis. Results of the National Wilms' Tumor Study. Cancer 41:1577–1589

Cassady JR, Tefft M, Filler RM, Jaffe N, Hellman S (1973) Considerations in the radiation therapy of Wilms' tumor. Cancer 32:598–608

D'Angio GJ, Evans AE, Breslow N et al. (1976) The treatment of Wilms' tumor. Results of the National Wilms' Tumor Study. Cancer 38:633–646

D'Angio GJ, Beckwith JB, Breslow NE et al. (1980) Wilms' tumor: An update. Cancer 45:1791–1798

D'Angio GJ, Evans A, Breslow N et al. (1981) The treatment of Wilms' tumor: Results of the second National Wilms' Tumor Study. Cancer 47:2302–2311

Green DM, Jaffe N (1979) The role of chemotherapy in the treatment of Wilms' tumor. Cancer 44:52–57

Haas RJ, Helwig FJ, Häusner H et al. (1982) Verbesserte Prognose beim Wilms-Tumor durch adjuvante Kombinationschemotherapie. Onkologie 5:60–66

Jaffe N, Meneese M, Mayfield JK, Riseborough EJ (1980) Childhood urologic cancer therapy related sequelae and their impact on management. Cancer 45:1815–1822

Jereb B, Tournade MF, Lemerle J et al. (1980) Lymph node invasion and prognosis in nephroblastoma. Cancer 45:1632–1636

Jones PG, Campbell PE (eds) (1976) Tumors of infancy and childhood (by the staff of the Royal Children's Hospital Melbourne). Blackwell, Oxford

Knudson AG, Strong LC (1972) Mutation and cancer — neuroblastoma and pheochromocytoma. Am J Hum Genet 24:514–532

Koch A, Bettex M (1982) Nephroblastom (Wilms-Tumor). In: Bettex M, Genton N, Stockmann M (Hrsg) Kinderchirurgie. Thieme, Stuttgart

Lampert F (1980) Krebs im Kindesalter, 5. Aufl. Urban & Schwarzenberg München

Lawler W, Marsden HB, Palmer MK (1975) Wilms' tumor — histologic variation and prognosis. Cancer 36:1122–1126

Leape LL (1978) The surgical treatment of Wilms' tumor: Results of the National Wilms' Tumor Study. Ann Surg 187:351–356

Lemerle J, Tournade MF, Gerard-Marchant R et al. (1976a) Wilms' tumor: Natural history and prognostic factors. Cancer 27:2557–2566

Lemerle J, Voute PA, Tournade MF et al. (1976b) Preoperative versus postoperative radiotherapy, single versus multiple courses of actinomycin D, in the treatment of Wilms' tumor. Cancer 28:647–654

Murphy J, Rickham PP, Martin J (1970) Pulmonary metastases in Wilms' tumor: Treatment and prognosis. Arch Dis Child 45:805–807

Nakamura Y, Nakashima T, Nakashima H, Hashimoto T (1981) Bilateral cystic nephroblastomas and botryoid sarcoma involving vagina and urinary bladder in a child with microcephaly and bilateral cataracts. Cancer 48:1012–1015

Shen SC, Yunis EJ (1980) A study of the cellularity and ultrastructure of congenital mesoblastic nephroma. Cancer 45:306–314

Sieber WK, Dibbins AW, Wiener ES (1979) Retroperitoneal tumors. In: Ravitch MM (ed) Pediatric surgery, vol 2. Year Book Medical Publishers, Chicago London

Sigel A, Chlepas S, Schrott KM, Hermanek P (1981) Die Operation des Nierentumors. Chirurg 52:545–553

Ugarte N, Gonzalez-Crussi F, Hsuek W (1981) Wilms' tumor: The morphology in patients under one year of age. Cancer 48:346–353

UICC (1982) TNM classification of malignant tumours. 3rd edn. UICC, Geneva 1978, enlarged and revised 1982

Wikström S, Parkkulainen KV, Louhimo J (1982) Bilateral Wilms' tumor and secondary malignancies. J Pediatr Surg 17:269–272

Wasiljew BK, Besser A, Raffensberger J (1982) Treatment of bilateral Wilms' tumor — a 22-yr experience. J Pediatr Surg 17:265–272

Williams DJ (1978) Nephrectomy for renal tumors in infants. In: Nixon HH (ed) Paediatric surgery. Butterworths, London

3. Zu Neuroblastom

Bachmann KD (1979) Neuroblastoma sympathicum. Dtsch Ärztebl 76:339–344

Evans AE, D'Angio GJ, Randolph JA (1971) A proposed staging for children with neuroblastoma. Cancer 27:374–378

Evans AE, Albo V, D'Angio GJ et al. (1976) Cyclophosphamide treatment of patients with localized and regional neuroblastoma. Cancer 38:665–660

Grosfeld JL, Schatzbeim M, Ballantine TVN, Weetmann RM, Baehner RL (1978) Metastatic neuroblastoma: Factors influencing survival. J Pediatr Surg 13:59–65

Harms D, Wilke H (1979) Neuroblastom-Grading. Klin Padiatr 191:228–233

Hayes FA, Mauer AM (1976) Cell kinetics and chemotherapy in neuroblastoma. J Natl Cancer Inst 57:697–699

Hertl M, Kornhuber B, Landbeck G (1980) Ergebnisse der Pädiatrischen Onkologie. Enke, Stuttgart

Hughes M, Marsden HB, Palmer MK (1974) Histologic patterns of neuroblastoma related to prognosis and clinical staging. Cancer 34:1706–1711

Jaffe N (1976) Neuroblastoma. Cancer Treat Rev 3:61–82

Jones PG, Campbell PE (eds) (1976) Tumors of infancy and childhood. Blackwell, London

Käser H, Wagner HP, Zuppinger K, Zurbrügg R (1974) Zur biochemischen Tumordiagnostik im Kindesalter. Schweiz Med Wochenschr 104:642–645

Kernion JB de (1984) Malignant tumors of the kidney. In: Pilch JH (ed) Surgical oncology. McGraw-Hill, New York

Lampert F (1979) Krebs im Kindesalter. In: Diehl V, Illiger J, Preding D (Hrsg) Therapie-Protokolle. Informationsschrift Tumortherapie-Service. Fa. Eli Lilly GmbH, Bad Homburg v.d.H.

Marsden HB, Steward JK (1976) Recent results in cancer research. 2nd rev edn. Springer, Berlin Heidelberg New York

Necheles TF, Rausen AR, Kung FH, Pochedly C (1978) Immunochemotherapy in advanced neuroblastoma. Cancer 41:1282–1288

Pinkel D, Pratt C, Holton C, James D (1968) Survival of children with neuroblastoma, treated with combination chemotherapy. J Pediatr 73:928

Simone JV, Cassady JR, Filler RM (1982) Cancers of childhood. In: de Vita VT Jr, Hellmann S, Rosenberg SA (eds) Cancer, principles and practice of oncology. Lippincott, Philadelphia Toronto

Sinks LF (1982) Neuroblastoma. In: Holland JF, Frei E III (eds) Cancer Medicine. 2nd edn. Lea & Febiger, Philadelphia

UICC (1982) TNM classification of malignant tumours. 3rd edn. UICC, Geneva 1978, enlarged and revised (1982)

Winkler K (1978) Klinik und risikogerechte Therapie des Neuroblastoms. Verh Dtsch Krebsges 1:305–317

Weiterführende Literatur

Duncan W (ed) (1984) Paediatric oncology. Springer, Berlin Heidelberg New York Tokyo

Harms D, Schmidt D (1985) Maligne (solide) Tumoren bei Kindern — pathologische Anatomie. MD-GBK 13/47:11–18

Havers W (1985) Maligne Erkrankungen bei Kindern. MD-GBK 13/47:3–9

Humphrey GB (ed) (1983) Adrenal and endocrine tumors in children. Nijhoff Boston Dordrecht Lancaster 1983

Kornhuber B (Hrsg) Onkologie. Springer, Berlin Heidelberg New York Tokyo

Raaf JH, Exelby PR (1983) Childhood tumors. In: Copeland EM III (ed) Surgical Oncology. Wiley & Sons, New York Chichester Brisbane Toronto Singapore

SACHVERZEICHNIS

Aktuelles zur Rektumchirurgie

Herausgeber: **A.Thiede, L.Jostarndt, H.Hamelmann**

1985. 35 Abbildungen. X, 153 Seiten. Broschiert DM 98,-. ISBN 3-540-15113-3

Dieses Buch enthält eine umfassende Studie über zwei Anastomosentechniken in der Rektum-Chirurgie mit allen Nachuntersuchungsparametern. Die Ergebnisse behandeln die Darstellung und Charakterisierung des Patientengutes, der Operationsverfahren sowie Auswertung der klinischen, radiologischen und funktionsanalytischen Parameter beim Vergleich zweier Nahttechniken (Handnähte/ Staplernähte). Ergänzt werden diese Studienergebnisse durch Angaben zur Antibiotika-Prophylaxe, zu loko-regionären Rezidiven in der Rektum-Chirurgie sowie durch die Darstellung eines neuen sozialen Betreuungsmodells für Anus-praeter-Patienten.

Interdisziplinäre Onkologie am Beispiel des Magenkarzinoms

Herausgeber: **W.Kozuschek**

1985. 96 Abbildungen, davon 16 farbig. X, 155 Seiten. Gebunden DM 98,-
ISBN 3-540-12223-0

In den aktuellen und praxisnahen Beiträgen dieses Buches beschreiben namhafte Fachvertreter die interdisziplinäre Zusammenarbeit bei der Diagnose und Therapie des Magenkarzinoms, bei dem die Behandlungsergebnisse bisher am wenigsten befriedigen. Unter Berücksichtigung histochemischer Untersuchungen der Magenschleimhaut werden neue Erkenntnisse auf dem Gebiet der Krebspathologie sowie Ziele und Wege der operativen Behandlung beim Magenkarzinom dargestellt.
Ein geschichtlicher Überblick über die Entwicklung der Magenchirurgie in den letzten 100 Jahren ergänzt dieses wichtige Buch.

Aktuelle Therapie des Magenkarzinoms

Herausgeber: **H.Bünte, P.Langhans, H.-J.Meyer, R.Pichlmayr**

1985. 84 Abbildungen, 121 Tabellen. XII, 210 Seiten. Gebunden DM 88,-
ISBN 3-540-15461-2

Inhaltsübersicht:
Diagnostik und Pathologie: Radiologische Diagnostik des Magenkarzinoms. – Diagnostik des Magenkarzinoms und seiner Risikoerkrankungen (Endoskopie). – Präkanzeröse Läsionen der Magenschleimhaut.
Chirurgische Therapie: Entwicklung der Chirurgie des Magenkarzinoms. – Stadiengerechte Chirurgie: Magenresektion und Relation zur Lokalisation, dem Tumortyp und der Ausdehnung. – Die Gastrektomie als Regeloperation beim Magenkarzinom. – Spezielle Gesichtspunkte der proximalen Magenresektion. – Abgestuftes Konzept der Passagerekonstruktion nach Gastrektomie. – Zweckmäßige Reparationsformen nach distaler Magenresektion. – Operationsverfahren beim Carcinom des oesophago-gastrischen Überganges. – Abdomino-Transdiaphragmaler Zugang beim Kardiakarzinom. – Die prinzipielle Lymphadenektomie und Splenektomie beim Magenkarzinom. – Bedeutung der Milzerhaltung beim Magenkarzinom. – Operationsergebnisse beim Magenfrühkarzinom. – Indikationen und Möglichkeiten operativer Therapie beim Magenkarzinomrezidiv. – Zur Therapie und Prognose des Magenstumpfkarzinoms. – Das Krebsproblem des operierten Magens – Präkanzerosen als Indikation zum Korrektureingriff.
Prognose - Additive Maßnahmen - Nachsorge: Lebenserwartung nach kurativer und palliativer Magenresektion. – Bedeutung der Chemotherapie in der Behandlung des Magenkarzinoms. – Die Nachsorge des magenresezierten Patienten. – Tumornachsorge beim Magenkarzinompatienten. – Resümee.

Springer-Verlag
Berlin Heidelberg
New York Tokyo

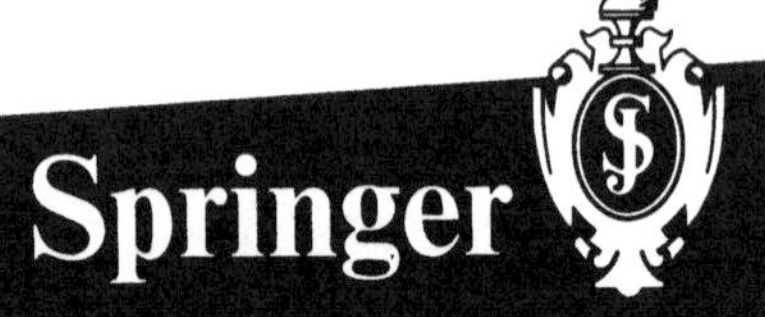